国家科学技术学术著作出版基金资助出版

中草药现代研究

(第五卷)

中国医学科学院药物研究所　编著

中国协和医科大学出版社

图书在版编目（CIP）数据

中草药现代研究. 第5卷／中国医学科学院药物研究所编著. —北京：中国协和医科大学出版社，2010.6

ISBN 978-7-81136-354-8

Ⅰ. 中… Ⅱ. 中… Ⅲ. 中草药-研究 Ⅳ. R28

中国版本图书馆CIP数据核字（2010）第052336号

中草药现代研究（第五卷）

编　　著：中国医学科学院药物研究所
责任编辑：庞红艳　陈永生

出版发行：中国协和医科大学出版社
（北京东单三条九号　邮编100730　电话65260378）
网　　址：www. pumcp. com
经　　销：新华书店总店北京发行所
印　　刷：北京丽源印刷厂

开　　本：787×1092毫米　1/16开
印　　张：58.75
字　　数：1000千字
版　　次：2010年12月第一版　2010年12月第一次印刷
印　　数：1—3000
定　　价：180.00元

ISBN 978-7-81136-354-8/R·354

中草药现代研究（第五卷）编撰委员会

主　编　于德泉　刘耕陶

副主编　王晓良　程桂芳　司伊康

编　委　黄　量　方起程　张均田　冯亦璞　张纯贞
吴克美　林　茂　李　燕　杨靖华　程克棣
王维君　再帕尔·阿不力孜　杜冠华　庚石山
石建功　陈若芸　陈晓光　尹大力　刘玉玲
陈乃宏　方唯硕　张建军　张东明　戴均贵
王　琰　马　林

编写人员：（按照章节顺序排列）
于德泉　刘耕陶　陈若芸　徐承熊　陈　虹
谢　平　马　林　季小慎　孙　华　焦晓臻
冯亦璞　杨靖华　罗淑荣　王晓良　刘玉玲
彭　英　尹大力　王维君　李　燕　李　春
夏学军　黄　量　王慕邹　张均田　吴克美
王　琰　王淑芳　张建军　林　茂　王　琳
程桂芳　姚春所　余凌虹　朴志松　石建功
周　昆　佟奎明　李洪源　刘　超　庚石山
屈　晶　郜　嵩　胡友财　张东明　陈乃宏
李创军　李　刚　薛　薇　杜冠华　王守宝
张纯贞　胡　伟　魏怀玲　程克棣　王　伟
刘　屏　巩　婷　王东晓　再帕尔·阿不力孜
陈晓光　马双刚　戴均贵　方起程　方唯硕
王少戎　张　翼

序

由中国医学科学院药物研究所编写的《中草药现代研究》第五卷又和读者见面了，此前，医科院药物研究所已编写出版了该书的 1 ~4 卷，在国内药学界引起了良好的反响，这套书系统地总结了该所长期以来从中药、天然药物中研发新药的各种科学实践和经验。

中国医学科学院药物研究所成立于 1958 年，是我国国家级重点药物研究机构之一。建所 50 年来已研制开发上市新药百余种，其中大部分是从中草药的发掘和深入研究过程中产生的。他们长期以来重视开发祖国传统医药宝库，结合我国的国情和资源优势，采用近代先进技术，努力创新，为我国的医药事业做出了突出贡献。药物所汇集了很多药学界知名的专家和学者，他们的深厚工作积累和高水平的科学发现和智慧，可谓浩若瀚海。这在本卷出版的文稿中可以清晰地反映出来，很值得全国药学研究工作者学习和借鉴。

这本《中草药现代研究》第五卷，进一步总结了近年来医科院药物研究所在中草药和天然药物领域的主要研究工作，在内容上较好地体现了理论与实践相结合，传统药物与现代理论和方法相结合的特点，对于促进我国民族医药研究和产业发展，对我国创新药物的研究开发都具有很好的参考意义。同时这本书对从事药物研究的科研人员和研究生来说实是一本难得的好教材及现实资料。

最后祝医科院药物研究所在今后的工作中，为开发祖国医药宝库，为促进我国重大创新药物的开发，为我国的医药事业做出更大的贡献。

中国药学会理事长
中国工程院院士

2010 年 9 月

前 言

中国医学科学院药物研究所在出版了《中草药现代研究》前四卷的基础上，历时10余年的继续研究，在药物所成立50周年之际完成了第五卷的编著。

在过去的50年里，药物所以中草药和天然产物研究为基础，遵照毛主席提出的“中国医药学是一个伟大的宝库，应当努力发掘，加以提高”的重要指示，采用现代医药学理论和技术，坚持寻找和研究防治常见病、多发病和疑难病症的药物，将中草药用药经验、治疗理论与现代科学技术相结合，走出了一条具有我国特色的新药研究道路，获得了显著成绩。如研制成功治疗慢性粒细胞白血病新药异靛甲、三尖杉酯碱和高三尖杉酯碱及紫杉醇等，以云南萝芙木为原料的新型降压药“降压灵”，强心药物黄夹苷制剂，血管扩张药愈风宁心片、葛根素注射液，治疗慢性肝炎新药联苯双酯，中药复方“金芪降糖片”，人工麝香，改善微循环药物山莨菪碱；治疗老年慢性支气管炎药物止咳酮，抗感染药物金荞麦，治疗偏头痛新药当归素等。这些研究的细节和思路在这套书的前四卷中均有详细的描述。

第五卷除收集一些品种的后续研究结果，如莪术、五味子、唐古特山莨菪、红豆杉等外，主要收集了一些新的中草药品种的前期研究结果，如番荔枝科植物、构菌、买麻藤属植物、手掌参、金银花、仪花、远志、鸡血藤、华山矾，更令人感兴趣的是一些中草药品种经过深入研究后形成新药的研究实例，如源于芹菜甲素研究产生的治疗缺血性脑卒中的一类新药“丁基苯酞”、源于五味子研究产生的治疗肝炎新药“双环醇”、沉香中沉香呋喃及其具有抗焦虑作用的衍生物“AF-5”、黄皮叶中有促智作用的黄皮酰胺类化合物的化学和生物学研究、源于丹参研究产生的缺血性脑血管治疗药物“丹参总酚酸”等，内容包括了有关的基础研究、临床前研究，还有部分临床研究的结果。第五卷的内容与现代新药研发结合得更加紧密，这些研究不仅具有多学科、综合性以及实用性等特点，而且体现了严谨、创新、勇于探索的精神。大量的研究数据以及分析获得的各步结论，揭示出研究人员在以中草药和天然产物研究为基础，采用现代医药学理论和技术，进行新药研究与开发的艰难历程与丰硕成果，也反映出我所科技人员在为提高人民健康水平、发展我国药学科学事业中艰辛的劳动和做出的贡献。

这本《中草药现代研究》第五卷，共有18章，介绍了17种中草药研究情况，其中多为尚未进行过系统研究的品种。这些研究对深入开发中草药、挖掘新药资源具有重要研究意义。各章内容包括立题背景、研究思路、实施路线、技术方法、研究结果等，写作风格朴实、简洁，易于阅读理解，对从事药物研究的科研人员和研究生来说是一本很好的教材，也是重要的参考资料。

药物研究所在50年的过程中为我国创制了很多新药，如果说有什么过人之处，那就是始终坚持理论联系实际，将创制新药作为我们最主要的工作目标。介绍这些科研成果的产生过程，让更多的从事类似研究工作的科研人员能够了解并从中受益，也是出版这一学术著作的意义所在。

中国医学科学院药物研究所

王晓良

2010年11月

目 录

第一章　番荔枝科植物

概　　述

番荔枝科植物全世界分布120余属2100多种。我国产24属103种及6个变种，主要分布在广东、广西、海南和云南等省。该科植物民间大多用于治疗疟疾、驱虫、清热解毒、抗肿瘤等。20世纪60年代，我国在抗疟药研究中，从本科植物鹰爪根中发现一个具有显著抗疟作用的化合物——鹰爪甲素，结构研究证明，该化合物分子中含有天然罕见的过氧键环系，且为抗疟有效基团，为后来青蒿素分子中的过氧键环的证明提供先例。80年代从该科紫玉盘属植物中发现第一个番荔枝内酯化合物 uvaricin，该化合物体外具有极强的细胞毒活性。至今已有400多个番荔枝内酯类化合物被发现，其中大多显示多种多样的生物活性，如抗癌、免疫抑制、抗疟，抗菌等。从番荔枝科植物除分离得到番荔枝内酯成分外，尚分离得到其他类型化合物，如苯乙烯吡喃酮类、多含氧取代环己烯类以及生物碱类等成分。为了充分利用我国丰富的植物资源，寻找结构新颖的新型天然抗癌有效成分，我们课题组研究了4属11种番荔枝科植物，从中分离得到60多种新的番荔枝内酯类成分，25种苯乙烯吡喃酮成分，35种多含氧取代环已烯类成分以及若干黄酮和生物碱类成分，完成了这些化合物的结构测定，包括立体化学研究。所分得化合物大多进行抗癌活性筛选，结果显示不少化合物具有较强的抗癌活性。对个别抗癌活性较强的化合物进行结构修饰优化、全合成及构效关系研究，结果表明一些化合物体内外对人体癌细胞显示明确抑制活性，推荐进行深入临床前研究。

（于德泉）

第一节　番荔枝科的植物

番荔枝科（Annonaceae）

乔木、灌木或攀援灌木。木质部通常有香气。单叶，互生，全缘，羽状脉；具柄，无托叶。花通常两性，少数单性，辐射对称，绿色、黄色、黄白色或红色。单生，或几朵至多朵组成团伞、圆锥花序、聚伞花序或簇生，顶生、与叶对生、腋生或腋外生，或生于老枝上；常具苞片或小苞片；下位花。萼片（2）3，离生或基部合生，裂片覆瓦状或镊合状排列，宿存或脱落；花瓣通常6，2轮每轮3片，稀3或4片，1轮；雄蕊多数，螺旋排列，花药2室，纵裂，外向，药隔长，顶端平截，稀圆或尖，花丝短；心皮1至多个，离生，少数合生，（成熟心皮离生，少数合生成一肉质的聚合浆果。）每心皮1至多枚胚珠，1～2排，基生或生于侧膜胎座，花柱短，分离，稀连合，柱头头状或长圆形，顶端全缘或2裂，花托圆柱状或圆锥状，稀平或凹下。聚合浆果，果不裂，稀蓇葖状开裂。种子具假种皮，稀无；胚乳丰富，深皱，胚小。染色体基数 X =7，8，9，10，14。

本科约120余属，2100余种，广布于世界热带和亚热带地区，尤以东半球为多。我国产22属，103种，6变种。分布于浙江、江西、福建、台湾、湖南、广东、广西、云南、贵州和西藏。

本科是热带植物区系的主要科，喜欢于气温较高而潮湿的林中。大部分为高大木本植物，在热带雨林中，常居于高林层或次林层中。

（马　林）

第二节　番荔枝科植物抗癌有效成分的化学

近年来我们课题组对番荔枝科植物抗癌有效成分进行了较系统的研究。从番荔枝科6种紫玉盘属植物、5种哥纳香属植物、1种番荔枝属植物、1种囊瓣木属植物、1种暗罗属植物中分离得到59种新的番荔枝内酯，32种新的多氧取代环已烯，12种新的苯乙烯吡喃酮和3种新的生物碱，并通过化学和光谱方法鉴定了它们的结构。大部分化合物显示了较强的抗癌活性。

番荔枝科（Annonaceae）植物分布于热带和亚热带，是一个较大的植物种群，我国有24属103种及6个变种，主要分布于浙江、江西、福建、台湾、贵州、广西，云南和海南省。番荔枝科是双子叶植物中比较原始的一个植物种群，达尔文曾把该科植物称为“活化石”。中国番荔枝科植物中有7属12种在民间药用，其中有瓜馥木、鹰爪花和假鹰爪等，一般用来清热解毒、驱虫、止痢、抗肿瘤、抗疟。由于人们对番荔枝科植物的经济价值［如伊兰（*Cananga odorata*）的花可提制高级香精油］、药用价值以及化学成分兴趣的增加，使得该科的化学研究进展很快。近年来从番荔枝科植物中分离得到一类新颖的植物成分——番荔枝内酯（annonaceous acetogenins）就显示了很强的抗肿瘤活性。番荔枝内酯类化合物是指一类从乙酸或乙酰辅酶A生物合成的乙酸原类化合物，因为最早是从番荔枝科植物中分离得到的，所以命名为番荔枝内酯。第一个番荔枝内酯成分是Jolad等从紫玉盘属植物（*Uvaria accuminata*）根的乙醇提取物中得到的，具有异常抗肿瘤活性，命名为Uvaricin，并确定了其化学结构。番荔枝内酯类成分是化学结构新颖而又独特的一类天然化学物质，尤其显示了很强的抗肿瘤活性，ED_{50}可达10^{-16}μg/ml。由于其结构独特，作用机制不同于现有的抗癌药物，系作用于线粒体干扰能量代谢，而且无致突变性，引起人们极大兴趣。至今已从番荔枝科番荔枝属（*Annona*），紫玉盘属（*Uvaria*），哥纳香属（*Goniothalamus*），泡泡树属（*Asimina*），卷团属（*Rollinia*），木瓣树属（*Xylopia*）和暗罗属（*Polyathia*）的30多种植物中发现了近400个番荔枝内酯类化合物。

为了深入研究番荔枝科植物的抗癌有效成分，我们从海南和广西采集了12属28种番荔枝科植物，初步筛选表明，有5属14种植物粗提物对L1210肿瘤细胞有抑制作用，抑制率在90%左右，粗提物的有效浓度为10～20μg/ml。我们选择了以下5属14种植物进行了研究：海南哥纳香（*Goniothalamus howii*），长叶哥纳香（*G. gardneri*），田方骨（*G.*

donnaiensis)，大花哥纳香（*G. griffithii*)，景洪哥纳香（*G. cheliensis*)，光叶紫玉盘（*U. boniana*)，大花紫玉盘（*U. grandiflora*)，大叶紫玉盘（*U. macrophylla*)，刺果紫玉盘（*U. calamistrata*)，越南紫玉盘（*U. tonkinesis*)，黄花紫玉盘（*U. kurzii*)，刺果番荔枝（*Annona muricata*）和囊瓣木（*Saccopetalum prolificum*)，陵水暗罗（*Polyathia nemoralis*)。从中分得单体化合物 200 多种，其中新化合物 100 余种。对所分到的化合物进行了系统的抗肿瘤活性筛选，从体外到体内，从不同动物模型到不同剂量，发现 40 多种化合物有不同程度的抗肿瘤活性，IC_{50}在 10^{-6} ~ 10^{-8} μg/ml 之间。对活性较高的化合物进行了较深入的药理研究，并对有苗头的新化合物海南哥纳香醇甲进行了立体选择性全合成研究，合成路线新颖、合理，方法可行，进而制备了相关的 30 多个衍生物，并初步分析了构效关系。

一、番荔枝科 13 种植物中得到的化合物结构类型

（一）番荔枝内酯类

根据化学结构来看，从番荔枝植物分离得到的番荔枝内酯成分可分为 6 种类型：①毗邻双四氢呋喃环型；②单四氢呋喃环型；③无四氢呋喃环型；④单四氢吡喃环型；⑤含半缩酮内酯型；⑥含有炔键或烯键的饱和-γ-内酯环型。这些化合物中有相当数量含乙酰氧基，5 位羟基或羰基。

1. 毗邻双四氢呋喃环番荔枝内酯　从紫玉盘属分到了 13 个毗邻双四氢呋喃环型的番荔枝内酯，其中 4 个为新化合物。如：uvarigrandin A（**1**）（图 1-2-1），calamistrins F、G、J 等。该类化合物四氢呋喃环两侧都有羟基化的次甲基相连，该部分的相对构型为苏式 - 反式 - 苏式 - 反式 - 苏式或苏式 - 反式 - 苏式 - 反式 - 赤式。双四氢呋喃环总是位于 15 ~ 24 或 17 ~ 26 位。

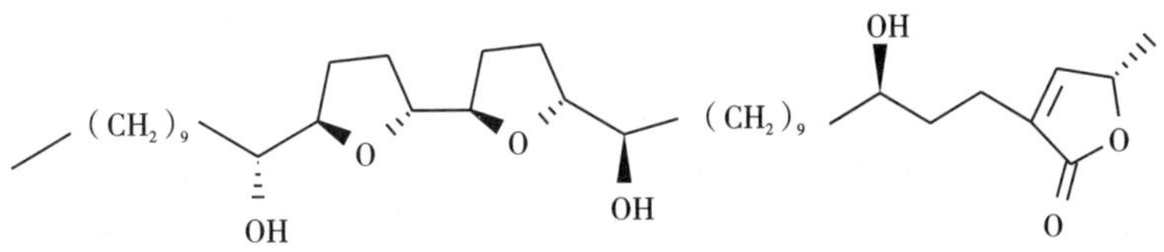

图 1-2-1　uvarigrandin A 的结构

2. 单四氢呋喃环番荔枝内酯　在我们的研究中发现 65 个番荔枝内酯为单四氢呋喃环型，其中新化合物 23 个，如 goniodonins H（**2**）（图 1-2-2），uvarigranin，tonkinin A、B、C，tonkinesins A、B、C，tonkinecin，calamistrin A、B、C、D、E、K，gardnerin 等，这些化合物都具有反式四氢呋喃环，与两侧的含氧次甲基构成苏式 - 反式 - 苏式或苏式 - 反式 - 赤式

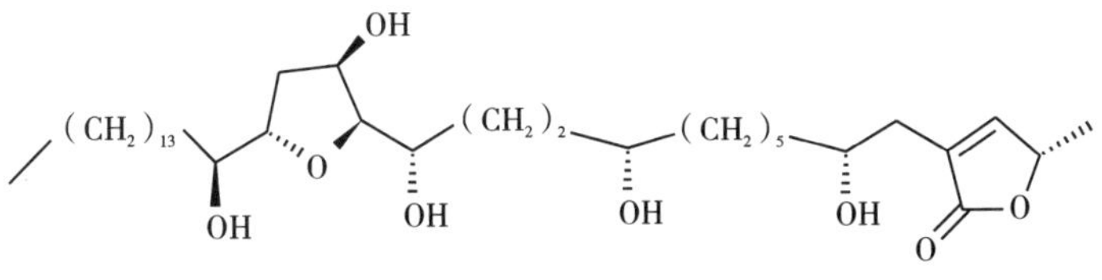

图 1-2-2　goniodonins H 的结构

的相对构型。

3. 无四氢呋喃环番荔枝内酯　这是一类在番荔枝科中发现为数不多的番荔枝内酯。从紫玉盘属的东京紫玉盘中得到了具有16/17邻二醇的番荔枝内酯tonkinelin，gardnerilins A（**3**）（图1-2-3）和B，哥纳香属中得到的goniodonins E、G、I、J。

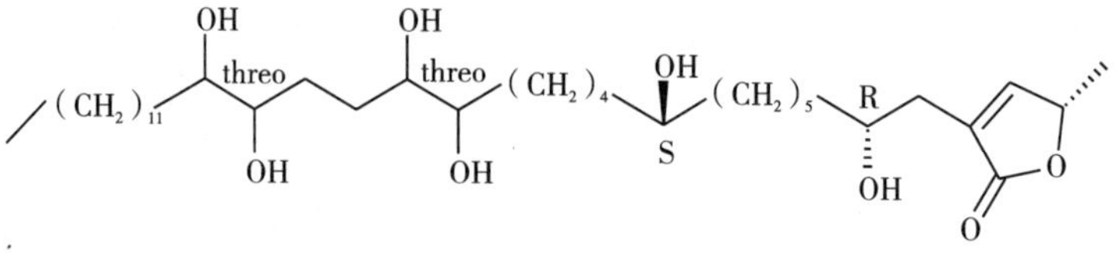

图1-2-3　gardnerilins A的结构

4. 四氢吡喃环型　大花紫玉盘素D（**4**）为目前在紫玉盘属中发现的唯一一个具有吡喃环的番荔枝内酯（图1-2-4）。这也是在番荔枝科中得到的为数不多的含吡喃环的番荔枝内酯。

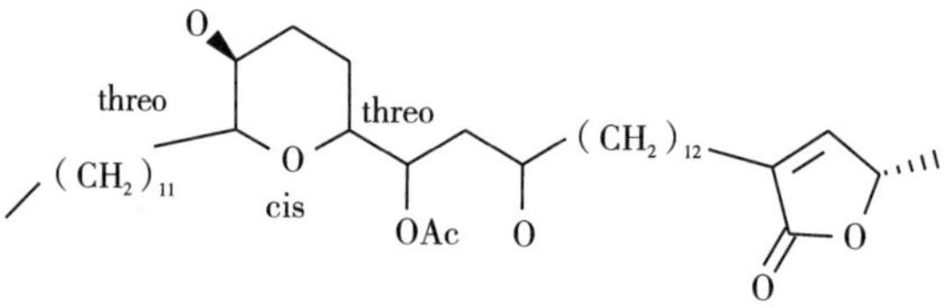

图1-2-4　大花紫玉盘素D的结构

5. 含半缩酮内酯型　从哥纳香属中分离得到了16个含半缩酮内酯结构单元的新番荔枝内酯，如：donhepocin，gonodonin，donnaienins C、D，gardnerinin（**5**）（图1-2-5），它们以差向异构体混合物的形式存在，用正相硅胶柱在高效液相层析仪上成功地将它们分离，通过制备苯腙衍生物的方法，确证了它们的结构。

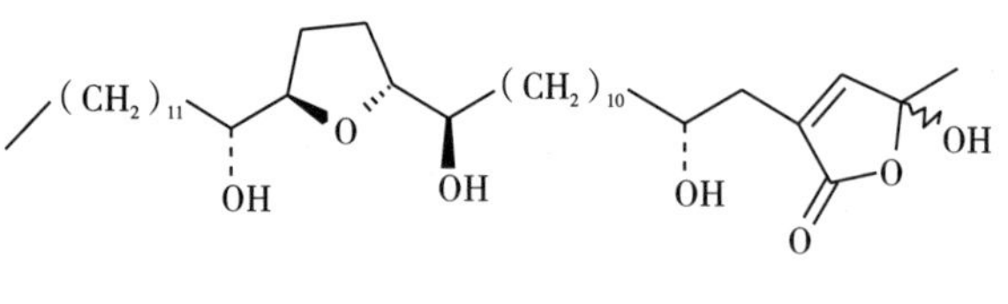

图1-2-5　gardnerinin的结构

6. 含有炔键或烯键饱和γ-内酯环型　从囊瓣木中得到含有烯键和炔键的末端为饱和**γ**-内酯环番荔枝内酯类化合物saccopetrin A、B（**6**）（图1-2-6）、C、D、E和二个saccopetrin B末端炔键相连的二聚体saccopetrin F。

（二）多氧取代环己烯类

多氧取代环己烯是指1-甲基环己烯中除双键碳外的所有碳上都连有氧取代基的一类化合

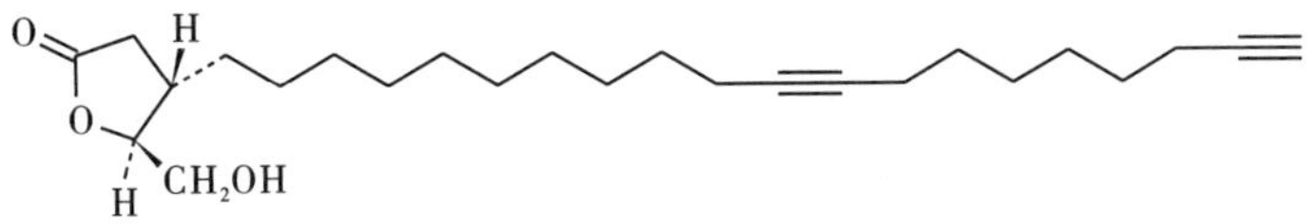

图 1-2-6　saccopetrin B 的结构

物。该类化合物最初是从紫玉盘属植物中发现的，此后，在胡椒科，大戟科，姜科的个别植物中也有发现，但紫玉盘属是富含该类化合物的植物，至今已从紫玉盘属植物中得到了 40 多个化合物。如从大花紫玉盘、光叶紫玉盘和刺果紫玉盘中都得到了为数不少的多氧取代环己烯化合物。分子中氧取代基限于羟基，乙氧基，甲氧基，乙酰氧基，苯甲酰氧基和环氧。

按照分子中双键的多少和有无，双键的位置，将从这 12 种番荔枝科植物中得到的多氧取代环己烯类化合物分为以下几类：①双键在 4/5 位（**7**，**8**）；②双键在 5/6 位（**9**）；③双键在 1/6 位（**10**）；④环己烯上有羰基（**11**）；⑤无双键但有环氧（**12**）；⑥带有稠和环（**13**，**14**）；⑦双分子多氧取代环己烯（**15**）（图 1-2-7 所示）。

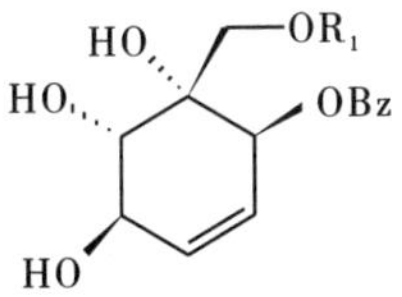

7

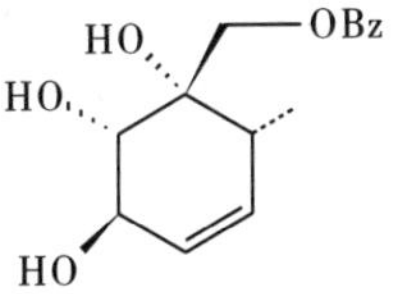

8

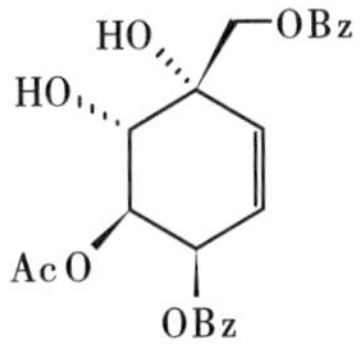

9

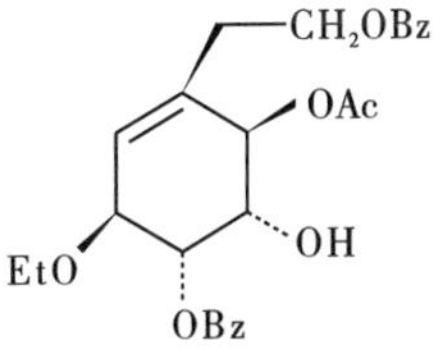

10

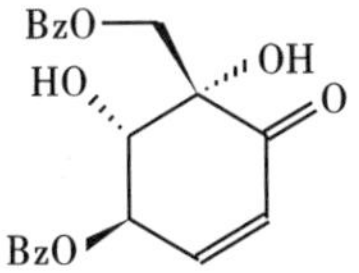

11

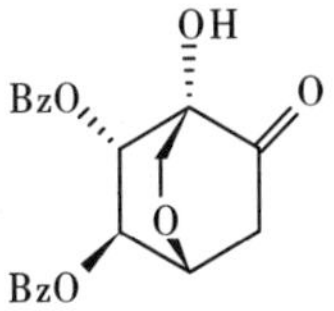

12

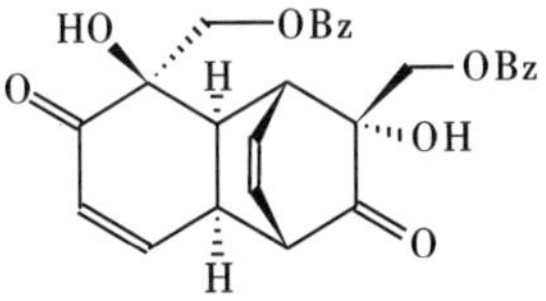

13

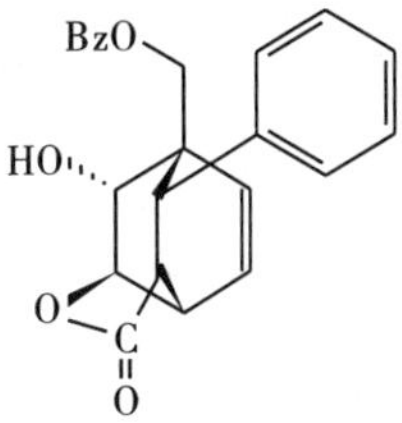

14

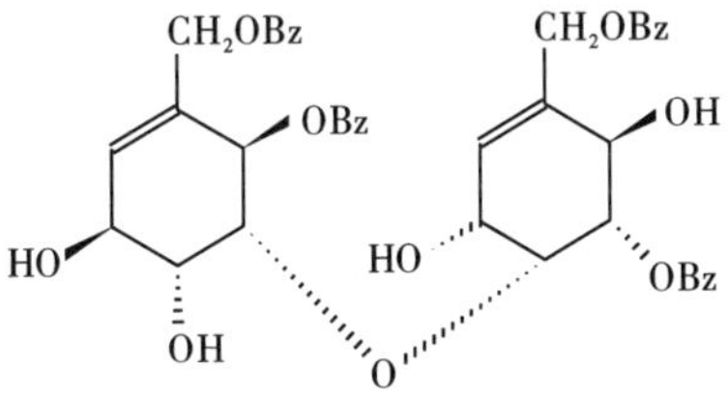

15

图 1-2-7　多氧取代环己烯类化合物 **7～15** 的结构

（三）苯乙烯吡喃酮类

从哥纳香属植物海南哥纳香和大花哥纳香中分离得到 26 个苯乙烯吡喃酮类化合物，按该类化合物的结构特征可将其分为 5 类：①单吡喃环衍生物；②单呋喃环衍生物；③呋喃环并呋喃环衍生物；④吡喃环并吡喃环衍生物；⑤呋喃环并吡喃环衍生物。苯乙烯吡喃酮类化合物中 11 个为新化合物，主要有以下几种骨架（**16～19**）（如图 1-2-8 所示）。

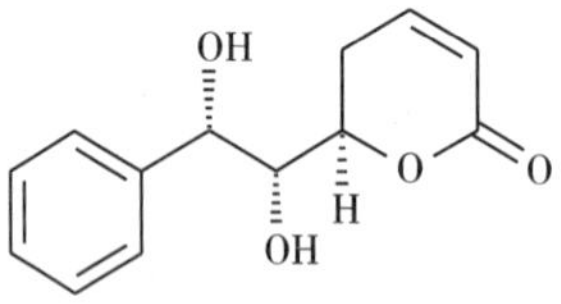

16

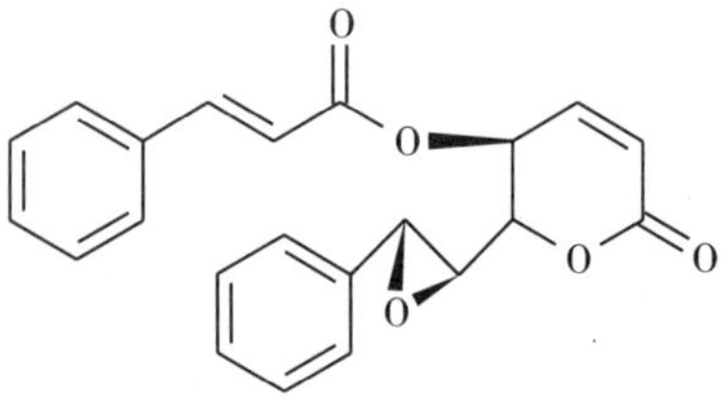

17

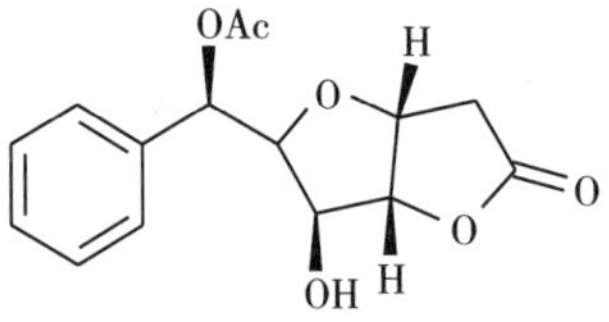

18

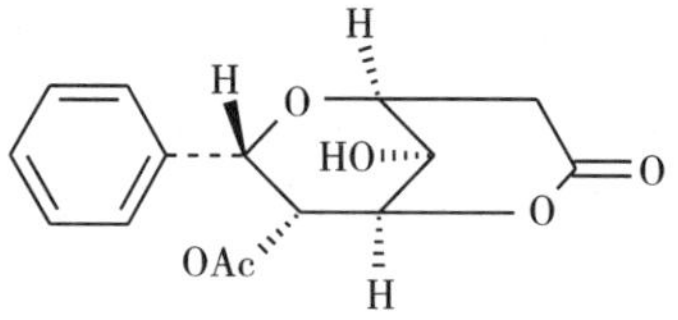

19

图 1-2-8　苯乙烯吡喃酮类化合物 **16～19** 的骨架

（四）生物碱类

从紫玉盘属、哥纳香属、囊瓣木属分离得到 24 个生物碱，有多种结构类型，如吲哚类，异喹啉类，阿朴啡类和 aristololactam 类生物碱。其中新化合物 3 种（**20，21，22**）（图 1-2-9）。大多数生物碱具有一定的抗微生物和细胞毒活性。

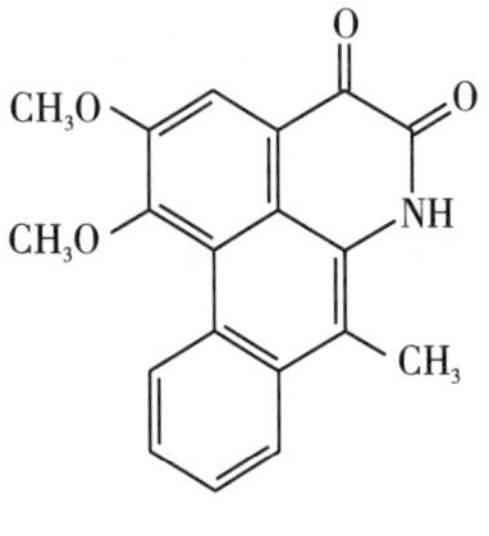

20

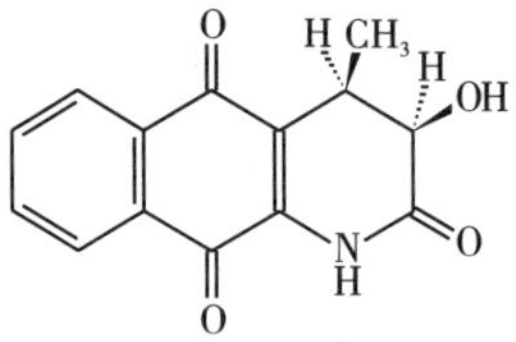

21

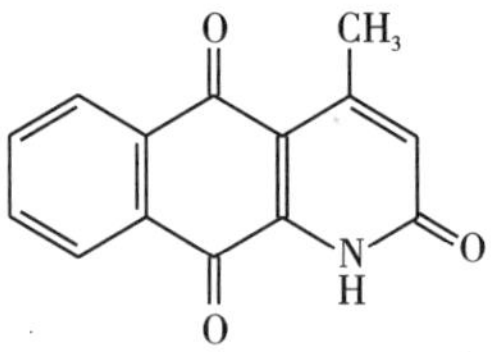

22

图 1-2-9　生物碱类化合物 **20～22** 的结构

（五）黄酮类

从大花哥纳香，大叶紫玉盘，刺果紫玉盘，越南紫玉盘和囊瓣木分离得到 14 个黄酮类化合物。大叶紫玉盘中得到了以碳键与芳环连接的结构新颖的黄酮（**23**）（图 1-2-10）。

二、番荔枝内酯化合物末端内酯环和四氢呋喃环的化学分类及 NMR 鉴别特征

番荔枝内酯化合物的结构，以分子中含有 0～3 个四氢呋喃环、一个甲基取代或经重排的 γ-内酯末端和两条连接这些部分的长直链烷基为特征，在长脂肪链上常有立体化学多变

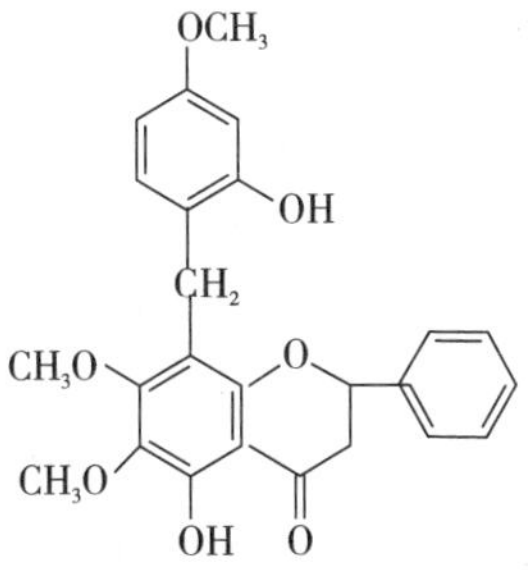

23

图 1-2-10　黄酮类化合物 **23** 的结构

的含氧官能团（羟基、酮基、乙酰氧基、双键等），碳原子数目多为 35 或 37；由于这类化合物多为无定形粉末或蜡状固体，限制了 X 射线衍射在结构测定中的应用，长链上手性中心相对构型与绝对构型的确定主要依靠核磁数据。本文综述了天然番荔枝内酯化合物中末端内酯环片段和四氢呋喃环片段的化学分类，可能的生源途径以及氢谱、碳谱鉴别特征，为这类化合物的结构测定提供参考依据。

（一）末端内酯环的类型及 NMR 数据

番荔枝内酯化合物可能是 C_{32} 或 C_{34} 脂肪酸与一个 2-丙醇单元在 C-2 位结合的衍生物。从植物中得到的天然番荔枝内酯化合物，γ-内酯环片段共有 6 种类型：A_1 ~ A_6（图 1-2-11），在 ^{1}H NMR 和 ^{13}C NMR 谱上有明显的鉴别特征（表 1-2-1）。

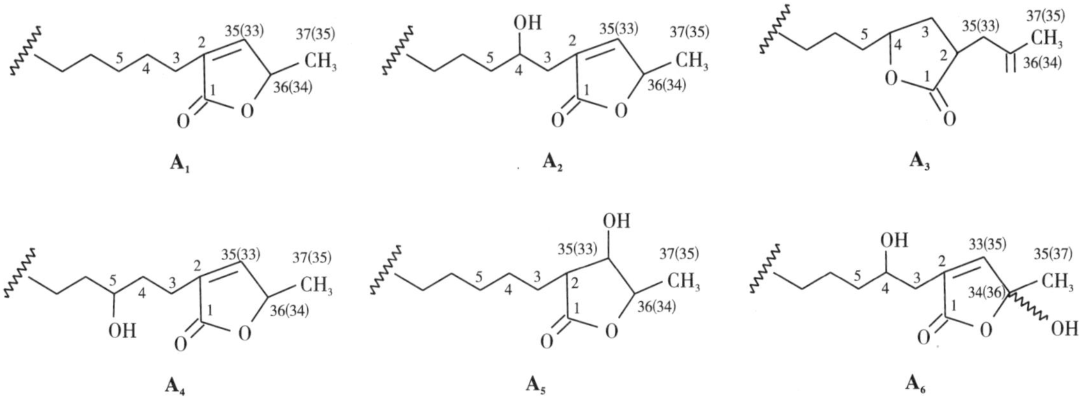

图 1-2-11　γ-内酯环片段的 6 种类型

A_1 类型以 ^{1}H NMR 谱中 δ 2.26 的三重峰为特征，表明 C-4 或 C-5 位没有氧取代；C-4 位有羟基取代的 A_2 类型，其 C-3 位两个质子明显不等价，分别出现在 δ 2.40 和 δ 2.50，H-3a 和 H-3b 质子的不等价可能是内酯环上羰基氧与 4 位羟基氢形成氢键以及 C-3 的原手性所致；羟基取代在 C-5 位上的 A_4 类型，C-3 位的两个质子比 A_1 类型明显偏低场，约 δ 2.40 左右，且呈复杂峰形。H-35（或 33）的化学位移在 A_2 类型中约为 δ 7.20，比 A_1 类型（约 δ

6.99）和 A_4 类型（约 δ 7.03）明显移向低场。A_3 类型是 A_2 的重排产物，天然得到的 A_3 类型均为 C-2 位的一对差向异构体，并且从 A_2 到 A_3 类型的内酯交换在弱碱条件下即可完成，不需要很强的碱性，A_3 类型的内酯 NMR 谱有乙酰甲基的特征，靠近 C-2 位的质子和碳信号常成对出现。A_5 类型为 β-羟基取代的饱和内酯环，其中 δ 2.55 的 H-2 质子与 δ 4.15 的 H-33（35）质子偶合常数约 5.5Hz；H-33（35）和 δ 4.50 的 H-34（36）之间偶合常数很小（J < 1Hz）；H-34（36）与 C-35（37）位的甲基之间有 J = 7Hz 的偶合常数，目前 A_5 类型的番荔枝内酯化合物仅报道了 4 例。A_6 类型是 C-34 位存在羟基取代基的半缩酮内酯环，以 C-34 位差向异构体的形式分离到，这种类型的 γ-内酯环可能是 C_{32} 脂肪酸与丙酮单元结合而成，半缩酮内酯环不稳定，容易开环，可能存在如图 1-2-12 所示的平衡，故两个差向异构体即使在 HLPC 也呈单峰；其 ^{13}C NMR 谱低场区出现成对碳信号，相对强度约 55∶45，且 δ 105.0 的成对信号为季碳；^1H NMR 谱给出特征的 δ 1.66（3H，H-35）的单峰，混合物肼解得到的苯腙衍生物碳谱低场区成对的信号消失，均为单一碳信号。

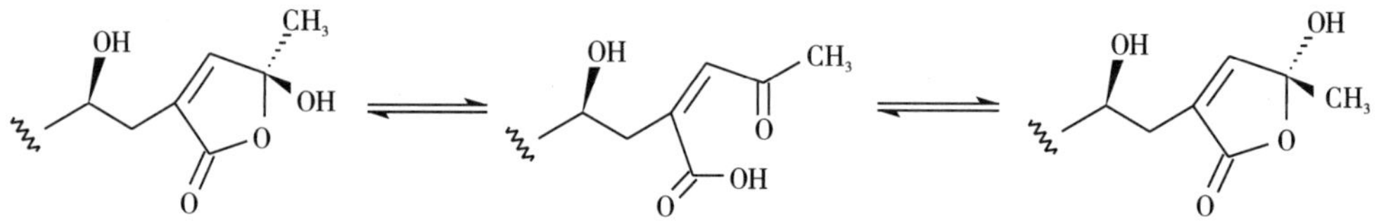

图 1-2-12　A_6 的几种可能构型

表 1-2-1　γ-内酯环片段 A_1 ~ A_6 的 NMR 数据

		1	2	3		4/5	35/33		36/34	37/35
A1	δH	---	---	2.26*t*		1.52*m*	6.99*d*		5.00*q*	1.38*d*
gigantriocin	δC	173.8	134.2	25.1		27.4	148.9		76.4	19.2
A2	δH	---	---	2.38*dd*	2.51*dd*	3.83*m*	7.17*d*		5.04*dq*	1.42*d*
gigantetrocin	δC	174.6	131.1	33.3		69.8	151.8		77.9	19.0
A3	δH	---	3.02*m*	1.48*m*	2.61*dd*	4.39*m*	2.61*dd*	3.11*dd*	---	2.20*s*
cis-bullatanocinone	δC	178.2	43.6	33 - 36		79.3	33 - 36		205.5	36.7
trans-bullatanocinone	δH	---	3.03*m*	2.23*dd*	1.99*m*	4.54*m*	2.67*dd*	3.05*dd*	---	2.20*s*
	δC	178.7	44.1	33 - 36		78.9	33 - 36		205.4	36.7
A4	δH	---	---	2.40*m*		3.60*m*	7.03*d*		5.00*dq*	1.40*d*
tonkinesin A	δC	173.8	134.0	21.5		70.9	149.4		77.6	19.2
A5	δH	---	2.55*m*	*		*	4.15*m*		4.50*m*	1.38*d*
jetin	δC	177.4	43.8	23.3		27.5	73.8		82.5	18.1
A6	δH	---	---	2.26*dq*	2.52*dd*	3.91*m*	6.96*s*		---	1.66*s*
donnaienin A	δC	171.9	131.8	33.0		69.3	150.5		104.9	24.2
34-epi-donnaienin A	δH	---	---	2.42*m*	2.42*m*	3.77*m*	6.96*s*		---	1.66*s*
	δC	172.8	132.5	32.0		71.2	149.4		105.2	24.2

* 数据未报道。

（二）四氢呋喃环的类型、生源途径和 NMR 特征

番荔枝内酯化合物按照分子中四氢呋喃环的数目和排列方式可分为 5 种类型：单四氢呋喃环型、邻双四氢呋喃环型、不相邻四氢呋喃环型、邻叁四氢呋喃环型和无四氢呋喃环型。绝大多数番荔枝内酯都含有 THF 环，近年来用合成和 Mosher 酯方法对这类化合物的绝对构型进行了深入的研究。下面综述了四氢呋喃环片段的立体构型类型，生源途径及 NMR 谱数据。

1. 单 THF 番荔枝内酯的化学分类、生源途径和 NMR 特征　迄今已知的单四氢呋喃环番荔枝内酯按照 THF 环片段的立体构型可分成 6 种亚型：annonacin 亚型、cis-annonacin 亚型、annonacin A 亚型、gigantetrocin A 亚型、muricatetrocin A 亚型和 muricatalin 亚型。其中前 3 种亚型均为单 THF 环两侧各有一个羟基相邻，而后 3 种亚型则是单 THF 环只有一侧有羟基相邻。它们的生源途径如图 1-2-13 所示：两侧各有一个羟基相邻的单 THF 类型可能是

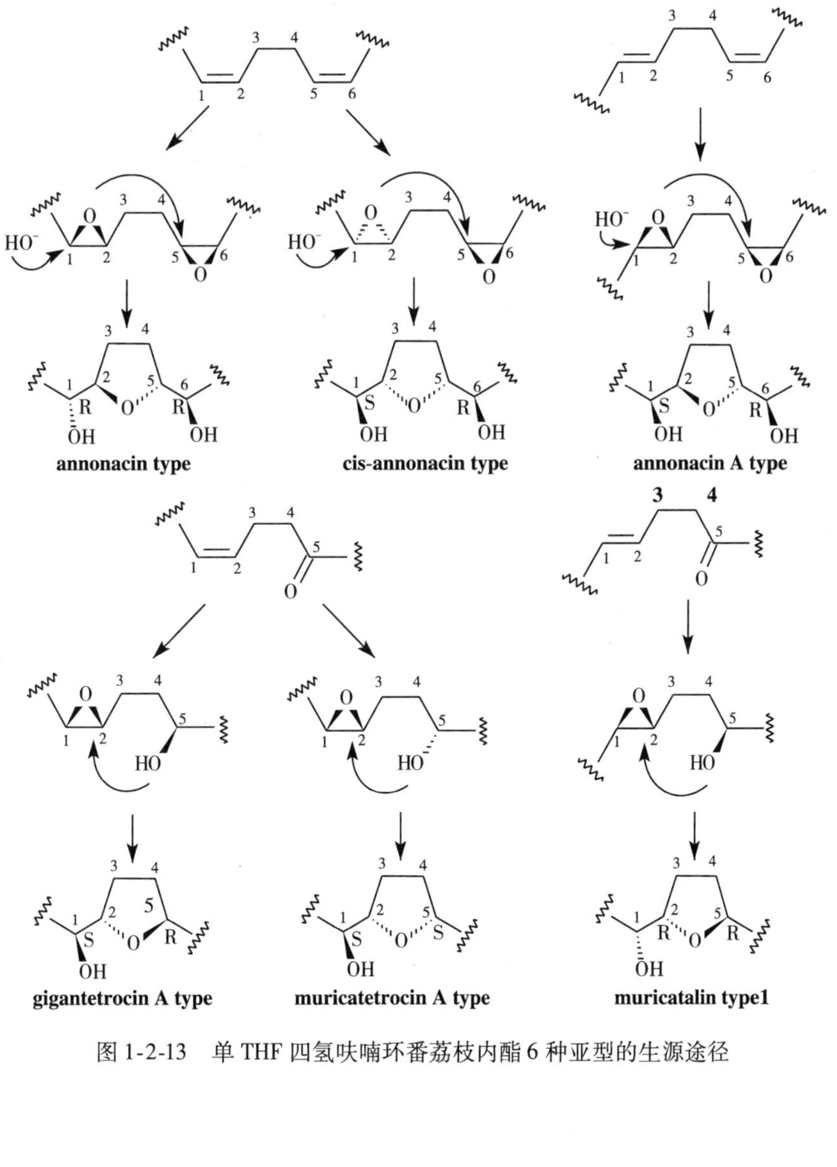

图 1-2-13　单 THF 四氢呋喃环番荔枝内酯 6 种亚型的生源途径

顺式－顺式或反式－顺式二烯，经环氧化后从分子左边开始环化而形成的；单 THF 环只有一侧有一个羟基相邻的类型则可能是羰基顺式烯烃或羰基反式烯烃，经羰基还原后从分子右边开始环化形成的。

从表 1-2-2 可以看出，THF 环两侧邻位均有羟基取代的 3 种亚型中 THF 环上两个次甲基碳的化学位移均在 δ 81.0～83.0 之间；而 THF 环只有一侧有羟基取代在邻位的番荔枝内酯 THF 环上次甲基碳的化学位移只有一个在 δ 81.0 以上，而另一个通常在 δ 80.0 以下。annonacin 亚型和 cis-annonacin 亚型中 THF 环和两侧邻位羟基的相对构型分别为苏式－反式－苏式和苏式－顺式－苏式；取代 THF 环 2，5 位的绝对构型则分别为 R，R 和 S，R。这两种亚型核磁上最明显的差别在于 ^{1}H NMR 谱中 THF 环上亚甲基质子 H-3 和 H-4 的化学位移不同，反式 THF 环的 annonacin 亚型化合物 H-3 和 H-4 出现在 δ 1.98 和 1.67；而顺式 THF 环的 cis-annonacin 亚型化合物中，其化学位移却出现在 δ 1.94 和 1.76。annonacin A 亚型 THF 部分相对构型为赤式－反式－苏式，取代 THF 环 2，5 位绝对构型为 R，R。THF 环与邻位羟基呈赤式构型时，连羟基碳共振信号出现在 δ 71.0 左右，羟基偕质子的化学位移约为 δ 3.85；而苏式相对构型的连羟基碳化学位移偏低场约 δ 74.0，羟基偕质子出现在较高场约 δ 3.40 左右。gigantetrocin A 亚型与 muricatetrocin A 亚型 THF 环和一个邻位羟基的相对构型分别为苏式－反式、苏式－顺式，取代 THF 环 2，5 位绝对构型分别是 S，R 和 S，S；NMR 谱中两者最大的区别在 H-2 的化学位移值，THF 环呈反式构型时 H-2 的化学位移约为 δ 3.78，而顺式构型 THF 环中 H-2 质子出现在 δ 3.70，高场位移 0.08。muricatalin 是从 *Annona muricata* 中分离得到的属于 muricatalin 亚型的化合物，也是这种亚型唯一报道的天然成分，它有赤式－反式的相对构型，按生物合成途径推测其绝 对构型应为 R，S，R，但尚需进一步的实验数据加以证实。

表 1-2-2　单 THF 四氢呋喃环番荔枝内酯 6 种亚型 THF 片段 NMR 数据

		1	2	3	4	5	6
annonacin 亚型	δH	3.41	3.80	1.67，1.98	1.67，1.98	3.80	3.41
xylopianin	δC	74.1	82.7	28.8	28.8	82.6	74.0
cis-annonacin 亚型	δH	3.42	3.82	1.76，1.94	1.76，1.94	3.82	3.42
cis-annonacin	δC	74.3	82.7	28.2	28.2	82.7	74.3
annonacin A 亚型	δH	3.85	3.79	1.55，1.90	1.61，1.98	3.79	3.38
annonacin A-one	δC	71.7	82.2	25.2-37.4	25.2-37.4	82.2	74.3
gigantetrocin A 亚型	δH	3.40	3.78	1.71，1.97	1.63，2.00	3.86	---
muricatetrocin B	δC	74.4	81.7	32.4	28.4	79.3	---
muricatetrocin A 亚型	δH	3.39	3.70	1.72，1.91	1.65，1.96	3.85	---
muricatetrocin A	δC	74.9	82.0	32.4	28.4	80.0	---
muricatalin 亚型	δH	4.05	3.72	*	*	3.85	---
muricatalin	δC	70.59	79.90	*	*	79.83	---

* 数据未报道。

2. 邻双 THF 番荔枝内酯的化学分类、生源途径和 NMR 特征　天然的邻双四氢呋喃环番荔枝内酯有 8 种亚型：THF 环两侧各有一个羟基相邻的 asimicin 亚型、bullatacin 亚型、rolliniastatin 1 亚型、triobacin 亚型、squamocin I 亚型、squamocin N 亚型和 THF 环只有一侧有邻位羟基取代基的 bulladecin 亚型、rollindecin A 亚型。前 6 种的生源途径可能是顺式 - 顺式 - 顺式，顺式 - 反式 - 顺式或反式 - 顺式 - 顺式三烯，经环氧化后从分子左边开始环化而形成；后两种则是羟基取代的顺式 - 顺式的二烃，经环氧化后从分子右边开始环化形成（图 1-2-14）。8 种不同构型的邻双四氢呋喃环番荔枝内酯化合物之间核磁数据及其乙酰化衍生物的氢谱有明显的区别（表 1-2-3），尤其是乙酰化衍生物的^{1}H NMR 谱化学位移值与 Hoye 等合成的两侧邻位均有乙酰基和正丁基取代的邻双四氢呋喃异构体模型的氢谱特征化学位移非常吻合。

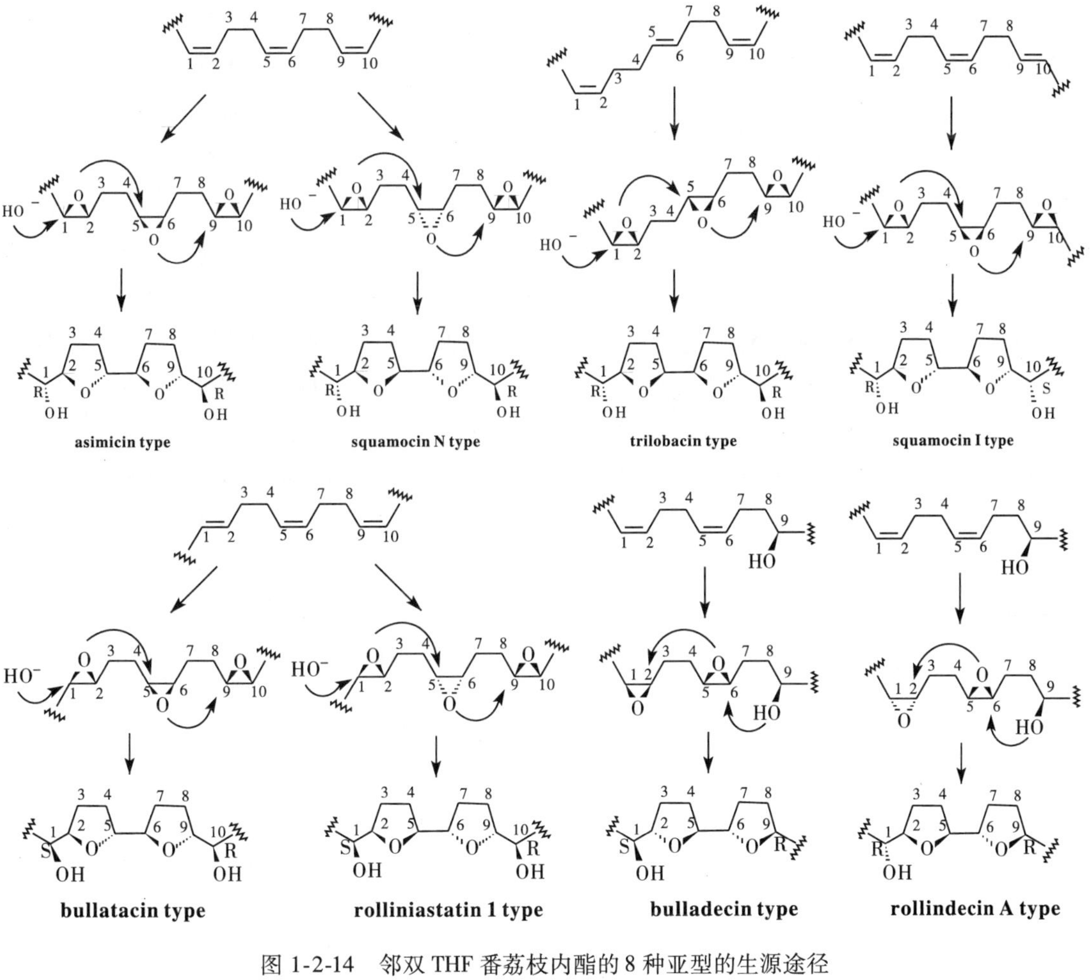

图 1-2-14　邻双 THF 番荔枝内酯的 8 种亚型的生源途径

表 1-2-3 邻双 THF 番荔枝内酯 8 种亚型的 THF 片段的 NMR 数据

type	compounds		1	2	5	6	9	10
asimicin 亚型	squamocin H	δH	3.39	3.86	3.86	3.86	3.86	3.39
		δC	74.1	83.1	81.7	81.7	83.1	74.1
	acetate-	δH	4.85	3.98	3.90	3.90	3.98	4.85
bullatacin 亚型	squamocin G	δH	3.83	3.83	3.92	3.92	3.83	3.38
		δC	71.3	82.8	82.3	82.4	83.3	74.2
	acetate-	δH	4.93	4.00	3.90	3.90	4.00	4.88
rolliniastatin 1 亚型	4-hydroxy-25-des	δH	3.84	3.84	3.84	3.84	3.84	3.41
	oxyneorollinicin	δC	71.9	82.9	81.0	81.1	83.0	74.0
	acetate-	δH	4.91	3.95	3.86	3.86	3.95	4.91
triobacin 亚型	trilobacin	δH	3.34	3.80	3.93	4.01	3.80	3.34
		δC	74.6	83.3	81.6	80.9	82.6	73.9
	acetate-	δH	4.85	3.96	3.82	3.82	3.96	4.85
squamocin I 亚型	squamocin I	δH	3.40	3.85	3.93	3.93	3.85	3.85
		δC	74.1	83.3	82.2	82.5	82.8	71.3
	acetate-	δH	4.86	3.98	3.89	3.89	3.98	4.91
squamocin N 亚型	squamocin N	δH	3.40	3.84	3.90	3.90	3.84	3.40
		δC	74.0	82.8	81.0	81.0	82.8	74.0
	acetate-	δH	4.95	3.94	3.87	3.87	3.94	4.95
bulladecin 亚型	bulladecinnone	δH	3.47	3.87	3.87	3.93	3.87	---
		δC	74.1	82.7	82.2	81.3	79.9	---
	acetate-	δH	4.86	4.02	3.90	3.90	3.88	---
rollindecin A 亚型	rollidecin A	δH	3.41	3.95	3.95	3.95	3.95	---
		δC	74.6	82.6	81.4	80.7	80.3	---
	acetate- *	δH						

* 数据未报道。

3. 不相邻双 THF 番荔枝内酯的化学分类、生源途径和 NMR 特征　迄今从番荔枝科植物中得到的天然的不相邻双四氢呋喃环番荔枝内酯有 6 种亚型：bullatanocin 亚型、cis-bullatanocin 亚型、bullatalicin 亚型、cis-bullatalicin 亚型、sylvaticin 亚型、cis-sylvaticin 亚型。它们的生源途径如图 1-2-15 所示，可能是羰基取代的顺式 - 顺式 - 顺式或顺式 - 顺式 - 反式三烯，从分子两侧环合而成。不相邻双四氢呋喃环番荔枝内酯化合物实际上是由一个两侧均有羟基取代基相邻的单 THF 片段和一个仅有一侧有羟基取代基相邻的单 THF 片段组成，中间相隔两个亚甲基，故它们的氢谱、碳谱数据与单 THF 环内酯有许多相似之处（见表 1-2-4）。

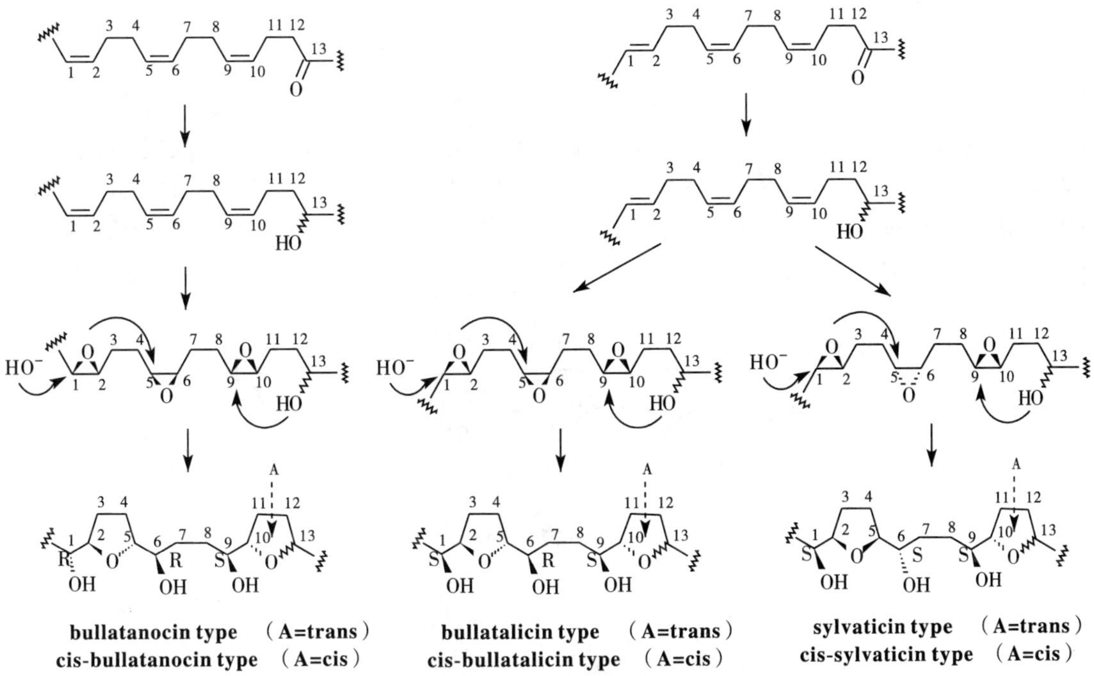

图 1-2-15　不相邻双 THF 番荔枝内酯 6 种亚型的生源途径

表 1-2-4　不相邻双 THF 番荔枝内酯 6 种亚型的 THF 片段的 NMR 数据

type	compounds		1	2	5	6	9	10	13
bullatanocin 亚型	bullatanocin	δH	3.41	3.80	3.80	3.41	3.41	3.80	3.87
		δC	74.0	82.7	82.7	74.2	74.3	82.0	79.2
cis-bullatanocin 亚型	cis-bullatanocin	δH	3.40	3.81	3.81	3.45	3.40	3.72	3.87
		δC	74.1	82.7	82.7	74.3	74.7	82.3	79.8
bullatalicin 亚型	cherimolin	δH	3.80	3.80	3.80	3.40	3.40	3.80	3.80
		δC	71.5	82.2	83.3	74.3	74.4	81.9	79.2
cis-bullatalicin 亚型	cis-bullatalicin	δH	3.85	3.85	3.85	3.43	3.39	3.72	3.85
		δC	71.6	82.7	82.7	74.3	74.8	82.3	79.9
sylvaticin 亚型	sylvaticin	δH	3.87	3.93	3.87	3.51	3.44	3.80	3.89
		δC	72.3	82.9	82.3	74.0	74.3	81.8	79.2
cis-sylvaticin 亚型	cis-sylvaticin	δH	3.86	3.93	3.86	3.51	3.41	3.71	3.88
		δC	72.5	83.0	82.4	74.2	74.9	82.1	80.0

4. 邻叁 THF 番荔枝内酯的 NMR 特征　长链上含有叁个四氢呋喃环的天然番荔枝内酯化合物迄今只报道了两例：从 *goniothalamus giganteus* 得到的 goniocin 和从 *Annona squamosa* L. 中分离得到的番荔枝西宁甲，两个化合物中的叁个 THF 都相邻，goniocin 是 C_{37}类型化合物，而番荔枝西宁甲却为 C_{36}类型。在生源上它们可能是羟基取代的叁烯或四烯环氧化后，从右边或左边环合而成。goniocin 中 THF 片段的相对构型为苏式-反式-苏式-反式-苏式-反式（从左至右），应用 Mosher 酯方法确定 C-22 的绝对构型为 R；番荔枝西宁甲的 THF 片段相对构型从左至右确定为赤式-反式-赤式-反式-苏式-反式-苏式，但没有确定绝对构型。两个化合物的结构和 THF 片段的核磁数据如图 1-2-16，图 1-2-17，以及表 1-2-5 和 1-2-6 所示。

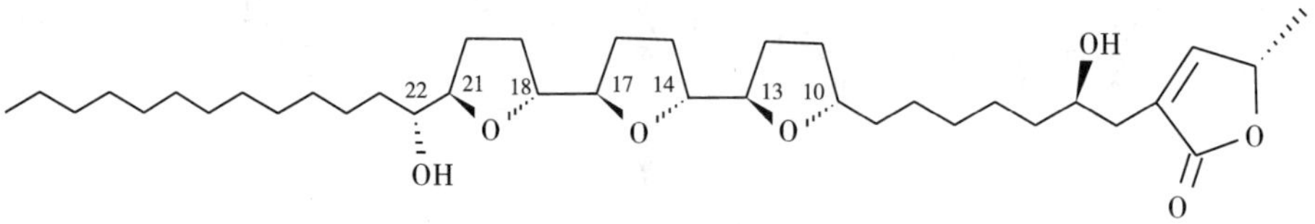

图 1-2-16　化合物 goniocin 的结构

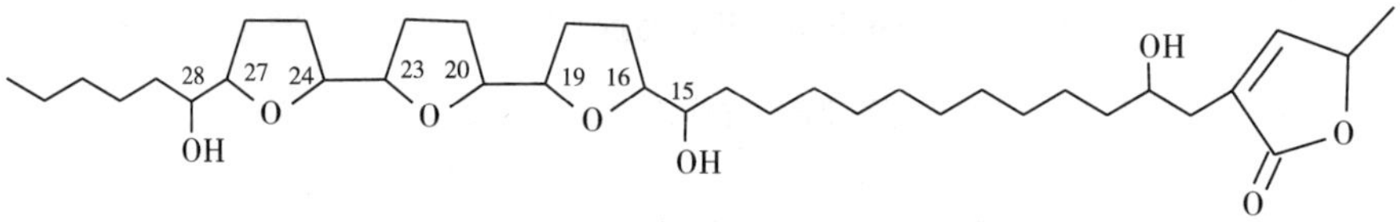

图 1-2-17　化合物番荔枝西宁甲的结构

表 1-2-5　化合物 goniocin 的 THF 片段的 NMR 数据

No.	10	13，14	17，18	21	22
δ_H	3.93 m	3.92-3.83 m	3.92-3.83 m	3.80	3.37
δ_C	79.6	82.3-81.1	82.3-81.1	83.0	74.2

表 1-2-6　化合物化合物番荔枝西宁甲的 THF 片段的 NMR 数据

No.	15	16	19	20	23	24	27	28
δ_H	3.36 m	3.83 m	3.83 m	3.83 m	3.83 m	3.83 m	3.83 m	3.83 m
δ_C	74.06	83.22	82.78	82.68	81.78	82.50	83.16	71.32

三、结语

番荔枝内酯化合物是继紫杉醇之后又一类有苗头的天然抗癌活性成分，其结构新颖，以含有末段内酯环和 THF 环为特征，近年来随着对一些番荔枝内酯的全合成和 Mosher 酯方法在绝对构型测定中的广泛应用，发现虽然其结构中有多个手性中心，且立体化学多变，但内酯环和 THF 环片段的立体构型与核磁数据之间有很强的规律性，我们比较了不同内型内酯环和 THF 环片段的氢谱和碳谱数据，为番荔枝内酯化合物的结构测定提供了鉴别特征。

不同构型的 THF 片段尽管有特征的 NMR 值，但化学位移之间的差值并不很大。如果距 THF 片段较近有氧取代基，用比较 NMR 化学位移值的方法来确定四氢呋喃环片段的相对构型则必须考虑氧取代基对 THF 片段碳和氢的化学位移可能产生的影响，尤其是间位羟基的 β 效应，根据化合物本身的结构特点综合考虑各种光谱数据，包括衍生物的 NMR 数据，才能使数据的归属更为恰当，构型的确定更为合理。

番荔枝科全世界 120 余属 2100 余种，目前仅从该科七个属三十多种植物中分离得到番荔枝内酯化合物 400 余个，这类化合物大多都具有不同程度的细胞毒、抗肿瘤、抗疟、抗菌、杀虫、免疫抑制等多种显著的生物活性，但是由于毒性、选择性以及溶解性等原因，目前尚未进入临床研究。随着对该科植物化学成分的广泛研究，必然发现更多结构新颖的番荔枝内酯化合物，更进一步明确这类化合物的构效关系，为其实际应用提供理论基础。

（陈若芸）

参　考　文　献

1. 潘锡平，于德泉. 大花紫玉盘中的新抗肿瘤活性番荔枝内酯及其绝对构型研究. 药学学报，1997，32(4):286－293
2. Zhou GX, Chen RY, Zhang YJ, et al. New annonaceous acetogenins from the roots of *Uvaria calamistrata*. J Nat Prod, 2000, 63:1201
3. Jiang Z, Chen RY, Yu DQ. Donnaienin, a new acetogenin bearing a hydroxylated tetrahydrofuran ring. J Nat Prod, 1998, 61:86－88
4. Chen Y, Chen RY, Yu DQ. Six acetogenins from *Uvaria tonkinesis*. Phytochemistry, 1996, 43:793－801
5. Wang ML, Du J, Chen RY, et al. Isolation and structure elucidation of novel γ-lactones from *Saccopetalum prolificum*. JANPR, 2000, 2: 231－236

第三节　哥纳香属植物抗癌有效成分哥纳香醇甲的全合成及其构效关系

我们课题组从海南哥纳香的根、茎皮中分离得到了一个新的苯乙烯吡喃酮类化合物，哥纳香醇甲（howiinol A，8-O-cinnamyl-goniotriol），具有较强的抗肿瘤活性。由于植物中含量较低，阻碍了药用开发的研究。因此，1994 年，我们课题组开始探索其全合成的途径。在全面分析文献资料的基础上，设计出以 α-D-葡庚糖酸-δ-内酯为原料，巧妙地利用此内酯的 3 个手性碳上的羟基，选择特定的格氏反应点，经 9 步反应立体选择地合成了（+）-哥纳香醇甲（**10**）（图 1-3-1）及其衍生物。

经上述合成反应得到的化合物理化数据与从植物中分离的哥纳香醇甲完全一致，据此，证实了天然的哥纳香醇甲的立体构型为 4S，5R，6R，7R。然后，用类似的合成方法合成了大量的衍生物和类似物研究哥纳香醇甲构效关系。

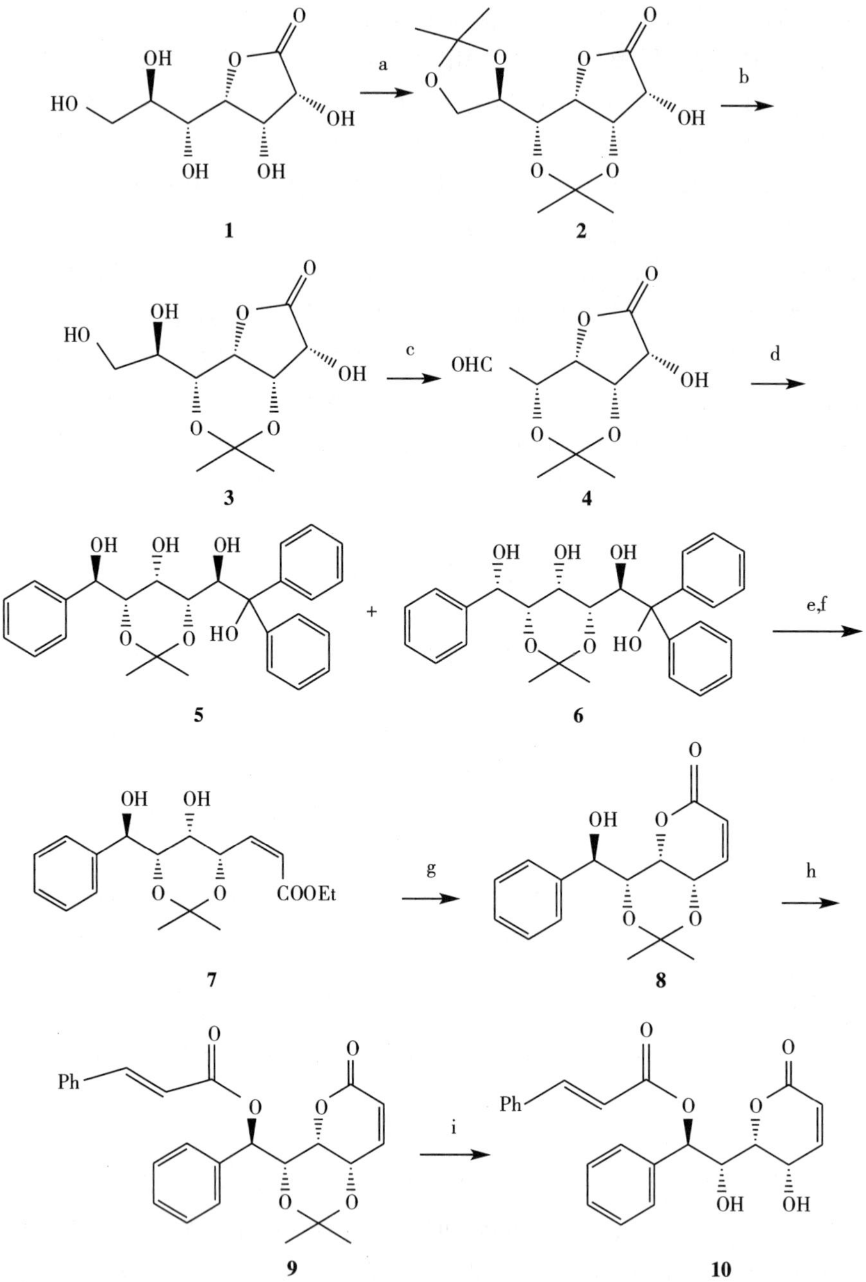

图 1-3-1　哥纳香醇甲的合成路线

a. acetone, cat. H_2SO_4, anhydrous $MgSO_4$; b. 60% aq. HOAc; c. $NaIO_4$; d. PhMgBr-Ti$(OCHMe_2)_4$; e. $NaIO_4$; f. $Ph_3P = CHCO_2Et$; g. cat. DBU; h. cinnamyl chloride, DMAP, Et_3N; i. 75% aq. HOAc。

一、8R-哥纳香醇甲衍生物的合成

用类似方法合成了下列哥纳香醇甲衍生物（图 1-3-2）。

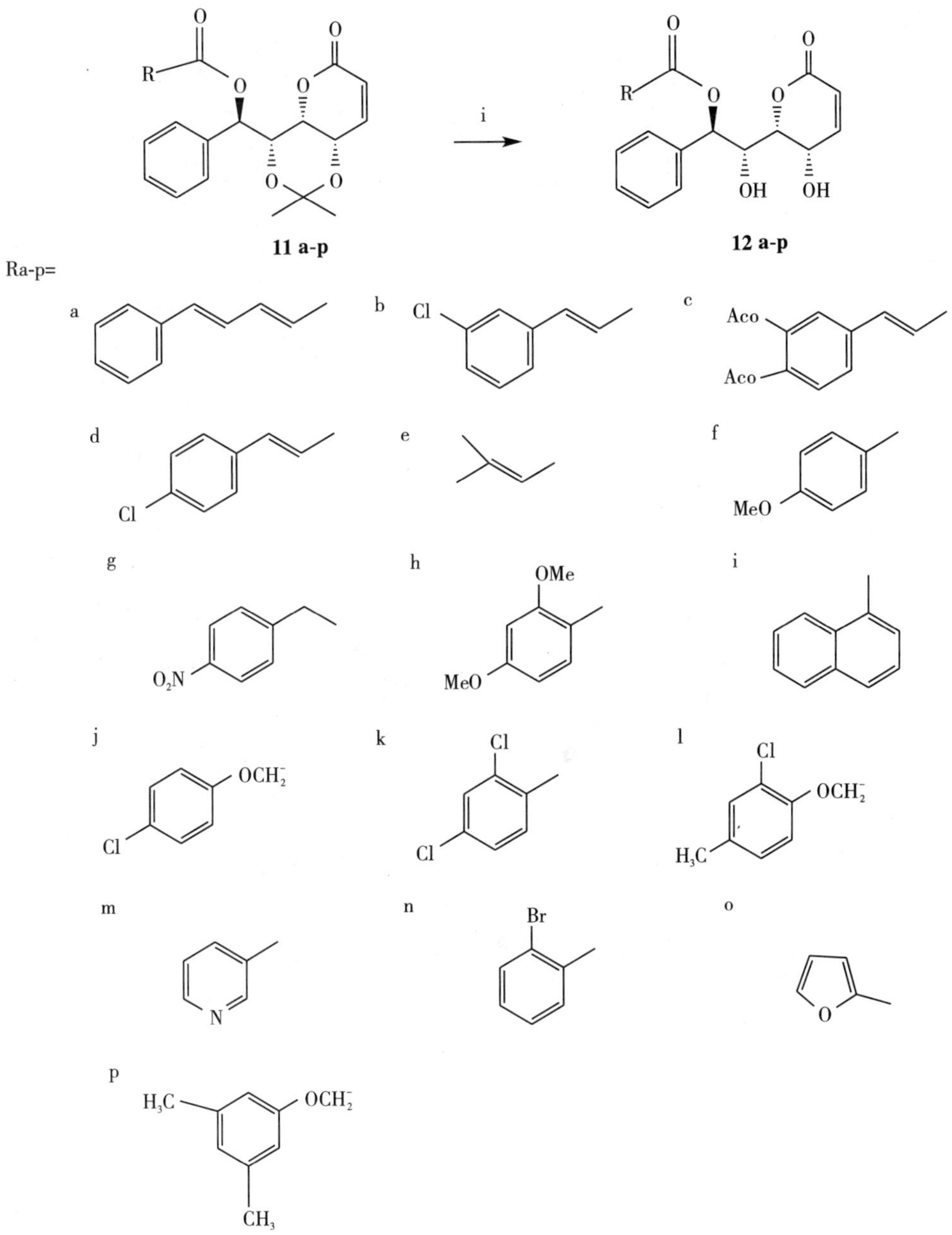

图 1-3-2　（+）-哥纳三醇衍生物的合成路线

二、8β（－）-异哥纳香醇甲衍生物的合成

用类似方法合成了下列8β（－）-异哥纳香醇甲衍生物（图1-3-3）。

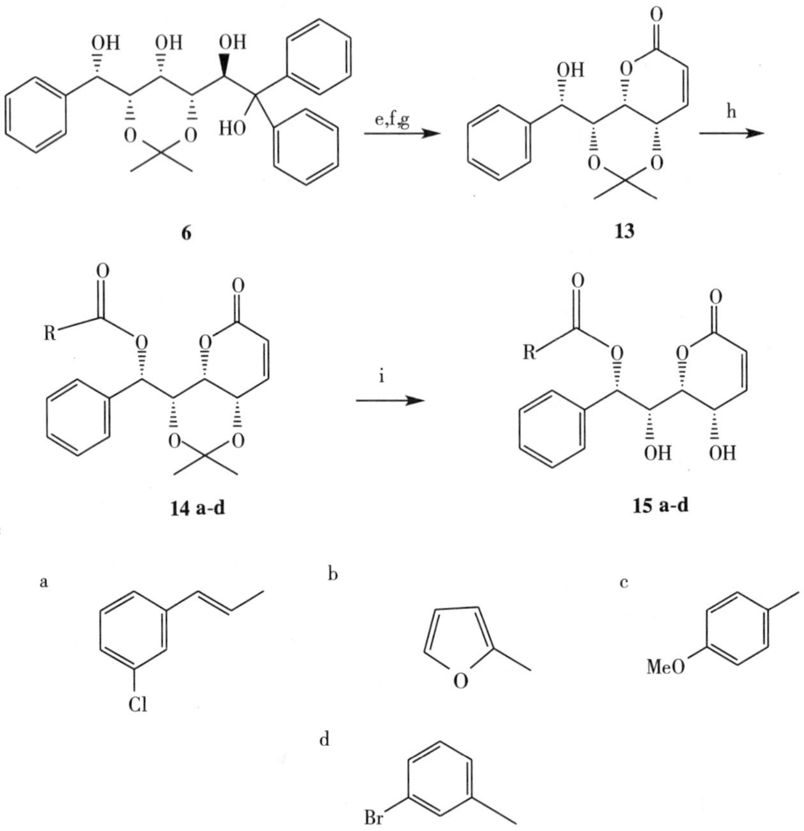

图1-3-3 （－）-异哥纳香醇甲类似物的合成路线

三、7β-对-甲基哥纳香醇甲及其衍生物的合成

用类似方法合成了下列7β-对-甲基哥纳香醇甲衍生物（图1-3-4）。

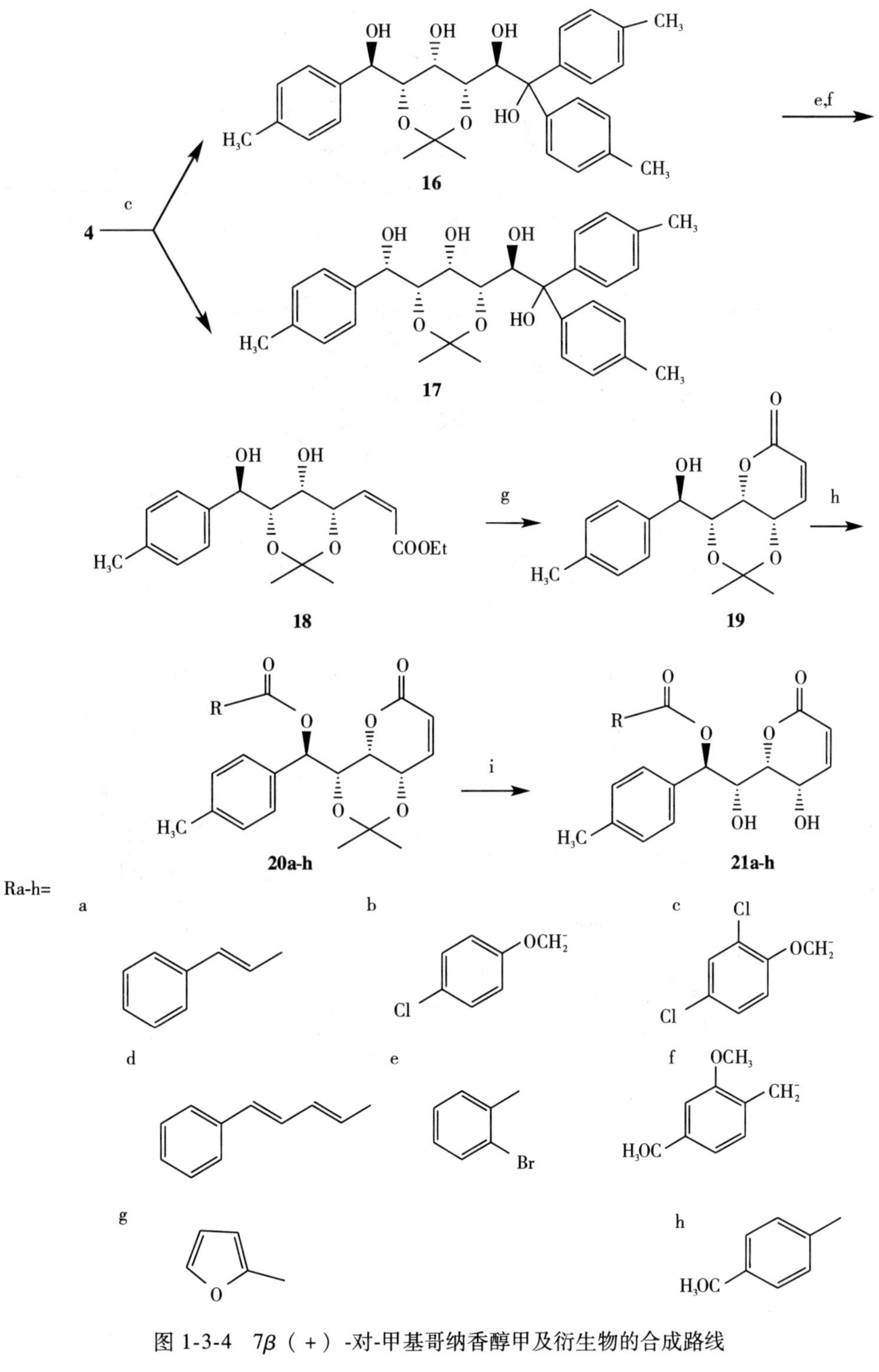

图 1-3-4　7β（+）-对-甲基哥纳香醇甲及衍生物的合成路线

四、7β-对-氯哥纳三醇及其衍生物的合成

用类似方法合成了下列7*β*-对-氯哥纳香醇甲衍生物（图1-3-5）。

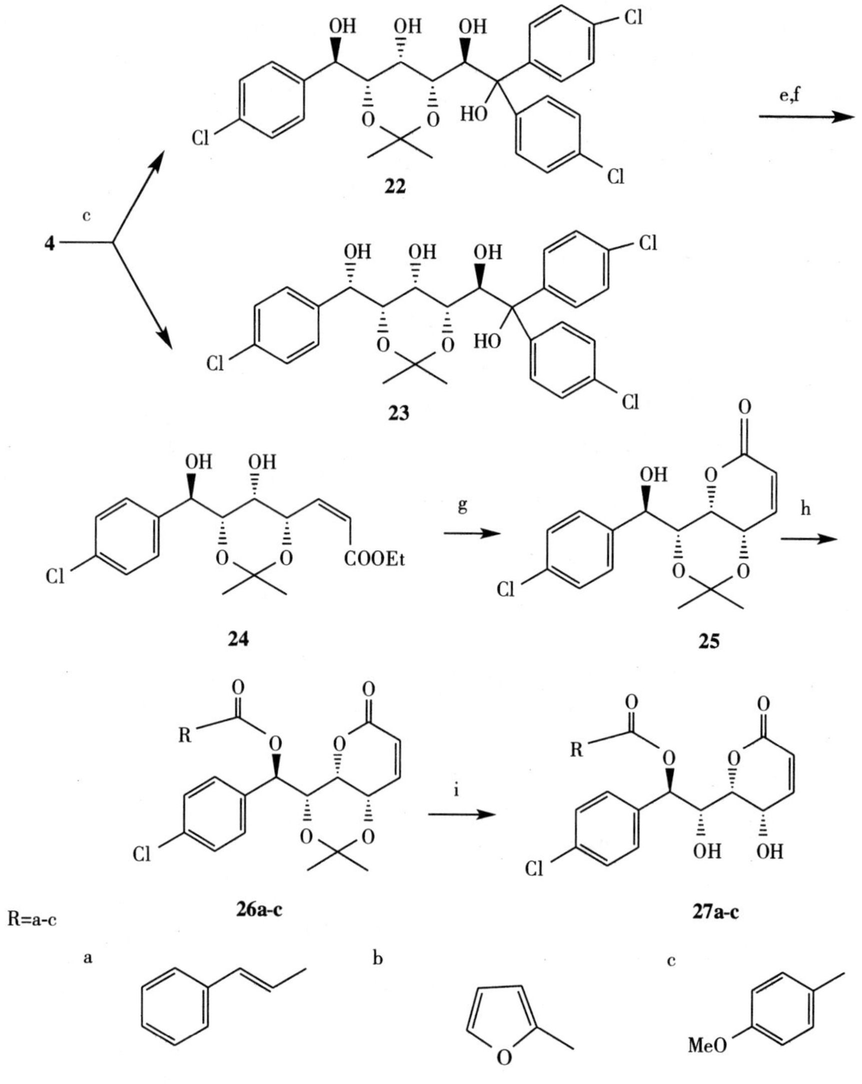

图1-3-5　*β*（+）-氯哥纳三醇及其衍生物合成路线

五、7α-对-氯哥纳三醇及其衍生物合成

用类似方法合成了下列 7α-对-氯哥纳香醇甲衍生物（图 1-3-6）。

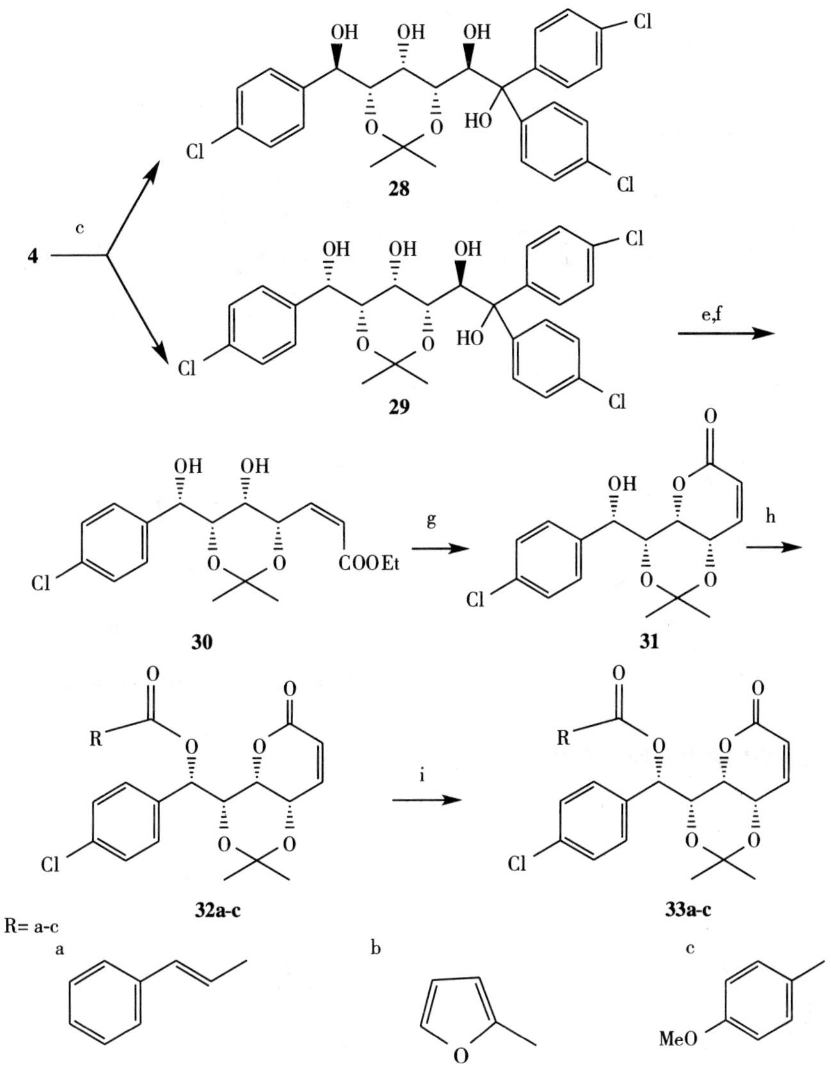

图 1-3-6　（－）7α-对-氯哥纳三醇及其衍生物合成路线

六、7β-邻-甲氧基哥纳三醇的合成

用类似方法合成了下列 7α-对-氯哥纳香醇甲衍生物（图 1-3-7）。

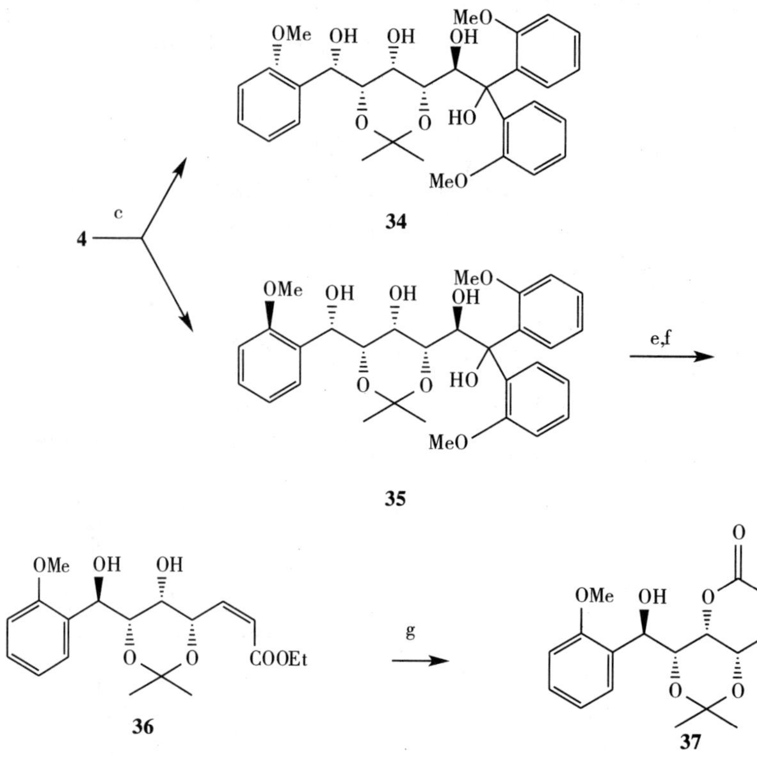

图 1-3-7　7β（+）-5, 7-O-异丙亚基-邻-甲基氧哥纳香三醇的合成路线

七、7β-二氢哥纳香醇甲的合成

用类似方法合成了下列 7β-二氢哥纳香醇甲衍生物（图 1-3-8）。

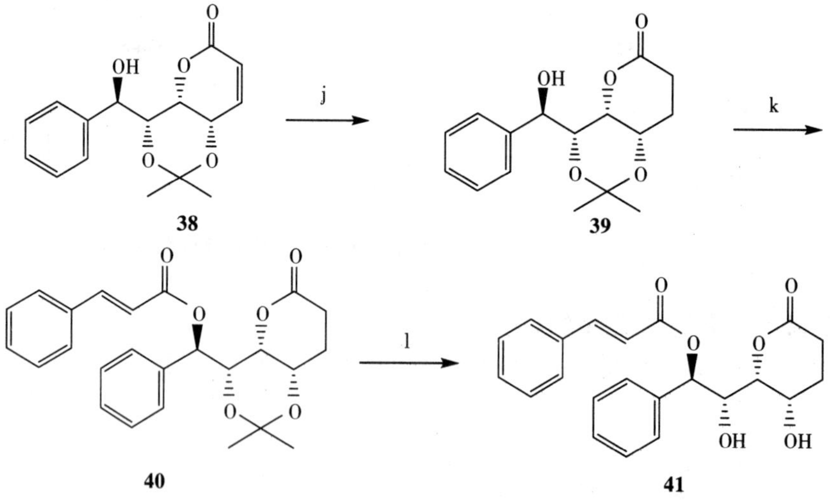

图 1-3-8　7β-二氢哥纳香醇甲的氢化还原路线

j. 10% Pt/H_2; k. cinnamyl chloride, DMAP, Et_3N; l. 75% aq. HOAc。

八、哥纳香醇甲类似物抗肿瘤活性及构效关系研究

（一）经 MTT 法筛选了合成化合物的抗肿瘤活性

结果见表 1-3-1。

表 1-3-1　体外癌细胞杀伤实验筛选结果（IC_{50}，$\times 10^{-6}$mol/L）

compounds	A2780	HCT-8	Bel7420	KB
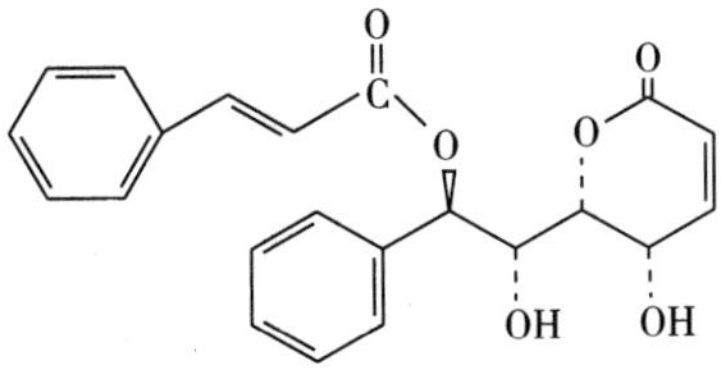	5. 26	3. 13	-	3. 06
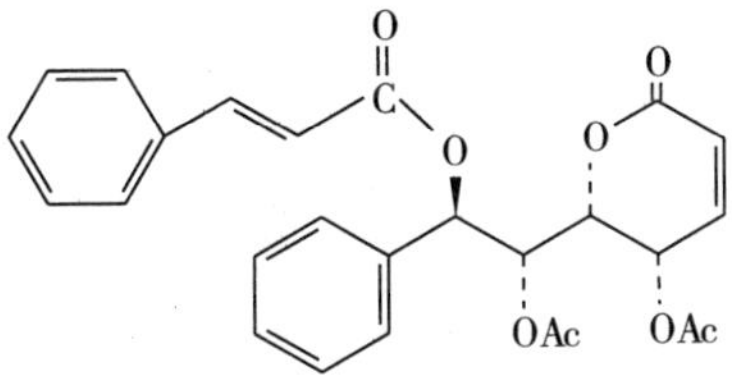	2. 98	4. 19	7. 18	7. 71
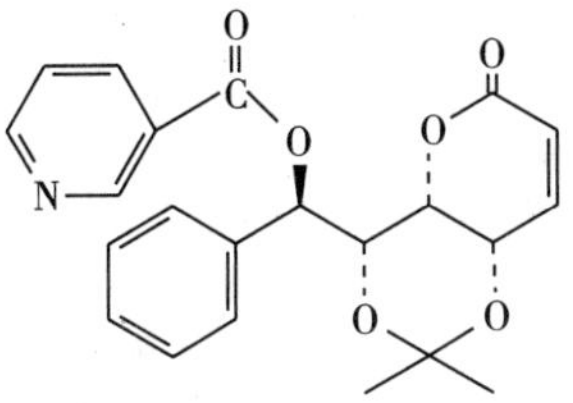	5. 36	5. 65	8，00	7. 85
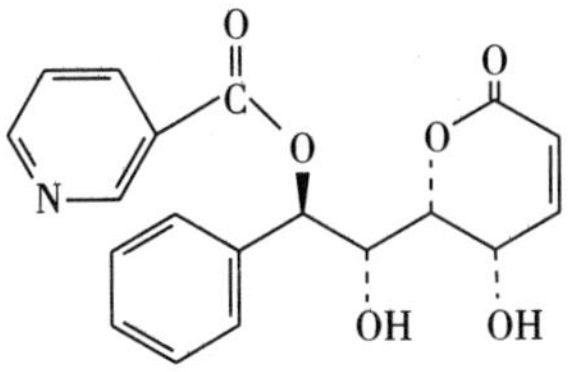	9. 06	11. 2	-	5. 85
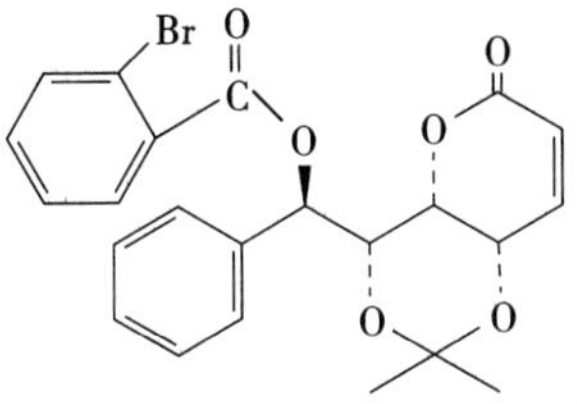	>100	>100	180	>100

续 表

compounds	A2780	HCT-8	Bel7420	KB
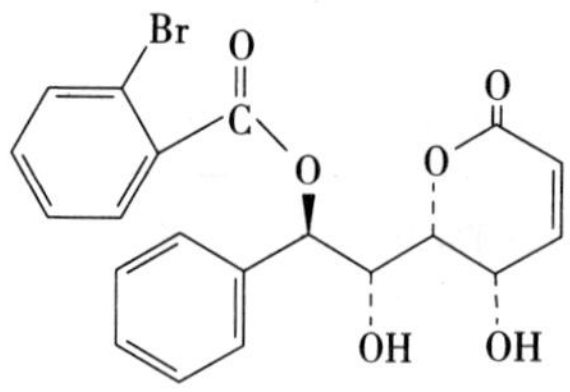	>100	>100	>100	>100
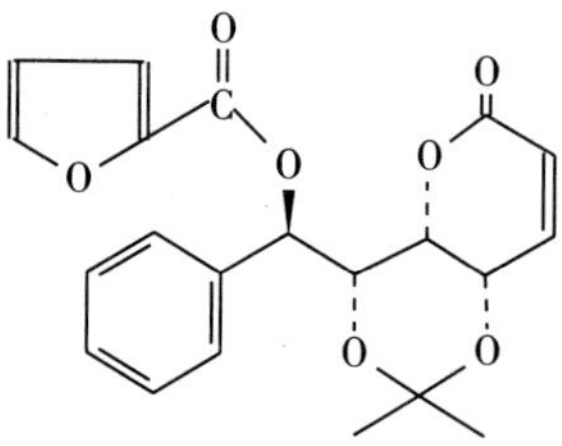	5.85	4.11	6.35	3.14
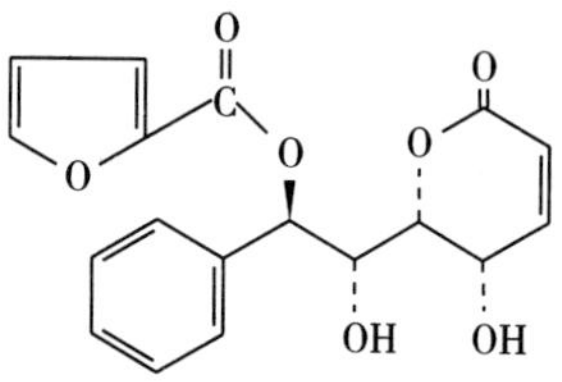	14	7.26	19.1	26.1
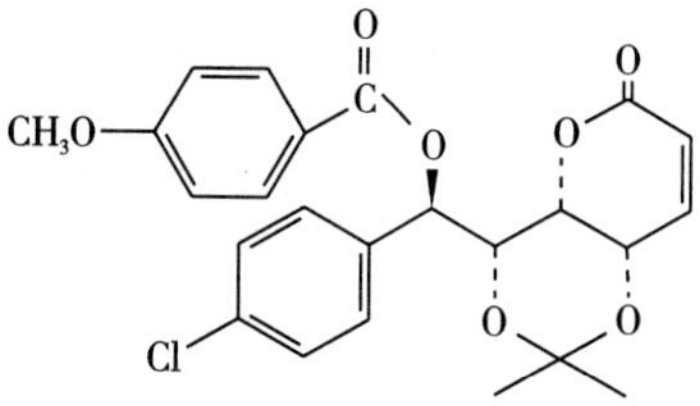	6.16	0.34	–	5.96
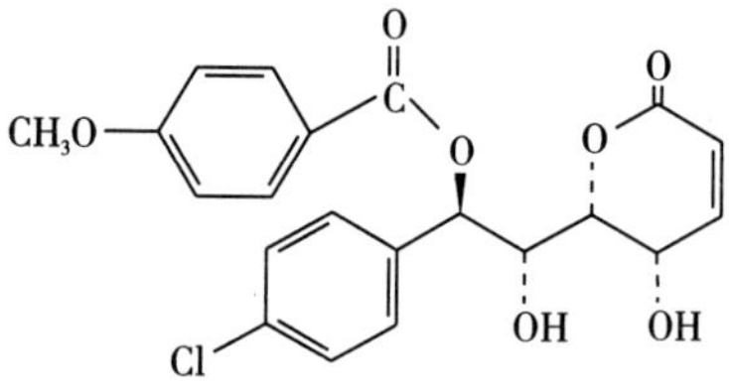	8.12	6.36	–	3.95
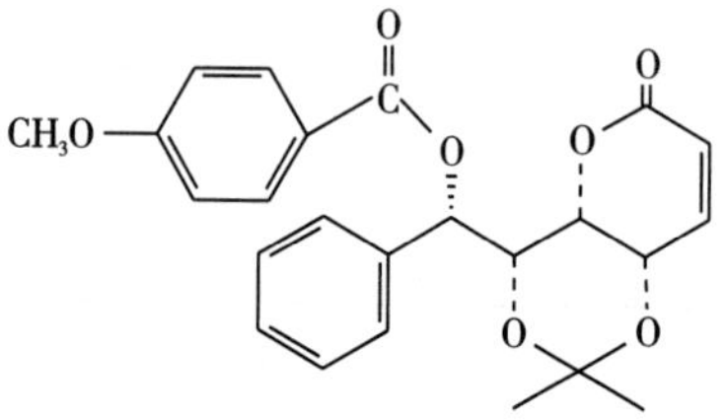	0.41	0.52	–	2.05

续　表

compounds	A2780	HCT-8	Bel7420	KB
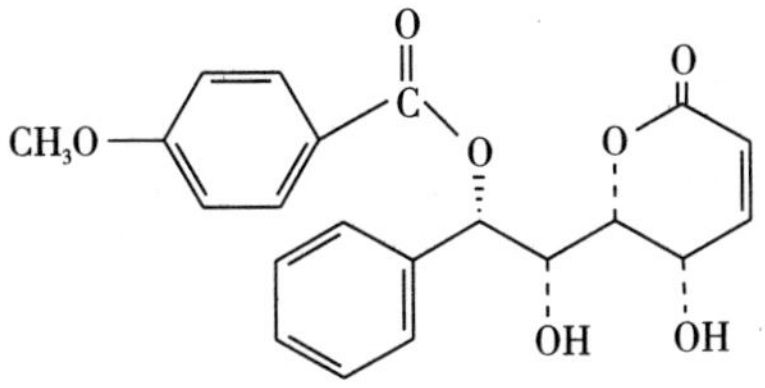	12. 1	9. 48	–	7. 50
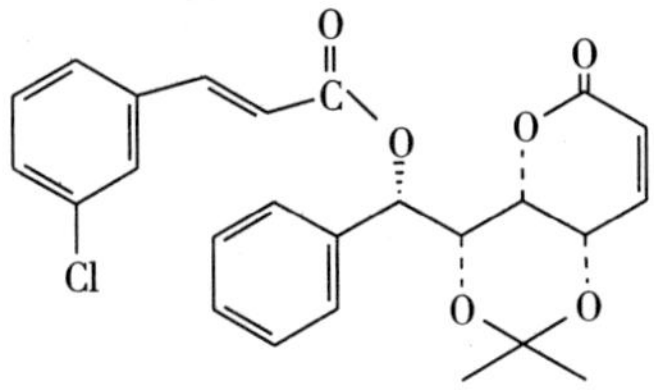	86. 2	5. 52	27. 4	12. 8
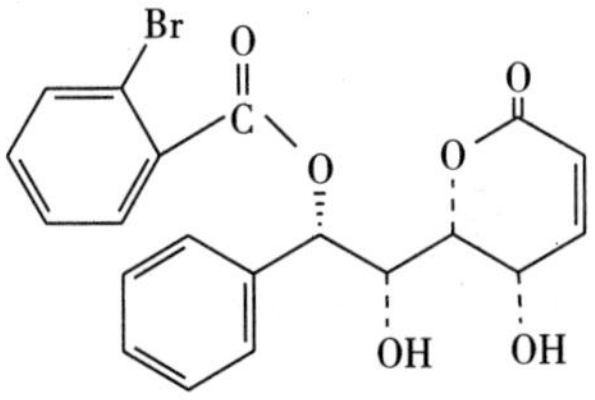	>100	>100	>100	>100
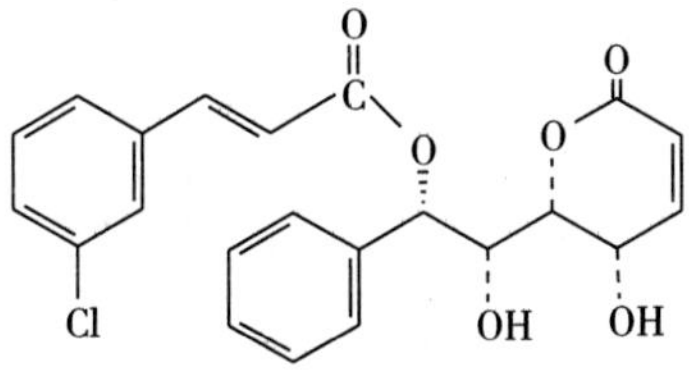	12. 9	–	–	59. 2
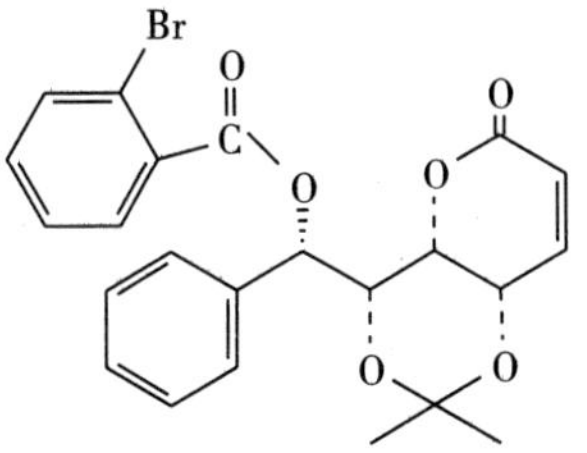	>100	>100	180	>100
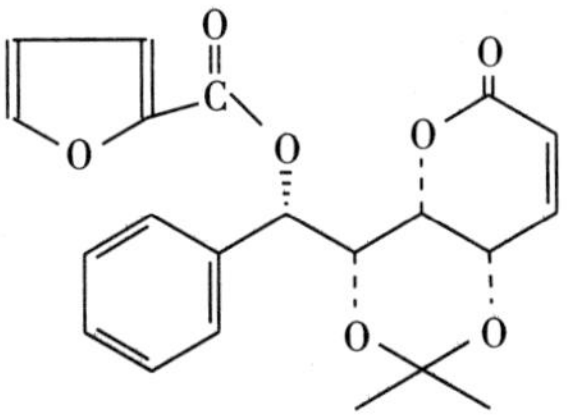	1. 07	1. 17	1. 46	1. 12

续 表

compounds	A2780	HCT-8	Bel7420	KB
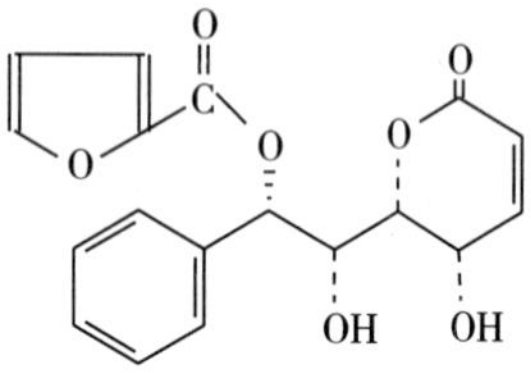	>100	>100	>100	>100
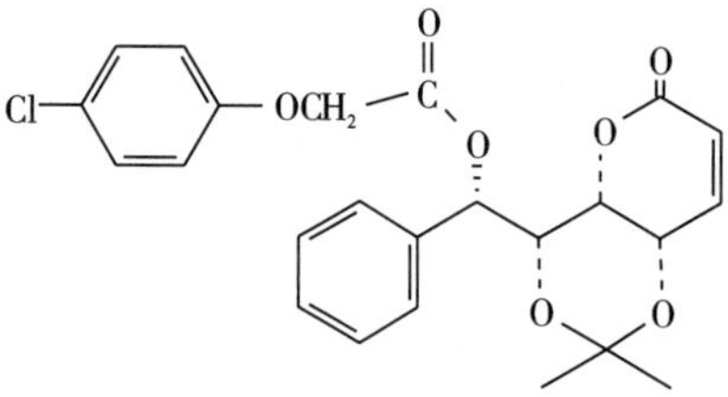	0. 53	0. 31	-	0. 98
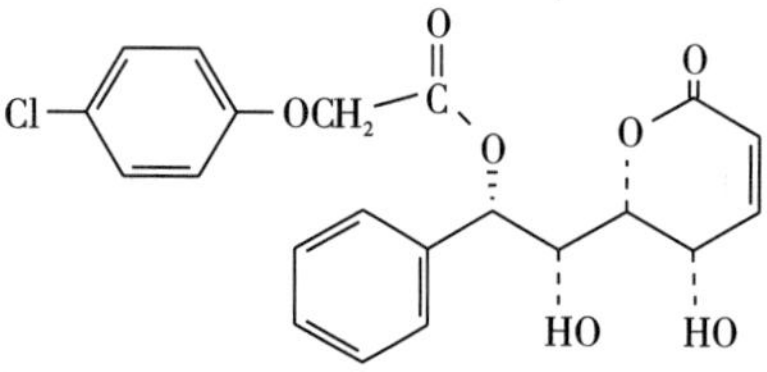	86. 2	7. 52	27. 4	12. 8
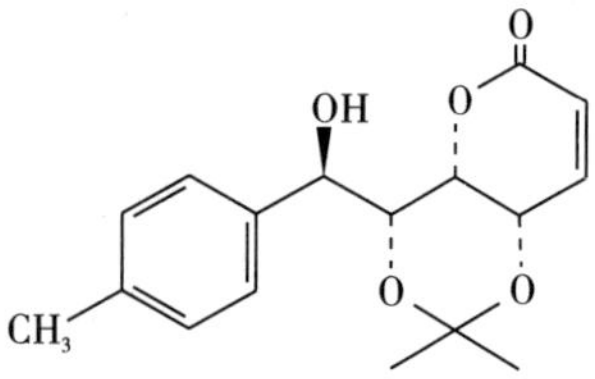	5. 78	5. 20	-	3. 40
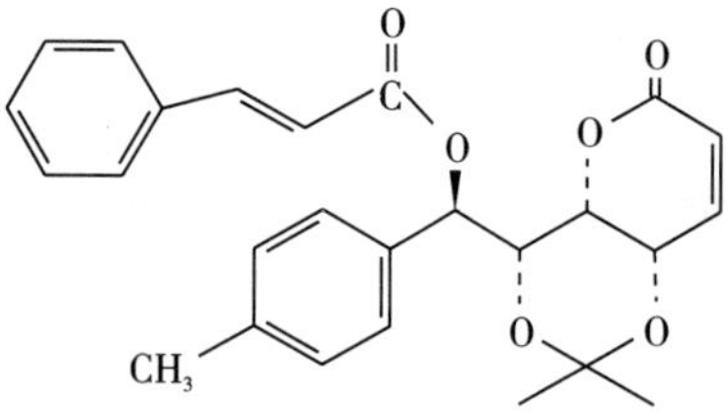	1. 19	0. 57	-	-
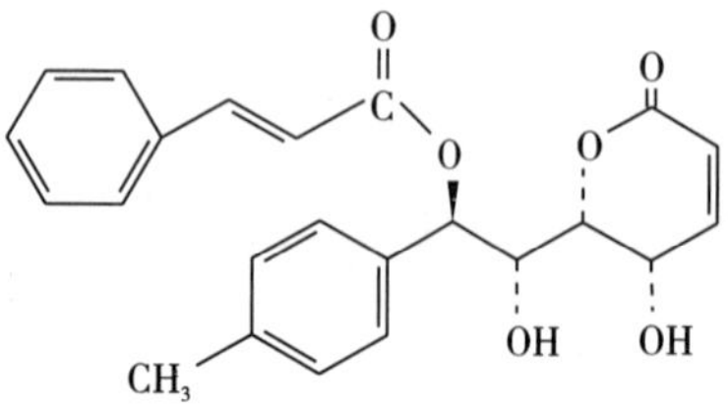	5. 66	2. 15	-	6. 07

续　表

compounds	A2780	HCT-8	Bel7420	KB
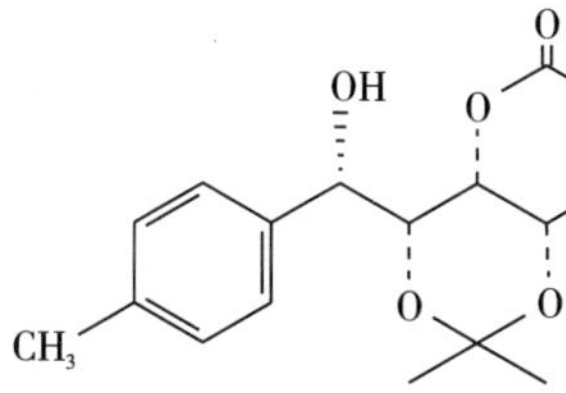	6. 35	6. 71	7. 07	5. 61
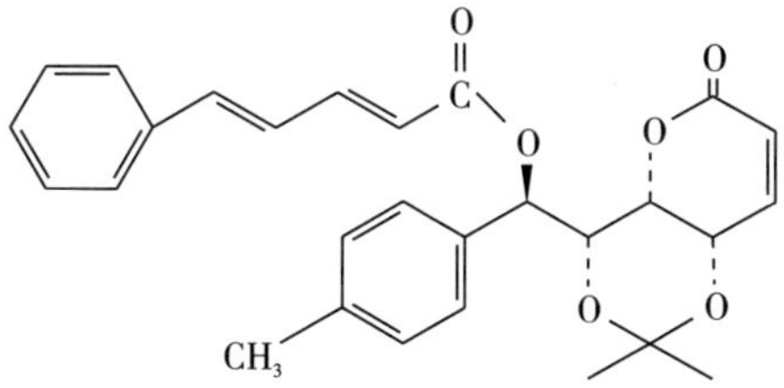	1. 66	2. 95	2. 85	2. 80
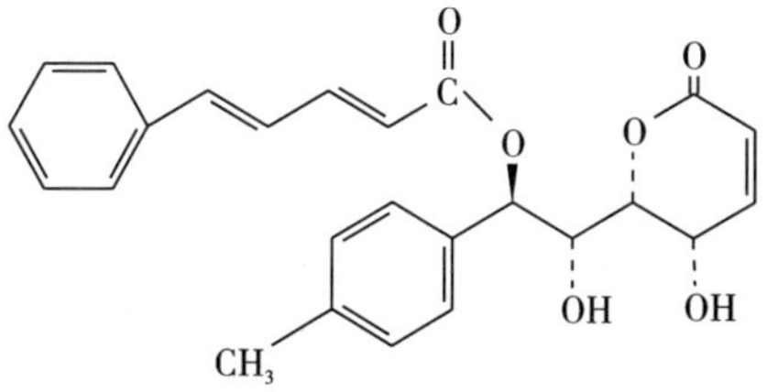	>100	7. 45	>100	>100
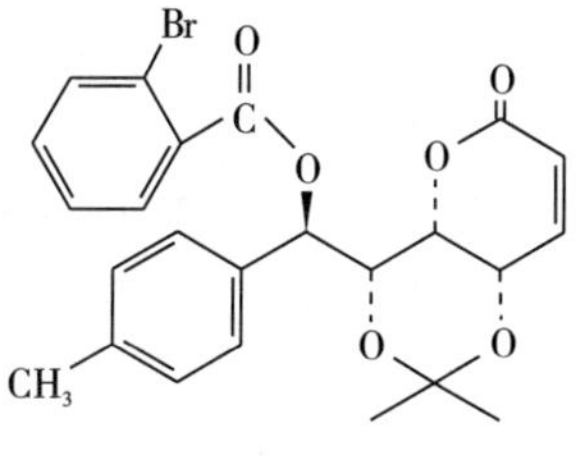	4. 27	5. 05	2. 54	6. 22
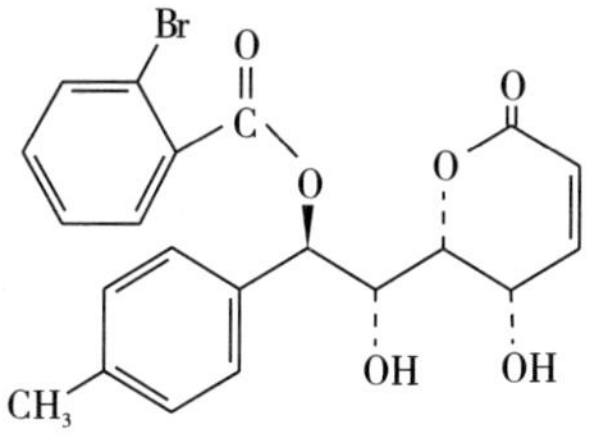	4. 54	11. 3	11. 4	7. 64
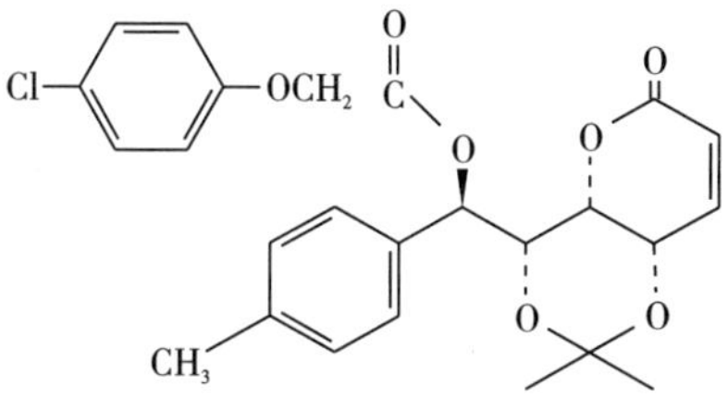	2. 21	6. 85	3. 17	5. 43

续 表

compounds	A2780	HCT-8	Bel7420	KB
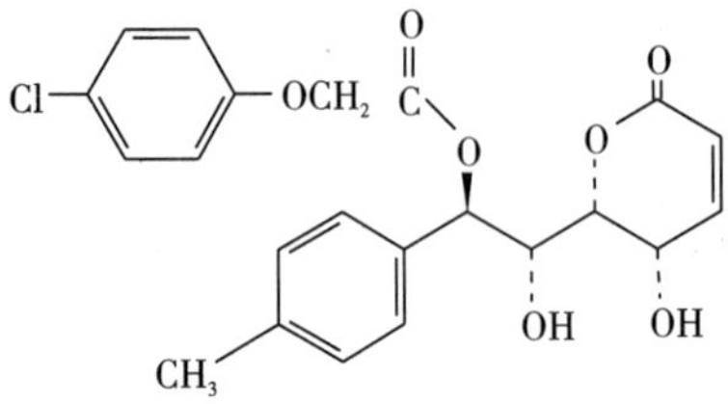	2.45	9.79	8.71	4.57
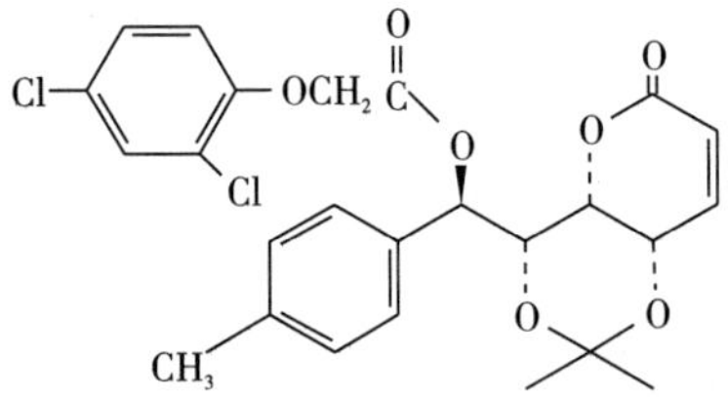	2.91	6.82	7.89	2.08
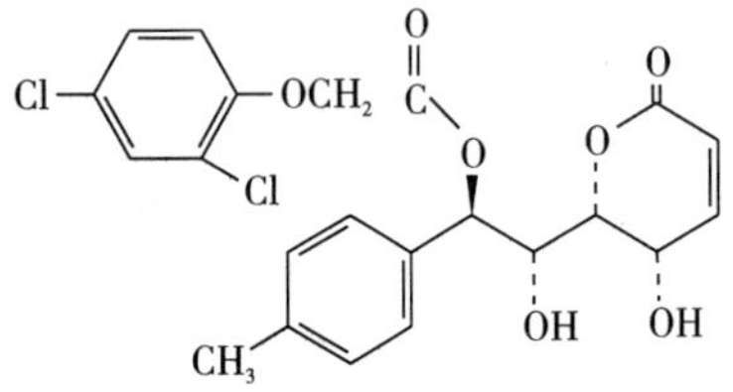	5.23	5.89	1.12	3.36
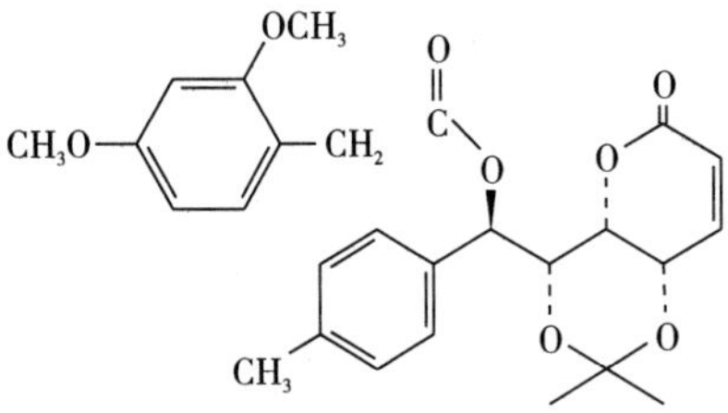	39.7	>100	23.9	26.1
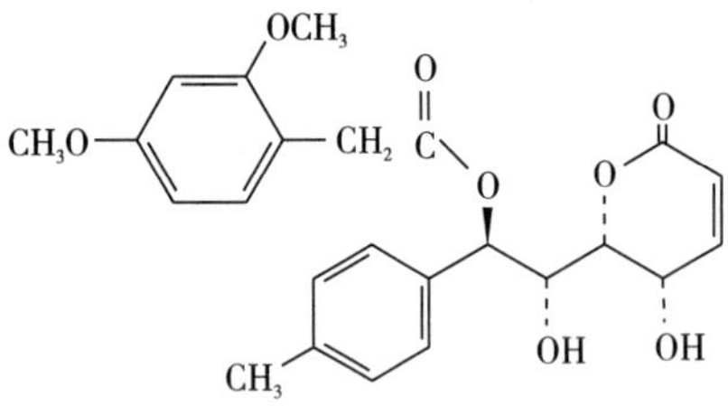	5.93	6.56	3.94	3.46
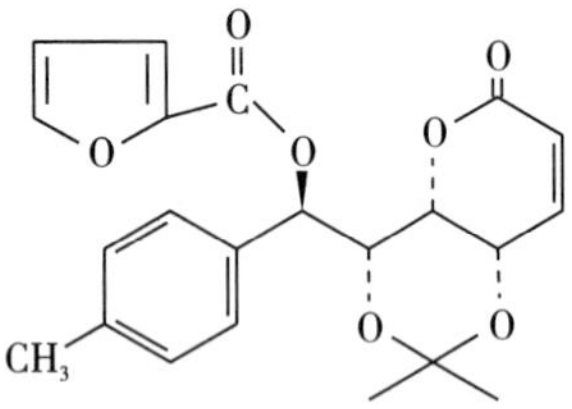	3.15	1.44	3.95	4.22

续　表

compounds	A2780	HCT-8	Bel7420	KB
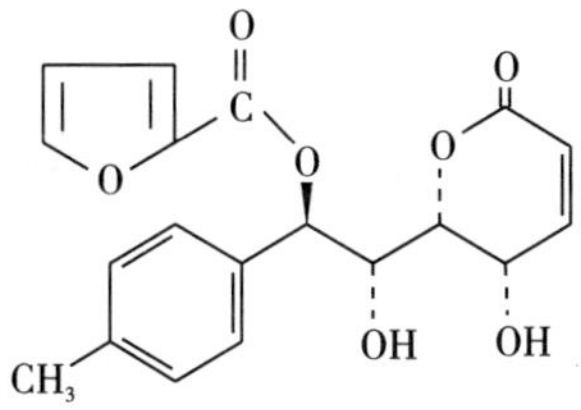	4.72	3.38	4.41	8.28
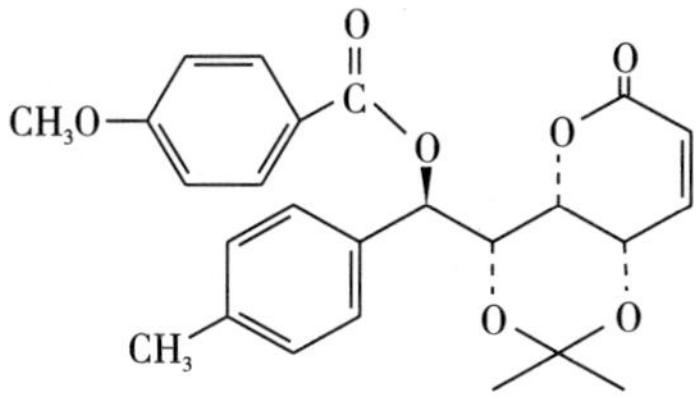	1.86	3.83	1.85	1.98
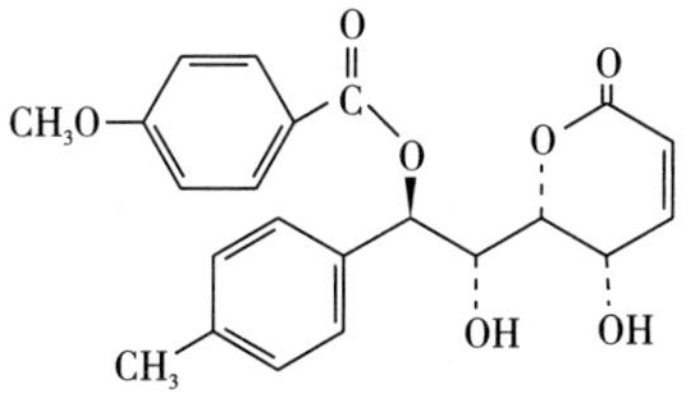	7.43	5.33	8.05	6.15
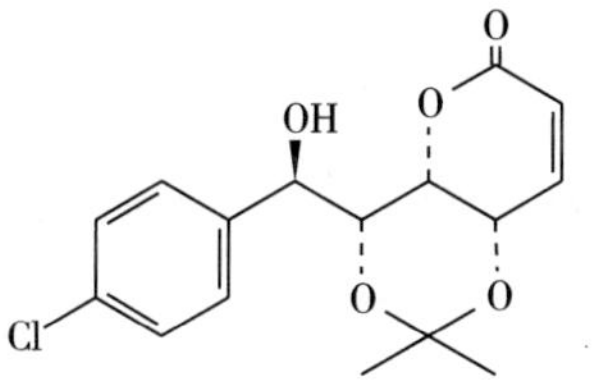	4.79	5.60	6.59	5.89
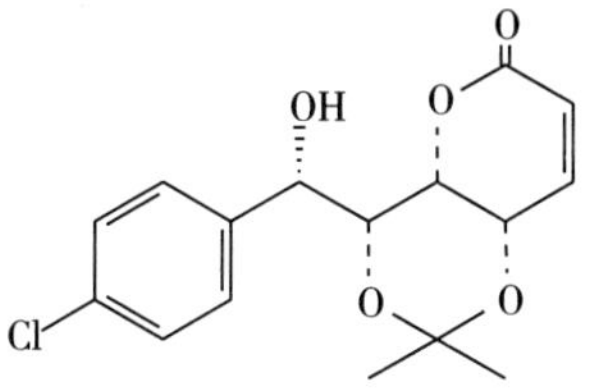	7.25	2.14	1.89	2.84
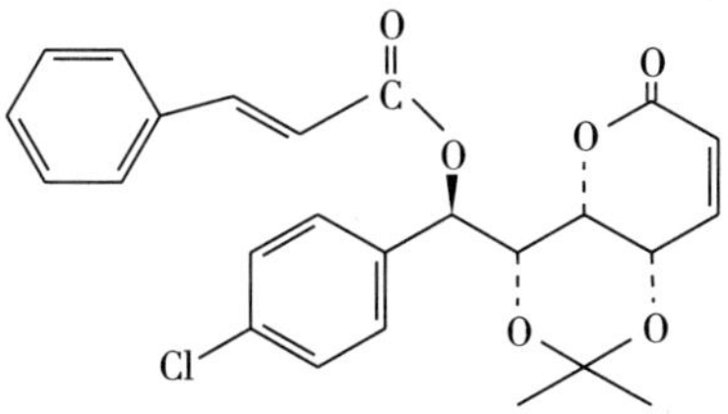	5.66	2.48	1.74	4.51

续 表

compounds	A2780	HCT-8	Bel7420	KB
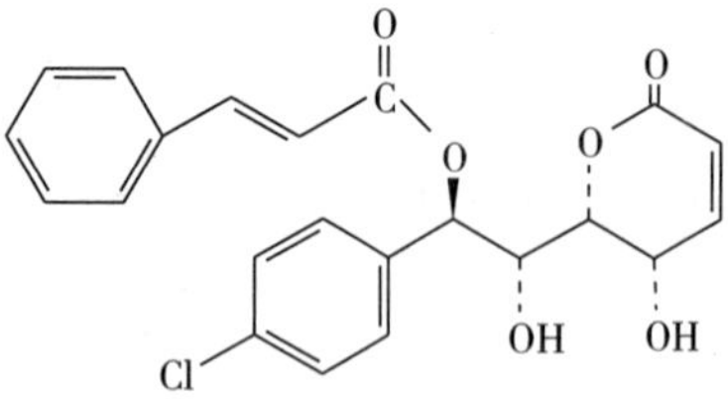	6. 32	5. 98	4. 47	5. 75
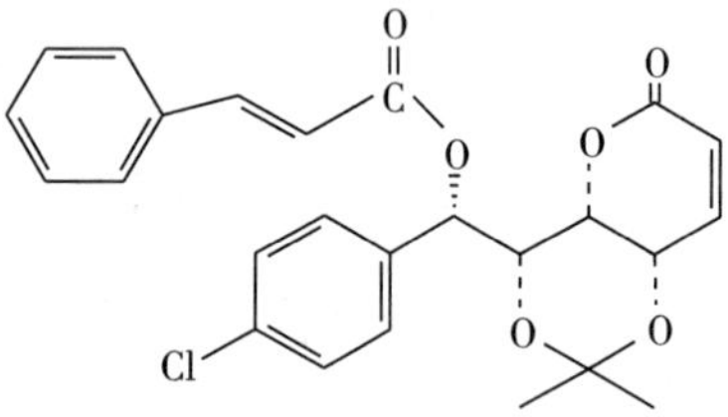	1. 12	1. 53	1. 79	1. 69
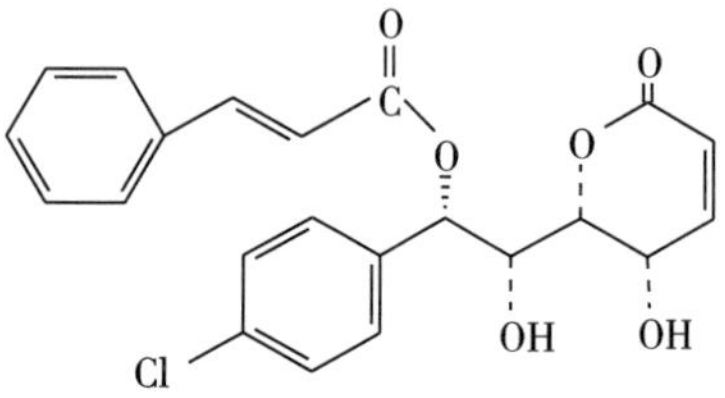	>100	>100	>100	>100
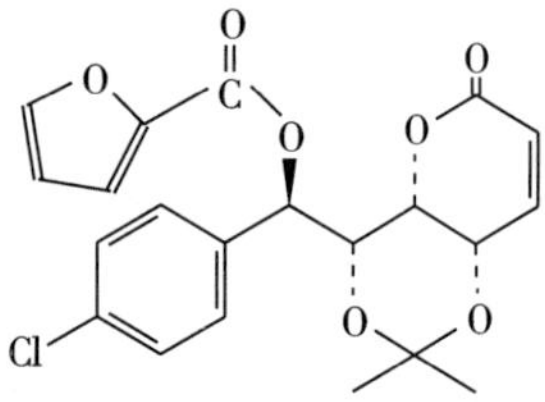	2. 59	3. 78	5. 12	4. 39
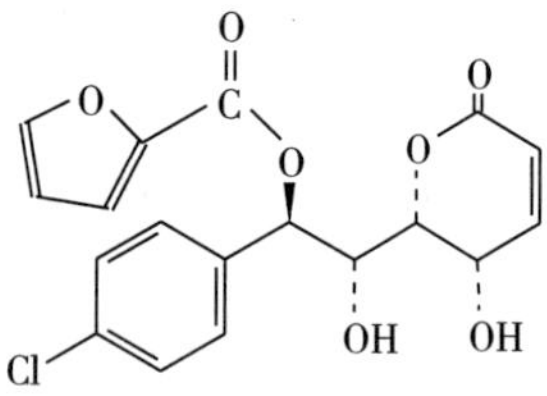	9. 23	10. 0 7	11. 5	8. 02
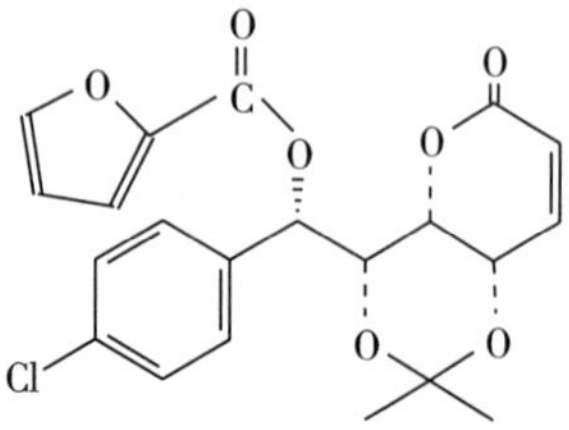	1. 21	1. 53	1. 79	1. 69

续　表

compounds	A2780	HCT-8	Bel7420	KB
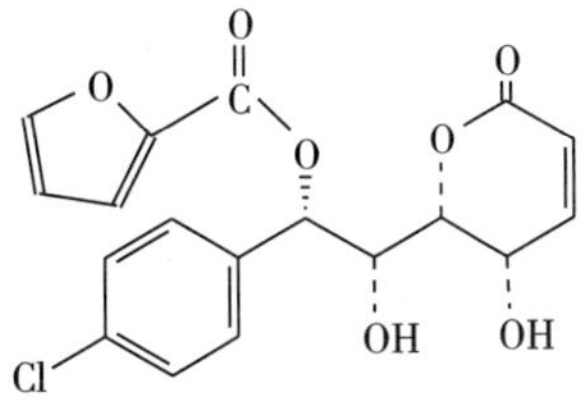	>100	8.56	8.15	11.5
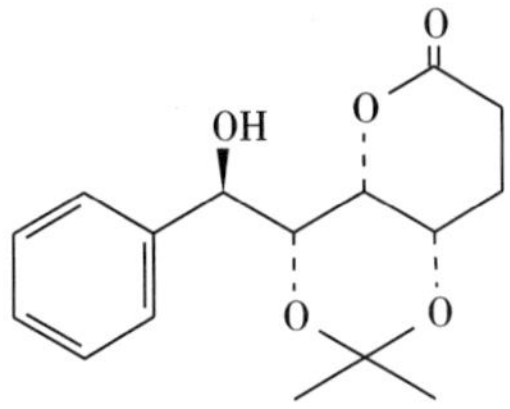	–	–	–	无效（5μg/ml）
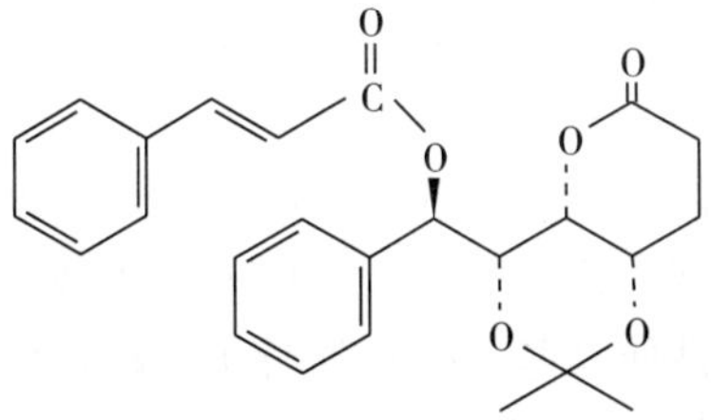	–	–	–	无效（5μg/ml）
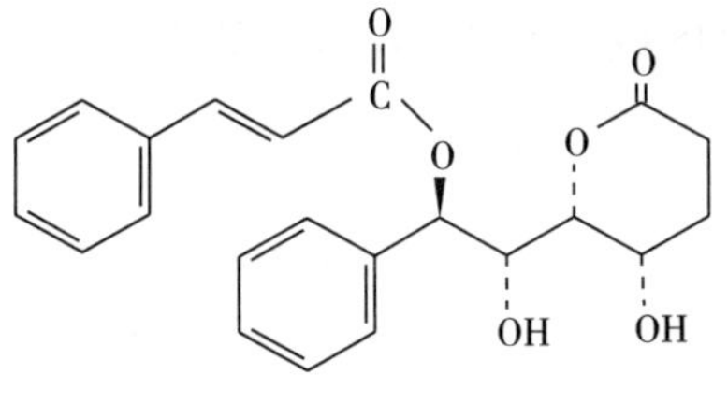	–	–	–	无效（5μg/ml）
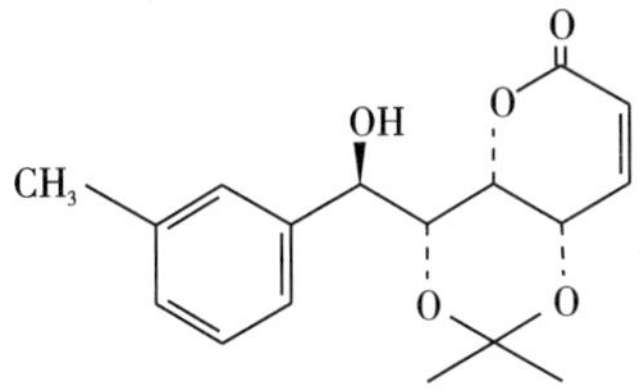	5.52	6.31	–	5.14
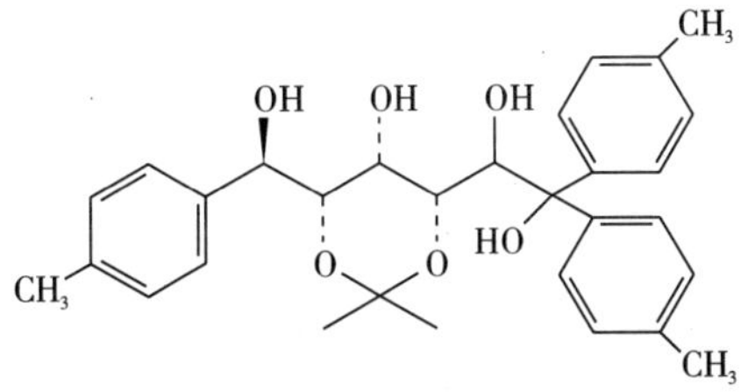	8.20	9.48	–	9.14

续 表

compounds	A2780	HCT-8	Bel7420	KB
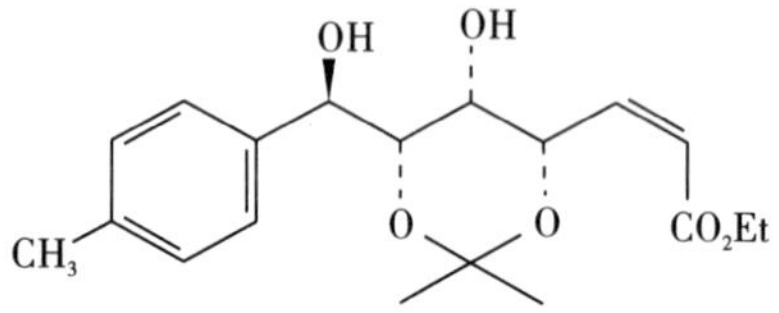	6. 66	–	–	6. 07
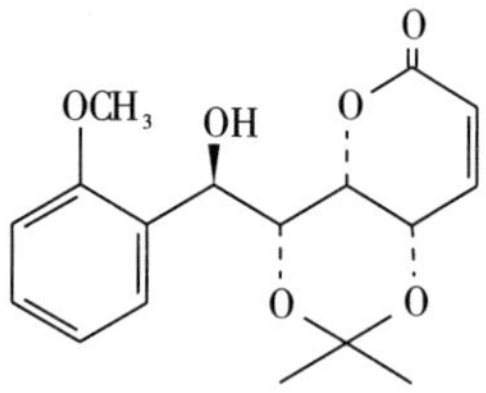	4. 67	5. 39	–	4. 92

（二）抗肿瘤构效关系研究

一种药物活性的强弱主要取决于两个因素：①药物与受体的亲和力和形成的复合物所产生的一系列生化或物理变化；②药物到达受体所在部位的浓度。第一个因素主要取决于药物的化学结构，第二个因素则取决于药物的理化性质，而理化性质又基于药物的分子结构，因此，对先导化合物的结构进行修饰，就是为了优化出高效、低毒的药物。

在对哥纳香醇甲的结构修饰时，将其分子结构分成3个区域：**A** 区，**B** 区，**C** 区（图 1-3-9）。下面分别进行论述。

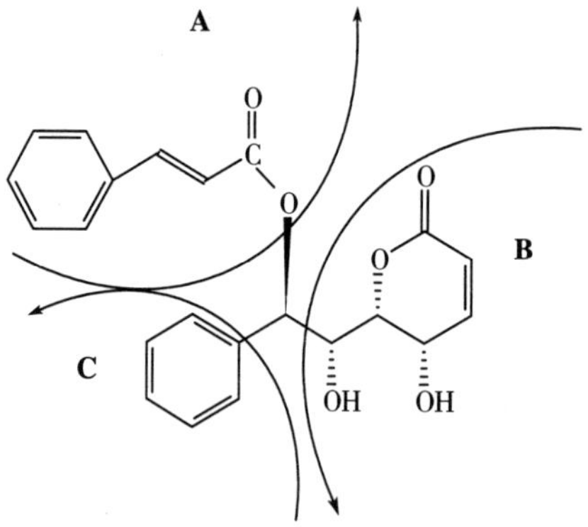

图 1-3-9　哥纳香醇甲分子结构的 3 个区域

1. A 区

（1）不同酯基的影响　哥纳香醇甲的母体为哥纳香三醇（MCF-7，2. 36 × 10^{-5}mol/L）将三醇乙酰化后，其抗肿瘤活性略升高。将哥纳香三醇的 8-位羟基与对-甲氧基苯甲酸，对-

氯苯氧乙酸，2,4-二氯苯氧乙酸，呋喃甲酸，对氯苯甲酸分别成酯抗肿瘤活性较强。芳香酯活性高于烃基酯。桂皮酸的共轭体系延长成苯戊二烯酸酯，抗肿瘤活性高于哥纳香醇甲。而邻溴苯甲酸酯则无活性，或许是由于溴造成的空间位阻的影响。

（2）8-位立体构型的影响　哥纳香醇甲的8-α-异构体，（-）-表哥纳香醇甲的抗肿瘤活性低于哥纳香醇甲。引入某些有活性的酸成酯，8-α-O-呋喃甲酰基-表哥纳香醇甲；8-α-O-对-氯苯氧乙酰基-表哥纳香醇甲；8-α-O-对-甲氧基苯甲酰基-表哥纳香醇甲，8-α-O-间-氯桂皮酰基-表哥纳香醇甲活性均降低。8-α-O-邻溴苯甲酰基-表哥纳香醇甲活性消失。

2. B区　主要结构为吡喃酮（α，β-不饱和内酯），我们推测为该分子的主要活性部位。据文献报道，第一个具有抗肿瘤活性的吡喃酮类化合物为asperlin（图1-3-10），是1966年从Aspergillas nidulans的培养液中发现的，对KB细胞有抑制作用，$IC_{50}=6.2\mu g/ml$。

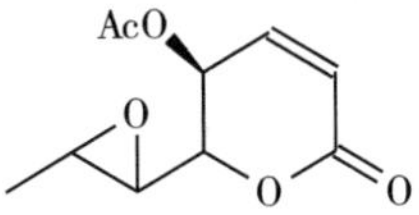

图1-3-10　asperlin的结构

1972年从哥纳香属植物中分离得到了一个苯乙烯吡喃酮类化合物goniothalamin，具有抗肿瘤活性（图1-3-11）。

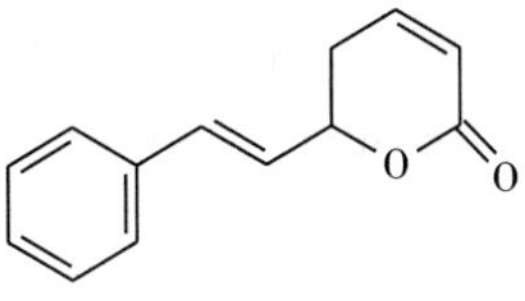

图1-3-11　goniothalamin的结构

1985年以后，人们陆续从该类植物中分离得到了许多结构类似的化合物，并确定具有一定的细胞毒抗肿瘤活性。

另据文献报道具α，β-不饱和吡喃酮基本结构的某些分子如fostriecin及其类似物的抗癌作用机制是相同的，即干扰肿瘤细胞膜的正常功能，抑制细胞DNA拓扑酶Ⅱ的活性，造成DNA的损伤，从而影响肿瘤细胞DNA、RNA和蛋白质的生物合成，诱导肿瘤细胞程序性凋亡，最终导致肿瘤细胞的抑制及消亡。饶有兴趣的是哥纳香醇甲初步药理研究结果表明：其抗癌作用机制与上述化合物的机制相同。

这些化合物虽然来源各异，结构上有着较大的差异，但它们有一个共同结构α，β-不饱和吡喃酮（图1-3-12），因此，初步推测该特征结构为其活性中心之一。

（1）此系列化合物抗肿瘤活性顺序　α，β-不饱和内酯>α，β-不饱和酯>无酯基的前体。

将5,7-O-异丙亚基-哥纳香三醇的α，β-不饱和双键氢化还原得饱和内酯（**39**），与桂皮酸成酯生成化合物**40**，除去异丙亚保护基得化合物**41**。筛选结果表明三个化合物的抗肿瘤活性消失。因此，α，β-不饱和双键是其关键活性部位。

（2）不同酯 R 对活性的影响　筛选此类大量化合物，除少数化合物外，多数化合物抗肿瘤活性高于自身异丙亚保护基去掉的产物。它们的抗肿瘤活性与哥纳香醇甲类似，或高于哥纳香醇甲，某些化合物（－）-8-α-O-对甲氧基苯甲酰-5,7-O-异丙亚基-哥纳香三醇，（－）-8-α-O-呋喃甲酰基-5,7-O-异丙亚基-哥纳香三醇，（－）-8-α-O-对氯苯氧乙酰基-5,7-O-异丙亚基-哥纳香三醇，5,7-O-异丙亚基-对甲基哥纳香三醇，5,7-O-异丙亚基-8-O-呋喃甲酰基对甲基哥纳香三醇，8-O-对甲氧苯甲酰基-5,7-O-异丙亚基-对甲基哥纳香三醇，（－）-8-α-5,7-O-异丙亚基-对氯哥纳香三醇等化合物的抗肿瘤活性非常显著地高于哥纳香醇甲。为了观察5,7-位二羟基极性对活性的影响，将哥纳香醇甲的二羟基乙酰化，其抗肿瘤活性未改进。因此，推测5,7-位的环状结构有利于增强活性。

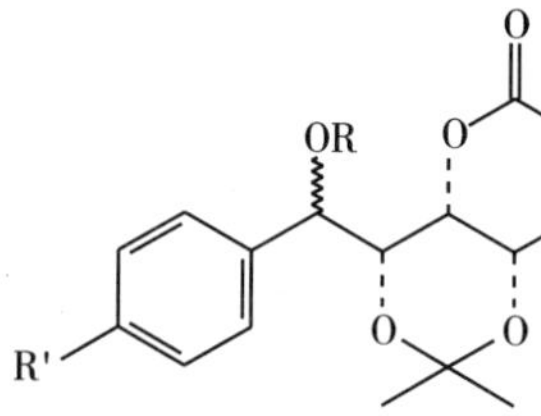

图 1-3-12　α，β-不饱和吡喃酮类化合物的结构母核

3．C 区

（1）8-位芳环对活性的影响　文献显示无苯环的吡喃酮（α，β-不饱和内酯）asperlin 对 KB 细胞有抑制作用，其 IC_{50} = 6.2μg/ml（3.56×10^{-5}mol/L）低于有苯环的哥纳香三醇。

（2）苯环上的取代基的影响　苯环的对位被甲基（氯）取代，间位被甲基取代或邻位被甲氧基取代对分子的抗肿瘤活性影响较小。

综上所述优化的哥纳香醇甲结构母核应为下式（图 1-3-13）。

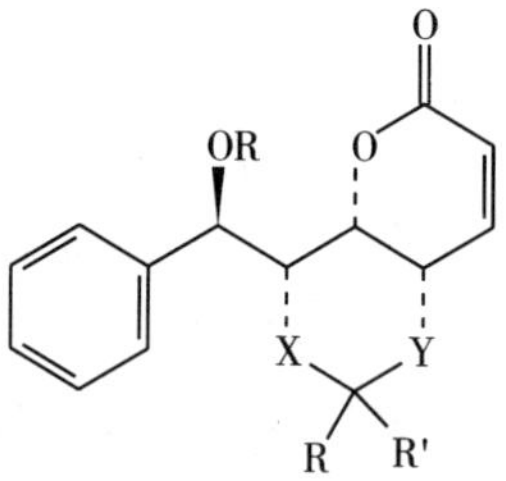

图 1-3-13　优化的哥纳香醇甲的结构母核

R＝芳香酰基：对氯苯氧乙酰基；桂皮酰基；呋喃甲酰基；对甲氧苯甲酰基；苯戊二烯酰基；X，Y＝O（或其他元素）；R，R'＝烃基。

（武警医学院　陈　虹）

第四节　番荔枝酰胺衍生物的化学研究

番荔枝酰胺（squamosamide）是由中国医学科学院药用植物研究所杨小江等从该植物中提取得到的一个新化合物，其结构见图 1-4-1 所示。为了研究其潜在的生物活性，梁晓天研究员和季小慎博士对其进行了全合成研究。合成路线见图 1-4-2。

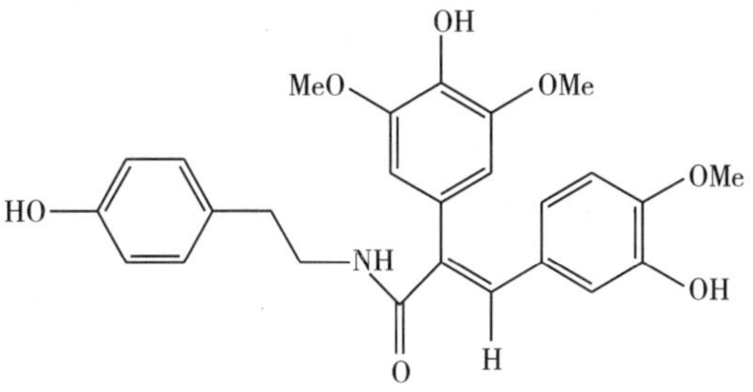

图 1-4-1　番荔枝酰胺的结构

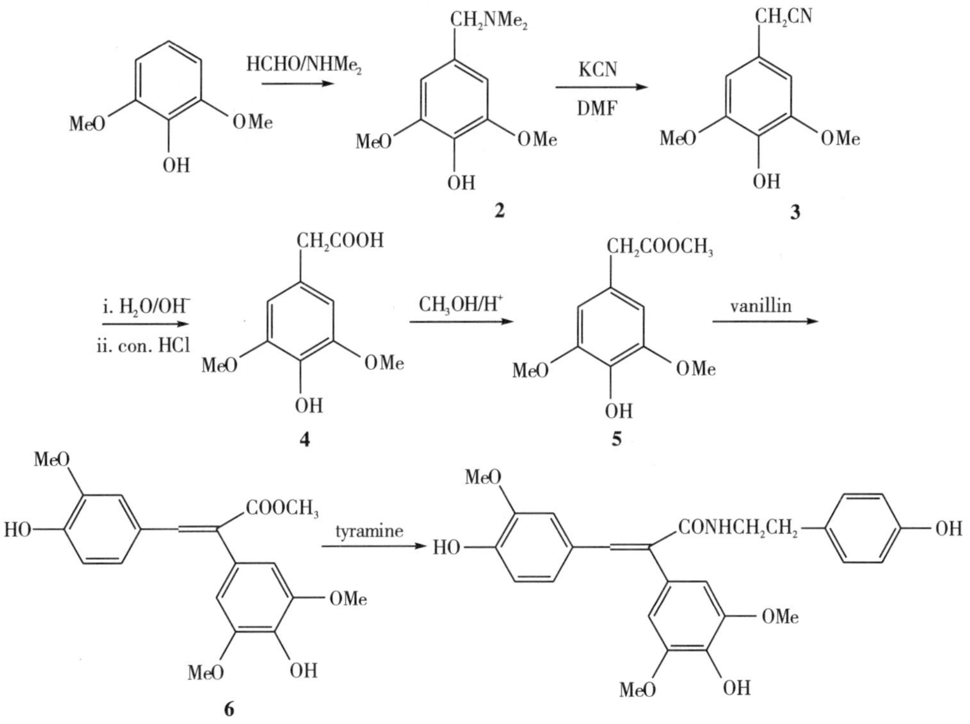

图 1-4-2　番荔枝酰胺的全合成路线

以 2，6-二甲氧基苯酚为起始原料，经 Mannich 反应制备化合物 **2**；化合物 **2** 在 DMF 中和 KCN 反应得到化合物 **3**；化合物 **3** 经水解反应得到化合物 **4**；化合物 **4** 再酯化得到化合物 **5**；化合物 **5** 和香草醛缩合得到化合物 **6**；化合物 **6** 再和酪胺反应得到目标产物番荔枝酰胺。

在完成全合成的基础上，为了研究这类天然产物的潜在生物活性和构效关系进而合成苯环上含有不同取代基的衍生物，结构如表 1-4-1 所示。

表 1-4-1 部分开链衍生物结构

编号	结构式	编号	结构式
16	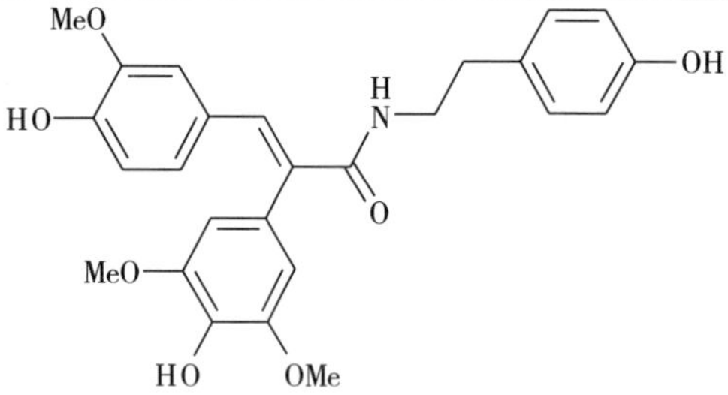	**34**	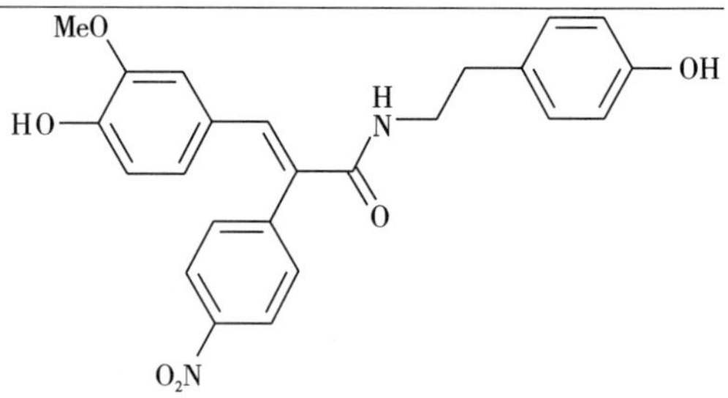
35	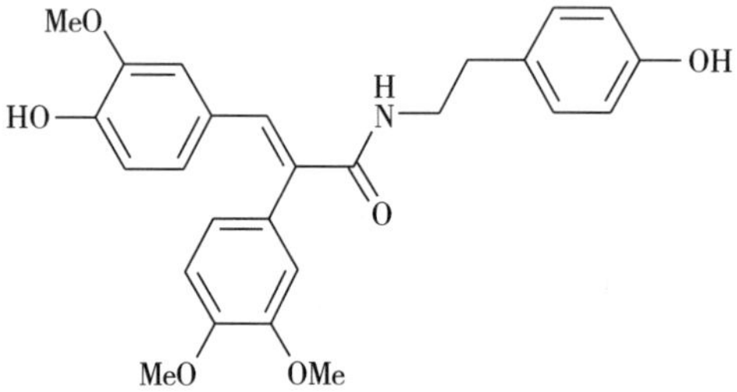	**37**	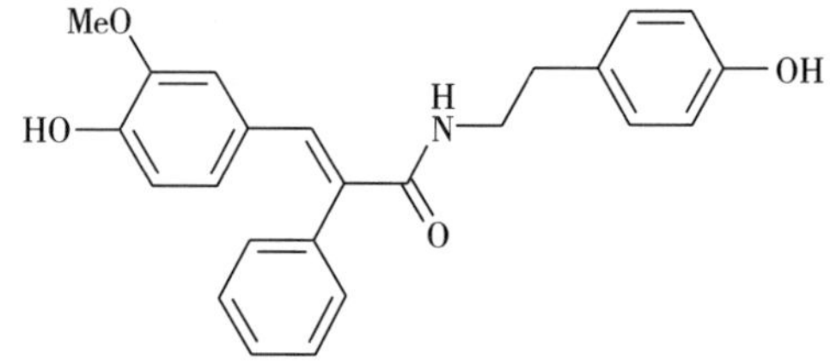
38	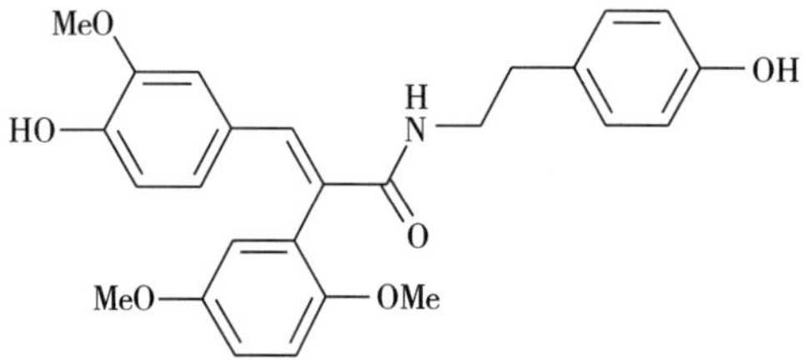		

本所刘耕陶院士课题组对上述化合物的生物活性筛选中发现这类化合物对抗氧化表现出较好的活性。

为了进一步研究这类化合物的抗氧化活性的构效关系，我们以番荔枝酰胺为先导化合物，合成了一系列衍生物，其中包括开链衍生物的合成和环状类似物的合成。

一、开链衍生物的合成通法

用取代苯甲醛或含有一个杂原子的杂环甲醛同取代苯乙酸或含有一个杂原子的取代杂环乙酸，在酸酐存在下缩合得到 2, 3-二取代苯或杂环丙烯酸，再同取代的苯胺缩合，如苯环或杂环上含有保护的取代基时，如乙酰氧基时，可经碱性水解，得到脱保护的目的物（图 1-4-3）。

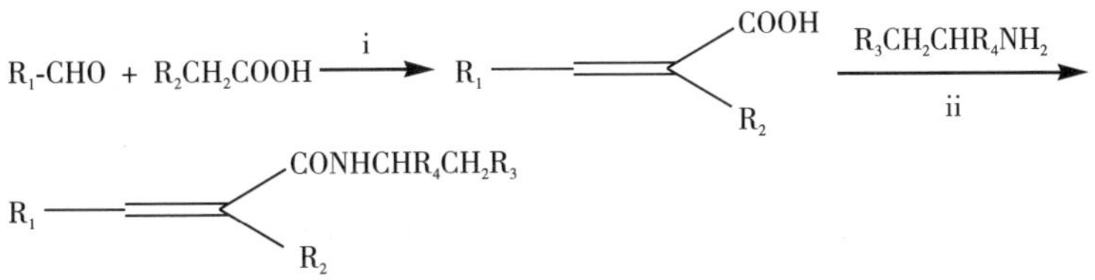

图 1-4-3　开链衍生物的合成通法

i 缩合，**ii** 酰胺化。

我们合成了一系列的衍生物，并对部分衍生物及其中间体进行了药理活性筛选。选择了近 20 个合成化合物进行药理筛选实验。在 K^+ 通道开放与抑制作用、抗脂质过氧化作用和抗肿瘤作用等方面，观察了各化合物的生物活性。初步的实验结果显示出部分化合物在上述三个方面均分别有效。实验结果如下：

（一）部分化合物对 K^+ 通道的作用

1. 实验方法　成年 Wistar 大鼠（雄，体重 250 ~ 300g）断头，取胸主动脉，室温下在氧饱和的 Krebs 液中剪成 2mm × 15mm 螺旋条后，置于 36 ℃ Krebs 液中，通以 95% 空气 + 5% CO_2，通过力位移传导器与双笔记录仪（YEW TID 3066 型）相连，记取收缩力变化，前负荷调整至 1 g，换液 4 次，平衡 1h 后，加入 10^{-7}mol/L NE（NE：去甲肾上腺素），使血管条张力上升至最大，然后加入所测试药物，观察血管条张力变化。以抑制 NE 引起的血管收缩的百分率，评价药物的作用强度。

2. 实验结果　如表 1-4-2 所示。

表 1-4-2　测试化合物的应用浓度对 10^{-7}mol/L NE 张力作用

化合物编号	浓度对 10^{-7}mol/L NE 张力作用				
	10^{-7}mol/L	3×10^{-7}mol/L	10^{-6}mol/L	3×10^{-6}mol/L	10^{-5}mol/L
16					88.2%
35	3.4%	40%	80%	92.9%	92.9%
38					0%

3. 结论　上述化合物可对抗 NE 引起的收缩，产生血管舒张作用。其中化合物 **38** 无作用；化合物 **16**、**35** 在低剂量（10^{-7}mol/L）时无作用或作用很弱，大剂量（10^{-5}mol/L）时作用较强，产生对抗 NE 作用 88.2% ~ 92.9%。

（二）部分化合物对人癌细胞的杀伤作用

1. 实验方法——MTT 法　化合物与肿瘤细胞作用 4 ~ 5 天后，加入四氮唑（MTT），37℃保温 4 小时，加入 DMSO 溶解细胞甲臜颗粒，用 MR700 型酶标仪在 570 nm 波长下测定 OD 值。根据测定值的大小可判断化合物对肿瘤细胞的杀伤能力。存活率经计算机处理得出半数抑制浓度（ED_{50}），$ED_{50} < 5\mu g/ml$ 为有效。实验所选用的瘤株为卵巢癌（A2780）、口

腔上皮癌（KB）和结肠癌（HCT-8）。

2. 实验结果　测试化合物所得到的 ED_{50} 见表 1-4-3。

表 1-4-3　测试化合物的 ED_{50}

化合物编号	ED_{50}（μg/ml）		
	A2780	KB	HCT-8
16	>20	>20	>20
35	>20	>20	>20
38	>20	>20	>20

3. 结论　上述化合物对以上三种瘤株均无杀伤作用。

（三）部分化合物对 NADPH-Vit C 所致大鼠肝癌微粒体脂质过氧化的作用

1. 实验方法　将待测化合物溶于 DMSO 中，1ml 反应混合物中含 0.1mol/L 磷酸缓冲液（pH = 7.4）；1mg 微粒体蛋白；10μl DMSO；0.2mmol/L NADPH；0.05mmol/L Vit C 及 10^{-4}、10^{-5}、10^{-6}mol/L 的化合物。37 ℃温孵 30min。按 Buege 法测定脂质过氧化产物丙二醛（MDA）的含量。用丹酚酸 A 作阳性对照物。

2. 实验结果　化合物在不同浓度下测得的脂质过氧化产物含量和对脂质过氧化的抑制作用见表 1-4-4。

表 1-4-4　化合物的脂质过氧化产物含量和对脂质过氧化的抑制作用

化合物编号	MDA（nmol/mg protein）			inhibition（%）		
	10^{-4} mol/L	10^{-5} mol/L	10^{-6} mol/L	10^{-4} mol/L	10^{-5} mol/L	10^{-6} mol/L
16	0.084 ±0.001 ***	3.15 ±0.34 ***	8.27 ±0.57 **	99.2	65.1	14.7
34	1.10 ±0.07 ***	8.85 ±0.47 **	10.66 ±0.70	91.8	19.0	2.0
35	0.106 ±0.054 ***	4.61 ±0.46 ***	9.30 ±0.39	99.0	48.9	4.12
37	0.61 ±0.14 ***	5.30 ±1.40 **	10.88 ±0.19	95.0	51.0	0.2
38	0.101 ±0.121 ***	4.31 ±0.29 ***	8.89 ±0.16 **	99.1	52.2	8.35
NADPH	10.97 ±0.59	9.03 ±0.34	9.70 ±0.27	-	-	-
丹酚酸 A	0.132 ±0.048 ***	-	8.19 ±0.10 **	98.8	-	15.6

** $P<0.01$，*** $P<0.001$。

3. 结论　以上被测化合物 **16**、**35** 和 **38** 具有明显的抗氧化活性，并显现剂量效应。其活性强度与阳性对照物丹酚酸 A 相近。其中以化合物 16 抗氧化活性最为显著。

4. 化合物 **38** 对 Fe^{2+}-半胱氨酸所致小鼠肝脏和脑线粒体脂质过氧化作用　选择化合物

38，进一步观察该物对由 Fe^{2+}-半胱氨酸导致小鼠肝脏和脑线粒体脂质过氧化作用。结果如见表 1-4-5、1-4-6。

表 1-4-5　化合物 38 对肝脏线粒体脂质过氧化的作用

组别	MDA（nmol/mg protein）	ATP 酶活性（OD 值）
对照	0.65 ±0.018	3.3 ±0.042
药物蛋白（10^{-4}mol/L）	0.75 ±0.086	3.44 ±0.033
Fe^{2+}	17.1 ±1.18 **	2.2 ±0.174 **
10^{-4}mol/L	1.43 ±0.17 **	3.4 ±0.029 **
10^{-5}mol/L	13.0 ±0.39 **	3.3 ±0.223 **
10^{-6}mol/L	17.5 ±1.4	2.5 ±0.38

** $P<0.01$；平均值 ± 标准差。

表 1-4-6　化合物 38 对脑线粒体脂质过氧化的作用

组别	MDA（nmol/mg protein）	ATP 酶活性（OD 值）
对照	2.2 ±0.23	2.59 ±0.009
Fe^{2+}	7.06 ±0.25	1.49 ±0.05
10^{-4}mol/L	2.5 ±0.17 **	2.58 ±0.02 **
10^{-5}mol/L	3.28 ±0.20 **	2.32 ±0.03 **
10^{-6}mol/L	6.30 ±0.25	1.63 ±0.13
VE 10^{-4}mol/L	2.02 ±0.23 **	2.52 ±0.04 **
VE 10^{-5}mol/L	4.8 ±0.25 **	2.07 ±0.06 **
VE 10^{-6}mol/L	7.56 ±0.25	1.46 ±0.05

** $P<0.01$；平均值 ± 标准差。

实验结果表明，用 Fe^{2+}-半胱氨酸可明显导致小鼠肝脏和脑线粒体脂质过氧化。化合物 38 本身对线粒体无影响，并且对 Fe^{2+}-半胱氨酸引起肝脏及脑线粒体脂质过氧化有明显保护作用，有研究和发展意义。

通过和药理室刘耕陶院士组合作筛选，发现这类化合物无细胞毒活性，但其中 FLZ-52（化合物 **38**）抗帕金森病药效学与已知阳性药 L-多巴做对比，作用明显，活性强于 L-多巴；抗阿尔茨海默病（AD）的功效比已知药的作用好；作用机制新颖，可抗神经细胞凋亡，具神经细胞保护作用；初步毒性试验：LD_{50} >5g/kg，无致突变作用。目前已申请专利。

二、环状类似物的设计和合成

我们对 FLZ-52 和文献类似物的结构进行分析，选择了 FLZ-52 的环状类似物进行设计和合成，首先保持 FLZ-52 的片段 B 和片段 C 上的取代基不变，去除片段 B 部分 2′位的甲氧基将其与片段 C 部分的-NH-连接，形成 2-位取代的吲哚-2-酮类的化合物，即为 FLZ-52 环状类似物，为了进一步考察环部分对生物活性的影响，改变片段 A 的结构，合成了一系列 3-位取代的吲哚-2-酮类化合物（结构见图 1-4-4），以期发现结构新颖、活性更好的化合物进行更深一步的药理、药效学研究。

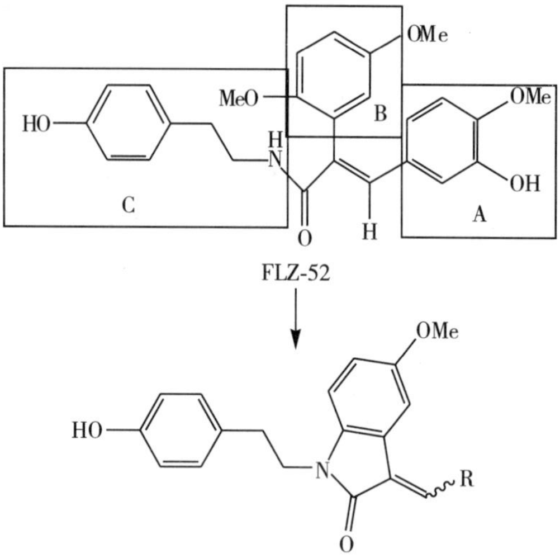

图 1-4-4 环状类似物的结构

合成路线如下：取代苯取代的苯胺，再经三卤乙酰化后，经金属镍在酸性条件下合环得到取代苯乙基取代氧化吲哚。然后，再经取代苯甲醛或含有一个杂原子的杂环甲醛缩合得到目的物（图 1-4-5）。得到的环状衍生物的结构及药理筛选结果见表 1-4-7、1-4-8。体外药理筛选结果表明化合物 **9** 和 **13** 有明显的抗氧化作用，与已知的 FLZ-52 活性相当。

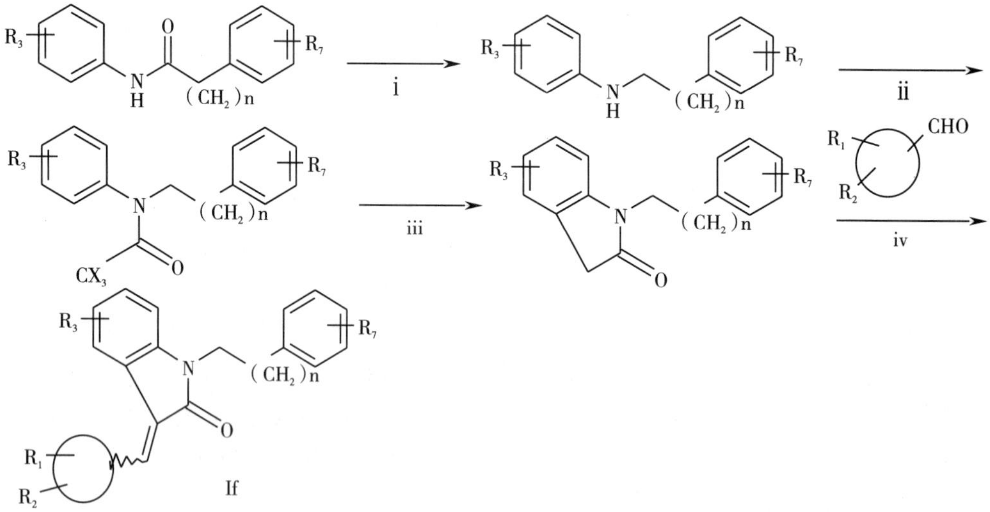

图 1-4-5 环状类似物的合成路线

i：还原，**ii**：三卤乙酰化，**iii**：环合，**iv**：缩合

其中，A 环可为苯环或杂环，B 为苯环。

表 1-4-7　环状衍生物的结构

编号	结构式	编号	结构式
9	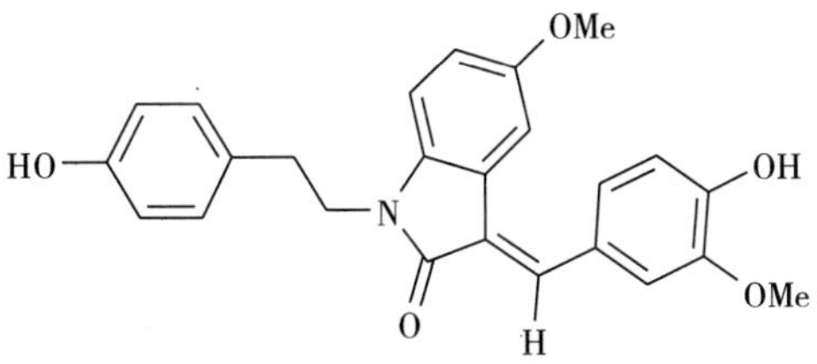	15	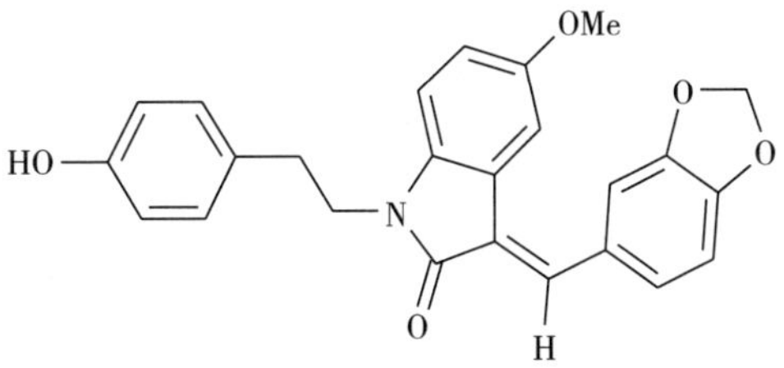
10	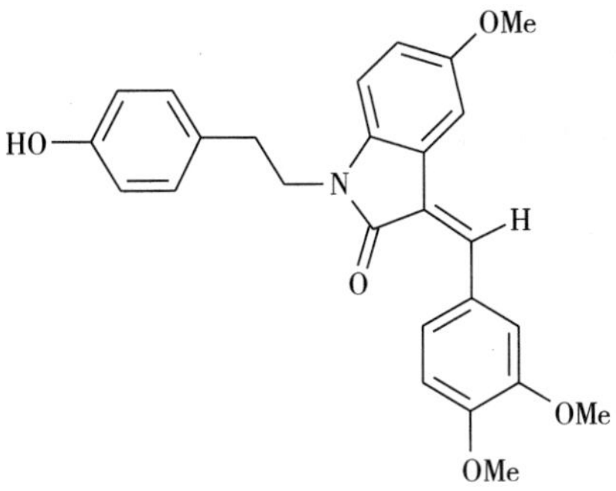	16	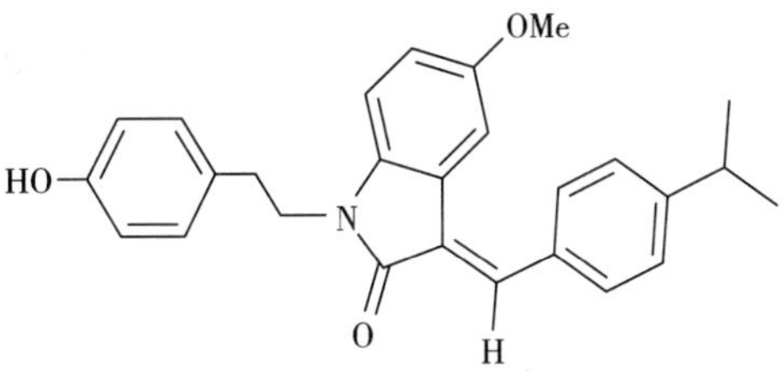
11	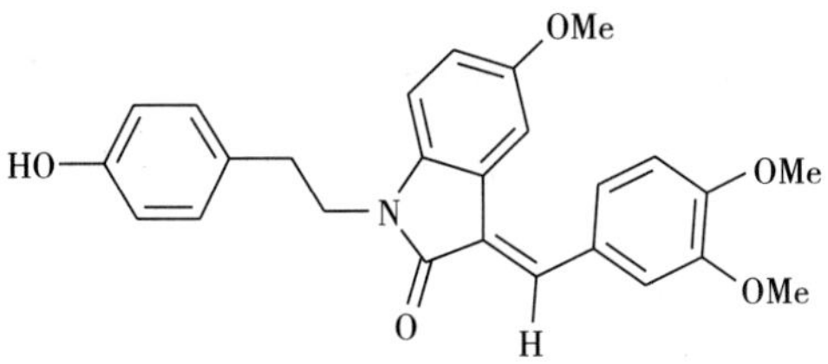	17	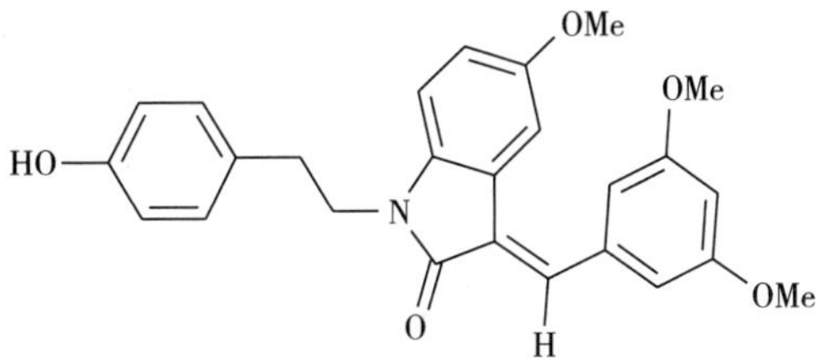
12	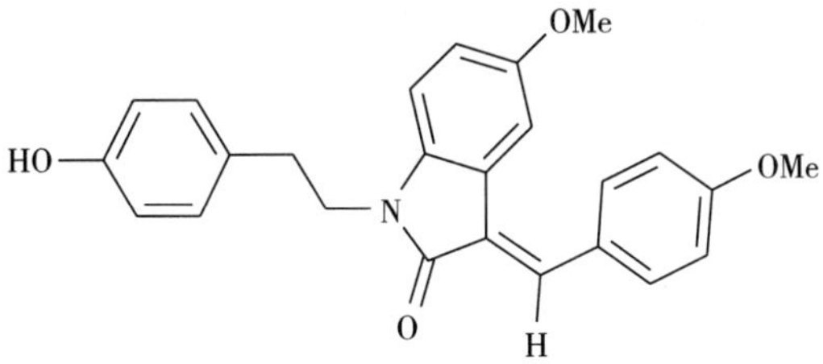	18	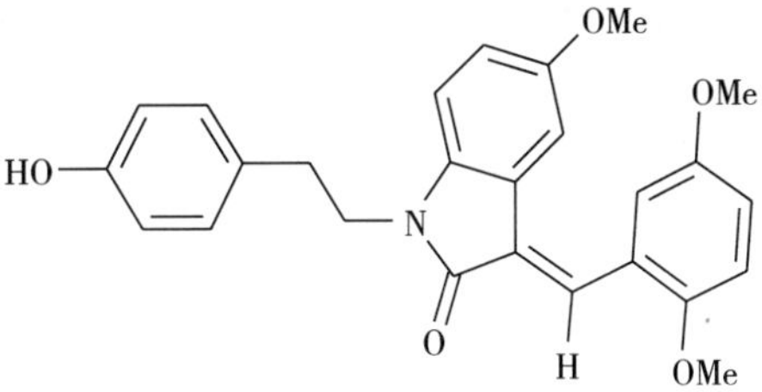
13	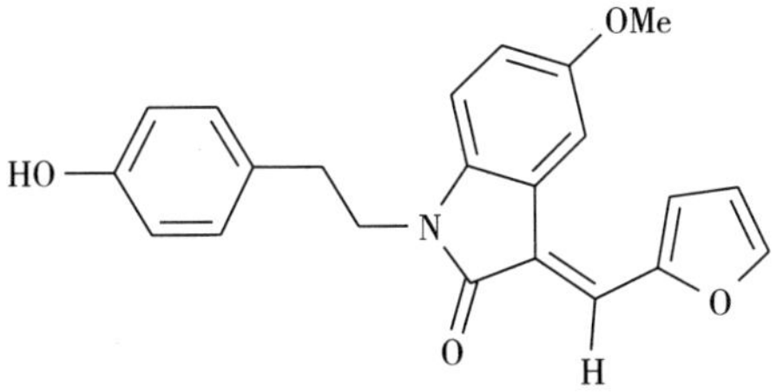	19	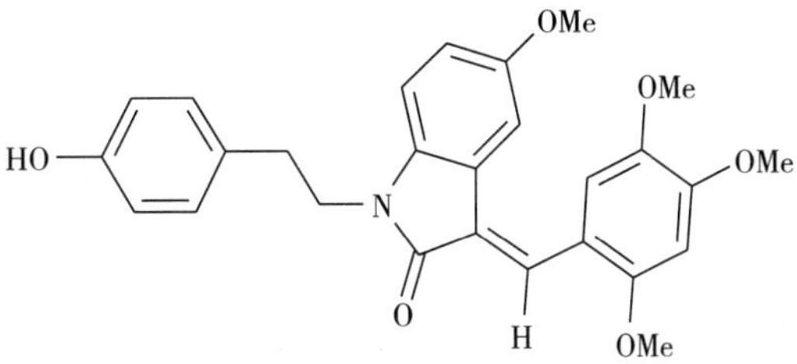

续 表

编号	结构式	编号	结构式
14	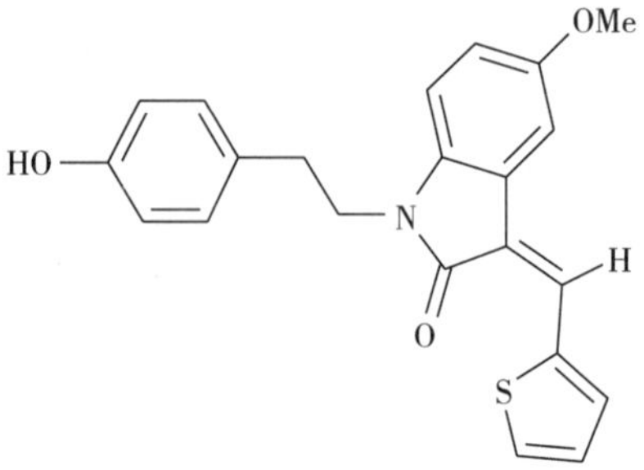		

表 1-4-8　Fe^{2+}-半胱氨酸诱发大鼠肝微粒体脂质过氧化物（MDA）的测定

sample	OD_{532nm}	10^{-4} mol/L		10^{-6} mol/L	
		OD_{532nm}	inhibitory rate（%）	OD_{532nm}	inhibitory rate（%）
microsome	0.115 ±0.008				
Fe^{2+}/Cys^{+} microsome	0.520 ±0.043				
9		0.019 ±0.003	95.31	0.204 ±0.023	49.63 *
10		0.032 ±0.006	92.10	0.266 ±0.036	34.32
11		0.037 ±0.003	90.86	0.264 ±0.032	34.81
12		0.078 ±0.018	80.74	0.270 ±0.024	33.33
13		0.022 ±0.001	94.57	0.194 ±0.036	52.10 *
14		0.094 ±0.017	76.79	0.242 ±0.007	40.25
15		0.037 ±0.005	90.86	0.260 ±0.012	35.80
16		0.036 ±0.002	91.11	0.250 ±0.050	38.27
17		0.030 ±0.006	92.59	0.322 ±0.037	20.49
18		0.039 ±0.006	90.37	0.273 ±0.023	32.59
19		0.030 ±0.007	92.59	0.264 ±0.039	34.81
FLZ-52		0.026 ±0.002	93.58	0.170 ±0.031	58.02

*：活性与 FLZ-52 相当。

（季小慎　焦晓臻　谢　平）

参 考 文 献

1. 杨小红，徐丽珍，孙南君等．番荔枝化学成分研究．药学学报，1992，27（3）：185－190

2. 季小慎，梁晓天．番荔枝酰胺的全合成研究．药学学报，1993，28（6）:428－431
3. 新的番荔枝酰胺衍生物及其制法和其药物组合物与用途，ZL02107737.1
4. Jiao XZ，Ping Xie，Liang XT．A Facile Synthesis of Squamosamide Cyclic Analogs．Chin．Chem．Lett.，2003，14（7）:667－669

第五节　番荔枝科植物抗肿瘤成分的药理研究

我们用体外 MTT 试验和小鼠肉瘤 180 腹水型的生命延长率为指标，从番荔枝科植物中分出的 100 多种化合物中选出 58 种进行抗肿瘤筛选，发现 12 个化合物显示了抗肿瘤活性，其中 4 个化合物活性较好。海南哥纳香醇甲（GHM-10）是从海南哥纳香中分离得到的一种苯乙烯吡喃酮类化合物，其结构新颖，国内外尚未见报道。我们对 GHM-10 的体内外抗肿瘤作用进行了较深入的研究。

一、GHM-10 的抗肿瘤作用

（一）GHM-10 对 HL-60 细胞和 L1210 细胞生长的影响

用不同浓度 GHM-10 处理 HL-60 细胞和 L1210 细胞，可见 HL-60 和 L1210 细胞的生长均受到抑制，且呈浓度和时间依赖性。由图 1-5-1 可看出，2μg/ml 的 GHM-10 作用 4 天时对 L1210 细胞的生长的抑制率为 66.7%；而相同浓度的 GHM-10 可完全抑制 HL-60 细胞的生长（图 1-5-2）。

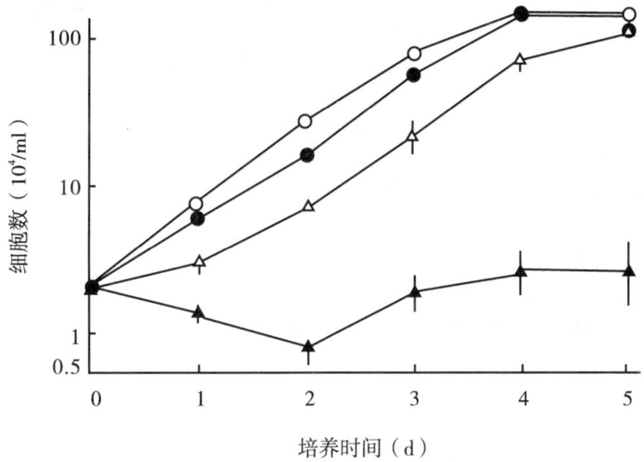

图 1-5-1　不同浓度 GHM-10 对 L1210 细胞生长的抑制作用（n＝3，平均数 ± 标准差），○—○ 对照；●—● GHM-10 1μg/ml；△—△ GHM-10 2μg/ml；▲—▲ GHM-10 4μg/ml。

（二）GHM-10 对体外培养的肿瘤细胞和正常细胞的影响

用 MTT（溴化噻唑蓝四唑）法观察了 GHM-10（1～5μg/ml）对体外培养的人卵巢癌 A2780，人肝癌 Bel 7402，人口腔癌 KB 和人结肠癌 HCT-8 等肿瘤细胞，以及体外培养的正常细胞株中国仓鼠肺细胞 CHL 的影响。如图 1-5-3 所示，GHM-10 对肿瘤细胞具有较强的细

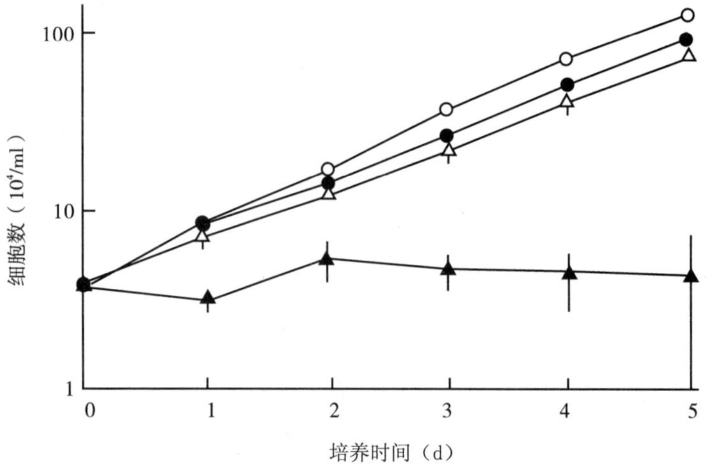

图 1-5-2 不同浓度 GHM-10 对 HL-10 细胞的生长抑制作用

（n = 3，平均数 ± 标准差），○—○ 对照；●—● GHM-10 0.5μg/ml；△—△ GHM-10 1μg/ml；▲—▲ GHM-10 2μg/ml。

胞毒作用，而对正常细胞 CHL 的细胞毒作用较弱。

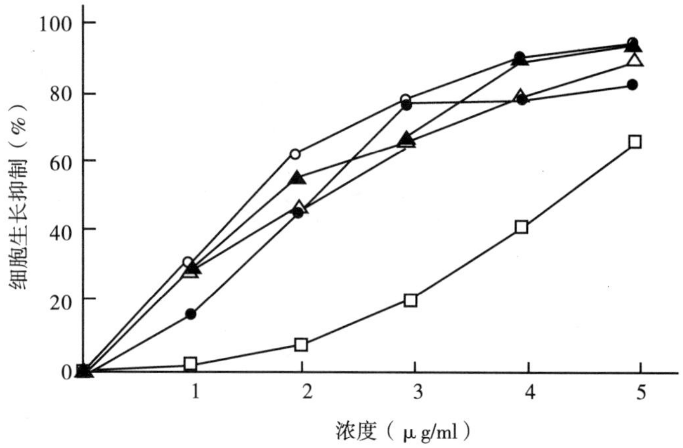

图 1-5-3 GHM-10 对癌细胞株和正常细胞株的细胞毒作用

（n = 3，平均数 ± 标准差），○—○A2780；●—● HCT-8；△—△KB；▲—▲Bel 7402；□—□CHL。

（三）GHM-10 对耐药细胞的影响

用 MTT 法研究发现，GHM-10 对耐药的 KB/VCR200 细胞具有与亲本 KB 细胞相似的细胞毒作用，说明 GHM-10 与已知的抗癌药如长春新碱等可能无交叉耐药，而长春新碱的抗药性属于多药抗药性，KB/VCR200 为多药抗药性瘤株（图 1-5-4）。

（四）GHM-10 对不同细胞集落形成的影响

采用双层软琼脂培养法，观察了 GHM-10 持续作用对细胞集落形成率的影响。以对照组

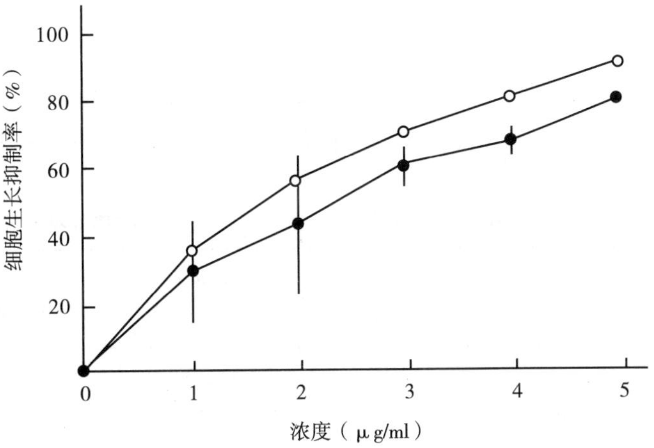

图 1-5-4　GHM-10 对多药抗药细胞株及其亲本株的细胞毒作用

（n=3，平均数±标准差），○—○KB；●—●KB/VCR200。

集落形成抑制率为 0，计算出在各种浓度药物作用下细胞集落形成的抑制率。从图 1-5-5 可知，HL-60 细胞对 GHM-10 最敏感，L1210 细胞次之，而正常骨髓粒单系祖细胞 GM-CFC 对药物的敏感性则低于前两种细胞。这 3 种细胞对 GHM-10 反应的半数抑制浓度（IC_{50}）依次为 1.24，1.57 和 5.34μg/ml。

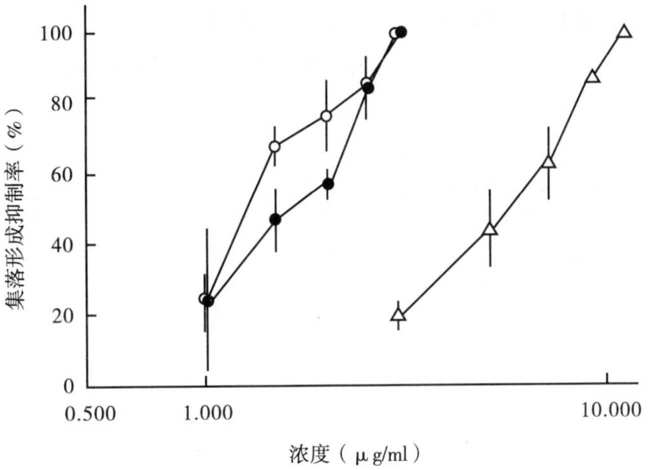

图 1-5-5　GHM-10 对癌细胞和小鼠骨髓粒单系祖细胞（GM-CFC）在软琼脂中集落形成率的影响

（n=3，平均数±标准差），○—○HL-60；●—● L1210；△—△GM-CFC。

（五）GHM-10 对 HL-60 细胞 NBT（硝基蓝四氮唑）还原能力的影响

人早幼粒白血病细胞缺乏 NBT 还原能力，但一旦被诱导向成熟细胞分化，即可获得此种能力。不同浓度 GHM-10（0.5～2μg/ml）作用 HL-60 细胞 5 天后，涂片染色，发现 NBT 阳性率均未超过 5%，说明 GHM-10 不能使 HL-60 细胞获得 NBT 还原能力，即 GHM-10 无分化诱导作用。

（六）GHM-10 对小鼠肝癌 H-22、小鼠 Lewis 肺癌的治疗作用

表 1-5-1 的结果表明，口服或腹腔内给药均可明显抑制 H-22 肝癌和 Lewis 肺癌的生长。

表 1-5-1　GHM-10 对小鼠移植性肝癌 H22 及 Lewis 肺癌的抑制作用

肿瘤	组	剂量 [mg/(kg·d)]	动物数（开始/最终）	体重（g）（开始/最终）	瘤重（g）（平均值±标准差）	抑制率（%）
H22	对照		10/10	20.4±1.0/30.4±3.5	3.60±0.4	
	GHM-10	20×10 po	10/10	21.4±1.3/28.1±5.9	2.10±0.8**	41.6
		60×10 po	10/8	21.4±2.1/29.9±5.9	1.65±0.8**	54.2
		10×10 ip	10/10	21.2±1.7/28.2±4.4	1.45±0.9**	59.7
		40×10 ip	10/10	21.4±1.5/24.8±2.6	1.28±0.5**	64.4
Lewis	对照		10/9	21.7±1.2/18.7±2.6	2.36±0.4	
	GHM-10	20×10 po	10/10	20.4±1.0/20.2±1.2	0.96±0.4**	59.4
		60×10 po	10/10	20.8±0.9/19.5±1.2	0.49±0.2**	79.2

** 与对照组比 $P<0.01$。

（七）对腹水型肉瘤 180（S-180）小鼠的治疗作用

从表 1-5-2 可知，给昆明种小鼠腹腔内接种 S-180 后，腹腔注射 GHM-10 可使荷瘤小鼠的生命延长。

表 1-5-2　GHM-10 对 S-180 腹水瘤小鼠生存时间的影响

组	剂量 [mg/(kg·d)]	动物数（开始/最终 30 d）	生存时间（d）	生存时间延长率*（%）
对照		12/0	1.81±1.3	
GHM-10	10×7 ip	10/3	26.7±5.3	47.5**
	20×7 ip	10/9	29.2±3.2	61.3**
	40×7 ip	10/10	30.0±0.0	65.7**

* 小鼠生存时间大于 30 天者以 30 天计；** 与对照组比 $P<0.01$

GHM-10 为短链的苯乙烯吡喃酮类化合物，文献中报道的已知苯乙烯吡喃酮类化合物的抗肿瘤活性一般都较弱。从上述的实验结果可以看出，GHM-10 不同于多数苯乙烯吡喃酮类化合物，无论在体内还是体外，它都具有较好的抗肿瘤活性。在体外，它对正常细胞的影响较小，对耐药的 KB/VCR200 细胞则具有与非耐药细胞相似的生长抑制作用。在

体内，GHM-10 对小鼠肝癌 H-22、小鼠 Lewis 肺癌及小鼠肉瘤 180 等的生长均具有明显的抑制作用，其中以小鼠 Lewis 肺癌最敏感，每天口服 GHM-10 60mg/kg 共 10 天，肿瘤的抑制率可达 79.2%。由于 GHM-10 的结构新颖，在体内外的抗癌作用明显，值得对它作进一步研究。

二、GHM-10 抗肿瘤作用的特点

我们用体外培养的小鼠白血病 L1210 细胞为模型，对 GHM-10 抗肿瘤作用的特点进行了研究。

（一）GHM-10 作用不同时间对 L1210 细胞集落形成能力的影响

用不同浓度的 GMH-10 与 L1210 细胞作用 1h、24h 或加在底层琼脂中持续作用 7d，其集落形成抑制率见图 1-5-6。药物持续作用时，3μg/ml 即可完全抑制细胞的集落形成能力，在作用 24h 组，4μg/ml 可使大部分细胞丧失集落形成能力。作用 24 小时与作用 7 天的半数抑制浓度（IC_{50}）之比（IC_{50}-24h/IC_{50}-7d）为 2.09；IC_{50}-1h/IC_{50}-7d 为 4.31。一般认为细胞毒药物在体外杀伤细胞的作用与药物的浓度（C）和作用时间（T）有关。在通常情况下，药物的浓度越高，产生某种杀伤作用所需的作用时间越短，即 $C \times T$ 为一常数。GHM-10 作用 1h 时的 IC_{50} 为 6.85μg/ml，$C \times T = 6.85$，作用 24h 的 IC_{50} 为 3.32μg/ml，$C' \times T' = 79.68$。如果 $C \times T = C' \times T'$，则 IC_{50}-24h 应为 $6.58/24 = 0.27$μg/ml，实际测得的 IC_{50}（3.32μg/ml）比它要大很多，说明 GHM-10 在大剂量短期作用时，抑制细胞集落形成的效率比低剂量持续作用为高。

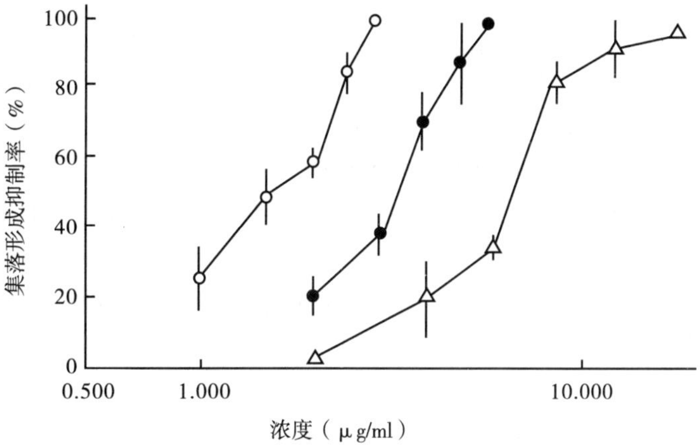

图 1-5-6　L1210 细胞用 GHM-10 温育不同时间的剂量反应曲线
（n=3，平均数 ± 标准差），○—○7 天；●—●24 小时；△—△1 小时。

（二）GHM-10 作用 24 小时对 L1210 细胞的活细胞率、分裂指数及细胞形态的影响

每毫升 2×10^4 个的 L1210 细胞被 GHM-10 1μg/ml 和 2μg/ml 作用 24h 后，与对照组相比，其细胞数增长减慢，有丝分裂指数及细胞克隆形成率下降，但活细胞率仍在 96% 以上（表 1-5-3）。细胞形态学观察表明：对照组的细胞大都呈圆形；细胞核较大，呈紫红色，多为圆形及肾形，细网状染色质均匀分布，核仁可见；细胞质较少，呈灰蓝色。给药组的细胞

也多为圆形，但不规则核增多。随着药物剂量的加大，核固缩，核染色质浓缩，多核细胞增多，如图 1-5-7 所示。

表 1-5-3　L1210 细胞用 GHM-10 处理 24 小时后的各项参数

参数	对照	1μg/ml	2μg/ml
细胞数/培养瓶（10^4）	7.3 ±0.40	5.8 ±0.62 *	3.1 ±0.49 **
活细胞率（%）	100	97.7 ±1.35	96.1 ±2.26
有丝分裂指数（%）	7.5 ±1.08	3.5 ±0.8 **	1.2 ±0.50 **
克隆形成细胞存活率（%）	100	75.0 ±8.05	56.8 ±4.17

与对照组比 * $P<0.05$，** $P<0.01$。

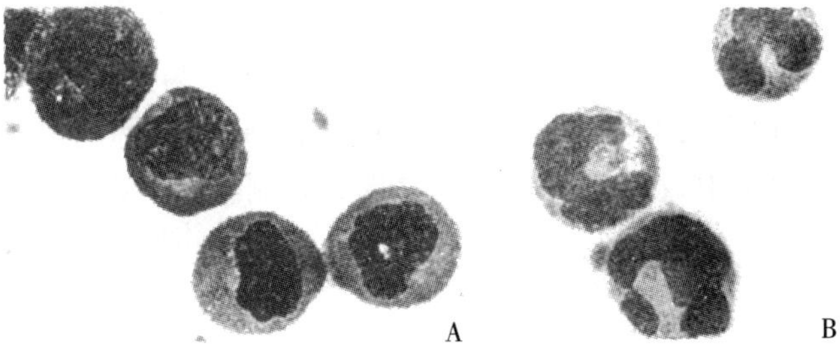

图 1-5-7　L1210 细胞在用 2μg/mlGHM-10 温育 24 小时后的形态学变化
Wright-Giemsa 染色（×1000），A．未处理细胞；B．用 2μg/ml GHM-10 处理的细胞。

（三）GHM-10 对 L1210 细胞膜流动性的影响

DPH（1,6-diphenyl 1,3,5 hexatriene）的亲脂性强，将其作为荧光探针参入细胞膜中，用测得的荧光偏振度大小来反映膜流动性的变化，偏振度减小，细胞膜流动性增加。GHM-10（2~3μg/ml）处理 L1210 细胞 24h，DPH 偏振度降低，表明 GHM-10 可使 L1210 细胞膜流动性增加，见表 1-5-4。

表 1-5-4　GHM-10 对 L1210 细胞 DPH 偏振度的影响

组别	DHP 偏振度	*P*
对照	0.1880 ±0.0088	
GHM-10（2μg/ml）	0.1708 ±0.0061	<0.05
GHM-10（3μg/ml）	0.1703 ±0.0027	<0.05

（四）GHM-10 对 L1210 细胞周期移行的影响

用流式细胞光度仪观察了用不同浓度的 GHM-10（4~24μg/ml）处理不同时间（6~

18h）的 L1210 细胞，分析其细胞周期的变化。结果表明，在作用 6h 时，4 ~ 12μg/ml 的 GHM-10 对细胞周期时相分布无明显影响，G_1，S 和 G_2 + M 期细胞的百分比在正常范围内波动，而此时所用的 GHM-10 浓度已足以使 L1210 细胞的增殖受到抑制（图 1-5-6，GHM-10 4 ~ 12μg/ml 作用 1h，L1210 细胞的集落形成率已抑制 20% ~90%），提示 GHM-10 可能对细胞周期各时相细胞的移行均有抑制作用。随着剂量的增加或时间的延长，G_1 期细胞的比例轻度上升，S 期细胞比例略微下降，说明此时 GHM-10 对 G_1 细胞向 S 期移行有一定的阻断作用，见图 1-5-8 和表 1-5-5。

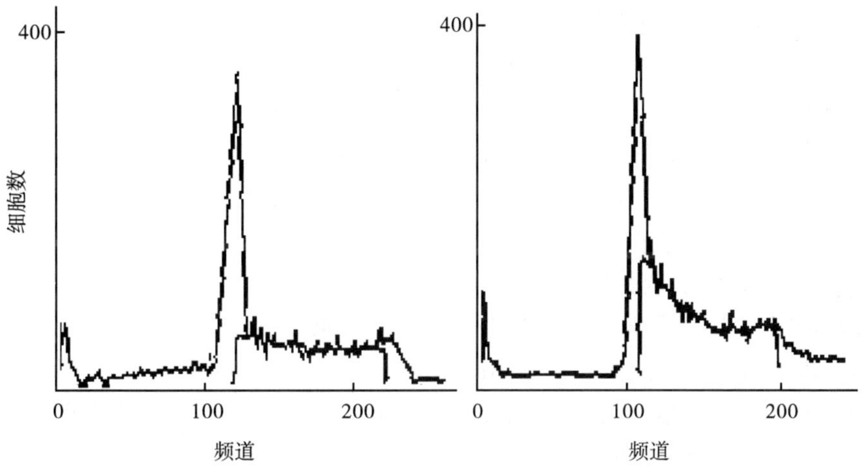

图 1-5-8　L1210 细胞用 GHM-10 处理 12 小时后的 DNA 含量分布组方图

左侧为对照组，右侧为 GHM-10 处理组。

表 1-5-5　GHM-10 对 L1210 细胞周期时相的影响

培养时间（h）	GHM-10（μg/ml）	各期细胞占总数的%		
		G_1	S	G_2 + M
对照		31	64	5
6	4	32	64	4
6	6	33	61	6
6	12	38	58	4
6	24	45	46	9
对照		22	69	9
12	4	41	50	9
18	4	40	32	8

抗癌药按其作用特点可分为细胞周期时相特异性和非时相特异性两大类，周期时相特异性药物需要与细胞作用较长时间才能发挥其细胞毒作用，故药物作用 1h 的半数抑制浓度

（IC_{50}-1h）一般要比作用24h的半数抑制浓度（IC_{50}-24h）大100倍以上，而非时相特异性药物的IC_{50}-1h与IC_{50}-24h之比一般在10以下。本文研究表明：GHM-10的IC_{50}-1h与IC_{50}-24h之比仅为2.06，GHM-10很可能属于非时相特异性药物。

流动性是生物膜结构的基本特征，研究细胞膜流动性是了解膜结构与功能关系的重要环节。合适程度的流动性对膜功能的正常表现是一个极为重要的条件。大量的研究表明。细胞中的能量转换、物质运送、信息传递以及细胞识别、细胞分化和细胞免疫都与膜流动性有密切关系。DPH亲脂性强，我们以DPH为荧光探针参入细胞膜中，用测得的荧光偏振度的大小来反映膜的流动性的变化，结果表明：GHM-10可使L1210细胞膜的流动性增大，说明GHM-10可能使膜的正常功能发挥受到一定的影响。

流式细胞光度术分析结果表明：GHM-10在4～12μg/ml作用6h时，对L1210细胞的周期时相无明显影响，这可能反映了各期细胞继续以原有的速度移行，也可能是GHM-10使各期细胞的移行均匀地减慢或暂停。由于此时GHM-10的浓度已足以使L1210细胞的增殖受到明显的抑制，故发生后一种情况（减慢或暂停）的可能性较大。如果6h作用的剂量增加到24μg/ml，或4μg/ml作用的时间延长至12h以后，GHM-10可阻止G_1期细胞向S期移行，可能反映了正常的DNA合成受阻。

三、GHM-10对L1210细胞生物大分子合成的抑制作用

在GHM-10对L1210细胞杀伤作用的研究中，我们发现GHM-10有非时相特异性细胞毒药物的特性，可在一定程度上阻断G_1细胞向S期移行。为此我们进一步研究了GHM-10对L1210细胞生物大分子合成的影响。

（一）GHM-10对L1210细胞DNA、RNA和蛋白质生物合成的影响

胸苷（TdR）、尿苷（UR）和亮氨酸（Leu）分别为DNA、RNA和蛋白质合成的前体物，测定［^{3}H］-TdR、［^{3}H］-UR和［^{3}H］-Leu参入率，其大小可反映细胞的代谢和增殖情况。如图1-5-9所示，GHM-10 4～12μg/ml对DNA、RNA和蛋白质的合成均有不同程度的

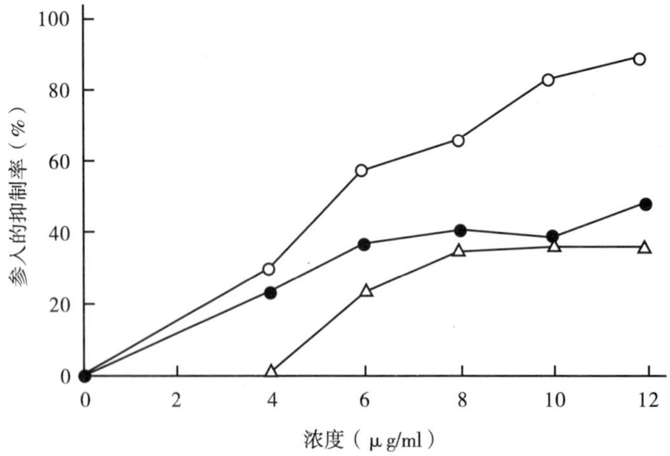

图1-5-9　不同浓度的GHM-10对^{3}H标记前体参入L1210细胞大分子的影响

L1210细胞用GHM-10处理6小时，○—○^{3}H-TdR；●—●^{3}H-UR；△—△^{3}H-Leu。

抑制作用。该作用存在浓度依赖性，对 DNA 合成的抑制作用最强，RNA 次之，蛋白质最弱。从图 1-5-10 还可看出，4μg/ml 的 GHM-10 对 DNA 和 RNA 的抑制呈现时间依赖性。

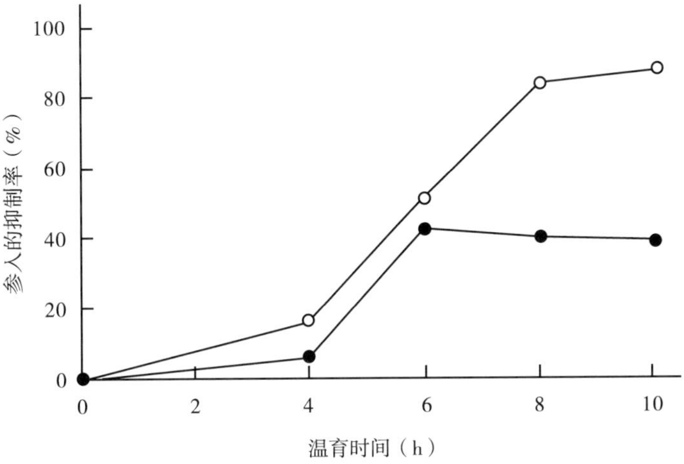

图 1-5-10　GHM-10 4μg/ml 对 ^{3}H 标记前体参入 L1210 细胞内大分子的时间效应曲线

（○—○ ^{3}H-TdR；●—● ^{3}H-UR）。

（二）GHM-10 抑制 DNA 合成方式的分析

[^{3}H]-TdR 连续标记技术可证明药物抑制 [^{3}H]-TdR 参入 DNA 的作用方式，损伤 DNA 模板的药物对 [^{3}H]-TdR 的参入抑制为不可逆，解除药物的作用后，参入曲线为递降型；干扰代谢的药物对 [^{3}H]-TdR 的参入抑制为可逆，当解除药物作用后，参入曲线呈递增型。从图 1-5-11 可知，GHM-10 与 L1210 细胞温育 1h 后，洗去药物，分别于 0、0.5、1.0 和

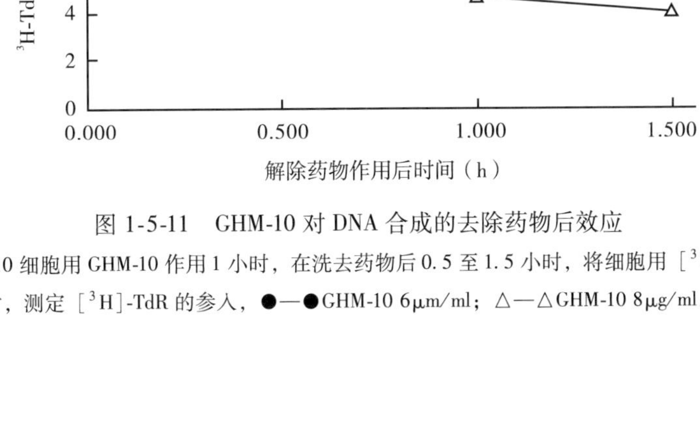

图 1-5-11　GHM-10 对 DNA 合成的去除药物后效应

L1210 细胞用 GHM-10 作用 1 小时，在洗去药物后 0.5 至 1.5 小时，将细胞用 [^{3}H]-TdR 温育 4 小时，测定 [^{3}H]-TdR 的参入，●—●GHM-10 6μm/ml；△—△GHM-10 8μg/ml。

1.5h 加入 [^{3}H]-TdR，继续培养4h，测定不同时间 [^{3}H]-TdR 的参入值。6μg/ml 和 8μg/ml 组的参入曲线均呈递降型，说明 GHM-10 不可逆地抑制了 [^{3}H]-TdR 的参入。

(三) GHM-10 抑制 DNA 合成的机制

由于 GHM-10 抑制 DNA 合成的作用是不可逆的，它可能是直接损伤了 DNA 模板。模板的损伤可能是药物直接嵌入到 DNA 分子与 DNA 形成复合物，也可能是引起 DNA 分子链的交联或断裂等。为此，我们对其作用机制作了进一步研究。

1. 紫外吸收光谱移动法　已知与 DNA 直接结合的药物如溴乙啡啶（EB）等能与天然或热变性 DNA 形成药物和 DNA 的复合物，从而改变 DNA 的吸收光谱，使其吸收峰发生位移。在相同条件下，GHM-10 与 DNA 作用后，DNA 的吸收光谱无变化（图 1-5-12），说明 GHM-10 不能直接嵌入到 DNA 分子中。

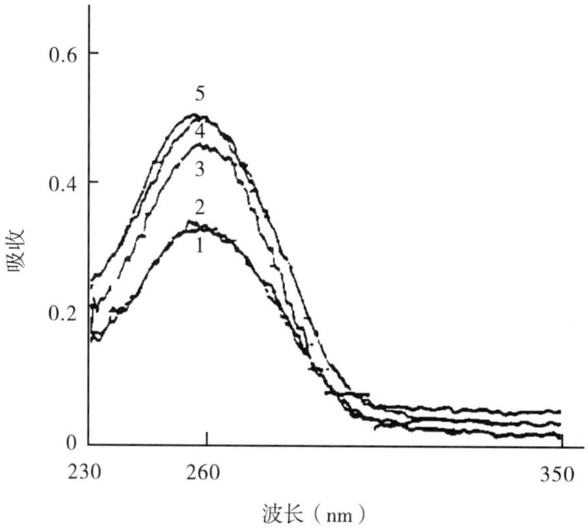

图 1-5-12　GHM-10 对小牛胸腺 DNA 紫外吸收光谱的影响

天然或热变性小牛胸腺 DNA 用 GHM-10 10μg/ml 在 22℃处理 1 或 24 小时，紫外吸收光谱用分光光度计扫描。1. 对照；2. DNA 10μg/ml；3. DNA 20μg/ml；4. DNA 25μg/ml；5. DNA 30μg/ml。

2. 荧光光谱移动法　在特定的激发光激发下，EB 嵌入 DNA 所形成的复合物的荧光发射光谱与 EB 的发射光谱相比可发生显著的改变，而且在一定的发射波长下，EB 与 DNA 所形成的复合物的激发光谱与 EB 的激发光谱相比也发生明显变化。药物与 DNA 反应后如能嵌入 DNA 或使 DNA 结构发生改变，则可影响 EB 对 DNA 的嵌入而使 DNA-EB 复合物的激发光谱和发射光谱发生改变。实验结果如图 1-5-13 和图 1-5-14 所示，GHM-10 既不能影响 DNA-EB 复合物的激发光谱和发射光谱的峰位，对荧光的强度也无明显影响。此结果进一步证明了 GHM-10 不能嵌入 DNA 分子或直接改变 DNA 的结构。

上述实验结果表明，GHM-10 抑制 DNA 合成的作用最强，这种作用是不可逆的。但是，GHM-10 似乎不能像 EB 那样直接嵌入到 DNA 分子中与之形成不可逆的复合物。至于 GHM-10 是否可能造成 DNA 分子的交联或 DNA 链的断裂，尚需进行研究。

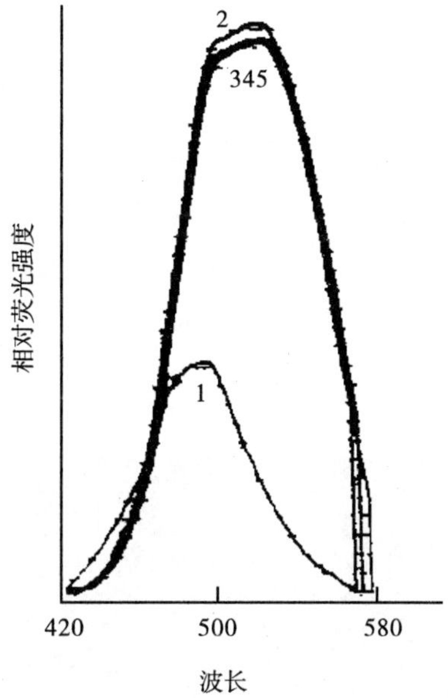

图 1-5-13　GHM-10 对 DNA-EB 复合物激发光谱的影响

将天然或热变性小牛胸腺 DNA 10μg/ml，EB 5μg/ml 和 GHM-10 4～10μg/ml 混合在 pH7.25 的磷酸缓冲液中，在 22℃温育 1 小时或 24 小时后，用荧光光度计测定相对荧光强度，发射光波长固定在 600nm。1. 单用 EB；2. DNA-EB 复合物；3. ～5. DNA-EB 复合物及 GHM-10（依次为 4、8、10μg/ml）。

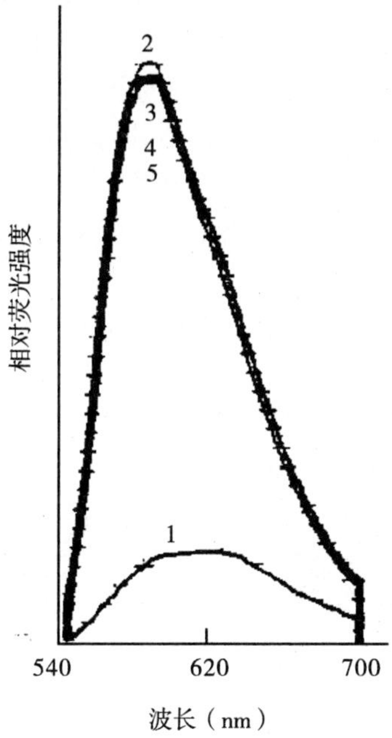

图 1-5-14　GHM-10 对 DNA-EB 复合物发射光谱的影响

将天然或热变性小牛胸腺 DNA 10μg/ml，EB5μg/ml 和 GHM-10 4～10μg/ml 混合在 pH7.25 的磷酸缓冲液中，在 22℃温育 1 小时或 24 小时后，用荧光光度计测定相对荧光强度，激发光波长固定在 520nm。1. 单用 EB；2. DNA-EB 复合物；3. ～5. DNA-EB 复合物及 GHM-10（依次为 4、8、10μg/ml）。

3. 单细胞凝胶电泳检测 GHM-10 对 L1210 细胞 DNA 的损伤　通过单细胞凝胶电泳法检测了 GHM-10 对 L1210 细胞 DNA 的损伤。将细胞用低融点的琼脂糖固定在微型电泳槽上，在碱性条件下使细胞溶解，DNA 链解旋，经过短暂的电泳后，用 EB 染色。无 DNA 损伤的细胞，在荧光显微镜下呈现为明亮的荧光圆点，而有 DNA 损伤的细胞，经电泳后，细胞朝向阳极有一个类似彗星的拖尾，拖尾的亮度决定于药物对细胞 DNA 损伤的程度。如图 1-5-15 所示，细胞经 GHM-10 4 和 10μg/ml 作用 4. 5h 后，可见明显的彗星拖尾；随着剂量的加大，彗星拖尾的亮度也增加。对照组细胞则为一明亮的圆点，说明 GHM-10 能够损伤 L1210 细胞的 DNA。

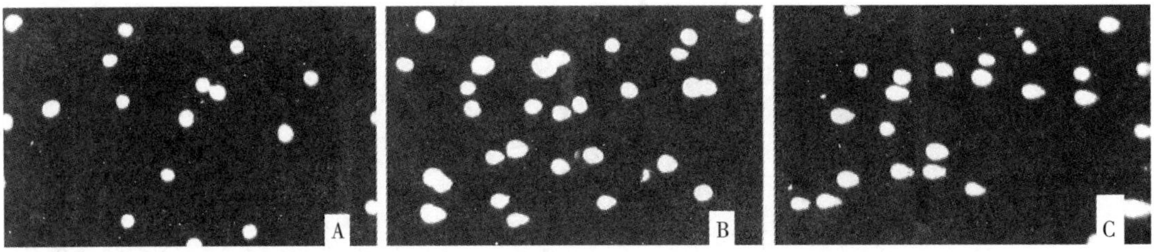

图 1-5-15　L1210 细胞用不同浓度 GHM-10 处理后彗星状拖尾的形成

经单细胞凝胶电泳后在荧光显微镜下拍摄的照片。A. 未经处理的细胞；B. 用 GHM-10 4μg/ml 处理的细胞；C. 用 GHM-10 10μg/ml 处理的细胞。

4. GHM-10 对 L1210 细胞 DNA 拓扑异构酶Ⅱ活性的影响　DNA 拓扑异构酶是一种重要的核酶，能修饰 DNA 的拓扑结构，引起 DNA 单链和双链的断裂或再连接。我们采用对超螺旋 pUC18 DNA 的解旋能力来测定 DNA 拓扑异构酶Ⅱ的活性。结果表明，与对照组相比，经 GHM-10 4μg/ml 作用 12h 的 L1210 细胞的 DNA 拓扑异构酶Ⅱ活性降低（图 1-5-16）。以对照组 L1210 细胞的 DNA 拓扑异构酶Ⅱ活性为参照，我们测定了 GHM-10 在细胞外对酶活性的直接影响，结果如图 1-5-17 所示，浓度为 100～500μg/ml 的 GHM-10 可直接抑制 DNA 拓扑异构酶Ⅱ的活性。

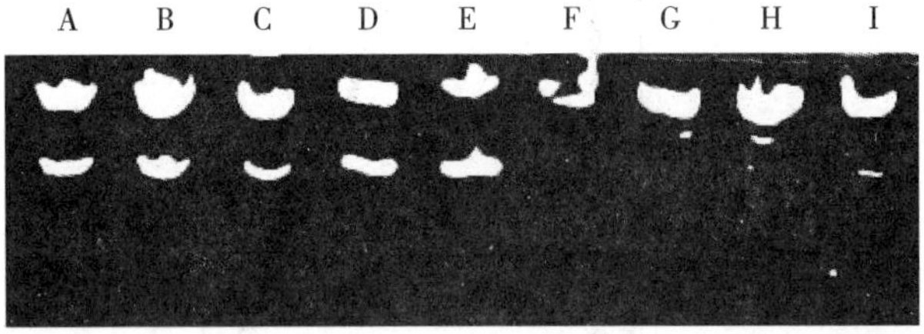

图 1-5-16　从对照或经 GHM-10 处理的 L1210 细胞取得的核提取物的 DNA 拓扑异构酶Ⅱ活性

酶活性由位于照片底部的解旋 pUC18 DNA 确定。A 至 D 列：pUC18 DNA + 从 4μg GHM-10 处理的 L1210 细胞中提取的蛋白质（A 至 D 依次为 0. 96，0. 48，0. 24 和 0. 12μg）；E 列：仅含 pUC18 DNA；F 至 I 例：pUC18 DNA + 从对照 L1210 细胞中提取的蛋白质（F 至 I 依次为 0. 96，0. 48，0. 24 和 0. 12μg）。

5. 用碱洗脱法检测 GHM-10 对 DNA 单链断裂的影响　碱洗脱法的原理是：双链 DNA 在 pH≥12. 0 时可被完全解螺旋，在滤膜不吸附 DNA 的条件下，DNA 单链通过滤膜的速度

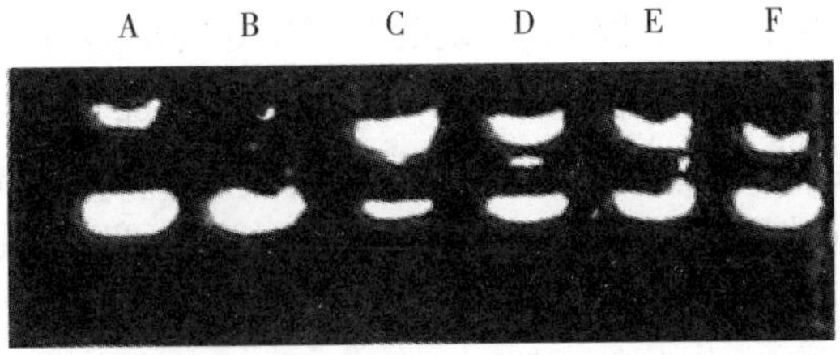

图 1-5-17　GHM-10 在无细胞系统中对 DNA 拓扑异构酶Ⅱ活性的影响

反应的混合液（20μl）中含有 pUC18 DNA 0. 42μg，DNA 拓扑异构酶Ⅱ 0. 12μg 及 GHM-10 100 ~ 500μg/ml。A 列：仅含 pUC 18 DNA；B 列：pUC 18 DNA 加 GHM-10 500μg/ml；C 列：pUC 18 DNA 加 DNA 拓扑异构酶Ⅱ；D 至 F 列：pUC 18 DNA 加 DNA 拓扑异构酶Ⅱ及 GHM-10（依次为 100，200 和 500μg/ml）。

取决于它的长度。因此，检测膜上的 DNA 存留比即可知道药物是否能导致 DNA 单链断裂。如图 1-5-18 所示，经 GHM-10 4 和 25μg/ml 处理 5h 后的 L1210 细胞，其滤膜上 DNA 的存留比较对照组明显减少，说明 GHM-10 能导致 L1210 细胞 DNA 单链断裂，而且随着药物浓度的增加，滤膜上 DNA 的存留比进一步减少，呈明显的量效关系。

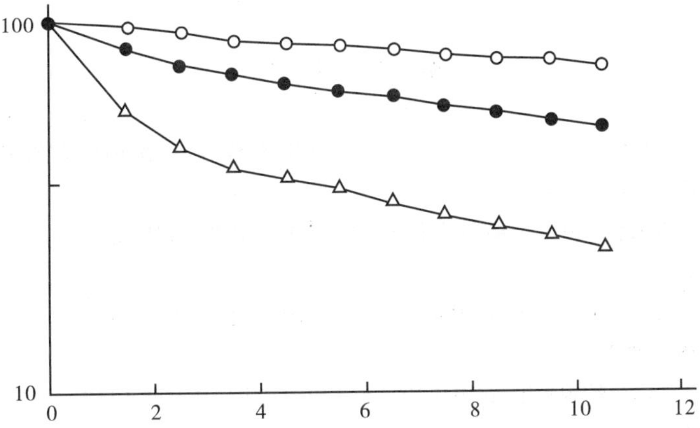

图 1-5-18　GHM-10 引起的 DNA 单链断裂

用碱洗脱法测定，以存留在滤膜上的 DNA 百分数估算 DNA 单链断裂。○—○ 对照；●—● GHM-10 4μg/ml；△—△ GHM-10 4μg/ml。

上述的实验结果表明，L1210 细胞用 GHM-10 4 ~ 10μg/ml 处理 4. 5h 后，DNA 分子受损，表现为细胞经电泳后在荧光显微镜下可见彗星状拖尾。GHM-10 4 ~ 25μg/ml 处理 L1210 细胞 5h，可引起 DNA 单链断裂。L1210 细胞或从 L1210 细胞分离的蛋白质在用 GHM-10 处理后，DNA 拓扑异构酶Ⅱ的活性均被抑制。

四、小结

我们对番荔枝科植物中分离得到的几十种化合物用癌细胞和小鼠移植瘤进行了抗癌活性筛选，发现从海南哥纳香中分离得到的一种新化合物海南哥纳香醇甲（GHM-10）具有较强的抗癌活性。

对GHM-10抗癌作用的特点进行了研究，发现：①对长春新碱抗药的KB/VCR200细胞与亲本KB细胞对GHM-10的敏感性相似，说明GHM-10的细胞毒作用不受多药抗药性变异的影响；②与正常细胞相比，肿瘤细胞对GHM-10较敏感，说明它的细胞毒作用对肿瘤细胞有一定的选择性；③无论腹腔注射还是口服给药，GHM-10对小鼠移植性H22肝癌、Lewis肺癌和180肉瘤均有较好的治疗作用，采用治疗剂量时小鼠可以耐受，提示GHM-10具有开发成为抗癌药的可能。

对GHM-10作用机制的研究表明：①GHM-10在体外与癌细胞温育1h即可使癌细胞产生不可逆的损伤，表现为集落形成能力丧失，DNA、RNA和蛋白质合成抑制，说明它具有细胞周期时相非特异性的本质；②用单细胞凝胶电泳法和碱洗脱法证明，GHM-10可导致细胞DNA单链断裂等分子损伤；③小牛胸腺DNA与GHM-10一起温育后，紫外吸收光谱和荧光光谱无明显改变，说明它不能与DNA分子直接结合；④无论在细胞内还是细胞外，GHM-10均可抑制DNA拓扑异构酶Ⅱ的活性。

以上实验结果提示，GHM-10不是DNA嵌合体，它可能通过抑制DNA拓扑异构酶Ⅱ活性等机制引起DNA结构损伤，从而抑制细胞的DNA等生物大分子的合成，最终导致细胞死亡。

（徐承熊）

参 考 文 献

1. 何剑华，叶玉梅，徐承熊. 从海南哥纳香中分离的一种新化合物——海南哥纳香醇甲的抗肿瘤作用. 药学学报，1998，33（7）:493－497
2. 何剑华，叶玉梅，徐承熊. 海南哥纳香醇甲（GHM-10）对体外L1210细胞的抗肿瘤活性. 药学学报，1998，33（8）:566－570
3. 何剑华，徐承熊. 海南哥纳香醇甲（GHM-10）对L1210细胞生物大分子合成抑制的研究. 药学学报，1998，33（12）:886－890
4. 何剑华，徐承熊. 海南哥纳香醇甲（GHM-10）对L1210细胞DNA分子结构及拓扑异构酶Ⅱ活性的影响. 药学学报，1999，34（1）:6－9

第六节　番荔枝酰胺衍生物FLZ防治神经退行性病变的药理学研究

帕金森病（Parkinson disease，PD）及阿尔茨海默（Alzheimer disease，AD）均属神经退行性疾病，这类疾病目前尚无疗效满意、副作用少的治疗药物。国外学者提出“神经元保护治疗”可能是防治这类疾病的新策略。FLZ是人工合成的新的番荔枝酰胺衍生物（已获专利证书），含有多个酚羟基，其化学结构如图1-6-1所示。

根据AD和PD发病的有关机制，我们对FLZ进行了体内外多层次的药理学研究，并探讨了其作用机制，为将FLZ开发成用于防治神经退行性疾病特别是PD或AD的拥有我国自己知识产权的新药，提供了理论依据。

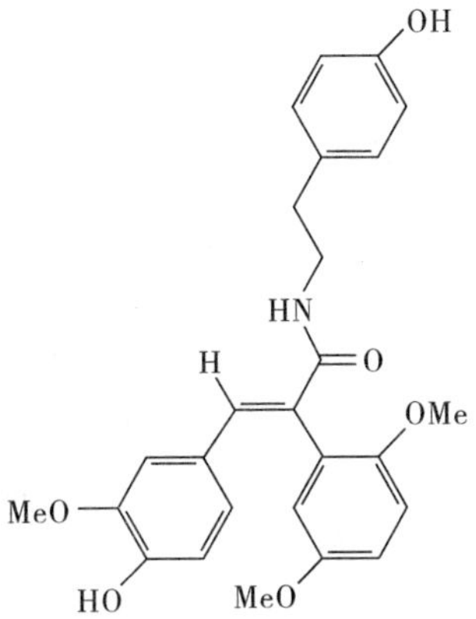

图 1-6-1　FLZ 的化学结构式

一、FLZ 对氧化应激损伤脑神经细胞的保护作用

（一）对氧化应激引起的培养胎大鼠脑神经细胞毒性和凋亡的保护作用

许多因素可以诱发氧自由基损伤脑神经细胞，其中谷氨酸（Glu）的兴奋性毒性为主要因素之一。我们以 Glu 或 N-甲基-D-天冬氨酸（NMDA）处理培养的胎大鼠脑神经细胞，结果显示，培养上清液中乳酸脱氢酶（LDH）水平显著提高，细胞中谷胱甘肽（GSH）含量明显降低，倒置相差显微镜下观察细胞突起回缩，折光率降低。FLZ 能明显拮抗 Glu 和 NMDA 的兴奋性毒性，使细胞形态接近正常、LDH 的漏出及细胞内 GSH 含量的降低均明显减少。

脑缺血及缺血/再灌造成的神经细胞损伤与氧化应激有密切关系，我们将胎大鼠脑神经细胞进行无糖无氧培养模拟脑缺血状态，然后将“缺血”后的培养神经细胞再换上高糖 DMEM 培养基，模拟“缺血/再灌”，结果显示，细胞经此处理后产生与谷氨酸毒性相类似的损伤，FLZ 提前加入细胞培养液中，对“缺血”及“缺血/再灌”引起的脑神经细胞损伤有明显改善作用，细胞形态基本恢复正常，培养上清液中 LDH 活性显著降低，细胞中 GSH 含量明显回升，几乎恢复到正常对照水平。

脑血管意外或创伤性颅内出血可引起大量血液进入脑组织，这些血液经溶血释放出血红素，血红素在 pH 偏低的情况下释放大量铁离子，可引发和加强一系列氧化应激反应，造成神经细胞损伤。我们将血红素直接加入培养的胎大鼠脑神经细胞培养液中，细胞出现明显的损伤性变化，预先加入 FLZ 无论从形态学还是从生化角度对血红素引起的损伤均有显著保护作用。

细胞凋亡也与神经退行性病变关系非常密切。我们进一步利用培养的 Wistar 胎鼠脑神经细胞，研究 H_2O_2、NMDA、“缺血/再灌”诸因素诱导的细胞凋亡，并观察 FLZ 的保护作用。通过流式细胞仪检测细胞发生凋亡的标志之一“G_1 亚峰”，结果显示 FLZ 能够阻抑上述诸因素诱导的细胞凋亡，“G_1 亚峰”显著降低。电镜观察 FLZ 能使受损细胞核碎裂、浓缩边集现象减少，正常细胞比例明显增加，提示 FLZ 有抗神经细胞凋亡的作用。

（二）对氧应激引起脑突触体和线粒体损伤及谷氨酸和多巴胺递质释放的影响

在明确 FLZ 对氧应激损伤胎大鼠脑神经细胞有明显保护作用的基础上，我们进一步分离大鼠、豚鼠脑突触体和线粒体。将大鼠脑突触体和线粒体与 Fe^{2+}-Cys 在 37 ℃共温育，可引起 MDA 明显升高，线粒体 ATPase 活性显著降低，线粒体出现肿胀，混浊度降低，超微结构改变。预先加入 FLZ，对氧应激引起的突触体和线粒体上述损伤有显著保护作用，突触体内的 GSH 含量基本恢复正常。

用 H_2O_2 及 Fe^{2+}-半胱氨酸（Cys）损伤突触体，观察 FLZ 对氧自由基引起脑突触体释放谷氨酸和多巴胺（DA）以及对谷氨酸引起细胞内钙增加的影响。

1．用 Fura-2/AM 测定细胞内 Ca^{2+}浓度，结果表明，预先加入不同浓度的 FLZ，可明显抑制 H_2O_2 和谷氨酸引起的突触体 Ca^{2+}增加。

2．H_2O_2和 Fe^{2+}- Cys 氧自由基生成系统能明显引起豚鼠脑突触体谷氨酸释放，FLZ 对此有显著抑制作用。

3．利用 HPLC 电化学检测器检测，正常大鼠脑突触体 DA 的释放量和其代谢产物 DOPAC 的量很低，Fe^{2+}-Cys 与突触体悬液共孵育，能明显增加上清中 DA 的释放量及其代谢产物 DOPAC 的含量，表明氧应激损伤可增加大鼠脑突触体释放 DA 并促进 DA 代谢转化为 DOPAC。预先加入 FLZ 可抑制 Fe^{2+}-Cys 引起的大鼠脑突触体释放 DA，同时抑制其代谢产物 DOPAC 的生成。

4．将利血平，L-DOPA 与脑突触体共同温孵，可使 DOPAC 生成量明显增加，FLZ 对此有显著抑制作用。

（三）对小鼠脑缺血损伤的保护作用

我们采用结扎小鼠双侧颈总动脉法，缺血 5min，然后松开血管，恢复血液循环 40min，结果显示，小鼠血清中 MDA 和 LDH 明显升高，脑匀浆液中 GSH 则明显降低。结扎颈总动脉前 30min 给小鼠口服 FLZ1 次，则可明显逆转“缺血/再灌注”所造成的上述损伤性变化。利用核磁共振技术活体动态观察小鼠脑缺血、缺氧后能量代谢以及脑 pH 值的变化，结果显示，提前 30min 给小鼠口服 FLZ 可明显改善因缺血、缺氧所致的小鼠脑内 ATP、磷酸肌酸能量代谢障碍，使能量代谢耗竭的时间延长，并能防止因缺血、缺氧所致的小鼠脑组织 pH 值的降低（酸化）。此结果提示，FLZ 可经胃肠吸收通过血脑屏障，对脑缺血、缺氧损伤具有一定的保护作用。

（四）ESR 检测 FLZ 捕捉氧自由基的作用

电子自旋共振仪是检测 FLZ 对氧自由基清除作用的直接方法。以黄嘌呤-黄嘌呤氧化酶为超氧阴离子（O_2^-）发生系统，以 H_2O_2-Fe^{2+}为羟自由基（·OH）发生系统。结果显示，FLZ 对 O_2^-和·OH 均有清除作用，其中对·OH 的清除作用强于对 O_2^-的清除作用，且作用强度远大于经典抗氧化剂 VitE。

综上所述，FLZ 在体外脑细胞遭受不同氧化性损伤实验条件下均表现有明显的保护作用，在体内实验对小鼠脑缺血损伤亦有较好的保护作用，表明 FLZ 可通过血脑屏障进入脑组织，是一个很有应用前景的神经保护剂，很值得朝着防治中枢神经系统退行性疾病如 PD 和 AD 的方向进行深入的药理、毒理学实验研究。

二、FLZ 对帕金森病的防治作用

帕金森病又名震颤麻痹（paralysis agitans），是一种常见的神经系统退行性疾病，在 50 岁以上老人发病率达 1% ~2%。为世界性疾病，没有性别选择性。PD 的临床主要症状为肌肉震颤、僵直、运动困难、身体姿势和运动平衡失调，严重者用餐、穿衣等日常活动都受到影响，进一步发展还会出现识别、知觉、记忆障碍及明显痴呆等症状。已明确 PD 的病理特征为黑质致密体部位多巴胺能神经元变性，纹状体内多巴胺能神经中递质含量显著减少，导致黑质纹状体多巴胺能神经功能低下而胆碱能神经功能相对占优势，当黑质纹状体内多巴胺能神经元损失达 70% 以上，患者产生运动障碍。导致多巴胺神经元变性的原因迄今不明，遗传、感染、免疫功能异常、衰老、体内外的神经毒素等因素对 PD 的发病均起一定的作用，而氧应激（oxidative stress）和线粒体功能受损在 PD 的发病中也有十分重要的作用。

PD 的治疗目前主要包括药物治疗、手术治疗和基因治疗，其中药物治疗仍在临床占主要地位。治疗 PD 的药物主要为影响多巴胺能神经的药物和抗胆碱药物。影响多巴胺能神经的代表性药物为左旋多巴（L-dopa），迄今为止它仍是临床上治疗 PD 的首选药物，但该药长期应用可产生运动障碍、精神状态改变等副作用，并易产生“左旋多巴耗竭综合征”。抗胆碱药主要用于轻度震颤麻痹，该类药能够阻断纹状体胆碱受体，同时阻断多巴胺能突触前膜胆碱受体，降低胆碱功能而产生疗效，但由于 PD 的基本病理改变是多巴胺能神经元的变性，因此，抗胆碱类药只能作为一种辅助用药。以上这些抗 PD 药物只起到改善症状的效果，均不能延缓疾病的进程，更谈不上根治 PD。

最近，一些学者提出“神经元保护治疗”的新治疗概念，即在疾病的早期采用适当药物，干扰导致 PD 患者黑质纹状体神经细胞死亡机制或逆转神经细胞的损伤，恢复其功能。神经元保护治疗可延缓或停止神经元变性的发展，从而阻断疾病的进程。国外一些实验室已开始这类药的研究开发。

前面研究已经证实 FLZ 具有很强的抗氧化作用，并且有明显的神经元保护活性。进而我们采用生化、细胞生物学、分子生物学等技术方法，从整体行为、递质含量、细胞、线粒体、受体亲和力、膜脂质和蛋白过氧化损伤等诸多方面，从神经元保护途径进一步观察 FLZ 抗实验性 PD 的作用，并探讨其作用机制。

（一）FLZ 对小鼠和大鼠运动失调行为的改善作用

1. 对 MPTP 导致小鼠运动失调行为的改善作用　目前世界公认的两种 PD 造模工具药是 6-羟基多巴胺（6-OHDA）和 MPTP（哌替啶的衍生物），后者可由脑中单胺氧化酶 B 催化生成 MPP^+，是一种选择性的神经毒素，可以损害人类和灵长类动物脑黑质中的多巴胺能神经，注射到猴体内可以引起酷似临床 PD 患者的几乎全部症状。采用猴子作为模型动物成本昂贵，一般不用做药物筛选。大鼠对 MPTP 的毒性不敏感。某些小鼠对注射 MPTP 产生的毒性较敏感，包括 C57/BL、BALB/C 等小鼠。MPTP 引起的小鼠行为异常虽不如在灵长类动物上的症状典型，但造模周期短、重复性好，实验动物费用低，同时也可特异地使脑中黑质纹状体的多巴胺含量降低。因此，MPTP 小鼠模型被国外许多实验室广泛采用作为抗 PD 药物的筛选及其机制研究。我们选用 C57/BL 小鼠，通过爬杆实验观察动物协调运动的能力。结果显示，原来爬杆行为正常的小鼠于腹腔注射 MPTP 后当日及以后几天内，协调运动能力明显降低，表现为快速下滑，甚至不能抱杆，与正常对照组小鼠和注射前的自身对照相比均有明显差异，持续 3 ~4

日后小鼠协调运动能力逐渐恢复，第7天恢复至正常。给予FLZ 150、75mg/kg剂量组及L-dopa 75mg/kg组小鼠运动失调行为恢复的时间均明显缩短，其中给予FLZ 150mg/kg组小鼠在第二次注射MPTP后第2日爬杆行为即开始恢复，在第3到第5日爬杆行为与MPTP模型组相比有肉眼可见的区别，所记分数经统计学分析有明显差异。FLZ 75mg/kg的作用与L-dopa相当。在另一批试验中对小鼠爬杆行为进行摄像，并根据摄像结果评分，得到相同的实验结果。

2. 对单侧纹状体注射6-OHDA所致大鼠旋转行为的改善作用　6-OHDA是一个目前世界公认的两种PD造模工具药之一，为一种神经毒素。大鼠单侧纹状体注射微量的6-OHDA，能够破坏多巴胺能神经，造成注射部位的多巴胺神经坏死，经阿扑吗啡诱导，动物出现向健侧旋转的现象。我们给大鼠单侧纹状体注射微量的6-OHDA，出现典型的动物向健侧旋转的症状。每日给大鼠口服FLZ 150mg/kg 1次，连续7日，能明显改善大鼠上述旋转行为。

3. 对尾静脉注射槟榔碱、氧化震颤素引起的小鼠震颤行为的改善作用　槟榔碱和氧化震颤素也是诱发小鼠震颤行为的重要毒素。实验发现，FLZ对静脉注射槟榔碱或氧化震颤素所致的小鼠震颤均有防治作用，不仅可延长致颤潜伏期、缩短震颤时间，更直接使致颤ED_{50}值明显提高，且此作用优于L-dopa。

4. 对口服乙醇引起运动失调的影响　为进一步了解FLZ对MPTP引起运动障碍和氧化震颤素及槟榔碱所致震颤的改善作用是否是特异性的，我们采用给小鼠口服乙醇引起运动失调模型，该模型引起小鼠运动行为失调的作用与其对脑边缘系统的影响有关，而不是影响多巴胺或胆碱递质的结果。爬杆实验结果表明，FLZ单次给药自身对协调运动能力没有影响，对小鼠灌服25%乙醇引起的爬杆行为异常也没有影响。由此看来，FLZ对MPTP等模型动物行为障碍的改善作用是特异的。

（二）FLZ防治PD的作用机制

1. 对MPTP模型小鼠脑内多巴胺代谢和相关酶活性及脂质过氧化及产物的影响　PD最明显的生化指标变化是黑质纹状体部位多巴胺及其代谢产物含量明显降低。前面的研究发现，FLZ对MPTP引起的小鼠行为障碍有明显改善作用，故进一步观察FLZ对MPTP模型小鼠脑的生化药理作用。

首先，我们观察了FLZ对注射MPTP前后小鼠死亡率的影响。结果显示，模型组注射MPTP后，动物死亡率达54.5%，而给予FLZ 150mg/kg或L-dopa 75mg/kg组小鼠死亡率明显降低，分别为6.7%和13.3%，与模型组相比有明显差异。

采用高效液相电化学检测小鼠脑纹状体和皮层中多巴胺及其代谢产物的含量，包括DA、3,4-二羟苯乙酸（DOPAC）和高香草酸（HVA）。结果显示，FLZ连续灌胃给药对注射MPTP后引起的DA、DOPAC及HVA三种物质水平的降低均有不同程度的升高作用。

文献报道MPTP在引起纹状体多巴胺及其代谢产物含量降低的同时，伴有脑组织MDA水平的升高，推测MPTP的神经毒作用与氧自由基生成增加有关。我们以MDA的生成量作为衡量脂质过氧化水平的指标，观察MPTP对脑组织MDA水平的影响以及FLZ的作用。实验发现，小鼠腹腔注射MPTP后7日，纹状体部位的脑组织MDA含量与正常对照组相比显著增加，但前脑皮层部位脑组织中MDA含量升高不明显，说明MPTP可特异性地诱发黑质纹状体部位脂质过氧化损伤。FLZ能明显阻抑MPTP引起的纹状体脑组织脂质过氧化，使MDA的生成显著减少，而对脑皮层组织的MDA含量没有明显影响，说明FLZ对MPTP毒性损伤的保护作用具有其部位选择性。

已知 MAO-B 在多巴胺代谢中起主要作用，我们将 FLZ 在体外与正常小鼠全脑匀浆液温育，结果显示，FLZ 对脑匀浆液中 MAO-B 的活性有抑制作用，并且呈一定剂量依赖关系，进一步说明 FLZ 可能对多巴胺的经酶代谢过程有一定抑制作用。在另一试验中，FLZ 提前 10min 加入体外反应系统，对 MPTP 抑制全脑匀浆液 MAO-B 酶活性的作用却有明显拮抗作用，几乎能使 MAO-B 酶活性恢复至正常水平。这种拮抗作用的机制还不清楚。

黑质纹状体部位乙酰胆碱功能亢进或多巴胺水平低下，都会使机体出现震颤麻痹的典型症状。AchE 是体内参与乙酰胆碱灭活的酶，我们分别取小鼠脑组织中 AchE 分布多的海马和皮层，AchE 活性测定结果显示，FLZ 对 AchE 活性没有明显影响，提示 FLZ 不影响乙酰胆碱的代谢。

综合以上结果，FLZ 不仅能改善 MPTP 引起的多巴胺及其代谢产物水平降低的作用，还能够抑制 MAO-B 的活性，降低 MPTP 引起的纹状体脂质过氧化水平的特异性升高，综合作用优于 L-dopa。

2. 对 MPTP 和多巴胺引起的脑线粒体损伤的影响　线粒体不仅在细胞能量代谢中起着很重要的作用，而且线粒体功能的改变参与调节不同形式的细胞死亡。许多疾病涉及线粒体功能的异常。普遍认为，线粒体功能障碍与 PD 的发病有密切关系。我们进一步观察了 FLZ 对 MPTP 及多巴胺体外温育损伤大鼠脑线粒体功能是否有保护作用，测定指标包括膜流动性、膜电位、线粒体肿胀程度、总 ATP 酶活性、呼吸链复合酶活性及线粒体中 H_2O_2、O_2^-和 MDA 的含量，以期寻找 FLZ 抗 PD 的作用部位。

与所有生物质膜一样，线粒体膜的流动性是其具有正常生物功能的前提。用荧光偏振法检测偏振度和微黏度值，结果显示，MPTP 和多巴胺分别与线粒体共孵 30min，均使偏振度和微黏度值出现剂量依赖性增加，说明两者均可使线粒体的膜流动性降低，且 MPTP 的作用比多巴胺强。FLZ 提前与线粒体膜共孵育，对多巴胺或 MPTP 引起的线粒体膜流动性降低均有不同程度的改善作用，可使偏振度和微黏度值恢复至接近正常。而不同浓度的 FLZ 单独与线粒体膜共孵，对线粒体膜的流动性基本没有影响。

线粒体膜上除存在与其他生物膜一样参与物质运输的各种通道外，还存在一种瞬时通道（mitochondria transition pore，MTP）。MTP 受多因素调节，许多有害刺激往往造成线粒体 MTP 的开放，观察 MTP 的开放程度，可以反映线粒体的受损程度，线粒体肿胀度是评价 MTP 的有效指标。我们的实验结果显示，FLZ 对多巴胺引起的线粒体肿胀有明显降低作用。而 FLZ 单独与大鼠脑线粒体共温孵，对线粒体肿胀度没有影响。

线粒体膜电位是反映线粒体功能的另一重要指标，膜电位改变影响质子泵功能，进而影响 ATP 的生成。我们通过荧光分光光度计检测大鼠脑线粒体对 rhodamin 123 的摄取速率和摄取量来反映线粒体膜电位的变化。结果显示，MPTP 加入线粒体蛋白悬液中，可使线粒体对 rhodamin 123 的摄取速率和摄取量明显降低，并有剂量相关性，提示 MPTP 可能损伤了线粒体膜，导致线粒体膜上的电位差改变。而同样条件下，多巴胺对线粒体摄取 rhodamin 123 的速率和摄取量没有明显影响，提示多巴胺不影响线粒体膜电位。将不同浓度的 FLZ 单独加入线粒体蛋白悬液中，对 rhodamin 123 加入线粒体后荧光值的变化没有明显影响，说明 FLZ 本身不影响线粒体膜电位。将 FLZ 与 MPTP 混合后，加入线粒体蛋白和 rhodamin 123 体系中，FLZ 大剂量能够明显抑制 MPTP 对线粒体膜电位的作用。

线粒体总 ATP 酶活性的高低可以反映线粒体能量利用的水平，线粒体损伤后，整个细胞内产生的能量减少，总 ATP 酶的活性也会降低。我们的研究发现，多巴胺与大鼠脑线粒体在体外直接温育 15、30min 对线粒体总 ATP 酶活性没有明显影响，而 60min 后能引起脑线粒体总 ATP 酶活性降低，并有一定的剂量-效应相关性。此结果与前述的实验结果说明，线粒体产生能量的功能障碍发生在前，ATP 酶的活性降低出现在后，与理论一致。但在相同实验条件下，MPTP 与大鼠脑线粒体即使温育 60min，对线粒体总 ATP 酶活性也没有抑制作用。FLZ 分别与线粒体温育 60min 后，对线粒体 ATP 酶的活性没有明显影响。但 FLZ 能防止多巴胺所致的 ATP 酶活性的下降。

在多巴胺和 MPTP 引起的细胞或整体动物损伤时，都伴有过氧化（MDA）水平增加的现象。我们也同样发现，MPTP 小鼠 PD 模型的脑纹状体组织中 MDA 水平明显增加。为此，我们进而观察了多巴胺和 MPTP 对大鼠脑线粒体内 MDA 含量的影响，以检查二者是否引发线粒体的脂质过氧化。结果显示，多巴胺和 MPTP 分别与大鼠脑线粒体温育 30min 后，均可使线粒体中 MDA 的含量显著增加。FLZ 能明显抑制 MPTP 和多巴胺引起的线粒体 MDA 的生成，其中 FLZ 在 1×10^{-4} mol/L 时对多巴胺生成 MDA 的抑制率达 70%。对 MPTP 所致的 MDA 生成的抑制率为 100%。FLZ 的作用强于 VitE。

脂质过氧化水平升高与氧自由基生成增加有密切关系。H_2O_2、O_2^-是生物体内较为常见的二种氧自由基形式，我们也比较了 MPTP 和多巴胺对线粒体中 H_2O_2 和 O_2^-的影响。结果显示二者均可使线粒体 H_2O_2 的含量显著增加，多巴胺同时能极显著增加线粒体中 O_2^-的含量，而相同剂量的 MPTP 与正常对照相比，O_2^-的含量没有明显变化。FLZ 单独与线粒体蛋白温育不引起 H_2O_2、O_2^-生成增加，但 FLZ 提前 10min 加入线粒体中，可极显著地抑制多巴胺和 MPTP 引起的 H_2O_2 生成，其中用 1×10^{-4} mol/L FLZ 处理后的线粒体生成的 H_2O_2 量甚至低于正常对照的线粒体。FLZ 对多巴胺引起的 O_2^-生成的增加也有明显的抑制作用，且有剂量效应关系。VitE 对多巴胺和 MPTP 引起的 H_2O_2 生成增加没有抑制作用，但可减少多巴胺诱发的 O_2^-生成的增加，其作用弱于同剂量的 FLZ。

存在于线粒体膜上的呼吸链复合酶是一系列具有氧化还原作用的电子传递体，使得电子能够沿呼吸链传递。我们选用目前认为与 PD 关系较密切的复合酶Ⅰ和复合酶Ⅳ为指标，观察多巴胺和 MPTP 对呼吸链功能的影响。结果显示，多巴胺体外与线粒体共孵育可明显抑制复合酶Ⅰ和Ⅳ的活性，并有一定的剂量-效应关系，且随时间延长，抑制作用增加，对复合酶Ⅰ的作用则更为明显。而 MPTP 对以上两种酶的活性不但没有抑制作用，在温育 30min 后，复合酶Ⅰ和Ⅳ的活性反而略有提高。如何解释 MPTP 的这一作用，尚待深入研究。FLZ 单独与线粒体蛋白温育 30min 时，对复合酶Ⅰ、复合酶Ⅳ的活性基本没有影响，但 60min 后表现出轻微的抑制作用。同时我们观察到对照组线粒体随着温育时间延长复合酶活性亦有所下降，所以温育时间过长本身也会使线粒体呼吸链复合酶活性下降。由此看来，线粒体蛋白温育时间不宜超过 60min。在观察 FLZ 作用时选用的温育时间为 30min。结果表明，FLZ 对多巴胺引起的线粒体呼吸链复合酶活性的降低有明显保护作用。

以上结果显示，FLZ 对多巴胺和 MPTP 引起的脑线粒体功能异常有明显保护作用，进一步说明该化合物对抗 PD 有肯定的作用，线粒体是其作用的环节之一。

3. 对多巴胺和 MPP^+ 引起 PC-12 多巴胺能神经细胞株损伤和凋亡的保护作用 PD 以黑质纹状体中多巴胺能神经元死亡为其主要特征，但由于黑质纹状体在解剖学上的准确定位并不十分清楚，因而选用胎鼠脑细胞纹状体原代培养比较困难。我们选用的 PC-12 细胞是一种应用十分广泛的神经细胞株，来源于大鼠的肾上腺嗜铬细胞瘤，因其能产生和分泌单胺类神经递质，被认为可以作为多巴胺能神经细胞。PC-12 细胞有多种亚型，我们所用的细胞为未分化的 PC-12 细胞。多巴胺虽然是多巴胺能神经释放的递质，但有观点认为，PD 的发病可能和某种原因导致多巴胺局部释放增多有关，其理论根据是许多体外实验显示，多巴胺在一定浓度范围内表现出明显的神经毒性。我们以前的工作也曾发现，Fe^{2+}-cys 自由基生成系统可使分离的突触体多巴胺大量释放，提示氧自由基增加可能使脑内多巴胺浓度增加。因此有人认为，多巴胺很可能是诱发 PD 的内毒素。MPP^+ 是 MPTP 的活性代谢产物，被作为一种外源性神经毒素，已广泛应用于 PD 的病因学和药物筛选研究。

在前期研究结果的基础上，我们进而选用多巴胺作为内毒素的代表，MPP^+ 作为外毒素的代表，用 PC-12 作为多巴胺能神经细胞，应用多种实验方法进一步观察了 FLZ 对多巴胺和 MPP^+ 引起 PC-12 细胞损伤及凋亡影响及其作用机制。总的看来，FLZ 对多巴胺和 MPP^+ 引起的 PC-12 细胞毒性损伤有明显保护作用。

首先进行 MTT 实验。结果显示，多巴胺和 MPP^+ 作用细胞 24h 抑制细胞存活的 IC_{50} 分别为 1×10^{-4} mol/L 和 2×10^{-3} mol/L，与文献结果类似。FLZ 单独作用最大无毒浓度为 5×10^{-5} mol/L。无毒浓度的 FLZ 提前作用于细胞，对多巴胺或 MPP^+ 引起的细胞存活率降低有不同程度的保护作用，对多巴胺的作用更明显。倒置相差显微镜下也观察到 FLZ 提前作用细胞，对多巴胺或 MPP^+ 引起的细胞形态改变有明显改善作用，主要表现在呈梭状的细胞数量增加，或细胞虽呈圆形，但呈贴壁状态的细胞量显著增加。FLZ 高剂量（5×10^{-5} mol/L）的保护作用尤为显著。

临床上 PD 的发病中是否伴有凋亡发生还有争论，但已有人观察到，PD 患者病变部位的神经细胞有凋亡细胞的典型结构，基础研究多数体外细胞的实验数据也表明，多巴胺和 MPP^+ 引起的神经细胞损伤有凋亡发生。我们首先利用荧光光度法测定多巴胺或 MPP^+ 处理后的 PC-12 细胞全细胞裂解液中小片段 DNA 的含量，用彗星电泳、荧光染料和荧光显微镜观察经不同处理后单个细胞的 DNA 电泳行为，结果显示，多巴胺和 MPP^+ 与 PC-12 细胞作用 24h 后，DNA 发生降解，并检测到 DNA 的片段性损伤，FLZ 对此有抑制作用。提示可能有凋亡发生，而 FLZ 可能有抗凋亡活性。

目前认为，核酸特异荧光染料法可观察到细胞染色质聚集、流式细胞仪上 G-1 亚峰的出现、DNA 电泳出现片段化条带以及透射电镜下可看到凋亡发生时的典型结构变化，这几种现象同时出现才能十分肯定凋亡过程的存在。我们即从以上 4 个方面进行了进一步的研究。

（1）利用核酸嵌入性荧光染料吖啶橙（AO）和溴化乙啶（EB），用激光扫描共聚焦显微镜观察的结果显示，正常细胞经 AO/EB 染色后细胞核出现均匀的低强度荧光，而经多巴胺和 MPP^+ 处理 24h 的 PC-12 细胞，细胞核内出现明亮绿色，且有核固缩形态的细胞数明显增多，定量统计表现为平均荧光强度增高，提示出现细胞凋亡。提前 30min 加入 FLZ，对多巴胺和 MPP^+ 造成的这种细胞染色质损伤均有保护作用，表现为出现核固缩形态的细胞数明显减少，细胞的平均荧光强度显著下降。抗氧化剂 VitE 只对多巴胺引起的细胞染色质聚集有一定的作用。

（2）流式细胞仪检测结果显示，多巴胺和 MPP^+ 诱导的 PC-12 细胞凋亡存在时效性，多巴胺和 MPP^+ 在作用细胞 48h 后出现凋亡峰，72h 最明显，96h 后得到的峰形复杂，推测坏死细胞比例增加。提前 60min 加入 FLZ 或 VitE，然后加入多巴胺或 MPP^+，再共同培养 72h，结果显示，FLZ 和 VitE 对多巴胺刺激 72h 引起的细胞凋亡有不同程度的保护作用，但对 MPP^+ 引起的细胞凋亡作用不明显。

（3）DNA 凝胶电泳分析结果显示，多巴胺与 PC-12 细胞作用 6～96h，只有在 72h 时才能见到典型的 DNA 梯状条带，96h 后 DNA 的含量明显减少，电泳后紫外灯下几乎看不到 DNA，说明刺激 96h 后细胞出现大量死亡。MPP^+ 得到的实验结果与多巴胺类似。提前 60min 加入 FLZ，对多巴胺引起的细胞凋亡有明显保护作用，表现为 DNA 电泳中出现的梯状条带消失，但 FLZ 对 MPP^+ 所致的 DNA 梯状条带的作用不明显。

（4）利用电镜观察细胞的超微结构变化，结果显示，未经处理的 PC-12 细胞核膜完整，核仁为一个或多个，核仁居中，染色质均匀，细胞边界清晰。用 MPP^+ 处理 72h 的 PC-12 细胞，多数细胞表现出十分典型的早期凋亡形态，即细胞体皱缩，细胞膜边界不清，核膜完整，核仁聚集，边缘化并降解成多个团块状，但并未见到凋亡小体。用多巴胺处理 PC-12 细胞 72h，细胞结构也出现典型早期凋亡特征，同时有的细胞存在细胞膜破损，类似坏死细胞的形态，说明在多巴胺刺激后，凋亡与坏死同时发生。从所观察的细胞数粗略统计可以看出，MPP^+ 刺激的细胞，凋亡所占比例高，多巴胺刺激的细胞凋亡比例少。提前 60min 加入 FLZ 或 VitE，对多巴胺的刺激有很好的保护作用，使细胞核结构完整，核仁清晰，FLZ 同时对 MPP^+ 处理后的细胞也有较好的保护作用，使核膜较完整，核仁聚集程度明显降低，但其保护程度不如对多巴胺的保护作用明显。

通过以上 4 个实验得出结论，多巴胺和 MPP^+ 引起的未分化的 PC-12 细胞损伤，确实伴有凋亡发生。但是多巴胺与 MPP^+ 的作用不太相同，FLZ 对多巴胺和 MPP^+ 引起损伤的保护作用也不尽相同，对其为何机制介导，需进一步研究。

前面已述，多巴胺和 MPP^+ 在引起细胞损伤的同时常伴有氧自由基含量的增加。多巴胺和 MPP^+ 与 PC-12 细胞作用 24h 后，细胞中的 MDA 含量显著升高，提示在二者引起细胞损伤早期已出现脂质过氧化损伤的现象，氧自由基参与了多巴胺和 MPP^+ 的细胞毒作用。FLZ 对此有明显保护作用，而 FLZ 表现出的抗氧化作用与其对神经细胞保护作用相关，用经典抗氧化剂 VitE 与 FLZ 的作用进行比较时发现，VitE 与 FLZ 对多巴胺引起细胞凋亡的保护作用上程度近似，但从激光扫描共聚焦观察细胞染色质凝聚的结果、流式细胞分析法及电镜观察结果显示，FLZ 对 MPP^+ 引起的 PC-12 凋亡也有一定的保护作用，而 VitE 对 MPP^+ 引起的细胞凋亡几乎没有作用，由此推测，FLZ 的神经保护作用不完全是抗氧化的结果，可能还有其他的作用途径，需要深入研究。

4. 对多巴胺诱发 PC-12 细胞高分子蛋白多聚物和神经黑素的生成及多巴胺受体（D_2）亲和力的影响　MPP^+ 和多巴胺分别是体外、体内毒素的代表，但目前对 MPP^+ 引起的细胞死亡的机制仍不十分清楚。有人认为，MPP^+ 引起的细胞损伤过程需内源性多巴胺的参与，其两者可能在体内外毒素引起的 PD 细胞损伤中起协同作用。多巴胺的细胞毒作用机制也不很清楚。氧自由基在PD发病中的作用已得到公认，已发现，晚期PD病人的黑质纹状体的脂质过氧化产物增加。越来越多证据表明，多巴胺是体内活性氧自由基的一大来源。多巴胺和MPP^{+}引起的细胞损伤或凋亡伴有氧自由基生成的增加。我们前面的实验也证实，多巴胺和MPP^{+}造成的PC-12细胞损伤的早期即出现脂质过氧化产物MDA的生成增加。说明以上二种神经毒素的作用中均有氧自由基参与，因此，氧自由基在多巴胺引起的细胞毒过程中的作用不能忽视。有人认为，多巴胺或其代谢产物及伴随产生的活性氧可直接影响蛋白质的功能，通过氧化修饰使蛋白的生物功能丧失，而线粒体蛋白很可能是多巴胺及其代谢物作用的靶点，多巴胺抑制线粒体功能可能即是线粒体蛋白被氧化修饰的结果。

我们分别以多巴胺，二茂铁合并多巴胺，MPP^{+}合并二茂铁为刺激剂加入PC-12细胞，培养24h。电泳结果发现，对照组细胞中的蛋白质可以出现分离清晰的不同分子量的条带，二茂铁合并多巴胺作用组蛋白电泳出现成团状，条带不清的现象，这种现象标志着出现了高分子量的蛋白多聚物，其他刺激方式，都没有出现类似现象。若向二茂铁合并多巴胺处理的细胞培养液中预先加入FLZ作用1h，蛋白电泳条带中不再出现高分子量蛋白多聚物。用双波长扫描仪对凝胶上出现的蛋白条带进行扫描定位和半定量分析，得到相同的实验结果。提示，多巴胺本身并不能使蛋白质氧化交联产生高分子聚合物，尚需要Fe^{2+}的催化作用，氧自由基在多巴胺诱导高分子蛋白多聚物形成中起主要作用。若以MPP^{+}作为刺激剂，则无论加与不加入二茂铁，均未见到有高分子蛋白聚集物形成。FLZ预先加入细胞，对多巴胺与Fe^{2+}引起的高分子蛋白多聚物形成有明显抑制作用。

在多巴胺的神经毒性中，不能不注意到神经黑素这种物质。多巴胺的结构决定了它无论在体内还是体外都很容易氧化，氧化后的多巴胺易形成多巴胺自氧化多聚物即神经黑素。神经黑素是脑内多巴胺能神经所特有的物质，沉积于含多巴胺递质的细胞内，使细胞颜色加深，也就是黑质这一名称的来源。对神经黑素的生理作用和功能一直不清楚，已经发现，神经黑素与氧自由基的关系密切。一些学者发现，在PD病人脑中黑素化程度越高（即神经黑素含量高）的细胞越易受损伤。体外实验发现，神经黑素可被PC-12细胞吞噬。不同时间在电镜下观察可以见到吞噬过程中的各个形态，吞噬后的颗粒在胞浆中聚集，并对线粒体功能有抑制作用。我们将不同剂量的多巴胺与PC-12细胞作用12、24、48h，相差显微镜下可见黑色颗粒状物的沉积，随时间延长，黑色物增多，此黑色沉淀即为神经黑素，用分光光度法测得细胞中神经黑素呈剂量和时间依赖性增加。而MPP^{+}加入PC-12细胞后不引起神经黑素的产生。FLZ 5×10^{-5}mol/L提前加入细胞，能显著抑制多巴胺引起的PC-12细胞神经黑素生成增加，水平接近对照组细胞。体外直接温育实验也发现，多巴胺在Cu^{2+}催化下能生成氧化多聚物神经黑素，同样随时间的延长神经黑素的生成增加，FLZ体外直接与多巴胺温育能明显抑制Cu^{2+}诱导的多巴胺自氧化后神经黑素的生成。以上结果提示FLZ对多巴胺能神经的保护作用与抑制神经黑素形成有关。

D_2受体位于突触前膜，其功能与多巴胺的再摄取有关，临床研究证实，PD患者主要是D_2受体而不是D_1受体发生功能变化，一种D_2受体激动剂cabergoline已在国外进行临床试验。动物试验也显示，D_2受体缺失的小鼠运动功能明显降低。我们的实验结果表明，FLZ对D_2受体的功能并无影响，故FLZ不是D_2受体激动剂，其抗PD作用与D_2受体无关。有关FLZ抗PD作用机制的结果概括如图1-6-2所示。

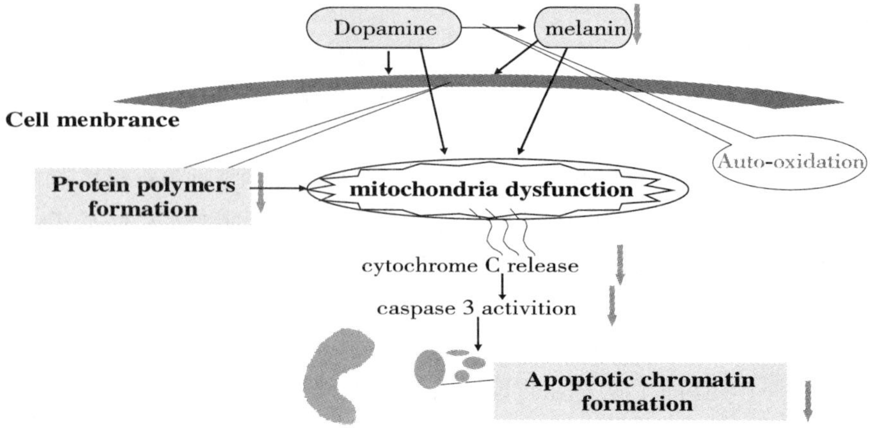

图 1-6-2　FLZ 抗 PD 作用机制示意图

↓ 表示 FLZ 有降低或抑制作用。

三、FLZ 改善学习记忆功能作用

随着世界人口平均寿命的逐年增加，老年性痴呆症发病率也随之迅速上升。老年性痴呆中有 50% ~70% 为阿尔茨海默病（AD）。AD 是一种与衰老相关，以进行性认知障碍和记忆力损害为主的神经系统退行性疾病。主要病理特征是神经元丢失、脑组织内出现老年斑和神经原纤维缠结。其发病机制还不十分明确，目前认为，AD 是由遗传、环境和代谢等多种因素共同作用所引起的一种病理过程。已经提出衰老、淀粉样蛋白、自由基损伤、胆碱能系统功能缺陷、炎症、细胞凋亡、激素缺乏等多种假说与 AD 的发病有关。其中氧化应激和线粒体功能障碍在 AD 的发病中有重要作用。临床所用治疗 AD 的药物主要是胆碱酯酶抑制剂。但由于 AD 患者主要症状是学习记忆功能进行性减退，且病因不明，发病机制不清楚，目前尚无疗效好、副作用少的药物。各国许多学者都在从多系统、多环节、多靶点探求新的 AD 治疗的药物。

如前已述，FLZ 具有良好的神经保护作用，在此基础上，我们进一步观察了 FLZ 对小鼠学习记忆功能障碍模型的影响及其作用机制。

（一）FLZ 对小鼠实验性学习记忆功能障碍的改善作用

1. 对记忆巩固、再现和空间辨别障碍的影响　AD 以神经元丧失、神经纤维缠结和老年斑为主要病理特征，临床特性主要表现为渐进性的智能减退和认知障碍。早期表现主要是健忘，并伴有其他高级功能的障碍，如对于复杂及新事物的学习能力、对空间识别能力、对语言及文字的表达能力的障碍等，因此，改善学习记忆能力成为新药研究的一个主要方面。直接对人体进行实验目前还有许多限制，模拟 AD 的病理变化和病理特征的动物模型对于 AD 的发病机制研究和治疗药物的筛选有重要作用。一般认为，记忆是一个至少有 4 个不同阶段组成的复杂的过程，包括获得、巩固、保持和再现。我们首先选用乙醇、戊巴比妥钠和蛋白质合成抑制剂环己酰亚胺诱导的小鼠记忆损伤模型，通过避暗法、跳台法、水迷津和 Morris 水迷津观察了 FLZ 对记忆的再现、巩固和空间辨别障碍的改善作用。结果表明，FLZ

能明显减少乙醇引起的小鼠进入暗室的错误次数，同时延长进入暗室的潜伏期；能减少环己酰亚胺诱导的小鼠跳下安全岛的次数，延长第一次跳下安全岛的潜伏期；对戊巴比妥钠引起的小鼠空间辨别障碍有改善，能减少小鼠游入盲端的错误次数，缩短游出迷宫的时间；对东莨菪碱引起的小鼠空间学习记忆障碍也显示明显改善作用，能显著延长 Morris 水迷津实验中在目的象限中的累积搜索时间和累积搜索距离，有效搜索时间百分数以及有效搜索距离百分数均明显增加，通过原安全岛位置的次数亦明显增多。归纳上述结果，FLZ 有明显的改善小鼠学习记忆障碍作用。

2. 对小鼠侧脑室注射 $A\beta_{25-35}$所致学习记忆障碍的改善作用　已有很多报道，采用脑室、海马和杏仁核内注射相应的毒素可引起学习记忆障碍的模型，如 β 淀粉样蛋白、$AlCl_3$ 等。为进一步观察 FLZ 改善学习记忆的作用，我们选用经 $A\beta_{25-35}$侧脑室注射引起的学习记忆损伤模型。β 淀粉样蛋白是老年斑的主要成分，其毒性作用在 AD 的发病中也有重要作用。$A\beta_{25-35}$是 β 淀粉样蛋白中的最小的毒性片段。中枢内给予 $A\beta_{25-35}$能产生和 $A\beta_{1-40}$一样的痴呆效果，已经成为 AD 新药开发中一个基本的筛选方法。大多研究发现中枢内注射 $A\beta_{25-35}$能导致明显的学习记忆能力下降，并伴有中度的神经元丢失，但也有相反的报道。主要的原因可能与 $A\beta_{25-35}$的状态、剂量和应用时间有关。可溶性的 $A\beta_{25-35}$需要经 β 折叠聚集成不溶性的纤维细丝才能发挥毒性。我们所用的 $A\beta_{25-35}$经过 37℃ 老化 4 天使成聚集状态，注射剂量约每鼠 15 nmol。跳台实验和 Morris 水迷宫的实验结果均表明，聚集状态的 $A\beta_{25-35}$能够引起小鼠学习记忆障碍。而口服 FLZ 组小鼠在跳台实验中跳下安全岛的次数减少，第一次跳下安全岛的潜伏期明显延长，在 Morris 水迷宫中，服用 FLZ 组小鼠随着训练时间的延长，找到安全岛的时间明显缩短，游泳的路径逐渐从随机型转为直线型或趋向型。探索实验中 FLZ 给药组小鼠第一次穿越安全岛的时间也明显减少，2min 内穿越次数增加。提示 FLZ 能明显改善 $A\beta_{25-35}$引起的学习记忆障碍。

病理检测结果显示：模型组动物出现双侧海马皮质萎缩，海马皮质神经细胞排列紊乱，细胞胞体缩小、着色变深，散在细胞固缩、坏死，而皮层改变不明显。这可能和组织结构的排列位置有关，皮层是大脑的最外层，脑室内的 $A\beta_{25-35}$可能扩散不到皮层。海马组织中神经细胞的结构改变可能是造成学习障碍的基础。口服 FLZ 组小鼠未观察到明显的海马组织萎缩等病理改变。

3. 对 D-半乳糖和亚硝酸钠模拟 AD 脑老化小鼠学习记忆障碍的改善作用　老年性痴呆与衰老有密切关系，建立类似自然衰老的早衰动物模型在进行衰老机制研究、探索延缓衰老对策中具有重要的意义，也是老年医学一直致力于解决的课题之一。D-半乳糖是一种生理性的营养成分，在正常机体代谢中转换成葡萄糖，参与葡萄糖代谢，但过量会导致代谢紊乱，国外最早用于白内障的研究。国内有作者首次在延缓衰老药物疗效实验中使用 D-半乳糖造成的衰老模型。随后国内的研究者对此模型进行了进一步验证并完善，此衰老模型衰老程度接近于 21 月龄水平，可作为模拟 AD 的动物模型。D-半乳糖致衰老的机制是在一定的时间内连续注射 D-半乳糖，使机体细胞内半乳糖浓度增高，在醛糖还原酶的作用下，生成半乳糖醇，这种物质在细胞内堆积，影响正常的渗透压，导致代谢紊乱，出现衰老的病理特征。罗焕敏等在使用 D-半乳糖的基础上，加用亚硝酸钠，可以和线粒体细胞色素氧化酶中的 Fe^{3+} 结合，使酶失去活力，抑制细胞呼吸，导致细胞内乳酸酸中毒和缺氧，造成全身多脏器的缺血缺氧，影响学习记忆能力，进而从行为和病理特征上建立了模拟 AD 的动物模型。我们采用上述模型，通过跳台和水迷津实验观察到小鼠连续腹腔注射 D-半乳糖（120mg/kg）和亚硝酸钠（90mg/kg）可以明显损伤学习记忆能力，与正常对照组比较，能明显延长游出迷宫的时间，游入迷宫盲端的错误次数增多；能缩短第一次跳下安全岛的时间，跳下的错误次数增多。在造模一个月时预防性地给予 FLZ 能改善这种学习记忆障碍，而 FLZ 治疗给药虽然有改善的趋势，但都没有明显的统计学意义，可能与用药的时间短有关，也可能是 D-半乳糖和亚硝酸钠停止给药后，模型组的损伤有恢复趋势。

病理检查结果显示，模型组动物脑出现皮质神经细胞排列紊乱，海马轻度萎缩，海马神经细胞排列紊乱、细胞固缩等轻度脑老化病理改变。透射电镜观察海马组织的超微结构显示神经元固缩，核膜内陷不规则，线粒体膨胀呈空泡变性，嵴溶解，粗面内质网脱颗粒，突触数量减少，结构变小。这些变化与文献报道一致。表明 D-半乳糖和亚硝酸钠引起的超微结构的改变是脑老化的形态学基础，可能通过影响海马神经细胞的氧化磷酸化、蛋白合成、递质传递等方面造成学习记忆障碍。口服 FLZ 组小鼠海马组织结构清楚，神经细胞排列规则，神经元和内质网结构完整，但线粒体部分受损，这可能和在造模中开始给药，线粒体已经受损有关。综合 $A\beta_{25-35}$侧脑室注射病理结果，FLZ 改善学习记忆的作用可能与保护海马组织结构的完整性有关。

（二）FLZ 改善学习记忆作用机制探讨

虽然关于 AD 的发病机制还不是非常清楚，但目前已经提出许多相关的假说并开发了相应的药物用于临床。记忆与颞叶海马 CA1 区神经元活性有关，FLZ 是通过怎样的途径保护海马组织不受损伤，从而达到提高学习记忆能力？我们通过免疫组织化学和生化检测等方法观察海马 CA1 区中相关蛋白的表达，分别从以下几个方面进行了初步探讨。

1．对胆碱能系统的影响　众所周知，胆碱能系统与学习记忆有密切关系。AD 病人的病理特征之一是脑内胆碱能神经元丢失。目前，关于乙酰胆碱的合成酶（ChAT）和水解代谢酶（AchE）活性和表达变化的研究报道不一致，可能和采用的模型和检测方法不同有关，但胆碱系统的改变已成为导致 AD 的重要原因之一已成共识。目前用于临床治疗的药物也是通过抑制乙酰胆碱的代谢酶乙酰胆碱酯酶（AchE）来增加脑内乙酰胆碱的水平减轻痴呆，也同样表明痴呆病人脑内胆碱能系统功能有所降低。有研究发现，在神经元的发展中 AchE 能促进神经突触的过度生长。在 AD 病人的老年斑中也发现有 AchE，因而有假说认为，AchE 可能结合 Aβ 进而促进 Aβ 的沉积，加重 Aβ 的毒性。另外有许多研究发现 Aβ 能促进 AchE 的表达，提高 AchE 的活性。同样在 D-半乳糖致快速衰老的 AD 模型中，研究发现脑匀浆中 AchE 活性的增高或降低都可表明胆碱功能出现障碍。我们的研究发现 $A\beta_{25-35}$侧脑室注射可以引起小鼠海马 CA1 区中 AchE 表达增加，但海马组织中 AchE 活性并没有明显变化，同时 ChAT 的表达也有增加，但个体差异较大。正常机体内很多物质的合成和代谢存在相对的平衡，疾病早期代偿反应起了重要作用，一旦代偿反应不足以弥补相应的平衡，疾病就会加重、恶化。因此分析可能是由于 AchE 表达的升高，降低了 Ach 水平，代偿性引起 ChAT 表达升高。尸检报告也显示轻度 AD 病人脑中 ChAT 活性升高，可能与代偿补充神经递质传递不足有关。口服 FLZ 组小鼠脑内 AchE 和 ChAT 表达比模型组低，阳性药他克林降低 AchE 和 ChAT 的表达更为明显，表明对 $A\beta_{25-35}$侧脑室注射引起的胆碱功能紊乱有拮抗作用。在 D-

半乳糖和亚硝酸钠模型中，我们发现 AchE 和 ChAT 的表达比正常对照组低，而 FLZ 能升高 AchE 和 ChAT 的表达。同样说明 FLZ 对 D-半乳糖和亚硝酸钠引起的胆碱能系统功能紊乱也有保护作用。两种模型中胆碱能系统功能的变化相反，可能与它们不同的作用机制有关。

2. 抗氧化活性　氧化应激在神经退行性疾病（AD、PD 等）发生和衰老过程中起了重要作用，抗氧化剂已成为开发治疗 AD 药物研究的一个热点。据尸检报告，AD 病人脑组织自由基生成增加，脂质出现严重过氧化。AD 病人脑中 Aβ 的沉积可作为一个不可逆的始终存在的刺激因素，导致氧自由基代谢紊乱，形成恶性循环。随着年龄的增加，机体内的抗氧化酶类活性也下降，使自由基含量积累增多，引起脂质、蛋白和 DNA 氧化损伤，也是导致机体衰老的重要原因。我们的侧脑室注射 $A\beta_{25\text{-}35}$实验结果显示，$A\beta_{25\text{-}35}$能引起海马组织中 MDA 含量升高，与文献报道一致。在 D-半乳糖和亚硝酸钠致快速脑老化模型中，活性氧应激是其模拟衰老和脑老化的启动因子，研究结果显示，模型组动物血清和脑组织中 MDA 含量均升高，血清中 SOD、血清和脑组织中 GSH-Px 活性降低，在该模型中还发现 D-半乳糖和亚硝酸钠能引起血清中 NO 含量明显升高，但脑组织中并没有检测到明显的变化，可能因为 NO 是一个小分子，合成后很容易扩散到血液中，脑组织中 NO 含量少，所用的比色法检测灵敏度低有关。此两个模型均显示出氧化应激参与了学习记忆的损伤。以前的研究已经证实 FLZ 具有很强的抗氧化性，这也是我们研究 FLZ 是否能成为抗老年性痴呆药物的原因之一。我们的实验结果表明 FLZ 预防给药能降低脑组织和血清中的 MDA 含量，升高抗氧化酶（SOD、GSH-Px）活性，还能抗 D-半乳糖和亚硝酸钠引起的血清中 NO 含量升高，同时观察到 FLZ 组小鼠海马中线粒体结构损伤程度较模型组轻。在治疗给药的实验中 FLZ 也同样能降低血清和脑组织中的 MDA 和脑中脂褐素的含量，推测抗氧化可能是其脑保护机制之一。

3. 抗凋亡作用　越来越多的证据表明神经元凋亡在阿尔茨海默病等神经退行性疾病的发病机制中起关键作用。在细胞凋亡的过程中，Bcl-2 家族和 caspase 家族起了重要作用。Bcl-2 在中枢神经系统内表达，有抑制细胞凋亡作用；Bax 与 Bcl-2 有同源性，表达增加有诱导和加速凋亡作用。Bcl-2/Bax 比值常被用来作为衡量凋亡的指标。

（1）在侧脑室注射 $A\beta_{25\text{-}35}$动物实验中，我们通过免疫组化方法检测了海马 CA1 区与凋亡相关因子的表达，结果显示 $A\beta_{25\text{-}35}$能明显增加 Bax 的表达，但对 Bcl-2 表达的影响没有如此明显，Bcl-2/Bax 比值降低。这可能是一种代偿反应企图维持 Bcl-2/Bax 之间的平衡，但因动物的个体差异较大，并无统计意义。FLZ 能降低 Bax、Bcl-2 的表达，使 Bcl-2/Bax 比值增加，尤其是 FLZ 150mg/kg 的结果与正常组接近。

（2）在 D-半乳糖/亚硝酸钠诱发快速脑老化模型中，相同的实验结果发现，小鼠海马组织中凋亡相关因子 Bcl-2 表达明显减少，Bax 表达变化不明显，Bcl-2/Bax 比值明显降低。FLZ 能增加 Bcl-2 表达，Bcl-2/Bax 比值增加，提示有明显的抗 D-半乳糖和亚硝酸钠引起的脑神经细胞的凋亡作用。Western blotting 法的结果也证实了这一推论。

在多种因素诱导细胞凋亡的过程中，线粒体功能受损是凋亡的最终途径。在本模型中我们通过电镜观察结果显示，D-半乳糖和亚硝酸钠能引起线粒体结构严重受损，FLZ 对此有一定保护作用。

（3）鉴于线粒体损伤在 AD 的发病过程中起重要作用，我们进一步采用体外分离大鼠脑线粒体与 $A\beta_{25\text{-}35}$孵育，观察线粒体肿胀、呼吸链细胞色素酶 C 氧化酶、ATP 酶、丙酮酸脱氢

酶和 α-酮戊二酸脱氢酶活性、线粒体细胞色素 C 释放以及 H_2O_2、$O_2^{\cdot}$、GSH 的变化。结果显示，$A\beta_{25\text{-}35}$能抑制线粒体呼吸链细胞色素 C 氧化酶，ATP 酶、丙酮酸脱氢酶和 α-酮戊二酸脱氢酶的活性，引起线粒体产生活性氧自由基（H_2O_2、$O_2^{\cdot}$）增多，GSH 减少，线粒体膜肿胀，细胞色素 C 释放增加。FLZ 提前与线粒体孵育，再用 $A\beta_{25\text{-}35}$处理，能明显减少线粒体活性氧的产生，增加 GSH，同时也能部分提高线粒体呼吸链复合酶Ⅳ，ATP 酶、丙酮酸脱氢酶和 α-酮戊二酸脱氢酶的活性。

线粒体受损时，引起细胞色素 C 释放到胞质中，与其他分子结合，激活 Caspase 3，诱导凋亡产生。我们的结果显示，50μmol/L $A\beta_{25\text{-}35}$与脑线粒体孵育引起线粒体细胞色素 C 释放增加，线粒体内细胞色素 C 含量明显减少。FLZ 提前与线粒体孵育，能部分抑制线粒体内细胞色素 C 释放，线粒体内细胞色素 C 含量比 $A\beta_{25\text{-}35}$模型组多。而阳性对照药他克林不能抑制 $A\beta_{25\text{-}35}$引起的线粒体细胞色素 C 释放。提示 FLZ 有保护 $A\beta_{25\text{-}35}$引起的线粒体损伤的作用。

（4）为进一步观察 FLZ 对神经细胞凋亡的影响，我们从体外又观察了 FLZ 抗 $A\beta_{25\text{-}35}$诱导 SH-SY5Y 细胞和原代培养的大鼠小脑颗粒细胞凋亡的作用。研究结果显示，$A\beta_{25\text{-}35}$与 SH-SY5Y 细胞培养 48h 能减少细胞存活率，增加细胞 LDH 释放，诱导凋亡，同时也能升高细胞内活性氧自由基（ROS），降低 GSH 和 NAD（P）H，增加细胞内钙离子浓度，降低线粒体膜电位，增加线粒体细胞色素 C 释放，下调抗凋亡因子 Bcl-2，上调凋亡因子 Bax 和 p53。FLZ 提前与细胞孵育，再用 $A\beta_{25\text{-}35}$处理，能增加细胞存活率，降低细胞 LDH 释放，降低细胞凋亡率，也能显著降低细胞内 ROS，升高 GSH 和 NAD（P）H，轻度降低细胞内钙离子浓度和线粒体膜电位。并能提高细胞内 Bcl-2 表达增高，Bax 和 p53 表达降低，线粒体细胞色素 C 释放减少，同时以上结果都表明 FLZ 有抗 $A\beta_{25\text{-}35}$诱导 SH-SY5Y 细胞凋亡的作用。

另外，以原代培养的新生 6～8 天 Wistar 大鼠小脑颗粒细胞（cerebellar granule cells，CGCs）为研究目标，以谷氨酸或老化 $A\beta_{25\text{-}35}$（溶于重蒸水中 37℃ 老化 7 天）诱导 CGCs 凋亡，实验结果显示，CGCs 暴露于 $A\beta_{25\text{-}35}$ 48h 可发生明显的凋亡，表现为 DNA 断裂，出现特征性的 DNA 梯状条带，细胞内 DNA 含量减少，经流式细胞仪测定出现明显的亚 G_1 峰，同时线粒体细胞色素 C 释放显著增加，caspase-3 活性明显升高。加入 FLZ 对谷氨酸和 $A\beta_{25\text{-}35}$引起的 CGCs 凋亡有明显抑制作用，并能显著抑制细胞色素 C 的释放，还可抑制 caspase-3 的激活，降低其活性。

4. 对神经营养因子的影响　神经营养因子是靶组织分泌的一组蛋白质，能维持和促进神经元的生长、存活、分化和执行功能。NT3 为神经营养因子家族的成员之一，近年来对它的研究比较成熟。NT3 除对于周围神经系统和中枢神经系统的发展是必须的营养因子外，还能调节中枢神经系统儿茶酚胺神经元的自分泌作用，也能参与突触的可塑性。在 D-半乳糖和亚硝酸钠诱发快速衰老模型上，我们通过免疫组化研究结果显示，与正常对照相比，模型组小鼠海马 CA1 区 NT3 阳性细胞数明显减少。而 FLZ 组小鼠海马 CA1 区中 NT3 阳性细胞数比模型组显著增多，高剂量组与正常组接近，表明 FLZ 对 D-半乳糖和亚硝酸钠诱导的海马组织中 NT3 表达减少有保护作用。阳性对照药多奈哌齐和脑复康组小鼠海马中 NT3 表达与模型组接近，没有明显的改善作用。

5. 对突轴核蛋白（α-synuclein）的影响　老年斑是 AD 病人脑中主要组织病理学标志，

老年斑中除了淀粉样蛋白外，还有非淀粉样蛋白（NACP），NACP 来自一个 19×10^{-3}的前体，即 α-synuclein。大量的研究报道表明 α-synuclein 是神经退行性疾病如 PD、AD 等的特征分子。α-synuclein 不仅本身容易聚集形成淀粉样纤维，而且可以促进 Aβ 的多聚化，同样 Aβ 也可促进 α-synuclein 的聚集。在与 AD 相关的转基因动物模型中，发现 Aβ 能增加 α-synuclein 的积聚和神经元损伤。我们的研究也发现脑室注射 $A\beta_{25-35}$能够刺激海马 CA1 区中 α-synuclein 的表达增加，提示 α-synuclein 可能在 $A\beta_{25-35}$的神经毒性中也起了重要作用。目前关于二者的相互作用是好是坏还有争议。有一种假说认为突触前膜的囊泡与细胞膜融合的部位就是这两种物质接触的部位。当 NACP 与 Aβ 蛋白形成复合体后，NACP 的 N 和 C 末端可能被切除，形成 Aβ 的核心并加强淀粉样斑块的扩大。最近，NACP/α-synuclein 研究的一个开创者 Tsunao Saitoh 提出一种新的假说：淀粉样斑块的形成可能是一种神经保护的机制。Aβ 的毒性来自其寡聚体且可以直接作用到神经元，但过多的 Aβ 形成的聚集体可以减少毒性。因为大的分子不容易和神经元结合，而 NACP/α-synuclein 作为 Aβ 聚集的辅助体，促进淀粉样斑块的形成，可以减少 Aβ 原纤维的毒性。因此可以认为 NACP/α-synuclein 是有害物质 Aβ 的"清道夫"。根据这个假说，我们实验中观察到的海马 CA1 区 α-synuclein 表达增多也可能是一种保护作用，但这种作用不足以对抗 Aβ 对神经元的损伤。在阐述 α-synuclein 毒性机制中也有这样的假说，认为一种未知的应激因素破坏突触后，蛋白合成增加以维持丧失的突触功能，但这种合成增加不足以代偿突触的破坏或者是引起突触蛋白功能的失平衡，最后也导致斑块的形成，表现为痴呆。这个假说认为突触蛋白的异常堆积是疾病发展的一个结果而不是原因。FLZ 能降低 α-synuclein 的表达，与正常组接近，表明能对抗 $A\beta_{25-35}$引起的 α-synuclein 升高，也可能是其改善 $A\beta_{25-35}$引起学习记忆障碍的一个原因。

与上述不同的是，在 D-半乳糖和亚硝酸钠引起的快速脑老化小鼠模型中，我们发现海马 CA1 区中 α-synuclein 的表达比正常对照组少，推测可能和 D-半乳糖可抑制脑皮层和海马神经元转录，使蛋白质合成能力减低有关，也可能是此模型造成衰老的程度较 $A\beta_{25-35}$单次脑室注射严重。有报道，脑中表达的 α-synuclein 量与 AD 的严重程度成反比。许多报道提示进展性认知能力的降低，与神经纤维病理变化和突触标记蛋白的降低有关，α-synuclein 可作为突触完整性的敏感指标。突触丢失发生在 AD 早期，而在晚期加重。我们利用电镜观察海马组织，结果发现模型组动物海马组织中突触减少，结构变小，这可能和 α-synuclein 表达减少有关。而口服 FLZ 能增加 α-synuclein 表达，电镜结果显示海马区突触数量较模型组多，结构较完整，这可能是其对抗 D-半乳糖和亚硝酸钠引起的学习记忆障碍的原因之一。

6. 对 Aβ 和 β 分泌酶的影响　如前所述，AD 病人脑中典型的病理特征之一是老年斑，其主要成分是 β 淀粉样蛋白（Aβ）。Aβ 本身作为生理肽，在正常体内通过合成和分解代谢保持一定的水平。正常情况下，β 淀粉样前体蛋白（APP）经 β 分泌酶和 γ 分泌酶水解代谢成 $A\beta_{1-40}$或 $A\beta_{1-42}$，后者很快被代谢酶降解，但目前对 Aβ 代谢酶的研究还远不如合成酶透彻，已发现的有胰岛素降解酶、neprilysin、plasmin 等，还没发现单一位点的代谢酶。衰老等多种因素都可以引起代谢异常，造成 Aβ 在脑内沉积，引起神经毒性，造成记忆障碍。我们用免疫组织化学的方法检测 D-半乳糖和亚硝酸钠致快速衰老的小鼠海马 CA1 区中 Aβ 和 β 分泌酶的表达，发现模型组比正常对照组平均的阳性细胞数略有减少，可能与 D-半乳糖和亚硝酸钠抑制蛋白合成有关。电镜结果显示模型组小鼠脑组织中内质网有轻度扩张脱颗粒，多聚核糖体解聚，数量减少。而口服 FLZ 组小鼠海马 CA1 区中 Aβ 的表达却明显少于正常对照组，β 分泌酶的变化不明显，减少 Aβ 表达也可能是 FLZ 的保护机制之一。但目前结果还不能确切解释 FLZ 是如何减少 Aβ 的生成，需要进一步研究验证。考虑在 Aβ 脑室注射模型中 FLZ 有对抗 Aβ 引起的神经毒性作用，FLZ 是否对 Aβ 的降解有作用，其具体的作用位点等都还需要深入研究。阳性对照药多奈哌齐对 Aβ 和 β 分泌酶的抑制作用明显，可能和其抑制胆碱酯酶的作用有关，研究发现胆碱酯酶抑制剂能参与 APP 的加工、生成过程，促进非 Aβ 代谢途径，减少 Aβ 含量。

另外，在 D-半乳糖和亚硝酸钠的动物模型中，我们还检测到模型组脑组织中的 Na^+-K^+ ATPase 活性降低、MAO-B 的活性升高，与文献报道一致，在衰老过程中，已经发现这些酶的活性改变，影响能量转换、信息传递及单胺类递质代谢，参与学习记忆损伤。口服 FLZ 能增加 ATP 酶活性，降低 MAO-B 活性。

综上所述，依托神经退行性疾病发生发展的多因素、多环节、多靶点相互作用理论，我们系统观察了 FLZ 改善学习记忆作用，对其作用机制也进行了初步的探讨和阐述（如图 1-6-3 和图 1-6-4 所示），但还不能确切肯定具体的作用靶点，可能与 FLZ 多环节调节整体功能有关。

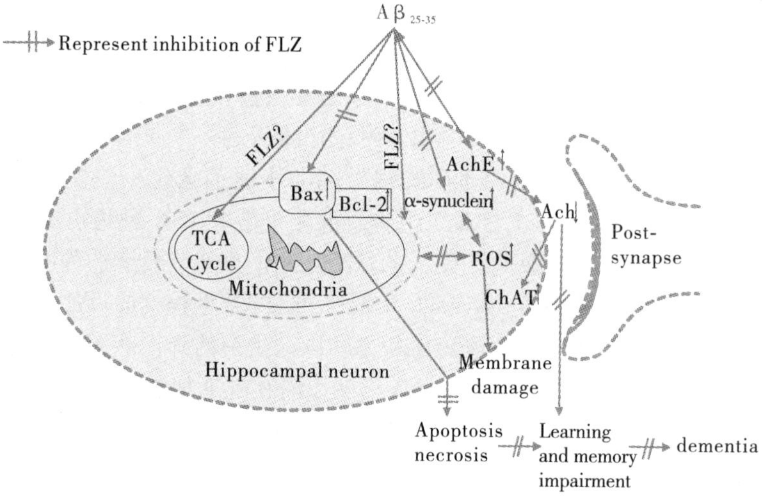

图 1-6-3　FLZ 改善侧脑室注射 $A\beta_{25\text{-}35}$ 诱发小鼠学习记忆障碍的相关机制

↓表示 FLZ 有降低或抑制作用，↑ 表示 FLZ 有增强作用。

7. 与阳性对照药作用比较　我们分别应用了他克林、多奈哌齐和脑复康作为阳性对照药。实验结果显示，在乙醇、环己酰亚胺、戊巴比妥钠和 $A\beta_{25\text{-}35}$ 脑室注射模型中，FLZ（150mg/kg）与他克林（15mg/kg）的作用效果基本一致，能改善上述物质引起的学习记忆障碍。他克林是胆碱酯酶抑制剂，在 $A\beta_{25\text{-}35}$ 脑室注射模型中，生化检测未发现其明显的降低海马组织中 AchE 活性，但免疫组化结果显示海马 CA1 区中 AchE 的表达明显降低，同时有强的抗氧化作用，与文献报道其在细胞实验中能减少脂质过氧化物水平，对抗氧化损伤结果一致。但因其有强的肝脏毒性限制了临床使用。本研究过程中也发现他克林剂量过大可引起

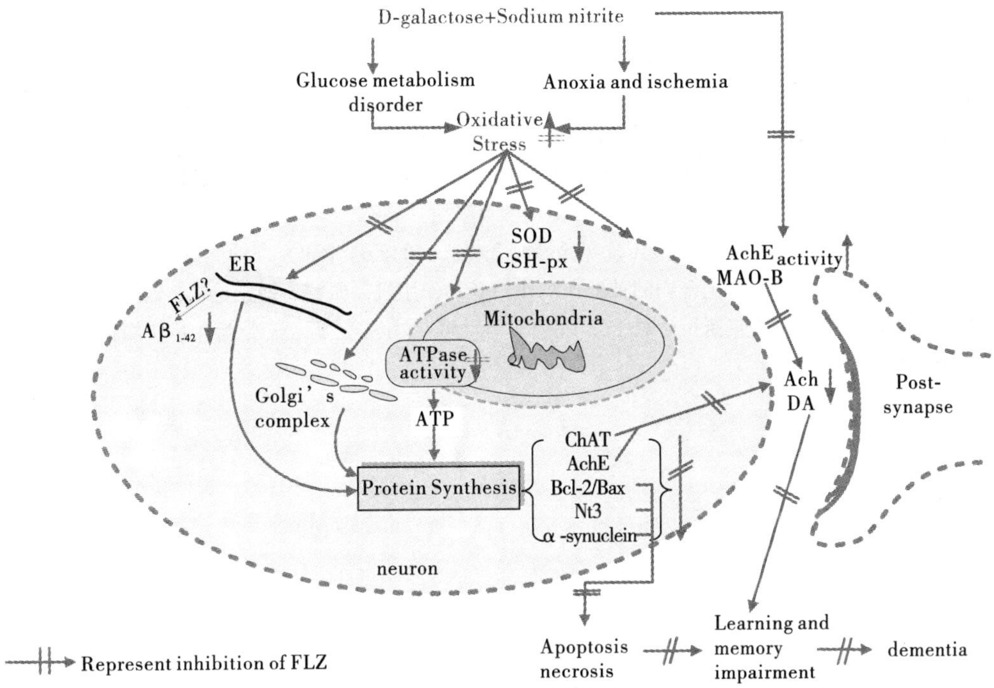

图 1-6-4　FLZ 改善 D-半乳糖和亚硝酸钠诱导的脑老化小鼠学习记忆障碍的相关机制
↓表示 FLZ 有降低或抑制作用，↑表示 FLZ 有增强作用。

严重的肝损伤，同时外周胆碱能神经的副作用也比较明显，如出汗、体温降低、颤抖等，严重者可致死，FLZ 无此毒副作用，我们前期的研究也显示，动物实验中所用的 FLZ 剂量对动物的自主活动无明显影响，且毒性较低，半数致死量 LD_{50} >5 g/kg。在 D-半乳糖和亚硝酸钠引起的快速脑老化模型中，从实验结果看，多奈哌齐和脑复康虽然在降低胆碱酯酶和凋亡因子 Bax 等指标上比 FLZ 明显，但结合生化、病理等实验结果，总体改善效果不如 FLZ，推测可能与选择的剂量及作用机制不一样有关。

四、展望

随着人口老龄化进展的加快，神经退行性疾病（主要包括 PD 和 AD）的发病率也日益上升，严重危害着老年人的身体健康和生活质量，同时给家人和社会带来沉重的负担。因此，研究神经退行性病变的发病机制和寻找有效的防治 PD 和 AD 的药物已受到人们的高度重视。

FLZ 是对从南方水果番荔枝中提取得到的物质进行结构改造人工合成的全新化合物，我们的药理学研究显示其具有很强的神经保护作用，对多种实验性帕金森病动物模型有明显防治作用，同时对多种小鼠学习记忆障碍模型具有显著改善活性，其作用机制很可能与保护神经细胞线粒体，抑制启动细胞凋亡的信号转导有关。FLZ 已经获得物质发明专利保护，应朝开发为防治神经退行性疾病新药的方向进一步深入研究。

（孙　华　刘耕陶）

参 考 文 献

1. Feng W Hong, Wei H L, Liu G T. Pharmacological study of the novel compound against experimental Parkinson's models and its active mechanism. Mol Neuro, 2005, 31 (1-3): 295 - 300
2. 李莉，刘耕陶. FLZ-52A 等三种抗氧化剂对氧应激（Oxidative Stress）损伤脑细胞的保护作用及其作用机理研究. 博士论文，1997
3. 冯卫红，刘耕陶. 新化合物 FLZ-52A 抗实验性帕金森氏病的药理学研究. 博士论文，2000
4. 王庆利，刘耕陶. 几种天然化合物的神经保护作用及其作用机制研究. 博士论文，2002
5. 方芳，刘耕陶. 番荔枝酰胺新衍生物 FLZ 改善实验性痴呆小鼠学习记忆功能及其作用机制的研究. 博士论文，2005

第二章 源于旱芹研究的治疗急性缺血性脑卒中新药丁基苯酞的创制

概 述

芹菜（*Apium Graveolens Linn.*）最早的药用记载见于《神农本草经》和《本草纲目》，民间用于降压，但尚未见有进行化学合成及开发成为治疗脑病的药品。左旋丁基苯酞（芹菜甲素）是芹菜及其籽中的主要有效成分，20 世纪 70 年代我所科研人员杨峻山等开始对芹菜有效成分进行系统研究，分离出左旋丁基苯酞［（－）NBP］，并进行抗癫痫研究。由于直接提取药源有限，1980 年杨靖华合成了消旋丁基苯酞［简称 NBP，（±）NBP］，于澍仁等作为抗惊厥药来研究，后来发现其治疗指数较小（即毒性大），未能发展成抗癫痫药物而被放弃。这些研究结果均已收集在《中草药现代研究》第三卷（第十八章）中，这里不再叙述。

据世界卫生组织统计，我国脑卒中的发病率和病死率已经高居世界首位。脑卒中死亡率是继恶性肿瘤后的第二位，幸存者多数留下终身残疾，生活不能自理，给社会和家庭造成了很大负担。而对急性缺血性脑卒中（AIS）的治疗国内外尚缺乏较好的药物。20 世纪 80 年代末期，冯亦璞设想脑缺血和癫痫在病理上对脑神经均有损伤，有相似之处，于是在建立多种脑缺血模型基础上，用消旋丁基苯酞对脑缺血动物进行了实验研究，并认为 NBP 是一个优于现有治疗急性缺血性脑卒中药物的有开发前途的新药，非常值得开发研究。1993 年，冯亦璞与杨峻山将“芹菜甲素作为制备预防和治疗脑缺血引起的疾病的药物中的应用”进行了专利申请，并组织了合成（杨靖华），分析（罗淑荣）和制剂（刘玉玲）的多学科合作，按新药申报办法进行研究，完成了消旋丁基苯酞的临床前新药报批资料。自 1993 ~ 1996 年历时 3 年审评后被批准上临床。1996 ~ 1999 年，在北京协和医院神经科崔丽英和李舜伟两位教授主持下，完成了临床Ⅰ~Ⅱ期试验，结果表明药物组有效率为 85%，对照组有效率为 59%。该药于 1999 年转让给石家庄制药集团，完成了科研成果向生产的转化，实现了科研、临床和生产三结合。随后完成的Ⅲ~Ⅳ期临床试验，表明 NBP 疗效肯定，不良反应较低。于 2002 年获国家食品药品监督管理局批准，丁基苯酞治疗急性缺血性脑卒中的一类新药获新药证书和生产批件。2005 年获国药准字号批文，现已上市，商品名为恩必普。

本研究先后得到两项国家级重大基金资助：①国家科委 1035 工程重大项目基金“抗脑缺血药丁基苯酞的研究”（No. 94-ZD-01，1995 ~ 2001）；②国家自然科学基金重大项目子课题“光学活性丁基苯酞及其衍生物的化学和生物活性研究”（No. 29790122，1997 ~ 2001 年）。NBP 获 3 项成果奖：2009 年“丁基苯酞原料及软胶囊”获国家科学技术进步奖二等奖；2004 年“治疗急性缺血性脑卒中的一类创新药丁基苯酞的研究”获北京市科学技术进步一等奖；2005 年“治疗急性缺血性脑卒中的一类创新药丁基苯酞的研究”获中华医学科技奖二等奖。

脑卒中是一类局部脑血流突然阻断，或由心脏骤停引起脑供血中断，或脑血管突然破裂，使血液进入脑细胞周围的疾病。前者称为缺血性脑卒中，后者称为出血性脑卒中，它们的治疗方法不同。前者若治疗及时，尚能使其存活，一般称此时间域为时间窗或治疗窗。若治疗时间超过治疗窗，则效果不佳或无效。自20世纪80年代以来，对脑缺血病理生理机制的研究有了很大进展，很多学者提出了能量代谢耗竭、兴奋毒、氧化损伤、钙超载等学说，相应的新药研制也快速发展，国内外对治疗急性缺血性脑卒中（AIS）药物研究很多，但有效药物很少。AIS药物大致可分为两大类：一类为改善脑血流药物，如溶栓药（t-PA，尿激酶等）、抗栓药、抗血小板药、降纤药、改善微循环药等；t-PA（组织型纤溶酶原激活剂）是美国FDA在1996年批准的第一个治疗AIS的药物，但严格的治疗时间窗（3小时内）使很多患者无法得到治疗，且有颅内出血率较高的风险（临床624例，有效率：治疗组：31%～53%，安慰剂组为20%～38%；症状性颅内出血：治疗组：6.4%，安慰剂组为0.6%），而且售价昂贵。欧美对尿激酶持否定态度，国内用于动脉内溶栓，但颅内出血率较高。抗凝药和抗血小板药多用作预防脑卒中。另一类为脑神经保护剂：如钙离子通道阻滞剂、兴奋性氨基酸受体阻断剂、抗氧化剂等。经多年的动物实验研究表明，有37个以上药物有效，但进行了114个以上的临床试验，发现无一有效（无效，或试验中止，或有严重副作用），可能是因为药物只通过单个靶点，难以阻断AIS的多个病理环节。以致很难收到好的疗效。国内市场已有很多药物如尼莫地平、氟桂利嗪、雅伴、卡兰、银杏提取物等用于改善脑循环、脑代谢和脑功能，虽各有一定作用，但用于治疗AIS的疗效不能肯定。国内在临床上应用的还有很多中药制剂，但缺乏严格的临床评价。综上所述，国内外迄今尚未找到一个较好的治疗AIS的药物，因此临床上急需一种安全有效、治疗窗较宽的药物用于脑卒中的治疗。我们建立了模拟临床病人的脑缺血动物模型，观察NBP对不同指标如脑循环、脑能量代谢、脑梗死、脑水肿等的药效作用。

研究表明，NBP是具有涵盖上述两大类作用的药物，既能改善脑血流，又具有脑保护作用，与国内外同类药物比较有其独特优点。对于NBP的多靶点作用机制研究，以及过去从未发表过的有关药代动力学研究、毒理研究、质量控制研究、制剂研究与临床研究结果均在本章中作详尽叙述。

在进行手性NBP研究过程中，我们发现，无论在整体动物，分子生物学水平，还是在细胞水平上，多数情况下左旋体的作用强度大于右旋体［简称（+）NBP］。在某些情况下（+）丁基苯酞的存在可以阻断（-）丁基苯酞作用的发挥，这种光学异构体之间的差异和相互作用，对开发研究新的手性药物具有重大意义。提示我们若用（-）NBP代替（±）NBP，可降低（-）NBP剂量以提高疗效并减轻不良反应。因此，我们又在开发（±）NBP的基础上进行了（-）NPB的开发研究，并发现（-）NBP具有较强的抗脑缺血和抗老年性痴呆的药理作用，有望开发成为新一代抗脑缺血和抗老年性痴呆药物。目前（-）NBP预防和治疗脑缺血和老年性痴呆的作用已经申请了国内和国际专利。

（冯亦璞）

第一节　丁基苯酞的药理作用研究

一、丁基苯酞的药效学研究

经研究证明 NBP 的药效学作用如下：①具有明显缩小大鼠局部脑缺血脑梗死面积，改善神经功能缺失作用；②能改善小鼠完全脑缺血的脑能量代谢；③改善局部脑缺血引起的脑水肿；④对缺血区局部脑血流和软脑膜微循环有明显改善作用；⑤抗血栓作用；⑥能显著改善局部脑缺血引起的记忆障碍；⑦对脑卒中易感性自发性高血压大鼠的脑卒中具有预防和治疗作用。这些结果均表明，NBP 是一个很有前途的治疗脑卒中药物。现将药效学分别介绍如下。

（一）能缩小局部脑缺血大鼠脑梗死面积和改善神经功能缺失

为模拟临床脑缺血病人，本研究采用 Tamura 法进行大鼠大脑中动脉闭塞（middle cerebral artery occlusion，简称 MCAO）术形成局部脑缺血，于术前或术后不同时间给药，并于术后 24 小时，测量脑梗死面积和神经功能缺失评分，以观察药物的治疗作用。结果表明，对脑梗死面积有明显缩小作用，见图 2-1-1。

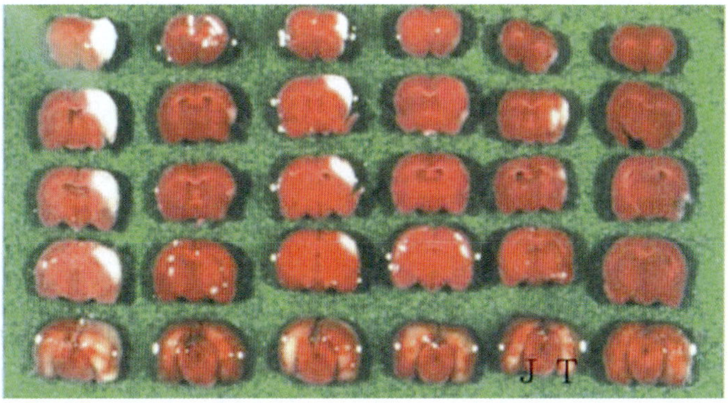

缺血对照组　20　10 NBP腹腔注射　80　40 NBP口服　0.5（mg/kg）MK-801腹腔注射

图 2-1-1　丁基苯酞对局部脑缺血大鼠脑梗死面积的影响

每只鼠脑切成五片，经 TTC 染色，红色为健康组织，白色为梗死组织

1. MCAO 后 15min 治疗组　灌胃给 NBP 20、40 和 80mg/kg 组，脑梗死面积由缺血溶剂对照组的（14.81 ± 3.97）%，分别降至（7.15 ± 7.82）%、（3.81 ± 2.12）% 和（2.31 ± 2.12）%，经统计学处理，3 个治疗组与对照组比较有非常显著的差异。NBP 10 和 20mg/kg 腹腔注射组，脑梗死面积为（6.12 ± 7.07）% 和（1.91 ± 1.74）%，与缺血溶剂对照组（15.20 ± 7.82）% 比较有非常显著差别，以上作用具有剂量依赖性关系。兴奋性氨基酸阻断剂 MK-801 作为阳性对照组（腹腔注射），其脑梗死面积为（1.97 ± 1.82）%，与对照组比较有非常显著差别。与 NBP 有效剂量组比较无统计学意义，说明在该剂量水平两者作用强度相似。MK-801 在治疗中出现明显副作用，如旋转，木僵状，肌肉松弛等反应。而 NBP 的

优点是不仅能明显缩小脑梗死面积，而且未见行为异常。

2. MCAO后2h治疗组　为进一步观察NBP对MCAO后迟发性脑损伤的影响，于MCAO后2小时给药。口服NBP 80、160和240mg/kg组，均能显著降低脑梗死面积，只是剂量较大些。

3. 对神经症状的评分也有明显作用，其作用强度与脑梗死面积缩小呈平行关系。

以上实验结果说明，NBP对急性或迟发性脑梗死面积和神经功能缺失具有明显的治疗作用。

（二）明显改善小鼠全脑缺血脑能量代谢

ATP是活组织的主要化学能源，它是在葡萄糖有氧分解和氧化磷酸化过程中产生，供脑代谢所需。PCr（磷酸肌酸）是ATP在脑中的一种储能形式，在脑缺O_2缺血时ATP和PCr急剧耗竭，而且细胞在进行无氧酵解时产生了过量LA（乳酸），因而导致了神经元功能严重受损。本实验观察NBP对全脑缺血小鼠脑能量代谢的影响。结果显示，缺血对照组脑乳酸含量上升，ATP和PCr下降；苯巴比妥钠组，乳酸含量明显下降，ATP和PCr明显上升，说明本法的可靠性。口服NBP100和200mg/kg，乳酸含量明显下降，200mg/kg组的脑ATP和PCr含量明显升高，与对照组比较有非常显著的差异，表明NBP能增加脑ATP和PC水平，降低乳酸含量，提示具有改善脑能量代谢的作用。

（三）减轻局部脑缺血大鼠脑水肿

脑组织缺氧缺血能量耗竭，细胞膜功能受损，不能维持离子梯度，引起脑组织水肿，Na^+堆积，K^+浓度下降，严重损伤神经元功能或导致神经元死亡。本实验观察NBP对局部脑缺血大鼠脑水肿和Na^+和K^+离子的含量的影响。结果如下：

1. 缺血溶剂对照组脑组织（右侧）水含量与假手术组比较，脑水肿显著。口服NBP 80、160、240mg/kg后，脑水含量分别与缺血溶剂对照组比较，差异非常显著。皮下注射阳性药尼莫地平5mg/kg，脑水含量与缺血溶剂对照组比较也有非常显著差异。

2. 对照组的脑K^+含量明显下降，Na^+含量明显升高，与假手术组比较有非常明显差异。而口服NBP 80、160和240mg/kg后的K^+含量均明显升高；Na^+含量则明显下降，给药组与对照组比较均有非常显著意义。大剂量组K^+，Na^+含量已接近正常生理水平。

以上结果表明NBP能降低脑缺血性脑水肿，能抑制H_2O进入脑组织和Na^+的堆积，能减少K^+的丢失，从而减轻了脑水肿。

（四）明显改善缺血区脑血流

急性脑缺血时，最早表现为血流量减少，以致氧和葡萄糖急剧下降，脑的一系列正常的生理生化反应受阻，最后引起脑功能受损，甚至脑梗死或坏死，因此寻找能改善脑血流，特别是改善缺血区脑血流量的药物极为重要。

1. 对纹状体脑血流（rCBF）的影响　实验用Wistar雄性大鼠，体重350～450g，给药容积为1ml/kg。水合氯醛麻醉（350mg/kg，ip），行大脑中动脉阻断（MCAO）术（方法同前），将动物置恒温（37℃）金属板上，检测动脉血压。氢清除法测rCBF的方法如下：借助鼠脑立体定位仪将氢电极插入MCAO侧纹状体作为工作电极，参考电极插入颈背皮下，将两个电极导线分别连至Diamond Electro-Tech Chemical microsensor 1231仪上（组织气体分析仪，美国Diamond General公司生产），极化电压为+600mV，等电极稳定后，给动物吸入氢气 5min，同时记录纹状体氢清除曲线，以求出氢气浓度下降 50% 时所需的时间（$t_{1/2}$），依公式 rCBF = λ（0.693/$T_{1/2}$）×100 计算局部脑血流量（λ 为氢气在血液和脑组织中的分配系数）。结果如下：

（1）对正常大鼠 rCBF 的影响　首先测定正常大鼠局部脑血流，随后给以不同剂量的 NBP 并测定给药后不同时间的 rCBF。正常大鼠腹腔注射 NBP 1mg/kg 后脑血流无明显变化，但注射 NBP 5、10、20mg/kg 后 10min，血流量明显增加，与用药前相比，分别增加了 36.6%、67.1% 和 15.2%，药后 20min 时脑血流量仍保持在较高水平，以后随时间延长，增加幅度逐渐降低，50min 时基本接近给药前水平，可见 NBP 可在基本不影响动脉血压的情况下增加脑血流，改善正常动物脑供血。

（2）对脑缺血大鼠 rCBF 的影响　行大脑中动脉阻断术后 10min 分别 ip NBP 5mg/kg、10mg/kg、Nim（尼莫地平）0.5mg/kg 或等体积的溶剂，并测定 MCAO 后 60min、90min、120min、180min 时的脑血流，假手术组则只进行手术但不电凝大脑中动脉。结果发现，溶剂缺血对照组大鼠 rCBF 很低，而假手术组大鼠 rCBF 则基本接近正常鼠脑血流量，说明大脑中动脉阻断模型成功。NBP 及 Nim 给药组均可显著提高缺血区的脑血流，与溶剂对照组相比，有显著差异（图 2-1-2）。MCAO 后 10min，口服 NBP 40mg/kg 或 80mg/kg 均可显著增加大脑中动脉阻断侧纹状体的局部脑血流，与溶剂对照组相比，有显著差异，而且有量效关系（图 2-1-3）。上述结果表明，NBP 不仅能增加正常大鼠脑血流，也能增加缺血区脑血流，而且口服与腹腔注射同样有效。

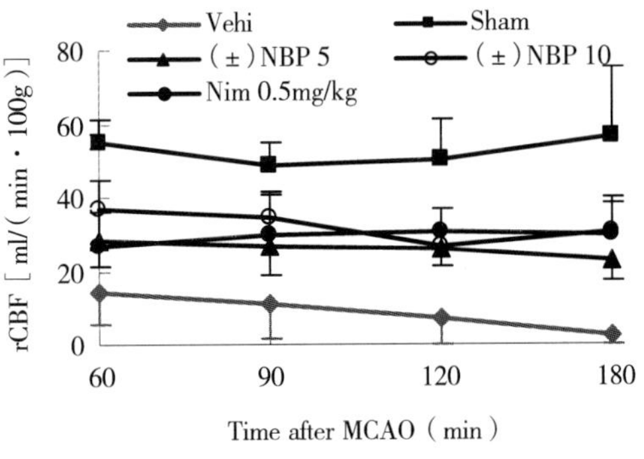

图 2-1-2　大脑中动脉阻断（MCAO）后 10min 腹腔注射丁基苯酞或尼莫地平对同侧纹状体局部脑血流量的影响

平均值 ± 标准差 n = 8 ~ 14，各剂量组与溶剂对照组相比均有显著性差异，Vehi：缺血对照组，Sham：假手术组

2. 对蛛网膜下腔（SAH）出血后 rCBF 的影响　蛛网膜下腔出血是临床常见脑卒中类型。它是颅内血管破裂，血液流入蛛网膜下腔而引起一系列病理生理反应。提高蛛网膜下腔出血后急性期脑血流，可减少死亡率，改善预后。方法：因尾状核对出血是比较敏感的部位，我们选择尾状核作为脑血流测定部位。用雄性 Wister 大鼠（267 ~ 360g），记录动脉血压和头温。用脑立体定仪插氢电极于尾核，用氢清除法测 rCBF 的方法同上所述。取自体血 0.4ml 注入侧脑室，形成 SAH。结果显示，（±）NBP 增加 rCBF。

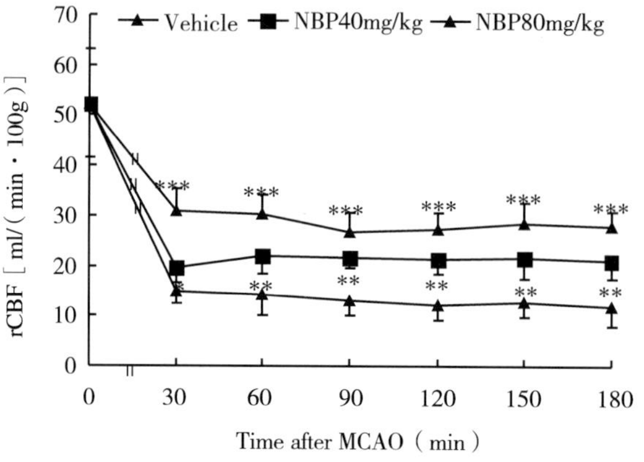

图 2-1-3 大脑中动脉阻断（MCAO）后 10min 口服丁基苯酞对同侧纹状体局部脑血流量的影响

平均值 ± 标准差，n = 8，** $P<0.01$，*** $P<0.001$ 与溶剂对照组相比

3. 改善脑微循环　改善脑微循环障碍是治疗缺血性脑血管疾病的一个重要环节。本研究选择直径为 40 ~ 70μm 的软脑膜微动脉进行监测，对其管径及红细胞流速进行了动态观察，可以直接反映局灶性脑缺血时脑微循环障碍情况及 NBP 干预的影响。

正常脑组织局部血流量为 60ml/（min · 100mg 组织）；而脑缺血后，中心坏死区的局部脑血流量在 16 ~ 20ml/（min · 100mg 组织），此时脑组织呈不可逆损伤，导致脑细胞死亡。而中心区周围的脑细胞处于死亡的危险中，称为半暗带。半暗带的 rCBF 水平则介于两者之间，且神经细胞呈可逆性功能丧失。

插线法 MCAO 模型制备：大鼠仰卧位固定，沿颈正中线切开，分离颈外动脉，颈内动脉，将直径为 0.26mm 的尼龙线自颈外动脉，经颈内动脉插入颅内，沿颅内动脉进入约 1.8cm，此时线头已达大脑中动脉起始部，造成脑缺血模型。

实验利用体外显微摄像系统监测了 MCAO 后大鼠软脑膜微血管管径及血流速度的变化，用较直观的方法，通过监视器选取管径 40 ~ 70μm 的微动脉进行观察摄像，并用 MCIP 软件测定其红细胞流速（blood flow velocity，BFV）及管径（arteriole diameter，AD）的变化。研究了 NBP 对脑缺血后微循环障碍的作用，并对 NBP 的旋光异构体分别进行分析评价。

实验动物分为假手术组、缺血溶剂对照组（ip 0.5% Tween-80 1ml/kg）、Nim（尼莫地平）给药组（0.3mg/kg，ip）、（±）NBP、（-）NBP 及（+）NBP 给药组 [分别 ip（±）NBP 12.5、25mg/kg，（-）NBP 及（+）NBP 给药组各 25mg/kg ip]。所有动物根据给药时间分为：预防给药组（MCAO 术前 1h 给药）和治疗给药组（MCAO 术后 20min 给药）。结果如下：

（1）改善脑缺血后软脑膜微动脉口径（AD）（图 2-1-4）①治疗作用：假手术组软脑膜微动脉 AD 无明显变化。MCAO 术后，溶剂对照组 AD 明显下降，且持续波动于正常 AD 水平的 46% ~ 59% 之间。ip（±）NBP12.5、25mg/kg 后 30min，AD 呈剂量依赖性地明显增加，且作用持续较长时间。（-）NBP 25mg/kg 亦能明显扩张微动脉，其作用于给药后 45 ~

60min 达峰值，与同剂量的（±）NBP 相似。（+）NBP 及 Nim 则对 MCAO 后 AD 无明显作用；② 预防作用：（±）NBP 25mg/kg 对正常麻醉状态大鼠软脑膜微动脉 AD 无明显影响，而 Nim 0.3mg/kg 可使正常大鼠脑微血管 AD 增加 5% ~16%。MCAO 术后，各组大鼠软脑膜微动脉 AD 均明显下降。溶剂对照组 AD 至术后 90min 仍维持较低水平，而预先 ip（±）NBP、（-）NBP、Nim，可使 MCAO 术后软脑膜微动脉 AD 值迅速上升。Nim 给药组于术后 75min，作用明显下降，（±）NBP、（-）NBP 组作用持续时间较长。（+）NBP 组 AD 值明显低于溶剂对照组。

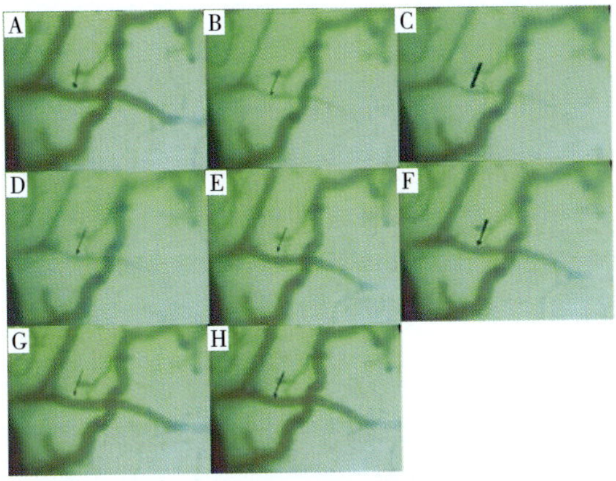

图 2-1-4　NBP 对 MCAO 大鼠软脑膜微血管口径的影响

A. 箭头表示缺血前的正常微动脉口径；B. 箭头表示缺血后即刻微动脉口径明显缩小；C. 给药 15min 后，微动脉口径有恢复趋向；D ~ H. 给药 15、30、45、60、75min，微动脉口径逐步趋向恢复

（2）改善脑缺血后软脑膜微动脉血液流速（BFV）　①治疗作用：MCAO 术后 20min，溶剂对照组软脑膜微动脉 BFV 显著降低，约为术前的 6% ~27%，BFV 持续波动在正常水平的 15% 左右。（±）NBP 12.5 及 25mg/kg 可剂量依赖性地增加 BFV，且于给药后 15min 即有明显的效果，45 至 60min 时，效果最为显著，于给药后 90min 仍保持较高水平，（-）NBP（25mg/kg）作用强度与同剂量的（±）NBP 相似。（+）NBP 25mg/kg 或 Nim 0.3mg/kg 对 MCAO 后软脑膜微动脉 BFV 无明显作用（图 2-1-5）；② 预防作用：预先 ip（±）NBP，（-）NBP 25mg/kg 能明显增加 MCAO 后的 BFV，且作用持续至术后 1.5h。预先 ip（-）NBP 的作用略强于（±）NBP。而同剂量的（+）NBP 使 MCAO 后的 BFV 明显下降，仅为正常的 0 ~5%，较溶剂对照组低，结果有显著性差异。Nim 0.3mg/kg，在缺血后给药无效，然而预防给药亦能迅速升高 MCAO 后 BFV 的水平，作用持续至术后 75min 开始减弱。

小结：（-）NBP 对脑微循环有明显作用，而（+）NBP 无作用。两个对映体对脑微循环的作用是有所不同的。可见（±）NBP 对脑微循环的作用主要来自（-）NBP 的作用。Nim 无治疗作用，而预防给药可轻度增加 MCAO 及正常麻醉大鼠脑微血管直径，可见（±）NBP 改善脑微循环的作用优于 Nim。

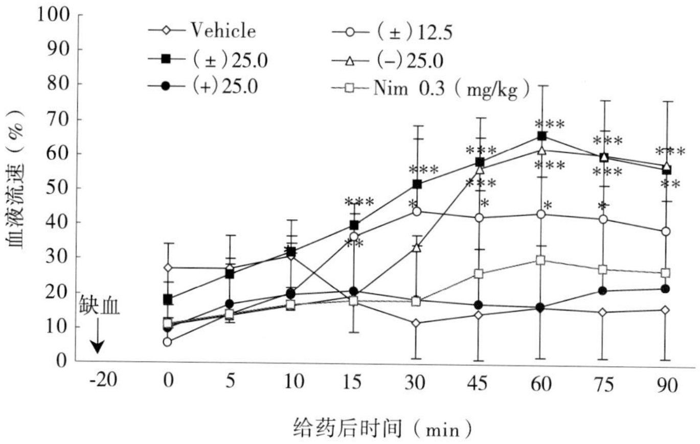

图 2-1-5　局部脑缺血后 20min 用光活 NBP 和尼莫地平治疗对软脑膜微动脉血液流速的影响

n = 5，每点为平均值 ± 标准差。* $P<0.05$，** $P<0.01$，*** $P<0.001$，与缺血溶剂组比较。

（五）抗血栓作用

动脉粥样硬化继发血栓形成是诱发脑缺血性疾病的主要原因之一。研究发现缺血性脑病发生后，血液处于高黏、高凝、高聚状态，另有脑卒中高危人群如 TIA（短暂性脑缺血发作）、高血压、糖尿病和房颤等的二级预防，均需抗血栓治疗。对 NBP 作用机制研究发现，它有调节 NOS-NO-cGMP 系统功能及脑缺血后神经细胞花生四烯酸代谢的作用。由于花生四烯酸代谢及 NO 的生成对机体的血栓形成、血小板功能及血流动力学有重要影响，为此我们探讨了 NBP 在血栓形成和血小板功能方面的作用。

1. 对血小板聚集的影响　利用比浊法，研究了（±）NBP、（-）NBP 和（+）NBP 对在体血小板聚集率的影响，阳性药为阿司匹林（Asp）和噻氯匹定（Tic）（连续灌胃 3 天）。结果表明，（±）NBP、（+）NBP 和（-）NBP（po）可显著抑制胶原、ADP、花生四烯酸诱导的血小板聚集，呈剂量依赖关系。结果表明，NBP 具有抗血小板聚集作用，其作用强度与 Asp 和 Tic 近似。

2. 对实验性血栓形成的影响　①用半体外血栓形成术（大鼠动静脉环路）进行实验，方法如下：将动物麻醉后，取内径为 0.9mm，长约 12cm 的三段聚乙烯管（内置 6cm 长的丝线，管中充满含 50U/ml 肝素的生理盐水）连接右颈总动脉和左颈外静脉，开放血流 15min 后中断血流，取出丝线称重。将丝线湿重减去原丝线干重，即为所形成血栓的湿重。结果见表 2-1-1a，（±）NBP、（-）NBP 和（+）NBP 灌胃后可剂量依赖性地抑制大鼠血栓形成，其中（-）NBP 作用较强，强度近似阿司匹林；②直流电刺激颈总动脉（1.5mA，7min），远心端温度下降表示血栓形成。观察（±）NBP、（-）NBP 和阿司匹林的抗血栓作用（表 2-1-1b）。

由以上结果可见，（-）NBP 的抗血小板作用强度接近阿司匹林，而它又具有保护脑损伤和改善脑微循环作用，而这些作用正是阿司匹林所不具备的。因此它具有很宽的治疗范围，可用于预防和治疗脑卒中、心肌梗死以及外周血管疾病等。预计有重大的社会效益和经济效益，因此对它的开发前景看好。该发现已于 1998 年 12 月申请了“丁基苯酞在制备抗血栓形成药物中的应用”的用途专利保护，申请号为 98125618. x。

表 2-1-1　丁基苯酞对大鼠动静脉环路及电刺激颈总动脉实验性血栓形成的影响

a. 动静脉环路法

剂量	血栓重量（mg）				
mg/kg	溶剂对照	ASP	（－）NBP	（＋）NBP	（±）NBP
0	49.24 ±6.10				
3		42.00 ±8.48 *	43.11 ±7.69		44.56 ±7.00
10		35.88 ±5.40 ***	37.46 ±11.68 **	47.78 ±8.98	41.77 ±3.98 **
30		27.58 ±3.96 ***	31.55 ±5.00 ***	42.44 ±7.86 *	39.68 ±7.61 **
100		25.81 ±5.40 ***	28.98 ±6.37 ***	39.29 ±5.52 ***	36.35 ±5.41 ***

* $P<0.05$，** $P<0.01$，*** $P<0.001$，与溶剂对照组比（t-test），n = 10 ~ 11

b. 电刺激颈总动脉法

剂量	血栓形成时间（min）			
mg/kg	溶剂对照	ASP	（－）NBP	（±）NBP
0	15.6 ±1.04			
10		19.09 ±1.46 ***	16.7 ±1.91	16.3 ±1.84
30		21.0 ±5.26 ***	19.6 ±2.54 ***	16.31 ±1.68
100		—	22.0 ±3.3 ***	18.6 ±0.97 ***

*** $P<0.001$，与溶剂对照组比

（六）改善局部脑缺血大鼠记忆障碍

脑缺血缺氧引起神经元严重损伤，使功能受损，这是脑卒中患者或其他脑缺血性疾患引起后遗症的主要原因。建立局部脑缺血动物模型使引起记忆障碍，以观察药物对其治疗作用。

方法：Wistar 雌性大鼠（250 ~ 300g），剂量为 10、30、100mg/kg，药用植物油配制。用艾地苯醌作为阳性对照药（30mg/kg，用 5% 阿拉伯胶配成悬液），口服给药体积均为 2ml/kg。学习记忆获得性训练方法：实验开始前大鼠先进行学习记忆的获得性训练。穿梭箱由实验箱和自动记录打印装置组成，实验箱大小为 50cm × 16cm × 18cm，箱底部格栅为可以通电的不锈钢棍，箱底中央部有一高 1.2cm 的挡板将箱底部分隔成左右两室，实验箱顶部有光源和蜂鸣音控制器，自动记录动物对电刺激或条件刺激的反应和潜伏期。训练时，将大鼠放入箱内任何一室，10 秒后出现蜂鸣音并持续 10 秒，在后 10 秒内给予电刺激（100V，0.2mA，50Hz，AC）最初动物只对电击有反应，即逃至对侧另一室以逃避电击，如此迫使动物来回穿梭。当蜂鸣音呈现时大鼠立即跳至对侧安全区以逃避电击即认为出现了主动逃避

反应，每隔一天训练一回，每回 20 次约训练 4 ~5 回，于最后一次训练后将主动逃避反应达 85% 以上的大鼠入选，除正常组和假手术组外，均进行 MCAO 术。室温恒定在 24 ~25℃，术后 24h 后重复测定一回大鼠学习记忆的实验，方法与学习记忆获得性训练相同。实验结束时，大鼠均断头，取脑验证，证明 MCAO 术均成功。

结果：由图 2-1-6A 可见，假手术组大鼠的主动逃避反应正确次数和逃避反应（主动或被动）潜伏期与正常大鼠的数值基本相似，说明动物虽经过手术损伤，但未影响记忆功能。相反，溶剂对照组大鼠明显丧失记忆，表现为主动逃避反应正确次数明显减少，由缺血前的 16.7 ±2.9 次减少至 6.50 ±5.02 次，即错误次数增加。主动和被动逃避反应潜伏期也明显延长。这一结果表明，这是一种较为接近临床的由局部脑缺血引起的记忆缺失的很好模型。给 MCAO 大鼠口服 NBP 30、100mg/kg 治疗，均能非常显著改善记忆障碍。表现为主动逃避反应正确次数明显增加，由对照组的 6.50 ±5.02 次分别增加至 12.25 ±6.67 次和 15.38 ±3.28 次，即错误次数大大减少。大剂量组基本上已接近假手术组水平。主动和被动逃避反应潜伏期也明显缩短（图 2-1-6B），潜伏期的延长值由缺血对照组的 4.25 ±1.59 秒（主动）和 4.06 ±3.30 秒（被动）分别缩短至 1.81 ±1.56 秒和 0.6 ±1.39 秒（主动）和 0.36 ±0.39 秒及 0.03 ±0.5 秒（被动），经统计学处理有非常显著差异。以上结果表明，NBP 有很明显的改善局部脑缺血引起记忆障碍的作用。

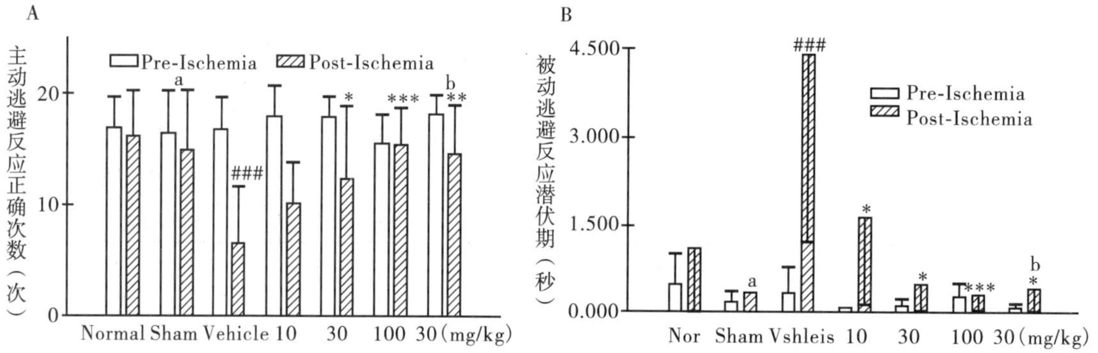

图 2-1-6　丁基苯酞（10、30、100mg/kg，po）对局部脑缺血大鼠 A. 主动逃避反应正确次数和 B. 被动逃避反应潜伏期的影响

平均值 ± 标准差，n = 8 ~ 11，* $P<0.05$，**(##) $P<0.01$，***(###) $P<0.001$ 与缺血对照组即 vehicle（假手术组，Sham）比较，a. $P>0.05$ 与正常组比较；b. 艾地苯醌

（七）对脑卒中型自发性高血压大鼠脑卒中有预防和治疗作用

脑卒中型自发性高血压大鼠（SHRSP）是由于重度高血压引起脑血流下降，脑内小动脉坏死，血管壁严重损伤，引起血栓形成和脑出血而导致脑卒中。现观察 NBP 对 SHRSP 大鼠脑卒中的预防和治疗作用。

SHRSP 6 周龄雄性大鼠，自实验开始至卒中发作，每只动物每天进盐量由 0.8g 逐渐增至 1.3g 以促使血压升高。自脑卒中发作之日起改用无盐饮食。NBP 剂量 25、50 和 100mg/(kg·d)。阳性对照药为尼莫地平［37mg/(kg·d)］，均用药用植物油配成所需浓度，给药体积为 1ml/kg。每天按每笼动物平均体重将药物混入食物中（每只动物每日喂 15g 软食），每周称体重一次，以调整药量，自卒中发作之日起每天改用灌胃给药。观察指标：

1. 记录脑卒中发作时间　脑卒中发作的评价标准为：①单或双前肢或全身抽动，有些动物伴有激惹现象（跳或窜）；②出现偏瘫或全身瘫痪，腹部贴地，不能站立；③较重者为全身细小震颤，最后爬伏，软瘫，甚至死亡，凡出现以上一项症状者评定为脑卒中发作。

2. 记录脑卒中发作后神经症状和存活天数　脑卒中后每天进行神经症状评分的标准分为五级：0 级为正常；1 级症状表现为少动或轻度激惹；2 级为一侧前肢或头抽动，钻笼角不动或激惹性亢进（表现为跳、窜）；3 级为单侧前肢或单侧前、后肢瘫，身躯歪斜，行走困难；4 级为腹部贴地不能站立，四肢瘫痪，全身细小震颤。记录 14 天的评分分数，与溶剂对照组进行比较，再行统计处理。

结果表明，阳性对照药尼莫地平［37mg/(kg・d)，po］有非常明显的预防作用，与文献报道基本一致，说明本实验的可靠性。NBP 100mg/kg 组，自实验开始至脑卒中发作的天数为 45.9 ±8.5 天，与溶剂对照组（38.4 ±5.9 天）比较，有非常明显延缓脑卒中发作的作用（表 2-1-2），在脑卒中发作后 po NBP100mg/kg 累积存活率明显延长（图 2-1-7a），NBP 还能明显改善脑卒中发作后大鼠的神经症状（图 2-1-7b）。以上结果说明 NBP 不仅能预防脑卒中的发作，而且有明显的治疗作用。NBP 对血压、心率均无影响，因此说明 NBP 对脑卒中的预防和治疗作用并非降压作用所致。动物陆续出现脑卒中，体重明显减轻，而 NBP 各剂量组的体重均比对照组重，因为消瘦是脑卒中发作的预兆之一，表明 NBP 有明显的抗病能力。总之 NBP 可望在临床中有预防和治疗脑卒中的作用。

表 2-1-2　丁基苯酞（po）对脑卒中型自发性高血压大鼠脑卒中出现时间的影响

组 别	剂 量［mg/(kg・d)］	卒中出现的时间（d）
溶剂对照	—	38.4 ±5.9
丁基苯酞	25	42.1 ±9.9
	50	43.7 ±9.3
	100	45.9 ±8.5**
尼莫地平	37	59.1 ±13.2***

平均值 ± 标准差，n = 15，** $P<0.01$，*** $P<0.001$ 与溶剂对照组比较

以上结果表明 NBP 明显缩小，局部脑缺血的脑梗死面积和改善神经功能缺失，能改善脑能量代谢，能明显降低局部脑缺血性脑水肿，增加 rCBF，改善记忆，具有明显的抗血小板聚集和抗血栓作用等。可见 NBP 是一个具多个作用点（多靶点）的独特的有新颖性的治疗脑卒中的创新药物。

二、丁基苯酞作用机制研究

药效学研究发现，NBP 是一个作用于多个病理环节的药物，为阐明其阻断缺血性神经元损伤、改善局部缺血脑血流量和抗血小板聚集和抗血栓的作用原理，我们对作用机制研究的思路和方法是：①考虑到脑缺血复杂的病理机制，观察丁基苯酞对不同环节的病理机制有

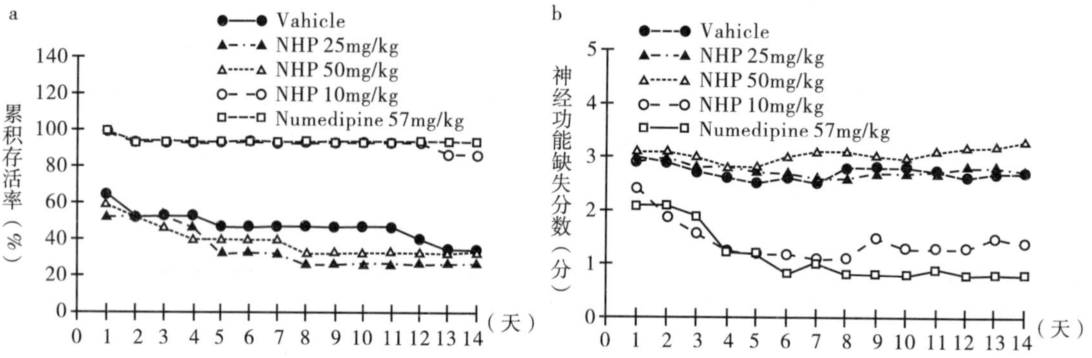

图 2-1-7　丁基苯酞（口服）对脑卒中型自发性高血压大鼠脑卒中后 a. 累积存活率和 b. 神经功能缺失评分的影响

平均值 ± 标准差，n = 15

无阻断作用；②在脑缺血领域，从神经系统和脑血管方面运用多种较为先进的技术和手段，从整体动物、细胞和分子生物学不同水平上，进行了较为广泛而深入的探讨。并且对光活 NBP 光学异构体之间的生物活性也进行了深入的研究，这样不仅在理论上有重大意义，而且对临床用药提供了理论依据，同时也阐明两对映体的药理作用机制的生物学行为，将会对机体大分子的立体选择性机制有进一步的认识。

（一）对神经细胞损伤有保护作用

培养的神经细胞中分别加入使细胞损伤的不同药剂，如用低氧低糖以模拟整体动物引起脑缺血，或加入谷氨酸衍生物 NMDA 诱导细胞产生兴奋毒，或加入高钾使细胞膜去极化，或加入氧化剂 H_2O_2 或加入 Aβ（β 淀粉样肽）均导致细胞损伤。然后观察 NBP 对损伤细胞有无保护作用。如果细胞受损伤，乳酸脱氢酶（LDH）就从细胞内释放出来。因此，用 LDH 作指标可检测细胞损伤程度（也可用 MTT 法）。结果表明，钙离子通道阻滞剂尼莫地平，只对 KCl 诱导的细胞毒性有保护作用，NO 合酶抑制剂 N^G-L-精氨酸甲酯 NAME 只对 NMDA 及低氧低糖诱导的细胞毒性有效。而 NBP（1 ~ 100μmol/L）对上述各种不同的诱导剂所引起的细胞损伤均有明显的直接保护作用（抑制 LDH 的释放），说明 NBP 可能作用在多个靶点上。对细胞的保护作用（ - ）NBP 比（ + ）NBP 强（图 2-1-8）。

（二）改善线粒体功能

在慢性神经元损伤导致细胞死亡过程中，线粒体功能异常变化起着关键作用。病理状态下，线粒体呼吸链的电子传递链发生障碍，导致氧化磷酸化脱偶连，使合成 ATP 能力下降或停止。同时，细胞内钙的平衡被破坏，引起细胞内钙超载，导致细胞死亡。由于 $[Ca^{2+}]_i$ 超载，线粒体产生活性氧自由基。同时促使存在于线粒体内外膜之间的前凋亡因子细胞色素 C 的释放，激活蛋白水解酶 caspase 3，从而启动凋亡发生。线粒体功能损伤的变化如图 2-1-9 所示。

有关 NBP 对线粒体的功能的影响分述如下：

1. 提高复合酶Ⅳ活性　用颈内动脉插线法制备大鼠 MCAO 模型，按设定时间断头，提

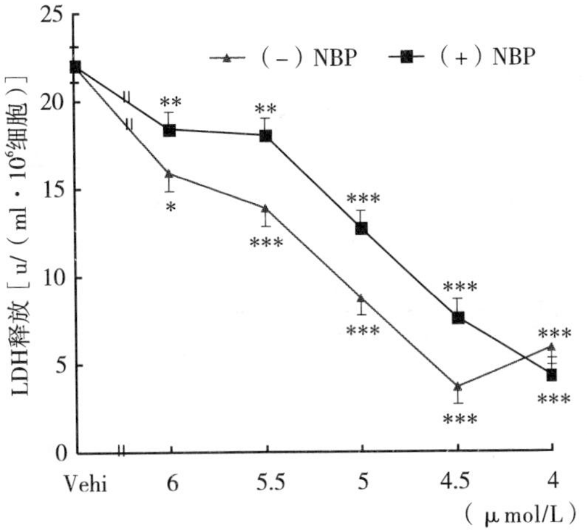

图 2-1-8 （+）NBP 和（-）NBP 对低氧低糖诱导的培养胎大鼠神经细胞致 LDH 释放有明显抑制作用。

平均值 ± 标准差，n = 4，$^{*}P<0.05$，$^{**}P<0.01$，$^{***}P<0.001$ 与溶剂组比较。Vehi：溶剂组

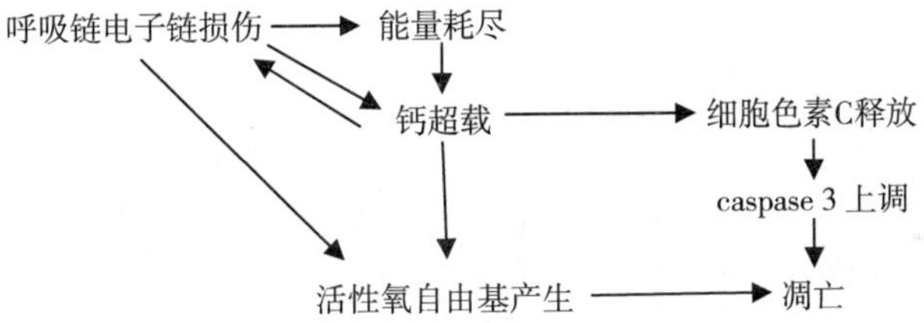

图 2-1-9 线粒体功能损伤的变化

取线粒体。测定呼吸链复合酶Ⅳ活性。结果表明，脑缺血对复合酶Ⅳ活性的影响最为明显，即明显下降。（±）NBP 剂量为 5mg/kg ip 时即能逆转复合酶Ⅳ在缺血期显著降低的活性（$P<0.05$），使之恢复到正常水平，当剂量为 10mg/kg ip 时作用更强（$P<0.01$），甚至略高于正常组水平（图 2-1-10）。

已经证明，用整体动物实验 NBP 能逆转 MCAO 造成的复合酶Ⅳ活性降低。这一作用是对呼吸链的直接作用还是继发于 NBP 对脑血流的改善而间接引起的作用呢？为排除体内其他复杂因素的影响，我们进行了进一步研究，即用原代培养大鼠神经细胞使其处在低氧低糖条件下，以模拟整体动物脑缺血，在体外特定条件下来观察药物对复合酶Ⅳ活性的直接作用。

从（+）、（-）和（±）NBP 对原代培养神经细胞的作用可以看出，在低糖低氧条件下 NBP 对线粒体复合酶Ⅳ有着类似于在整体动物水平的作用，同样可以使低糖低氧造成的线粒体复合酶Ⅳ活性降低得以恢复。由于离体细胞培养排除了整体动物血供改善及其他因素

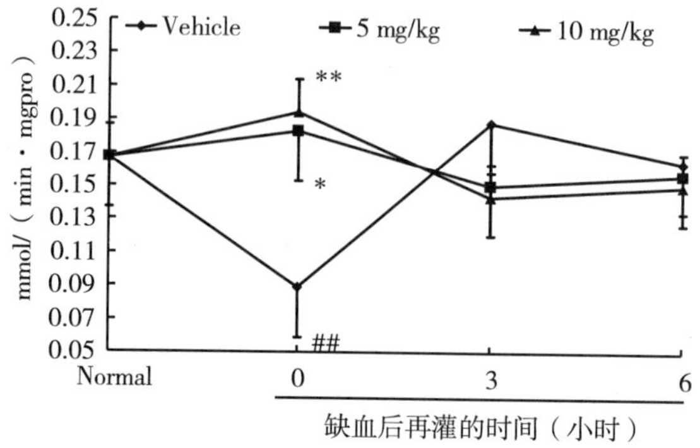

图 2-1-10 NBP（缺血前 10min ip）对 MCAO 大鼠脑呼吸链复合酶Ⅳ活性的影响

n=4-6，$^{*}P<0.05$，$^{**(\#\#)}P<0.01$，与缺血溶剂组（正常组）比较

的影响，因而这一作用表明（+），（-）和（±）NBP 是直接作用于神经元线粒体，即提高了线粒体对细胞内有限氧的利用率，从而改善了细胞内能量供应。可见其改善缺血脑能量代谢（增加 ATP 和 PCr，降低乳酸）是通过这一作用而实现的。增加培养神经细胞呼吸链复合酶Ⅳ活性的作用见图 2-1-11。

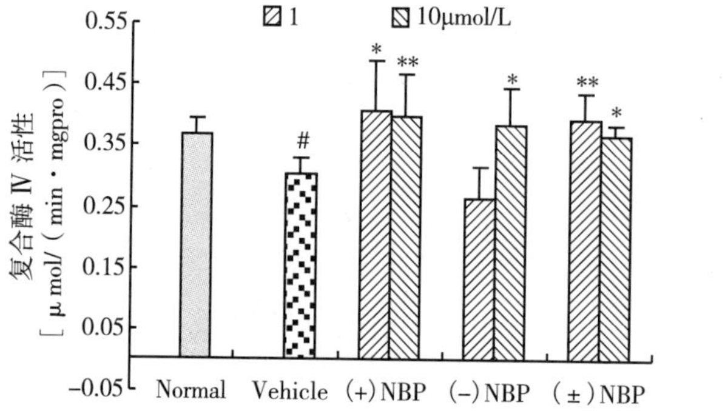

图 2-1-11 NBP 对在低糖低氧条件下培养的脑神经细胞线粒体呼吸链复合酶Ⅳ（complex Ⅳ）活性的影响

平均值±标准差，n=4，$^{*(\#)}P<0.05$，$^{**}P<0.01$ 与溶剂组（正常组）比较

2. 提高 ATP 酶活性 细胞膜上含有膜转运系统，或称泵。依靠 ATP 转运的离子泵（ATPase）是维持正常细胞所需的离子梯度的重要酶，它们的功能是利用 ATP 水解后所释放的能量将 Na^{+} 和 Ca^{2+} 泵出胞外，将 K^{+} 泵入胞内。脑缺血时 ATP 耗竭，钠泵和钙泵活性降低，使细胞内钠和钙超载，引起细胞功能受损。为进一步研究在低糖低氧条件下，NBP 对神经细胞和线粒体功能的保护作用，我们对线粒体内总 ATP 酶和神经细胞膜上 Na^{+}-K^{+}-ATPase 活性进行了测定，并用组化染色对 Mg^{2+} 激活 ATPase 活性进行了直观分析，以期找出低糖低氧损伤和细胞内能量的关系。在低糖低氧损伤时，线粒体产能功能受阻，细胞内能量水

平显著下降，此时线粒体内总 ATP 酶的活性亦降低，而细胞膜上 Na^{+}-K^{+}-ATPase 活性并无明显改变，提示此时细胞对能量的利用（耗能过程）可能尚未发生改变。研究表明：①离体实验：培养胎大鼠神经细胞低氧低糖6h，线粒体总 ATPase 活性明显下降，而 NBP（0.1、1、10μmol/L）能明显提高总 ATPase 活性，而（-）NBP 的作用强度大于（+）NBP；②在体动物：MCAO 大鼠缺血 2h 再灌 24h，线粒体 Na^{+}-K^{+}-ATPase 和 Ca^{2+}- ATPase 活性明显下降，而光活 NBP（5，10，20mg/kg，ip）均能明显提高 Na^{+}-K^{+}-ATPase 和 Ca^{2+}-ATPase 活性，提示有利于胞内钠和钙外排，参见图 2-1-12（离体实验）和表 2-1-3（在体实验）。

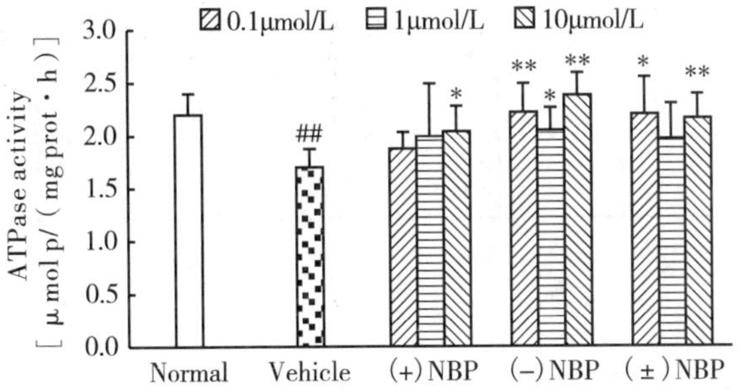

图 2-1-12　NBP 对培养的胎大鼠神经细胞（在低氧低糖 6h 条件下）线粒体总 ATPase 活性的影响

平均值 ± 标准差，n = 4；* $P<0.05$；**(##) $P<0.01$，与溶剂组（正常组）比较

表 2-1-3　（±），（+），（-）NBP 对局部脑缺血大鼠（缺血：2h，再灌：24h）脑线粒体 ATPase 活性的影响

Group（mg/kg）	Na^{+}-K^{+}-ATPase	Mg^{2+}-ATPase	Ca^{2+}-ATPase
假手术组	6.84 ± 1.22	2.37 ± 0.51	7.01 ± 1.28
溶剂组	4.35 ± 0.54##	1.37 ± 0.35#	3.61 ± 0.69##
（±）NBP 5	5.89 ± 0.56**	1.81 ± 0.89	6.09 ± 0.88**
10	5.36 ± 0.84*	1.70 ± 0.16	5.30 ± 0.94**
20	5.83 ± 0.65**	1.48 ± 0.20	5.19 ± 0.87**
（+）NBP 20	5.20 ± 0.66*	1.46 ± 0.14	4.69 ± 0.57*
（-）NBP 20	5.19 ± 0.89	2.21 ± 0.53*	4.89 ± 0.79*

平均值 ± 标准差，n = 6，*(#) $P<0.05$，**(##) $P<0.01$ 与溶剂组（假手术组）比较

3. 改善膜功能和结构　脑缺血引起的能量障碍不仅与线粒体内膜上呼吸链复合酶活性密切相关，还与线粒体结构的损伤密切相关，其中线粒体的膜流动性和膜电位对线粒体功能的维持起着决定性的作用。我们进一步分析了在脑缺血和低糖低氧损伤条件下，（+），（-）和（±）NBP 对膜流动性、线粒体膜电位、线粒体总 ATP 酶的修复和改善作用。

（1）改善膜电位　线粒体膜电位维持离子梯度，在产能过程中具有十分重要意义。胎鼠神经细胞低氧低糖 3h，用 Rhodamine 123 对线粒体进行染色，用流式细胞仪检测，发现膜电位明显下降，而光活 NBP（0.1、10、10μmol/L）均有不同程度的明显改善作用，提示 NBP 这一作用有利于改善线粒体氧化磷酸化，改善能量代谢，维持稳态的离子梯度，（-）NBP 的作用强度大于（+）NBP（图 2-1-13）。

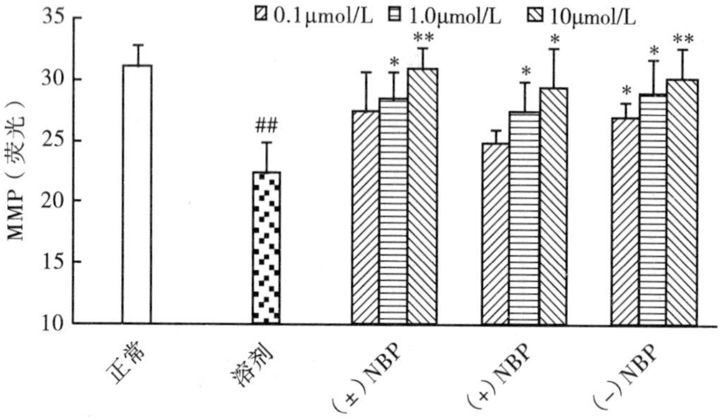

图 2-1-13 光活 NBP 能改善低氧低糖 3h 诱导的培养胎大鼠神经细胞线粒体膜电位的下降

平均值 ± 标准差，n = 4，* $P < 0.05$，**(##) $P < 0.01$ 与溶剂组（正常组）比较。MMP：膜电位；Normal：正常组；Vehicle：溶剂组

（2）改善膜流动性 线粒体膜流动性和通透性的改变直接影响线粒体功能及细胞存活。用整体动物进行实验，MCAO 大鼠缺血 1h，线粒体膜流动性明显下降。NBP（5、10mg/kg，ip）均有明显保护作用（图 2-1-14）。此外，用离体实验，即原代培养胎鼠神经细胞经 6h 低氧低糖处理，细胞膜流动性明显下降，这说明药物对细胞膜流动性有直接作用。光活 NBP（10μmol/L）有明显改善作用，（-）NBP 的作用强度与（+）BP 相近（图 2-1-15）。

（3）改善超微结构 MCAO 大鼠（缺血 3h 再灌 3h）脑线粒体的超微结构发生很大改

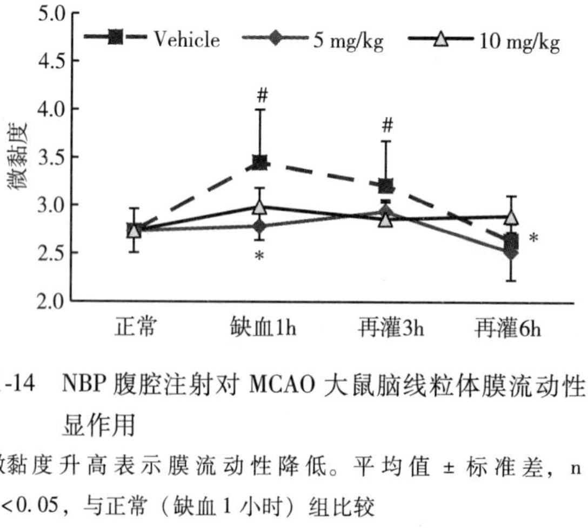

图 2-1-14 NBP 腹腔注射对 MCAO 大鼠脑线粒体膜流动性有明显作用

微黏度升高表示膜流动性降低。平均值 ± 标准差，n = 4，#(*) $P < 0.05$，与正常（缺血 1 小时）组比较

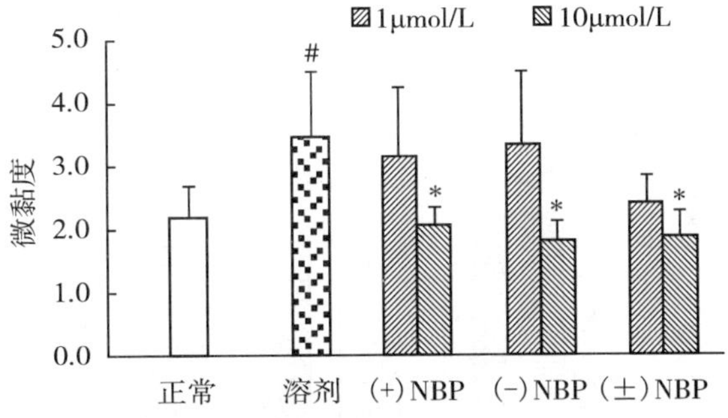

图 2-1-15　光活 NBP 对培养大鼠神经细胞经低糖低氧处理后膜流动性下降（即微黏度增加）有改善作用

微黏度与膜流动性成反比关系，平均值 ± 标准差，n = 4，$^{*(\#)}P<0.05$，与溶剂组（正常组）比较

变，如内外膜间隙增大，模结构破坏，嵴断裂并减少，线粒体肿胀甚至空泡化，表明线粒体结构已受损。而 NBP 20mg/kg ip 可明显改善线粒体结构损伤。

以上作用提示光活 NBP 改善缺血脑能量代谢（增加 ATP、PCr，降低 LA）和抗缺血性脑损伤是通过改善线粒体的膜功能和结构而发挥的。

（三）降低细胞内钙

细胞内钙超负荷是神经元迟发性死亡的主要原因，可激活依赖 Ca^{2+} 的蛋白水解酶，造成细胞凋亡；激活磷酸酯酶 A_1 和 A_2，使膜磷脂水解，花生四烯酸（AA）释放增加；使线粒体氧化磷酸化脱偶联，细胞呼吸抑制。

研究发现：①NBP（0.1、1、10μmol/L）对胎鼠神经细胞低糖低氧处理 1h 所造成的 $[Ca^{2+}]_i$ 升高有很强的抑制作用（图 2-1-16），而对谷氨酸、高钾或钙离子载体 A23187 引起的由钙通道开放而进入胞内的 $[Ca^{2+}]_i$ 升高无影响。此外用内钙释放剂 thapsigargin 作工具药（抑制内质网膜上不依赖 IP_3 的 Ca^{2+}-ATPase），引起 $[Ca^{2+}]_i$ 升高，光活 NBP 有明显抑制作用（图 2-1-17）。说明 NBP 降低细胞内钙的作用是通过抑制细胞内钙库中钙的释放而实现的；②降低离体大鼠尾动脉环细胞内钙，而对外钙无影响：方法是将大鼠尾动脉置无钙 KH 营养液中，将其收缩力通过位移换能器，记录在台式平衡记录仪上，用去甲肾上腺素（NE）引起大鼠尾动脉收缩，此系 NE 促进细胞内钙释放所引起的血管收缩，待收缩达峰值后，再继续加入正常浓度的 $CaCl_2$ 可引起血管进一步的收缩，系为 NE 引起的外钙入胞所致。NBP（100μmol/L）对 NE 两种收缩成分表现为对内源性钙收缩有抑制作用，而对外源性钙收缩无影响。以上说明 NBP 对神经细胞的实验结果和离体血管环作标本的实验结果基本上是一致的，即 NBP 降低细胞内钙是通过抑制胞内钙库释放钙而不是抑制胞外钙入胞。（－）NBP 抑制 $[Ca^{2+}]_i$ 的作用比（＋）NBP 强。

（四）增加 NO 和 PGI_2 水平是改善脑血流的主要作用机制

一氧化氮（NO）是一个能扩散的有高度化学活性的气体分子，半衰期短，可在细胞间自由地传递信使。内皮细胞、神经元和神经纤维末梢（非肾上腺和非胆碱神经纤维，

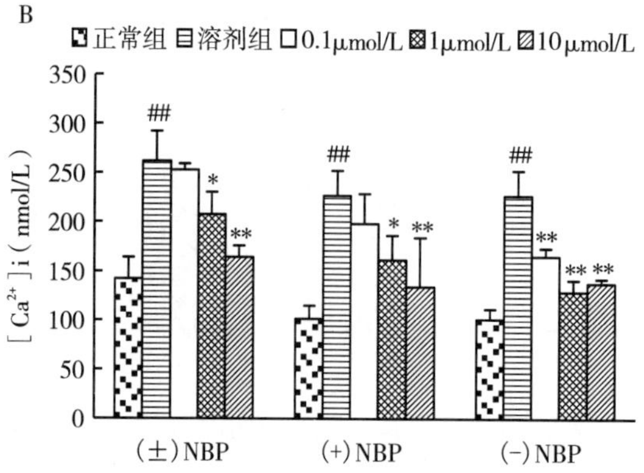

图 2-1-16 NBP 对低氧低糖 1h 诱导的胎大鼠神经细胞内钙的影响

平均值 ± 标准差，n = 4，## $P<0.01$ 与正常组比较，* $P<0.05$，** $P<0.01$ 与溶剂组比较。

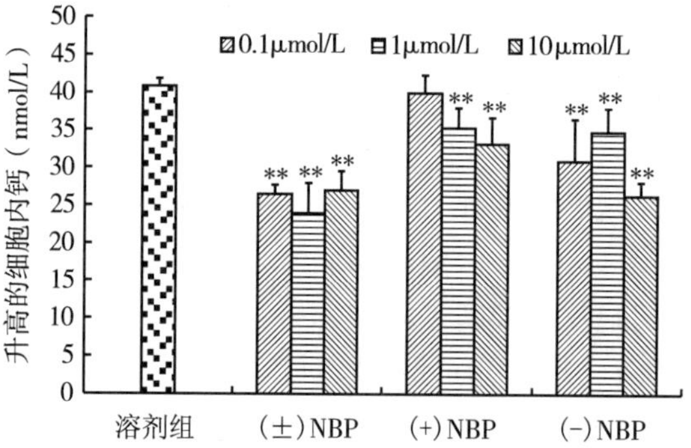

图 2-1-17 在细胞外钙不存在下，NBP 能抑制 2nmol/L Thapsigargin 溶剂组引起的胎大鼠神经元细胞内钙的增加

n = 4，** $P<0.01$ 与溶剂组（vehicle）比较

NANC）以及神经胶质细胞内均有 NO 合酶（NOS）。NO 是很强的血管扩张剂，在脑缺血时起双重作用。急性期扩张脑血管改善 CBF。在脑缺血超过 6 小时，iNOS 在脑缺血后的炎症细胞部位表达，产生大量 NO，它与 $O_2^{\cdot}$ 作用能生成过氧化硝基产物，发挥细胞毒作用，损伤 DNA，触发细胞凋亡，引起迟发性损伤。花生四烯酸（AA）是脑细胞膜磷脂的主要成分，在脑缺血时，细胞内钙蓄积激活细胞膜磷脂上的磷脂酶 A_2（LPA_2）使膜磷脂分解产生大量的 AA，AA 经环氧酶途径产生 PGI_2、PGD_2、PGE_2、$PGF_{2\alpha}$及 TXA_2，同时伴有自由基的产生，经脂氧酶途径能产生一系列的白三烯类物质（如 LTA_4，LTB_4，LTC_4，LTD_4 等）。前列环素（PGI_2）具有抗血小板聚集和舒血管作用，而血栓素 A_2（TXA_2）具有强烈的促血管收缩和血小板聚集作用，生理状态下血浆或组织中的 PGI_2 与 TXA_2 的比例处于相对稳定状态，以保持机体内环境的恒定，某些病理因素引起 PGI_2 与 TXA_2 比例失调是造成血小板聚

集、血管痉挛或血栓形成的重要原因之一。

1. 对脑循环作用

(1) NBP (0.1~10μmol/L) 对正常条件下培养的牛脑或主动脉内皮细胞的 NO (用亚硝酸盐产物) 水平及 cNOS 活性均能明显增加，然而有意思的是 (-) NBP 对牛脑内皮细胞的 NO 含量明显增加，而 (+) NBP 则无作用。

(2) (-) NBP (0.1~10μmol/L) 能明显增加在正常条件下培养的牛脑或主动脉内皮细胞的 PGI_2 水平，特别对脑内皮细胞的增加更为明显，而 (+) NBP 则无作用。

(3) NBP (10~100μmol/L) 对培养胎鼠神经细胞经低糖低氧 5h 处理的 PGI_2 水平明显升高，而对 TXA_2 有明显抑制作用，(-) NBP 的作用比 (+) NBP 强。由上述作用可见，光活 NBP 对 NO 和 PGI_2 的作用强度与它们对脑微循环的作用强度 [(-) NBP 有作用，(+) NBP 则无作用] 是相似的。可见上述的作用与改善 CBF 的机制相关 (图 2-1-18~2-1-21)。

2. 对脑损伤作用 结果发现，(+) NBP 能选择性地激活脑皮层突触体胞液中的 cNOS 活性，对由脑缺血诱导的 iNOS 无作用。而 (-) NBP 能非选择性地抑制脑皮层突触体胞液中 iNOS 活性。表明 (+) 和 (-) NBP 对 NOS-NO 系统的作用是不同的 (数据未发表)。由结果可见，光活 NBP 能增加 eNOS 活性、NO 和 PGI_2 水平，而抑制脑突触体 iNOS 和 cNOS 的活性，这对改善脑循环和脑损伤有明显的作用。

(1) 增加 NO 水平 (-) NBP 增加牛脑内皮细胞的 NO，而 (+) NBP 无作用 (图 2-1-18)。

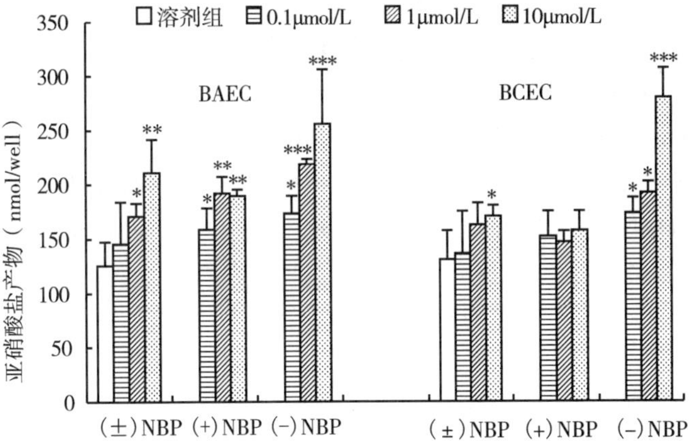

图 2-1-18 光活 NBP 与牛脑内皮细胞 (BECE) 或牛主动脉内皮细胞 (BAEC) 培养 24h 对介质中亚硝酸盐产物 (表示 NO) 水平的影响

平均值±标准差，* $P<0.05$，** $P<0.01$，*** $P<0.001$，与溶剂组比较

(2) 光活 NBP 增加牛主动脉内皮细胞 cNOS 活性 (-) 和 (+) NBP 的作用相似 (图 2-1-19)。

(3) 增加 PGI_2 水平 (-) NBP 增加牛脑内皮细胞的 PGI_2，而 (+) NBP 无作用 (图 2-1-20)。

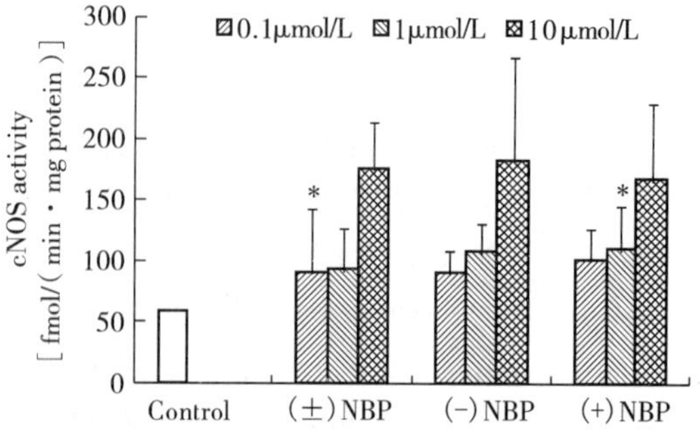

图 2-1-19　NBP 对培养的牛主动脉内皮细胞 cNOS 活性的影响

平均值 ± 标准差，n = 4，* $P<0.05$ 与对照组比较

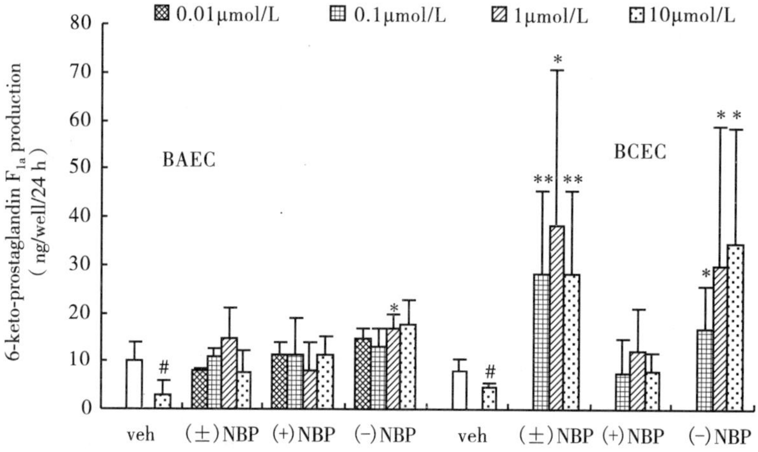

图 2-1-20　NBP 或 Aspirin（Asp10μmol/L）与牛脑内皮细胞（BCEC）或牛主动脉内皮细胞（BAEC）培养 24h 后对介质中 6-keto-prostanglandin $F_{1\alpha}$ 水平的影响

平均值 ± 标准差，n = 6，# $P<0.05$ 与正常组比较，* $P<0.05$，** $P<0.01$ 与溶剂组比较

（4）对培养的大鼠脑皮层神经细胞外液 PGI_2 水平的影响　见（图 2-1-21）。

（五）抗氧自由基作用

脑缺血或缺血再灌期，产生大量活性氧自由基（ROS），这是细胞中主要的 ROS 来源。胞内依赖于 Ca^{2+} 的蛋白水解酶被激活，黄嘌呤脱氢酶转变为黄嘌呤氧化酶（xanthine oxidase，XO），与此同时，ATP 降解代谢物如次黄嘌呤和黄嘌呤（xanthine，Xan）增加，在 XO 作用下，产生大量毒性氧自由基。此外，AA 经环氧酶代谢途径产生 O_2^-，在铁蛋白存在下，O_2^- 转变为 · OH，攻击膜结构和 DNA，使细胞组织功能和结构均遭到破坏。此外，NO 途径所产生的氧自由基也起重要作用。在生理情况下，NO 与 O_2^- 的反应速度比超氧化物歧化酶（SOD）清除 O_2^- 的速度快 3 倍，但由于体内 NO 浓度（10 ~ 100nmol/L）比体内 SOD 的浓度大约低 100 倍，此时产生的 NO 很难与 SOD 竞争 O_2^-，而主要作为信使传导分子行使其功能。在病理情况下如脑缺血/再灌时，细胞内 NO 的浓度显著升高，以至于达到能与

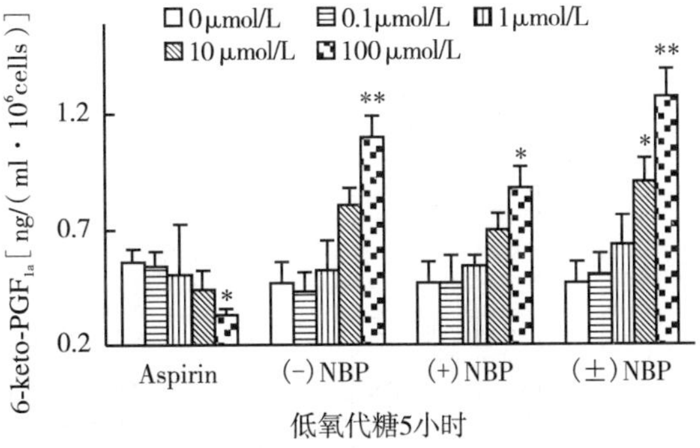

图 2-1-21　不同浓度光活 NBP 和阿司匹林对胎大鼠神经细胞经低糖低氧处理后引起 PGI_2 释放的影响

* $P<0.05$，** $P<0.001$ 与相应对照组比较

SOD 竞争超氧化物的水平。

研究发现，光活 NBP 有明显抗氧化损伤作用：①降低丙二醛（MDA）水平，表现为（±）NBP（10、20mg/kg，ip）能明显抑制脑缺血区皮层和脑线粒体的 MDA 水平的升高，表明对脂质过氧化有明显作用；②能抑制 O_2^-（离体实验）的产生，为了阐明光活对映体的作用强度异同及它们各自的作用方式（即是否是直接作用，还是通过间接的作用），我们设计了光活 NBP 在体外对黄嘌呤（Xan）-黄嘌呤氧化酶（XO）系统中超氧阴离子形成的影响。检测超氧阴离子的基本原理如图 2-1-22。

$$\text{Xanthine} + H_2O + 2O_2 \xrightarrow{XO} \text{Uricanid} + 2O_2^- + 2H^+$$

$$2O_2 + NH_2OH \longrightarrow H_2O_2 + H_2O + NO_2^-$$

图 2-1-22　超氧阴离子形成的基本原理

以该反应体系中尿酸（Uric acid）的生成量来反映 XO 活性。由于 NO_2^- 与对氨基苯磺酰胺和 α-萘胺产生颜色反应，通过比色法即可测定 NO_2^- 的浓度，可反映超氧阴离子的生成量。（-）NBP（0.1、1 和 10μmol/L）加至黄嘌呤-黄嘌呤氧化酶混合体系中均可见超氧阴离子产生降低，并有剂量依赖性。（-）NBP 作用强度大于（+）NBP（图 2-1-23）。

3. 降低纹状体细胞外液嘌呤代谢物含量　用四动脉阻断大鼠的全脑缺血模型，用微灌流方法，用 HPLC-UV 检测缺血及重灌期纹状体灌流液中腺苷，肌苷、次黄嘌呤和黄嘌呤的含量。结果表明，全脑缺血后纹状体细胞外液嘌呤代谢物含量明显升高，而 ip NBP20 和 40mg/kg 后能明显抑制 ATP 降解代谢产物腺苷、肌苷、次黄嘌呤和黄嘌呤的升高，次黄嘌呤和黄嘌呤是产生氧自由基的底物，提示 O_2^- 生成减少。另外还说明 NBP 能抑制 ATP 的降解，这对改善脑能量代谢有积极意义。以上这些作用均对缺血性脑神经损伤有保护作用，见图 2-1-24。

4. NBP 能明显提高抗氧化酶活性　大鼠 MCAO 2h，再灌 24h，线粒体总 SOD 和 GSH-Px 明显降低，光活 NBP 剂量为 20mg/kg ip 能明显提高线粒体总 SOD 和 GSH-Px 活性，（-）NBP 的作用强度大于（+）NBP（图 2-1-25 和 2-1-26）。由此可见，由于减轻了毒性氧自由

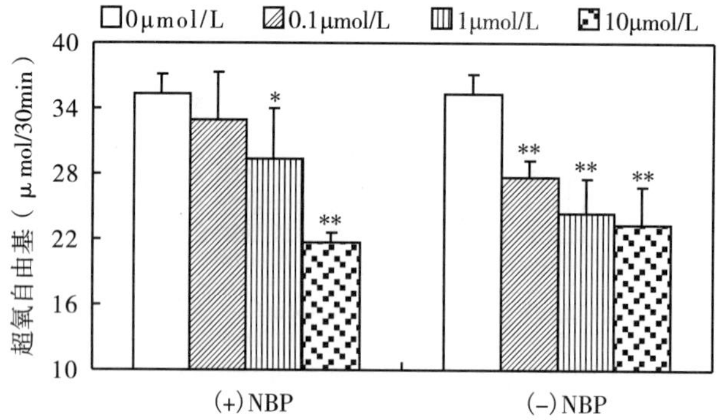

图 2-1-23　在离体时，（±）NBP 对黄嘌呤-黄嘌呤氧化酶系统中超氧阴离子形成的影响

n=4，$^{*}P<0.05$，$^{**}P<0.01$，与对照组比较

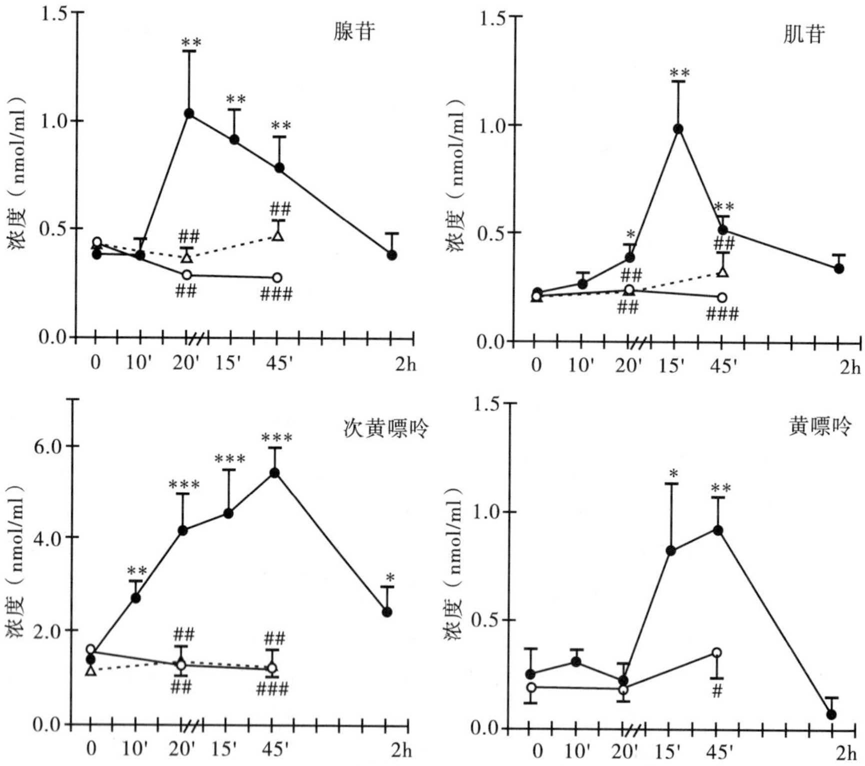

图 2-1-24　丁基苯酞对全脑缺血大鼠纹状体细胞外液嘌呤代谢物的影响

△20mk/kg，○40mg/kg ip，● 溶剂对照，n = 7，$^{*(\#)}P<0.05$，$^{**(\#\#)}P<0.01$，$^{***(\#\#\#)}P<0.001$与缺血前（溶剂对照组）比较

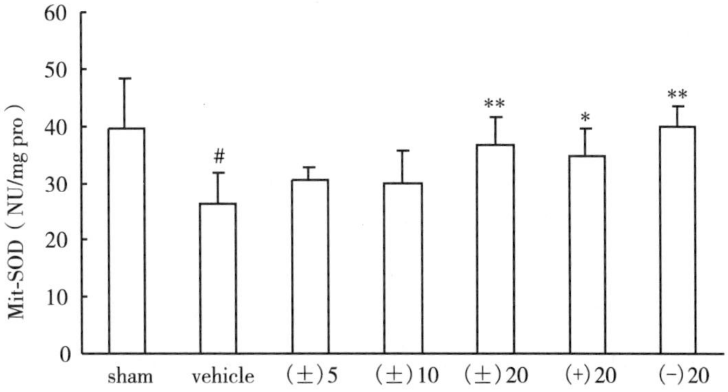

图 2-1-25　光活 NBP 对暂时性大脑中动脉阻断（ischemia：2h，reperfusion：24h）大鼠神经元线粒体总 SOD 活性的影响

平均值 ± 标准差，n = 6，(#) $P<0.05$ 与假手术组比较，* $P<0.05$，** $P<0.01$ 与溶剂组比较

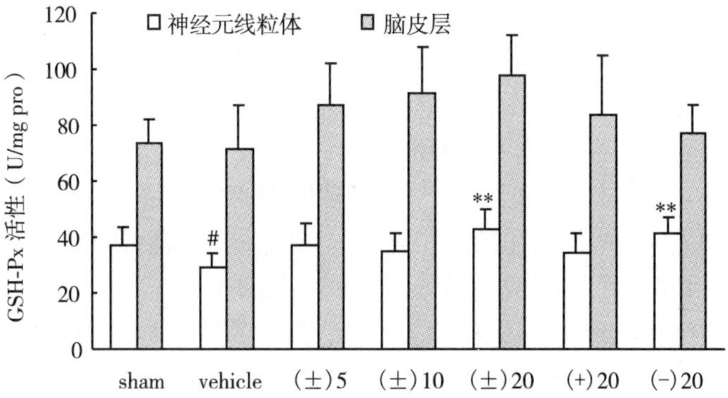

图 2-1-26　光活 NBP 对暂时性大脑中动脉阻断大鼠（缺血：2h，再灌：24h）神经元线粒体和脑皮层 GSH-Px 活性的影响

平均值 ± 标准差，n = 6，# $P<0.05$ 与假手术组比较，** $P<0.01$ 与溶剂组比较

基的脂质过氧化损伤，提高抗氧化酶活性，从而减轻了缺血性脑损伤。

（六）降低花生四烯酸（AA）含量

在生理条件下，几乎检测不到 AA，而在脑缺血后，膜磷脂分解，释放大量 AA。AA 及其某活性代谢产物对脑血管产生有害作用，如增加血脑屏障通透性，形成脑水肿；诱导脂质过氧化等。而 NBP（10 ~ 20mg/kg ip）能明显抑制 t-MCAO 大鼠脑皮层缺血再灌期 AA 含量的增加（用 HPLC 法），无疑对脑损伤有保护作用。

（七）保护血脑屏障（BBB）

研究发现：实验 1：大鼠于蛛网膜下腔出血（SAH）后 6h；实验 2：于大鼠 MCAO 3h 再灌 3h；实验 3：小鼠头外伤后 24h，BBB 通透性均明显增加（用检测脑组织中 Evan's 蓝含量表示）。NBP 在上述三个实验中的剂量分别为 10、20mg/kg ip，10mg/kg ip 和 50mg/kg ip，并且均有非常明显保护血脑屏障的作用，有利于改善脑损伤。

（八）抑制谷氨酸释放

兴奋性氨基酸（EAA）如谷氨酸、天门冬氨酸等是中枢神经系统中的内源性兴奋性神经递质，它们调节突触兴奋传递。在脑缺血缺氧时，能量耗竭，ATP 短缺，此时细胞外 K^+ 浓度（ $[K^+]e$）大大增加，引起突触前膜去极化，增加神经元的发放频率，并促进囊泡中谷氨酸的释放和抑制突触前膜对谷氨酸的摄取，导致突触间隙谷氨酸的浓度大增，细胞外液的 EAA 激活其受体，引起受体门控的离子通道开放，Ca^{2+}、Na^+、Cl^- 和水流入胞内，引起急性神经元肿胀和细胞内游离 Ca^{2+} 大量增加，造成急性和迟发性神经元坏死。光活 NBP（0.1～10μmol/L）能降低有害刺激（低氧低糖 10h，NMDA 或花生四烯酸）对胎大鼠培养神经细胞谷氨酸释放的增加，表明对脑损伤有保护作用。

（九）抗凋亡作用

细胞在某些生理或病理状况下发生的有序的主动性的非炎症性死亡称为凋亡（apoptosis）。细胞凋亡的形态学特征表现为细胞核染色质固缩，常聚集在核膜边缘，呈颗粒块状或新月形小体，细胞质浓缩。胞核和细胞外形皱折，核裂解成质膜包绕的碎片，细胞膜突出形成质膜小泡，即细胞“出芽”现象，脱落后形成凋亡小体（apoptotic body）。文献报道，脑缺血后迟发性神经元损伤过程主要是由细胞凋亡所致。

1. DNA 片段化：用 TUNEL 和电泳技术，观察了培养细胞经低氧低糖处理或 MCAO 大鼠缺血 2h 再灌 24h 引起的细胞凋亡，NBP 剂量分别为（10～20mg/kg，ip）均有明显的抗凋亡作用，（－）NBP 的作用强于（＋）NBP。

（1）TUNEL 法（原位末端标记法）　是将神经细胞中断裂的 DNA 进行末端标记，然后用免疫组化的手段进行 DNA 片段化的定位研究。细胞核呈棕色颗粒者为阳性细胞，显示细胞核的 DNA 片段化和凋亡小体形成的形态学改变（图 2-1-27）。

（2）缺血脑区细胞核 DNA 片段化形成　这是凋亡的特征性变化。用凝胶电泳技术结合化学发光方法，结果表明，缺血脑区出现不连续的电泳条带，即 DNA 梯形条带（ladder shape），大约相当于 180～200 bp 的整倍数，这提示在核小体间断裂。NBP 能抑制 DNA 片段化，而假手术组脑区仅在电泳点样处出现基因组条带。表明 NBP 能干预神经元凋亡。（－）NBP（5、10mg/kg，ip）抑制 DNA 断裂的强度大于相同剂量的（＋）NBP，而消旋 NBP（20mg/kg，ip）的作用反而不如（－）NBP10mg/kg 的作用强（图 2-1-28）。

2. 基因转录和翻译水平　发现光活 NBP 能提高 bcl-2 mRNA 及其蛋白的表达水平，抑制 p53 mRNA 和 Bax mRNA 以及 p53 和 Bax 的蛋白表达。

3. 抑制细胞色素 C 从脑线粒体的释放　在生理状况下，细胞色素 C（Cyt C）存在线粒体内，当脑缺血时 Cyt C 释放至胞质中。这一病理改变是引起蛋白水解酶激活，导致神经元凋亡的重要的环节。用 Western 印迹法和免疫组化法可直观地测定 Cyt C 蛋白含量。由图 2-1-30 可见，在正常状态下（假手术组），Cyt C 只存在于线粒体内，而在脑缺血时，线粒体中 Cyt C 含量下降，胞质中含量增高。而 NBP 可干预其异常分布，即抑制了细胞质 Cyt C 的增加和线粒体内 Cyt C 的减少。Western 印迹法和免疫组化法（阳性染色细胞呈棕色）所得结果基本一致，（－）NBP 的作用强于（＋）NBP。用 Western 印迹法和免疫组化法所得结果如下。

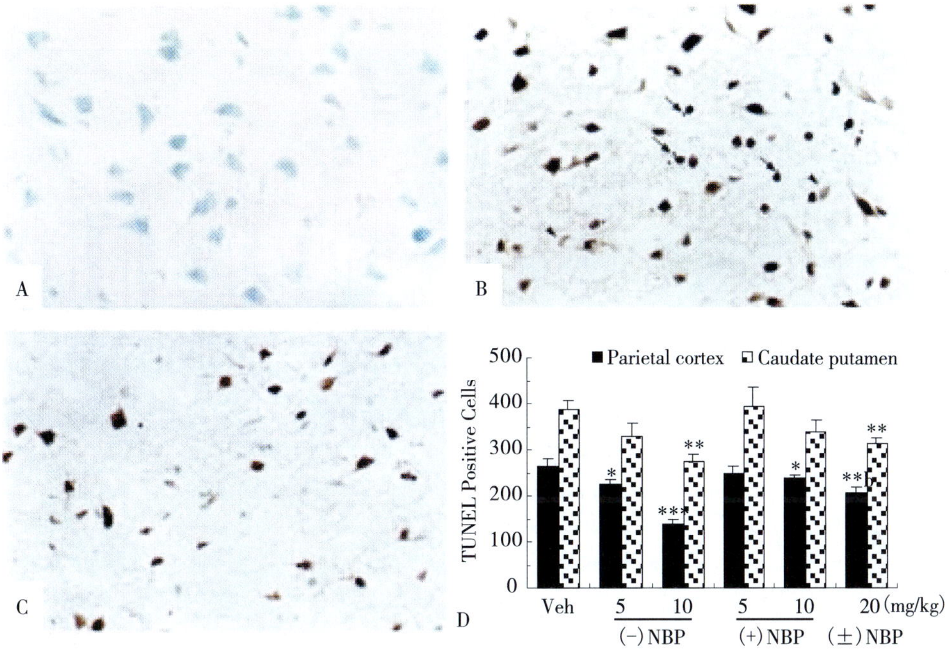

图 2-1-27　TUNEL 染色的典型显微照像图片

A. 用甲基绿复染正常细胞呈绿色；B. TUNEL-阳性细胞呈棕褐色，出现细胞皱缩，染色质固缩，凋亡小体（箭头所示）。坏死神经元呈现扩散状的轻微的 DNA 片段标记（箭头所示）；C.（-）NBP 10mg/kg 能明显降低 TUNEL 阳性细胞数；D. 右下表：手性 NBP 对 tMCAO 大鼠（2 小时缺血，24 小时再灌注）凋亡细胞数的影响。数值表示平均值 ± 标准差（n = 3），$*P<0.05$，$**P<0.01$，$***P<0.001$ 与溶剂组比较

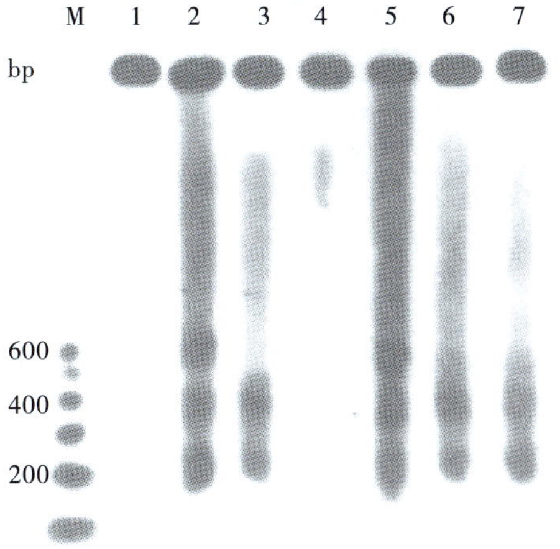

图 2-1-28　光活 NBP 对局部脑缺血大鼠缺血脑区 DNA 片段化的影响

M. DNA 标志；1. 假手术；2. 缺血溶剂组；3，4.（-）NBP 5、10mg/kg；5，6.（+）NBP 5、10mg/kg；7.（±）NBP 20mg/kg

（1）用 Western blotting 法观察脑 Cyt C 的含量及光活 NBP 的干预作用　见图 2-1-29。

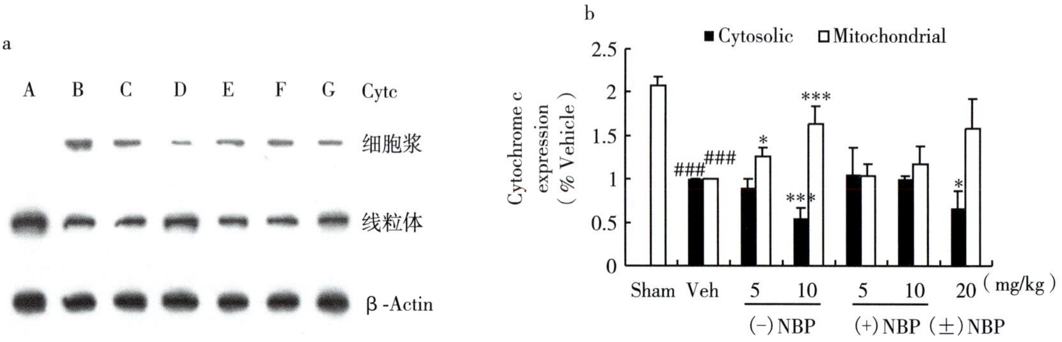

图 2-1-29　用 Western 印迹法观察手性丁基苯酞对暂时性脑缺血大鼠（缺血 2h 后再灌 24h，tMCAO）细胞色素 C 从脑线粒体释放的影响，用 β-actin 蛋白作为内标

a. 手性丁基苯酞对再灌 24h 的 tMCAO 大鼠细胞色素 C 从脑线粒体释放至脑浆的影响。A. 假手术组（Sham）；B. 缺血溶剂对照组；C，D.（－）NBP 5，10mg/kg ip；E，F.（＋）NBP 5，10mg/kg ip，G.（±）NBP20mg/kg ip；b. 细胞色素 C 的相应免疫反应带的半定量分析（检测灰度光密度），细胞色素 C 含量以缺血溶剂对照组光密度的百分数表示。数值为平均值 ± 标准差（n＝3），$*P<0.05$，$**P<0.01$ 和 $***P<0.001$ 与缺血溶剂对照组比较

（2）用免疫组化法观察脑线粒体 Cyt C 的含量及光活 NBP 的干预作用　见图 2-1-30。

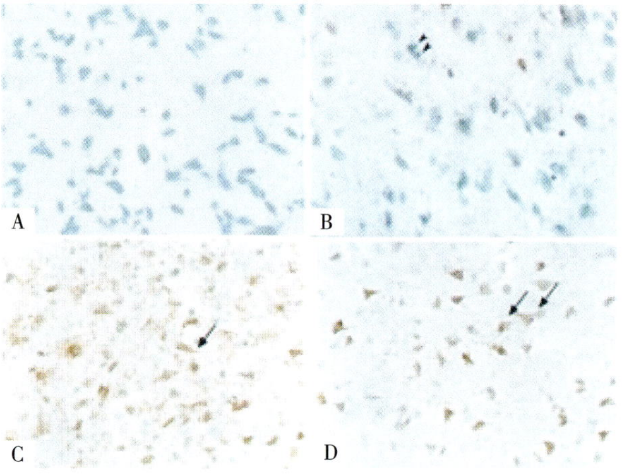

图 2-1-30　用免疫组化法观察脑线粒体 Cyt C 的含量及光活 NBP 的干预作用。

细胞色素 C 免疫组化染色的典型显微照像图片

A. 用甲基绿复染，假手术组大鼠正常细胞呈绿色；B. 在细胞色素 C 抗体不存在下的缺血溶剂对照组，有几个细胞出现核片段化（箭头所示）；C. 再灌注 24 小时的缺血脑呈现大量的棕褐色免疫阳性细胞；D.（－）NBP 10mg/kg 能明显降低免疫阳性细胞数

4．抑制蛋白水解酶 caspase 3 含量　在正常情况下，在细胞内合成的原 caspase 3 为 32 kD（p32）的非活性片段，当激活时，就分裂为 2 个具有活性的亚基片段即 p17（17kD）和

p12（12kD）。而所用抗体只能识别 p17 和 p32，不能识别 p12。当脑缺血 3h 后，前体 p32 下降，而 p17 增加。至脑缺血再灌注 24h 达峰值。然后用 Western 印迹法和免疫组化法观察光活 NBP 对其干预作用，结果见图 2-1-31 所示。

（1）用 Western blotting 法观察脑 caspase 3 的含量及光活 NBP 的干预作用 见图 2-1-31。

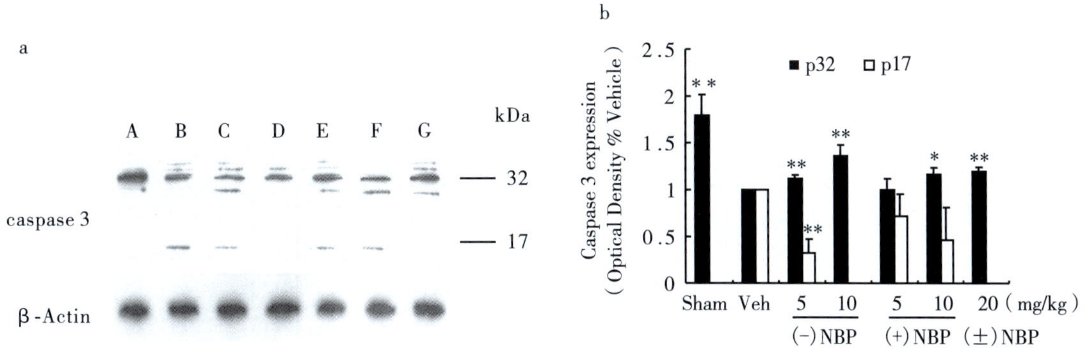

图 2-1-31 用蛋白印迹法观察手性丁基苯酞对暂时性脑缺血大鼠（缺血 2h 后再灌 24h，tMCAO）pro-caspase 3（32kDa）和它的活性片段（17kD）含量的影响，用 β-actin 蛋白作为内标

a. 手性丁基苯酞对活性片段 p17 的抑制作用。A. 假 caspase 3 的相应免疫反应带的半定量分析（检测灰度光密度），Caspase 3 含量分别以缺血溶剂组光密度的百分数表示。数值为平均值 ± 标准差（n = 3），$^{*}P<0.05$，$^{**}P<0.01$ 与缺血溶剂对照组比较

（2）用免疫组化法观察脑 caspase 3 的含量及光活 NBP 的干预作用 见图 2-1-32。

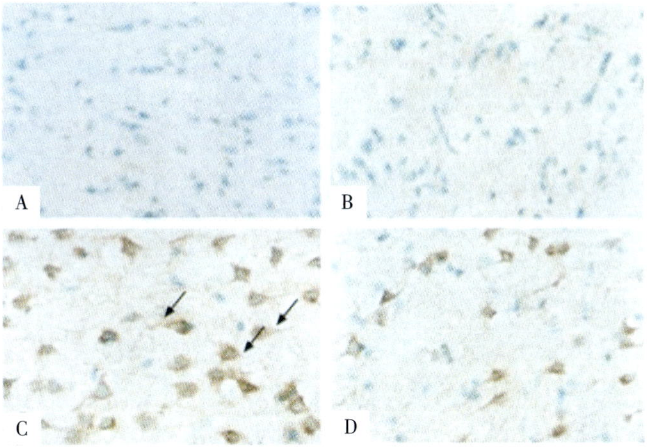

图 2-1-32 Caspase 3 免疫组化染色的典型显微照像图片

A. 用甲基绿复染，假手术组大鼠正常细胞呈绿色；B. 在 caspase 3 抗体不存在下的缺血溶剂对照组；C. 缺血后再灌注 24 小时的缺血脑区呈现大量的棕褐色免疫阳性细胞（箭头：轴突样）；D.（-）NBP 10mg/kg 能明显降低免疫阳性细胞数

（十）抑制炎症反应

脑缺血后炎症反应是以脑微血管内白细胞聚集并穿越血管壁，浸润脑组织，同时伴有微血管功能紊乱，局部脑组织中液体和血浆蛋白积聚为标志的急性炎症。脑缺血后，缺血区组织中黏附分子 mRNA 明显升高，黏附分子大量合成，并直接参与炎性细胞的积聚与浸润。缺血区产生的具有强大致炎作用的细胞因子可诱导脑微血管内皮及胶质细胞上 ICAM-1、ELAM-1 等多种黏附分子的表达，继而促进循环中的白细胞进入缺血局部组织，从而加剧脑缺血损伤。

1. 用组织化学方法，MCAO 大鼠缺血 1h，再灌 24h 后，可见中性粒细胞渗出明显增多，给予光活 NBP 20mg/kg ip 能显著降低白细胞的渗出数（图 2-1-33）。

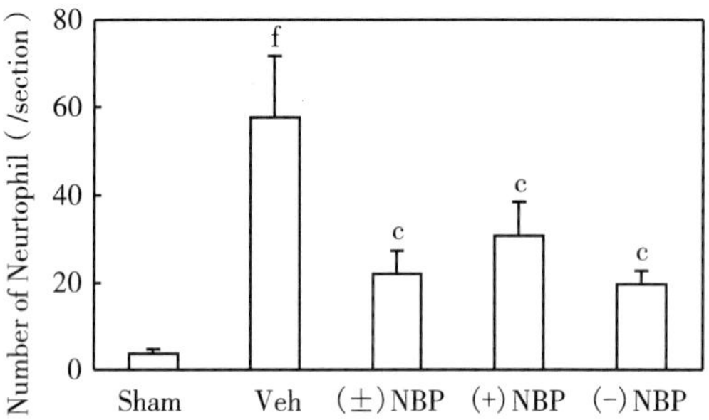

图 2-1-33　光活 NBP（20mg/kg，ip）对暂时性局部脑缺血大鼠（Is：1h；Re：24）脑缺血区中性粒细胞渗出数的影响

数值用中性粒细胞数/5μm 切片表示，平均值 ± 标准差，n = 4，$^{f}P<0.01$ 与假手术组比较，$^{c}P<0.01$ 与溶剂组比较

2. 用髓过氧化物酶（MPO）检测法评价白细胞浸润（因 MPO 是特异性地存在中性粒细胞内的嗜苯蓝体中，因此检测 MPO 可评价白细胞浸润程度）。结果表明，MCAO 大鼠缺血 1h，再灌 24h 后损伤脑区 MPO 活性明显增加，光活 NBP 10、20mg/kg ip 有明显抑制其增高的作用（图 2-1-34）。用免疫组化、Western blotting 和原位杂交方法，发现 NBP（20mg/kg，ip）能明显抑制 MCAO 大鼠缺血 1h，再灌 24h 后损伤脑区 ICAM-1（细胞间黏附分子-1）和 iNOS 蛋白以及 TNF-α mRNA 的表达。（－）NBP 的作用强度大于（＋）NBP。上述作用均有利于 NBP 减轻脑缺血后迟发性损伤。

（十一）抗血栓作用机制

NBP 能升高 cAMP 含量，抑制 5-HT 释放及 TXA_2 生成。NBP 具有抗血栓形成作用，由于血小板功能活化亢进是血栓形成的重要因素，所以我们对其作用机制进行了研究。血小板内 cAMP 可通过抑制胞质内钙离子浓度上升发挥抗血小板作用。5-HT 具有诱导血小板聚集和血管挛缩的作用。另外，TXA_2 也是血小板内具有重要生理功能的信息分子，血小板膜磷脂上花生四烯酸（AA）经环氧酶、血栓素合成酶代谢产生 TXA_2，它能反馈性地直接激活 PLC，降低血小板内 cAMP 水平并诱导血小板聚集。本研究观察了 NBP 对这些指标的影响。

结果发现，（－）NBP 和（±）NBP 能剂量依赖性增加血小板内 cAMP 的水平。（－）NBP 与 Asp 作用不同，可显著抑制血小板中 5-HT 的释放，而（±），（＋）NBP，Asp 对 5-HT 代谢无显著影响，这一结果与我们观察到（－）NBP 对脑微循环有明显改善作用有很好

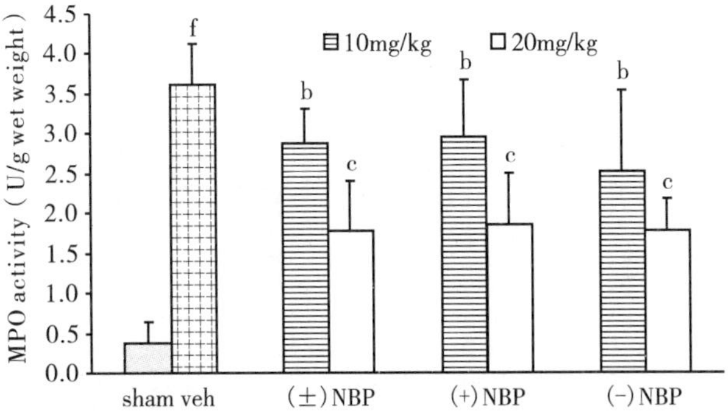

图 2-1-34　光活 NBP（20mg/kg，ip）对暂时性局部脑缺血大鼠（Is：1h；Re：24）脑缺血区髓过氧化物酶（MPO）活性增加的影响

数值用中性粒细胞数/5μm 切片表示，平均值 ± 标准差，n = 4，[f]$P<0.001$ 与假手术组比较；[b]$P<0.05$，[c]$P<0.01$ 与溶剂组比较

的相关性。（±），（+）NBP 对外源性 AA 引起的血小板 TXA_2 增加均无明显影响，且（-）NBP 亦仅在高浓度（10^{-4}mol/L）时有较弱的抑制作用。在脑血管内皮细胞实验中发现（±），（-）NBP 可以剂量依赖性升高培养的内皮细胞中 PGI_2 释放，而 PGI_2 有很强的抗血栓和扩血管作用。以上结果显示，其抗栓作用与升高血小板内 cAMP 的含量及抑制 5-HT 释放有关。（-）NBP 作用最强，（±）NBP 作用较弱，这可能与体内生物大分子存在立体选择性不同有关。提示 NBP 与其他抗血栓药如阿司匹林和噻氯匹定不同，有其独特的优点。这对血栓性脑缺血疾病的预防和治疗具有重要意义。

（十二）光活 NBP 的对映体之间具有拮抗作用

从我们实验中，有些问题引起了我们的注意。

1. 氢清除法　我们用氢清除法检测局部脑缺血（MCAO）大鼠纹状体的局部脑血流（rCBF），发现 MCAO 后，rCBF 明显下降，而消旋 NBP（5、10、20mg/kg，ip）能明显改善 rCBF。剂量在 5、10mg/kg 时呈良好的剂量效应关系，而剂量增加至 20mg/kg 时，该剂量组与溶剂组（缺血）比较虽然有明显作用（$P<0.01$），但反而比 10mg/kg 组的效应差，表现为无剂量效应关系（图 2-1-35）。究其原因我们认为光活 NBP 的对映体之间在大剂量时可能存在着互相拮抗作用。

2. 分子生物学方法　我们用大鼠局部脑缺血再灌注模型（缺血 2h，再灌注 24h），观察光活 NBP 对凋亡的作用，用 DNA 片段化和 TUNEL 为指标，发现 ip（-）NBP 10mg/kg 组几乎完全抑制 DNA 片段化，（+）NBP 10mg/kg 组有轻微抑制 DNA 片段化作用，然而有意思的是当给予（±）NBP 20mg/kg 即（-）NBP 和（+）NBP 各 10mg/kg 时，DNA 的片段化非但没有全部被抑制，而且其作用比单独给（-）NBP（10mg/kg）的弱（图 2-1-30，2-1-31）。很明显，光活 NBP 对映体之间存在着拮抗作用的可能性很大。

3. 细胞学方法　鉴于上述结果，我们想弄清楚光活 NBP 之间的拮抗真相，这不仅在理论上具有重大意义，而且有很大的实用价值。于是我们从细胞水平上用 PC12 细胞株（分化

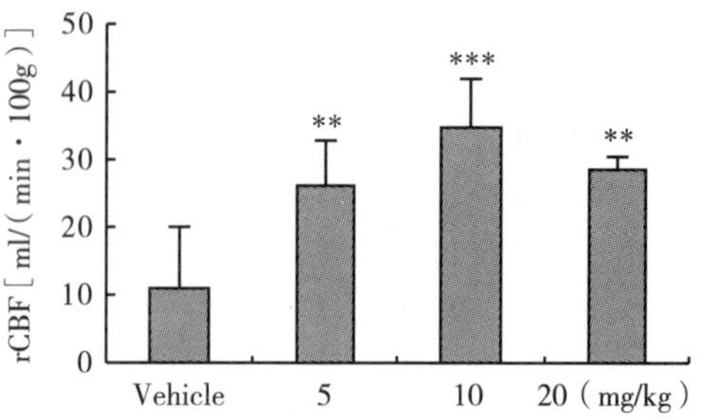

图 2-1-35　大鼠大脑中动脉阻断后 10 分钟腹腔注射 NBP 对右侧纹状体局部脑血流（rCBF）的影响

** $P<0.01$，*** $P<0.001$ 与对照组比较

的）作为实验材料，用氧化损伤（H_2O_2）或用 β 淀粉样肽（25～35）[Aβ（25-35）] 引起细胞死亡的方法，观察光活 NBP 对其保护作用，用定量的方法评价（－）NBP 以及（－）NBP 加一定量的 10μmol/L（＋）NBP 对抑制细胞死亡的作用强度究竟有何不同。从图中剂量-效应曲线可看出，（－）NBP 保护细胞免遭损伤作用（即细胞存活率）比（＋）NBP 的作用强，然而，有意思的是当（－）NBP 剂量-效应曲线上的每一点分别加入 10μmol/L（＋）NBP 后，该曲线反而比单独用（－）NBP 的曲线降低，（－）NBP 在加入（＋）NBP 后，它保护细胞存活率并未增加，反而降低。经统计学处理，这两条曲线的 IC_{50} 之间有显著差异（$P<0.01$）（待发表资料），说明右旋体和左旋体无相加作用，反而在右旋体存在下，抑制了左旋体作用的发挥（图 2-1-37）。

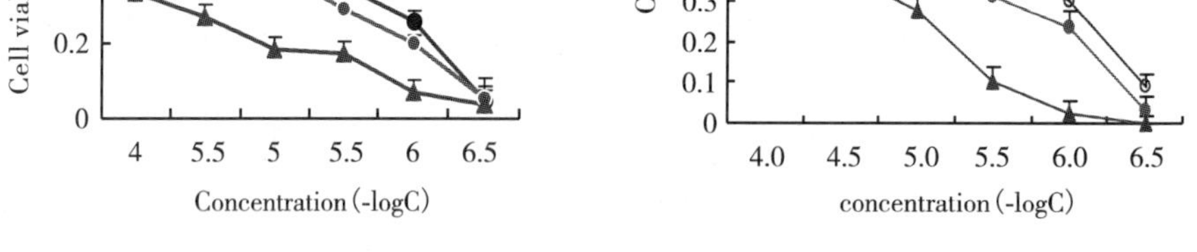

图 2-1-36　在 10μmol/L（＋）NBP 存在（或不存在）下，观察（－）NBP 对 a. H_2O_2 或 b. Aβ（25～35）引起 PC12 细胞毒性的保护作用

4. 整体动物证实了分子生物学和细胞水平上的结果　用 MCAO 大鼠，观察光活对脑梗死的影响，进一步证明右旋体的存在阻碍了左旋体作用的发挥（见图 2-8-1）。

以上实验，从分子生物学、细胞水平到整体动物上（图 2-8-1）均证明了右旋体的存在阻碍了左旋体作用的发挥。这种存在于光活 NBP 之间的拮抗作用在文献中是不多见的。对揭示生物大分子的立体选择性提供线索，因此对其深入研究具有理论意义，提示开发左旋丁基苯酞手性药物的必要性。

（十三）光活丁基苯酞的立体选择性研究小结：

以上各项指标基本上进行了光活 NBP 的研究，未发现不良反应，只是强弱不同，或作用有无之间的差别。特别是（-）NBP 改善脑微循环、抗血栓作用，和抑制神经细胞凋亡作用尤为突出，为今后开发新药提供了线索，参见表 2-1-4。

表 2-1-4 光活丁基苯酞（NBP）的立体选择性研究小结

观察指标	（-）NBP	（+）NBP
改善微循环	+++	-
抗血栓	+++	+
改善线粒体功能	+++	++
抑制凋亡	+++	+
提高 NO、PGI_2 水平	+++	++
抑制自由基	++	+
抑制 AA	-	++
降低细胞内钙	+++	++
抑制谷氨酸释放	++	+
抗炎	+++	+++
保护神经细胞作用	+++	++

强：+++；中：++；弱：+；无作用：-

小结 药效学和药理作用机制表明，NBP 具有较强的抗脑缺血作用，它是通过多靶点作用（即能阻断缺血性脑损伤的多个病理环节）发挥其改善脑血流和脑神经保护的作用：具有多种药效学作用，如能明显缩小大鼠局部脑缺血的梗死面积，减轻脑水肿，改善脑能量代谢，改善缺血脑区的微循环和脑血流量以及抗血栓和抗血小板聚集等作用。这些作用是通过改善脑线粒体功能，抑制凋亡，抑制谷氨酸释放，降低细胞内钙，提高脑血管内皮 NO 和 PGI_2 水平，抗氧化损伤和抑制炎症反应等机制而发挥的。由于局部脑缺血的脑损伤在初始和迟发性损伤过程中是一多因素参与的过程。如在治疗上只解决复杂过程中的一个方面，恐怕不会收到好的效果。因此在治疗上去阻断脑缺血病理过程的多个环节是很重要的。而 NBP 正是具有作用于多个病理环节的药物，也是它有别于其他药物的优点。近年来，国外文献还提出了与以前不同的观点，认为药物的作用最好是低亲和力的，而不是高亲和力的，因为大部分细胞成分相互间的连接是弱的，所以能稳定该系统，而且不良反应也较低。我们根据一系列实验结果，即丁基苯酞的药效学或作用机制的各项指标的作用强度（浓度或剂量）都差不多，不同指标的体外试验的浓度在 0.1 ~ 1μg 左右，而整体动物的剂量则在毫克水平，没有一个指标的剂量小于该范围，因此我们提出了丁基苯酞是一个低亲和力的多靶点作用药物的新看法。这也符合丁基苯酞疗效好，不良反应低的性质。此外，新近大量文献资料表明，神经退行性疾病如慢性缺血性脑卒中、脑外伤、衰老、阿尔茨海默病、帕金森病、肌萎缩侧索硬化等均表现为神经元线粒体损伤。而我们的大量实验资料表明，（－）NBP 有明显的改善脑线粒体功能，抑制细胞凋亡的作用。因此，对其扩大适应证的前景看好。综上所述，对（－）NBP 的开发研究预计有着重大的社会效益和经济效益。

（冯亦璞）

参 考 文 献

1. 刘小光，冯亦璞．丁基苯酞对局部脑缺血大鼠行为和病理改变的保护作用．药学学报，1995，30（12）：896－903
2. 冯亦璞，胡盾，张丽英．丁基苯酞对小鼠全脑缺血的保护作用．药学学报，1995，30（10）：741－744
3. Deng WB and Feng YP. Effect of dl-3-n-butylphthalide on brain edema in rats in rats subjected to focal cerebral ischemia. Chin Med Sci J，1997，12（2）：102－106
4. 阎超华，冯亦璞．丁基苯酞对低糖低氧诱导的大鼠皮层神经细胞损伤的保护作用．药学学报，1998，33（7）：486－492
5. 阎超华，张均田，冯亦璞．丁基苯酞对正常及局部脑缺血大鼠纹状体脑血流影响．中国药理学与毒理学杂志，1998，12（1）：36－39
6. Chong ZZ and Feng YP. Effect of 3-n-butylphthalide on reperfusion induced lipid peroxidation following cerebral ischemia in rats and superoxide radical formation in vitro. J Chin Pharm Sci，1999，8（2）：95－99
7. 熊杰，冯亦璞．丁基苯酞对低糖低氧引起神经细胞内钙升高的作用．药学学报，1999，34（12）：893－897
8. 熊杰，冯亦璞．丁基苯酞对线粒体呼吸链复合酶活性的影响．药学学报，1999，34（4）：241－245
9. 徐皓亮，冯亦璞．丁基苯酞对低氧-复氧及细胞因子诱导的内皮细胞损伤及中性白细胞黏附的影响．中国药理学与毒理学杂志，1999，13（4）：281－284
10. 徐皓亮，冯亦璞．丁基苯酞对局灶型脑缺血大鼠软脑膜微循环障碍的影响．药学学报，1999，34（3）：172－175
11. Xu HL and Feng YP. Effect of 3-n-butylphthalide on production of vasoactive substances by cerebral and aortic endothelial cells. Acta Pharmacol Sin，1999，20（10）：929－933
12. 熊杰，冯亦璞．丁基苯酞对局灶性脑缺血过程中线粒体损伤的保护作用．药学学报，2000，35（6）：408－412
13. Xu HL and Feng YPu. Protective effects of chiral 3-n-butylphthalide on inflammation following ischemic brain injury in rats. Acta Pharmacol Sin，2000，21（5）：433－438
14. Chong ZZ and Feng YP. Effect of DL-3-n-butylphthalide on arachidonic acid release and phospholipase A_2 mRNA expression in cerebral cortex after middle cerebral artery occlusion in rats. Acta Pharm Sin，2000，35（8）：561－565
15. 徐皓亮，冯亦璞．丁基苯酞对血栓形成及血小板功能的影响．药学学报，2001，36（5）：329－333
16. 董高翔，冯亦璞．丁基苯酞对局部脑缺血再灌注大鼠脑线粒体 ATPase，抗氧化酶活性和脂质过氧化的影响．中国医学科学院学报，2002，24（1）：93－97
17. Chang Q and Wang XL. Effects of chiral 3-n-butylphthalide on apoptosis induced by transient focal cerebral ischemia in rats. Acta Pharmacol Sin，2003，24（8）：796－804

第二节　丁基苯酞的药物代谢动力学实验

一、药物代谢动力学

为临床合理用药提供依据，进行了药物的吸收、分布、排泄和蛋白结合等实验研究，并根据数学模型，计算药物动力学参数。

Wistar 雄性大鼠，体重 180 ~ 220g（或 250 ~ 300g 测胆汁），每个剂量组或时间点均为 5 只动物，剂量为 60、120、240mg/kg，灌胃给药，给药体积为 1ml/kg。用 HPLC 法测定生物样品中丁基苯酞。ODS 反相色谱柱，流动相：甲醇∶水∶正丁醇（65∶35∶0.2；V/V），流速：1ml/min，量程：0.02Aufs，检测波长：280nm，进样量：4 ~ 20μl。灵敏度：最低检出量可测到 5 个半衰期以上。特异性：设空白组织作对照，给药（或加入药物）后进行测定基本上无干扰峰存在，证明所测定药物为原形药。用乙酰氨丁基苯酞标准品作内标，制作标准曲线及计算各组织样品的回收率，除少数脏器外，部分脏器测定的 CV% 均在 5% 以内，而日内与日间的变异系数在 10% 以内。结果如下：

（一）丁基苯酞的血药浓度-时间曲线及动力学参数

实验所得的各剂量组的血药浓度-时间曲线见图 2-2-1，根据“实用药代动力学计算程序”3P87 计算丁基苯酞药代动力学参数（表 2-2-1），药物在体内的转运和分布符合一室模型。丁基苯酞 60、120、240mg/kg 3 个剂量组的 $t_{1/2}$ Ke（或 $t_{1/2}$ Ka）基本相似，峰时（Tpeak）除大剂量外，也基本相似。峰浓度 Cmax 和曲线下面积 AUC 有明显剂量效应关系。

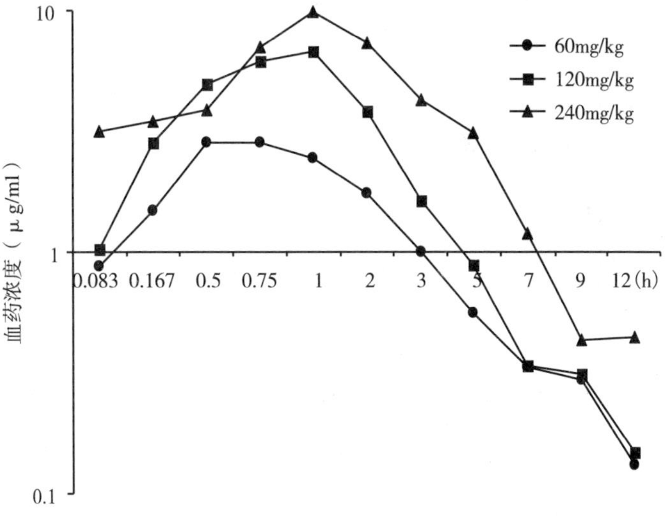

图 2-2-1　口服丁基苯酞在大鼠血浆中的浓度-时间曲线

表 2-2-1 丁基苯酞不同剂量的药代动力学参数

药代动力学参数	单位	剂量（mg/kg）		
		60	120	240
Ke	1/h	0.299	0.509	0.356
Ka	1/h	5.47	3.137	1.638
$t_{1/2}$ Ka	h	0.126	0.221	0.423
$t_{1/2}$ Ke	h	2.315	1.359	1.943
T（peak）	h	0.587	0.731	1.189
Cmax	μg/ml	2.63	5.925	7.693
AUC	μg/(ml·h)	10.376	16.540	32.974
CL/Fs	mg/(Kg·h)/(μg/ml)	5.782	7.254	7.2784
V/Fc	(mg/kg)/(μg/ml)	19.311	14.233	20.405

（二）丁基苯酞在各脏器的组织分布

口服丁基苯酞 240mg/kg 后 1h，消化道内容物中丁基苯酞含量为 25.44mg，约相当给药量的 42%，5h 后内容物中丁基苯酞含量降至 4.88mg，约相当给药量的 8.1%，说明丁基苯酞在胃肠道的吸收较快。在测定的各脏器中，除胃、肠道外，脂肪和脑组织中丁基苯酞的含量较高。给药后 5h 脏器中丁基苯酞含量普遍低于 1h（图 2-2-2）。

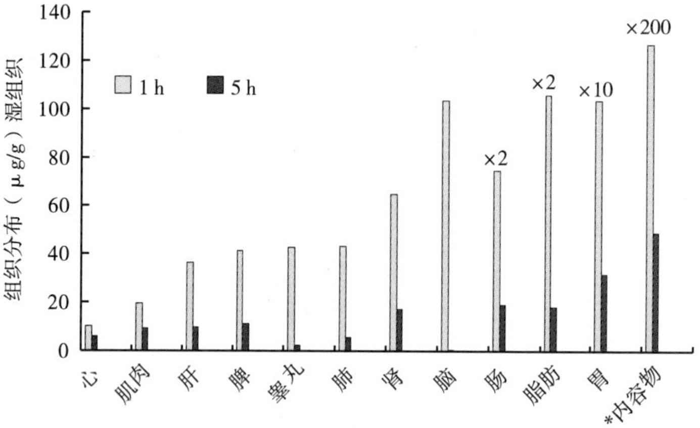

图 2-2-2 大鼠口服丁基苯酞（240mg/kg）后原形药在各组织中的分布 n＝5，平均值±标准差，＊丁基苯酞在消化道内容物中的总量（μg）

（三）自尿和粪中的排泄

大鼠 5 只，238～280g，禁食 12h，口服 240mg/kg 后，分置代谢笼中，每笼一只，于给药后 1、2、4、7、10、12、24、48 和 72h 收集尿及粪便。给药后 1h 尿样中即有丁基苯酞存在，以2～10h时段中尿样排出的丁基苯酞最多，以后逐渐下降。10～48h时段尿样尚有少量丁基苯酞，72h以后量更少，累积排出量仅为所给剂量的0.37%。丁基苯酞从粪便中的排出量大于尿，在给药后24h收集的粪便中丁基苯酞排出量最高，48、72h后逐渐减少。药物自尿粪中累积排出量为所给剂量的2.5%（图2-2-3）。

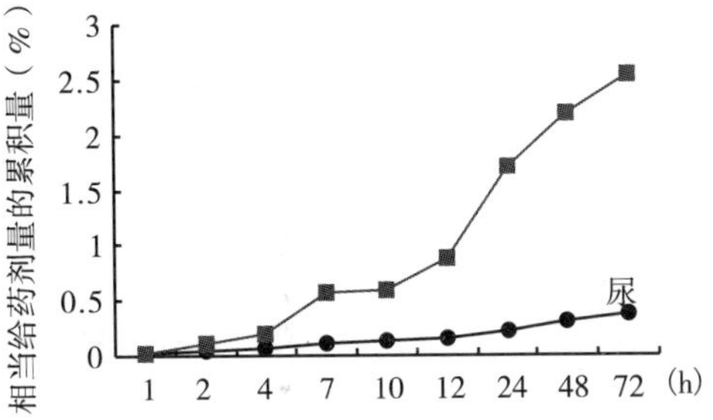

图2-2-3　口服丁基苯酞（240mg/kg）在大鼠粪、尿中的排泄

（四）^{3}H-丁基苯酞自大鼠尿、粪中的排泄

由于药物自尿、粪中的排泄约为所给剂量的3%，为证明大于95%丁基苯酞原形是以代谢产物形式排出或是蓄积在体内，我们用^{3}H标记丁基苯酞研究了在大鼠体内的排泄，以说明丁基苯酞在体内代谢的去向，以便为临床用药提供依据。

^{3}H-丁基苯酞由401所（原子能研究所）提供，用氚交换法标记，放射比活度为23Ci/mmol，放射化学纯度>95%，标记物溶于乙醇溶液中，置于－20℃保存备用。使用时挥干乙醇，用植物油配成200μCi（240mg）/ml。雄性Wistar大鼠4只，体重125～135g，置代谢笼中，每笼2只，口服给药，剂量为200μCi/kg，给药体积为1ml/kg。大鼠给药后分别于1h、4h、24h收集尿液及粪便，每一样品同时测其总放射性及原型药的放射性。直接取原尿0.1～0.2ml或取一定量的消化后粪便加5ml闪烁液分别测总放射性强度；在进行尿或粪样品的原形药提取后，取一定量的样品加5ml闪烁液分别测原形药放射性强度。以上尿液和粪便各次测定均设相应样品的对照，以排除颜色和消化液淬灭的干扰。

表2-2-2　口服^{3}H-丁基苯酞后，尿、粪中排出的总放射性和提取物的放射性

	时间	排出量（dpm）		累积排出量（dpm）		累积排出量（剂量%）（%）	
	（h）	尿	粪	尿	粪	尿	粪
总放射性	1	1287759	132500	1287759	132500	0.83	0.08
	4	19868431	764849	21156190	897349	13.60	0.58
	24	64669723	27963353	85825913	28860702	55.20	18.5
提取物	1	20576	5114	20576	5114	0.01	0.003
的放射性	4	449477	20330	470053	25444	0.30	0.02
	24	3780871	1376970	4250924	1402414	2.73	0.90

从表 2-2-2 可见，大鼠口服^{3}H-丁基苯酞后，放射性主要自尿中排出。口服后 24h 从尿中排出总放射性为剂量的 55.2%，其中原型药占 2.7%，自粪中排出的总放射性为剂量的 18.5%，其中原型药占 0.9%。24h 自粪、尿排泄的总放射性为口服剂量的 73.7%。总之，大部分丁基苯酞均以代谢产物形式从尿、粪中排出，排除了药物蓄积在体内的可能性。

（五）自胆汁排出

选用 240 ~ 284g 大鼠 5 只，于乙醚麻醉下插胆管，清醒后，留对照样品，于口服丁基苯酞 240mg/kg 后不同时间引流收集样品，记录体积，分别测丁基苯酞含量，计算不同时间的胆汁排泄累积量。从表 2-2-3 可见，在给药 4h 后已有原药从胆汁中排出，在 48h 后仍有少量排出。

表 2-2-3　口服丁基苯酞（240mg/kg）在大鼠体内胆汁中浓度

时间（h）	排出量（μg）	累积排出量（μg）	累积排出量（剂量%）
4	0.842 ±0.100	0.842	0.001
6	0.926 ±0.479	1.768	0.003
8	2.916 ±1.138	4.684	0.008
10	1.553 ±0.734	6.237	0.010
12	1.846 ±1.087	8.083	0.013
24	5.087 ±1.165	13.170	0.021
36	0.019 ±0.006	13.189	0.021
48	0.233 ±0.069	13.422	0.022

（六）蛋白结合（%）（平衡透析法）：

由于丁基苯酞不溶于水，不宜用体外血浆蛋白结合法，故采用了体内给药后取血浆的方法。Wistar 大鼠 6 只，雄性，体重 260 ~ 350g，分成 3 组，每组 2 只，分别口服丁基苯酞 60、120 和 240mg/kg。根据药时曲线在给药后 1h（Tmax）断头取血，肝素抗凝，分离血浆。将血浆 1.8ml 加磷酸缓冲液（pH7.4）0.2ml，混匀后置透析袋内（16mm ×7cm），将其置于磷酸缓冲液 8ml 的磨口试管内，在 4℃，透析 48h，经常摇动，使达平衡。透析完毕后取出透析袋内液，与袋外液分别用乙醚提取后做丁基苯酞含量测定（方法同前）。按下列公式计算丁基苯酞的血浆蛋白结合率为 61% ~65%，不同剂量组的结合率近似（表 2-2-4）。

$$结合百分数 = 1 - \frac{袋外浓度\ (\mu g/ml)}{袋内浓度\ (\mu g/ml)} \times 100\%$$

表 2-2-4　丁基苯酞的蛋白结合率（%）的测定

药物剂量（mg/kg）	袋内药物浓度（μg/ml）	袋外药物浓度（μg/ml）	结合率（%）
60	0.531	0.191	64.03
120	0.953	0.326	65.79
240	3.688	1.407	61.85

二、药物代谢产物的研究

用放射性核素的方法研究了 NBP 在大鼠体内代谢，并对代谢产物进行了鉴定。NBP 体外代谢的方法是用大鼠肝微粒体与 NBP 混合后温孵（37℃）1.5h，此微粒体重组体系经分离和纯化后，进行了结构的推定。结果表明，用高效液相色谱法分离、纯化了丁基苯酞的两个主要的体外代谢产物代Ⅰ和代Ⅱ，根据代Ⅰ和代Ⅱ的波谱数据（UV，^{1}HNMR，MS）确定了它们的化学结构；薄层色谱（TLC）证明丁基苯酞的体内代谢产物同样有代Ⅰ和代Ⅱ，并且也是两个主要的代谢产物；大鼠 po ^{3}H-NBP 后 1h 脑中原型药与代谢物的比例为 1∶1，而且只发现有代Ⅰ，未发现有代Ⅱ，推测代Ⅰ很有可能是活性代谢产物。两个主要代谢产物分别为侧链羟基化代谢物（Ⅰ）和内酯环开环后的氧化代谢物（Ⅱ）（其化学结构如图 2-2-4）。

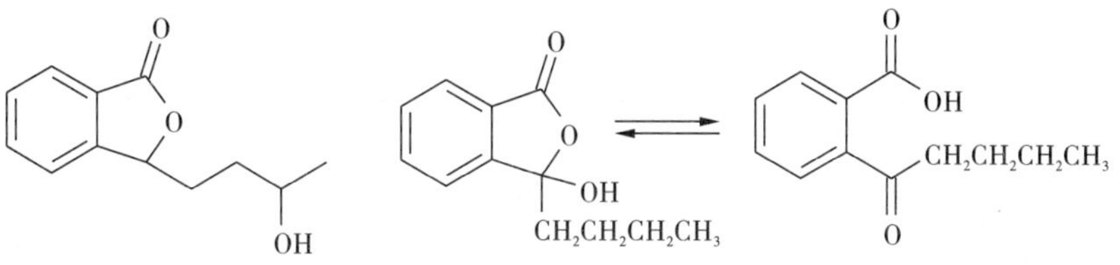

代（Ⅰ）　　代（Ⅱ）

图 2-2-4　NBP 主要代谢产物结构式

小结：大鼠口服丁基苯酞 60、120、240mg/kg 后，5min 血浆中已能测到药物，1h 可达峰值，峰浓度在 2.6～7.7μg/ml，消除半衰期在 1.36～2.31h。240mg/kg 组药后 12h 在血中仍可检出药物。与血浆蛋白结合率为 61%～65%。实验数据经程序计算符合一室模型。数据表明药物吸收迅速，可较快进入组织。丁基苯酞在组织中的分布除胃、肠道外，脂肪和脑中含量较高，说明药物能很快进入脑中，这有利于脑病的治疗。丁基苯酞及其代谢产物主要通过尿、粪排出分别为给药量的 55.2%、18.5%，大部分（70%）以代谢产物形式排出，胆汁中排出少量（0.022%）。表明药物在体内消除完全，不易蓄积。脑中发现有代谢产物Ⅰ，未发现有代谢产物Ⅱ，推测代谢产物Ⅰ很可能是活性代谢产物。

（冯亦璞　罗淑荣）

参 考 文 献

王春华，冯亦璞，吴元鎏. 丁基苯酞在大鼠中代谢产物的研究. 药学学报，1997，32（9）:641－646

第三节 丁基苯酞的毒理和特殊毒理

一、急性毒性实验

丁基苯酞对小鼠、大鼠两种动物，以口服、腹腔、静脉3种给药途径进行急性毒性实验。剂量间距分别为0.77（po）、0.8与0.83（ip）、0.88（iv），连续观察7天。按Bliss法计算结果见表2-3-1。

表2-3-1 丁基苯酞急性毒性

动物	途径	LD_{50} g/kg（95%可信限）
小鼠	po	3.19（2.23～3.85）
	ip	0.296（0.155～0.354）
	iv	0.171（0.152～0.306）
大鼠	po	2.79（2.41～3.44）
	ip	0.592（0.513～0.680）

毒性症状为闭眼、爬伏、腹部贴地、步态不稳、呼吸加深和翻正反射消失。死亡动物尸解肉眼观察见心脏处于收缩期。小鼠未见其他脏器有异常，大鼠（po）大剂量组见肺有轻度淤血，胃有重度胀气。镜检多见胃胀气，大鼠胃壁有溃疡。死亡动物未见性别差异。

二、对大鼠口服长期（6个月）毒性实验

（一）方法

按照卫生部颁布的新药审批办法及有关法规并加以补充。大鼠用药剂量以急性毒性实验结果和药效学研究的有效剂量为依据。丁基苯酞（NBP）为淡黄色透明油状液体，批号911-11，含量为97.05%，4℃冰箱保存。临用前用药用植物油配成所需浓度。所用动物为6周龄Wistar大鼠。实验开始时体重：雄：68.5±3.4g，雌：68.8±1.3g，每笼2～5只。室温15～20℃，湿度60%～80%。剂量组设计如表2-3-2。

大鼠po，1.0ml/(kg·d)，对照组给等量药用植物油。每日上午8～11点给药，连续给药180天，恢复实验30天。观察和检测指标：

1. 一般观察 行为、活动、毛发、腺体分泌、大便性状等，并记录。

2. 每周测食量和体重1次，计算每周每100g体重消耗饲料的克数，根据体重调整给药量。

3. 心电图检测 标准Ⅱ导联ECG。

4. 血液学指标 血小板、红细胞计数、血红蛋白、白细胞总数、白细胞分类。

表 2-3-2　NBP 长期毒性剂量组及动物数

组别	对照	高剂量	中剂量	低剂量	最低剂量
动物数（只）	41	45	43	41	30
剂量（mg/kg）	0	500	250	120	60
拟用临床剂量的倍数	0	83	41.5	20	10
相当于大鼠 LD_{50}	0	1/5.6	1/11.2	1/23.3	1/46.5
相当于小鼠 LD_{50}	0	1/6.5	1/13	1/26	1/52

5. 血液生化学指标　天门冬氨酸氨基转移酶（金氏法）、丙氨酸氨基转换酶（赖氏法）、碱性磷酸酶（比色法）、总蛋白和白蛋白（双缩脲法）、总胆固醇（硫磷铁法）、尿素氮（二乙酰肟法）、血糖（改良福氏微量法）、总胆红素（咖啡因法）肌酐（苦味酸比色法）。

6. 系统尸检和病理组织学检查　①系统尸检：解剖后按常规尸检程序全面细微的检查；②脏器系数：心、肝、脾、肺、肾、肾上腺、甲状腺、睾丸（连附睾）、子宫、脑、前列腺；③组织学检查：对处理的各组动物标本进行详细检查，如心、肝、脾、肺、肾、甲状腺、肾上腺、脑（连小脑）、胸腺、前列腺、淋巴结、垂体、子宫、卵巢、胰腺、胃、十二指肠、回肠、结肠、直肠、膀胱、视神经、髓、胸骨（骨和骨髓）、睾丸（连附睾）。

7. 观察及各指标测定时间　给药后 90 天（D_{90}），对照组和高剂量组各处死 10 只大鼠，中剂量组和最低剂量组各处死 5 只大鼠；给药后 180 天（D_{180}），5 个组的大鼠各处死 20 只；各组留下的 1/4 大鼠，除不给 NBP 外，继续观察 4 周，于 210 天（D_{210}）再处死对照组和高剂量组各 10 只，中剂量及低剂量各 6 只。90 天、180 天和 210 天均全面检测上述各种指标。

（二）结果与讨论

1. 行为、食量和体重　实验期间对照组和最低剂量组的大鼠均未见行为异常，高、中、低剂量组的大鼠在 po 后出现短暂的异常症状，以高剂量组出现异常症状的动物最多，程度较重。实验开始二周后，除大鼠嘴角流涎外，其外观行为、活动、毛发、粪便等与对照组和最低剂量组的大鼠一样，未见明显异常；食量变化组间无明显差异；体重均逐周增长，但高、中剂量组大鼠体重增长稍慢，于 6 个月时，高、中剂量组雄性大鼠的体重与对照组相比，有明显差异，停药后恢复期结束时，组间体重无明显差异。

2. 心电图和血液生化　给药后不同时间检测的心电图指标、血液学指标均在正常值范围内，10 项血液生化指标，给药 3 个月后，高剂量组大鼠的血糖和胆固醇，中剂量组大鼠的胆固醇，与对照组相比明显升高，给药 6 个月后，高、中、低剂量组大鼠的血糖，高、中剂量组大鼠的胆固醇，也显著高于对照组，并有剂量关系，其他各项血液生化学指标均在正常值范围内，停药后恢复期结束时，各组大鼠的血液生化学指标组间无明显差异。

3. 尸解　给药后不同时间大鼠尸解，给药 3 个月后，高剂量组大部分大鼠肝脏充血，给药 6 个月后，各组大鼠肺切面均显程度不等的充血，高剂量组 3 只大鼠胃肠充气，高、中剂量组大部分大鼠心、肝、肾充血；恢复期结束时，各组大鼠肺切面显程度不等的充血，其余各时期各组大鼠的各脏器未发现明显异常。

4. 病理　给药后不同时间的组织切片检查，给药3个月、6个月和恢复期结束时，各组大部分大鼠的肺脏显程度不等的支气管炎及周围炎；3个月后的各组大鼠肝脏汇管区显轻度慢性炎；给药3个月和6个月后的高剂量和高、中剂量组大部分大鼠肝脏显程度不等的充血；在个别组的个别大鼠有肝汇管区脓肿，回肠和直肠显慢性炎症，但无明显的剂量关系；其余各组大鼠的各组织未发现异常，均未发现有明显的组织结构的损害。在实验开始时，同批大鼠中随机取雌雄大鼠各5只进行了心、肝、脾、肺、肾的组织切片观察，仅发现1只雌鼠有轻度的支气管炎外，未发现明显的病变。实验不同时间出现的病变，无明显的剂量关系，可能与长期po给药，实验环境和处死技术有关。

5. 脏器系数　给药后不同时期的脏器系数，给药3个月后，高剂量组大鼠的肝、肾比对照组显著增加；6个月后，雄性大鼠高、中剂量的心、肝、肾和中剂量的睾丸，雌性大鼠高剂量的肝、肾和中剂量的脾，比对照组显著增加，但心、肝、睾丸和脾等系数的增加，无明显的剂量关系。高、中剂量组大鼠的少数脏器系数增大，但其相应的血液生化学和组织切片检查，未见明显的相应的变化，仅见大部分大鼠的肝、肾、心等脏器充血。体重明显减轻，这可能是因素之一。

以上结果表明，在停药后恢复结束时，所检测的各项指标均在正常值范围内。NBP有其安全范围，如临床用药剂量恰当，则可安全而无毒性（本实验由四川省中药研究所药理室黄良月研究员主持完成）。

三、犬口服丁基苯酞长期（6个月）毒性试验

丁基苯酞的药效学研究表明对脑缺血有明显的疗效，本研究评价狗连续口服NBP半年，观察由于积蓄而对机体产生反应及其严重程度，提供毒性反应的靶器官及其损害的可逆性，确定无毒反应剂量，为拟定人用剂量提供参考。

（一）材料和方法

按新药审批办法规定进行实验，并加以修改和补充。本实验用约6月龄Beagle狗。丁基苯酞含量 >97%。根据NBP的药效学剂量（主要药效剂量多为60mg/kg），拟用临床剂量（每人每天200～300mg，本实验以每人300mg算）和 LD_{50}（大鼠2790mg/kg，小鼠3190mg/kg），并参考了大鼠长期毒性，综合考虑而选用了以下两个剂量：80mg/kg和500mg/kg。即符合低剂量略高于主要药效剂量的原则。其所选剂量分别为临床用量的13.3和83.3倍，小鼠 LD_{50} 的1/40和1/6.4，大鼠 LD_{50} 的1/27.4和1/4.4。

1. 动物分组和给药方法　均分为3组，每组4只，雌雄各半：对照组、NBP 80mg/kg组和NBP 500mg/kg组。用注射器将原药放至动物舌后部使其自然咽下，给药后立即进食。每天给药1次（星期日不给），连续半年。对照组自由进食进水。

2. 检测项目

（1）一般观察　在整个实验期间，随时观察和记录动物的外观、活动、大小便和进食量的改变，以及恶心呕吐等。

（2）体重　每2周称体重1次，并根据体重调整给药量。

（3）心电图检查　给药前和给药的2、4、6个月及停药后1个月均测定Ⅱ导联心电图，采取立位测定。

（4）凝血时间测定　以毛细管法测定给药前、给药的第2、4、6个月和停药后1个月的凝血时间。

（5）血常规检查　包括红细胞（RBC），白细胞（WBC）血红蛋白（Hb），血小板（PLT），血细胞比容，平均红细胞容积，平均红细胞血红蛋白和平均红细胞血红蛋白浓度。白细胞计数和分类。于给药前及给药的第2、4、6和停药后1个月测定。

（6）尿液分析　尿液分析包括颜色、比重、蛋白、糖、隐血及沉淀物的显微镜检查如管型、血细胞、结晶等。均在给药前及给药的2、4、6个月检查。

（7）血液生化学检查　血液生化学检查指标包括天门冬氨酸氨基转移酶（金氏法）、丙氨酸氨基转移酶（赖氏法）、碱性磷酸酶（比色法）、总蛋白和白蛋白（双缩脲法）、总胆固醇（硫酸铁法）、尿素氮（二乙酰肟法）、血糖（改良福氏微量法）、总胆红素（咖啡因法）和肌酐（苦味酸法）。于给药的2、4、6和停药1个月取血，测血清中上述指标，除给药2个月外，其余均取先后两次血的测定结果。

（8）系统尸检和组织病理检查　系统尸检：给药结束后24小时，每组取3只狗，在戊巴比妥钠麻醉下，股动脉放血处死后立即进行尸检。肉眼观察各组织器官的外观形态，然后取下组织脏器并用手术刀切开，肉眼观察其变化情况。镜检：尸检后，取有关的组织器官放入预先准备好的鲍氏液内，经过包埋、切片、固定、染色。在显微镜下观察病理改变。组织器官包括：脑（包括小脑和视神经）、垂体、甲状腺、心、肺、胸腺、肝、胰、脾、肾、肾上腺、胃、十二指肠、膀胱、淋巴结、卵巢、子宫、睾丸、前列腺以及胸骨（骨和骨髓）。

（9）脏器系数　取脏器称重并计算脏器系数（脏器重量与体重的百分比值），这些脏器是心、肝、脾、肺、肾、肾上腺、甲状腺、睾丸、子宫、脑、前列腺等。

（二）实验结果

Beagle狗口服NBP 80mg/kg，除引起唾液分泌增加外，对狗的各项指标均无明显影响；500mg/kg则引起唾液分泌明显增加，体重轻度降低，肝脏明显肿大，血清碱性磷酸酶活性明显增加；肾脏重量也有轻度增加，与对照组比并无统计学上的差异。上述改变均为可逆的，停药后1个月消失。

由上述结果看出，小剂量组NBP80mg/kg（为临床用量的13.3倍），除引起唾液分泌增加外，未见任何毒副反应。大剂量组NBP 500mg/kg（为临床用量的83.3倍）能引起唾液分泌明显增加，体重增长慢，小于对照组。大体解剖发现肝脏大，镜检发现大剂量组肝细胞呈空泡样肿大，但这种作用是可逆的。可能该药主要是通过肝代谢，因而首发毒性部位是肝脏。因此，临床应用时，肝功能不好者要特别慎重。

血液生化测定中发现，碱性磷酸酶活性随给药时间延长而增加的程度越明显，这种改变可能是由于肝脏大而使胆小管阻塞所致。长期po NBP 500mg/kg主要引起肝脏的病理形态和生化改变，表明对肝脏有明显的毒性。但该剂量已为临床用量的83倍，小鼠LD_{50}的1/6.5，说明NBP的毒性很小，在临床用量下是十分安全的。以上各实验均未见动物性别差异（本实验由中国药品生物制品检定所药理室周远鹏研究员主持完成）。

四、丁基苯酞对大鼠生殖毒性的影响

本实验观察丁基苯酞对雄性和雌性大鼠生育力的影响。

（一）方法

Wistar雄性大鼠，自第6周龄开始连续给药至第14周龄止，雌鼠自第10周龄开始连续给药2周，然后雌、雄一对一合笼。雌鼠自发现阴栓后仍继续给药15天，NBP剂量为80、200和500mg/kg 3个剂量组和1个溶剂对照组（用药用植物油配制成，给药体积为1ml/kg），每组23~25只。观察行为改变；记录交配后每日摄水和摄食量，测定体重。孕鼠在妊娠第20天时剖检，检查黄体数、着床数、胎盘重、仔数、仔重、性别、活胎数、仔鼠身长、尾长及骨骼形态变化，并计算交配率和受孕率。此外，肉眼观察内脏脏器（心、肝、脾、肺、肾、睾丸和肾上腺）外观形态有否异常并称各脏器重量。特别要检查交配未成功的雄鼠，用手术显微镜检查附睾中的精子。

（二）结果

除大剂量组（500mg/kg）摄水量明显增加外，其余各项生殖功能指标均未见异常。这一结果说明NBP对雌大鼠的妊娠前和妊娠初期和雄大鼠的生育力、无明显毒性反应，说明NBP对大鼠的生育力和生殖功能无不良影响，无明显胚胎毒性及致畸作用。

五、丁基苯酞对大鼠围产期毒性影响

本实验观察NBP对雌鼠围产期毒性的影响。主要观察母鼠妊娠后期，授乳期，幼仔生长发育、形态分化、行为、骨骼发育和生殖功能及其他异常症状的影响。

（一）方法

1．动物、剂量和妊娠期给药　Wistar大鼠，雄鼠280~330g，12周龄，雌鼠235~275g，10周龄。分别饲养1周后进行试验。随机将雌雄各1只合笼，次日查阴栓，凡发现阴栓者为妊娠0天。NBP的纯度大于97%，药物剂量为80、200和500mg/kg 3个剂量组，另设1个溶剂对照组，给药体积为1ml/kg。每组23~25只雌鼠。自妊娠第15天开始连续给药至离乳第28天为止，妊娠第15~21天给药的剂量按妊娠第6天体重计算。产后0、7及14天的体重作为计算产后不同阶段给药剂量的依据。

2．观察指标

（1）对母鼠（F_0）的观察　①行为观察：每天早晚各1次观察F_0大鼠行为变化，特别在给药前后，产仔前后，授乳期等行为的变化；②体重测定：在妊娠第0、6、13、15、20天和产后0、4、7、14、21、28称体重；③妊娠日程的计算：在妊娠20天以后，每天上午8点、下午1点和5点观察母鼠有否产仔，以计算妊娠日程。凡在上午8点至下午5点内产仔者按当日日程计算，凡在上午8点以前或下午5点后产出，则相应减去半天或增加半天，一般孕鼠均在妊娠第21天产仔；④F_0雌鼠的剖检：F_0大鼠离乳后，即产后第28天，进行剖解，肉眼观察，着床痕迹数及主要脏器形态和重量。

（2）出生仔（F_1）的观察　出生仔不同日龄的检查：出生0天（出生后24h内），记录每窝仔数、性别、窝重、存活与死亡数，并检查外形。在日龄4天时，留同窝仔雌雄各4~5只。在28天离乳时，每窝鼠各解剖2只，肉眼观察内脏有否异常。对F_1生长发育、行为和生殖功能实验指标如表2-3-3所示。

表 2-3-3　丁基苯酞对大鼠围产期毒性影响

体重		0、4、7、14、28 日、3、6、10 周
生长发育	耳郭展开	4 日
	出毛	14 日
	出眼	14 日
	开眼	15 日
	瞳孔对光反射	28 日
	耳郭对声反射	28 日
	睾丸下降	28 日
功能试验	斜板法	5、10、15 日
	悬垂试验	11、16、21 日
	被动活动	21 日
	自主活动	28 日
	游泳	28 日
	开阔场试验	8 周
生殖功能	交配率、妊娠率、妊娠天数，出生仔数	
剖检	F_0、F_1 的黄体数，着床数，内脏器官和 F_2 骨骼发育	

（二）结果

1. 对大鼠行为、妊娠及授乳期的影响　NBP 500mg/kg 组在给药头几天，动物出现流涎，爬伏，呈安静状，而给药 3～4 天后逐渐耐受。在妊娠第 20 天，NBP 大剂量组（500mg/kg）体重有下降趋势，但无统计学意义，对其他各剂量组体重均无影响。大剂量 NBP 有延长妊娠天数趋势（22.5±1.6 天），其中一只动物延长至 26 天仍未产出，剖检后均为死胎。有 6 只母鼠无奶，表现为幼鼠第 4 日生存率下降。对离乳后的 F_0 大鼠进行剖检，结果表明各剂量组的黄体数，着床痕迹与对照组比较，均无明显影响。内脏器官也未见异常变化。

2. 对 F_1 幼鼠自出生至离乳后不同时间的观察

（1）体重测定　NBP 80、200 和 500mg/kg 各组的 F_1 幼鼠，日龄 4 天的体重均明显低于对照组，且有剂量效应关系。大剂量组 F_1 仔鼠从日龄 4 天到 28 天乃至 3 周的体重仍明显低于对照组，自 6 周龄后体重逐渐恢复，与对照组无显著差别。

（2）对 F_1 仔鼠生长发育的影响　虽然大剂量组（500mg/kg）F_1 仔鼠的体重较轻，但对生长发育各项指标的观察表明，如耳郭展开、长毛、出牙、开眼、瞳孔对光反射、耳郭对声反射均不受影响，即这些指标均符合在相应的观察日龄上。80 和 200mg/kg 组对 F_1 仔鼠生长发育各项指标也无影响。

（3）对 F_1 大鼠行为影响　①斜板和悬垂试验：大剂量组（500mg/kg）的 F_1 雄鼠日龄 5 天的斜板实验分数较对照组为低，大剂量组 F_1 雌鼠日龄 11 天的悬垂实验分数也明显下降。

上述两项功能测试，随着仔鼠日龄增加，各剂量组与对照组相比均无明显差异；②被动活动、游泳和自主活动实验：日龄 21 天 F_1 仔鼠在转棒上 1 分钟内掉下百分数很低，各剂量组与对照组之间无显著差别。F_1 大鼠日龄 28 天时，各剂量组均能在 22℃水温游 2min 以上，与对照组比较无明显差异。自主活动测试结果表明，给药各组与对照组之间也无差别；③开阔场行为试验：500mg/kg 组的 8 周龄 F_1 雌鼠放入中心点至开始移动（或活动）的潜伏期明显缩短，与对照组比较有明显意义，移动格数也有增多趋势（80mg/kg 组），便粒数降低。其他如站立、舔毛、中央停时与对照组比较无何差异。

3. 对 F_1 大鼠生殖功能的影响　NBP 各剂量组对 F_1 孕鼠妊娠期 0～20 天的体重均无影响（与对照组比较，$P>0.05$）。NBP 不同剂量组的 F_1 大鼠的交配率、受孕率、妊娠天数、黄体数和着床数、出生率和生存仔数与对照组比较均无显著差异（$P>0.05$）。

4. 对 F_2 仔鼠（F_1 生产的子代）体重的影响　NBP 不同剂量组的 F_2 幼鼠日龄 0、4 和 7 天的平均体重与对照组无显著差异，表明发育良好。

5. 剖检　经肉眼观察，F_1 雄鼠内脏和 F_2 日龄 7 天的内脏无异常所见。F_2 日龄 7 天的内脏重量称量结果表明，给药各组与对照组无何显著差异。

6. 对 F_2 骨骼发育的影响　NBP 各剂量组对颅骨骨化无迟缓作用，与对照组比较无显著差异。而对矢状缝加宽和枕骨骨化迟缓鼠较对照组为多，表明对胚胎或幼仔发育可能有一定影响，但无明显致畸作用。

小结与讨论：由以上结果可见，NBP 大剂量（500mg/kg）组对 F_0 孕鼠妊娠期有延迟趋势，其中一只难产和死胎，少数动物无奶，日龄 4 天的 F_1 仔鼠存活率下降，日龄 4 天至 3 周的 F_1 仔鼠体重明显下降。NBP 对 F_1 仔鼠的生长发育和各项功能实验及生殖功能实验表明，除大剂量组（500mg/kg）F_1 仔鼠对斜板（日龄 5 天，雄性）和悬垂试验（日龄 11 天，雌性）有些影响外，其余各剂量组对各项试验均无明显影响。NBP 大剂量组（500mg/kg）对 F_2 仔鼠（日龄 7 天）骨骼发育有一定的迟缓作用，但无明显致畸作用。根据本实验结果，建议在临床应用 NBP 时，孕妇要慎用。据药审办意见，F_1 大鼠离乳时间为 28 天，但我们认为应为 21 天（与国外文献一致），其原因是 21 天离乳的 F_1 大鼠牙齿已长好，已能自主吃食，若 28 天离乳，不但 F_0 母鼠体重下降，状态欠佳，而且对仔鼠的生长发育和功能实验的观察不正确。

（冯亦璞）

第四节　丁基苯酞的质量控制研究

丁基苯酞属于国家一类新药，在申报“临床研究的药品质量标准起草说明”资料中，分别对对照品、样品的性状、鉴别、纯度检查、有关物质和含量测定方法等项目进行了详细研究和科学论证，根据资料的研究结果，在临床研究本品质量标准基础上，结合国家药监局的审评意见，制订了“丁基苯酞原料药物质量标准草案”，简述如下：

本品为丁基苯酞的消旋体，是一种治疗急性缺血性脑卒中药物。本品为以戊酸酐和邻苯二甲酸为原料，经多步合成而得的一种具有芹菜香味的油状液体药用品。

名称：中文名：丁基苯酞

汉语拼音　Ding Ben Tai

英文名　BUTYL PHTHALI DUM

化学名　dl①-3-丁基苯酞（3-n-Butyl phothatide）

化学结构式　见图 2-4-1。

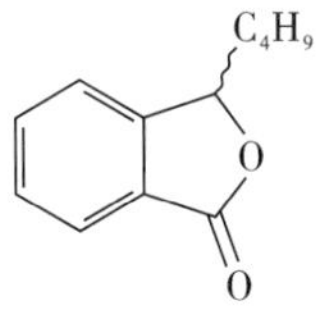

(±)-NBP

图 2-4-1　丁基苯酞

分子式　$C_{12}H_{14}O_2$

分子量　190.24（按 2000 年《中国药典》附录XVIII，1999 年国际原子量表计算而得）。

性状　对三批供试品，进行外观考察，考察条件为初始 0 天和加速实验为 3 个月及室温留样 3 年，其结果外观均为淡黄色澄明油状液体，具有特异香气。

溶解度　本品在甲醇、乙醇、乙醚和氯仿中极易溶，在水中不溶。（按《中国药典》1990 年版凡例规定方法测定）

物理常数

沸点　依照沸程测定法（《中国药典》1990 年版附录）测定。经多批样品测试，其沸点较高，均在 290℃左右，生产时需减压蒸馏，温度仍需控制在 150℃左右。因检查沸点不方便，生产时按要求控制沸程即可，故沸点未订入标准中。

折光率　为保证产品质量，控制产品的折光率十分必要。对对照品及供试品的折光率进行测定（按《中国药典》1990 年版一部附录），以丙酮作为标准，折射率：$n^{25℃}=1.3588$，实测 $n^{25℃}=1.3564$，测定其结果 1.5193～1.5222。为考虑今后批量生产可暂定 1.5190～1.5225，仪器：新天牌 820060，中国制造。

相对密度　比重瓶法测试。计算（按《中国药典》1990 年版二部附录）：供试品的相对密度 = 供试品重量/水重量。对三批供试品测试，其相对密度为 1.068～1.078。故本品的相对密度可控制在 1.060～1.080 范围。

酸度值　取乙醇和乙醚各 25ml，加酚酞指示剂 1.0ml，滴加氢氧化钠液（0.1mol/L）至微显粉色。加入供试品 4.0g，振荡使完全溶解，用氢氧化钠液（0.1mol/L）滴定。酸值（按《中国药典》1990 年版附录）不大于 10.0。因本品为非脂肪、脂肪油类物质，酸值可不列入标准中。

旋光度　本品为消旋体，为进一步考察其纯杂程度，取丁基苯酞对照品及供试品，精密称定，加氯仿溶解并稀释制成每 1ml 中约含 2mg 的溶液，依法测定（《中国药典》2000 年版附录 VIE），室温 28℃，比旋光度为 0°。仪器 PERKIN ELMER 241 Potarimeter。

① dl 表示（±）。

注：根据上述测定结果表明，供试品纯度能控制，旋光度测定可不列入标准中。

消旋丁基苯酞的拆分研究 现合成丁基苯酞是丁基苯酞的外消旋体混合物，其旋光值为0°。利用手性相色谱柱（Chiraldex G-TA）可将消旋丁基苯酞分为两个峰，经对对照品和供试品测试，左、右旋光异构体的比例为1∶1（详细可查合成资料，略）。

一、鉴别方法的研究

本品结构中含五元环内酯，在碱性溶液中可开环，成为钠盐溶液，加入酸时易环合，本品不溶于水，可析出沉淀，并有丁基苯酞气味，用此反应原理鉴别供试品。取本品适量（约相当于丁基苯酞10mg），加甲醇制成每ml含5mg的溶液，加0.1mol/L氢氧化钠溶液3ml，溶液在50℃水浴上煮10分钟，冷却，加过量的0.1mol/L盐酸溶液，即析出沉淀，并发生丁基苯酞气味（内酯反应）。

（一）薄层色谱法

照《中国药典》1990年版附录法检查。

1. 薄层条件 层析缸（25.5cm×5.5cm×5cm）；微量注射器10μl、50μl；高效硅胶G板、高效硅胶GF_{254}板（烟台化工研究所产品）；荧光灯254nm；显色剂：碘化铋钾、碘。

溶剂：甲醇、正己烷、乙醚、二氯甲烷、石油醚，规格：分析纯。

对照品、供试品由药物所提供。

2. 固定相的选择 选用操作简便、灵敏、重现性好的高效硅胶G薄层板和高效硅胶GF_{254}板两种薄层板。经多次试验，比较斑点展开距离及斑点形状等，其结果两种薄层板相似。

3. 展开剂条件优化 依据文献和本品条件，曾用多种多元展开剂，经实验确认有3种展开剂：①正己烷-乙醚（5∶0.8）；②二氯甲烷-石油醚（7∶3）；③石油醚-乙醚（6∶4）可用于鉴别。其中展开距离，斑点形状最佳的为①展开剂。取对照品、供试品及有关物质其类似物的分离比较（图2-4-2）。

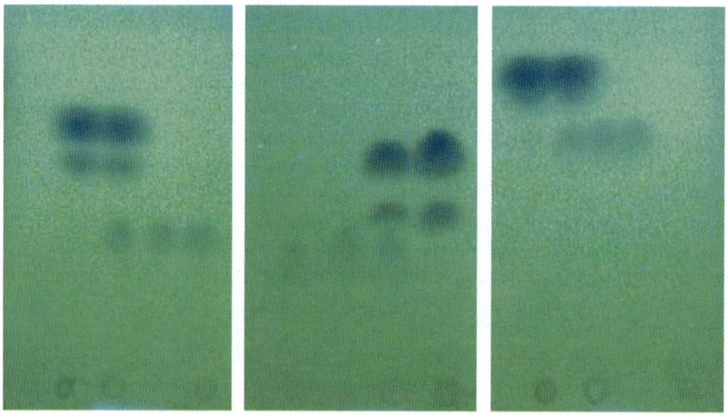

3 2 1

图2-4-2 丁基苯酞在三种展开剂条件下的TLC色谱图

4. 显色剂的选择

（1）高效硅胶G板 经点样，展开后进行下面的显色剂实验：①根据本品结构中具有共轭双键的特征，可用碘蒸气显色。将本品点于HPTLC板上展开后，置于碘缸中密闭熏2～5分钟，展开的斑点即显棕色；②用通用显色剂——碘化铋钾试剂，对展开后的HPTLC板喷雾显色，板层上斑点显黄棕色；③本品为内酯环化物，经选用显色内酯的显色剂，喷雾斑点显色不明显。

（2）高效硅胶GF_{254}板 点样，展开后的薄层板进行如下显色实验：①用碘和碘化铋钾试剂显色，与A①、②结果相同；②直接在荧光灯下检视，本品展开后置于荧光灯下，板背景显绿色，斑点显蓝色斑点。

综合以上结果，选定本品鉴别所用固定相为高效硅胶GF_{254}板；展开剂为正己烷-乙醚（5∶0.8）；展开后将板直接置荧光灯254nm下检视。

5. 测定法 称取丁基苯酞供试品适量，加甲醇制成每1ml含5mg的溶液作为供试品溶液，另取丁基苯酞对照品适量，作为对照品溶液。照薄层色谱法（《中国药典》1990年版附录第30页）实验，吸取上述两种溶液各10μl，分别点于同一块高效硅胶GF_{254}薄层板上，以正己烷-乙醚（5∶0.8）为展开剂，展开后，晾干，置荧光灯（254nm）下检视，观察主斑点的颜色及位置。对3批供试品进行鉴别，结果表明供试品所显主斑点的颜色及位置与对照品的主斑点相同（图2-4-3）。

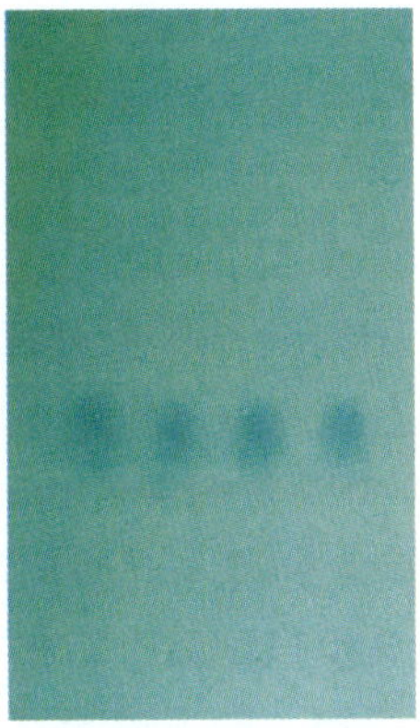

图2-4-3 丁基苯酞对照品与供试品TLC色谱图

1. 对照品；2. 供试品（批号911-12）；3. 供试品（批号911-13）；4. 供试品（批号911-14）

（二）紫外吸收法

取本品适量，加甲醇溶解并稀释制成浓度为每1ml中含丁基苯酞0.02mg的溶液，照紫外分光光度法（《中国药典》2000年二部附录ⅣA）测定。记录它的最大紫外特征吸收峰波长。

结果表明：供试品和对照品在227nm处有最大吸收，在274和280nm处有双峰，为本品的特征紫外吸收峰，可作为鉴别用。

（三）红外吸收法

照《中国药典》2000年版附录Ⅳ C法测试。

本品与两片KBr膜压制成膜，进行红外光谱扫描，记录它的特征光谱。该化合物的分子中有苯环、γ-内酯和一烷基侧链等特征基团，供试品和对照品的红外光谱图径解析，图谱相一致。可作为鉴别用。

二、纯度检查

（一）有关药用品消旋丁基苯酞中出现杂质的说明

消旋丁基苯酞在放大合成中所用起始原料戊酸和乙酸酐均为工业级，很难避免的是戊酸中可能混有少量的己酸、丁酸或丙酸，而在制备戊酸酐时也会有己酸酐、丁酸酐和丙酸酐生成，包括乙酸酐，这些酸酐均属高沸点液体，沸点较接近，依靠减压蒸馏，很难将乙酸酐、丁酸酐、己酸酐除尽，它们不可避免地被戊酸酐带入下步反应，就会有少量烯类苯酞生成物带入丁基苯酞中。

我们在研究丁基苯酞药理、毒理（慢性毒性、围产期毒性、特殊毒性）、药代动力学及人的Ⅰ、Ⅱ、Ⅲ期临床实验均用含有如上述的微量杂质的丁基苯酞（含量≥98%）进行实验，并未引起毒性异常和疗效降低及副反应出现。

（二）有关物质

1. 薄层色谱法

（1）有关薄层色谱条件　固定相、展开剂、显色剂等方面研究，详见鉴别项的最佳优化条件，此处从简。

（2）取本品，加甲醇制成每1ml中含10mg的溶液，作为供试品溶液；精密量取适量，加同一溶剂稀释成每1ml中含0.3mg的溶液，作为对照溶液。按照薄层色谱法（《中国药典》2000年版附录ⅤB）实验，吸取上述两种溶液各10μl，分别点于同一块高效硅胶GF_{254}薄层版上，以正己烷-乙醚（5:0.8）为展开剂展开后，晾干，置紫外荧光灯（254nm）下检视。供试品溶液如显杂质斑点，其荧光强度与对照溶液的主斑点比较不得更强。总杂质斑点不得深于对照液主斑点（3%）。对3批供试品进行检查，未检出杂质斑点，均符合规定。

（3）丁烯苯酞为丁基苯酞的中间产物　取丁烯苯酞适量，加甲醇制成每1ml含10mg的溶液；另取丁基苯酞对照品适量，同法制成溶液。分别取10~15μl点在HPLC GF_{254}板上，用正己烷-乙醚（5:0.8）展开，荧光灯下检视。此条件已将消旋丁烯苯酞分开，结果见图2-4-4，为检查此有关物质提供了方法。

（4）最小检出限　取本品，制成每1ml中含1mg的溶液，点在高效硅胶CF_{254}薄层板上，点9个点，点样量依次为3、5、10、15、20、25、30、35、40μg，展开后，晾干，置于紫外荧光灯（254nm）下检视。其最小检测量为5μg。

2. 高效液相色谱法　色谱条件的优化及方法学研究见含量测定项下。以65%甲醇-水为流动相，检测波长为280nm，进样量10μl，流速1ml/min，柱温为室温。

3. 专属性研究

（1）方法专属性　有关杂质及降解产物。

考察建立的HPLC方法对主成分、杂质、降解产物等分离检测的专属性。有关杂质即合成过程中的前体、中间体、副产物等专属性考察，所采用的方法：

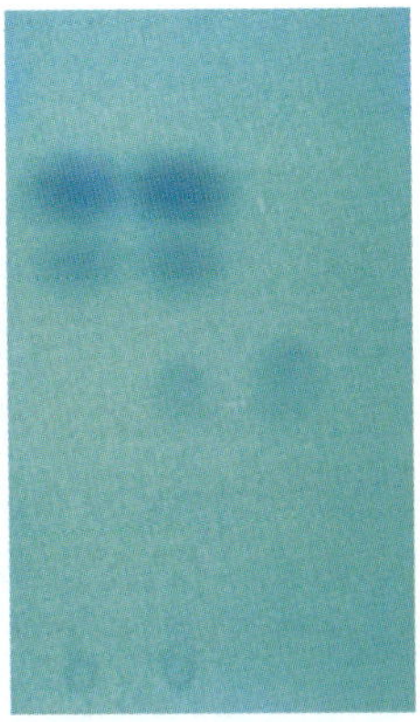

图 2-4-4 丁基苯酞中间体——丁烯苯酞 TLC 色谱图

1）强制破坏试验。

2）高温破坏试验 精密称取丁基苯酞约 30mg，置于 10ml 安瓿中，加甲醇溶解并稀释至 10ml，封口置于 100℃沸水浴中加热 8 小时，放置室温，精密吸取 10μl 注入 HPLC 仪，记录色谱图，与初始色谱图比较。结果表明：丁基苯酞在高温条件下没有产生降解物和新杂质峰，本品较稳定。因本品在合成过程中是在高真空减压 150℃以上高温条件蒸馏得到，本品的热稳定性很强。

3）强酸破坏试验 精密称取丁基苯酞约 30mg，置 10ml 量瓶中，加甲醇约 1ml 使溶解，加入 1mol/L 盐酸溶液至 10ml，摇匀，放置半小时，精密量取 10μl 注入 HPLC 仪，测定。结果表明：在强酸破坏条件下，杂质略有增加。

4）强碱性破坏试验 精密称取丁基苯酞约 30mg，置 10ml 量瓶中，加甲醇约 1ml 使溶解，加入 1mol/L 氢氧化钠溶液至 10ml，摇匀，放置半小时，精密量取 10μl 注入 HPLC 仪，测定。结果表明：丁基苯酞具有内酯环结构，在强碱破坏条件下可开环，发生降解，主要降解物保留时间为 2.3min，与丁基苯酞色谱峰可达到基线分离。

5）氧化破坏试验 精密称取丁基苯酞约 30mg，置 10ml 量瓶中，加甲醇适量使溶解，滴加 30% H_2O_2 约 4 滴，加甲醇稀释至刻度，摇匀，放置半小时，精密量取 10μl 注入 HPLC 仪，测定。结果表明：氧化破坏条件下，丁基苯酞部分被氧化，发生了降解，其主要产物保留时间为 2.24min。

综上所述，在所选定的液相色谱条件下，降解产物与主成分可达到基线分离，分离的专属性强。

（2）检出限试验 精密称取丁基苯酞对照品适量，加甲醇溶解并稀释制成浓度为每 1ml 含 0.1μg 溶液，精密量取 10μl 注入液相色谱仪，信噪比为 3∶1，最低检测限为 1μg。

（3）定量限 精密称取丁基苯酞对照品适量，加甲醇溶解并稀释制成浓度为每 1ml 含 0.3μg 溶液，精密量取 10μl 注入液相色谱仪，信噪比为 10∶1，最低检测限为 3μg。

（4）精密度 取丁基苯酞适量，加甲醇制成每 1ml 含 0.8、1.0、1.2mg 3 个浓度的溶液，分别取 1ml 置 25ml 量瓶中，加甲醇稀释至刻度，取 10μl 注入 HPLC 仪，连续平行进样 5 次，测定，计算精密度，结果精密度良好，分别为 RSD（%）1.29、0.79 和 0.85。

（5）样品杂质测定　在选定的液相色谱条件下，对 3 批供试品进行杂质检查，检查方法：

取本品适量，精密称定，加甲醇制成 1ml 中含 3mg 的供试品溶液；精密量取适量，加甲醇制成 1ml 中含 0.09mg 的对照溶液。照含量测定项下的色谱条件进行实验，取对照溶液 10μl 注入液相色谱仪，调节灵敏度，使主成分峰高约为满量程的 20%～25%；取上述两种溶液各 10μl 分别进样，记录色谱图至主峰保留时间的 2 倍，供试品溶液如显杂质峰，各杂质面积之和不得大于对照溶液主峰的峰面积。检查结果有关物质量均小于 2 %。

根据上述 TLC 与 HPLC 两方法实验结果表明，TLC 法分析成本低，价廉，操作简便易行，分析结果直观，但灵敏度较低，只能限量，多个杂质斑点总深度与对照液斑点比较不易准确。

HPLC 法，分析成本高，但灵敏度高，限量、定量均准确，直观，图谱易保存，两法比较后，认为 HPLC 法检查有关物质具有灵敏，准确，便于定量等优点，故采用 HPLC 法检查有关物质。

（三）有关物质的验证

1. GC-MS 测试主要杂质，经分析，推论它的结构均为丁基苯酞类同系物，有丙基苯酞，β-戊基苯酞及丁烯基苯酞。（详见化学合成部分）

用 GC-MS 方法，对丁基苯酞对照品和供试品进行测试结果表明：

（1）对照品未检出大于 0.1% 以上的杂质，现用归一化法计算含量为 100%。

（2）4 批供试品的含量在 98% 以上。

（3）各批供试品所含杂质个数不等，杂质量各异。

（4）供试品中单一杂质量不超 0.6%；总杂质量小于 3%。

2. HPLC-UV 法确证有关物质　根据 GC-MS 测试的谱图推测，在色谱图中几个较大的色谱峰及 MS 图分析可能是丁基苯酞类似物，如乙烯苯酞、乙基苯酞、丙烯苯酞、丙基苯酞、丁烯苯酞、戊烯苯酞及戊基苯酞等化合物中之一、之二或之三，现已合成，并已确定结构。

为了进一步证实丁基苯酞中带入杂质是哪些，采用 HPLC 和 UV 法，将丁基苯酞的粗品溶液注入 HPLC 仪，记录色谱图及 UV 光谱图。从 HPLC 色谱图上看出，分离的 3 个（除主药峰外）较大的色谱峰及丁基苯酞都能达到基线分离。说明丁基苯酞的质量标准中含量测定的色谱条件方法是最佳的，适用于丁基苯酞的质量控制。

3. 确定 3% 有关物质的依据

（1）上述所采用的 TLC 法、HPLC 法及 GC-MS 法对丁基苯酞前体、供试品及对照品检测，它们的总杂质峰均小于 3%。

（2）GC-MS 法所测出（或推论）的主要杂质峰，它们的结构均为丁基苯酞的同系物。有丙基苯酞、α-戊基苯酞、β-戊基苯酞、3-丁烯基苯酞等。

（3）在药理试验中，用供试品进行试验，均未发现具有毒性结论，从而推论 3% 的杂质中没有毒性物质。

（4）对3批供试品含量测定结果均在97%以上，其杂质均小于3%。

（5）本品为油状液体，参照《中国药典》中油状药物，如维生素E，含量定为96.0%～102.0%；维生素K，含量定为97.0%～103.0%等。为此，丁基苯酞今后投入批量生产含量控制范围，我们可暂定供试品含量97.0%～102.0%为宜。

（四）炽灼残渣

为控制产品质量，需检查本品中无机物的含量。按2000年版《中国药典》附录Ⅷ N法检查，3批供试品检出的炽灼残渣均小于0.05%，符合规定。

（五）重金属

为用药安全和有效控制本品在批量生产中所用设备及合成过程中可能带入的重金属，需要控制其一定量的范围。取炽灼残渣项下遗留的残渣，按2000年版《中国药典》附录Ⅷ H检查。3批供试品检出重金属含量均小于10/百万。考虑大量生产条件下重金属引入条件增多，重金属限度暂定不得大于20/百万为宜。

三、含量测定

（一）分析方法——高效液相色谱法

《中国药典》中化学合成药的含量测定方法多为容量法，依据丁基苯酞结构为五元环内酯，遇碱内酯易开环的原理，采用酸碱滴定法，详见对照品标准说明。

本品结构中具有共轭双键，在274和280nm波长处均有紫外特征吸收，可采用紫外分光法和高效液相色谱法进行含量测定。但由于本品合成过程中可能产生丁基苯酞类似物，吸收波长相近，用紫外分光法测定含量不易准确，故不宜采用。本品含量测定选用先进、简便、灵敏、重现性好的HPLC法作为丁基苯酞含量测定方法。

1. 设备及药品

仪器：HPLC Varian LC 5000，HPLC HP 1100。

色谱柱：250mm×4.6mm ID，Zobax C18柱；YWG-C18柱，HP-Hypersil柱，10μ填料。

对照品和供试品：本所提供。

内标物地西泮，购自中国药品生物制品检定所。

试剂规格：优级纯、色谱纯。

2. 检测条件

检测条件：检测波长：280nm；量程：0.08Aufs。

流动相：甲醇-水（65∶35）。

流速：1.0ml/min。

3. 溶液的配制

（1）对照品溶液的配制　取丁基苯酞对照品适量，精密称定，加甲醇制成每1ml中含1mg的溶液，摇匀，备用。

（2）内标溶液的配制　取西地泮适量，精密称定，加甲醇制成每1ml含0.43mg的溶液。

（3）供试品溶液的配制　取供试品适量，精密称定，加甲醇制成每1ml中含1mg的溶液，摇匀，备用。

（二）分析方法研究

1. 检测波长的选择及峰纯度验证：本品紫外吸收光谱图中显示，在227nm波长处有最大吸收峰，其次在274、280nm有双峰；227nm处有强吸收峰，但趋于末端吸收，受光及溶剂等干扰因素较多，不宜选用。故选择280nm波长作为检测波长。取丁基苯酞适量注入HPLC仪，记录DAD检测数据，分析丁基苯酞UV吸收光谱图，在280nm吸收峰，分析二维截面图和三维数据图，结果表明，峰纯度好，且与杂质能达到基线分离（图2-4-5A~C)。

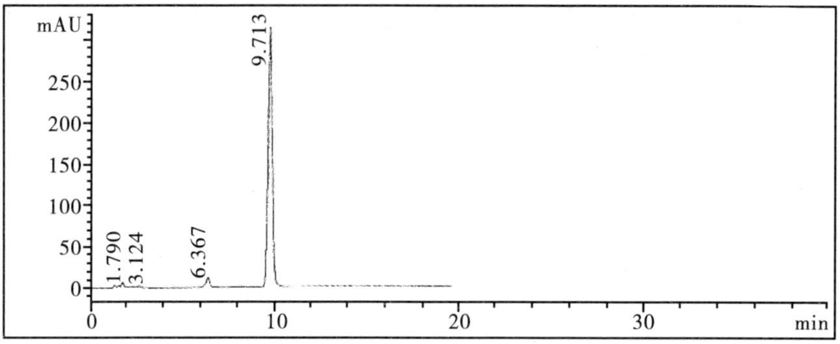

Peak #	RT [min]	Width [min]	Height	Area	Area %	Name
1	1.30	0.11	3.385	26.63	0.53	
2	1.54	0.09	2.840	16.10	0.32	
3	1.79	0.11	7.105	55.91	1.11	
4	2.37	0.11	0.930	7.45	0.15	
5	2.71	0.11	2.409	17.80	0.35	
6	3.12	0.08	1.047	4.93	0.10	
7	3.76	0.11	0.590	4.05	0.08	
8	6.37	0.20	12.839	171.05	3.40	
9	9.71	0.23	314.197	4726.50	93.96	

图2-4-5A 丁基苯酞在HPLC上峰纯度检查

2. 色谱柱和流动相选择 丁基苯酞测定用反相色谱柱，以C_{18}键合硅胶为固定相，以丁基苯酞粗品、丁烯苯酞、邻苯二甲酸酐为测试样品。

研究中选用HP-Hypersil 200mm×4.6mm HPLC柱，北京分析仪器厂200mm×4.6mm HPLC柱，中国科学院大连化学物理研究所250mm×4.6mm HPLC柱，流动相曾试用甲醇、水、乙腈缓冲液，按不同组成和比例反复实验。乙腈对丁基苯酞溶解度不如甲醇，且价格贵，毒性大；缓冲液每次实验完，必须立即冲洗，操作较麻烦，最后确定甲醇:水（65:5)，流速1ml/min，用北京分析仪器厂200mm×4.6mm HPLC柱（包括其他色谱柱）能将主药及有关物质分开，可达到很好的分离效果，峰型也较好。

3. 柱温影响 分别在15、20、25、30、35℃柱温条件下进样，随温度增加主峰出峰的时间略有变短，峰宽略变小，理论板数略变小，拖尾因子略大，但改变均不明显，影响不大。为减少误差，柱温应控制一致。

4. 内标物的选择 为减少操作中带来的误差，增加测定的准确性，选用内标法测定含量。选内标物时应考虑它的吸收波长应与主药相近，并与主药色谱峰的分离度符合内标物要求的原则。曾试用山道年、氨茶碱、甲硝唑、地西泮等。其中较好的有山道年，保留时间为3.1min，丁基苯酞5.8min，分离最好，后因山道年纯品市面难以购到，最后选用地西泮作

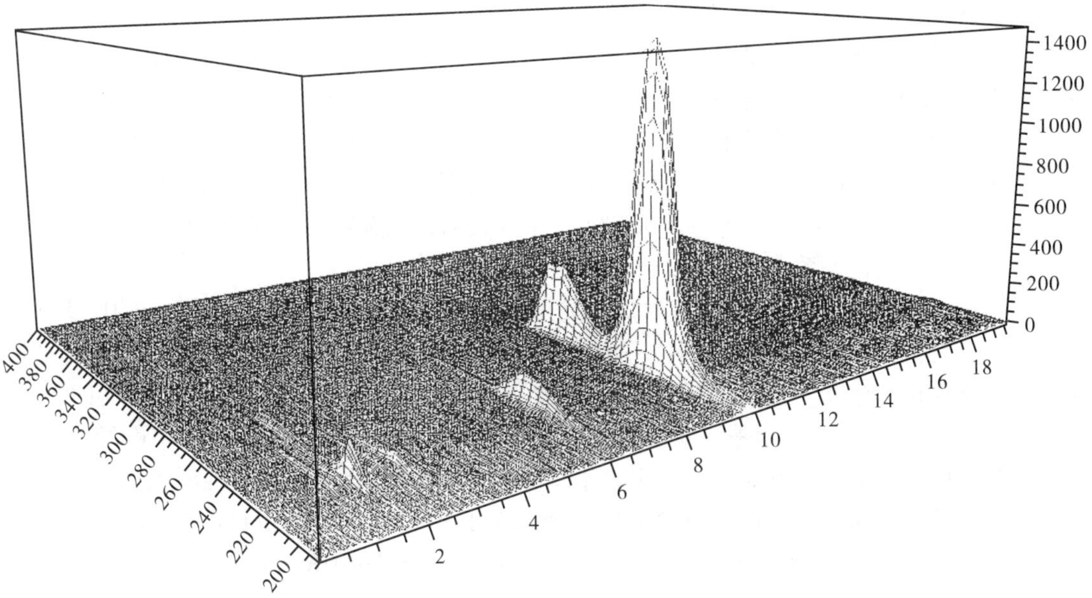

图 2-4-5B　丁基苯酞三维数据图

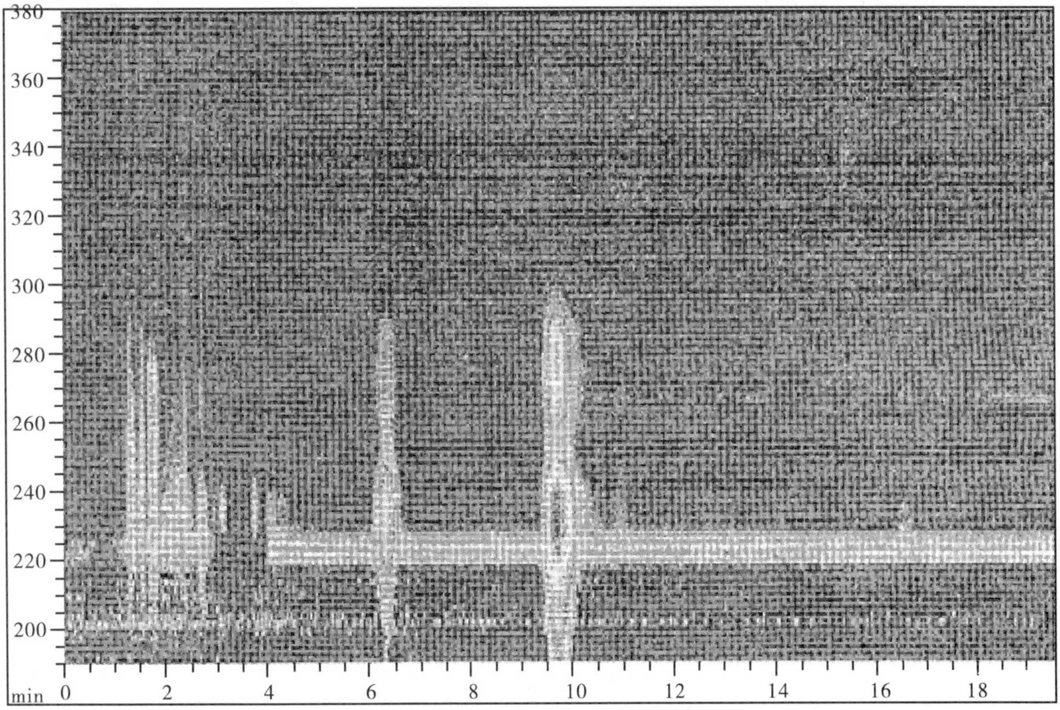

图 2-4-5C　色谱柱拖尾因子二维截面图

内标物。使用仪器为 HPLCRX-Varian LC 5000。

5. 线性范围　取对照品约 50mg，精确称定，置 50ml 量瓶中加甲醇溶解并稀释至刻度，混匀。精密量取 0.5、1.0、2.0、3.0、4.0、10 及 15ml，分别加内标物地西泮（0.43mg/ml）1ml，置 25ml 量瓶中，加甲醇稀释至刻度。依上述选定的条件，分别精密取 10μl 注入液相色谱仪中。以对照品面积和内标物面积比值与对照品进样量绘制曲线。其线性范围在 0.2～6.0μg（0.02～0.6mg/ml）。以峰面积 A 对测定浓度 C 回归，得回归方程：Y = BX + A，A = 0.05728，B = 4.021688，r = 0.9999。结果表明，在选定的浓度范围内，峰面积与测定浓度呈良好的线性关系。

6. 方法精密度实验　取丁基苯酞供试品适量，加甲醇制成每 1ml 含 0.5、1.0、1.5mg 的溶液，分别精密量取 5μl，注入 HPLC 仪，依法测定，每一浓度连续进样 6 次，测定平均值、标准差和相对标准偏差，结果测定的相对标准偏差 RSD 均小于 0.20%，精密度良好。

7. 方法专属性　采取丁基苯酞加甲醇制成每 1ml 中含 1mg 的溶液，取 1ml 置 25ml 量瓶中加甲醇稀释至刻度，取 10μl 注入 HPLC 仪，记录色谱图，通过计算峰纯度因子及与色谱峰不同位置给出的 UV 光谱进行重叠分析，纯度因子 999.719 与峰纯度阈值 999.854 接近，UV 光谱基本重合，说明主峰为单一物质，无共流出物（图 2-4-6A、B）。

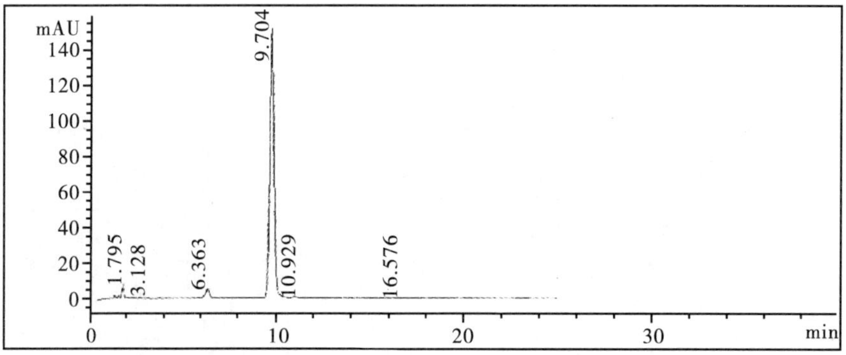

Peak #	RT [min]	Width [min]	Height	Area	Area %	Name
1	1.30	0.10	1.989	13.13	0.54	
2	1.54	0.08	1.834	9.33	0.38	
3	1.79	0.10	7.881	55.06	2.27	
4	2.71	0.10	0.983	6.53	0.27	
5	3.13	0.11	0.568	3.97	0.16	
6	6.36	0.20	5.492	74.12	3.05	
7	9.70	0.23	150.870	2254.51	92.78	
8	10.93	0.26	0.555	8.81	0.36	
9	16.58	0.39	0.197	4.60	0.19	

图 2-4-6A　丁基苯酞 HPLC 色谱图

8. 重复性与稳定性　取丁基苯酞供试品适量，精密称定，加甲醇制成每 1ml 含 0.5、1.0、1.5mg 的溶液，取 1ml 置 25ml 量瓶中，加甲醇稀释至刻度，再分别精密量取 10μl，注入 HPLC 仪，依法测定。每一浓度从 0、2、4、8 至 24 小时共进样 5 次，考察其重复性与稳

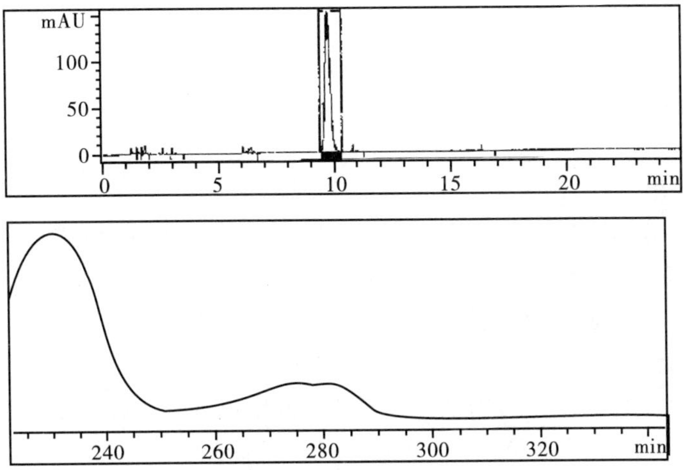

图 2-4-6B　丁基苯酞纯度检查及色谱峰 UV 光谱图

定性，其结果 RSD（%）分别为 0.6、0.25、0.16，说明本品稳定，重复性良好。

（三）测定法

1. 系统适用性实验　用十八烷基硅烷键合硅胶作填充剂，甲醇-水（65：35）为流动相；检测波长为 280nm；理论板数以丁基苯酞峰计算，应不低于 1500。丁基苯酞峰和内标物的分离度应符合要求。

2. 校正因子测定　取丁基苯酞对照品适量，精密称定，加甲醇溶解并定量稀释制成每 1ml 中含 1mg 的溶液作为对照品溶液；另取地西泮适量，加甲醇制成每 1ml 中含 0.43mg 的溶液作为内标溶液；精密量取对照品溶液和内标溶液各 1ml，置 25ml 量瓶中，加甲醇稀释至刻度，摇匀，取 10ml 注入液相色谱仪，依法测定，按峰面积计算校正因子。

3. 供试品溶液的制备与测定　取本品适量，照校正因子测定项下的方法，自“精密称定”起，依法测定，计算，即得。

样品分析结果：对 3 批供试品进行含量分析，其结果分别为 97.84%、97.91% 及 98.49%。考虑本品为高沸点液体的特点和大批量生产的条件，故含量范围控制在96.00% ~ 102.00% 为宜。

四、对照品质量标准说明

（一）性状

本品为淡黄色油状液体，有特异气味。

折光率：1.5221。

旋光：$[\alpha]_D = 0°$（C = 0.215，$CHCl_3$）。

（二）鉴别

1. TLC 法　取本品适量，加甲醇制成每 1ml 含丁基苯酞 5mg 的溶液，取 10μl 点于硅胶 GF_{254} 薄层板上，以正己烷-醚（5：0.8）为展开剂。展开后，晾干，置荧光灯（254nm）下检视背景为绿色，主斑点为蓝色。

2. UV 法　其特征吸收峰为 278、280nm。

3. IR 法　本品红外光谱图解析，分子中有苯环、γ-内酯及烷基侧链等特征基团。

4. 核磁、质谱及元素分析　详见合成资料。

（三）纯度检查

有关物质：

TCL 法：未检出杂质。

GC-MS 谱图：分析用归一化法，杂质小于 0.5%，本品含量为 100%。

HPLC 法：其杂质小于 0.5%。

二维图谱说明峰的纯度拟合良好。

（四）含量测定

1. 滴定法　本品结构中含有内酯环，碱性溶液中可开环，酸性条件下可合环。根据丁基苯酞的这一性质，选用经典方法——滴定法测定丁基苯酞的含量。

（1）方法考察　丁基苯酞结构中有内酯环，在碱性条件下可开环，基于此原理，考虑应用碱溶液与丁基苯酞的定量反应来进行丁基苯酞的含量测定。

考察了丁基苯酞在不同溶剂中的溶解度，不同的反应时间，温度及滴定液的浓度等条件，最后选择了其最佳条件进行测定。

（2）测定法

1）容量法　取丁基苯酞适量，精密称定，加甲醇 15ml 溶解，精密加入过量的 0.018mol/L 氢氧化钠滴定液，加热反应 1 小时，冷却至室温后，加酚酞指示剂 1 滴，用 0.025mol/L 盐酸滴定液滴定，并将滴定的结果用空白实验校正，即得。

为了使氢氧化钠与丁基苯酞反应完全，采用定量加入过量氢氧化钠滴定液，用盐酸滴定液滴定剩余氢氧化钠的方法。

2）电位滴定法

仪器：PHS-2 型酸度计，上海第二分析仪器厂。

参比电极：电极内为氯化钾饱和溶液。

指示电极：玻璃电极（231 型）。

滴定剂：0.025mol/L 盐酸溶液。

取丁基苯酞 0.1g，精密称定，加甲醇 15ml 溶解，精密加氢氧化钠滴定液（0.018mol/L）30.00ml。60℃加热 0.5 小时，放置 15 分钟冷却至室温后，加酚酞指示剂 1 滴，用盐酸滴定液（0.025mol/L）滴定，并将滴定的结果用空白实验校正，即得（图 2-4-7）。

综上所述，与碱反应对于丁基苯酞不是特异反应，本品中有内酯环的杂质均可反应。A、B 测定法所测定含量结果，其重现性、稳定性、准确性均较差，其影响因素难以确定，尚未找到反应规律，故本品不宜用此法测定余量。

2. GC-MS 法　从 GC-MS 谱图分析，本品含量在 99.5% 以上。

3. HPLC 法　按归一化法分析本品在 99.5% 以上。

GC-MS、HPLC 法对本品测定，其含量均在 99.5% 以上，没有其他方法前提下，用 GC-MS 法作为对照品的含量检测法。

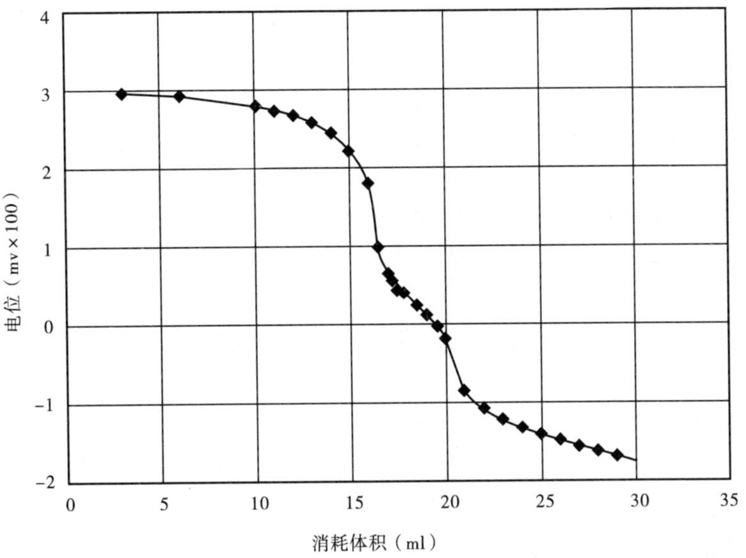

图 2-4-7　盐酸滴定液回滴剩余氢氧化钠溶液滴定曲线

五、有机溶剂残留量

有机溶剂残留量检查：用以检查丁基苯酞药物在合成过程中引入的二氯甲烷、乙醇等有机溶剂残留量。检查方法按照气相色谱法（2000 年版《中国药典》附录Ⅴ E 及ⅧP 第二法）测定。

1. 色谱条件

色谱柱：HP-WAX 30m×0.32mm×0.50μm。

柱温：40℃（保留 3min），以 10℃/min 升温至 120℃（保留 5min）。

检测室温度：200℃。

进样温度：200℃。

N_2：2.5ml/min 恒流。

进样量：0.4μl。

2. 标准溶液　取 4.5μl 二氯甲烷（1.323mg/μl），63μl 乙醇（0.789mg/μl）于 100ml 容量瓶中，用 DMF 稀释至刻度，此标准溶液每 1ml 含 59.5μg 二氯甲烷，497μg 乙醇。

3. 供试品　称取 1000mg 供试品于 10ml 容量瓶中，加 DMF 溶解并稀释至刻度，此供试品溶液每 ml 含 100mg。

4. 方法检测限　以信噪比 3∶1 为方法的检出限。二氯甲烷的检出限 11.9μg/ml（进样 0.4μl），最小检出限度为 0.012%，乙醇的检出限 4.97μg/ml（进样 0.4μl），最小检出限度 0.005%。

（罗淑荣）

参 考 文 献

1. 杨峻山，等. 芹菜抗惊有效成分的分离和鉴定. 药学通报，1984，19:670-671
2. 方洪矩，等. 挥发油成分的研究Ⅴ芹菜种子挥发油的化学成分的气相色谱分析. 药物分析杂志，1984，4:205-208
3. 吕瑞锦、罗淑荣. 紫外分光法测定芹菜甲素和乙素的含量. 中草药，1984，15（6）:43-43
4. 中华人民共和国药典2000年版二部附录ⅤB，ⅤD，ⅦA

第五节 丁基苯酞制剂的研究

一、剂型与规格

丁基苯酞为油状液体，动物实验表明其口服有效，故将其设计成软胶囊（胶丸）剂。根据动物药效学有效剂量，制剂规格设计为100mg。

二、处方及制备工艺

为减少装量差异对主药的影响，处方中加入一定量的植物油（精制）作为稀释剂。为方便后期的规格调整，选择0.45g的椭圆形胶丸。每粒胶丸含丁基苯酞100mg，植物油350 mg。

采用压制法，将丁基苯酞与植物油的混合溶液分装于0.45g椭圆形胶丸中，经干燥、擦丸、选丸和洗丸等工序处理，离心甩干去除乙醇，包装，即得。

三、稳定性

将本品分别进行影响因素实验、加速实验和室温留样考察。

影响因素实验结果表明，与初始样品比较，光照（4500lux）、高温（60℃）和高湿（RH92.5%）条件下露置10天，除高湿条件下样品有吸湿现象，吸湿率未超过5%外，其他条件下的样品外观、含量、杂质、崩解度等项目均无明显变化。提示本品应于干燥处贮存。

样品经加速实验3个月和室温留样24个月，各项指标均无明显变化，质量稳定。产品有效期为2年。

四、质量标准

本品含丁基苯酞应为标示量的90.0%～110.0%

1. 性状　本品为黄色透明胶丸。

2. 鉴别

（1）取本品内容物适量，加甲醇制成每1ml含丁苯酞5μg的溶液作为供试液。另取丁基苯酞对照品适量，加甲醇制成每1ml含丁基苯酞5μg的溶液作为对照溶液。照薄层色谱法试验，吸取供试品溶液与对照品溶液各10μl点于同一硅胶GF_{254}薄层板上，以正己烷-乙醇醚（10:1.6）为展开剂，展开后，晾干，置荧光灯（254nm）下显色，供试品所显主斑点的颜色及位置应与对照品的主斑点相同。

（2）取本品内容物适量，加无水乙醇溶解并稀释制成浓度为每1ml含丁基苯酞0.05mg

的溶液，按紫外分光光度法测定，在274nm和281nm波长处有最大特征吸收。

3. 检查

(1) 装量差异 取供试品20粒，分别精密称定总重量，倾出内容物，用乙醚洗净囊壳，置通风处使溶剂自然挥尽，再分别精密称定囊壳重量，求出每粒内容物的装量与平均装量，装量差异限度应控制在±7.5%。

(2) 崩解时限 取供试品6粒，按崩解时限测定法，以稀盐酸（9→1000）1000ml为溶剂，温度控制在37±1℃，升降速度为每分钟30~32次，加挡板操作，考察每粒胶丸完全崩解的时间，应不得超过30分钟。

(3) 杂质 采用高效液相色谱法测定，ODS色谱柱（Kromasil，5μm填料，250mm×4.6mm），以65%甲醇-水为流动相，检测波长280nm，流速1ml/min，室温操作，按自身对照法计算，杂质不得超过1.0%。

(4) 微生物限度 应符合《中国药典》规定要求。

4. 含量测定 取本品10粒，精密称定，精密称取内容物适量（约相当于丁基苯酞31.25mg），置25ml量瓶中，加无水乙醇溶解并稀释至刻度，摇匀，精密量取2ml，置50ml量瓶中，加无水乙醇稀释至刻度，摇匀，照分光光度法，在281nm的波长处测定吸收度；另精密称取丁基苯酞对照品适量，加无水乙醇溶解并稀释制成浓度为每1ml含丁基苯酞0.05mg的对照溶液，同法测定，计算，即得。

（刘玉玲）

第六节 丁基苯酞的临床研究

一、Ⅰ期临床药代动力学研究

（一）单次口服不同剂量丁基苯酞软胶囊的Ⅰ期药代动力学研究

目的评价健康男性受试者随机、交叉、单次口服丁基苯酞100、200、400mg后的血浆药代动力学特征及食物对药物吸收的影响。给药方案设计见表2-6-1。

表2-6-1 丁基苯酞Ⅰ期临床药代动力学研究给药方案

组别（男性每组3人）	第1天（mg）	第8天（mg）	第15天（mg）	第21天（mg）
1	100	200	400	200+早餐
2	200	400	200+早餐	100
3	400	200+早餐	100	200
4	200+早餐	100	200	400

1. 测定方法 用LC/MS-MS系统，由WATERS 2790系统/Micromass Quattro Ultima组成。色谱柱为Alltech Alltima C187mm（ID）×100mm（L）；流速0.8ml/min，分流比1∶7，柱温45℃。流动相为64%甲醇、16%乙腈、10% 0.2%甲酸，10% 5mmol/L乙酸胺（pH 6.82）组成。串联质谱条件为：LC接口采用电喷雾离子源（ion spray），质谱扫描方式为多

反应监测（MRM），分别测定丁基苯酞和内标（用安定作内标）的正离子 m/z 191→145 和 m/z 285→193，雾化气流量 691 L/h，雾化温度 350℃，碰撞气流量 120/h，电离电压 4080V，电子源温度（TEM）130℃ 。然后制作标准曲线及测定血浆中丁基苯酞的含量。药代动力学参数按标准的非房室模型进行计算。

2. 结果

（1）口服 100、200 和 400mg 丁基苯酞软胶囊后，丁基苯酞血浆平均达峰时间分别为 0.88、1.25 和 1.25 小时；平均峰浓度分别为 78.7 ± 115.8、204.7 ± 149.0 和 726.6 ± 578.7ng/ml；平均消除半衰期分别为 12.46 ± 2.50、11.84 ± 4.09、7.52 ± 1.32 小时；平均 AUC_{0-t}分别为 93.2 ± 114.0、323.8 ± 201.0、1314.2 ± 965.7ng/(h · ml)。（2）餐后给予 200mg 丁基苯酞，达峰时间从约 1 小时推迟至约 4 小时；达峰浓度从 204.7ng/ml 降至 67.0 ng/ml；平均 AUC_{0-t} 和 $AUC_{0-\infty}$ 分别从 323.8ng/(h · ml) 和 460.5ng/(h · ml) 减少到 136.8ng/(h · ml) 和 193.6ng/(h · ml)。空腹和餐后给予 200mg 丁基苯酞在 Tmax、Cmax、$AUC_{0-\infty}$ 均有统计学显著差异（$P<0.05$），说明食物影响丁基苯酞的吸收。

（二）口服多剂丁基苯酞软胶囊的Ⅰ期药代动力学研究

1. 给药方法 健康男性受试者在研究第一天，在空腹状态下接受单次口服 200mg 丁基苯酞软胶丸，并在不同时间（于服药前和服药后 0.25、0.5、0.75、1、1.5、2、2.5、3、4、6、8、12、24 小时）抽取血样以进行测定。从第 2 天至第 4 天每天分 4 次口服 200mg 丁基苯酞软胶丸，进行稳态药代动力学实验。从第 4 天的第 2 次给药前起测定每次给药前和给药后 1 小时的血样，第 5 天早晨口服 200mg 丁基苯酞软胶丸后重复第一天的研究流程。

2. 结果 在第 1 天和第 5 天第一次口服 200mg 丁基苯酞软胶囊后，按规定时间采血样进行血药浓度测定。药代动力学参数按标准的非房室模型进行计算。丁基苯酞的血浆平均达峰时间分别为 1.25 ± 1.07 和 0.88ml ± 0.75 小时，其中位数分别为 0.75 和 0.5 小时；平均消除半衰期分别为 8.47 ± 1.81 和 16.42 ± 8.03 小时；平均峰浓度分别为 273.5 ± 278.4 和 209.7 ± 192.1 ng/ml；平均 AUC_{0-t}分别为 429.8 ± 376.9 和 628.9 ± 410.0 ng/(h · ml)。方差分析显示丁基苯酞取对数后的归一化的 Cmax 受受试者间个体差异的影响（$P<0.05$），但不受周期（在单次给药和多次给药之间进行比较）的影响（$P>0.05$）；AUC_{0-t}受受试者间个体差异和周期（在单次给药和多次给药之间进行比较）的影响（$P<0.05$）。在连续给药后的观察积累比为 0.98 ± 0.52，稳态积累比为 1.18 ± 0.83，这表明在丁基苯酞每次给药 200mg，每 6 小时 1 次，共 13 次的情况下，丁基苯酞有轻微蓄积现象，并在连续给药 13 次时已达到稳态。因此，根据药代动力学实验结果，丁基苯酞剂量可每次口服 200mg，每天口服 2 次或 3 次（本研究由协和医院临床药理研究中心江骥和胡蓓两位教授主持完成）。

二、临床疗效

由北京协和医院神经科崔丽英和李舜伟两位教授主持的全国 10 家医院参与的临床试验，分多中心、随机、双盲和安慰剂对照研究以及多中心开放临床研究两种方法，结果如下：

（一）恩必普［（±）-3-丁基苯酞］治疗中度急性缺血性脑卒中的多中心、随机、双盲和安慰剂对照研究

此研究的目的是观察国家一类新药恩必普胶囊治疗中度急性缺血性脑卒中的疗效以及安全性。方法是在使用复方丹参静脉点滴的基础上，对 201 例首次发作的 72h 以内的颈内动脉系统急性脑梗死患者进行了多中心、随机、双盲和安慰剂对照研究。神经系统功能评分采用的是全国第四届脑卒中会议制定的标准。结果总有效率（基本痊愈 + 显著进步）为 70.3%（64/91），对照组为 40.4%（40/99）（$P<0.01$）；神经功能缺损量表评分在治疗后第 11 天和第 21 天分别为 12.62 ±7.73 和 8.98 ±7.55，明显优于对照组的 15.63 ±7.25 和 12.42 ±7.35（$P<0.01$）；生活能力状态量表的评分在治疗后第 11 天和第 21 天分别为 3.42 ±1.46 和 2.51 ±1.65，改善的程度明显优于对照组的 3.83 ±1.29 和 3.20 ±1.48（$P<0.01$）。恩必普胶囊的主要不良反应是肝功能异常，以丙氨酸氨基转移酶（ALT）和天冬氨酸氨基转移酶（AST）轻和中度升高为主，两者的异常率分别为 17.5% 和 6.2%。1 例受试者 ALT 升高持续最长时间为 40d；其他少见的副作用是消化道症状等，以上副作用均随停药而消失。结论：恩必普胶囊对中度缺血性脑卒中的急性期治疗是有效的，副作用是可逆的，临床应用是安全的。

（二）恩必普软胶囊对中度急性缺血性脑卒中的疗效及安全性实验

方法：对 144 例脑梗死患者进行了多中心、随机、对照、开放研究（Ⅰ组），其中用药组每次口服恩必普软胶囊 200 mg，4 次/日，1 个疗程为 20 d；对照组用安慰剂替代恩必普软胶囊。对 299 例患者进行多中心开放研究（Ⅱ组），服药方法同Ⅰ组用药组。两组患者基础用药均为复方丹参注射液。结果Ⅰ组和Ⅱ组总有效率分别为 73.1% 和 63.9%，治疗后第 11 天和第 21 天的神经功能缺损量表评分和生活能力状态量表的评分较治疗前差异均有显著意义（$P<0.05$）。恩必普软胶囊的主要不良反应是肝功能异常，以丙氨酸氨基转移酶（ALT）和天冬氨酸氨基转移酶（AST）轻度和中度升高为主，Ⅰ组肝功能异常的发生率为 1.4%，Ⅱ组为 8.7%。停药后，ALT 和 AST 均可恢复至正常水平。1 例患者用药 3d 后出现腹泻，停药后症状消失。结论：恩必普软胶囊对中度急性缺血性脑卒中的急性期疗效显著，不良反应可逆，临床应用安全。

总之，以北京协和医院为组长单位，经过全国 11 个城市 94 家知名医院Ⅱ、Ⅲ、Ⅳ期临床实验，共计 3 000 多例临床病例验证，显示了良好的治疗效果，证实了恩必普（即消旋丁基苯酞）用于治疗缺血性脑卒中的安全性和有效性。

（冯亦璞摘录）

参　考　文　献

1. 崔丽英，刘秀琴，朱以诚，等. dl-3-正丁基苯酞治疗中度急性缺血性脑卒中的多中心、随机、双盲和安慰剂对照研究. 中华神经科杂志，2005，38（4）：251－254
2. 崔丽英，李舜伟，吕传真，等. 恩必普软胶囊治疗中度急性缺血性卒中的多中心开放临床研究. 中国脑血管病杂志，2005，2（3）：112－115

第七节　光学活性丁基苯酞的化学

左旋丁基苯酞可以从芹菜籽挥发油中分离得到，即（－）芹菜甲素，但因含量低及分离困难，难以提供足够量的产物进行广泛的药理学研究。因此，我们选择以合成消旋芹菜甲素为原料，通过拆分获得它的两种对映异构体。

一、以消旋丁基苯酞［（±）-NBP］为原料，通过化学拆分制备 *S*-(－)-NBP 和 *R*-(＋)-NBP

Corey 曾报道，消旋的取代环戊烯内酯环开环后经适度酸化，在控制 pH 值，保持低温条件下，游离的羧酸可稳定存在并与光学活性氨成盐，形成非对映异构体混合物，通过结晶法拆分可得到光活的取代环戊烯内酯衍生物。受此启发，我们尝试用此法对消旋丁基苯酞进行拆分。发现，消旋丁基苯酞内酯环开环后经酸化所得的 2-（α-羟基戊基）-苯甲酸极不稳定，很容易环合成原料。因此创造一种让这种酸稳定存在的实验条件对化学拆分及其重要。

（一）拆分原理

消旋丁基苯酞为内酯类化合物，在碱性（NaOH，KOH 等）水溶液中加热可使其开环。在低温条件下酸化开环产物得到 2-（α-羟基戊基）-苯甲酸，用有机溶剂提取后直接与手性有机碱形成非对映异构体盐。在适宜有机溶剂中进行结晶拆分，制得高纯度的单一非对映异构体盐，再用酸或碱解离而得到光学活性丁基苯酞。过程如图 2-7-1 所示。

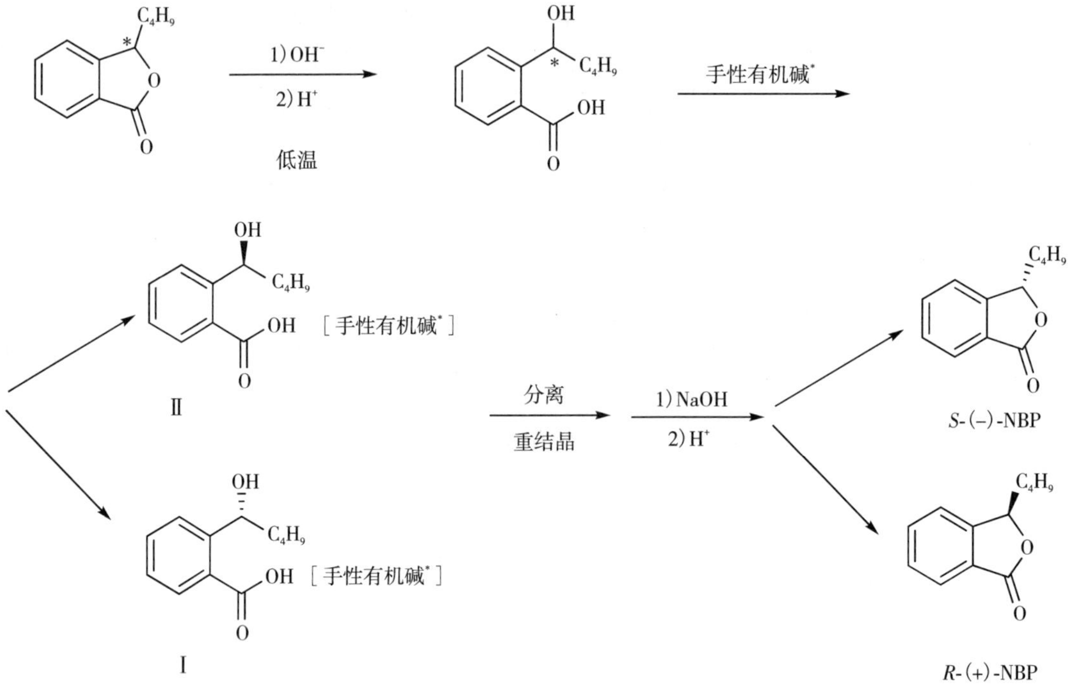

图 2-7-1 消旋丁基苯酞拆分原理

（二）拆分条件的优化和手性有机碱拆分试剂的选择

消旋丁基苯酞在等摩尔（或稍过量）碱性水溶液中于室温或 60℃条件下难于开环或开环不完全，即使延长开环时间也难以全部开环。需要在沸腾条件下反应 2～3 小时才可全部开环，开环产物的钠盐或钾盐通过酸化可制得游离酸，但此酸极不稳定。经考察温度对酸稳定性的影响，结果发现：在室温至 0℃时，此酸在酸性水溶液中很快环合为丁基苯酞；在

-5～-10℃条件下可以保持稳定，并呈固体状态，但即使在0℃条件下过滤亦很快环合。因此，必须在低温下将其快速萃取至有机溶剂中，并在低温（-5℃）条件下与手性有机碱反应成盐，得到的一对非对映异构体盐为1∶1的混合物。经试用多种有机溶剂进行重结晶拆分，筛选出效果最好的重结晶拆分溶剂为丙酮。

手性有机碱拆分试剂的选择主要从拆分效果、试剂的易得性、回收及重复使用等方面考虑。其中首要考虑的是拆分效果，即拆分得到的丁基苯酞是否能达到要求的光学纯度。曾试用过辛可宁（cinchonin）、辛可尼定（cinchonidine）、氯霉素碱［D-（-）-苏阿糖型-Z-氨基-1-（对硝基苯基）-1.3-丙二醇］、（+）-α-苯乙胺和（-）-α-苯乙胺等手性有机碱。同时根据Ogawa的报道，可以确定（-）-NBP的绝对构型为*S*-构型，（+）-NBP-的绝对构型为*R*-构型。结果如下：

1. 以辛可宁拆分消旋2-（α-羟基戊基）-苯甲酸，得到单一非对映异构体盐，mp223～225℃，$[\alpha]_D$ = -83.29°（c=3.94，EtOH）。相继用氢氧化钠和盐酸处理后得到*S*-（-）NBP，$[\alpha]_D$ = -48.49°（c=1.37，$CHCl_3$）。

2. 以辛可尼定拆分消旋2-（α-羟基戊基）-苯甲酸，得到单一非对映异构体盐，mp186～189℃，$[\alpha]_D$ = +138.06°（c=2.89，EtOH）。相继用氢氧化钠和盐酸处理后得到*R*-（+）NBP，$[\alpha]_D$ = +52.08°（c=1.41，$CHCl_3$）。

3. 以氯霉素碱拆分消旋2-（α-羟基戊基）-苯甲酸，得到单一非对映异构体盐，mp168～171℃，$[\alpha]_D$ = -21.29°（c=1.44，95% EtOH）。相继用氢氧化钠和盐酸处理后得到*S*-（-）NBP，$[\alpha]_D$ = -57.93°（c=1.77，$CHCl_3$）。

4. 以（+）-α-苯乙胺拆分消旋2-（α-羟基戊基）-苯甲酸，得到（+）-α-苯乙胺-（-）-2-（α-羟基戊基）苯甲酸盐（Ⅰ），mp123～124℃，$[\alpha]_D$ = -9.42°（c=2.70，MeOH）。相继用氢氧化钠和盐酸处理后得到*R*-（+）-NBP，$[\alpha]_D$ = +65.06°（c= 4.60，$CHCl_3$）。

5. 以（-）-α-苯乙胺拆分消旋2-（α-羟基戊基）-苯甲酸，得到（-）-α-苯乙胺-（+）-2-（α-羟基戊基）苯甲酸盐（Ⅱ），mp123～124℃，$[\alpha]_D$ = +9.65°（c=1.00，MeOH）。相继用氢氧化钠和盐酸处理后得到*S*-（-）-NBP，$[\alpha]_D$ = -67.55°（c=2.10，$CHCl_3$）。

可以看出用光学活性α-苯乙胺拆分的效果较为满意，不仅得到的（+）或（-）丁基苯酞，且光学纯度高，化学纯度也高。因此选用光学活性的α-苯乙胺作为拆分剂，分别制备了足够量的*S*-（-）NBP和*R*-（+）NBP提供给药理进行广泛深入研究。现石药集团可用此法大量制备左旋丁基苯酞供Ⅱ期临床应用。

（三）光学纯度测定

S-（-）NBP、*R*-（+）NBP及（±）NBP的结构如图2-7-2所示：

左旋芹菜甲素［*S*-（-）NBP］除可在芹菜籽挥发油中分离得到外，常用中药川芎、当归、蒿本等和芹菜同属伞形科植物中也能分离到。文献所报道的比旋光度如下：

①$[\alpha]_D$ = -57°（c=1.96，$CHCl_3$）；②$[\alpha]_D$ = -59.5°（c=0.2，$CHCl_3$）；③$[\alpha]_D$ = -61.25°（c=2.56，$CHCl_3$）；④$[\alpha]_D$ = -49.3° ee值83%，此为用不对称合成制得的左旋芹菜甲素。

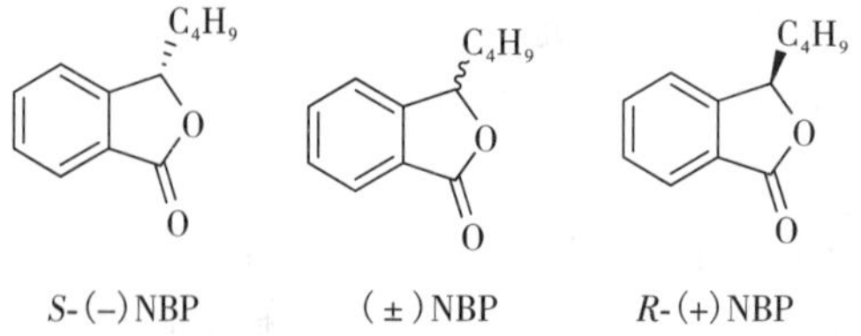

图 2-7-2 *S*-（-）NBP、*R*-（+）NBP 及（±）NBP 的结构

右旋丁基苯酞在植物中是否存在未见报道。

我们利用化学拆分方法分别制得左旋丁基苯酞（拆分 12 次）和右旋丁基苯酞（拆分 11 次），它们的比旋光度均大于文献报道值。

1. 比旋光度测定　旋光测定是测定样品光学纯度的经典方法。本法所提供的是快速但多数情况下不很精确的结果。原因是：①必须知道在实验条件下纯对映体的比旋光度值以便与样品的测定结果进行比较；②旋光的测定或光学纯度的测定受多种因素的影响，如偏振光波长、溶剂、浓度、温度等，特别是受到具有大比旋光度杂质存在的显著影响；③需要相对多量的样品；④必须得到纯产物以便获得用于比较的比旋光度值；⑤每个测量者观察读数的误差。

我们拆分制得的 *S*-（-）NBP 和 *R*-（+）NBP 均为油状物，称量较困难，配制成相同浓度的 $CHCl_3$ 溶液进行测量比较困难。总结以上多次测定结果，我们测得 *S*-（-）NBP 的 $[\alpha]_D$ 在 -60° ~ -67°之间，多数在 -65°左右。*R*-（+）NBP 的 $[\alpha]_D$ 在 +60° ~ +69°之间，多数在 +65°左右。（±）NBP 的 $[\alpha]_D$ 为 0°。

2. 手性柱色谱法　测定对映体光学纯度的最有效方法之一是色谱法。它的基础是对映体在手性固定相上的直接分离，现已被广泛应用于对映体的光学纯度测定。

（1）气相色谱法　手性气相色谱是一种快捷、灵敏和便于操作的方法，且不受痕量杂质的影响。本方法使用含有高纯对映体拆分辅助剂的手性固定相，通过测试样品中的对映体与固定相发生快速和可逆的非对映性间的相互作用，两种对映体可以以不同的速度被洗脱（以保留时间 t_R 表示）。

我们曾试用过两种手性气相色谱柱 B-TA 和 G-TA，结果发现 Chiraldex G-TA 手性气相色谱柱分离效果较好。检测条件如下：

HP5890 气相色谱仪；FID 检测器；G-TA（Gamma-cyclodextrin，trifluoroacetyl）手性毛细管色谱柱（30m × 0.2μm × 0.25μm）；进样温度 270℃；柱温 180℃；检测室温度 270℃；He 气流速 25ml/min；分流比 50∶1；H_2 流速 1.5ml/min；空气流速 10.0ml/min。

检测结果：

（±）NBP：peak 1 为 50.14%，peak 2 为 49.86%，见图 2-7-3。

S-（-）NBP｛$[\alpha]_D$ = -67.55°（c = 2.10，$CHCl_3$）｝，peak 1 为 99.53%，peak 2 为 0.47%，见图 2-7-4。

R-（+）NBP｛$[\alpha]_D$ = +65.06°（c = 4.60，$CHCl_3$）｝，peak 1 为 2.99%，peak 2 为 97.01%，见图 2-7-5。

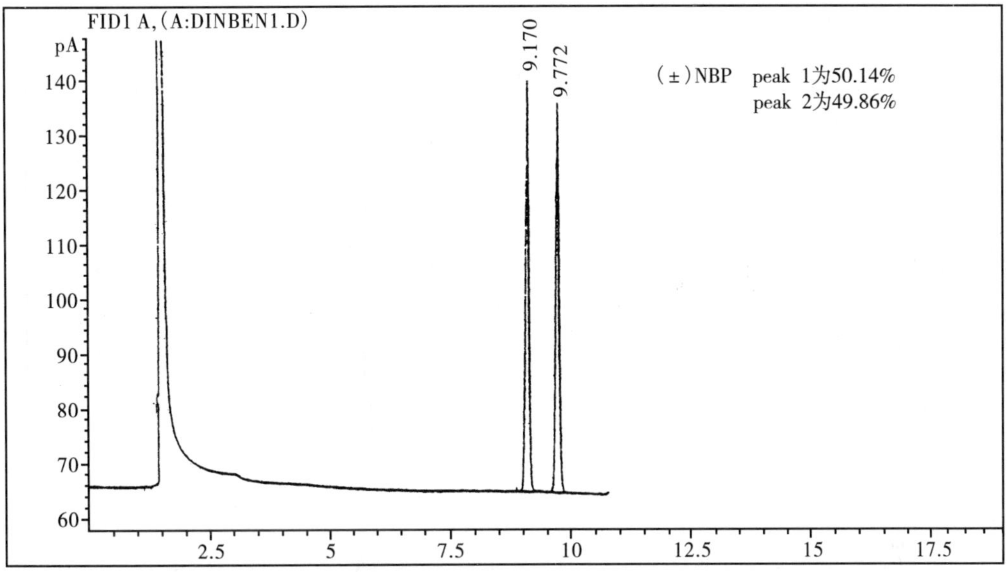

Signal 1:FID1 A,
Results obtained with enhanced integrator!

Peak #	RetTime [min]	Type	Width [min]	Area [pA*s]	Area %	Name
1	9.170	VB	0.0692	354.79074	50.1398	?
2	9.772	VB	0.0755	352.81284	49.8602	?

Totals :　707.60358

图 2-7-3　（±）NBP 的手性 GC 图

（2）液相色谱法　手性液相色谱法的基本原理和要求与手性气相色谱法基本相似。然而，手性气相色谱法仅限用于挥发性的和热稳定性的手性化合物的检测，这一局限性可通过使用手性固定相色谱柱的 HPLC 方法得到补充。

我们选择的手性液相色谱柱为 CHIRALCEL OD-H（5μm，250mm × 4.6mm）。

色谱仪：岛津 SPD-10A，LC-6A，流动相：正己烷∶异丙醇（95∶5，V/V），流速：0.5ml/min，检测波长：280nm。

检测结果：

（±）NBP：peak 1 为 49.72%，peak 2 为 50.28%，见图 2-7-6。

S-（－）NBP｛$[\alpha]_D = -63.46°$（c = 2.28，$CHCl_3$）｝：peak 1 为 97.36%，peak 2 为 2.64%，见图 2-7-7。

R-（＋）NBP｛$[\alpha]_D = +63.66°$（c = 2.95，$CHCl_3$）｝：peak 1 为 0.62%，peak 2 为 99.38%，见图 2-7-8。

将上面的 *S*-（－）NBP 在外温 200～210℃加热 1.5 小时，其手性 HPLC 谱未见有消旋化现象产生，说明样品对热是稳定的。

上述光学活性芹菜甲素的制备方法已被我国专利局授权。

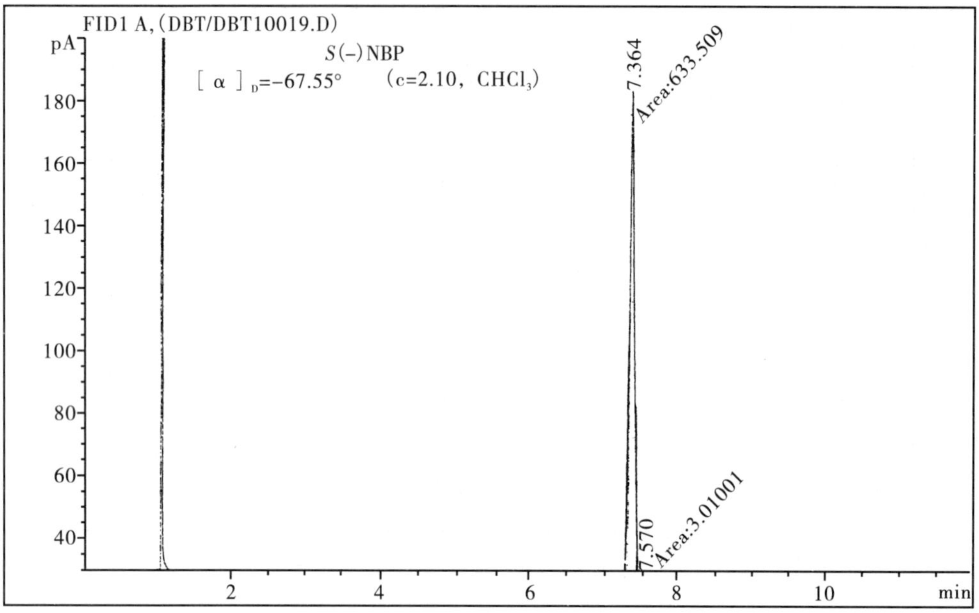

Peak #	RetTime [min]	Type	Width [min]	Area [pA*s]	Height [pA]	Area %
1	7.364	MF	0.0682	633.50867	154.87296	99.52711
2	7.570	FM	0.0681	3.01001	7.36549e-1	0.47289
Totals:				636.51868	155.60950	

Results obstained with enhanced integrator!

图 2-7-4 *S*-（−）NBP 的手性 GC 图

进行药理研究的样品控制质量如下：

左旋丁基苯酞：比旋光度 > −60°，光学纯度 >97%，化学纯度 >95%

右旋丁基苯酞：比旋光度 > +60°，光学纯度 >97%，化学纯度 >95%。

（四）不对称合成及其他拆分方法的探索

关于芹菜甲素和其他3-位取代苯酞类化合物的不对称合成已有较多文献报道，其中大多数以邻溴苯甲醛为原料，通过引入 α，β-双氨基、双羟基或 α，β-羟基氨基取代的二齿型手性配体与苯甲醛缩合，保护醛基，再经溴-金属离子（Li^+，Mg^{2+}）交换反应并与手性配体络合来诱导金属化的邻位碳负离子对相应醛酮的不对称加成，形成手性苄位羟基，然后脱保护基、氧化环合构造完成3-位不对称取代的手性苯酞类化合物。另一条路线是采用外手性助剂与还原剂络合或在邻位羧基形成手性噁唑啉环来诱导苄位羰基的非对映选择性还原，得到手性苄位羟基即3-位不对称取代的手性中心。目前已知芹菜甲素不对称合成最成功的例子是 Ogawa 等报告的按照后一种策略完成的。他采用手性联萘酚作手性配体，与 $LiAlH_4$ 络合形成不对称还原试剂（S-BINAL-H）将苄位羰基还原，得到手性羟基，再经水解环合制得芹菜甲素，$[\alpha]_D = -49.3°$，ee% 为 83%。

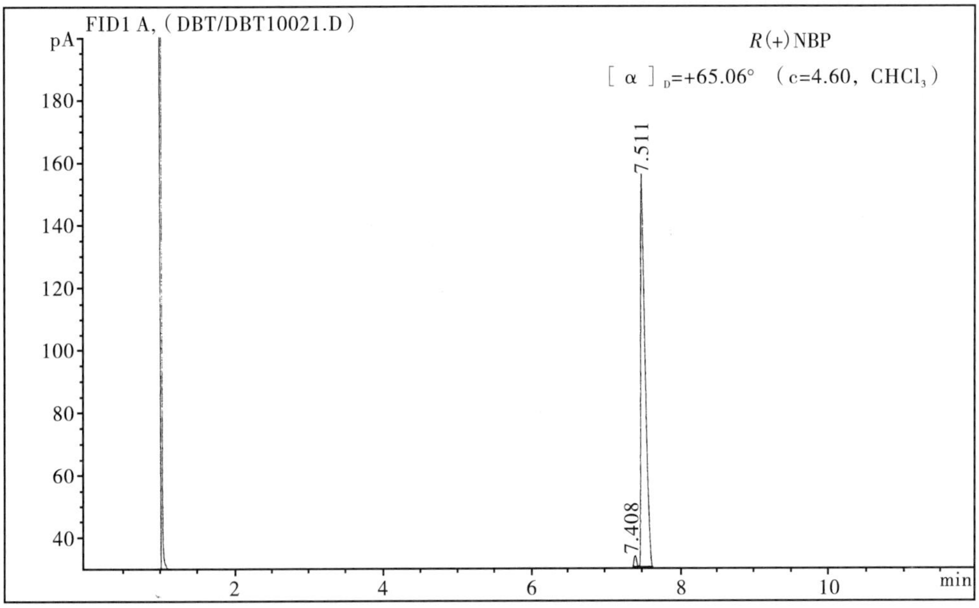

Peak #	RetTime [min]	Type	Width [min]	Area [pA*s]	Height [pA]	Area %
1	7.408	BV	0.0479	15.98135	5.19863	2.99309
2	7.511	VB	0.0567	517.96033	126.75896	97.00691
Totals:				533.94168	131.95758	

图 2-7-5 *R*-（+）NBP 的手性 GC 图

我们采用文献方法通过衍生磷酸化/成盐结晶拆分和手性主体包含结晶拆分法制备了 *R*-（+）联萘酚和 *S*-（-）联萘酚，再分别与等摩尔的 $LiAlH_4$ 和 R^*OH 混合反应而原位生成不对称还原剂 *R*-BINAL-H 和 *S*-BINAL-H。再分别用上述还原剂还原邻位苄羰戊基苯甲酸甲酯，*R*-BINAL-H 优势生成（*R*）苄醇［*S*-（-）NBP］，*S*-BINAL-H 优势生成（*S*）苄醇［*R*-（+）NBP］。检测所制得的 *S*-（-）NBP 和 *R*-（+）NBP 的旋光值，均低于 50°。说明产物的光学纯度较差，所以放弃了这方面的深入研究。

我们还曾探索过以下几种方法：以（±）NBP 为原料，用光学活性胺类化合物直接使其内酯胺解成非对映羟基酰胺进行拆分；内酯环开环后对苄羟基进行保护，游离羧基与光活有机碱成盐拆分；用 $LiAlH_4$ 还原成双醇，再用酸酐选择性酯化双醇中的伯醇后，将仲醇与光学活性胺生成非对映异构体的混合物，然后用重结晶法来拆分。但以上实验均未成功。

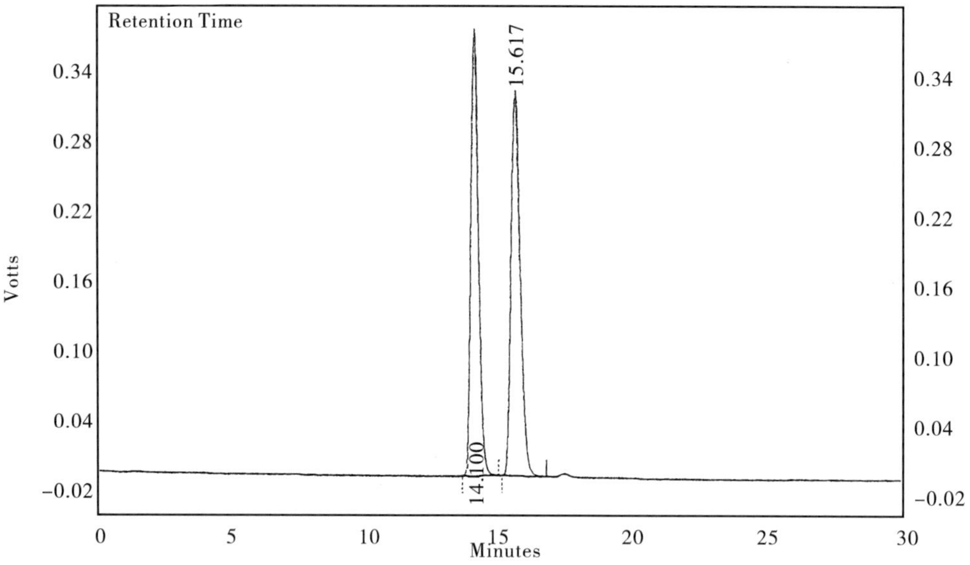

Channel A Results

Peak	Time	Area	Area %	theore plate	peak asymmetry
1	14.10	7655620	49.722	11164	1.379
2	15.62	7741141	50.278	9737	1.500

图 2-7-6　（±）NBP 的手性 HPLC 图

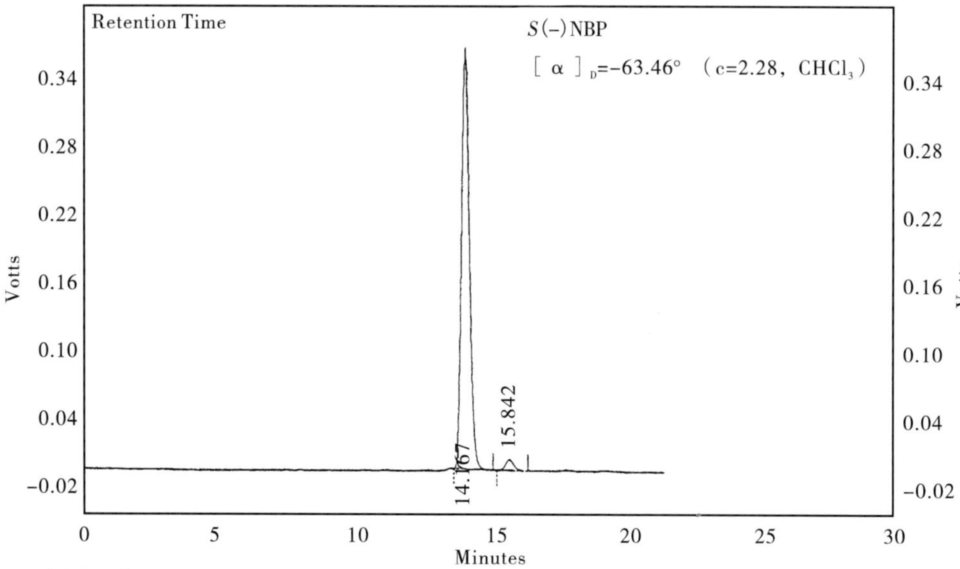

Channel A Results

Peak	Time	Area	Area %	theore plate	peak asymmetry
1	14.17	7316575	97.358	10012	1.429
2	15.84	198553	2.642	11772	1.189

图 2-7-7　*S*（−）NBP 的手性 HPLC 图

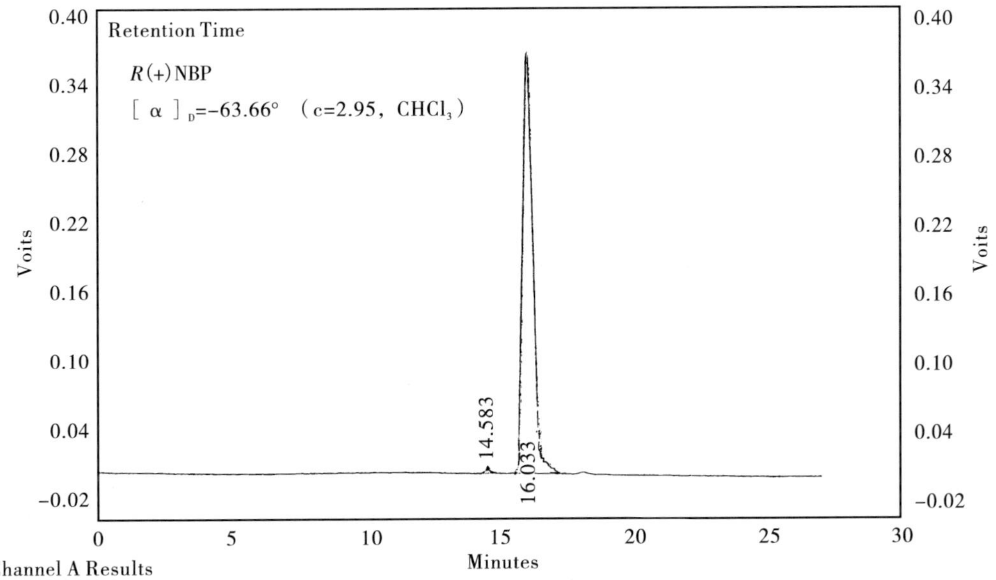

Channel A Results

Peak	Time	Area	Area %	theore plate	peak asymmetry
1	14.58	57104	0.619	13914	1.167
2	16.03	9165902	99.381	9049	1.531

图 2-7-8　R（－）NBP 的手性 HPLC 图

（杨靖华）

参 考 文 献

1. T. Yamagishi, et al. Yakugaku Zasshi, 1977, 97：237－243
2. 杨峻山 等，药学学报，1984，19：670－671
3. 杨靖华，冯亦璞，等. 中国专利 ZL99 109793. 8；国际专利主分类号：C07D307/83
4. Yoshimitsu Ogawa, et al. Heterocycles, 1989, 29：865－872
5. a）LF Tietzer, et al. Reactions and Synthesis：in the Organic Chemistry Laboratory, 1989, 410-413, （Mill Valley, Calif. -Univ.）；b）Fumio Toda, et al. J Org Chem, 1988, 53：3607-3609；c）Fumio Toda, et al. ibid, 1994, 59：5748－5751

第八节　左旋丁基苯酞的药理

在进行手性 NBP 研究过程中，我们发现，无论在整体动物，分子生物学水平，还是在细胞水平上，都存在着右旋丁基苯酞的存在阻断了左旋丁基苯酞作用的发挥，并且发现左旋体的作用强度大于右旋体，这种存在于光活 NBP 之间的拮抗作用，对开发研究新药具重大意义，提示若用左旋体代替消旋体可降低左旋体剂量以提高疗效，减轻不良反应。

一、左旋丁基苯酞治疗急性缺血性脑卒中

通过手性丁基苯酞的研究，发现（-）NBP的作用比（+）NBP的强，特别是消旋体中右旋体的存在阻碍左旋体作用的发挥。这样，用（-）NBP代替消旋丁基苯酞治疗急性缺血性脑卒中是一种非常好的选择，不仅可以降低治疗剂量，提高疗效，而且可以减少不良反应。本实验用插线法制作tMCAO模型，观察药物治疗后的梗死体积、行为和生化改变。结果表明，（-）NBP组（20和40mg/kg）缩小梗死体积非常显著，而且有剂量效应关系。其中40mg/kg组作用最强，缩小梗死体积达80.4%（与溶剂组比较 $P<0.001$，用单因素方差分析法检验），治疗效果接近于MK801组（腹腔注射0.1mg/kg），其梗死体积缩小81.8%。而（±）NBP（80mg/kg）组虽有作用（$P<0.05$），但与（-）NBP比较则作用弱，（+）NBP无明显作用（图2-8-1）。以上结果表明，（-）NBP缩小梗死体积的作用明显比（+）NBP强。本实验证实了分子生物学和细胞水平上所得的实验结果，说明（±）NBP中（+）NBP的存在拮抗了（-）NBP的作用。药物对行为的改善程度与药物缩小梗死体积的作用呈平行相关。

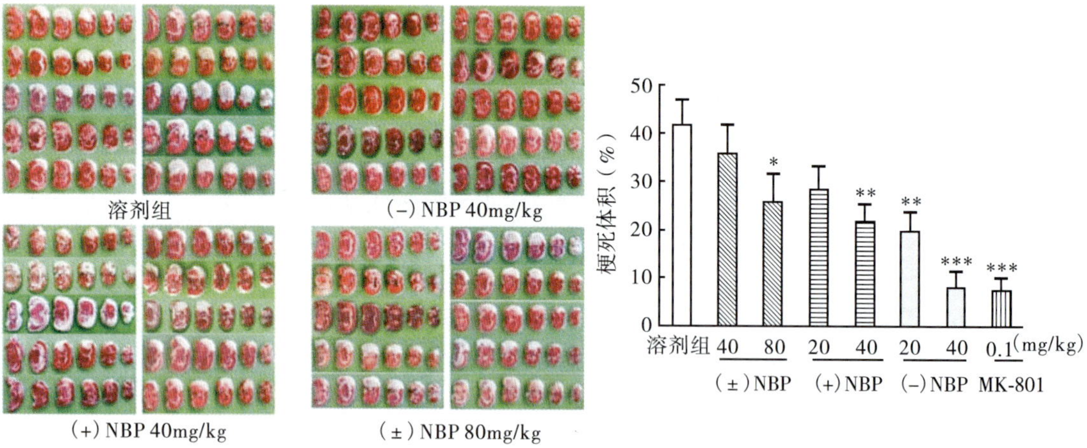

图2-8-1 暂时性大脑中动脉阻断后15分钟灌服NBP对大鼠脑梗死体积的影响

数据以梗死部分占对侧（正常）半球的体积百分比表达，用平均数±标准误表示。每组10只大鼠。* $P<0.05$，** $P<0.01$，*** $P<0.001$ 和溶剂组比较

按新药开发的要求，为加强疗效，减少毒副作用，将消旋体药物拆分成光学异构体的单体，开发左旋体成为一个新的治疗急性缺血性脑卒中的药物，是一个很佳的选择。以往研究表明，（-）NBP抗血小板聚集和抗血栓作用强度接近阿司匹林和噻氯匹定，而它又具有脑保护和改善脑微循环作用［（+）NBP无作用］，而这些作用正是阿司匹林和噻氯匹定所不具备的。因此（-）NBP具有很宽的治疗范围，不仅能治疗急性缺血性脑卒中，而且可用于脑卒中的二级预防，并可预防心肌梗死以及治疗外周血管疾病等，预计有着重大的社会效益和经济效益，因此对它开发成为治疗脑卒中的药物的前景看好。左旋丁基苯酞治疗局部脑缺血的这一作用在国内外文献中尚未见报道。

二、治疗阿尔茨海默病的发现和实验证明

（一）对治疗阿尔茨海默病的发现和思路

是什么思路启发我们认为左旋丁基苯酞可治疗阿尔茨海默病（AD）呢？在研究手性丁基苯酞作用机制基础上，发现 NBP 能明显改善线粒体功能，抑制神经细胞的凋亡，抑制谷氨酸的释放，抑制 $[Ca^{2+}]_i$，抑制自由基，增强抗氧化酶活性，抑制炎症反应，能明显改善脑微循环等作用。这些作用对神经退行性变疾病是非常有益的，而 AD 属于神经退行性变的一种疾病，左旋丁基苯酞的作用与 AD 病因学说非常吻合。特别是（－）NBP 有改善脑循环作用，因此推测对治疗 AD 或血管性痴呆的可能性很大。因为从 AD 的病因（虽然还不完全清楚）的假说来看，左旋丁基苯酞的作用与此非常吻合，治疗 AD 或血管性痴呆的可能性很大。因为在现有的治疗 AD 药物中还未见有如此广泛的好的作用即多靶点作用的药物。从现有治疗 AD 的药物来看，有很多不足处。现在临床应用的或正在研发治疗 AD 的药物大致可为三个方面：①对 AD 病人认知功能的短期维持的治疗，如胆碱酯酶（chE）抑制剂的应用；②延缓疾病的进展或延迟或预防 AD 发病，如美金刚、雌激素、抗氧化剂、抗炎症药物、神经营养因子等；③治疗 AD 病人的行为问题，如用抗抑郁药、抗焦虑药、抗精神病药和镇静等药物，但现在已上市或正在研发的药物效果仍不甚明显。从（－）NBP 的药理作用及其作用机制来看，它对 AD 的治疗可望取得更好的效果。

（二）左旋丁基苯酞能改善脑供血不足大鼠的学习和记忆功能障碍

血管性痴呆（VD）是由于脑血管疾病引起脑功能障碍而产生的痴呆，多数伴有多发的较大的脑动脉梗死或腔隙性脑梗死或脑低灌。脑血流降低程度与痴呆严重性相关。大部分老年人随年龄增加且伴有血管危险因子如心脑血管病、糖尿病、脑卒中或高血压等，使脑处于持续低灌状态，从而引起毛细血管异常，血流降低，葡萄糖和氧的供应低下，ATP 合成降低。由此造成线粒体功能障碍，导致多个系统改变，如氧化损伤，炎症反应激活等，神经细胞的生物合成受损和突触传递功能受阻，最后导致神经病理学改变，即发生神经退行性变化。主要表现为近记忆和空间知觉进行性衰退和认知功能缺损，这是引起 VD 的可能的病理过程。本实验用阻断大鼠双侧颈动脉（2-VO）使永久性引起持续低灌模拟 VD 病人，以观察（－）NBP 对大鼠 Morris 水迷宫实验的近记忆和空间位置功能以及用免疫组织化学和组织化学的方法观察对脑白质影响，并用生化方法检测对氧化损伤和对胆碱能神经系统的影响。

1．采用经典的 Morris 水迷宫方法，观察（－）NBP 对低灌注大鼠的学习和记忆功能的影响　经过 5 天的训练，假手术组的潜伏期（12.6 ± 3.34s）明显缩短。而溶剂对照组（2-VO）的潜伏期（47.6 ± 5.88s）缩短不明显，两组相比差异显著，说明 2-VO 模型影响了动物学习能力。（－）NBP10mg/kg 组的潜伏期（26.85 ± 5.98s）则明显缩短，与溶剂对照组比较有明显差异（$P<0.001$，两因素方差分析），而与假手术组比较无显著差异。在 5 天的学习训练结束后，将平台撤去，进行平台探索实验，以测试大鼠是否已形成对平台的空间记忆。假手术组的停留时间（17.73 ± 1.19s）明显长于溶剂对照组（14.40 ± 0.73s）表明已经形成了对平台的相对位置的记忆。（－）NBP10mg/kg 组在平台所在象限的停留时间较溶剂对照组明显延长（17.62 ± 1.27s）（$P<0.05$）。为了测定组间差异是否因为游泳能力差异所致，故计算每组的游泳速度，结果无显著性差异，说明（－）NBP 10mg/kg 组能明显改善

2-VO 动物空间学习和记忆障碍，与游泳能力无关。而消旋丁基苯酞和右旋丁基苯酞对改善记忆功能障碍均无效。

2. 对胆碱乙酰转移酶（ChAT）、SOD 活性和 MDA 含量的影响　乙酰胆碱（Ach）被认为是学习和记忆的重要神经递质。Ach 水平下降，是其记忆功能受损及认知缺损的重要原因之一。ChAT 是合成 Ach 的酶，可反映 Ach 水平。在大鼠永久性结扎双侧颈总动脉后，皮层 ChAT 的活性显著降低，与正常对照组相比，下降了 34.4%（$P<0.05$），表明低灌注可致胆碱能神经功能受损。（-）NBP（10mg/kg）连续给药 16 天后，可使皮层组织中 ChAT 的活性较模型组提高了 37.1%，具有显著性差异，说明能使胆碱能神经 Ach 水平增加，有利于改善记忆功能。SOD 是重要的抗氧化酶，正常对照组海马组织中的活性为 57.90 ±7.41U/mg protein。大鼠永久性结扎双侧颈总动脉后，海马 SOD 的活性（81.16 ± 6.84）与对照组相比，代偿性地明显升高（$P<0.05$），经（-）NBP（10mg/kg）治疗后，该酶活性（57.60 ±3.86）显著降低（$P<0.05$），明显趋于正常。MDA 是脂质过氧化的标志，可反映在体内的脂质过氧化而间接地反映出细胞损伤的程度。在本实验中，模型组皮层 MDA 的含量升高了 19.9%，与正常对照组相比具有显著性差异（$P<0.001$）。经（-）NBP（10mg/kg）治疗后，皮层 MDA 的含量明显降低了 20.7%（$P<0.001$）。表明能明显抑制氧化损伤而降低神经细胞的损伤。

3. 对病理学和组织化学的影响　永久性结扎双侧颈总动脉后，模型组可见皮层和海马 CA1 区的神经元明显减少，细胞皱缩和神经元深染，而（-）NBP（10mg/kg）治疗后能明显改善低灌注诱导的神经元损伤。脑白质病变（white matter lesions，WML），包括脑室旁病变和深部皮质下病变，常见于老年脑组织，随着年龄而增加并且与认知障碍密切相关。组织学研究发现，AD 患者脑白质有着诸如髓鞘变薄、轴索脱失、少突胶质细胞丢失、星形胶质细胞增生、动脉硬化等改变。文献报道双侧颈总动脉结扎导致的慢性脑低灌注可引起脑白质病变，如脑中胶质细胞活化，并伴有白质稀薄。表现为神经纤维错排，空泡形成，有髓鞘的纤维消失。在我们的实验中，模型组的视束较正常对照组显示明显的白质稀薄，有大量的空泡出现，（-）NBP（10mg/kg）长期给药后视束的空泡明显减少。免疫组化实验发现，在正常对照组海马、尾核和胼胝体等部位很少检测到 GFAP 阳性的星形胶质细胞，但 2-VO 后 4 周，许多 GFAP 阳性反应的星形胶质细胞出现。经（-）NBP（10mg/kg）治疗后，GFAP 阳性的胶质细胞显著减少，以上结果表明（-）NBP 可能能抑制胶质细胞活化和改善脑白质损伤。在全世界痴呆患者中，血管性痴呆仅次于阿尔茨海默病居第二位，而在中国，由于脑卒中发病率高，血管性痴呆则占到了第一位。目前对于血管性痴呆中白质病变尚无有效的治疗手段。我们的结果显示（-）NBP 对白质稀疏有一定的改善作用，这为（-）NBP 治疗血管性痴呆提供了新的作用机制。

（三）左旋丁基苯酞改善侧脑室灌注 β-淀粉样肽（1-40）引起的大鼠记忆和空间定向力障碍

阿尔茨海默病（Alzheimer disease，AD）是老年人认知功能进行性减退的最主要原因。其主要病理改变是形成以 β-淀粉样肽（β-amyloid，Aβ）沉积为核心的老年斑和以异常磷酸化的 tau 蛋白为中心的神经元纤维缠结。Aβ 由 39-43 个氨基酸组成，是 β 前体蛋白（amyloid precursor protein，APP）的降解产物。Aβ 沉积的范围与神经损伤和认知功能缺损密切相关。文献报道，持续地侧脑室灌注（i. c. v.）$A\beta_{(1-40)}$或$A\beta_{(1-42)}$能引起大鼠学习和记忆损伤，提示脑中Aβ聚集所造成的记忆损伤可模拟AD病人的症状。经研究，左旋丁基苯酞能显著改善2-VO大鼠的学习记忆损伤。因此我们推断左旋丁基苯酞对Aβ引起的学习记忆损伤也可能有改善作用。为此，本实验选用持续i. c. v. $A\beta_{(1-40)}$作为模型。用Morris水迷宫检测（－）NBP对动物空间学习和记忆功能障碍的影响，并用生化方法检测胆碱能功能和氧化损伤的影响。结果如下：

1. 对水迷宫实验的影响　大鼠自i. c. v. $A\beta_{(1-40)}$后第9～13天进行水迷宫训练实验，第13天进行平台探索实验，第14～16天进行工作记忆测验。在第一天训练中，各组间没有显著性差异。经过5天的训练，假手术组的潜伏期（13.02±2.77s）明显缩短。而模型组的潜伏期（30.18±4.81s）则明显延长，两组相比差异显著（$P<0.01$）。经（－）NBP治疗后，大鼠在水迷宫实验中的潜伏期明显缩短，其中（－）NBP10mg/kg组和30mg/kg组的潜伏期分别为27.28±6.42s和25.88±5.51s，与模型组比较有明显差异（$P<0.05$，两因素方差分析），而与假手术组比较无显著差异，说明经（－）NBP治疗的大鼠学习功能明显改善，见图2-8-6A。在工作记忆测验中，该实验是在上述实验基础上，观察改变平台位置和象限位置（动物入水位置）后动物的快速学习空间记忆能力。每天5次实验，大鼠分别从5个入水点开始进行游泳。每天的第一次实验称为示范实验，大鼠被允许游到处于新位置的平台上，并停留10s，其后的4次试验，平台位置保持不变，只是入水点的象限不同。工作记忆能力的潜伏期取第二到第五次试验的平均值，每只大鼠的工作记忆能力通过3天的实验平均值进行计算。第一次实验潜伏期没有显著性差异。但在以后4次实验中，假手术组的潜伏期为9.15±0.91s，模型组的潜伏期为14.05±1.88s，后者潜伏期明显延长，二者有显著性差异，（－）NBP组可以剂量依赖性地显著改善工作记忆能力。

2. 增加GSH-Px活性和降低MDA的含量

（1）GSH-Px是重要的抗氧化酶，大鼠$A\beta_{(1-40)}$持续灌流后，GSH-Px的活性与假手术组相比在皮层和海马分别降低了29.5%和42.4%，具有显著性差异。经（－）NBP30mg/kg治疗后，能明显升高该酶活性。

（2）大鼠$A\beta_{(1-40)}$持续灌流后皮层和海马MDA的含量分别升高了25.7%和23.6%，与假手术组相比具有显著性差异。经（－）NBP治疗后，皮层和海马MDA的含量明显降低。

（四）左旋丁基苯酞改善AD转基因小鼠的学习和记忆缺失

目前转基因动物模型已经广泛用于AD的发病机制和新药开发的研究。已知4个基因与AD相关，APP、早老素1（presenilin-1，PS1）、早老素2（presenilin-2，PS2）和载脂蛋白E4（apolipoprotein E4，Apo E4）。在2003年Laferla实验室成功地开发了三转基因小鼠模型（3×Tg-AD）。3个突变基因，$PS1_{M146V}$、tau_{P301L}和APP_{Swe}被整合到相同的染色体位点上，基本上在传代时可视为单基因。3×Tg-AD小鼠随年龄增长，逐渐出现细胞内Aβ、细胞外老年斑、神经原纤维缠结、突触损伤、空间学习记忆障碍、胆碱能功能异常等表现。我们采用10月龄的3×Tg-AD小鼠，连续给药4个月，观察了（－）NBP对小鼠学习记忆缺失的改善作用及对AD相关病理改变的影响。结果显示：

1. 在Morris水迷宫实验中，（－）NBP明显改善3×Tg-AD小鼠的学习记忆障碍，并对短期和长期记忆缺失均有逆转作用。

2. (-) NBP 显著降低 3×Tg-AD 小鼠脑内的 Aβ 含量，并减少脑内 Aβ 沉积。

3. (-) NBP 抑制 3×Tg-AD 小鼠脑内胶质细胞活化和氧化应激反应。

4. (-) NBP 调节 3×Tg-AD 小鼠的 APP 加工过程朝非淀粉样肽方向发展，增加具有神经营养和神经保护作用的分泌型 APP（αAPPs）的释放，降低 Aβ 的生成。

5. 蛋白激酶 C（PKC）信号转导通路可能参与 (-) NBP 调节的 APP 加工过程。

（五）左旋丁基苯酞对 Aβ 引起的神经细胞损伤的保护作用

Aβ 无论在体外还是体内均表现明显的神经毒性，Aβ 毒性作用的基本特征是神经元凋亡。tau 蛋白可能是 Aβ 诱导神经毒性所必需的中间环节，本实验用 Aβ 作为损伤剂，观察 (-) NBP 对原代海马神经元和神经母细胞瘤细胞株（SH-SY5Y）的保护作用。结果显示：

1. (-) NBP 显著降低 $A\beta_{(25-35)}$ 对海马神经元和 SH-SY5Y 细胞的毒性作用。

2. 采用 Hochest33342 染色观察神经元凋亡，发现 (-) NBP 抑制 $A\beta_{(25-35)}$ 引起的神经细胞凋亡。

3. 应用免疫荧光细胞染色技术，使用 AT8 抗体，测定 $A\beta_{(25-35)}$ 引起的 tau 蛋白磷酸化。结果显示，(-) NBP 抑制 $A\beta_{(25-35)}$ 引起的 tau 蛋白磷酸化。

由以上结果可见，(-) NBP 不仅对 2-VO 导致供血不足引起血管性痴呆的模型有明显作用，而且在 AD 动物模型上对空间学习和记忆障碍也有明显改善作用。此外，在体外实验中，我们也证实 (-) NBP 对 Aβ 损伤有明显的保护作用。综上结果提示，(-) NBP 非常有前景开发成为新一代抗阿尔茨海默病药物。

（冯亦璞　王晓良　彭　英）

参 考 文 献

1. 彭英，徐少锋，王玲，等. 手性丁基苯酞对暂时性局部脑缺血大鼠脑梗死体积的影响. 中国新药杂志，2005，14（4）：420－423

2. Peng Y，Zeng XK，et al. Antiplatelet and antithrombotic activity of L-3-n- butylphthalide in rats. J Cardiovasc Pharmacol，2004，43（6）：876－81

3. Peng Y，Xu S，Chen G，et al. L-3-n-Butylphthalide improves cognitive impairment induced by chronic cerebral hypoperfusion in rats. J Pharmacol Exp Ther，2007，321（3）：902－10

4. Peng Y，Xing CH，Xu SF，et al. L-3-n-butylphthalide improves cognitive impairment induced by intracerebroventricular infusion of amyloid-βpeptide in rats. Eur J Pharmacol，2009，621：38－45

5. Peng Y，Xing CH，et al L-3-n-butylphthalide Ameliorates beta-amyloid-induced neuronal toxicity in cultured neuronal cells. Neurosci Lett，2008，434（2）：224－9

第九节　左旋丁基苯酞对自然衰老大鼠的脑保护作用

既往研究发现，丁基苯酞能改善缺血区局部脑血流，抑制自由基的产生和炎症反应，提高胆碱乙酰基转移酶的活性，抑制神经细胞凋亡和缺血缺氧引起的神经细胞损伤，而且 (-) NBP 可以显著改善长期脑低灌注大鼠和 Aβ 侧脑室注射大鼠的学习和记忆障碍。以上这些机制均与阿尔茨海默病和神经退行性病变的发生有关。因此，(-) NBP 是否对老年性神经退行性病变有改善作用值得深入研究。本实验以治疗中重度痴呆的美金刚作为阳性对照药，旨在研究（-）NBP长期（3个月）预防给药和短期（3周）治疗对自然衰老大鼠的脑保护作用。

一、（-）NBP长期给药（3个月）对自然衰老大鼠的脑保护作用

（一）（-）NBP对老年大鼠生理指标的影响

灌胃给药过程中，各组老年大鼠呈现出不同的外观和行为特征。老年对照组大鼠头颈部、背部有毛发竖立、凌乱和脱落现象，行动略显迟缓，不活跃。美金刚组大鼠头颈部、背部的毛发整齐有光泽，但自主活动明显较少。3mg/kg（-）NBP组大鼠的毛发较溶剂对照组略显整齐，较为活跃。10和30mg/kg组大鼠的毛发非常整齐有光泽，没有竖立和凌乱等现象，行动迅速有力，非常活跃，其中30mg/kg组大鼠的外观和行为表现尤为突出。

3个月给药期间，老年对照组和（-）NBP（3、10和30mg/kg）组大鼠的体重没有明显的变化（图2-9-1），说明（-）NBP（3、10和30mg/kg）对老年大鼠的消化和吸收系统没有显著性的影响。美金刚（20mg/kg）组大鼠的体重从给药第一周后开始下降，到第十周降到最低值，雄性和雌性大鼠的体重都降低50g左右，但是与给药前相比，没有显著性差异（$P>0.05$）。

（二）（-）NBP对老年大鼠学习记忆的影响

水迷宫实验广泛用于评价大鼠的学习记忆能力，潜伏期的长短可以反映学习记忆和空间

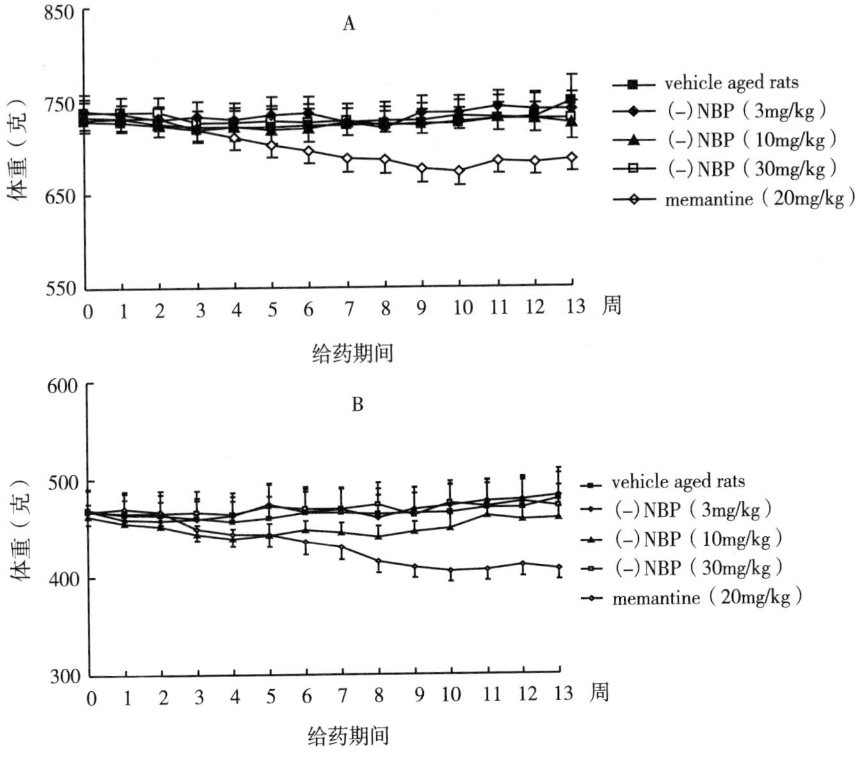

图2-9-1　（-）NBP长期给药对自然衰老雄性（A，n=20）和雌性（B，n=14~16）大鼠体重的影响

结果以平均值±标准误表示，各组间体重没有显著性变化

定向能力的高低。在本实验中，随着训练时间的延长，大鼠找到平台的时间逐渐缩短（图2-9-2）。经过5天的训练，大部分青年鼠可以在极短的时间内（11.50±1.79s）找到平台。老年对照组大鼠找到平台的时间（43.15±3.60s）随着训练天数也有缩短，但大多数的个体缩短较少，甚至根本找不到平台，与青年组相比有显著性差异（$P<0.01$，two way ANOVA）。3、10和30mg/kg（－）NBP组老年大鼠在水迷宫中找到平台的潜伏期分别为（23.89±4.57）、（20.72±3.61）和（23.68±3.88）s，与老年对照组相比明显缩短（$P<0.01$，two way ANOVA）。美金刚组大鼠找到平台的时间（30.71±4.08s）较老年对照组有减少的趋势，但是没有显著性的差异（$P>0.05$，two way ANOVA）。

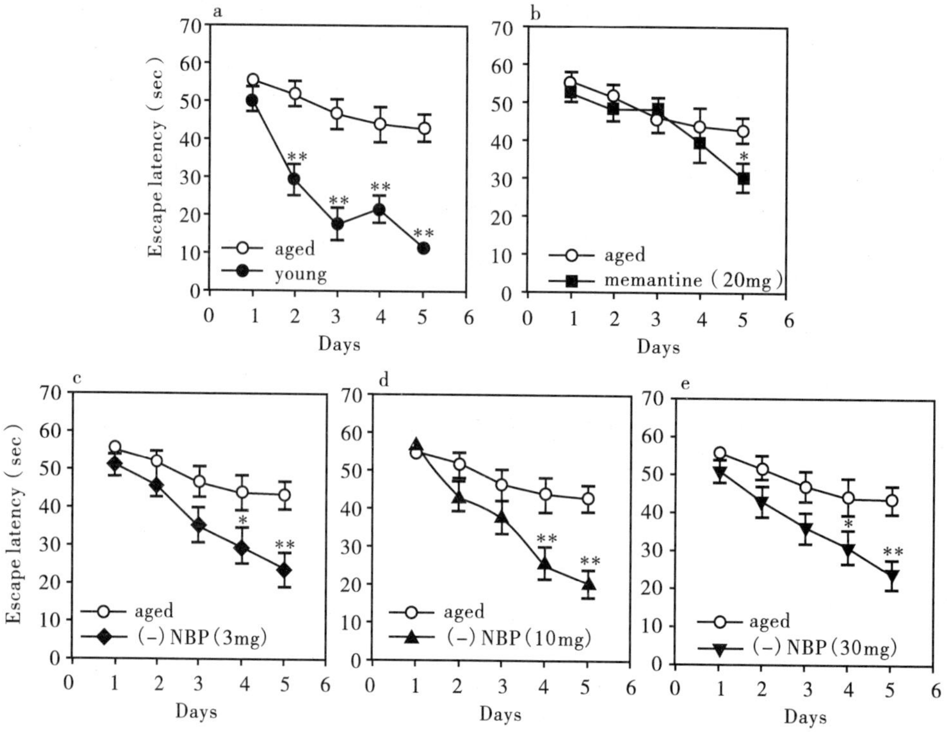

图2-9-2 在Morris水迷宫中（－）NBP对老年大鼠潜伏期的影响

结果以平均值±标准误表示，n＝19～21。老年对照组大鼠的学习记忆能力与青年组相比明显降低（$P<0.01$，two way ANOVA），但在长期给予3、10和30mg/kg（－）NBP后，老年大鼠的学习能力明显增强，潜伏期明显缩短（vs老年对照组，$P<0.01$，two way ANOVA）；美金刚组老年大鼠未见明显改善（$P>0.05$，two way ANOVA）

（三）（－）NBP对老年大鼠海马和皮层神经元形态学的影响

老年对照组海马CA1区和皮层神经元出现明显的皱缩和深染（图2-9-3）。青年大鼠皮层和海马神经元没有出现任何病理性的改变。3mg/kg（－）NBP组海马神经元的形态与老年组相比没有明显的改善，但是皮层神经元的退行性改变有明显的好转。10和30mg/kg（－）NBP都可以显著抑制海马CA1区以及皮层神经元细胞的固缩和深染，但是程度有所不同。20mg/kg 美金刚显著改善皮层和海马神经元细胞的退行性改变。青年大鼠的胼胝体没有出现空泡，神经纤维排列正常（图 2-9-4）。老年对照组的胼胝体有较多的空泡，呈现轻度的神经纤维排列紊乱。3、10 和 30mg/kg（－）NBP 可以不同程度地抑制这种情况，其中 10mg/kg（－）NBP 的改善作用似乎最好。20mg/kg 美金刚同样可以明显减少胼胝体中的空泡，并使神经纤维排列正常。

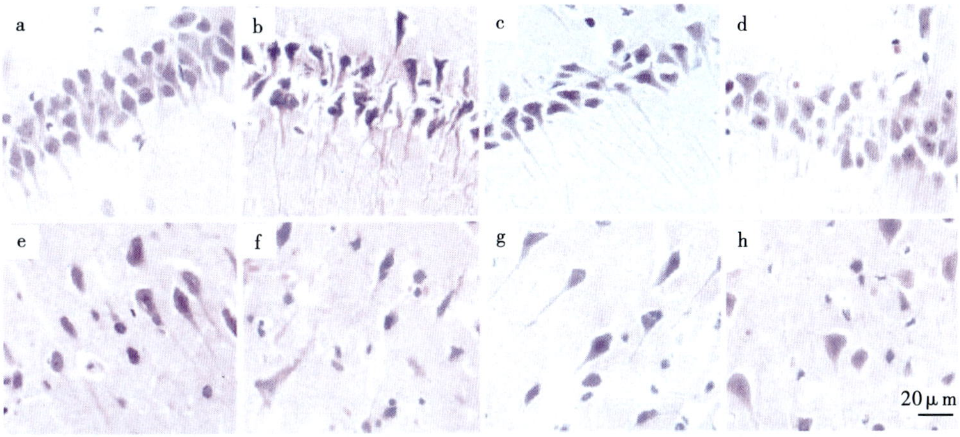

图 2-9-3　（－）NBP 对老年大鼠皮层和海马神经元形态的影响

a～d. 海马 CA1 区；e～h. 皮层。a、e. 青年组；b、f 老年对照组；c、g. 20mg/kg 美金刚组；d、h. 30mg/kg（－）NBP 组

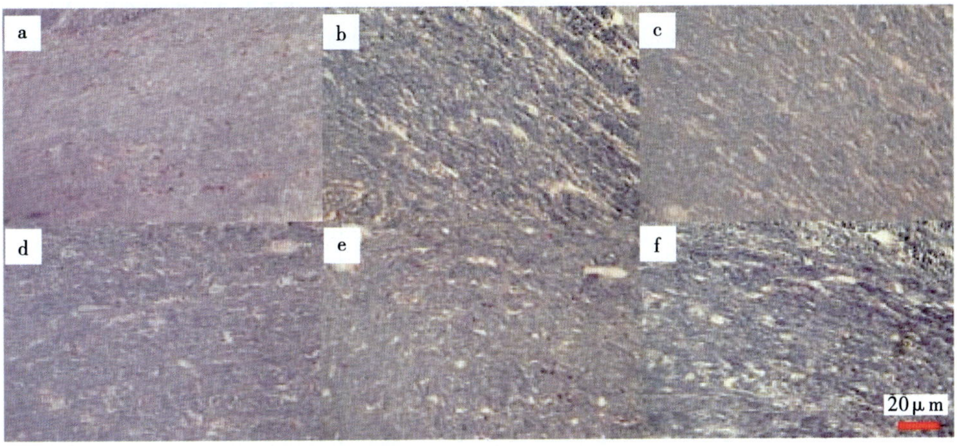

图 2-9-4　（－）NBP 对老年大鼠胼胝体神经病理学改变的影响

a. 青年组；b. 老年对照组；c. 20mg/kg 美金刚组；d. 3mg/kg（－）NBP 组；e. 10mg/kg（－）NBP 组；f. 30mg/kg（－）NBP 组

（四）（－）NBP 对老年大鼠皮层和海马 β 分泌酶和磷酸化 tau 蛋白的影响

与青年大鼠相比，老年对照组皮层和海马磷酸化 tau 蛋白（Ser 202）和 β 分泌酶的表达

量明显升高（$P<0.05$，见图 2-9-5 和图 2-9-6）。3、10 和 30mg/kg（-）NBP 长期给药可以显著减少老年大鼠皮层和海马组织中过度磷酸化 tau 蛋白水平（$P<0.01$）。在海马组织中，3、10 和 30mg/kg（-）NBP 可显著减少 β 分泌酶的表达量（$P<0.01$）；在皮层组织，仅 30mg/kg（-）NBP 能显著降低 β 分泌酶的表达量（$P<0.05$）。20mg/kg 美金刚可以显著降低皮层和海马中过度磷酸化 tau 蛋白水平和 β 分泌酶的表达量（$P<0.05$）。因此，长期给予（-）NBP 和美金刚，可以显著抑制大鼠与衰老相关的 tau 蛋白异常磷酸化水平并降低 β 分泌酶的表达量。

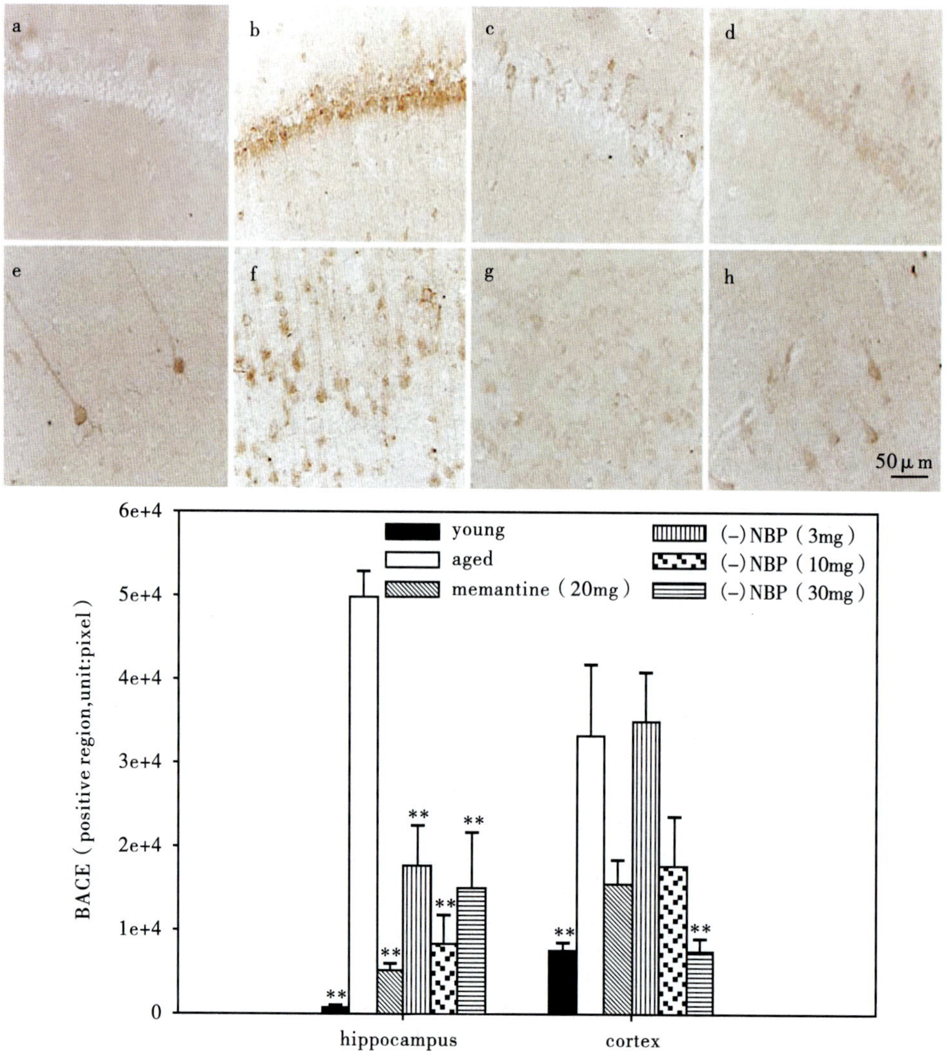

图 2-9-5 （-）NBP 对老年大鼠皮层和海马 β 分泌酶的影响

a～d. 海马 CA1 区；e～h. 皮层。a、c. 青年组；b、f. 老年组；c、g. 20mg/kg 美金刚组；d、h. 30mg/kg（-）NBP 组。结果以平均值 ± 标准误表示，** $P<0.01$ 与老年大鼠相比（one-way ANOVA，*post hoc* Dunnett's test）

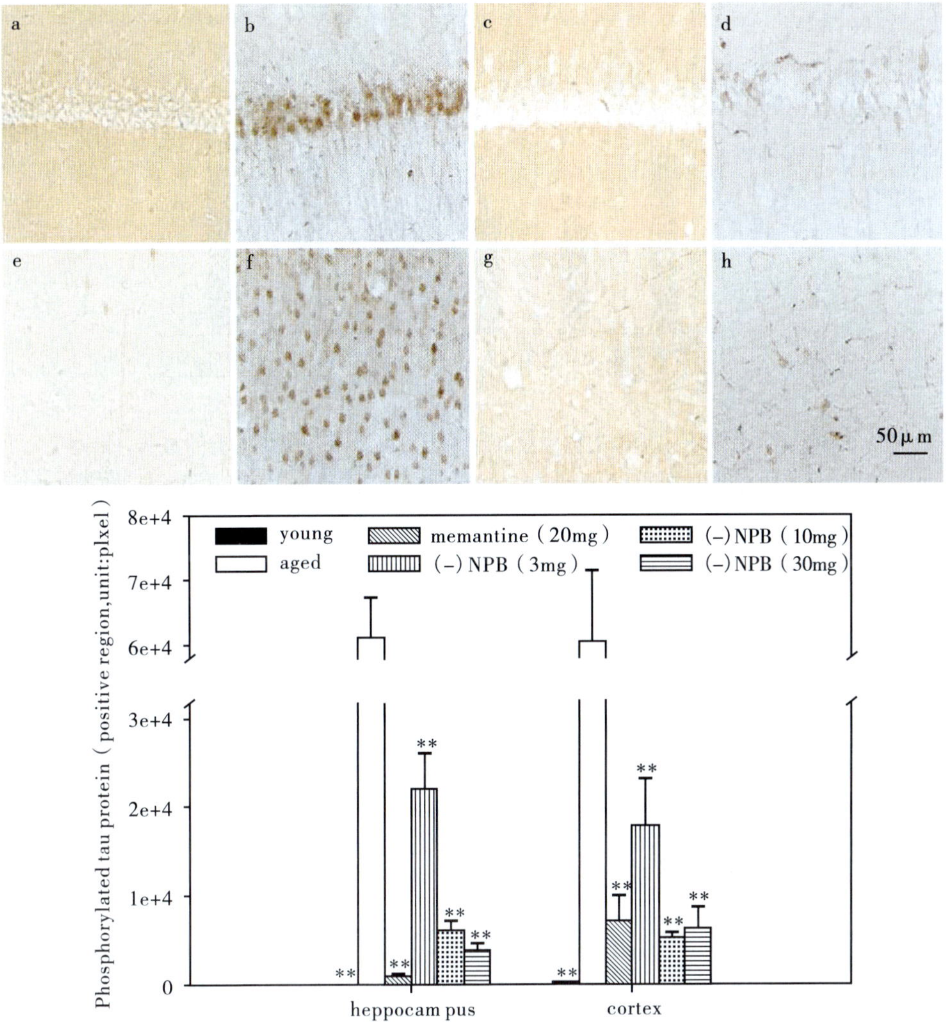

图 2-9-6　（－）NBP 对老年大鼠皮层和海马 tau 蛋白磷酸化的影响

a～d. 海马 CA1 区；e～h. 皮层。d、e. 青年组；b、f. 老年组；c、g. 20mg/kg 美金刚组；d、h. 30mg/kg（－）NBP 组。结果以平均值±标准误表示，** $P<0.01$ 与老年大鼠相比（one-way ANOVA，*post hoc* Dunnett's test）

（五）（－）NBP 对老年大鼠皮层和海马胆碱乙酰转移酶和乙酰胆碱酯酶活性的影响

老年对照组海马 ChAT 活性（26.0±2.3U/g 组织湿重）与青年鼠（44.0±2.4U/g 组织湿重）相比下降 39%（$P<0.001$，图 2-9-7）。10 和 30mg/kg（－）NBP 组海马 ChAT 活性分别为 44.9±1.4 和 41.7±3.7U/g 组织湿重，与老年对照组相比增加 67% 和 55%（$P<0.01$），美金刚组（29.0±2.0U/g 组织湿重）没有显著性改变（$P>0.05$）。老年对照组皮层 ChAT 活性（57.7±4.7U/g 组织湿重）与青年组（54.4±5.9U/g 组织湿重）相比没有显著性差异，并且各给药组没有显著性变化（$P>0.05$）。

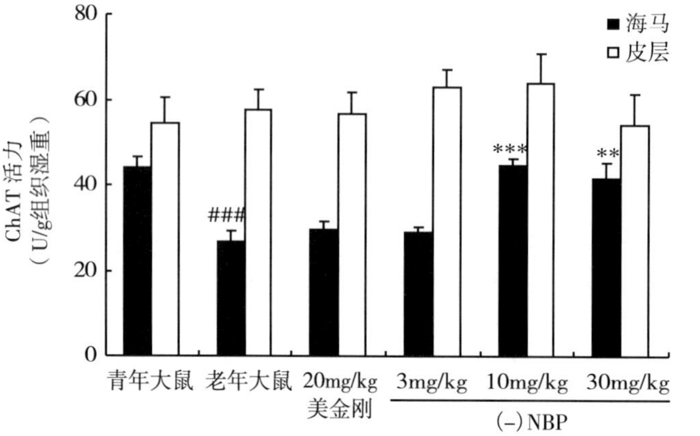

图2-9-7 （－）NBP对老年大鼠皮层和海马中胆碱乙酰转移酶活力的影响（n＝8）

结果以平均值±标准误表示，###$P<0.001$ vs 青年组；** $P<0.01$，*** $P<0.001$ vs 老年对照组（one-way ANOVA，*post hoc* Dunnett's test）

老年对照组海马AChE活性（0.71±0.06U/mg prot）与青年鼠（0.46±0.05U/mg prot）相比上升54%（$P<0.01$，图2-9-8）。3、10和30mg/kg（－）NBP组海马AChE活性分别为0.68±0.10、0.55±0.06和0.48±0.03U/mg prot，与老年对照组相比分别下降4%、22%和33%（$P>0.05$），但是美金刚组没有明显改变（0.70±0.08U/mg prot，$P<0.05$）。老年对照组皮层AChE活性（0.35±0.06U/mg prot）显著低于青年组（0.66±0.08U/mg prot，$P>0.05$），但是各给药组AChE活性与老年对照组相比没有显著性改变（$P>0.05$）。

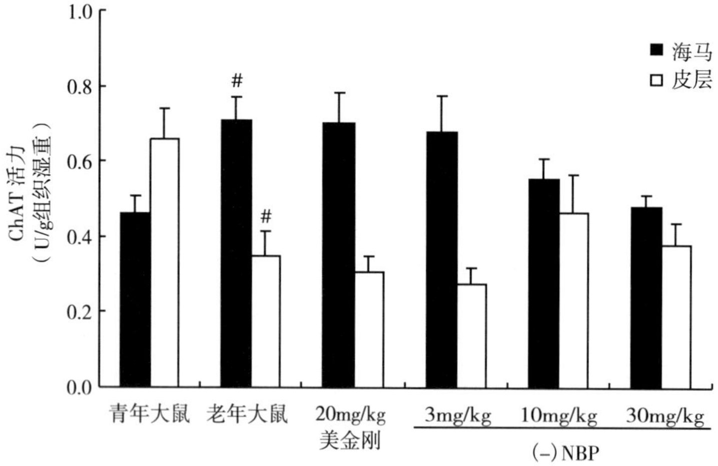

图2-9-8 （－）NBP对老年大鼠皮层和海马中乙酰胆碱酯酶活力的影响（n＝8）

结果以平均值±标准误表示，#$P<0.05$ vs 青年组（one-way ANOVA，*post hoc* Dunnett's test）

（六）（－）NBP 对老年大鼠皮层和海马与氧化损伤相关的超氧化物歧化酶、过氧化氢酶和谷胱甘肽过氧化物酶活性，以及丙二醛含量的影响

在衰老过程中机体内氧化和抗氧化系统之间的平衡发生变化，表现为氧化作用增强和抗氧化能力减弱。氧化应激反应和衰老过程有密切关系，由于氧化应激水平增高导致的生物大分子损伤是引起衰老的重要原因。自由基是细胞正常有氧代谢的产物，但当自由基的产量增多或机体的防御机制减弱时，它们通过攻击生物膜上的多不饱和位点导致脂质过氧化而引起细胞功能障碍。在生物体内 SOD、CAT、GSH-Px 等共同起作用清除超氧阴离子、羟自由基和过氧化氢，减轻和阻断过氧化物的损害，延缓细胞的衰老。

老年对照组海马中 MDA 的含量高于青年组（$P>0.05$，表 2-9-1），说明自然衰老大鼠海马脂质过氧化程度较高，细胞受到较大的损伤。各给药组 MDA 含量均较老年大鼠组有轻微的下降，因此（－）NBP 和美金刚可以减轻脂质过氧化对细胞的损伤。老年对照组海马中总 SOD 的活力较青年组明显增高（$P<0.01$），推测可能是脑内代偿机制发挥作用，反馈性增加了总 SOD 的活力，10mg/kg 和 30mg/kg（－）NBP 显著降低海马中总 SOD 活性（$P<0.05$），但美金刚对其没有明显的影响。老年对照组皮层中总 SOD 活性与青年组没有显著性差异，（－）NBP 和美金刚对 SOD 活性没有明显的影响。

表 2-9-1 （－）NBP 对老年大鼠皮层和海马 SOD、CAT、GSH-Px 活性以及 MDA 含量的影响（n＝8）

	MDA 含量（nmol/mg prot）		SOD 活性（U/mg prot）		GSH-Px 活性（U/mg prot）		CAT 活性（U/mg prot）	
	海马	皮层	海马	皮层	海马	皮层	海马	皮层
青年大鼠	1.2±0.1	1.0±0.2	25.8±3.0	24.9±3.3	6.9±3.7	7.6±1.9	16.6±2.9	15.7±4.2
老年大鼠	1.6±0.2	1.2±0.1	37.5±2.5##	28.0±1.7	3.4±0.7	12.2±1.7	15.3±2.6	37.7±4.9###
美金刚（20mg/kg）	1.2±0.1	1.2±0.1	33.7±1.2	27.2±1.5	2.0±0.7	12.6±3.8	15.6±3.5	43.5±4.4
（－）NBP（3mg/kg）	1.2±0.1	1.1±0.1	29.6±3.0	25.0±0.9	8.0±1.8	8.4±4.4	15.3±2.8	23.2±2.1
（－）NBP（10mg/kg）	1.1±0.1	1.1±0.1	28.0±2.0*	26.8±2.0	8.1±2.1	8.9±3.9	15.3±3.4	29.2±5.9
（－）NBP（30mg/kg）	1.1±0.1	1.1±0.2	25.1±2.0**	24.9±1.0	8.0±3.1	11.8±3.6	14.2±3.1	24.1±3.7

注：结果以平均值±标准误表示，##$P<0.01$ vs 青年组；*$P<0.05$，**$P<0.01$ vs 老年对照组（one way ANOVA，Dunnett's *post hoc* test）

老年对照组海马 GSH-Px 活力低于青年组（$P>0.05$），说明老年大鼠海马中过氧化氢的含量可能较高，进一步损伤了海马神经元。（－）NBP 长期给药有增加 GSH-Px 活力的趋势，有助于降低海马内过氧化氢的含量，保护海马神经元。老年对照组皮层中 GSH-Px 的活力与青年组没有显著性差异。老年对照组海马中 CAT 的活力与青年组没有显著性差异（$P>0.05$），各给药组也没有显著性改变 CAT 的活力；但是老年对照组皮层中 CAT 的活力显著高于青年大鼠（$P<0.001$），这可能是大鼠脑内氧化应激水平较高，反馈性增加了皮层过氧化氢酶的水平。（－）NBP长期给药有降低CAT的趋势，这可能是由于（－）NBP抑制了脑内氧自由基的产生，从而降低了氧化应激水平，引起过氧化氢酶水平反馈性降低。但是，美金刚对过氧化氢酶水平没有显著性的影响。

（七）（－）NBP对老年大鼠皮层和海马线粒体功能的影响

1.（－）NBP对老年大鼠皮层和海马线粒体膜电位的影响　本实验通过测定Rhodamin123荧光值的改变而间接反映线粒体膜电位的变化。老年对照组海马线粒体对Rhodamin123的摄取速率和摄取量明显低于青年组（$P<0.05$，图2-9-9），提示线粒体膜可能受到了损伤，导致线粒体通透性转换孔开放，线粒体膜电位下降。30mg/kg（－）NBP显著性抑制线粒体膜电位的下降（$P<0.05$），对于维持线粒体的正常功能有重要作用，但是美金刚对老年大鼠线粒体膜电位的下降没有明显的改善作用（$P>0.05$）。老年对照组皮层线粒体膜电位与青年组相比没有显著性的差异（$P>0.05$），（－）NBP和美金刚组线粒体膜电位与老年对照组相比没有明显变化（$P>0.05$），这说明（－）NBP不会影响正常线粒体膜电位。

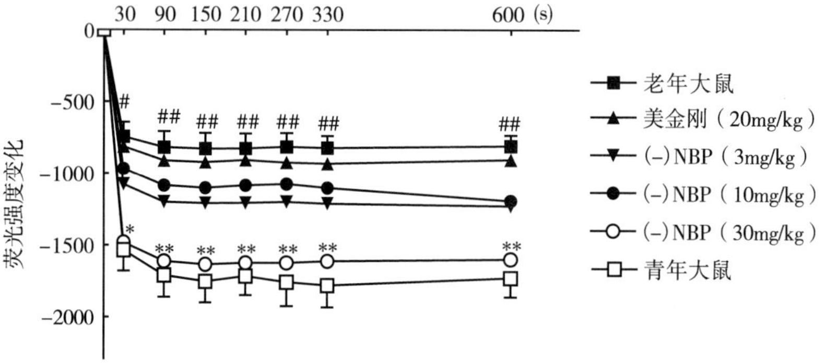

图2-9-9　（－）NBP对海马线粒体膜电位的影响（n=6）

结果以平均值±标准误表示。#$P<0.05$，##$P<0.01$ vs 青年组；*$P<0.05$，**$P<0.01$ vs 老年对照组（one way ANOVA，Dunnett's *post hoc* test）

2.（－）NBP对老年大鼠皮层和海马呼吸链复合酶Ⅳ的影响　老年对照组海马线粒体呼吸链复合酶Ⅳ的活性与青年组相比显著降低（$P<0.01$，图2-9-10），说明在自然衰老过程中线粒体呼吸链复合酶Ⅳ的活性容易受到影响。长期给予10和30mg/kg（－）NBP后可以抑制线粒体呼吸链复合酶Ⅳ活性的降低（$P<0.05$），20mg/kg美金刚也有增强复合酶Ⅳ活性的趋势，但无统计学差异（$P>0.05$）。与青年组相比，老年对照组皮层线粒体复合酶Ⅳ的活性略微降低，但没有显著性差异（$P>0.05$）。长期给予（－）NBP和美金刚后，皮层线粒体呼吸链复合酶Ⅳ的活性与老年对照组相比不同程度的增加，其中30mg/kg（－）NBP显著增加皮层线粒体复合酶Ⅳ的活性（$P<0.05$，vs老年对照组）。

3.（－）NBP对老年大鼠皮层和海马线粒体细胞色素C含量的影响　老年对照组海马线粒体细胞色素C的相对含量（Cyt c的OD值/β-actin的OD值）低于青年组（$P>0.05$，图2-9-11），说明在自然衰老过程中线粒体中的细胞色素C有向胞质中释放的趋势，进一步

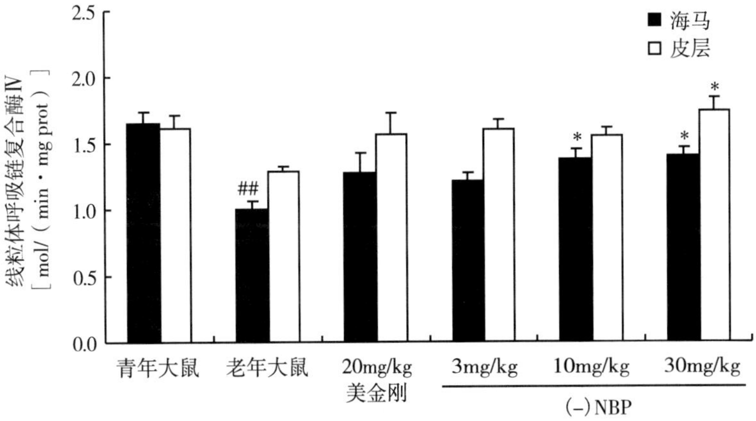

图 2-9-10　(－) NBP 对老年大鼠皮层和海马线粒体中呼吸链复合酶Ⅳ活性的影响 (n=6)

结果以平均值±标准误表示，##$P<0.01$ vs 青年组；*$P<0.05$ vs 老年对照组（one way ANOVA，Dunnett's *post hoc* test）

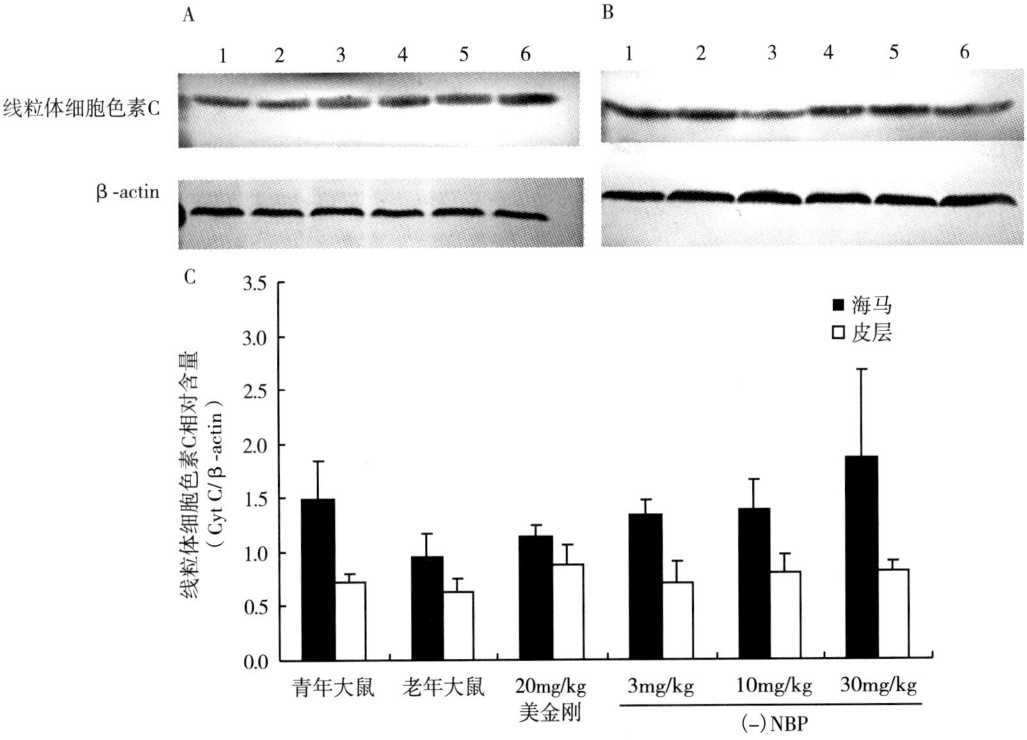

图 2-9-11　(－) NBP 对老年大鼠海马和皮层线粒体细胞色素 C 含量的影响 (n=4)

以 Western blotting 方法分析，β-actin 作为内参。**A** 和 **B** 分别是海马和皮层线粒体细胞色素 C 的典型条带，其中 Lane 1，老年对照组；lane 2，20mg/kg 美金刚组；lane 3、4 和 5，分别为 3、10 和 30mg/kg（－）NBP 组；lane 6 为青年组；**C** 表示海马和皮层线粒体细胞色素 C 的相对含量（Cyt c 的 OD 值/β-actin 的 OD 值）。结果以平均值±标准误表示，各组间没有显著性差异。

诱发神经元的凋亡。长期给予（－）NBP（3、10 和 30mg/kg）和美金刚（20mg/kg）可以不同程度地抑制细胞色素 C 向胞质中释放（$P>0.05$），避免细胞凋亡的启动。老年对照组皮层线粒体细胞色素 C 的相对含量与青年组相比没有显著性差异（$P>0.05$）。长期给予（－）NBP 和美金刚，线粒体细胞色素 C 的相对含量没有明显的改变，说明（－）NBP 和美金刚不会对正常线粒体细胞色素 C 的含量有明显影响。

二、（－）NBP 短期给药（3 周）对自然衰老大鼠的脑保护作用

（一）（－）NBP 对老年大鼠学习记忆的影响

在本实验中，随着训练时间的延长，大鼠找到平台的时间逐渐缩短（图 2-9-12）。经过 4 天的训练，大部分青年鼠可以在极短的时间内找到平台（13.54 ± 1.41s）。老年对照组大鼠找到平台的时间随着训练天数也有所缩短（43.96 ± 7.35s），但大多数的个体潜伏期缩短较少，甚至根本找不到平台，与青年组相比有显著性差异（$P<0.01$，two way ANOVA）。10、30mg/kg（－）NBP 和 20mg/kg 美金刚组老年大鼠在水迷宫中的潜伏期分别为 47.17 ± 9.14、41.34 ± 7.69 和 53.66 ± 7.64s，与老年对照组相比没有显著性差异（$P>0.05$）。

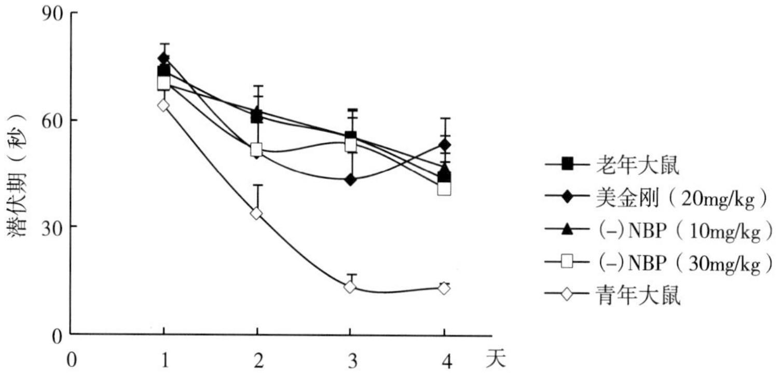

图 2-9-12 在 Morris 水迷宫中（－）NBP 对老年大鼠潜伏期的影响（n = 12 ~ 15）

结果以平均值 ± 标准误表示。与青年组相比，老年对照组大鼠的学习和记忆能力明显降低（$P<0.01$，two way ANOVA）；在短期（3 周）给予 10 和 30mg/kg（－）NBP 后，老年大鼠的学习能力与老年对照组相比没有明显改变，潜伏期未见明显缩短；20mg/kg 美金刚组大鼠的学习记忆能力未见明显改善（$P>0.05$，two way ANOVA）

（二）（－）NBP 对老年大鼠皮层和海马 β 分泌酶和 tau 蛋白异常磷酸化的影响

老年对照组皮层和海马 β 分泌酶的表达量与青年组相比明显升高，说明老年大鼠皮层和海马中 Aβ 的形成可能异常增多（$P<0.001$，图 2-9-13）。与老年对照组相比，10 和 30mg/kg（－）NBP 以及 20mg/kg 美金刚短期（3 周）给药后可以显著减少老年大鼠皮层和海马组织中 β 分泌酶的表达量（$P<0.05$），抑制 Aβ 的形成，保护神经元细胞的正常功能。

老年对照组海马中异常磷酸化（Ser202）tau 蛋白的表达量较青年组明显升高（$P<0.001$，图 2-9-14）。与老年对照组相比，10 和 30mg/kg（－）NBP 以及 20mg/kg 美金刚短期（3 周）给药后都可以显著减少老年大鼠海马中异常磷酸化（Ser202）tau 蛋白的表达量（$P<0.05$），抑制神经原纤维缠结的形成。老年对照组大鼠皮层中异常磷酸化（Ser202）tau

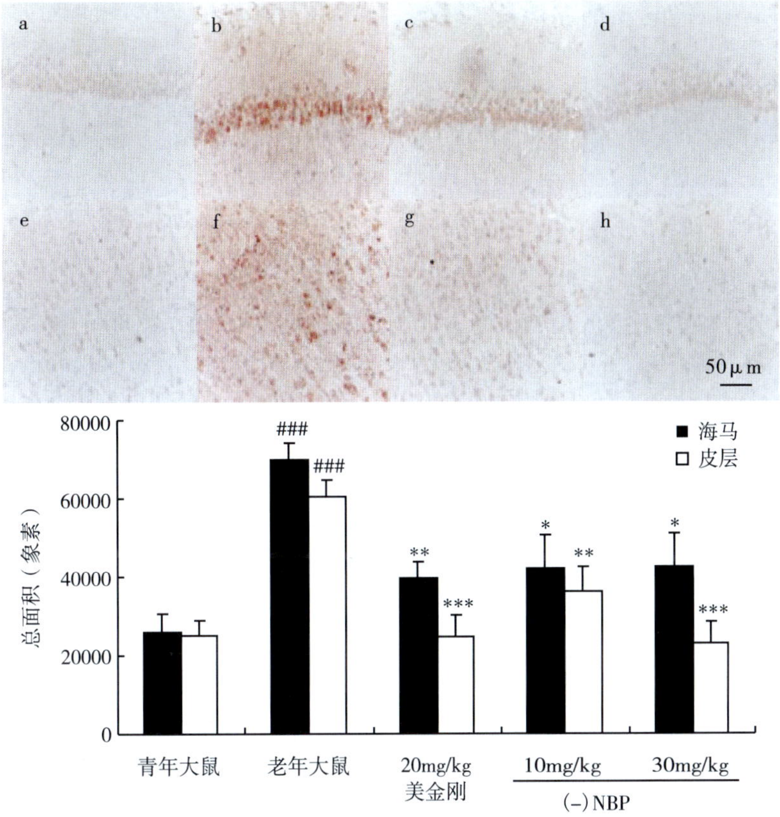

图 2-9-13　（－）NBP 对老年大鼠海马和皮层 β 分泌酶表达量的影响（n = 3）

a ~ d. 海马 CA1 区；e ~ f. 皮层。a、e. 青年组；b、f. 老年组；c、g. 20mg/kg 美金刚组；d、h. 30mg/kg（－）NBP 组。结果以平均值 ± 标准误表示。$^{###}P<0.001$ vs 青年组；$^{*}P<0.05$，$^{**}P<0.01$，$^{***}P<0.001$ vs 老年对照组（one way ANOVA，Dunnett's *post hoc* test）

蛋白的表达量较青年组明显升高，但由于标准差较大，没有显著性差异（$P>0.05$）。与老年对照组相比，10 和 30mg/kg（－）NBP 以及 20mg/kg 美金刚短期（3 周）给药后都对老年大鼠皮层中异常磷酸化（Ser202）tau 蛋白的表达没有明显影响（$P>0.05$）。

（三）（－）NBP 对老年大鼠皮层和海马乙酰胆碱转移酶和乙酰胆碱酯酶活性的影响

老年对照组海马 ChAT 活性（85.8 ± 3.2U/g 组织湿重）与青年组（90.5 ± 9.0U/g 组织湿重）相比略有下降，但是没有显著性差异（$P>0.05$，图 2-9-15）。与老年对照组相比，10 和 30mg/kg（－）NBP 短期（3 周）给药后，大鼠海马 ChAT 活性（89.8 ± 9.3、96.5 ± 8.3U/g 组织湿重）有增加的趋势（$P>0.05$），但是 20mg/kg 美金刚组（81.2 ± 9.4U/g 组织湿重）没有明显改变（$P>0.05$）。老年对照组皮层 ChAT 活性（96.2 ± 5.4U/g 组织湿重）与青年组（99.8 ± 12.3U/g 组织湿重）相比没有显著性差异（$P>0.05$）。与老年对照组相比，各给药组没有显著性变化 $P>0.05$）。

老年对照组海马 AChE 活性（0.27 ± 0.04U/mg prot）与青年鼠（0.28 ± 0.04U/mg prot）

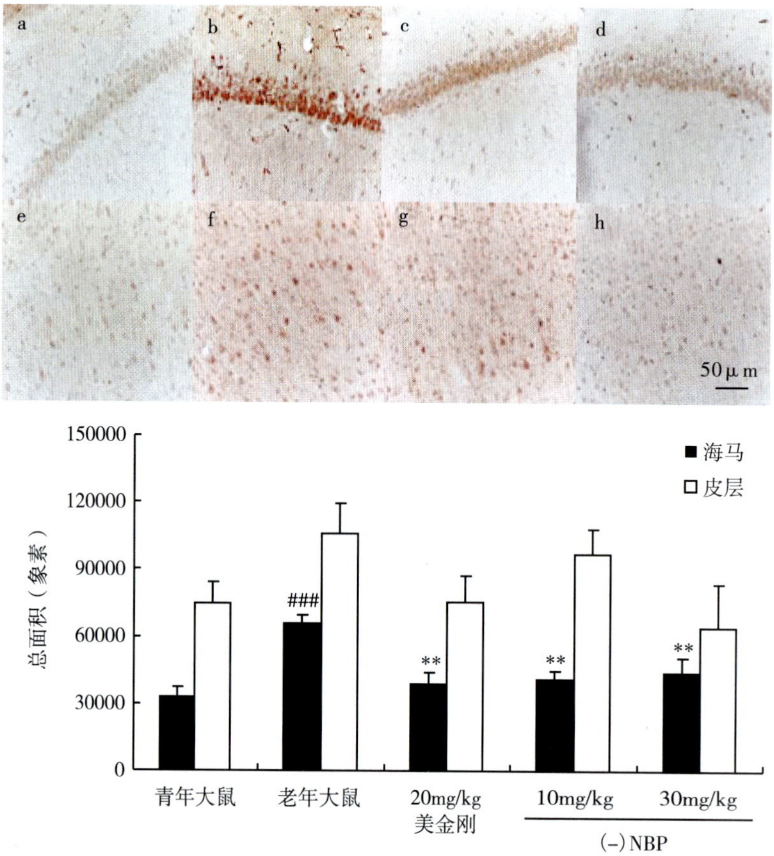

图 2-9-14 （-）NBP 对老年大鼠海马和皮层磷酸化（Ser202）tau 蛋白表达量的影响（n=3）

结果以平均值±标准误表示。###$P<0.001$ vs 青年组；** $P<0.01$ vs 老年对照组（one way ANOVA，Dunnett's *post hoc* test）。

a~d. 海马 CA1 区；e~f. 皮层。a、e. 青年组；b、f. 老年组；c、g. 20mg/kg 美金刚组；d、h. 30mg/kg（-）NBP 组

相比没有明显变化（$P>0.05$，图 2-9-16）。与老年对照组相比，10、30mg/kg（-）NBP 和 20mg/kg 美金刚对海马 AChE 活性没有显著性影响（$P>0.05$）。老年对照组皮层 AChE 活性（0.33±0.04U/mg prot）与青年组（0.36±0.04U/mg prot）相比略有下降，但是没有显著性差异（$P>0.05$）。与老年对照组相比，10、30mg/kg（-）NBP 和 20mg/kg 美金刚对皮层 AChE 活性没有显著性影响（$P>0.05$）。

（四）（-）NBP 对老年大鼠皮层和海马与氧化损伤及相关酶活性的影响

老年对照组皮层中 MDA 的含量（1.3±0.2nmol/mg prot）高于青年组（0.9±0.1nmol/mg prot，$P>0.05$，表 2-9-2），说明自然衰老大鼠皮层脂质过氧化程度较高，细胞受到较大的损伤。各给药组 MDA 含量较老年对照组有不同程度的降低（$P>0.05$），因此（-）NBP 和美金刚短期给药可以减轻脂质过氧化对细胞的损伤。老年对照组海马中 MDA 的含量

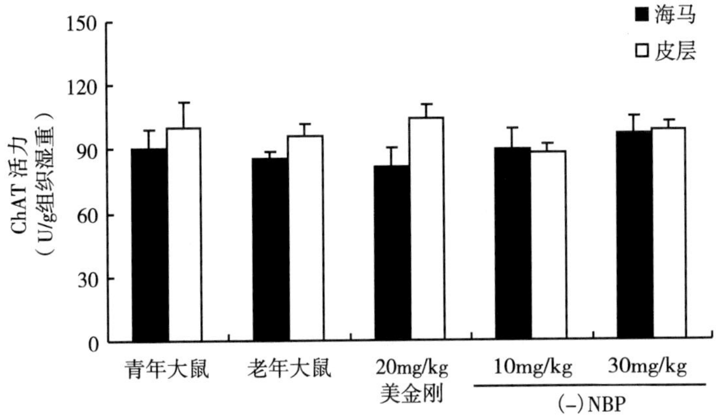

图2-9-15 (-)NBP对老年大鼠皮层和海马中胆碱乙酰转移酶活力的影响(n=8)

结果以平均值±标准误表示,各组间无显著性差异(one-way ANOVA, *post hoc* Dunnett's test)

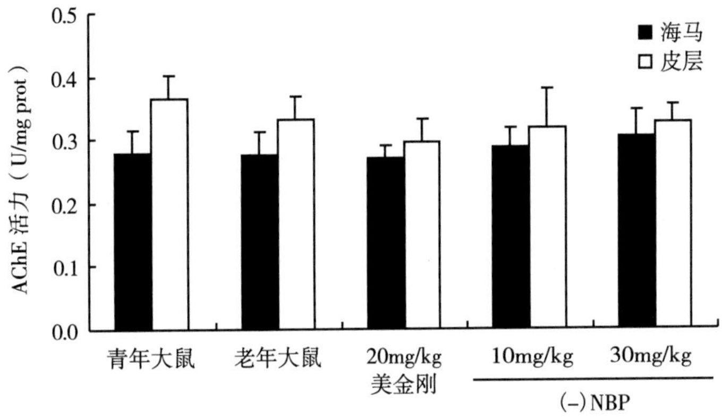

图2-9-16 (-)NBP对老年大鼠皮层和海马中乙酰胆碱酯酶活力的影响(n=8)

结果以平均值±标准误表示,各组间无显著性差异(one-way ANOVA, *post hoc* Dunnett's test)

(1.3±0.1nmol/mg prot)与青年组(1.3±0.1nmol/mg prot)相比没有明显差别($P>0.05$)。各给药组MDA含量较老年对照组没有明显变化($P>0.05$)。老年对照组海马及皮层中总SOD的活力略高于青年组,但无显著性差异,推测可能是脑内代偿机制发挥作用,反馈性增加了总SOD的活力。10、30mg/kg(-)NBP和20mg/kg美金刚短期给药对皮层中SOD活性没有明显的影响($P>0.05$)。

表 2-9-2 （－）NBP 对老年大鼠皮层和海马中 SOD、CAT 和 GSH-Px 活性，以及 MDA 含量的影响（n=8）

	GSH-Px 活性（U/mg prot）		CAT 活性（U/mg prot）		MDA 含量（nmol/mg prot）		SOD 活性（U/mg prot）	
	海马	皮层	海马	皮层	海马	皮层	海马	皮层
青年大鼠	25.2±11.8	23.1±8.7	40.8±4.4	14.5±1.5	1.3±0.1	0.9±0.1	28.4±3.4	21.6±3.4
老年大鼠	16.5±5.5	18.1±3.7	34.6±3.5	15.5±3.9	1.3±0.1	1.3±0.2	37.2±3.7	22.4±2.8
美金刚（20mg/kg）	11.6±4.6	21.3±6.4	41.4±4.3	16.1±3.1	1.4±0.2	1.3±0.1	31.1±4.5	21.3±2.1
（－）NBP（10mg/kg）	18.4±10.2	17.9±2.8	38.9±8.2	14.9±2.9	1.5±0.2	1.0±0.1	31.5±4.7	21.9±2.4
（－）NBP（30mg/kg）	24.2±8.6	20.7±3.9	37.7±4.1	17.1±3.7	1.5±0.1	1.2±0.1	34.6±4.0	23.4±2.2

注：结果以平均值±标准误表示，各组间无显著性差异

老年对照组海马中 CAT 的活力略低于青年组，但无显著性差异。美金刚增加海马中 CAT 的活性的幅度不明显。老年对照组皮层中 CAT 活性（15.5±3.9U/mg prot）与青年组（14.5±1.5U/mg prot）相比没有显著性差异（$P>0.05$），（－）NBP 和美金刚短期给药对皮层中 CAT 活性也没有明显的影响（$P>0.05$）。老年对照组海马和皮层中 GSH-Px 活力（16.5±5.5、18.1±3.7U/mg prot）均有低于青年组（25.2±11.8、3.1±8.7U/mg prot，$P>0.05$）倾向，说明老年大鼠海马中过氧化氢的含量可能较高，进一步损伤了海马神经元。10 和 30mg/kg（－）NBP 短期给药有增加皮层和海马中 GSH-Px 活力的趋势（$P>0.05$）。美金刚短期给药对海马和皮层中 GSH-Px 活力没有明显影响（$P>0.05$）。

小　　结

通过对自然衰老大鼠长期（3 个月）预防给药和短期（3 周）治疗的研究显示，（－）NBP 长期（3 个月）给药能够明显改善衰老（21 月龄）大鼠的学习记忆和空间定向能力障碍以及相关的病理学、神经生物学及生化改变。其作用机制涉及多个靶点，包括增强胆碱能系统（增强乙酰胆碱转移酶活性，降低乙酰胆碱酯酶活性）；抑制氧化应激（减少自由基产生）；改善能量代谢（稳定线粒体膜电位，改善线粒体呼吸链复合酶Ⅳ的活性）和抑制凋亡通路的激活（抑制线粒体中细胞色素 C 的释放）等。特别值得注意的是，病理和免疫组化结果显示（－）NBP 能够抑制异常磷酸化 tau 蛋白和 β 分泌酶的表达，并保护神经元的正常形态，对神经元发挥正常的生理功能有重要作用。作为阳性对照药的美金刚，对老年大鼠的神经退行性病理改变仅发挥有限的改善作用，说明（－）NBP 可能对老年大鼠神经退行性疾病有更强的预防作用。

本研究也证实，对 24 月龄的衰老大鼠，（－）NBP 短期（3 周）给药，仅在抑制异常磷酸化 tau 蛋白和 β 分泌酶的表达上有显著作用，对自然衰老学习记忆能力和抗氧化方面作

用不明显，提示（-）NBP 短期给药对自然衰老大鼠可能提供有限的中枢神经系统保护作用。

综上所述，（-）NBP 长期给药（3 个月）可以有效预防自然衰老大鼠神经系统的退行性病变，但当神经系统发生不可逆的改变时，（-）NBP 就无法显著改善神经元的功能。因此，（-）NBP 长期给药可能在自然衰老神经系统退行性疾病的防治方面具有一定的作用，特别对早老性神经系统改变可能有明显的保护作用。

（王晓良）

第三章 沉香中具有中枢神经活性的成分及其衍生物的研究

概 述

沉香是传统名贵中药，分为沉香（*Aquilaria agallocha Roxb.*）和白木香［*Aquilaria sinensis*（Lour.）Gilg.］。国内外学者在对其化学成分的研究中发现二者的化学成分基本相同，主要含倍半萜类和2-苯乙基色酮类化合物。

本所在对白木香组分的研究中除分离得到已知的化合物，还从白木香挥发油组分中分离鉴定了白木香酸、去氢白木香醇等多个新的化学成分。对多个天然的倍半萜化合物进行了全合成，成功得到了去氢白木香醇，异白木香醇、白木香醇、白木香酸和α-沉香呋喃等。在对白木香总挥发油进行的药理活性筛选中发现，小鼠腹腔注射白木香总挥发油后可引起明显的镇静作用。限于资源的短缺，未能对多数化学成分进行药理活性评价，主要对易于合成的α-沉香呋喃等在动物模型上进行了比较广泛的中枢神经系统的活性观察，发现其有一定的镇静、影响肌协调等作用。

上述对天然沉香中化学成分的研究收录在《中草药现代研究》（第三卷）第33章中。近年来，我们对其中一类α-沉香呋喃的衍生物进行了广泛深入的研究，合成了百余个沉香呋喃的衍生物。对合成衍生物进行了中枢神经系统药理活性筛选，发现其中多个衍生物有明显的镇静活性；去氢白木香醇具有促进小鼠记忆的作用。在对活性化合物的广泛评价中发现一个沉香呋喃衍生物AF-5具有显著的抗焦虑作用。随后，对AF-5进行了深入的药效、毒理、药代、分析方法、制剂处方、合成方法的研究。研究结果表明AF-5的抗焦虑作用明显，且毒副作用显著低于临床常用的抗焦虑药物。AF-5已经获得包括中国、美国在内的多国专利，并已经于2007年获准进行临床研究。本章介绍近年来对沉香呋喃衍生物研究的新进展。

（尹大力）

第一节 沉香呋喃类化合物的合成及其药理

沉香呋喃类化合物（**1**，图3-1-1）是从沉香中分离得到的一类主要天然产物，本所杨峻山等首次从国产沉香（白木香）中也分离得到。对其初步药理活性研究表明，4-甲基取代物α-沉香呋喃有轻度的中枢镇静与催眠活性。据此我们以其作为先导化合物设计合成了多种位置取代的衍生物，探讨这类化合物对中枢神经系统的药理活性。

一、通用合成路线及药理活性测试

已报道的沉香呋喃化合物的合成方法，主要是以（－）-香芹酮（**2**）为起始原料，

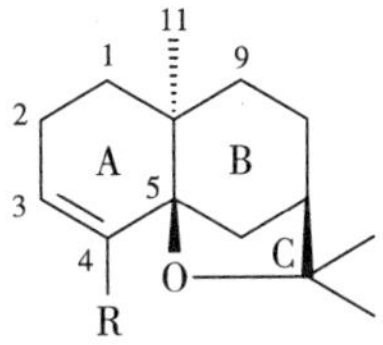

1

图 3-1-1　沉香呋喃类化合物

或先形成 A/B 环，然后合成 C 环；或先形成 B/C 环，再生成 A 环。上述方法均是以天然的沉香呋喃为目标产物，即 A 环 4 位取代为甲基。在参照有关文献合成方法的基础上，我们设计了一条简便通用的合成方法，合成4 位不同取代基的沉香呋喃衍生物。合成路线见图 3-1-2。

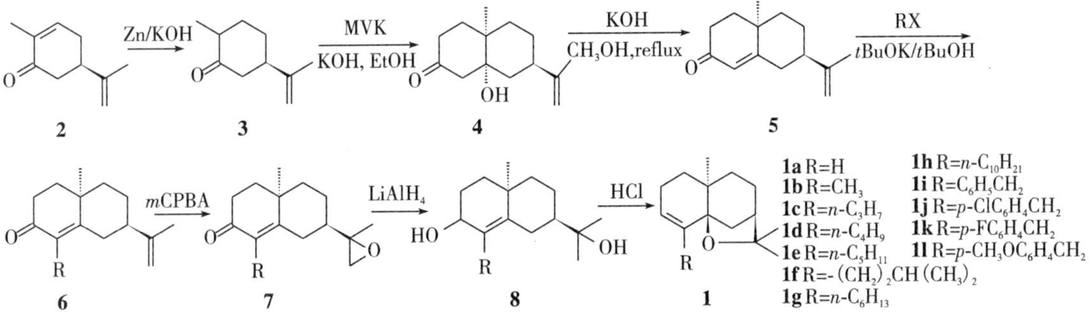

图 3-1-2　沉香呋喃类化合物的通用合成路线

以我国盛产的天然（－）-香芹酮（**2**）为起始原料，经 7 步反应合成 4 位取代沉香呋喃化合物：将（－）-香芹酮用锌粉和氢氧化钾在回流的 95% 乙醇中还原得到二氢香芹酮（**3**）；经过与甲基乙烯基酮（methyl vinyl ketone，MVK）在氢氧化钾-乙醇存在下的 Robinson 环合，经高真空蒸馏得到光学活性化合物 **4**；**4** 在碱性条件下回流脱水得到化合物 **5**；在强碱（叔丁醇钾-叔丁醇）中对 4 位进行烷基化得到化合物 **6**；将 **6** 的末端双键用间氯过氧苯甲酸（*m*-CPBA）进行环氧化得到化合物 **7**；将 **7** 用四氢铝锂（$LiAlH_4$）还原得到化合物 **8**；**8** 在盐酸-甲醇溶液中环合生成目的产物 **1**，为光活产物。关键中间体及最终产物的结构均经光谱确证。

合成的上述化合物在睡眠时间、光电自主活动、悬尾试验和爬梯试验等 4 个动物模型上进行了镇静作用和抗焦虑作用试验。所用动物为昆明种雄性小鼠（18～23g 体重）。4 项试验中，前两项为镇静作用模型，后两项为抗焦虑作用模型。对照组动物腹腔注射 2% 卵磷脂乳悬液。

（一）小鼠睡眠时间试验

分别给小鼠腹腔注射（ip）戊巴比妥钠 50mg/kg（0.1ml/10g 给药容积）和受试化合

物，以翻正消失及恢复作为每个动物的“睡眠时间”指标，每剂量组 10 ~ 12 只小鼠。睡眠小室温度为（30 ±0. 2)℃。

（二）小鼠光电自主活动试验

分别给小鼠腹腔注射（ip）受试化合物，每个剂量组 6 ~ 8 只动物，每次用 1 只小鼠进行实验。以遮断圆形活动场地光线次数的增减分别代表药物的中枢兴奋与镇静作用指标，观察自主活动 5min，由计算机自动记录小鼠活动频率。实验室温度为（22 ±2)℃（下同）。

（三）小鼠悬尾试验

分别给小鼠腹腔注射（ip）受试化合物，每个剂量组 5 ~ 10 只动物。观察试验期（5min）内悬挂小鼠静相延长（代表抗焦虑效应）或缩短（代表抗抑郁效应）情况。

（四）小鼠爬梯试验

分别给小鼠腹腔注射（ip）受试化合物，每个剂量组 10 只动物。观察试验期（3min）动物独立性后肢站立（rearing）次数的变化（减少代表抗焦虑作用）。

（五）结果与讨论

目标化合物在睡眠时间、光电自主活动、悬尾试验和爬梯试验等 4 种行为药理模型的试验结果见表 3-1-1。给药组均数与相应对照组的结果进行“*t*”值比较。为便于统一观察，给药组均数转换为相应对照组的百分指数（%）数值，即给药组均数与对照组均数的百分比值，以对照组为 100%，数值大于 100% 表示化合物使模型动物的睡眠时间延长（代表镇静、催眠作用）、自由活动时间延长、静相时间延长（代表抗焦虑效应）和独立性后肢站立次数的增加。数值小于 100% 表示睡眠时间缩短、自由活动时间缩短、静相时间缩短和独立性后肢站立次数的减少（代表抗焦虑效应）。部分化合物仅进行了一批试验，对有显著性差异的化合物和剂量组进行了两批或三批试验进行验证。由表 3-1-1 的数据可知：部分化合物显示出显著的抗焦虑活性和中枢镇静、催眠活性。当 R 为 C_4 ~ C_6 烷基取代时，抗焦虑作用和中枢镇静、催眠作用明显，其抗焦虑的有效剂量为 0. 5 ~2mg/kg，小于中枢镇静、催眠的有效剂量 5 ~20mg/kg。其中尤以 **1d**（即 AF-5）的抗焦虑效应最强。当碳链继续延长至 C_{10} 时，中枢镇静、催眠作用和抗焦虑活性消失。与前述烷基取代的衍生物比较，芳环取代的衍生物的镇静作用和抗焦虑作用较弱。

在发现天然的沉香呋喃化合物具有中枢神经系统活性后，我们又对这类结构进行了较为系统的化学研究，在骨架的不同位置引入各种取代基，以期寻找并发现新的可供开发成新药的候选化合物。

二、4 位侧链上含有羟基、氨基的衍生物合成

去氢白木香醇（**10**）具有促进小鼠记忆的作用，其结构中带有 4 位的羟甲基。根据其生物学评价结果，我们认为极性基团的引入会引起活性上从中枢抑制作用转向中枢兴奋作用。因此我们优先对含有末端羟基的 4 位烷基取代衍生物进行了合成研究。

如图 3-1-3 所示，去氢白木香醇中羟甲基的引入是以多聚甲醛为合成单元进行的。这个合成过程简便易行。但很明显，无法按照这个思路进行更长碳链的引入。

我们设计用溴代乙酸乙酯代替多聚甲醛进行如上的反应，之后对酯进行还原即可得到末端羟基化合物 **12**（图 3-1-4）。

表3-1-1　沉香呋喃类衍生物在小鼠行为模型上的镇静作用和抗焦虑作用实验#

化合物	睡眠时间(分钟)		自主活动(次数/分钟)		悬尾实验(静相延长时间/5分钟)		爬梯实验(提高时间/3分钟)	
	剂量(mg/kg)	%(给药组/对照组)	剂量(mg/kg)	%(给药组/对照组)	剂量(mg/kg)	%(给药组/对照组)	剂量(mg/kg)	%(给药组/对照组)
1a	10	(1)126,(2)138	10	(1)86	-		-	
	50	(1)198*,(2) 160*	50	(1)71				
1b	10	(1)128,(2)145*	10	(1)91,(2)92	-		-	
	50	(1)211** (2)195**	50	(1)64*,(2)66*				
1c	5	(1)174*	5	(1)71,(2)88	2.0	(1)128	-	
	10	(1)200**	10	(1)85,(2)57*	5.0	(1)170*		
1d	5	(1)139*,(2)121	5	(1)52**,(2)58**	0.5	(1)212**,(2)157*	1.0	(1)48**,(2)61*
	10	(1)201*,(2)162*	10	(1)30**,(2)37	1.0	(1)265**,(2)162*	2.0	(1)58*
1e	5	(1)81	5	(1)76,(2)69*	1.0	(1)89	-	
	10	(1)186**	10	(1)65*,(2)49*	2.0	(1)135*		
1f	5	(1)97	5	(1)50*,(2)74	1.0	(1)80,(2)120	1.0	(1)48*
	10	(1)145*	10	(1)61*,(2)73	2.0	(1)61*	2.0	(1)28**
1g	5	(1)128	5	(1)58*,(2)67,(3)44*	1.0	(1)110,(2)110	1.0	(1)130,(2)74,(3)95
	10	(1)163*	10	(1)31**,(2)46**	2.0	(1)90,(2)90	2.0	(1)120,(2)59*,(3)41***
1h	20	(1)107	10	(1)104	1.0	(1)120	0.5	(1)88,(2)69
			20	(1)52*	2.0	(1)131	1.0	(1)69,(2)74
1i	10	(1)111	5	(1)69,(2)87	1.0	(1)63,(2)186*	-	
	20	(1)141	10	(1)47**,(2)73*	2.0	(1)143*		
1j	-		10	(1)92	1.0	(1)134	0.5	(1)73,(2)82
			20	(1)100,(2)80	2.0	(1)152*	1.0	(1)64,(2)63*
1k	10	(1)147	5	(1)90	2.0	(1)119	2.0	(1)94,(2)91
	20	(1)129	10	(1)79				
1l	5	(1)122	5	(1)84,(2)81	1.0	(1)65,(2)137	-	
	10	(1)139*	10	(1)66*	2.0	(1)37**,(2)63		

#镇静作用或者抗焦虑作用以给药组与对照组的百分比（%）表示。对照组为2%卵磷脂，ip，测试前5分钟给药。

*$P<0.05$，**$P<0.01$，与对照组相比。

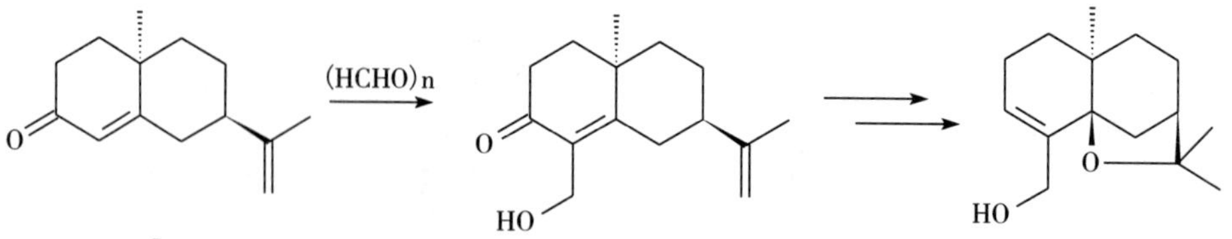

5　　9　　10

图 3-1-3　去氢白木香醇合成路线

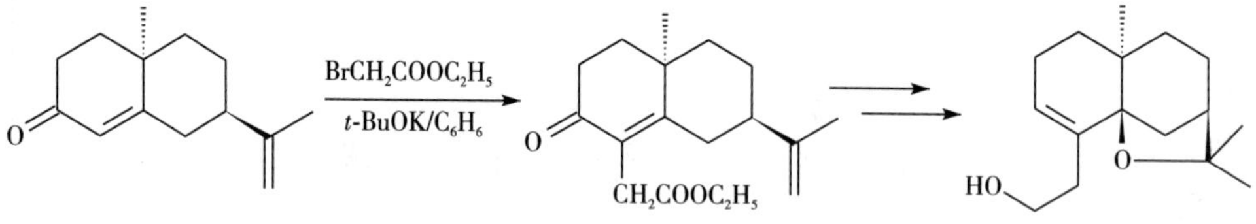

5　　11　Y=60%　　12　Y=20%

图 3-1-4　4 位羟乙基的引入

以四氢吡喃（THP）保护羟基的溴代烷烃，可以实现更长碳链的引入，并在最后酸化环合成四氢呋喃环的同时，脱除 THP 保护得到化合物 **13**（图 3-1-5）。

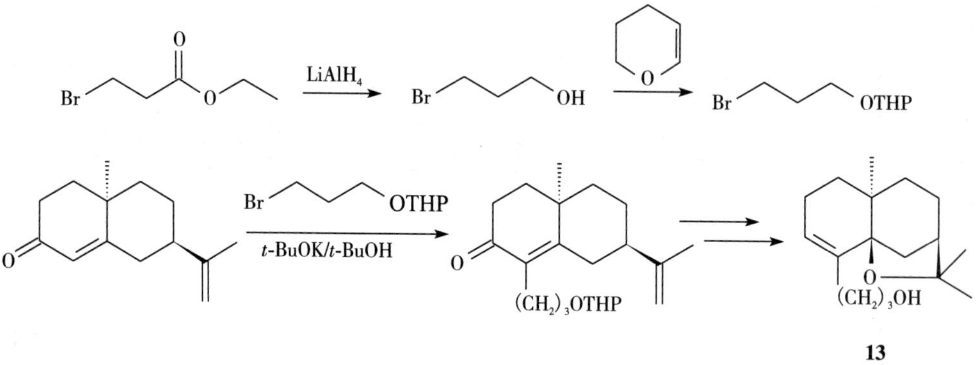

13

图 3-1-5　4 位羟丙基的引入

通常作用于中枢神经的药物都含有氮原子作为氢键的供体或者受体，因此我们试图在 4 位碳链的末端引入氮原子。脂肪族仲胺可以很容易地以高收率引入，而咪唑需要在封管内达到 80℃才能进行反应（图 3-1-6）。

三、3，4 位环氧及羟基化合物的合成

沉香呋喃环系上双键的存在，为引入含氧基团提供了有利的把手。对双键进行环氧化，得到环氧产物（图 3-1-7）。

由于 11 位 α-角甲基和四氢呋喃环上氧的共同作用，使得这个环氧化过程存在立体选择

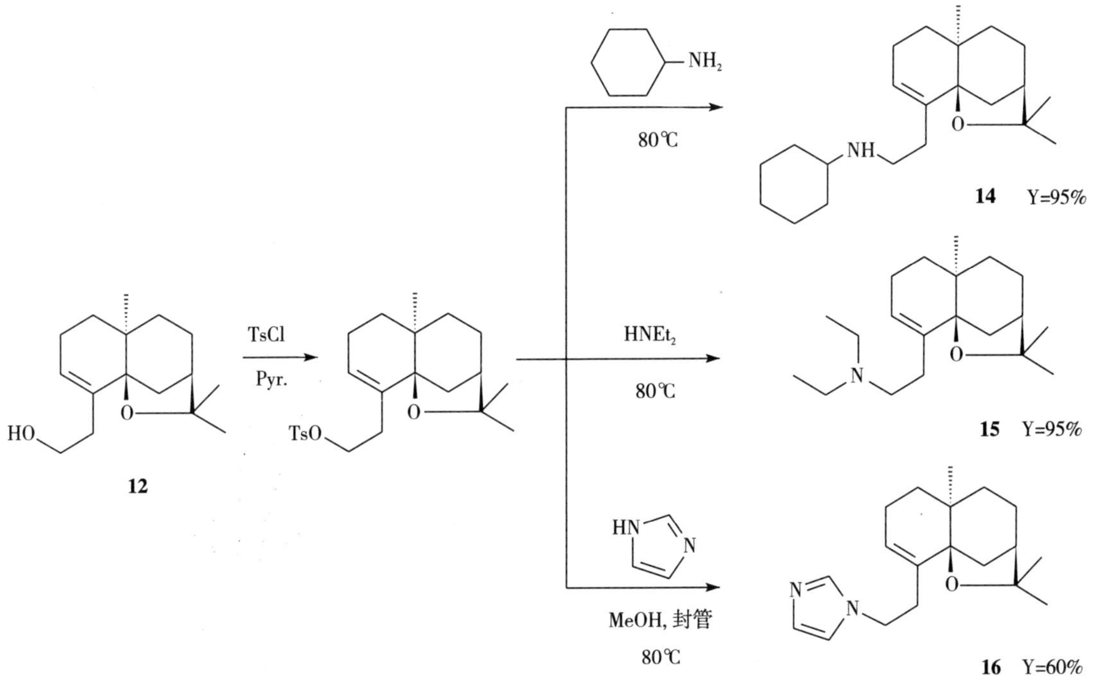

图 3-1-6　4 位侧链含氮原子的引入

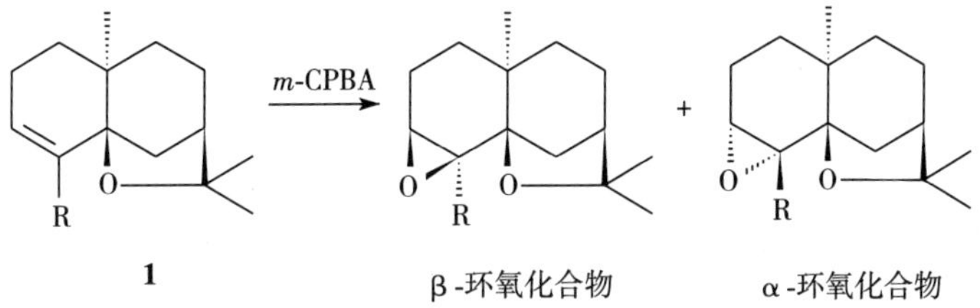

图 3-1-7　3，4 位环氧化合物的形成

性。当 R = H 时，β 产物: α 产物 =4∶1；当 R = 烷基时，几乎全是 β 产物。两种产物在 TLC 上的 Rf 值有很明显的区别，因此很容易用柱层析加以分离。

环氧环用四氢铝锂还原得到单羟基的衍生物。单独用四氢铝锂与合并使用 lewis 酸如三氯化铝，结果是不一样的：前者得到单一的 3β-羟基产物，后者随反应温度不同，得到 4β-羟基和 3β-羟基不同比例的产物（图 3-1-8）。

但是当 4 位有取代基时，无论单独用四氢铝锂或合并使用 lewis 酸如三氯化铝，还原剂主要从 3 位进攻，反应产物都以 4β-羟基为主。

4 位 α-羟基化合物 **21**，不能直接通过对环氧的还原开环得到，只能通过还原 4 位氧代的化合物 **20** 得到（图 3-1-9）。

当欲用丁基的格氏试剂对酮进行加成反应时，只得到酮被还原的产物，可能是因为丁基

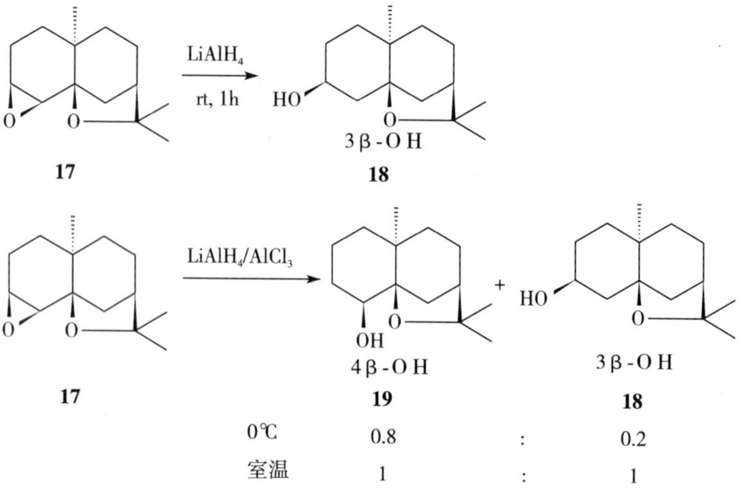

图 3-1-8　不同还原剂在位置选择性上的影响

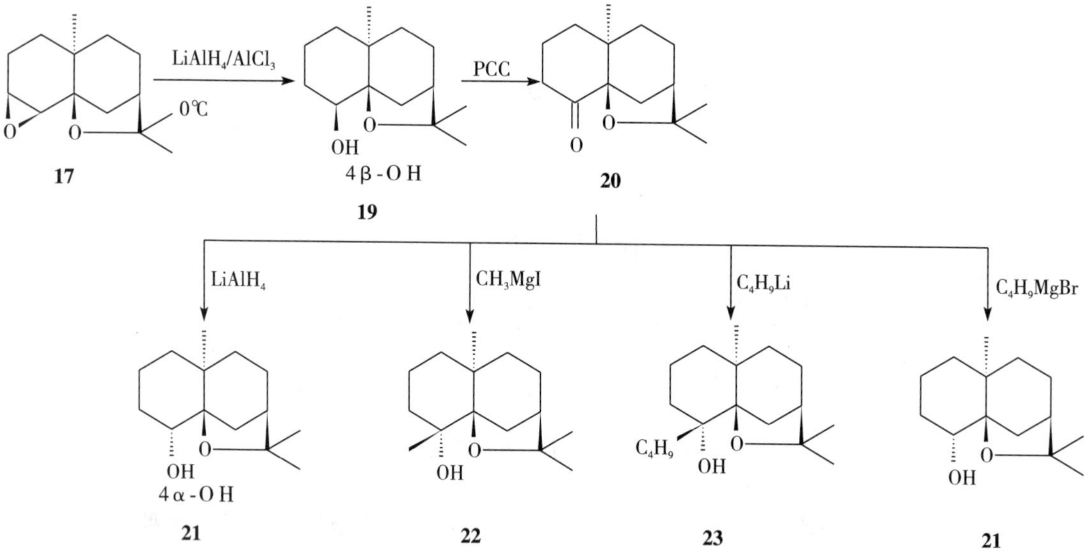

图 3-1-9　4α-羟基衍生物的合成方法

溴化镁的体积过大而亲核性过小；换成亲核性更强的丁基锂，即可顺利得到 4β-丁基-4α-羟基的产物 **23**。

3β-羟基衍生物 **25**，可用 3 位氧代化合物经格氏反应得到（图 3-1-10）。

确定最终羟基的构型，依靠如图 3-1-11 的化学途径。由于用 *m*-CPBA 进行环氧化时，处于 β 面的四氢呋喃环上的氧可以和 *m*-CPBA 形成络合，加上 11 位角甲基位阻的共同作用，使得环氧化只能发生在 β 面，因此还原后只能得到 3β-羟基-3-α-甲基产物。和上面格氏反应

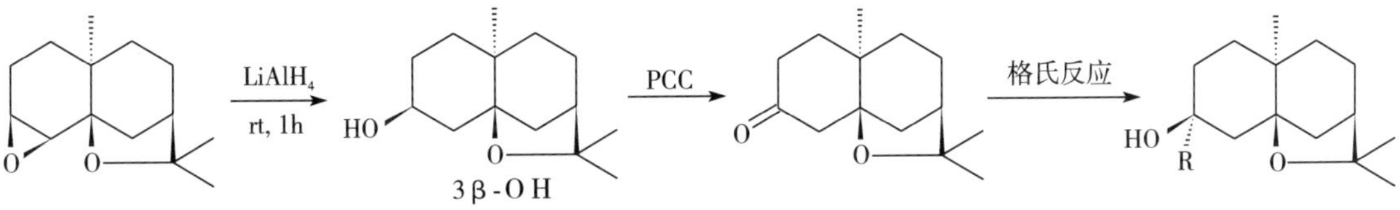

17　　18　　24　　25

图 3-1-10　3β-羟基衍生物的合成方法

得到的 **25** 对比，二者在薄层层析中的 Rf 值、熔点以及比旋光度值都一致，因此判断图 3-1-10 产物也是 β 羟基化合物。

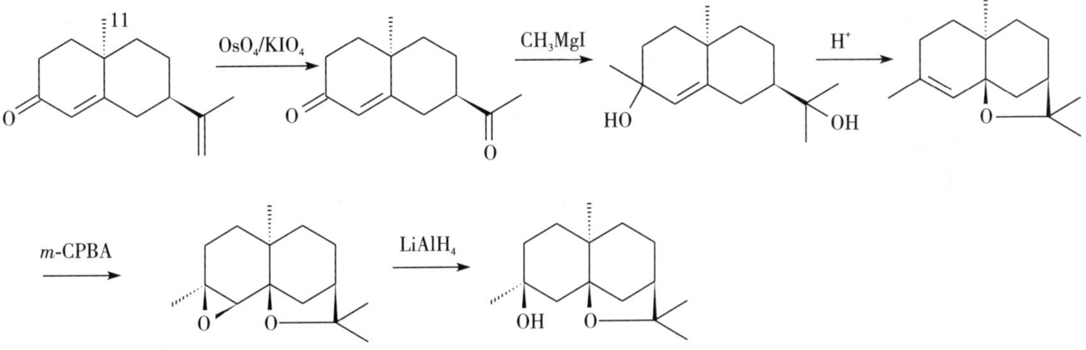

25

图 3-1-11　用化学方法确定 3 位羟基的构型

四、2 位取代物

2 位取代的衍生物，可以通过用吡啶氯铬酸盐（PCC）烯丙位氧化引入 2 位的氧代物，然后进行格氏反应引入羟基和烷基（图 3-1-12）。

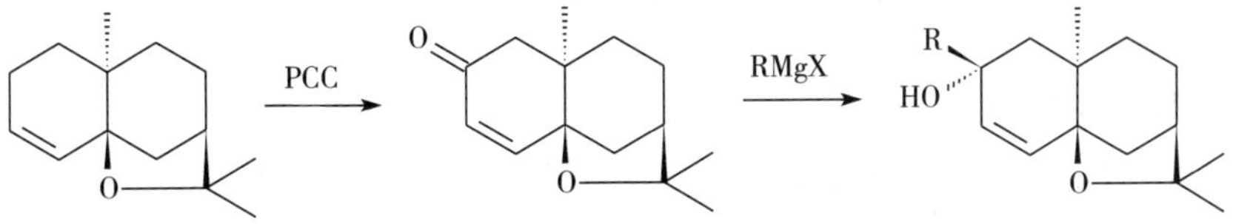

26　　27　　28

图 3-1-12　2 位羟基的引入

得到的产物为单一构型的 2-α-羟基衍生物。构型确定如下：

Harada 等人总结了 α，β 不饱和羟基化合物形成苯甲酸酯后，其圆二色谱规律为如图 3-1-13 所示。

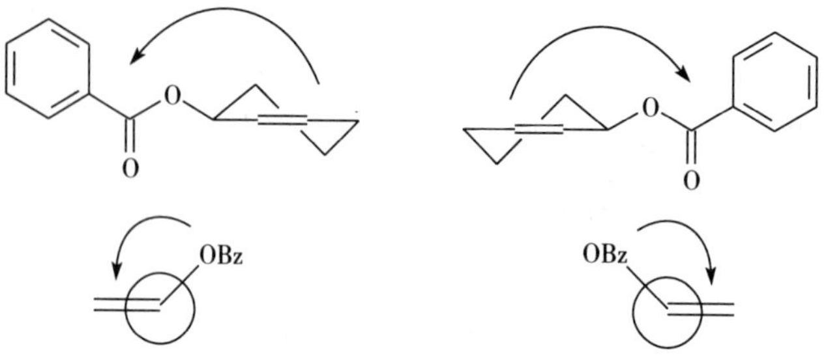

图 3-1-13 Cotton 效应示意图

按照这个方法，用强亲核的丁基锂克服 2 位羟基的大位阻，可以顺利得到 2-苯甲酸酯，其 CD 谱的 Cotton 效应为（+），因此确定 2 位的绝对构型为 α-羟基。从格氏反应的过程推测，处于 α 面的 11 位角甲基使得 α 面的位阻远大于 β 面，因此，格氏试剂只能从 β 面进攻，从而得到单一的 2-α-羟基产物 **28**。

五、1 位取代基的引入

1 位取代基可以通过如图 3-1-14 方法引入。

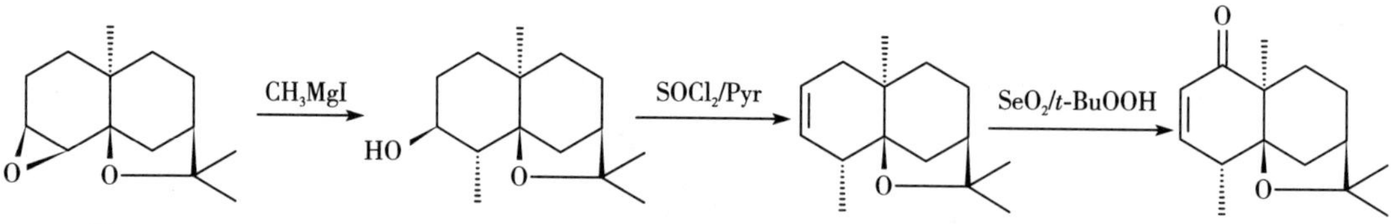

图 3-1-14 1 位取代基的引入

格氏试剂进攻环氧时，得到的 3-β-羟基-4-α-甲基产物 **29**。因 3 位处于直立键的氢只能和 2 位氢进行消除，故而得到 2, 3 双键产物 **30**。对 **30** 进行烯丙位氧化时，用铬酐会生成双键转移的副产物；使用二氧化硒/过氧叔丁醇，不发生双键转移，但是反应时间长（2 周），收率较低（20%）。

六、9 位取代基的引入：

按照通用的合成沉香呋喃环的路线，选择羟基香芹酮起始原料，可以得到 9 位羟基的衍生物 **32**（图 3-1-15）。

七、3 位含氮化合物的合成

如图 3-1-16 所示，3 位含氮化合物可以用酮和羟胺缩合得到肟 **33**，再还原得到胺 **34** 和 **35**，从而利用氨基进行各种衍生化。

两个氨基化合物 **34** 和 **35** 可以在薄层层析上可以区分，可能由于 **34** 的 3-β-氨基与位于 β 面的四氢呋喃环上的氧形成氢键，导致其极性降低，Rf 值偏大。核磁共振氢谱也提供了证据表明极性小的化合物 **34**，其 3 位 H 原子位于 α 面。

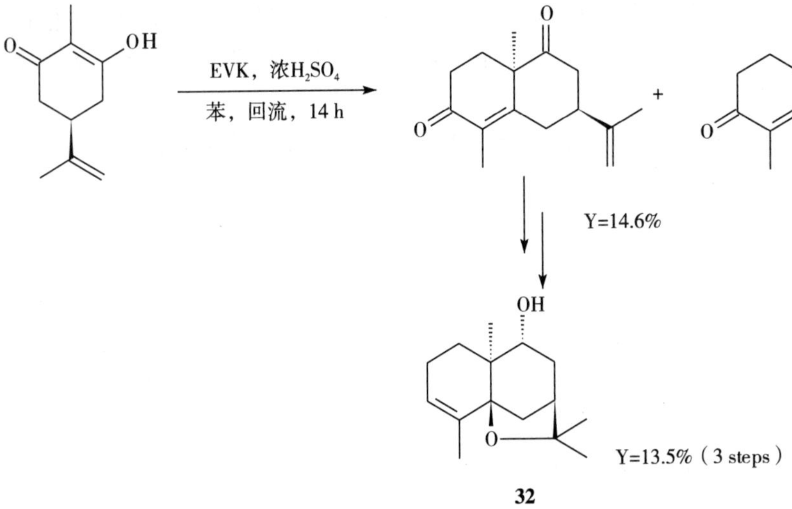

图 3-1-15　9 位取代基的引入

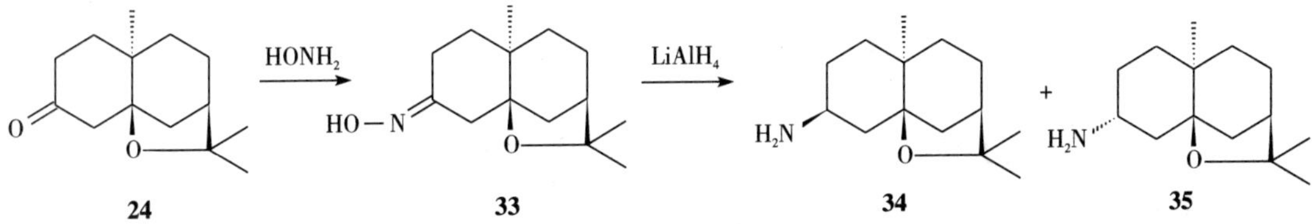

图 3-1-16　3 位氨基化合物的合成

氨基化合物可以顺利地与酸酐形成酰胺，经过四氢铝锂还原可以得到烷基化的胺类化合物 **36** 和 **37**（图 3-1-17）。

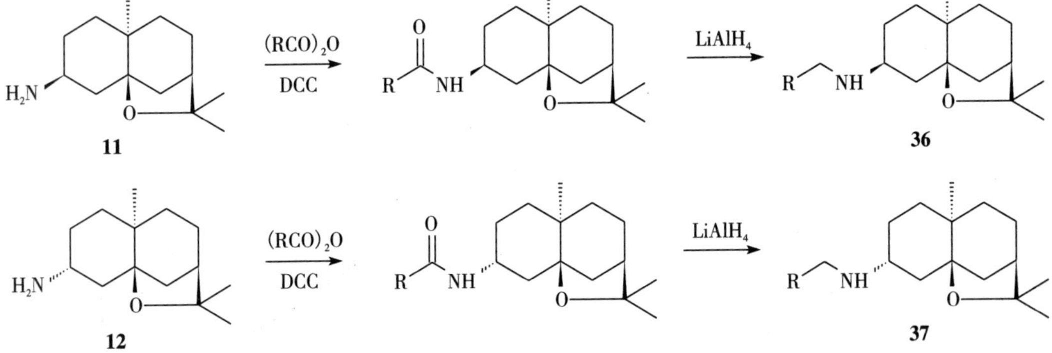

图 3-1-17　3-氨基衍生物的合成

八、多氧衍生物的合成

在对沉香呋喃类化合物进行药理筛选的过程中，发现含氧基团可能是引起中枢神经精神系统兴奋作用的药效团，因此对沉香呋喃类化合物的各个不同位置引入一个或者多个含氧基团，以期寻找高活性的先导物。

去氢白木香醇的含氧衍生物，可以按照如图 3-1-18 引入 2 位含氧基团。

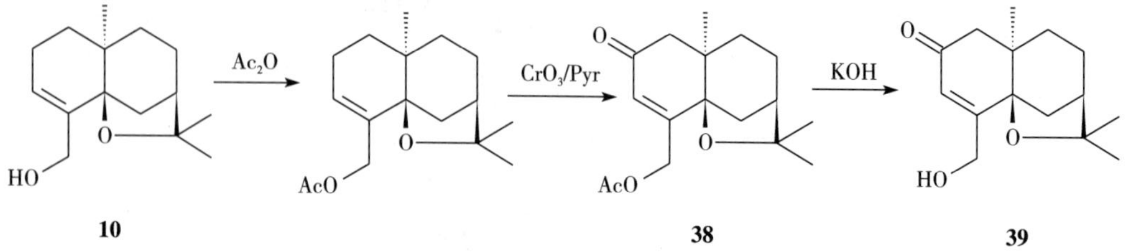

图 3-1-18　去氢白木香醇的 2 位氧代衍生物合成

生成 **38** 后，用格氏反应或还原反应，可以在 2 位引入不同基团（图 3-1-19）。

羰基 α 位碳上的氢具有一定的酸性，在碱的作用下可以使 α 碳作为亲核取代试剂。4 位

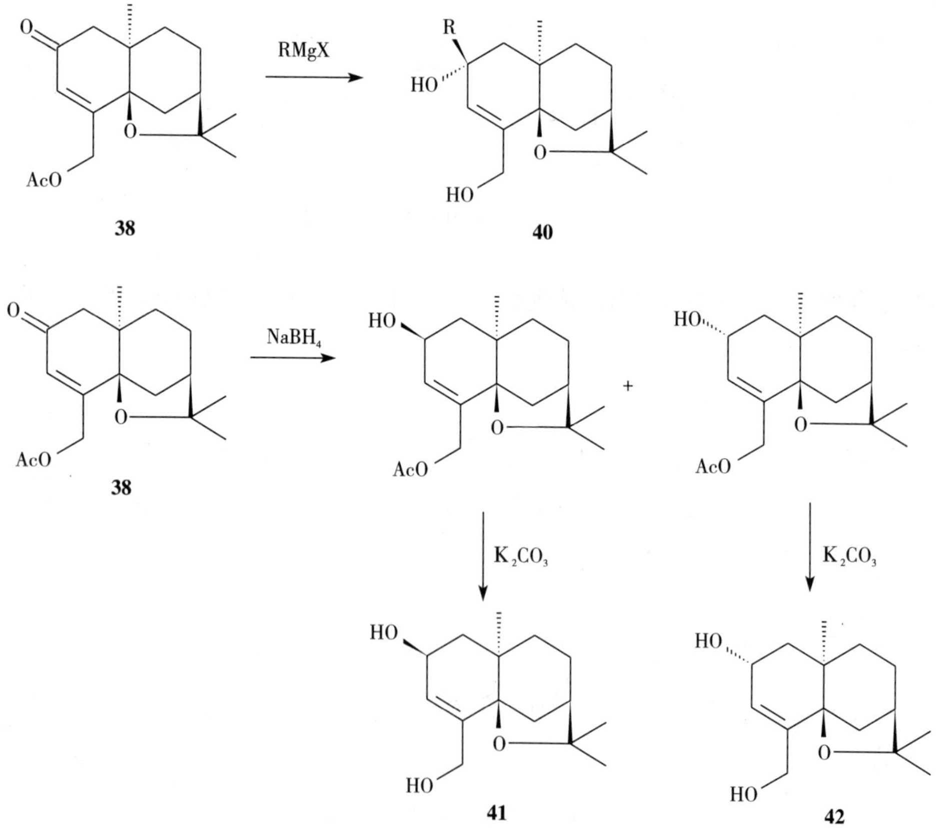

图 3-1-19　2-羟基去氢白木香醇 **41** 和 **42** 的合成

氧代的沉香呋喃化合物**20**，在不同强度的碱性条件下，可以得到不同的产物，条件越温和，产物越单纯（图 3-1-20）。从氢谱中 3 位氢与 2 位氢之间的偶合常数，可以判定相关化合物的立体构型。

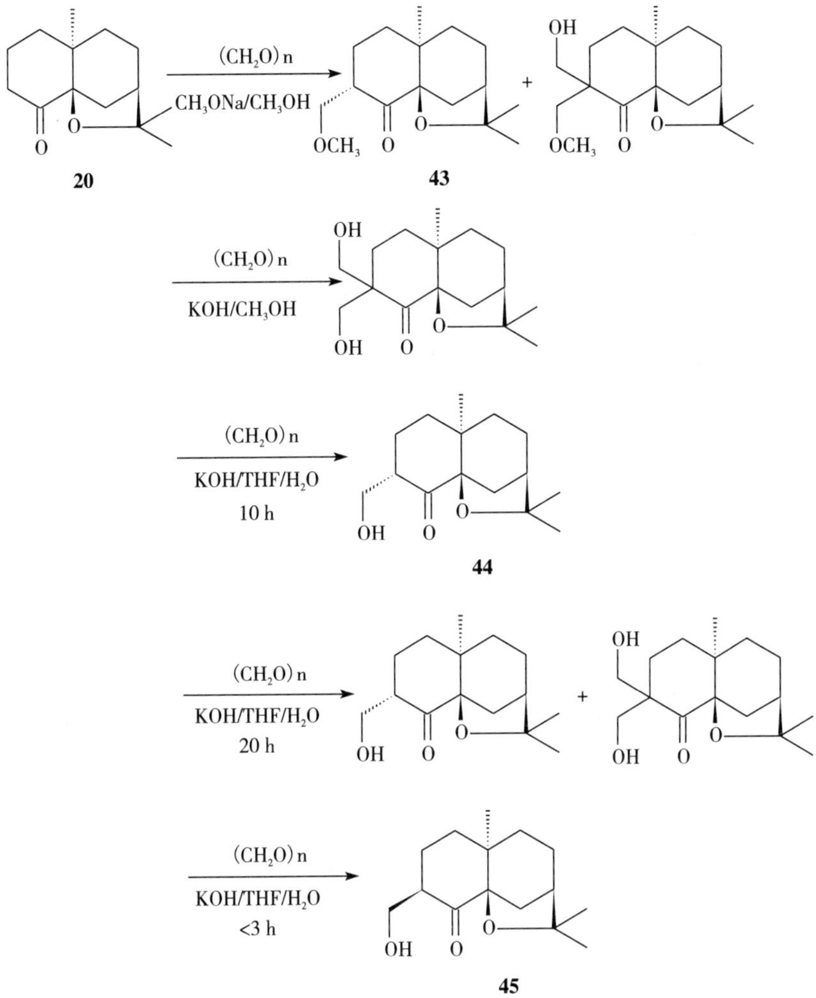

图 3-1-20 化合物 **20** 在不同碱性条件下的羟甲基化反应

推测反应机制如图 3-1-21 所示。反应在生成羟甲基取代后，强碱（甲醇钠）的作用使之脱水变成 α、β 不饱和酮，随后甲氧基负离子对其进行 Machel 加成，得到甲氧基的产物 **43**。降低碱性，就不会发生脱水反应，因此用比甲醇钠弱的碱性条件，都没有甲氧基取代产物。

从我们确定的两者的构型来看，**44** 的羟甲基取代位于平展键，应该是热力学稳定的产物；**45** 的羟甲基位于直立键，它的首先生成可能是由于其为动力学控制的产物。推测该反应的过程，形成如下负碳离子的过渡态应该有 α、β 两种进攻甲醛的途径。由于 α 面存在 11 位角甲基的位阻影响，反应只能从 β 面进行。为验证这个反应历程，我们将 **45** 溶于 THF/

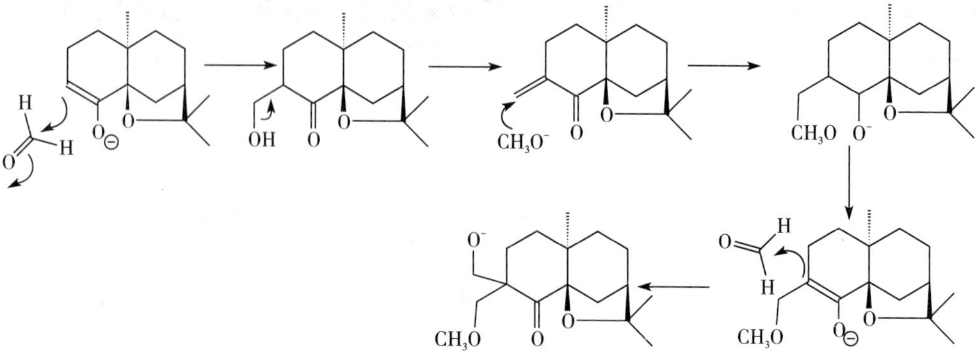

图 3-1-21 化合物 **20** 碱性条件下羟甲基化多产物生成的机理推测

H_2O 体系，在氢氧化钾的作用下放置过夜，**45** 可完全转化成 **44**，证实了我们的推测（图 3-1-22）。

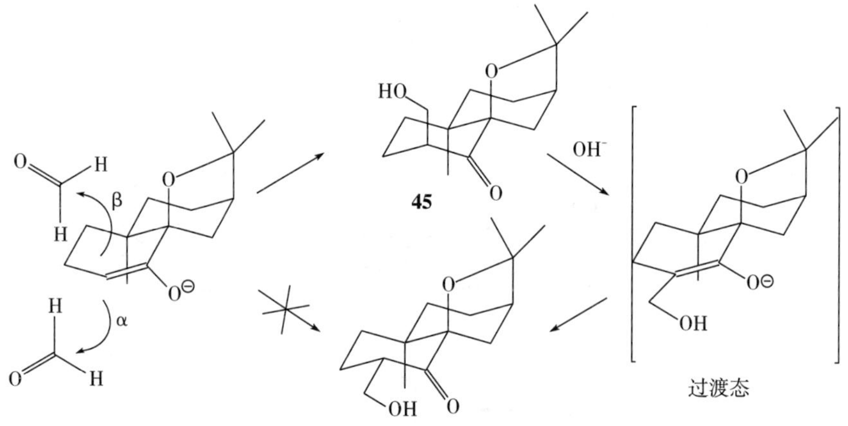

图 3-1-22 化合物 **20** 碱性条件下羟甲基化生成的机理推测

因为单一的羟甲基产物在碱性条件下存在继续反应的可能性，为得到收率较高的 **44** 和 **45**，设计如图 3-1-23 反应间接合成。

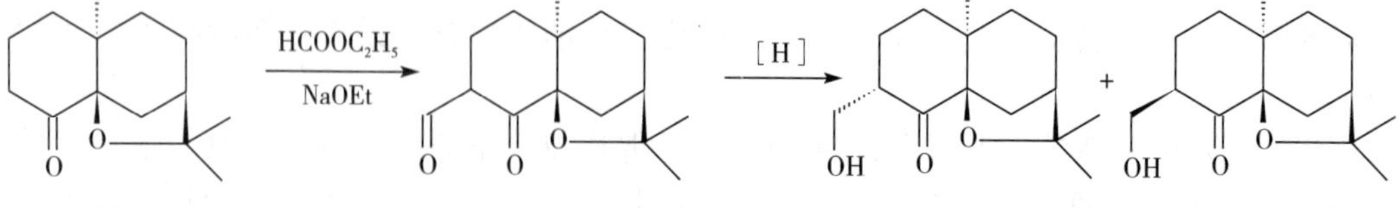

图 3-1-23 间接方法制备化合物 **44** 和 **45**

将**20**与甲酸乙酯缩合，选择乙醇钠/无水甲苯系统使反应顺利进行，**46**的收率为74.5%。**46**在室温下很不稳定，需要尽快进行还原。在 $CeCl_3 \cdot 7H_2O$ 的DMSO溶液中，硼氢化钠可以选择性还原醛基而不影响酮基。应用此方法，硼氢化钠0.25摩尔比时，TLC观察还原产物几乎全是**44**（76.4%），而**45**仅有少许。这样就将**44**的收率由23.8%（一步反应）提高到56.9%（两步反应）。

将**44**用硼氢化钠还原可得到4位羰基被还原的产物**47**和**48**（图3-1-24）。将化合物**47**和**48**分别进行全乙酰化后，破坏分子内的氢键，通过核磁共振氢谱确定了各自的构型。

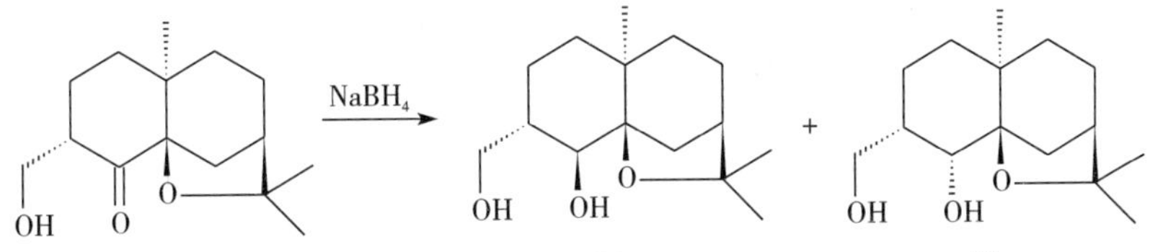

图3-1-24　化合物**44**还原得到产物**47**和**48**

如图3-1-25所示，将**45**用硼氢化钠还原可以得到4位羰基被还原的产物**49**。通过NOE氢谱确定了**49**的4位羟基为α构型。

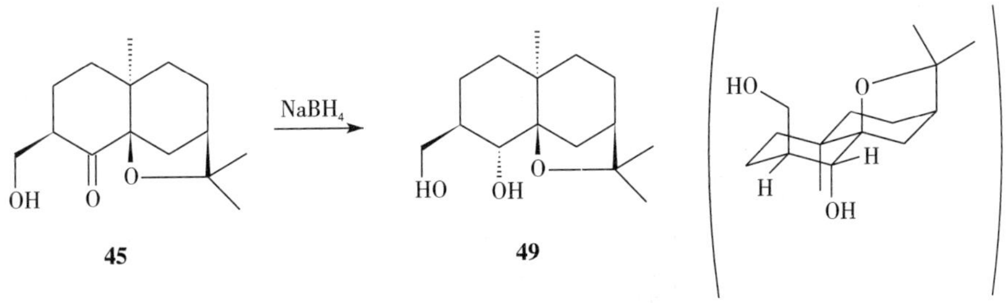

图3-1-25　化合物**45**还原得到产物**49**

直接以化合物**24**为原料进行α位的羟甲基化，因为有4个α位氢，可以想象预期产物会有很多。利用前述的甲酰化方法，将**24**与甲酸乙酯缩合，同样得到其邻位单甲酰化的产物**50**（图3-1-26）。**50**的H-H COSY谱表明，1位和4位是两组独立的氢信号，因此甲酰化是在2位而非4位。

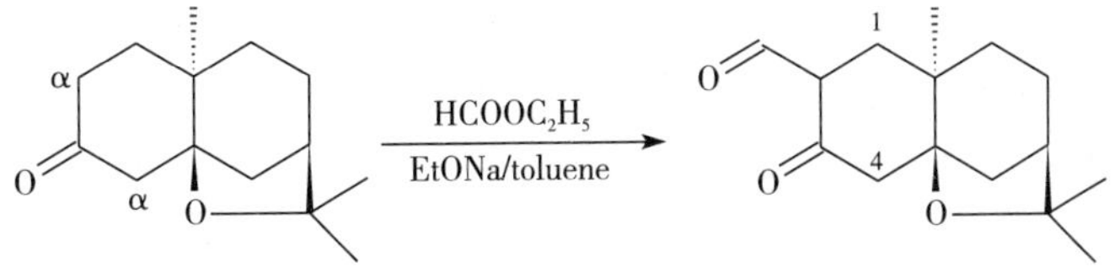

图3-1-26　化合物**24**的2位取代基引入

将化合物**50**加热至65℃后进行的中压氢化（PtO_2）可以使反应进行完全。但由于使用的是甲醇溶剂，有甲醚化产物**52**生成（Y = 12.6%），主产物为**51**（Y = 40.0%），另有少量羰基也被还原的产物（图3-1-27）。用氢谱确定了它们的构型。

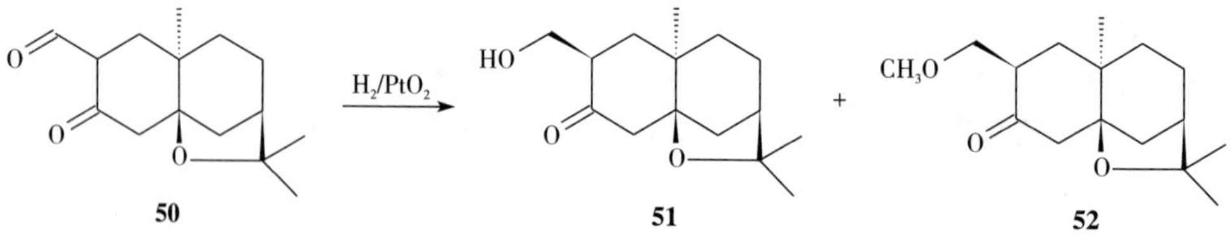

50 **51** **52**

图3-1-27　化合物**50**的氢化还原

（李　春　王维君）

参　考　文　献

刘倩，王东辉，李春等. α-沉香呋喃衍生物的合成及中枢神经系统活性. 中国药物化学杂志，2003，13：125－130

第二节　沉香呋喃衍生物AF-5及其相关化合物的合成

沉香呋喃衍生物AF-5具有显著的抗焦虑作用，目前正在进行临床研究。本节介绍AF-5合成工艺的优化过程，AF-5代谢产物的合成研究，以及核素标记的AF-5的合成研究。

一、AF-5合成工艺路线优化

AF-5最初的合成路线是由天然的左旋香芹酮［（-）-carvone］作为起始原料，经还原、Robinson环合、脱水、烷基化、环氧化、$LiAlH_4$还原、环合等7步反应制得（图3-2-1）。总收率7%。该合成路线较短，适合衍生物的制备，所以实验室制备沉香呋喃的衍生物均采用该路线。但在工艺研究的过程中发现，由于使用金属Li、K和$LiAlH_4$等，反应操作繁复，危险性高，不适合工业生产的要求。而且由于在合成中不可避免地产生失甲基AF-5（**54**），难以分离，造成产品纯化困难。有必要对该路线进行改进。

首先，我们在路线一的基础上进行改进，将锂氨还原改为锌粉还原，使还原反应的安全性得到提高，操作简化。对中间体**53**通过结晶条件进行纯化，得到了单一的立体异构体。但这些改进并不能避免使用$LiAlH_4$，也无法彻底解决失甲基副产物**54**的生成（图3-2-2）和产品的纯化问题，仍然难以适应生产工艺的要求。因此考虑改变合成路线。

我们设计了另外两条合成路线，汇聚合成路线和线性合成路线。其中路线二是汇聚路线（图3-2-3），分别由4步反应和2步反应，合成中间体**55**和**56**，缩合之后再经两步反应得到AF-5。该路线共9步反应。与路线一比较，所用试剂和原料均无较大的危险性。所有的试剂均可以使用国产试剂，原料成本低。通过实验和探索发现，虽然多两步反应，总收率相当，可达到10.8%。而且，从关键起始原料左旋香芹酮计，只有4步反应，较原合成路线

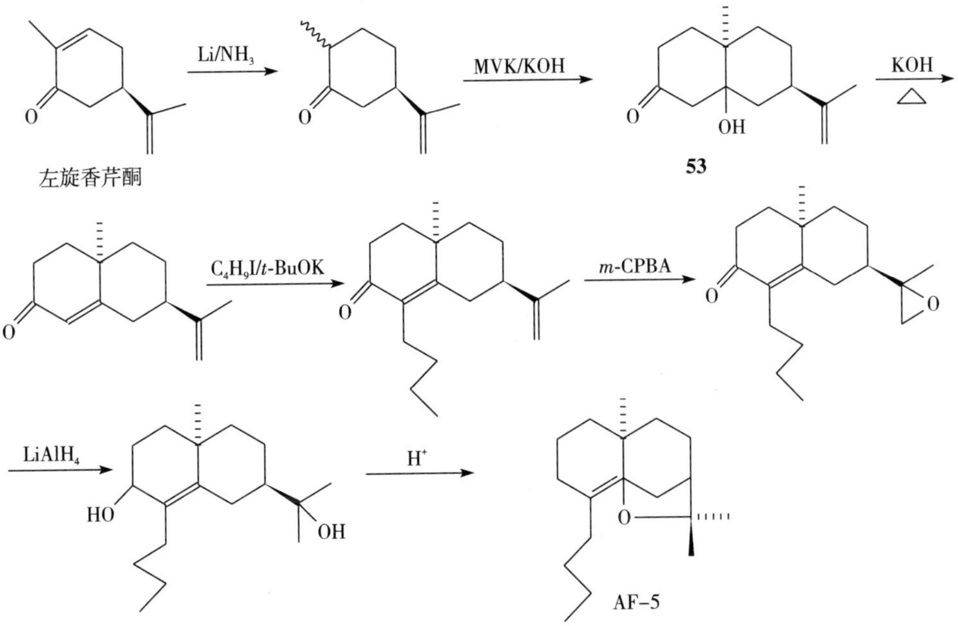

图 3-2-1　AF-5 的合成路线一

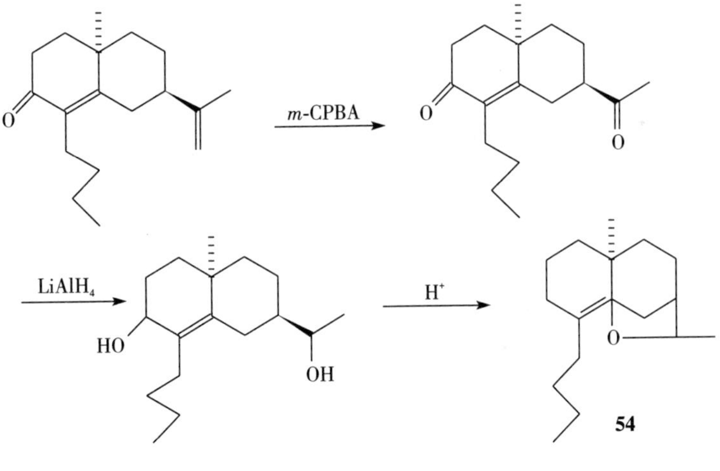

图 3-2-2　失甲基副产物 **54** 的生成

短，应该是比较经济的合成路线。但由于关键的缩合反应收率低，仅 30%，中间体产物 **57** 分离困难，不适合大量制备。

重点对新的线性合成路线（图 3-2-4）进行了研究。该路线的设计思想是想通过在合成过程的早期用水合的方法在异丙基上引入羟基，以避免在路线一中使用的 *m*-CPBA 和 $LiAlH_4$，同时避免了在最终产物中生成的去甲基副产物；增加各步中间体的极性，使中间体容

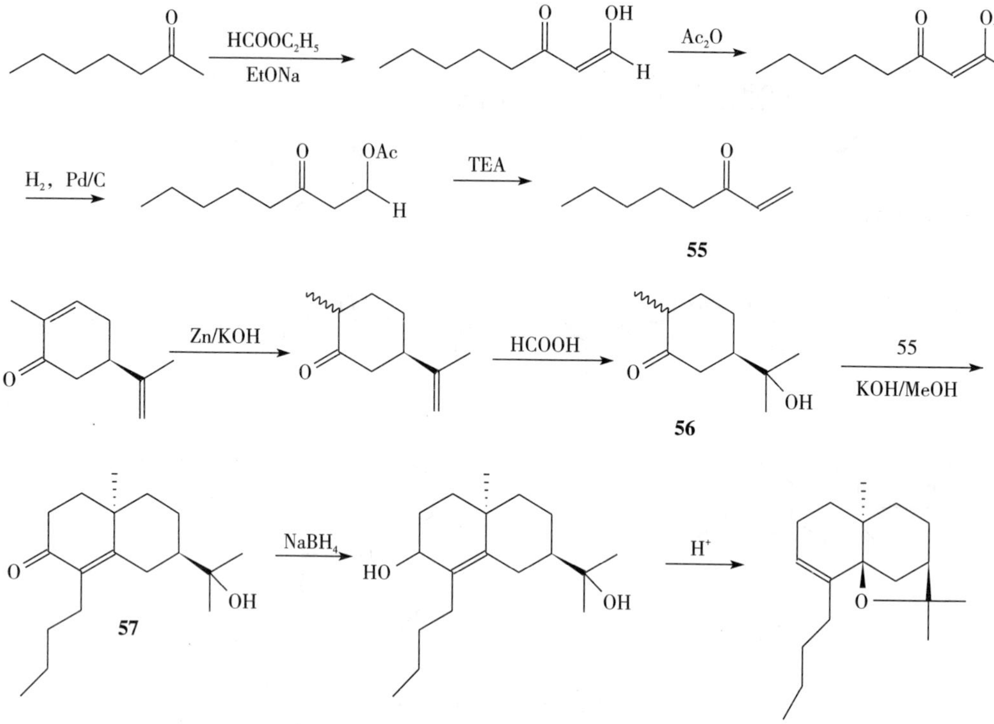

图 3-2-3　AF-5 的合成路线二，汇聚路线

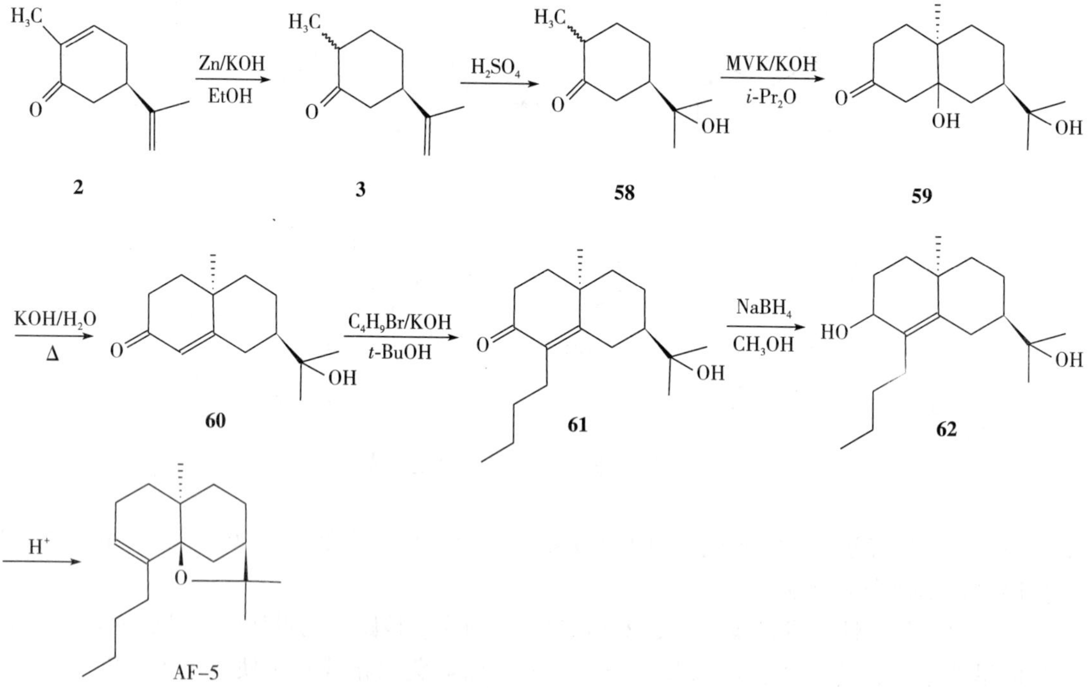

图 3-2-4　AF-5 的合成路线三，线性路线

易形成固体，利于分离和纯化。

经实验探索发现，该路线方法基本达到了设计的目的。将左旋香芹酮（**2**）经锌粉还原后，生成二氢香芹酮（**3**）。用硫酸催化水合，得到化合物 **58**，收率 70%。**58** 与甲基乙烯基酮（MVK）进行 Robinson 环合，得到固体 **59**。后者加热脱水生成 **60**。**60** 是油状物，可不经分离直接烷基化合成 **61**。**61** 再经还原、环合得到 AF-5。最后通过重结晶对目的物进行纯化。

二、AF-5 代谢产物研究

对 AF-5 进行的代谢产物研究表明多为 AF-5 的氧化产物，即在不同位置上氧化成一个或多个羟基或羰基。为了研究 AF-5 代谢产物是否具有类似的生物活性，有必要合成这些代谢产物以进行它们的药理研究。

从 AF-5 的代谢产物中分离鉴定了如图 3-2-5 几个化合物：

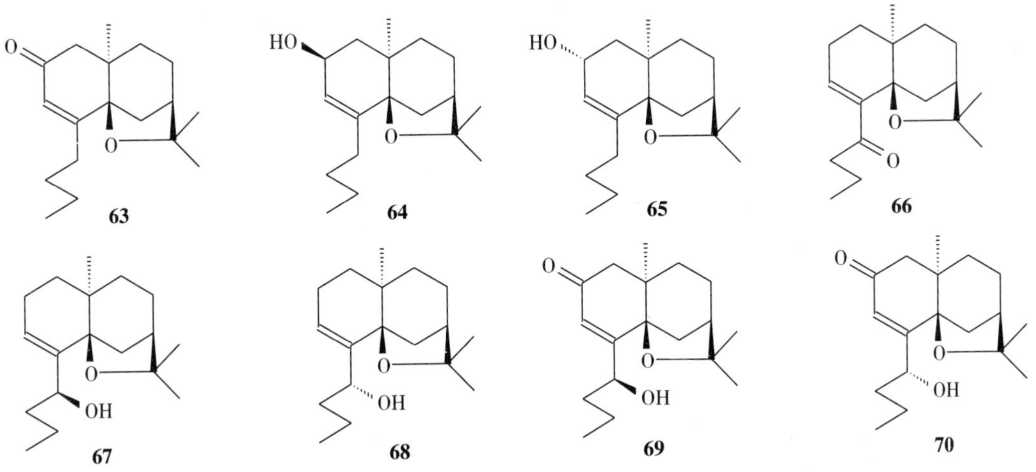

图 3-2-5　AF-5 的代谢产物

从这些化合物的结构中可以确定 AF-5 的代谢主要是集中在烯丙位上。因此首先想到的合成方法是将 AF-5 进行烯丙氧化。前文已经有过表述，AF-5 在 SeO_2/t-BuOOH 中的氧化是在环内的，即生成 2 位氧代产物 **63**，但反应时间较长且收率不高。换用铬酐/吡啶，得到较好的效果。再经过还原，得到其中两个含 2 位羟基的代谢产物 **64** 和 **65**（图 3-2-6）。

生成 1′-羟基化合物的方法是将去氢白木香醇（**10**）进行氧化后再用格氏反应加上丙基（图 3-2-7）。化合物 **67** 和 **68** 在 Rf 值、^{1}HNMR 谱上有明显的区别，并用经典的 Horeau 法确定了其 2 级羟基的绝对构型。

合成化合物 **10** 的收率不高，因此我们拟用较易得到的 AF-5 为起始原料对 **67** 和 **68** 进行合成。用吸附在硅胶上的 5% SeO_2 进行烯丙氧化，可以得到环外的氧化产物（图 3-2-8）。

该反应几乎只得到 **68**，而 **67** 的制备是通过先氧化再还原的途径间接得到（图 3-2-9）。

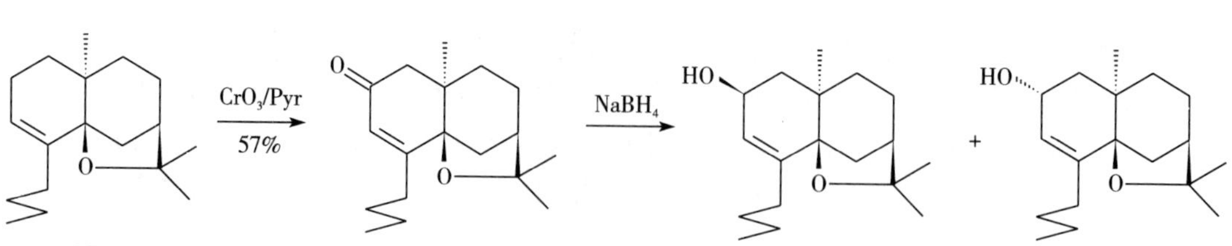

AF–5 63 64 65

图 3-2-6 AF-5 的 2 位烯丙位氧化

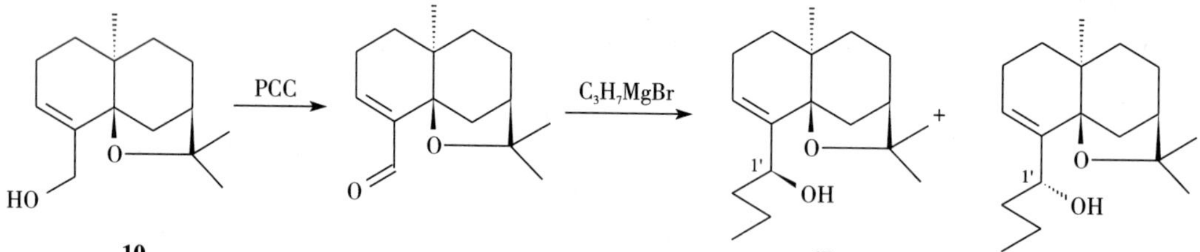

10 **67** **68**

yield： 15.2% 60.6%

图 3-2-7 1′-羟基代谢产物 **67** 和 **68** 的合成方法一

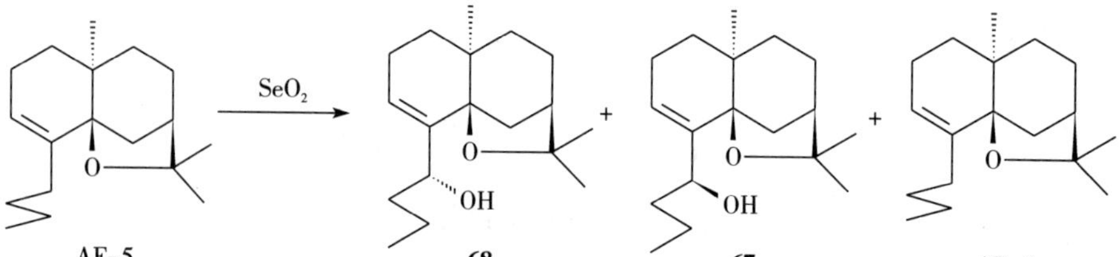

AF–5 **68** **67** AF–5

64.1% 1.9% 16.0%

图 3-2-8 1′-羟基代谢产物 **67** 和 **68** 的合成方法二

将 **67** 或 **68** 用乙酰基保护后进行 2 位的烯丙氧化，不论氧化剂是铬酐/吡啶还是 PCC/苯都可以进行，分别得到 1′-羟基-2-氧代的 **69** 或 **70**（图 3-2-10）。

铬酐/吡啶的反应需较长时间，故在大量制备时选择了 PCC/苯回流条件。但是二者都不能使原料在较理想的情况下反应完全（Y = 22.9% ~ 34.5%，回收原料 48% ~ 51%），在部分生成预期产物 **70** 或者 **71** 后，反应中有杂点出现，且越来越多，是产物的继续氧化造成的（图 3-2-11）。氢谱、碳谱和质谱确证了这个过度氧化的结构。

三、AF-5 的核素标记化合物的合成

在进行 AF-5 药代动力学研究中，需要选择适当的内标化合物用于 AF-5 的血药浓度测定。最适合的内标化合物无疑是氘标记的 AF-5，它与 AF-5 的体内外化学、药理行为完全一

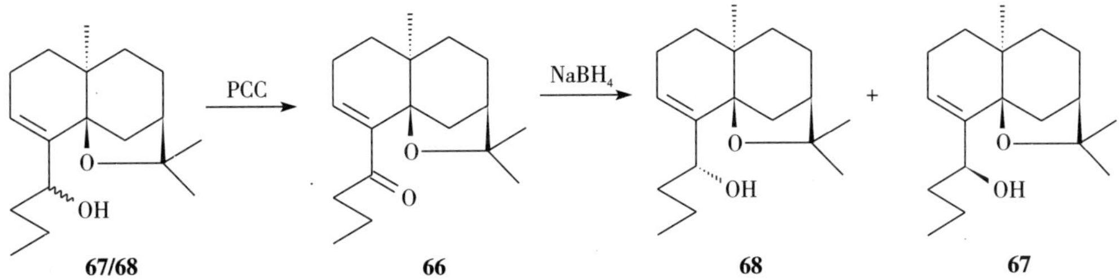

图 3-2-9　间接方法得到化合物 **67**

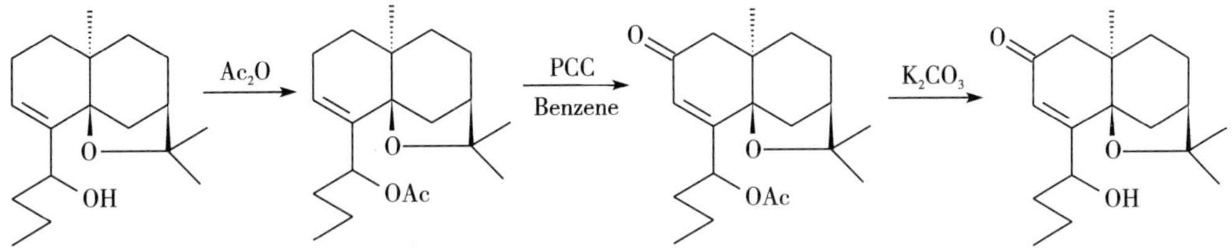

图 3-2-10　1′-羟基-2-氧代 AF-5 的制备

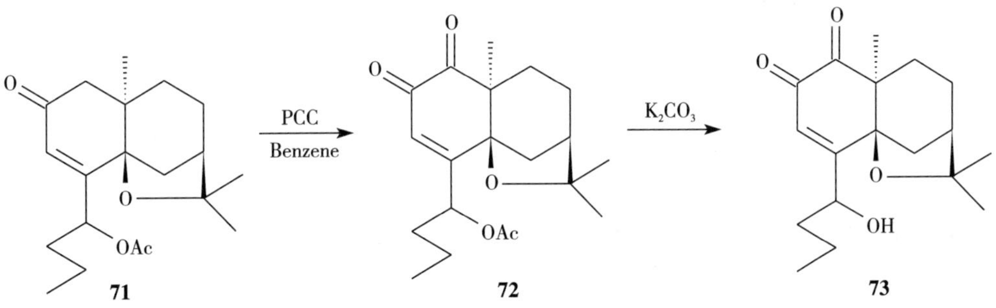

图 3-2-11　羰基化合物的过度氧化

致，有利于保证新药研究中数据的可靠性。

从化合物 **3** 开始，经过反应［1］和［2］两次氘代，共 9 步反应，合成了 D_4-AF-5（图 3-2-12）。

在药代动力学测定中，还需要用放射性核素氚标记的 AF-5 进行组织分布等一些动物体内试验。制备这一化合物最简单的方法莫过于用化合物 **61** 进行如下反应（图 3-2-13）。

因为氚标记化合物的珍贵以及操作上的危险性，我们需要进行一些冷试验来确定诸如投料比、反应时间、后处理时间、柱层析条件等实验条件。用 $NaBD_4$ 代替 $NaBT_4$ 进行了相关

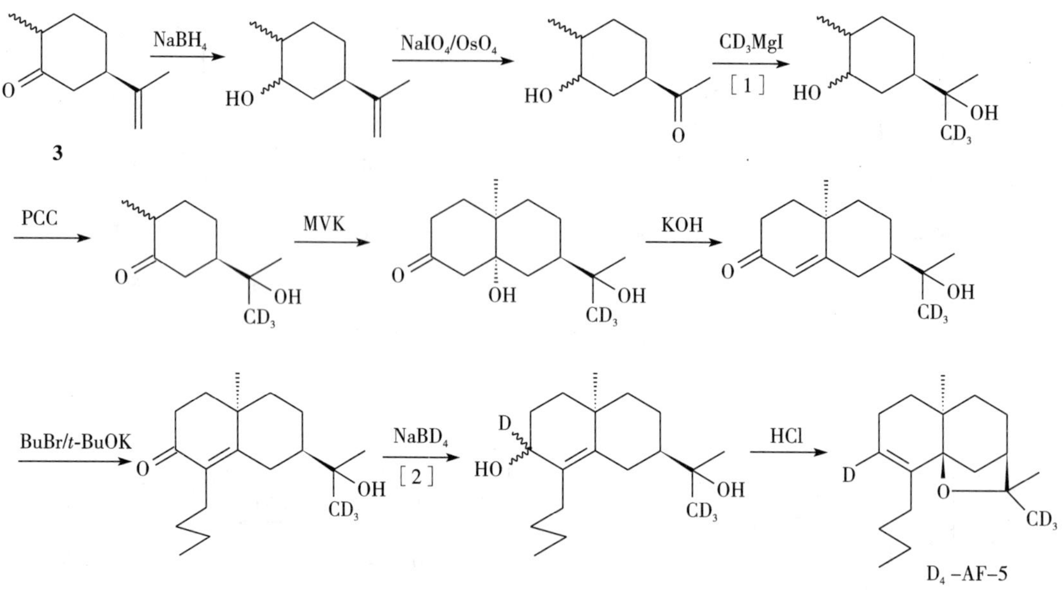

图 3-2-12 D_4-AF-5 的合成

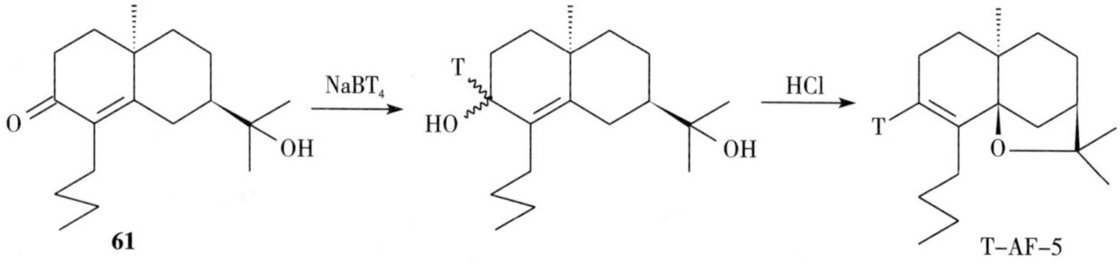

图 3-2-13 T-AF-5 的合成

冷试验合成 D-AF-5，并以此确定了最佳反应条件。

作为药代动力学研究的核素标记物，要求其上的核素在体内比较稳定，不致因代谢而被置换掉，因而需要了解 AF-5 的 3 位氚标记是否有此可行性。为了验证，用 D-AF-5 进行了大鼠血浆温孵预试验，^{1}HNMR 显示 3 位烯氘没有被氢置换。这表明 3 位核素标记在血浆中是稳定的。

在确定这些条件后，最终以 $NaBT_4$ 完成了氚标的实验，得到的 T-AF-5 可以满足进行药代研究。

（李　春　尹大力）

参 考 文 献

1. Li C, Yin DL. Synthesis of deuterium-labelled 4-butyl-α-agarofuran for use as an internal standard in a GC/MS method. Chinese Journal of Medicinal Chemistry（中国药物化学杂志），2003，13：148－152
2. Yin DL, Liu Q, Li C, et al. Stereoselective synthesis of an anxiolytic candidate—AF-5 from （＋）-dihydrocarvone. Chinese Journal of Medicinal Chemistry（中国药物化学杂志），2003，13：187－193

第三节　AF-5 临床前抗焦虑药理学和毒理学

AF-5 作为一种结构全新的、以焦虑为适应证的化合物，在临床前实验阶段，一方面要在多种焦虑模型中，与已知代表性抗焦虑药进行药效和作用特点的对比，另方面还需符合当代新抗焦虑药的一些要求，如没有依赖性和耐受性、有一定抗抑郁作用、相对较弱的镇静和催眠作用和较高的安全性。下面分临床前药理实验、作用机制研究、一般药理研究与毒理学研究 4 部分，对 AF-5 开发研究内容进行介绍。

一、AF-5 的临床前药理实验

AF-5 的研发目标是治疗广泛性焦虑症（generalized anxiety disorder），自然也包括多种其他病种或情况下发生的焦虑不安情绪。因此，此处首先介绍 AF-5 对约 10 种焦虑模型（模型谱）的药效情况，还包括对小鼠抑郁模型强迫游泳的作用，这是因为焦虑与抑郁症常是共病、抗焦虑药（如阿普唑仑）也治疗抑郁症，更多的抗抑郁药（如文拉法辛）也治疗焦虑症；第二部分为 AF-5 的镇静-催眠实验，主要是比较 AF-5 与地西泮及丁螺环酮相关作用的强度；第三部分涉及一般新抗焦虑常规需做项目，如肌松、镇痛、学习记忆、耐受性等的强度及与已知药的对比。

（一）AF-5 抗焦虑药效实验

1．AF-5 在大鼠高架十字迷宫焦虑模型中的抗焦虑效应

（1）AF-5 PVP 分散剂剂型（以下简称 AF-5 PVP）灌胃（po）给药对大鼠高架十字迷宫影响的剂量-效应关系　见表 3-3-1。

表 3-3-1　AF-5 PVP 灌胃（po，5min）给药对大鼠高架十字迷宫试验焦虑模型影响的剂量-效应关系（平均值 ± 标准差）

组别	剂量（mg/kg）	n	开臂累积停留（OAT）时间（s/5min）	开臂进入次数（OAATs）（times/5min）	闭臂进入次数（CAATs）（times/5min）	闭臂停留时间（CAT）（s/5min）
对照	PVP	12	3.0 ±2.1	0.9 ±0.8	5.0 ±2.6	295 ±17
	2.0	10	5.3 ±6.2	1.4 ±1.0	4.1 ±2.5	292 ±20
AF-5	4.0	10	10.4 ±7.4*	1.9 ±1.0*	3.9 ±2.3	286 ±18
	8.0	8	9.6 ±9.0	1.6 ±0.9	3.6 ±1.7	288 ±14

*：$P<0.05$，与对照组比较。

本法是 Peleow 与 Fice 于 1985 年创用的模型，目前已是抗焦虑研究中应用最普遍的一种方法。抗焦虑主要阳性指标是显著延长开臂平均停留时间（open arm-exploring time，OAT）和增加开臂平均进入次数（open arm-acrossing times，OAATs），而对闭臂停留时间与进入次数的变化一般是减少但常没有显著性影响。本次实验 AF-5 PVP 剂量组分为 2.0、4.0 及 8.0mg/kg 3 组及 PVP 赋形剂对照组，每组 8～12 只鼠，po 给药后 10min 开始实验观察。结果见表 3-3-1。AF-5 PVP 给药各组动物的开臂停留时间与开臂进入次数均比对照组增加，闭臂停留时间与闭臂穿行次数均比对照组值减少。在 AF-5 PVP 剂量组中，4.0mg/kg 的开臂停留时间及进入次数的增加比对照组的平均值有统计意义。AF-5 PVP 抗焦虑活性效应形成以 4.0mg/kg 为最高点的“钟形”曲线关系。在 8.0mg/kg 时，虽然活性有轻度下降，但开臂停留时间仍比对照组多 3.3 倍。一般的抗焦虑药如苯二氮䓬类地西泮在多种模型中抗焦虑的量-效关系也都呈“钟形”曲线，其原因将于后面讨论。当 AF-5 PVP（ip）给药时，抗焦虑的最佳效应剂量点，约 2.0mg/kg，见表 3-3-2。

表 3-3-2　AF-5 PVP 及对照药地西泮（ip）给药对大鼠高架十字迷宫焦虑模型影响的剂量-效应关系（平均值 ± 标准差）

结果 组别	剂量 （mg/kg）	n	开臂停留时间 （s/5min）	开臂进入次数 （次/5min）	闭臂进入次数 （次/5min）	闭臂停留时间 （s/5min）
Vehicle （ip，5min）	0	14	3.8 ± 4.5	0.7 ± 0.7	5.2 ± 2.7	295 ± 8
AF-5PVP （ip，5min）	1.0	10	8.3 ± 11.1	1.3 ± 1.1	3.71 ± 2.2	291 ± 13
	2.0	10	13.5 ± 11.6**	1.4 ± 1.0*	4.3 ± 2.4	282 ± 21
	3.0	12	6.1 ± 7.7	1.0 ± 1.1	4.1 ± 2.2	291 ± 13
	4.0	10	3.5 ± 4.7	1.1 ± 1.0	3.1 ± 1.4*	293 ± 10
地西泮 （ip，30min）	1.5	10	17.8 ± 16.5**	2.2 ± 2.2*	6.8 ± 6.5	278 ± 29

* $P<0.05$，** $P<0.01$，与对照组比较。

结论：AF-5 PVP 口服给药，在 4.0mg/kg 对大鼠高架十字迷宫模型表现最为明显的抗焦虑作用（ip 最佳剂量为 2.0mg/kg）。显效剂量宽度在 1.0～5.0mg/kg 范围之内。

（2）AF-5 PVP 对大鼠高架十字迷宫模型抗焦虑效应的时间-效应关系　AF-5 PVP 选用 4.0mg/kg（po），给药后 5、10、15、30、45、60、90、120、150 及 180min10 个时间点进行观察，结果可见 10、15min 与 60、90 及 120min 两个时间区的开臂（累积）停留时间较对照组显著延长，15min 时开臂穿行次数的增加也最多，见表 3-3-3。

表 3-3-3 AF-5 PVP 4mg/kg 灌胃对大鼠高架十字迷宫焦虑模型动物影响的时间－效应关系（平均值±标准差）

观察指标	对照组	AF-5 时间组(min)									
	(PVP)	5	10	15	30	45	60	90	120	150	180
n	10	10	10	10	10	10	10	10	10	10	8
开臂停留时间 (s/5 min)	0.6±0.7	1.8±2.4	7.2±7.4*	13.6±9.1**	3.9±4.7	1.4±1.6	4.3±3.7*	6.5±6.5*	4.4±4.3*	3.0±3.1	1.6±2.3
开臂进入数 (times/5 min)	0.7±0.4	1.1±0.8	1.9±0.8	2.3±0.9***	1.1±0.8	0.8±0.7	1.7±0.7	1.3±1.2	1.5±1.1	1.1±0.9	1.2±1.4
闭臂进入次数 (次/5 min)	6.0±2.1	6.2±2.1	8.2±3.3	8.6±2.1*	8.8±2.7*	7.5±2.9	8.8±1.9	7.0±2.7	7.3±3.3	6.2±2.3	5.7±3.7

* $P<0.05$，** $P<0.01$，*** $P<0.001$，与对照组比较；（PVP 赋形剂对照组：po，5min 实验）

结论：AF-5 口服 4.0mg/kg 后在 10～15min 及 60～120min 两个时间区均显示出明显的抗焦虑效应，作用时间约为 2 小时。

（3）几种 AF-5 抗焦虑对照药地西泮（diazepam），丁螺环酮（buspirone），阿普唑仑（alprazolam）对大鼠高架十字迷宫焦虑模型（EPM）的抗焦虑效应 见表 3-3-4。

1）地西泮 选用 0.3、1.0、3.0、4.5 及 9.0mg/kg 5 种剂量（ip，30min），及对照组（saline，30min，ip）。每组动物 10 只。结果为，开臂停留时间均高于对照组，而 3.0 及 4.5mg/kg 时为峰值剂量。即由 1.0mg/kg 开始，地西泮 ip 后，OAT 逐渐增高，3.0mg/kg 为峰值，4.5mg/kg 时强度减少，9.0mg/kg 时，OAT 已低于对照组近 2.5 倍，此时开臂与闭臂穿行次数均较对照显著少，动物外观已明显镇静状态。总之，在 0.3～9.0mg/kg 剂量范围内，地西泮组上述实验性抗焦虑效应呈现“钟形”曲线，有效剂量在 3.0～4.5mg/kg。

2）阿普唑仑 剂量为 0.25、0.5 及 1.0mg/kg（ip，30min），对照组为 saline（ip，30min）共 4 组，每组 8 只大鼠。结果可见阿普唑仑在 0.25、0.5mg/kg 时明显延长 OAT，1.0mg/kg 时 OAT 虽高于对照近 3 倍，但差异不显著（$P>0.05$），而且此时闭臂穿行次数已低于对照，外观也有轻度镇静表现。

3）丁螺环酮 剂量为 0.5、1.0、2.0、4.0 及 8.0mg/kg（ip，5min）5 种剂量，对照为 saline（ip，5min）共 6 组，每组 10 只大鼠。结果，虽然各剂量组的开臂停留时间均较对照组高，但差异不显著。不过 2.0mg/kg 的开臂穿行次数有明显增加。看来，丁螺环酮在高架十字迷宫试验模型中抗焦虑效应表现不够明显。（对丁螺环酮曾进行多次实验，开臂停留时间与进入次数每次均略高于对照组，但均不能超过 $P\leqslant0.05$ 的统计界限）

以上 3 种对照药物对高架十字迷宫试验影响的结果与量-效关系与大多数文献报告结果相近，药物对阳性指标影响的强度也基本一致。

表3-3-4 地西泮、丁螺环酮及阿普唑仑对大鼠高架十字迷宫试验模型影响的剂量-效应关系（平均值±标准差）

组别	剂量（mg/kg）	途径	实验时间（min）	n	开臂停留时间（s/5min）	开臂进入数（次/5min）	闭臂穿行次数（次/5min）
地西泮	0（saline）	ip	30	10	11.5±13.6	1.7±1.5	3.1±1.7
	0.3	ip	30	10	13.7±24.0	2.0±2.8	3.9±2.9
	1.0	ip	30	10	26.6±30.0	2.7±2.3	4.8±2.4
	3.0	ip	30	10	93.5±105.4**	3.2±1.9	3.4±2.2
	4.5	ip	30	10	87.3±78.1**	2.6±3.1	3.4±1.2
	9.0	ip	30	10	4.8±5.2	0.6±0.2*	1.6±0.7*
丁螺环酮	0（saline）	ip	5	10	4.2±6.2	1.4±1.4	3.6±2.0
	0.5	ip	5	10	6.7±7.2	2.1±1.7	3.6±2.1
	1.0	ip	5	10	8.6±9.4	2.4±1.4	4.8±2.8
	2.0	ip	5	10	10.6±8.5	3.3±1.9*	5.9±2.6
	4.0	ip	5	10	10.1±11.6	2.4±1.9	4.5±2.5
	8.0	ip	5	10	7.4±10.5	1.3±1.3	3.1±2.1
阿普唑仑	0（saline）	ip	30	8	7.9±8.4	2.3±0.9	6.2±5.1
	0.25	ip	30	8	28.6±19.2**	4.4±1.9*	8.4±3.3
	0.5	ip	30	8	47.5±39.2**	4.8±2.2**	9.1±4.4
	1.0	ip	30	8	22.1±18.0	3.6±1.7	5.0±3.2

* $P<0.05$，** $P<0.01$，与对照组比较。

结论：在大鼠高架十字实验的量-效反应中，地西泮最强抗焦虑作用剂量为3.0mg/kg（ip），阿普唑仑为0.5mg/kg（ip）；而丁螺环酮在0.5～8.0mg/kg（ip）范围内作用不明显。

（4）AF-5 PVP（ip）、（iv）及（icv）3种给药途径对大鼠高架十字迷宫试验模型有效剂量的比较　见表3-3-5。

表 3-3-5 AF-5PVP 三种给药途径，即腹腔（ip，10min）、尾静脉（iv，即刻）与侧脑室（icv <1min）对大鼠高架十字迷宫实验模型影响的量-效应关系比较（平均值 ± 标准差）

AF-5 途径	组别 mg/kg	n	开臂 停留时间 s/5min	开臂 进入次数 n/5min	开臂 到顶端次数	闭臂 停留时间 s/5min	闭臂 穿行次数	中心场时间 s/5min
ip	vehicle	12	11.0 ±8.5	3.6 ±1.4	0.1 ±0.3	270.8 ±24.5	6.3 ±2.4	18.3 ±23.8
	0.5	12	18.4 ±20.5	2.9 ±2.2	0.0 ±0.0	267.8 ±30.7	6.4 ±3.5	13.8 ±13.1
	1	12	31.4 ±19.7**	4.4 ±2.5	0.1 ±0.3	248.9 ±29.5*	5.9 ±2.9	19.7 ±13.6
	2	12	23.1 ±21.7	3.9 ±2.8	0.2 ±0.4	248.4 ±40.3*	5.4 ±3.9	28.4 ±37.1
	4	12	28.9 ±24.1*	3.5 ±2.9	0.2 ±0.4	253.6 ±33.0	4.5 ±3.1*	17.5 ±18.7
	8	12	11.8 ±17.2	1.3 ±1.4**	0.0 ±0.0	276.8 ±26.3	2.8 ±2.7**	11.3 ±15.8
	地西泮	10	33.6 ±44.1*	2.3 ±2.1	0.7 ±1.3*	262.9 ±46.9	3.3 ±2.8	3.5 ±3.3
iv	vehicle	11	3.7 ±5.0	0.9 ±1.0	0.0 ±0.0	289.3 ±14.2	3.5 ±3.0	7.0 ±9.8
	0.1	8	8.4 ±7.1	1.5 ±1.1	0.0 ±0.0	288.3 ±10.1	3.6 ±3.3	3.4 ±3.8
	0.2	10	7.5 ±15.3	0.9 ±1.1	0.1 ±0.3	290.4 ±15.5	2.6 ±2.4	2.1 ±2.8
	0.4	10	30.7 ±36.5*	1.6 ±1.0	0.9 ±1.4*	263.3 ±41.2*	3.9 ±3.6	6.0 ±8.7
	0.8	8	7.1 ±10.0	1.8 ±0.3	0.0 ±0.0	287.1 ±17.7	4.4 ±3.5	5.8 ±8.3
icv	vehicle	7	1.3 ±1.3	0.3 ±0.3	0.0 ±0.1	296.0 ±9.3	1.3 ±0.2	2.2 ±2.1
	1μg	7	0.9 ±0.3	0.4 ±0.1	0.0 ±0.0	297.8 ±4.8	1.8 ±0.1	1.5 ±1.7
	5μg	7	23.9 ±9.5**	1.7 ±0.9*	0.9 ±1.1*	268.4 ±32.0	4.1 ±1.5*	8.9 ±9.3

* $P<0.05$， ** $P<0.01$，与对照组比较；脑室内注射注射容积为 3μl。

1）腹腔注射（ip，10min）与高架十字迷宫实验 AF-5 选用 0.5、1.0、2.0、4.0 及 8.0mg/kg 5 种剂量与赋型剂 PVP 对照，以及地西泮对照共 7 组，每组 12 只大鼠。结果可见所用 AF-5 5 种剂量均能使开臂停留时间及开臂穿行次数比对照组延长，其中 1 与 4.0mg/kg 组的延长与对照组差异显著，开臂穿行次数在 1.0、2.0 及 4.0mg/kg 比对照组增多，但差异不显著，0.05 及 8.0mg/kg 组则略低于对照组。在闭臂停留时间指标，1.0 与 2.0mg/kg 组比对照组显著减少。开臂走到顶端除 8.0mg/kg 组外均轻度高于对照组，因此，AF-5（ip）给药，1.0mg/kg 组开臂停留时间、闭臂停留时间与 4.0mg/kg 组开臂停留时间及闭臂穿行次数两项指标分别与对照组有显著差异；2.0mg/kg 单项闭臂停留时间与对照组有显著差异。因此看来，AF-5（ip）给药在 1.0 ~4.0mg/kg 剂量范围有显著的抗焦虑效应。1.0mg/kg 时起效，8.0mg/kg 时闭臂穿行次数已显著减少，这是镇静效应影响大鼠的抗焦虑（OAT 增加）效应的结果。对照药地西泮在 2.0mg/kg（ip）表现出显著的抗焦虑作用。

2）大鼠尾静脉（iv）与高架十字迷宫实验 AF-5 试验选用 0.1、0.2、0.4 及 0.8mg/kg 4 种剂量与 PVP 赋形剂对照共五组。给药 1min 内试验，AF-5 在 0.4mg/kg 时显著延长 OAT 时间，增加动物开臂走到顶端（RT）的次数，并缩短闭臂停留时间。在 0.1 ~0.8mg/kg 剂量范围，抗焦虑效应均较明显，基本呈现常规的“钟形”曲线，最强抗焦虑剂量为0.4mg/kg。

3）大鼠脑室（icv）内注射AF-5高架十字迷宫实验　AF-5 PVP实验选用“1μg/3μl”及“5μg/3μl”与PVP赋形剂对照共3组，每组7只动物。icv给药后约1min试验。结果“5μg/3μl”组动物开臂停留时间（OET）显著延长，开臂穿行次数显著增多，闭臂穿行次数也显著增多。“1μg/3μl”组高架十字迷宫各项指标未见明显变化。因此，AF-5（icv）5μg有显著实验性抗焦虑作用。

结论：大鼠高架十字迷宫实验AF-5（ip）在1.0~4.0mg/kg有最显著性抗焦虑效应。iv途径给药时的最佳抗焦虑剂量为0.4mg/kg。icv途径给药时，抗焦虑剂量为“5μg/3μl”。上述3种途径的AF-5给药，均显示出了抗焦虑效应，而且剂量间有可比性，与文献药物的相关报导也有一致性。

2. 小鼠高架十字迷宫焦虑模型实验与AF-5 PVP的抗焦虑效应观察

（1）小鼠高架十字迷宫试验与AF-5 PVP（ip）抗焦虑作用的剂量-效应关系　见表3-3-6。

表3-3-6　AF-5 PVP（ip，5min）给药对小鼠高架十字迷宫试验影响的剂量-效应关系（平均值±标准差）

	剂量 mg/kg	n	开臂进入次数（n/5min）	开臂停留时间（s）	开臂到顶次数（n）	闭臂穿行次数（n/5min）	闭臂停留时间（s）	中间格停留时间（s）
对照(saline)	0	12	2.3±1.3	17.3±13.6	0.2±0.3	5.3±1.8	271±24	11.6±15.0
	2.0	8	2.9±1.8	15.9±19.1	0.0	4.9±2.6	272±18	12.6±11.0
AF-5	4.0	8	1.5±0.5	8.7±8.0	0.0	5.3±4.0	283±7	8.1±6.3
（PVP）	8.0	10	3.9±1.8*	49.1±42.8*	1.2±1.8	8.0±1.9**	234±38**	17.4±17.2
	16.0	10	2.4±2.3	41.9±42.8	0.9±1.3	5.8±3.4	245±66	13.0±11.9
地西泮	1.0	8	5.0±3.4*	91.5±91*	1.8±2.4*	5.4±2.9	209±85	18.1±19.5
（ip，30min）	2.0	8	5.1±3.4*	83.2±73.4*	1.1±2.8	5.2±2.8	187±91	30.2±19.7*

* $P<0.05$，** $P<0.01$，与对照组比较。

本法由Lister于1987年创用，同样成为广泛认可的非条件反射原理的焦虑模型。本次实验共分为AF-5 2.0、4.0、8.0及16.0mg/kg，地西泮为1.0及2.0mg/kg（ip，30min）和PVP剂型对照（ip，10min）共7组，每组8或10只小鼠。结果，AF-5的8.0mg/kg组小鼠开臂进入时间、开臂穿行次数及闭臂穿行次数的平均值与对照组比较，有显著增加，小鼠闭臂穿行时间减少也有显著性变化；其余AF-5的3个剂量组与对照组多项观测示的差异未见统计显著性。同时进行实验的地西泮药物对照组，1.0及2.0mg/kg组开臂进入时间及进入次数的均值均比对照显著增加。相应各实验组动物在结束高架十字迷宫实验后又立刻测试5min光电自主活动，均未见与对照组自主活动数有显著的增减。

结论：AF-5 PVP（ip）给药 8.0mg/kg 在小鼠高架十字迷宫实验中有显著抗焦虑活性。

（2）AF-5 的 3 种代谢物 65A、65B 与 63 对小鼠高架十字焦虑模型影响的比较观察　将 AF-5 三种大鼠代谢合成产物（65A、65B 与 63）做成悬液静脉给药后即刻进行小鼠高架十字迷宫试验（先后进行 3 次），剂量范围基本设在 1.0 ~ 4.0（8.0）mg/kg。结果，65A 在 1.0 ~ 2.0mg/kg 剂量范围，65B 在 2.0 ~ 4.0mg/kg 多次显示具有抗焦虑活性。63 每次实验开臂停留时间也均高于对照组值，其中 1 次分别在 1.0 及 2.0mg/kg 有显著延长开臂停留时间及减少闭臂停留时间作用。因此，AF-5 代谢产物 65A 与 65B 具有明显的抗焦虑活性，63 也有一定活性。不过这种活性剂量约是 AF-5（iv，0.4mg/kg）的 5 ~ 10 倍左右，见表 3-3-7。

表 3-3-7　AF-5 3 种代谢物（iv，即刻）小鼠高架十字抗焦虑效应比（平均值 ± 标准差）

次数	组别	mg/kg	n	开臂			闭臂		中间场时间 s/5min
				停留时间 s/5min	进入次数 n/5min	到顶端次数	停留时间 s/5min	进入数 n/5min	
1	对照组		12	45.4 ±36.0	3.8 ±3.2	0.83 ±0.9	221.5 ±56.6	7.0 ±6.0	33.1 ±34.0
	65A	1	9	43.3 ±36.5	6.0 ±4.0	0.56 ±1.1	221.2 ±55.1	6.4 ±3.3	52.6 ±69.7
		2	9	111.9 ±97.8*	5.8 ±3.3	1.67 ±2.3	162.0 ±89.1	7.3 ±5.7	26.1 ±17.0
		4	9	59.7 ±43.7	5.9 ±2.3	1.0 ±1.0	213.3 ±43.1	7.2 ±2.8	27.0 ±16.8
	65B	1	9	41.9 ±29.7	3.7 ±2.3	0.22 ±0.4	246.8 ±36.5	6.0 ±3.0	11.3 ±8.4
		2	9	89.2 ±77.1*	33.3 ±1.4	1.0 ±1.9	181.6 ±97.3	4.1 ±2.9	29.2 ±40.0
		4	9	114.0 ±53.8**	7.6 ±2.6**	3.11 ±1.7**	166.9 ±53.1*	8.1 ±3.0	19.1 ±12.8
		8	9	75.2 ±53.4	7.2 ±3.9*	2.22 ±2.3*	205.6 ±53.4	7.7 ±3.7	19.2 ±16.9
	63	1	9	74.6 ±66.9	4.6 ±2.4	0.89 ±1.1	203.4 ±74.5	6.4 ±3.2	22.0 ±10.0
		2	9	53.7 ±44.1	3.7 ±2.2	0.89 ±0.8	224.4 ±48.7	6.4 ±2.7	21.9 ±14.1
		4	9	22.1 ±18.1*	2.4 ±1.1	0.11 ±0.3	264.1 ±26.4*	6.1 ±3.3	13.7 ±13.6
2	对照组	4	18	28.7 ±34.5	2.3 ±1.8	0.33 ±1.0	257.8 ±38.4	5.2 ±3.7	13.5 ±12.2
	65A	1	11	69.5 ±64.9*	2.8 ±1.8	0.91 ±1.1	211.6 ±62.1**	4.2 ±3.6	18.8 ±18.4
		2	9	29.4 ±22.8	2.7 ±2.6	0.44 ±0.5	254.4 ±26.6	5.2 ±4.3	16.1 ±0.5
		4	9	33.2 ±26.1	3.9 ±2.1*	0.33 ±0.5	236.2 ±45.6	7.7 ±7.4	29.9 ±26.2*
	65B	1	9	28.6 ±38.0	3.7 ±3.0	0.56 ±1.7	239.8 ±58.1	5.7 ±3.5	32.0 ±30.5
		2	9	15.3 ±14.7	1.7 ±0.7	0.0 ±0.0	271.6 ±19.2	4.9 ±2.5	13.1 ±10.2
		4	9	14.0 ±14.1	2.7 ±2.9	0.11 ±0.3	276.1 ±26.0	5.7 ±4.8	9.9 ±15.7
	63	1	9	43.9 ±66.2	2.1 ±1.5	0.44 ±1.0	246.1 ±68.9	4.4 ±2.4	10.0 ±7.3
		2	9	53.9 ±88.3	1.8 ±1.7	0.33 ±0.7	241.0 ±88.5	3.8 ±3.7	5.1 ±7.0*
		4	9	22.8 ±28.6	1.9 ±2.5	0.22 ±0.7	271.2 ±33.2	4.8 ±5.9	6.0 ±5.5*

续 表

次数	组别	mg/kg	n	开臂 停留时间 s/5min	开臂 进入次数 n/5min	开臂 到顶端次数	闭臂 停留时间 s/5min	闭臂 进入数 n/5min	中间场时间 s/5min
3	对照组	0	9	12.6±12.5	2.6±1.9	0.0±0.0	272.8±22.0	7.2±5.3	14.7±12.0
	65A	0.5	6	31.5±33.8	3.7±2.1	0.0±0.0	237.7±37.7	6.0±2.5	30.8±17.5
		1	10	17.1±12.1	3.4±2.7	0.0±0.0	264.5±20.0	6.1±3.2	18.4±15.1
		2	8	18.6±17.0	2.6±2.1	0.0±0.0	266.5±29.3	4.5±2.8	14.9±14.3
	65B	2	6	34.0±30.1*	2.3±0.8	0.3±0.8	243.2±28.4*	4.0±2.4	22.8±17.2
		4	6	21.5±18.5	2.8±3.1	0.0±0.0	252.5±26.4	4.5±2.59	26.0±25.9
		1	7	38.3±35.6*	4.0±2.9	1.0±1.9	232.9±45.7*	7.0±1.2	28.9±18.9*
	63	2	10	35.9±31.3*	3.3±2.5	0.2±0.4	246.4±43.2	6.4±4.0	17.7±18.6
		4	8	16.6±15.0	2.0±1.3	0.0±0.0	256.8±45.0	4.6±2.1	26.6±37.6

*$P<0.05$，**$P<0.01$，与对照组比较。

此外，在小鼠光电自主活动、前肢拉力、木僵及热板等项神经生理性试验中，在（ip）较大剂量时，如65A在15mg/kg有一定肌松作用，在45mg/kg时有一定镇痛作用，65B在45mg/kg可使自主活动减少，前肢牵拉力增加、轻度木僵等，63也在15和45mg/kg剂量时有镇痛效应。不过，引起上述活性的剂量，比抗焦虑效应高约10倍，见表3-3-8。

表3-3-8 AF-5 3种代谢物（ip，5min）对一般神经药理学指标的影响（平均值±标准差）

组别	mg/kg	n	光电自主活动（次/5min）	前肢拉力试验（cm）	木僵试验（s）	热板试验（s）
control	Saline	9	189.5±40.2	22.0±1.1	0.14±0.2	17.1±5.6
	5	6	185.0±50.8	21.3±1.7	0.25±0.3	21.0±3.0
65A	15	6	169.8±35.7	20.6±1.4*	0.13±0.2	17.8±2.6
	45	6	141.5±45.2	21.5±1.0	0.08±0.1	27.3±10.1*
	5	6	194.3±40.3	22.1±1.2	0.17±0.3	21.7±7.3
65B	15	6	176.8±41.8	22.3±0.8	0.13±0.2	19.7±12.6
	45	6	66.2±46.1**	23.2±0.9*	0.58±0.4*	20.0±2.4
	5	6	197.5±60.7	20.7±1.6	0.13±0.2	19.7±4.2
63	15	6	178.7±28.0	20.9±2.1	0.17±0.1	24.3±4.4*
	45	6	162.2±44.1	21.6±1.1	0.17±0.2	39.2±6.5**
氟哌啶醇	1	6	144.0±19.5*	21.5±1.6	0.08±0.1	24.2±5.1*
	3	6	49.6±21.1**	20.7±1.0	0.29±0.3	33.0±3.9**
吗啡	3	6	180.2±23.1	22.6±0.9	0.13±0.2	27.2±6.2**
	9	6	189.5±36.3	21.2±1.1	0.08±0.1	94.3±42.5**

*$P<0.05$，**$P<0.01$，与对照组比较。

结论：在合成的3种AF-5代谢物的药理活性试验中，进行了3次小鼠高架十字迷宫抗焦虑试验。iv给药，65A、65B与63在1.0～4.0mg/kg范围有显著抗焦虑活性（轻度活性）。65B大剂量尚有一定减少自主活动的镇静作用。63与65A有轻度镇静作用或其他活性。

3. AF-5在大鼠群居接触焦虑模型中的抗焦虑效应

（1）AF-5 PVP灌胃（po，5min）给药对大鼠群居焦虑模型影响的剂量-效应关系 见表3-3-9。

表3-3-9 AF-5PVP灌胃（po，5min）给药对大鼠群居接触焦虑实验模型影响的剂量-效应关系（平均值±标准差，n=10）

主动接触时间（s）	赋形剂（PVP）	AF-5PVP（mg/kg）			
		1.5	3.0	6.0	12.0
0～3min	28.6±16.6	3.2±10.3	45.5±11.3	43.3±20.5	41.8±18.4
0～6min	65.5±21.9	66.5±29.6	95.6±19.9*	106.7±35.7*	87.1±26.4
0～9min	97.2±28.0	114.0±36.6	150.2±26.5*	168.0±38.8**	138.1±44.2

* $P<0.05$，** $P<0.01$，与对照组比较。

AF-5的剂量为1.5、3.0、6.0及12.0mg/kg和赋型剂PVP对照共5组，每组10只大鼠。按体重随机分组（po）后5min实验。结果AF-5 4种剂量均使大鼠主动接触平均时间长于对照组，其中3.0与6.0mg/kg两种剂量主动接触时间的增加有统计学意义，而且在6min时段，这种接触的增加值便已有了显著性差异。整个四组的剂量-效应反应呈"钟形"曲线，与高架十字迷宫等不少种焦虑模型的一般抗焦虑药的量-效作用方式一致。

（2）AF-5 PVP腹腔注射（ip）给药对大鼠群居接触实验影响的量-效关系 见表3-3-10。

表3-3-10 AF-5PVP腹腔（ip）及脑室给药对大鼠群居接触试验焦虑模型（HU条件）的影响（平均值±标准差）

药物处理	剂量	途径时间	n	主动接触时间（s）		
				0～3	0～6	0～9（min）
vehicle	0	ip，5min	10	32±8	66±23	107±52
	1.0	ip，5min	10	32±15	77±39	143±53
AF-5 PVP	2.0	ip，5min	10	42±19	102±38	162±52*
	4.0	ip，5min	10	37±9	84±22	154±46*
地西泮	1.5	ip，30min	10	30±9	90±15*	153±40*
vehicle	0/3μl	icv约30sec	10	52±32	78±40	120±53
AF-5 PVP	5μl/3μl	icv约30sec	10	59±39	100±59	207±89*

* $P<0.05$，与对照组比较。

AF-5 PVP（ip，5min）有1.0、2.0、4.0mg/kg 3种剂量及PVP赋形剂和对照药地西泮1.5mg/kg（ip，30min）共5组，每组10只大鼠。结果：AF-5在2.0及4.0mg/kg均显著延长动物主动接触时间，AF-5在1.0mg/kg时作用不明显，地西泮组主动接触时间显著延长。由结果可见AF-5（ip）对大鼠群居接触焦虑模型的有效剂量为2.0及4.0mg/kg，1.0mg/kg只有轻度阳性效应，剂量-效应关系反应良好。

结论：在大鼠群居接触模型，AF-5（PVP）显著抗焦虑剂量，在口服给药时为3.0～6.0mg/kg范围；在腹腔注射（ip）时为2.0～4.0mg/kg范围。

（3）AF-5 PVP灌胃给药对大鼠群居接触焦虑模型影响的时间-效应关系　见表3-3-11。

表3-3-11　AF-5PVP灌胃给药（3.0mg/kg，5min）对大鼠群居接触焦虑模型主动接触时间（s，HU条件）影响的时-效关系（平均值±标准差，n=8～9）

主动接触时间（s）	PVP（5min）	AF-5（po）后不同时间（min）							
		5	10	15	30	45	60	90	120
0～3min	33±28	47±15	46±18	40±12	34±4	29±9	39±16	33±15	32±5
0～6min	73±54	117±32*	97±28	92±23	78±6	57±8	106±14*	72±21	80±17
0～9min	114±75	177±32*	152±35	144±42	133±23	93±11	162±22*	134±33	114±26

*$P<0.05$，与对照组比较。

AF-5 PVP（po）3.0mg/kg，给药后分别按5、10、15、30、45、60、90及120min共8个时间点分组，加对照（PVP，po，5min）共9组，每组8～10只大鼠。结果；给药后5min与60min两个时间点的大鼠主动接触时间显著长于对照组，即以5与60min为中心形成两个较明显的效应高峰时区，峰谷在45min处，120min组动物接触时间已与对照组接近。

结论：AF-5（PVP）3.0mg/kg（po）给药在群居接触焦虑模型中的抗焦虑效应，有先后两个显效带，即延长大鼠主动接触的时区，作用约持续120min。抗焦虑的时-效曲线与高架十字迷宫实验的时-效曲线类似。

（4）几种AF-5抗焦虑对照药，地西泮、丁螺环酮及阿普唑仑对大鼠群居接触焦虑模型影响的量-效关系　见表3-3-12。

1）地西泮对大鼠群居接触模型的影响　地西泮（ip，30min）有0.25、0.5、1.0、2.0及4.0mg/kg 5种剂量与生理盐水（saline）对照共6组，每组10只大鼠。给药后可见各组动物除0.25mg/kg组在9min时的主动接触时间较对照组略低外，其余各组主动接触时间，从0.5、1.0至2.0mg/kg逐渐增高。4.0mg/kg时主动接触时间下降，与对照组的差异已不显著。因此，可见地西泮增加大鼠主动接触时间的抗焦虑作用呈良好的剂量-效应关系。起效剂量约为0.5mg/kg，最高效应剂量约为2.0mg/kg，在0.25～4.0mg/kg剂量范围增加主动接触时间表现为“钟形”曲线形式。

表 3-3-12 地西泮、丁螺环酮及阿普唑仑对大鼠群居接触实验焦虑模型影响（s，HU 条件）的剂量-效应关系（平均值 ± 标准差）

药物处理	剂量 mg/kg	给药途径、时间	n	主动接触时间（s）		
				0 ~ 3	0 ~ 6	0 ~ 9（min）
对照（saline）	0	ip，30min	10	33 ± 14	59 ± 28	87 ± 42
地西泮（diazepam）	0.25	ip，30min	10	39 ± 28	60 ± 49	82 ± 71
	0.5	ip，30min	10	45 ± 16	80 ± 29	134 ± 39 *
	1.0	ip，30min	10	43 ± 18	101 ± 48 *	147 ± 62 *
	2.0	ip，30min	10	57 ± 27 *	115 ± 60 *	172 ± 90 **
	4.0	ip，30min	10	33 ± 20	72 ± 42	108 ± 63
对照（saline）	0	ip，30min	12	27 ± 14	64 ± 27	96 ± 40
阿普唑仑（alprazolam）	0.1	ip，30min	8	51 ± 11 **	102 ± 30 *	162 ± 52 **
	0.3	ip，30min	8	58 ± 18 **	110 ± 39 **	184 ± 72 **
	1.0	ip，30min	8	29 ± 19	62 ± 45	75 ± 60
对照（saline）	0	ip，30min	12	43 ± 16	84 ± 34	118 ± 47
空白（对照）	0	ip，30min	8	30 ± 17	71 ± 40	111 ± 67
丁螺环酮（buspirone）	1.0	ip，30min	8	42 ± 19	92 ± 29	152 ± 58
	2.0	ip，30min	8	31 ± 17	57 ± 32	99 ± 54
	4.0	ip，30min	8	33 ± 16	80 ± 30	116 ± 56
对照（saline）	0	ip，30min	12	26 ± 14	65 ± 28	96 ± 39
酒精（alcohol）	100	ip，30min	12	45 ± 18 *	85 ± 34	130 ± 50#
	300	ip，30min	12	29 ± 21	70 ± 38	109 ± 59
	1000	ip，30min	12	29 ± 23	72 ± 49	116 ± 70

* $P<0.05$，** $P<0.01$，与对照组比较。#：$P=0.05$（与相应对照组比较）。

2）阿普唑仑对大鼠群居接触试验的影响　阿普唑仑 0.1、0.3 及 1.0mg/kg（ip，30min）与对照组生理盐水（saline，ip，30min）共 4 组，每组 8 只动物。结果可见 0.3mg/kg 组大鼠的主动接触时间最长，而且 6min 及 3min 时便与对照组有显著差异。1.0mg/kg 组主动接触时间已低于对照组，此时大鼠外观已见活动减少等镇静作用现象。阿普唑仑在 0.1 ~ 1.0mg/kg 剂量范围内增加大鼠主动接触时间的抗焦虑效应也呈现中间强两侧低的“钟形”剂量-效应形式。

3）丁螺环酮对大鼠群居接触模型的影响　丁螺环酮用 1.0、2.0 与 4.0mg/kg（ip，5min）与对照组生理盐水（saline，ip，5min）和空白对照共 5 组。每组 8 ~ 12 只大鼠。结果 1.0、2.0 与 4.0mg/kg 3 种剂量只使主动接触时间轻微的增加，与对照组数值无统计差异。盐水组与空白组间主动接触均值亦极接近。丁螺环酮曾有多次试验结果，仅偶尔出现接近 $P<0.05$ 的统计学的差异。

结论：地西泮与阿普唑仑在大鼠群居接触焦虑模型中阳性效应稳定，量-效关系良好；丁螺环酮则效应不稳定，量-效关系不明显。地西泮抗焦虑剂量范围为1.0～4.5mg/kg（3.0mg/kg作用最强），阿普唑仑显著范围为0.1～0.3mg/kg（0.3mg/kg最强），丁螺环酮在1.0～4.0mg/kg作用不明显（酒精给药的剂量范围为100～1000mg/kg，仅在小剂量如100mg/kg有抗焦虑作用。这些结果与文献一致。也说明本模型的稳定与AF-5效应类似BZD类药物。

（5）AF-5 PVP脑室给药（icv）对大鼠群居接触焦虑模型的抗焦虑作用　见表3-3-10。

AF-5PVP剂量“5μg/3μl”（icv）注入大鼠侧脑室套管后即刻观察HU条件下的大鼠主动接触时间与同时进行的PVP赋形剂组进行比较，每组动物10只。结果可见9min时给药组主动接触时间显著增加。

结论：在大鼠群居接触实验中，AF-5（icv）给药“5μg/kg”时有显著抗焦虑作用。

4．AF-5（ip，5min）对几种小鼠惊厥模型的对抗试验

（1）AF-5 PVP（ip）给药对抗小鼠士的宁（strychnine）惊厥试验。

1）AF-5 PVP（ip）给药对抗小鼠士的宁惊厥的剂量-效应关系　见表3-3-13。

表3-3-13　AF-5 PVP对抗士的宁（strychnine）惊厥、死亡（0.62mg/kg，iv）发作的剂量-效应关系（平均值±标准差）

组别	剂量（mg/kg）	n	小发作潜伏期（s）	大发作潜伏期（s）	死亡时间（s）	%
Vehicle	0	10	43±90	51±90	65±87	90
AF-5（ip，5min）	5.0	10	80±114	99±109	178±224	80
	7.5	10	188±144*	212±120**	414±242**	60
	10.0	10	222±126**	224±123**	486±203**	20
	20.0	10	263±217**	315±244***	600±0.0***	0

*$P<0.05$，**$P<0.01$，***$P<0.001$，与对照组比较。

AF-5PVP共用5.0、7.5、10及20mg/kg 4种剂量与赋形剂（PVP）对照共5组，给药后5min，小鼠尾静脉注射士的宁（0.62mg/kg）。结果可见延长小鼠士的宁惊厥的小发作、大发作以及减少惊厥死亡率与延长死亡潜伏期4项观测指标剂量-效应关系良好；而且7.5、10与20mg/kg的上述效应均与对照组结果有显著性差异。AF-5抗士的宁死亡效应的ED_{50}=（7.3±0.9）mg/kg。

2）AF-5PVP ip给药抗小鼠士的宁惊厥的时间-效应关系　见表3-3-14。

AF-5PVP剂型给药（15mg/kg，ip）后，分成5、15、30、45、60、120、180、240及360min 9个时间组，小鼠按时尾静脉（iv）士的宁0.62mg/kg，观察各组动物惊厥（小发作与大发作）的潜伏期与死亡率及其潜伏期，与PVP赋形剂对照组比较。结果可见在AF-5给药后5～30min时区保护作用最强，60～360min各时间组小鼠惊厥发生潜伏期也都显著延长，死亡潜伏期延长也都有近似情况。

表 3-3-14 AF-5PVP（15mg/kg，ip，5min）对抗士的宁（0.62mg/kg，iv）惊厥与死亡发作的时间-效应关系（平均值±标准差）

	组别（ip，min）	n	惊厥小发作（s）	惊厥大发作（s）	死亡	
					时间（s）	%
溶剂对照（ip）	5	10	5.0±2.3	7.8±2.5	44.9±21.0	100
AF-5	5	10	44.0±33.0***	83.0±72.0***	252.0±84.0***	70
	15	10	35.0±22.6***	44.0±28.7***	172.5±111.1**	80
	30	10	14.4±8.8**	21.3±10.9**	144.3±100.9**	80
	45	8	16.0±20	18.0±21.0	58.7±11.8	87
	60	10	37.6±34.7**	53.9±58.0*	190.0±118.0**	50
	120	10	8.2±4.1*	11.9±4.8*	57.6±43.9	100
	180	10	13.7±10.2*	18.5±12.1*	152.4±96.9**	80
	240	10	13.0±18.9*	20.4±23.8*	128.0±55.0*	100
	360	10	8.2±2.0**	11.6±3.0**	73.4±57.5	100

* $P<0.05$，** $P<0.01$，*** $P<0.001$，与对照组比较。

结论：AF-5（ip）抗士的宁惊厥、死亡效应。ED_{50} =（7.3±0.9）mg/kg；时-效反应实验显示（15mg/kg，ip）作用持续6小时，也有峰形。（注：每次抗士的宁惊厥实验时均重新测试士的宁的 LD_{50} 值，选用“LD_{90} 值”作为该次 AF-5 抗士的宁惊厥的使用量。观察为急性试验观察。）

（2）AF-5 PVP（ip）影响戊四唑惊厥的剂量-效应关系 见表 3-3-15。

表 3-3-15 AF-5 抗惊厥活性及其与地西泮、丁螺环酮的比较

惊厥类型（iv）	动物	mg/kg		
		AF-5（ED_{50}）	地西泮	丁螺环酮
戊四唑	小鼠	9.0±2.0（ip）	0.1～1.0（ip）	>100（ip）（无效）
（PVP）	大鼠	——	2.5（po）	>400（po）（无效）
印防己毒素	小鼠	>400（ip）	1.0～2.0（ip）	——
（PVP）	大鼠	——	110（po）	>400（po）（无效）
士的宁	小鼠	7.9（ip）	6.6（po）	>50（ip）（无效）
（PVP）	大鼠	——	>400（po）	>400（po）（无效）
最大电休克	小鼠	>60（ip）	18（po）	370（po）（无效）
（+）荷包牡丹碱（PVP）	小鼠	9.5±3.3（ip）	ED_{50}<1.5	50（ip），（无效）
育亨宾（PVP）	小鼠	6.0±1.5（ip）	——	>400（无效）

以地西泮作为对照药，共用0.1与1.0mg/kg（ip，30min）两种剂量，1.0mg/kg对戊四唑（iv，90mg/kg，约LD_{98}致死量）惊厥死亡有显著抑制作用。AF-5抗戊四唑惊厥死亡的ED_{50}为（9.0±2.0）mg/kg（ip）。

（3）AF-5（2%卵磷脂）对小鼠最大电惊厥效应的观察　见表3-3-15。AF-5 60mg/kg（ip，5min）对电惊厥无抑制作用（10/10只小鼠均产生惊厥，与对照组相同）。同时进行的地西泮（diazepan）给药2.5、4.0及5.0mg/kg对惊厥有良好的剂量-效应相关的抑制作用。

（4）AF-5 PVP对小鼠印防己毒素惊厥的影响　见表3-3-15。AF-5共用5、10、20及40mg/kg（ip，5min）4种剂量，除对印防己毒素（iv 4.0mg/kg）惊厥发生的潜伏期有明显延长外，对死亡率未见减少作用。对照药地西泮（0.5、1.0及5.0mg/kg，ip，30min）3种剂量，其中5.0mg/kg组对惊厥潜伏期延长及发生率都有明显抑制作用（P均<0.01）。剂量-效应相关趋势明显。因此，AF-5对印防己毒素惊厥未见明显的对抗效应。

（5）AF-5 PVP对小鼠育亨宾（yohimbine）惊厥的对抗作用　见表3-3-15。AF-5（ip，5min）2.5、5、10及20mg/kg 4种剂量，育亨宾19mg/kg（iv，LD_{50}=12.5mg/kg，相当于98%致死量）共5组，每组10只小鼠。结果，AF-5剂量由小至大各组死亡小鼠分别为7、4、1及2只。AF-5抗育亨宾惊厥ED_{50}=6.0±1.5mg/kg。AF-5有明显的对抗小鼠育亨宾惊厥死亡的作用。

（6）AF-5 PVP对小鼠荷包牡丹碱惊厥的对抗作用　见表3-3-15。AF-5（ip，5min）分为5、10、20及30mg/kg 4种剂量，荷包牡丹碱［+bicuculline，iv，LD_{50}=（1.54±0.01）mg/kg］0.64mg/kg（约98%致死量）共5组，每组10只动物。结果，AF-5有抗荷包牡丹碱致惊厥死亡的作用，ED_{50}=（14±3）mg/kg（ip），地西泮（2.0mg/kg，ip，30min）有明显抗荷包牡丹碱致惊厥死亡的作用，丁螺环酮（50mg/kg，ip，10min）对荷包牡丹碱致惊厥死亡无保护作用。

结论：AF-5对小鼠士的宁惊厥、育亨宾惊厥、戊四唑与荷包牡丹碱惊厥有明显的对抗作用，但对印防己毒素惊厥与电惊厥未见有对抗作用（AF-5比较近似地西泮）。

5．在应激性小鼠直肠升温焦虑模型中AF-5的抗焦虑作用

（1）AF-5抗应激性小鼠直肠升温性焦虑作用的剂量-效应关系　见表3-3-16。

表3-3-16　AF-5 PVP（ip，15min）给药抑制小鼠应激性（stress）直肠升温的剂量-效应关系（平均值±标准差，n=10）

药物结果	AF-5（mg/kg）						
	0（PVP）	1.0	2.0	5.0	10	20	40
直肠温度（℃）	38.91	38.88	38.37	38.16	37.57	37.08	37.02
P值（与对照组比较）	——	<0.42	<0.002	<0.001	<5.27	<5.39	<5.49

成年雄性小鼠10只一笼，不禁食水。实验者第一次从笼中捉鼠握持、腹腔注射（或灌胃）给药、测试肛温（对照用）后投进第二笼，按规定时间捉鼠（按编号顺序）测试应激后的肛温。一般最高应激性升温（髓温，core）可达2℃左右，随后依时而降。实验原理为

一种典型期待性焦虑情绪的升温反应。测温计灵敏度为 ±0.01℃。AF-5 PVP 用 1.0、2.0、5.0、10、20 及 40mg/kg 6 种剂量及 PVP 赋形剂共 7 组，每组 10 只动物，结果，AF-5 各剂量组的直肠温度均较 PVP 赋形剂对照组低，呈良好的线性时-效关系；其中 1.0mg/kg 组直肠温度接近对照，其余各组与对照差异随剂量增大而差值增加，给药组与对照组间差异非常显著。

（2）AF-5 PVP（ip）10mg/kg 降低应激性小鼠直肠升温的时间-效应关系　见表 3-3-17。

表 3-3-17　AF-5 PVP 10mg/kg（ip）后抑制小鼠应激性体温升高的时间 - 效应关系（平均值 ± 标准差，n = 10）

组别处理	stress 后时间（min）							
	10	20	30	45	60	75	90	120
剂型对照	38.51 ±0.28	39.25 ±0.31	38.66 ±0.10	37.81 ±0.57	37.73 ±0.55	38.19 ±0.31	38.04 ±0.42	38.05 ±0.65
AF-5（10mg/kg）	36.71 ±0.98	36.66 ±0.79	36.01 ±0.62	36.89 ±0.68	37.71 ±0.47	37.91 ±0.49	38.01 ±0.31	37.98 ±0.36
P 值（与对照组比较）	<0.0002	<0.0002	<0.0002	<0.0078	<0.47	<0.11	<0.44	<0.41

各剂量组均设剂型对照组。

AF-5（ip）10mg/kg 后 10、20、30、45、60、75、90 及 120min 共取 8 个时间点，分别与相应时间的 PVP 赋形剂（ip）对照组直肠温度比较。每组 10 只动物。结果：AF-5 给药后在 10 ~ 120min 8 个时间点各组直肠温度均低于相应对照组的温度。10、20、30、45min 4 组温度与对照组差异非常显著，从 60min 以后至 120min，AF-5 给药组温度逐渐与对照组接近，差异不再显著。

（3）AF-5 对照药地西泮（ip，30min）与丁螺环酮（ip，10min）对小鼠应激性直肠内脏升温降低作用的量-效关系　见表 3-3-18。

1）地西泮降低直肠内脏温度的量-效关系（ip，30min）　0.5、1.0 及 2.0mg/kg 与对照组（saline，ip，30min）共 4 组，各剂量组与对照组间直肠体温的差异均非常显著（*P* 值均 <0.01），可见地西泮降低应激反应升温有良好的量-效关系。

2）丁螺环酮降低应激性直肠升温作用的量-效关系　丁螺环酮（ip，10min）0.5、1.0、2.0 及 4.0mg/kg 与对照（saline）共 5 组。结果：丁螺环酮表现良好的剂量-效应关系，上述各剂量组均有显著降温效应。

结论：在小鼠应激性直肠升温模型中，AF-5（ip）自 2.0mg/kg 始显著抗升温及 1.0 ~ 40mg/kg 范围有剂量依赖性抗焦虑升温作用；时-效反应中，AF-5 在 10mg/kg、10 ~ 45min 时的抗升温作用显著。地西泮在 0.5 ~ 2.0mg/kg 时抗升温作用显著，丁螺环酮（ip）约在 0.5 ~ 4mg/kg 时抗升温作用显著。

表 3-3-18 AF-5 PVP、地西泮及丁螺环酮（ip）给药对小鼠应激性（stress）直肠升温对抗作用的剂量 - 效应关系（平均值 ± 标准差）

药物	途径方法	剂量（mg/kg）				
AF-5 PVP	ip，10min	0（PVP）	5	10	20	——
	n	10	10	10	10	
	温度（℃）	38.9 ±0.3	38.5 ±0.5	38.2 ±0.5	38.0 ±0.4	
	P 值		≤0.05	<0.003	<0.001	
地西泮（diazepam）	ip，30min	0（PVP）	0.5	1.0	2.0	——
	n	10	9	9	9	
	温度（℃）	38.5 ±0.3	37.7 ±0.9	37.8 ±0.5	38.0 ±0.4	
	P 值		<0.01	<0.001	<0.007	
丁螺环酮（buspirone）	ip，10min	0（PVP）	0.5	1.0	2.0	4.0
	n	10	9	9	9	9
	温度（℃）	38.8 ±0.4	38.5 ±0.3	38.3 ±0.3	37.7 ±0.4	37.6 ±0.3
	P 值		≤0.05	<0.004	<0.001	<0.001

6. AF-5 对大鼠操作性条件反射行为安全信号撤除实验模型影响的剂量-效应关系 见表 3-3-19。

表 3-3-19 在大鼠安全信号撤除实验 AF-5 作用的剂量-效应关系

药物（mg/kg）	n	强化数	
		安全期（FR8）	安全信号撤除期（FR1）
生理盐水	15	47 ±11	17 ±10
2% 卵磷脂	9	41 ±12	18 ±8
地西泮 1.0	7	46 ±8	33 ±3 *
AF-5 0.3	5	47 ±10	19 ±8
AF-5 1.0	8	38 ±8	21 ±8
AF-5 3.0	8	55 ±7 *	30 ±11 *
AF-5 6.0	8	39 ±10	11 ±5

平均值 ± 标准差，*：$P<0.05$ 与生理盐水比较，#：$P<0.05$ 与2% 卵磷脂比较。

有鉴于传统操作行为焦虑模型对一些新型抗焦虑药不够敏感，Thiobot 于 1991 年创建安全信号撤除实验（safety signal withdrawal），并解决了这个问题。实验步骤基本如下：一定饥饿程度的大鼠，由 FR1（固定压杠杆一次得一小粒食丸）训练成 FR8（压 8 次杠杆得一粒食丸）的操作性行为大鼠，在做此行为时，封闭的传统样式小室的安全（无电击刺激）信号灯光一直开启。此后训练在安全行为期中插入惩罚相，此时有另一惩罚灯作为条件，按FR1频率在获得食物时，也以50%频率遭受一次足底电击痛刺激；根据每只大鼠敏感性不同调节电击强度（0.5～2.5 mA），以获得每批实验鼠之间有稳定的反应基线（数目）值。训练成功之后的实验程序基本是：FR8安全信号灯下压杠杆行为活动期（强化）间插入惩罚灯光照下FR1（50%）足部电击行为活动（焦虑下的强化行为）然后再继以安全信号灯下的强化操作。正式实验时动物给药后，按时放进隔离的自动记录操作箱（美国Med Associates公司MED大鼠操作箱系统），启动程序：开始为非惩罚相（FR8 + 安全信号灯强化反应），继而惩罚相（FR1 + 关闭安全信号及常规惩罚信号灯及取消足底部电击）动物强化反应，最后，以非惩罚相强化作对照结束（共4min + 4min + 3min = 11min）。最后以自动记录的"惩罚相"（无疼痛性电击的内心冲突性"焦虑"为基础）的强化数目为统计参数，进行比较。

实验结果，如表3-3-20所示，与盐水组比，地西泮1.0mg/kg（ip，30min）显著增加安全信号撤除期大鼠食物强化数，增幅达95%（$P<0.05$），AF-5（卵磷脂）0.1～3.0mg/kg有剂量依赖性地增加此期的强化均数，与2%卵磷脂对照组比，3.0mg/kg组的增幅为67%（$P<0.05$），6.0mg/kg时的强化值比对照组少（39%，比2%卵磷脂组；35%比生理盐水组），但均无统计学意义（$P>0.05$），地西泮对安全期的强化反应无影响。AF-5 3.0mg/kg可增强安全期的强化值（$P<0.05$），其余剂量均无明显影响（对安全期的强化反应亦无影响）。

表3-3-20　AF-5（3.0mg/kg）大鼠安全信号撤除实验作用的时间-效应关系

药物及给药时间（min）		n	强化数	
			安全期（FR8）	安全信号撤除期（FR1）
生理盐水		15	47±11	17±10
2%卵磷脂	5	9	41±12	18±8
AF-5	5	8	55±7#	30±11#
2%卵磷脂	30	8	40±13	26±10
AF-5	30	11	46±11	25±11
2%卵磷脂	60	6	40±6	9±7
AF-5	60	11	35±11	8±9

平均值±标准差，#：$P<0.05$与卵磷脂对照组比较。

表3-3-20为AF-5作用的时-效关系，可见AF-5给药后5min安全期和安全信号撤除期的强化数均显著增高（P均<0.05），30～60min作用消失。

结论：AF-5（ip）3.0mg/kg在大鼠信号撤除实验中有明显的抗焦虑作用，剂量-效应关系良好；另外，3.0mg/kg（ip）在时-效关系实验中的最强作用时间为5min，30min后作用减弱。

7. 大鼠Vogel饮水冲突模型与AF-5的抗焦虑作用　见表3-3-21。

表 3-3-21 大鼠 vogel 冲突实验 与 AF-5（2% 卵磷脂乳剂）的抗焦虑作用

药物	剂量（mg/kg）	动物数（n）	舔水次数/3min（平均值 ± 标准差）
对照	vehicle	5	247 ± 151
AF-5(1)	0.3	6	268 ± 229
	1.0	6	392 ± 110 *
	3.0	6	113 ± 46
地西泮(2)	1.0	5	223 ± 151

（1）ip 后 5min 开始实验；（2）ip 生理盐水后 30min 实验。* $P<0.05$，与对照组比较。注：本实验所用刺激电流为 0.2mA。

本法是抗焦虑实验中常用的方法。虽然简易准确，但对丁螺环酮类的药物敏感性较差。实验原理：选用对渴敏感性较高的大鼠，按序放进操作行为箱（Model-102 焦虑仪），动物每舔一定次数（如 20 次）水管口唇便受一次电击（电击强度在 0.2～0.5mA 间进行适当恒控），自动记录处罚期大鼠舔水的次数，对给药组动物舔水均数进行统计比较。

实验结果，如表 3-3-21 所示，AF-5 剂量分为 0.3、1.0 及 3.0mg/kg（ip，5min）3 组，对照组（2% 卵磷脂）及地西泮 1.0mg/kg 共 5 组、AF-5（卵磷脂）1.0mg/kg 可使大鼠舔水次数明增加。AF-5 其他剂量组舔水次数与对照组无明显差异。但地西泮 1.0mg/kg 数鼠的舔水次数与对照组未见明显差异。（因地西泮对照药的结果与 2% 卵磷脂对照组无明显差异，遂将电击强度由 0.2mA 调升为 0.3mA，重新进行实验，结果地西泮剂量升为 3.0mg/kg（ip，30min）后看到舔水数明显高于对照，但此时 AF-5 各组舔水数与对照组差异不明显。分析认为 AF-5 对动物镇静及镇痛作用比地西泮弱，因此，设计电击强度弱一些，可能对 AF-5 更合适。

8. AF-5（2% 卵磷脂剂型）连续给药对小鼠强迫游泳试验模型的影响　见表 3-3-22。

表 3-3-22 AF-5（2% 卵磷脂）连续 21 日及 3 次/日（po）给药，对小鼠强迫游泳动相时间增加的效应。（平均值 ± 标准差）

组别	给药方法	剂量（mg/kg）	n	静相时间（s/4min）
对照	（Saline，po，tid）	——	10	111 ± 46
AF-5	（po，tid，实验前 24，5 及 0.5h 给药）	0.5	10	90 ± 25
		1.5	9	60 ± 30 *
		5.0	10	83 ± 35
		15.0	10	74 ± 41
氟西汀	（ip × 1，0.5h）	15.0	10	60 ± 28 **
对照	（saline，21 日，po. 0.5h）	——	10	150 ± 42
AF-5	（po，1 次/日 × 21 日）	5.0	10	84 ± 41 **
氟西汀	（ip × 1，0.5h）	7.5	10	69 ± 45 **
		15.0	10	92 ± 66 **

*：$P<0.05$，** $P<0.01$，与相应对照组比较；对照组（saline）相应时间灌胃给药。对照药氟西汀（fluoxetine）为单次 ip 给药。

AF-5 两种给药法，一种为每日（24h）3 次（po），有 0.5、1.5、5.0 及 15mg/kg 4 种剂量，实验前 24、5 及 0.5 小时给药，对照组（po）生理盐水 3 次，对照药氟西汀（ip，30min）15mg/kg 1 次给药，共 6 组，每组 10 只小鼠。结果 AF-5 给药各组强迫游泳静相均缩短，1.5mg/kg 作用明显。第二种给药法为 AF-5（po）5.0mg/kg 连续 21 日给药，结果静相缩短（即动相延长）更为明显。相应对照药氟西汀（ip）组延长游泳动相时间均为阳性。上述结果显示，AF-5 重复给药有抗抑郁活性。

结论：AF-5（po）重复给药（每日 3 次，每次 1.5mg/kg 或每日 5.0mg/kg，连续 21 日），在小鼠强迫游泳试验中，均呈显著延长动相，抗抑郁作用。对照药氟西汀一次给药有效。

9. AF-5（2% 卵磷脂）对小鼠悬尾试验静相延长抗焦虑作用的剂量-效应关系　见表 3-3-23。

表 3-3-23　不同剂量 AF-5（po，5min，2% 卵磷脂）及丁螺环酮（ip，5min）对小鼠悬尾实验静相（immobility）延长效应的观察（平均值 ± 标准差）

组别	剂量（mg/kg）	动物数（n）	静相时间（s）	扭动 >45° 时间（s）
对照组	–	8	35.9 ± 14.2	113.1 ± 47.3
AF-5	1.3	8	48.8 ± 20.9	142.0 ± 14.3
	2.5	8	66.0 ± 20.4*	139.0 ± 20.8
	5.0	8	130.5 ± 45.1**	113.4 ± 18.5
	10.0	8	147 ± 24.5**	106.5 ± 17.0
丁螺环酮	1.3	8	58.2 ± 21.1*	92.5 ± 9.8
	2.5	8	116.3 ± 45.5**	58.8 ± 26.0**
	5.0	8	136.7 ± 37.0**	68.1 ± 19.1**
	10.0	8	181.9 ± 37.9**	55.0 ± 24.4**
	20.0	8	197.1 ± 30.9**	45.8 ± 16.9**

*：$P<0.05$，**：$P<0.01$，与对照组比较。

AF-5 灌胃（po，5min）1.3、2.5、5.0 及 10mg/kg 4 种剂量和对照药丁螺环酮 1.3、2.5、5.0、10 及 20mg/kg 5 种剂量（ip，5min）均有良好、剂量相关的延长静相累积时间（秒）的效应。而且 AF-5 大剂量时不影响动相扭动幅度（活动能力）。丁螺环酮剂量较大时，对小鼠肌力已有明显抑制。

AF-5（ip）给药同样有良好的延长悬尾静相时间的量-效关系，起效剂量约为 0.5mg/kg，地西泮（ip）1.5 及 5.0mg/kg 结果与 AF-5 类似，也与文献结果类似，见表 3-3-24。

表 3-3-24 AF-5（2%卵磷脂，ip，5min）对小鼠悬尾实验静相不动时间（immobility）的延长效应

组别	剂量（mg/kg）	动物数（n）	不动时间	
			秒（平均值±标准差）	延长率（%）
对照	-	10	110±33	100
	0.1	6	133±44	120
AF-5	0.5	6	173±28*	157
	1.0	6	178±39*	162
	2.0	6	217±41**	197
地西泮	1.0	10	178±26*	162
	5.0	10	223±25**	203

*：$P<0.05$，**：$P<0.01$，与对照组比较。

结论：AF-5（po 及 ip）给药，延长静相时间的剂量-效应关系良好。丁螺环酮（ip）给药（1.5～5.0mg/kg）与地西泮一样有显著延长静相时间的抗焦虑作用，丁螺环酮皮肤贴剂也同样有阳性结果。3 种药物起效剂量接近（ip 给药均在 1.0mg/kg 左右）。

10. AF-5 在小鼠爬梯焦虑模型实验中抗焦虑作用的量-效关系：见表 3-3-25。

表 3-3-25 AP-5（2%卵磷脂）对小鼠爬梯实验影响的剂量-效应关系及对照药丁螺环酮、地西泮的比较（平均值±标准差）

组别	剂量（mg/kg）	n	anxiolytic effect 站立数（n/3min）	sedative effect 爬梯数（n/3min）
对照	0	10	25±4	13±6
	0.3	10	20±3	10±2
AF-5	0.5	10	13±2*	9±3
（ip）	1.0	10	12±2**	10±3
（5min）	10.0	10	5±1**	5±1**
丁螺环酮	2.5	10	9±6**	15±12
（ip）	5.0	10	8±5**	10±6
（10min）	10.0	10	8±6**	6±4**
地西泮	0.5	10	22±5	17±5
（ip）	1.0	10	13±2**	15±3
（30min）	2.0	10	12±3**	11±5*
	5.0	10	3±3**	0.2±0.2**

*：$P<0.05$，**：$P<0.01$，与对照组比较。

本法于 1984 年由 Smiand 等创用，首先用小鼠在爬梯等走动活动中后肢撑立（rearing）行为增多作为焦虑指标，此法对丁螺环酮等各种抗焦虑药都敏感。

实验中，AF-5（ip，5min）0.3、0.5、1.0 及 10mg/kg 4 种剂量均减少小鼠后肢站立的行为，量-效关系良好；丁螺环酮与地西泮作为对照药，也均有类似 AF-5 的量-效关系良好的减少后肢站立行为的抗焦虑效应。

结论：AF-5（ip）与丁螺环酮及地西泮一样，有剂量依赖性减少后肢站立行为的抗焦虑作用。AF-5 与地西泮起效剂量约为 1.0mg/kg，丁螺环酮 2.5mg/kg。

（二）AF-5 的镇静与催眠作用

1. AF-5 协同戊巴比妥钠催眠效应及其直接的中枢性作用实验

（1）AF-5（2% 卵磷脂）不同剂量延长戊巴比妥钠睡眠时间的效应　见表 3-3-26。

表 3-3-26　AF-5（2% 卵磷脂；ip，5min）延长小鼠戊巴比妥钠#睡眠时间的剂量-效应关系+（平均值 ± 标准差）

分组	n	剂量	平均睡眠时间（mean ± SD）	指数（%）
vehicle	10	0	50.7 ± 12.4	1.00
AF-5	10	2.5	52.6 ± 11.7	1.04
	10	5.0	72.1 ± 13.6*	1.42
	10	10.0	78.4 ± 16.1*	1.55
	10	15.0	88.2 ± 13.9**	1.74
saline 对照	10	0	47.8 ± 11.7	1.00
地西泮	10	1.0	55.1 ± 10.5	1.15
	10	5.0	73.4 ± 16.8*	1.53

#戊巴比妥钠 45mg/kg，ip，* $P<0.05$，** $P<0.01$，与对照组比较。

小鼠（ip）10、20 及 30mg/kg AF-5 及对照（Saline）共 4 组，10、20 及 30mg/kg AF-5 均显著延长睡眠时间，延长作用有剂量依赖性关系。

（2）AF-5（2% 卵磷脂，ip）对戊巴比妥钠（ip）45mg/kg 后翻正反射恢复小鼠再入睡效应　见表 3-3-27。

表 3-3-27　AF-5（ip）给药对小鼠再入睡的剂量-效应关系+

分组	n	剂量（mg/kg，ip）	再入睡时间（min，平均值 ± 标准差）	入睡（%）
2% 卵磷脂	10	0	0	0
AF-5	10	10	16.6 ± 8.5	70
	10	20	19.1 ± 8.2	90
	10	30	23.5 ± 9.2	100

+：戊巴比妥钠剂量：45mg/kg，ip，当小鼠翻正反射恢复时，即时（ip）AF-5 不同剂量，观察翻正反射（righting reflex）消失数（%）及记录睡眠小鼠睡眠时间。

当小鼠从戊巴比妥钠（ip）睡眠中恢复（翻正反射出现），立即（ip）不同剂量 AF-5，10、20 及 30mg/kg 可分别使 70%、90% 及 100% 给药小鼠再入睡，其时间长短有剂量依赖性。

（3）AF-5（2% 卵磷脂，po）给药协同阈下戊巴比妥钠（27mg/kg，ip）催眠效应 见表 3-3-28。

表 3-3-28 AF-5（2% 卵磷脂）与安全灌胃给药协同阈下戊巴比妥钠⁺催眠的量-效关系

分组	n	剂量（mg/kg，po）	睡眠时间（平均值 ± 标准差）	入睡（%）
对照	10	0	0	0
AF-5	5	5.0	4.2 ±5.2	40
	10	10.0	8.7 ±7.9	60
	10	20.0	17.5 ±11.9	90
diazepam	6	1.0	6.2 ±10.3	33
	10	5.0	27.6 ±9.3	100

+：戊巴比妥钠阈下剂量此次为 27mg/kg（ip）

AF-5（po）5、10 及 20mg/kg 3 种剂量，可使阈下戊巴比妥钠未睡眠小鼠分别产生 40%、60% 及 90% 睡眠，睡眠时间呈剂量依赖性。对照药地西泮 1.0 及 5.0mg/kg（ip）可使 33% 及 100%（ip）阈下戊巴比妥钠小鼠发生睡眠。

（4）AF-5（ip）后不同时间给戊巴比妥钠（ip）的睡眠时间延长的协同作用观察 表 3-3-29。

表 3-3-29 AF-5（ip）20mg/kg 后不同时间点协同戊巴比妥钠（ip，45mg/kg）的催眠作用强度的变化（以单独戊巴比妥钠 ip 为对照组）比较（平均值 ± 标准差）

mg/kg	时间（min）					
	0（对照）	5	15	30	60	90
AF-5	7	7	7	7	6	2
戊巴比妥钠	40.2 ±7.7	63.5 ±18.3*	70.5 ±15.3**	62.05 ±20.4*	65.9 ±17.3*	56.3 ±4.6*
% 值	100%（100 ±19）	158 ±30	176 ±37	154 ±51	164 ±51	140 ±12

** $P<0.01$，* $P<0.05$，与对照组比较。

AF-5 10mg/kg（ip）后 5、15、30、60 及 90min 时（ip）戊巴比妥钠（45mg/kg^{-1}）后，观察每组小鼠的平均睡眠时间。实验共连续重复 7 次。对 7 次的平均值进行 AF-5 给药前后协同戊巴比妥钠睡眠时间的协同效应的统计观察。结果 AF-5 给药组与对照组比有非常显著的差异。

（5）AF-5（PVP）、地西泮及丁螺环酮对小鼠戊巴比妥钠或酒精催眠作用与致死剂量及其指数的比较　见表3-3-30。

表3-3-30　AF-5（PVP）、地西泮及丁螺环酮对小鼠镇静-催眠效应指标影响的量-效相对强度的比较（平均值±标准差）

项目 剂量（mg/kg）	AF-5（ip，5min）	地西泮（ip，30min）	丁螺环酮（ip，5min）
减少光电自主活动 ED_{50}	4.3±3.6 （LD_{50}/ED_{50}>1162）	2.1±0.1 （LD_{50}/ED_{50}=40）	7.9±1.5 （LD_{50}/ED_{50}=25）
LD_{50}（单独给药）	>5000（未死亡）	84±5	200±25
翻正反射消失 ED_{50}	>5000（翻正反射未消失）	19±2	175±20
乙醇6ml/kg（po） 翻正反射消失 ED_{50}	290±140 （1705，以地西泮为1.0）	0.17±0.06 （1.0）	100±62 （540，以地西泮为1.0）
乙醇9ml/kg（po） 急性 LD_{50}	>500 （>16.1）	31±2 （1.0）	149±10 （4.8）

乙醇（po）的 LD_{50} 为14.5±1.1ml/kg，翻正反射消失 ED_{50} 为8.8±0.8ml/kg；AF-5（po）5g/kg，未见小鼠死亡及翻正反射完全消失及共济失调现象；AF-5等3种药物合并戊巴比妥钠所引起的翻正反射消失或死亡的结果也与乙醇的结果相似，现省略。

表中数据显示，单独AF-5、地西泮与丁螺环酮给药对小鼠镇静作用的镇静指数（LD_{50} 与 ED_{50} 之比；AF-5未测出 LD_{50}，以最大耐受量代替），AF-5最高［5000/(4.3±3.6)］，地西泮次之（84±5)/(2.1±0.1)，丁螺环酮最小（200±25)/(7.9±1.5)，说明AF-5镇静效应的安全范围最大。另外，当与酒精（6ml/kg）协同比较催眠（翻正反射消失）作用强度，AF-5所需的剂量最大［（290±40）mg/kg］，丁螺环酮与地西泮依次减小［分别为（100±62）mg/kg及（0.17±0.06）mg/kg］，说明AF-5的催眠作用最弱，比丁螺环酮催眠作用小近3倍，比地西泮要小1700多倍；3种药物协同酒精致死危险的顺序也以AF-5为最小。

结论：AF-5（ip）有明显剂量依赖性延长戊巴比妥钠睡眠时间的作用，起效剂量约为5.0mg/kg；AF-5可剂量依赖性地使戊巴比妥钠翻正反射恢复，小鼠在（ip）给药后重新再入睡；AF-5（ip）有剂量依赖性地延长阈下睡眠剂量的戊巴比妥钠致小鼠睡眠时间的作用；给予AF-5（ip）同一种剂量之后5～60min时段有延长同一剂量戊巴比妥钠睡眠时间的作用；此外，与丁螺环酮或地西泮相比，AF-5协同酒精催眠的作用最弱，比丁螺环酮低约3倍，比地西泮低千倍以上，AF-5协同酒精致死作用也最弱，同样低于丁螺环酮约3倍，低于地西泮近20倍。

2. AF-5镇静作用的实验观察

（1）AF-5（2%卵磷脂，ip）减少小鼠光电自主活动的剂量-效应关系　小鼠给药后，自主活动迅速减少，剂量与效应有明显的正相关性。曾多次测试AF-5降低小鼠自主活动的

ED_{50}，如 $ED_{50}=4.3\pm3.6$、7.4 ± 3.1、3.9 ± 1.6mg/kg 等，结果都比较接近（包括 PVP 剂型）。当与地西泮如丁螺环酮相比时，AF-5 与丁螺环酮更接近，量-效应的斜率值均 >10，比地西泮高近 1 倍。

（2）AF-5 减少小鼠自主活动的时间-效应关系　小鼠 AF-5（ip，10mg/kg）后不同时间，测试 5min 自主活动（每组 1 只，n = 10）。结果可见给药后 0 ~ 5，5 ~ 10 及 15 ~ 20min 动物活动明显减少（分别为 41 ± 39，15 ± 15 及 100 ± 23，对照组 137 ± 41，P 值分别 < 0.01、< 0.01 及 < 0.05），第 30 ~ 35min 时自主活动基本恢复。对照药丁螺环酮（ip，10mg/kg）后 5、10、20、30、40 及 60min 的自主活动分别为 32 ± 11**、40 ± 17**、50 ± 19**、62 ± 32*、80 ± 48 及 102 ± 33，对照组 100 ± 43（** 与 * 分别代表与对照组差异 $P<0.01$ 及 <0.05，其他为 $P>0.05$）。可见上述两种药物镇静作用起效均迅速，作用时间与强度也较接近。

（3）AF-5（ip）给药与一些中枢抑制药（氯丙嗪、氟哌啶醇及地西泮）的协同和与一些中枢兴奋药（安非它明与咖啡因）的对抗作用　见表 3-3-31。

表 3-3-31　AF-5（2% 卵磷脂）与几种中枢神经系统抑制与兴奋药合并用药在光电自主活动中的协同 - 拮抗效应

	（1）对照组（saline，5 min）	（2）AF-5 组	（3）抑制或兴奋药组	（4）合并给药组	结论
AF-5/cpz	ip，n = 4 183 ± 69	10mg/kg，n = 4 48 ± 32	2.0mg/kg，n = 4 56 ± 36	n = 4 16 ± 6 *(2)(3)	合并给药组自主活动数低于 AF-5 及 CPZ 单独给药组（P 均 < 0.05）
AF-5/diaz	ip，n = 8 198 ± 68	10mg/kg，n = 4 107 ± 46	1.5mg/kg，n = 4 145 ± 68	n = 6 58 ± 29 *(2)(3)	合并给药组自主活动数低于 AF-5 及 CPZ 单独给药组（P 均 < 0.05）
AF-5/hal	ip，n = 4 158 ± 62	10mg/kg，n = 4 78 ± 35	0.5mg/kg，n = 4 84 ± 21	n = 4 21 ± 20 **(2)(3)	合并给药组自主活动数低于单独给药组（P < 0.01）
AF-5/amp	ip，n = 4 151 ± 62	25mg/kg，n = 4 88 ± 46	4.0mg/kg，n = 4 313 ± 59	n = 4 176 ± 65 **(2)(3)	合并给药组自主活动数低于 AF-5 及 CPZ 单独给药组（P 均 < 0.05）
AF-5/caf	ip，n = 8 168 ± 59	25mg/kg，n = 8 59 ± 26	100mg/kg，n = 8 218 ± 59	n = 6 87 ± 39 **(3)	合并给药组自主活动数低于 AF-5 及 CPZ 单独给药组（P 均 < 0.05）

AF-5（ip，5min）分别与氯丙嗪（chlorpromazine，cpz，2.0mg/kg，ip，30min）、地西泮（diazepam，diaz，ip，1.5mg/kg、30min）、氟哌啶醇（haloperidol，hal 0.5mg/kg，ip，30min）、安非它明（amphetamine，amp，2.5mg/kg，ip，30min）或咖啡因（caffeine，caf，100mg/kg，ip，30min）合并给药对小鼠（每组 1 只）自主活动的协同 - 拮抗效应（平均值 ± 标准差）；每次 1 只：每只观察 5 min 自主活动。* $P<0.05$，** $P<0.01$，星符号括号内数字代表与之比较的组号。diazepam 减少自主活动的 $ED_{50}=2.1\pm1.3$mg/kg，AF-5 的 $ED_{50}=4.3\pm3.6$mg/kg。

AF-5（ip，5min）10mg/kg，与氯丙嗪2.0mg/kg（ip，30min）合并用药后，小鼠自主活动显著低于氯丙嗪及AF-5单独给药组的自主活动（P 值均 <0.05）；AF-5与地西泮（1.5mg/kg）或氟哌啶醇（0.5mg/kg）合并用药有相似结果。而与中枢兴奋药安非它明或咖啡因合并用药时，AF-5显著分别对抗二者的中枢兴奋作用。

（4）AF-5（po）给药对小鼠镇静（即自主活动减少）作用的结果的两种统计（χ^2 与 t 值法）的比较　见表3-3-32。

表3-3-32　AF-5（po）给药⁺（100mg/kg）后小鼠自主活动观察80分（每10分记录一次活动数）的时间－效应统计（χ^2 与 t 值比较）⁺（平均值±标准差）

项目 min	剂量组（n）	AF-5（po）后自主活动数少于对照的发生率及 χ^2 统计			AF-5（po）后各时间点活动均数及与对照组的t值统计	
		给药组卄/对照组（n）	（%）对照	平均值±标准差	%（对照）	活动减少次数卌（$P<0.05$）
0～10	25	16/25	64	201±36（216±47）	93%	3*/25
10～20	25	23/25	92**	128±33（150±32）	85	6*/25
20～30	25	19/25	76	109±33（127±28）	86	4*/25
30～40	25	18/25	72	91±39（111±31）	82	9*/25
40～50	25	17/25	68	82±37（98±31）	84	7*/25
50～60	22	14/25	56	81±32（95±37）	85	3*/25
60～70	8	4/9	44	83±13（93±19）	89	0*/9
70～80	8	3/9	33	78±16（86±18）	91	0*/9
合计（总值）	25	22/25**	88**	107±39（122±41）	88	6*/25

* $P<0.05$，** χ^2 的 P 值 <0.01。t 或 χ^2 值比较，与对照组比较。

+ 25次给药中各有一次给药为50及200mg/kg，（每组均1只小鼠）；卄给药组低于对照组的组数；卌活动减少次数通过 t 检验的次数。

AF-5（ip）给药很容易观察自主活动减少与动物行为镇静。（但增大剂量也不引起翻正反射消失）。而AF-5（po）给药，动物行为变化常不明显。最初曾观测过（po）给药后小鼠自主活动减少的 ED_{50} 约（48.1±39.2）mg/kg，但后来难以重复。遂用多种（po）给药法，检测AF-5对自主活动的影响，以 χ^2 统计法的结果最为理想。

AF-5（po）给药（PVP与卵磷脂两种剂型）100mg/kg（包括50与200mg/kg各一次），共进行12次实验，合计有25个AF-5剂量组数据，每次实验同时进行一组盐水对照（po给药）。实验进行60min（少数进行70与80min），每10min记录一次动物的自主活动数目。结果显示，在25个AF-5给药组中有22次的活动总数均值，分别低于对照组的活动值，χ^2 统计，AF-5减少自主活动的频度与对照组差异非常显著（$P<0.01$）；每10min记录一次的各时段分组中，只有第10～20min的25个数据中有23个活动数低于相应对照组值，其 χ^2 差异非常显著（$P<0.001$），而其他时段，60min（除上述10～20min）内的其他5个10min时

候，小鼠的自主活动虽然大多数都少于相应对照组，但χ^2统计差异不显著，从60～80min的两个时段活动数减少所占的组数在总次数中已不过半，但活动数目的均值仍低于相应对照组的均值（t值统计无显著性）。总之，AF-5减少自主活动的频度统计（χ^2统计）比减少活动数目的均值统计更为敏感。因此可见，AF-5口服给药100mg/kg左右虽然表观未见动物活动均数明显减少或“安静”，但从多次实验观察到的给药组活动均数比对照组都少，即给药组与对照组差异的χ^2统计差异，是有显著性意义的。

（5）AF-5对大鼠脑电（EEG）的同步化作用 大鼠约400g，3只（♂），左额叶固定钢针电极，安装后饲养3～5日，观察自发EEG：大鼠箭毒麻痹（0.1mg/kg，im）后进行人工呼吸机控制呼吸，接连脑部钢针电极与脑电记录仪，引出EEG波形，稳定无干扰后AF-5（2%卵磷脂，ip10mg/kg）给药，对照组为空白，观察给药前10、5min及给药后5、10、15、20及30min时的EEG图像。结果可见给药前脑电节律为12～13次/分，AF-5给药后5min及10min额叶波逐渐同步化，节律低平，减慢为7～9次/分，以后逐渐恢复，30min已与给药前无明显差异。

结论：以小鼠自主活动减少为镇静指标，AF-5（ip）给药，活动减少的ED_{50}约为3.0～7.0mg/kg，作用时间约30min。AF-5（10mg/kg，ip）有明显协同中枢抑制药（氯丙嗪、氟哌啶醇、地西泮等）的作用，AF-5也有明显对抗中枢兴奋药（咖啡因、安非它明）中枢兴奋的作用。AF-5口服给药的行为镇静（活动减少），仅比正常对照动物略有减少，用活动均数值比较的“t”统计法常不敏感，但用多次实验的“χ^2”频率统计法，差异还是非常显著的。AF-5（ip）10mg/kg引起EEG明显同步化反应（约10min前后，30min基本恢复）。

（三）AF-5作为临床前一般抗焦虑药的神经-精神药理实验

1．AF-5的行为耐受性实验

（1）在小鼠高架十字迷宫焦虑模型中AF-5与地西泮抗焦虑作用耐受性的比较 表3-3-33。

AF-5（ip，5min）1.3、2.5及5.0mg/kg 3种剂量，地西泮（ip，30min）1.0及2.0mg/kg两种剂量，PVP赋形剂（ip，5min）作对照，共6组，每组10或12只小鼠。

各组小鼠每日（ip）给药1次，连续共4周。分别在第一次（日）给药后，第14次（日）及第28次（日）给药后，以及29日（不给任何药物）各进行1次高架十字迷宫试验。观察药物对小鼠高架十字焦虑模型的抗焦虑作用是否形成耐药性及戒断行为。为便于对各组数据进行前后比较，将各均数换算成相应对照组的百分数结果（即%指数）。

结果：第1天，第一次给药，AF-5（ip）3种剂量（1.3、2.5及5.0mg/kg）前二者均使开臂停留时间显著延长，其中2.5mg/kg作用最强（三者均分别比对照组延长323%、395%及202%，P值分别<0.005、<0.002及<0.06），5.0mg/kg结果已低于峰值；地西泮1.0及2.0mg/kg两组分别比对照组延长346.6%及502%，P值<0.003及<0.0001）。综合开臂穿行次数，闭臂停留时间，显示地西泮抗焦虑效应强度较AF-5更强一些。

第14天给药，AF-5（ip）3种剂量（1.3、2.5及5.0mg/kg）已均显著延长开臂停留时间，以1.3mg/kg作用最强（三者分别比对照组延长408.5%、286.4%及257%，P值分别<0.002、<0.005及<0.002）。地西泮则已发生一定的药物耐受性，2.0mg/kg大剂量组延长开臂停留时间（与对照组相比）已不显著（P>0.05），而地西泮小剂量组（1.0mg/kg）

表 3-3-33　AF-5 3 种剂量连续 4 周（ip）给药对小鼠高架十字迷宫试验抗焦虑效应的耐受性实验及与地西泮的比较（平均值 ± 标准差）

给药次数	观察记录指标	PVP 分散剂组	AF-5（ip，5min）mg/kg			地西泮（diazepam，ip，30min）mg/kg	
		0	1.3	2.5	5.0	1.0	2.0
首次	开臂停留时间（OAT，s）	8.8 ±8.5（100%）	28.4 ±22.6***（323%）（0.005）	34.8 ±27.6***（395%）（0.002）	17.8 ±16.8*（202%）（0.06）	30.5 ±22.1***（346.6%）（0.0026）	44.2 ±23.4***（502%）（0.000045）
	开臂穿行次数（OAATs，次）	3.7 ±3.0（100%）	6.1 ±2.8*（165%）（0.03）	6.0 ±3.0*（162%）（0.04）	5.4 ±4.1（146%）（0.132）	8.8 ±4.5***（238%）（0.0023）	9.5 ±3.0***（257%）（0.00009）
	闭臂停留时间（CAT，s）	276.6 ±28.7（100%）	263.5 ±24.3（95.3%）（0.13）	248.0 ±33.9*（89.7%）（0.02）	265.3 ±29.7（96.0%）（0.1884）	254.7 ±38.6（92.1%）（0.07）	241.7 ±32.1***（87.4%）（0.0070）
	闭臂穿行次数（CAATs，次）	10.1 ±5.1（100%）	9.8 ±3.1（97%）（0.43）	10.3 ±4.4（102%）（0.46）	9.2 ±4.6（91%）（0.33382）	14.0 ±4.9*（1.38%）（0.04）	14.2 ±6.7（1.41%）（0.058）
	开臂至顶端次数（R.T，次）	0	0.1 ±0.3（0.10）	0	0.1 ±0.3（0.142）	0（0.14）	0.2 ±0.6（0.1420）
第14次	开臂停留时间（OAT，s）	11.8 ±10.7（100%）	48.2 ±36.7***（408.5%）（0.0018）	33.8 ±23.3***（286.4%）（0.0046）	30.3 ±16.3***（257%）（0.00226）	37.3 ±34.0**（316%）（0.011）	28.6 ±31.6（242%）（0.057）
	开臂穿行次数（OAATs，次）	5.0 ±3.1（100%）	8.1 ±5.3*（162%）（0.0536）	6.8 ±3.8（136%）（0.126）	7.6 ±2.6*（152%）（0.025）	9.0 ±5.3*（180%）（0.020）	7.9 ±5.3（158%）（0.095）
	闭臂停留时间（CAT，s）	276.4 ±28.6（100%）	217.7 ±7.27***（79.0%）（0.00842）	234.1 ±61.4*（84.8%）（0.024）	248.8 ±43.7*（90.0%）（0.045）	230.7 ±61.8*（83.5%）（0.0165）	255.5 ±47.7（42.4%）（0.10）
	闭臂穿行次数（CAATs，次）	14.2 ±4.2（1.00）	11.9 ±5.7（0.838）（0.14988）	11.3 ±4.0（0.796）（0.071）	16.2 ±4.0（1.14/1.0）（0.13）	20.5 ±7.9**（1.44/1.0）（0.0134）	26.3 ±10.1***（1.85/1.0）（0.00075）
	开臂至顶端次数（R.T，次）	0.2 ±0.3（100%）	0.1 ±0.3（100）（0.45）	0.78 ±1.6（780）（0.08）	0.4 ±0.9（400）（0.145）	1.4 ±3.1（1400）（0.083）	0

续 表

给药次数	观察记录指标	PVP 分散剂组	AF-5（ip，5min）mg/kg			地西泮（diazepam，ip，30min）mg/kg	
		0	1. 3	2. 5	5. 0	1. 0	2. 0
第28次	开臂停留时间（OAT，s）	17. 8 ±7. 9（100%）	44. 4 ±20. 6***（249%）（0. 0012）	62. 6 ±34. 8***（351%）（0. 00038）	52. 8 ±36. 5***（296%）（0. 003）	38. 4 ±29. 9*（216%）（0. 025）	26. 9 ±19. 5（151%）（0. 10）
	开臂穿行次数（OAATs，次）	6. 1 ±2. 6（100%）	10. 2 ±4. 4**（167%）（0. 01）	10. 7 ±4. 5（175%）	9. 7 ±3. 5**（159%）（0. 014）	9. 6 ±5. 2*（157%）（0. 04）	7. 6 ±5. 2（124%）（0. 15）
	闭臂停留时间（CAT，s）	267 ±28（100%）	243. 6 ±22. 9*（91. 2%）（0. 03）	213. 4 ±51. 5***（79. 8%）（0. 004）	210. 3 ±75. 0**（78. 6%）（0. 013）	242. 8 ±46. 4（91. 0%）（0. 08）	254. 5 ±42. 0（85. 3%）（0. 17）
	闭臂穿行次数（CAATs，次）	17. 8 ±8. 3（100%）	24. 0 ±6. 7（135%）（0. 25）	16. 3 ±7. 4（91. 6%）（0. 33）	16. 5 ±7. 7（92. 6%）（10. 34）	22. 1 ±13. 9（124%）（0. 189）	32. 8 ±15. 3（184. 3%）（0. 0033）
	开臂至顶端次数（R. T，次）	0. 1 ±0. 3（100%）	1. 4 ±1. 57（1270%）（10. 09）	2. 2 ±1. 9**（2000%）（0. 01）	2. 1 ±2. 7*（1910%）（0. 045）	3. 2 ±3. 5**（2910%）（0. 01）	1. 6 ±2. 4（1400%）（0. 07）
停药一日	OAT（s）	11. 8 ±18. 4	20. 1 ±20. 4（170%）（0. 09）	18. 7 ±15. 1（158）（0. 1）	24. 5 ±19. 7（207）（0. 07）	38. 0 ±27. 4***（322%）（0. 0072）	38. 5 ±39. 6*（326%）（0. 02）
	OAATs（次）	3. 8 ±4. 4	5. 8 ±41（153%）（0. 15）	6. 8 ±44（179%）（0. 07）	5. 6 ±3. 6（147%）（0. 16）	10. 0 ±5. 2***（172%）（0. 0036）	9. 2 ±6. 7**（242%）（0. 01）
	CAT（s）	275 ±21	251 ±39*（91%）（0. 039）	240 ±81（87%）（0. 08）	235 ±61*（85%）（0. 02）	226 ±57***（82. 1%）（0. 006）	236 ±80*（85. 8%）（0. 05）
	CAATs（次）	13. 5 ±4. 9	184 ±7. 9*（136%）（0. 04）	20. 2 ±11. 3*（150%）（0. 04）	14. 3 ±6. 9（106%）（0. 38）	18. 0 ±8. 5（133%）（0. 06）	15. 5 ±7. 1（115%）（0. 26）
	RT（次）	0. 44 ±0. 88	0. 3 ±0. 95（68%）（0. 22）	0. 67 ±1. 3（52%）（0. 45）	0. 6 ±1. 6（1. 36%）（0. 4）	0. 9 ±1. 3（205%）（0. 4）	1. 18 ±2. 1（268%）（0. 25）

* $P<0.05$，** $P<0.01$，*** $P<0.001$，与对照组比较。

抗焦虑强度有所下降，但仍显著长于对照组（延长 316%，$P<0.01$）。值得注意的是，地西泮两种剂量 2 周给药已使动物在高架十字上显现兴奋性增高的异常（不安），即在闭臂上不停走动、寻觅、探索、穿行次数显著高于对照组及 AF-5 给药动物（P 值分别 <0.01 及 <0.001）。

第 28 天给药后，AF-5（ip）3 种剂量（1.3、2.5 及 5.0mg/kg）的抗焦虑效应不但依然非常显著（P 均 <0.001），而且均数较第 14 天的结果有进一步增加。地西泮的耐受性也有进一步增加趋势，仅 1.0mg/kg（OAT）略有延长（$P<0.05$）。

第 29 天（停药 24 小时），原 AF-5 给药各组未见开臂行为增加。地西泮给药组则在开臂表现明显活动增加（$P<0.05$ 或 $P<0.001$），可能是戒断作用的一种表现。

结论：AF-5 PVP（ip）给药 4 周，在小鼠高架十字迷宫抗焦虑效应中未出现耐药性，地西泮较大剂量（ip）2 周便发生耐药性。小剂量（1.0mg/kg）耐受性发生较慢，给药 4 周，仍有轻度明显的抗焦虑效应（P 值由 <0.001 降至 <0.05），地西泮尚有明显停药反应。

AF-5（ip）4 周给药对镇静效应（减少小鼠自主活动）亦无耐受，而地西泮也同样有耐受作用。结果参考图 3-3-1。

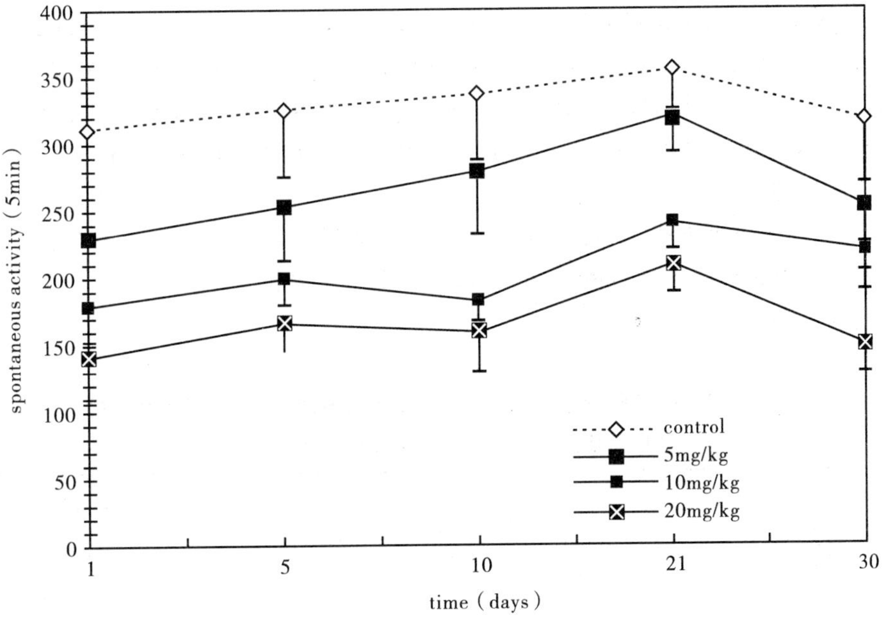

图 3-3-1　AF-5（2% 卵磷脂，ip，5min）连续 30 天给药对小鼠光电自主活动的耐受性试验：（平均值 ± 标准差，n = 8）

（2）以小鼠光电自主活动减少的镇静指标，观察比较 AF-5、地西泮耐受作用　AF-5（ip，5min）5、10 及 20mg/kg 与生理盐水对照，每日给药 1 次，连续 22 天。分别于给药后第 1、第 5、第 10、第 22 及第 23 天观测小鼠自主活动。结果均看到 AF-5 引起剂量-效应相关的自主活动减少，AF-5 3 种剂量的 22 天重复；均不影响减少自主活动的相应程度，即未见 AF-5 重复给药的行为耐受现象（图 3-3-1）。地西泮（ip，30min）2.0 及 5.0mg/kg，每日 1 次给药，连续 22 天，可见重复给药有显著耐受现象，剂量增多，耐受作用变为明显。

2. AF-5（PVP）对肌力、肌协调及神经-肌肉收缩标本的影响

（1）AF-5 对大鼠转棒试验模型的影响 AF-5/PVP 灌胃（5min）给药 5、20 及 80mg/kg 对其在匀速转棒（15 r/min）的滞留时间无减少作用，与对照组比较，转棒滞留时间变动在 96% ~103% 之间。地西泮在 1，3 及 10mg/kg（ip，30min）使大鼠棒上滞留时间依次减少为对照组的 60%、18/% 及 0 表现明显的剂量依赖性。[附：也曾进行小鼠转棒试验，AF-5（ip，5min）5、15、50mg/kg 及赋形剂（2% 卵磷脂）共 4 组（n = 10），3min 小鼠坠落数分别为 0/10、1/10 及 2/10 及 0/10，坠落时间分别为≥300、≥295、287 ± 16，对照≥300s，给药组与对照组间差异不明显。]

（2）AF-5（ip，5min）对小鼠前肢拉力的影响 AF-5（ip，5min）剂量分别为 5、10、20mg/kg，对照组 saline，肌肉拉力（重物移动厘米数）分别为 11. 8 ± 0. 4、12. 2 ± 0. 3、11. 8 ±0. 4，对照 11. 6 ± 0. 2（cm），组间差异不显著；地西泮（ip，30min）0. 5、1. 0 及 2. 0mg/kg，拉力分别为 10. 6 ±0. 3、10. 0 ±0. 3 及 8. 5 ±0. 4，与对照组差异明显（*P* 值分别 <0. 01、<0. 01 及 <0. 01）。结果可见 AF-5 对小鼠肌力无明显影响而地西泮在接近抗焦虑剂量对肌力已有明显减弱作用。

（3）AF-5（po，5min）对大鼠攀网时间的影响 AF-5（po）4、15 及 60mg/kg 3 种剂量，对大鼠攀网时间均无明显影响，若以对照组为指数 100，上述 AF-5 3 组分别为 128、123 及 103（统计比较，*P* 值均 >0. 05）。而同时进行试验的丁螺环酮 5、10 及 20mg/kg 3 组的攀网指数分别为 74、68 及 65（*P* 值分别 >0. 05、 >0. 05 及 <0. 05），看来丁螺环酮对大鼠肌力有一定的抑制作用。

（4）AF-5 PVP 口服给药（po，5min）对大鼠游泳耐力的影响及与地西泮（ip，30min）、阿普唑仑（ip，30min）、丁螺环酮（ip，5min）、戊巴比妥钠（ip，5min）4 种对照药物的比较 见表 3-3-34。

表 3-3-34 AF-5PVP 及几种抗焦虑药对大鼠游泳耐力实验模型影响的剂量-效应关系比较（平均值 ± 标准差）

	剂量	n	游泳时间（s）
AF-5PVP	0（vehicle）	6	322 ±67
（po，5min）	4. 0	6	337 ± 141
	16	6	344 ±94
	60	6	323 ±69
	120	6	311 ±52
地西泮	0（vehicle）	8	284 ± 81
（ip，30min）	0. 3	5	280 ±49
	1. 0	6	226 ±60 *
	3. 0	6	149 ±29 ***
	10	6	72 ± 25 ***

续　表

	剂量	n	游泳时间（s）
阿普唑仑	0（vehicle）	8	320 ±48
（ip，30min）	1.0	6	272 ±31 *
	2.0	6	248 ±54 **
	3.0	6	241 ±56 **
丁螺环酮	0（vehicle）	6	320 ±48
（ip，30min）	5.0	6	314 ±36
	10	6	282 ±43 *
	20	6	274 ±38 *
戊巴比妥钠	0（vehicle）	6	327 ±69
（ip，30min）	20	6	16 ±23 ***
	30	6	0

大鼠游泳时负重14g，水温22℃；* $P<0.05$，** $P<0.01$，*** $P<0.001$，与对照组比较。

AF-5以4、16，60及120mg/kg 4种剂量灌胃（5min），对游泳时间没有明显影响。而4种有效抗焦虑药地西泮、阿普唑仑、丁螺环酮及戊巴比妥钠均有显著降低游泳耐力的作用，分别在1、1、10及20mg/kg显著减少游泳持续时间。

AF-5（2%卵磷脂）对麻醉大鼠坐骨神经-胫前肌制备电刺-收缩反应的影响：见图3-3-2。

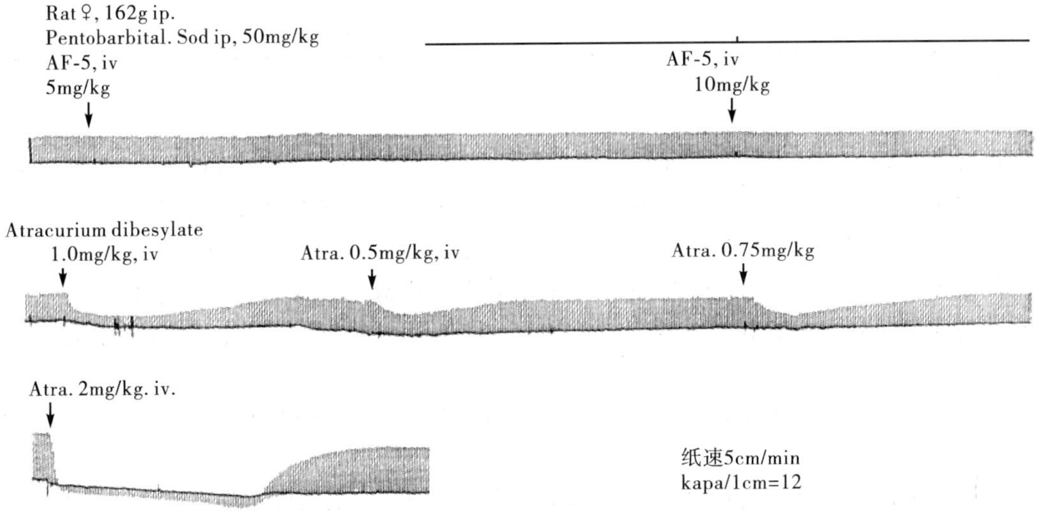

图3-3-2　AF-5（2%卵磷脂，iv）对戊巴比妥钠（50mg/kg，ip）麻醉大鼠坐骨神经-胫前肌制备（sciatic N-tibialis m. preparation）电刺-收缩反应的影响

Supermaximal twitches，10 V，0.5 ms，方波，10秒周期连续电击神经干并安装人工呼吸机；对照药atracurium besylate，Wellcome产品，针剂5mg/kg。

大鼠3只，戊巴比妥钠50mg/kg，麻醉后，AF-5（iv）尾静脉给药1～10mg/kg，观察坐骨神经电击-连续性肌收缩反应。结果在所用的药量范围，AF-5对肌收缩反应无抑制作用；对照药非去极化肌松剂atracurium，剂量依赖性抑制肌收缩反应效果明显。

结论：AF-5对动物肌协调与肌力活动在转棒、前肢拉力、攀网及游泳耐力各项实验中即使po较大剂量或ip较大剂量均未见异常影响。而对照药地西泮、阿普唑仑、丁螺环酮及戊巴比妥钠在较小剂量都有降低肌力的作用。对大鼠胫前肌电刺收缩实验，AF-5亦呈阴性结果。肌松作用是BZD类药的极为重要的效应。不过对丁螺环酮，剂量稍大后我们见到动物肌肉有僵硬的现象而不是肌松现象。

3. 小鼠疼痛模型与AF-5的镇痛作用

（1）AF-5对小鼠热板法疼痛模型（hot plate test）的影响 见表3-3-35。

表3-3-35 AF-5（ip，5min，2%卵磷脂）对小鼠热板疼痛反应的影响

组别	剂量（mg/kg，ip）	n	热痛反应			
			潜伏期（s）	延长（%）	抑制数（n）	抑制率（%）
对照（saline）	0	12	32.2±5.8	——	——	——
AF-5	5.0	10	29.3±4.2	9	0	0
	10.0	10	35.4±5.1	10	0	0
	15.0	8	32.3±3.8	0.3	0	0
	20.0	10	37.2±31.0	16	1	10
	5.0	10	44.2±4.8	37	4*	40
吗啡	10.0	10	51.3±4.0*	59	8**	80
	15.0	10	59.7±0.5**	85	9**	90

*$P<0.05$，**$P<0.01$，与对照组比较。

动物分组给药，AF-5（ip，5min）、对照药吗啡（ip，30min）及赋形剂对照（2%卵磷脂，ip，5min）。小鼠按时放入恒温热板容器（55±0.1℃）。观察痛反应（舔足、甩肢、高跳等动作）发生的潜伏期，共2min。对组间差异与量-效关系进行统计分析。

AP-5在5、10、15及20mg/kg 4种剂量，对小鼠热板疼痛反应产生的潜伏期及发生率在最高剂量时有16%延长和10%抑制（P值均>0.05），抑制作用微弱。吗啡则表现良好剂量依赖性镇痛作用。

（2）AF-5对小鼠醋酸扭体（腹膜刺激）反应的影响（writhing response） 见表3-3-36。

动物按体重随机分组，AF-5（ip，5min）对照药吗啡、地西泮（ip，30min）及赋形剂（2%卵磷脂）对照（ip，5min）注射后，按时（ip）1%醋酸0.05ml，小鼠放入玻璃罐中观察扭体反应发生的潜伏期及发生次数（10min）。给药组结果与对照组进行比较并作量-效分析。

表 3-3-36　AF-5（2%卵磷脂 ip，5min）对小鼠醋酸（1%，ip）扭体反应（writhing）的影响及与吗啡、地西泮的比较观察

组别	剂量	n	扭体反应（writhing）			
			潜伏期（min）	延长率（%）	扭体数+	抑制率（%）
对照（saline）	0	8	3.32±0.91	——	31.5±5.9	——
AF-5	2.5	8	4.01±1.12	20	29.1±4.5	8
	5.0	8	4.90±1.35*	47	21.4±62	32
	10.0	8	8.21±1.87**	147	14.6±47**	53
	20.0	7	8.05±163**	142	10.3±3.8**	68
	10.0	5	3.45±1.03	4	28.7±8.2	9
地西泮	2.5	5	813±1.89**	145	8.6±2.3**	83
	5.0	5	11.65±1.55**	251	1.9±1.5	94
	1.0	5	3.96±0.95	19	26.4±4.3	16
吗啡	2.5	5	8.44±1.90**	154	9.2±5.4**	82
	5.0	5	12.05±3.22**	263	3.3±1.2**	90

* $P<0.05$，** $P<0.01$，与对照组比较。

+AF-5 扭体抑制 ED_{50} =（10.8±3.9）mg/kg（ip，5min）地西泮及吗啡相应为（2.1±0.6）及（2.3±0.4）mg/kg（ip，30min）。

AP-5（ip，5min）2.5、5.0、10.0 及 20.0mg/kg 4 种剂量，可见 AF-5 对扭体痛反应的潜伏期与发生率的抑制具有剂量依赖性作用，10mg/kg 大约抑制扭体反应 50%（P 值亦 < 0.01），对照药地西泮在 2.5 及 5.0mg/kg（ip，30min）抑制扭体反应更为有效。吗啡的有效剂量约在 2.0～5.0mg/kg。

（3）AF-5 对小鼠电刺闪尾疼痛反应实验的影响　见表 3-3-37。

表 3-3-37　AF-5（2%卵磷脂，ip，5min）对小鼠尾部电刺疼痛反应的效应观察

组别	剂量（mg/kg）	途径时间（min）	动物数	镇痛数	镇痛（%）	P 值
对照（vehicle）	0	ip，5	20	0	0	——
AF-5	50.0	ip，5	10	0	0	>0.05
地西泮	2.5	ip，30	5	0	0	>0.05
	5.0	ip，30	5	0	0	>0.05
	1.0	ip，30	5	1	20	>0.05
吗啡	2.5	ip，30	6	4	67	<0.01
	5.0	ip，30	10	9	90	<0.01

动物随机分组后，按体重给药。AF-5（ip，5min），对照药吗啡与地西泮（ip，30min）及赋形剂对照（ip，5min）。给药后按时放小鼠于固定器中。对尾中后部施用电击。观察即刻尖叫与闪尾反应的潜伏期与发生频率的变化。

AF-5（2%卵磷脂，ip，5min）50mg/kg，未见对电击痛反应有抑制作用。地西泮2.5及5.0mg/kg（ip，30min）对电击痛反应亦无抑制作用。吗啡1.0、2.5及5.0mg/kg（ip，30min）对尾部电击锐痛抑制作用显著。

结论：AF-5对扭体反应应痛在10mg/kg时（ip）有抑制作用，但比地西泮及吗啡弱（2.0～5.0mg/kg显著有效）2～3倍。对热板（慢性钝痛）及电击急性锐痛，无抑制作用。

4. AF-5小鼠隔离打架模型的影响　见表3-3-38。

表3-3-38　不同剂量AF-5（2%卵磷脂，ip，5min）及对照药氯丙嗪（5.0mg/kg）对隔离小鼠打架行为抑制效应的观察

组别	剂量（mg/kg）	途径（ip，时间）	n	打架行为		
				潜伏期（s）	打架数目	抑制率（%）
对照（saline）	0	5min	10	39±19	10	——
AF-5	10	5min	5	60±22*	5	0
	15	5min	5	151±90**	4	20
	20	5min	6	198±84**	4	33
氯丙嗪	5	30min	5	300**	0	100

*$P<0.05$，**$P<0.01$，与对照组比较。

雄性小鼠，单居于塑料盒中，时间>2个月，对外来“入侵”雄鼠在5min内发生撕咬等攻击性行为；尤其对人为性将小鼠悬近单居鼠头部（10次）“寻衅”，更会发生迅猛攻击行为。上述行为分别为“自发”及“诱发”性打架行为。作为药物抑制攻击行为的指标，比较AF-5与抗精神分裂症药（major tranquilizer）的效应。

AF-5（ip，5min）分别给予单独饲养于塑料盒内的先后两批隔离打架小鼠，结果类似。其中一次AF-5的剂量为10、15及20mg/kg，可见15与20mg/kg两种剂量可轻度抑制（分别为20%与33%抑制）打架行为，对打架潜伏期有显著延长和剂量依赖关系。对照药氯丙嗪5.0mg/kg对打架行为完全抑制。

5. AF-5 PVP对大鼠木僵行为效应的观察　大鼠AF-5灌胃后（po，5min），观察倒立大鼠用后肢趾掌部搭靠调节到约（21±1）cm高度的钢丝，记录其维持此种体位的时间（秒），与剂型组进行均数比较。对照药为氟哌啶醇。（附AF-5小鼠木僵试验，方法与大鼠类似，AF-5为2%卵磷脂乳化剂，对照药为氯丙嗪与氟哌啶醇。）

AF-5 PVP（po，5min）10与50mg/kg不引起大鼠木僵行为，与对照组后肢搭靠时间（1.6±0.6）s比，相应为（1.31±0.5）及（1.7±0.7）s（$P>0.05$），对照药氟哌啶醇1.0mg/kg（30min，ip）大鼠木僵时间为（4.2±1.1）s（$P<0.01$）。

结论：大鼠AF-5（po）给药10与50mg/kg对大鼠无木僵效应，对照药如氟哌啶醇有木僵效应。

6. AF-5 对两种小鼠学习记忆活动的影响（即对遗忘作用的评估）

（1）AF-5 对小鼠避暗（step-through）记忆获得实验的影响 见表 3-3-39。

表 3-3-39 AF-5（卵磷脂，i. p.，5min）对小鼠避暗记忆（step-through）行为的影响及与对照药樟柳碱的比较

组别	剂量（mg/kg）	n	第一天进暗室数（n，电击惩罚）	第二天进暗室次数（n，遗忘数）	避暗率（%）
对照组	0	10	9	3	66.6
AF-5	1.0	10	9	7	22.2
	3.0	10	10	8	20.0
	9.0	10	9	7	22.2
樟柳碱	7.5	10	9	9	0.0*

* $P<0.05$，与对照组比较。

小鼠按体重随机分组，每组 10 只。分组后，AF-5（ip，5min）、对照药（樟柳碱，30min）及赋形剂 2% 卵磷脂对照（ip，5min）给药后按时将小鼠背向暗室放入明室，当小鼠进入暗室即遭足底铜网 36 V 电击逃出，不再进暗室。观察时间：5min。24 小时后小鼠再次放入明室，观察 5min 内小鼠再进暗室的发生率（记忆获得受影响情况）及其潜伏期的变化，与空白对照组 2% 卵磷脂及破坏记忆获得药樟柳碱组进行统计比较。

AF-5（ip）1、3 及 9mg/kg 共 3 组，给药后在明-暗箱走动中于暗箱遭受 1 次电击后，第二日重复进入明-暗箱，结果分别有 22.2%、20.2% 与 22.2% 小鼠避暗，对照组 66.7% 不再进入暗室，虽然记忆有减退，但统计差异不显著，对照药樟柳碱组全部小鼠不能避暗（0 避暗），与对照组差异显著。

结论：AF-5（ip）1.0～9.0mg/kg 对小鼠获得性记忆均有一定抑制作用，但不显著，对照药樟柳碱在较大剂量破坏记忆作用显著。

（2）AF-5 对小鼠条件反射性跳台行为（step-up）的影响 见表 3-3-40。

表 3-3-40 AF-5（ip）给药对小鼠跳台逃避条件反射（step-up）行为的影响及与地西泮的比较

药物	剂量（mg/kg）	给药途径 测试时间	n	条件反射行为消失数（%）		
				自身对照（给药前）	5min	24h 后
AF-5	5	ip，5min	9	6（6.7%）	15（16.7%）	3（3.3%）
	10	ip，5min	8	5（6.3%）	20（25%）	3（3.8%）
	20	ip，5min	7	7（10%）	14（20%）	4（5.7%）
地西泮	2.5	ip，30min	9	6（6.7%）	41**（45.6%）	8（8.9%）

** $P<0.01$，与自身对照比（χ^2 统计）。

小鼠经过21次训练，已基本形成了稳定的躲避电击非条件刺激之前的灯光信号，形成了跳台行为，阳性反应率约98%。动物分为4组（n=7~9），给药前先进行连续10次条件反射性跳台行为作为自身对照；然后分为AF-5（ip，5min）5、10及20mg/kg及地西泮2.5mg/kg（ip，30min）4种处理。结果给药后各组灯光条件反射阳性率分别为85%、80%、86%及59%，即AF-5虽轻度减少条件反射，但无量-效关系，也无统计意义，而对照药地西泮有明显抑制跳台学习行为的作用。上述给药后的效应，在24h后消失，跳台行为恢复到给药前水平。

结论：AF-5（ip）对小鼠记忆、学习行为无显著影响，与对照药地西泮有明显不同。

二、有关AF-5抗焦虑机制的一些研究

对AF-5的作用机制，曾进行过与焦虑可能有关的27种中枢神经递质与激素受体的放射性配基的竞争性结合实验（包括 $GAGA_A$、serotonin/$_A$ 系列、BZD_S、DOPA、AD-α、AD-β、CCK、NMDA、CRF及一些主要递质再摄取受体），结果AF-5无竞争结合作用。曾进行过一些与作用机理有关的整体动物试验和对神经递质的影响的探索，结果如下。

（一）与神经递质有关的行为实验

1. AF-5的抗惊厥试验　与中枢神经递质有关的抗惊厥实验是传统抗焦虑药的实验与研究方法。例如 $GABA_A$ 受体也是戊四唑及印防己毒素的受体，士的宁与NMDA复合受体相关，育亨宾则与 α_2 肾上腺素能受体相关。经多次实验观察到，AF-5具有明显地对抗小鼠士的宁阈剂量惊厥致死（98% point）效应，ED_{50} 约为7.9mg/kg（ip），AF-5的一些衍生物也有抗士的宁惊厥作用；AF-5（ip）对小鼠育亨宾惊厥有明显的对抗作用，ED_{50} 为（6.0±1.5）mg/kg；此外，AF-5有抗小鼠戊四唑与荷包牡丹碱惊厥的作用（表3-3-15）；但不能对抗印防己毒素与电惊厥。可见，AF-5的抗惊厥作用即与地西泮有相似点和可比性，但也有明显的不同；而丁螺环酮则没有上述受体的抗惊厥作用。

2. AF-5对育亨宾及士的宁在小鼠高架十字迷宫焦虑试验中的对抗效应　用小鼠高架十字迷宫试验，育亨宾适当剂量，如（ip，30min）5mg/kg引起明显的焦虑反应，如开臂停留时间明显缩短，开臂进入次数明显减少，而闭臂停留时间及走动次数均明显增加（$P<0.01$ 或 $P<0.05$），AF-5（ip，5min）4mg/kg则有相反的抗焦虑效应；当两种药物合并使用时，看到育亨宾能够完全消除AF-5在实验中的各项抗焦虑阳性参数。同样的情形，AF-5在小鼠高架十字迷宫试验中各种抗焦虑阳性表现，也都能够为适当剂量的士的宁所对抗。

（二）AF-5对大鼠皮层与皮层下cAMP浓度的影响　见表3-3-41。

用毛细管电泳法（仪器为Beckman P/ACE5500）检测，于254nm波段测cAMP含量。大鼠72只，分为空白及卵磷脂对照组，AF-5（2.0mg/kg，ip）后5、10、15、30、45、60、90、120、240及480min共12组，每组6只大鼠。实验分6次进行，每次于各组中取一只大鼠按体重给药（0.1ml/100g）按时间取脑，在低温中制备脑干与大脑皮质组织，多次离心制备上清液，按已建立的方法，用毛细管区带电泳检测两种组织液中的cAMP含量，最后将6次结果各相应点cAMP浓度进行均数±标准差计算，*t* 值统计（用Micro Excel 5.0软件做数据处理）。

结果看到AF-5（2.0mg/kg，ip）后脑皮质与脑干的cAMP浓度变化几乎完全相同的3次升高的变化曲线（给药后10、30、90或120min），AF-5在给药10min后cAMP浓度比对

表 3-3-41 AF-5（ip）2.0mg/kg 对大鼠皮层与皮层下 cAMP 浓度变化的时间 - 效应关系

分组	(min)	时间(min)										
		0(对照)	5	10	15	30	45	60	90	120	240	480
皮层	nmol/g(湿重)	4.02±2.09	7.00±4.78	5.34±1.15	6.17±5.12	7.20±8.61	6.29±5.63	6.95±6.73	5.82±5.10	5.31±4.68	5.11±1.64	3.0±0.89
	%	100	167	127	147	171	150	166	139	126	122	74
皮层下	nmol/g(湿重)	6.25±1.89	8.80±5.90	13.3±6.63	8.65±6.84	11.2±12.7	10.9±8.76	9.62±9.55	7.52±7.25	9.75±6.54	6.57±3.55	5.92±1.89
	%	100	141	213	138	179	174	154	120	156	105	95

照组显著升高（$P<0.05$，升高 2.11 倍），30min 时一般是对照组的 1.71 或 1.78 倍，一般在 480min 时完全恢复正常。从本结果可明显看到，cAMP 脑内浓度的变化与药效学及药代学中 AF-5 的时间效应一致。总之，AF-5（po）对大鼠脑内 cAMP 有明显的升高作用。而已知脑内 cAMP 对焦虑与抑郁等情绪活动有十分重要的意义，同时这种变化与腺苷酸环化酶与磷酸二酯酶均有关。

（三）AF-5 对大鼠脑内单胺类神经递质及其代谢物的影响 见表 3-3-42。

用高效液相色谱（HPLC-ECD）检测不同脑干神经区域上清液及脑区定位微透析技术测定 AF-5（10mg/kg，ip，30min）对 5-HT、DA、NE 及其代谢物含量的影响，以及优降宁（pargylin）作用 2h 后 AF-5 的效应，与溶剂对照或相应优降宁对照比较，AF-5 对脑神经递质及其代谢物均有极其明显的影响。

表 3-3-42 AF-5（5.0mg/kg，ip，5min）对大鼠脑内单胺递质的影响
（平均值±标准误，ng/1g 组织湿重，n=7）

单胺递质	组别	脑区				
		大脑皮层	中脑	纹状体	下丘脑	海马
5-HT	赋形剂组	1.91±0.53	3.05±0.53	2.66±0.58	2.28±0.49	1.86±0.35
	AF-5	1.33±0.39*	2.52±0.13*	1.96±0.30*	2.48±0.47	1.89±0.04
DA	赋形剂组	1.31±0.33	0.42±0.06	4.03±1.27	0.53±0.10	0.21±0.17
	AF-5	1.30±0.38	0.34±0.05*	2.63±0.78*	0.83±0.18**	0.12±0.07
NE	赋形剂组	0.26±0.06	1.00±0.11	0.91±0.27	2.51±0.51	0.43±0.08
	AF-5	0.17±0.05*	0.93±0.12	1.03±0.10	2.78±0.45	0.40±0.09

*$P<0.05$，**$P<0.01$

由表 3-3-42 可见，AF-5（5.0mg/kg，ip，30min）使皮质、中脑、纹状体的 5-HT 明显下调；皮质的 NE 明显下调；中脑、纹状体的 DA 也明显下调（P 值与对照组值比较，均 <0.05），而下丘脑的 DA 则显著升高（$P<0.01$）。用纹状体透析技术测定的脑细胞外液可见，AF-5（10mg/kg，ip，n=4）使 5-HT、DA 与 NE 代谢物 5-羟吲哚醋酸（5HIAA）、高香草酸（HVA）及二羟苯乙酸（DOPAC）含量有明显升高，并持续 >4 小时。对优降宁（25mg/kg，ip）所引起的单胺类神经递质代谢产物的大幅度下降的时-效性曲线变化，在合用 AF-5（10mg/kg，ip）后，原本升高单胺类代谢物的结果被优降宁完全对抗，代之以程度较轻、持续时间长于 8 小时的代谢产物减少的曲线。这说明 AF-5 与优降宁间的对抗效应。

AF-5 使重要脑区 5-HT 浓度下降的作用，符合焦虑症起自脑内 5-HT 功能亢进的学说；而 AF-5 还有对中枢 DA、NE 等递质的调节作用。虽然尚未发现 AF-5 作用的靶点，但 AF-5 对中枢递质的调节作用可合理解释其抗焦虑作用。

总之，AF-5 是一种抗焦虑作用较强、抗焦虑剂量与地西泮相仿、抗焦虑谱明显宽于丁螺环酮、口服有效的新型药物。AF-5 抗焦虑作用无耐药性，重复给药的药效有逐渐增强趋势。AF-5 可能有一定的抗抑郁活性。AF-5 本身无催眠作用，但有较弱的协同催眠的作用，

AF-5 口服镇静作用不明显，作用弱于丁螺环酮多倍，但非口服给药时镇静作用仅略弱于地西泮而强于丁螺环酮。AF-5 无肌松作用，不引起共济失调，对学习记忆活动无明显损害。因此，与传统抗焦虑药相比，AF-5 可能是一种中枢毒副作用较低、较安全和高特异性的完全新型的抗焦虑药。

三、AF-5 的一般药理研究

（一）AF-5 对大、小鼠一般行为活动的观察

用常规使用的昆明种成年小鼠 25 只（♂），5 只一组，置塑料盒内（15cm × 30cm × 15cm），食水自由摄取。AF-5 PVP 分散剂 2.5、5.0、10 及 20mg/kg 及赋形剂对照共 5 组，（po）给药后按常规观察各项行为及一般反应活动，未见与对照动物明显区别，唯大剂量组小鼠给药后 1 ~ 2 小时内有聚卧倾向。大鼠 30 只（♂），10 只一组 AF-5（po）10、40mg/kg 及 PVP 对照 3 组，置塑料盒中（40cm × 50cm × 20cm）常规饲养。给药后观察 24 小时，除大剂量组动物给药后 2 ~ 3 小时内喜聚卧，手动驱散后又常有复聚现象外，各项行为、外观与对照组无明显异常差别，只在捉握动物时较容易和省力。

（二）AF-5 对麻醉大鼠 3 种脏器器官（足蹠部皮肤、直肠及肝脏底面）温度的影响

大鼠 12 只，（ip）乌拉坦（1.2g/kg），麻醉后放入恒温小室（23.0 ± 0.1℃），仰卧排列，约 30min 后，开始测量自身对照温度后给药。每组大鼠 3 只，分 saline 对照、AF-5（iv，尾静脉埋给药针）2.5 及 5.0mg/kg 及对照药山莨菪碱 1.0mg/kg 四组给药。右后足蹠皮肤用半导体点温计、直肠用水银温度计、肝底面温度用经皮肤小割口插入固定的水银温度计（均为 0.1℃精度读数）后按时间，读出温度读数；第一次测温后 2 小时第二次给药。合并结果（n = 6）进行 *t* 值统计法比较各自身对照的差异。结果，AF-5 各剂量组对 3 处局部温度没有明显影响，山莨菪碱对足蹠皮肤温度有明显升高、肝表面温度有明显下降（P 值均 < 0.05），对直肠温度未见影响。

（三）AF-5 对兔在体回肠蠕动的影响

大耳白兔 3 只（♀），戊巴比妥钠（iv，30mg/kg）麻醉。剖腹后，选固定回肠段造肠壁悬吊小室。肠肌悬起，连于压力传感器至生理记录仪。AF-5 灌胃给药记录比较给药前后的肠蠕动情况。AF-5 5、15 及 50mg/kg 及 saline 对照液，观察 60min（有时 30min）内肠蠕动情况。结果：AF-5 灌胃后肠收缩节律、幅度等未见明显变化。

（四）小鼠全脑缺血性脑保护实验

AF-5 给药（ip）25min 后小鼠断头后张口呼吸时间延长，与给药剂量明显相关。小鼠每组 10 只，AF-5（ip）20mg/kg 显著延长小鼠呼吸时间 [（22.0 ± 2.1）s，对照（18.4 ± 2.2）s，P < 0.01]，AF-5（ip）10 及 5mg/kg 时的呼吸延长时间逐渐变化为不明显（P > 0.05）。戊巴比妥钠（40 及 60mg/kg ip，10min），尼莫地平（3.0 及 6.0mg/kg，ip，30min）延长缺氧呼吸时间远长于 AF-5，有时达到对照组的 1 ~ 2 倍，尤其后者作用更强。地西泮 5mg/kg（ip，30min）延长缺氧呼吸时间的作用略比 AF-5 弱。

（五）AF-5 对犬心血管与呼吸系统的影响

小牧羊犬（beagle）6 只（3♂、3♀），8.1 ~ 9.7 kg，每次进行 3 只犬的观察记录实验，（ip）35mg/kg 戊巴比妥钠麻醉（以后根据呼吸等情况适量补充麻醉）。观察记录内容：血压（右股动脉）、心电图（Ⅱ导联）及呼吸频率。AF-5（po）剂量 5、10、20mg/kg 及 PVP 赋

形剂4种处理，按拉丁方顺序给药，于给药第0、5、10、20、30、60、120及180min时记录上述多项生理参数。两次实验结束，以4种处理的各时相点结果，即n=6的相加均值，进行统计比较。结果：AF-5（5、10及20mg/kg）3种剂量对犬的心率、血压、呼吸与心律（ECG各时段的时间与电压值）与对照组正常值之间无明显差异。因此，AF-5上述剂量对犬心血管系统与呼吸无异常影响。

四、AF-5的毒理学研究

（一）AF-5的急性毒性试验

1. 小鼠最大耐受量毒性试验　AF-5（po）给药（2.5g/kg，前后两次给药，间隔3h），雌雄各10只，另有一AF-5（PVP）7.5g/kg组（雌雄各4只）分3次给药，及PVP赋形剂对照组，每小组雌雄各5只（PVP两次灌胃）。给药后共观察2周，最后肉眼解剖观察内脏器官。结果：AF-5 2.5g/kg，po后，动物5min均安静，少动，半闭目到闭目不动，虽对声音、机械等刺激仍有反应但幅度很小，肌力近正常，痛觉、肤色、瞳孔等均近正常，竖毛较明显。2小时左右渐有走动；第二次灌胃后镇静反应持续3～4小时以上。7.5g/kg组在第三次给药后镇静作用持续12小时以上。小鼠粪便稀、白（PVP不为胃肠吸收），肛门被黏结，经1～2日才清理干净，食、水量趋于正常。体重在给药1～2日时有下降，3～4日后有进行性恢复，与对照组开始接近，最后与对照组相同。2周后给药动物各脏器未见异常。结论：AF-5大剂量灌胃只引起重度镇静，无直接催眠作用，亦未见其他明显毒、副作用。

2. AF-5（iv）对小鼠毒副作用观察　AF-5制成2%卵磷脂乳悬液（暗视野镜检，颗粒匀细，极少量最大颗粒<10μm）。AF-5分3种剂量500、600及1000mg/kg 3组，（n=5）尾静脉内缓缓推入（≤30s）。给药后2～4min小鼠均安卧、闭目、几乎不动，肌力微弱，有时后肢向外伸出状，缓缓移动，有缓慢的翻正反射动作，能吞咽喂到唇内的水滴与慢嚼塞入口中的小食粒。其他情况类似（po）给药动物。3～4小时后活动渐趋正常。给药7日后无一死亡。（注：同时进行的对照药为地西泮，iv后动物翻正反射消失，LD_{50} =（41±4）mg/kg）。

（二）致突变试验（Ames试验）

Ames致突实验，AF-5药物浓度为每皿2500μg、250μg、25μg与2.5μg 4种；结果，无论是否代谢活化均无诱发鼠沙门组氨酸缺陷型菌株TA98、TA100与TA102菌落数回变作用，与溶剂对照组差异不显著，即致突阴性。

啮齿动物微核试验：AF-5 10mg/kg、50mg/kg与250mg/kg 3种剂量灌胃给药（2天），对小鼠胸骨骨髓（Giemsa染色）多染红细胞的微核数（与对照组比较）无升高效应（$P>0.05$）。

细胞染色体畸变实验：AF-5 50μg/ml、100μg/ml与200μg/ml 3种浓度，与对照组比较均无致中国仓鼠肺细胞（CHL）染色体畸变作用。

结论：AF-5无致突作用。

（三）AF-5的5种依赖性动物试验

用小鼠听源性诱导惊厥试验、大鼠戊四唑诱导惊厥试验、大鼠自然戒断试验、大鼠条件性位置偏爱试验和大鼠药物辨别试验评价了AF-5产生身体依赖性和精神依赖性的潜力。受试药为AF-5 PVP固体分散体，含量5.62%。结果如下：

在小鼠听源性诱导惊厥试验中，苯巴比妥组小鼠停药后第 1 ~7 天均有小鼠产生惊厥反应，特别是在第 2 天，惊厥反应率同对照组相比有显著性差异（$P<0.01$）。在体重下降方面，苯巴比妥组小鼠在停药后第 1 和第 2 天体重明显降低，与对照组差异显著（$P<0.05$，$P<0.01$），第 3 天后体重就已恢复到停药前的水平。此外，有 2 只小鼠惊厥后死亡。这些结果表明，小鼠对苯巴比妥形成明显的身体依赖性。

AF-5 3 个剂量组［0.07、5.0 和 10g/(kg·d)，按 AF-5 计为 3.9、281、和 562mg/(kg·d)］，用铃声刺激小鼠诱导惊厥，只有小剂量组有 1 只小鼠在第 3 天产生了惊厥反应，惊厥反应率为 8.3%，同对照组相比无显著性差异（$P>0.05$）。AF-5 3 个剂量组其余的小鼠均没有产生惊厥反应。在体重下降方面，AF-5 3 个剂量组其余的小鼠的体重均没有产生明显的下降，同对照组相比 $P>0.01$。结果表明，在该动物模型中，AF-5 在试验剂量下没有产生明显的身体依赖性。

在大鼠戊四唑诱导惊厥试验中，苯巴比妥组大鼠由戊四唑诱导的惊厥发生率为 44.4%，与对照组差异明显（$P<0.05$）。这表明大鼠对苯巴比妥形成了明显的身体依赖性。AF-5 3 个剂量［0.3、3.0、5.0g/(kg·d)，恒量］组大鼠，只有中剂量组有 1 只大鼠产生了惊厥反应，但惊厥反应率同对照组相比无显著性差异（$P>0.05$）。这表明 AF-5 在该模型中没有产生明显的身体依赖性。

在大鼠自然戒断试验中，苯巴比妥组大鼠戒断后体重明显降低（$P<0.05$，$P<0.01$），直至戒断后第 14 天体重才基本恢复到戒断前的水平（$P>0.05$）。这表明大鼠对苯巴比妥形成明显的身体依赖性。AF-5 3 个剂量［0.3、3.0、5.0g/(kg·d)］组大鼠，只有中剂量组大鼠在停药的第 1 天体重下降明显（$P<0.05$），其余均无明显下降（$P>0.05$）。从饲料消耗量看，苯巴比妥组大鼠在戒断后第 2 ~6 天同停药前相比食量减少，第 7 天后恢复到戒断前的水平。AF-5 3 个剂量组，小、大剂量组大鼠食量基本与停药前一致，中剂量组大鼠的食量似有增加。综合分析，AF-5 在该模型中没有产生明显的身体依赖性。

在大鼠条件性位置偏爱试验中，戊巴比妥钠组大鼠在伴药盒停留时间明显高于对照组（$P<0.05$），表明戊巴比妥钠组大鼠形成了明显的条件性位置偏爱效应。AF-5 小、中、大剂量［0.3、3.0、5.0g/(kg·d)］组的大鼠在伴药盒停留时间同对照组比，无明显差异（$P>0.05$），表明大鼠对 AF-5 没有形成明显的条件性位置偏爱效应。这表明 AF-5 在该模型中，在试验剂量下没有表现出产生精神依赖性的潜力。

在大鼠药物辨别试验中，戊巴比妥钠（ip 给药）能完全替代 10mg/kg 戊巴比妥钠（sc 给药）对大鼠形成的药物辨别行为，其 ED_{50} 及 95% 可信限为 3.17（1.88 ~5.33）mg/kg。AF-5 未能测出完全替代的 ED_{50}。AF-5 0.3 和 5.0g/kg 剂量组的大鼠均不能替代 10mg/kg 戊巴比妥钠（sc 给药）对大鼠形成的药物辨别行为。这表明在该模型中，AF-5 在试验剂量下没有表现出产生的精神依赖性的潜力。

结论：AF-5 在试验剂量下，没有产生明显的身体依赖性和精神依赖性。

（四）AF-5 的长毒实验

1. 大鼠 AF-5 PVP 固体分散剂 6 个月给药和 3 周恢复期的长期毒性实验　Wistar 大鼠 180 只（雌雄各半），分为 5 组，即蒸馏水对照、PVP 剂型对照和 AF-5 10、50 及 250mg/kg 剂量组，每组 15 或 20 只动物，3 或 2 只动物一个塑料笼饲养。给药 6 个月（每周连续 6

次）后停药3周为恢复期。毒性及其严重性、可能损伤器官与整体反应情况的观察内容包括：给药后3个月、6个月及3周恢复期分别进行的血清生化（12项）、血液形态（16项）、尿检（11项）、组织器官切片检验（41项），以及行为活动学检察。结果为，50mg/kg（灌胃）为未引起功能与器质变化的安全剂量；250mg/kg虽未引起器质病变，但引起肝、肾重量的可恢复性增加，有毒性反应的可能。（但由于PVP对照组本身引起了十多项血液、尿检的异常，说明PVP赋形剂本身应用量过大会引起毒副反应，这给AF-5大剂量毒性反应结论带来疑问。）

2. Beagl犬经口给药AF-5（PVP）9个月恢复期3周长毒试验　Beagle犬，34只（雌雄各半），分蒸馏水对照、PVP对照、AF-5 3种剂量（5、15及50mg/kg）雌雄各5组，（每组3或4只，单笼饲养，检测项目包括给药第一天、第八天，给药第3个月、6个月、9个月及恢复期结束时血液学（12项）、血清生化学（13项）、组织细胞镜检（40或42项）及器官脏器重量（16项）、尿检（9项）、ECK（心电及呼吸监测），以及每日给药前后常规登记行为活动检查、体重、进食量定期登录。实验结果的主要结论是：除15mg/kg及50mg/kg给药组血清碱性磷酸酶（ALP）在给药后期有升高外（停药后基本恢复正常），其他各项检查没有系统性或与AF-5给药剂量相关的毒性反应；副作用可见到大剂量AF-5 PVP及PVP对照组在停药前均有稀便、软便现象，停药后才都完全正常。

（五）AF-5的生殖毒性实验

1. 大鼠一般生殖毒性　Wistar雄性大鼠每组30只，接受AF-5 PVP 8、30及120mg/kg（po）3种剂量60日，与给药14日的雌鼠交配，雌鼠受孕后继续给药至妊娠末期，解剖观察母体子宫受孕及胎儿发育（性别、外观、数量、器官形态、骨骼发育）状况，雄性动物亦做剖检。结果，未发现动物生殖系统及胎儿各项观察指标的异常。在所用药物剂量，对大鼠生殖活动无不良影响。

2. 大鼠致畸敏感期AF-5致畸胎试验　Wistar大鼠每组20只，AF-5（PVP）8、30、120mg/kg（po）3种剂量及对照组（PVP）共4组，大鼠于受孕后7~17天10次给药。结果母鼠分娩、胎儿发育、性别及器官、骨骼正常，AF-5在所用各剂量无胎儿致畸及胚胎毒性作用。

3. 大鼠围产期毒性试验　Wistar大鼠（雌性）170只，选145只分为空白、PVP及AF-5（PVP）8、30及120mg/kg 3种剂量共5组。单笼喂养，与健康雄鼠一只合笼。受孕后分别计算日期，于妊娠第15日开始每日1次给药（分娩前1周），直至授乳期（共28日）结束，连续给药（每周7次）。观察母鼠与仔鼠第一代（F1）各种健康情况（体重、进食、进水量、受孕率、妊娠时间），卵子着床点数，产仔量，雌雄存活比率，幼仔发育速度，多项生理活动能力测试试验，母鼠-仔鼠脏器切片及重量指数与仔鼠透明软骨发育等项，并进行F2代及动物数减半的F3代连续观察。对给药组各项结果与两种对照组数据进行统计比较。结果，对照组（空白、PVP组）及给药组各组间各项指标均无统计差异，即AF-5各种剂量不影响围生期母鼠与仔鼠的健康与生育能力。

（王维君）

参 考 文 献

1. Pellow S, Chopin P, File SE, et al. Validation of open-closed arms entries in an elevated plus-maze as a measure of anxiety in rat. J Neurosci Meth, 1985, 14：149－167
2. File SE The use of social interaction as a method for detecting anxiolytic activity of benzodiazepoxide-like drugs. J Neurosci Meth, 1980, 2：219－238
3. Zhang Yi, Wang WJ, Zhang JJ. Effect of novel anxiolytic 4-butyl-alpha-agarofuran on levels of monoamines in rats. Europ J Pharmacol, 2004, 504：39－44

第四节　AF-5的质量控制标准和定量分析方法

AF-5为白色至淡黄色固体，无臭，无味，25℃左右开始熔化，熔化后为无色至淡黄色油状液体。AF-5在丙酮、乙醚、氯仿、甲醇和乙醇中极易溶解，在乙腈中溶解，在水中不溶。按干燥品计算含 $C_{18}H_{30}O$ 不得少于97.0%。

一、理化常数

1. 比旋度　AF-5分子中含有3个手性中心，为（+）-异构体。将AF-5加无水乙醇溶解并稀释制成每1ml中含20mg的溶液，照《中国药典》2005年版二部附录Ⅵ E方法测定，比旋度为+23.76°～+23.85°。若样品发生降解，纯度下降至95%，比旋度下降为+22°左右，故规定比旋度不得低于+22°。

2. 折光率　AF-5在30℃条件下可快速熔化为澄清透明液体。照《中国药典》2005年版二部附录Ⅵ F方法测定，折光率应控制在1.490～1.510。

二、鉴别

本品为倍半萜的衍生物，与香草醛可发生特异的颜色反应。结合红外分光光度法的光谱特征和高效液相色谱法的保留时间考察，能够准确鉴定AF-5的结构。

本品的鉴别项目制定三款如下：

1. 取本品适量，加丙酮制成每1ml中含1mg的溶液，吸取1滴点于滤纸上，另吸取显色液（取香草醛3g，加浓硫酸20ml、乙醇200ml，混合，即得）1滴，点于滤纸同一位置上，用电吹风加热，渐显蓝色。

2. 本品的红外光吸收图谱应与对照品的图谱一致（《中国药典2005年版》二部附录Ⅳ C）。

3. 含量测定项下记录的色谱图中，供试品保留时间应与对照品保留时间一致（《中国药典》2005年版二部附录Ⅴ D）。

三、纯度检查

对溶液澄清度与颜色、无机杂质、旋光纯度、有关物质、水分、炽灼残渣、重金属、残留溶剂等杂质和纯度进行了系统研究。结果显示，氯化物、硫酸盐、砷盐等无机杂质含量均较低，未超出一般的规定范围；采用高效液相色谱手性柱分离检测法，终产物中未检出（－）-异构体；照《中国药典》2005年版二部附录Ⅷ M第一法对水分进行测定，由于本品熔化后为油状液体，水分含量较低，未超过0.1%。因此，在质量标准中对无机杂质、(-)-异构体和水分可不作控制。

本品的检查项目制订五款如下：

1. 溶液的澄清度与颜色　取本品适量，加乙醇制成每1ml中含50mg的溶液，溶液应澄清无色；如显混浊，与1号浊度标准液（《中国药典》2005年版二部附录ⅨB）比较，不得更浓；如显色，与黄色或黄绿色3号标准比色液（《中国药典》2005年版二部附录ⅨA第一法）比较，不得更深。

2. 有关物质　取本品适量，加乙腈溶解并稀释制成每1ml中含AF-5 2mg的供试品溶液；另取供试品溶液，加乙腈稀释制成每1ml中含0.02mg的对照溶液。照含量测定项下的色谱条件，采用双波长检测（196nm和240nm），精密量取对照溶液10μl注入液相色谱仪，调节检测灵敏度，使主成分峰的峰高为满量程的10%～20%；再精密量取供试品溶液10μl，注入液相色谱仪，记录色谱图至主成分峰保留时间的2倍。供试品溶液色谱图中如有杂质峰，量取除溶剂峰外各杂质峰面积，单个杂质不得大于对照溶液峰面积（1.0%），各杂质峰面积的和不得大于对照溶液峰面积的2.5倍（2.5%）。

3. 炽灼残渣　取本品1.0g，依法检查（《中国药典》2005年版二部附录ⅧN），遗留残渣不得过0.2%。

4. 重金属　取炽灼残渣项下遗留的残渣，依法检查（《中国药典》2005年版二部附录ⅧH），含重金属不得过20/百万。

5. 甲醇、二氯甲烷与正己烷　取本品适量，加N，N-二甲基甲酰胺制成浓度为每1ml中含100mg的供试品溶液；另取甲醇、二氯甲烷和正己烷适量，加N，N-二甲基甲酰胺溶解并稀释制成每1ml中含甲醇0.3mg、二氯甲烷0.06mg和正己烷0.029mg的对照品溶液。照残留溶剂测定法（《中国药典》2005年版二部附录ⅧP第三法），色谱柱为HP-Wax（键合聚乙二醇）毛细管柱（30m×0.32mm×0.5μm）；柱温35℃，保持3分钟，以每分钟10℃升温至120℃，保持3分钟；采用氢火焰离子化检测器（FID）。各待测溶剂的分离度应符合规定。分别精密量取供试品溶液和对照品溶液各1μl注入气相色谱仪，记录色谱图。按外标法以峰面积计算，均应符合规定。

四、含量测定方法

AF-5的含量测定方法有高效液相色谱法和气相色谱法。

1. 高效液相色谱法　取本品适量，加乙醇制成浓度为每1ml中含0.1mg的供试品溶液；另取AF-5对照品适量，同法制成每1ml中含0.1mg的对照品溶液。照高效液相色谱法（《中国药典》2005年版二部附录ⅤD），以辛烷基硅烷键合硅胶为填充剂，乙腈-水=78∶22为流动相，检测波长为196nm，柱温40℃，理论板数按AF-5峰计算应不低于2000，AF-5与杂质的分离度应符合要求。分别精密量取对照品溶液和供试品溶液各10μl注入液相色谱仪，记录色谱图。按外标法以峰面积计算，即得。

对HPLC方法进行系统方法学考察，结果如下：

（1）专属性　在测定仪器条件下，主峰吸收波长为196nm，中间体、粗品中带入的副产物及高温、酸、碱、氧、光破坏产生的降解产物，紫外吸收波长均在196nm或240nm附近，所有杂质均能与AF-5分离良好，专属性良好。

为更好地控制供试品中的杂质，根据 DAD 扫描结果，确定 AF-5 杂质研究方法采取 196nm、240nm 双波长检测。

（2）溶液稳定性　供试品溶液室温放置 3 天，主峰面积及杂质含量均无明显改变，溶液室温放置稳定性良好。

（3）线性关系　在 0.1 ~ 5μg 范围内，峰面积（y）与检测量（x）呈良好的线性关系，回归方程为 $y = 4.0740 \times 10^5 x + 2.9785 \times 10^3$，$r = 1.0000$，RSD < 1.0%，重现性符合要求。

（4）精密度　低、中、高浓度的样品溶液连续测定 3 天，RSD 均小于 1.0%，精密度良好。

（5）检测限与定量限　以信噪比 3∶1 计算，AF-5 最低检测限为 6ng；以信噪比 10∶1 计算，AF-5 定量限为 35ng。

2. 气相色谱法　取本品适量，加甲醇制成浓度为每 1ml 中含 0.25mg 的供试品溶液；另取 AF-5 对照品适量，同法制成每 1ml 中含 0.25mg 的对照品溶液。照气相色谱法（《中国药典》2005 年版二部附 V E），色谱柱为 HP-5［（5%）-二苯基-（94%）-二甲基聚硅氧烷］毛细管柱（30m × 0.32mm × 0.25μm）；柱温 120℃，保持 1 分钟，以每分钟 10℃ 升温至 230℃，保持 15 分钟；采用氢火焰离子化检测器（FID）。理论板数按 AF-5 峰计算应不低于 2000，AF-5 与杂质的分离度应符合要求。分别精密量取对照品溶液和供试品溶液各 1μl 注入液相色谱仪，记录色谱图。按外标法以峰面积计算，即得。

对 GC 方法进行系统方法学考察，结果如下：

（1）专属性　主峰保留时间为 10.5 分钟，中间体、粗品中带入的副产物及高温、酸、碱、氧、光破坏产生的降解产物，均能与 AF-5 分离良好，不影响 AF-5 检测，专属性良好。

（2）线性关系　在 10 ~ 1000ng 范围内，峰面积（y）与进样量（x）呈良好的线性关系。回归方程为 $y = 1.2245x + 7.5055$，$r = 0.9994$，RSD < 2.0%，重现性符合要求。

（3）精密度　低、中、高浓度的样品溶液，连续测定 3 天，RSD 均小于 3.0%，精密度良好。

（4）检测限与定量限　以信噪比 3∶1 计算，AF-5 最低检测限为 1ng；以信噪比 10∶1 计算，AF-5 定量限为 3ng。

3. 样品分析结果及两种方法相关性　采用高效液相色谱法和气相色谱法分别对 3 批 AF-5 样品进行含量测定，两者结果一致，相关性良好。数据列于表 3-4-1。

表 3-4-1　高效液相色谱法和气相色谱法测定 3 批 AF-5 批样品的百分含量

批号	1	2	3
高效液相色谱法	98.3	98.7	98.5
气相色谱法	98.6	98.7	98.4

（刘玉玲　夏学军）

参 考 文 献

1. 夏学军，金笃嘉，任怡等. 布格呋喃及其胶囊的含量和有关物质的 HPLC 法测定. 中国医药工业杂志，2008，39：199－202

2. 夏学军，付朝晖，黄雪祥等. 气相色谱法测定布格呋喃的含量及有关物质. 中国药学杂志，2008，43：1349－1351

第五节 AF-5 的制剂

一、AF-5 制剂的处方及工艺

（一）处方前研究信息

1. 理化性质 AF-5 为白色至淡黄色固体，25℃左右开始熔化，熔化后为无色至淡黄色油状液体，亲脂性强，水溶性差。AF-5 室温及高温条件下易发生降解，30℃、RH60% 放置 3 个月杂质含量高达 4.2% ~7.0%，含量明显下降。

2. 生物学性质 小鼠脑室注射 AF-5 显示较强的抗焦虑活性，但将 AF-5 用植物油稀释后进行小鼠灌胃，结果与空白对照组（植物油）无统计学意义，提示本品直接口服生物吸收差或存在肝脏首过效应，影响药效发挥。

（二）处方及制备工艺优化

为了更好地发挥 AF-5 的药理活性，方便制剂成形及临床用药，制剂研究需解决以下关键问题：① 将液体药物粉末化，方便固体口服制剂的制备；② 提高药物室温稳定性，方便贮存；③ 促进药物口服吸收，提高口服给药的生物活性。

环糊精包合物和固体分散体技术是目前常用的改善药物分散性、提高药物稳定性，并能使液体药物粉末化的药剂学方法。探索性研究结果提示，固体分散体在改善 AF-5 理化性质和生物学特征方面显示了更好的效果。

对原料药单一组分及其与聚维酮（PVP K-30）、聚乙二醇（PEG6000）、泊洛沙姆（poloxamer188）等 3 种载体材料分别按 1∶2、1∶5、1∶10、1∶15 比例投料制成的固体分散体进行了性状、热分析鉴别、溶出速率测定和稳定性考察。结果表明，当载体材料用量为 AF-5 的 2 倍时，得到油状半固体，未完全固化；而载体材料用量提高到 5 倍以上，得到白色粉末状的固体分散体。热分析鉴别的原料药、载体材料及固体分散体的 DSC 曲线见图 3-5-1。

由图 3-5-1 可知，原料药的 DSC 曲线在 20℃ 有一个吸热峰，为 AF-5 的熔点峰。PEG6000、poloxamer188、PVP K-30 的 DSC 曲线各显示有一个吸热峰，位置分别在 58℃、51℃、102℃，分别为 PEG6000、poloxamer188 熔点峰及 PVP K-30 中水分的蒸发峰。AF-5∶载体材料＝1∶2 时，DSC 曲线中除了载体材料的吸热峰外（温度略低于载体材料自身吸热峰的温度），还显示出 AF-5 的吸热峰，表明载体材料比例过小，部分药物仍以原形存在，药物与载体材料未能完全形成固体分散体。AF-5∶载体材料≤1∶5 时，DSC 曲线中仅显示载体的吸热峰，而 AF-5 吸热峰完全消失，表明药物分散的物相状态发生了变化，药物与载体

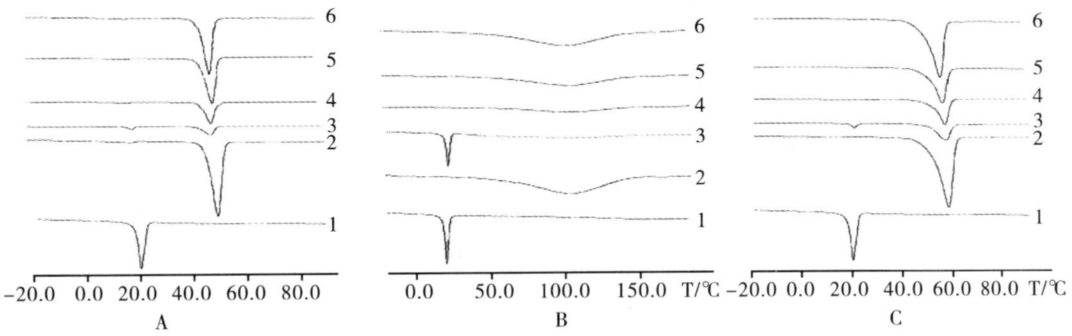

图 3-5-1　AF-5 原料药、载体材料及固体分散体的 DSC 曲线图

A：AF-5/poloxamer188；B：AF-5/PVP K-30；C：AF-5/PEG6000；1：AF-5；2：载体材料；3：AF-5/载体材料（1∶2）；4：AF-5/载体材料（1∶5）；5：AF-5/载体材料（1∶10）；6：AF-5/载体材料（1∶15）.

材料完全形成了固体分散体。

以 0.5% 十二烷基硫酸钠为溶剂，比较原料药单一组分及其固体分散体的溶出速率，并对固体分散体 40℃、RH75% 加速试验后的老化结果进行考察。溶出曲线图见图 3-5-2。

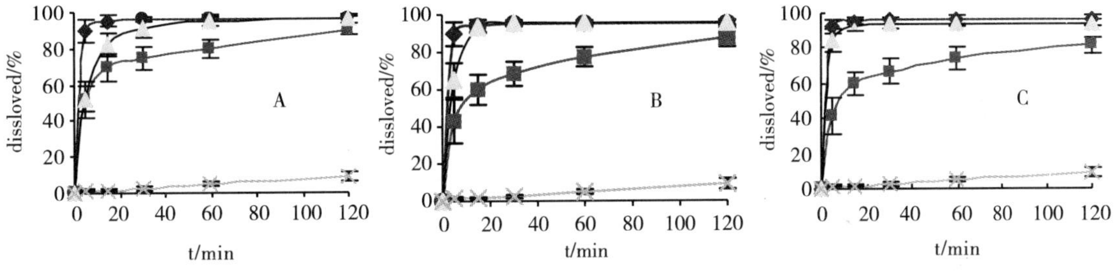

图 3-5-2　AF-5 原料药及固体分散体的溶出曲线图（n = 3，平均值 ± 标准差）.

A：AF-5/载体材料（1∶5）；B：AF-5/载体材料（1∶10）；C：AF-5/载体材料（1∶15）；×-× AF-5；◆-◆ poloxamer188；▲-▲ PVP K-30；■-■ PEG6000

从溶出曲线测定结果可知，原料药溶出时药物漂浮在介质的表面，分散性差，2 小时仅溶出 10%，溶出速率慢。而固体分散体在介质中可迅速润湿和溶散，溶出速率明显改善。由图 3-5-2 可见，AF-5/poloxamer188 和 AF-5/PVP K-30 固体分散体在 30 分钟内药物的溶出均达到了 80% 以上。以 poloxamer188 为载体，AF-5∶poloxamer188 = 1∶5 即可获得最佳溶出结果；以 PVP K-30 为载体，载体用量越大，药物在 30 分钟内的溶出速率越快；而以 PEG6000 为载体，药物的溶出速率与载体用量呈反比。溶出速率从快到慢依次为：AF-5/poloxamer188 ≈ AF-5/PVP K-30 > AF-5/PEG6000 > AF-5。

原料药及固体分散体加速实验 3 个月的含量测定结果见表 3-5-1。AF-5 为倍半萜衍生物，主要功能基团包括一个双键和一个环氧醚键，其不稳定反应有酸性条件下醚键的成烊盐及开环，双键的氧化、加成，以及由于分子的刚性结构可能存在的开环反应等。由表 3-5-1 可见，原料药加速试验 3 个月的含量为 89.5%，与初始相比下降了 10% 左右，性质不稳定。

AF-5/PVP K-30≤1∶10 固体分散体加速 3 个月的含量仍在 98% 以上，可明显改善药物的化学稳定性，而 AF-5/PEG6000 加速 3 个月的含量仅为 50% 左右，明显降低了药物的化学稳定性。AF-5/PVP K-30 和 AF-5/PEG6000 对药物稳定性的影响与固体分散体中的载体材料用量也具有一定的相关性，用量越高，影响越显著。稳定程度依次为：AF-5/PVP K-30（≤1∶10）> AF-5/PVP K-30（1∶5）≈AF-5≈AF-5/poloxamer188 > AF-5/PEG6000（1∶15）> AF-5/PEG6000（≥1∶10）。

表 3-5-1 AF-5 原料药及固体分散体加速试验 3 个月的含量

样品	含量（%）	
	初始	3 个月（40℃）
AF-5	100	89.5
AF-5/PVP K-30（1∶5）	100.7	92.8
AF-5/PVP K-30（1∶10）	99.4	98.0
AF-5/PVP K-30（1∶15）	98.3	99.1
AF-5/PEG6000（1∶5）	95.8	51.6
AF-5/PEG6000（1∶10）	103.0	39.2
AF-5/PEG6000（1∶15）	96.5	34.4
AF-5/poloxamer188（1∶5）	97.6	84.7
AF-5/poloxamer188（1∶10）	98.6	83.1
AF-5/poloxamer188（1∶15）	97.3	85.6

对固体分散体进行的加速试验 3 个月的溶出度测定结果表明，与初始样品相比，AF-5∶PVP K-30≤1∶10 固体分散体的溶出速率无明显变化，性质稳定，而 AF-5∶PVP K-30（1∶5）、AF-5/poloxamer188 和 AF-5/PEG6000 固体分散体的溶出速率均出现了不同程度的降低，存在老化现象。

综上所述，AF-5∶PVP K-30≤1∶10 固体分散体不但可显著改善 AF-5 的分散性及溶出速率，还可明显提高药物的化学稳定性。样品加速试验 3 个月性状、含量和溶出速率均无明显变化，质量稳定。进一步的药效和药代动力学研究表明，与原料药直接口服相比，其吸收程度和有效性均有明显提高。因此，选择 PVP K-30 为固体分散体的载体材料。考虑到大生产规模对固体分散体质量的影响，为保证药物稳定性和分散状态，确定 AF-5/PVP K-30 投料比例为 1∶15。在后续的药理药效、药代动力学和安全性评价试验中均采用 AF-5/PVP K-30（1∶15）固体分散体作为受试药物。

（三）剂型及规格设计

AF-5 的药理活性表现为抗焦虑，需长期服药，故将其设计成口服制剂。

固体分散体的质量易受机械压力及润湿剂的影响，不宜湿法制粒和压片，为简化制备工艺，将 AF-5 制剂设计成胶囊剂，即将制备得到的固体分散体直接装入硬胶囊。根据 AF-5/

PVP K-30（1∶15）固体分散体的药理活性实验结果，AF-5 的抗焦虑有效剂量为 1.0～4.0mg/kg（以 AF-5 计），延长戊巴比妥小鼠睡眠时间和阈下戊巴比妥睡眠试验有效剂量 5.0～10mg/kg，故将胶囊的规格确定为 10mg（以 AF-5 计）。

由于胶囊内容物的吸湿性较强，吸潮后内容物粘结，胶囊壳变形，影响产品质量，而双铝包装具有不透气、不透湿的特点，可保护药物不受周围环境因素的影响，此外，双铝包装性质稳定，便于运输、携带和使用，因此，将 AF-5 胶囊的内包装设计为双铝包装。稳定性考察结果表明，AF-5 胶囊在阴凉干燥处密封保存，有效期可达 2 年。

二、AF-5 制剂的稳定性

以性状、有关物质、溶出度、含量和吸湿率为考察指标，对 AF-5/PVP K-30 胶囊的稳定性进行系统研究。

影响因素考察表明，与初始 0 天相比，高湿条件下有明显的吸湿现象，内容物发生粘结；高温条件下杂质略有升高，但总杂质未超过 1.5%，最大单一杂质未超过 1.0%。其他各项指标均无明显变化。提示本品应于阴凉干燥处密封保存。

加速试验（40℃，RH75%）条件下考察 6 个月，样品杂质升高，但总杂质含量未超过 3.5%，最大单一杂质未超过 1.5%，其他各项指标均无明显变化。

长期留样考察 24 个月，样品杂质含量升高，但总杂质未超过 3.0%，最大单一杂质未超过 1.0%，其他各项指标均无明显变化。

综上所述，本品在阴凉干燥处密封保存，有效期可达 2 年。

三、AF-5 制剂的质量控制标准和定量分析方法

AF-5 制剂为胶囊剂，内容物是 AF-5 与 PVP K-30 以 1∶15 形成的固体分散体，为白色至淡黄色粉末或细小颗粒。本品含 AF-5（$C_{18}H_{30}O$）应为标示量的 90%～110%。

（一）鉴别

参照原料药的鉴别试验，制剂的鉴别项目制定两款如下：

1. 取本品，称取内容物适量（约相当于 AF-5 10mg），置 10ml 具塞试管中，加水 2ml 振摇使混悬后，加乙醚 5ml，提取 10 分钟，静置 10 分钟。取上清液 1ml，微热挥去乙醚，加丙酮 2ml，振摇使溶解，吸取 1 滴点于滤纸上，另吸取显色液（取香草醛 3g，加浓硫酸 20ml、乙醇 200ml，混合，即得）1 滴，点于滤纸同一位置上，用电吹风加热，渐显蓝色。

2. 含量测定项下记录的色谱图中，供试品主峰的保留时间应与对照品一致（《中国药典》2005 年版二部附录ⅤD）。

（二）检查

本品的检查项目制定 5 款如下：

1. 含量均匀度　取本品 1 粒，将内容物倾入 100ml 量瓶中，囊壳用乙醇分次洗净，洗液并入量瓶中，照含量测定项下方法，自“加乙醇振摇”起，依法测定含量，应符合规定（《中国药典》2005 年版二部附录ⅩE）。

2. 有关物质　取本品适量（约相当于 AF-5 10mg），置 10ml 具塞试管中，加水 2ml 振摇使混悬，加乙醚（重蒸，收集 35～40℃馏分）5ml，提取 10 分钟，静置 10 分钟。取上清液 2ml，微热挥去乙醚，加乙腈 2ml，制成每 1ml 中含 AF-5 2mg 的供试品溶液。另取供试品溶液适量，加乙腈稀释制成浓度为每 1ml 中含 0.02mg 的对照品溶液。照含量测定项下的色谱条件，采用双波长检测（196nm 和 240nm），精密量取对照品溶液 10μl 注入液相色谱仪，调节检测灵敏度，使主成分峰的峰高为满量程的 10% ~20%；再精密量取供试品溶液 10μl，注入液相色谱仪，记录色谱图至主成分峰保留时间的 2 倍。供试品溶液色谱图中如有杂质峰，量取除溶剂和辅料峰外各杂质峰面积，最大单个杂质不得超过对照品溶液主峰面积的 1.5 倍（1.5%），杂质总和不得超过对照品溶液主峰面积的 4 倍（4.0%）。

3. 溶出度　取本品，照溶出度测定法（《中国药典》2005 年版二部附录 XC 第三法），以 0.5% 十二烷基硫酸钠（SDS）水溶液 250ml 为溶剂，转速 100r/min，依法操作，经 30 分钟取溶液 2ml，滤过，取续滤液作为供试品溶液；另取 AF-5 对照品适量，加乙醇制成每 1ml 中含 4.0mg 的溶液，精密量取 1.0ml，置 100ml 量瓶中，加 0.5% SDS 水溶液稀释到刻度，摇匀，制成每 1ml 中含 0.04mg 的溶液，作为对照品溶液。照含量测定项下的色谱条件，取供试品溶液和对照品溶液各 20μl 注入液相色谱仪，记录色谱图。按外标法以峰面积计算出每粒的溶出度，限度为标示量的 80%，应符合规定。

4. 微生物限度　取本品 10g，加含 1% 聚山梨酯 80 和 0.12% 蛋黄卵磷脂的 pH7.0 无菌氯化钠-蛋白胨缓冲液至 100ml，振摇，使呈 1∶10 的供试液。取供试液 10ml，加含 1% 聚山梨酯 80 和 0.12% 蛋黄卵磷脂的 pH7.0 无菌氯化钠-蛋白胨缓冲液至 50ml，制成 1∶50 的供试液。细菌计数：采用培养基稀释法，取 1∶50 的供试液 5ml，分别注入 5 个平皿中，每皿 1ml，依法检查（《中国药典》2005 年版二部附录Ⅺ J）。霉菌和酵母菌计数及大肠杆菌检查：采用常规法，取 1∶10 的供试液依法检查（《中国药典》2005 年版二部附录Ⅺ J）。1g 供试品中，细菌数不得过 1000 个，霉菌和酵母菌数不得过 100 个，大肠杆菌不得检出。

5. 其他　应符合胶囊剂项下有关的各项规定（《中国药典》2005 年版二部附录Ⅰ A）。

三、含量测定

本品的含量测定方法采用高效液相色谱法，测定方法如下：

取本品适量，加乙醇制成浓度为每 1ml 中含 AF-5 0.1mg 的供试品溶液；另取 AF-5 对照品适量，同法制成每 1ml 中含 0.1mg 的对照品溶液。照高效液相色谱法（《中国药典》2005 年版二部附录Ⅴ D），以辛烷基硅烷键合硅胶为填充剂，乙腈∶水 =78∶22 为流动相，检测波长为 196nm，柱温 40℃，理论塔板数按 AF-5 峰计算应不低于 2000，AF-5 与杂质的分离度应符合要求。分别精密量取对照品溶液和供试品溶液各 10μl 注入液相色谱仪，记录色谱图。按外标法以峰面积计算，即得。

（刘玉玲　夏学军）

参 考 文 献

夏学军，陶忠华，任怡等. 布格呋喃固体分散体的体外研究. 药学学报，2008，43∶548－552

第六节　AF-5 的临床前药代动力学研究

为了解 AF-5 在体内的代谢及生物转化特性，应用 GC-MS 和放射性核素放射示踪法，对大鼠单次和 Beagle 犬单次/多次口服不同剂量 AF-5/PVP 固体分散体后的血浆药代动力学、主要组织及器官分布、尿、粪及胆汁的排泄及血浆蛋白结合进行了研究。同时，应用酶学和药物代谢酶的选择性抑制剂研究了参与 AF-5 代谢的主要 CYP450 同工酶，分离鉴定了体内外主要代谢产物。

一、生物样品中 AF-5 测定方法的建立

AF-5 及内标 D^4-AF-5 的纯度均 >99%。气相色谱-质谱联用仪为 HP5890A-5970B，HP-5 石英毛细管柱（25m ×0. 22mm ×0. 33μm），载气为 He 气，起始柱温为 120℃，随即以每分钟 7. 5℃升至 250℃，保留时间 5min，进样口温度 230℃，接口温度 270℃，采用无分流进样，以 SIM 方式采集。

空白血浆 1ml 与不同浓度 AF-5 标准液 25μl 混匀后，加入内标 40μl（200ng/ml），再加入 4ml 正己烷，震荡 1min，连续提取两次，合并有机相，氮气下吹干，加入 200μl 正己烷重悬后吹干待测。提取物用正己烷溶解后进样测定。

AF-5 和内标的保留时间为 12. 3min，且未见明显内源性物质干扰。根据 GC-MS 图谱，计算各浓度 AF-5 与内标峰面积比值 R，并以 R 为纵坐标，AF-5 浓度 C（ng/ml）为横坐标，进行线性回归。结果表明，在 2. 5 ~320ng/ml 浓度范围内 AF-5 浓度与质谱峰面积线性关系良好，相关系数为 0. 9996。

在标准曲线浓度范围内，选择低、中、高 3 个浓度血浆样品 5 份，按上述方法提取、测定，每个浓度样品在同一天内测定 5 次，连续测定 5 天，计算日内及日间精密度。结果表明，大鼠血浆 AF-5 低、中、高 3 个浓度样品测定的日内、日间相对标准偏差均在 8% 以内，回收率为 93. 20% ~104. 38% 之间。在上述测定条件下，以信噪比为 3∶1 计算，当 AF-5 浓度为 5ng/ml 时，进样 1μl 测得的峰信号为噪音的 3 倍，即最低检测限为 5pg。

二、大鼠口服 AF-5 和 ^{3}H-AF-5/PVP 固体分散体的血浆药代动力学

（一）大鼠口服 AF-5/PVP 固体分散体的血浆药代动力学

将 Wistar 大鼠随机分为 11 组，每组 5 只。实验前禁食 16 小时。大鼠于口服不同剂量 AF-5/PVP 固体分散体（4、16、64mg/kg）后不同时间自股动脉取血。血样经肝素抗凝，离心分离血浆，按照前法提取后进行 GC-MS 分析测定。

大鼠口服不同剂量 AF-5/PVP 固体分散体后吸收较快，给药后 5min 血中即可检测到原型药，血药浓度分别于给药后 10 ~40min 达峰，达峰时间随剂量增加而后移。低、中、高剂量组达峰浓度分别为 14. 3，127. 6 和 109. 9μg/L，低、中剂量组达峰浓度随给药剂量增加而递增，高剂量组呈饱和趋势，且达峰时间变异较大。各剂量组药时曲线经非房室模型计算，低、中、高剂量组 $AUC_{0-\infty}$ 分别为 20. 4、154. 8 和 259. 0μg/(L·h)，AUC 与给药剂量呈正相关。$MRT_{0-\infty}$ 分别为 1. 78h、2. 56h 和 2. 64h，$T_{1/2}$ 分别为 1. 23h、1. 77h 和 1. 83h，MAT 分别为 1. 84h、3. 20h 和 3. 11h，中、高剂量组无明显差异，结果见图 3-6-1 和表 3-6-1。

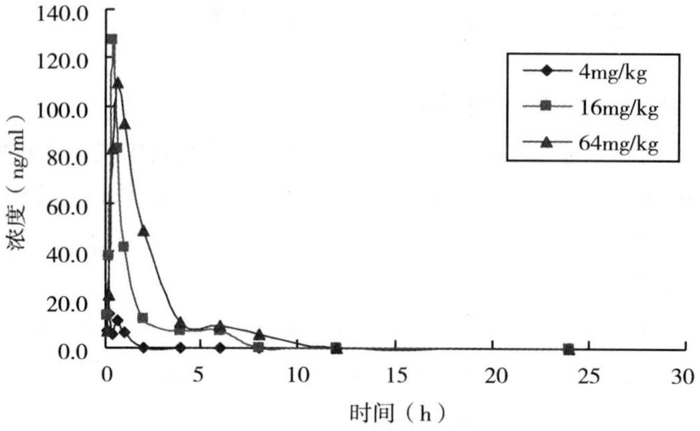

图 3-6-1 大鼠口服 AF-5/PVP 固体分散体（4、16、64mg/kg）后血浆药时曲线（平均值 ± 标准差，n = 5）

表 3-6-1 大鼠口服 AF-5/PVP 固体分散体（4、16、64mg/kg）后血浆药代动力学参数

4mg/kg		16mg/kg		64mg/kg	
统计距参数	参数值	统计距参数	参数值	统计距参数	参数值
AUC 0-1 [μg/(L·h)]	9.034	AUC 0-6 [μg/(L·h)]	132.335	AUC 0-8 [μg/(L·h)]	240.713
AUC 0-∞ [μg/(L·h)]	20.391	AUC 0-∞ [μg/(L·h)]	154.777	AUC 0-∞ [μg/(L·h)]	259.044
AUMC 0-1	4.420	AUMC 0-6	190.501	AUMC 0-8	480.060
AUMC 0-∞	36.402	AUMC 0-∞	395.756	AUMC 0-∞	683.298
MRT 0-1（h）	0.489	MRT 0-6（h）	1.440	MRT 0-8（h）	1.994
MRT 0-∞（h）	1.785	MRT 0-∞（h）	2.557	MRT 0-∞（h）	2.638
VRT 0-1（h^2）	0.087	VRT 0-6（h^2）	2.370	VRT 0-8（h^2）	3.254
VRT 0-∞（h^2）	3.212	VRT 0-∞（h^2）	10.824	VRT 0-∞（h^2）	9.135
MAT（h）	1.835	MAT（h）	3.204	MAT（h）	3.106
Tmax（h）	0.167	Tmax（h）	0.333	Tmax（h）	0.667
Cmax（μg/L）	14.325	Cmax（μg/L）	127.638	Cmax（μg/L）	109.899

（二）大鼠口服^{3}H-AF-5/PVP 固体分散体的血中总放射性测定

本研究还选用了放射性核素放射示踪法，观察大鼠口服^{3}H-AF-5/PVP 固体分散体后血中总放射性变化规律。

^{3}H-AF-5 结构中^{3}H 标记部位见图 3-6-2。

称取 AF-5 按 1∶15 加入，用无水乙醇溶解后，加入^{3}H-AF-5 标准液（1mCi/ml），混匀

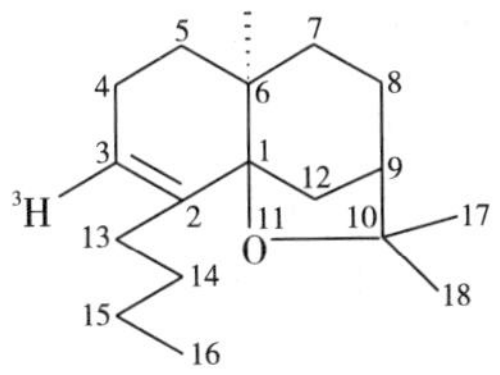

图 3-6-2　^{3}H-AF-5 的化学结构

后在旋转蒸发器内蒸干，加入生理盐水混匀，终浓度为 191μCi/4mg/5ml。

将动物随机分为 3 组，每组 3 只。禁食 16 小时后口服^{3}H-AF-5/PVP 固体分散体（4mg/kg）后按时间顺序间隔由内眦静脉取血，每只 0.5ml。血样 100μl 置于闪烁瓶内，加入 70% 高氯酸、28% 过氧化氢、辛醇后置 80℃水浴中消化 2～3h。冷却后加 10mol/L 氢氧化钠混匀后，加闪烁液计数。

大鼠口服^{3}H-AF-5/PVP 固体分散体（4mg/kg）后血中出现 3 个放射峰，分别在给药后 0.33h、1h 和 24h。给药后 24 小时血中仍有较高放射性存在，之后逐渐下降，给药后 6 天血中仍有痕量药物存在。将血中药物总放射性曲线与原型药血药浓度曲线比较，提示血中原型药含量甚微，主要以代谢产物形式存在，且消除较慢（图 3-6-3）。

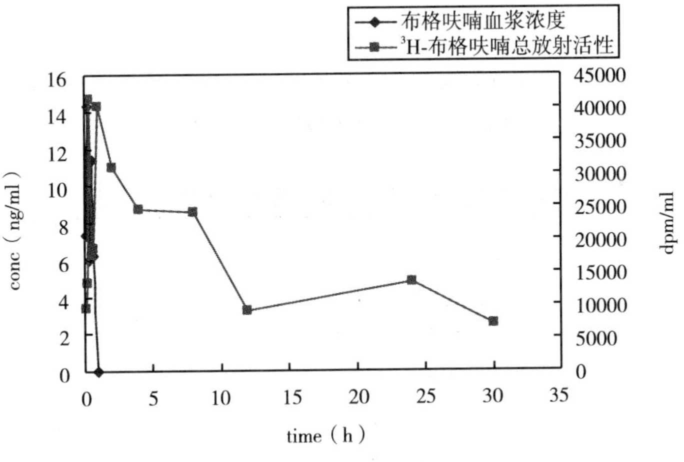

图 3-6-3　大鼠口服^{3}H-AF-5/PVP 固体分散体血中总放射性曲线

三、Beagle 犬口服 AF-5/PVP 固体分散体的血浆药代动力学

（一）Beagle 犬单次口服 AF-5/PVP 固体分散体的血浆药代动力学　Beagle 犬禁食 16 小时后，于给药前取空白血样 2.5ml。口服 AF-5/PVP 固体分散体（8、16、32mg/kg）后不同时间分别自前肢静脉取血 2.5ml，经肝素抗凝，离心分离血浆，提取及测定方法同前。

Beagle 犬口服 AF-5/PVP 固体分散体（8、16、32mg/kg）后吸收较快，给药后 5～10min 血中即可检测到原型药，血药浓度达峰时间为 5～40min，达峰时间随剂量增加而后移。低、中、高剂量组达峰浓度分别为 5.8、28.5 和 58.6μg/L，达峰浓度随给药剂量增加而增加。中、高剂量组的药时曲线经非房室模型计算，$AUC_{0-\infty}$分别为84.9和191.3［μg/(L·h)］，$AUC_{0-\infty}$与剂量增加呈正相关。$MRT_{0-\infty}$分别为4.3h和6.1h，$T_{1/2}$分别为3.0h和4.2h，$MRT_{0-\infty}$和$T_{1/2}$随剂量增加而略有延长。MAT分别为4.4h和7.6h，也随剂量增加而延长。同剂量组Beagle犬的AUC、AUMC、MRT、VRT、MAT、Cmax、和Tmax的变异系数均大于50%，提示Beagle犬口服AF-5/PVP固体分散体后体内代谢有个体差异，结果见图3-6-4和表3-6-2。

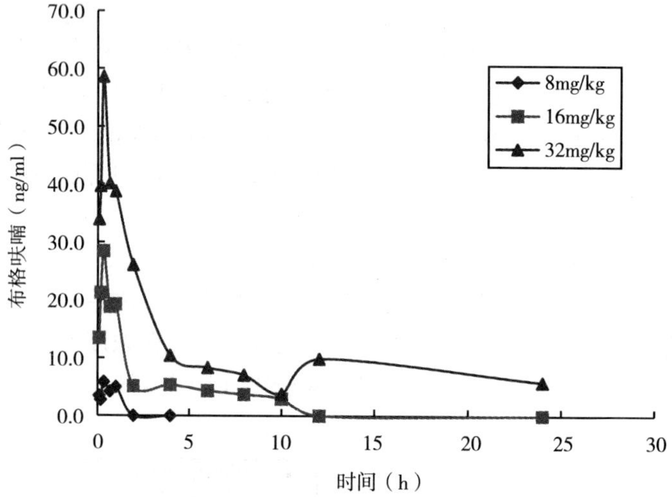

图3-6-4 Beagle犬口服AF-5/PVP固体分散体（8、16、32mg/kg）后血浆平均药时曲线

表3-6-2 Beagle犬单次口服AF-5/PVP固体分散体后药代动力学参数比较

统计距参数	参数值	
	16mg/kg平均值±标准差	32mg/kg平均值±标准差
AUC 0-T［μg/(L·h)］	64.783±44.656	154.028±98.902
AUC 0-∞［μg/(L·h)］	84.884±46.431	191.319±110.362
AUMC 0-T	127.101±101.896	431.382±251.547
AUMC 0-∞	413.435±450.622	1161.578±719.738
MRT 0-T（h）	1.852±0.765	2.948±1.169
MRT 0-∞（h）	4.332±3.849	6.137±3.596
VRT 0-T（h^2）	3.272±2.517	6.467±3.743
VRT 0-∞（h^2）	31.582±45.791	60.352±46.337
MAT（h）	4.357±3.562	7.579±3.880
Tmax（h）	0.387±0.139	0.722±0.648
Cmax（μg/L）	28.901±15.249	68.639±44.584

（二）Beagle 犬多次口服 AF-5/PVP 固体分散体的血浆药代动力学

Beagle 犬多口服 AF-5/PVP 固体分散体（16mg/kg）每日一次，连续 7 日。与单次口服 AF-5/PVP 固体分散体（16mg/kg）药代动力学参数进行比较，AUC 明显降低 64.4/84.9μg/(L·h)，MRT 缩短（1.9h/4.3h），$T_{1/2}$缩短，（1.3h/3.0h），提示多次给药后药物自体内清除明显加快（图 3-6-5 和表 3-6-3）。

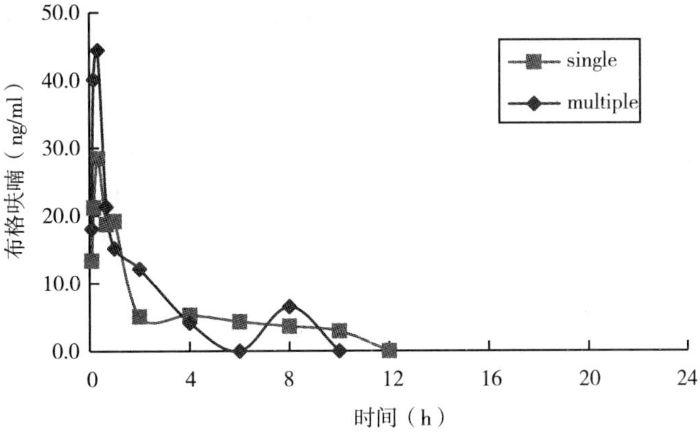

图 3-6-5　Beagle 犬单次和多次口服 AF-5/PVP 固体分散体（16mg/kg）后血浆药时曲线比较（平均值 ± 标准差，n = 6）

表 3-6-3　Beagle 犬单次、多次口服 AF-5/PVP 固体分散体（16mg/kg）后药代动力学参数比较

统计距参数	参数值	
	单次给药平均值 ± 标准差	多次给药平均值 ± 标准差
AUC 0-T [μg/(L·h)]	64.783 ± 44.656	52.507 ± 50.280
AUC 0-∞ [μg/(L·h)]	84.884 ± 46.431	64.416 ± 67.606
AUMC 0-T	127.101 ± 101.896	69.163 ± 88.926
AUMC 0-∞	413.435 ± 450.622	213.126 ± 386.675
MRT 0-T（h）	1.852 ± 0.765	0.981 ± 0.462
MRT 0-∞（h）	4.332 ± 3.849	1.874 ± 1.711
VRT 0-T（h^2）	3.272 ± 2.517	1.356 ± 2.049
VRT 0-∞（h^2）	31.582 ± 45.791	10.710 ± 21.937
MAT（h）	4.357 ± 3.562	2.317 ± 2.583
Tmax（h）	0.387 ± 0.139	0.277 ± 0.083
Cmax（μg/L）	28.901 ± 15.249	48.908 ± 52.719

四、大鼠口服^{3}H-AF-5后的组织分布

Wistar雄性大鼠15只，每组5只。实验前禁食20h。口服^{3}H-AF-5/PVP固体分散体240μCi/(4mg·kg)后30min、150min、300min各时间点断头处死。收集血液，肝素抗凝。解剖取心、肝、脾、肺、肾、脑、睾丸、胃、小肠、大肠、肌肉、脂肪。另取Wistar雌性大鼠15只，处置同雄性，解剖取子宫和卵巢。血液取100μl，组织各取100mg（少于100mg者按实情处理），置于闪烁瓶内，加入消化液后置80℃水浴中消化2~3h，冷却后再加入10mol/L氢氧化钠中和混匀，加闪烁液用液闪计数仪计数。

大鼠口服^{3}H-AF-5/PVP固体分散体后在体内各主要组织和器官中均有分布。给药后30min，肝、胃^{3}H-AF-5水平最高，小肠、肾次之，血、肺、心、脾、肌肉、大肠、脂肪、睾丸、子宫和卵巢居中，脑中水平较低。此时，肝中放射性为血的6.8倍，肾为血的3.4倍，肺、心、脾、肌肉、大肠、脂肪含量略低于血，脑仅为血的20%。给药后150min的分布情况与30min时相似，肝中放射性为血的8倍，肾为血的5.2倍，脑为血的41%。给药后300min，肝、肾中放射性仍较高，胃和小肠放射性已降至与血中相近水平。肝中放射性为血的7.8倍，肾为血的4.1倍，脑为血的24%，结果见图3-6-6。

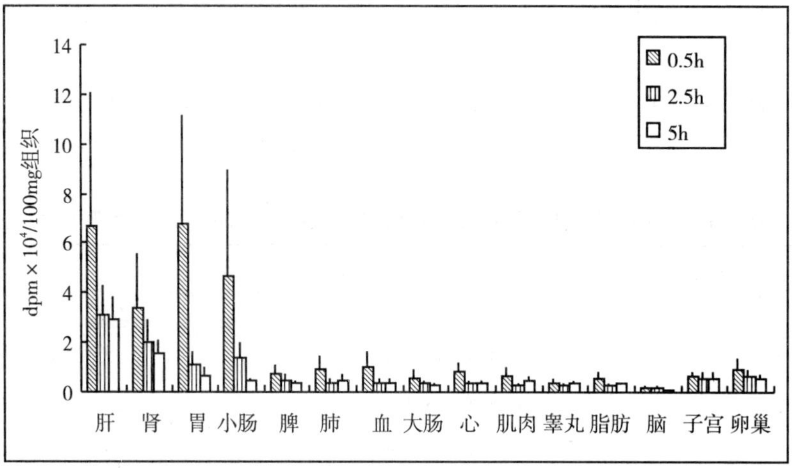

图3-6-6 大鼠口服^{3}H-AF-5/PVP固体分散体（4mg/kg）的组织分布

大鼠口服^{3}H-AF-5/PVP固体分散体后，皮层、皮层下和脑干中AF-5含量在30、150、300min三个时间点上均无显著差别，未发现明显的脑组织分布特异性。脑不同部位的药物水平均低于血中水平，与全脑分布结果吻合，并随时间推移逐渐降低（表3-6-4）。

表 3-6-4 大鼠口服^{3}H-AF-5/PVP 固体分散体脑中分布

组织	含量（dpm/100mg 或 100μL）		
	30min	150min	300min
全血	1666.8±762.0	2265.6±693.4	1869.6±207.0
皮层	774.0±459.4	725.6±303.2	590.0±200.8
皮层下	776.4±358.8	492±188.6	507.6±200.8
脑干	749.6±287.8	586.8±200.2	592.4±174.6

五、大鼠口服^{3}H-AF-5/PVP 固体分散体在尿、粪和胆汁的排泄

Wistar 大鼠 5 只，实验前禁食 20h。灌胃给予^{3}H-AF-5/PVP 固体分散体（4mg/kg）后置于代谢笼中，按不同时间段收集粪尿。取尿液 100μl 置于闪烁瓶中，加 60% 高氯酸中和尿液后加闪烁液，摇匀后用液闪计数仪测定。取粪粉末 50mg 置于闪烁瓶中，加 70% 高氯酸、28% 过氧化氢、正辛醇后置 80℃水浴消化 3h，冷却后加 60% 高氯酸中和消化液，加入闪烁液摇匀后用液闪计数仪测定。

另取正常大鼠 5 只，实验前禁食 20h，自由饮水。在乙醚麻醉下，上腹部（剑突下）正中线开口约 2cm，结扎胆总管远肝端，近肝端插管并固定，收集胆汁。灌胃给予^{3}H-AF-5/PVP 固体分散体，按不同时间段进行胆汁收集。取胆汁 100μl 置于闪烁瓶中，加 60% 高氯酸中和后加闪烁液摇匀，用液闪计数仪测定。

大鼠口服^{3}H-AF-5/PVP 固体分散体（4mg/kg）后 12 小时尿排出约为总排泄量的 50%，48 小时排出 90% 左右，尿中排泄量占给药量的（51.60±13.15）%。AF-5/PVP 固体分散体口服后 12 小时自粪中排泄量约为总排泄量的 20%，48 小时排出约 40%，72 小时排出约 80%，粪中排泄量占给药量的（28.88±4.81）%。AF-5/PVP 固体分散体自胆汁中的排泄 12 小时排出量约为总排泄量的 35%，48 小时排出约 90%，胆汁中排泄量占给药量的（45.4±8.1）%，结果见图 3-6-7～3-6-9。

六、^{3}H-AF-5 与大鼠和人血浆蛋白的结合

采用平衡透析法研究 AF-5 体外与大鼠和人血浆蛋白的结合。结果表明，^{3}H-AF-5 与大鼠和人血浆蛋白结合率均为 97% 左右，未观察到明显种属差异。

七、AF-5 与药物代谢酶的相互作用

（一）AF-5 在大鼠肝微粒体的代谢研究

应用未处理、AF-5/PVP 固体分散体处理及高诱导大鼠肝微粒体，了解 AF-5 在大鼠肝微粒体的代谢速率以及是否经肝脏细胞色素 P450 催化的酶促过程。

高诱导大鼠肝微粒体制备如下：

大鼠腹腔注射 3-甲基胆蒽（CYP1A 诱导剂）30mg/kg，每日 1 次，连续 3 日。末次给药后 24h 将动物断头处死。

大鼠于处死前 20h 一次灌胃 20% 乙醇（CYP2E 诱导剂）溶液 5ml/kg。

大鼠腹腔注射地塞米松磷酸钠（CYP3A 诱导剂）100mg/kg，每日 1 次，连续 4 日。给药后第 5 日将动物处死。

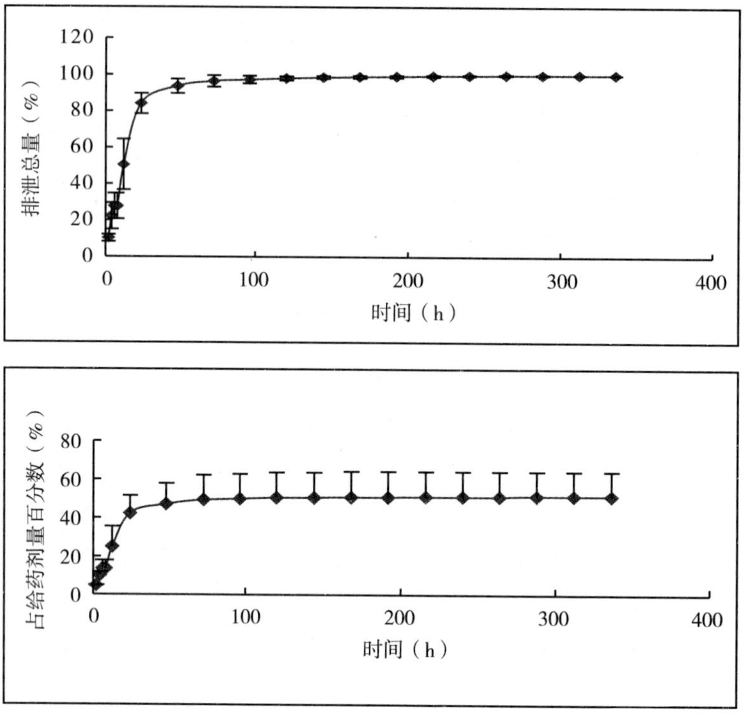

图 3-6-7　大鼠口服^{3}H-AF-5/PVP 固体分散体（4mg/kg）尿排泄累积曲线

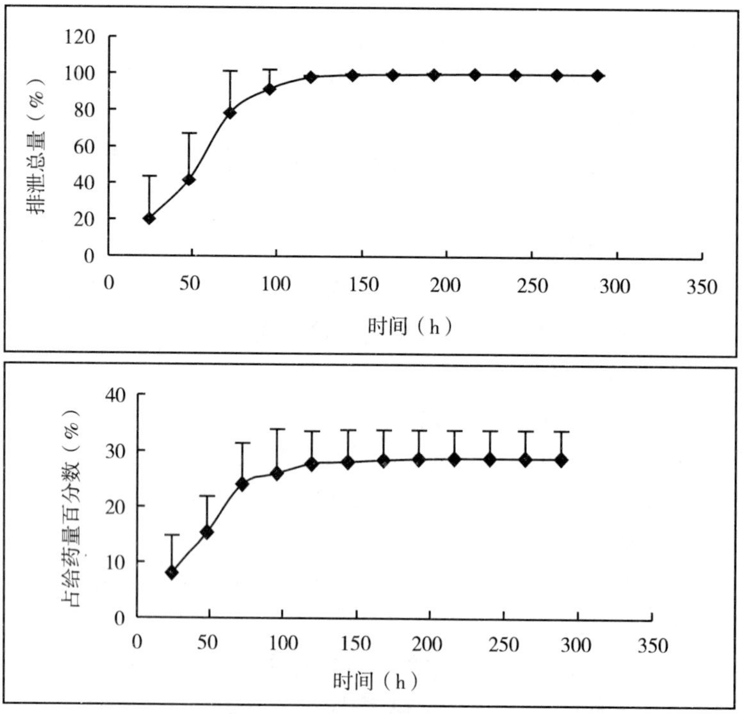

图 3-6-8　大鼠口服^{3}H-AF-5/PVP 固体分散体粪排泄累积曲线

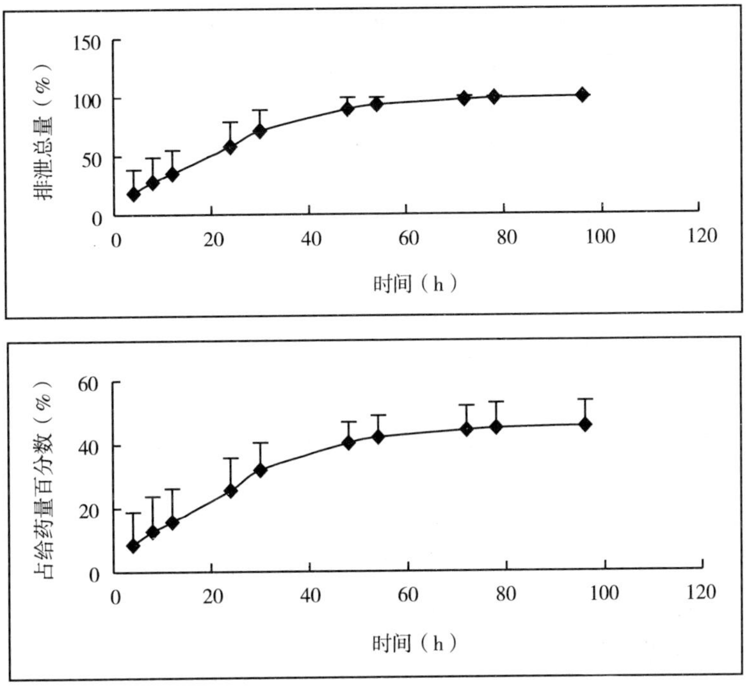

图 3-6-9　大鼠口服^{3}H-AF-5/PVP 固体分散体胆汁排泄累积曲线

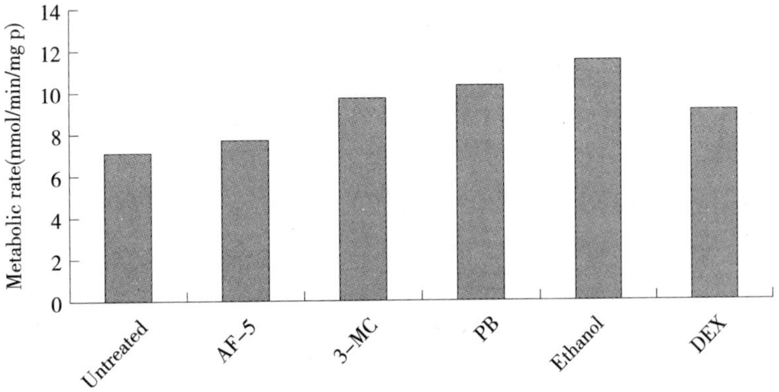

图 3-6-10　AF-5 在正常、AF-5 处理和高诱导大鼠肝微粒体代谢速率比较

大鼠腹腔注射苯巴比妥钠（CYP2B 诱导剂）80mg/kg；每日 1 次，连续 3 日。给药后第 4 日将动物处死。

大鼠口服 AF-5/PVP 固体分散体（8mg/kg）每日 1 次，连续 3 日。末次给药后 24h 将动物处死。

大鼠断头处死后迅速取出肝脏，用冰浴的 TMS 缓冲液制成 25% 匀浆（W/V），于 4℃经超速离心法制备肝胞浆和肝微粒体。测定微粒体蛋白浓度和细胞色素 P450 总量。

取正常大鼠肝微粒体 2mg，分别与 100μg AF-5 混合，以 Tris-HCl（pH = 7.4）补足至 0.9ml，于 37℃预温孵 2 分钟后，再加入 0.1ml NADPH 发生系统起始反应，37℃温孵 10 分钟后加入 4ml 正己烷剧烈振荡以终止反应。旋涡振荡提取 2 分钟后移出有机相，水相再以 4ml 正己烷萃取，合并有机相，常温氮气吹干。提取物重悬于 0.5ml 正己烷，常温下氮气吹干，加入 200ml 甲醇复溶，离心 8000 r/min × 5min，取上清液 2μl 检测。

HPLC 检测方法

HP1100 高效液相色谱仪（四元泵、自动进样、二级管阵列检测器），Supelco C_{18} 反相柱（4.6mm × 250mm，5μm），检测波长为 198nm，参比波长为 360nm，流动相为乙腈：水（80:20，V:V），流速为 1ml/min。

AF-5 肝微粒体标准曲线在 10 ~ 100μg/ml 浓度范围内呈线性关系。

AF-5 在正常、AF-5 处理和高诱导肝微粒体代谢速率见图 3-6-10。在无 NADPH 存在的条件下，正常大鼠肝微粒体与 AF-5 共同温孵后未见 AF-5 的减少。在同样体系中加入 NADPH 发生系统后，可见 AF-5 迅速减少，提示 AF-5 的代谢是 CYP450 参与的酶促过程。此外，AF-5/PVP 固体分散体给药 3 次对自身代谢无明显诱导作用，但在高诱导（乙醇、苯巴比妥、地塞米松和 3-甲基胆蒽）大鼠肝微粒体的代谢速率分别提高 28% ~ 60% 不等，提示上述诱导剂主要诱导的 CYP4503A、2E、1A 可能介入 AF-5 的代谢。

（二）参与 AF-5 代谢的 CYP450 同工酶鉴定

本研究应用高诱导大鼠肝微粒体和 CYP450 选择性抑制剂鉴定主要参与 AF-5 体内代谢的 CYP450 亚型。

取正常和 CYP1A、CYP2E 及 CYP3A 高诱导微粒体大鼠肝微粒体 2mg，分别与不同浓度 AF-5（2、4、6、8、10、12μg/ml）混合，于 37℃ 预温孵 2 分钟后，再加入 0.1ml NADPH 发生系统起始反应，37℃温孵 5 分钟后加入 4ml 正己烷剧烈振荡以终止反应。

不同浓度 AF-5 与大鼠肝微粒体共同温孵后将其代谢速率与其浓度作双倒数曲线，计算 Km 和 Vmax。AF-5 在正常和高诱导大鼠肝微粒体的代谢速率比较见表 3-6-5。AF-5 在高诱导大鼠肝微粒体的酶促动力学均有不同程度的改变，AF-5 在乙醇诱导肝微粒体的 Km 和 Vmax 分别提高约 11 倍，在 DEX 诱导肝微粒体的 Km 和 Vmax 提高 6 倍，提示 CYP4502E、3A 和 1A 是主要参与 AF-5 代谢的 CYP450 同工酶。

表 3-6-5　AF-5 在未处理和高诱导大鼠肝微粒体代谢速率比较

肝微粒体	Km（μmol/L）	Vmax [nmol/(min · mg)]
未处理	53.96	4.74
3-MC	72.6（1.37）	6.4（1.35）
EtOH	639（11.84）	53.2（11.22）
DEX	339.6（6.29）	28.6（6.04）

注：括内为与未处理相比增加的倍数。

另在2mg正常大鼠肝微粒体蛋白液中，分别加入AF-5 10μg/ml和CYP1A2、CYP2C9、CYP2C19、CYP2D6、CYP2E1、CYP3A4的选择性抑制剂furafylline 10μmol/L、sulfaphenazole 50μmol/L、omeprazole 50μmol/L，quinidine10μmol/L，difulfiram 250μmol/L，和ketoconazole10μmol/L。对照组加入相同体积溶剂。反应10分钟后，按照前法测定AF-5体外代谢速率。结果表明，disulfiram和ketoconazole可显著抑制AF-5的体外代谢，提示CYP4502E和3A是参与AF-5代谢的主要同工酶。此外，CYP4501A和2C19也有少量参与。此结果与在高诱导微粒体中的鉴定结果相符（表3-6-6）。

表3-6-6 CYP450同工酶特异性抑制剂对AF-5体外代谢速率的影响

抑制剂	CYP450同工酶	代谢速率［μg/(min·mg)］	抑制率（%）
-	-	0.46	0
furafylline	CYP1A2	0.32	22
sulfaphenazole	CYP2C9	0.42	8
omeprazole	CYP2C19	0.35	24
quinidine	CYP2D6	0.43	7
disulfiram	CYP2E1	0.19	53
detoconazole	CYP3A4	0.15	66

（三）AF-5对大鼠肝脏CYP450同工酶的诱导/抑制作用

研究AF-5口服给药对大鼠CYP4501A2、CYP2C9、CYP2C19、CYP2D6、CYP2E1、CYP3A4的诱导和抑制作用，可为临床药物相互作用和安全性评价提供有意义的参考。

雄性大鼠10只随机分为对照组和给药组，每组5只。给药组口服AF-5/PVP固体分散体8mg/kg每日1次，连续3日。对照组给同体积赋型剂。末次给药后24h将动物处死，取肝制备微粒体。

肝微粒体蛋白浓度和细胞色素P450总量的测定同前。采用动态荧光法测定7-ethoxyresorufin O-deethylase（CYP1A）及7-pentoxyresofin O-dealkylase（CYP2B）活性，采用比色法测定NDMA-脱甲基酶（CYP2E）及红霉素-脱甲基酶（CYP3A）活性，应用HPLC测定探针药右美沙芬（CYP2D6）、二氯酚酸钠（CYP2C9）和奥美拉唑（CYP2C19）的代谢速率。

AF-5对CYP450同工酶活性的影响见表3-6-7。与经典诱导剂相比，AF-5对肝微粒体蛋白和CYP450总量无明显影响，但对CYP1A，2E、3A、2C19和2D6有不同程度的诱导作用（表3-6-7）。

表 3-6-7 AF-5/PVP 固体分散体口服给药 3 次对大鼠肝脏 CYP1A、2B、2E、3A 的影响（X ± SD，n = 5）

CYP450 同工酶	对照组	AF-5 组
microsomal protein（mg/ml）	15.4 ±3.5	13.1 ±0.9
cytochrome P450（nmol/mg protein）	0.65 ±0.2	0.7 ±0.23
CYP1A [pmol/(min · mg)]	60.1 ±4.8	99.6 ±27*
CYP2B [pmol/(min · mg)]	1.12 ±0.19	1.18 ±0.3
CYP2E [nmol/(min · mg)]	1.77 ±0.29	2.23 ±0.32*
CYP3A [nmol/(min · mg)]	0.83 ±0.3	1.4 ±0.36*

应用 HPLC 测定探针药右美沙芬（CYP2D6 底物）、二氯酚酸钠（CYP2C9 底物）和奥美拉唑（CYP2C19 底物）、氨苯砜（CYP3A4 底物）、非那西汀（CYP1A2 底物）、氯唑沙宗（CYP2E1 底物）的代谢速率。其中右美沙芬（4μmol/L）、二氯酚酸钠（4μmol/L）、奥美拉唑（10μmol/L）的反应及检测条件同前，氨苯砜、非那西汀和氯唑沙宗采用“鸡尾酒”法。三者分别以 10、6、6μmol/L 的终浓度加入温孵体系，反应 20 分钟后加入 4ml 二氯甲烷终止反应。

HPLC 检测条件：检测波长为 280nm；流动相为乙腈-磷酸盐缓冲液（含磷酸二氢钾 0.02mol/L，三乙胺 0.02mol/L，磷酸调 pH 至 6.5）35∶65；内标选用安替比林。

AF-5 分别以 1、10、50μmol/L（溶于 DMSO）的终浓度与各探针同时加入反应体系，对照组加入 5μl DMSO。

AF-5（1 ~ 10μmol/L）对上述各 CYP450 同工酶无明显影响。50μmol/L AF-5/可明显抑制肝脏 CYP450 2C19、2D6 和 3A4，其中以对 3A4 的抑制作用最为明显（图 3-6-11）。

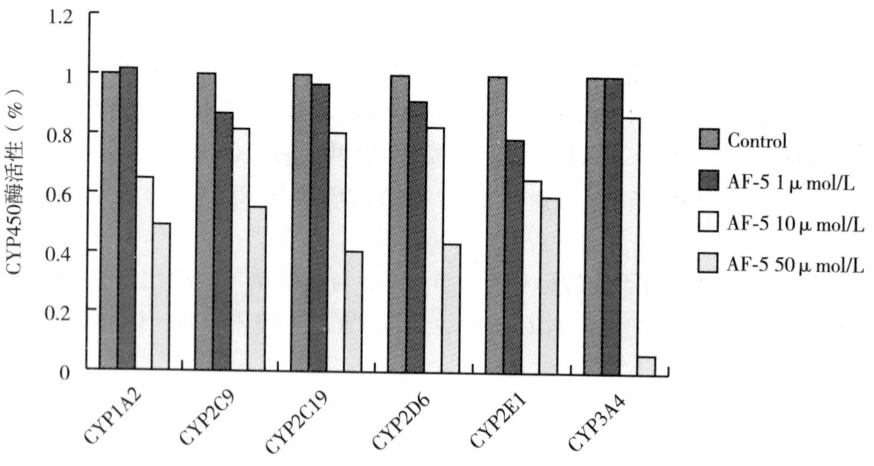

图 3-6-11 AF-5 对大鼠肝脏 CYP450 同工酶的体外抑制作用

八、AF-5 的代谢产物分离和结构鉴定

为了解 AF-5 体内生物转化规律，本研究应用 GC-MS 方法初步分离鉴定大鼠 AF-5 体外代谢及体内主要代谢产物。

AF-5 口服给药后在不同组织中的代谢产物分布和化学结构见表图 3-6-12 和表 3-6-8。

AF-5 在肝微粒体中可代谢成一羟基、一羰基及二羟基等代谢产物，其中一羟基代谢物 M_2、M_4、M_5、M_6 先代谢生成，然后再进一步代谢成 M_1、M_3、M_7、M_8 一羰基和二羟基等次级代谢物。

大鼠脑中分离的 AF-5 代谢产物有 9 个，其中 M_4、M_5、M_6 为一羟基型代谢物，M_1、M_3 为一羰基代谢物，M_9、M_{10}、M_{11}、M_{12}为次生代谢物，主要以游离形式存在。

大鼠血中分离的 AF-5 代谢产物有 10 个，其中 M_4、M_5 为一羟基型代谢物，M_1、M_3 为

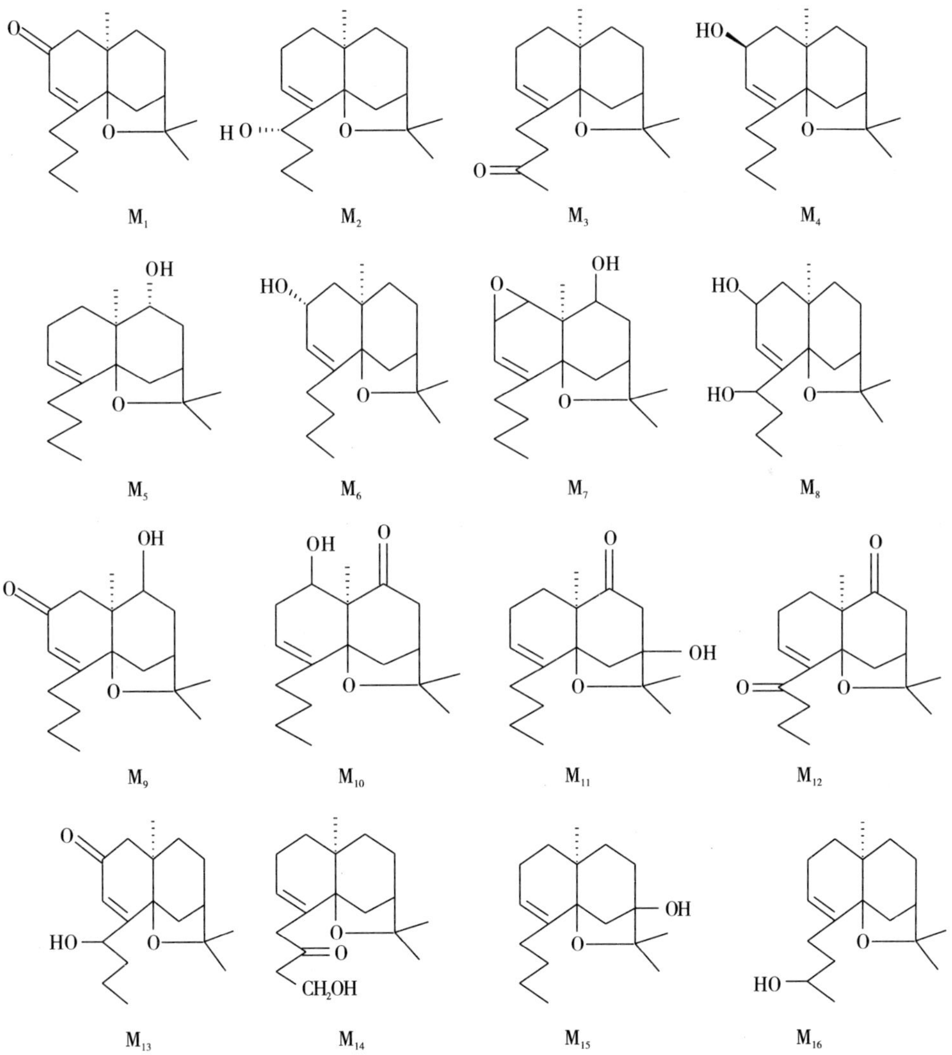

图 3-6-12　大鼠肝脏、脑、血液、胆汁中 AF-5 主要代谢产物的化学结构

一羰基代谢物，M_9、M_{10}、M_{11}、M_{12}、M_{13}和 M_{14}为次生代谢物，主要以游离形式存在。

大鼠胆汁中分离的 AF-5 代谢产物有 6 个，M_2、M_4、M_5、M_6、M_{15}、M_{16}均为一羟基型代谢物，基本以结合型存在。

大鼠尿中分离的 AF-5 代谢产物有 11 个，M_{17}、M_{18}、M_{19}、M_{20}、M_{21}、M_{22}、M_{23}、M_{24}、M_{25}、M_{26}、M_{27}均为次生代谢物。

表 3-6-8 大鼠口服 AF-5 后不同组织中代谢产物分布

代谢产物＼分布	肝脏	脑	血浆	胆汁	尿
M_1	√	√	√		
M_2	√			√	
M_3	√	√	√		
M_4	√	√	√	√	
M_5	√	√	√	√	
M_6	√	√		√	
M_7	√				
M_8	√				
M_9		√	√		
M_{10}		√	√		
M_{11}		√	√		
M_{12}		√	√		
M_{13}			√		
M_{14}			√		
M_{15}				√	
M_{16}				√	
M_{17}					√
M_{18}					√
M_{19}					√
M_{20}					√
M_{21}					√
M_{22}					√
M_{23}					√
M_{24}					√
M_{25}					√
M_{26}					√
M_{27}					√

（李　燕）

第四章　黄皮叶中具有促智作用的黄皮酰胺类化合物的化学和生物学研究

概　　述

黄皮［*Clausena lansium*（Lour.）Skeels］是芸香科（*Rutaceae*）黄皮属（*Clausena*）植物，该属植物约有30余种，广泛分布于亚洲和大洋洲，我国约有11种。我国南方资源丰富，黄皮是一种果树，兼作药用。黄皮叶性味辛凉（陆川本草），在《本草求原》中记载黄皮叶有“解秽除垢，退黄肿”之功用。民间用其叶煮水洗浴治疗疥癞，消风肿等。中国人民解放军32野战医院应用黄皮叶的水浸膏治疗急性黄疸型病毒性肝炎有一定疗效，并于1984年7月进行了临床鉴定。本所在32野战医院临床与中国科学院成都生物研究所初步化学工作的基础上和协作下，对黄皮叶进行了系统的化学成分研究，随后又进行了深入的化学和药理研究。

1980年以前，国外有文献报道，自黄皮属10种植物中分离得到的成分共有52个。其中有香豆精类化合物25个，卡巴唑生物碱10个，挥发油及萜类化合物10个，中性酰胺2个（图4-0-1），此外还有其他类型的成分，如蒽醌、甾醇、呋喃类化合物、酚类化合物、有机酸和酯各一个。但对分布于我国的黄皮种的研究不多，关于其叶水浸膏的研究则更少。亦未见以上有关化合物的生物活性报道。

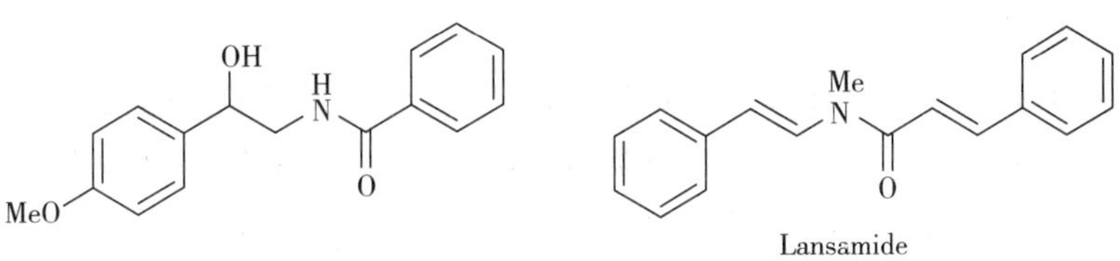

图4-0-1　国外已分离的两个中性酰胺的结构

20世纪80年代初，我组首先从黄皮叶的水浸膏中分离得到7个酰胺类化学成分，其结构均未见前人报道（图4-0-2）。这7个化学成分具有5种不同的骨架：计有两个消旋的五元内酰胺**1**（黄皮酰胺，clausenamide）和**2**（新黄皮酰胺，neoclausenamide）；1个具有光学活性（简称光活）的跨环内酰胺**3**［（－）桥黄皮酰胺，（－）-cycloclausenamide］；1个消旋的六元内酰胺**4**（己黄皮酰胺，deltaclausenamide）和1个八元内酰胺**5**（辛黄皮酰胺，zeta-clausenamide）；另有两个光学活性的直链酰胺**6**（链黄皮酰胺，secoclausenamide）和**7**（去甲链黄皮酰胺，demethylseco-clausenamide）（表4-0-1）。这些化合物的结构都是经过化学反应结合光谱推定的，化合物**1**和**3**的结构后又经X射线晶体衍射确证。值得指出的是7个化合物中 4 个是消旋体。只有化合物 **3**、**6**、**7** 是光学活性的。

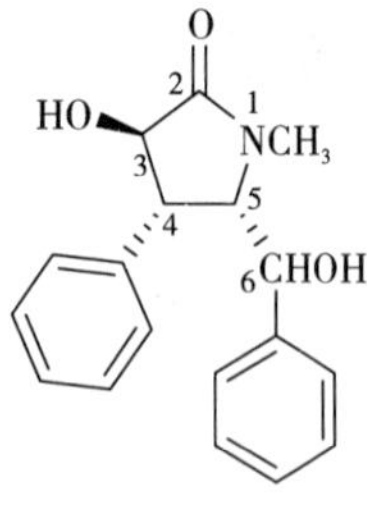

1

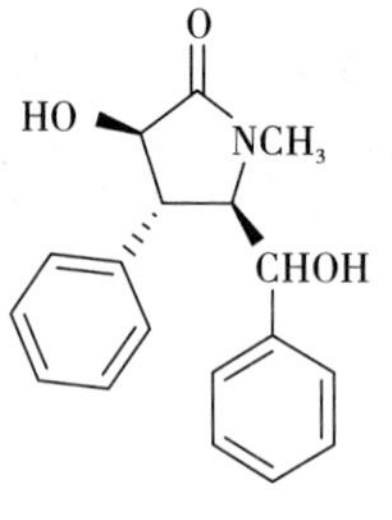

2

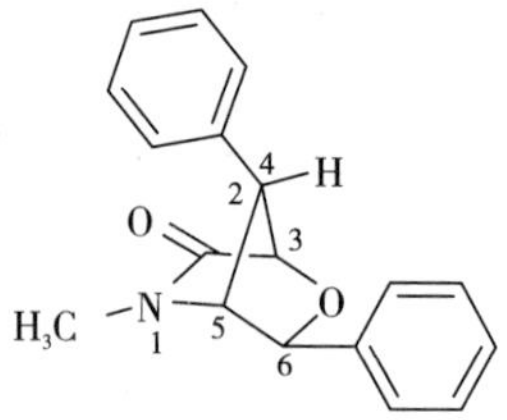

3

3R, 4S, 5R, 6S

$[\alpha]_D^{25}$ – 40 (c, 0.23, 甲醇)

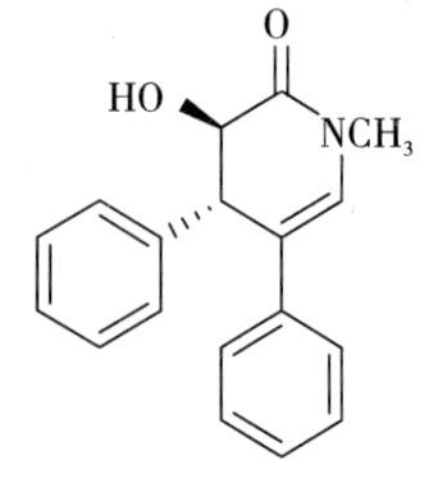

4

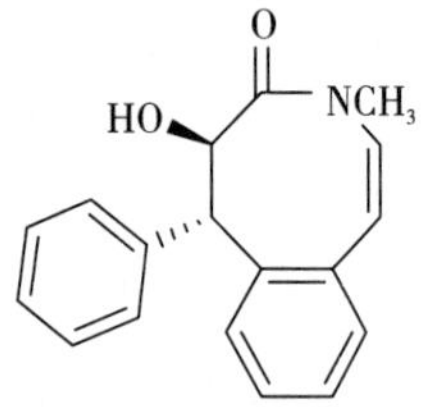

5

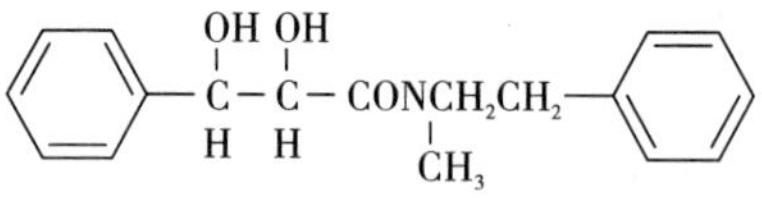

6

(–) 3*R*, 4*R*

$[\alpha]_D^{25}$ – 65.8 (c, 0.19, 氯仿)

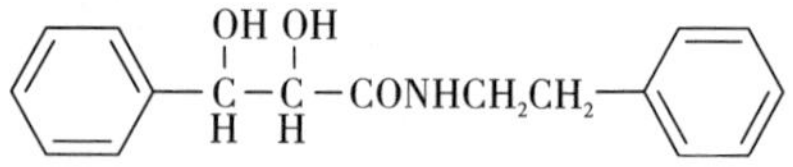

7

(+) 3*R*, 4*R*

$[\alpha]_D^{25}$ +38 (c, 0.30, 甲醇)

图 4-0-2 7 个天然化合物的结构

关于从黄皮叶水浸膏中分离 7 个酰胺类化合物和 2 个呋喃香豆精类化合物及它们的结构鉴定工作，我组于 1981 年至 1991 年已先后发表多篇论文于《药学学报》、《化学学报》以及《Chin Chem Lett》；黄皮对肝脏的作用研究和对促智作用的部分研究也在《中草药现代研究》第二卷第二十三章中有所叙述，这里不再重复。本章将介绍此后在化学、分析、药理几个领域研究的新进展。

本章分成两个部分，第一部分共分 6 节（1 ~ 6），介绍黄皮酰胺的化学研究。其中 1 ~ 4 节介绍了有关黄皮酰胺的有机化学方面的研究，5 ~ 6 节介绍了化学分析方面的研究。第二部分分为两节，介绍黄皮酰胺的药理研究。

第一节主要介绍了对从黄皮叶水提取物中分离的 7 个成分的研究。根据 5 种不同骨架的 7 个化合物的结构，提出了生源相关性，设计了一条仿生合成路线；根据仿生路线完成了 7 个化合物的合成。在合成过程中研究了有关直链化合物环合的一些化学问题，讨论了 Baldwin 环合的规律和影响因素，所得实验结果补充了 Baldwin 环合规则。7 个化合物的合成中解决了许多立体化学和化学合成的问题，并对原来测定的结构和仿生路线给予了修正。药理实验表明这 7 个化合物对 CCL_4 小鼠的血清谷丙转氨酶（SGPT）有不同程度的降低作用。

第二节根据药理实验证明的消旋黄皮酰胺有促智作用，（–）黄皮酰胺为其有效组分的结果，依此研究重点转向以光活黄皮酰胺为主，进行了以下的研究：测定了（–）黄皮酰胺的绝对构型，研究了合成（–）黄皮酰胺的各种方法，包括不对称合成（–）黄皮酰胺，以及用于大量制备（–）黄皮酰胺的各种方法。

表 4-0-1 从黄皮叶水浸膏中分离出的 7 个化合物的物理常数和部分光谱数据

化合物	分子式	熔点℃	比旋度 $[\alpha]_D$	UV $\lambda_{Max\ nm}^{MeOH}(\log\varepsilon)$	IR cm^{-1}
1	$C_{18}H_{19}NO_3$ 黄皮酰胺	239 ~ 240	±0.00	257 (2.70)	1680 1600, 1580 1496, 1450
2	$C_{18}H_{19}NO_3$ 新黄皮酰胺	205 ~ 206	±0.00	258 (2.59)	1660 1660, 1490 1450
3	$C_{18}H_{17}NO_2$ 桥黄皮酰胺	164 ~ 166	-40 *	257 (2.60)	1690 1600, 1580 1500, 1480
4	$C_{18}H_{17}NO_2$ 己黄皮酰胺	201.5 ~ 202.5	±0.00	295 (3.76)	1660, 1640 1590, 1490 1470, 1450
5	$C_{18}H_{17}NO_2$ 辛黄皮酰胺	186 ~ 188	±0.00	247 (3.83)	1635 1600, 1490 1430
6	$C_{18}H_{21}NO_3$ 链黄皮酰胺	145 ~ 147	-65.8	256 (2.80)	1620 1600, 1495 1450
7	$C_{17}H_{19}NO_3$ 去甲链黄皮酰胺	151 ~ 152	+38.0 **	255 (2.60)	1655 1580, 1570 1450

* 桥黄皮酰胺（**3**）的不对称合成产物 mp 199℃，$[\alpha]_D^{15}$ [- 88.5（c，0.14，MeOH），% e. e.（对映体过量百分率）>95%]［NMR Eu（hfc）$_3$ 位移试剂］，据此计算所报告天然产物的桥黄皮酰胺（**3**）的光学纯度为45% ee；** 直链化合物 **7**（去甲链黄皮酰胺）经合成，其绝对构型修正为 3*R*4*R*，而非报告的 3*R*4*S*

第三节介绍了对与（－）黄皮酰胺有关的 16 个立体异构体的合成研究，这工作富有挑战性，而且饶有趣味。（－）黄皮酰胺分子结构中有 4 个不对称中心，应有 8 对（16 个）光活差向异构体，合成了这套完整有序的 16 个光活异构体，进行生物活性的研究，以期为研究该类化合物的作用机制提供有意义的信息，并为进一步设计衍生物打下基础。在 16 个光活异构体中，除去光活黄皮酰胺和新黄皮酰胺外，其他 12 个化合物的结构和合成方法未见报告。为了完成这些化合物的合成，我们设计了一条树枝型的同源交错的合成路线，合成了 14 个光活异构体。表黄皮酰胺未能以本路线获得，而是另外采用了从头合成的路线。由于除黄皮酰胺和新黄皮酰胺外的 12 个化合物均为未有详细报告的化合物，在介绍中除介绍了合成方法外，所列结构证明借用了消旋体结构证明方法之一的核磁谱的数据。

第四节介绍了药理对（＋）和（－）黄皮酰胺体内代谢物的实验结果。表明（－）黄皮酰胺的代谢产物中 CM1、CM2 和 CM5 的生物活性高于（＋）对映体的生物活性，据此我们又完成了其中 CM1 和 CM2 的多个光活异构体及其衍生物的光活异构体的合成以提供生物学研究。

第五节介绍了黄皮酰胺的光学拆分分析及其质量研究。手性药物的不同对映体在治疗作用和毒性上可以存在很大差异，因此在研究单一对映体的药效及药物质量时，要建立一个简便、可靠的对映体拆分分析方法，以检验药物的光学纯度并评价其质量。由此研究了采用手性固定相的色谱柱对左旋黄皮酰胺中可能存在的微量右旋黄皮酰胺进行拆分分析的方法，还研究了毛细管电泳技术对黄皮酰胺的光学拆分。此外，还研究了用高效液相色谱法对黄皮酰胺在合成过程中可能生成的其他杂质检测方法，从而全面控制黄皮酰胺的质量。

第六节介绍了黄皮酰胺的代谢转化研究。黄皮酰胺左旋体有较好的促智作用，而右旋体效果不明显。为进一步阐明药物的作用机制及其左右旋体作用产生差异的原因，对左旋和右旋黄皮酰胺进行了体外代谢转化研究，确定了黄皮酰胺的代谢途径，并对药物立体构型与代谢及药效间的关系进行了初步探讨。

第七节介绍了（－）黄皮酰胺对认知功能的改善作用，并论述了神经可塑性对改善认知功能的重要性，指出这是一种新型作用机制，对发展新型促智药有指导性意义。（－）黄皮酰胺的促智信号转导途径业已搞清，也在本节中作了介绍。

阿尔茨海默病有多方面病理改变，主要表现在三个方面，即老年斑的形成、神经原纤维缠结的形成和大量神经元与突触的丢失。（－）黄皮酰胺对这三方面病理改变均有抑制作用。一个药物既能改善认知功能障碍，又能抑制病变的发展，在目前已研制成功的抗阿尔茨海默病药物中尚不多见，（－）黄皮酰胺是如何抑制上述病变以及其作用机制，在本节进行了较详细的介绍。

第八节对（－）黄皮酰胺药代动力学的研究结果及其与（＋）黄皮酰胺的差别进行了介绍，对其酶促动力学和代谢产物的研究也进行了介绍。

黄皮酰胺的化学研究曾获得了国家自然科学基金和教育部高等学校基金的支持，“九五”期间还得到了国家自然科学基金委重大项目“手性药物的化学与生物学研究”的资助。该研究获得了10项专利（不包括同一项专利在多个国家申请的数字），发表了60篇论文。“黄皮叶中活性成分及其手性化合物的化学和生物学研究”项目2006年和2007年分别获得中华医学科技奖二等奖和教育部自然科学一等奖。目前有关黄皮酰胺的研究已深入到对左旋黄皮酰胺作为新药的开发研究过程中，已完成了它的临床前研究和Ⅰ期临床试验，作为抗阿尔茨海默病药物即将进行Ⅱ期临床试验。

（黄　量　王慕邹　张均田）

第一节　黄皮叶水浸膏中7个天然化合物的合成

一、7个天然化合物的合成设计

（一）生源假设及仿生合成设计

黄皮叶水浸膏中的7个化合物有截然不同的5种骨架，但经详细分析其结构，仍然可见很多相似处，比如它们均为酰胺，有相似的基团和排列等。文献报告的两个酰胺之一的lansamide具有其简单的基本骨架，因而以此作为生源前体，即可合理地推测这些化合物之间的生源相关性（图4-1-1）。

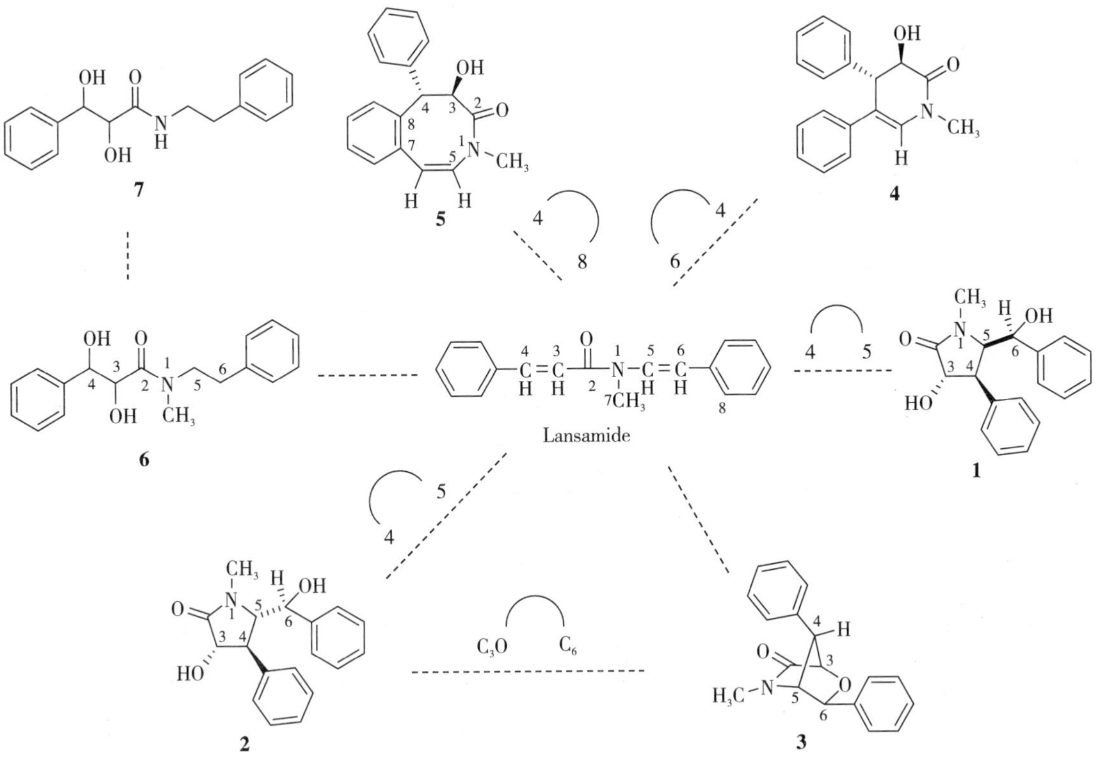

图 4-1-1　生源相关性假设

根据以上假设，设计了以上 7 个化合物的逆仿生合成路线，如图 4-1-2 所示。以肉桂醇为原料，可制备共同中间体化合物 **8**。化合物 **8** 分别与三类胺反应，可制得相应的酰胺 **9**、**10**、**11**。进一步由 **9** 可制备黄皮酰胺（**1**）、新黄皮酰胺（**2**）、桥黄皮酰胺（**3**）。由 **10** 可制备己黄皮酰胺（**4**）和辛黄皮酰胺（**5**），从化合物 **11** 则可产生直链化合物（**6**）和（**7**）。

以上路线中其可行性颇有争论的是由化合物 **9** 环合生成五元的黄皮酰胺酮（**12**）和新黄皮酰胺酮（**13**）的反应，因为该反应不符合 Baldwin 环合规则。按照该规则，环氧三元环的开环介于单键和双键体系之间，**9** 的环合应利于产生四元和六元环而不利于产生五元环。但从化合物 **9A** 的结构分析，认为产生五元环是可行的（图 4-1-3）。

化合物 **9A** 的氧桥受其右侧酰基的拉电子作用和左侧的苯环推电子作用，产生 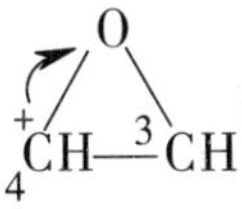 的电子转移，使 C_4 带有正电性。酰胺基的右侧 $\mathbf{C_5}$ 次甲基 H_2 受 $C_6=O$ 活化，在碱催化下，产生 CH_2^{-1}，由右端 C_6 酮还可产生烯醇氧负离子 C_6-O。左端的电子转移氧桥的 C_4 较 C_3 易于与右端的负电子基结合。由此 C_4-C_5 环合产生五元内酰胺，C_6 烯醇氧负离子与 C_4 环合则产生氧杂环。此结构分析及推论由下节中 4 个实验予以证明。

（二）Baldwin 环合规则和化合物 9 的环合研究

1. 化合物 **9A** 的环合

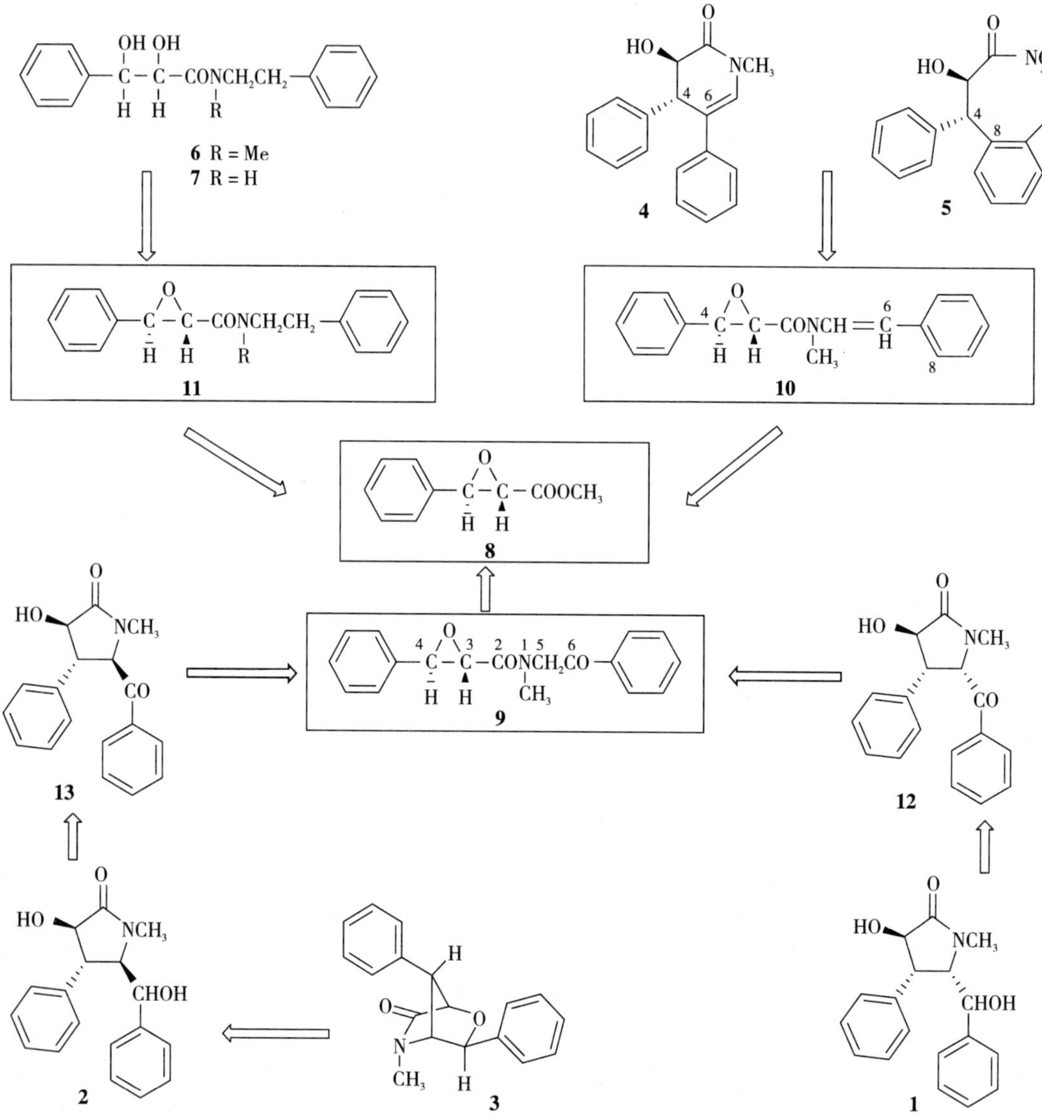

图 4-1-2 逆仿生合成路线

注：天然产物及仿生路线编号均用黑体字

实验 1：在非质子条件下的环合。在一般常用的 LDA/C_6H_6 或 THF 中环合根据上述结构分析可得 4 个化合物，其中两个氧合环的产物，是由右端 C_6 烯醇氧 CO^- 与氧桥的 C_4 或 C_3 相应产生内合环的氧杂 7 元 **Ⅰa** 和外合环 6 元 **Ⅱa** 内酰胺。两个由 C_6 酮在碱性条件下激活 C_5H^- 离子与氧桥的 C_4 或 C_3 碳碳环合，产生 1 个五元 γ-内酰胺和 1 个四元 β-内酰胺，**9A** 在非质子条件下环合的实验，分离得到一个七元化合物（**Ⅰa**），1 个六元化合物（**Ⅱa**）和 1 个五元 **γ-**内酰胺（**Va**），五元 **γ-**内酰胺产率约有 25%～30%。根据 Baldwin 环合规则，是不利五元环合的（图 4-1-4）。

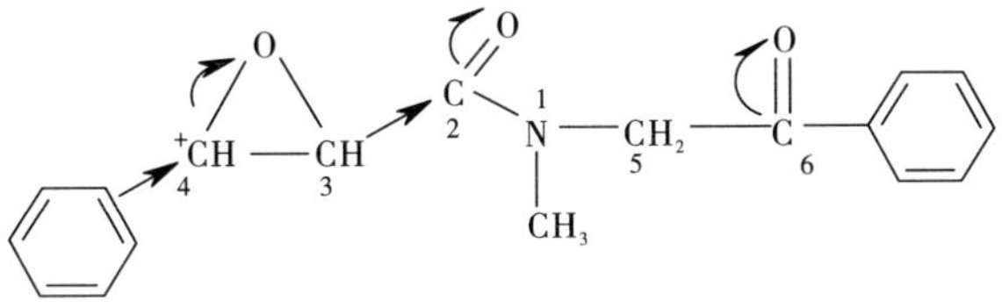

9A

图 4-1-3　化合物 **9A** 的结构分析

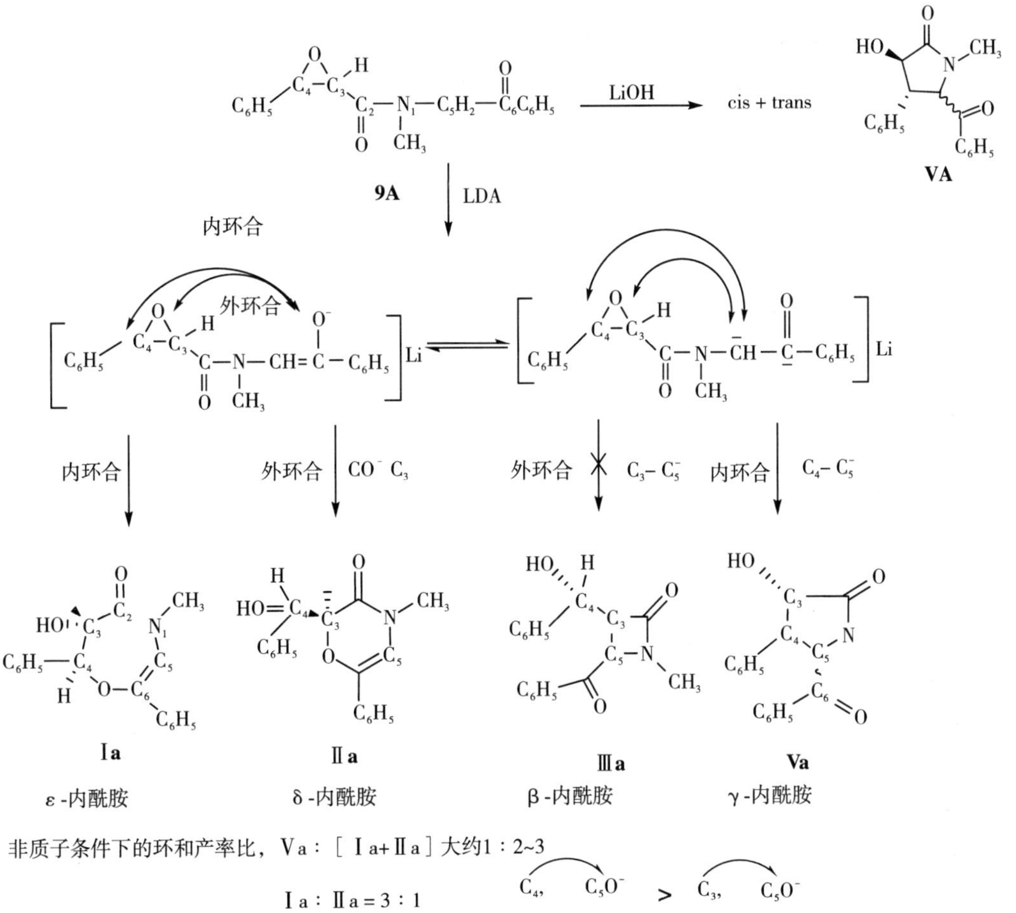

图 4-1-4　化合物 **9A** 的环合反应

化合物 **9A** 的环合产物结构证明：

化合物Ⅰa 为油状物，IRcm^{-1}：1600（宽峰）；^{1}HNMR（δ）：3.29（s，3H，N-CH_3），3.60～4.00（宽. OH），AB 四重峰，4.59（H_A），5.10（H_B），（J＝9Hz，C_3H，C_4H），5.88（s，1H，CH＝C-），7.20～7.50（m，10 ArH）；MS m/z：295（M^+，19），148（100），符合 C_4 C_6 烯醇内合环的 7 元（ε）氧杂内酰胺。

化合物Ⅱa 为白色结晶状固体，mp. 118 ~ 120℃；IRcm^{-1}：1720 ~ 1700；^{1}HNMR（δ）：3.40（s，3H，N-CH_3），3.16（1H，OH），AB 四重峰，4.29（H_A），5.13（H_B），（J = 9Hz，C_3H，C_4H），6.12（s，1H，CH = C –），6.96 ~ 7.50（m，10ArH）；MS m/z：295（M^+，19），148（100）。

实验 2：质子溶剂中的环合。合环的产物之中，右端碳负离子 C_5H^-环合的产物中以进攻于 C_4 的内合环为主产物，证明为黄皮酰胺酮和新黄皮酰胺酮。以甲醇等质子溶剂为介质，以 LiOH 等无机碱为催化剂，化合物 **9A** 的烯醇式与酮式的平衡移向酮式，促使 C_5 负离子产生，五元内酰胺的产率可高达 80% 以上，但所得产物为化合物 **12**（黄皮酰胺酮）及其 C_4/C_5 反式异构体 **13**（新黄皮酰胺酮）的混合物，以后者为主。

2. 9B（甲基取代 C_4 苯基）在非质子溶剂中环合　为进一步考察化合物 **9A** 中 C_4-苯基对环合的影响，又合成了以甲基代替 C_4-苯基的化合物 **9B**。9A 和 9B 在 LDA 和 LiOH 同等条件下环合实验（即实验 3 和实验 4）。结果（图 4-1-5）分离得与 C_4-苯基相应的环合化合物

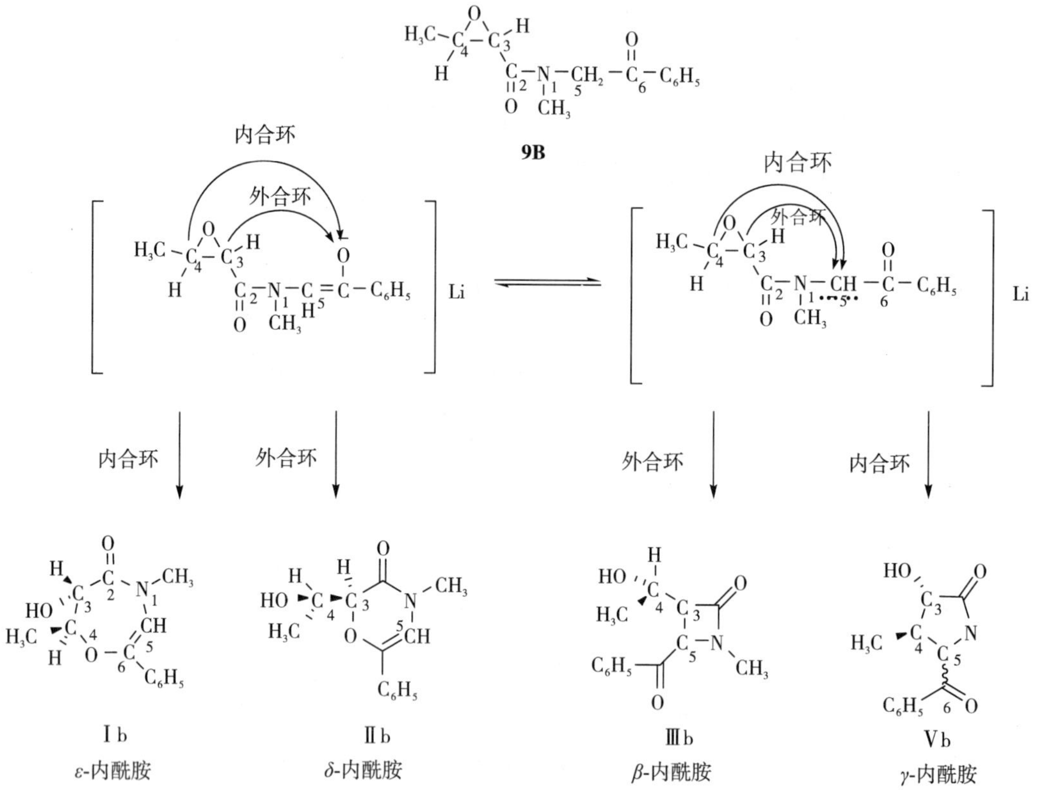

产率 %

LDA	16	67	5.7	11.5
LiOH	13	13	14	59

图 4-1-5　化合物 **9B** 的环合反应

外还分离得到四元 β-内酰胺化合物Ⅲb。

在非质子 LDA 条件下环合和质子条件 LiOH 下环合所得化合物的种类相同，但比例不同。

化合物 **9B** 的环合产物结构证明：

化合物 9B 及其四元环合产物（$Ⅰ_b$，$Ⅱ_b$，$Ⅲ_b$，$Ⅴ_b$）的光谱数据如下：

化合物 9B：mp 62～68℃；IR（KBr，cm^{-1}）：1696（sh）；MS *m/z*:233（M^+），218，162，148，133，128，105（100），90；^{1}HNMR（$CDCl_3$δppm）：3.29，1.28，1.44（d，3H，J = 5.4Hz，C-CH_3），3.00（s，3H，N-CH_3），3.18（m，1H C_4H），3.45（d，1H，J = 1.8Hz，C_3H），4.68（d，1H，J_{ab} = 18Hz，C_5H_b），7.20～8.00（m，5H，ArH）。

化合物 $Ⅰ_b$：UV（λ_{max}^{EtOH}）nm：205，284；IR（KBr，cm^{-1}）：1728，1635～1675（br），1696（sh）；MS *m/z*：234（M^+ + 1），189，175，148（100），120，105，91；^{1}HNMR（$CDCl_3$δppm）：1.46（d，3H，J = 6.3Hz，C-CH_3），3.20（s，3H，N-CH_3），3.08（d，1H，J = 6.3Hz，C_3H），4.20（m，1H C_4H），5.82（s，1H，C_5H），7.20～8.00（m，5H，ArH）。推测为七元氧杂 ε-内酰胺，由 C_4-C_6烯醇氧内合环产物。

化合物 $Ⅱ_b$：IR（KBr，cm^{-1}）：1725，1635～1675（br），MS *m/z*：233，（M^+），189（100），169，160，144，128，105（100），91；^{1}HNMR（$CDCl_3$δppm）：1.47（d，3H，J = 6.3Hz，C-CH_3），3.18（s，3H，N-CH_3），4.06（d，1H，J = 8.5Hz，C_3H），4.32（m，1H C_4H），6.18（s，1H，C_5H），7.25～7.47（m，5H，ArH）。推测为六元氧杂 δ-内酰胺，由 C_3-C_6烯醇氧外环合产生。

化合物 $Ⅲ_b$：IR（KBr，cm^{-1}）：1736，1700（s）；MS *m/z*：233，（M^+），188，189，176，160，128，111，105（100）；^{1}HNMR（$CDCl_3$δppm）：1.53（d，3H，J = 7.2Hz，C-CH_3），1.96（s，3H，N-CH_3），3.66（dd，1H，J = 7.2，3.6 Hz，C_3H），4.40（五重峰，1H，J = 7.2Hz，C_4H），3.98（d，1H，J = 3.6Hz，C_5H），7.24～7.72（m，5H，ArH）。$Ⅲ_b$ 为四元内酰胺，由 C_3-C_5外环合产生。

化合物 $Ⅴ_b$：UV（λ_{max}^{EtOH}）nm：205，247；IR（KBr，cm^{-1}）：1670，1696（sh）；MS *m/z*：233（M^+），234（M^+ +1），128（100），104，100，72；^{1}HNMR（$CDCl_3$δppm）：1.29（d，3H，J = 7.2Hz，C-CH_3），2.84（s，3H，N-CH_3），3.97（d，1H，J = 7.2，7.2Hz，C_3H），2.24（六重峰，1H，J = 7.2，C_4H），4.64（d，1H，J = 6.3Hz，C_5H），7.32～8.00（m，5H，ArH）。$Ⅴ_b$ 由 C_4 和 CH 内合环产生。

表 4-1-1 中纵横分析比较了 C_4 苯环取代的 **9A** 和 C_4 甲基取代的 **9B** 环合（实验 1～4）的结果。

表 4-1-1 化合物 **9A**、**9B** 环合产物及相对产率

		相对产率			
		ε-内酰胺 Ⅰ	δ-内酰胺 Ⅱ	β-内酰胺 Ⅲ	γ-内酰胺 Ⅳ
化合物 **9A**	实验 1 LDA	54	18	0	30
	实验 2 LiOH	0	0	0	80
化合物 **9B**	实验 3 LDA	16	67	5.7	11.5
	实验 4 LiOH	13	13	14	59

实验 1 中，**9A** 在 LDA 催化剂/非质子溶剂条件下，C_4 和烯醇氧内环合得 54% 的七元氧杂 ε-内酰胺Ⅰ，$C_3 \curvearrowright C_6O$-外环合得 18% 的六元氧杂内酰胺Ⅱ。前者的产率是后者的 3 倍，表明环氧 C_4 碳氧键的断裂是 C_3-O 的 3 倍。9B 在同等条件下环合（见实验 3），化合物Ⅰ和Ⅱ的产率多寡却相反，$C_4 \curvearrowright C_6O$-环合只是 $C_3 \curvearrowright C_6O$-环合的 1/3（16/67），显示了环氧开环以 C_4 碳氧键的断裂为主，证明了苯环的电子转移效应。从 9B 环合的产物中还分得了符合 Baldwin 规则的 C_5-C_3 环合 β-内酰胺。但产率较低，推测由于受 C_5 位和 C_3 位两个大取代基的影响，环合中仍有不符合规则的五元内酰胺产生。9B 在 LiOH/质子溶剂（实验 4）条件下，酮式增加，这符合于酮式-烯醇式在溶剂中平衡的规律，也提高了五元内酰胺环合产率（59%），但幅度低于 9A，且混有氧杂内酰胺。由以上 4 个实验，尤其是 9A 和 9B 的差异，说明分子内环合，随着化合物的结构不同，环合条件不同，如介质和催化剂等因素都有重要影响。因此认为，分子内环合不能拘泥于 Baldwin 规则的束缚。认为这一论断可作为 Baldwin 分子内环合规则的补充。

二、七个天然化合物的合成

（一）黄皮酰胺的合成

动物实验证明，黄皮酰胺对四氯化碳引起的小鼠肝损伤有保护作用，本所合作单位 BAYER 药厂发现天然的消旋黄皮酰胺具有促智作用。黄皮酰胺分子中有 4 个手性碳。黄皮酰胺的骨架不复杂，依据不同的逆合成分析可以产生各种不同的合成路线设计方案，但重要的是必须考虑取代基引入的立体相关位置。BAYER 药厂首先报道了黄皮酰胺的合成，以酰胺 1，2 位及 C_4，C_5 键的连接为主导，其逆合成路线如图 4-1-6 所示。该合成方法由肉桂酸酯开始共 10 步，总收率仅为 5.7～6.4%。

依据以上对分离到的 7 个酰胺进行的结构分析以及它们之间可能的生源关系和仿生合成路线，我们采用了黄皮酰胺仿生路线的合成方法，全合成路线见图 4-1-7。

苯甲醛和氯乙酸甲酯经 Darzens 反应得化合物 **8**，**8** 与 N-甲基-β-羟基-β-苯基乙胺在无水甲醇中以甲醇钠为催化剂进行酯胺交换得酰胺醇，然后在惰性溶剂中用活性二氧化锰氧化即可得到化合物 **9**，效果比较满意，产率可达 84%。但活性二氧化锰不仅制备麻烦、每批活性不稳定从而影响产率，而且用量很大（MnO_2 与酰胺醇反应的重量比为 10∶1），因此又改用 $KMnO_4$ 加 $CuSO_4 \cdot 5H_2O$ 作氧化剂，结果与活性二氧化锰相同，氧化效果稳定，产率 80%，

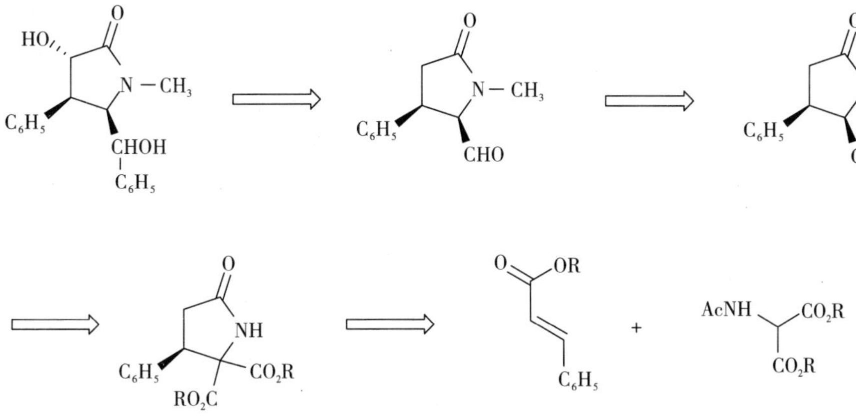

图 4-1-6　Hartwig 的逆合成路线

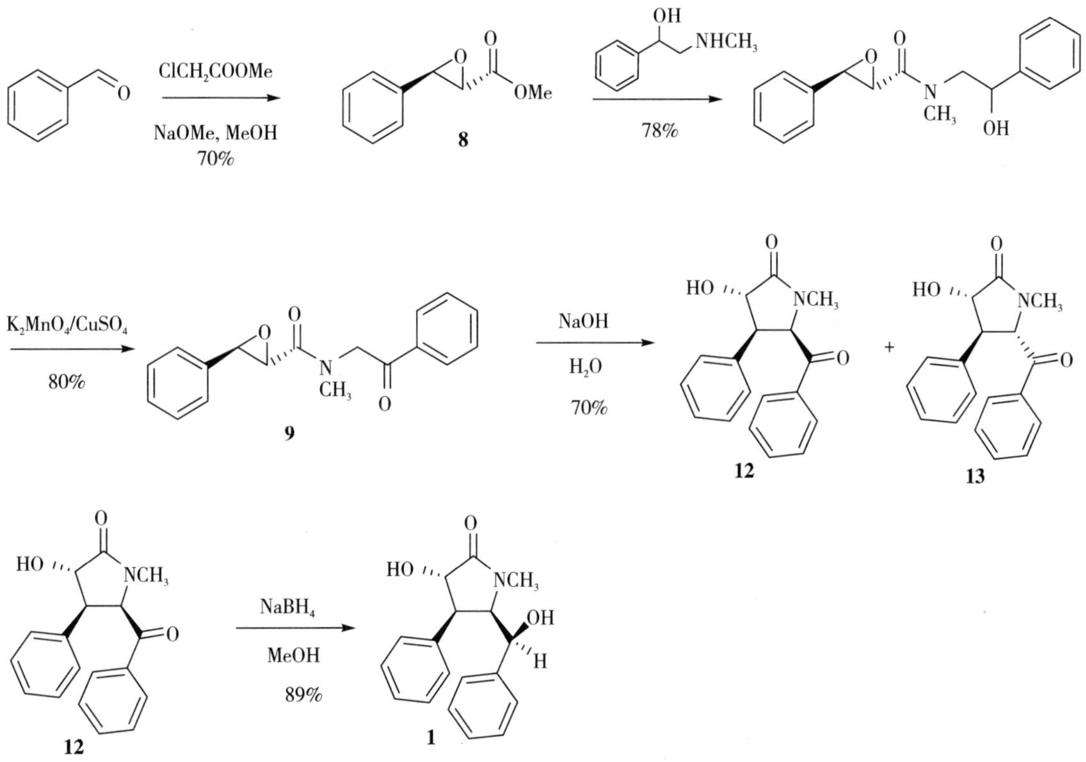

图 4-1-7　黄皮酰胺合成路线

产物 mp 77 ~ 78℃。

环合是黄皮酰胺合成的关键，除了以上已经解决的 Baldwin 规则问题和 O-烷基化问题，反应的立体选择性也至关重要。为此，综合考察了反应温度、溶剂及缩合剂对合环的影响，当在甲醇中以甲醇钠作催化剂时，**9A** 的环合总产率大大提高，可达到 80%，环合的产物是 C_4/C_5 顺式的黄皮酰胺酮（**12**）和反式的新黄皮酰胺酮（**13**）的混合物，顺反之比为 1∶3，反式的量高于顺式。又经反复实验发现，当采用 LiOH 的水溶液与酰胺酮的 THF-Et_2O 溶液进行双相反应时，环合产率为 84.3%，TLC 显示的顺反异构体的比例约为 1∶1。后再次改变条件，使产物中黄皮酰胺酮（**12**）的量得到了进一步提高，所得顺反式异构体 **12** 与 **13** 之比（摩尔比）转变为 2∶1，且黄皮酰胺酮可以结晶法提纯，mp 208 ~ 209℃。**12** 经硼氢化钠还原，顺利获得了黄皮酰胺 **1**，甲醇重结晶 mp 239.5 ~ 240.5℃（与文献报告天然产物 mp 239 ~ 240℃一致），还原收率 83% ~ 89%。本合成路线以苯甲醛计经 5 步反应，各步反应中间体结构均经元素分析、MS 和 ^{1}HNMR 核实，消旋黄皮酰胺的收率最初只有 14% ~ 16%，现在可达 25% 左右。

黄皮酰胺酮（**12**）的还原反应具有高度立体选择性，原因在于两个芳环处于吡咯酮环一侧，空间上接近，可通过存在的次级轨道相互作用，固定了黄皮酰胺酮的分子构象。由图 4-1-8 可见，氮原子一侧位阻较小，故氢负离子只能从这一侧进攻酮羰基。

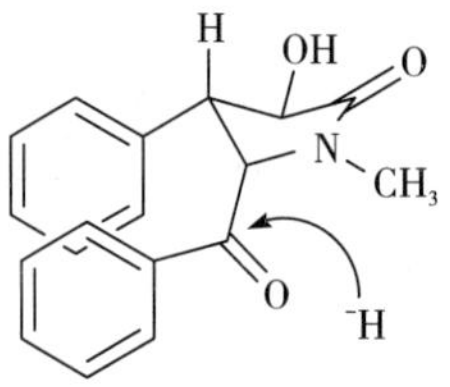

图 4-1-8　黄皮酰胺酮分子构象和反应方向

（二）新黄皮酰胺的合成

新黄皮酰胺（**2**）和黄皮酰胺（**1**）均为五元内酰胺，仿生合成路线相同，均由化合物 **9** 环合而成，但是环合反应的立体要求不同。通过溶剂与碱的调整，化合物 **9** 在 CH_2Cl_2/H_2O 和 $(CH_3)_4OH$ 相转移条件中合环，产品以 C_4/C_5 反式的新黄皮酰胺酮（**13**）反式为主，化合物 **13** 和 **12** 之比为（3.8 ~ 4.9）∶1，所得新黄皮酰胺酮的产率 60% ~ 66%，mp 180 ~ 182℃，其熔点与文献报告的 202℃虽然不一致，但所有光谱均相同（合成路线见图 4-1-9）。

与黄皮酰胺酮还原时的高度立体选择性不同，新黄皮酰胺酮的 $C_6=O$ 还原得两个产物，a 和 b 的混合物（图 4-1-9）。a 熔点 206 ~ 207℃，与文献报告的新黄皮酰胺一致，各光谱显示相同。b 熔点 215 ~ 216℃，其质谱与 a 相似，元素成分一致。^{1}HNMR 的 δ 值略有差异，其中 C_6 的 δ 值差异显著，新黄皮酰胺的相对构型为 $C_3R^*C_4S^*C_5R^*C_6S^*$，由此推理 b 的 C_6 构型为 R^*。

为解决新黄皮酰胺酮（**13**）还原立体选择性低的问题，尝试了多种直接还原的条件，实验结果均不理想（表 4-1-2）。但是，C_3-OH 以吡喃醚保护后，$6S^*/6R^*$ 之比提高到 10∶1，

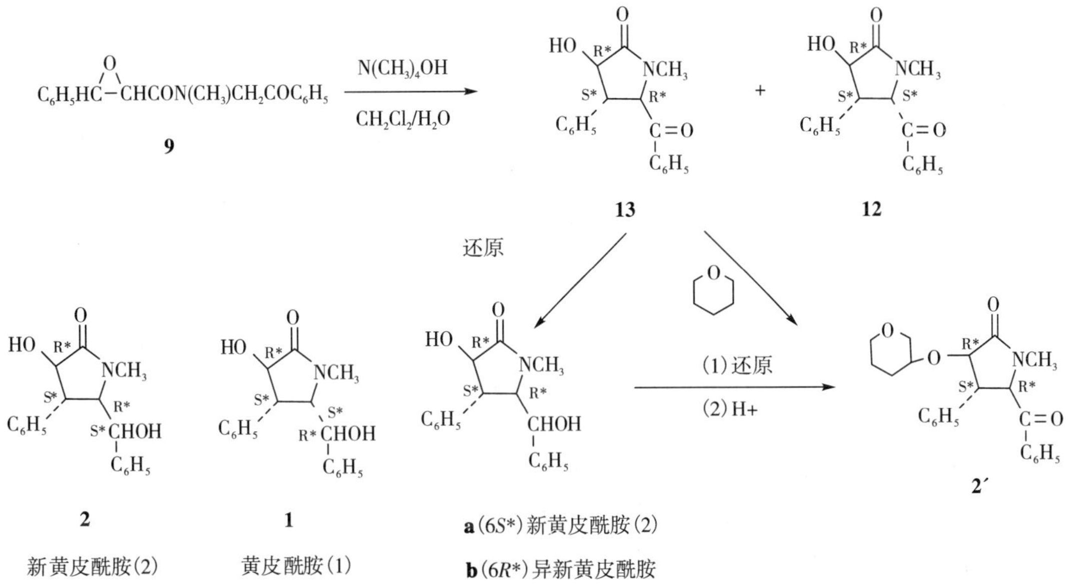

图 4-1-9　新黄皮酰胺的合成路线

尤其以 L-selectride 为还原剂时，不仅产物比例高于 10∶1，且产率高达 81%。

表 4-1-2　新黄皮酰胺酮还原与结构和条件的关系

化合物	还原剂	溶剂	产品 $6S^*/6R^*$	产率%
C_3-OH	$NaBH_4$	MeOH	1.2∶1	60
		THF	1∶1	54
	L-selectride	THF	2.8∶1	80~90
	Al（i-Opr）$_3$	i-PrOH	1∶20	80~90
吡喃醚	$NaBH_4$	MeOH	10∶1	54
		THF	10∶1	40
	L-selectride	THF	>10∶1	81
	Al（i-Opr）$_3$	i-PrOH	1∶1	56

以上实验结果表明新黄皮酰胺酮的还原与结构和条件的关系，可以以 3 种不同的过渡态的构象予以解释（图 4-1-10）。当以硼氢化钠还原时，得新黄皮酰胺与其 C_6 异构体之比为 1∶1，这是由于在新黄皮酰胺酮 C_3-OH 与 C_5 侧链处于同侧，羟基与 C_6 酮形成氢键（图 4-1-10 中构象 1），使 H 从 C＝O 的两侧引入的机会相等。C_3-O 成吡喃醚后，无氢键形成，改变了环的构象，N-CH_3 一侧位阻小，便于 H 从右侧引入为主（图 4-1-10 中构象 2），提高了选择性。以 Al（i-OC_3H_7）$_3$/i-PrOH 还原，Al 的螯合使 H^- 只能由 C_4 一侧引入而生成 C_6R 构型

（图 4-1-10 中构象 3）。而在吡喃醚中 C_3-O 与 Al 的螯合消失，随之 $6S^*/6R^*$ 比率为 1∶1。

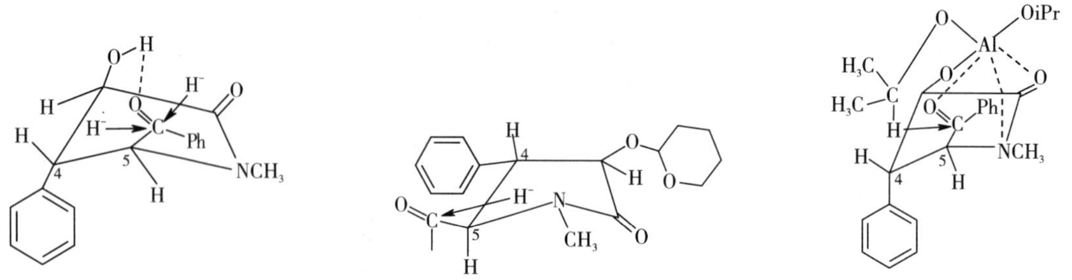

构象 1　　构象2　　构象3

图 4-1-10　新黄皮酰胺酮还原时的 3 种不同过渡态的构象

（三）（－）桥黄皮酰胺的合成

（－）桥黄皮酰胺（3）是天然 7 个化合物中 3 个光活化合物之一，绝对构型 C_2R，C_4S，C_5R，C_6S，与消旋新黄皮酰胺的相对构型相同，由此推测其生源可能是由新黄皮酰胺经酶催化 C_3OH 和 C_6OH 脱水环合为（－）桥黄皮酰胺。

以上仿生合成路线中以 Darzen 反应制备中间体化合物 **8** 的方法虽然简便，但产物为消旋体。（－）桥黄皮酰胺为光活体，其合成宜先引入不对称因子，为此采用反式肉桂醇为原料，经 Sharpless 不对称环氧化方法解决手性问题，具体合成路线见图 4-1-11。该路线中，由中间体（－）环氧肉桂酸甲酯［（－）**8**］至化合物（＋）新黄皮酰胺酮 C3 吡喃醚［（＋）**10**］的各个步骤，以及后续化合物（＋）**10** 的还原，都采用了消旋黄皮酰胺及新黄皮酰胺合成中相应的方法。

反式的肉桂醇经 Sharpless 不对称环氧化，以（＋）酒石酸二乙酯为手性助剂，得环氧肉桂醇（－）**7**（2*S*，3*S*），产率 57%，mp 50～51℃，$[\alpha]_D^{15}$-51.9（C 1.5，abs. EtOH），ee% >98。随后以二氧化铷和高碘酸钠氧化为羧酸，该羧酸不稳定，因此以重氮甲烷直接处理得环氧肉桂酸甲酯（－）**8**（2*R*，3*S*），层离得油状物，产率 50%，$[\eta]_D^{15}$ 1.5282，$[\alpha]_D^{15}$-171.2（C 1.13，$CHCl_3$）。（－）**8** 在无水甲醇中以少量的甲醇钠催化进行酯胺交换，得酰胺醇（－）**9**，产率 46%，mp 96～98℃，$[\alpha]_D^{15}$-62.7，（C 0.53，MeOH），结构经 MS、IR、^{1}HNMR 鉴定。上述化合物在二氯甲烷中以高锰酸钾-硫酸铜氧化得油状产物 **9a**，产率 81%，$[\alpha]_D^{15}$-132.3（C 0.2，MeOH），经 MS、IR、^{1}HNMR 鉴定。直链化合物 **9a** 在 CH_2Cl_2/H_2O 和 $N(CH_3)_4OH$ 两相条件下环合，得新黄皮酰胺酮（－）**13**（3*R*4*S*5*R*），经层离、重结晶，产率 45%，mp 165～169℃，$[\alpha]_D^{15}$-14.55（C 0.50，$CHCl_3$），经元素分析，MS、^{1}HNMR 鉴定。（－）新黄皮酰胺酮在二氯甲烷，以甲苯磺酸催化，与 3,4-二氢吡喃反应得醚化合物（＋）10，产率 90%，mp 181～187℃，$[\alpha]_D^{15}$ +13.5（C 0.42，$CHCl_3$），产物经元素分析、MS、^{1}HNMR 核实。

（＋）**10** 在无水四氢呋喃中以 L-selectride 还原，反应液后处理后以甲基苯磺酰氯酰化，得 C_6 甲基苯磺酸酯（＋）**11**，3*R*4*S*5*R*6*S*，产率 84%，mp 157～158℃，$[\alpha]_D^{15}$ +52.3（C 0.44，$CHCl_3$）。（＋）**11** 与 2,6 二甲基吡啶回流 5 小时，脱水环合，产物以甲醇重结晶，产

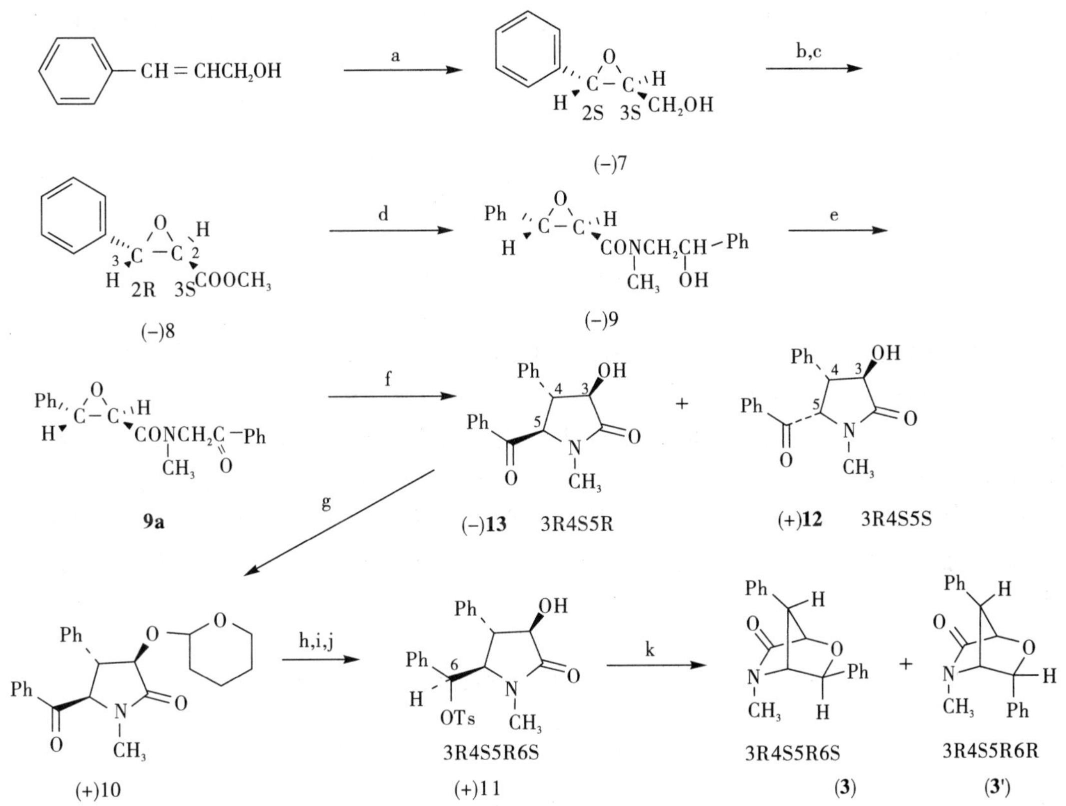

图 4-1-11　（－）桥黄皮酰胺的合成路线

a.（+）-diethyl tartrate［（+）-酒石酸二乙酯］，t-butyl hydroperoxide（*t*-BuOOH）Ti（$OC_3H_7{}^i$）$_4$；b. RuO_2. H_2O，$NaIO_4$；c. CH_2N_2；d. PhCH（OH）CH_2NHCH_3；e. $KMnO_4$，$CuSO_4$；f. CH_2Cl_2/1%（CH_3）$_4N^+OH^-$水溶液；g. dihydropyran（二氢吡喃）；h. L-Selectride（L-三仲丁基氢硼化锂）；i. tosyl chloride（甲苯磺酰氯）；j. p-toluenesulfonic acid（对-甲苯磺酸）；k. 2, 6-lutidine（2, 6-二甲基吡啶）。

率66%，mp 199～199.5℃，$[\alpha]_D^{15}$-88.3（C 0.14，MeOH），以^{1}HNMR，位移试剂测试，产物中未见（+）对映异构体，说明合成所得（－）桥黄皮酰胺% e. e. 值高于95%，全程总产率2.4%。需要指出，合成所得产物的 mp 和比旋度与文献报告的不一致，文献报告天然（－）桥黄皮酰胺 mp 164～165℃，$[\alpha]_D^{25}$-40（C 0.225，MeOH），然而两者的 MS、IR、^{1}HNMR 谱和 X 射线晶体衍射数据一致。这证明合成所得的（－）桥黄皮酰胺的绝对构型为 C_3R，C_4S，C_5R，C_6S，与天然的一致。天然的（－）桥黄皮酰胺为不等量对映体的混合物，根据比旋光度计算其光学纯度为45% e. e.。此外，从重结晶的母液中分离产物（－）3′：mp 170～171℃，MS 和元素分析与（－）桥黄皮酰胺一致，但^{1}HNMR 有差异，NCH_3 峰移 △=0.84ppm，C_6 峰下移0.46ppm，而是宽峰，（－）桥黄皮酰胺是单峰，芳香氢信号亦不同，推测是（－）3 的6位异构体 3*R*，4*S*，5*R*，6*R*，磺酸酯脱水产生构型反转，不同于（－）**3** 的形成为构型保持。

（四）（五）己黄皮酰胺（4）和辛黄皮酰胺（5）的合成

天然的消旋己黄皮酰胺（**4**）和辛黄皮酰胺（**5**）为具有一个双键的 6 元和 8 元内酰胺，根据仿生合成设计，可由直链化合物 10 经环合合成，化合物 10 的结构如图 4-1-12 所示。

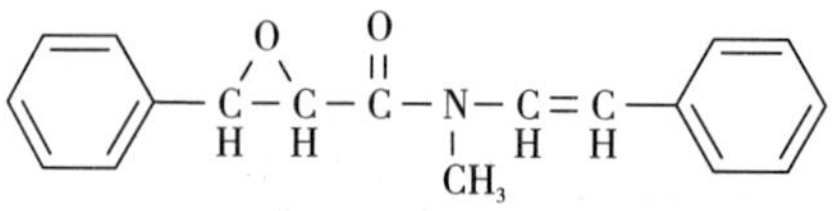

图 4-1-12　化合物 10

化合物 **10** 分子中有环氧和双键，两者均有顺反两种构型，由此可以产生四种组合：反/反（化合物 **10-1**）、反/顺（化合物 **10-2**）、顺/反（化合物 **10-3**）和顺/顺化（合物 **10-4**）。当选择 Lewis 酸作环合的催化剂时，曾试以 $TiCl_4$，$AlCl_3$，$SnCl_4$，$BF_3 \cdot Et_2O$，CF_3COOH 均未成功，最后在溶剂 CH_2Cl_2 中，以 $BF_3 \cdot Et_2O$ 为催化剂，且与化合物分子之比为 1∶1.2 的条件下环合，能顺利在室温进行。采用 **10-1**、**10-2**、**10-3**、**10-4** 四个化合物为原料的合成方法及结果见具体各方案，为便于比较，将这 4 个化合物相应的熔点和光谱列于表 4-1-3 和表 4-1-4。

表 4-1-3　化合物 10-1，10-2，10-3，10-4 的熔点和核磁共振氢谱数据

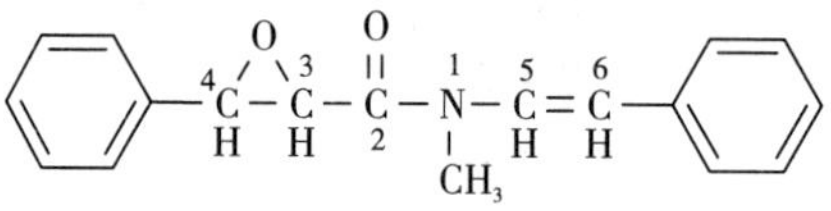

H	环氧/苯乙烯		^1H-NMR(δ)	
	10-1 反式,反式 mp 102.5～105.0℃	**10-2** 反式,顺式 mp 114.4～117.0℃	**10-3** 顺式,反式 mp 152.0～154.0℃	**10-4** 顺式,顺式 mp 116.2～117.8℃
NCH_3	3.29,3.32(3H)	3.12(s,3H)	3.00,3.16(3H)	2.74,2.76(3H)
C_4H	3.75,3.77(d,J=2.2Hz,1H)	3.75(d,J=1.4Hz,1H)	4.01,4.05(d,J=4Hz,1H)	3.85,3.97(d,J=4.3Hz,1H)
C_3H	4.09,4.13(d,J=2.2Hz,1H)	3.81(d,J=1.4Hz,1H)	4.32,4.37(d,J=4Hz,1H)	4.20,4.28(d,J=4.3Hz,1H)
C_6H	6.02,6.08(d,J=14.4Hz,1H)	6.19(d,J=8.6H,1H)	5.82,5.89(d,J=14.4Hz,1H)	6.07(d,J=8.6Hz,1H)
C_5H		6.35(d,J=8.6Hz,1H)		6.23(d,J=8.6Hz,1H)
芳 H	7.00～7.60(m,11H,10芳 H,C_5H)	6.90～7.40(m,10H,芳 H)	7.00～7.60(m,11H,10芳 H,C_5H)	6.80～7.50(m,10H,芳 H)

首先进行方案一，用反/反组合化合物 **10-1** 进行的环合。合成路线如图 4-1-13 所示。

方案一：反/反

从环合产物中分离得 4 个化合物（**3**、**15**、**4**、**14**）。化合物 **3**，mp 162.5～164.5℃，^{1}HNMR、MS 谱与桥黄皮酰胺一致。化合物 **15**，mp188～190℃，与文献报道的黄皮酰胺与酸加热产物一致，mp 188～191℃。化合物 **4** 经鉴定为己黄皮酰胺，mp196～200（mp201～202）。产物 **14**，mp 176～178℃，以上 4 个化合物的结构由 ^{1}HNMR、MS、^{13}CNMR、UV 等

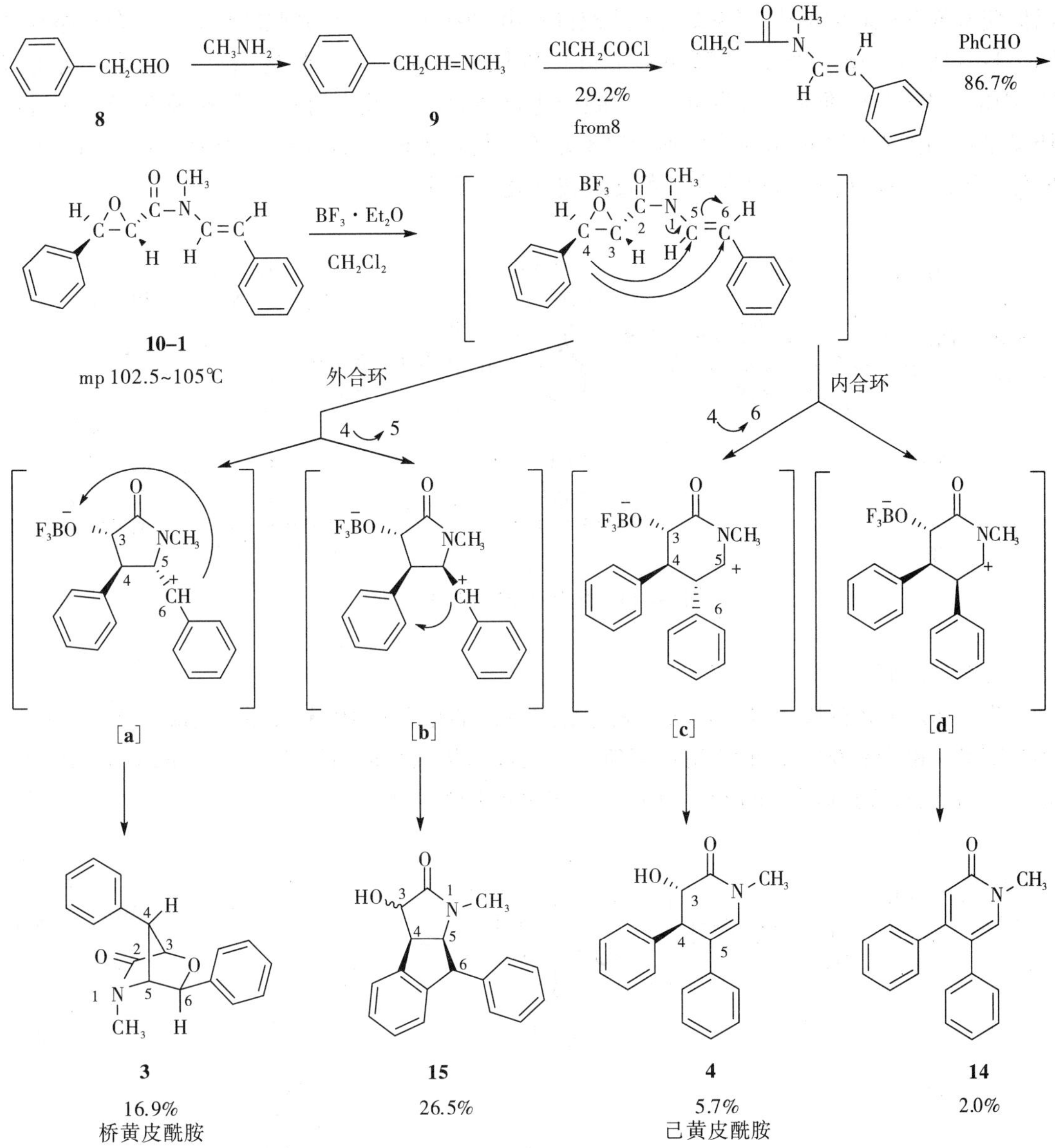

图 4-1-13　化合物 **10-1** 的环合反应

证明。

从这 4 个产物的形成过程可推测桥氧的 C_4 和双键的 C_5 产生了外合环的过渡态五元内酰胺［a］和［b］，然后进一步由 C_3O 和 C_6 环合成桥黄皮酰胺。C_6H 与 C_4 苯基的邻位环合生成了化合物 **15**。化合物 **4** 和 **14** 是由化合物 **10-1** 的 C_4 与 C_6 内合环生成六元内酰胺，经过过渡态［c］和［d］形成。从四个化合物的产率分析，五元环合是六元环合的 6 倍。

方案二：反/顺

设计方案二，用保持环氧反式与顺式双键结合的化合物 **10-2** 进行环合。化合物 **10-2** 可

以加大 C_4 和 C_6 距离，以提高六元环合，此外，化合物**10-2**的 C_6 双键连接的苯环亦接近 C_4 以促使辛黄皮酰胺的形成。**10-2**的顺式双键是由**10-1**（反/反）光照转化而得，合成路线如图 4-1-14 所示。反应产生的 21.6% 辛黄皮酰胺和 4.4% 的己黄皮酰胺，两者结构均经 ^{1}HNMR 和 MS 与标准品比较鉴定。反/顺产生两种环合产物，可以不同构象解释。化合物**10-2**若以如图 4-1-14 所示的构象则产生 8 元环（化合物**5**），若 N-C_5 旋转使双键向内，苯环向外，则产生 C_4/C_6 环合成六元己黄皮酰胺（化合物**4**）。

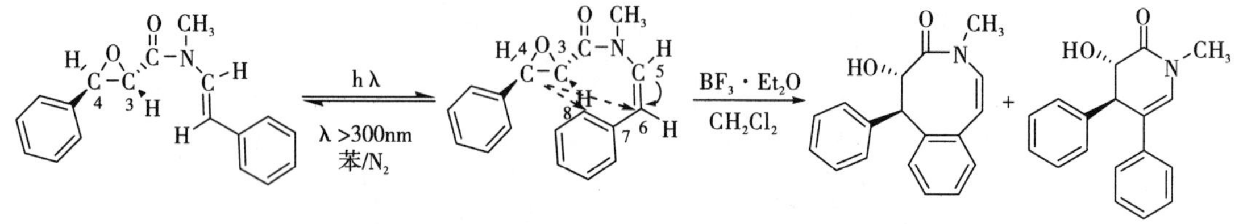

10-1 **10-2** **5** **4**

50% mp114.4～117℃ 21.6% mp186～189℃ (lit.184～186℃) 4.4% mp196～200℃ (lit.201.5～202.5℃)

图 4-1-14 化合物 10-2 的环合反应

方案三：顺/反

为增加六元内酰胺，设计顺式环氧与反式双键的化合物**10-3**的环合反应（图 4-1-15）。环合结果，粗产品 60%，重结晶后 42%，产物以双烯六元内酰胺 14 为主，mp178～181℃。以及 C_4 异己黄皮酰胺**7**，mp153～154℃，均为非天然产物。

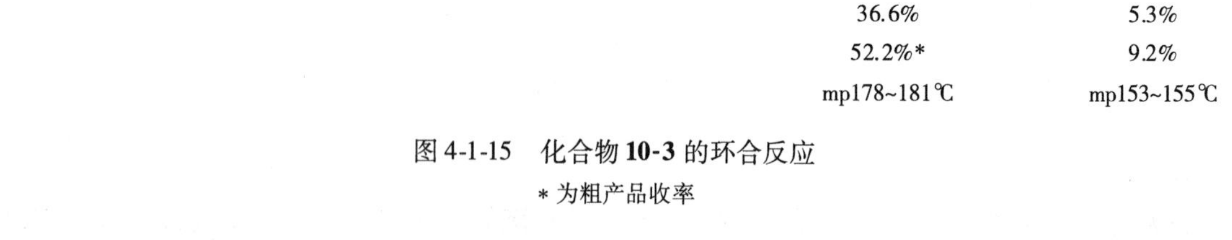

10-3 14 7

36.6% 52.2%* mp178~181℃ 5.3% 9.2% mp153~155℃

图 4-1-15 化合物**10-3**的环合反应

*为粗产品收率

方案四：顺/顺

最后一个组合，以环氧顺式和双键顺式的顺/顺组成的化合物**10-4**进行环合，如图 4-1-16 所示。

从环合产物中分得两个环状化合物 A 和 B，化合物 A mp 203～205℃，MS m/z：279

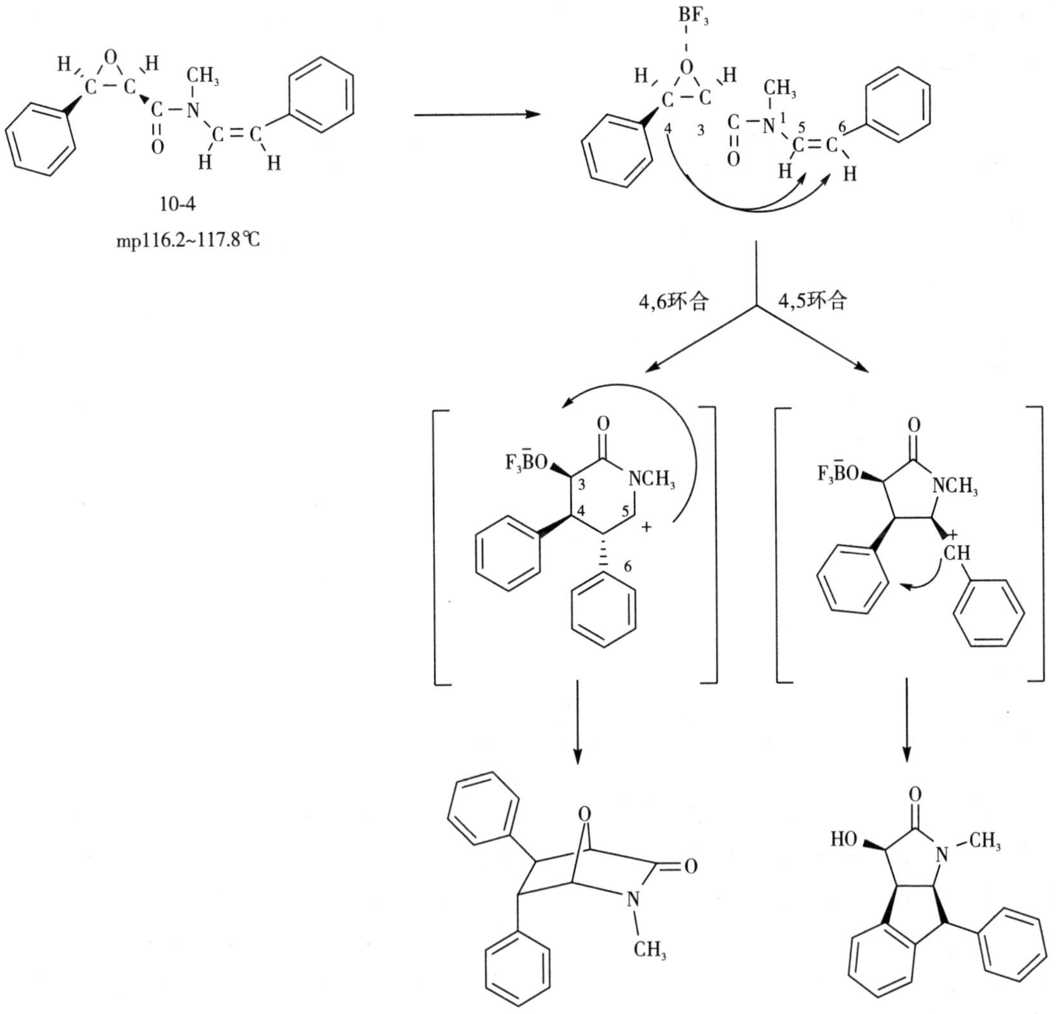

图 4-1-16　化合物 **10-4** 的环合反应

（M^+），173（100）；^{1}HNMR δ：3.29（s，3H，N-CH_3），3.45（d，*J* = 2.2Hz，1H），4.07（m，1H），4.94（d，*J* = 0.4Hz，2H 为 4 个脂肪族碳上的氢信号），7.10～7.50（m，10ArH）其结构由 ^{1}HNMR 和 MS 推测。最后以 X 射线晶体衍射确证，为天然（－）桥环化合物（－）3*S*，4*R*，5*S*，6*R* 的异构体，相对构型为 3*S*，4*S*，5*S*，6*S*。

化合物 B：mp 231.0～233℃，MS m/z：279（M^+）；^{1}HNMR（δ）：2.06（s，3H，N-CH_3），2.36（brs，OH，可被 D_2O 交换），4.18（m，1H），4.40～4.68（m，3H，为 4 个脂肪族碳上的氢信号），7.10～7.40（m，9ArH），未显示烯氢信号。根据以上数据，及化合物 **10-4** 所能发生环合反应的情况推定其为 B（图 4-1-16）。过渡态 C_4-C_5 外环合产生的五元内酰胺，进一步再合环生成 B，B 经鉴定为 15（见图 4-1-13）的 C_3 异构体；C_4-C_6 环合产

生的六元内酰胺，由 C_5 与 C_3OBF_3 结合生成化合物 A。A 和 B 均为非天然产物，故化合物 **10-4** 为非生源前体。表 4-1-3 和表 4-1-4 分别总结了化合物 **10-1**，**10-2**，**10-3**，**10-4** 的熔点和核磁共振氢谱数据以及质谱数据。

表 4-1-4 化合物 10-1，10-2，10-3，10-4 的质谱数据

M/e	MS（%）				离子
	10-1 反式，反式	**10-2** 反式，顺式	**10-3** 顺式，反式	**10-4** 顺式，顺式	
280	6	25	9	5	$M^+ +1$
279	30	8	40	26	M^+
193	18	14	24	54	M^+-CHO-$CONCH_3$
173	20	22	22	31	M^+-C_6H_5CHO
144	65	41	90	80	M^+-C_6H_5CHO-CH_3N
133	52	38	41	49	132 +1
132	28	21	19	25	$C_6H_5CH=CHN^+CH_3$
117	30	23	23	26	$C_6H_5CH=CHN^+$
103	19	24	16	18	$C_6H_5CH=CHN^+$
91	100	100	100	100	$C_6H_5CH_2{}^+$

总结以上工作，从反式环氧、反式双键组合的化合物 **10-1**（方案一）和反式环氧、顺式双键组合的化合物 **10-2**（方案二）的反应结果，环合产物中均有天然产物。而方案三和四中，以顺式环氧与反式的双键或顺式的双键组合的化合物 **10-3** 及 **10-4** 反应所得的环合产物中均未分离得到天然产物。由此证明由生源推测的仿生路线的共同中间体化合物 **8** 应为反式构型，进一步假设天然反式肉桂醇是这 7 个天然化合物的生源前体，由此修改了原生源假设以 lansamide 为生源前体的论点。此外，从以上研究结果显现了立体化学的重要性。在本工作进行的同时，Peter H Milner 等报告从 *Clausena lansium*（*Rutaceae*）叶的己烷提取液中分离得到了与本合成过程中的中间体化合物 **10-2** 相同的化合物，该报告支持了本仿生路线的设计。

（六）（七）光活链黄皮酰胺（6）和去甲链黄皮酰胺（7）的合成

光活链黄皮酰胺（**6**）和去甲链黄皮酰胺（**7**）是天然 7 个化合物中除（–）桥黄皮酰胺外的另两个链光活体。分子中具有两个手性中心 C_3 和 C_4，原报告 C_3 和 C_4 绝对构型为 3*S*，4*R*。

1. 根据此构型选择了甘露醇为起始原料，该糖醇的 C2 和 C3 的 *R* 构型将提供最终产物 C3 *S* 构型，路线设计如图 4-1-17 所示。

以甘露醇为起始原料合成化合物 **6**，**7** 的路线中间体 2、3、4 及 4’ 均为已知化合物，其 mp 与 α 值与文献报告一致，化合物 4 以甲苯磺酸催化在无水丙酮中发生异构，产物 8 尚混有未反应的 4，可直接以二氧化铷和过碘酸钠氧化，得到酸（化合物 9），收率 70%。酸不

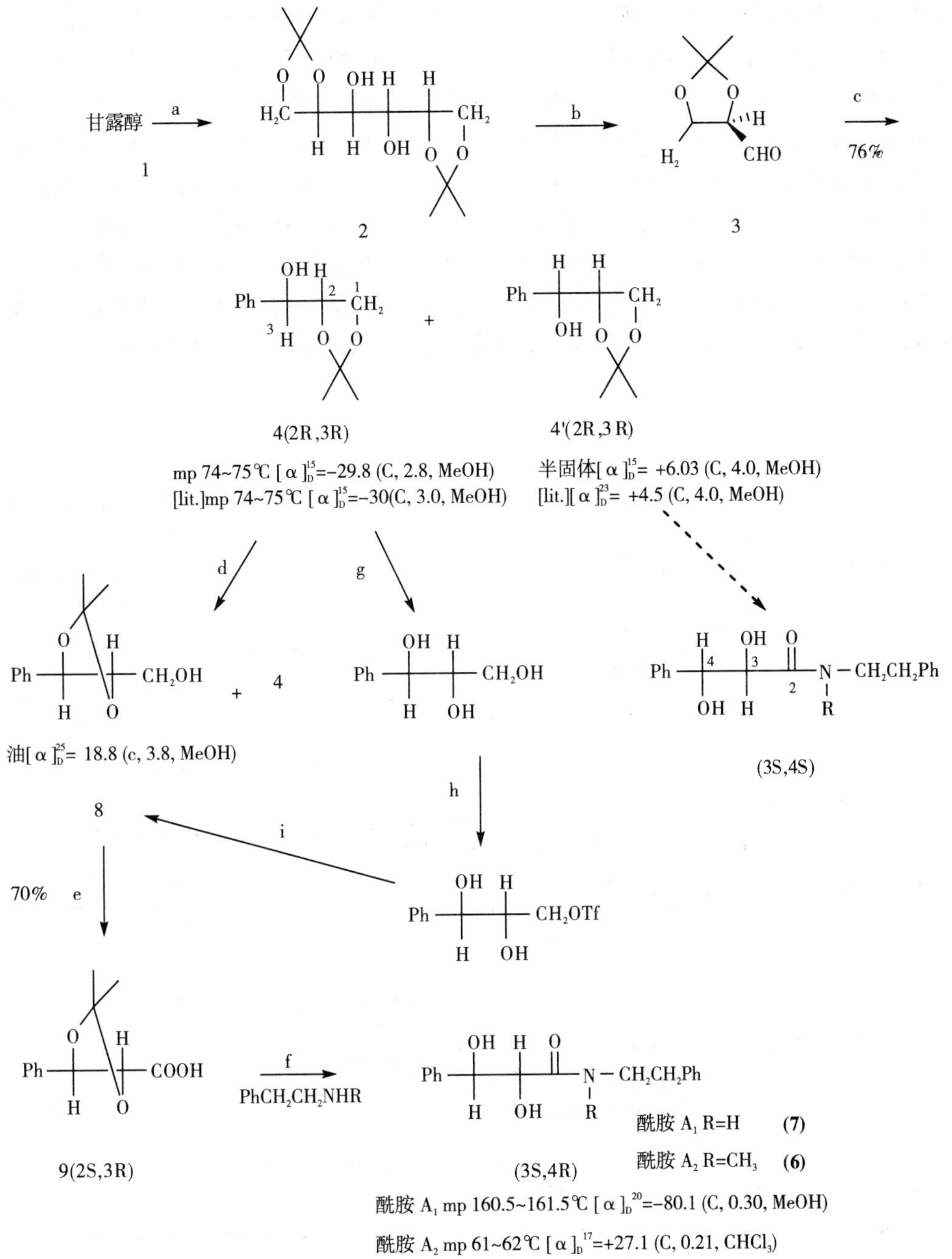

图 4-1-17　以甘露醇为起始原料合成化合物 **6**，**7** 的路线

a：$(CH_3)_2CO$，$ZnCl_2$；b：$NaIO_4$，pH6，THF/H_2O；c：PhTi（$O^iPr)_3$，THF；d：TsOH，Acetone；e：$RuO_2 \cdot H_2O$，$NaIO_4$，$NaCO_3$；f：$PhCH_2CH_2NHR$，2-Bromo-N-methylpyridium iodide；g：70% HOAc；h：Trityl chloride；i：1. Acetone，$CuSO_4$，2. H^+；[lit.] 表示文献值

稳定，直接以苯乙胺，碘化2-溴氮甲吡啶酰胺化，得最终产物3*S*，4*R*酰胺A1和A2。由甘露醇计算，产率为20%，3*S*，4*R* A1（去甲链黄皮酰胺），mp 161～162℃，$[\alpha]_D^{28}=-80.1$（C，0.30，CH_3OH）；3*S*，4*R* A2（链黄皮酰胺），mp 61～62℃，$[\alpha]_D^{28}=+27.1$（C，0.21，$CHCl_3$））。两者的mp和[α]值与从植物中分离得到的不一致。从植物中分离得的化合物**6**，光活链黄皮酰胺mp 145～147℃，$[\alpha]_D^{32}=-65.8$（C，0.19，$CHCl_3$）；化合物**7**，去甲链黄皮酰胺的mp 151～152℃，$[\alpha]_D^{28}=+38$（C，0.30，MeOH），说明文献报告的绝对构型C_3S，C_4R是错误的。文献所用测定方法，以10%氢氧化钾的乙醇溶液回流水解酰胺链，根据降解所得产物β-甘油酸的构型而推定链黄皮酰胺的构型C_3S，C_4R。在此剧烈条件下，可能C_3R转化为*S*，从不稳定的赤式转为稳定苏式所致。由此推定天然链黄皮酰胺的构型为3*R*，4*R*。为确证链黄皮酰胺的构型，又设计第二条路线，如图4-1-18所示。

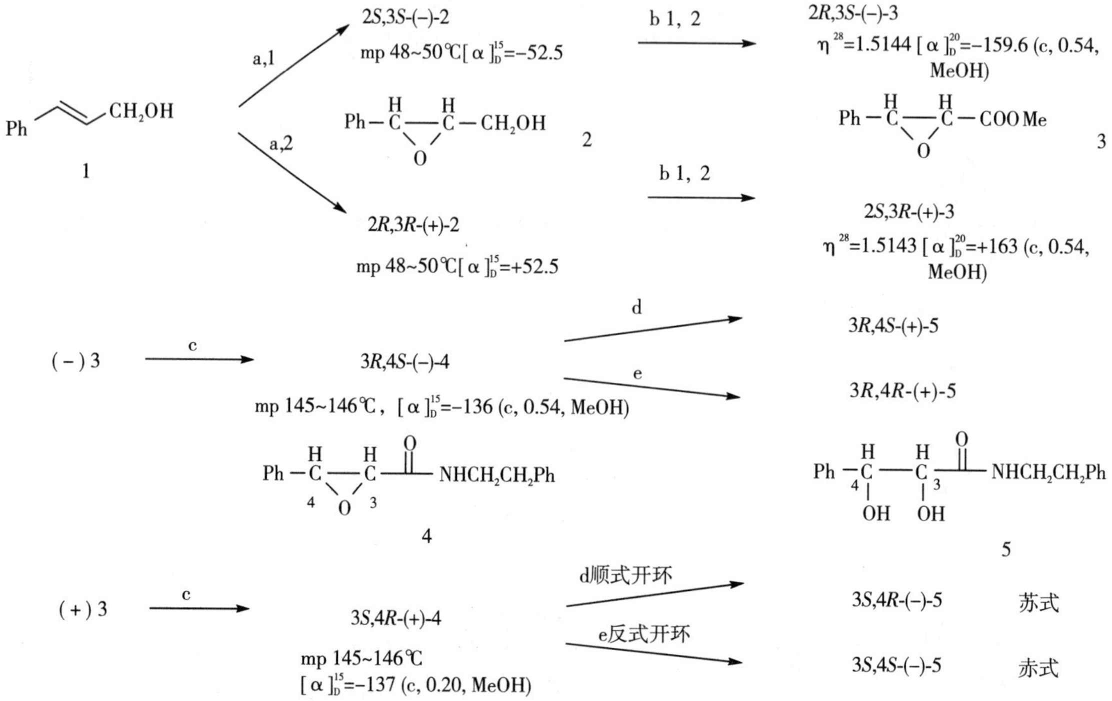

图4-1-18 合成4个（两对）去甲链黄皮酰胺的光活异构体的路线

a：4A分子筛，Ti（OiPr）$_4$，t-BuOOH，1. L-（+）-DET，2. D-（-）-DET；

b：1. RuO_2. $H_2O/NaIO_4$，$NaHCO_3$，2. CH_2N_2；c：MeONa，$PhCH_2CH_2NH_2$；d：CF_3COOH；e：HOAc/NaOAc

2. 本路线目标是合成4个（两对）去甲链黄皮酰胺的光活异构体，见图4-1-18。采用反式肉桂酸醇为原料，分别以L（+）和D（-）酒石酸二乙酯为手性助剂，经Sharpless不对称环氧化，得环氧醇（2*S*，3*S*）-2，mp 48～50℃，$[\alpha]_D^{15}=-52.5$（C 1.60，abs EtOH），文献：油，$[\alpha]_D^{20}=-45.9$（C 1.50，abs EtOH），+2（2*R*，3*R*）mp 48～50，$[\alpha]_D^{15}=+$

52. 5（C 1. 50 abs EtOH）。分别以二氧化铷，过碘酸钠，碳酸氢钠氧化得酸，酸不稳定，不纯化以重氮甲烷甲酯化，得甲酯3，产率86% ~87%。酯在甲醇钠催化下与β-苯乙胺进行酯交换得酰胺4，产率83% ~85%。（+）或（-）的4的环氧构型为3*R*，4*S*和3*S*，4*R*，环氧开环是本合成的关键，顺式开环则维持原有3*R*，4*S*和3*S*，4*R*，化合物均为苏式酰胺。反式开环得3*R*，4*R*和3*S*，4*S*，形成赤式的酰胺。经过反复探索，以三氟乙酸开环，顺/反的比例为7/1，可得到主产物苏式酰胺5，产率63% ~65%；以乙酸和乙酸钠缓冲液开环，反/顺比例为10/1，可得到反式开环的主产物赤式酰胺5，产率72% ~73%。所得4个光活异构体的熔点和［α］值及 ^{1}H-NMR 的数据列于表4-1-5，由天然的去甲链黄皮酰胺的熔点和［α］值可得知该化合物为3*R* 4*R*构型。以上工作的结果，不但确证了去甲链黄皮酰胺的构型，修正了文献报告，亦可提供不同构型的化合物进行生物活性的比较研究。

表4-1-5　两对去甲链黄皮酰胺的物理常数

	mp（℃）	$[\alpha]_D^{15}$	^{1}H-NMR（DMSO-d_6），J（Hz）
3*S* 4*R* 3*R* 4*S*	161 ~162 161 ~162	-79. 1 +78. 9	2. 70（m，2H，$PhCH_2$），3. 3（m，2H，NCH_2），3. 2-4. 0（br.，2H，OH），3. 97（d，1H，*J*=3，CH_2），4. 94（d，1H，*J*=3，C_3H），7. 32，7. 38（s+s，10H，ArH），7. 8（m，1H，NH）
3*S* 4*S* 3*R* 4*R*	149 ~50 149 ~50	-37. 2 +38. 8	2. 55（m，2H，$PhCH_2$），3. 15（m，2H，NCH_2），3. 0-4. 5（br.，2H，OH），4. 0（d，1H，*J*=5. 5，C_2H），4. 77（d，1H，*J*=5. 5，C_3H），7. 5（br.，1H，NH）
天然产物	151 ~2	+38	

（黄　量　吴克美）

参　考　文　献

1. 黄量，刘耕陶，张均田，等. 中草药现代研究. 第二卷. 北京医科大学中国协和医科大学联合出版社，1996，160 -169
2. Hao Hong，Dan Fei Huang，and Liang Huang. Study on the intramolecular cyclization through opening of epoxide Ⅱ. Ring closure of N-methyl-N- benzoylmethylene-β-phenyl-α，β-epoxypropionamide in protic solvent. Chinese Chemical Letters，1993，4（12）: 1037 -1038
3. Li Hong Wang，Liang Huang. Study on the intramolecular cyclization through opening of epoxide Ⅳ. Cyclization of N-methyl- N-benzyoxyl-methylene β-Methyl - α，β -epoxypioamide in aprotic and protic solvent. Chinese Chemical Letters，2006，17（4）: 457 -460
4. 饶尔昌，程家宠，黄量，等. 黄皮酰胺的合成. 药学学报，1994，29（7）: 502 -505
5. Dao Fei Huang，Han Sen Lin，and Liang Huang. Total synthesis of neoclausenamide and its epimer. Chinese

Chemical Letters, 1994, 5 (5): 371 – 372
6. Dan Fei Huang, and Liang Huang. Asymmetric synthesis of (–) -dehydroclausenamide. Tetrahedron, 1990, 46 (6) : 3135 – 3142
7. Nian Chun Ma, Ke Mei Wu, and Liang Huang. An attempt to synthesiz homoclausenamide and zeta-clausenamide-Study of the intramolecular cyclization, Chinese Chemical Letters, 1996, 7 (8): 706 – 708
8. Jin Fa Du, Jin Zhou, and Liang Huang. Asymmetric synthese of stereoisomers of secodemethylclausenamide. Chinese Chemical Letters, 1994, 5 (3): 179 – 180

第二节 光活黄皮酰胺的合成研究

根据 BAYER 药厂的报告，消旋黄皮酰胺有促智作用，而（+）黄皮酰胺无促智活性，为检验（–）黄皮酰胺的生物活性，以（–）孟氧基乙酸为拆分剂，拆分消旋黄皮酰胺酮 **12**，所得（+）和（–）酮分别经 $NaBH_4$ 还原得（+）和（–）黄皮酰胺 Ⅰ。药理的初步动物促智活性实验表明（–）黄皮酰胺为其有效成分。

此外（–）黄皮酰胺的促智作用亦较上市药物吡拉西坦（脑复康）的作用强。由此认为对手性黄皮酰胺的生物活性和化学的进一步研究在理论和实用方面将是有意义的。

一、手性黄皮酰胺的绝对构型

（–）黄皮酰胺绝对构型的确定对本工作至关重要，曾采用多种方法予以证明。

1. 曾根据肉桂醇 Sharpless 不对称环氧法，以（+）酒石酸二乙酯为手性配体，产物 β-苯基缩水甘油醇经氧化、甲酯化得（–）-2*R*，3*S*-β-苯基缩水甘油酸甲酯，然后参照消旋黄皮酰胺的合成路线进行反应，得（+）黄皮酰胺酮的绝对构型为 3*R*，4*S*，5*S*，但此法从肉桂醇的 Sharpless 不对称反应，所得到的绝对构型是经多步反应推测的。

2. 为避免在反应中发生变化，又采用拆分方法，将消旋黄皮酰胺酮与已知构型的（–）孟氧基乙酸反应，产物为黄皮酰胺酮 3-位酯的一对差向异构体 2-1 和 2-2 的混合物（图 4-2-1），经反复重结晶得化合物 2-1，mp 179.0 ~ 180.5℃，$[\alpha]_D^{18}$ = –248.5（C，1.05，$CHCl_3$）{lit. mp 177 ~ 178℃，$[\alpha]_D^{18}$ = –249.5（C，1.0，$CHCl_3$），}，母液经柱层分离得化合物 2-2，mp151.5 ~ 152.7℃，$[\alpha]_D^{30}$ = +152.4（C，1.2，$CHCl_3$）{lit. mp153℃，$[\alpha]_D^{20}$ = +155.8（C，1.1，$CHCl_3$）}。

将化合物 2-1 培养成单晶，进行 X 射线衍射。

（–）孟氧基乙酸的绝对构型是已知的（1*R*，2*S*，5*R*），因此从化合物 2-1 的晶体结构可以确定其中黄皮酰胺酮部分的绝对构型为 3*S*，4*R*，5*R*。将化合物 2-1 溶于甲醇，以 $TsOH \cdot H_2O$ 水解，得（–）黄皮酰胺酮，mp191.5 ~ 193.5℃，$[\alpha]_D^{18}$ = –349.3（C，0.125，CH_3OH）{Lit. mp193 ~ 194℃，$[\alpha]_D^{18}$ = –340.5（C，0.22，CH_3OH）}，这进一步确证了 Sharpless 不对称合成路线所推导的绝对构型的结果是正确的。（–）黄皮酰胺酮经硼氢化钠还原得（–）黄皮酰胺，mp161.3 ~ 163.5℃，$[\alpha]_D^{18}$ = –140.86（C，0.3，CH_3OH），{Lit. mp161 ~ 162℃，$[\alpha]_D^{18}$ = –145.0（C，0.24，CH_3OH）}，说明（–）黄皮酰胺的绝对构型为 3*S*，4*R*，5*R*，6*S*（图 4-2-2）。

最终直接由（–）黄皮酰胺单晶 X 射线衍射确定，其绝对构型为 3*S*，4*R*，5*R*，6*S*，与

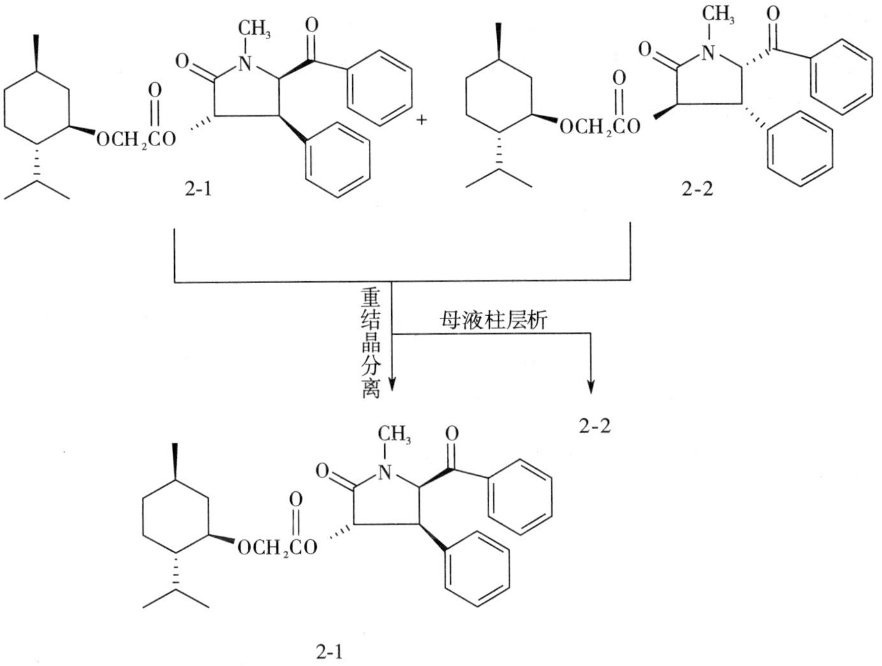

图 4-2-1　化合物 2-1 的制备

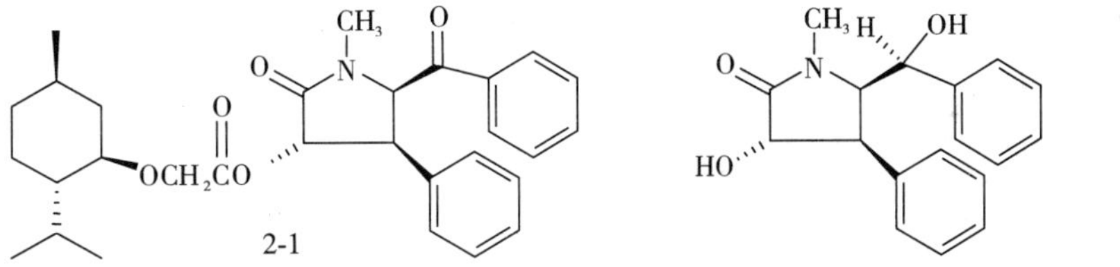

化合物2-1的绝对构型　　(-) 黄皮酰胺的绝对构型3*S*，4*R*，5*R*，6*S*

图 4-2-2　化合物 2-1 及（－）黄皮酰胺的绝对构型

以上各间接方法所获得的结果一致。

二、光活黄皮酰胺制备方法的研究

为进行药理研究和临床前大/小动物的毒性实验做准备，并为确定生产工艺打下基础，对光活黄皮酰胺的从头不对称合成和拆分进行了研究。

（一）光活黄皮酰胺的从头不对称合成

以消旋黄皮酰胺的合成路线为基础，我们通过不对称达成（Darzen）缩合反应及消旋体酶拆分两种方法制备了原料光活 β-苯基缩水甘油酸甲酯。

1．分子内诱导的不对称达成缩合反应

（1）手性助剂的选择　达成缩合反应的不对称合成报道不多，以前我组曾以（－），（＋）孟烷醇为手性助剂分别进行了分子内诱导的不对称达成缩合反应，得到相应的2*R*，3*S*

及 2*S*，3*R*-β-苯基缩水甘油酸甲酯，% e. e. 为 45% 左右（图 4-2-3）。对该类化合物（a ~ e）作为手性助剂进行达成缩合反应结果见表 4-2-1。在这基础上合成和试用了一系列光活孟烷醇的衍生物作为手性助剂，尤以加大 C_8 取代基的体积为主，见表 4-2-1，其中手性助剂 b（8-萘取代）的诱导效应% e. e. 可达 99%。

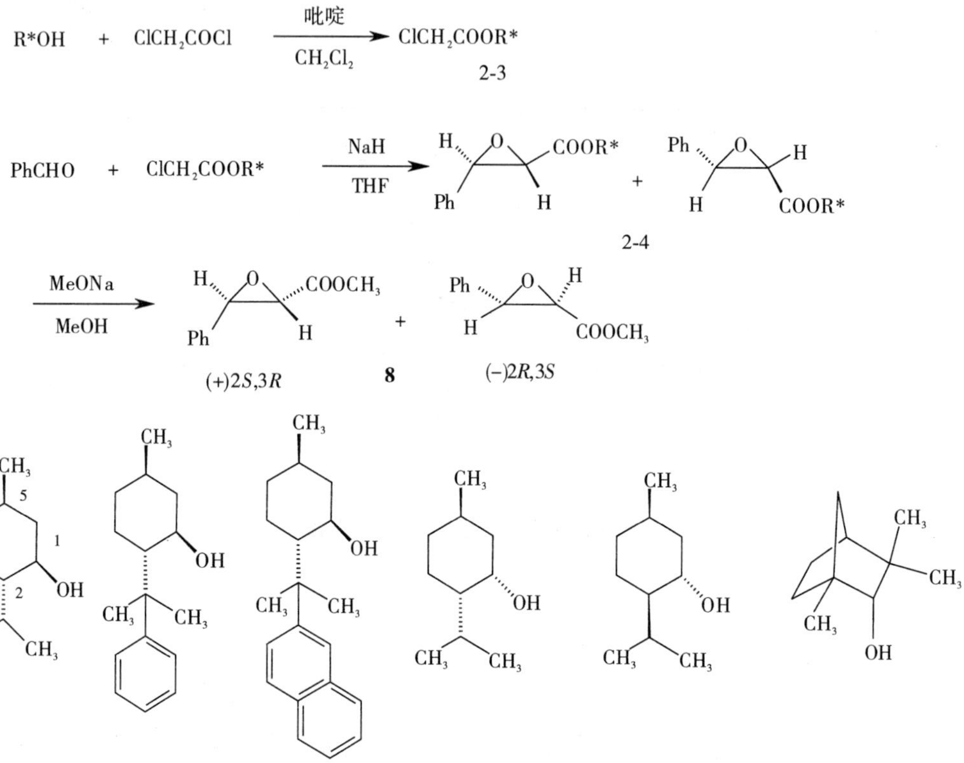

A a b c d e

图 4-2-3 不对称达成缩合反应合成化合物 **8**

表 4-2-1 各手性助剂的诱导结果

R'OH 手性助剂	化合物 8 *		
	$[\alpha]_D^{20}$（c，$CHCl_3$）	ee（%）	构 型
A	−77（1.0）	45	2R，3S
a		74 **	2*R*，3*S*
b	−170.9	99	2*R*，3*S*
c	+24.9（0.82）	14.7	2*S*，3*R*
d	+26.7（0.6）	15.6	2*S*，3*R*
e	−8.20（1.0）	4.78	2*R*，3*S*

* 2*R*，3*S* 苯基缩水甘油酸甲酯的标准值为 $[\alpha]_D^{20}$ = −171.2（c，1.2，$CHCl_3$）；** 由化合物 2-4 的氢谱中两个差向异构体的积分计算推测而得。

手性助剂 c 的 C_1-OH 由 A 的 *R* 型转为 *S* 型，化合物 2-3 的 C_1 侧链受到邻位 iso-C_3H_7 的位阻减少，致使立体选择性差，ee 值降低，C_1-OH 构型的改变，侧链的构象亦随之改变，导致化合物 **8** 的构型逆转为 2*S*，3*R*。手性助剂 d 的 C_1-OH 和 C_2-isoC_3H_7 为 A 相应部分的镜影，故产生的化合物 **8** 的构型为 2*S*，3*R*，C_5-CH_3 的甲基处于直立，使立体选择性降低，可能由于 C_5 的直立键甲基可产生 1，3 位阻干扰，改变 C_1 和 C_2 的构象，C_2-isoC_3H_7 对 C_1 侧链的位阻随之而降，致使反应的选择性变小。

（2）8-取代（－）孟烷醇的合成　参照文献以 *R*（＋）长叶薄荷酮（pulegone）为原料合成 8-苯取代（－）-孟烷醇的路线如图 4-2-4 所示。

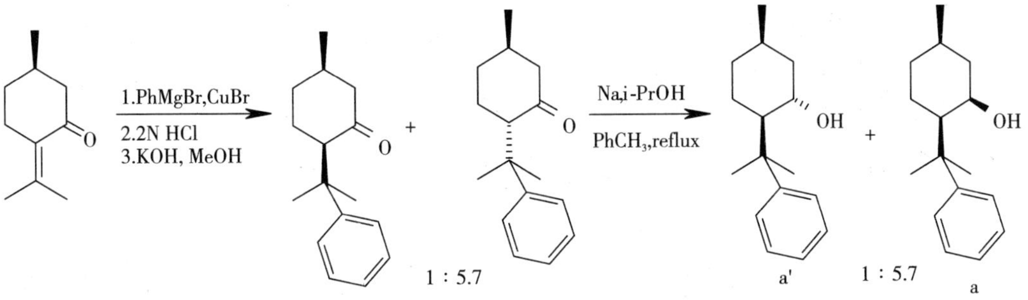

图 4-2-4　8-取代（－）孟烷醇的合成

当用以上路线合成 8-β-萘基（－）孟烷醇时，用金属钠/异丙醇还原酮，反应缓慢，产物复杂，分离得到一稠环化合物 2-5。推测萘环在此还原条件下，发生 Birch 还原反应，然后分子内环合所致（图 4-2-5）。改为氢化铝锂还原后得（－）-8-β-萘基孟烷醇（-b）及其 C_1 的异构体混合物，可以通过柱层析分离或通过其衍生物重结晶得（－）-8-β-萘基孟烷醇（-b），$[\alpha]_D^{25}$ = －43.57（c，0.91，$CHCl_3$）。以及 C_1-OH 异构体（＋）-8-β-萘基新孟醇。

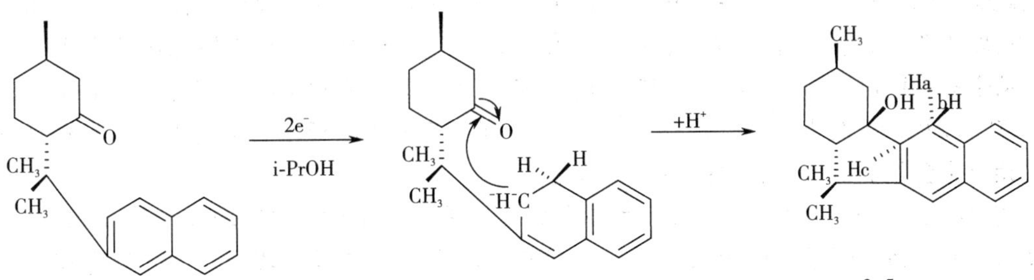

2–5

图 4-2-5　稠环化合物 2-5 的获得

（＋）-8-β-萘基孟烷醇的制备：由于 *S*-（－）-长叶薄荷酮不易得到，故以 *R*-（＋）-长叶薄荷酮为原料，经酮基转位而得。其合成路线如图 4-2-6 所示。

产物经柱层分离得（＋）-8-β-萘基孟烷醇，$[\alpha]_D^{25}$ = ＋43.30（C，0.92，$CHCl_3$）。

（3）取代苯甲醛和脂肪醛的不对称达成缩合反应　取代苯甲醛和脂肪醛的不对称达成

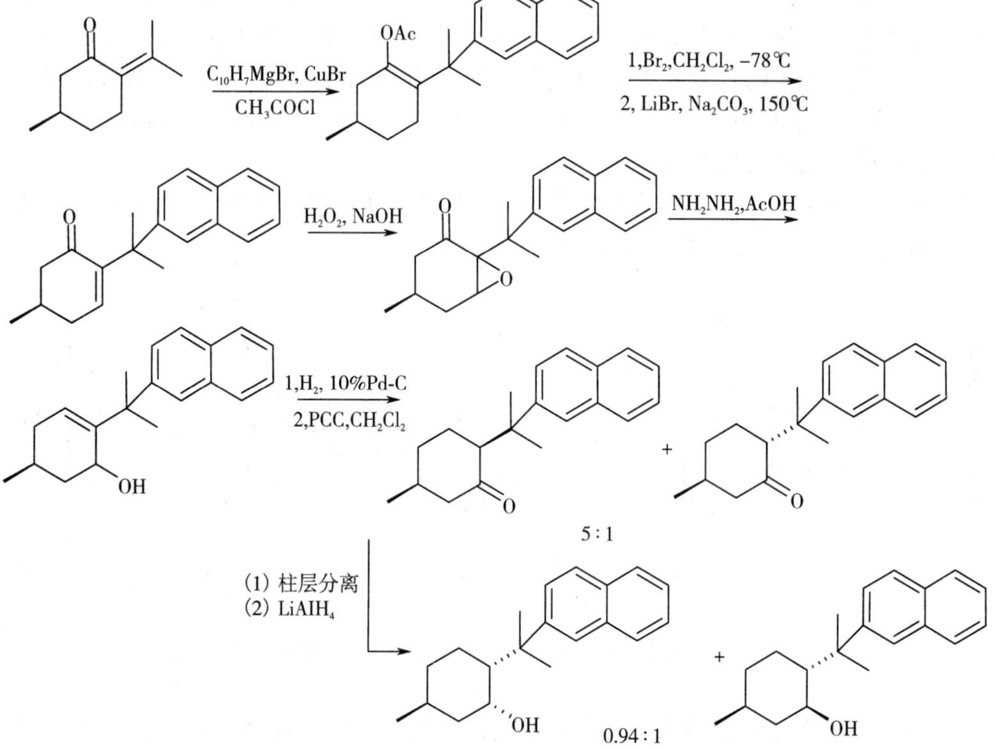

(−)-8-β-萘基新孟烷醇　　(+)-8-β-萘基孟烷醇

图 4-2-6　（+）8-β-萘基孟烷醇的制备

缩合反应尚未见报道。现初步考察了 17 个不同取代基取代的苯甲醛在手性助剂（−）-8-苯基孟烷醇（a）和（−）-8-β-萘基孟烷醇（b）分子内诱导的达成反应（图 4-2-7）。由于最终产物取代的光活 β-苯基缩水甘油酸甲酯为未知物，产物的反/顺异构体比例及反式的 ee% 值是从带有手性助剂中间产物的氢谱中 C_2H 和 C_3H 峰的 δ 值和 J 值的积分推算而来。反式 2*S*，3*R* 和 2*R*，3*S* 的构型可由其 C_2-H，C_3-H 受到孟烷醇 8 位芳环的屏蔽作用不同和母体苯甲醛相应化合物的有关数据和构型比较识别。

实验结果见表 4-2-2，说明苯甲醛取代基虽不同，生成物的构型均以 2*R*，3*S* 为主，与母体苯甲醛一致。但是产率和 ee% 受到取代基的电子效应如诱导效应，中介反应和取代的位置不同的影响。

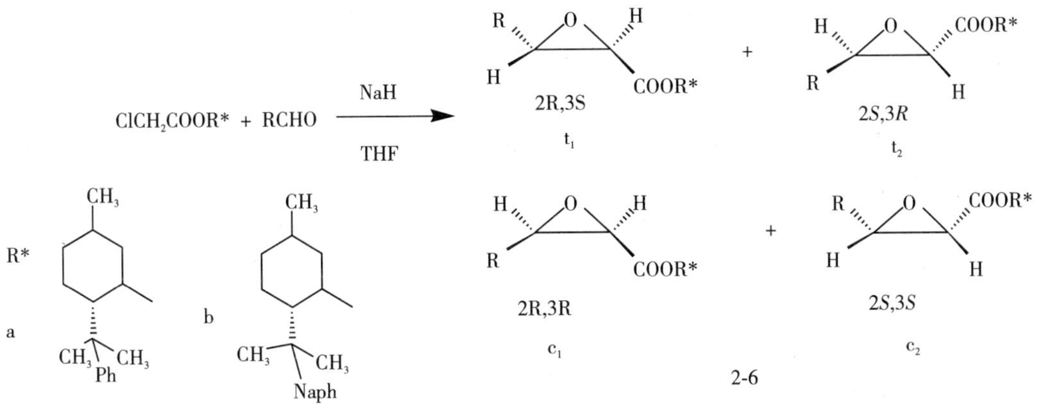

2-6

图 4-2-7　取代苯甲醛的不对称达成缩合反应合成化合物 2-6

表 4-2-2　取代苯甲醛不对称达成缩合反应

序号	RCHO	R＊	产率(%)	反式/顺式	ee(%)反式	构型
1	*p*-CH_3O-PhCHO	a	73.5	100∶0	92.0	2*R*, 3*S*
2	*p*-CH_3O-PhCHO	b	71.6	100∶0	99.0	2*R*, 3*S*
3	*m*-CH_3O-PhCHO	a	88.2	98∶2	77.3	2*R*, 3*S*
4	*m*-CH_3O-PhCHO	b	68.1	100∶0	98.0	2*R*, 3*S*
5	*o*-CH_3O-PhCHO	a	82.8	100∶0	75.0	2*R*, 3*S*
6	*o*-CH_3O-PhCHO	b	69.8	100∶0	88.0	2*R*, 3*S*
7	*p*-（CH_3)$_2$CHPhCHO	a	72.3	100∶0	71.2	2*R*, 3*S*
8	*p*-ClPhCHO	a	70.3	100∶0	77.8	2*R*, 3*S*
9	*p*-ClPhCHO	b	65.5	100∶0	71.4	2*R*, 3*S*
10	*p*-F-PhCHO	a	69.3	100∶0	79.2	2*R*, 3*S*
11	*m*-Br-PhCHO	a	69.1	83∶17	57.6	2*R*, 3*S*
12	*m*-Br-PhCHO	b	78.9	100∶0	76.0	2*R*, 3*S*
13	*p*-NO_2-PhCHO	a	62.3	75∶25	33.0	2*R*, 3*S*
14	*p*-NO_2-PhCHO	b	65.4	81∶19	10.0	2*R*, 3*S*
15	$CH_3CH_2CH_2CHO$	a	78.0	100∶0	33.0	2*R*, 3*S*
16	$CH_3CH_2CH_2CHO$	b	56.9	100∶0	20.0	2*R*, 3*S*
17	CH_3CH_2CHO	a	87.2	80∶20	50.0	2*R*, 3*S*

2. 分子间诱导的不对称达成缩合反应　对分子间诱导达成缩合反应合成光活 β-苯基缩水甘油酸甲酯，我组只进行了初步的探讨，如图 4-2-8 所示。我们曾以奎宁、脯氨醇等手性邻氨基醇作为诱导剂，生成物的 ee% 值只有 0.32% ~ 12.2%，今又试用（－）麻黄碱衍生

物 2-7a ~ e，二氨基化合物 2-8a ~ e 和 2-9a ~ e 为诱导剂。应用邻羟基氨基化合物 2-7a ~ e 时的生成物 ee% 值为 0. 70% ~4. 96%。应用二氨基化合物时的诱导效应略有所提高，生成物 ee% 值在 7. 5% ~16. 6%。应用 2-7 和 2-8 产物构型以 2*R*，3*S*，而应用 2-9 时产物构型以 2*S*，3*R* 为主。

文献报道硼试剂 2-10a 对酮醛缩合和达成缩合反应诱导效果较好，达成缩合反应产物的 ee% 值可达 98%。本文除重复文献外，还合成了 2-10 b ~ d。3-位 CF_3 取代的 b 较 3, 5-CF_3 取代的 a 产物 ee% 值大幅度降低，只有 47. 7%。c 和 d 的 ee% 值分别为 57. 8% 和 48%，构型均为 2*R*，3*S*。

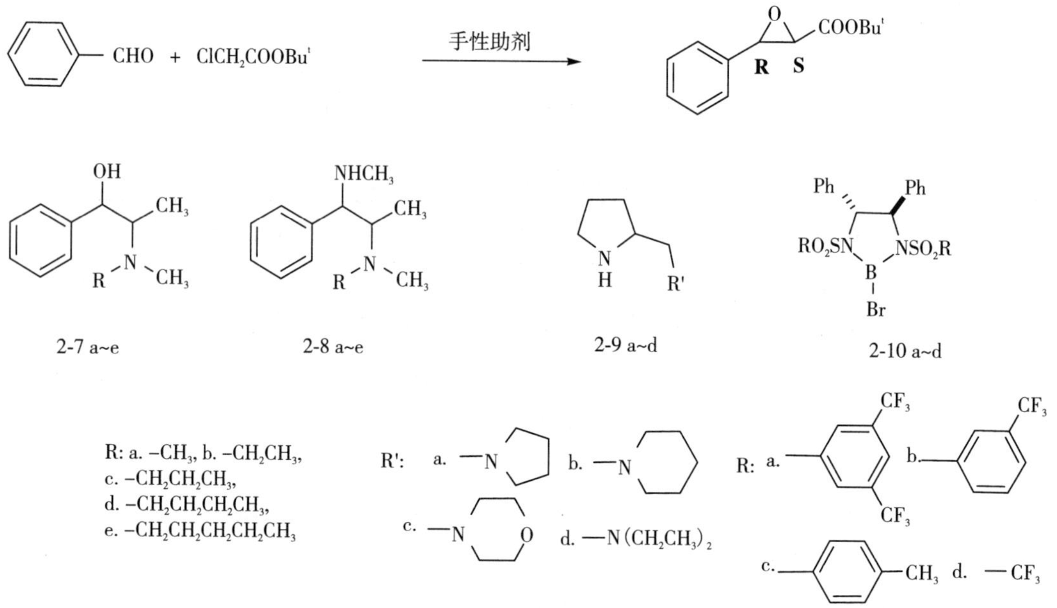

图 4-2-8 分子间诱导的不对称达成缩合反应

3. 酶拆分法 选用水解酶拆分消旋 β-苯基缩水甘油酸甲酯 8，以制备 2*S*，3*R* 的甲酯（图 4-2-9）。经研究能产生这类水解酶的微生物有：细菌，酵母，真菌和放线菌。这些细菌包括：无色杆菌（*Achromobacter*，*sp*），产碱杆菌（*Alcaligenes*，*sp*），芽胞杆菌（*Bacillus*，*sp*），短杆菌（*Brevibacterium*，*sp*），棒杆菌（*Corynebacterium*，*sp*），欧文菌（*Erwinia*，*sp*），假单胞菌（*Pseudomonas*，*sp*），酵母的假丝酵母（*Candida*，*sp*）、毕赤（*Pichia*，*sp*）、红酵母（*Rhodotorula*，*sp*）和汉苏酵母（*Hansenula*，*sp*），真菌中的曲霉（*Aspergillus*，*sp*）、毛霉（*Mucor sp*）、米曲霉（*Aspergillus*，*sp*）、青霉（*Penicillium*，*sp*）、根霉（*Rhizopus*，*sp*），以及放线菌中的诺卡菌（*Nocardia*，*sp*），链霉菌（*Streptomyces*，*sp*）等。这些菌种很容易在市场上得到。

培养上述微生物在培养基中发酵产生的菌丝经分离后均可作为酶源。菌体与消旋 β-苯基缩水甘油酸甲酯在缓冲液中反应，反应完毕后，加乙酸乙酯提取，以亚硫酸氢钠的水溶液洗涤，以除去降解产物苯乙醛。浓缩得（+）-（2*S*，3*R*）β-苯基缩水甘油酸甲酯，重量收

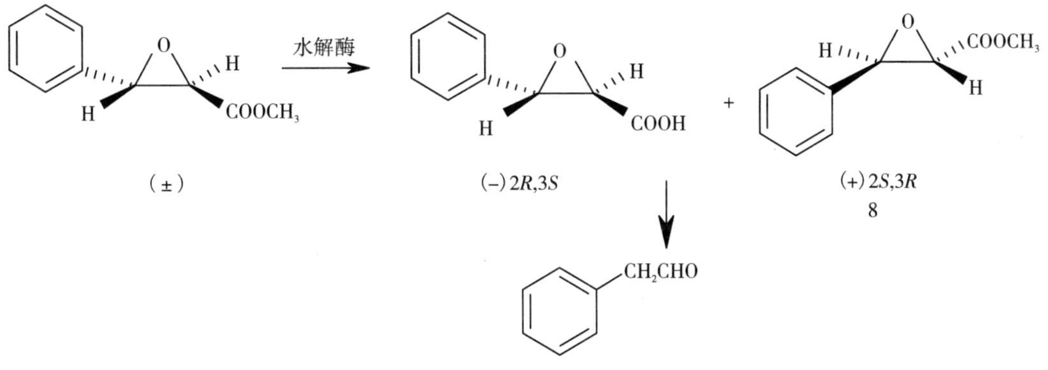

图 4-2-9　酯酶立体选择性水解消旋 β-苯基缩水甘油酸甲酯

率 40%（理论收率 80%）。油状物经手性气相色谱分析 ee% 值为 98，$[\alpha]_D^{20}=+180$（C，1.0，$CHCl_3$）。本方法的收率较高，微生物有市售，但目前为小试阶段，还需放大实验，考察其实用性。

4．光活黄皮酰胺的从头不对称合成实例

（1）不对称达成缩合反应法　合成路线如图 4-2-10 所示。

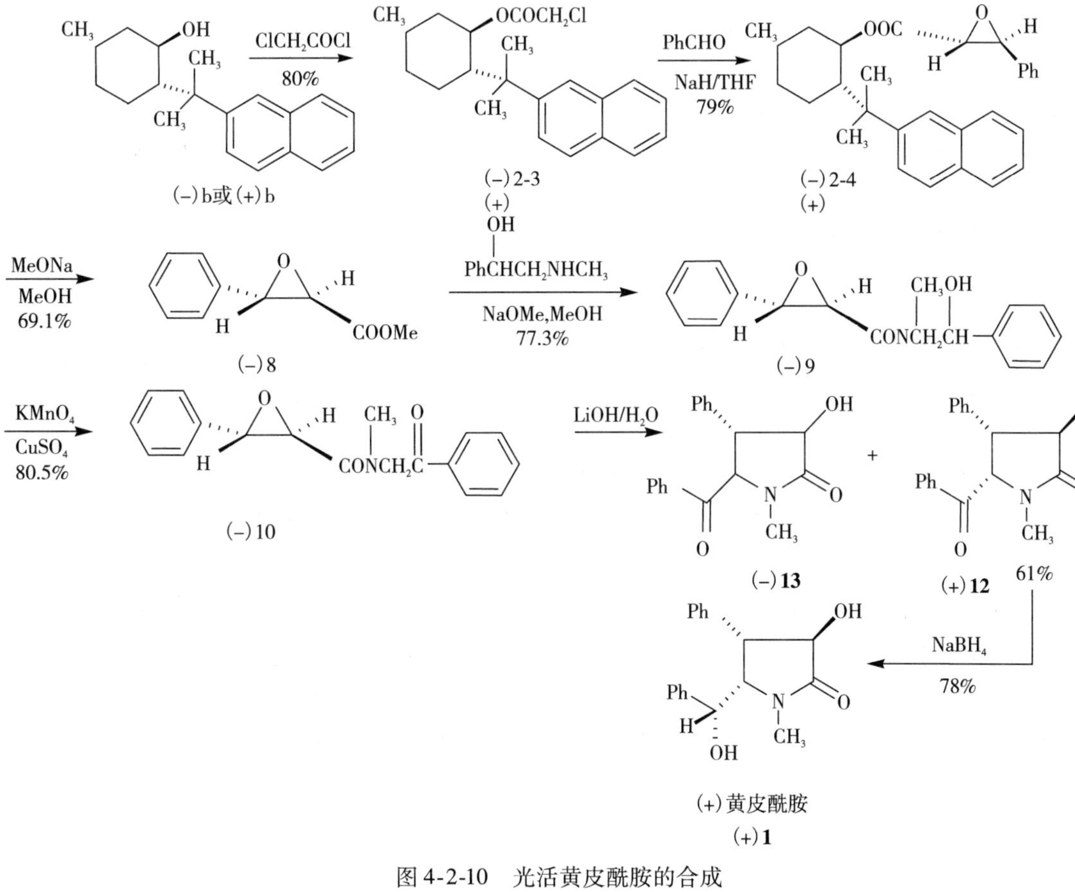

图 4-2-10　光活黄皮酰胺的合成

分别以（－）和（＋）的光活 8-β-萘基孟烷醇为手性助剂，合成了光活的（－）和（＋）化合物2-3及（－）和（＋）化合物2-4。因为（＋）-8-β-萘基孟烷醇（＋b）难于制备，由（－）化合物2-4继续反应进行（＋）黄皮酰胺的合成。作为模拟，据此可作为其对映体的常数和相应产率的参考（表4-2-3）。

表4-2-3 光活黄皮酰胺的从头不对称合成各步产物常数及收率

化合物	产率（%）	熔点（℃）	$[\alpha]_D$
2-3 -b	80	73.5～75	$[\alpha]_D^{13}=+6.19$（C，1.32，$CHCl_3$）
2-3 ＋b	86.4	70～72	$[\alpha]_D^{13}=-7.53$（C，1.32，$CHCl_3$）
2-4 -b	79.4	38～40	$[\alpha]_D^{20}=-35.9$（C，1.26，$CHCl_3$）
2-4 ＋b	77.4	42～44	$[\alpha]_D^{20}=+38.6$（C，1.78，$CHCl_3$）
（－）-8（2*R*，3*S*）	69.1	油	$[\alpha]_D^{15}=-170.9$（C，1.33，$CHCl_3$）
（－）-9	77.3	93～94	$[\alpha]_D^{15}=-70.2$（C，0.684，CH_3OH）
（－）-10（3*R*，4*S*）	80.5	86～87	$[\alpha]_D^{13}=-140.2$（C，0.5. CH_3OH）
（＋）-12（3*R*，4*S*，5*S*）	61	196～198	$[\alpha]_D^{13}=+338$（C，0.6，CH_3OH）
（＋）-1（3*R*，4*S*，5*S*，6*R*）	78	160～161	$[\alpha]_D^{13}=+144$（c，0.2，CH_3OH）

以光活的8-β-萘基孟烷醇为手性助剂，经生成光活的化合物2-3和2-4，再由（－）2-4转为化合物8，三步产率为44.7%。由此再经酯胺交换，氧化，环合，还原四步反应，光活黄皮酰胺产率为29.7%，合计本法的总产率为12.9%。

（2）酶拆分法　以酶拆分消旋β-苯基缩水甘油酸甲酯8（图4-2-9）收率为40%，达成缩合反应法合成消旋8的收率为80%～88%，平均收率为84%，由此计算（＋）-2*S*，3*R*-β-苯基缩水甘油酸甲酯的收率为33.6%。从光活的8经4步反应总收率参考（＋）黄皮酰胺的30%，由此推算本法的总收率约为10%。不对称达成法比酯拆分法的产率高，但诱导剂（＋）-8-β-萘基孟烷醇的原料贵，制备亦较繁琐。酶拆分法较易操作，且符合绿色化学，是它的优点。

（二）中间体消旋黄皮酰胺酮拆分制备光活黄皮酰胺

利用消旋黄皮酰胺酮（12）的3-位羟基与易得的光活羧酸成酯进行拆分。

1.（－）孟氧基乙酸为拆分剂拆分总收率22.5%（理论50%）。

2. N-邻苯二甲酰-L-丙氨酸为拆分剂拆分收率为27.2%（理论收率50%）所分得的酯直接以硼氢化钠还原，碱水解所得（－）黄皮酰胺收率为81%（图4-2-11）。

由达成反应合成消旋黄皮酰胺酮的收率一般在30%以上，由此计算以上中间体拆分法的总收率在6.5%～7.5%。以上两法易于操作，但拆分的收率还有待提高。

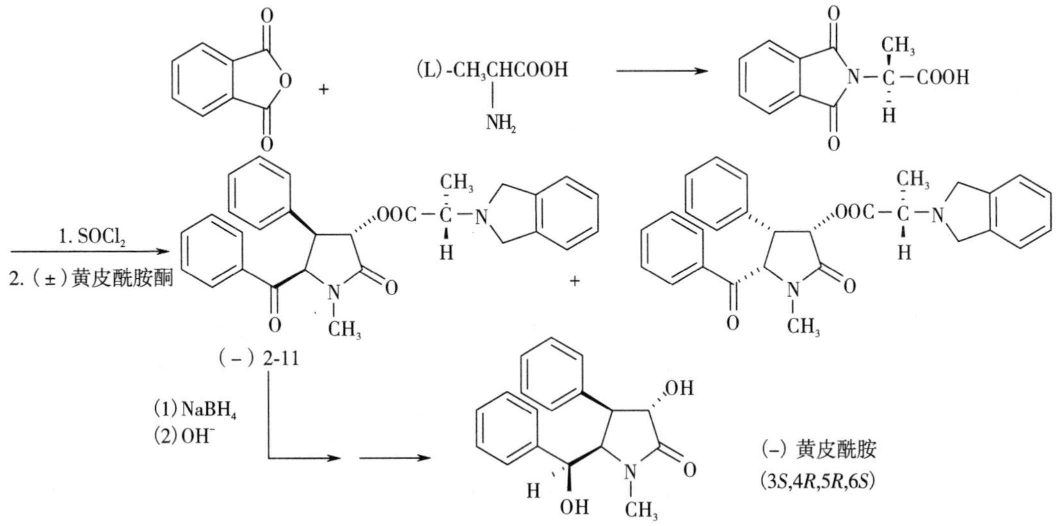

图 4-2-11 N-邻苯二甲酰-L-丙氨酸为拆分剂制备（－）黄皮酰胺

（黄 量 吴克美）

参 考 文 献

1. 黄量，王慕邹，张均田．手性黄皮酰胺的化学与生物学．见：黄量，戴立信主编．手性药物的化学与生物学．北京：化学工业出版社，2002，6－16
2. Dan Fei Huang, Han Sen Lin, Liang Huang. Total synthesis of neoclausenamide and its epimer. Chinese Chemical Letters, 1994, 5 (5): 371－372
3. 黄量，张均田，吴克美，等．光活（－）-黄皮酰胺制备方法．中国发明专利专利号：ZL00124630.5
4. Guo Bin Huang, Ke Mei Wu, Liang Huang et al. Intramolecular induction of asymmetric Darzen's condensation of aldehydes with chiral -chloroacetates, Chinese Chemical Letters, 1999, 10 (6): 441－442
5. 黄国宾，吴克美，黄量．（＋）-1*S*，2*R*，5*S*-8-β-萘基薄荷醇的合成．高等学校化学学报，1999，20 (9): 1394－1399

第三节 16 个黄皮酰胺的光活异构体的合成及药理初步研究

（－）黄皮酰胺的绝对构型由 X 射线晶体衍射确证为 3*S*，4*R*，5*R*，6*S*（图 4-3-1 所示）。

（－）黄皮酰胺分子具有 4 个不对称中心，应有 2^4 个，即 16 个或 8 对（＋）、（－）光活异构体。不同光学活性的化合物的生物活性应有差异，为此合成了这 16 个一组完整有序的光学活性异构体，提供进行系统的生物学研究比较，以期有助于推测其作用机制、确定构效关系，为下一步衍生物的设计提供可靠的科学依据。

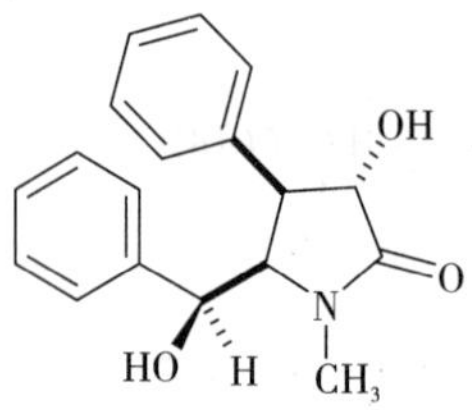

图 4-3-1 （-）黄皮酰胺 3*S*，4*R*，5*R*，6*S*

这 16 个化合物的合成在合成化学上具有挑战性。根据以前合成本类化合物的基础和经验，这 16 个化合物的合成得以顺利完成。此外，亦获得了一套光活体的构型与旋光的相关性，为圆二色谱（CD）研究提供了一项系统研究的资料。

为了简便，对这 16 个化合物进行了命名。以黄皮酰胺为主体，C_3 羟基与 C_4 苯基同侧时冠以“顺”，C_4 苯基与 C_5 侧链为反式时冠以“新”，母体 C_6 的构型异构体冠以“表”。为避免重复，又将它们分为黄皮酰胺和新黄皮酰胺两组。这 16 个化合物的结构、构型及旋光方向与命名如图 4-3-2 所示。

16 个光活化合物的合成，除一对表黄皮酰胺外，其他 7 对化合物的合成可以图 4-3-3 表明。以直链化合物 9 为起始化合物，经环合后可以生成新黄皮酰胺酮和黄皮酰胺酮。光活新黄皮酰胺酮可视为本合成的主干起始，由此交叉发展为“树枝型”的合成路线，或也可称为“同源交叉”的路线，由此合成了 7 对 14 个化合物。

一、16 个黄皮酰胺的光活异构体的制备

光活新黄皮酰胺酮是除黄皮酰胺外的 6 对合成的光活异构体的原材料，其化学纯度和光学纯度很重要，光活新黄皮酰胺酮由消旋新黄皮酰胺酮以（-）孟氧乙酸为拆分剂拆分而得，酮的还原采用消旋体的还原方法，为其他酮作参考，其物理常数总结于表 4-3-1。

（一）采用“树枝型”的合成路线，合成 7 对光活差向异构化合物

采用所设计的“树枝型”的合成路线合成 7 对光活差向异构化合物，所用的方法可分为 3 种：①由消旋体酮拆分，经还原后合成光活黄皮酰胺和新黄皮酰胺及其异构体；②采用 Mitsounobu 转位方法使 C_3-OH 构型发生反转，C_3/C_4 由反式转为顺式，用以制备顺新黄皮酰胺和顺表新黄皮酰胺；③以 $K_2Cr_2O_7/H_2SO_4 \cdot H_2O$ 试剂氧化 C_3-OH，以制备顺黄皮酰胺和顺表黄皮酰胺。其中光活顺新和顺表新黄皮酰胺，顺黄皮酰胺和顺表黄皮酰胺为未知化合物，其结构证明所用的核磁数据以消旋体测得。

1. 光活黄皮酰胺和新黄皮酰胺及其异构体的制备

（1）光活新黄皮酰胺及表新黄皮酰胺的制备见图 4-3-3 中的路线 D 和 E。

均由相应的消旋新黄皮酰胺酮为原料，以（-）孟氧乙酸为拆分剂拆分。新黄皮酰胺酮的一对差向异构体在各种溶剂中的溶解度差别都很大，其中在环己烷中达到溶与不溶的差别。环己烷中的不溶物以甲醇重结晶两次，所得化合物 mp170～172℃，$[\alpha]_D^{15} = -52.8$（C，1.2，$CHCl_3$），收率：33%（理论值 50%）。环己烷的滤液浓缩后经过柱层析除去杂质，经过己烷重结晶，mp106～107℃，$[\alpha]_D^{15} = -31.8$（C，1.4，$CHCl_3$），收率：41%（理论值

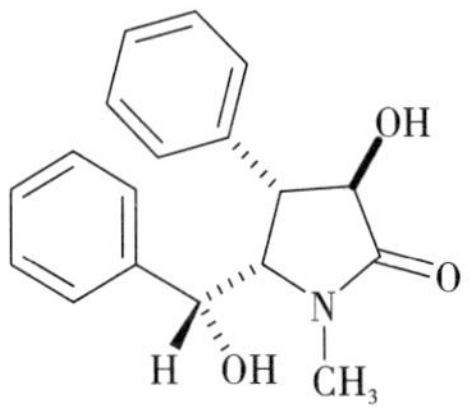
(+)黄皮酰胺
3*R*,4*S*,5*S*,6*R*

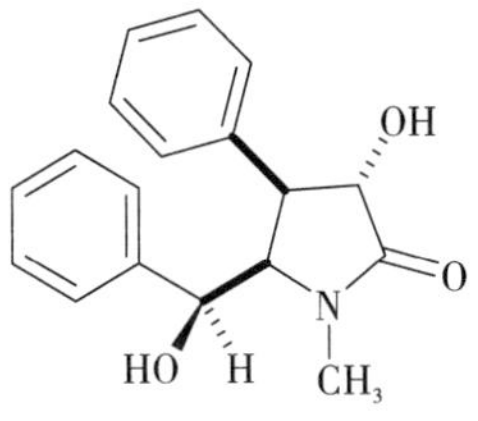
(-)黄皮酰胺
3*S*,4*R*,5*R*,6*S*

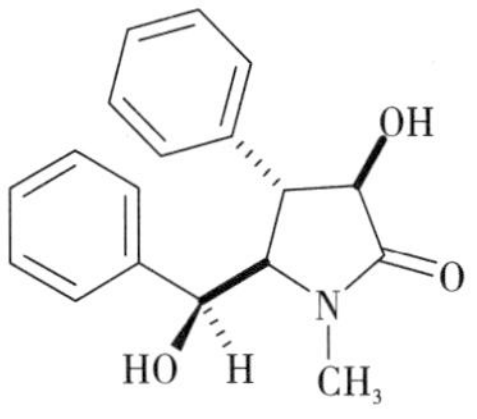
(+)新黄皮酰胺
3*R*,4*S*,5*S*,6*S*

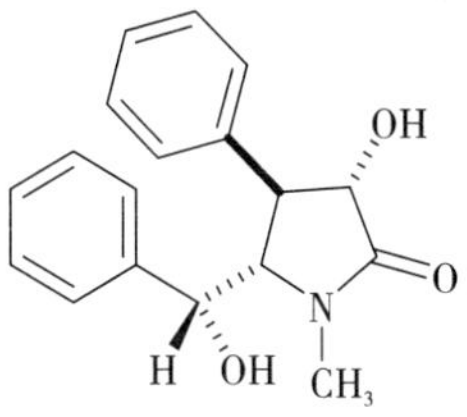
(-)新黄皮酰胺
3*S*,4*R*,5*S*,6*R*

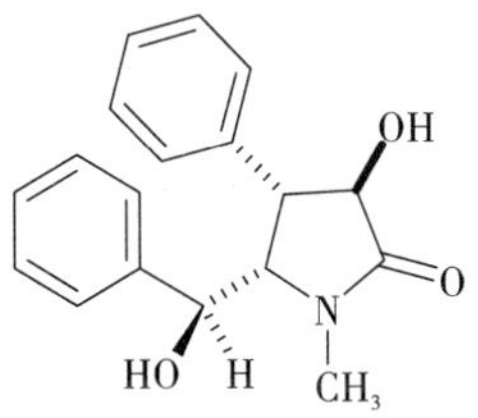
(+)表黄皮酰胺
3*R*,4*S*,5*S*,6*S*

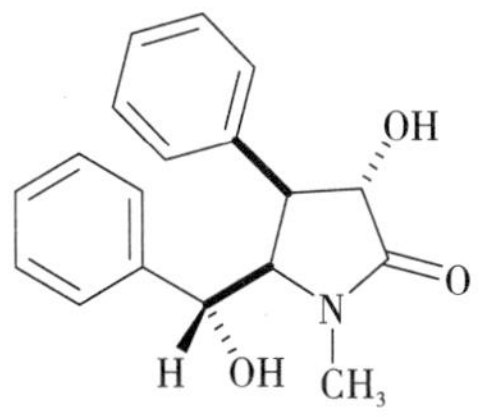
(-)表黄皮酰胺
3*S*,4*R*,5*R*,6*R*

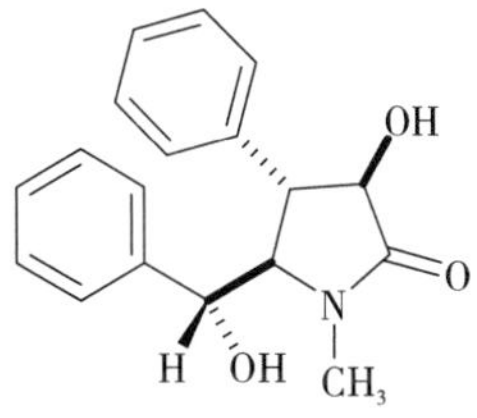
(+)表新黄皮酰胺
3*R*,4*S*,5*R*,6*R*

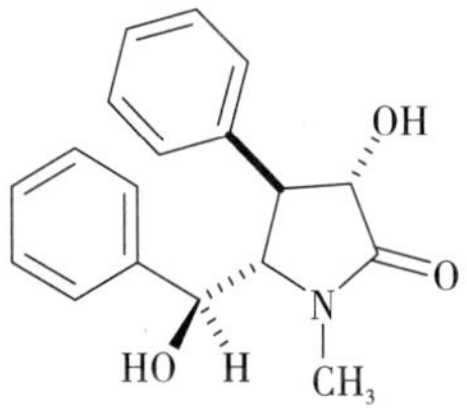
(-)表新黄皮酰胺
3*S*,4*R*,5*S*,6*S*

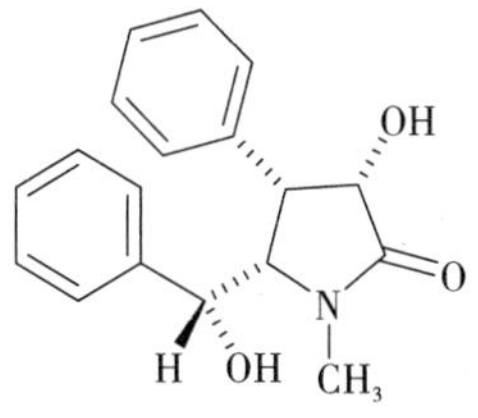
(+)顺黄皮酰胺
3*S*,4*S*,5*S*,6*R*

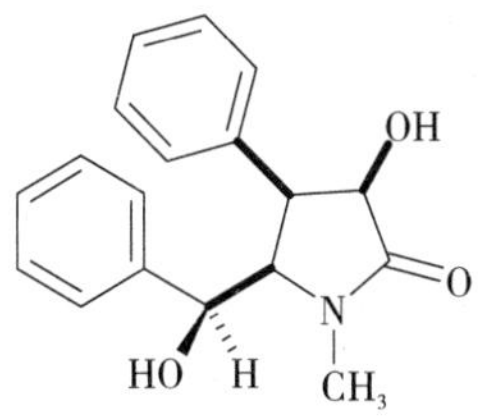
(-)顺黄皮酰胺
3*R*,4*R*,5*R*,6*S*

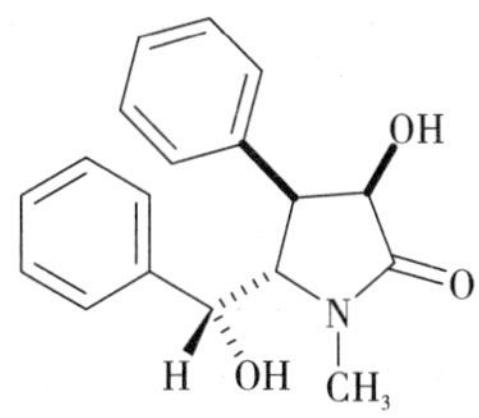
(+)顺新黄皮酰胺
3*R*,4*R*,5*S*,6*R*

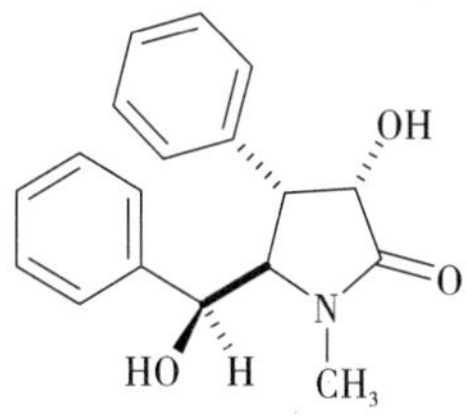
(-)顺新黄皮酰胺
3*S*,4*S*,5*R*,6*S*

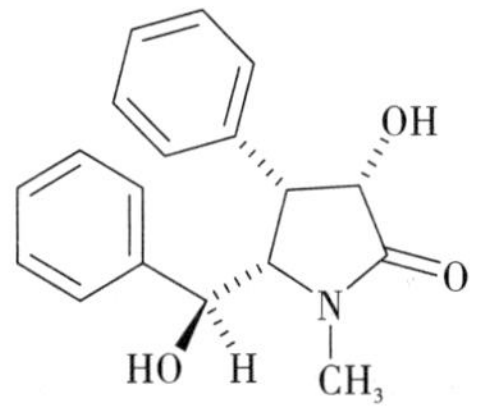
(+)顺表黄皮酰胺
3*S*,4*S*,5*S*,6*S*

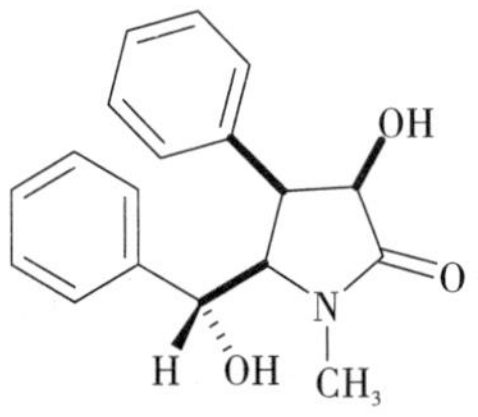
(-)顺表黄皮酰胺
3*R*,4*R*,5*R*,6*R*

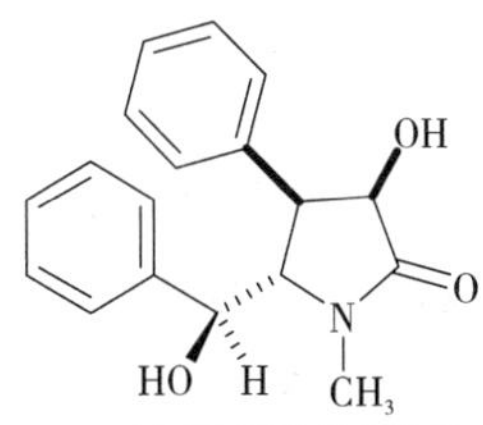
(+)顺表新黄皮酰胺
3*R*,4*R*,5*S*,6*S*

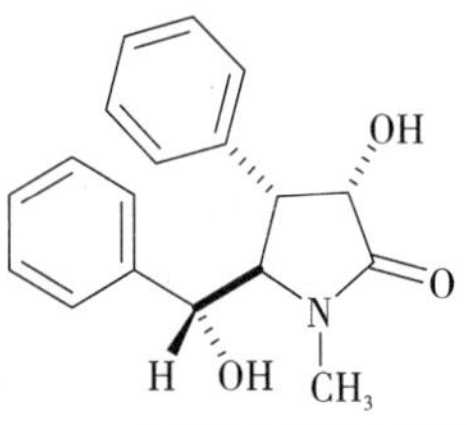
(-)顺表新黄皮酰胺
3*S*,4*S*,5*R*,6*R*

图 4-3-2　16 个黄皮酰胺光活异构体的结构、构型及命名

50%）。所得差向异构体在脱拆分剂时为防止碱水解产生 C5 构型变化，采用了对甲苯磺酸催化方法，加热回流脱除拆分剂，所得化合物经己烷-乙酸乙酯（1∶5）重结晶两次，mp 170～172℃，$[\alpha]_D^{15}=+15.3$（C，0.47，$CHCl_3$），收率：82%和 mp166～169℃，$[\alpha]_D^{15}=-14.6$（C，0.6，$CHCl_3$），收率：86%。所得的一对新黄皮酰胺酮分别以核磁谱手性位移

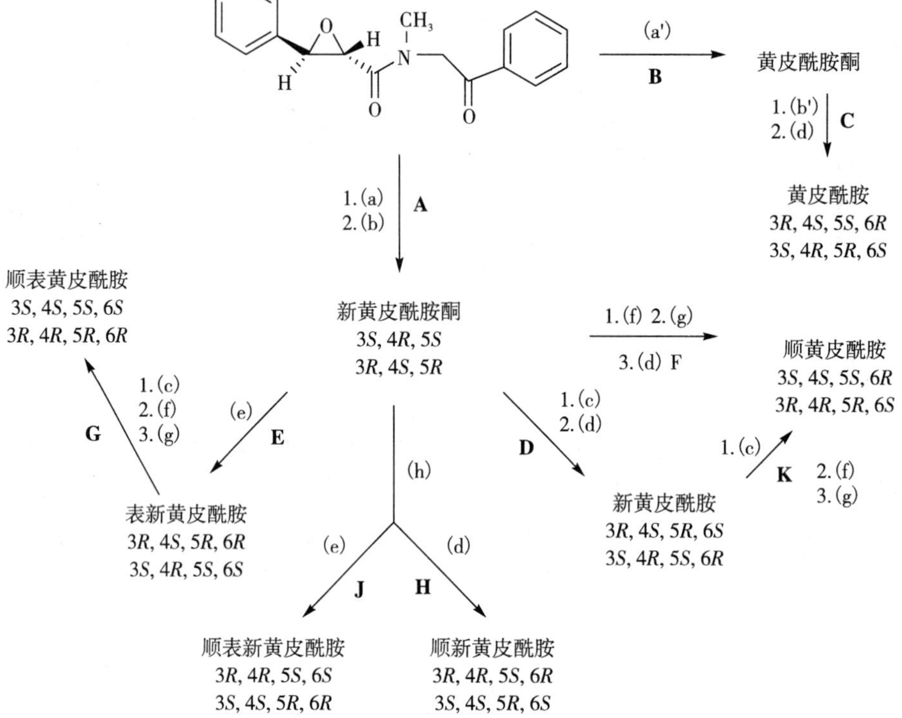

图 4-3-3 合成 14 个黄皮酰胺的光活异构体的“树枝型”的路线

(a) $NaOCH_3$ or $(CH_3)_4NOH$；(a′) LiOH /MeOH + H_2O；(b) 拆分，(－) 孟氧乙酰氯；(b′) 拆分，拆分剂 N-邻苯二甲酰 (－) -L-丙氨酰氯；(c) C_3-OH 以二氢吡喃或者乙酰氯/吡啶进行衍生化保护；(d) $C_6=O$ 用还原剂 $NaBH_4$ 或者 L-selectride 还原；(e) $C_6=O$ 用还原剂 Al $(i\text{-}C_3H_7O)_3$/i-C_3H_7OH 还原；(f) C_6-OH 用氧化剂 $K_2Cr_2O_7/H^+$ 氧化；(g) 还原剂 $NaBH_4/H^+$，或者 $NaBH_4/AlCl_3$；(h) MsCl/吡啶，CsOAc/18-crown-6，或 TPP，$ClCH_2COOH$，DEAD；(i) C_6-OH 以乙酰氯/吡啶进行衍生化保护；(j) K_2CO_3，MeOH

试剂 Eu (hfs) 测试，未显对映体的峰。

以所得的光活新黄皮酰胺酮为原料，分别采用与消旋体合成相同的方法以 L-selectride 还原，可以得到光活新黄皮酰胺；以 Al $(iC_3H_7O)_3/C_3H_7OH$ 还原，可以得新黄皮酰胺及表新黄皮酰胺（主产物），主产物经过重结晶后得到表新黄皮酰胺。产物的绝对构型、熔点及 $[\alpha]_D^{20}$ 见表 4-3-1。

（2）光活黄皮酰胺的制备（拆分法）　见图 4-3-3 中路线 C。

消旋黄皮酰胺酮与（－）孟氧乙酸反应，所得的一对差向异构体的溶解度不同于新黄皮酰胺酮的一对差向异构体，在不同溶剂中溶解度差别不大。在甲醇中可以渐渐析出晶体，一个差向异构体的化合物（2-1）（图 4-2-1），收率 25.1%，（理论值 50%）。经重结晶所得化合物，mp177～178℃，$[\alpha]_D^{20}=-249.5$ (C，1.0，$CHCl_3$)。重结晶浓缩母液经过柱层析可得化合物（2-2）（图 4-2-1），mp151～152℃，$[\alpha]_D^{20}=+155.0$ (C，1.0，$CHCl_3$)，收率：24.8%（理论值50%）。以二氯甲烷：己烷（1∶20）重结晶，mp152～155℃（熔距2℃），$[\alpha]_D^{20}$ = +155.8（C，1.0，$CHCl_3$）。以后回收先后共得30.9%的差向异构体。所得一对差向异构体，分别水解脱拆分剂，可得光活（-）黄皮酰胺酮，乙酸乙酯重结晶，收率88.5%，mp192～194℃，$[\alpha]_D^{15}$ = -339.3（C，0.25，CH_3OH），再次重结晶mp193～194℃，$[\alpha]_D^{18}$ = -340.5（C，0.22，CH_3OH）。由（+）差向异构体水解脱拆分剂，得81.9%的（+）黄皮酰胺酮，mp192～193.5℃，$[\alpha]_D^{15}$ = +330.9（C，0.23，CH_3OH），两次乙酸乙酯重结晶后，mp193～194℃，$[\alpha]_D^{15}$ = +339.0（C，0.21，CH_3OH）。

以所得光活（-）黄皮酰胺酮为原料，以硼氢化钠在分子筛干燥甲醇中还原，以乙酸乙酯重结晶，收率83.5%，mp161～162℃，$[\alpha]_D^{15}$ = -146.0（C，0.21，CH_3OH），再次重结晶，熔点没有改变，$[\alpha]_D^{15}$ = -145.1（C，0.24，CH_3OH）。（+）黄皮酰胺酮以硼氢化钠还原，产率85.3%，乙酸乙酯重结晶，mp161～162℃，$[\alpha]_D^{15}$ = +143.0（C，0.3，CH_3OH）。以上产物的绝对构型、熔点及$[\alpha]_D^{20}$列于表4-3-2。

2. 光活顺新黄皮酰胺和顺表新黄皮酰胺的合成　见图4-3-3中的路线H和J。

新黄皮酰胺及表新黄皮酰胺C_3OH/C_4Ph位于反式，两者的顺式异构体C_3OH/C_4Ph位于同侧，顺式异构体的合成可以采用C_3-OH构型反转的方法。以消旋新黄皮酰胺酮为原料，比较了两种二级羟基转位的方法，①TPP-DEAD（Triphenyl Phosphat，Diethyl azodicarbonxylate）Mitsounobu反应；②CsOAc/18-Crown-6二级醇转位方法，所得产物的熔点和产率无差别（图4-3-4）。

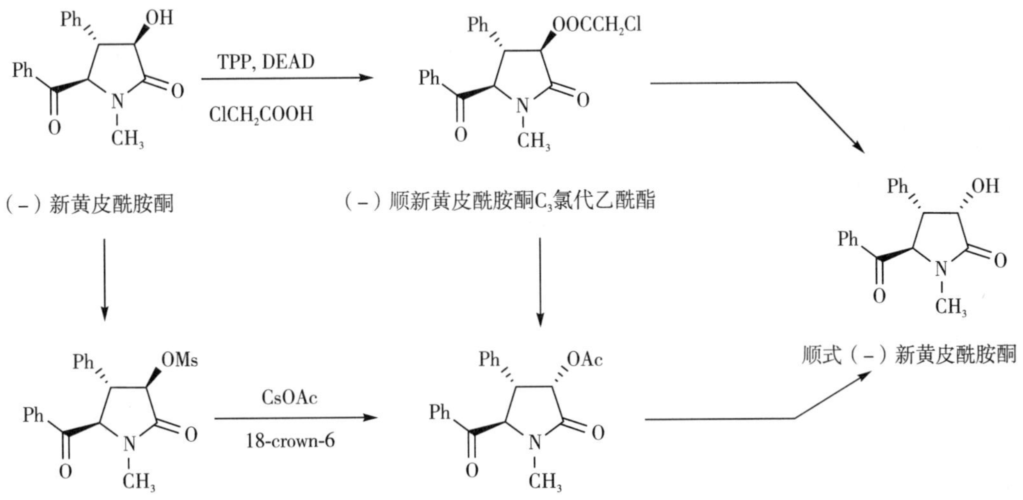

图4-3-4　以消旋新黄皮酰胺酮为原料，两种二级羟基构型转位的反应式

在合成消旋体的基础上，以Mitsounobu反应合成目的物的方法：将（-）新黄皮酰胺酮溶于无水甲苯中，加入两倍当量的三苯基膦和氯乙酸，滴加两倍量的DEAD，在室温搅拌12小时，TLC检测，显示两个新点，一点与消旋体顺新黄皮酰胺酮的C_3氯代乙酸酯一致，另一点为副产物，来自试剂（EtOOCNHNHCOOEt），难于分离。可不经分离将该混合物溶于

表 4-3-1　由消旋新黄皮酰胺酮制备光活新黄皮酰胺和表新黄皮酰胺时各步产物物理常数

名称	C_3OMA 新黄皮酰胺酮		光活新黄皮酰胺酮		光活新黄皮酰胺酮 C3吡喃醚		光活新黄皮酰胺		光活表新黄皮酰胺	
结构	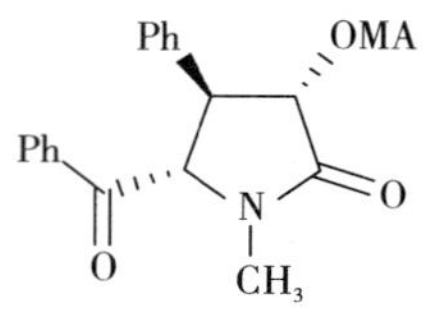		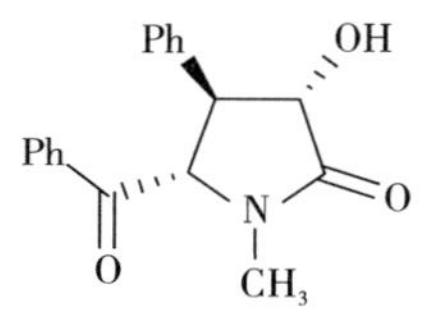		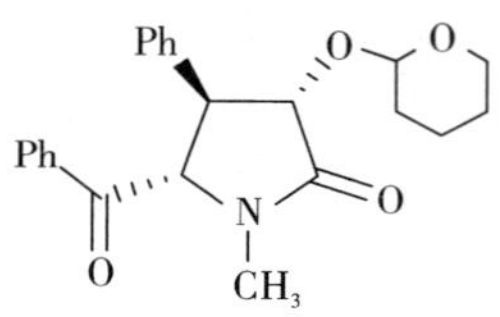		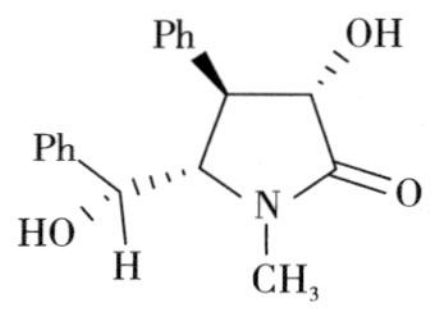		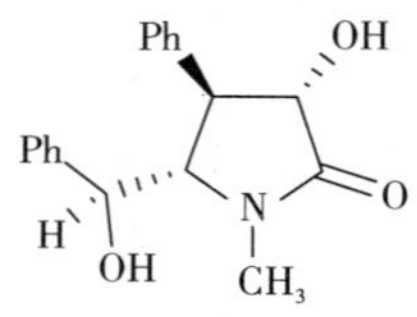	
绝对构型 手性	*3*S*,4*R*,5*S* (-)	*3*R*,4*S*,5*R* (-)	3*S*,4*R*,5*S* (+)	3*R*,4*S*,5*R* (-)	*3*S*,4*R*,5*S* (-)	*3*R*,4*S*,5*R* (+)	3*S*,4*R*,5*S*,6*R* (-)	3*R*,4*S*,5*R*,6*S* (+)	3*S*,4*R*,5*S*,6*S* (-)	3*R*,4*S*,5*R*,6*R* (+)
$[\alpha]_D^t$ 浓度(g/100ml) /溶剂	-31.8(18℃) 1.4/$CHCl_3$	-52.8(15℃) 1.2/$CHCl_3$	+15.3(15℃) 0.47/$CHCl_3$	-14.6(15℃) 0.6/$CHCl_3$	-11.9(15℃) 0.24/$CHCl_3$	+13.5(15℃) 0.46/$CHCl_3$	-88.6(15℃) 0.18/MeOH	+89.5(15℃) 0.20/MeOH	-37.7(15℃) 0.16/MeOH	+36.5(15℃) 0.16/MeOH
熔点(℃)	106~107	170~172	170~172	166~169	194~200	181~187	185~187	186~187	220~222	221~223
收率(%)	41/理论(50)	33/理论(50)	82	86	91.4	90	77.4	77.9	77.2	74
消旋体熔点(℃)			182~183		173~175		209~212		212~214	
消旋体收率(%)					92		81		80	

注意：①新黄皮酰胺酮 C_3-OMA 一对差向异构体 $[\alpha]_D$ 均为（-），去 MA 后光活新黄皮酰胺酮 C_3S，C_4R，C_5S 的 $[\alpha]_D$ 转为（+），C_3R，C_4S，C_5R 的 $[\alpha]_D$ 为（-）；②当 C_3-OH 成吡喃醚，由于吡喃环上有一手性碳，由此两个光活醚为一对差向异构体，其中 C_3S，C_4R，C_5S 的 $[\alpha]_D$ 为（-），C_3R，C_4S，C_5R 的 $[\alpha]_D$ 为（+），虽然它们的熔点和 $[\alpha]_D$ 值相近，但它们是非对映体。值得注意的是，光活新黄皮酰胺酮 C_3S，C_4R，C_5S 的旋光为（+），而还原后形成的光活新黄皮酰胺（C_3S，C_4R，C_5S，C_6R）的旋光转为（-）。另外，光活新黄皮酰胺酮 C_3 羟基被二氢吡喃取代后，旋光符号发生改变，成为（-）及（+）。* 表示差向异构体

表 4-3-2　由消旋黄皮酰胺酮制备光活黄皮酰胺酮和光活黄皮酰胺各步产物物理常数

名 称	消旋黄皮酰胺酮	黄皮酰胺酮差向异构体		光活黄皮酰胺酮		光活黄皮酰胺	
结 构	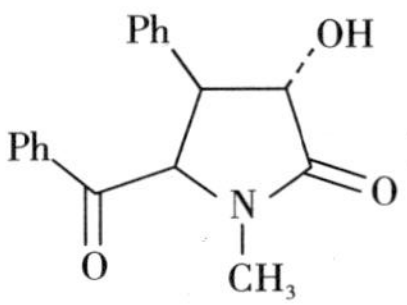	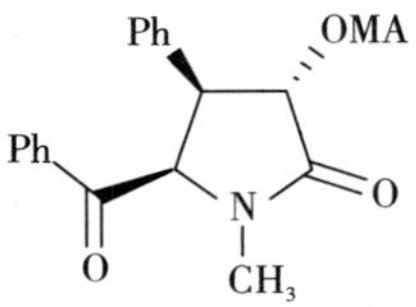	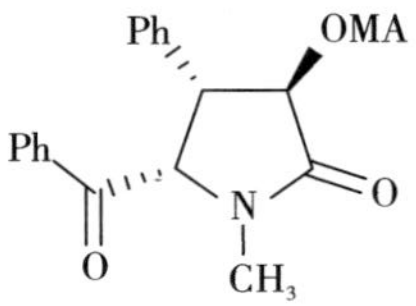	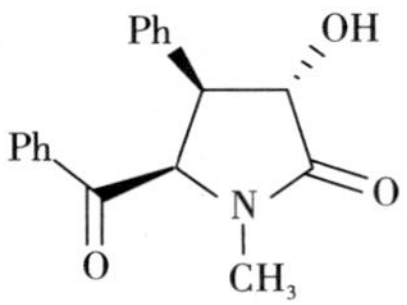	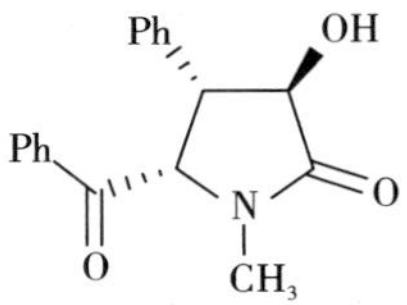	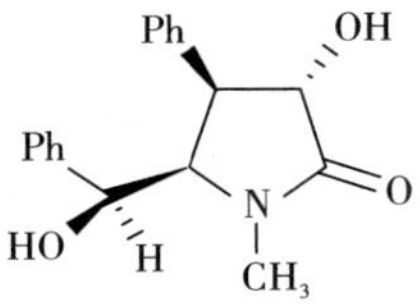	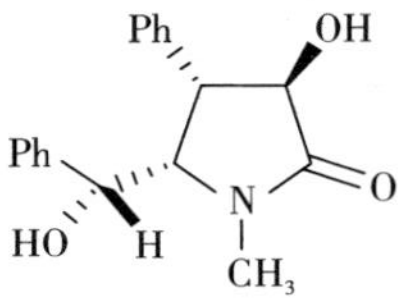
绝对构型		*3*S*,4*R*,5*R*	*3*R*,4*S*,5*S*	3*S*,4*R*,5*R*	3*R*,4*S*,5*S*	3*S*,4*R*,5*R*,6*S*	3*R*,4*S*,5*S*,6*R*
手性		(－)	(＋)	(－)	(＋)	(－)	(＋)
$[\alpha]_D^t$		－249.5(t＝20℃)	＋155.8(t＝20℃)	－340.5(t＝18℃)	＋339.0(t＝19℃)	－145.1(t＝18℃)	＋143.0(t＝18℃)
浓度 C/溶剂		1.0/$CHCl_3$	1.0/$CHCl_3$	0.22/MeOH	0.21/MeOH	0.24/MeOH	0.30/MeOH
熔点(℃)		177～178	152～153	193～194	193～194	161～162	161～162
收率(%)		25.1	24.8	88.5	81.9	83.5	85.3

备注：光活黄皮酰胺酮与经还原反应后获得的光活黄皮酰胺的旋光符号一致，与光活新黄皮酰胺不同（见表4-3-1）。

黄皮酰胺酮还原有高度立体选择性，只产生极少量的表黄皮酰胺。* 表示差向异构体甲醇，以对甲苯磺酸在室温搅拌 12 小时水解，常规处理后，柱层分离，以石油醚/乙酸乙酯重结晶，得到 C_3/C_4 顺式（-）新黄皮酰胺酮，mp145.8~146.9℃，$[\alpha]_D^{25}=-138.6$（C，0.812，$CHCl_3$）。^{1}H-NMR（300MHz）δ，3.02（s，3H，N-CH_3），3.76（d，1H，J=8.4Hz，C_4H），4.58（d，1H，J=9Hz，C_3H），5.09（d，1H，J=1.2Hz，C_5H），7.12~7.89（m，10H，ArH）。所得 C_3S，C_4S，C_5R（-）顺新黄皮酰胺酮以 LTBB 还原，产物在 TLC 板上观察到两点，比例约为 2∶1，以甲醇重结晶得主点产物，mp271.1~273.0℃，$[\alpha]_D^{25}=-33.3$（C，0.34，DMSO）。当以 Al（$iC_3H_7O)_3/C_3H_7OH$ 还原时，得到混合物，TLC 上显示为两个点，比例为 3∶1，主点化合物经分离及甲醇重结晶，与 LTBB 还原所得主点产物一致。（-）-C_3/C_4 顺表新黄皮酰胺（C_3S，C_4S，C_5R，C_6R）^{1}H-NMR（300MHz）δ，2.89（s，3H，N-CH_3），3.45（d，d，1H，J=1.2Hz，8.4Hz，C_4H），3.59（d，d，1H，J=2.7Hz，1.2Hz，C_5H），4.44（d，1H，J=8.4Hz，C_3H），4.94（d，d，J=1Hz，2.7Hz，C_6H）。

消旋顺新黄皮酰胺酮以 $NaBH_4$ 还原可得到消旋顺新黄皮酰胺，mp204.4~206.7℃（甲醇重结晶），和顺表新黄皮酰胺，mp254.4~257.5℃，两者的比例为 2∶1，以顺新黄皮酰胺为主，两者的^{1}H-NMR 如表 4-3-3 所示（所列^{1}H-NMR 数据以消旋体测定）。

表 4-3-3 顺新黄皮酰胺和顺表新黄皮酰胺的^{1}H-NMR 比较

化学位移 δ（ppm）/ 氢编号	顺新黄皮酰胺（DMSO，500MHz）3S*，4S*，5R*，6S*	顺表新黄皮酰胺（DMSO，500MHz）3S*，4S*，5R*，6R*
N-CH_3	2.84（s，3H）	2.89（s，3H）
C_3-H	3.68（d，1H，J=8.3Hz）	4.43（d，1H，J=8.3Hz）
C_4-H	3.40（d，1H，J=8.3Hz）	3.40（d，1H，J=8.3Hz）
C_5-H	3.66（d，1H，J=5Hz）	3.56（s，1H）
C_6-H	4.85（d，1H，J=5Hz）	4.95（s，1H）
芳香氢	6.92~7.37（m，10H）	6.7~7.5（m，10H）

* 表示相对构型

据此光活体的合成又试以 $NaBH_4$ 为还原剂还原，结果如下：光活（+）顺新黄皮酰胺酮 $C_3RC_4RC_5S$ 用 $NaBH_4$ 还原：0.3g 光活体溶于 20ml 甲醇中，搅拌下分批加入 0.08g（2mmol）$NaBH_4$，在室温搅拌 3 小时，原料消失，TLC（乙酸乙酯∶石油醚）展两次，R_f=0.25 和 0.31 两点。反应液加入 100ml CH_2Cl_2 和 20ml 水，搅拌。有机相经常规处理，柱层析，得 TLC R_f=0.31 点的产物 0.13g，乙醚重结晶后得到产物，mp164.5~166℃，$[\alpha]_D^{22}=+66.7$（C，0.32，MeOH）。柱层析后一组分经甲醇重结晶后得产物，mp248~250℃，$[\alpha]_D^{25}=+19.7$。经与消旋体的常数以及光活新黄皮酰胺酮以 LTBB 和 Al（$iC_3H_7O)_3/C_3H_7OH$ 还原产物及其消旋体的核磁谱比较，后组分为顺表新黄皮酰胺，前组分为顺新黄皮酰胺，比例为 2∶1。

上述实验表明，以不同还原剂还原顺新黄皮酰胺酮的结果与还原新黄皮酰胺酮的结果不同，见表 4-3-4 所示。

表 4-3-4　新黄皮酰胺酮和顺新黄皮酰胺酮的还原

还原剂	新黄皮酰胺酮		顺新黄皮酰胺酮	
产物构型	C_5S，C_6R	C_5S，C_6S	C_5S，C_6R	C_5S，C_6S
LTBB	2.8	1	1	2
Al（$iC_3H_7O)_3/C_3H_7OH$	1	20	1	3
$NaBH_4$	1.2	1	2	1

顺新黄皮酰胺酮和新黄皮酰胺酮的还原结果不同，表明主要是受到 C_3-OH 构型反转的立体的影响。

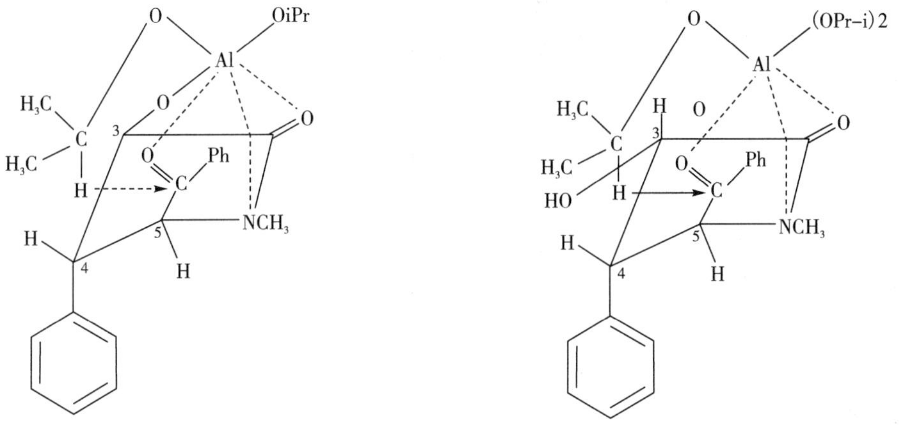

①新黄皮酰胺酮的还原　　②顺新黄皮酰胺酮还原

图 4-3-5　推测顺新黄皮酰胺酮和新黄皮酰胺酮还原的构象图

在新黄皮酰胺酮中，C_3-OH 和 C_6-酮处于环的同一面（顺式），C_3-OH 和 C_6-酮成氢键，而在顺新黄皮酰胺酮中两者不在同侧（反式）故不能形成氢键，两种分子构象相异。图 4-3-5 比较了新黄皮酰胺酮和顺新黄皮酰胺酮用 AL（iC_3H_7O）还原时的过渡态构象，顺新黄皮酰胺酮构象 **2** 中的 C_3-OH 向下，不能参与 Al 的螯合，致使左侧的位阻减小，增加了 H^-从左侧转位的几率，使还原专属性由 20∶1 降至 3∶1，如图 4-3-5 所示。

3．光活顺黄皮酰胺和顺表黄皮酰胺的合成，见图 4-3-3 中的路线 K 和 G。

分析产物光活顺黄皮酰胺和光活顺表黄皮酰胺的结构，环上 3 个位置 C_3，C_4，C_5 的取代基均在同一侧，致使环内相当拥挤。曾试以 Mitsounobu 和冠醚两种方法，通过进行 C_3-OH 转位，反转黄皮酰胺的 C_3-OH 获得目的产物，但是未能成功。最后采用了氧化 C_3-OH-还原方法，尝试了各种氧化剂，如 DMSO/（$CH_3CO)_2O$，$KMnO_4/CuSO_4$，吡啶氯酸盐等氧化剂，均能氧化 C_3-OH，经比较，现采用 Jose 试剂（2g $Na_2Cr_2O_7\cdot 2H_2O$ + 2g H_2SO_4 + 115ml H_2O）

表 4-3-5　由光活新黄皮酰胺酮制备光活顺新黄皮酰胺酮、光活顺新黄皮酰胺及光活顺表新黄皮酰胺各步产物物理常数

名称	光活顺新黄皮酰胺酮		光活顺新黄皮酰胺		光活顺表新黄皮酰胺	
结构	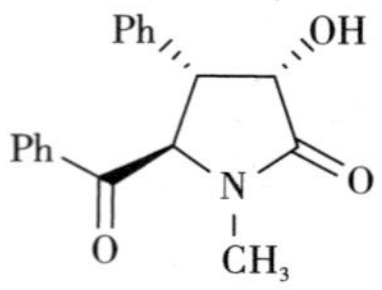	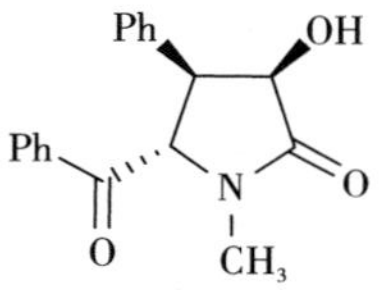	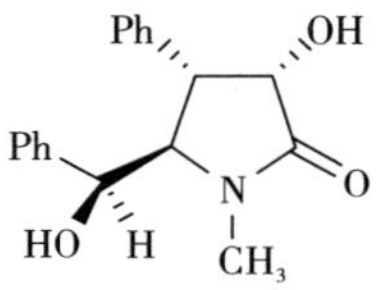	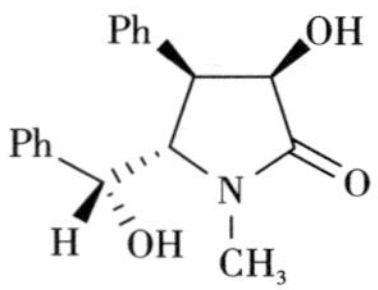	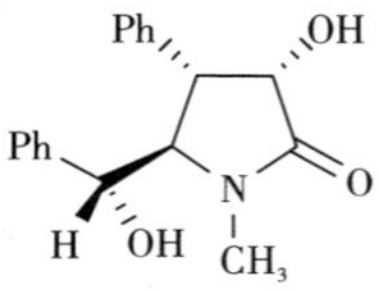	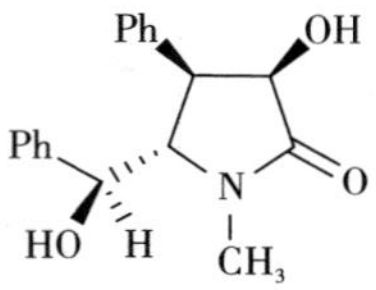
绝对构型	3*S*，4*S*，5*R*	3*R*，4*R*，5*S*	3*S*，4*S*，5*R*，6*S*	3*R*，4*R*，5*S*，6*R*	3*S*，4*S*，5*R*，6*R*	3*R*，4*R*，5*S*，6*S*
手性	(-)	（+）	（-）	（+）	（-）	（+）
$[\alpha]_D^{20}$	-138.6	+139.87	-65.3	+66.7	-33.3	+31.2
浓度 C/溶剂	0.812/$CHCl_3$	1.74/$CHCl_3$	0.32/MeOH	0.32/MeOH	0.34/DMSO	0.34/DMSO
熔点（℃）	145.8～146.9	143.8～145.7	168～170	164.5～166	271～273.0	275.0～277.3
收率（%）	76	72.7	74	64	54	50

作氧化剂，如图4-3-6所示。

以（－）新黄皮酰胺酮为原料经氧化，产物光谱证明为$\triangle^{3,4}$-烯醇酮，以$NaBH_4$/ACOH还原双键，以C_5作为构型的导向，氢由α-面加成，环上3个取代基在同一侧，由此获得C_3R，C_4R，C_5R顺黄皮酰胺酮。由于黄皮酰胺酮具有刚性构象，致使C_6-酮的还原产物几乎只有顺黄皮酰胺一种。

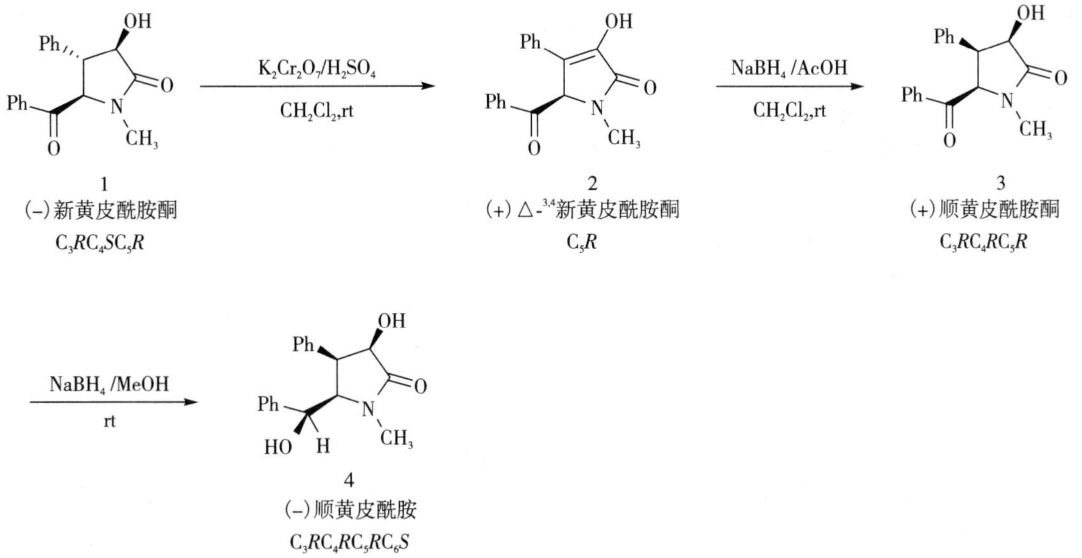

图4-3-6　（－）顺黄皮酰胺的合成路线

（1）光活顺黄皮酰胺的制备　以光活新黄皮酰胺酮为原料。

1）（－）新黄皮酰胺酮的氧化　1.8g（－）新黄皮酰胺酮（C_3R，C_4S，C_5R）溶于100ml CH_2Cl_2中，在室温（15～20℃）剧烈搅拌下，分批加入两倍量的硫酸$Na_2Cr_2O_7$溶液，原料消失后，加入150ml CH_2Cl_2，有机溶剂组分以常规处理得1.6g固体，以甲醇重结晶得0.9g产物，重结晶两次得0.6g产物。mp153～155℃，$[\alpha]_D^{15}$ = +208.8（C 0.92，$CHCl_3$）。^{1}H-NMR（$CDCl_3$）δ（ppm）：3.02（s，3H，N-CH_3），5.45（s，1H，H_5），1.65（br，1H，-OH，D_2O exchangeable），7.2～7.8（m，10H，ArH）；IR（cm^{-1}）：3057（br，-OH）；^{13}C-NMR（DMSO）δ（ppm）：197（C_6），161（C_2），145（C_3），136（C_7），134（C_{10}），131（C_{13}），129（C_{12}），128（C_9，C_{11}，C_{15}，C_{17}），127（C_{16}），126（C_{14}，C_{18}），118（C_4），63（C_5），28（C_1）；UV λ_{max}^{MeOH} nm（log ε）：214.0（0.707），251.6（0.927），288.2（0.729）；Ms（m/z），FAB：M^+ +1 = 294（7），277（9），186（7），185（100），105（7），93（97），75（24），57（18），45（14）。

由光谱证明新黄皮酰胺酮的氧化物为烯醇$\triangle^{3,4}$-新黄皮酰胺酮。

2）烯醇$\triangle^{3,4}$-新黄皮酰胺酮的还原　0.6g烯醇$\triangle^{3,4}$-新黄皮酰胺酮溶于50ml CH_2Cl_2，1ml醋酸中，然后再分批加入0.6g$NaBH_4$，搅拌至原料消失，加入10ml CH_2Cl_2，以醋酸中和过量$NaBH_4$后，常规处理，柱层析得0.32g产物。mp132～133℃，$[\alpha]_D^{15}$ = +116.5（C

0.40，$CHCl_3$）。^1H-NMR（D-acetone），J（Hz），δ（ppm）：2.9（s，3H，N-CH_3），4.8（dd，1H，H_3，J=4.8，8.1），4.31（dd，1H，H_4，J=7.5，7.5），5.7（d，1H，H_5，J=6.9），6.8～7.7（m，10H，ArH）；^1H-NMR（$CDCl_3$），J（Hz），δ（ppm）：4.72（d，1H，H_3，J=8.1），4.13（dd，1H，H_4，J=7.5，7.8），5.45（d，1H，H_5，J=6.9），6.8～7.6（m，10H，ArH），2.75（br，1H，OH）；^{13}C-NMR（D-acetone），δ（ppm）：195（C_6），176（C_2），137（C_7），135（C_{13}），134（C_{10}），131（C_8，C_{12}），129（C_9，C_{11}）），128（C_{15}，C_{17}），127.9（C_{14}，C_{18}），127.6（C_{16}），71.9（C_3），71.8（C_5），66（C_4），49（C1）；IR（cm^{-1}）：3365（OH），1684（C=O）；Ms（m/z），FAB：M^++1=296（100），FW=295。光谱证明为顺黄皮酰胺酮。

（-）顺黄皮酰胺酮0.137g在20ml CH_2Cl_2中分批加入0.12g $NaBH_4$，室温搅拌原料消失后，常规处理，柱层析，得黏液0.101g，以丙酮-石油醚重结晶得产物（$C_3RC_4RC_5RC_6S$）-（-）-顺黄皮酰胺，mp：197～199.7℃，$[\alpha]_D^{22}$=-6.08（C 0.685，$CHCl_3$）。^1H-NMR（D-acetone），J（Hz），δ（ppm）2.5（s，3H，N-CH_3），4.3（t，1H，H_3，J=6.6），3.7（t，1H，H_4，J=6.6），4.2（dd，1H，H_5，J=5.7，6.6），4.8（dd，1H，H_6，J=6.6，4.2），4.5（d，1H，OH，J=5.7），4.7（d，1H，OH，J=6.6），7.0～7.3（m，10H，ArH）；D_2O交换：4.3（d，1H，H_3，J=6.6），3.7（t，1H，H_4，J=6.3），4.2（dd，1H，H_5，J=6.0，6.3），4.8（d，1H，H_6，J=6.0）；^{13}C-NMR（$CDCl_3$），δ（ppm）：175.8（C_2），140.5（C_7），134.2（C_{13}），130×2，128.5×4，128，127.7，126.6×2（ArC），71.8（C_3），71.8（C_6），66（C_5），47.4（C_4），29.5（C_1）；Ms（m/z），FAB：M^++1=298（100），M^++2=299（32），M^++3=300（9），280（250），262（4），205（97），190（16），174（24），162（4），134（80，133（8），105（14）；IR（cm^{-1}）：3298（S，-OH），1685（S，C=O），1660（S，N-C=O）。

以（+）新黄皮酰胺酮（C_3S，C_4R，C_5S）为原料，与以（-）新黄皮酰胺酮相同的还原方法，得（+）顺黄皮酰胺。其中间体烯醇$\Delta^{3,4}$-新黄皮酰胺酮的熔点和$[\alpha]_D^{20}$值如下：mp157～159℃，$[\alpha]_D^{15}$=-199.6（C 0.75，$CHCl_3$）。双键还原产物为顺黄皮酰胺酮，经柱层析，丙酮-石油醚重结晶获得，mp145～147℃，$[\alpha]_D^{15}$=-111（C 0.48，$CHCl_3$）。（3S，4S，5S，6R）（+）顺黄皮酰胺，mp197～199.5℃，$[\alpha]_D^{22}$=+6.30（C 0.46，$CHCl_3$）。

表4-3-6记载了以上产物的绝对构型、熔点及$[\alpha]_D^{20}$值。

（2）光活顺表黄皮酰胺的制备　由于黄皮酰胺酮还原的立体选择性高，C_6酮的还原几乎只产生黄皮酰胺，故制备顺表黄皮酰胺不能以光活的新黄皮酰胺为原料，而改用先制备含表C_6基团的化合物，并选择性地保护C_6上的羟基，以其图4-3-7中化合物**1**为原料进行合成。由于THP保护基团产生一个手性中心，故以下的化合物**2**和**3**均为差向异构体（图4-3-7）。

光活（-）-6-OTHP-表新黄皮酰胺（C_3R，C_4S，C_5R，C_6R），mp124～126℃，$[\alpha]_D^{20}$=-49.76（C 0.4，$CHCl_3$）。^1H-NMR（$CDCl_3$）δ（ppm）：3.05（s，3H，N-CH_3），4.23（d，1H，H_3，J=5.7），3.05（dd，1H，H_4，J=4.8，5.7），3.90（dd，1H，H_5，J=4.8，6.0），

表 4-3-6　光活顺黄皮酰胺及其中间体的物理常数

名 称	光活新黄皮酰胺酮		光活 $\Delta^{3,4}$ 新黄皮酰胺酮		光活顺黄皮酰胺酮		光活顺黄皮酰胺	
结 构	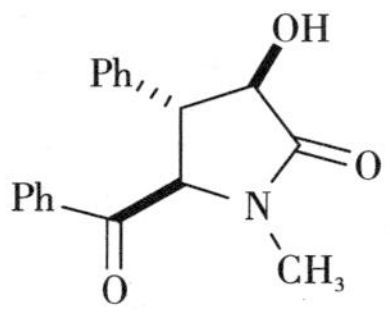		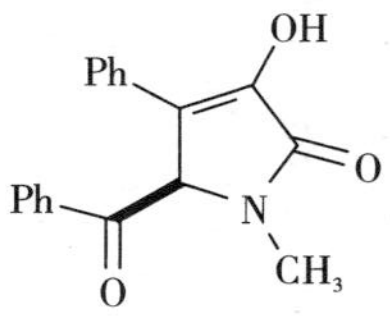		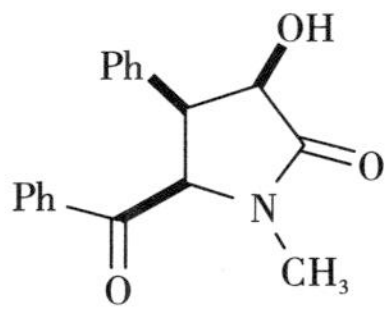		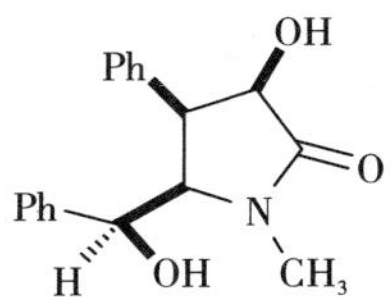	
绝对构型	3R,4S,5R	3S,4R,5S	5R	5S	3R,4R,5R	3S,4S,5S	3R,4R,5R,6S	3S,4S,5S,6R
手性	(−)	(+)	(+)	(−)	(+)	(−)	(−)	(+)
$[\alpha]_D^{15}$	−14.2	+15.6	+208.8	−199.6	+116.5	−111	−6.08	+6.30
浓度 C/溶剂	0.88/$CHCl_3$	0.48/$CHCl_3$	0.92/$CHCl_3$	0.75/$CHCl_3$	0.40/$CHCl_3$	0.48/$CHCl_3$	0.68/$CHCl_3$	0.46/$CHCl_3$
熔点℃	166-168	171-173	153-155	157-159	132-133	145-147	197-199.7	197-199.5
收率%	86	82	42	42	76	70	69	60

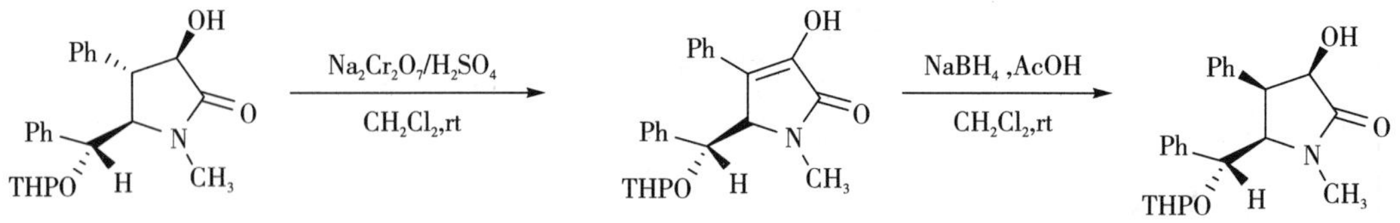

(–)-6-OTHP表新黄皮酰胺 $C_3RC_4SC_5RC_6S$ 1

(+)-$\Delta^{3,4}$-6-OTHP表新黄皮酰胺 C_5RC_6R 2

6-OTHP-顺表黄皮酰胺 $C_3RC_4RC_5RC_6R$ 3

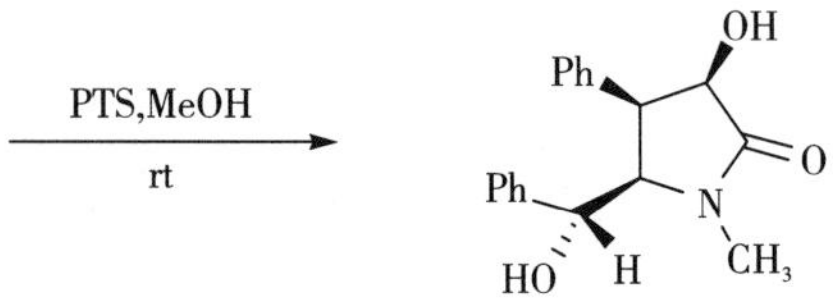

(–)顺表黄皮酰胺 $C_3RC_4RC_5RC_6R$ 4

图 4-3-7 （–）顺表黄皮酰胺的合成路线

4.93（d，1H，H_6，$J=6.0$），4.33（br，1H，H_7），3.90（m，1H，H_8），3.45（m，1H，H_9）；IR（cm^{-1}）：3284（S，OH），1684（S，N-C = O）；Ms（m/z），FAB：$M^+ + 1 = 382$（6），298（56），262（30），190（25），174（25），133（35），91（49），85（100）。1.17g 光活（–）-6-OTHP-表新黄皮酰胺溶于50ml 二氯甲烷中，加入11.70ml $Na_2Cr_2O_7$ 的酸性溶液，在室温（15～20℃）搅拌两天，原料消失，常规处理，有机浓缩物经硅胶柱层析后，以石油醚：乙酸乙酯（4∶1）重结晶，得氧化物。mp159.5～161℃，$[\alpha]_D^{20} = +5.6$（C 0.6，$CHCl_3$），再次重结晶 mp160～162℃，$[\alpha]_D^{20} = +11.25$（C 0.32，$CHCl_3$）。^{1}H-NMR（$CDCl_3$）δ，（ppm）：3.09（s，3H，N-CH_3），4.78（d，1H，H_5，$J=3.3$），5.18（d，1H，H_6，$J=3.3$），4.4（br，1H，H_7），3.8（m，1H，H_8），3.4（m，1H，H_9），6.3（br，1H，OH）；Ms（m/z），FAB：$M^+ + 1 = 380$（35），296（30），278（27），189（38），185（100），135（10）；IR（cm^{-1}）：3111（br，C = C-OH），1680（C = O），1666（C = C）。

以上氧化产物 55mg 溶于 70ml CH_2Cl_2，滴加 2ml 醋酸，分批加入 0.4g，0.6g $NaBH_4$，室温 15℃左右，反应 20 小时，原料消失，加入 CH_2Cl_2 稀释，常规处理，以水、碱、饱和食盐水洗涤，有机相干燥后，经柱层析，以乙醚重结晶得（–）-6-OTHP-顺表黄皮酰胺（C_3R，C_4R，C_5R，C_6R），mp153.3～155.1℃，$[\alpha]_D^{20} = -26.9$（C 0.40，$CHCl_3$）。再次结晶 mp157～159℃，$[\alpha]_D^{20} = -24.9$（C 0.3，$CHCl_3$）^{1}H-NMR（$CDCl_3$）δ（ppm）：3.20（s，3H，N-CH_3），4.45（d，1H，H_3，$J=7.8$），3.21（dd，1H，H_4，$J=7.8$，5.4），4.23（dd，1H，H_5，$J=5.4$，8.1），4.81（d，1H，H_6，$J=8.4$），4.0（br，1H，H_7），3.74（m，1H，H_8），3.24（m，1H，H_9），6.8（dd，4H，ArH），7.2（m，6H，ArH）；Ms（m/z），FAB：$M^+ + 1 = 382$（24），298（100），280（85），190（9），174（17），133

(12), 85 (35)。

(-) -6-OTHP-顺表黄皮酰胺 0.1g 溶于乙醇中，以 0.03g 对甲苯磺酸催化，在 25℃左右搅拌约 5 小时，反应完全，加入 50ml CH_2Cl_2 常规处理后，经柱层析，以石油醚: 乙酸乙酯（4∶1）两次重结晶得 C_3R，C_4R，C_5R，C_6R- (-) -顺表黄皮酰胺，第一次重结晶 mp198.8～200.9℃，$[\alpha]_D^{15}$ = -36.8（C 0.2，$CHCl_3$）；第二次重结晶：mp199～202℃，$[\alpha]_D^{20}$ = -38.3（C 0.2，$CHCl_3$）。

用 (-) -$\triangle^{3,4}$-6-OTHP-表新黄皮酰胺 mp154～156℃，$[\alpha]_D^{20}$ = -8.6（C 0.76，$CHCl_3$）为原料，制备 (+) -6-OTHP-表新黄皮酰胺 mp153～155℃，$[\alpha]_D^{22}$ = +33.5（C 0.45，$CHCl_3$）及最终产物 C_3S，C_4S，C_5S，C_6S- (+) -顺表黄皮酰胺 mp198～199.5℃，$[\alpha]_D^{20}$ = +39.7（C 0.78，$CHCl_3$）。

顺表黄皮酰胺及其中间体的物理常数见表 4-3-7，顺黄皮酰胺和顺表黄皮酰胺的核磁共振氢谱比较见表 4-3-8。

（二）光活表黄皮酰胺的合成

光活表黄皮酰胺是黄皮酰胺 16 个光活异构体中唯一不能以仿生路线合成的一对化合物，由于分子刚性结构和取代基间的位阻，预计可以产生高度的 C_6 还原的立体选择性，导致 C_6 酮的还原产物中只能产生极少量的表黄皮酰胺，故采用从头合成路线合成。

在以 Walfgang Hartwig 方法合成消旋黄皮酰胺中的一个副产物化合物 **9** 时，与目的物表黄皮酰胺的结构相比，化合物 **9** 为消旋体且结构上少了一个 C_3-OH（图 4-3-8）。参照报道的化合物 **9** 的合成方法，在合成中（图 4-3-9）从化合物 **4** 还原至化合物 **7**，曾以 $LiAlH_4$ 代替文献中所用的 $Li(BEt)_3$，产物收率由文献报告的 89% 下降至 64%，且熔点为 122～124℃，不同于报告的 93～95℃。

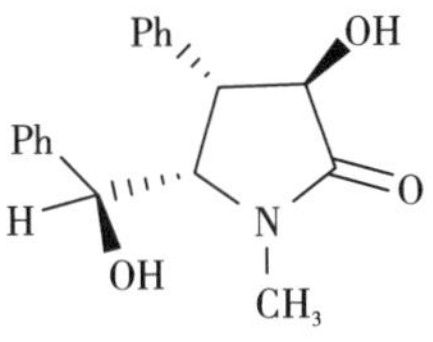

(+)表黄皮酰胺

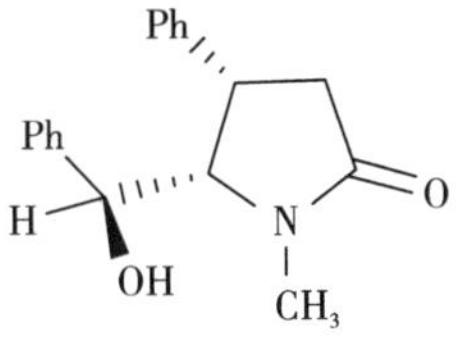

9

图 4-3-8 (+) 表黄皮酰胺和化合物 **9** 的结构

化合物 **7** 经格氏反应，得消旋化合物 **9**，以 DMAP 和 DCC 的缩合剂及拆分剂 O-乙酰- (-) *R*-扁桃酸缩合得一对差向异构体，经柱层析得差向异构体 **A** 和 **B**，分别以乙酸乙酯、石油醚重结晶，得化合物 A，mp212～215℃，化合物 B mp206～209℃，重结晶前收率分别为 46% 和 40%。

表 4-3-7　顺表黄皮酰胺及其中间体的物理常数

名称	光活 C_6-呋喃醚表新黄皮酰胺		光活 C_6-呋喃醚-$\Delta^{3,4}$-C_5R,C_6R 表新黄皮酰胺		光活 C_6-呋喃醚-C_5R,C_6R 顺表黄皮酰胺		顺表黄皮酰胺	
结构	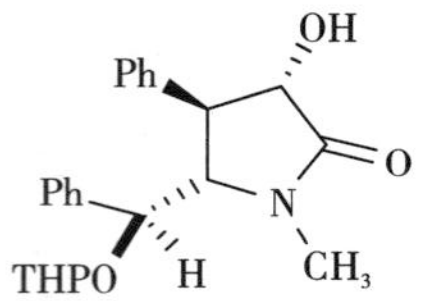		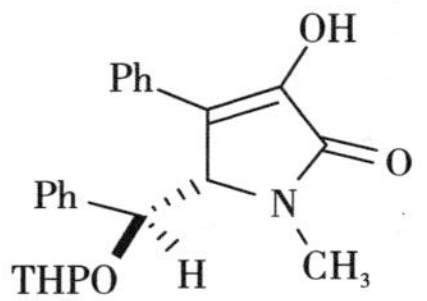		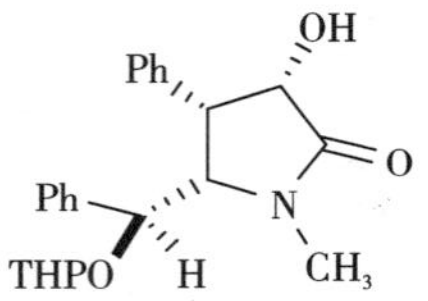		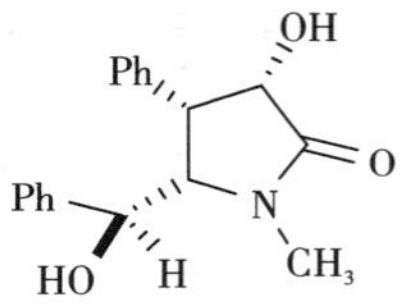	
绝对构型	3R,4S,5R,6R*	3S,4R,5S,6S*	5R,6R*	5S,6S*	3R,4R,5R,6R*	3S,4S,5S,6S*	3R,4R,5R,6R	3S,4S,5S,6S
手性	(-)	(+)	(+)	(-)	(-)	(+)	(-)	(+)
$[\alpha]_D^{20}$	-47.6	+48.56	+11.25	-8.6	-24.9	+33.5	-38.3	+39.7
浓度 C/溶剂	0.4/$CHCl_3$	0.4/$CHCl_3$	0.32/$CHCl_3$	0.76/$CHCl_3$	0.3/$CHCl_3$	0.45/$CHCl_3$	0.20/$CHCl_3$	0.78/$CHCl_3$
熔点℃	124~126	124~126	160~162	154~156	157~159	153~155	199~202	198~199.5
收率%	51	54.7	51	47.5	59.2	60	57	58

*为差向异构体

表 4-3-8　顺黄皮酰胺和顺表黄皮酰胺的核磁共振氢谱比较

化学位移 δ（ppm）／氢原子编号	顺黄皮酰胺 3R*，4R*，5R*，6S*（$CDCl_3$，500MHz）	顺表黄皮酰胺 3R*，4R*，5R*，6R*（$CDCl_3$，500MHz）
N-CH_3	2.63（s，3H）	2.69（s，3H）
C_3-H	4.54（d，J=6.6Hz）	4.52（d，1H，J=6.3Hz）
C_4-H	3.80（dd，J=6.3，6.6Hz）	3.56（dd，1H，J=6.3，6.8Hz）
C_5-H	4.18（dd，J=6.3，6.6Hz）	4.22（dd，1H，J=6.9，3.3Hz）
C_6-H	4.85（d，J=6.6Hz）	4.71（d，1H，J=3.3）

* 表示相对构型

差向异构体在甲醇/二氯甲烷中，用碳酸钾水解，经柱层析、重结晶得两个产物，一个为 mp239 ~ 242℃，$[\alpha]_D^{30}$ = +137.0（C 0.465，CH_3OH），另一个为 mp237 ~ 240℃，$[\alpha]_D^{30}$ = −139.0（C 0.48，CH_3OH）。以上两产物（光活 9）分别以 LDA/O_2/P（OEt）$_3$/HHPT/THF 进行 C_3 羟基化，经柱层析分离，乙酸乙酯∶石油醚（3∶1）重结晶，得到的产物（−）表黄皮酰胺，产率 38%。mp107 ~ 109℃，$[\alpha]_D^{29}$ = −204（C 0.445，CH_3OH）。相同操作得到的（+）表黄皮酰胺，mp108 ~ 110℃，$[\alpha]_D^{29}$ = +201（C 0.245，CH_3OH）。^{1}H-NMR（300MHz，$CDCl_3$）δ（ppm）：2.40（s，3H，N-CH_3），3.77（dd，1H，J = 9.9，8.1Hz，C_4-H），5.27（d，1H，J = 9.9Hz，C_3-H），4.03（d，1H，J = 8.1Hz，C_5-H），4.57（s，1H，C_6-H），7.23 ~ 7.54（m，10H，ArH）。

表 4-3-9　光活表黄皮酰胺及其中间体的物理常数

名称	光活6-(−)R-扁桃酸酯 3-去羟基表黄皮酰胺		光活3-去羟基表黄皮酰胺		光活表黄皮酰胺	
结构	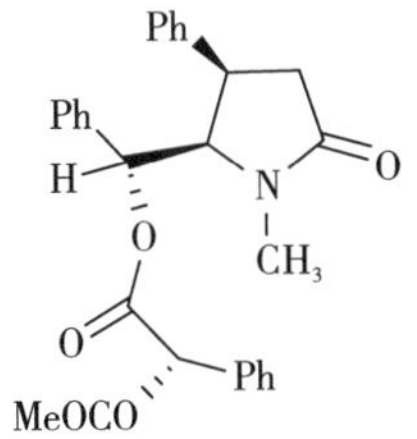		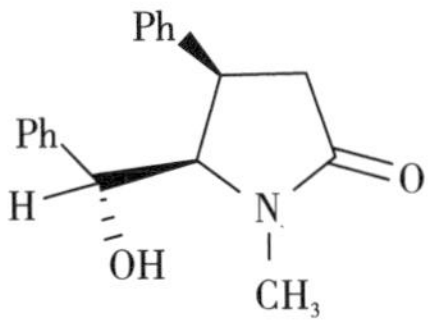		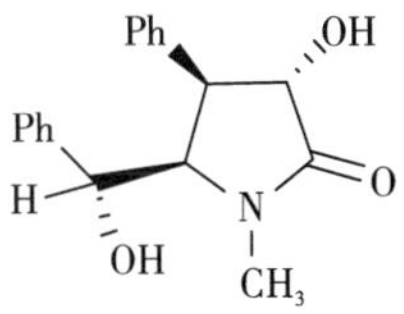	
绝对构型手性	4R,5R,6R*（−）	4S,5S,6S*（+）	4R,5R,6R（−）	4S,5S,6S（+）	3S,4R,5R,6R（−）	3R,4S,5S,6S（+）
$[\alpha]_D^{15}$ 浓度 C/溶剂	未测	未测	−139.0 0.48/CH_3OH	+137.0 0.465/CH_3OH	−204 0.445/CH_3OH	+201 0.245/CH_3OH
熔点(℃)	212 ~ 215	206 ~ 209	237 ~ 240	239 ~ 242	107 ~ 109	108 ~ 110
收率(%)	46	40	85	88	40	46

* 表示差向异构体

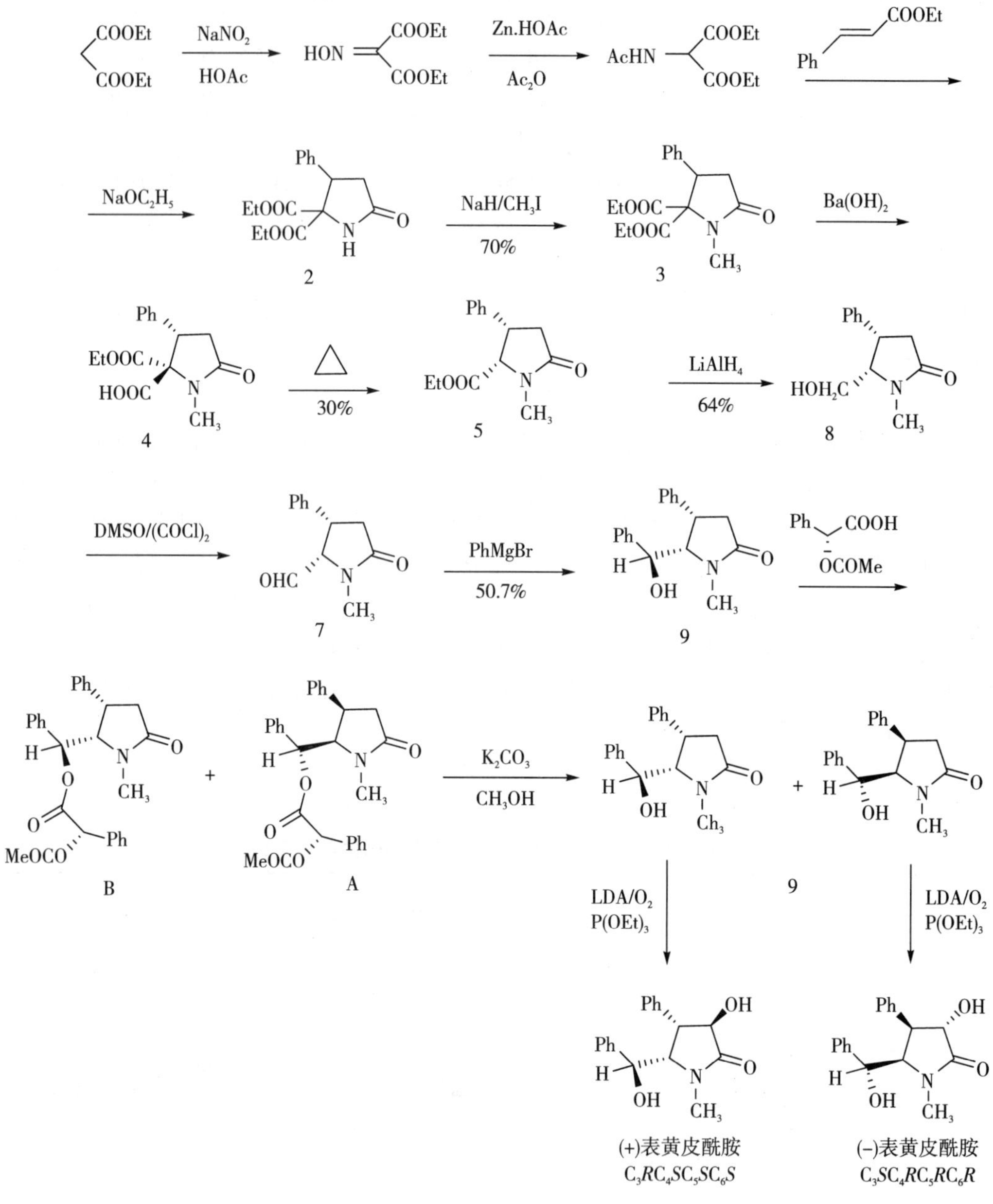

图 4-3-9　光活表黄皮酰胺的合成路线

至此，黄皮酰胺16个光活异构体全部合成成功，其物理常数列于表4-3-10。

表4-3-10 黄皮酰胺16个光活异构体的物理常数

化合物	构型	熔点（℃）	比旋光度 $[\alpha]_D^t$
（+）Ⅰ：（+）黄皮酰胺	3*R*，4*S*，5*S*，6*R*	161～162	+143.0（C 0.3，MeOH）
（-）Ⅰ：（-）黄皮酰胺	3*S*，4*R*，5*R*，6*S*	161～162	-145.1（C 0.24，MeOH）
（+）Ⅱ：（+）新黄皮酰胺	3*R*，4*S*，5*R*，6*S*	186～187	+89.5（C 0.2，MeOH）
（-）Ⅱ：（-）新黄皮酰胺	3*S*，4*R*，5*S*，6*R*	185～187	-88.6（C 0.18，MeOH）
（+）Ⅲ：（+）表黄皮酰胺	3*R*，4*S*，5*S*，6*S*	108～110	+201（C 0.245，MeOH）
（-）Ⅲ：（-）表黄皮酰胺	3*S*，4*R*，5*R*，6*R*	107～109	-204（C 0.445，MeOH）
（+）Ⅳ：（+）表新黄皮酰胺	3*R*，4*S*，5*R*，6*R*	221～223	+36.5（C 0.16，MeOH）
（-）Ⅳ：（-）表新黄皮酰胺	3*S*，4*R*，5*S*，6*S*	220～222	-37.7（C 0.16，MeOH）
（+）Ⅴ：（+）顺黄皮酰胺	3*S*，4*S*，5*S*，6*R*	197～199.5	+6.30（C 0.46，$CHCl_3$）
（-）Ⅴ：（-）顺黄皮酰胺	3*R*，4*R*，5*R*，6*S*	197～199.7	-6.08（C，0.685，$CHCl_3$）
（+）Ⅵ：（+）顺表黄皮酰胺	3*S*，4*S*，5*S*，6*S*	198～199.5	+39.7（C 0.785，$CHCl_3$）
（-）Ⅵ：（-）顺表黄皮酰胺	3*R*，4*R*，5*R*，6*R*	199～202	-38.3（C 0.2，$CHCl_3$）
（+）Ⅶ：（+）顺新黄皮酰胺	3*R*，4*R*，5*S*，6*R*	164.5～166	+66.7（C 0.32，MeOH）
（-）Ⅶ：（-）顺新黄皮酰胺	3*S*，4*S*，5*R*，6*S*	168～170	-65.3（C 0.32，MeOH）
（+）Ⅷ：（+）顺表新黄皮酰胺	3*R*，4*R*，5*S*，6*S*	275～277.3	+31.2（C 0.34，DMSO）
（-）Ⅷ：（-）顺表新黄皮酰胺	3*S*，4*S*，5*R*，6*R*	271～273	-33.3（C 0.31，DMSO）

二、16个黄皮酰胺的光活异构体药理初步研究结果

1. 实验例1 对人胚胎脑神经干细胞克隆形成率的影响。

神经干细胞数量的增加或寿命的延长对增加神经元和防止神经元丢失具有特别重要的意义。建立人胚胎脑神经干细胞的特殊培养结合细胞克隆形成的方法后，检测了黄皮酰胺16个光活异构体是否具有促进神经干细胞增殖的作用。

（1）方法 将人胚胎脑神经干细胞在含有表皮生长因子（EGF）20ng/ml、碱性成纤维细胞生长因子（FGF-2）20ng/ml、N-2添加剂的DMEM/F12的培养基（购于BIBCO公司）中，在5% CO_2 和37℃培养箱中连续培养。用0.1%胰蛋白酶溶液将人胚胎脑神经干细胞的神经球消化成单细胞悬液，离心1000r/min，5min，再用培养基冲洗，细胞经接种于96孔培养板中，神经干细胞 1×10^3 细胞/孔，每组4孔，连续培养。24h后加药，16种光学活性的黄皮酰胺异构体（No 1～16名称见表4-3-10）的给药剂量为1μmol/L，每周换1次含药的低营养培养基（FGF-2 2ng/ml、EGF 2ng/ml和N-2添加剂的DMEM/F12培养基），每周两次在显微镜下观测细胞生长状态，在第3、4、6周分别在显微镜下计数细胞克隆数，用t检验与对照组进行统计学处理。结果见表4-3-11A、4-3-11B。

表 4-3-11A 6 种化合物对人胚胎脑神经干细胞克隆形成的影响

编号	化合物名称	N	剂量 μmol/L	3 周克隆数 平均值 ± 标准差	4 周克隆数 平均值 ± 标准差	6 周克隆数 平均值 ± 标准差
对照	DMSO	4	0	43. 00 ± 4. 97	30. 33 ± 4. 99	22. 25 ± 4. 86
I_2	(+) 新黄皮酰胺	4	1	53. 00 ± 6. 71	37. 50 ± 4. 15	24. 5 ± 4. 43
	(-) 新黄皮酰胺	4	1	49. 00 ± 8. 86	39. 75 ± 7. 50	30. 00 ± 4. 40 *
I_4	(-) 表新黄皮酰胺	4	1	58. 0 ± 13. 02	36. 75 ± 7. 59	32. 50 ± 7. 05 *
	(+) 表新黄皮酰胺	4	1	49. 75 ± 10. 26	38. 50 ± 5. 02	26. 00 ± 2. 94
I_6	(-) 顺新黄皮酰胺	4	1	49. 50 ± 5. 43	35. 25 ± 7. 46	33. 50 ± 4. 20#
	(+) 顺新黄皮酰胺	4	1	47. 00 ± 9. 03	42. 50 ± 10. 01	24. 00 ± 4. 69

* $P<0.05$（单侧 t 检验）；# $P<0.05$（双侧 t 检验）

表 4-3-11B 16 个化合物对人胚胎脑神经干细胞克隆形成的影响

代 号	化合物	N μmol/L	剂 量	第 6 周 克隆形成数	细胞克隆形成率 (%)
对照组	DMSO	4	1	22. 25 ± 4. 86	100
I_1	(+) 黄皮酰胺	4	1	27. 00 ± 5. 48	121. 35
	(-) 黄皮酰胺	4	1	26. 50 ± 4. 12	119. 1
I_2	(+) 新黄皮酰胺	4	1	24. 5 ± 4. 43	134. 83
	(-) 新黄皮酰胺	4	1	30. 00 ± 4. 40 *	110. 11
I_3	(-) 表黄皮酰胺	4	1	25. 00 ± 3. 16	112. 36
	(+) 表黄皮酰胺	4	1	28. 75 ± 3. 59	129. 21
I_4	(+) 表新黄皮酰胺	4	1	26. 00 ± 2. 94	116. 85
	(-) 表新黄皮酰胺	4	1	32. 50 ± 7. 05 *	146. 07
I_5	(+) 顺黄皮酰胺	4	1	23. 75 ± 6. 70	106. 74
	(-) 顺黄皮酰胺	4	1	24. 50 ± 3. 11	110. 11
I_6	(+) 顺新黄皮酰胺	4	1	24. 00 ± 4. 69	107. 87
	(-) 顺新黄皮酰胺	4	1	33. 5 ± 4. 20#	150. 56
I_7	(+) 顺表黄皮酰胺	4	1	23. 00 ± 0. 82	103. 37
	(-) 顺表黄皮酰胺	4	1	29. 25 ± 6. 85	131. 46
I_8	(+) 顺表新黄皮酰胺	4	1	27. 50 ± 5. 26	123. 60
	(-) 顺表新黄皮酰胺	4	1	25. 00 ± 3. 56	112. 36

* $P<0.05$；# $P<0.01$

（2）结论　实验的 16 种光学活性黄皮酰胺异构体中，有 3 种黄皮酰胺异构体［I_2（+）新黄皮酰胺、I_4（-）表新黄皮酰胺和 I_6（-）顺新黄皮酰胺］具有明显促进人胚胎脑神经干细胞克隆形成的作用，这对治疗老年性神经退行性疾病如老年性痴呆等具有特别重要的意义。

2. 实验例 2　对大鼠海马长时程增强（LTP）的影响。

黄皮酰胺在多种行为学实验中表现出明显的促智作用，但其对突触传递活动的影响目前还不清楚，而突触是神经系统中细胞间信息传递和加工的基础环节，其功能活动和形态结构上的改变是学习记忆活动的神经生物学基础，因此，本实验采用电生理学技术从突触水平对黄皮酰胺的促智作用进行研究。

（1）方法　取成年雄性 SD 大鼠（5 只/组），以 20%（W/V）乌拉坦（1.0g/kg，ip）麻醉并固定于立体定位仪上。参照 Pellegrino 大鼠脑立体定位图谱，在海马齿状回颗粒细胞层埋藏记录电极（外覆绝缘层，尖端裸露 0.2mm，直径 0.2mm 的不锈钢针）。侧脑室给予表 4-3-10 所示的 8 对光学活性的黄皮酰胺异构体。刺激电极（两枚间距 0.5mm，外覆聚四氟乙烯绝缘层，尖端裸露 0.2mm，直径 0.15mm 的不锈钢针构成）埋植于大鼠内嗅区穿通路（perforant path，PP）纤维间。电子刺激器产生持续的电流刺激后，经刺激隔离器和刺激电极输向 PP。调整刺激电极的位置，直到观察到典型的兴奋性突触后电位（EPSP）。电流通过放大器放大后，经过计算机 DataWave 软件处理。刺激强度则采用引起最大群峰电位（population spike，PS）所需刺激强度的 1/2。在整个实验过程中，每 30 秒钟给予一次测试刺激频率，记录群峰电位幅度（population spike amplitude，PSA），根据公式（PSA/基础幅度值）计算出相对的 PSA 百分率。结果见表 4-3-12。

表 4-3-12　16 种光学活性黄皮酰胺对大鼠海马长时程增强（LTP）的影响

代号	黄皮酰胺名称	$LTP_{15分钟}$ 平均值 ± 标准差	$LTP_{30分钟}$ 平均值 ± 标准差	$LTP_{60分钟}$ Y 平均值 ± 标准差
I_1	（+）黄皮酰胺	90.6 ±0.3	110.1 ±13.1	106.4 ±4.1
	（-）黄皮酰胺	131.8 ±0.4	138.5 ±8.9	158.1 ±4.2*
I_2	（+）新黄皮酰胺	99.3 ±29.6	70.9	97
	（-）新黄皮酰胺	81.8 ±14.0	65.5 ±4.3	
I_3	（-）表黄皮酰胺	97.8 ±21.7	91.2 ±22.5	117.3 ±22.5
	（+）表黄皮酰胺	136.0 ±22.8	147.5 ±15.0	207.8 ±12.8*
I_4	（+）表新黄皮酰胺	104.7 ±8.0	94.7 ±10.3	101.1 ±28.5
	（-）表新黄皮酰胺	90.6 ±11.9	91.9 ±15.2	118.2 ±15.4
I_5	（+）顺黄皮酰胺	87.3 ±4.4	102.9 ±5.9	122.5 ±14.5
	（-）顺黄皮酰胺	126.2 ±2.3	141.2 ±8.6	205.4 ±24.7*
I_6	（+）顺新黄皮酰胺	135.0 ±12.9	150.9 ±19.9	192.3 ±22.4*
	（-）顺新黄皮酰胺	94.1 ±6.7	98.2 ±6.6	94.9
I_7	（+）顺表黄皮酰胺	101.7 ±5.2	109.7 ±11.7	109.6
	（-）顺表黄皮酰胺	107.2	100.3	105.4
I_8	（+）顺表新黄皮酰胺	97.0 ±18.9	110.1 ±25.7	121.7 ±37.1
	（-）顺表新黄皮酰胺	88.5 ±10.2	88.1 ±9.4	84.6

（2）结论　由实验结果可知，16种光学活性黄皮酰胺异构体中有4种黄皮酰胺异构体［I_6（+）顺新黄皮酰胺、I_5（-）顺黄皮酰胺、I_1（-）黄皮酰胺、I_3（+）表黄皮酰胺］对大鼠海马长时程增强（LTP）具有明显的增强作用，（$P<0.05$ 与对照组相比，n=5）。因此，以上化合物对神经细胞基础突触传递有增强作用，说明以上的化合物有促智作用。

3. 实验例3　化合物对神经细胞胞质游离钙的影响。

钙作为第二信使在细胞活动中起着重要作用，胞质游离钙浓度的变化是联系许多生理/病理刺激和细胞内效应器反应之间的枢纽，化合物对细胞胞质游离钙浓度的影响在药物筛选中有着重要意义。

（1）方法　取新生大鼠，分离大脑皮层神经细胞，制备单细胞悬液 10^6 细胞/ml，在37℃条件下，细胞经荧光探针（Fura-2/AM，购于SIGMA公司）5μmol/L剂量进行负载40min，在日本SHIMADZU RF-5000荧光光密度测定仪中测定细胞内钙离子的荧光强度，在静息时和加入药物37℃温育5分钟，以及50mmol/L KCl刺激后的胞质游离钙浓度，分别计算加药5分钟和加入KCl后的胞质游离钙升高幅度，每种化合物重复做5~8次（N=5~8），结果合并计算出每个化合物的细胞内游离钙浓度。结果见表4-3-13。

表4-3-13　16个化合物对神经细胞胞质游离钙的影响

化合物代号	16种黄皮酰胺	（% basal level）平均值±标准差（5~8）
对照组	DMSO	17.82±3.84
对照组	KCl	67.58±6.48
I_1	（+）黄皮酰胺	22.05±3.84
	KCl	60.99±10.32
I_1	（-）黄皮酰胺	20.99±4.91
	KCl	66.35±9.38
I_2	（+）新黄皮酰胺	26.39±3.39
	KCl	69.99±9.05
I_2	（-）新黄皮酰胺	19.49±4.51
	KCl	59.82±8.32
I_3	（-）表黄皮酰胺	25.80±4.93
	KCl	65.53±9.08
I_3	（+）表黄皮酰胺	17.79±3.40
	KCl	58.72±7.50
I_4	（+）表新黄皮酰胺	16.79±6.13
	KCl	70.60±7.94
I_4	（-）表新黄皮酰胺	16.79±6.13
	KCl	70.60±7.94

续　表

化合物代号	16 种黄皮酰胺	（% basal level）平均值 ± 标准差（5 ~ 8）
I_5	（+）顺黄皮酰胺	20.13 ±4.94
	KCl	65.13 ±15.48
I_5	（-）顺黄皮酰胺	17.85 ±4.97
	KCl	55.69 ±7.43
I_6	（+）顺新黄皮酰胺	14.09 ±5.81
	KCl	55.22 ±8.04
I_6	（-）顺新黄皮酰胺	23.64 ±4.96
	KCl	76.40 ±12.76
I_7	（+）顺表黄皮酰胺	18.82 ±3.53
	KCl	65.52 ±7.28
I_7	（-）顺表黄皮酰胺	22.80 ±4.30
	KCl	65.67 ±6.99
I_8	（+）顺表新黄皮酰胺	15.86 ±5.55
	KCl	50.71 ±10.70
I_8	（-）顺表新黄皮酰胺	25.90 ±5.54
	KCl	64.16 ±7.97

（2）结论　16 个化合物中有 6 个黄皮酰胺异构体：I_1（+）黄皮酰胺、I_2（+）新黄皮酰胺、I_3（-）表黄皮酰胺、I_6（-）顺新黄皮酰胺、I_7（-）顺表黄皮酰胺、I_8（-）顺表新黄皮酰胺，有升高胞质游离钙水平的趋势。钙作为第二信使在细胞活动中起着重要作用，胞质游离钙浓度的变化与许多生理/病理刺激和细胞内效应器的反应具有密切关系。

4. 实验例 4　9 种黄皮酰胺类化合物对小鼠肝药酶的影响。

小鼠每天分别口服所试化合物 250mg/kg 1 次，连续 3 天。结果发现，9 种化合物对肝药酶细胞色素 P450 谷胱甘肽 S-转移酶（GST）及肝谷胱甘肽（GSH）的影响因立体结构不同而呈现不同的作用。实验结果见表 4-3-14。

研究揭示了黄皮酰胺类化合物影响肝微粒体 P450 及 GSH 作用的立体结构-活性关系，对黄皮酰胺类化合物的肝脏药理学作用有了新的认识，增加了对药物立体结构如何影响生命过程的了解，为今后发现黄皮酰胺类化合物可能的新用途，以及中草药有效成分的药理学作用和手性结构的关系研究提供新的启发。

表 4-3-14 9 种黄皮酰胺类化合物对小鼠肝药酶作用的总结表

化合物	P-450	APDM	AHH	GSH	GST(CDNB)
(+) 黄皮酰胺	降低***	降低*	降低***	增加***	增加***
(-) 黄皮酰胺	增加*	增加***	增加**	无作用	增加***
(±) 黄皮酰胺	无作用	增加*	无作用	无作用	增加***
(±) 黄皮酰胺#	无作用	增加*	无作用	增加***	作用不明显
(+) 表新黄皮酰胺	无作用	增加*	降低**	无作用	增加***
(-) 表新黄皮酰胺	无作用	增加*	降低**	无作用	增加***
(±) 表新黄皮酰胺	无作用	增加*	增加**	无作用	增加*
(+) 新黄皮酰胺	增加*	无作用	增加*	无作用	增加***
(-) 新黄皮酰胺	无作用	无作用	无作用	无作用	增加*
(±) 新黄皮酰胺	增加*	无作用	增加*	无作用	增加***

ADPM = 氨基比林脱甲基酶，AHH = 芳烃化合物羟化酶；(±)# 黄皮酰胺组为实验时在体外将 (+) 黄皮酰胺与 (-) 黄皮酰胺按 1∶1 比例混合。* $P<0.05$，** $P<0.01$，*** $P<0.001$ 与正常对照组比较

（黄　量　吴克美）

参 考 文 献

Juntian Zhang, Liang Huang, Kemei Wu, et al. Optically active clausenamides, prosess of the preparation thereof, pharmaceutical composition containing the same and their medical use Patent No: US 6, 787, 564, B2, Date of Patent: Sep. 7, 2004

第四节 光活黄皮酰胺的代谢产物 CM1 和 CM2 的合成研究

(-) 黄皮酰胺和 (+) 黄皮酰胺在人体内外的主要代谢物的结构基本相同（图 4-4-1），但其相对比例有差异。(-) 对映体代谢物中 CM1、CM2 和 CM5 的含量显著比其 (+) 对映体的高。为研究其活性，以阐述它们是否是活性物质，对 CM1 和 CM2 的合成进行了探索。

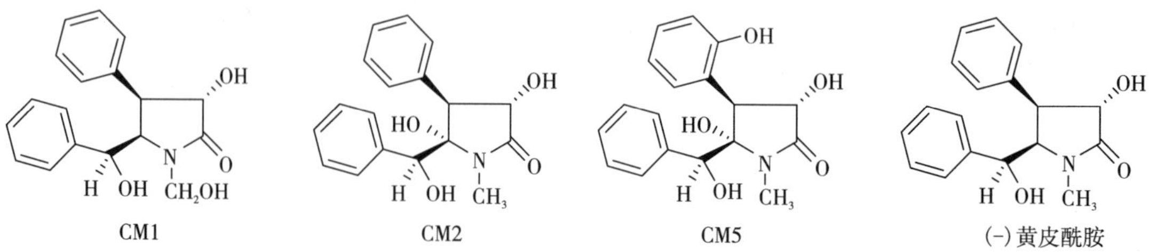

图 4-4-1 (-) 黄皮酰胺的主要代谢物

一、代谢产物 CM1 的合成

曾试用酶催化氧化和以 $K_2S_2O_8$ 氧化黄皮酰胺的 N-CH_3，均未得到预期产物 N-CH_2OH，最后采用经 N-去甲黄皮酰胺的从头合成路线。

（一）重要中间体去甲黄皮酰胺的从头合成

CM1（C_7 羟基黄皮酰胺）是黄皮酰胺的氮甲基的羟基化产物，参照黄皮酰胺的合成方法，采用苯基氧乙烷以不同的氨开氧环，然后酯胺交换、氧化、合环，还原的路线进行探索，针对所得实验结果的问题，修改所采用的胺，重复从头合成，如此经过 3 次从头合成，

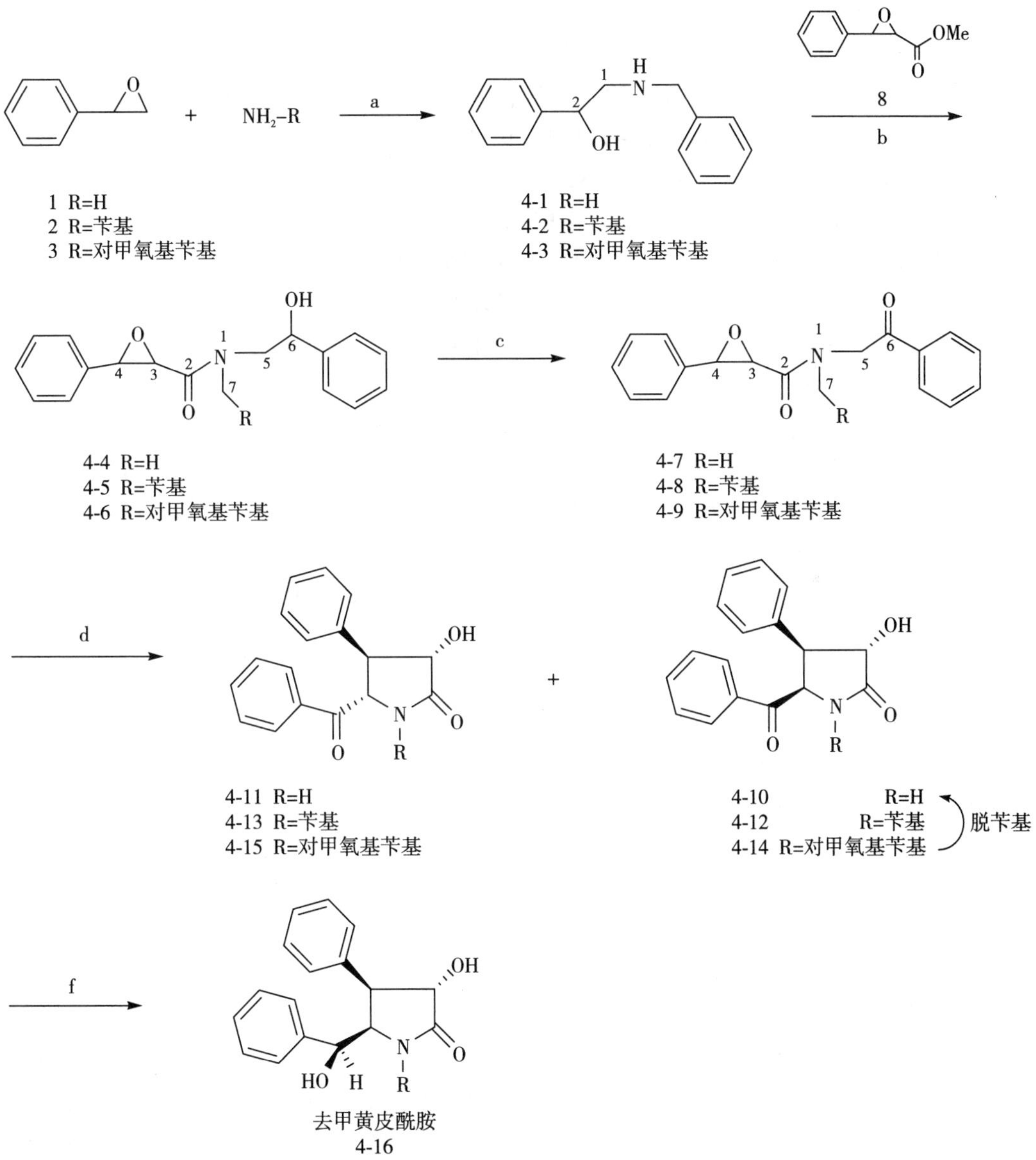

图 4-4-2　去甲黄皮酰胺的从头合成路线

试剂和反应条件：a. 室温放置；b. NaOMe/MeOH；c. $KMnO_4/CuSO_4/CH_2Cl_2$；d. 碱；f. $NaBH_4$/MeOH

获得了去甲黄皮酰胺（图 4-4-2 ）。

1. 当 R = H，环氧苯乙烷与 NCH_3 缩合，经 3 步反应，得到关键中间体化合物 4-7，收率 14%。其中化合物 4-4 的 $KMnO_4$ 氧化反应速率很慢，且不能完成，收率为 34%。以制备黄皮酰胺的合环条件，在甲醇/水，LiOH · H_2O 催化，化合物 4-7 在室温不反应。反应温度升至 60 ~ 70℃ 时才环合，产物复杂，分离得 4% 的环合产物去甲黄皮酰胺酮，mp149 ~ 152℃，和 32% 去甲新黄皮酰胺酮，mp211 ~ 215℃。根据对以上实验结果的分析，认为化合物 4-4 氧化收率低（34%），化合物 4-7 不易环合的结果可以用-CONH 酰胺和-C = N 烯胺相互转化来解释。去甲黄皮酰胺酮和去甲新黄皮酰胺酮的收率比为 1∶8，这是由于在碱性加温条件下产物有利于向更稳定的新黄皮酰胺酮转化。

2. 根据 R = H 的实验结果，提示-CONH 应改为-CONR，以此设计了 N-苄基保护的化合物 4-8，氧化和合环反应立即进行正常，两步收率显著提高。高锰酸钾/硫酸铜的氧化粗产品收率为 88%，重结晶产物 mp141 ~ 143℃，该产物经环合得产物 N-苄基去甲黄皮酰胺酮（化合物 **4-12** 见图 4-4-2），（38%，mp182 ~ 185℃）。

N-苄基去甲新黄皮酰胺酮（化合物 **4-13**），收率 36%，mp154 ~ 156 ℃。化合物 **4-12**、**4-13** 曾以常用脱苄基方法脱保护，直接用 98% 的甲酸溶解并加热至 60℃，反应 24 小时，或钯碳催化 50℃ 中压氢化 12 小时，均未反应获得最终产物（4-10，4-11）。推测是因受到 C_5 苯甲酰基的位阻的影响，故又试以 t-BuOK/O_2/DMSO 氧化脱苄基的方法，未得预期产物。

3. 曾有报道当苄基对位以带有给电子的氧甲基取代，可用硝酸铈铵（CAN）氧化脱除。根据硝酸铈铵氧化的机制，该反应可以不受相邻取代基位阻的影响（图 4-4-3）。

据此，我们以苯氧乙烷与对氧甲基苄胺缩合，采用从头合成的方案，经过 6 步反应（图 4-4-4），合成了重要中间体去甲黄皮酰胺（化合物 4-16），收率 15.7%，mp199 ~ 201℃，^{1}HNMR（300MHz，$CDCl_3$），δ，J（Hz）：3.72（1H，dd，J = 9.9，8.1Hz，C_4H），3.78（1H，d，J = 9.9Hz，C_3H），4.42（1H，dd，J = 8.1，3.3Hz，C_5H），4.62（1H，d，J = 3.3Hz，C_6H），6.78 ~ 7.33（10H，m，ph-H）。

CI-MS（m/e,%）：284（M^+ + 1，68），266（M^+ + 1-18，12），177（M^+ + 1-107，15），109（74）。

（二）消旋 CM1 的合成

在以上合成路线的基础上，我们合成了消旋 CM1。将去甲黄皮酰胺溶于含水丙酮中，加入催化量的碳酸钾和过量多聚甲醛，在 60℃ 反应得 CM1，收率 73%。综合以上 7 步反应（图 4-4-4）合成消旋 CM1，收率 11.46%。mp199 ~ 201℃，^{1}HNMR（300MHz，CD_3COCD_3）：δ，J（Hz），3.582（1H，dd，J = 11.7，8.4Hz，C_3H），3.818（1H，d，J = 11.7，C_4H），4.582（1H，dd，J = 8.4，2.7 Hz，C_5H），4.693（1H，d，J = 2.7 Hz，C_6H），5.029，（2H，AB 体系，N-CH_2-OH），6.67 ~ 7.25（10H，m，ph-H）。FAB-MS：314（M^+ +1），基峰 296（M^+-H_2O，100），284（M-CH_2O），266（284-H_2O），177（284-Ph-CHOH），107（PhCH = OH），105（PhCO），91（$PhCH_2$），77（Ph）。元素分析：计算值 C：68.99，H：6.11，N：4.47；实验值 C：68.81，68.75，H：5.81，6.01，N：4.66，4.52。

表 4-4-1 记录了黄皮酰胺酮和新黄皮酰胺酮的核磁氢谱与环合产率。其中 N-苄基和 N-

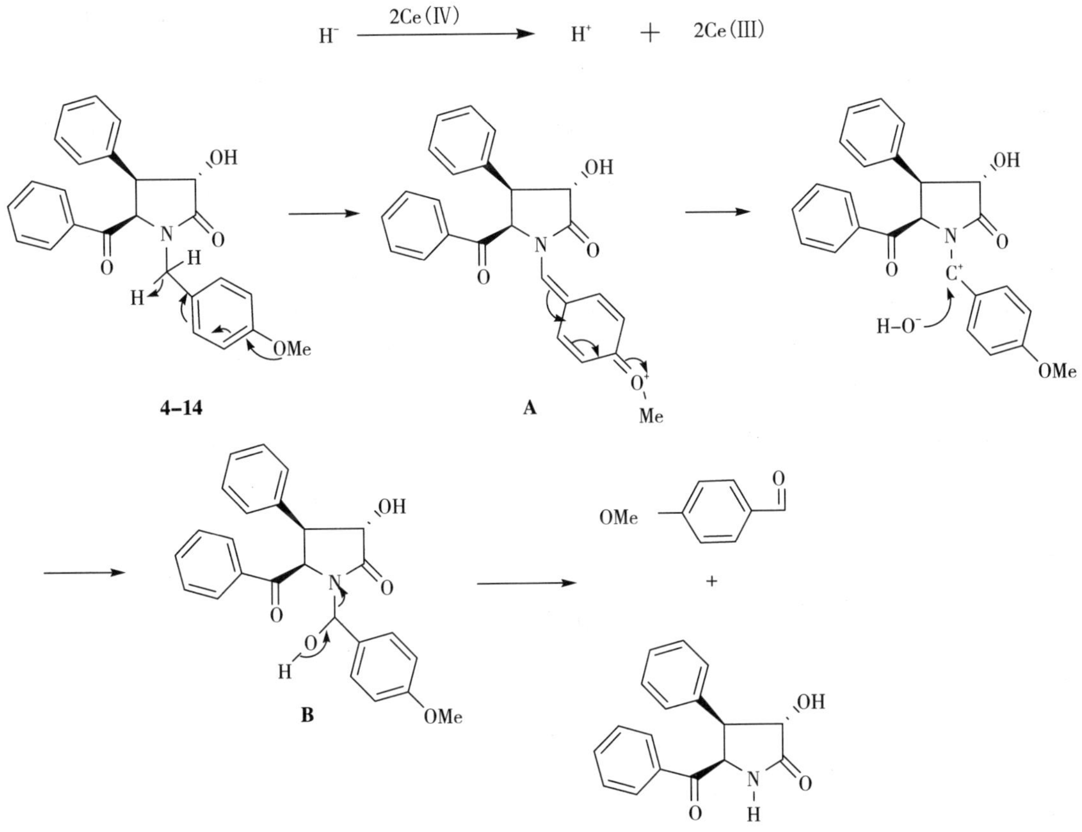

图 4-4-3　硝酸铈铵氧化脱苄甲氧基机制

(对甲氧基苄基）去甲黄皮酰胺酮的 C_4 和 C_5 氢，由于保护基体积大，产生阻转异构，故氢均显示两个峰，这亦可解释钯碳还原去苄基未成功的原因。此外这两组化合物的环合收率相近，这也可解释钯碳还原去苄基未成功的原因。

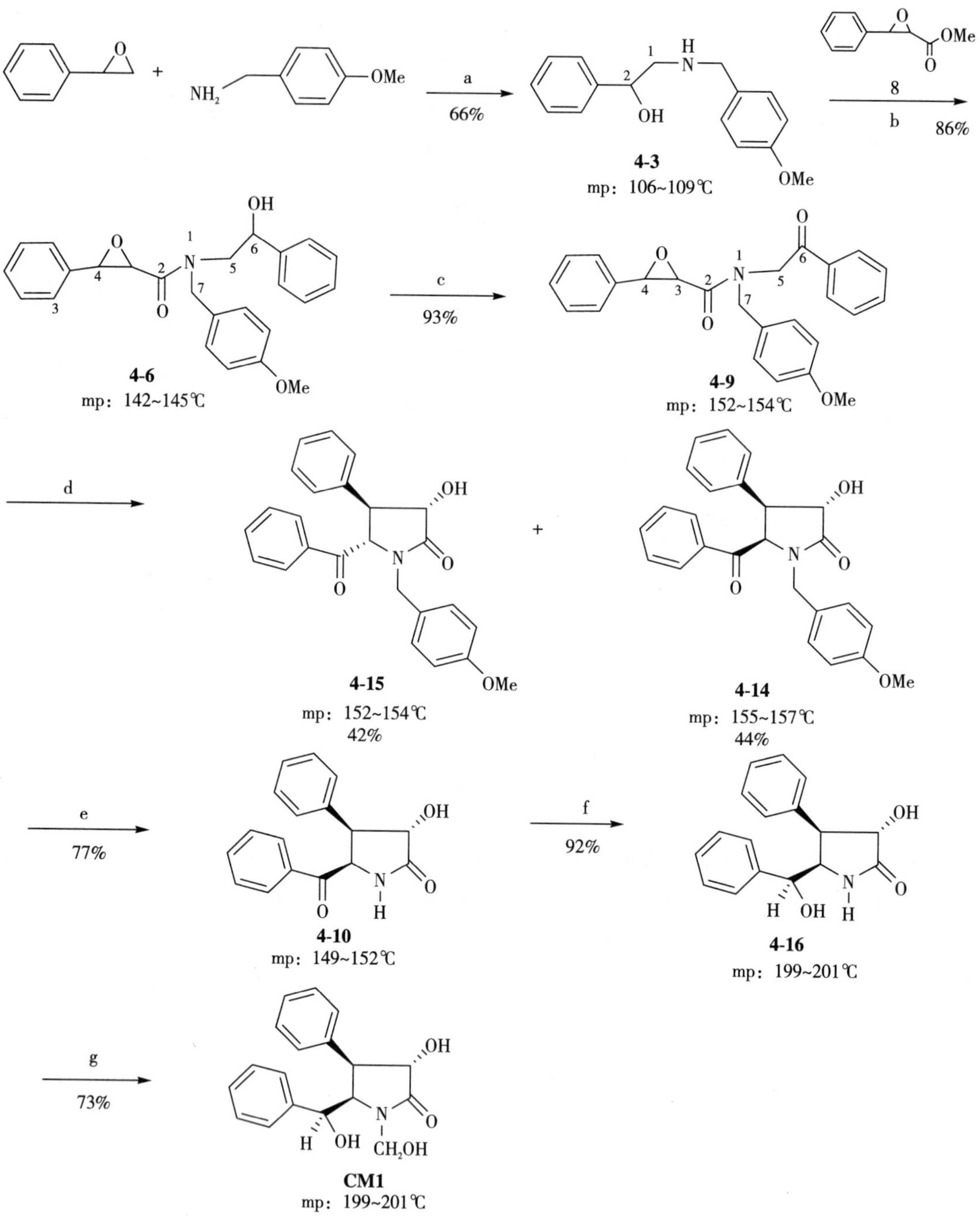

图 4-4-4 以化合物 4-3 为原料合成 CM1 的从头合成路线

试剂和反应条件（产率,%）：a. 混合（66%）；b. NaOMe/MeOH（67%）；c. $KMnO_4/CuSO_4/CH_2Cl_2$（93%）；d. $LiOH/CH_3OH/H_2O$（I1～14，45%；I1～15，44%）；e. $(NH_4)_2Ce(NO_3)_6/CH_3CN/H_2O$（77%）；f. $NaBH_4$/MeOH（92%）；g. $(CH_2O)n/K_2CO_3$/aceton/H_2O（73%）

表 4-4-1　黄皮酰胺酮和新黄皮酰胺酮类化合物的氢谱及环合收率

		氢谱			环合反应收率(%)，mp(℃)
		C_3H(d) δ($J_{3,4}$)	C_4H(dd) δ(J_{34},J_{45})	C_5H(d) δ($J_{4,5}$)	
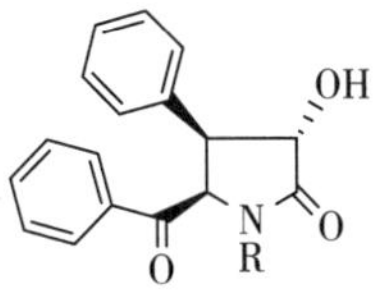	R = H 去甲黄皮酰胺酮 (**4-10**)	4.74(9.3)	3.94(9.3,8.4)	5.76(8.4)	77 149 ~ 152
	R = methyl 黄皮酰胺酮 (**12**)	4.86(9.6)	3.82(9.6,8.7)	5.40(8.7)	
	R = benzyl N-苄基去甲黄皮酰胺酮 (**4-12**)	5.06(9.9)	3.74(9.9,9.0)	5.20(9.0)	38 182 ~ 185
	R = p-methoxylbenzyl N-(对甲氧基苄基)-去甲黄皮酰胺酮 (**4-14**)	5.04(10.8)	3.71(10.8,8.7)	5.16(8.7)	42 152 ~ 154
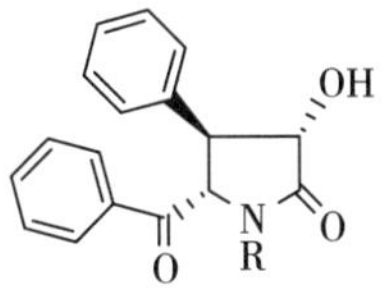	R = H 去甲新黄皮酰胺酮 (**4-11**)	4.65(8.4)	3.36(8.4,8.1)	5.16(8.1)	36 211 ~ 215
	R = methyl 新黄皮酰胺酮 (**13**)	4.48(6.0)	3.28(6.0,6.0)	5.09(6.0)	
	R = benzyl N-苄基去甲新黄皮酰胺酮 (**4-13**)	4.52(6.6)	3.27(6.6,6.3)	4.85(6.3)	36 154 ~ 156
	R = p-methoxylbenzyl N-(对甲氧基苄基)-去甲新黄皮酰胺酮 (**4-15**)	4.49(6.3)	3.25(6.3,6.3)	4.83(6.3)	44 155 ~ 157

（三）光活代谢产物 CM1 的合成

光活体 CM1 的制备采用了由消旋体拆分的方法。

曾用薄荷醇氧乙酸为拆分剂与 N-对甲氧基苄基-去甲黄皮酰胺的 C_3-OH 反应，可得一对非对映异构体，但在 TLC 板上用多种展开剂均不能将其分离，且曾尝试重结晶方法亦不成功。

考虑到黄皮酰胺酮以邻苯二甲酰基-L-丙氨酸拆分得到了较好的效果，据此采用了此拆分剂。但所得的一对差向异构体亦未能以层析方法分离，然能以乙酸乙酯重结晶，经两次结晶，得一差向异构体，收率 18%，mp 173 ~ 175℃，$[\alpha]_D^{25} = -175$（C，0.460，$CHCl_3$），但无法得到对映体。考虑到如果脱去氮上的保护基 N-对甲氧基苄基，或许可突出分子结构中的不对称因子，有利于分离。当以硝酸铈胺脱去 N-保护基后，经柱层析获得了两个差向异构体 4-18a 和 4-18b，收率分别为 12% 和 36%（包括回收率）（图 4-4-5）。考虑到所得差向异构体在碱性中水解时可能发生 C_5H 转位为更稳定的 C_5/C_4 反式结构，故在水解去拆分剂前先以硼氢化钠将 C_6 酮还原，然后水解，得到了（+）和（-）去甲黄皮酰胺（图 4-4-6）。经柱层和重结晶后得一晶体化合物，为（+）去甲黄皮酰胺，mp 204 ~ 207℃，

$[\alpha]_D^{15}$ = +140（C，0.419，CH_3OH），收率74%。将另一个差向异构以同法处理，得（-）去甲黄皮酰，收率60%，mp 203～205℃，$[\alpha]_D^{15}$ = -144（C，0.497，CH_3OH）。

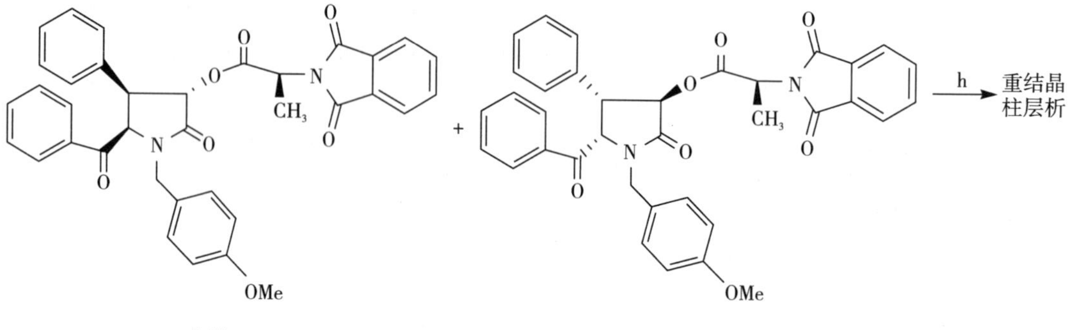

4-17a　　4-17b

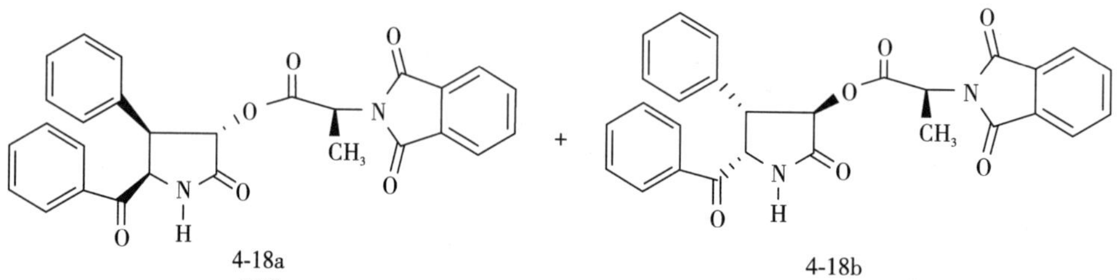

4-18a 12%　　4-18b 36%

图4-4-5　N-对甲氧基苄基-消旋去甲黄皮酰酮的拆分

试剂和反应条件（产率%）：h. $CAN/CH_3CN/H_2O$（化合物4-18a 12%，化合物4-18b 36%）

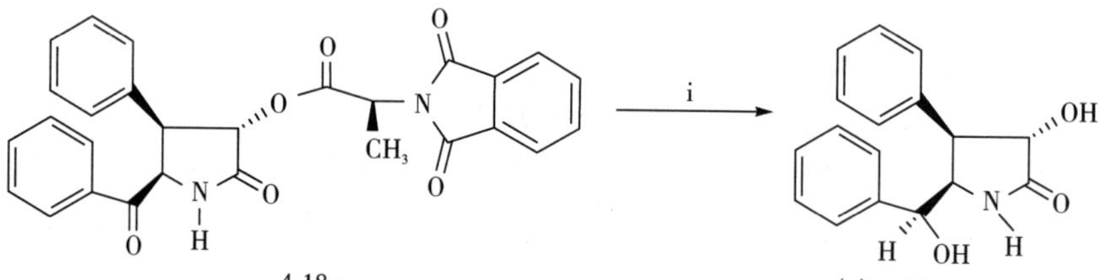

4-18a 或4-18b　　(-) 4-16 或(+)4-16

图4-4-6　还原、水解去拆分剂制备光活去甲黄皮酰胺

试剂与反应条件：i. ①$NaBH_4/CH_3OH$；②NaOH（74%）

最后经羟甲基化可分别得（-）CM1和（+）CM1。（-）CM1：收率64%，mp 191～193℃，$[\alpha]_D^{18}$ = -119（C，0.261，CH_3OH）；（+）CM1：收率58%，mp189～191℃，$[\alpha]_D^{18}$ = +117（C，0.394，CH_3OH），经手性HPLC检测两个异构体的ee% >99%。

二、代谢产物CM_2的合成

（-）CM2为黄皮酰胺5位羟基化合物，报道羟基处于C_3OH同侧（图4-4-7）。

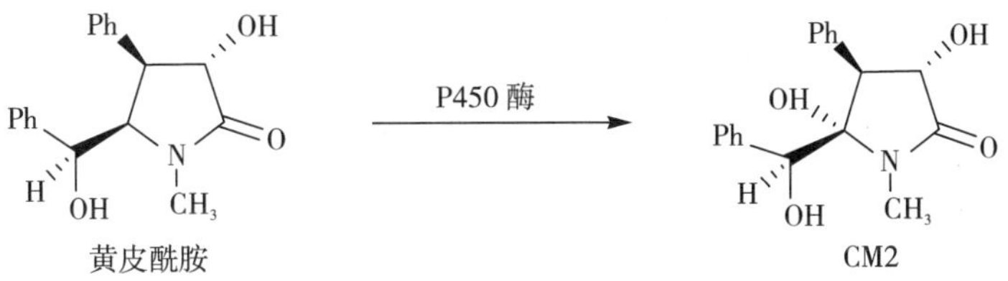

图 4-4-7　黄皮酰胺代谢产物 CM2 结构

CM2 的分子可拆分为 3 部分，C_4C_3，C_5-OH 和 C_6，亦即 3 个手性中心。其中 C_4C_3 和 C_6 必须维持原有组合。而 C_5 构型有 α-和 β-（*R*，*S*）两种，作为三个手性中心，可产生 2^3（8 个）光活异构体 4 个外消旋体。

（一）双羟化合成路线

1. 双羟化合成路线设计　消旋 5 位羟基黄皮酰胺（CM2）的合成路线设计策略　以黄皮酰胺或 C_3-O-乙酰黄皮酰胺（4-21a，**1**-AC）为原料，脱水得 $\Delta^{5,6}$ 双键化合物，再羟基化，见图 4-4-8。分别以 C_3-O-乙酰黄皮酰胺和 C_3-O-乙酰新黄皮酰胺为原料的具体合成路线设计见图 4-4-9。

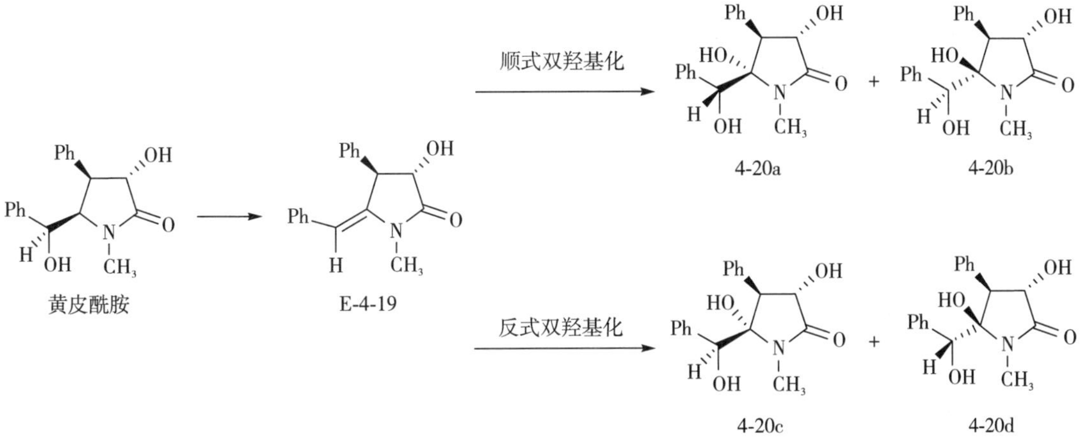

图 4-4-8　双羟化路线示意图

2. 双羟化路线合成研究

（1）C_3-O-乙酰黄皮酰胺脱水　本节首先比较了黄皮酰胺，新黄皮酰胺和表新黄皮酰胺为原料以及不同的脱水方法制备 $\Delta^{5,6}$ 黄皮酰胺，其中以 C_3-O-乙酰黄皮酰胺采用 $POCl_3$/PY 脱水可得 71% 的 C_3-O-乙酰-$\Delta^{5,6}$ 黄皮酰胺。（图 4-4-10）。

（2）双羟基化

1）顺式双羟基化　顺式双羟基化的立体选择性好，故首先采用了 OsO_4/NMO 体系，对 C_3-O-乙酰 $\Delta^{5,6}$ 黄皮酰胺和 $\Delta^{5,6}$ 黄皮酰胺进行双羟基化。

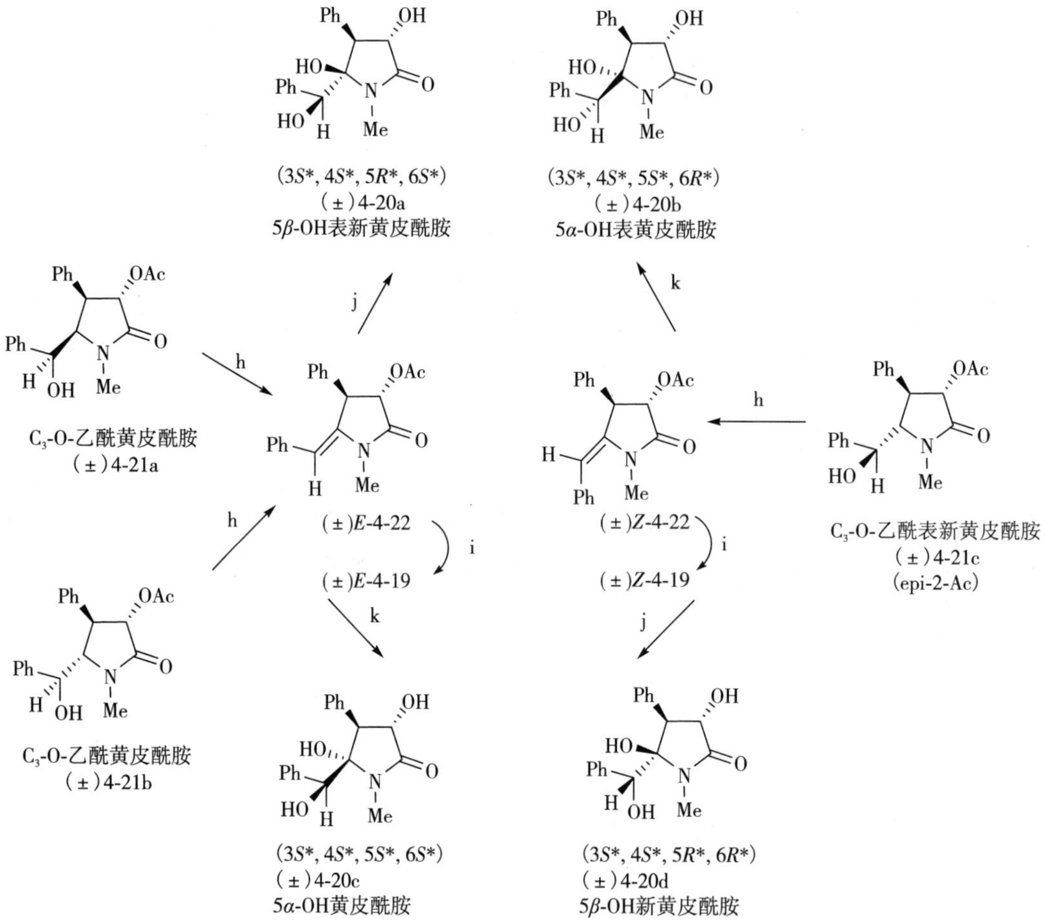

图 4-4-9 双羟化合成 CM_2 设计路线

试剂和反应条件：h. 脱水，i. 脱乙酰，j. OsO_4/NMO，k. 反式双羟基化，图中（±）4-20c 为（±）CM_2，4-20a，4-20b，4-20d，为（±）CM_2 异构体；＊表示该化合物为消旋体。

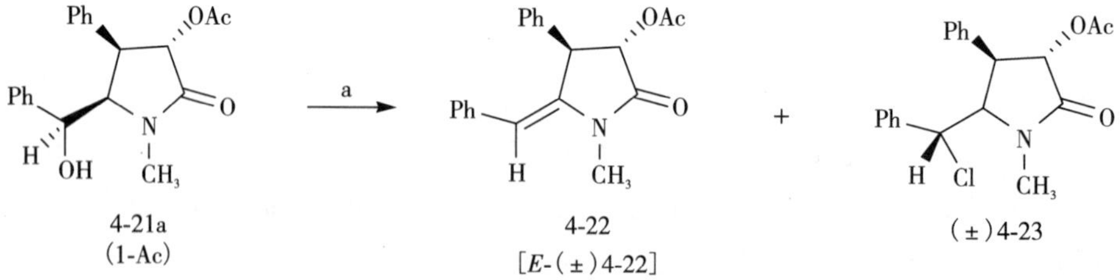

图 4-4-10 C_3-O-乙酰黄皮酰胺（$POCl_3$/Py）脱水反应

试剂和反应条件（产率%）：a. $POCl_3$/Py（化合物 **4-22**，71%，化合物 **4-23**，4%）

A. C_3-O-乙酰-$\Delta^{5,6}$-黄皮酰胺（4-22）的顺式双羟基化　（见图 4-4-11）。

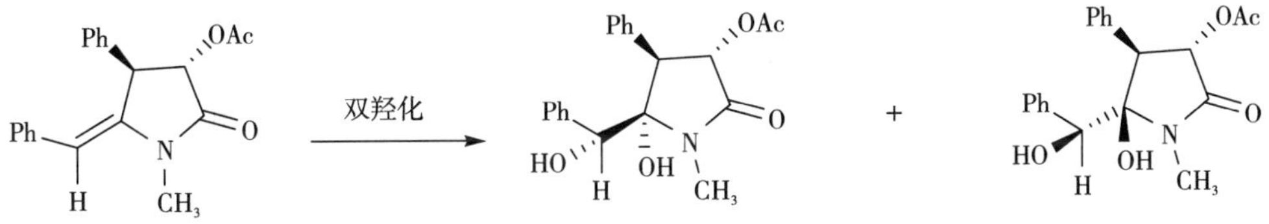

mp 148~150℃
4-22

82%
α 双羟化
mp 162~165℃

11%
β 双羟化
mp 146~148℃

图 4-4-11　3-O-乙酰-$\Delta^{5,6}$-黄皮酰胺（4-22）的顺式双羟基化反应

参照前面 $\Delta^{5,6}$-黄皮酰胺的双羟基化条件，以 OsO_4/NMO 对化合物 4-22 进行双羟基化，TLC 检测生成 Rf = 0. 82、0. 60（乙酸乙酯展开）两个产物点。将所得的粗产物以乙酸乙酯连续重结晶两次，得到纯的 Rf = 0. 82 的产物，mp：163 ~ 165℃；母液以制备薄层分离，乙酸乙酯展开得到 Rf = 0. 82 的产物，连同重结晶得到的产品，收率 82%；还得到 Rf = 0. 60 的产物 mp：146 ~ 148℃，收率 11%。两者的氢谱数据如表 4-4-2 所示。

表 4-4-2　顺式双羟乙酸酯的氢谱数据

化合物	Rf = 0. 82α-双羟化产物	Rf = 0. 60β-双羟化产物
N-Me	2. 23，3H，s	3. 00，3H，s
CO-Me	1. 99，3H，s	1. 93，3H，s
C_3-H	6. 59，1H，d，J = 10. 5Hz	5. 75，1H，d，J = 8. 4Hz
C_4-H	3. 74，1H，d，J = 10. 5Hz	3. 60，1H，d，J = 8. 4Hz
C_6-H	4. 31，1H，d，J = 4. 5Hz（D_2O，s）	4. 98，1H，d，J = 4. 5Hz（D_2O，s）
C_5-OH	5. 66，1H，s（D_2O 消失）	4. 98，1H，s（D_2O 消失）
C_6-OH	4. 76，1H，d，J = 4. 5Hz（D_2O 消失）	5. 07，1H，d，J = 4. 5Hz（D_2O 消失）
Ph-H	7. 20 ~ 7. 63，m，10H	7. 04 ~ 7. 52，m，10H

B. $\Delta^{5,6}$黄皮酰胺双羟化　（见图 4-4-12）。

化合物 **E-4-19** 在常规的 OsO_4/NMO 双羟基化的条件下，生成 Rf = 0. 19，0. 26（二氯甲烷/甲醇 100/4）的两个产物点。

柱层析分离得到 Rf = 0. 26 的化合物，收率 48%，mp134 ~ 136℃。其 FAB-MS 数据证实分子量为 313，符合分子式 $C_{18}H_{19}NO_4$，比原料分子量多 34，即两个羟基的质量数。其 ^1H-NMR 见表 4-4-3，以上信息证明 Rf = 0. 26 产物为一个 β-双羟基化产物见图 4-4-12。

Rf = 0. 19 的产物，收率 26%，mp127 ~ 129℃，FAB-MS 数据也证实分子量为 313，其氢谱与 Rf = 0. 26 产物类似，证实其为另一个 α-双羟基化产物见图 4-4-12。两双羟基化产物的 ^1H-NMR 数据见表 4-4-3。

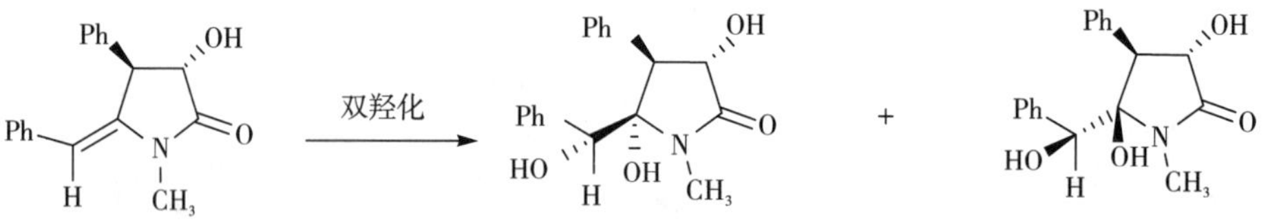

mp 162~163℃ E-4-19　　26% α 双羟化 mp 127~129℃　　48% β 双羟化 mp 134~136℃

图 4-4-12　$\triangle^{5,6}$黄皮酰胺双羟化反应

双羟化试剂：OsO_4/NMO/THF/CH_3COCH_3；水解条件：10% NaOH 乙醇溶液/CH_2Cl_2

表 4-4-3　α 及 β-双羟化产物氢谱数据

化合物	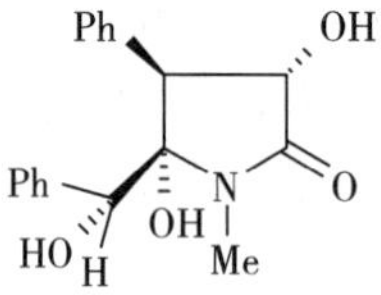 Rf = 0.19，α-双羟化产物（D_3COCD_3）	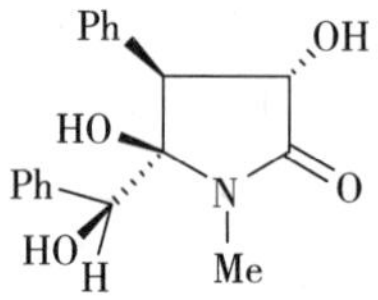 Rf = 0.26，β-双羟化产物（CD_3COCD_3）
N-CH3	2.23，3H，s	2.97，3H，s
C_3-H	5.20，1H，d（D_2O，d），J = 9.9 Hz	4.37，1H，dd（t）（D_2O，d）J = 6.9，6.0hz
C_4-H	3.51，1H，d，J = 9.9Hz	3.42，1H，d，J = 6.9Hz
C_6-H	4.36，1H，d，（D_2O，S），J = 4.8Hz，	4.92，1H，d，（D_2O，S），J = 4.5Hz
C_3-OH	4.73，1H，br. s（D_2O 消失）	4.79 1H，d（D_2O 消失），J = 6.0Hz
C_5-OH	5.54，1H，s，（D_2O 消失）	4.73，1H，s（D_2O 消失）
C_6-OH	4.55，1H，d，J = 4.8Hz（D_2O 消失）	5.29，1H，d，J = 4.5Hz，（D_2O 消失）
Ph-H	7.07 ~ 7.53，10H，m	6.90 ~ 7.53，10H，m

以上两个双羟基化反应，以3-O-乙酰-$\triangle^{5,6}$-黄皮酰胺为原料，可得82%收率的α-双羟化产物，而以$\triangle^{5,6}$黄皮酰胺进行双羟化，产物则以β-双羟基化为主（48%），说明 C_3-OAc 化合物双羟基的引入受到 C_4 立体结构的控制，在位阻小的一面（α-面）反应，而去乙酰后构象发生改变，羟基化除受到 C_4 立体结构控制外，还受到 $C_3\alpha$ 位 OH 的影响，且以后者的影响大于前者，因此以产生β-羟基产物多于α-羟基产物，但其α-和β-羟基化产物的相差比例不如以3-OAC-$\triangle^{5,6}$-黄皮酰胺为原料进行双羟化获得的α-和β-羟基化产物的比例大，由于3-O-乙酰化合物双羟化的选择性高，以下化合物均选择以3-O-乙酰-$\triangle^{5,6}$-黄皮酰胺为原料进行。

2）反式双羟化　反式双羟化通常需要先合成环氧化物，然后通过将环氧化合物再开环的方法。

A. $KHSO_5/CH_3COCF_3$ 环氧化法　以 $KHSO_5/CH_3COCF_3$ 为氧化剂制备环氧化物是一种比较新的环氧化物的制备方法，这一方法的优点是试剂活性好，能和各种烯烃反应，产率较高。反应的机制如图 4-4-13 所示，CH_3COCF_3 为一催化剂，在 $KHSO_5$ 的氧化下得到一过氧化物，此过氧化物可将 C = C 双键环氧化，同时自身又还原为 CH_3COCF_3。

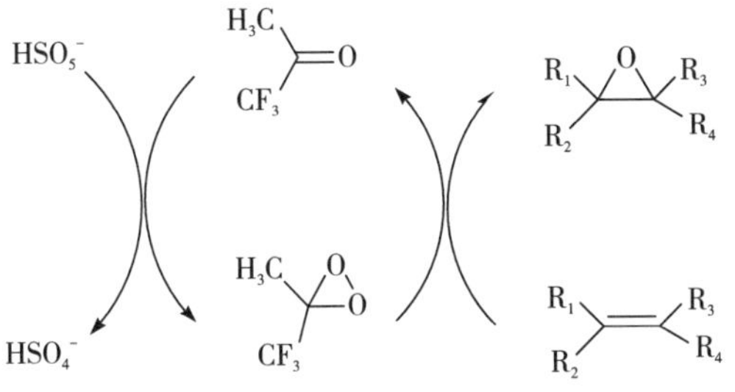

图 4-4-13

反应过程为 1 小时内分批加入 $NaHCO_3$ 和 Oxone，然后继续在冰水浴下搅拌 2 小时。原料消失后，分离得到两个产物，经鉴定为 α-顺式和 β-顺式双羟基化合物（4-20a 和 4-20b，如图 4-4-14 所示）。

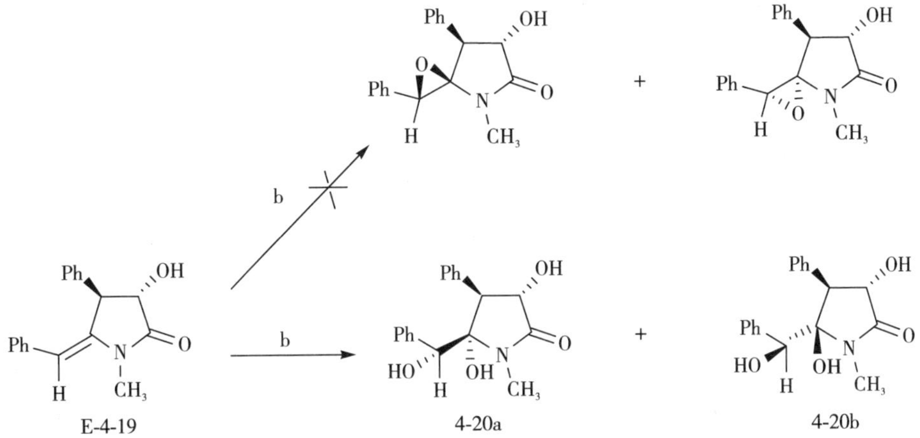

图 4-4-14　以 $KHSO_5/CH_3COCF_3$ 为氧化剂制备环氧化物示意图

试剂和反应条件（产率%）：b. $KHSO_5/CH_3COCF_3/CH_3CN/NaHCO_3$/EDTA 水溶液（化合物 4-20a 13%，化合物 4-20b 40%）

B. m-CPBA 环氧化方法　m-CPBA 是常用的环氧化试剂，因为化合物 **E-4-19**（图 4-4-15）对酸不稳定，所以参照文献，先将 m-CPBA 的二氯甲烷溶液用 pH = 8.2 的 K_2HPO_3 和 KH_2PO_3 水溶液洗涤成碱性，将此溶液滴入以固体 $NaHCO_3$ 为缓冲剂的 **E-4-19** 二氯甲烷溶液中，冰水浴下反应，得到一个极性小且有很大的荧光的产物点，mp117 ~ 120℃，收率 85%。根据各光谱分析推测了产物结构为 **4-24**（为 C_5-酮）。

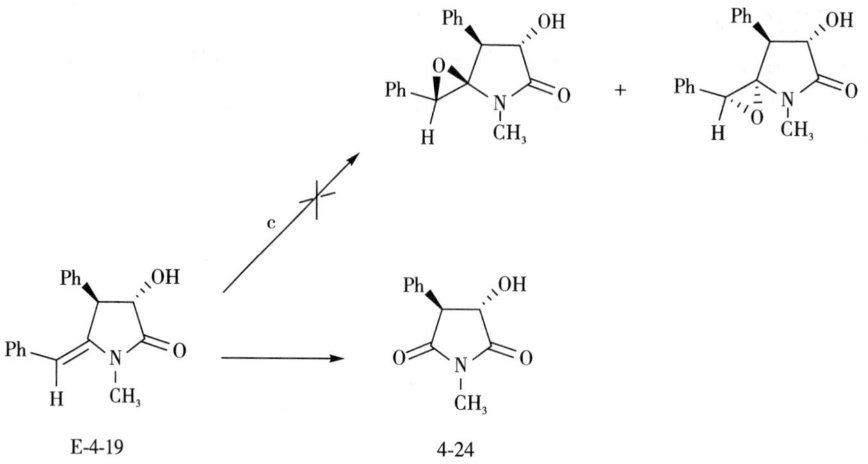

图 4-4-15 探索以 m-CPBA 环氧化方法制备环氧化物示意图

试剂和反应条件（产率%）：c. *m*-CPBA/$NaHCO_3$/CH_2Cl_2（化合物 4-24 的收率为 85%）。

$\triangle^{5,6}$-黄皮酰胺（E-4-19）的直接反式双羟化研究

由于以上两种方法均未能得到预期的环氧化物，产物均系开氧环化合物，因此又尝试了以下两个直接的反式双羟化方法。

C. 以 WO_3/H_2O_2 为氧化剂的 E-4-19 反式双羟化 见图 4－4－16。

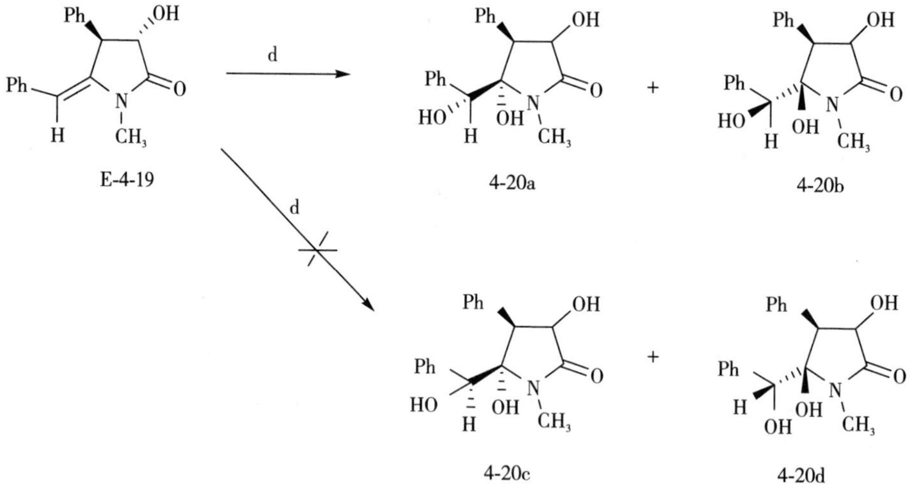

图 4-4-16 以 WO_3/H_2O_2 为氧化剂的 E-4-19 反式双羟基化反应

试剂和反应条件（产率%）：d. WO_3/H_2O_2/acetone/H_2O，所得产物仍为顺式化合物（α 顺式化合物 4-20a 产率 12%，β 顺式化合物 4-20b 产率 11%，回收原料 30%）

D. Prevost 反应　如图 4-4-17 所示。

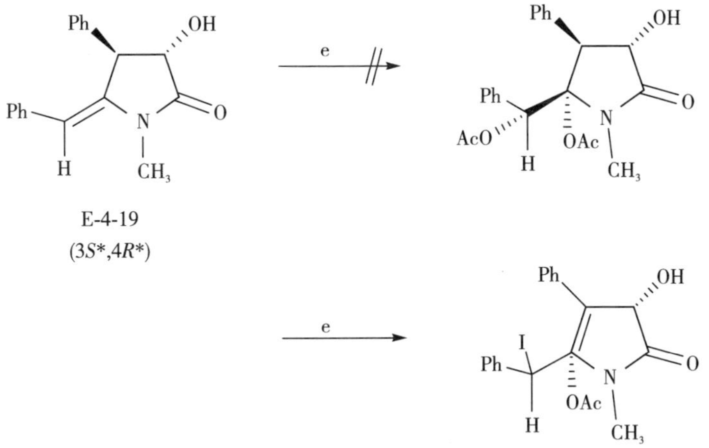

E-4-19
(3S*,4R*)

图 4-4-17　Prevost 反应

试剂和反应条件（产率%）：e. CH_3COOAg/I_2/benzene，未得预期反式双羟化产物，产物收率 43%，回收原料 50%；* 表示为消旋化合物

综上所述，顺式、反式双羟化均未得到预期化合物，结果见表 4-4-4。

（二）酮基还原路线

1. 酮基还原路线的设计　以 OsO_4/NMO 对 $\triangle^{5,6}$ 黄皮酰胺（E-4-19）进行顺式双羟化，反应能顺利进行。而以 WO_3/H_2O_2 和 Prevost 反应等条件对 E-4-19 进行直接反式双羟基化，或以 $KHSO_5/CH_3COCF_3$ 和 m-CPBA 等氧化剂制备 E-4-19 的环氧化物，然后再反式开环的方法，均未得到其反式双羟基化产物。在以上各种方法试以制备代谢物反式双羟化的 CM2 均未成功的情况下，又设计了以下经过 α 和 β 顺式双羟-3-乙酰物分别氧化成酮，然后再还原的路线（图 4-4-18）。设计和可行性分析以顺式双羟化产物（4-25a）为原料进行氧化，由于 C_5-OH 为三级羟基，故只有 C_6-OH 可氧化成酮基，然后再进行酮基的还原，酮还原根据过渡态的平衡可能产生两种产物的混合物。由 5-α-OH -6 酮（4-26a）还原，产生 α-顺式双羟化产物 4-25a 和 5α-羟基，C_6S 反式双羟化产物 4-25c；由 5-β-OH-6 酮（4-26b）还原，产生相应的 5β-顺式双羟化产物 4-25b 和 5β-羟基 C_6S 反式双羟化产物 4-25d。预计由此可以得到 CM2 及其异构体。

2. 酮基还原路线的实施

（1）双羟化合物 4-25a 或 4-25b 的氧化　由于 C_5 羟基为三级羟基，氧化只发生在 C_6 羟基上。先试用高锰酸钾作氧化剂，产率太低，后改用 Swern 氧化法。

1）以 $KMnO_4/CuSO_4$ 氧化 6 位羟基　得产物 **4-26a，4-26b（图 4-4-19）**。

化合物 **4-25a** 和 **4-25b** 分离困难，将两者的混合物不经分离直接氧化，并首先选用了 $KMnO_4/CuSO_4$ 作为氧化剂氧化，TLC 检测主要呈现 Rf = 0.28，0.50，0.81（二氯甲烷/甲醇 100/2 展开）3 个产物点，层析分离得到 Rf = 0.81 的产物，mp137 ~ 139℃，收率 53%；Rf = 0.28 产物（二氯甲烷/甲醇 100/2）mp103 ~ 106℃；Rf = 0.50 产物，mp124 ~ 127℃，收

表 4-4-4 顺式、反式双羟化总结

方法	顺式双羟化 OsO_4/NMO/THF/CH_3COCH_3				反式双羟化					
					环氧化路线			直接反式双羟化		
					① $KHSO_5$/CH_3COCF_3/CH_3CN/$NaHCO_3$/EDTA 水溶液		② m-CPBAm-CPBA/$NaHCO_3$/CH_2Cl_2	③ WO_3/H_2O_2/acetone/H_2O		④ Prevost 反应 CH_3COOAg/I_2/benzene
原料	3-O-乙酰-$\Delta^{5,6}$-黄皮酰胺		$\Delta^{5,6}$黄皮酰胺		$\Delta^{5,6}$黄皮酰胺		$\Delta^{5,6}$黄皮酰胺	$\Delta^{5,6}$黄皮酰胺		$\Delta^{5,6}$黄皮酰胺
产物	α-双羟化	β-双羟化	α-双羟化	β-双羟化	α-顺双羟化	β-顺双羟化	C_5酮	α-顺式双羟化	β-顺式双羟化	未得预期产物
收率%	82	11	26	48	13	40	85	12	11	回收原料50%

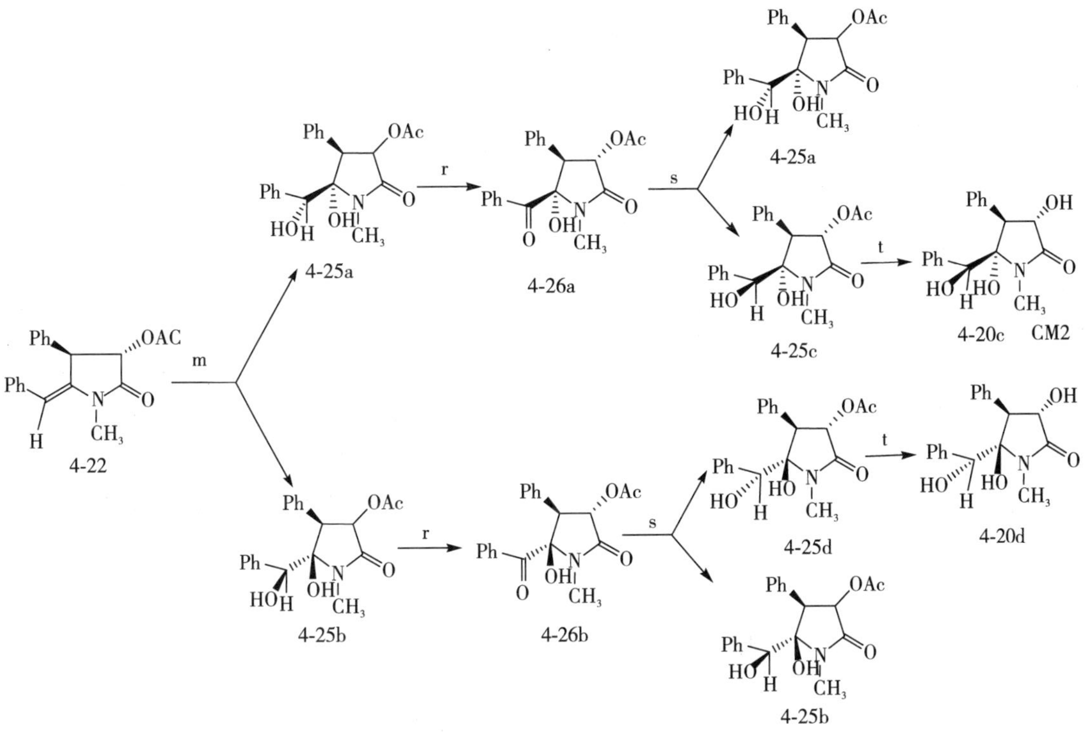

图 4-4-18　以 α 和 β 顺式双羟化物（4-25a，4-25b）氧化成酮再还原的路线

试剂和反应条件：m. OsO4/NMO/THF/aceton，r. ［O］，s. ［H］，t. 脱乙酰

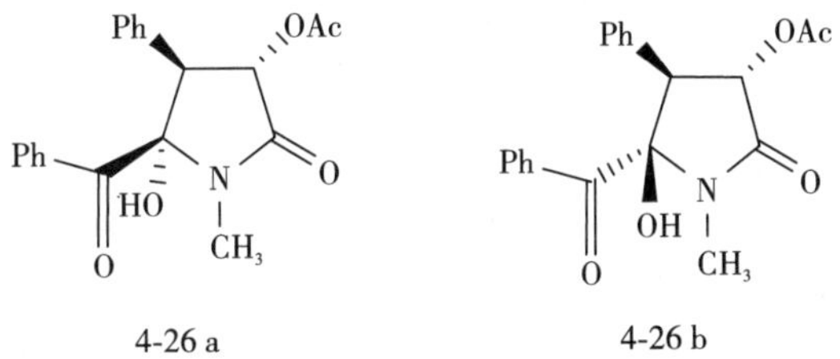

图 4-4-19　$KMnO_4/CuSO_4$氧化产物

率 20%；Rf = 0.28，0.50 两个产物的 FAB-MS（m/e）证实分子量均为 353，符合分子式 $C_{20}H_{19}NO_5$，比原料少两个氢，符合 C6 羟基氧化为羰基产物的结构。两者的 ^1H-NMR 符合于氧化物 5-α-羟基酮 **4-26a**（Rf = 0.28）和 5-β-羟基酮 **4-26b**（Rf = 0.50）的结构。两者的 ^1H-NMR 数据见表 4-4-5。

表 4-4-5　**4-26a**，**4-26b** ^{1}H-NMR 数据

化合物	**4-26b**	**4-26a**
CO-Me	2.08，3H，s	2.10，3H，s
N-Me	2.92，3H，s	2.81，3H，s
C3-H	5.96，1H，d，*J* = 9.9Hz	6.10，1H，d，*J* = 10.2Hz
C4-H	3.99，1H，d，*J* = 9.9Hz	4.16，1H，d，*J* = 10.2Hz
C5-OH	5.55，1H，s，（D2O 消失）	4.64，1H，s，（D2O 消失）
Ph-H	6.98～7.49，10H，m	7.04～8.22，10H，m

2）Swern 氧化法　Swern 氧化较高锰酸钾氧化所得产物单一，产率亦高（图 4-4-20）。

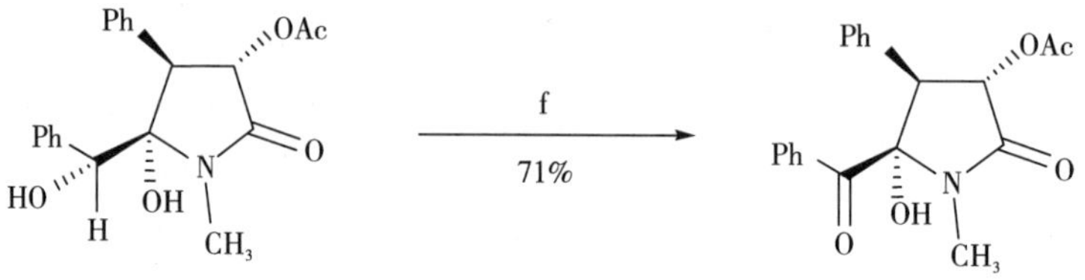

4-25a　　4-26a

mp 103~106℃

图 4-4-20　Swern 氧化 4-25a

试剂和反应条件（产率%）：f. DMSO/ClCOCOCl/TEA/THF（71%）

（2）氧化产物 **4-26a** 及 **4-26b** 的还原　由酮还原可由两侧进行，C_5-α-羟基酮 **4-26a** 由 β-面引入 H^- 得反式的 **4-25c**；由 α-面引入 H^- 则得 α-顺双羟化合物 **4-25a**。

1）氧化产物 **4-26a**（5α-羟基-3-O-乙酰黄皮酰胺酮）的还原　见图 4-4-21。

将化合物 **4-26a** 溶于甲醇中，冰浴下以 $NaBH_4$ 还原，TLC 检测，生成 Rf = 0.45、0.62（乙酸乙酯）两个产物点，柱层析分离得到 Rf = 0.45 产物（为 5α-反式双羟化产物 **4-25c**，与 3-OAC-CM2 的结构相符，mp144～147℃，收率 73%）和 Rf = 0.62 产物（为 α-顺式双羟化产物 **4-25a**，mp146～148℃，收率 11%），两者的 ^{1}H-NMR（δ，ppm，CD_3COCD_3）数据见表 4-4-6。

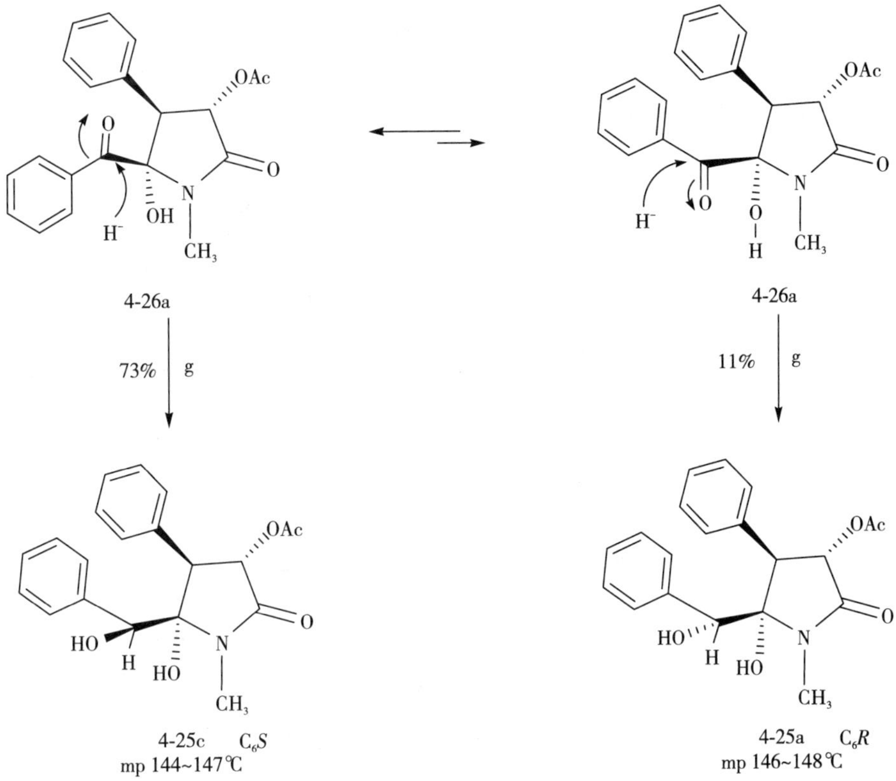

图 4-4-21　化合物 4-26 的酮基还原反应

试剂和反应条件（产率%）：g. $NaBH_4/CH_3OH$（化合物 4-25c 73%，化合物 4-25a 11%）

表 4-4-6　4-26a 还原产物 4-25a、4-25c 的 ^{1}H-NMR 数据

化合物基团	Rf = 0.45 产物 4-25c（CD_3COCD_3）	Rf = 0.62 产物 4-25a（CD_3COCD_3）
CH_3-CO	1.93，3H，s	1.99，3H，s
N-CH_3	3.04，3H，s	2.23，3H，s
C_3-H	5.20，1H，d，J = 11.1Hz	6.59，1H，d，J = 11.1Hz
C_4-H	3.77，1H，d，J = 11.1Hz	3.74，1H，d，J = 11.1Hz
C_5-OH	5.96，1H，s，（D2O 消失）	5.66，1H，s，（D2O 消失）
C_6-OH	5.05，1H，d，J = 4.2Hz，（D2O 消失）	4.76，1H，d，J = 4.5Hz，（D2O 消失）
C_6-H	4.73，1H，d，J = 4.2Hz（D2O，s）	4.31，1H，d，J = 4.5Hz（D2O，s）
Ph-H	6.72-7.29，m，10H	7.20-7.63，m，10H

黄皮酰胺酮的还原具有高度选择性，产生 C_6S 构型的产物的产率在 85% 左右，其 C_6 异构体产率甚低；而上述 C_5-α-OH 黄皮酰胺酮的还原产物，却为 $C_6S : C_6R$ 为 73%∶11%，这表明 C_5-α-OH 的引入对该分子参与反应时的构象的影响颇大，使还原反应的选择性有所降低。

2）氧化产物 **4-26b** 的羰基还原　如图 4-4-22 所示。

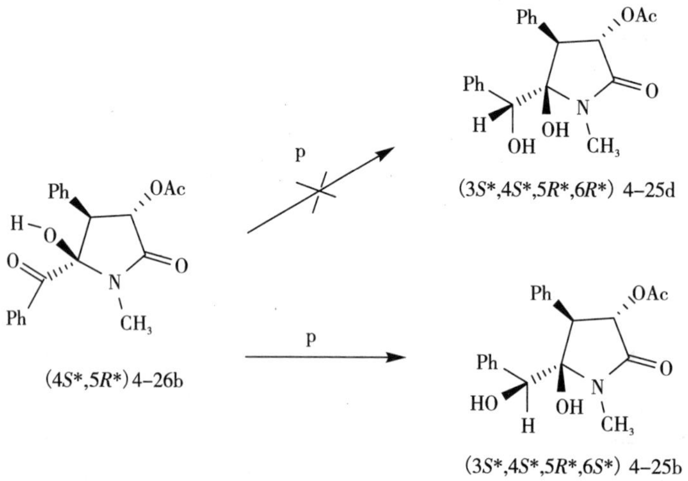

图 4-4-22　化合物 **4-26b** 的羰基还原反应

试剂和反应条件（产率%）：p. $NaBH_4/CH_3OH$（78%）

4-26b 以 $NaBH_4$ 还原，TLC 显示两个产物点，分离得 C_6S 的 C_5β-羟基- C_3-O-乙酰表新黄皮酰胺 **4-25b**，产率 78%，未能得 **4-25d** 纯品。

解释其酮的还原立体选择性不高的原因要从 **4-26b** 的立体结构进行分析，以 β 面分析，C_4-Ph 和 C_5-OH 在同侧，与黄皮酰胺酮构象相同，后者 C_6 酮还原产生 C_6S 的黄皮酰胺，由于位阻的原因而不是 C_6R 的表黄皮酰胺。同理 4-26b 还原亦不产生 C_6R 的产物（**4-25d**）。

（3）化合物 **4-25c** 的脱乙酰，制备化合物 **4-20c**（CM2）　如图 4-4-23 所示。

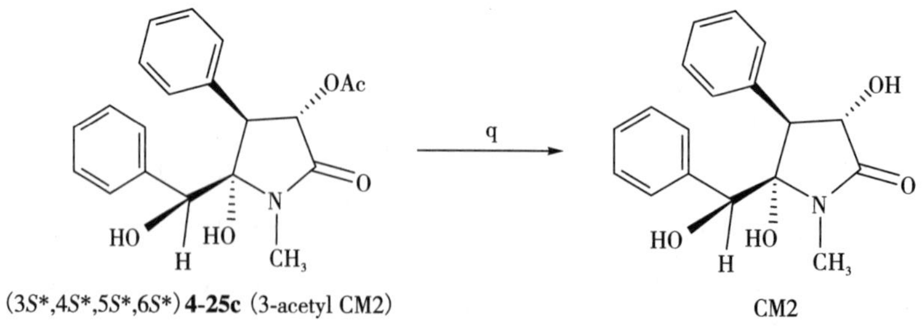

图 4-4-23　化合物 4-25c 经脱乙酰保护制备化合物 **4-20c**（CM2）

试剂和反应条件（产率%）：q. $Sm/I_2/CH_3OH$（74%）

脱乙酰基的方法很多，曾分别试以 K_2CO_3/CH_3OH、DBU/CH_3OH 和极稀的 HCl/CH_3OH 3 种方法脱乙酰基保护，但这几种方法生成的产物都较复杂，说明常规的酸性或碱性的脱乙酰基方法在此不适用。因此以 $Sm/I_2/CH_3OH$ 这一中性而温和的方法，成功的脱去了以上一化合物 **4-25c** 的乙酰基，层析分离后得到了消旋体 CM2，mp114～116℃，收率 56%。^{1}H-NMR（300MHz，CD_3COCD_3）：3.11（3H，S，N-CH3），3.58（1H，d，J=8.4Hz，C4-H），4.79（1H，d，J=4.2Hz，C6-H），3.45［1H，dd，J=8.4，4.5Hz（D_2O，d，J= 8.4Hz）C3-H］，4.39［1H，d，J = 4.5Hz（D_2O，消失），C3-OH］，5.00［1H，d，J = 4.2Hz（D_2O，消失），C6-OH］，5.88［1H，s（D_2O，消失），C5-OH］，6.67～7.53（10H，m，Ph-H）；**FAB-MS**（m/e,%）：314（M^+ +1，100），296（314-18，15），289（83）；^{1}HNMR 和 FAB-MS 数据均与从代谢实验方法中得到的 CM2 的数据一致。元素分析符合分子式 $C_{18}H_{19}NO_4$［C，H，N 计算值：68.99%，6.11%，4.47% 实测值：68.85%，5.95%，4.48%］。

根据上述设计所得实验结果总结于图 4-4-24。

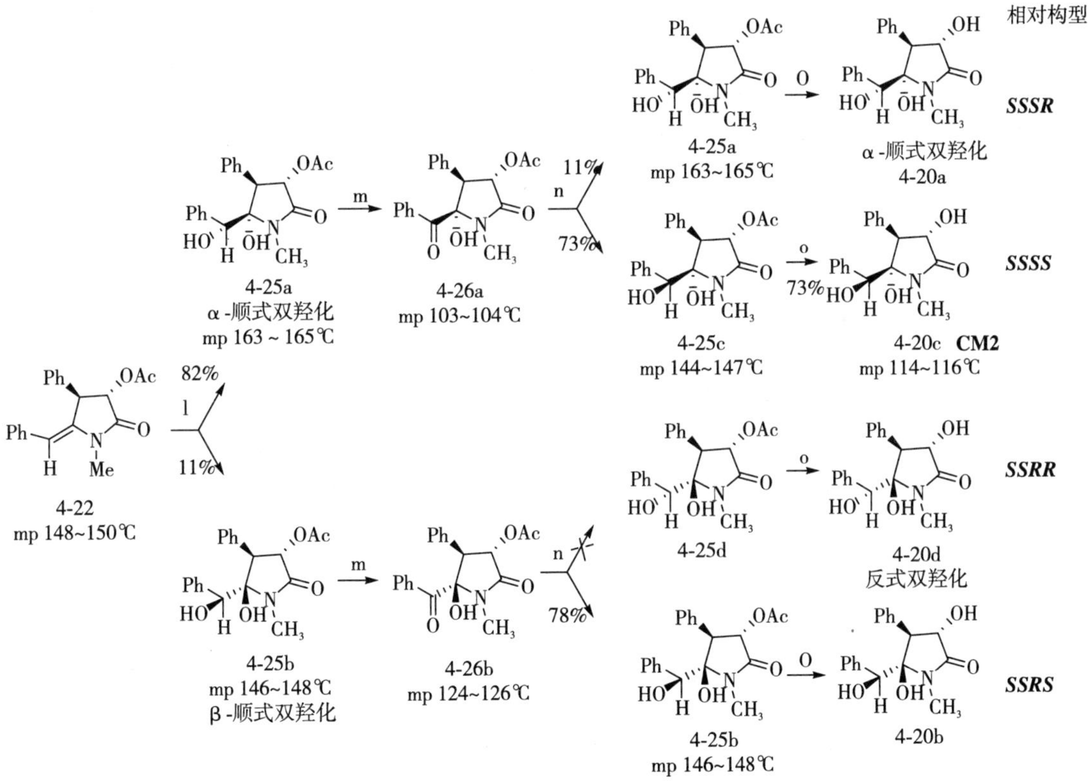

图 4-4-24　顺式双羟化产物（4-25a）为原料进行氧化，再还原的反应

试剂和反应条件：i. OsO_4/NMO，m. Swern 氧化，n. $NaBH_4$，o. $Sm/I_2/CH_3OH$

经酮还原的路线得到 α-顺双羟基化合物 4-20a，β-顺双羟基化合物 4-20b 及 CM2，CM2 的异构体产率甚低。

经以上探索，合成了 CM2 4 种消旋异构体中的 3 种。按照消旋体的合成方法，采用光活 3-O-乙酰黄皮酰胺为原料，又合成了 CM2 8 个光活体中的 6 个，其结构，绝对构型及旋光度等数据见表 4-4-7。

表 4-4-7　光活 CM2 及其异构体绝对构型、性状和旋光度

化合物名称	结　构	绝对构型	性状	旋光度
光活 CM2	(−) 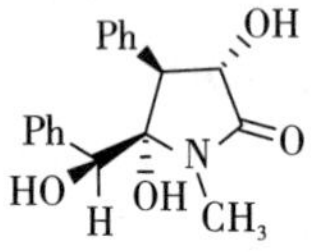	3S，4S，5S，6S	油状物	$[\alpha]_D^{18} = -53.6$ (C 0.470，甲醇)
	(+) 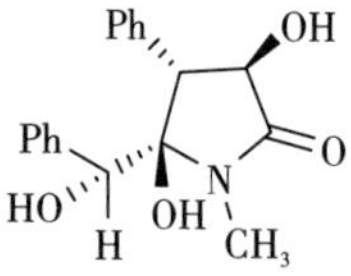	3R，4R，5R，6R	油状物	$[\alpha]_D^{18} = +54.1$ (C，0.475，甲醇)
光活 4-20a	(−) 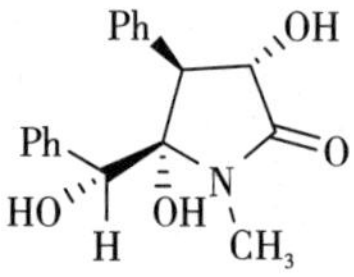	3S，4S，5S，6R	油状物	$[\alpha]_D^{25} = -117$ (C，0.20，甲醇)
	(+) 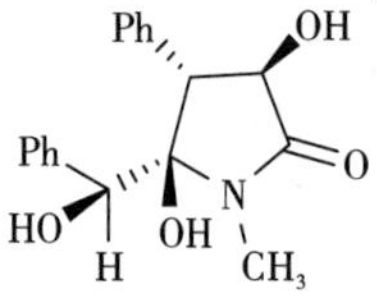	3R，4R，5R，6S	油状物	$[\alpha]_D^{25} = +113$ (C，0.25，甲醇)
光活 4-20b	(−) 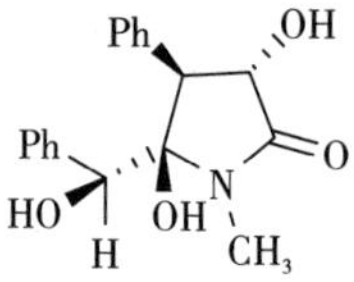	3S，4S，5R，6S	mp：135～137℃	$[\alpha]_D^{25} = -208$ (C，0.310，甲醇)
	(+) 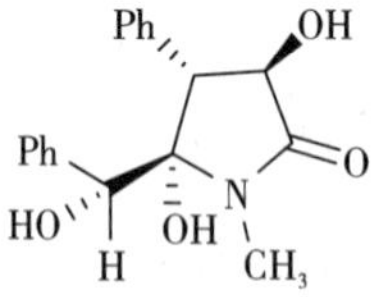	3R，4R，5S，6R	mp：135～137℃	$[\alpha]_D^{25} = +202$ (C，0.255，甲醇)

这里因为 CM2 及其异构体分子结构中的 C_5 氢原子被氧化成为了羟基，使得各取代基的优先顺序发生了变化，因此在构型相同的情况下 C_4、C_5 位构型的符号也发生了改变。

其中 CM2 经过了手性 HPLC 的光学纯度检测（图 4-4-23），证明光学纯度符合要求。

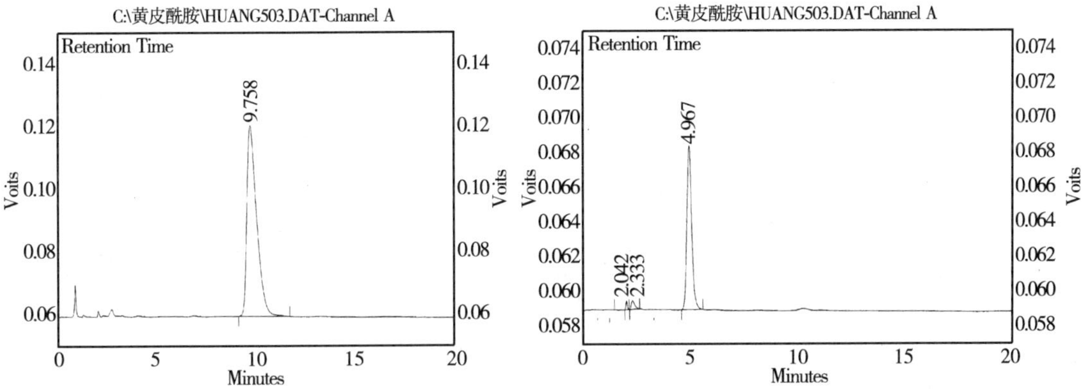

(+)CM2的手性HPLC谱图
保留时间为9.76min

(-)CM2的手性HPLC谱图
保留时间为4.97min

图 4-4-25　（+）CM2 和（-）CM2 经手性 HPLC 光学纯度检测图谱

（黄　量　吴克美）

（上述工作由黄量教授的博士生：杨明河、黄道飞、洪浩、马念春、杜锦发、黄国宾、郑国钧、李行舟，博士后：冯志强，硕士生：曹敢峰、林汉森以及工作人员：陈延镛、吴克美、周瑾、饶尔昌、杨光中、王立宏、马文莉、黄晓龙、兰培、李长辉等完成。）

参　考　文　献

1. Xing Zhou Li, Ke Mei Wu, Liang Huang. Study on the synthesis of Metabolite of Clausenamide (CM_1). Chinese Chemical Letters, 2002, 13 (6):528 -530

2. Xing Zhou Li, Ke Mei Wu, Liang Huang. Study on the synthesis of Metabolite CM_2 of clausenamide. Chinese Chemical Letters, 2003, 14 (4):338 -340

第五节　黄皮酰胺的光学拆分分析及其质量研究

手性药物的不同对映体在治疗作用和毒性上可以存在很大差异，这种差异主要是由于药物在吸收、分布和消除的过程中，受体和酶对药物的不同对映体具有不同的立体选择性造成。因此，在研究手性药物时，必须研究单一对映体的药效及代谢，以深入了解药物的作用，并在此基础上，应尽量在临床上使用单一的对映体，以提高药效，降低药物的毒副作用，使用药更加合理、安全和可靠。

在研究单一对映体的药效及药物质量时，首先要建立一个简便、可靠的对映体拆分分析方法，以检验药物的光学纯度并评价其质量。近年来，随着对手性药物研究的不断深入，手性药物对映体的拆分和定量分析方法也获得了迅速的发展。目前最常用的方法是直接用色谱拆分的分析方法，可分为两种类型，一种是在填充有手性固定相的色谱柱上，直接用普通的流动相将两种对映体进行拆分。另一种则是在流动相中加入一定量手性试剂，手性试剂与对映体结合后生成非对映体，于普通色谱柱上进行分离测定，但手性试剂消耗量较大。

毛细管电泳技术由于分离效率高，而且试剂用量少，有关手性化合物的拆分分析报道日益增多。但相比于色谱方法，其重现性不如后者。

黄皮酰胺是从中药黄皮叶中分离得到的有效成分，是一种较有前途的手性促智药物，其左旋体有较好的促智作用，而右旋体效果不明显。现结合黄皮酰胺新药研究，对黄皮酰胺以及系列衍生物进行拆分方法学的研究，并通过建立高效、通用、简便的拆分分析方法，以控制药物的光学纯度，保证药物质量。

同时，还研究建立了用高效液相色谱法对黄皮酰胺在合成过程中可能生成的其他杂质的检测方法，控制药物的化学纯度，以全面控制黄皮酰胺的质量。

主要工作内容包括以下几个方面：

一、手性黄皮酰胺的拆分分析

（一）高效液相手性色谱柱拆分黄皮酰胺

研究比较了多种填充有不同固定相的手性色谱柱对左旋与右旋黄皮酰胺的拆分效果，最后选择用反相色谱柱拆分左旋和右旋黄皮酰胺。在比较了不同系统和比例的流动相后，选择到一定的色谱条件，能将（－）和（＋）黄皮酰胺很好分离。（－）和（＋）黄皮酰胺的理论塔板数分别为2957、2353，其分离度为4.4。

用所选用的色谱条件，分别考察了（±）黄皮酰胺和等量（－）及（＋）黄皮酰胺混合物的色谱行为，结果表明消旋体拆分后得到的对映体谱图与单一对映体混合后谱图的色谱行为完全一致。在此基础上，对（－）黄皮酰胺的光学纯度检测方法进行了深入的方法学研究，建立了（－）黄皮酰胺含量测定方法，并规定了药用（－）黄皮酰胺中右旋体的限量，见图4-5-1、4-5-2、4-5-3、4-5-4。

（二）毛细管电泳拆分黄皮酰胺

毛细管电泳具有分离效率高，样品用量少等特点，故同时研究了毛细管电泳拆分分析方法。

影响黄皮酰胺拆分的参数有pH值、电压、温度、环糊精的浓度等。其中，以环糊精的浓度和pH值为主要参数，缓冲盐的种类及其离子强度均会影响分离结果。

采用环糊精-毛细管区带电泳体系，比较了多种β-环糊精及其衍生物，如β-环糊精（β-CD）、羧甲基-β-环糊精（CM-β-CD）、羧乙基-β-环糊精（CE-β-CD）、羟丙基-β-环糊精（HP-β-CD）等4种手性添加剂，结果表明，只有CM-β-CD在一定pH条件下，能将（±）黄皮酰胺成功拆分。由于β-CD为7个葡萄糖单元由1,4-糖苷键连接而成，呈环状结构，具有疏水的内空腔和亲水的外表面，这种结构为带有芳香环的手性化合物提供了一个很好的拆分环境。当β-CD上的羟基进行化学修饰得到相应的衍生物后，其空腔的直径不变，而空腔的高度发生变化，与β-CD相比，对黄皮酰胺的包合能力也随之增加，手性识别能力也随之增强。但CM-β-CD能使黄皮酰胺得到拆分，不仅与其分子空腔大小有关，可能还与其对称性有关。当CM-β-CD浓度从零开始增加时，对映体和CM-β-CD的接触几率增大，形成包合物的趋势亦增加，达到最佳浓度时，分离最大，但随CM-β-CD浓度继续增加，溶液黏度也随之增加，迁移率减小，迁移时间增加，分离随之变差。

缓冲盐的pH值是影响分离的另一重要因素，实验采用10mmol/L磷酸氢二钠，用柠檬

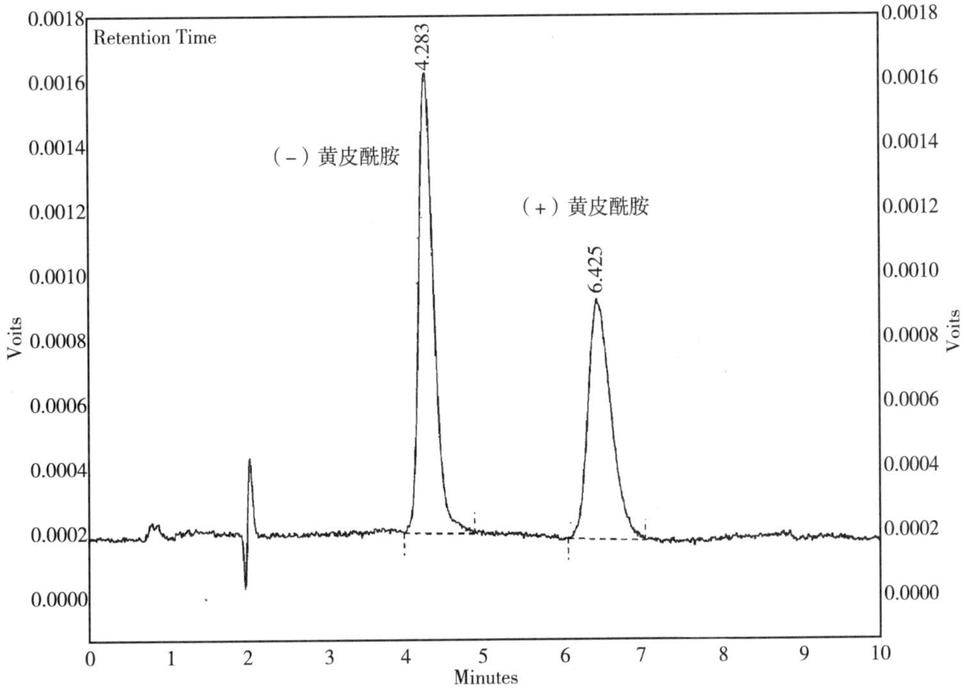

图 4-5-1　0. 4mg/ml (±) 黄皮酰胺拆分色谱图

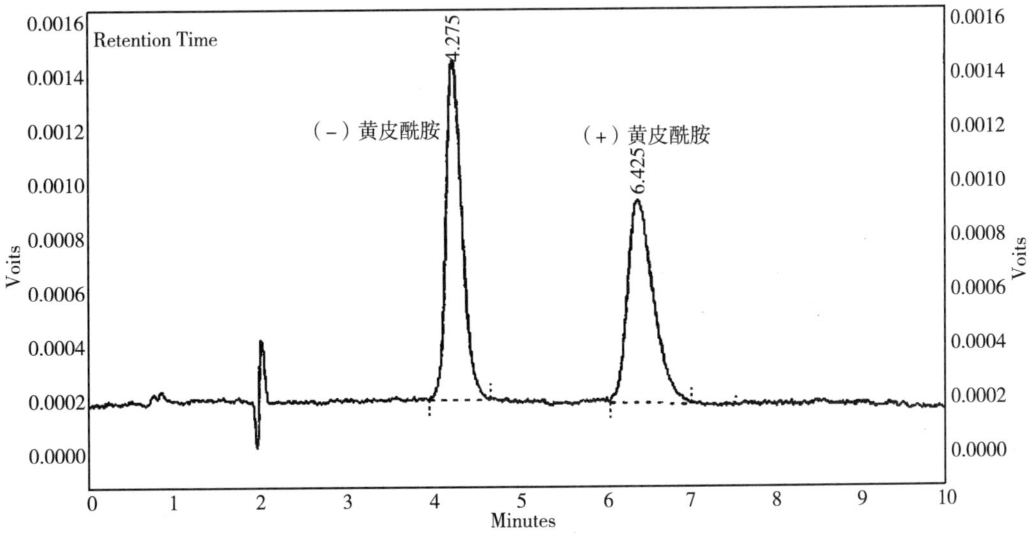

图 4-5-2　0. 2mg/ml (－) 与 0. 2mg/ml (＋) 混合溶液色谱图

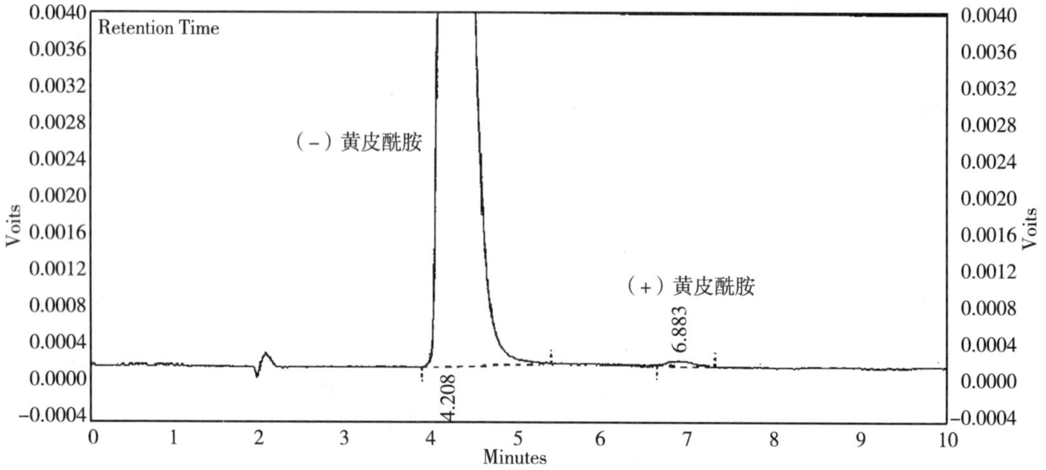

图 4-5-3　（-）黄皮酰胺样品拆分色谱图

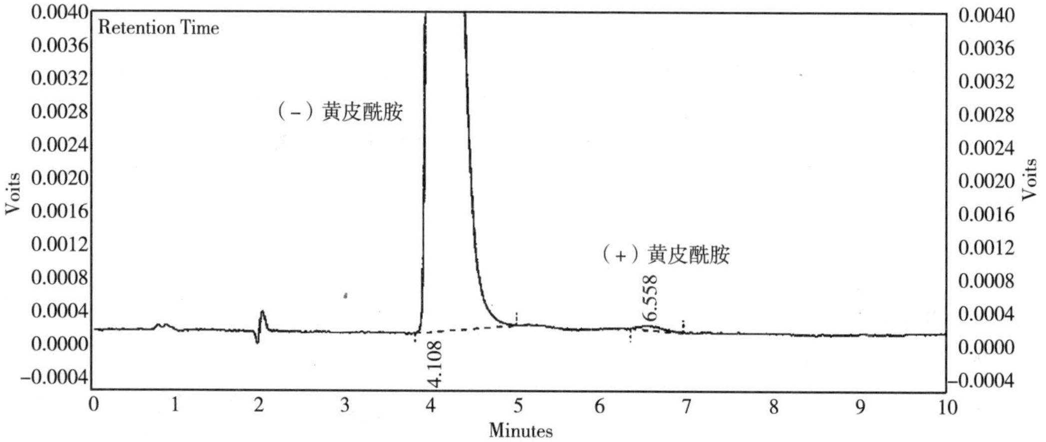

图 4-5-4　6mg/ml（-）与 0.015mg/ml（+）黄皮酰胺混合溶液色谱图

注：检出样品中含量为 0.25% 右旋体，右旋体检出限为 15ng

酸晶体调节至所需 pH，加入适量羧甲基-β-环糊精（CM-β-CD），使其浓度为 12mg/L，见图 4-5-5、4-5-6。

从以上图示可以看出，pH 值对分离度的影响很大，在 pH 为 5.0 时，分离度达到最大值。

拆分条件如下：毛细管柱总长：43cm，有效长：35.5cm；Na_2HPO_4 溶液浓度：10mmol/L，加柠檬酸调 pH 为 5.0；CM-β-CD 的浓度：12mmol/L；真空进样；电压：13kV，进样时间：2s；温度：25℃。

结论：由于高效液相手性色谱柱与毛细管电泳技术相比，具有重现性好、操作简便等优

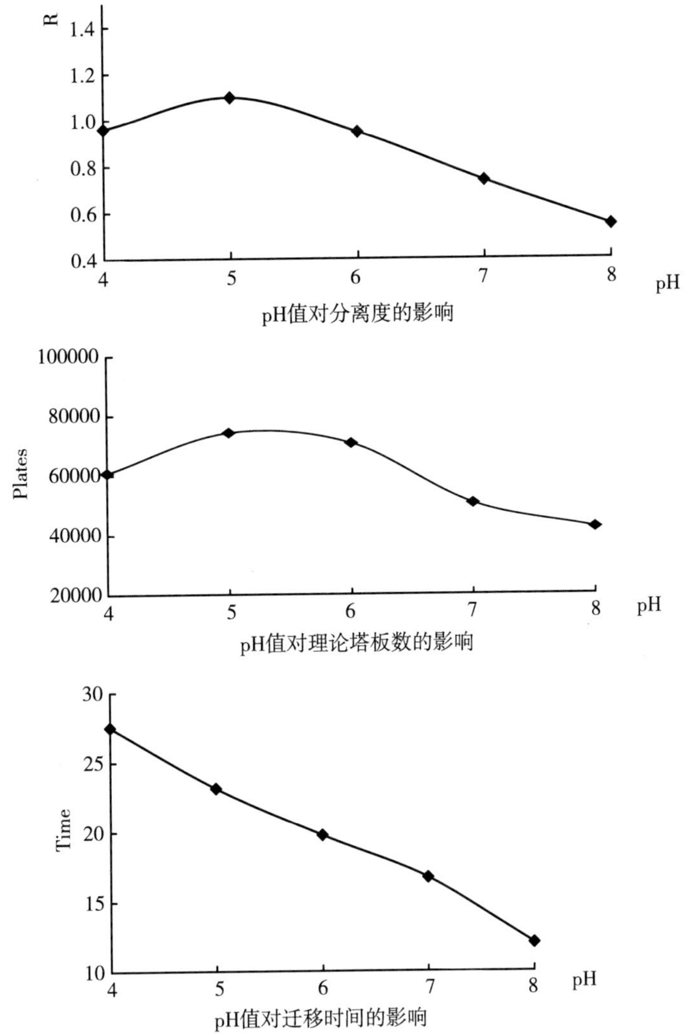

图 4-5-5　pH 值对黄皮酰胺拆分的影响

点，因而更具有普遍适用性，故最后对手性黄皮酰胺的拆分以及光学纯度的检查采用高效液相各种手性色谱柱的方法。

（三）黄皮酰胺化学纯度测定方法学研究

研究用高效液相色谱分析法控制黄皮酰胺的化学纯度，在比较了各种色谱条件后，建立了黄皮酰胺含量测定方法，并对黄皮酰胺的化学纯度，其中可能存在的杂质，进行了较深入的研究考察。

用所选定的色谱条件测定，所得结果如下，见图 4-5-7。

黄皮酰胺在合成过程中，有 6 种中间体，这些中间体可能作为杂质混入最后产品中，采用建立的分析方法，黄皮酰胺与 6 种中间体能得到较好分离，见图 4-5-8，4-5-9。

以下是实测的一例黄皮酰胺样品的色谱图（图 4-5-9），样品中含有微量杂质，一般在

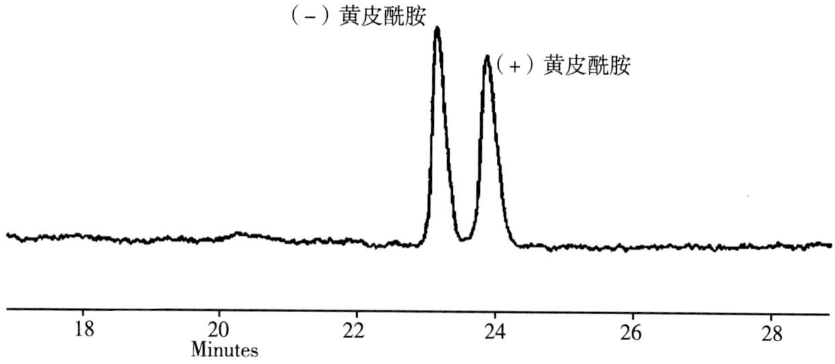

图 4-5-6　毛细管电泳拆分（±）黄皮酰胺

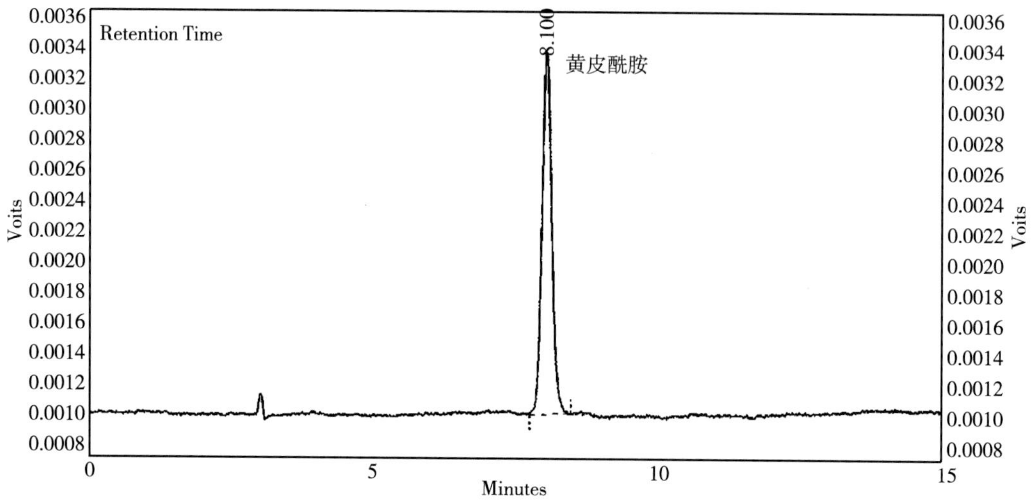

图 4-5-7　黄皮酰胺 HPLC 色谱图

1% 以下。

（四）有关物质的鉴定

曾对不同批号的左旋黄皮酰胺用 HPLC 方法进行分析检测，测定结果表明大部分样品均只在左旋黄皮酰胺峰之后出现一小杂质峰，含量约 0.3% 左右，为了进一步鉴定此杂质，采用了 HPLC-APCI-MS 技术对此杂质峰进行检测，由此得到杂质峰的保留时间以及质谱图中质谱碎片的裂解情况，并用左旋表黄皮酰胺对照品进行对照验证，确证此杂质即为左旋表黄皮酰胺。

所用仪器条件及实验结果如下：

HPLC-MS 仪器条件：

液相色谱：Agilent HP1090 液相色谱仪

色谱柱：Agilent Zorbax CB-C_{18}（2. 1 × 150mm，5μm）

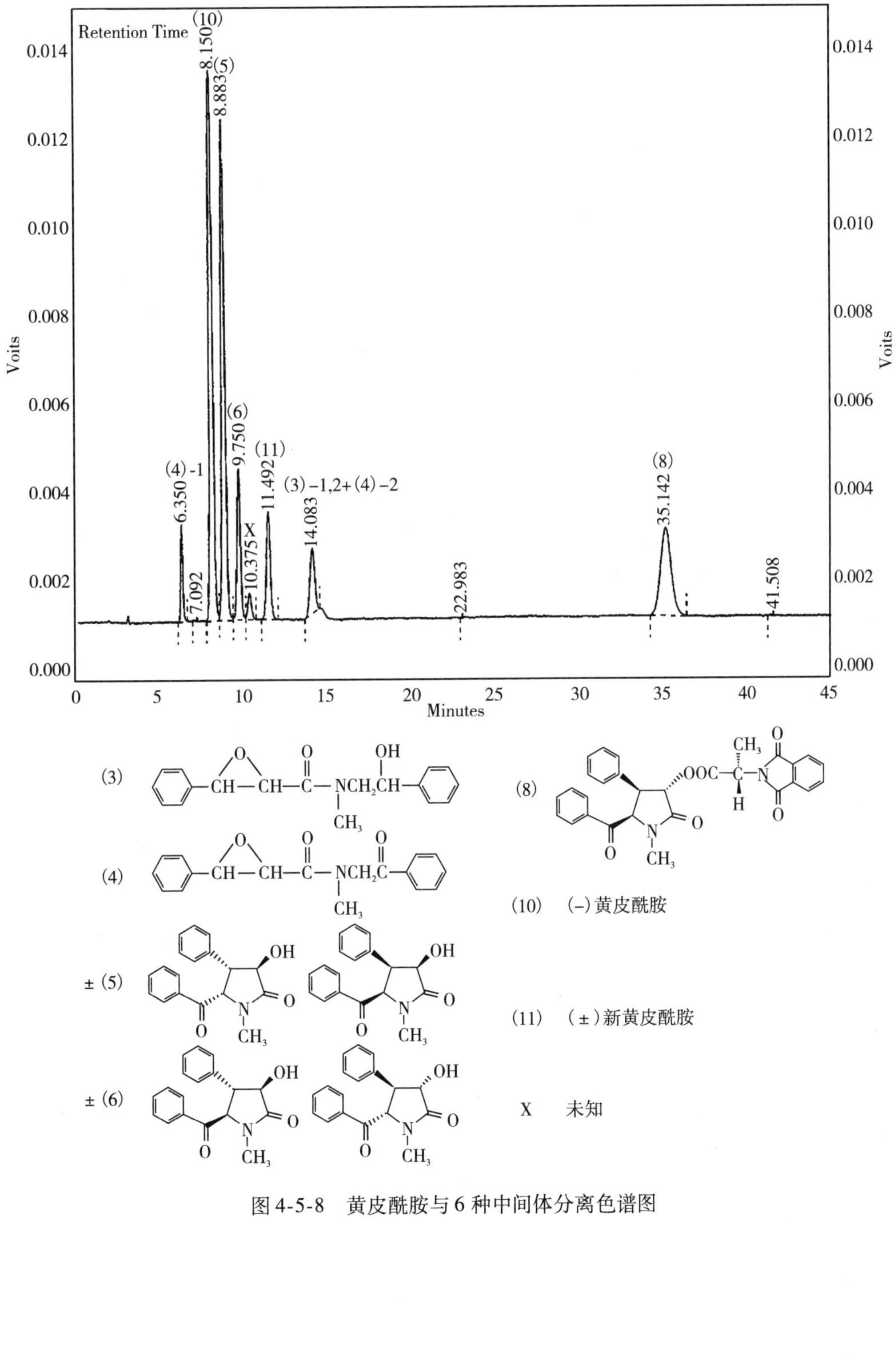

图 4-5-8　黄皮酰胺与 6 种中间体分离色谱图

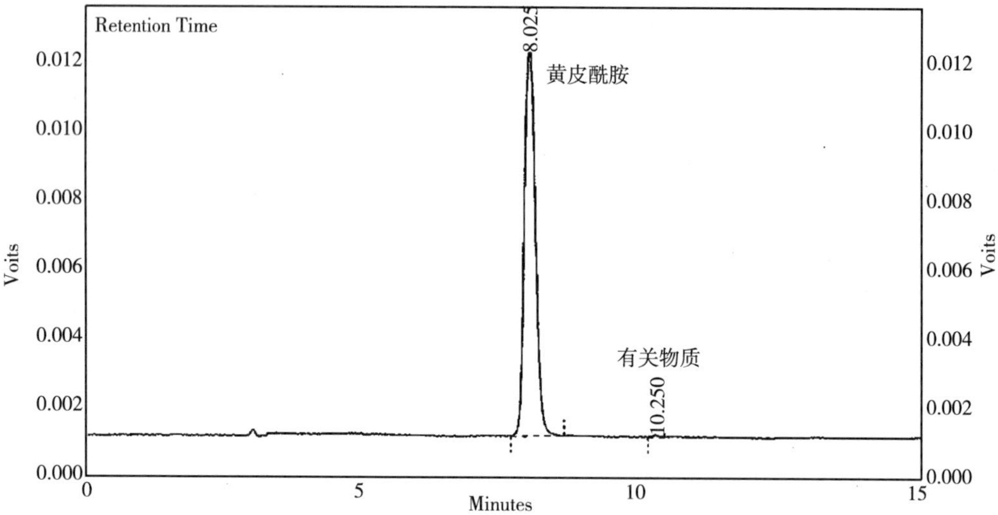

图 4-5-9　黄皮酰胺样品有关物质 HPLC 色谱图

流动相：甲醇-水（60∶40）

流速：0. 25ml/min

质谱：Finnigan TSQ 7000，串联四极杆质谱

扫描方式：作一级质谱；电子倍增器电压 1200V，碰撞诱导电离电压：75V

主腔温度：70℃

真空度：1.6×10^{-6}Torr

扫描范围：70～400amu

扫描时间：0. 8s

液-质接口：Finnigan 大气压化学电离接口（APCI）

气化室温度（vaporizer temperature）：450℃

放电针电压（corona discharge volt）：1. 40kV

放电针电流（corona discharge current）：5. 0mA

加热毛细管温度（heated capillary temperature）：250℃

进样管鞘气压力（sheath gas pressure）：15psi

实验结果：

为了便于检测杂质，选取一杂质含量较高的左旋黄皮酰胺样品粗品（批号 HMRZ）配制成约 3mg/ml 的甲醇溶液，另取左旋表黄皮酰胺对照品配制成相应浓度的对照品溶液，随行对照分析。每次进样 2μl，结果见图 4-5-10、4-5-11、4-5-12、4-5-13、4-5-14。

测试结果：

黄皮酰胺样品中检测出左旋黄皮酰胺峰及一杂质峰，此杂质峰的保留时间与左旋表黄皮酰胺对照品一致，杂质峰的质谱图中碎片裂解情况也与左旋表黄皮酰胺对照品完全一致，可以证明左旋黄皮酰胺样品中所含杂质即为左旋表黄皮酰胺。

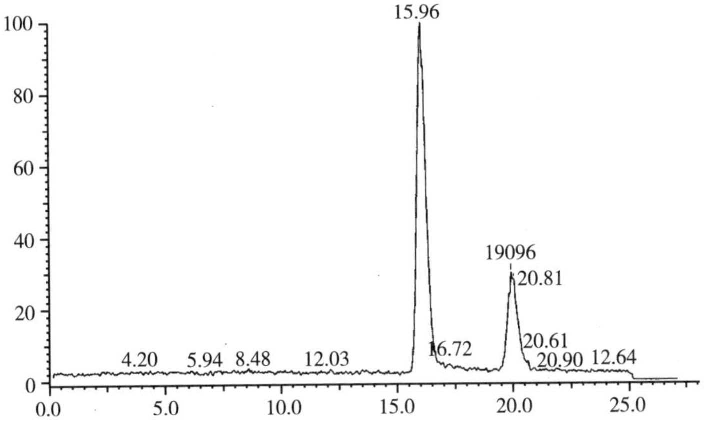

图 4-5-10　（－）黄皮酰胺样品（HMRZ）总离子流图

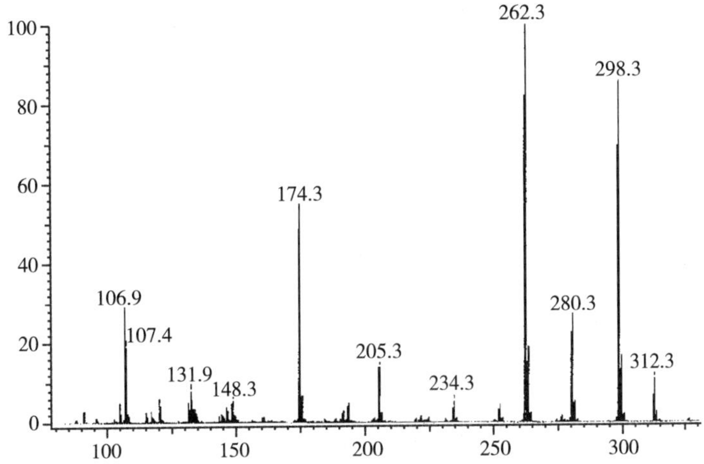

图 4-5-11　（－）黄皮酰胺样品（HMRZ）中黄皮酰胺峰的质谱图

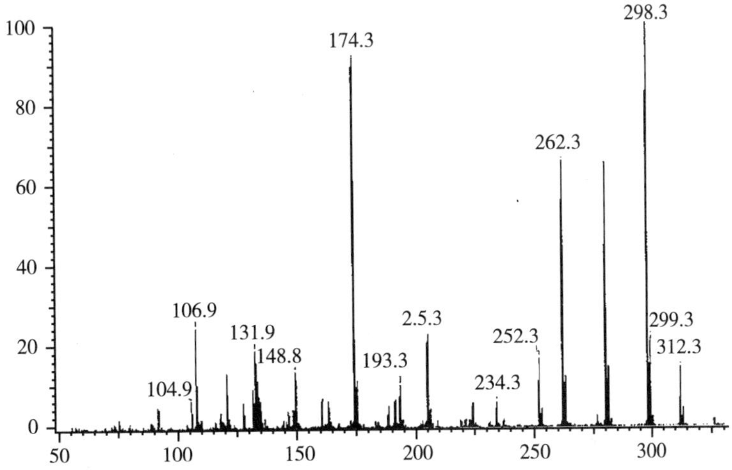

图 4-5-12　（－）黄皮酰胺样品（HMRZ）中杂质峰的质谱图

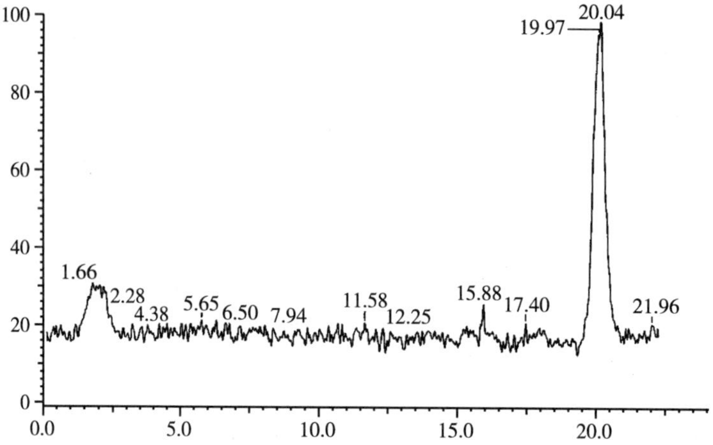

图 4-5-13 （-）表黄皮酰胺对照品的总离子流图

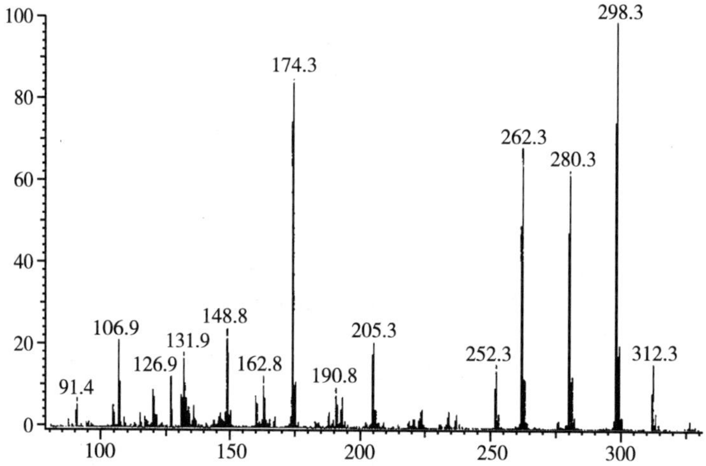

图 4-5-14 （-）表黄皮酰胺对照品的质谱图

左旋黄皮酰胺与左旋表黄皮酰胺为手性异构体，前者的立体构型为（3*S*，4*R*，5*R*，6*S*），后者为（3*S*，4*R*，5*R*，6*R*），见图 4-5-15。

在（-）黄皮酰胺的研究工作中，曾先后合成了 62 批样品，对这些样品进行了质量考察，结果如下：所有的样品其化学纯度：黄皮酰胺含量≥98.5%；光学纯度：（-）黄皮酰胺含量≥99.0%，62 批中只有一批样品样品纯度为 98.8%。

（五）高效液相手性色谱柱拆分黄皮酰胺代谢物及其衍生物

采用所拟定的拆分分析方法，通过调节流动相，可将6-羟基黄皮酰胺（CM1）及4个黄皮酰胺衍生物（HL-01，HL-02，HL-05，HL-07）成功拆分（图 4-5-16，4-5-17），表明高效液相拆分系统不但可以控制黄皮酰胺光学对映体的含量，同时还可用于其代谢物及衍生物

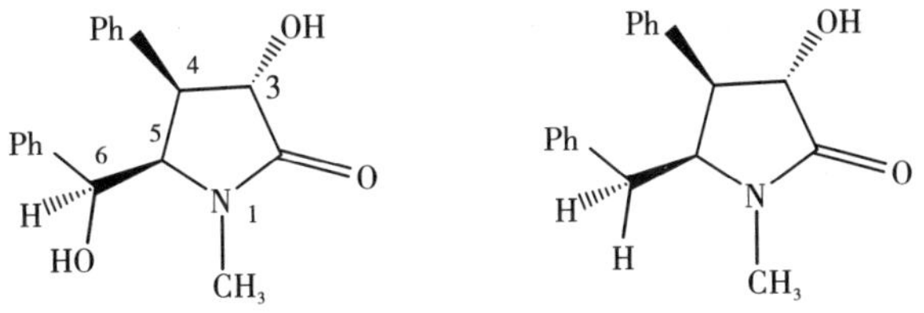

图 4-5-15　左旋黄皮酰胺和左旋表黄皮酰胺化学结构式

的拆分，提示了该项拆分技术将为进一步研究黄皮酰胺不同对映体在体内药物代谢转化差异奠定方法学基础，从而不仅为临床上提供黄皮酰胺的质量控制和药物代谢数据，而且能为今后这一类手性药物的分析及药物代谢研究奠定基础，提供一个可以遵循的技术手段及研究途径。

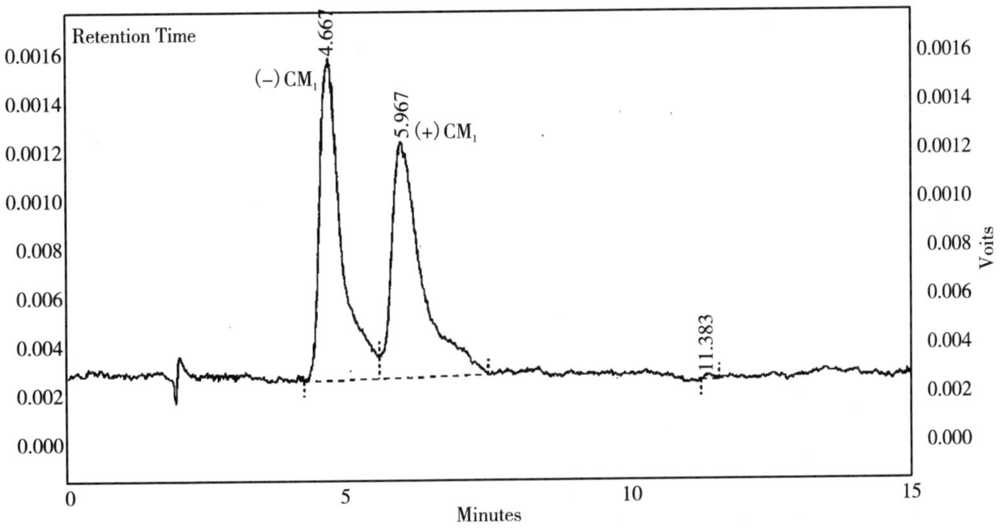

图 4-5-16　CM1 拆分色谱图

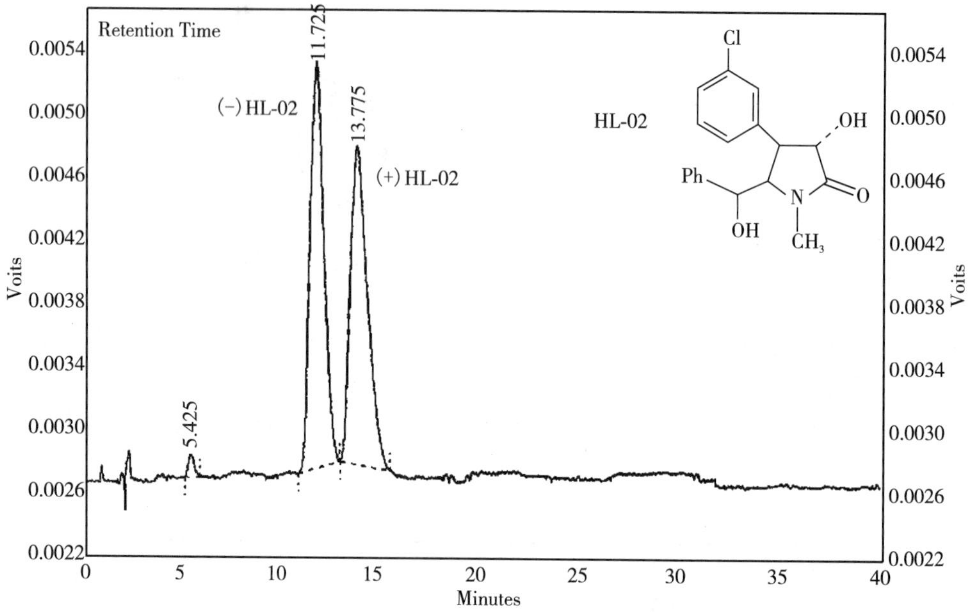
Retention Time
11.725
13.775
5.425
(-) HL-02
(+) HL-02
HL-02
Cl
OH
Ph
N
O
OH
CH3
Voits
0.0054
0.0050
0.0046
0.0042
0.0038
0.0034
0.0030
0.0026
0.0022
0
5
10
15
20
25
30
35
40
Minutes

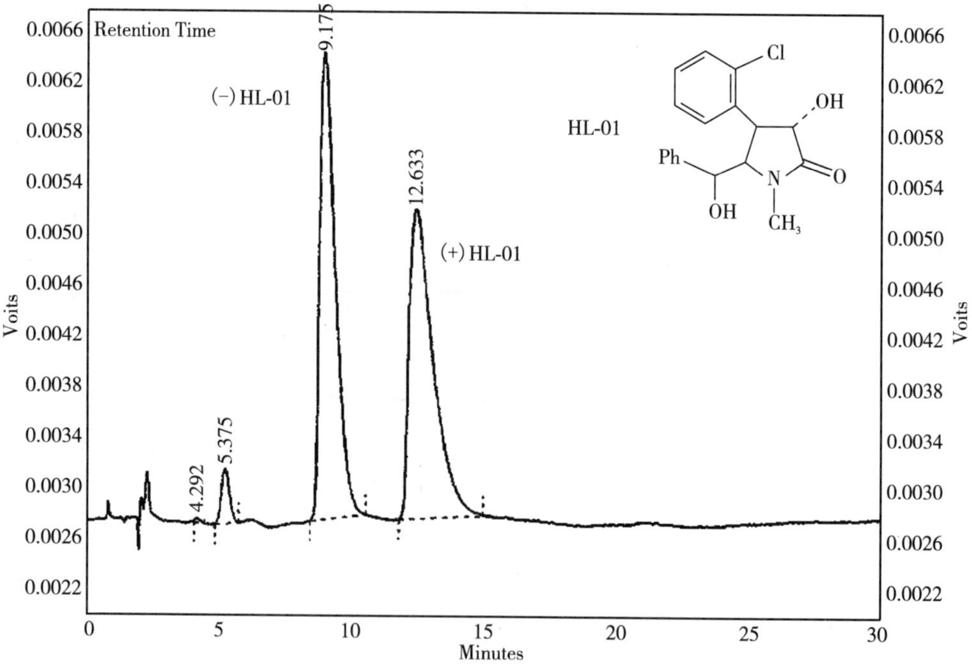
Retention Time
9.175
12.633
4.292
5.375
(-) HL-01
(+) HL-01
HL-01
Cl
OH
Ph
N
O
OH
CH3
Voits
0.0066
0.0062
0.0058
0.0054
0.0050
0.0046
0.0042
0.0038
0.0034
0.0030
0.0026
0.0022
0
5
10
15
20
25
30
Minutes

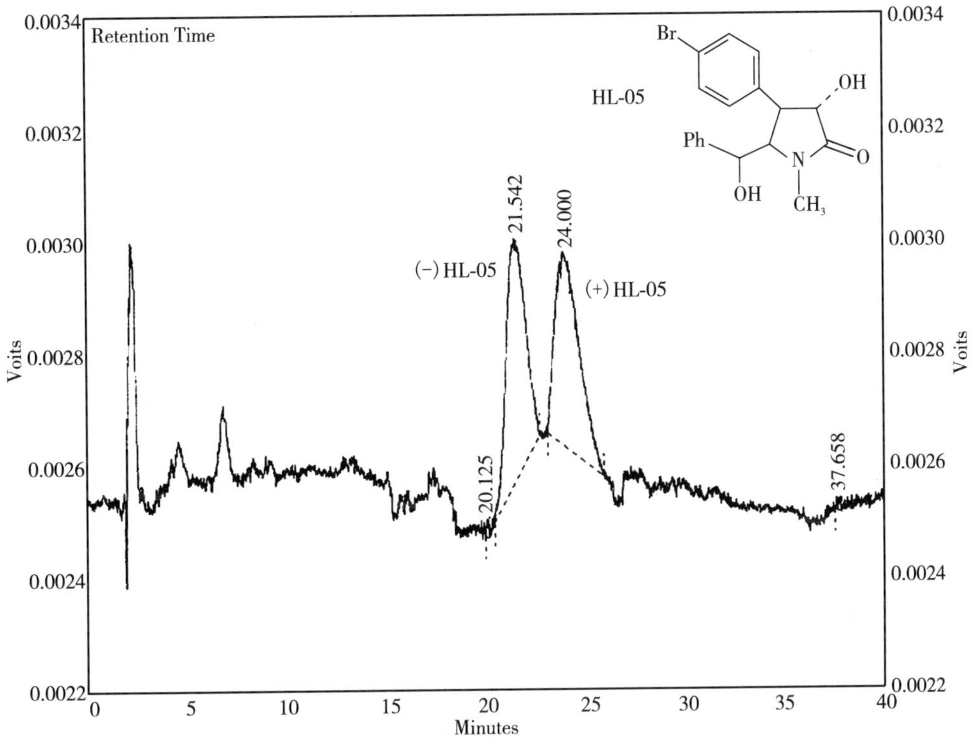

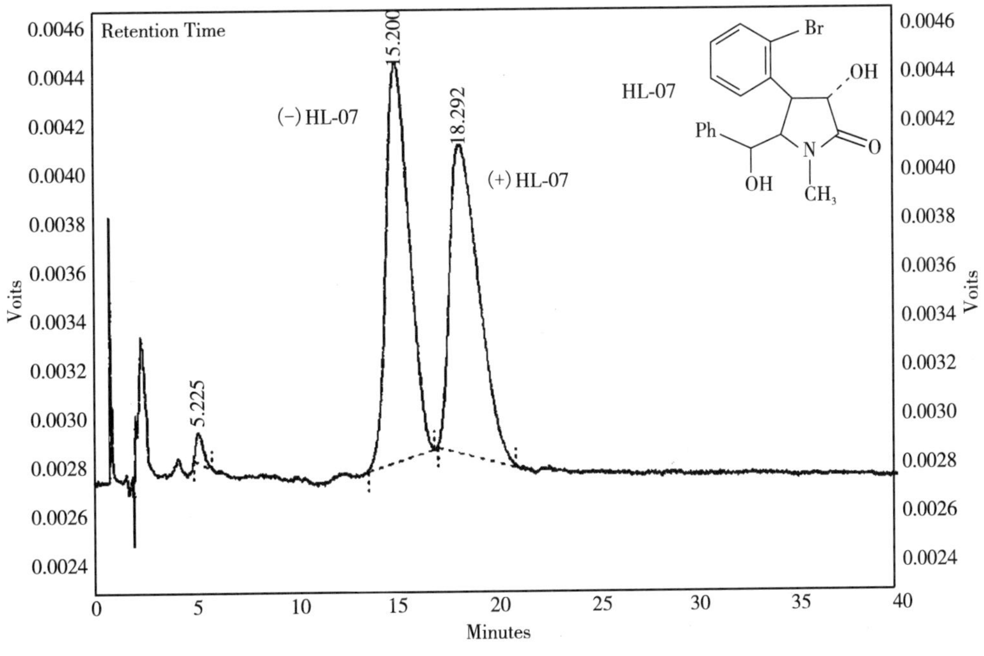

图 4-5-17　4 个黄皮酰胺衍生物（HL-01、HL-02、HL-05、HL-07）拆分色谱图

（王慕邹　王　琰）

第六节　黄皮酰胺的代谢转化研究

黄皮酰胺左旋体有较好的促智作用，而右旋体效果不明显。为进一步阐明药物的作用机制及其左右旋体作用产生差异的原因，对黄皮酰胺的左右旋体代谢转化过程进行了研究。通过对药物代谢产物的分离和结构鉴定，确定了黄皮酰胺的代谢途径，并对药物立体构型与代谢及药效间的关系进行了探讨，此项研究可为进一步改造现有药物的结构，合成药效更高、毒性更低的手性新药提供一定信息。

首先用肝微粒体体外温孵法对（－）、（＋）黄皮酰胺进行了体外代谢转化研究，黄皮酰胺代谢转化后，从中分离并鉴定了其主要代谢产物，阐明了体外代谢转化的主要途径，比较了（－）、（＋）黄皮酰胺在体外代谢上的异同，并建立了黄皮酰胺及其代谢产物的分离和分析方法。利用所建立的分析方法，在体外代谢的基础上进一步对体内代谢转化情况进行分析研究，最后确定了其体内代谢转化的主要途径，发现左右旋体在体内外代谢上表现有明显差异，从而从代谢角度解释了左右旋体会具有不同的药理活性。

主要工作内容包括以下几个方面：

一、代谢体系的优化及分析方法的建立

利用肝微粒体 NADPH 再生系统，优化出了最佳温孵体系进行代谢，建立了反相高效液相色谱法可同时分离检测黄皮酰胺及其代谢产物。利用此方法从温孵体系中分离检测出主要代谢产物，并发现左右旋黄皮酰胺的主要代谢产物有所不同，见图 4-6-1。

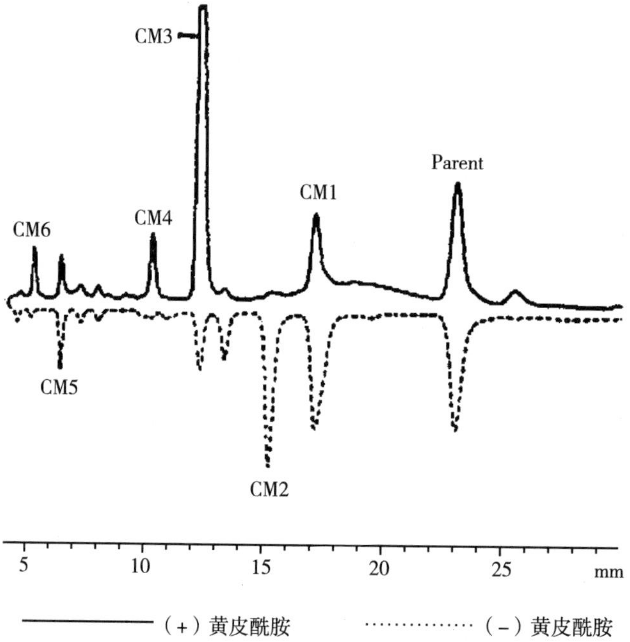

图 4-6-1　（－）、（＋）黄皮酰胺经大鼠肝微粒体代谢后 HPLC 色谱图

二、代谢产物的分离、结构鉴定及主要代谢途径的确立

配制500ml最优温孵体系，分别对（-）、（+）黄皮酰胺进行温孵，利用硅胶柱色谱及制备TLC对代谢产物进行分离纯化，从（-）黄皮酰胺温孵体系中分离得到2个代谢产物CM1和CM2，从（+）黄皮酰胺温孵体系中分离得到4个代谢产物CM3、CM4、CM5和CM6。利用MS和^{1}H-NMR鉴定其结构分别为：6-羟基、5-羟基、4-羟基、4,6-二羟基、4-苯环邻位羟基黄皮酰胺和4-，7-苯环间位-二羟基黄皮酰胺，从而确立了黄皮酰胺的主要体外代谢途径。

三、(+)、(-）黄皮酰胺代谢转化的立体选择性

比较（+）、（-）黄皮酰胺在肝微粒体中的代谢情况，发现二者的主要代谢产物有显著的差异，即P450酶对黄皮酰胺的代谢表现出明显的底物立体选择性，左旋体代谢产生的CM1和CM5的量比右旋体大，CM2是（-）黄皮酰胺的主要代谢产物之一，右旋体产生的量极少；而CM3是（+）黄皮酰胺的主要代谢产物，左旋体产生的量较少。CM4、CM6是由CM3进一步代谢所产生的双羟基代谢产物，右旋体产生的量多于左旋体产生的量。定量分析（+）、（-）黄皮酰胺在肝微粒体中不同时间的代谢情况，发现（+）、（-）黄皮酰胺代谢在实验浓度下均为非线性动力学现象，二者代谢速率基本相同。

四、生物体内（+）、(-）黄皮酰胺的代谢转化情况

利用所拟定的黄皮酰胺及其代谢产物的RP-HPLC-DAD分析方法，对大鼠尿液、粪便、胆汁和血液中的（+）、（-）黄皮酰胺及其代谢产物进行了分析比较，发现大鼠体内与体外的代谢情况基本相同，左右旋体的代谢差异与体外一致，尿液中代谢产物的量较大，基本反映了黄皮酰胺的代谢转化情况；粪便中排出极微量的代谢产物而母体药的量却较大，见图4-6-2、4-6-3、4-6-4。

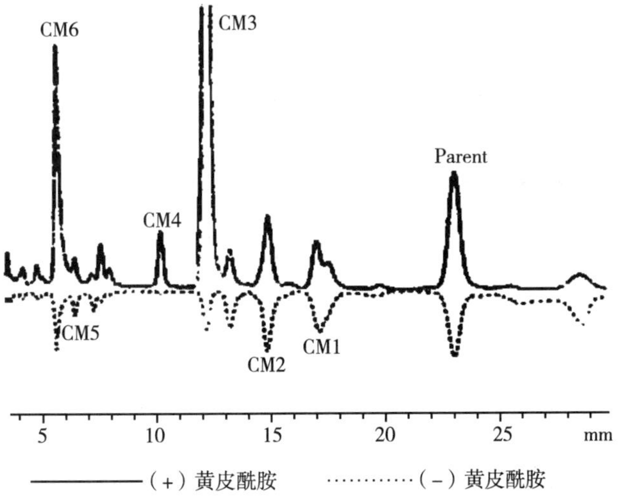

图4-6-2　给药后大鼠尿中黄皮酰胺及其代谢物的HPLC色谱图

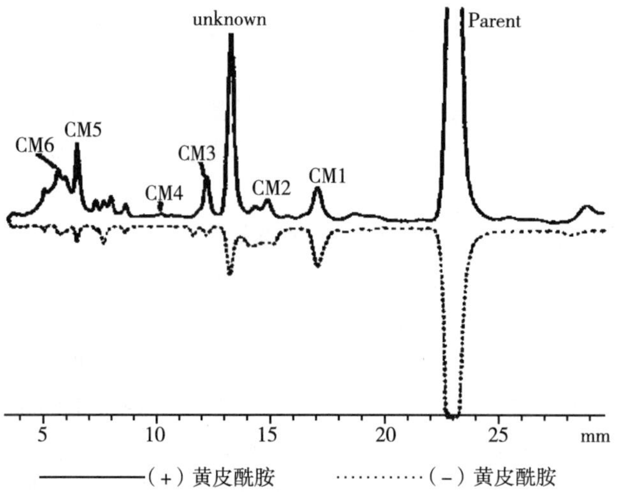

图 4-6-3　给药后大鼠粪便中黄皮酰胺及其代谢物的 HPLC 色谱图

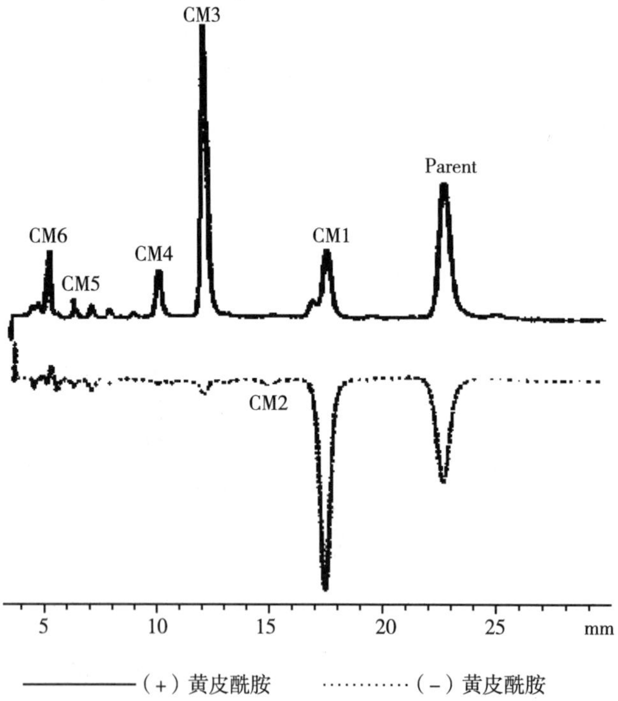

图 4-6-4　给药后大鼠血中黄皮酰胺及其代谢物的 HPLC 色谱图

五、黄皮酰胺及其代谢产物的 LC/MS 分析

利用柱后补偿技术，采用正离子检测对黄皮酰胺及其代谢产物进行分析，从大鼠肝微粒体、尿液及粪便中均检测出了黄皮酰胺及其主要代谢产物。并通过结构碎片分析确定了 2 个未分离得到的代谢产物 CM7 和 CM8，其结构分别为 3-去氢黄皮酰胺和 N-去甲基黄皮酰胺，完善了黄皮酰胺的代谢途径。

六、黄皮酰胺的主要代谢途径

通过上述研究，阐明了黄皮酰胺的主要代谢途径，见图 4-6-5。

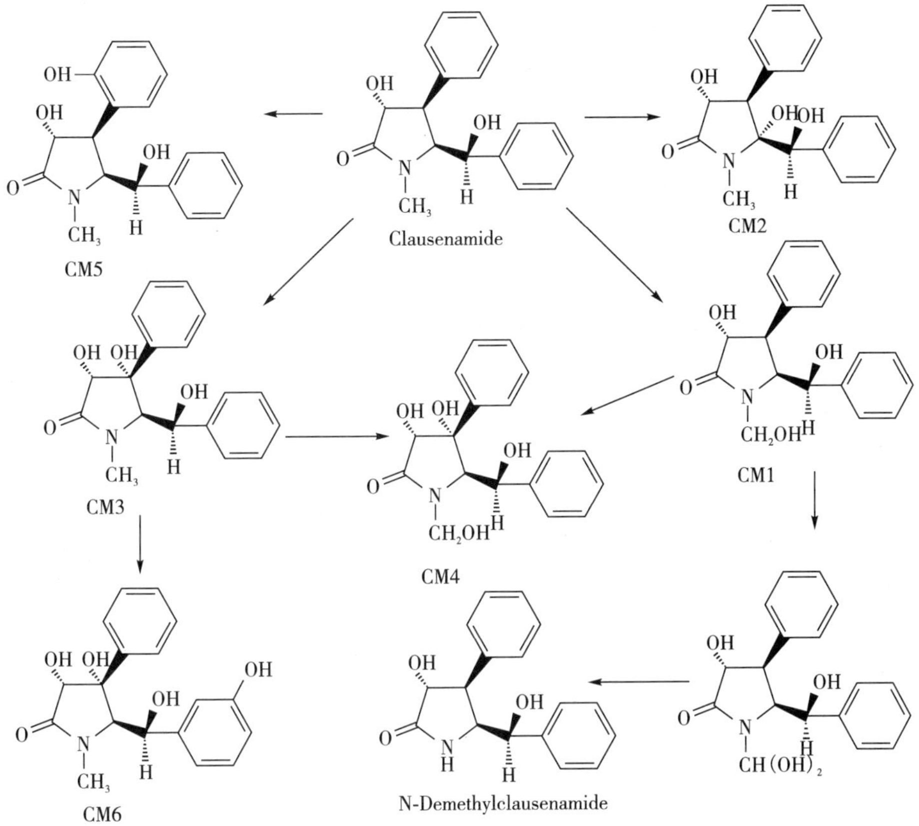

图 4-6-5 黄皮酰胺在大鼠体内的主要代谢途径

七、结论

左右旋体的代谢途径基本相同，但是各种代谢物产生的量有所不同。

上述研究表明，（+），（-）黄皮酰胺由于其绝对构型的不同，在体内外的代谢情况均有很大的差异。从代谢角度讲，这种差异是由于代谢酶催化的立体选择性决定的，这种生物活性的立体选择性是其药理活性差异的基础。

（王慕邹 王 琰）

参 考 文 献

1. 姚庆强，王慕邹. 左旋黄皮酰胺在大鼠肝微粒体中的代谢转化研究. 药学学报，1998，33（4）：296－299
2. 姚庆强，王慕邹. 手性黄皮酰胺生物转化的立体选择性. 中国药理学与毒理学杂志，1999，13（3）：214－216
3. 姚庆强，王慕邹. 右旋黄皮酰胺在大鼠肝微粒体中的代谢转化. 药学学报，1999，34（4）：303－307
4. 姚庆强，王琰，杨树民，等. 大鼠肝微粒体温孵体系中（＋），（－）-黄皮酰胺及其代谢产物的 LC-MS 分析. 药物分析杂志，2000，20（1）：3－7
5. 姚庆强，王琰，杨树民，等. 右旋和左旋黄皮酰胺在大鼠体内代谢转化的研究. 药学学报，2001，36（3）：224－228

第七节　左旋黄皮酰胺中枢多靶点作用的机制分析

黄皮酰胺是从芸香科植物黄皮叶中提取的一个手性化合物，它具有 4 个手性中心，因而有 8 对对映体，在进行了多指标药理筛选后，最终选择左旋黄皮酰胺作了进一步研究，左旋黄皮酰胺的绝对构型见图 4-7-1。在它的分子中含有一个脑复康类似结构，除此之外，另有两个疏水性的苯环，因此易通过血脑屏障，在中枢可以有较多的积累。现在，我们已完成左旋黄皮酰胺的所有临床前研究和 Ⅰ 期临床试用，即将作为抗老年痴呆药进行 Ⅱ 期临床试用。

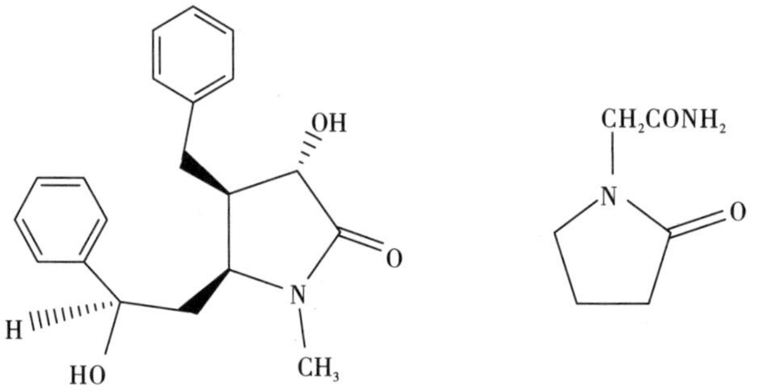

(—)黄皮酰胺　　脑复康

图 4-7-1　（－）黄皮酰胺与脑复康

左旋黄皮酰胺中枢作用广泛，本文对其中枢多靶点作用及其机制研究进行介绍，旨在说明多靶点作用必有其共同机制。唯有彻底阐明作用机制，多靶点作用才能成立，也才有说服力。

一、左旋黄皮酰胺对认知功能的改善作用

为研究和评价左旋黄皮酰胺对认知功能的影响，我们建立了 10 种记忆障碍模型，包括 APP（人淀粉样前体蛋白）转基因小鼠、24～27 月龄老年大鼠、糖尿病鼠、脑缺血-再灌注大鼠、东莨菪碱和 Aβ 等所致记忆障碍鼠等，方法主要采用回避性条件反射 step down（跳

台）和 step through（避暗）试验，直方迷宫和 Morris 水迷宫。左旋黄皮酰胺的口服剂量是 5～10mg/kg,1 次或数次，评价指标：潜伏期、错误次数等。结果表明，左旋黄皮酰胺能改善所有模型的认知功能障碍，右旋黄皮酰胺等于或高于左旋黄皮酰胺剂量时无记忆改善作用。具体的数据和图表可以参看《手性药物的化学与生物学》一书中的第一章第二节，这里不再重复叙述。

上述模型中引起记忆障碍的原因和发病机制各不相同，如东莨菪碱所致记忆障碍是 M 胆碱受体被阻断，乙酰胆碱含量下降，脑缺血-再灌注所致记忆障碍是因为脑血液供应减少从而降低能量和自由基生成过多等所造成，APP 转基因小鼠类似阿尔茨海默病，它的认知障碍是基因型或非基因型原因，如 Aβ 沉积，神经纤维缠结，神经元和突触丢失及细胞内钙超载，兴奋性毒等综合作用的结果，糖尿病鼠记忆障碍是其信号转导途径出现障碍和 tau 蛋白过磷酸化等造成的结果，左旋黄皮酰胺为什么对不同原因不同类型的认知障碍都有改善作用，其共同作用机制是什么呢?

二、左旋黄皮酰胺改善认知功能的作用机制研究

认知功能不能理解为或简化为学习记忆，对它的正确理解应该是：认知是对外界事物的全面感知，包括感觉、知觉、思维、注意、学习、记忆、判断、想象、推理、概念和语言以及早已储存的知识和经验，它们之间互相联系，形成一个网络系统，任一功能缺失，都可能导致认知障碍。如注意力不集中、困倦、昏昏欲睡都会影响学习、判断和记忆；又如一个信息到达大脑，为作出反应，要对信息进行加工，这时想象、判断、推理等心理过程在信息加工中起重要作用：大脑首先对信息进行评价，同时回忆类似事件的早期经验，也可依据已有的其他经验，以某种方式进行想象，对是否要作出反应进行再评价，如估计是好的，情绪变得活跃、欢乐，决定做出反应，接近目标和把信息储存下来，反之，会出现畏缩、愤怒，决定不予反应，或与之战斗或逃走，上述反应有意或无意，在一刹那完成。人在复杂环境中，对来自体内外的种种信息往往带来生理功能和情绪的波动，甚至偏离生理范畴。健康机体的神经系统具有一定可塑性，即神经系统在形态结构和功能活动上具有可修饰性，它会使过高或低下的功能恢复到正常水平（称为效能可塑性），受损的组织结构能进行修复或重建（称为结构可塑性）。如果神经可塑性降低，偏离生理范围的功能或结构的损伤不能被调整到正常范围，就会导致功能障碍或发生疾病。认知网络系统复杂且脆弱，年龄、抑郁、应激和外伤疾病等均最先损伤认知功能，可见，认知功能障碍的治疗原则是提高神经可塑性和激发神经保护机制。研究证明，左旋黄皮酰胺改善认知功能的机制正是由于提高了神经可塑性。左旋黄皮酰胺能改善不同原因、不同病理改变的认知障碍也就得到合理的解释了。

左旋黄皮酰胺提高神经可塑性的作用主要有以下三方面；

（一）突触效能和结构可塑性

突触可塑性是神经可塑性的一个重要表现形式，它分为突触效能可塑性和突触结构可塑性：前者指基础突触传递效率，突触长时程增强（LTP）的诱导；后者指突触后膜的增厚，突触间隙缩小，受体密度增高，新突触连接的形成，树突的增加和延长等。左旋黄皮酰胺被证明能增强基础突触传递，诱导 LTP，增加高频电刺激诱发的 LTP 的幅度（图 4-7-2、4-7-3、4-7-4、4-7-5），增加脑皮层厚度，增加新突触的形成，增加苔藓纤维的发芽数等等，表明左旋黄皮酰胺既能提高突触效能可塑性又能提高突触结构可塑性。

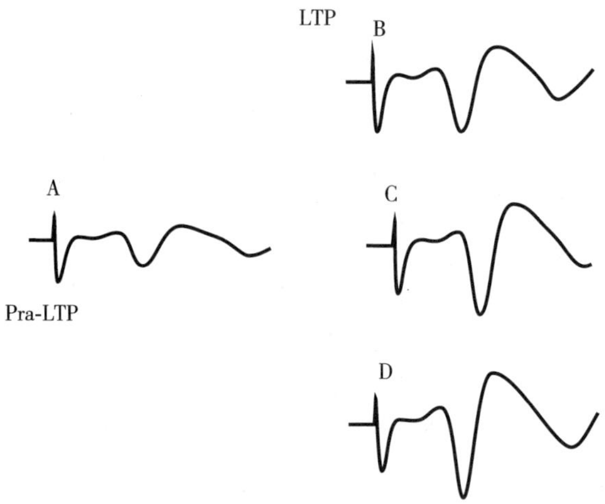

图 4-7-2　（－）黄皮酰胺对大鼠大脑海马切片长时程增强（LTP）的影响

A. 为原始波形图；B. 为对照组，高频（100Hz，2s）刺激 30min；C. 为给药 10μmol/L 黄皮酰胺；D. 为 50μmol/L 黄皮酰胺。

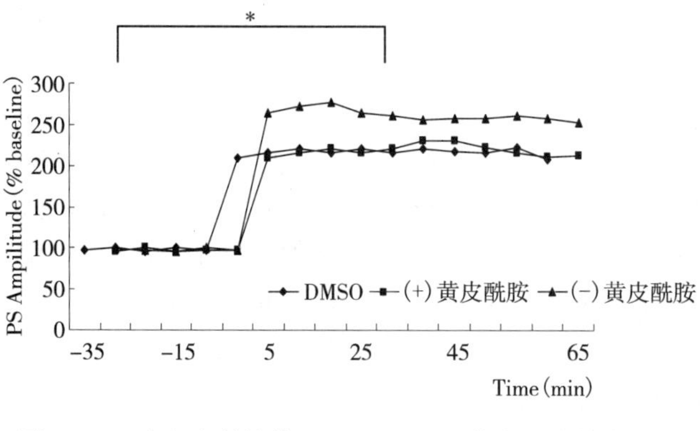

图 4-7-3　脑室注射给药（＋）、（－）黄皮酰胺对麻醉大鼠 DG 区高频刺激诱发的 LTP 的影响

＊ $P<0.05$，与对照组相比。

（二）脑内乙酰胆碱的合成与释放

在神经递质中，乙酰胆碱是增强学习记忆最主要的化学物质，记忆力减退往往是脑内乙酰胆碱减少的结果，现有改善智力的药物几乎都是提高乙酰胆碱的，其中又大多数是胆碱酯酶抑制剂，研究证明左旋黄皮酰胺抑制胆碱酯酶的作用轻微，但可通过提高胆碱乙酰转移酶活性而使乙酰胆碱合成增加（表 4-7-1、表 4-7-2），显然其增加乙酰胆碱的机制不同于现有药物，用脑切片灌流技术，还证明左旋黄皮酰胺能增加乙酰胆碱的释放，从而发挥它的药理作用。

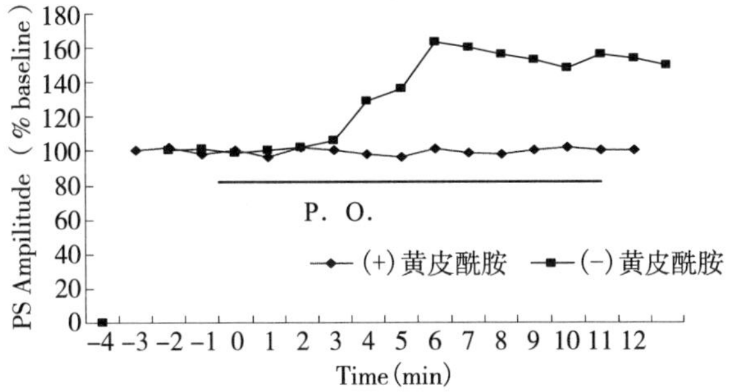

图 4-7-4　（+）、（−）黄皮酰胺对清醒大鼠 DG 区基础 PS 峰波幅的影响

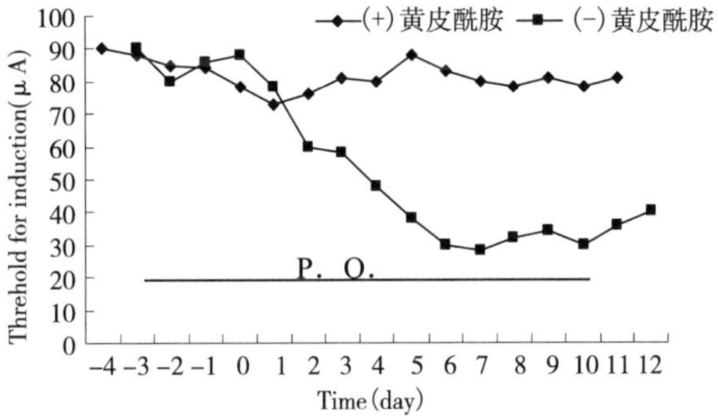

图 4-7-5　（+）、（−）黄皮酰胺对清醒大鼠齿状回 PS 诱发阈值的影响

表 4-7-1　（+）、（−）黄皮酰胺的给药（ig）和毒扁豆碱的给药（sc）对樟柳碱导致的小鼠大脑皮层、海马和纹状体乙酰胆碱减少的影响

组别（mg/kg）	乙酰胆碱（nmol/gw）		
	皮层	海马	纹状体
对照	18.7 ±0.9	22.6 ±0.7	78.9 ±2.6
樟柳碱（10）	12.6 ±0.6**	13.5 ±0.7**	45.9 ±1.9**
毒扁豆碱（0.2）	17.2 ±1.8##	20.8 ±2.1##	72.5 ±3.1##
（−）黄皮酰胺（10）	14.9 ±0.8#	16.8 ±1.9#	59.5 ±4.7#
（−）黄皮酰胺（20）	16.7 ±1.2##	19.2 ±2.1##	65.4 ±5.4##
（−）黄皮酰胺（50）	17.2 ±1.8##	21.5 ±1.8##	69.8 ±6.1##
（+）黄皮酰胺（10）	13.1 ±1.2	14.2 ±2.4	44.8 ±2.1
（+）黄皮酰胺（10）	13.5 ±2.1	14.1 ±1.8	49.2 ±3.1
（+）黄皮酰胺（10）	14.1 ±2.7	13.9 ±1.1	51.1 ±4.9

注：** $P<0.01$ 与对照组相比；# $P<0.05$，## $P<0.01$，与樟柳碱组相比

表 4-7-2 （+）、（-）黄皮酰胺和神经营养因子（NGF）对乙酰胆碱转移酶（ChAT）活性和培养 14 天的皮层神经元蛋白含量的影响

组　别	乙酰胆碱转移酶活性（每孔 pmol 乙酰胆碱/min）	蛋白含量（每孔 μg）
NGF 2μg/L	97 ±16	63 ±3
NGF 5μg/L	154 ±17[c]	74 ±6[c]
	413 ±18[c]	95 ±18[c]
（-）黄皮酰胺 10μmol/L	175 ±17[c]	93 ±17[c]
（-）黄皮酰胺 1μmol/L	163 ±18[c]	89 ±11[c]
（-）黄皮酰胺 0.1μmol/L	138 ±17[c]	71 ±12[c]
（-）黄皮酰胺 0.01μmol/L	126 ±7[c]	75 ±9[c]
（-）黄皮酰胺 0.001μmol/L	117 ±1b[c]	69 ±7[b]
（+）黄皮酰胺 10μmol/L	23 ±1[c]	21 ±3[c]
（+）黄皮酰胺 1μmol/L	29 ±1[c]	24 ±4[c]
（+）黄皮酰胺 0.1μmol/L	34 ±3[c]	28 ±4[c]
（+）黄皮酰胺 0.01μmol/L	74 ±9[c]	46 ±6[c]
（+）黄皮酰胺 0.001μmol/L	92 ±9	61 ±7
NGF 2μg/L +（-）黄皮酰胺 0.1μmol/L	381 ±21[c]	145 ±12[c]
NGF 2μg/L +（+）黄皮酰胺 0.1μmol/L	172 ±16[c]	105 ±11[c]

n =8；平均值 ± 标准差；b. $P<0.05$，c. $P<0.01$，与对照组相比

（三）Zif268 和 BDNF（脑源性神经营养因子）的表达

学习记忆的形成和神经可塑性受基因的调控是不争的事实。Zif268 是即早基因之一，已证明它与记忆关系最为密切；BDNF 是一种神经营养因子，它在维持神经细胞的存活、生长、发育和损伤后的修复，以及抑制细胞凋亡和提高神经可塑性均起重要作用。研究证明，左旋黄皮酰胺在诱导 LTP 的同时，能显著增加海马和脑内层中的 Zif268（图 4-7-6、图 4-7-7）和 BDNF 的表达（图 4-7-8）。

Zif268 和 BDNF 的表达增加可能受到细胞内信号蛋白的影响，那么左旋黄皮酰胺如何通过影响信号转导途径来达到促进基因的表达呢？为此，我们利用整体动物和细胞实验进行了一系列促智信号转导途径研究，观察到左旋黄皮酰胺改善学习记忆存在两种信号转导途径，现分述如下：

1. PLC-PKC 介导的信号转导途径　我们的研究证明，左旋黄皮酰胺对 NMDA（N-甲基-D-天冬氨酸）受体无特异亲和力，却能提高 NMDA 受体的数目，同时促进谷氨酸的释放。NMDA 不同于其他受体，其周围布满镁离子，只有移去这些镁离子，配体才能与受体结合。左旋黄皮酰胺是一钾通道阻滞剂，它引起膜去极化（图 4-7-9、图 4-7-10），后者使 NMDA 周围的镁离子消失，从而使谷氨酸得以与 NMDA 受体紧密结合，由此启动了 PLC-PKC 信号转导途径。因为 NMDA 是与 G 蛋白偶联的受体，受体被激动后通过 G 蛋白激活 PLC（磷脂

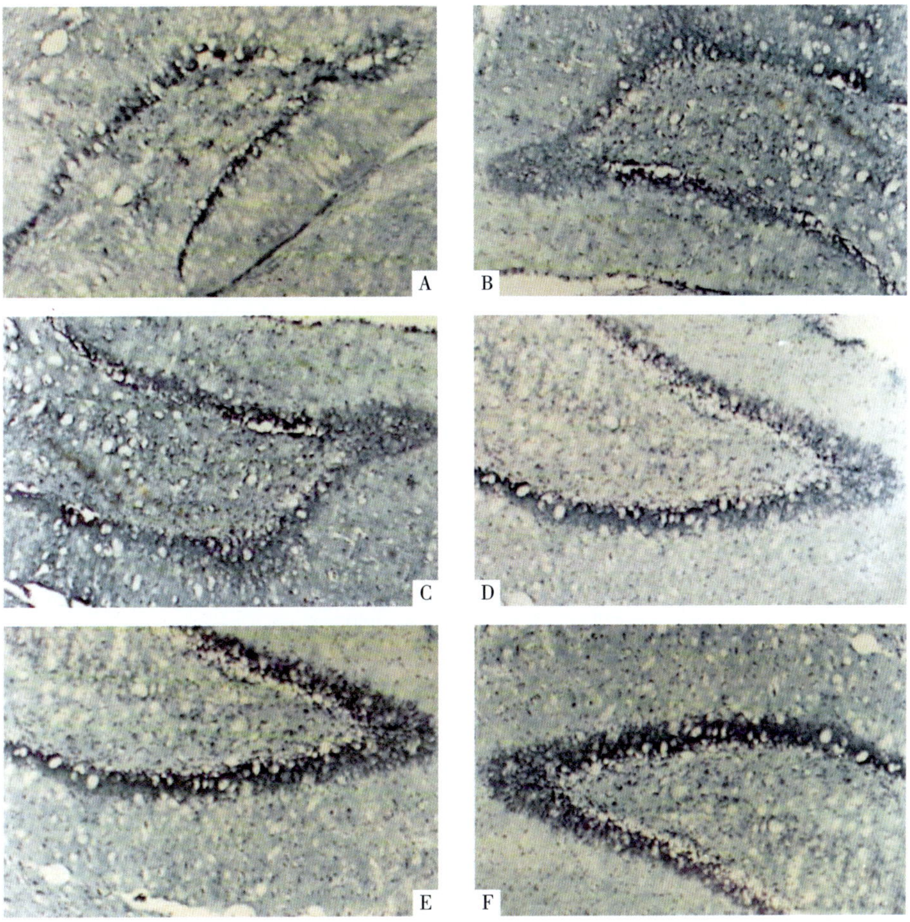

图 4-7-6　麻醉大鼠给药后海马中 zif/268 mRNA 的表达

A. 对照组的基础表达水平；B. 激发群峰电位后 1h；C. DMSO 的 icv 给药后 1h（0.08%，5μl）；D. 强直刺激（200Hz，50 脉冲）诱发的长时程增强后 1h；E.（-）黄皮酰胺（2μmol/L）脑室给药后 1h；F.（-）黄皮酰胺（2μmol/L）脑室给药后 10min 进行强直刺激（200Hz，50 脉冲），诱发长时程增强后 1h

酶 C)。细胞内产生 IP_3（三磷酸肌醇）和 DAG（二酯酰甘油），后者激活 PKC（蛋白激酶 C）（图 4-7-11、图 4-7-12），PKC 作为一种重要的蛋白激酶磷酸化一系列信使物质直至 CREB（腺苷酸环化酶反应元件结合蛋白），于是磷酸化的 CREB 转录和表达强化记忆的基因，产生生物学效应（图 4-7-13、图 4-7-14）。

2. CaMKⅡ-ERK 介导的信号转导途径　1997 年 English 研究发现应用 MEK 阻断剂 PD98059 能阻断海马 LTP 的形成，首次证明了 ERK 的信号系统在突触可塑性中的作用，随后发现 ERK 的激活受上游许多激酶的调控，如 CaMKⅡ、PKA、PKC、CaMKⅣ等，其中 CaMKⅡ是突触后膜致密区蛋白的主要成分，含量可高达 20% ~40%，因而它是影响 ERK 的主要激酶，在 LTP 的诱导和维持中发挥重要作用。反之，CaMKⅡ活性异常可导致神经调节

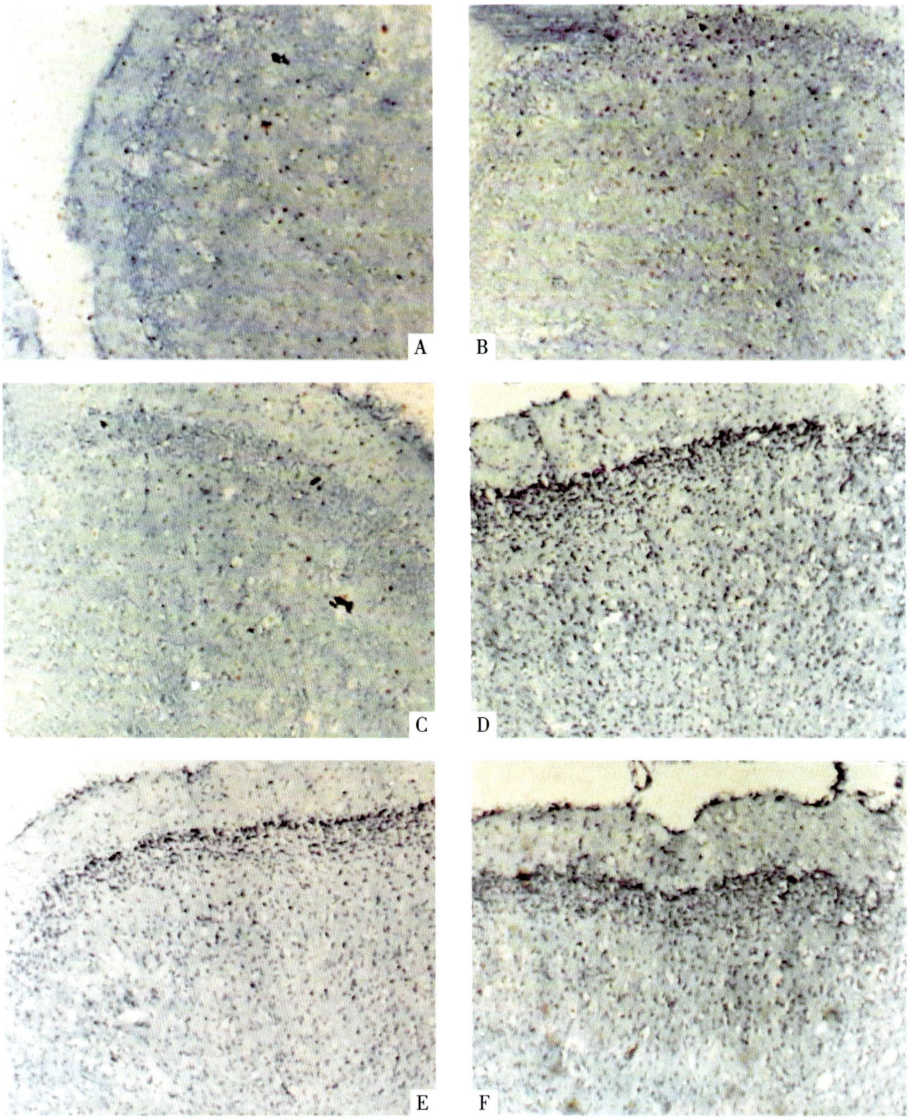

图 4-7-7 麻醉大鼠给药后海马皮层中 zif/268 mRNA 的表达

A. 对照组的基础表达水平；B. 激发群峰电位后 1h；C. DMSO 的 icv 给药后 1h（0.08%，5μl）；D. 强直刺激（200Hz，50 脉冲）诱发的长时程增强后 1h；E.（－）黄皮酰胺（2μmol/L）脑室给药后 1h；F.（－）黄皮酰胺（2μmol/L）脑室给药后 10min 进行强直刺激（200Hz，50 脉冲），诱发长时程增强后 1h

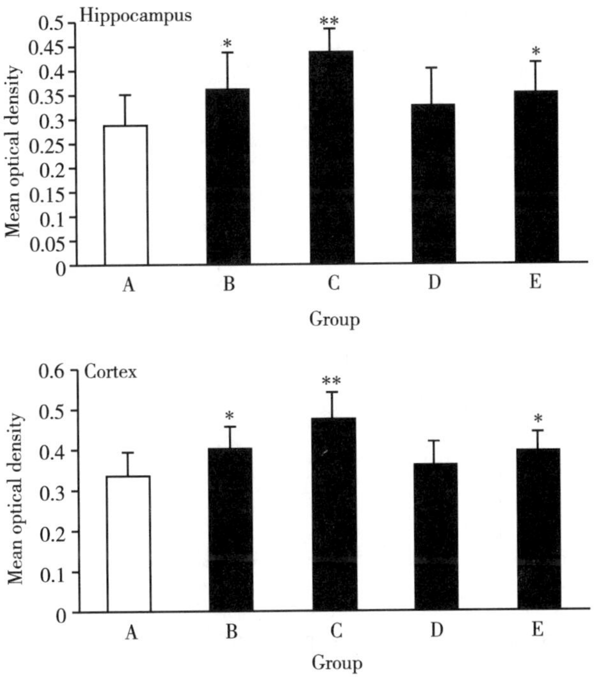

图 4-7-8　大鼠海马锥体细胞和皮层神经元中 BDNF 表达量

A. 对照；B. （－）黄皮酰胺（8mg/kg）组；C. （－）黄皮酰胺（40mg/kg）组；D. （＋）黄皮酰胺（8mg/kg）组；E. （＋）黄皮酰胺（40mg/kg）组，＊ $P<0.05$，＊＊ $P<0.01$

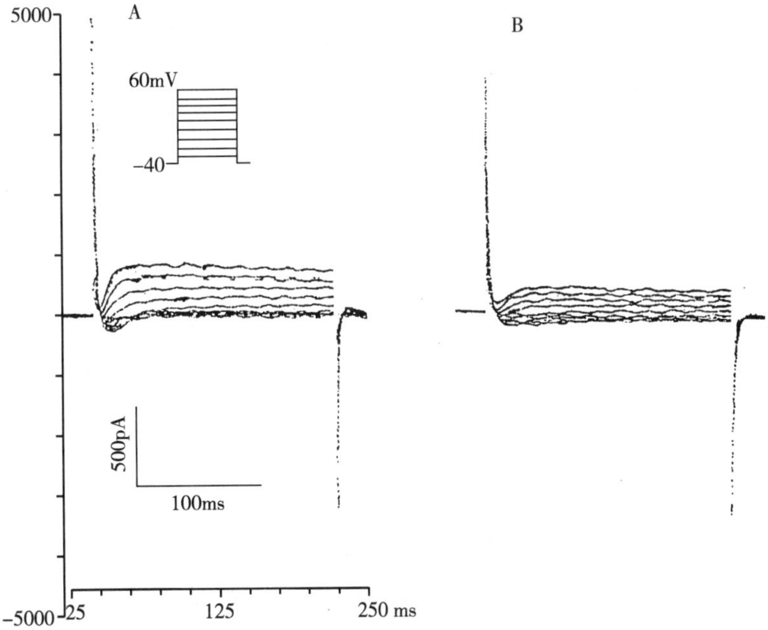

图 4-7-9　各处理条件下钙离子内流电和稳态下的外流电

A. 对照；B. 50μmol/L（－）黄皮酰胺。膜电流是以 250ms 为一脉冲从－40mV（维持电位）以 10mV 递增到＋60mV 得到

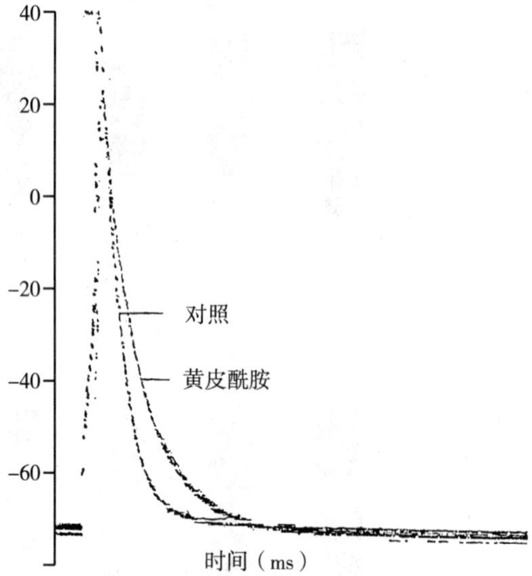

图 4-7-10 50μmol/L（-）黄皮酰胺对大鼠单个心肌细胞动作电位的影响

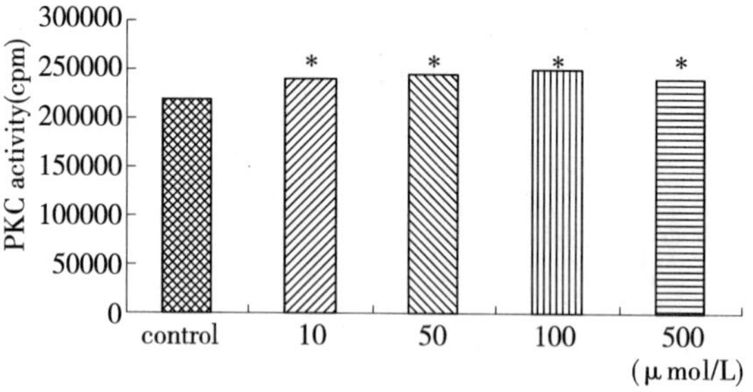

图 4-7-11 Ptrdser 和 diolein 存在条件下（-）黄皮酰胺对大鼠大脑皮层 PKC 的影响

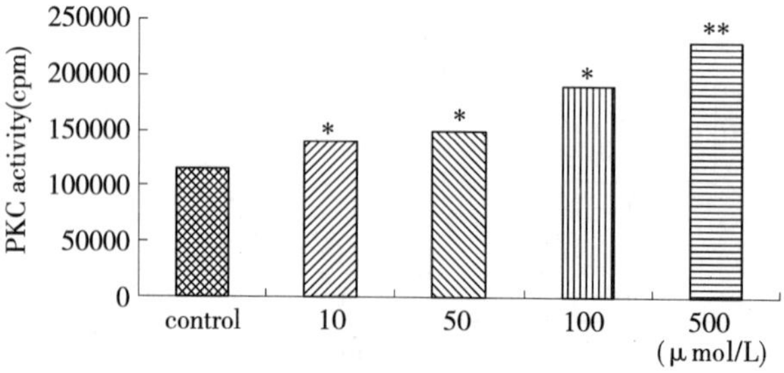

图 4-7-12 无 diolein 存在条件下，（-）黄皮酰胺对大鼠大脑皮层 PKC 活性的影响

* $P>0.05$，** $P<0.05$，与对照组相比

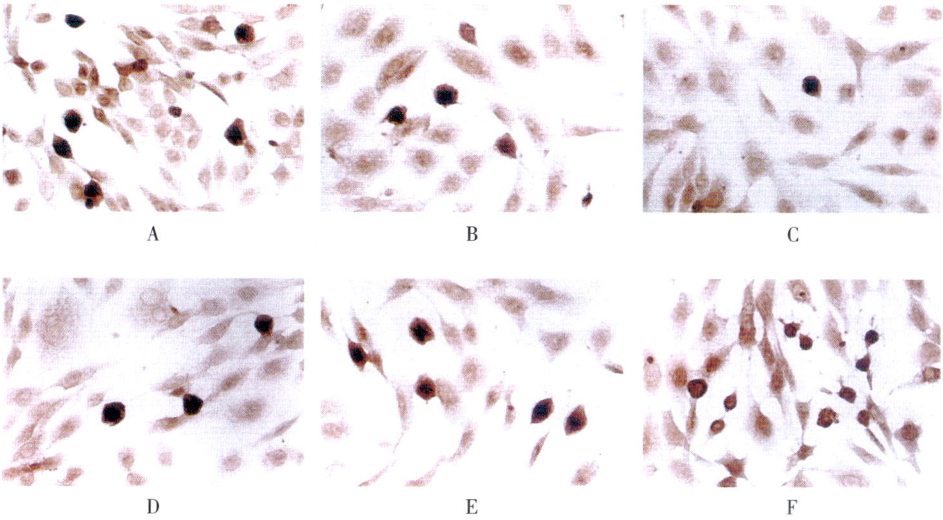

图 4-7-13　加入 Aβ25-35（10μmol/L）0.5h 后 PC12 细胞的免疫染色图

A. 正常对照组；B. 去血清；C. 去血清 + Aβ25 − 35；D ~ F. （ − ）黄皮酰胺 10^{-8}，10^{-7} 10^{-6} mol/L 无血清环境 + Aβ25 − 35（×400）

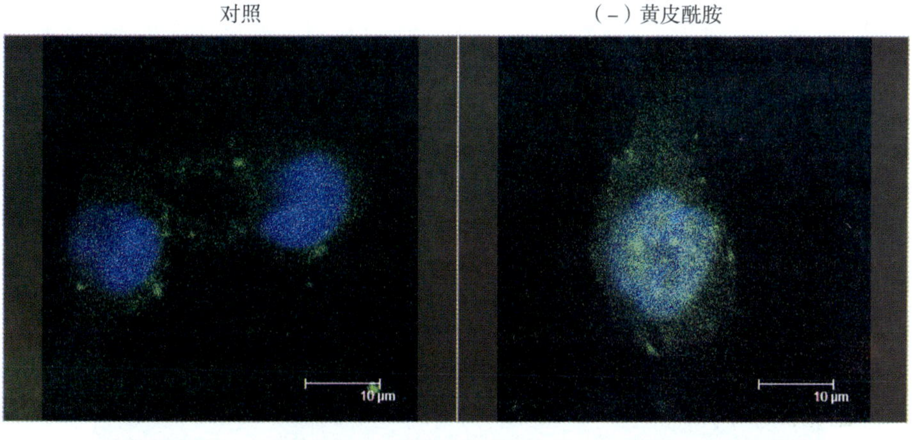

图 4-7-14　Confocal 显微镜观察（ − ）黄皮酰胺对 PC12 细胞中 CREB 激活的影响

功能失常，学习记忆功能低下，也不能诱导 LTP，神经细胞发育迟缓。

我们选用 Wistar 雄性大鼠，在左旋黄皮酰胺诱导和维持 LTP 过程中观察了脑皮层和海马 ERK 磷酸化程度，看到在 LTP 诱导 LTP5 ~ 6min 的 ERK 磷酸化均明显增强，其中海马 5min 最强，脑皮层 30min 最强，在 LTP 维持 5 ~ 60min 时，用 Western blotting 和 Confocal 显微镜检测所得结果均与诱导 5 ~ 60min 时相同。ERK 是否也引起 CREB 磷酸化，是否也是海马 5min 最强而脑皮层 30min 最强呢？采用 Western blotting 和 Confocal 检测 CREB 磷酸化情况确与 ERK 相似（图 4-7-15）。在此研究基础上，我们应用 PC12 细胞观察了 CaMK Ⅱ 磷酸化水平。Western blotting 和 Confocal 检测均显示左旋黄皮酰胺可明显激活 CaMK Ⅱ 活性（图 4-7-16、4-7-17）。

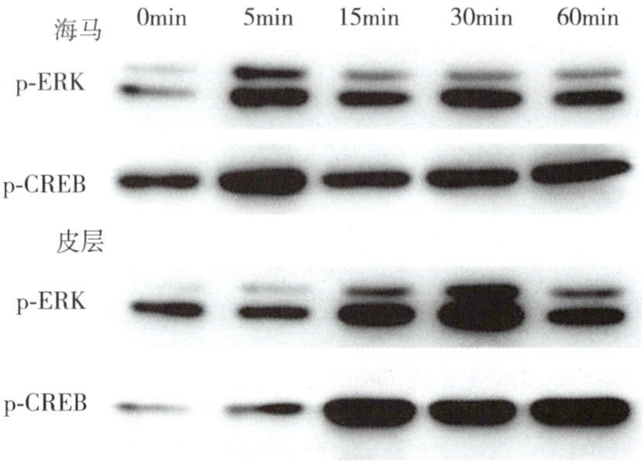

图 4-7-15 （－）黄皮酰胺对脑室给药后 LTP 维持过程中 ERK、CREB 激活的情况

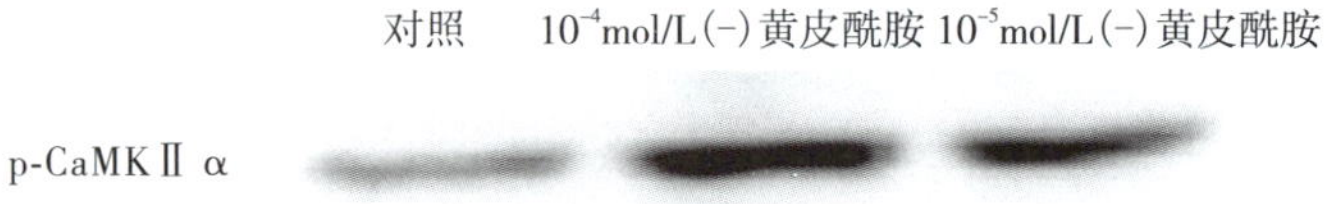

图 4-7-16 Western blotting 方法检测（－）黄皮酰胺对 PC12 细胞中 CaMK Ⅱ α 激活的影响

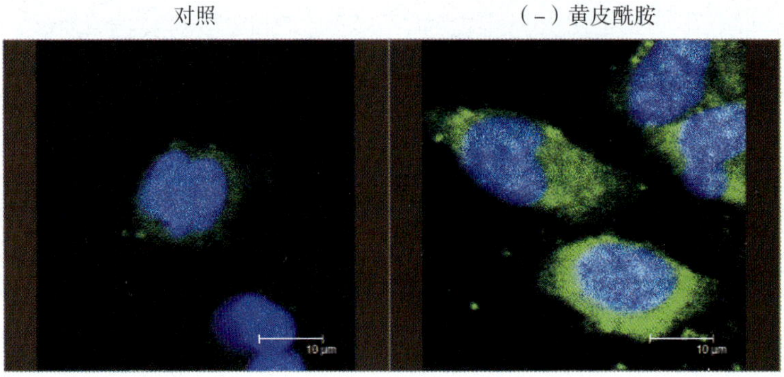

图 4-7-17 Confocal 显微镜观察（－）黄皮酰胺对 PC12 细胞中 CaMK Ⅱ α 激活的影响

KN93 和 H89 是 CaMK Ⅱ 和 PKA 的抑制剂，预先加入 KN93 和 H89 使 ERK 的磷酸化水平明显降低（图 4-7-18），说明 CaMK Ⅱ 和 PKA 信号途径介导了左旋黄皮酰胺对 ERK 激活的过程。

总之，左旋黄皮酰胺激活 CaMK Ⅱ、ERK 和 CREB，提示左旋黄皮酰胺诱导 LTP 可能与上述信号转导途径有关。

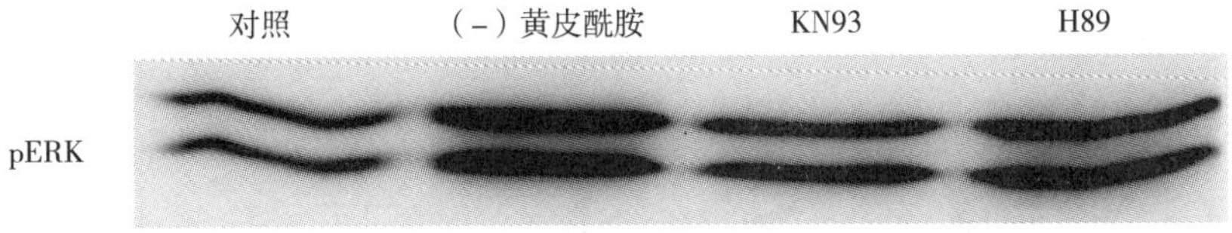

图 4-7-18　(–) 黄皮酰胺通过激活 CaMKⅡα、PKA 而激活 ERK 信号通路

三、黄皮酰胺对阿尔茨海默病病变的抑制作用

(–) 黄皮酰胺对认知功能有显著的改善作用，对阿尔茨海默病的各种病理改变也有不同程度的抑制作用。现有研究表明，阿尔茨海默病的病理发病抗制主要表现在以下三个方面：①老年斑的形成，其核心成分是 β 淀粉样肽（以下称 Aβ），具有多方面神经毒性；②神经纤维缠结，主要是 tau 蛋白过磷酸化造成的结果，同时细胞骨架微管蛋白也遭破坏；③神经细胞和突触丢失，神经细胞和突触减少到一定程度便会影响脑功能，大量丢失导致痴呆、死亡。我们的研究证明 (–) 黄皮酰胺对上述三方面病理改变都有明显影响。

1. 抗神经细胞凋亡作用　除 Aβ 造成的神经细胞凋亡模型，还采用高钾小脑颗粒细胞凋亡模型，去血清大脑皮层细胞凋亡模型，Baxα 高表达 PC12 细胞凋亡模型，脑缺血-再灌和自然衰老大鼠引起神经细胞凋亡模型研究了 (–) 黄皮酰胺的抗细胞凋亡作用。形态学观察表明 (–) 黄皮酰胺明显抑制细胞凋亡性改变，使细胞形态向正常方向转变，同样浓度的 (+) 黄皮酰胺不能改善细胞凋亡的形态学改变。DNA 琼脂糖凝聚电泳结果 (–) 黄皮酰胺而非 (+) 黄皮酰胺能明显抑制细胞的 DNA 断裂，表现为梯状 DNA 条带。流式细胞仪分析结果指出 (–) 黄皮酰胺显著地抑制细胞凋亡率，(+) 黄皮酰胺无抑制细胞凋亡作用。

(–) 黄皮酰胺抗凋亡作用抑制：①增加抗凋亡基因 bcl-2 的表达；②抑制促凋亡基因 Bax、c-myc、p53 的表达；③在 (–) 黄皮酰胺的作用下，线粒体复合酶Ⅰ、Ⅳ活性升高，线粒体膜电位升高，细胞色素 C 释放减少（图 4-7-19）。

2. 抑制 tau 过磷酸化　上面已谈到神经纤维缠结（NFT_S）的形成是微管相关蛋白 tau 异常高度磷酸化的结果，我们给小鼠注射 STZ 造成糖尿病小鼠模型，在这一模型中出现 tau 异常高磷酸化和细胞微管损伤，采用免疫组化的方法证明，(–) 黄皮酰胺可明显抑制 tau 磷酸化并保护微管免受损伤。进一步研究，(–) 黄皮酰胺抑制 tau 过磷酸化机制得到以下结论：①对蛋白激酶 C（PKC）影响，一方面 PKC 可影响 APP 的加工过程，即它能刺激 α 分泌酶使 APP 增多，而 Aβ 产生减少，另一方面，PKC 虽能使 tau 蛋白磷酸化，但磷酸化程度较弱，PKC 却可激活 MAP/ERTs，从而抑制 GSK-3。GSK-3 是 tau 蛋白磷酸化最强的蛋白磷酸激酶，由于它的受到抑制，tau 蛋白的磷酸化程度者大大减轻了。研究证明 (–) 黄皮酰胺在有刺激剂 DAG 或无 DAG 时均使 PKC 增加；②对蛋白磷酸激酶和蛋白磷酸酯酶的影响，体内蛋白磷酸激酶使蛋白磷酸化，蛋白磷酸酯酶的作用正相反，使蛋白脱磷酸化，tau 蛋白的异常高度磷酸化和神经原纤维缠结的形成，显然是由于蛋白激酶的增加或蛋白酯酶的减少。我们的研究发现，(–) 黄皮酰胺使蛋白激酶如 GSK-3 和 CDK-5 减少，使蛋白酯酶 cdcineurin 和 calpain 活性增加。

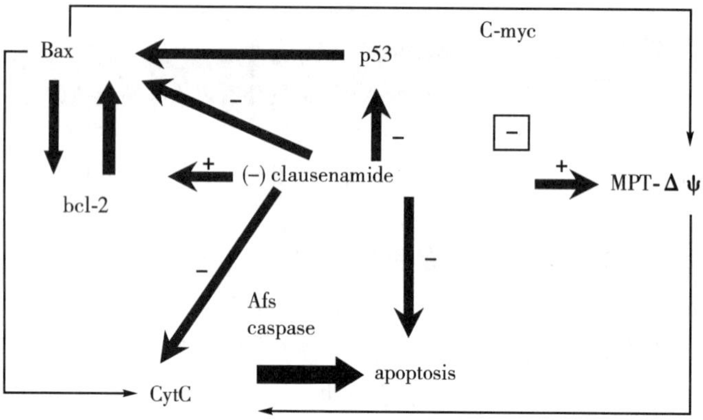

图 4-7-19　（－）黄皮酰胺抗凋亡机制示意图

（－）黄皮酰胺抑制 p53 and Bax，c-myc 表达，增加 bcl-2 表达，提高线粒体膜电位，抑制细胞色素 C 释放

3. Aβ 除引起神经细胞凋亡，还使神经细胞对兴奋性毒的敏感性增加，（－）黄皮酰胺有拮抗作用，使兴奋性毒性减轻，阿尔茨海默病的病理改变之一是突触的丢失，（－）黄皮酰胺则可刺激新突触的形成。

表 4-7-3　蛋白磷酸激酶及蛋白磷酸酯酶阳性细胞数

组　别	GSK-3	CDK-5	PP-1
对照	55.38 ±15.71	75.19 ±41.78	99.55 ±32.70
糖尿病模型组	81.79 ±16.79 ##	194.59 ±78.10 ##	67.5 ±15.89 ##
（－）黄皮酰胺 7.5mg/kg	65.56 ±9.94 **	130.23 ±35.37 **	71.32 ±17.41

在 STZ 引起的糖尿病小鼠中 CDK-5 和 GSK-3 阳性细胞比对照组高，PP1 阳性细胞比对照组低，（－）黄皮酰胺降低 CDK-5 和 GSK-3 阳性细胞，升高 PP1 阳性细胞数。这样解释了为什么（－）黄皮酰胺能抑制 tau 蛋白异常的高磷酸化。

讨论

1. 左旋黄皮酰胺是从植物中分离出的一个手性化合物，它对多达 10 种记忆障碍都有显著改善作用。由于认知功能与神经可塑性关系密切，我们着重研究了左旋黄皮酰胺对突触可塑性、乙酰胆碱的合成和释放，以及与记忆相关基因的表达的影响，均取得正性的结果，这是促智药物的一种新型机制。它有别于现有药物之处在于，现有大多数药物局限在抑制胆碱酯酶，适应证有限，毒副作用也比较大，而左旋黄皮酰胺是通过 PKC 激活 ChAT 而增加乙酰胆碱的合成，通过提高细胞内钙使乙酰胆碱从囊泡中释放出来。

2. 左旋黄皮酰胺作用于正常大小鼠包括幼鼠和成年鼠，均能提高其学习能力，诱导

LTP。左旋黄皮酰胺促智信号转导途径的研究也是在正常大鼠身上完成的，故有理由相信，左旋黄皮酰胺不但能用于改善认知障碍，也能提高正常人的智能。科学家指出，人类的智能是巨大的，但一般只利用了大脑活力的十分之一、二，也即十分之八、九尚未被利用。人类智能的发展还有很大空间，利用药物来提高人的智能是可能的，有希望的。

3. 左旋黄皮酰胺促智信号转导途径有几个特点：

其一，它的靶点是 NMDA 受体和钾通道。

其二，左旋黄皮酰胺既能激活 PKA，也能激活 CaMKⅡ，故表明上游存在两种信号级联反应。有趣的是，最终它们都汇集到核转录因子 CREB，使之磷酸化。

其三，明确了磷酸化 CREB 转录和表达的基因产物是 zif/268 和 BDNF。可见，左旋黄皮酰胺促智信号转导途径的研究是完整的，有特色的。

黄皮酰胺有 4 个手性中心，共有 16 个对映体。我们的研究肯定了其中之一的左旋黄皮酰胺，其他对映体是否有同样或者更强的，抑或是有别样生物活性呢？这是今后我们应继续进行研究的课题。

（张均田）

参 考 文 献

1. Cheng Y, Shen LH, Zhang JT. Anti-amnestic and anti-aging effects of ginsenoside Rg1 and Rb1 and its mechanism of action [J]. Acta Pharmacol Sin, 2005, 26 (2): 143 – 149
2. Yang Y, Zhang J T, Shi C Z, et al. Study on the nootropic mechanism of ginsenoside Rb1 and Rg1-influence on mouse brain development. Acta Pharmaceu Sin, 1994, 29 (4): 241 – 245
3. Wang XY, Zhang JT. NO mediates ginsenoside Rg1-induced long-term potentiation in anesthetized rat. Acta Pharmaceu Sin, 2001, 22 (12): 1099 – 1102
4. Wang XY, Zhang JT. Effects of Ginsenoside Rg1 on synaptic plasticity of freely moving rats and its mechanism of action . Acta Pharmaceu Sin, 2001, 22 (7): 657 – 662
5. Liu M, Zhang JT. Effects of ginsenoside Rg1 on c-fos gene expression and cAMP level in rat hippocampus. Acta Pharmaceu Sin, 1996, 17 (2): 171 – 174

第八节　手性黄皮酰胺的药代动力学和酶促动力学研究

一、黄皮酰胺对映体的血浆药代动力学

通过建立稳定灵敏的反相 HPLC-UV 法，分别测定单剂量静脉注射和口服黄皮酰胺对映体后的大鼠血浆时间-黄皮酰胺及其主要代谢产物浓度，以 3P87 软件处理数据，判断房室模型，求算药动学参数。左旋体的主要药动学参数分布相半衰期（$t_{1/2}\alpha$）、吸收相半衰期（$t_{1/2}ka$）消除相半衰期（$t_{1/2}\beta$）、达峰浓度时间（Tmax）和曲线下面积（$AUC_{0\sim t}$）均小于右旋体（$P<0.05$），其比值（+/-）在 1.4 ~2.8 之间；而清除率（CL）大于右旋体（$P<0.05$），提示（-）对映体的吸收、分布和消除均快于（+）对映体（表 4-8-1、表 4-8-2）；两者的表观分布容积（Vc）相近。同时，（-）对映体在大鼠血浆中的主要代谢产物为 7-

OH-黄皮酰胺，而（+）对映体则为4-OH-黄皮酰胺，后者的$AUC_{0\sim12h}$和峰浓度（C_{max}）均大于前者，从而表明两个对映体存在着立体选择性血浆药物动力学。

表 4-8-1 静脉注射黄皮酰胺对映体（80mg/kg）的药物动力学参数

参 数	(-)黄皮酰胺	(+)黄皮酰胺	(+)黄皮酰胺/(-)黄皮酰胺
Vc/(L/kg)	1.193 ± 0.306	1.092 ± 0.117	0.91
$t_{1/2}\alpha$/min	12.197 ± 1.683	16.912 ± 4.992 *	1.39
$t_{1/2}\beta$/min	156.65 ± 18.65	225.86 ± 52.90 ***	1.44
$AUC_{0\sim12h}$/(min · μg/ml)	1286.1 ± 171.5	2686.1 ± 402.7 ***	2.09
CL/(L/min · kg)	0.063 ± 0.009	0.030 ± 0.004 ***	0.48

注：平均值 ± 标准差，n = 6；* $P<0.1$，*** $P<0.01$，与（-）黄皮酰胺比较。

表 4-8-2 口服黄皮酰胺对映体（160mg/kg）的药物动力学参数

参 数	(-)黄皮酰胺	(+)黄皮酰胺	(+)黄皮酰胺/(-)黄皮酰胺
Vc/(L/kg)	6.308 ± 5.661	8.087 ± 6.804	1.28
$t_{1/2}\alpha$/min	15.621 ± 5.139	35.21 ± 20.65 *	2.25
$t_{1/2}\beta$/min	154.76 ± 21.59	213.53 ± 28.41 ***	1.38
$t_{1/2}ka$/min	6.761 ± 3.850	19.03 ± 10.70 **	2.81
$AUC_{0\sim12h}$/(min · μg/ml)	791.3 ± 246.0	1598.5 ± 338.5 ***	2.02
CL/(L/min · kg)	0.227 ± 0.099	0.104 ± 0.024 **	0.46
Tmax/min	15.925 ± 5.421	37.60 ± 17.62 **	2.36
Cmax/(μg/ml)	17.845 ± 6.183	12.545 ± 4.547	0.70

注：平均值 ± 标准差，n = 6；** $P<0.05$，*** $P<0.01$，与（-）黄皮酰胺比较。

黄皮酰胺对映体在大鼠体内消除较快，生物利用度较低，提示应对其结构进行改造并应对其代谢产物是否具有活性进行研究。结果还表明，对手性药物进行血浆浓度的监测，有利于临床合理用药，因为两个对映体在生物体内往往有不同的动力学过程。此外，对手性药物或化合物的代谢产物同时进行测定研究，有利于了解它们在体内的动态转化过程，获取更多有用的信息。

二、黄皮酰胺对映体与血浆蛋白结合

血浆蛋白质是血浆固体成分中含量最多的一类化合物。用电泳法可将其分为清蛋白、α球蛋白（α_1、α_2）、β球蛋白、纤维蛋白原、γ球蛋白等部分。其中清蛋白是血浆中含量最多的蛋白质。

采用平衡透析法，作者观察了黄皮酰胺对映体与大鼠和兔血浆蛋白的结合，以及与牛血清白蛋白（BSA）的结合，并用Scatchard法求算出黄皮酰胺对映体与牛血清白蛋白的结合分子数和平衡常数。

与 BSA 的结合：①左旋体达到平衡的时间大大快于右旋体，前者于 48h 已接近结合平衡点，而后者至 72h 才到达；②左旋体与 BSA 的结合率高于右旋体，达到平衡时（72h），（-）对映体平均为 31%，而（+）对映体平均为 23%，比值（-/+）为 1.3（图 4-8-1）；③左旋体结合平衡常数（K）平均为 5300 L/mol，而右旋体平均为 4200 L/mol，比值（-/+）为 1.3；④左旋体结合位点数平均为 0.90，而右旋体平均为 0.60，比值（-/+）为 1.5（表 4-8-3）。

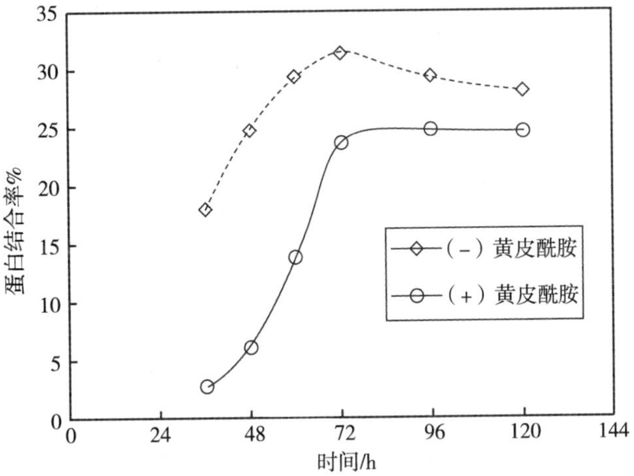

图 4-8-1　黄皮酰胺对映体与牛血清白蛋白结合的时间过程

表 4-8-3　黄皮酰胺对映体与牛血清白蛋白结合的平衡常数（K）和结合分子数（N）

实验	$K\times10^3$/（L/mol）			N		
	（-）黄皮酰胺	（+）黄皮酰胺	（-）/（+）	（-）黄皮酰胺	（+）黄皮酰胺	（-）/（+）
Ⅰ	4.66	2.75	1.66	0.84	0.69	1.23
Ⅱ	7.11	5.80	1.23	0.61	0.35	1.74
Ⅲ	4.62	4.07	1.14	1.42	0.82	1.72
Ⅳ	4.91	4.19	1.17	0.73	0.53	1.37

与大鼠和兔血浆蛋白的结合：在与兔血浆蛋白结合中，左旋体平均结合率（47.2%）高于右旋体（41.4%），比值（-/+）为 1.1；而在与大鼠血浆蛋白的结合中，左旋体的平均结合率（28.5%）却低于右旋体（38.0%），比值（-/+）为 0.7，二者之差在统计上有显著性（$P<0.02$）（表 8-4-4）。由此可见，与黄皮酰胺对映体的结合，兔血浆蛋白和 BSA 的立体选择性方向相同，而与大鼠血浆蛋白不同，提示存在种属差异。

表 4-8-4 黄皮酰胺对映体与大鼠和兔血浆蛋白结合率（%）

试验动物	（-）黄皮酰胺浓度 μmol/L			（+）黄皮酰胺浓度 μmol/L		
	5	10	20	5	10	20
大鼠	29.0±2.9	28.4±6.1	28.1±6.2	40.1±8.0**	38.9±4.8**	35.1±7.9
兔	50.4±8.9###	49.7±7.2###	41.5±9.9##	46.1±3.3	42.4±7.2	35.8±12.5

注：平均值±标准差，n=5~6；** $P<0.05$；与（-）黄皮酰胺比较；## $P<0.05$，### $P<0.01$，与大鼠比较

三、黄皮酰胺对映体的组织分布

手性药物与血浆蛋白和组织蛋白的结合力或亲和力不同，是手性药物选择性分布的原因之一。药物与血浆蛋白结合使血浆游离药物浓度降低，向组织扩散的浓度梯度降低，转运速度变慢。

在大鼠体内，由于左旋黄皮酰胺与血浆蛋白的结合率低于右旋黄皮酰胺（$P<0.05$），即游离的左旋黄皮酰胺多于后者，形成的扩散梯度高于后者，从而在常见组织和靶组织中的分布（distribution），左旋体均快于右旋体。口服给药后15min，左旋体、右旋体在脑、肝、脾、肾、心脏、脂肪、肌肉、胃肠、肺、脊髓、卵巢、睾丸等组织中的含量比值（-/+）在1.4~6.5之间。在靶组织（海马、皮层、小脑等）中，通过测定口服给药后不同时间-药物浓度，求出分布动力学参数，如 $t_{1/2}ka$ 和 Tmax，左旋体明显小于右旋体，比值（-/+）分别在0.17~0.65和0.40~0.54之间，提示左旋体吸收、分布快于右旋体。但左旋体的消除也快于右旋体。口服给药后4h，除胃、肠、脾和卵巢组织外，其他组织的左旋体含量均小于右旋体。在靶组织，左旋体的 $t_{1/2}\beta$ 小于右旋体，两者之比（-/+）在0.31~0.57之间，以致左旋体的Cmax和 $AUC_{0\sim t}$ 明显小于右旋体。实验结果还提示，左旋体在海马的含量较高，而右旋体在脊髓和海马的含量较高。这些结果说明，黄皮酰胺对映体存在立体选择性组织分布（表4-8-5）。

表 4-8-5 黄皮酰胺对映体（160mg/kg，口服）在靶组织中的分布动力学参数

项目		海马	皮层	小脑	脊髓
$t_{1/2}\beta$/min	（-）黄皮酰胺	28.1	18.9	26.6	36.3
	（+）黄皮酰胺	56.8	61.4	54.1	63.7
$t_{1/2}ka$/min	（-）黄皮酰胺	7.2	16.7	19.1	20.4
	（+）黄皮酰胺	40.7	30.8	29.3	35.7
Vd/（L/kg）	（-）黄皮酰胺	5.9	19.7	10.5	13.6
	（+）黄皮酰胺	6.4	14.7	9.7	10.5
Tmax/min	（-）黄皮酰胺	29.1	33	37.2	38.9
	（+）黄皮酰胺	73.2	72	68.4	91.2
Cmax/（μg/ml）	（-）黄皮酰胺	12.3	5.2	6.5	5.6
	（+）黄皮酰胺	10.8	6.9	9.8	11.4
AUCt-τ/（min·μg/ml）	（-）黄皮酰胺	786	365	579.9	585.1
	（+）黄皮酰胺	2047	1277.4	1740.7	2502.4

四、黄皮酰胺对映体的排泄

黄皮酰胺对映体在大鼠体内的排泄存在立体选择性。静脉注射给予大鼠黄皮酰胺对映体(80mg/kg)后，分段收集60h内的尿样和粪样，测定其中的母药及其代谢产物的含量，求出平均累积排泄量和累积排泄率。另采用胆总管插管法，分段收集大鼠口服黄皮酰胺对映体(剂量同为80mg/kg)后60 h内的胆汁，提取、测定其中的母药及其代谢产物含量，并求出平均累积排泄量和累积排泄率。研究发现，左旋体主要经肠道排泄，平均累积排泄率为13.9%，左旋体与右旋体之比（-/+）为2.3（$P<0.01$）；而右旋体主要经胆汁排泄，平均累积排泄率达17.2%，左旋体与右旋体之比（-/+）为0.3（$P<0.01$）；两者经肾脏排泄的量均较小，右旋体稍高（$P>0.05$）（表4-8-6）。

表4-8-6 黄皮酰胺对映体（80mg/kg）在大鼠体内的累积排泄量和排泄率

排泄物	（-）黄皮酰胺		（+）黄皮酰胺	
	累积排泄量（μg）	排泄率（%）	累积排泄量（μg）	排泄率（%）
胆汁	1103 ± 1264	5.4 ± 6.6	3652 ± 2207***	17.2 ± 8.8###
粪	2737 ± 298	13.9 ± 1.4	1072 ± 877***	6.1 ± 5.5###
尿	119 ± 69	0.7 ± 0.5	454 ± 353	2.6 ± 2.3

注：平均值 ± 标准差，n=5；*** $P<0.01$，与（-）黄皮酰胺比较；### $P<0.01$，与（-）黄皮酰胺比较。

两者通过3个途径的原药总排泄率，左旋体为20.0%，右旋体为25.9%。由此推测，黄皮酰胺对映体主要经代谢转化而消除。

对3种生物样品的代谢产物测定发现，右旋体的代谢产物主要出现在尿样中，其4-羟基黄皮酰胺和7-羟基黄皮酰胺显著高于左旋体；左旋体的代谢产物则主要出现在粪样中；虽然两个对映体在粪样中的4-羟基黄皮酰胺和7-羟基黄皮酰胺含量相近，但左旋体的其他代谢产物显著高于右旋体（表4-8-7）。提示黄皮酰胺对映体存在着底物立体选择性代谢。

表4-8-7 黄皮酰胺对映体（80mg/kg）的代谢产物在大鼠体内的排泄量

生物样品	7-羟-黄皮酰胺/R	5-羟-黄皮酰胺/R	4-羟-黄皮酰胺/R	4，7-二羟黄皮酰胺/R	4-苯环邻羟-黄皮酰胺/R
尿（-）黄皮酰胺	3.7 ± 0.4	ND	4.8 ± 0.9	ND	ND
（+）黄皮酰胺	80.3 ± 74.7	16.9 ± 5.9	318.9 ± 56.5	ND	ND
粪（-）黄皮酰胺	32.2 ± 14.7	13.9 ± 11.7	10.3 ± 5.5	9.9 ± 8.1	16.8 ± 3.6
（+）黄皮酰胺	36.7 ± 27.8	ND	11.5 ± 4.0	ND	ND
胆汁（-）黄皮酰胺	ND	ND	ND	ND	ND
（+）黄皮酰胺	ND	ND	26.1 ± 17.3	ND	ND

注：平均值 ± 标准差，n=4~5；ND为没有测出。R为代谢产物（峰高）与内标的比值，此为累积比值。

在大鼠体内，黄皮酰胺对映体主要经过Ⅰ相羟化反应生成单羟化或双羟化代谢产物，P450 酶参与了反应过程。本课题的酶学研究表明，P4503A 是代谢黄皮酰胺对映体的主要酶。此酶主要分布在肝细胞和小肠柱状上皮细胞。肾脏中也存在 P4503A。小肠与肝中 P4503A 的结构与功能虽相似，但它们的蛋白表达水平、催化活性无明显相关性。黄皮酰胺对映体与 P4503A 的结合，导致立体选择性代谢的发生。此外，胆汁和尿液主动排泌过程中的载体参与，也会引起立体选择性排泄。

五、黄皮酰胺对映体的肝脏首过效应

口服给药一般在小肠的十二指肠段吸收，经肠系膜血管转运到肝门静脉，然后入肝，最后进入体循环。对于容易被肝或小肠黏膜细胞代谢的药物，口服给药时，它的全身生物利用度较低。这种口服给药在进入全身循环前的迅速代谢称为首过效应（first-pass effect）。

首过效应的产生是因为肠道和肝脏中存在着药物代谢酶系。口服后，手性药物被肠道的药酶代谢，进入门静脉的药物浓度下降，称为肝前消除；继而，进入肝脏后受到肝药酶的进一步代谢（metabolism），进入体循环的量再次下降，称为肝中消除。肝脏对药物的清除能力常用肝提取率（extraction ratio，ER）和肝内在代谢清除率（intrinsic metabolism clearance，MCL）来表示。ER 指药物通过肝脏从门脉血消除的分数。ER 介于 0～1 之间。ER < 0.2，表示肝内在清除力低；ER = 0.2～0.7，表示肝内在清除力中等；ER = 0.7～1.0，表示肝内在清除力高。若 ER = 0.5，表示药物从门脉进入肝脏后，有一半量被消除，其余量（1 - ER）通过肝脏进入体循环。MCL（内在代谢清除率）是指单位时间有多少体积血浆所含的药物被肝脏清除掉，即指单位时间肝脏清除药物的总量与当时血浆浓度的比值。因此，MCL 是肝血流量与肝脏提取率的乘积。

口服给予兔黄皮酰胺对映体后，经过胃肠道吸收、代谢和排泄等过程，左旋体在门静脉中的浓度明显低于右旋体。两者的 $AUC_{0\sim8h}$ 比值（ -/+ ）为 2.4，左旋体肝前消除大于右旋体（$P<0.05$）。通过肝脏后，代表体循环的心脏血中黄皮酰胺对映体浓度均低于门静脉中浓度，提示两者在肝中被进一步代谢，以左旋体为甚（$P<0.05$）。左旋体的 ER 和 MCL 值（分别为 64.7% 和 186.3 L/h）均高于右旋体（50.8% 和 107.2L/h），两者在肝中被代谢的程度均较高，而左旋体更为明显（表 4-8-8、表 4-8-9）。这可能是两个对映体在体内维持时间都不长，消除都较快的原因之一，同时又是左旋体消除快于右旋体的原因所在。此外，右旋体在胆汁中的浓度明显高于左旋体（$P<0.05$），两者的 AUC 比值为 2。这可能与肝细胞主动分泌胆汁时载体参与有关，进一步表明黄皮酰胺对映体的立体选择性首过效应。值得一提的是，肝脏的处理能力是有限的，随着给药剂量的增加可出现饱和现象。当肝脏有病变时，有首过效应的药物，其动力学性质会发生改变。

表 4-8-8　黄皮酰胺对映体（100mg/kg，口服）的兔肝脏首过效应比较

药品	体重/kg	$AUC_{0\sim8h}$/(h·μg/ml)		
		门静脉	心脏	胆汁
(-) 黄皮酰胺	2.9 ± 0.6	1001 ± 487	364 ± 253**	3259 ± 1386
(+) 黄皮酰胺	3.3 ± 0.7	2453 ± 1101##	1196 ± 855	7999 ± 2183**

注：平均值 ± 标准差，n = 4～5；** $P<0.05$，与门静脉比较；## $P<0.05$，与（-）黄皮酰胺比较

表 4-8-9　黄皮酰胺对映体（100mg/kg，口服）的兔肝内在代谢清除率（MCL）和提取率（ER）比较

药 品	MCL/(L/h)	ER（%）
（－）黄皮酰胺	186.3 ± 120.3	64.7 ± 15.9
（＋）黄皮酰胺	107.2 ± 91.6	50.8 ± 16.9

注：平均值 ± 标准差，n＝4。

我们也对黄皮酰胺的酶促动力学及对 P450 亚型判定等进行了研究，在此不赘述。

（张均田）

参 考 文 献

1. 王润生，张均田．Baxa 高表达 PC12 细胞系的建立及（－）黄皮酰胺抗细胞凋亡作用机制的研究．药学学报，2000，35（6）:404-407
2. Zhang J，Cheng Y. Protective effect of（－）clausenamide against neurotoxicity induced by okadaic acid and beta-amyloid peptide25-35. Yao Xue Xue Bao，2007，42（9）:935-942
3. Zhu CJ，Zhang JT. Stereoselective plasma protein binding and target tissue distribution of clausenamide enantiomers in rats. Chirality，2009，21（3）:402-406
4. Zhu CJ，Zhang JT. Stereoselective pharmacokinetics of clausenamide enantiomers and their major metabolites after single intravenous and oral administration to rats. Chirality，2003，15（8）:668-673
5. Zhu CJ，Zhang JT. Identification of rat cytochrome P450 forms involved in the metabolism of clausenamide enantiomers. Chirality，2003，15；15（5）:448-455
6. Tang K，Zhang JT. Mechanism of（－）clausenamide induced calcium transient in primary culture of rat cortical neurons. Life Sci，2004，30；74（11）:1427-1434

第五章 构 菌

概 述

构菌 *Flammulina velutipes*（W. Curt. Fr.）Singer，又名金针菇、朴菇、冬菇，属伞菌目 Agaricales，口蘑科 Tricholomataceae，小火焰属 *Flammulina* 真菌。据文献报道，北半球小火焰属 *Flammulina* 真菌包括 *F. populicola*，*F. rossica*，*F. ononidis*，*F. elastica*，*F. fennae* 和 *F. velutipes* 等，其中最常见的就是构菌 *F. velutipes*。构菌广泛分布于中国、日本、俄罗斯西伯利亚和小亚细亚以及欧洲、北美洲、澳大利亚等地。在我国，北起黑龙江，南至广东，东起福建，西至四川的广大区域内，均有构菌分布。

构菌是药食两用菌，俗称增智菇，子实体和菌丝体均可入药，其富含氨基酸、维生素、糖蛋白、多糖、多肽等成分，营养价值很高，且因含有酸性和中性植物纤维，可预防和治疗肝脏疾病及胃肠道溃疡。构菌中含有的蛋白和多糖类成分一般都有较好的生物学活性，如抗肿瘤，降低血清胆固醇，降压，提高机体免疫力等，特别是抗肿瘤作用研究得最多，其机制被认为是免疫调节作用，即在机体免疫功能受损的情况下，刺激宿主免疫系统达到防御治疗的目的。

本所药用真菌组 1982 年提供药理室 29 种真菌的发酵浓缩液样品，进行抗菌筛选，筛选结果表明 7 种真菌发酵液有抑菌活性，其中构菌 FV_{7832}（简称 FV_1，下同）的样品，对大肠杆菌、痢疾杆菌的抑菌圈均最大，引起我们重视，加之当时苏联及日本均报道构菌含有 FVA 凝集素、多糖等活性物质及常食构菌的菇农很少发生癌症。我们立即开始进行对构菌 FV_1 深层培养与利用的探索。发酵产物经药理筛选，发现具有较好的抗炎免疫作用，但发酵周期长，生物量收率低，而且上罐发酵时逃液问题严重。经申请批准进行国家“七五”计划生物技术发酵工程 75-71-07-08 课题中子课题“药用冬菇的研究”。通过生物与药理两专业人员的合作选育出 FV_{8751}（简称 FV_8，下同）菌株，研制出克服逃液的发酵工艺，吨罐中试生物量超过 1.5%。提高了原有的抗炎免疫活性，并筛选发现新的药理作用，取得攻关验收合格证书。1991 年后在卫生部科研基金资助下，进行了“构菌发酵物抗胃溃疡有效成分的研究”。其活性多糖经纯化为 AT_2A_{1-5}多糖，不含蛋白、核酸等杂质，由 4 种多糖组成。

药理实验，用构菌发酵物制剂无论给小鼠灌胃或是皮下注射，均能明显改善多种原因引起的学习记忆障碍，说明构菌发酵物中具有抗老年痴呆和改善记忆的成分。但其化学工作国内外均研究极少。2001 年国家自然科学基金资助了“构菌发酵物治疗老年痴呆有效成分的研究”，使该项工作取得研究进展。

（王淑芳）

第一节　构菌的生物学特性

一、名称、分类、地位及形态特征

构菌又名冬菇、金针菇、金钱菌、朴菇、冻菇等。日本称它为增智菇，英、美、德等国称其为冬菇，为防止与香菇混淆，我们选用了中国古籍“齐民要术”中用的名称“构菌”。它在真菌学中的分类地位为担子菌亚门，层菌纲无隔担子菌亚纲，伞菌目，口蘑科，金钱菌属真菌 *Collybia velutipes*（Curt. exFr.）Quel。现多用 *Flammulina velutipes*（Curt. exFr.）Sing。

在自然界，构菌子实体成丛生长，早期菌盖呈球形，后期展开为扁平状，中央部分下凹，直径 2～8cm，边缘薄。气候湿润时表面黏滑，淡黄色，菌肉白色或淡黄色。菌褶白色，较稀疏，不等型，与菌柄呈离生或弯生。孢子堆白色。孢子呈广椭圆形，透明无色，（7～8）μm×5μm，内含 1～2 个油球。囊状体呈圆锥状，（18～30）μm×（7～8）μm。菌柄圆柱状，中空，长 5～8cm，直径 0.5～0.8cm，基部相连成假根状，菌柄外常密生褐色绒毛，见图 5-1-1。人工栽培种则与上述有很大不同，通过对其培养条件的控制，菌柄可长达 13～20cm，并有子实体为纯白色品种。

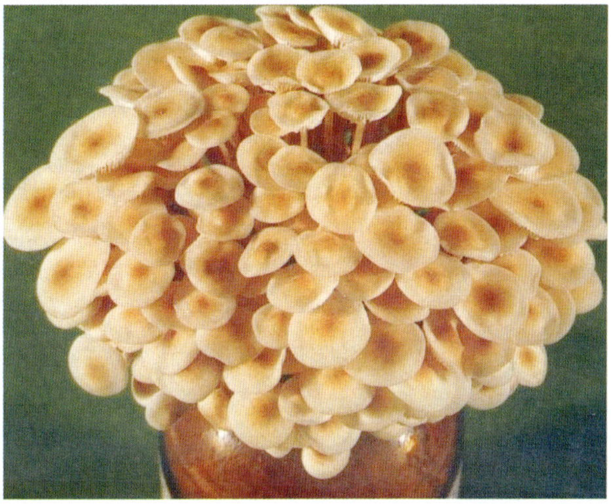

图 5-1-1　瓶栽构菌

二、生活史及其生长发育对环境条件的要求

（一）生活史

构菌除了由担孢子到下一代担孢子产生的有性大循环外，还有无性小循环，即其菌丝体有时可断裂成单细胞粉孢子，萌发后发育成单核菌丝或双核菌丝的过程。

（二）生长发育对环境条件的要求

1．温度　担孢子萌发以 23～25℃为宜，在麸汁综合平板上 24℃ 3 天可完成萌发、伸长及分支的过程，7 天形成有白色气生菌丝的菌落。超过 30℃，孢子则不能萌发。菌丝在 4～34℃之间可生长，以 25℃为宜，超过 30℃生长显著减慢。我们用 15℃、20℃、25℃、30℃

4 种温度培养菌丝体后，同时移植于 4～13℃散射光环境，结果前 3 种温度培养的菌丝均生长出子实体，而 30℃培养的菌丝由于生长太差未能生出子实体。菌丝体虽不能抗高温，但抗低温能力强，在干燥条件下能耐 -20℃低温。在培养条件下，基质短期结冰也不会引起菌丝死亡。

2. 酸碱度　一般要求中性偏酸性环境，以 pH5.5～6.5 为宜。在 pH3～8 条件下菌丝体可以生长。在 pH4～7 之间可以产生子实体。用液体培养基以摇瓶培养 1 周后，菌液 pH 在 5.4～6.2 之间。利用其变温结实的特性，置 10℃低温有散射光条件下静置，两周即产生子实体。

3. 水分与空气　菌丝及子实体生长发育均离不开水与空气。固体培养时培养料含水量以 65% 为好，空气相对湿度 60% 即可满足菌丝生长要求。子实体形成时，空气相对湿度应提高到 90%。在深层培养时，由于菌丝生长在培养液中，所以是通过摇瓶装液量、震摇速度或发酵设备中的通气搅拌来供给对空气的需要。如深层培养用 500ml 容积的摇瓶，内放 100～150ml 培养液，旋转速度：120～150（r/min）即可保证其供氧量。

4. 光照　菌丝生长不需要光，在完全黑暗条件下即能生长。但子实体虽在黑暗中能形成原基，如无光照，原基会停止发育而不形成菌盖。因此子实体形成期应给予适当散射光。子实体生长过程中，光线强则菇体柄短。人们利用瓶口外套筒方式避光，可使其柄笔直向上伸长达 12cm 以上。深层培养只进行菌丝体生长代谢，不需光照。

5. 营养　自然界构菌多在秋末冬初发生在树林或灌木丛内死树枝上或树木横断面上。利用本身具有的多种酶，将木材分解转化为氨基酸、葡萄糖等吸收利用。培养子实体时用锯木屑、麦麸等农副产品就可满足其需要。深层培养时，碳源方面多用蔗糖、葡萄糖。氮源以有机氮为好，如豆饼粉、花生饼粉、酵母粉等。无机盐方面常添加一些磷酸二氢钾及硫酸镁即可。

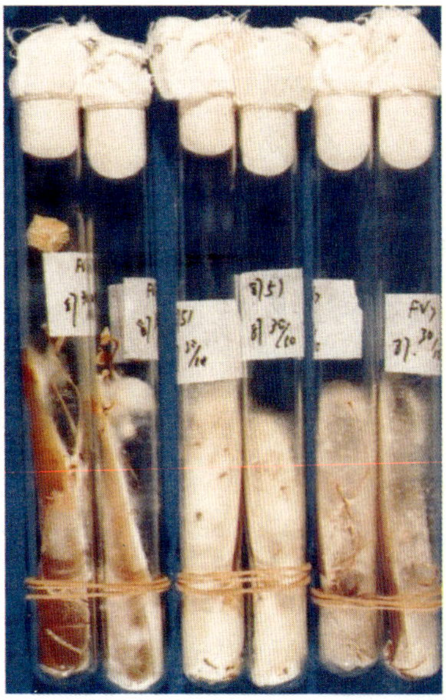

图 5-1-2　不同 FV 菌株的生长特性

三、菌种及发酵的有关特性

（一）菌种特性

我们主要用的菌株为 FV_1 与 FV_8。在同等条件下，同时将他们接种于麦麸综合斜面上。25℃培养，两菌株萌发及前期增殖速度上，FV_8 稍快于 FV_1。14 天后 FV_8 菌丝层比 FV_1 厚。但将其均移置 8～10℃冷凉处，会表现出明显差异。降温处理 10 天 FV_1 即分化出子实体，但 FV_8 却迟迟不分化，到 FV_1 子实体成熟，向试管壁散发担孢子粉时，FV_8 分化出的子实体还处在幼菇阶段，见图 5-1-2。在深层培养时，FV_1 对液体培养的适应性低于 FV_8，菌丝生长不如 FV_8 旺盛，菌球外常成絮状，而 FV_8 菌丝球常呈毛刺状。同样条件下发酵，FV_1 干菌丝收率很少超过 1.2%，而 FV_8 干菌丝收率可常在 1.5% 以上。

（二）发酵有关特性

1. 不同氮源对构菌深层培养的影响　在不加氮源

只提供葡萄糖或蔗糖条件下深层培养，菌丝生长极差。加氮源可增加菌丝生长量，有机氮优于无机氮，以蛋白胨为氮源菌丝干重为无机氮源菌丝干重的 2.7～3.3 倍。用 8 种不同有机氮源比较，发现酵母粉的处理，菌丝产量及菌液多糖含量均比其他氮源高。用聚丙烯酰胺凝胶垂直板电泳，比较了深层培养菌丝体样品与子实体酯酶同工酶。酵母粉或豆饼粉为氮源，深层培养一周的菌丝体，其酶谱和子实体相同。一月龄的菌丝体由于菌丝老化，其酶带活性减弱，色带变浅，但酶带位置与带数不变。无机氮源培养的菌丝体酶活力很低，除酶带色较浅外，比有机氮源还少了两条弱带。

2. 接种量对发酵中总糖及还原糖的影响　构菌发酵终止标准之一和蜜环菌、猴头相似，以菌丝体生长达高峰，还原糖降至 0.5mg/ml 以下即可出罐。为缩短发酵周期，准备充足的种子，增加发酵的接种量可取得明显效果，见图 5-1-3 和 5-1-4。

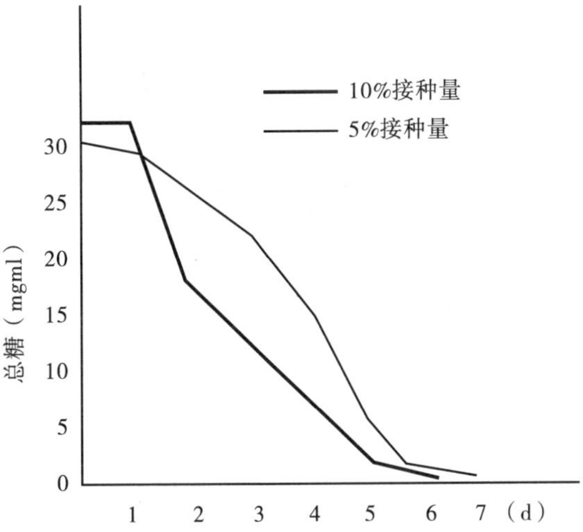

图 5-1-3　不同接种量对 FV_8 发酵总糖的影响

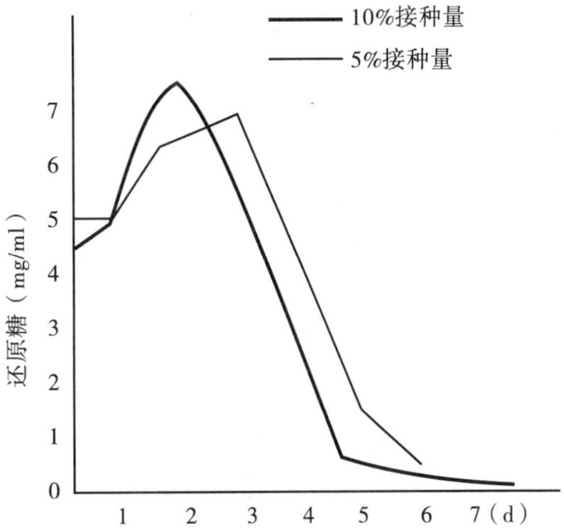

图 5-1-4　不同接种量对 FV_8 发酵还原糖的影响

从不同接种量对 FV_8 发酵过程中总糖影响的图中看出，10% 接种量，接种 1 天后，培养液中总糖即直线下降。从不同接种量对 FV_8 发酵还原糖影响的图中得知还原糖 2 天即上升至最高，而 5% 接种量还原糖到第 3 天才升至最高，说明大的接种量可迅速利用基质中的总糖进行菌丝体的生长、代谢。第 5 天还原糖就降至 0.5mg/ml。而接种量少的由于总糖分解利用得慢，到第 6 天还原糖才降至 0.5mg/ml。

3. 构菌发酵过程中，其发酵液的酸碱度变化很不同于香菇、灵芝等药用真菌。香菇发酵 5 天其 pH 为 4.6，10 天时 pH3.8，到 25 天时为 pH3.4，随发酵时间延长，其酸碱度一直下降不上升。而构菌则为发酵前期 pH 值下降，但后期均转向上升，上升的早或晚取决于基质中碳源的浓度。我们用 10% 的接种量对其变化进行了比较，见表 5-1-1。

表 5-1-1 碳源浓度对 pH 值的影响

碳源	浓度（%）	灭菌前	发酵天数（d）					
			0	1	2	3	4	5
葡萄糖	0.5	6.73	6.69	6.37	6.76	7.40	7.91	8.03
	2.0	6.73	6.53	6.21	5.84	6.42	6.75	6.90
蔗糖	0.5	6.32	6.18	6.11	6.55	7.21	7.64	8.15
	2.0	6.41	6.14	5.99	5.39	6.12	6.53	6.88

无论是葡萄糖还是蔗糖，在低浓度 0.5% 情况下，发酵第 1 天 pH 值下降，但第 2 天就回升到发酵前的状况，以后每天都逐步上升。在浓度 2% 时，其 pH 到第 3 天也可回升到发酵前水平。然后同样天天上升。我们发酵时糖浓度常用 3%，所以它的 pH 随接种量多少在第 3 天或第 4 天下降停止转向上升。

4. 构菌发酵过程中氨基酸的变化　通过分别取初始培养液，第四、七天的发酵液各 1ml，加 1ml 1% 磺基水杨酸溶液，离心取出蛋白沉淀，取 20μl 上清液，用日立 835 型氨基酸分析仪对其游离氨基酸进行测定，结果培养液中氨基酸为 14 种，第 4 天发酵液中为 17 种（增加的 3 种为甲硫氨酸、缬氨酸与脯氨酸），第 7 天是增加前两种但未测到脯氨酸。必需氨基酸占总氨基酸的比例：培养液为 33.27%，而第 4 天及第 7 天的发酵液则分别为 41.92% 与 47.95%。看来通过构菌发酵，明显提高必需氨基酸所占比例。另外，发现氨基酸的支/芳摩尔比也有明显提高。原培养液的支/芳摩尔比为 0.137，而第 4、7 天的发酵液则分别为 1.231 及 1.215。对于构菌菌丝体，经热水提取，去除多糖及蛋白质，浓缩至干，取 2g 样品，加 4ml 蒸馏水，取 10μl 分析，其必需氨基酸占 46.48%，支/芳比为 2.418，比培养液提高 17.6 倍。通过构菌发酵，使培养基中氨基酸的组成及其比例向有利于人们的方向转化，这是比较有意义的。

（王淑芳）

参 考 文 献

1. 刘波. 中国药用真菌. 第二版，太原：山西人民出版社，1978，193 - 194
2. 中国医学科学院药用植物研究所主编. 中国药用植物栽培学. 北京农业出版社，1991，1267 - 1271
3. 曹培让，王淑芳，徐贵祥，等. 构菌发酵物氨基酸变化比较. 中国中药杂志，1992，17（3）：168 - 169
4. 王淑芳，杨永春，齐灵敏，等. 氮源对构菌深层培养的影响. 中国食用菌，1996，15（2）：42 - 44
5. 王淑芳，王全，陈若芸，等. 碳源浓度对构菌发酵的影响. 中国食用菌，2002，21（5）：44 - 46

第二节　构菌的化学成分研究

一、原料来源及鉴定

构菌 *Flammulina velutipes*（*W. Curt. Fr.*）Singer 深层发酵菌丝体，是我所王淑芳研究员多年来在对多种构菌菌株进行筛选的基础上，优选出具有高产和显著活性的菌株，在山西文水制药厂发酵而来。

二、构菌的提取与分离

构菌深层发酵菌丝体 5kg，用 70% 乙醇加热回流提取 3 次，合并提取液，减压浓缩得浸膏 689g，混悬于水后，分别用乙酸乙酯，正丁醇萃取，得乙酸乙酯浸膏 164g，正丁醇浸膏 103g。乙酸乙酯浸膏硅胶拌样后用不同溶剂洗脱，得氯仿部分 89g，乙酸乙酯部分 38g，丙酮部分 10g 和甲醇部分 59g。将这些浸膏分别进行硅胶柱层析，用石油醚-丙酮，氯仿-甲醇作流动相反复洗脱，共分离得到 24 个化合物。

具体分离路线如下：

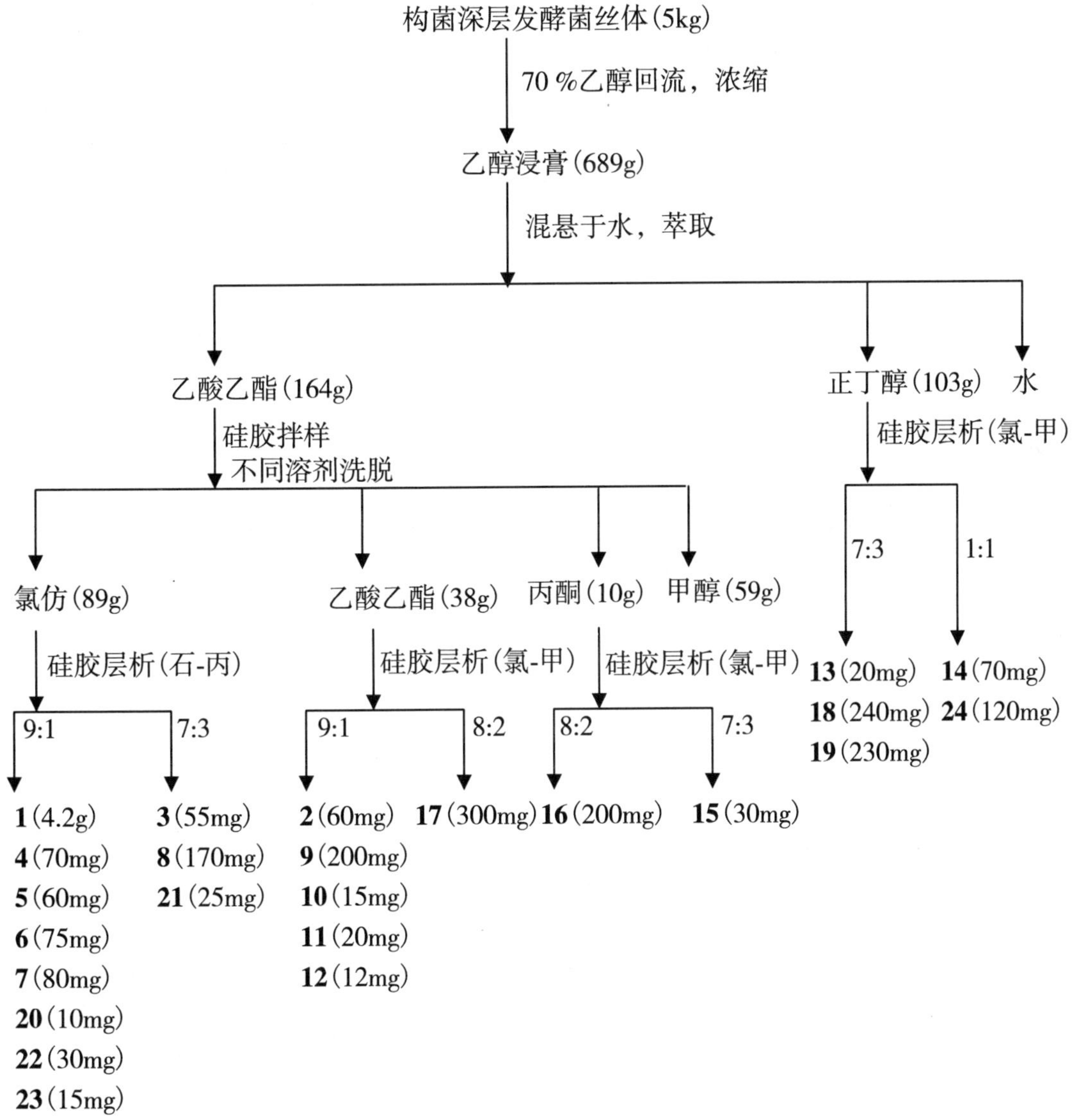

三、构菌化学成分研究结果

从构菌 Flammulina velutipes（*W. Curt.*：*Fr.*）*Singer* 深层发酵菌丝体 70% 乙醇提取物的乙酸乙酯及正丁醇萃取部分中共分离得到 24 个化合物，经鉴定分别为：5 个麦角甾烷类化合物：*ergosterol* **(1)**，ergosta-3-*O*-β-D-glucopyranoside **(2)**，ergosta-7, 22-dien-5, 6-epoxy-3-ol **(3)**，ergosta-4, 6, 8(14)，22-tetraen-3-one **(4)**，ergosta-5α, 8α-epidioxy-6, 22-dien-3β-ol **(5)**；2 个豆甾烷类化合物：5α-stigmastan-3, 6-dione **(6)**，stigmast-4-en-3-one **(7)**；2 个异黄酮类化合物：genistein **(8)**，daidzein **(9)**；3 个环二肽类化合物：*cyclo*-(*S*-Pro-*R*-Leu) **(10)**，*cyclo*-（*S*-Ile-*S*-Leu）**(11)**，*cyclo*-（*S*-Tyr-*S*-Leu）**(12)**；3 个氨基酸：phenylalanine **(13)**，alanine **(14)**，leucine **(15)**；2 个核苷类化合物：guanosine **(16)**，adenosine **(17)**；2 个小分子多元醇类化合物：mannitol **(18)**，ribitol **(19)**；1 个倍半萜化合物：sterpuric acids **(20)**；1 个神经酰胺：(2*S*，3*S*，4*R*，2′*R*）-2-（2′-hydroxyl- tetracosanoylamino）octadecane-1, 3, 4-triol **(21)**；桂皮酸 cinnamic acid **(22)**；二十七碳酸 carboceric acid **(23)**；(1, 1′)-α-α -海藻糖 (1, 1′)-α-α -trehalose **(24)**。其中，17 个化合物为首次从构菌发酵菌丝体中得到，分别是化合物 **2-4**，**6-7**，**10-15**，**18-21**，**23-24**，以上化合物结构见图 5-2-1。

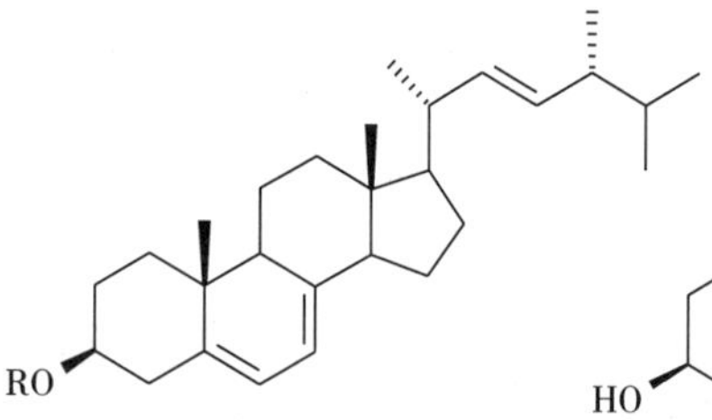

1R=OH
2R=*O*-glu

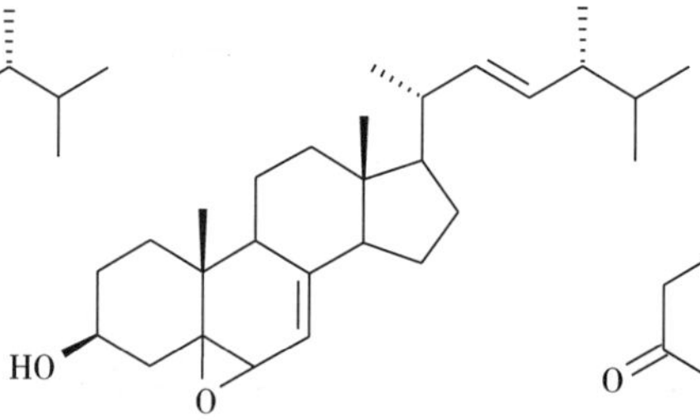

3

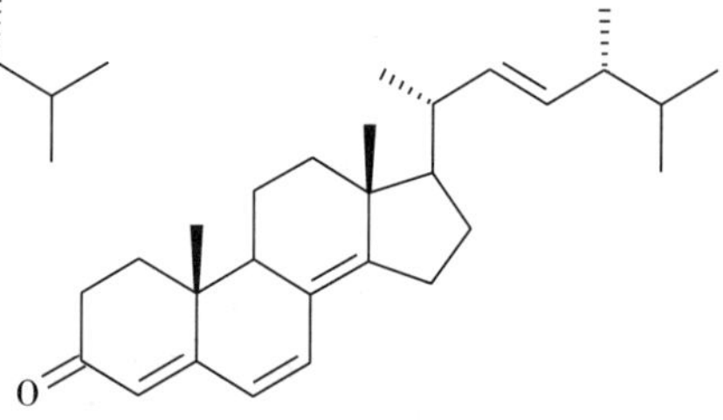

4

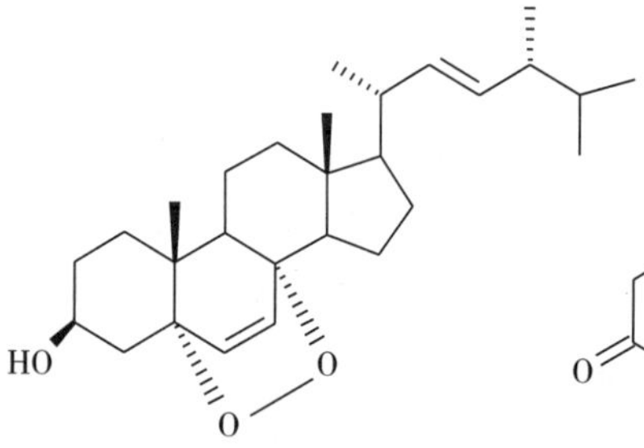

5

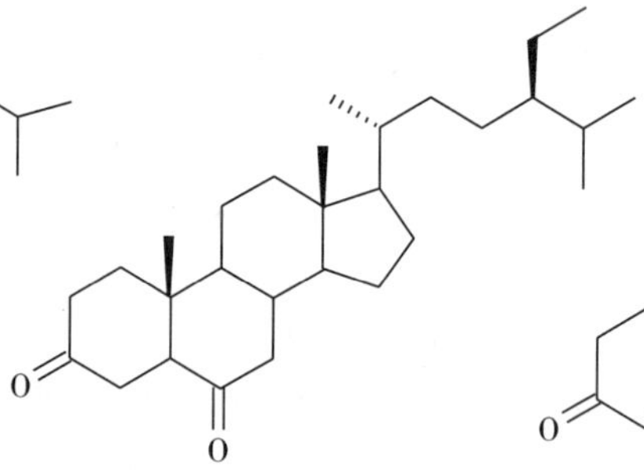

6

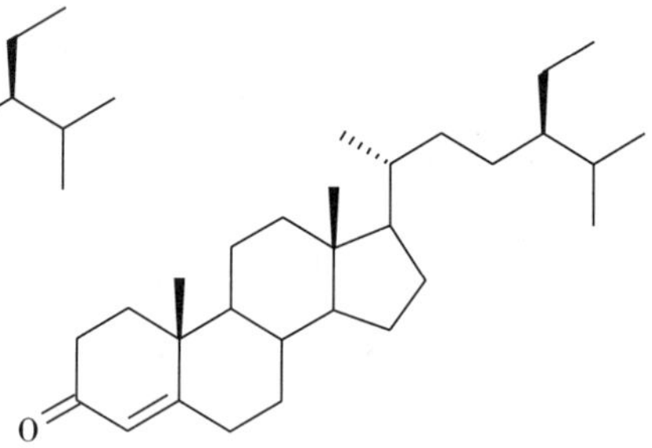

7

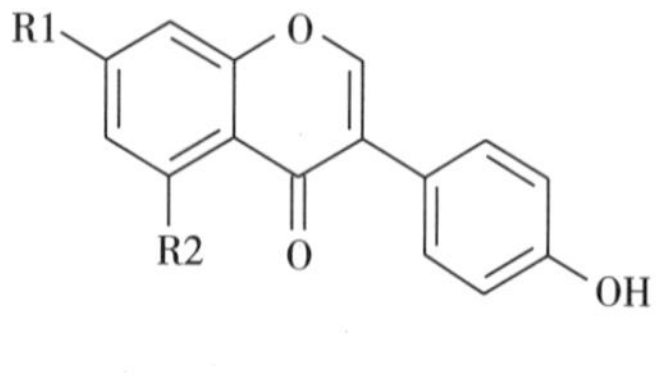

8 R_1=OH, R_2=OH
9 R_1=OH, R_2=H

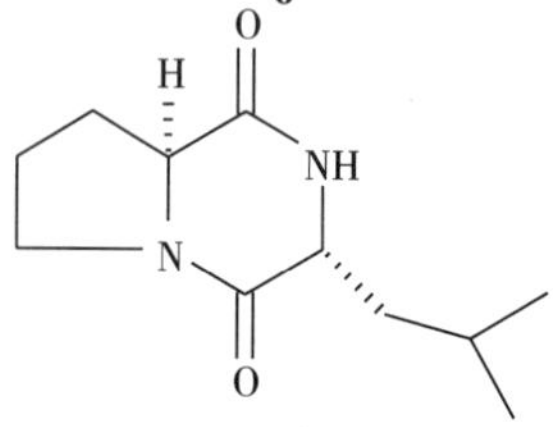

10

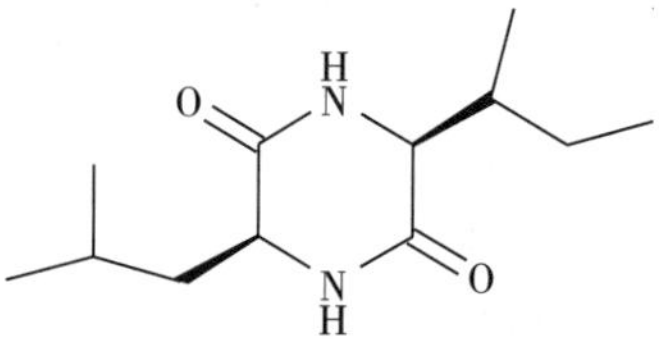

11

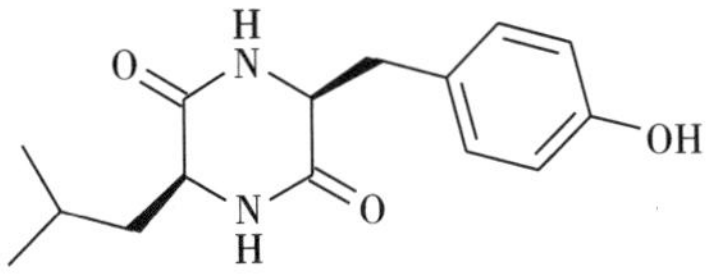

12

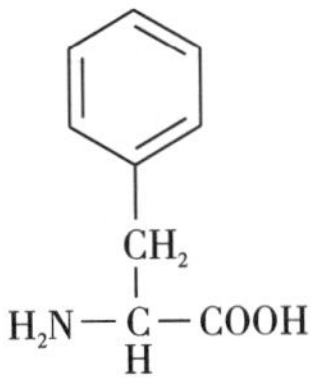

13

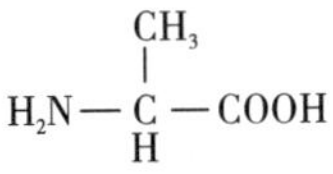

14

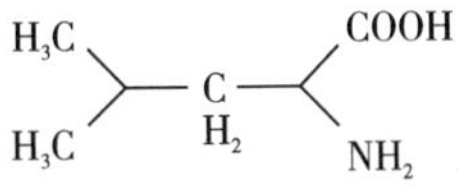

15

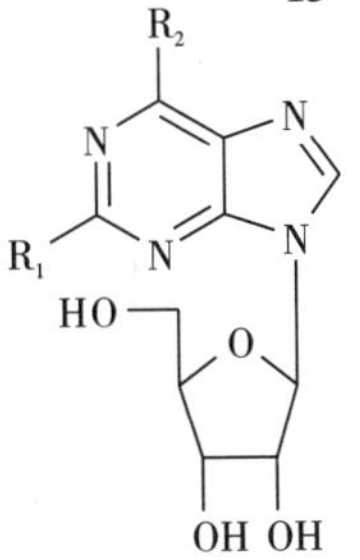

16 R_1=NH_2, R_2=OH

17 R_1=H, R_2=NH_2

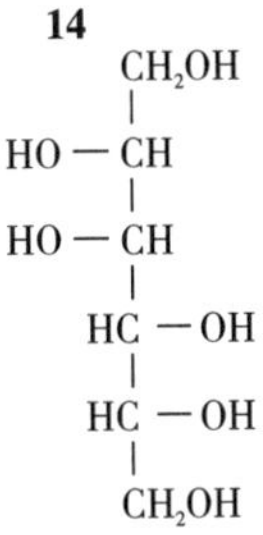

18

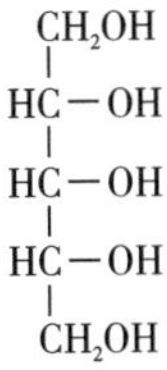

19

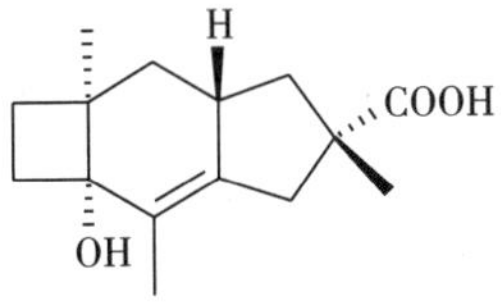

20

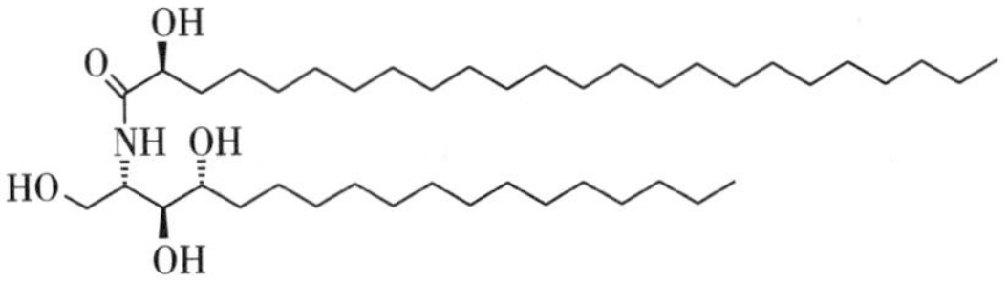

21

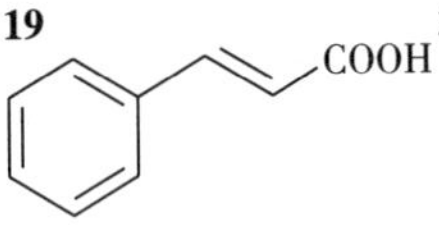

22

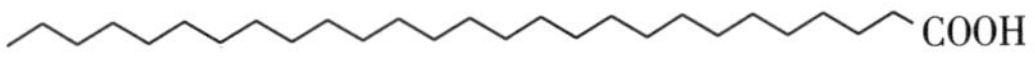

23

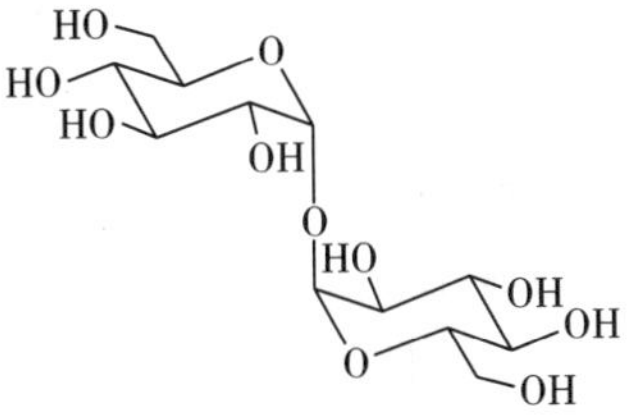

24

图 5-2-1　从构菌发酵菌丝体中得到的 24 个化合物的结构

（一）麦角甾烷及豆甾烷类化合物

1. ergosterol（1）的结构鉴定　化合物 **1**，白色针状晶体（$CHCl_3$），mp 161 ~ 162℃。IR 及薄层层析与 ergosterol 一致，鉴定为 ergosterol。

2. ergosta- 3-*O*-*β*-D-glucopyranoside（**2**）的结构鉴定　化合物 **2**，白色无定型粉末。FABMS 给出分子离子峰 *m/z* 558[M]$^+$，结合 ^{1}H-和 ^{13}C-NMR 数据，确定分子式为 $C_{34}H_{54}O_6$。IR 显示分子中存在羟基（3402cm^{-1}）和烯键（1650，1600cm^{-1}）。

^{1}H-NMR 低场显示 4 个烯氢信号 δ_H 5.62（m），5.43（m），5.26（br d，*J* =10.0 Hz），5.24（br d，*J* =10.0 Hz）；1 个连氧次甲基氢信号 δ_H 4.06（m）；1 个葡萄糖的端基氢信号

δ_H 5.05（d，J =8.0 Hz）及6个糖上的连氧氢信号 δ_H 4.58～3.97；高场显示2个甲基单峰氢信号 δ_H 0.92（3H，s），0.64（3H，s）及4个甲基双峰氢信号 δ_H 1.06（3H，d，J =6.5 Hz），0.96（3H，d，J =6.5 Hz），0.87（3H，d，J =6.5 Hz），0.85（3H，d，J =6.5 Hz）。^{13}C-NMR 显示分子中有34个碳原子，减去葡萄糖上的6个碳信号，苷元部分有28个碳信号，由分子式计算苷元部分的不饱和度为7。化合物**2**苷元部分的碳原子数和不饱和度与化合物 ergosterol（**1**）相同，因此推测可能为麦角甾醇类化合物。

上述数据与文献报道的 ergosta-3-*O*-*β*-D-glucopyranoside 光谱数据一致，故化合物**2**鉴定为 ergosta-3-*O*-*β*-D-glucopyranoside。

3．ergosta-7, 22-dien-5, 6-epoxy-3-ol（**3**）的结构鉴定　化合物**3**，白色粉末，mp 229～231℃。EIMS 给出分子离子峰 m/z 412［M］$^+$，结合^{1}H-和^{13}C-NMR 数据，确定分子式为 $C_{28}H_{44}O_2$。IR 显示分子中存在羟基（3442cm^{-1}）和烯键（1653cm^{-1}）。

^{1}H-NMR 低场显示3个烯氢信号 δ_H 5.22～5.16（2H，m），5.17（m）；高场显示2个甲基单峰氢信号 δ_H 0.88（3H，s），0.58（3H，s），4个甲基双峰氢信号 δ_H 0.98（3H，d，J = 7.0 Hz），0.87（3H，d，J =7.0 Hz），0.80（3H，d，J =7.0 Hz），0.78（3H，d，J = 7.0 Hz）及2个连氧次甲基氢信号 δ_H 3.92（m），3.49（m）。^{13}C-NMR 显示分子中有28个碳原子，低场有4个烯碳信号 δ_C 139.6，135.4，131.4，119.4 和3个连氧碳信号 δ_C 74.4，72.1，65.9；由分子式计算其不饱和度为7。化合物**3**与化合物 ergosterol（**1**）比较，有相同的不饱和度，只是化合物**3**的分子中多1个氧原子，少1个双键，因此推测可能为环氧麦角甾醇类化合物。

上述数据与文献报道的 ergosta-7, 22-dien-5, 6-epoxy-3-ol 光谱数据一致，化合物**3**鉴定为 ergosta-7, 22-dien-5, 6-epoxy-3-ol。

4．ergosta-4, 6, 8（14）, 22-tetraen-3-one（**4**）的结构鉴定　化合物**4**，黄色针状结晶（$CHCl_3$），mp 119～121℃。EIMS 给出分子离子峰 m/z 392［M］$^+$，结合^{1}H-和^{13}C-NMR 数据，确定分子式为 $C_{28}H_{40}O$。IR 显示分子中存在共轭羰基（1666cm^{-1}）和烯键（1589cm^{-1}）。

^{1}H-NMR 低场显示5个烯氢信号 δ_H 6.61（d，J =9.3 Hz），6.02（d，J =9.3 Hz），5.74（s），5.25～5.21（2H，m）；高场显示2个甲基单峰氢信号 δ_H 1.00（3H，s），0.96（3H，s）及4个甲基双峰氢信号 δ_H 1.06（3H，d，J =7.0 Hz），0.93（3H，d，J =7.0 Hz），0.85（3H，d，J =7.0 Hz），0.83（3H，d，J =7.0 Hz）。^{13}C-NMR 显示分子中有28个碳原子，低场有1个羰基碳信号 δ_C 199.8 和8个烯碳信号 δ_C 164.7，156.4，135.2，134.3，132.7，124.7，124.6，123.2，说明分子中有1个羰基和4个双键。化合物**4**与化合物 ergosta-3-*O*-*β*-D-glucopyranoside（**2**）的苷元部分比较，侧链部分的核磁数据基本相同，且分子中的甲基个数也相同，不同的是化合物**4**的双键位置和个数有变化，且3位为羰基而不是羟基，推测可能为麦角甾烷类化合物。

上述数据与文献报道的 ergosta-4, 6, 8(14), 22-tetraen-3-one 光谱数据一致，化合物**4**鉴定为 ergosta-4, 6, 8(14), 22-tetraen-3-one。

5．ergosta-5*α*, 8*α*-epidioxy-6, 22-dien-3*β*-ol（**5**）的结构鉴定　化合物**5**，白色粉末，mp 186～187℃。EIMS 给出分子离子峰 m/z 428［M］$^+$，结合^{1}H-和^{13}C-NMR 数据，确定分子式为

$C_{28}H_{44}O_3$。IR 显示分子中存在羟基（3519cm^{-1}）和烯键（1660cm^{-1}）。

^{1}H-NMR 低场显示 4 个烯氢信号 δ_H 6.50（d，J = 8.4 Hz），6.24（d，J = 8.4 Hz），5.21～5.15（2H，m）；高场显示 2 个甲基单峰氢信号 δ_H 0.77（3H，s），0.74（3H，s），4 个甲基双峰氢信号 δ_H1.09（3H，d，J = 6.6 Hz），1.00（3H，d，J = 6.6 Hz），0.91（3H，d，J = 6.6 Hz），0.90（3H，d，J = 6.6 Hz）及 1 个连氧次甲基氢信号 δ_H4.01（m）。^{13}C-NMR 显示分子中有 28 个碳原子，低场有 4 个烯碳信号 δ_C135.3，135.1，132.2，130.7 及 3 个连氧碳信号 δ_C 82.1，79.4，66.4；由分子式计算不饱和度为 7，与化合物 ergosterol（**1**）相同，但比它多 2 个氧原子，少 1 个双键，因此推测可能为过氧麦角甾醇类化合物。

上述数据与文献报道的 ergosta-5α, 8α-epidioxy-6, 22-dien-3β-ol 光谱数据一致，化合物 **5** 鉴定为 ergosta-5α, 8α-epidioxy-6, 22-dien-3β-ol。

6. 5α-stigmastan-3, 6-dione（**6**）的结构鉴定　化合物 **6**，白色针状结晶（$CHCl_3$），mp 206～208℃。EIMS 给出分子离子峰 m/z 428[M]$^+$，结合^{1}H-和^{13}C-NMR 数据，确定分子式为 $C_{29}H_{48}O_2$。IR 显示分子中存在羰基（1718，1709cm^{-1}）。

^{1}H-NMR 低场没有氢信号；高场显示 2 个甲基单峰氢信号 δ_H 0.95（3H，s），0.69（3H，s），3 个甲基双峰氢信号 δ_H0.92（3H，d，J =7.0 Hz），0.84（3H，d，J =7.0 Hz），0.81（3H，d，J =7.0 Hz），1 个甲基三重峰氢信号 δ_H 0.85（3H，t，J =7.0 Hz）。^{13}C-NMR 显示分子中有 29 个碳原子，低场为 2 个羰基碳信号 δ_C211.3，209.1，其余碳信号均在高场；由分子式计算不饱和度为 6，减去 2 个羰基，剩余不饱和度为 4，其应为四环甾体。与化合物 ergosterol（**1**）相比，化合物 **6** 的分子中多了 1 个甲基，推测可能为豆甾烷类化合物。

上述数据与文献报道的 5α-stigmastan-3, 6-dione 光谱数据一致，故化合物 **6** 鉴定为 5α-stigmastan-3, 6-dione。

7. stigmast-4-en-3-one（**7**）的结构鉴定　化合物 **7**，白色粉末，mp 80～81℃。EIMS 给出分子离子峰 m/z 412[M]$^+$，结合^{1}H-和^{13}C-NMR 数据，确定分子式为 $C_{29}H_{48}O$。IR 显示分子中存在共轭羰基（1680cm^{-1}）和烯键（1618cm^{-1}）。

^{1}H-NMR 低场只有 1 个烯氢信号 δ_H5.72（s）；高场显示的甲基氢信号的个数与峰形与化合物 5α-stigmastan-3, 6-dione（**6**）十分相似：2 个甲基单峰氢信号 δ_H 1.25（3H，s），0.71（3H，s），3 个甲基双峰氢信号 δ_H1.17（3H，d，J =6.0 Hz），0.84（3H，d，J =6.0 Hz），0.81（3H，d，J =6.0 Hz），1 个甲基三重峰氢信号 δ_H0.89（3H，t，J =6.0 Hz）。^{13}C-NMR 显示分子中有 29 个碳原子，其中低场有 1 个羰基碳信号 δ_C199.9 及 2 个烯碳信号 δ_C172.0，124.0；由分子式计算不饱和度为 6，与化合物 **6** 相同，只是化合物 **7** 多了一个双键，少了一个羰基，故推测仍为豆甾烷类化合物。

上述数据与文献报道的 stigmast-4-en-3-one 光谱数据一致，化合物 **7** 鉴定为 stigmast-4-en-3-one。

（二）异黄酮类化合物

1. genistein（**8**）的结构鉴定　化合物 **8**，黄色针状结晶（acetone），mp 293～295℃。

$AlCl_3$ 反应显黄色，提示其可能为黄酮类化合物。EIMS 给出分子离子峰 m/z 270[M]$^+$，结合^{1}H-和^{13}C-NMR 数据，确定分子式为 $C_{15}H_{10}O_5$。IR 显示分子中存在羟基（3103cm^{-1}），共轭羰基（1651cm^{-1}）和苯环（1616，1570，1520cm^{-1}）。

^{1}H-NMR 中，共有 7 个氢信号，都集中在低场：羟基氢信号 δ_H13.01（s），提示其 5 位有羟基，并与羰基形成了氢键；单峰氢信号 δ_H 8.16（s），提示其可能为异黄酮类化合物；1 套 AA′BB′系统：δ_H 7.44（2H，d，J = 9.0 Hz），6.89（2H，d，J = 9.0 Hz）；苯环间位取代的 2 个氢信号：δ_H 6.40（d，J = 2.0 Hz），6.28（d，J = 2.0 Hz）。

上述数据与文献报道的 genistein 光谱数据一致，化合物 **8** 鉴定为 genistein。

2. daidzein（**9**）的结构鉴定　化合物 **9**，白色粉末，mp ＞ 300℃。$AlCl_3$ 反应显黄色，提示其可能为黄酮类化合物。EIMS 给出分子离子峰 m/z 254[M]$^+$，结合^{1}H-和^{13}C-NMR 数据，确定分子式为 $C_{15}H_{10}O_4$。IR 显示分子中存在羟基（3222cm^{-1}），共轭羰基（1631cm^{-1}）和苯环（1597，1520，1460cm^{-1}）。

^{1}H-NMR 中，共有 8 个氢信号，都集中在低场：单峰氢信号 δ_H 8.27（s），提示可能为异黄酮类化合物；1 套 AA′BB′系统：δ_H 7.37（2H，d，J = 8.5 Hz），6.80（2H，d，J = 8.5 Hz）；1 套 ABX 系统：δ_H 7.95（d，J = 8.5 Hz），6.92（br d，J = 8.5 Hz），6.85（d，J = 2.0 Hz）。

上述数据与文献报道的 daidzein 光谱数据一致，化合物 **9** 鉴定为 daidzein。

（三）环二肽类化合物

1. *cyclo*-(*S*-Pro-*R*-Leu)（**10**）的结构鉴定　化合物 **10**，白色块状结晶（acetone），mp 166～168℃，$[\alpha]_D^{25}$-153.9（C0.25，EtOH）。EIMS 给出分子离子峰 m/z 211[M＋H]$^+$，结合^{1}H-和^{13}C-NMR 数据，确定分子式为 $C_{11}H_{18}N_2O_2$。IR 显示分子中存在氨基（3280cm^{-1}）和酰胺羰基（1690，1670cm^{-1}）。

^{1}H-NMR 高场有 2 个甲基双峰氢信号 δ_H 0.97（3H，d，J = 6.3 Hz），0.94（3H，d，J=6.3 Hz），4 个连氮的氢信号 δ_H 4.11（m），3.99（m），3.60（m），3.52（m）；低场有 1 个活泼氢信号 δ_H 6.15。

^{13}C-NMR 显示分子中有 11 个碳原子，结合 DEPT 谱确定，低场有 2 个羰基碳信号 δ_C 170.1，166.1；高场有 2 个甲基碳信号 δ_C 22.7，21.3，2 个连氮的次甲基碳信号 δ_C 59.0，53.5，4 个亚甲基碳信号 δ_C 45.5，38.8，28.1，23.7 及 1 个次甲基碳信号 δ_C 24.8。由分子式计算不饱和度为 4，减去 2 个羰基，剩余不饱和度为 2，推测为二环化合物。

上述数据与文献报道的 *cyclo*-（*S*-Pro-*R*-Leu）光谱数据一致，化合物 **10** 鉴定为 *cyclo*-（*S*-Pro-*R*-Leu）。

2. *cyclo*-（*S*-Ile-*S*-Leu）（**11**）的结构鉴定　化合物 **11**，白色针状结晶（acetone），mp 240～242℃，$[\alpha]_D^{25}$-83（C 0.1，$CHCl_3$）。FABMS 给出分子离子峰 m/z 227［M＋H］$^+$，结合^{1}H-和^{13}C-NMR 数据，确定分子式为 $C_{12}H_{22}N_2O_2$。IR 显示分子中存在氨基（3200cm^{-1}）和酰胺羰基（1670cm^{-1}）。

^{1}H-NMR 高场有 4 个甲基双峰氢信号，δ_H 1.02（3H，d，J = 7.2 Hz），0.97（3H，d，J = 6.3 Hz），0.93（3H，d，J = 6.3 Hz），0.91（3H，br d，J = 7.2 Hz），2 个连氮的氢

信号 δ_H 3.98（m），3.93（m）；低场有1个活泼氢信号 δ_H 6.27。^{13}C-NMR 显示分子中有12个碳原子，结合DEPT谱确定，低场有2个羰基碳信号 δ_C 168.3，166.8及2个连氮的次甲基碳信号 δ_C 59.0，52.3；高场有4个甲基碳信号 δ_C 23.0，21.7，15.0，11.7；4个亚甲基及次甲基碳信号 δ_C 43.6，37.8，24.3，23.5。由分子式计算不饱和度为3，减去2个羰基，剩余不饱和度为1，推测为单环化合物。

上述数据与文献报道的 *cyclo*-（*S*-Ile-*S*-Leu）光谱数据一致，化合物**11**鉴定为 *cyclo*-（*S*-Ile-*S*-Leu）。

3. *cyclo*-（*S*-Tyr-*S*-Leu）（**12**）的结构鉴定　化合物**12**，白色针状结晶（acetone），mp 248～249℃。EIMS给出分子离子峰 *m/z* 276[M]$^+$，结合^{1}H-和^{13}C-NMR数据，确定分子式为 $C_{15}H_{20}N_2O_3$。IR显示分子中存在氨基（3260cm^{-1}），酰胺羰基（1690cm^{-1}）和苯环（1530，1465cm^{-1}）。

^{1}H-NMR高场显示2个甲基双峰氢信号，δ_H 0.89（3H，d，J = 7.0 Hz），0.85（3H，d，J = 7.0 Hz）及2个连氮的氢信号 δ_H 4.62（m），4.13（m）；低场有1个活泼氢信号 δ_H 11.4，1套AA′BB′系统：δ_H 7.37（2H，d，J = 7.5 Hz），7.07（2H，d，J = 7.5 Hz）。^{13}C-NMR显示分子中有15个碳原子，结合DEPT谱确定，低场有2个羰基碳信号 δ_C 169.0，167.8，6个苯环上的碳信号 δ_C 158.2，132.3（2个），127.1，116.3（2个）；高场有2个甲基碳信号 δ_C 23.4，21.4，2个连氮的次甲基碳信号 δ_C 57.5，54.0，2个亚甲基碳信号 δ_C 45.1，40.1，1个次甲基碳信号 δ_C 24.3。由分子式计算不饱和度为7，减去2个羰基，1个苯环，剩余不饱和度为1，故推测为单环化合物。

上述数据与文献报道的 *cyclo*-（*S*-Tyr-*S*-Leu）光谱数据一致，化合物**12**鉴定为 *cyclo*-（*S*-Tyr-*S*-Leu）。

（四）氨基酸类化合物

1. phenylalanine（**13**）的结构鉴定　化合物**13**，白色粉末，mp 283～284℃。IR及薄层层析与phenylalanine一致，鉴定为phenylalanine。

2. alanine（**14**）的结构鉴定　化合物**14**，白色粉末，mp 297～298℃。IR及薄层层析与alanine一致，鉴定为alanine。

3. leucine（**15**）的结构鉴定　化合物**15**，白色粉末，mp 293～295℃。IR及薄层层析与leucine一致，鉴定为leucine。

（五）核苷类化合物

1. guanosine（**16**）的结构鉴定　化合物**16**，白色粉末，mp 271～273℃。FAB给出分子离子峰 *m/z* 284[M+H]$^+$，IR及薄层层析与guanosine一致，鉴定为guanosine。

2. adenosine（**17**）的结构鉴定　化合物**17**，白色粉末，mp 245～246℃。FAB给出分子离子峰 *m/z* 268[M+H]$^+$，IR及薄层层析与adenosine一致，鉴定为adenosine。

（六）小分子多元醇类化合物

1. mannitol（**18**）的结构鉴定　化合物**18**，白色块状结晶（CH_3OH-H_2O），mp 164～165℃。IR及薄层层析与mannitol一致，鉴定为mannitol。

2. ribitol（**19**）的结构鉴定　化合物**19**，白色块状结晶（CH_3OH-H_2O），mp 110～

112℃。^{13}C-NMR 显示分子中有 5 个连氧碳 δ_C 73.7-65.8，鉴定为 ribitol。

（七）其他类化合物

1. 倍半萜 sterpuric acid（**20**）的结构鉴定　化合物 **20**，白色粉末，mp 176 ~ 178℃，$[\alpha]_D^{25}$ +94.3（C 0.07，MeOH）。EIMS 给出分子离子峰 *m/z* 250[M]$^+$，结合^{1}H-和^{13}C-NMR 数据，确定分子式为 $C_{15}H_{22}O_3$。IR 显示分子中存在羟基（3340cm^{-1}）和羧基（1680cm^{-1}）。

^{1}H-NMR 低场无信号；高场有 3 个甲基单峰氢信号 δ_H 1.52（3H，s），1.23（3H，s），1.09（3H，s）。^{13}C-NMR 显示 15 个碳信号，确定其骨架为倍半萜类化合物；其中低场有 1 个羧基碳信号 δ_C 179.1，2 个烯碳信号 δ_C 136.3，128.6 及 1 个连氧碳信号 δ_C 71.7；由分子式计算不饱和度为 5，减去一个羧基和一个双键，剩余不饱和度为 3，推测为三环倍半萜。

上述数据与文献报道的 sterpuric acid 光谱数据一致，化合物 **20** 鉴定为 sterpuric acid。

2. 神经酰胺（2*S*，3*S*，4*R*，2′*R*）-2-（2′-hydroxyltetracosanoylamino）octadecane-1, 3, 4-triol（**21**）的结构鉴定　化合物 **21**，白色粉末，mp 140 ~ 142℃，$[\alpha]_D^{25}$ +9（C 0.21，pyridine）。FABMS 给出分子离子峰 *m/z* 683[M]$^+$，结合^{1}H-和^{13}C-NMR 数据，确定分子式为 $C_{42}H_{85}NO_5$。FABMS 还给出碎片峰 *m/z* 318[-$C_{18}H_{39}NO_3$ + 1]$^+$。IR 显示分子中存在氨基（3336cm^{-1}），烷基（2916，2848cm^{-1}）和酰胺羰基（1620cm^{-1}）。

^{1}H-NMR 低场只有 1 个活泼氢信号 δ_H 8.57；高场有 2 个重合的甲基三重峰氢信号 δ_H 0.86（6H，t，*J* = 6.7 Hz），1 个连氮的氢信号 δ_H 5.12（m），5 个连氧氢信号 δ_H 4.63（dd，*J* = 7.5，3.5 Hz），4.52（dd，*J* = 10.5，4.5 Hz），4.43（dd，*J* = 10.5，5.5 Hz），4.36（m），4.29（m），60 个亚甲基氢信号 δ_H 1.41 ~ 1.25（br s）。^{13}C-NMR 显示分子中有 42 个碳原子，低场为 1 个羰基碳信号 δ_C 175.5，4 个连氧碳信号 δ_C 77.0，73.3，72.7，62.3，1 个连氮碳信号 δ_C 53.2；高场有 2 个甲基碳信号 δ_C 14.5（2），30 个亚甲基碳信号 δ_C 30.6 ~ 29.8。

上述数据与文献报道的（2*S*，3*S*，4*R*，2′*R*）-2-（2′-hydroxyltetracosanoylamino）octadecane-1, 3, 4-triol 光谱数据一致，化合物 **21** 鉴定为（2*S*，3*S*，4*R*，2′*R*）-2-（2′-hydroxyltetracosanoylamino）octadecane-1，3，4-triol。

3. 桂皮酸 cinnamic acid（**22**）的结构鉴定　化合物 **22**，白色针状结晶（acetone），mp 127 ~ 128℃。EIMS 给出分子离子峰 *m/z* 148[M]$^+$，结合^{1}H-NMR 数据，确定分子式为 $C_9H_8O_2$。IR 显示分子中存在羟基（3026cm^{-1}），共轭羧基（1684cm^{-1}）和苯环（1630，1448cm^{-1}）。

^{1}H-NMR 中，共有 7 个氢信号，都集中在低场：δ_H 7.64（d，*J* = 16.5 Hz）与 6.49（d，*J* = 16.5 Hz），提示有反式双键的存在；其余的 5 个氢信号呈多重峰，集中在 δ_H 7.65 ~ 7.40，均为苯环上的氢信号，化合物 **22** 鉴定为 cinnamic acid。

4. 二十七碳酸 carboceric acid（**23**）的结构鉴定　化合物 **23**，白色粉末。FABMS 给出分子离子峰 *m/z* 411[M + H]$^+$，结合^{1}H-NMR 数据，确定分子式为 $C_{27}H_{54}O_2$。IR 显示分子中存在羧基（1709cm^{-1}）和烷基（2916，2848cm^{-1}）。^{1}H-NMR 中，46 个氢信号（H-3-25）集中在 δ_H 1.29 ~ 1.25 处，表明有长脂肪链存在，结合 FABMS，鉴定化合物 **23** 为 carboceric acid。

5. 海藻糖（1,1′)-α, α-trehalose（**24**）的结构鉴定　化合物 **24**，白色块状结晶（CH_3OH-H_2O），mp 210～212℃。ESIMS 给出分子离子峰 m/z 365[M+Na]$^+$，结合^{1}H-和^{13}C-NMR 数据，确定分子式为 $C_{12}H_{22}O_{11}$。

^{1}H-NMR 中，共有 6 个氢信号，端基氢信号为 δ_H 5.21（d，J = 3.5 Hz），偶合常数较小，应为 α-构型。^{13}C-NMR 显示分子中有 6 个碳信号，结合分子量，鉴定化合物 **24** 为（1, 1′)-α, α-trehalose。

总结

对伞菌目 Agaricales，口蘑科 Tricholomataceae，小火焰属 *Flammulina* 真菌构菌 *Flammulina velutipes*（W. Curt. Fr.）Singer 的深层发酵菌丝体进行化学成分和药理活性研究，从中分离得到 24 个化合物，通过光谱分析鉴定，分别为：5 个麦角甾烷类化合物，2 个豆甾烷类化合物，2 个黄酮类化合物，3 个环二肽类化合物，3 个氨基酸，2 个核苷类化合物，2 个小分子多元醇类化合物，及倍半萜，神经酰胺，桂皮酸，二十七碳酸，(1, 1′)-α，α-海藻糖。其中，17 个化合物为首次从构菌发酵菌丝体中得到。

（陈若芸）

参 考 文 献

1. 曹培让，吴祖道，王汝聪. 生物化学杂志，1990，6（2）:176－180
2. 程桂芳，杨永春，刘大培，等. 中国药理学通报，1992，8（1）:20－23
3. 曹培让，王淑芳，徐贵祥. 中草药，1992，23（10）:511－512
4. 康洁，陈若芸. 构菌发酵菌丝体化学成分的研究. 中国中药杂志，2005，30:193－195
5. Jie Kang, Hong Qing Wang, Ruo Yun Chen. Studies on the constituents of the mycelia produced from fermented culture of *Flammulinqa Velutipes*（Cur. Fr.）Sing. *International journal of Medicinal Mushrooms*, 2003, 5: 391－396

第三节　构菌的药理研究

一、构菌菌丝酒提物对小鼠学习记忆障碍的改善作用

（一）构菌菌丝酒提物对东莨菪碱致小鼠学习记忆获得障碍的影响

ICR 小鼠 120 只，体重 20～24g，雄性，实验前在动物房饲养 2 天以适应环境。实验前随机分为 6 组，每组 20 只。设正常对照组、模型组、构菌菌丝酒提取物（0.5、1.0 和 1.5g/kg）3 个剂量组以及阳性对照药多萘哌齐 5mg/kg 组，均灌胃给药。连续给药 3 次后，除正常对照组外，给各组小鼠腹腔注射乙酰胆碱 M 型受体拮抗剂东莨菪碱 1mg/kg 造成动物记忆获得障碍，半小时后将小鼠放进明暗箱中先适应环境 3min，然后通电 5min（给定电压为 36V），使小鼠学会逃避被电击。24h 后进行记忆测试，记录小鼠进入暗箱的潜伏期及 5min 内进入暗箱的次数（错误次数），见表 5-3-1。模型组与正常对照组比，小鼠进入暗场的潜伏期明显缩短，错误次数明显增多，表明东莨菪碱造成了动物学习记忆障碍。给药组与模型组相比，构菌菌丝酒提物 0.5、1.0 和 1.5g/kg 3 个剂量组均能明显延长小鼠进入暗场

的潜伏期，有量效关系；1.0 和 1.5g/kg 剂量组能明显减少小鼠的错误次数。由小鼠进入暗场的潜伏期结果计算得到菌丝酒提物 0.5、1.0 和 1.5g/kg 剂量组对小鼠学习记忆障碍的改善率分别为 59.5%、79.8% 和 91.6%。结果表明，构菌菌丝酒提物对小鼠学习记忆获得障碍有显著的改善作用。

表 5-3-1 构菌菌丝酒提取物对东莨菪碱致小鼠学习记忆障碍的影响

组　别	剂量（g/kg）	潜伏期（s）	错误次数	改善率（%）
正常对照		278 ±67	0.1 ±0.3	
东莨菪碱	0.001	100 ±92###	1.9 ±1.9##	
构菌菌丝酒提物	0.5	206 ±13 *	0.5 ±1.0	59.5
	1.0	242 ±96 **	0.3 ±0.5 *	79.8
	1.5	263 ±72 ***	0.5 ±0.7 *	91.6
多萘哌齐	0.005	278 ±42 ***	0.4 ±0.5 *	100

平均值 ± 标准差，n = 20。与正常对照组比较，## $P < 0.01$，### $P < 0.001$；与模型组比较，* $P < 0.05$，** $P < 0.01$，*** $P < 0.001$

（二）构菌菌丝酒提物对乙醇造成小鼠记忆再现缺失的影响

测试仪器为小鼠跳台仪。动物分组如前。将小鼠放进明暗箱中先适应环境 3min，然后通电 5min（给定电压为 36V），使小鼠学会逃避被电击。24h 后给小鼠腹腔注射 30% 乙醇 2.5ml/kg（正常对照组除外），30min 后记录小鼠跳下安全岛的潜伏期及 5min 内跳下安全岛的次数，实验数据见表 5-3-2。与模型组相比，构菌菌丝酒提取物 0.5 和 1.5g/kg 剂量组能明显延长小鼠跳下安全岛的潜伏期，改善率分别为 66.7% 和 72.4%；构菌菌丝酒提取物 1.5g/kg 剂量组小鼠跳下安全岛的次数明显减少，提示乙醇可造成小鼠记忆再现缺失，构菌菌丝酒提取物对乙醇致小鼠记忆再现缺失障碍有改善作用。

表 5-3-2 构菌菌丝酒提取物对乙醇致小鼠记忆再现缺失障碍的影响

组　别	剂量（g/kg）	潜伏期（s）	错误次数	改善率（%）
正常对照		262.8 ±84.7	0.1 ±0.3	
乙醇	30% 2.5ml	146.1 ±146.9#	0.9 ±0.9##	
构菌菌丝酒提物	0.5	223.9 ±123.0 *	0.4 ±0.7 *	66.7
	1.0	202 ±146.7	0.6 ±0.9	48.1
	1.5	230.6 ±120.1 *	0.4 ±0.5 *	72.4
多萘哌齐	0.005	161.8 ±147.2	0.7 ±0.8	13.5

平均值 ± 标准差，n = 20。与正常对照组比较，# $P < 0.05$，## $P < 0.01$；与模型组比较，* $P < 0.05$

（三）构菌菌丝酒提物对环己酰亚胺造成小鼠记忆巩固障碍的影响

腹腔注射环己酰亚胺 120mg/kg 使小鼠脑内蛋白合成受到抑制导致其记忆巩固障碍，实验数据见表 5-3-3。与模型组相比，构菌菌丝酒提取物能明显延长小鼠跳下安全岛的潜伏期（$P<0.001$），其潜伏期改善率为 114.5%，同时小鼠跳下安全岛的次数明显减少（$P<0.01$），1g/kg 剂量组作用最强。结果表明，构菌菌丝酒提物对环己酰亚胺造成的小鼠记忆巩固障碍有改善作用。

表 5-3-3 构菌菌丝酒提取物对环己酰亚胺致小鼠记忆巩固障碍的影响

组别	剂量（g/kg）	潜伏期（s）	错误次数	改善率（%）
正常对照		275.8 ± 76.5##	0.1 ± 0.3##	
环己酰亚胺	0.12	149.1 ± 139.4	1.1 ± 1.2	
构菌菌丝酒提物	0.5	211.0 ± 144.3	0.6 ± 1.1	48.9
	1.0	294.2 ± 16.7***	0.2 ± 0.4**	114.5
	1.5	215.9 ± 131.8*	0.4 ± 0.7*	52.7
多萘哌齐	0.005	207.5 ± 121.3	0.5 ± 0.7	46.1

平均值 ± 标准差，n = 20。与正常对照组比，## $P<0.01$；与模型组比较，* $P<0.05$，** $P<0.01$，*** $P<0.001$

（四）构菌菌丝酒提物对亚硝酸钠造成小鼠记忆巩固障碍的影响

皮下注射亚硝酸钠 120mg/kg 造成小鼠缺氧导致其记忆巩固障碍，实验数据见表 5-3-4。与模型组相比，构菌菌丝酒提物 1.0 和 1.5g/kg 剂量组均能明显延长小鼠进入暗场的潜伏期（$P<0.05$ 和 $P<0.01$），3 个剂量组均能明显减少错误次数。构菌菌丝酒提物 3 个剂量组小鼠的记忆改善率分别为 56.4%、77.3% 和 116.8%，结果表明，构菌菌丝酒提物对亚硝酸钠造成的小鼠记忆巩固障碍有改善作用。

表 5-3-4 构菌菌丝酒提物对亚硝酸钠致小鼠记忆巩固的影响

组别	剂量（g/kg）	潜伏期（s）	错误次数	改善率（%）
正常对照		252 ± 81	0.5 ± 0.7	
亚硝酸钠	0.12	142 ± 129#	1.8 ± 1.5#	
构菌菌丝酒提物	0.5	204 ± 108	0.8 ± 1.3	56.4
	1.0	227 ± 113*	0.7 ± 0.8*	77.3
	1.5	270 ± 79**	0.5 ± 1.1*	116.8
多萘哌齐（阳性药）	0.005	272 ± 68**	0.4 ± 0.9*	118.7

平均值 ± 标准差，n = 20。与正常对照组比，# $P<0.05$；与模型组比较，* $P<0.05$，** $P<0.01$

二、构菌菌丝酒提物对小鼠断头喘息的影响

给小鼠皮下注射菌丝酒提物 0.5、1.0 或 1.5g/kg，30min 后用剪刀迅速剪下小鼠头部，

开始计时，记录小鼠头部脱离身体后张口喘息的时间。小鼠被断头后菌丝酒提物组 1.0 和 1.5g/kg 剂量组与正常对照组比较，其喘息时间分别延长了 41.8% 和 72.7%，均有统计学差异（$P<0.001$）。构菌菌丝酒提物 0.5g/kg 与正常对照组相比其喘息时间延长了 6.2%。结果表明，构菌菌丝酒提物可促进动物需氧代谢，改善脑缺氧状态，见表 5-3-5。

表 5-3-5 构菌菌丝酒提物对小鼠断头喘息时间的影响

组 别	剂量（g/kg）	喘息时间（s）	延长率（%）
溶剂对照		19.4 ± 2.1	
构菌菌丝酒提物	0.5	20.6 ± 5.8*	6.2
	1.0	27.5 ± 5.3***	41.8
	1.5	33.5 ± 6.6***	72.7

平均值 ± 标准差，n = 10。与溶剂对照组比，* $P<0.05$，*** $P<0.001$

三、构菌菌丝酒提物抗疲劳作用

桶中水深 19cm，温度保持在 19℃。灌胃给药 30min 后，将小鼠放入水中，观察并记录小鼠在水中的游泳（存活）时间。与正常对照组比较，构菌菌丝酒提物 0.5、1.0 和1.5g/kg 剂量组小鼠游泳时间分别延长了 32.5%、64.9% 和 97.4%，均具有统计学差异（$P<0.05$）。结果表明，构菌菌丝酒提物具有抗疲劳作用，见表 5-3-6。

表 5-3-6 菌丝酒提物对小鼠游泳时间的影响

组 别	剂量（g/kg）	游泳时间（min）	延长率（%）
溶剂对照		11.4 ± 2.3	
构菌菌丝酒提物	0.5	15.1 ± 2.2*	32.5
	1.0	18.8 ± 5.6*	64.9
	1.5	22.5 ± 8.2*	97.4

平均值 ± 标准差，n = 10。与溶剂对照组比，* $P<0.05$

四、构菌蛋白质抗凝血作用

用白陶土部分凝血活酶时间法观察冬菇蛋白质抗凝血作用，冬菇蛋白质浓度为 10^{-6} ~ 10^{-4}mol/L，以白陶土颗粒聚集时间长短作为指示其作用强弱的指标。当冬菇蛋白质浓度为 3×10^{-5}mol/L 时能完全抑制白陶土部分凝血活酶活性，放置 24h 也未发生凝集，提示冬菇蛋白质可影响内源性凝血系统中的凝血因子。

五、构菌蛋白质抗血小板聚集作用

血小板聚集诱导剂为胶原，由大鼠腹部皮肤制备，浓度为 5%。体外实验时冬菇蛋白质浓度为 10^{-6} ~ 10^{-4}mol/L，体内实验由静脉注射，剂量为 1×10^{-5} 和 1.25×10^{-5}mol/kg，借助血小板聚集仪观察并描记透光率的变化，判定血小板聚集的程度。冬菇蛋白质浓度在

10^{-5} ~5×10^{-5}mol/L 范围内，可抑制胶原引起的血小板聚集作用，7.5×10^{-5}mol/L 时能完全抑制，其 IC_{50}为 4×10^{-5}mol/L，静脉注射 1.25×10^{-5}mol/kg 时，对血小板聚集抑制率达 60%，但 10^{-5}mol/kg 时的抑制率仅 10%，提示冬菇蛋白质抗血小板聚集有效剂量范围较窄。但无论是体外或体内都观察到抗血小板聚集作用，在低于 5×10^{-5}mol/L 时未见溶血现象，这表明冬菇蛋白质抗血栓形成作用并非因破坏红细胞膜所致。

六、构菌蛋白质对抗体外血栓形成作用

将大鼠分为 5 组，一组为对照组，静脉注射生理盐水，其他 4 组分别静脉注射不同浓度的冬菇蛋白质，15min 后由腹主动脉取血 3ml，立即向环行管内灌注 2ml，将管的两端接合，置 37℃ 恒温的血栓形成仪的旋转台上旋转，70r/min，10min，转毕，取出环行管，倒出血液，测量生成的血栓长度及湿重，再置血栓于 60℃ 恒温箱中加热 20min，烤干，称重。大鼠静脉注射冬菇蛋白质 7.5×10^{-7} mol/kg 可明显减轻血栓形成的重量、缩短血栓形成的长度（表6-3-7），10^{-6} mol/kg 剂量下完全抑制血栓的形成，IC_{50}为 4.4×10^{-7}mol/kg。可见，冬菇蛋白质具有较强的抗体外血栓形成作用。

表 5-3-7 冬菇蛋白质对大鼠体外血栓形成的影响

组 别	剂量 (10^{-7}mol/kg)	n	血栓形成	
			长度（cm）	干重（mg）
冬菇蛋白质	2.5	3	3.40 ± 1.42	49.67 ± 33.50
	5.0	4	2.40 ± 1.60	27.40 ± 19.14
	7.5	4	0.20 ± 0.20***	4.95 ± 5.76***
	10.0	3	0***	0***
对 照		5	4.14 ± 1.08	51.02 ± 21.68

与对照组比，*** $P<0.001$

（张建军）

参 考 文 献

1. 王亚芳，张建军. 构菌菌丝酒提物的药效学研究. 中国食用菌，2003，22（4）:35－37
2. 王亚芳，张建军. 构菌对小鼠学习记忆能力的改善作用. 中国新医药，2003，2（8）:1－2
3. 程桂芳，杨永春. 人工培养冬菇菌丝体中抗血栓形成成分的分离和生物学性质. 中国药理学通报，1992，8（1）:20－23

第六章　买麻藤属植物（包括山葡萄，蛇葡萄）研究的新进展

概　　述

在小叶买麻藤的研究中（《中草药现代研究》第3卷第40章），发现了其有效部分（a、b及c）及系列化合物（GLs）对肝损伤有保护作用，并对白三烯（LTs）B_4、C_4有明显的生物合成抑制作用。为了寻找活性强、结构新颖的化合物，并考虑进一步开发新药和扩大药源，在上述研究的基础上，对小叶买麻藤及其所属植物进行了更深入的研究。在此期间，该项目陆续得到了国家新药研究基金及国家自然科学基金等资助，2000年又获得了北京市科学技术进步二等奖，使该项目更具有深入研究的意义和必要性。

买麻藤科植物为裸子植物，全科植物只有买麻藤属（*Gnetum*）1属，35种。分布在亚洲、非洲与南美洲等地。据记载我国南部地区分布7种。

我们从云南、福建、海南等地采到了7种买麻藤属植物。它们是：小叶买麻藤（*Gnetum parvifolium*）、大叶买麻藤（*G. montanum*）、海南买麻藤（*G. hainanense*）、垂子买麻藤（*G. pendulum*）、大子买麻藤（*G. montanum f. megalocarpum*）、闭苞买麻藤（*G. cleistostachyum*）和少苞买麻藤（*G. brunonianum*），并先后进行了系统的化学成分研究。从7种买麻藤属植物中，分离得到新的和新颖的化合物共46个，并发现了我国买麻藤属植物中化学成分的特征，即它们的低聚芪类化合物，多以异丹叶大黄素为主聚合而成的各种结构复杂的化合物，并多数具有程度不同的白三烯生成抑制及其受体拮抗作用。低聚芪类化合物为20世纪80年代末新发展起来研究的一类化合物，多以白藜芦醇为单体，聚合成多种多样的白藜芦醇低聚芪类化合物。为此，我们的研究为低聚芪类的化学研究增添了许多新的内容。但有关白藜芦醇低聚体的药理研究，文献报道较少。为了深入地研究低聚芪类化合物的药效及该类成分的构效关系，我们将研究内容扩展到对葡萄科中两种植物成分的研究。选择了葡萄属植物山葡萄（*Vitis amurensis*）和蛇葡萄属植物蛇葡萄（*Ampelopsis sinnica*）进行研究。从中发现了新的与具有特殊结构的化合物16个，许多化合物具有更强的白三烯生成抑制及其受体拮抗等生物活性。

低聚芪类化合物在植物中含量低，要获得纯的单体成分，其提取、分离工作量大，过程长。对结构复杂、分子量大的化合物，全合成也很困难。为了深入地进行药理药效学的研究，我们采取单体以全合成方法获得，低聚芪以半合成或仿生合成的方法获得。所得量较多的样品，供药理进行深入的研究。我们通过改进单体的全合成路线，获得了有活性的天然产物，异丹叶大黄素、白藜芦醇和银松素。采用上述通用的方法又合成了天然二苯乙烯类似物48个，其中一些化合物活性强于天然产物单体。我们又从单体开始，模仿天然获得的低聚体的结构，合成了30余种二苯乙烯低聚体类化合物。某些化合物有特殊的抗炎、抗过敏、

抗氧化等方面的作用，并初步研究了它们的药效学，为新药开发奠定了良好的基础。该项目申请了三项国家专利，进一步的深入研究正在进行中。

因为买麻藤属及葡萄科植物的主要化学成分均为低聚芪类化合物，在药理活性方面有许多共同之处。而且实际研究过程一直在交错进行。为了不占篇幅，本章拟将买麻藤属及葡萄科成分的研究合并为一章一并阐述。

（林　茂）

第一节　小叶买麻藤的化学研究新进展

一、买麻藤丙素的结构修正

《中草药现代研究》第3卷第40章，提到从小叶买麻藤等植物中，获得的一组芪类化合物，如异丹叶大黄素、白藜芦醇、买麻藤丙素（gnetufolin C，**1**）等，均具有明显的白三烯生物合成抑制及其受体拮抗的作用。特别是买麻藤丙素，它的 LTD_4，LTC_4 的受体拮抗作用 IC_{50} 分别为 5.7×10^{-7}、6.39×10^{-7} mol/L，强于对照药 FPL55712 的活性，具备新药开发前景。从生源角度考虑，我们对过去用光谱推定的，具有11元环结构的买麻藤丙素，认为与生源不符，需要用化学的方法进一步确证。为此对**1**进行了进一步的研究。首先将**1**的酚羟基乙酰化，然后以 Lemieux-Johnson's 法（$OsO_4/NaIO_4$ 在二氧六环中）进行氧化，获得酮（**a**）和醛（**b**）两个产物，见图6-1-1。反应表明该化合物的结构不具备11元大环的结构，而应该是具有环外双键的五元环结构。对照**1**的乙酰物光谱数据与 Siddiqui 从 *Gnetum ula* 提取得到的 gnetulin 乙酰物，它们的光谱数据完全一致，为此确定化合物**1**为 gnetulin（**2**）。

二、小叶买麻藤生物碱的化学研究

《中草药现代研究》第3卷第40章中曾扼要叙述了小叶买麻藤生物碱的化学研究，在进一步的研究后，分别确定了买麻藤碱 A、B 和 C 的结构。现将买麻藤生物碱的提取分离过程和结构鉴定分述如下：

（一）买麻藤生物碱的提取分离

小叶买麻藤丙酮不溶部分（513g），以1% HCl 溶解，溶解部分加入饱和的 Na_2CO_3 溶液使 pH =9，收集沉淀，得总生物碱。总生物碱的分离以聚酰胺柱进行。以 $(CH_3)_2CO$-MeOH（90∶24）洗脱得到Ⅰ-Ⅷ8个部分。部分Ⅳ进一步用硅胶柱层析，$(CH_3)_2CO$-MeOH-HOAc（25∶25∶1）洗脱，得买麻藤碱 A。部分Ⅵ进一步用硅胶柱层析，$(CH_3)_2CO$-EtOH 梯度洗脱，并反复用硅胶柱层析，以 $(CH_3)_2CO$-MeOH（1∶1）、$(CH_3)_2CO$ - MeOH -HOAc（50∶25∶1）分别洗脱得到去甲乌药碱（higenamine，**3**）和买麻藤碱 B。部分Ⅴ进一步用硅胶柱层析，以 $(CH_3)_2CO$-MeOH-EtOAc-H_2O（2∶2∶4∶1）洗脱，得到了带黄色的胶状物。将其按常规的乙酰化方法酰化，得酰化物买麻藤碱 C。

（二）小叶买麻藤生物碱的结构鉴定

1. 买麻藤碱 A（**4**）的结构鉴定　无色晶体，mp 148～150℃；$[\alpha]_D^{25}$ 0°，质谱 FAB MS *m/z* 308$[M+Na]^+$，286$[M+1]^+$ 确定分子式为 $C_{17}H_{19}O_3N$。EIMS 谱中具有弱的分子离子峰 *m/z* 285，并有两个碎片离子峰 *m/z* 178（6,7-dihydroxy-*N*-methylisoquinoline）和 *m/z* 107

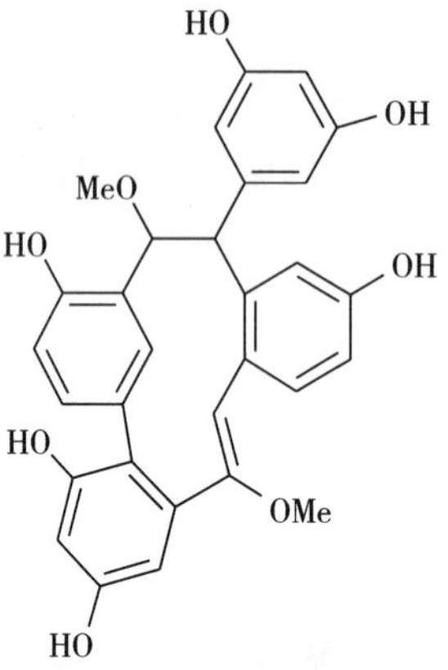

1 gnetifolin C

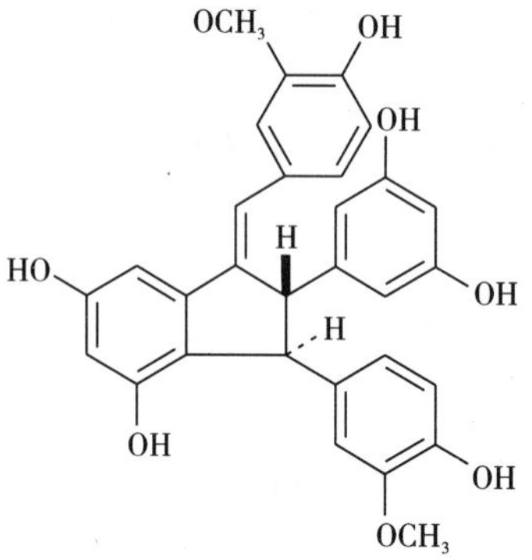

2 gnetulin

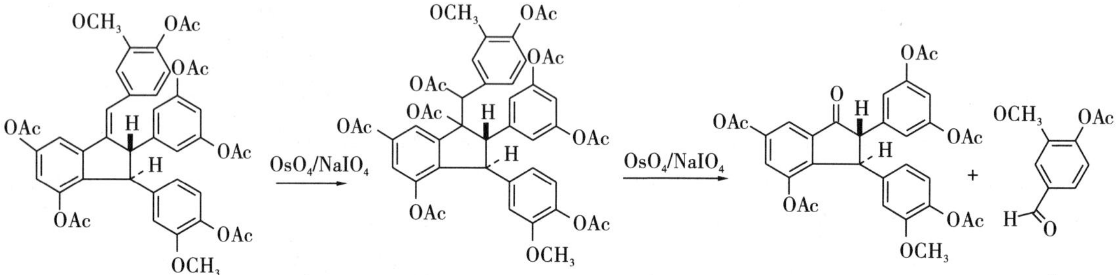

a **b**

图 6-1-1 买麻藤丙素的结构及氧化反应

(*p*-hydroxybenzyl)，说明 **4** 的结构中具有 *N*-Me 基存在。除了 *N*-Me 基（δ_H 2.31，δ_C 42.0）之外，其^{1}H，^{13}C-NMR 谱与化合物 **3** 很相似。为此鉴定买麻藤生物碱 A 为（±）-*N*-methylhigenamine。为了进一步证明 **4** 的结构，将化合物 **3** 与 37% 甲醛溶液在室温下反应 30 分钟，所得反应物用硼氢化钠还原，经精制后得化合物 **4**，由此确证了买麻藤碱 A 的结构，见图 6-1-2。其^{1}H NMR 和^{13}C NMR数据见参考文献。

2．买麻藤碱 B（**5**）的结构鉴定　无色晶体，mp 156 ~ 159℃；$[\alpha]_D^{25}$ 9.6°，EIMS 谱中具有分子离子峰 *m/z* 301，并有碎片离子峰 *m/z* 285[M-16]，说明 **5** 的结构中具有 *N*-oxide 基。故确定分子式为 $C_{17}H_{19}O_4N$。根据^{1}H，^{13}C-NMR 光谱分析，其 C-1 的化学位移较化合物 **3** 处于低场，说明 **5** 的结构中 *N*-oxide 基邻近 C-1 位，为此鉴定买麻藤碱 B 为（-）-N-methylhigenamine *N*-oxide。**5** 的 *p*-hydroxybenzyl 基与 *N*-Me 基的相对构型为顺式（*syn*）是根据^{1}H NMR 谱中 H-1 的化学位移而确定的。**5** 的结构进一步证明是将间位过氯苯甲酸（*m*-chloroperbenzoic acid）的甲醇溶液逐滴加入到化合物 **4** 的甲醇溶液中，在 0 ~ 5℃ 情况下反应 48 小时。经 TLC 精制得化合物 **5**，由此确证了买麻藤碱 B 的结构，见图 6-1-2。其^{1}H NMR 和^{13}C NMR 数据见下列参考文献。

3．买麻藤碱 C（**6**）的结构鉴定　买麻藤碱 C 不易结晶，将其制备成 5 乙酰酯。乙酰物为无色针晶，mp 166 ~ 168℃，EIMS 谱中不具分子离子峰，但有碎片离子峰 *m/z* 242，164

和 136，为 *retro*-Diel-Alder 裂解生成的碎片，说明 **6** 的结构可能具有原小檗碱（proto-berberine）的骨架。确定分子式为 $C_{34}H_{33}O_{10}N$。根据[1]H，^{13}C-NMR 光谱分析，并测定了该化合物的 DEPT、NOE、HMBC 等光谱确定 **6** 为（±）-8-(*p*-hydroxybenzyl)-2, 3, 10, 11-tetrahydroxyprotoberberine。**6** 的相对构型中 *p*-hydroxybenzyl 基与 C 环为同侧，见图 6-1-2。其[1]H NMR 和 ^{13}C NMR数据见下列参考文献。

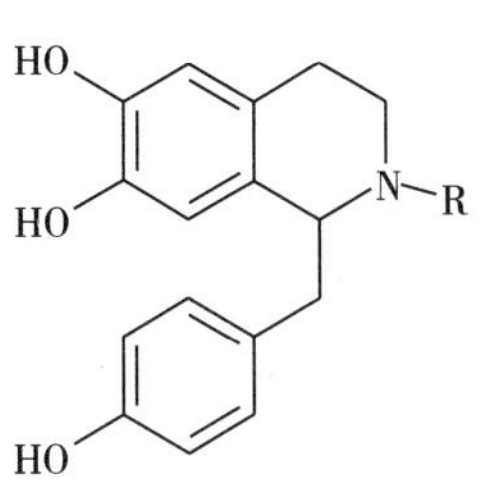

3 higenamine, R=H
4(±)-*N*-methylhigenamine, R=Me

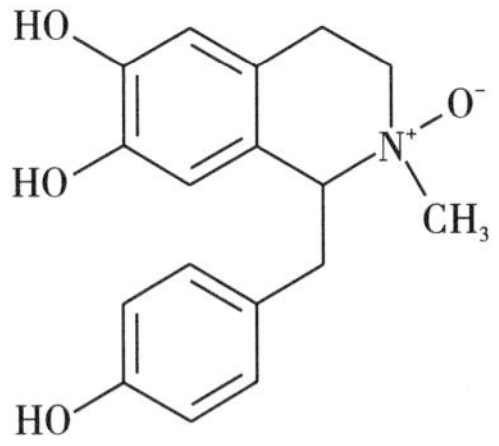

5 *N*-methylhigenamine-*N*-oxide

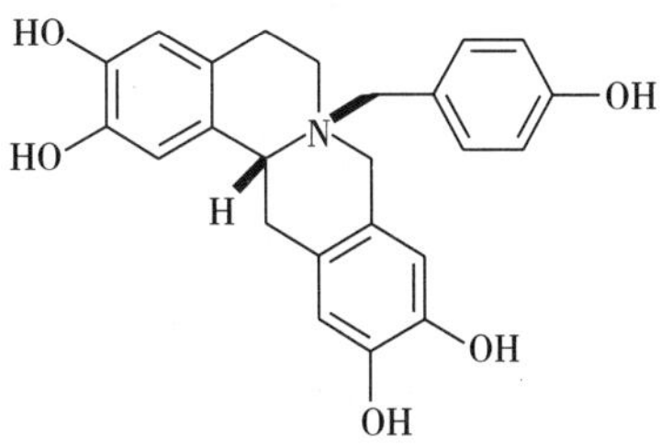

6（±）-8-(p-hydroxybenzyl)-2, 3, 10, 11-tetrahedroxyprotoberberine

图 6-1-2　小叶买麻藤新生物碱的结构

（林　茂）

参 考 文 献

1. Lin M, Li JB, Li SZ, et al. A dimeric stilbene from *Gnetum parvifolium*. Phytochemistry, 1992, 31: 633 – 638
2. Siddiqui ZS, Rahman M, Khan MA, et al. gnetulin, a dimer of 3′, 4, 5′-trihydroxy-3-methoxystilbene from *Gnetum ula*. Tetrahedron, 1993, 49: 10393 – 10396
3. Xu Q, Lin M. Benzylisoquinoline alkaloids from *Gnetum parvifolium*. J. Nat Prod, 1999, 62: 1025 – 1027

第二节　大叶买麻藤的化学

《中草药现代研究》第 3 卷第 40 章中也曾提到了大叶买麻藤的化学研究，在进一步的研究后，从大叶买麻藤中分得了 15 个化合物，其中 4 个鉴定为新化合物。分别命名为买麻藤素 L（**7**）、M（**8**）、N（**9**）及 O（**10**）（gnetifolin L-O），见图 6-2-1。其中买麻藤素 M 和 N 为一对差向异构体。新化合物的结构鉴定均通过生成乙酰化物后测定其各种光谱数据而推定。11 个已知化合物鉴定为异丹叶大黄素（isorhapontigenin，**11**）、白藜芦醇（resveratrol，**12**）、胡萝卜苷（daucosterol）、β-谷甾醇（*β*-sitosterol）、硬脂酸（stearic acid）、买麻藤素戊（gnetifolin E，**13**）、买麻藤醇（gnetol，**14**）、异丹叶大黄素-3-O-*β*-葡萄糖苷（isorhapontigenin-3-O-*β*-glucopyranoside，**15**）、（－）*ε*-viniferin（**16**）、射干素 B（shegensu B，**17**）、买麻藤丙素（gnetufolin C 或 gnetulin，**2**）（已知化合物结构见图 6-2-2）。

一、大叶买麻藤的提取分离

大叶买麻藤藤茎（15kg），以60%乙醇提取3次，提取物经过80%乙醇沉淀，弃去不溶物，可溶物浓缩成膏以50%丙酮溶解，滤去不溶物，可溶物减压干燥得浸膏后，用聚酰胺柱层析，以H_2O、30% EtOH、50% EtOH、95% EtOH、$(CH_3)_2CO$分别洗脱得A、B、C、D、E 5个部分。D部分（125g）用硅胶柱层析，以$CHCl_3$-MeOH-H_2O（8∶1.5∶1，下层）展开至柱底，分割为Ⅰ，Ⅱ，Ⅲ，Ⅳ，Ⅴ，Ⅵ，Ⅶ 7个部分。

部分Ⅰ用硅胶柱层析，以$CHCl_3$、$CHCl_3$-MeOH（19∶1）洗脱，收集20份（50ml/份）。第3～4份，经硅胶H柱层析，以cyclohexane-EtOAc（4∶1）洗脱，得硬脂酸。第5份以硅胶柱层析，cyclohexane-EtOAc（2∶1）洗脱，$CH_3OH/CHCl_3$重结晶得β-谷甾醇。

部分Ⅲ经硅胶H柱层析，以$CHCl_3$-MeOH-H_2O（8∶1.5∶1，下层）为洗脱剂，收集30份（100ml/份）。第12～19份，经硅胶H柱层析，$CHCl_3$-MeOH（9∶1）洗脱，得化合物**11**、**12**粗品及胡萝卜苷，经精制后得它们的精品。

部分Ⅳ，Ⅴ经硅胶H柱层析，$CHCl_3$-MeOH（6∶1）洗脱，收集为30份（100ml/份）。合并为a、b、c和d 4个部分。

a部分，经硅胶H柱层析，cyclohexane-EtOAc-MeOH（1∶1∶0.1）洗脱，得化合物**14**粗品，经硅胶H柱层析，Sephadex LH-20凝胶过滤及重结晶，得化合物**14**精品。

b部分，经硅胶H柱层析，cyclohexane-EtOAc（6∶4）洗脱，收集25份（150ml/份）。第16～20份，经RP-18中压柱层析，MeOH-H_2O（6∶4）洗脱得化合物**17**。

c部分，经硅胶H柱层析petroleum-EtOAc-MeOH（5∶5∶0.5）洗脱，收集30份（100ml/份）。第5～6份，经ODS RP-18低压柱层析，MeOH-H_2O-HAc（45∶55∶0.3）及Sephadex LH-20洗脱，所得物以醋酐-吡啶法酰化，得化合物**16**的乙酰物。第7～8份，经ODS RP-18低压柱层析，MeOH-H_2O-HAc（45∶55∶0.3）洗脱，所得物以醋酐-吡啶酰化，得化合物**2**的乙酰物。第8～10份，经ODS RP-18中压柱层析，MeOH-H_2O（6∶4）洗脱，醋酐-吡啶法酰化，MeOH重结晶，得化合物**7**的乙酰物。第11～14份，硅胶制备薄层层析$CHCl_3$-MeOH-H_2O（8∶2.5∶1，下层）展开，所得物再以ODS RP-18中压柱层析，MeOH-H_2O（45∶55）洗脱，醋酐-吡啶法酰化，硅胶制备薄层层析（cyclohexane-EtOAc-acetone（4∶2∶0.5），分别得到化合物**10**的粗品，及化合物**8**和**9**的混合物，以醋酐-吡啶法酰化，精制后得到化合物**10**的乙酰物及**8**、**9**的乙酰化物混合物。**8**和**9**的乙酰化混合物，经高压液相柱层析，MeOH-H_2O（45∶55）洗脱，硅胶制备薄层层析cyclohexane-EtOAc-acetone（4∶2∶0.5）展开制备，得**8**，**9**的混合乙酰化物。

d部分及C部分，经硅胶H柱层析，以聚酰胺柱层析等手段分别得到化合物**13**和**15**。

二、大叶买麻藤新化合物结构鉴定

（一）买麻藤素L（7）的结构鉴定

全乙酰化物为颗粒状结晶，mp 176～178℃。$[\alpha]_D$-61.7°。HR positive ion L-SIMS谱示有准分子离子峰为m/z 791.2310$[M+Na]^+$，推测分子式为$C_{42}H_{40}O_{14}$。UV示有芪的反式双键吸收特征。^1H NMR谱及^1H-^1H COSY，观察到两套AB_2系统，两套ABX系统的芳氢信号，一个烯氢质子，两个相连的次甲基与亚甲基，两个甲氧基及6个乙酰基质子的信号。^{13}C

NMR，DEPT 谱，观察到 30 个碳代表了 42 个碳的信号，其中有 13 个为芳季碳，12 个为芳碳及一个烯碳，一个次甲基与一个亚甲基，此外还有两个甲氧基及 6 个乙酰基碳的信号。由此推断 **7** 为异丹叶大黄素二聚体，是由两个异丹叶大黄素通过 8a 与 7b 头尾相接的化合物，见图 6-2-1。其 ^{1}H NMR，^{13}C NMR 数据见参考文献。

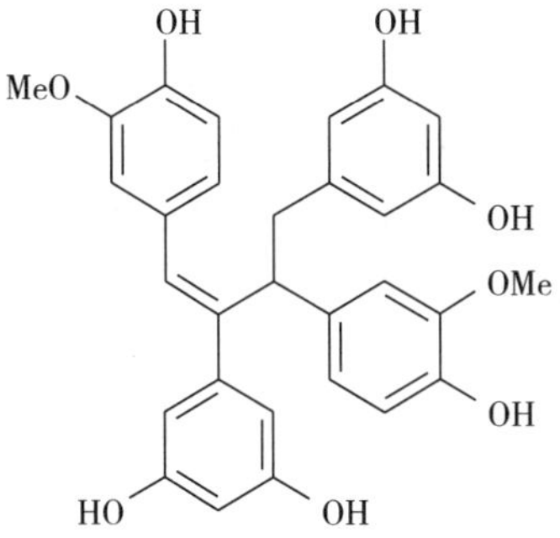

7 gnetifolin L

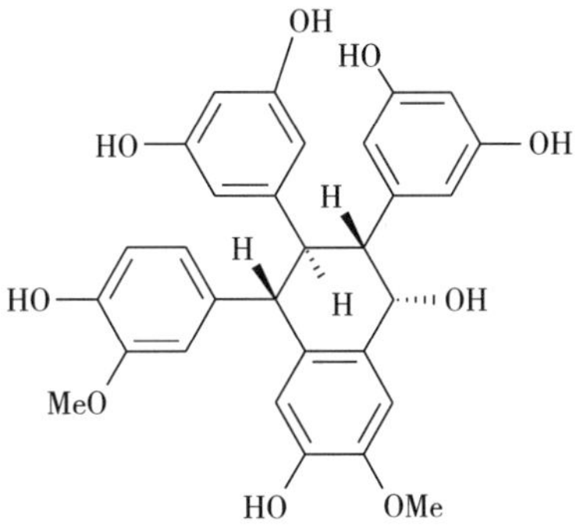

8 gentifolin M

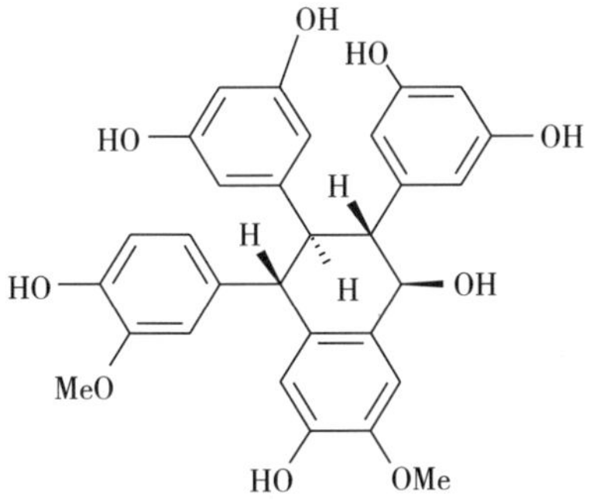

9 gnetifolin N

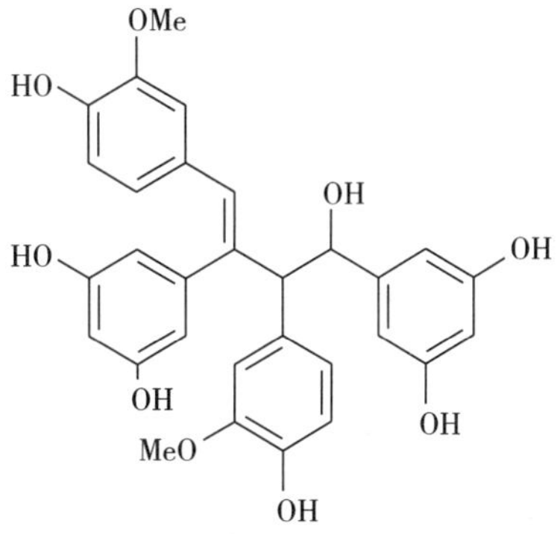

10 gnetifolin O

图 6-2-1　大叶买麻藤新化合物的结构

（二）买麻藤素 O（8）的结构鉴定

全乙酰化物，为无定型粉状，mp 123 ~ 125℃；［α］$_D$-17°，HR positive ion L-SIMS 谱示有准分子离子峰为 *m/z* 849.2365［M + Na］$^+$。推测分子式为 $C_{44}H_{42}O_{16}$，EIMS 谱示有 *m/z*［M^+-60］分子碎片，说明分子中含有 6 个芳乙酰化基和一个脂乙酰基。UV 最大吸收峰在 280nm，说明分子中具有顺式芪的烯氢。^{1}H NMR 与 ^{1}H-^{1}H COSY 谱观察到两套 AB_2 系统、两套 ABX 系统的芳氢信号，一个烯氢质子、两个次甲基质子、7 个乙酰基、两个甲氧基质子的信号。^{13}C NMR 谱、^{13}C-^{1}H COSY 以及 NOE 差谱等光谱观察到该化合物具有 7 个乙酰基、12 个芳碳、一个烯碳、13 个季碳、两个甲氧基碳的信号。由此鉴定 **8** 为异丹叶大黄素二聚体，是由两个异丹叶大黄素通过 8a 与 7b 头尾顺式相连的化合物，而 8b 被羟基取代，见图 6-2-1。其 ^{1}H NMR 和 ^{13}C NMR 数据见下列参考文献。

（三）买麻藤素M（9）与N（10）的结构鉴定

全乙酰化物，为无定型粉状，二者用高压液相未能分开，为在7a（a′）位构型相反的一对差向异构体。其分子式由FTMS测得（*m/z* 865[M+K]$^{+}$），推测分子量为826。结合^{1}H NMR及^{13}C NMR确定分子式为$C_{44}H_{42}O_{16}$。FTMS谱示有*m/z*[M^{+}-60]分子碎片，说明分子中含有一个脂乙酰基。UV最大吸收峰在280nm，说明分子中不含反式共轭双键。^{1}H NMR观察到两套相似质子峰形，它们的比例为3∶2，4个甲氧基的信号与14个乙酰基信号比例也为3∶2。此外，还观察到两套次甲基信号、两套ABX系统、4套AB_2系统、4个孤立系统的芳氢信号。^{13}C NMR谱观察到14个乙酰基碳、8个次甲基碳、4个甲氧基碳的信号，另外还有14个信号代表22个芳碳，18个信号代表26个芳季碳的信号。经^{13}C-^{1}H COSY，及NOE差谱等光谱分析，**9**与**10**为一对分子结构中具有六元环的，且在7a（a′）位构型相反的异丹叶大黄素差向二聚体。**9**的7a/8a/8b/7b相对构型为*cis/trans/trans*，而化合物**10**的相对构型为*trans/trans/trans*，见图6-2-1。其^{1}H NMR和^{13}C NMR数据见参考文献。

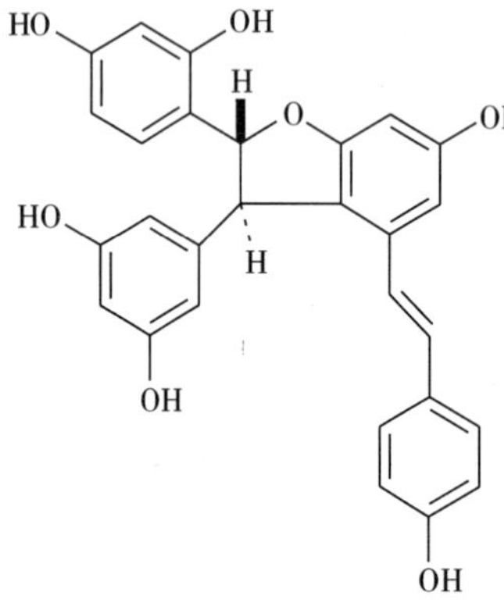

16 (–)-ε-viniferin

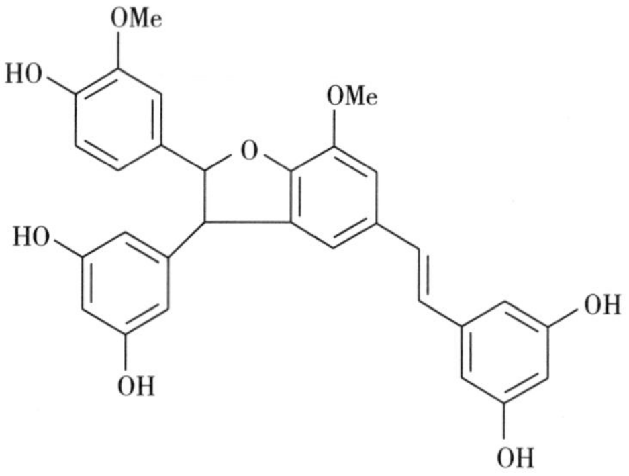

17 shegansu B

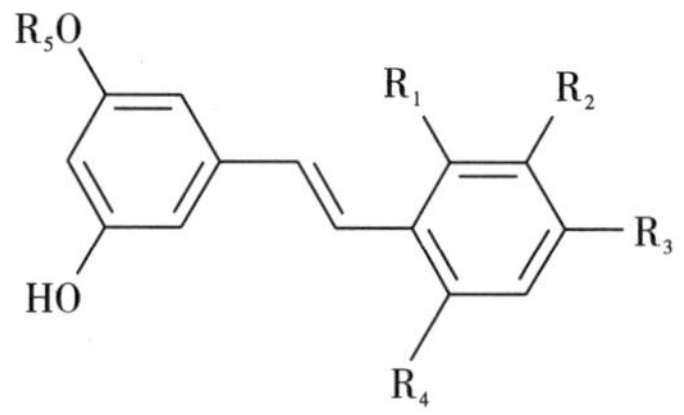

11 R_1=R_4=R_5=H, R_2=OCH_3, R_3=OH isorhapontigenin

12 R_1=R_2=R_4=R_5=H, R_3=OH resveratrol

13 R_1=R_3=R_4=H, R_2=OCH_3, R_5=glu isorhapontigenin-3-O-β-D-glucoside

14 R_1=R_4=OH, R_2=R_3=R_5=H gnetol

15 R_1=R_4=R_5=H, R_2=OCH_3, R_3=Oglu gnetifolin E

图6-2-2 大叶买麻藤新化合物的结构

（林 茂）

参 考 文 献

1. 陈浩，林茂. 大叶买麻藤化学成分的研究. 中草药，1999，30：571－573
2. Chen H，Lin M. A pair of dimeric stilbene epimers from *Gnetum montanum*. Chin Chem Lett，1998，9（11）：1013－1015
3. Chen H，Lin M. gnetifolin L and O，two dimeric stilbemes from *Gnetum montanum*. Chin Chem Lett，1999，10（7）：579－582
4. Zhou LX，Lin M. A New stilbene dimer shegansu B from *Belamcandu chinensis*. J Asian Nat Prod Res，2000，2：169－175

第三节 海南买麻藤的化学

我们曾从海南买麻藤的乙酸乙酯部分得到 10 个化合物，其中 2 个为新化合物，它们的结构当时尚不能鉴定清楚。进一步的继续深入研究，从该部分共分得 29 个化合物，其中 19 个被鉴定为新化合物。分别命名为 gnetuhainins A～S（**18**～**36**），包括 15 个二聚体、3 个三聚体、1 个四聚体（图 6-3-1 及 6-3-2）。其余 10 个为已知化合物，它们分别是：化合物 **2**、**11**、**12**、rhapontigenin（**37**）、oxyresveratrol（**39**），化合物 **14**、**15**、**16**、**17** 和 resveratrol *trans*-dehydrodimer（**38**）（图 6-2-2 及 6-3-3）。化合物 **18**、**19**、**20**、**21**、**22** 与化合物 **36** 是由白藜芦醇和氧化白藜芦醇聚合而成的二聚体；化合物 **23**、**24**、**25**、**26** 与 **33** 是异丹叶大黄素的二聚体；化合物 **27**、**29** 是首次发现的异丹叶大黄素和氧化白藜芦醇的二聚体；化合物 **28** 是第一个异丹叶大黄素和买麻藤醇的二聚体；化合物 **34** 是第一个异丹叶大黄素和白藜芦醇的二聚体；化合物 **30** 是第一个由一个白藜芦醇和两个氧化白藜芦醇聚合而成的三聚体；化合物 **31** 和 **32** 是首次发现的异丹叶大黄素的三聚体；化合物 **35** 是第一个异丹叶大黄素的四聚体，它是由两个异丹叶大黄素的二聚体通过醚键结合起来的化合物。

一、海南买麻藤的提取分离

海南买麻藤的乙酸乙酯部分用硅胶柱层析，$CHCl_3$-MeOH 梯度洗脱，将乙酸乙酯部分分成 A～G 7 个部分。B、C 和 D 部分，分别进行硅胶柱层析（100～200 mesh，5×100cm），以 cyclohexane-acetone（1∶1）洗脱，从 B 部分得到化合物 **11**，C 部分分别得到化合物 **12** 和 **39**，D 部分以硅胶柱层析（100～200 mesh，5×100cm），cyclohexane-acetone（3∶2）洗脱得到化合物 **14** 和 D_1～D_3 部分。D_3 部分继续以反相中压柱（Lobar column RP-18，43～63μm，2.5×31cm）层析，MeOH-H_2O（6∶4）洗脱，获得化合物 **23**、**24**、**25**、**34** 和化合物 **17**。E 部分以硅胶柱层析（100～200 mesh，5×100cm），cyclohexane-acetone（1∶1）洗脱，得 E_1～E_5 部分。E_1 以反相中压柱（Lobar column RP-18，43～63μm，2.5×31cm）层析，MeOH-H_2O（3∶7）洗脱获得化合物 **27**、**28**、**29**、**36** 和化合物 **2**。E_2 和 E_4 均以反相中压柱（Lobar column RP-18，43～63μm，2.5×31cm）层析，MeOH-H_2O（1∶1）洗脱，从 E_2 获得化合物 **18**、**19** 和化合物 **12**，**38**、**16**。从 E_4 获得化合物 **20**、**21** 和 **22** 混合物。E_3 以反相中压柱（Lobar column RP-18，43～63μm，2.5×31cm）层析，MeOH-H_2O（6∶4）洗脱，得化合

物**30**、**31**和**32**。E_5 以反相中压柱（Lobar column RP-18，43 ~ 63μm，2.5 × 31cm）层析，MeOH-H_2O（4∶6）洗脱，得化合物**26**、**33**、**35**和化合物**15**。

二、海南买麻藤新化合物的结构鉴定

（一）gnetuhainin A（18）与 gnetuhainin B（19）的结构鉴定

化合物**18**为无色粉末，$[\alpha]_D^{25}$ +13.2°。其分子式由高分辨质谱 HREIMS（*m/z* 470.1375 [M]$^+$）确定为 $C_{28}H_{22}O_7$。通过^{1}H NMR 谱观察到该化合物具有一套 ABX 系统，一套 AB_2 系统，一套 A_2B_2 和一套间位偶合的质子信号，一对反式双键质子及两个苯骈二氢呋喃环质子的信号。^{13}C NMR 谱、HMQC 和 HMBC 等二维谱分析，观察到 26 个芳碳及两个脂碳信号。推定**18**是由一个白藜芦醇和一个氧化白藜芦醇组成的含有苯骈二氢呋喃环的二聚体。它的相对构型由 NOESY 谱推定为 *rel*-（7b*S*，8b*S*），见图 6-3-1。其^{1}H NMR、^{13}C NMR 数据见下列参考文献。

Gnetuhainin B（**19**）的结构：无色粉末，在紫外灯下（254nm）呈亮白色荧光。其分子式由高分辨质谱 HREIMS（*m/z* 468.1182[M]$^+$）确定为 $C_{28}H_{20}O_7$。其^{1}H NMR、^{13}C NMR 谱与化合物**18**相似，只是化合物**18**较**19**多两个苯骈二氢呋喃环上的质子信号。在^{13}C NMR 谱上，化合物**19**较化合物**18**多了两个季碳信号，说明化合物**19**是化合物**18**的苯骈二氢呋喃环上脱去两个氢形成的衍生物。HMBC 谱的远程偶合证实了以上推断，见图 6-3-1。其^{1}HNMR，^{13}C NMR 数据见参考文献。

（二）gnetuhainin C（20）的结构鉴定

为白色粉末，$[\alpha]_D^{25}$ +16.7°。其分子式由高分辨质谱 HREIMS（*m/z* 470.1395[M]$^+$）确定为 $C_{28}H_{22}O_7$。根据其^{1}H NMR、^{13}C NMR 数据提示该化合物是由一个白藜芦醇和一个氧化白藜芦醇聚合而成的二聚体。化合物**20**的^{1}H NMR 谱，除了芳环 11 个氢外，还在 δ3.32、4.44、3.76、3.98 处有 4 个互相偶合的脂肪质子信号。其^{13}C NMR 谱数据也证实化合物**20**含有 4 个脂碳和 24 个芳碳信号。我们分别在室温和 90℃ 测定了化合物**20**的氢谱，它们没有明显的区别，说明**20**的结构为刚性的，不能自由旋转。**20**的 H-8a 和 H-8b 呈 *W* 型偶合关系，因此在^{1}H-^{1}H COSY 谱中可观察到它们之间较强的 *W* 型偶合。通过 NOE 实验，确定化合物**20**的相对构型为 *rel*-(7a*R*,8a*S*,7b*S*,8b*R*)，其结构与光谱数据分别见图 6-3-1 和参考文献。

（三）gnetuhainin D（21）与 gnetuhainin E（22）的结构鉴定

化合物**21**与**22**为混合物，它们的比例约为 5∶3，但不能用高效液相分开。**21**、**22**的高分辨快速原子轰击质谱 HRFABMS *m/z* 471.1465[M + H-H_2O]，确定它们的分子式均为 $C_{28}H_{25}O_8$。化合物**21**与**22**的^{1}H NMR、^{13}C NMR 谱酷似，说明二者结构相似，可能为立体异构体。化合物**21**的^{1}H NMR 谱观察到 12 个芳环质子和 4 个多重偶合的脂肪质子信号，分别具有 AB_2、A_2B_2、ABX 和间位偶合质子信号各一套。^{13}C NMR 谱观察到 24 个芳碳、4 个脂肪碳和一个与羟基相连的脂肪碳信号（δ 83.4）。HMBC 谱确证了化合物**21**的结构。通过 NOESY 谱确定了它的立体构型为 *rel*-(7a*S*,8a*R*,7b*S*,8b*S*)。化合物**21** ^{1}H NMR、^{13}C NMR 谱余下的信号即为化合物**22**的信号。HMBC 谱确证了化合物**22**与**21**具有相同平面的结构，而 NOESY 谱确定了**22**的立体构型为 *rel*-(7a*S*,8a*R*,7b*R*,8b*R*)。它们的结构与光谱数据见图

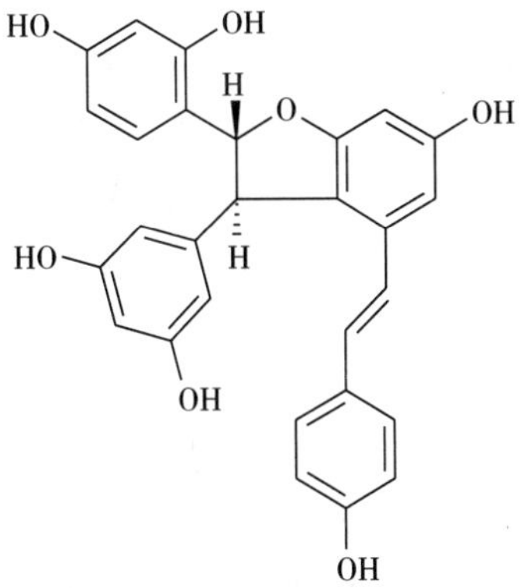

18 gnetuhainin A

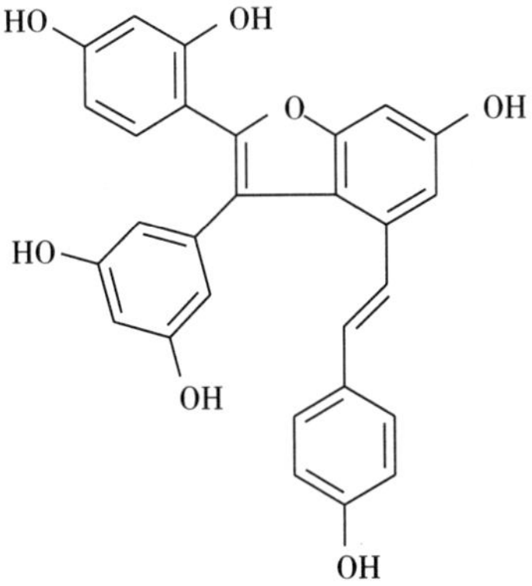

19 gnetuhainin B

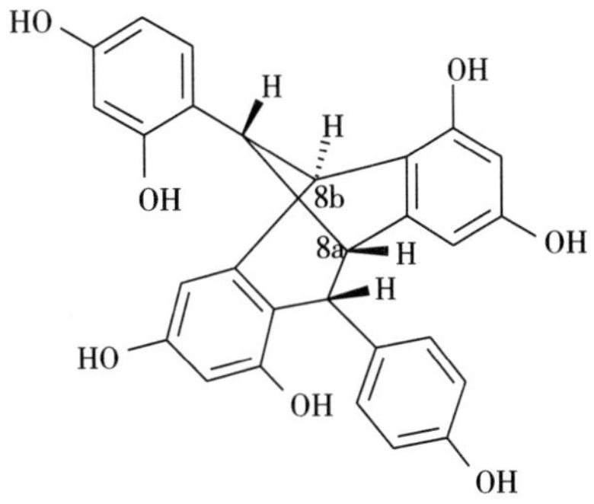

20 gentuhainin C

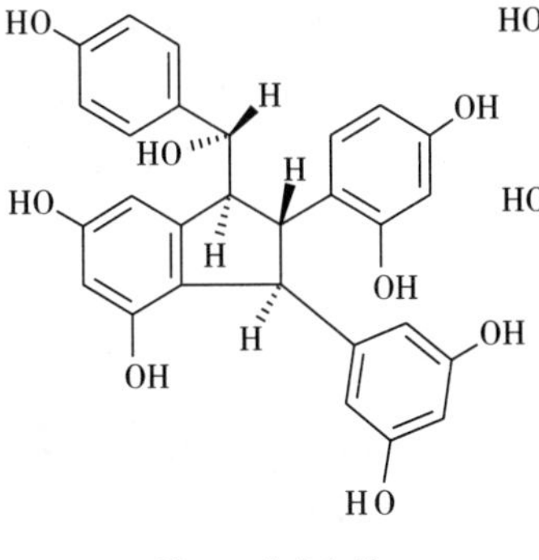

21 gnetuhainin D

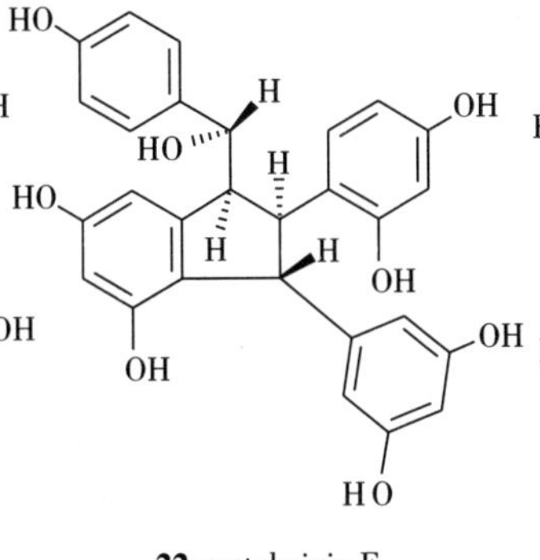

22 gnetuhainin E

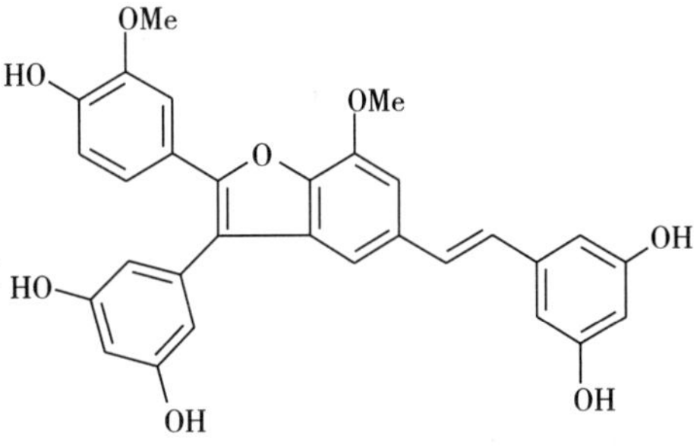

23 gnetuhainin F

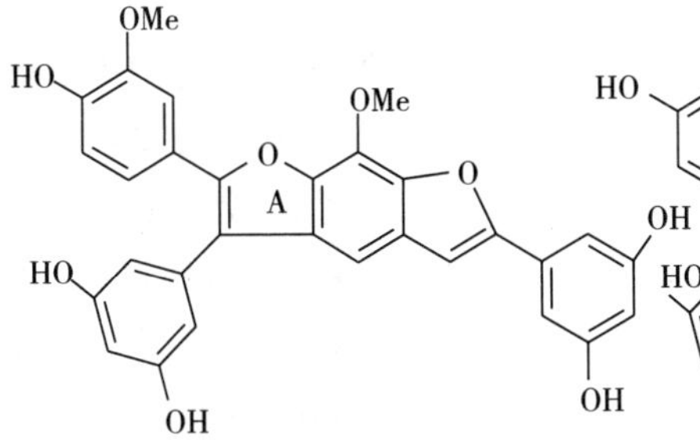

24 gnetuhainin G

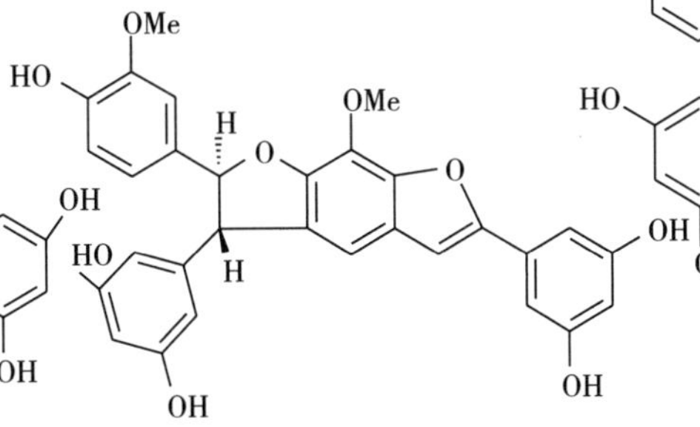

25 gnetuhainin H

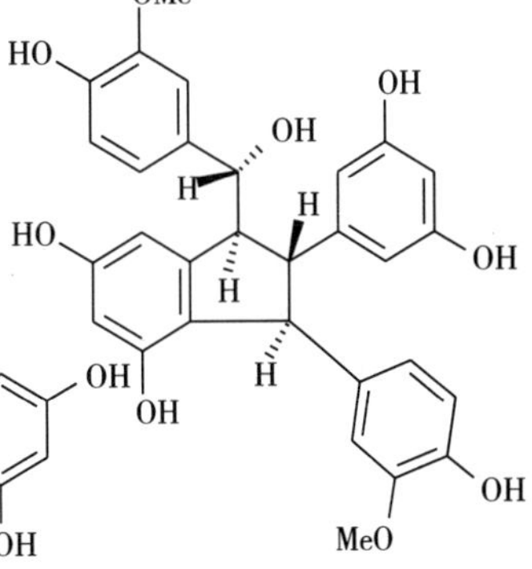

26 gnetuhainin I

图 6-3-1　海南买麻藤新化合物的结构

6-3-1 和参考文献。

（四）gnetuhainin F（23）与 gnetuhainin G（24）的结构鉴定

化合物**23**为浅绿色无定形粉末，在紫外灯下（254nm）呈蓝紫色荧光。高分辨质谱 HREIMS（*m/z* 512.1482[M]$^+$）确定分子式为 $C_{30}H_{24}O_8$，含有 19 个不饱和度。UV 光谱最大吸收在 316 nm，示化合物**23**的结构中具有较长共轭系统。它的^{1}H NMR 具有一套 ABX 系统，两套 AB_2 和一套间位偶合的质子，一对反式双键质子和两个甲氧基的信号。^{13}C NMR 数据除出现 28 个芳香碳和烯碳的信号外，还有两个甲氧基的信号。NOESY 谱观察到 OMe/H-2a、OMe/H-2b 之间有很强的 NOE 关系，说明化合物**23**为异丹叶大黄素的二聚体，两个甲氧基分别连接在 2a 与 2b 的邻位。因分子中两个异丹叶大黄素四个苯环和一个双键占去了 17 个不饱和度，还有两个不饱和度则是通过形成一个苯骈呋喃环而形成的二聚体。HMBC 谱证实了我们的推测。其结构如图 6-3-1 所示，^{1}H NMR、^{13}C NMR光谱数据见参考文献。

化合物**24**为浅绿色无定形粉末，在紫外灯下（254nm）呈蓝紫色荧光。高分辨质谱 HREIMS（*m/z* 526.1264[M]$^+$）确定分子式为 $C_{30}H_{22}O_9$，含有 20 个不饱和度。化合物**24**的^{1}H NMR、^{13}C NMR 谱与化合物**23**酷似，说明二者具有相似的骨架。化合物**24**的^{1}H NMR 谱中没有反式双键，只有一个烯氢质子单峰信号，而在^{13}C NMR 谱中，多于化合物**23**两个季碳信号。鉴于化合物**24**有 20 个不饱和度和多一个氧原子，提示化合物**24**结构中又形成了另一个苯骈呋喃环。HMBC 谱证实了我们的推测，其结构如图 6-3-1 所示。^{1}H NMR、^{13}C NMR 光谱数据见参考文献。

（五）gnetuhainin H（25）与 gnetuhainin I（26）的结构鉴定

化合物**25**为浅黄色无定形粉末，$[\alpha]_D^{25}$ +16.0°，在紫外灯下（254nm）呈蓝色较强的亮色荧光。高分辨质谱 HREIMS（*m/z* 528.1436[M]$^+$）确定分子式为 $C_{30}H_{24}O_9$。化合物**25**的^{1}H NMR、^{13}C NMR 谱与化合物**24**酷似，只是化合物**25**的分子中多于**24**两个苯骈二氢呋喃环质子。推测化合物**25**是化合物**24**结构中一个苯并呋喃环（A）氢化后形成的。HMBC 谱证实了我们的推测，在氢谱中观察到 H-7a/C-2a，6a、H-8a/C-10（14）a 之间有远程偶合。它们的立体构型由 NOESY 确定为 *rel*-(7a*S*,8a*S*)。其结构如图 6-3-1 所示。^{1}H NMR、^{13}C NMR光谱数据见参考文献。

化合物**26**为白色无定形粉末，在紫外灯下（254 nm）呈暗斑。高分辨质谱 HREIMS（*m/z* 533.1808[M+H]$^+$），确定分子式为 $C_{30}H_{28}O_9$，含有 17 个不饱和度。化合物**26**的^{1}H NMR 谱中观察到两套 ABX 系统、一套 AB_2 系统和两个间位系统偶合的质子信号。还有 4 个多重偶合的脂肪质子和两个甲氧基的信号。^{13}C NMR 数据除出现 24 个芳香碳的信号外，还有两个甲氧基的信号和 4 个脂肪碳的信号。其中一个出现在 δ77.0 低场，说明可能与一个羟基相连。HMBC 谱证实该化合物为一个异丹叶大黄素的二聚体。其中三个脂肪氢形成一个五元脂环，另一个脂肪氢在环外与羟基相连。NOESY 谱定其立体构型为 *rel*-(7a*S*,8a*S*,7b*S*,8b*R*)，其结构如图 6-3-1 所。^{1}H NMR 和^{13}C NMR 光谱数据见参考文献。

（六）gnetuhainin J（27）的结构鉴定

为类白色无定形粉末，$[\alpha]_D^{25}$ +29.3°，高分辨质谱 HREIMS（*m/z* 500.1451[M]$^+$）确定分子式为 $C_{29}H_{24}O_8$。化合物**27**的^{1}H NMR 谱示有两套 ABX 系统，一套 AB_2 系统，两个间

位偶合的双峰质子信号。3 个依次偶合的单峰质子信号（δ 6.94，4.51，4.21）和一个甲氧基。化合物 **27** 的 ^{13}C NMR 谱除具 26 个芳香碳外，还有 3 个脂肪碳和一个甲氧基信号。推测化合物 **27** 由一个异丹叶大黄素和一个氧化白藜芦醇聚合而成。**27** 结构中的脂肪质子信号（δ 6.94、4.51、4.21）与碳谱的信号（δ 122.0、49.3 和 59.6）与化合物 **2** 的五元环脂肪质子和碳的信号十分相似，说明可能有相同的骨架。**27** 的 HMBC 谱证实了我们的推定，NOESY 谱确定立体构型为 *rel*-(7b*S*,8b*S*)。异丹叶大黄素和氧化白藜芦醇聚合的方式如图 6-3-2 所示。^{1}H NMR、^{13}C NMR 光谱数据见参考文献。

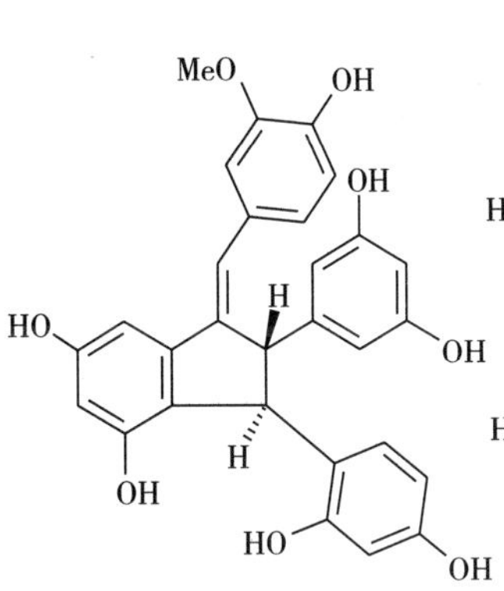

27 gnetuhainin J

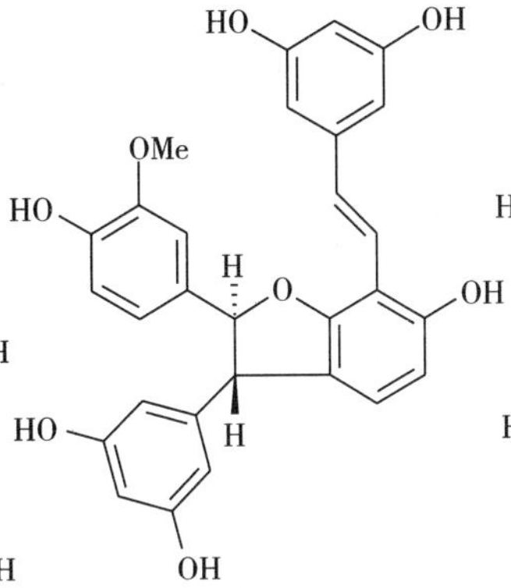

28 gnetuhainin K

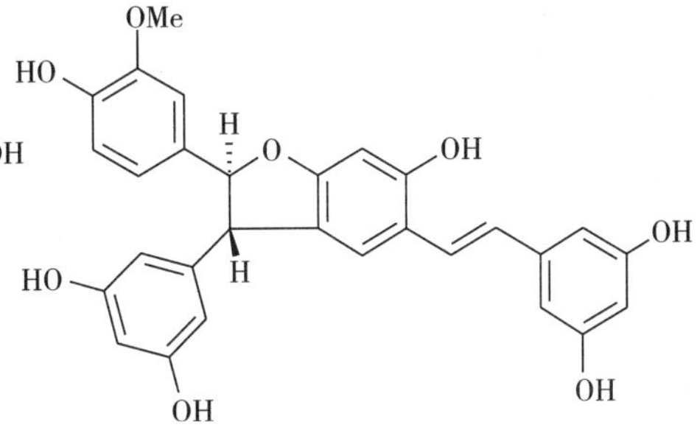

29 gnetuhainin L

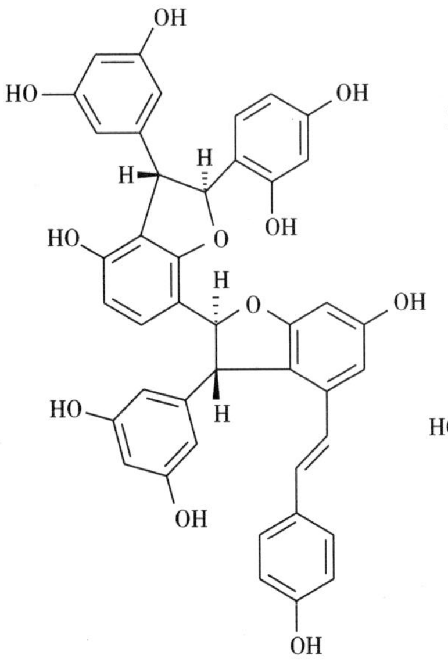

30 gnetuhainin M

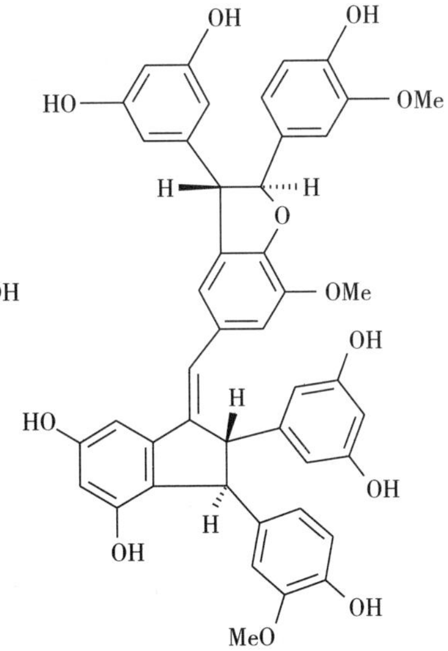

31 gnetuhainin N

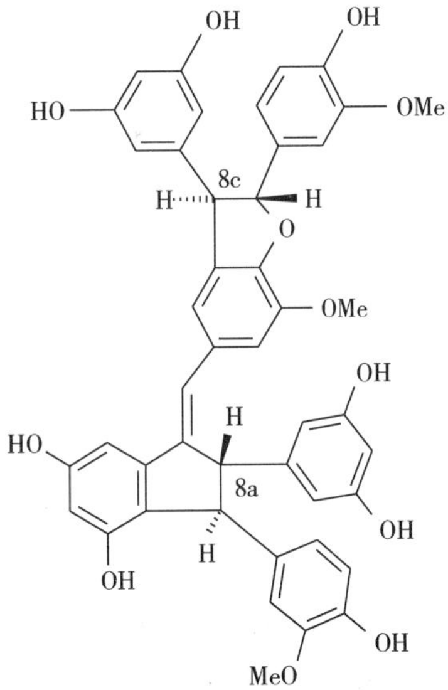

32 gnetuhain O

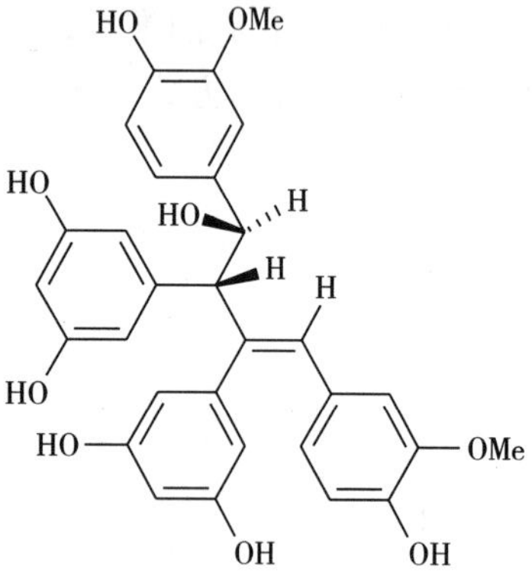

33 gnetuhainin P

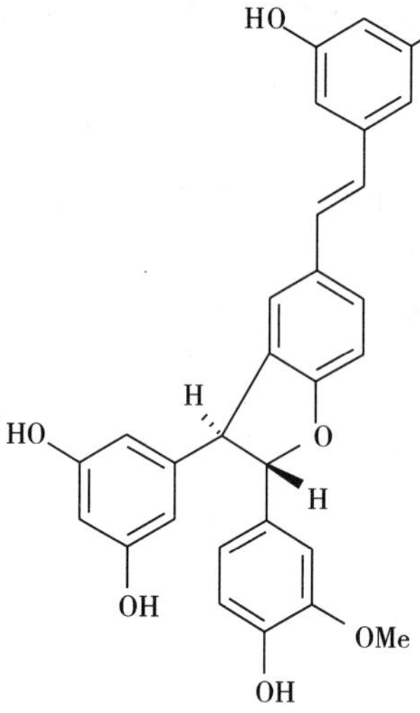

34 gnetuhainin Q

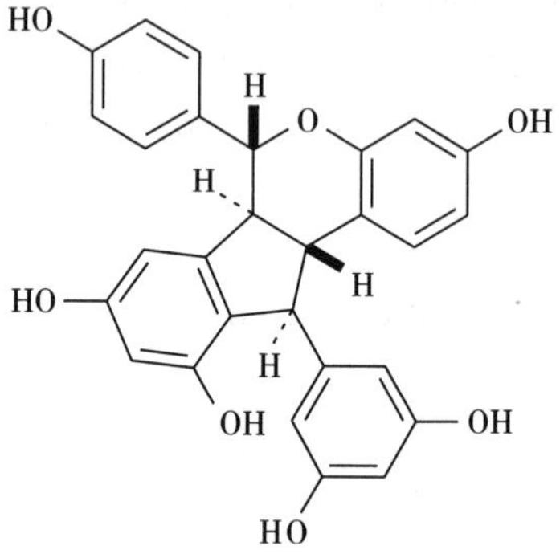

36 gnetuhainin S

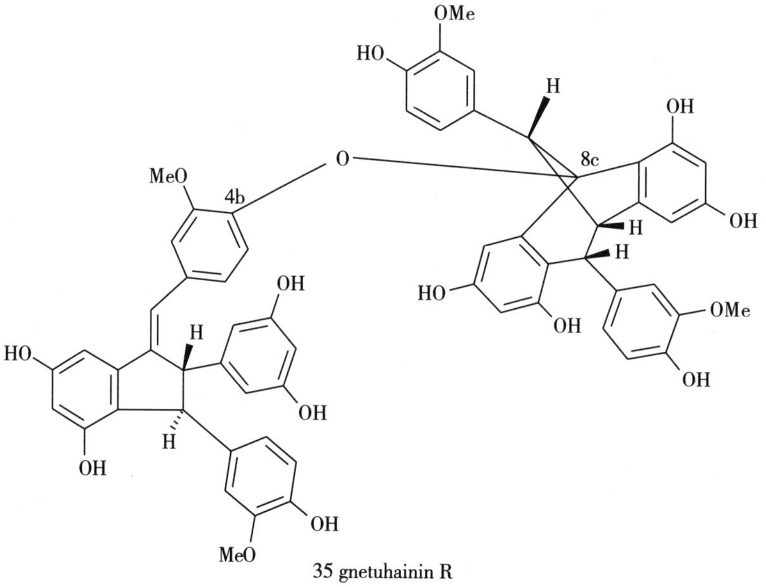

35 gnetuhainin R

图6-3-2 海南买麻藤新化合物的结构

（七）gnetuhainin K（28）与 gnetuhainin L（29）的结构鉴定

化合物**28**与**29**为一混合物，不能用高压液相分开，它们的比例约为1∶1。高分辨质谱（HRFABMS）*m/z* 501.1557 [M + H]$^+$ 确定它们的分子式均为 $C_{29}H_{24}O_8$。化合物**28**的^{1}H NMR谱（^{1}H-^{1}H COSY、HMQC、HMBC和NOESY）示有一套异丹叶大黄素和一套买麻藤醇的氢信号，还有两个苯骈二氢呋喃环上的质子信号，**28**的HMBC谱证实了我们的推定。NOESY谱确定其立体构型为*rel*-(7a*S*,8a*S*)，从化合物**28**、**29**的^{1}H NMR谱和^{13}C NMR谱除去化合物**28**的信号，剩余的信号即为化合物**29**的信号，根据剩余的信号，推测该化合物由一个异丹叶大黄素和一个氧化白藜芦醇聚合而成。HMBC 谱证实了我们的推定。NOESY 谱确定立体构型为 *rel*-(7a*S*,8a*S*)，其结构如图 6-3-2 所示。^{1}H NMR、^{13}C NMR 光谱数据见参考文献。

（八）gnetuhainin M（30）的结构鉴定

为白色无定形粉末，$[\alpha]_D^{25}$ -32.9°；在紫外灯下（254nm）呈蓝紫色荧光。高分辨质谱 HRESIMS（*m/z* 713.2039[M]$^+$）确定分子式为 $C_{42}H_{33}O_{11}$。UV 最大吸收在 322nm，示结构中具有较长共轭系统。化合物 **30** 的^{1}H NMR 谱示有一套 ABX 系统和一套 A_2B_2 系统，两套 AB_2 系统，两个间位偶合的双峰信号和两个邻位偶合的质子信号，两组苯骈二氢呋喃环上的质子信号，以及一对反式双键质子信号。化合物 **30** 的^{13}C NMR 谱具 38 个芳香碳和 4 个脂肪碳碳信号，其中 23 个连氢碳，15 个季碳。推测化合物 **30** 由一个白藜芦醇和两个氧化白藜芦醇单体通过两个苯骈二氢呋喃环聚合而成。HMBC 谱证实了我们的推定。NOESY 谱确定其立体构型为 *rel*-(7b*S*,8b*S*,7c*S*,8c*S*)，其结构如图 6-3-2 所示。^{1}H NMR、^{13}C NMR 光谱数据见参考文献。

（九）gnetuhainin N（31）与 gnetuhainin O（32）的结构鉴定

化合物 **31** 为浅黄色无定形粉末，$[\alpha]_D^{25}$ +68.8°，在紫外灯下（254nm）呈较强的蓝色荧光。高分辨质谱 HREIMS（*m/z* 771.2 445[M]$^+$）确定分子式为 $C_{45}H_{38}O_{12}$。化合物 **31** 的 UV 最大吸收在 322nm，示结构中具有较长共轭系统。其^{1}H NMR 观察到一个似结构 **2** 中的 H-5b 被取代的碎片信号及一套异丹叶大黄素的质子信号。^{13}C NMR 谱除具 38 个芳香碳和烯氢信号外，还有 4 个脂肪碳信号和 3 个甲氧基碳信号。推测该化合物为 3 个异丹叶大黄素的聚合体。它的连接方式如图 6-3-2 所示，HMBC 谱证实了我们的推定，NOESY 谱确定其立体构型为 *rel*-(7a*S*,8a*S*,7c*S*,8c*S*)。^{1}H NMR 和^{13}C NMR 光谱数据见参考文献。

化合物 **32** 为浅黄色无定形粉末，$[\alpha]_D^{25}$ +82.2°，在紫外灯下（254nm）呈较强的蓝色荧光。高分辨质谱 HREIMS（*m/z* 771.2445[M]$^+$）确定分子式为 $C_{45}H_{38}O_{12}$。化合物 **32** 的^{1}H NMR 几乎与化合物 **31** 相似，说明化合物 **32** 与 **31** 有相同的平面结构，也是一个异丹叶大黄素的三聚体。HMBC 谱证实了碳氢远程相关关系。而 NOESY 谱与化合物 **31** 不同在 H-8a 和 H-8c 之间没有 NOE 效应。为此我们确定化合物 **32** 与 **31** 为一对立体异构体，其立体构型为 *rel*-(7a*S*,8a*S*,7c*R*,8c*R*)，其结构如图 6-3-2 所示。^{1}H NMR 和^{13}C NMR 光谱数据见参考文献。

（十）gnetuhainin P（33）与 gnetuhainin Q（34）的结构鉴定

化合物 **33** 为浅黄色无定形粉末，$[\alpha]_D^{25}$ +6.6°，在紫外灯下（254nm）呈较强的蓝色荧光。高分辨快速原子轰击质谱（HRFABMS）（*m/z*[M$^+$ +1] 533.1866）确定分子式为 $C_{30}H_{29}O_9$，与一个异丹叶大黄素二聚体吻合。化合物 **33** 的 UV 最大吸收在 272nm，示结构中没有二苯乙烯的反式双键存在。化合物 **33** 的 ^{1}H NMR 谱示有两套 ABX 系统，两套 AB_2 系统和两个相互偶合的次甲基质子信号，一个烯氢的单峰和两个甲氧基信号。^{13}C NMR 谱除具 26 个芳香碳和烯氢信号外，还有两个脂肪碳信号和两个甲氧基信号，其中一个处较低场（δ75.7）示与羟基相连。HMBC 谱证实了该化合物的平面结构。NOESY 谱确其立体构型如图 6-3-2 所示，化合物 **33** 与从大叶买麻藤得到的异丹叶大黄素二聚物化合物 **10** 的连接方式不同。它的^{1}H NMR、^{13}C NMR光谱数据见参考文献。

化合物**34**为白色无定形粉末，在紫外灯下（254nm）呈较强的蓝色荧光。高分辨质谱HREIMS（*m/z* 485.1571[M+1]$^{+}$）确定分子式为$C_{29}H_{24}O_{7}$。推测化合物**34**为一个异丹叶大黄素和一个白藜芦醇聚合而成的二聚体。^{1}H NMR谱示有两套ABX系统，两套AB_{2}系统和两个苯骈二氢呋喃环上的两个质子信号和一个甲氧基信号。但未见到白藜芦醇分子中的4-羟基苯基的$A_{2}B_{2}$系统的质子信号，说明4-羟基苯基的$A_{2}B_{2}$系统与苯骈二氢呋喃环相连。HMBC谱证实了该化合物的连接方式。NOESY谱确定其立体构型为*rel*-(7a*S*,8a*S*)，如图6-3-2所示。它的^{1}H NMR、^{13}C NMR光谱数据见参考文献。

（十一）gnetuhainin R（35）的结构鉴定

化合物**35**为棕色无定形粉末，$[\alpha]_{D}^{25}$ +56.1°，在紫外灯下（254nm）呈蓝色荧光。高分辨质谱HREIMS（*m/z* 1027.3142[M+1]$^{+}$）确定分子式为$C_{60}H_{51}O_{16}$。结合^{1}H NMR谱与^{13}C NMR谱推测化合物**35**为一个异丹叶大黄素四聚体。化合物**35**的^{1}H NMR谱示有4个异丹叶大黄素质子的信号。两个异丹叶大黄素构成化合物**2**的一个结构片段（part A），另两个异丹叶大黄素构成化合物**20**的另一个结构片段（part B）。两个片段接连方式是通过C-4b的羟基和C-8c羟基脱去一分子水结合而成的。NOESY谱确定其part A立体构型与**2**一致，part B立体构型与化合物**20**一致。化合物**35**的连接方式如图6-3-2所示。其^{1}H NMR、^{13}C NMR光谱数据见参考文献。

（十二）gnetuhainin S（36）的结构鉴定

化合物**36**为无色晶体，mp 266～269℃；$[\alpha]_{D}^{25}$ +17.112°，高分辨快速原子轰击质谱（FABMS）（*m/z* 471.1365[M+1]$^{+}$）确定分子式为$C_{28}H_{23}O_{7}$，具18个不饱和度。其^{1}H NMR观察到一套AB_{2}系统，一套$A_{2}B_{2}$系统，一套ABX系统，一对间位氢及4个依次相连的次甲基质子的信号。HMBC谱推测了该化合物的结构是由一个白藜芦醇和一个氧化白藜芦醇聚合而成的含有六元环组成的二聚物。E环与F环为反式稠合。NOESY谱确定了该化合物的立体构型为*rel*-(7a*R*,8a*R*,7b*R*,8b*R*)，它的结构用单晶X衍射进一步得到确证，如图6-3-2所示。^{1}H NMR、^{13}C NMR光谱数据见参考文献。

（林　茂）

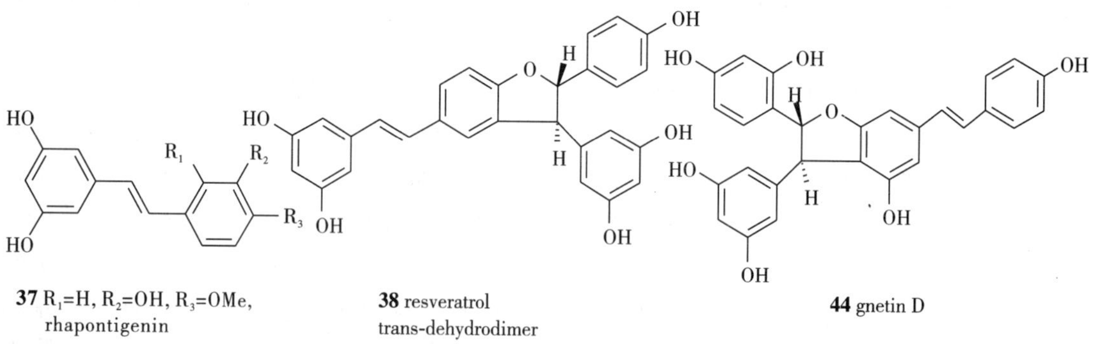

37 R_1=H, R_2=OH, R_3=OMe, rhapontigenin

39 R_1=OH, R_2=H, R_3=OH, oxyresveratrol

38 resveratrol trans-dehydrodimer

44 gnetin D

图6-3-3　买麻藤属已知化合物的结构

参　考　文　献

1. Huang KS, Wang YH, Li RL, et al. Five new stilbene dimers from the lianas of *Gnetum hainanense*. J Nat Prod, 2000, 63:86－89
2. Huang KS, Wang YH, Li RL, et al. Stilbene dimmers from the lianas of *Gnetum hainanense*. Phytochemistry, 2000, 54:875－881
3. Wang YH, Huang KS, Lin M. Gnetuhainin P, a new isorhapontigenin dimer from the lianas of *Gnelum hainanense*. Chin Chem Lett, 2000, 11 (12): 1061－1062
4. Wang YH, Huang KS, Lin M. Four new stilbene dimer from the lianas of *Gnetum hainanense*. J Asian Nat Prod Res, 2001, 3:169－176
5. Huang KS, Li RL, Wang YH, et al. Three new stilbene trimer from the lianas of *Gnetum hainnanense*. Planta Med, 2001, 67:61－64
6. Huang KS, Zhou S, Wang YH, et al. An isorhapontigenin tetramer and a novel stilbene dimer from *Gnetum hainanese*. Planta Medica, 2002, 68:916－920

第四节　垂子买麻藤与大子买麻藤的化学

垂子买麻藤和大子买麻藤为两种新采到的买麻藤属植物。从垂子买麻藤的藤茎中分离得到了10个芪类化合物和一个胡萝卜苷。其中4个被鉴定为新化合物，分别命名为 gnetupendins A～D、gnetupendin A（**40**）和 B（**41**），为3, 5-二羟基取代苯环中多一个苄基取代的芪类化合物。gnetupendin C（**42**）为首次从天然界得到的顺式苯骈二氢呋喃类二聚体，由白藜芦醇和氧化白藜芦醇聚合而成；gnetupendin D（**43**）为首次从自然界中分离得到的异丹叶大黄素（图6-4-1）二聚体的糖苷。其余7个已知化合物分别是：化合物**2**、**11**、**12**、**15**、胡萝卜苷、**17** 和 gnetin D（**44**）（图6-2-2，6-3-3）。

从大子买麻藤中共分得21个化合物，鉴定了20个化合物，其中4个为新化合物，分别命名为 gnetumontanins A-D（**45**～**48**）。Gnetumontanin A（**45**）为首次从天然界得到的氧化白藜芦醇通过苯骈二氢呋喃环聚合的二聚体；gnetumontanin B（**46**）是由两个氧化白藜芦醇单元和一个白藜芦醇单元通过两个苯骈二氢呋喃环连接而成的三聚体；gnetumontanin C（**47**）为含苯并六元内酯具新颖骨架的芪类化合物；gnetumontanin D（**48**）为**47**的葡萄糖苷（图6-4-2）。已知化合物分别鉴定为：银松素（pinosylvin，**49**）、洋芹素（apigenin，**50**）、买麻藤甲素（gnetifolin A，**51**）和对羟基苯丙烯酸（*p*-coumaric acid，**52**）（图**6-4-3**），化合物**11**、**12**、**14**、**41**，胡萝卜苷（daucosterol），化合物**17**、**16**、**2**、**44**、**30**、**15** 和 **13**。化合物**50** 和 **52** 首次从买麻藤属植物中得到。

一、垂子买麻藤的提取分离

垂子买麻藤藤茎10kg，粉碎后分别用5、4、4倍量的60%乙醇回流3次，每次2小时。得粗提物1.5kg，以1:1粗硅胶（60～100mesh）拌样后，置沙氏提取器中分别以氯仿、乙酸乙酯、丙酮、乙醇提取得四个部分。乙酸乙酯部分得90.53g，用硅胶柱层析（140～180mesh，10×50cm）分成A～E 5个部分。部分A（32g）进一步硅胶柱层析以 $CHCl_3$-

MeOH（9∶1）洗脱，主要流分继续以 ODS，RP-18 柱（37～75μm，4×35cm）柱层析得到化合物 **11** 和 **12**。部分 B（12g）以 ODS，RP-18 柱（37～75μm，4×35cm）柱层析，以 MeOH-H_2O 梯度洗脱，得 B_1～B_3 部分，部分 B_1 的 MeOH 不溶物经精制后得 daucosterol。部分 B_1 的溶解部分以 ODS，RP-18 柱（37～75μm，4×35cm）柱层析，以 MeOH-H_2O（3.5∶6.5）洗脱，得化合物 **41**。部分 B_2 以制备型 HPLC（10μm，300×7.8mm）MeOH-H_2O（1∶1）洗脱，得化合物 **40**。部分 B_3 以 ODS，RP-18 柱（37～75μm，4×35cm）柱层析，以 MeOH-H_2O（4.5∶5.5）洗脱，继以 ODS，RP-18 柱（43～63μm，2.5×31cm）柱层析，以 MeOH-H_2O（3.5∶6.5）洗脱得化合物 **17**。部分 C 以硅胶（140～180 mesh，5×100cm）进一步柱层析，以 cyclohexane-acetone（10∶1～6∶4）洗脱，得 C_1～C_3 部分。部分 C_2 以 ODS，RP-18 柱（37～75μm，4×35cm）柱层析，以 MeOH-H_2O（4.5∶5.5）洗脱，得化合物 **42**、**2** 与 **44**。部分 D 以硅胶（140～180 mesh，5×100cm）进一步柱层析，以 cyclohexane-acetone（6∶4～1∶1）洗脱得 D_1～D_4 部分。部分 D_2 以 ODS，RP-18 柱（37～75μm，4×35cm）柱层析，以 MeOH-H_2O（4.5∶5.5）洗脱得化合物 **15**。部分 D_3 以 ODS，RP-18 柱（37～75μm，4×35cm）柱层析，以 MeOH-H_2O（3∶7）洗脱得化合物 **43**。

二、垂子买麻藤新化合物的结构鉴定

（一）gnetupendin A（40）与 gnetupendin B（41）的结构鉴定

化合物 **40** 为浅黄色无定形粉末，mp 195～196℃，在紫外灯下（254nm）呈较强蓝色荧光。高分质谱（HREIMS）（m/z[M]$^+$ 364.1316）确定分子式为 $C_{22}H_{20}O_5$，示分子中有 13 个不饱和度。UV 最大吸收在 325nm，示结构中具有二苯乙烯的反式双键存在。化合物 **40** 的 ^{1}H NMR 谱示有 11 个芳香氢和烯氢，分属 ABX 系统，A_2B_2 系统，AX 系统和反式双键氢的信号。还有一个苄位亚甲基信号。^{13}C NMR 谱除具 20 个芳香碳和烯氢信号外，还有苄位亚甲基信号，一个甲氧基碳的信号。根据化合物 **40** 的 ^{1}H NMR 谱和 ^{13}C NMR 谱数据，推测该化合物由一个丹叶大黄素或异丹叶大黄素与一个 4-羟基苄基组成。HMBC 谱确定了 4-羟基苄基与异丹叶大黄素 B 环相连的位置（图 6-4-1）。^{1}H NMR 谱和 ^{13}C NMR 谱等数据见参考文献。

化合物 **41** 的结构鉴定：化合物 **41** 为浅黄色无定形粉末，mp 171～172℃，在紫外灯下（254nm）呈较强蓝色荧光。高分质谱（HREIMS）（m/z[M]$^+$ 380.1316）确定分子式为 $C_{22}H_{20}O_6$。化合物 **41** 的 ^{1}H NMR 谱中少了一套 A_2B_2 系统而多了一套 ABX 系统。其余的信号与化合物 **40** 相似，为此推测化合物 **41** 的结构与化合物 **40** 的骨架相同，由一个异丹叶大黄素与一个 3,4-二羟基苄基组成。HMBC 谱确定了 3,4-二羟基苄基与异丹叶大黄素 B 环相连（图 6-4-1）。^{1}H NMR 谱和 ^{13}C NMR 谱等数据见参考文献。

（二）gnetupendin C（42）的结构鉴定

化合物 **42** 为浅黄色无定形粉末，mp 178～179℃，$[\alpha]_D^{18}$-220.0°，在紫外灯下（254nm）呈较强蓝色荧光。高分辨质谱（HREIMS）（m/z[M]$^+$ 470.1344）确定分子式为 $C_{28}H_{22}O_7$。UV 最大吸收在 327nm，示结构中具有二苯乙烯的反式双键存在。化合物 **42** 的 ^{1}H NMR 谱示有一套 ABX 系统，一套 AB_2 系统，一套 A_2B_2 系统，一对间位氢和一对反式双键质子的信号。所有信号与化合物 gnetin D（**44**）的 ^{1}H NMR 谱相似，只是苯骈二氢呋喃环上的两个质子信号，偶合常数（J＝8.1 H_Z）与化合物**44**不同，推测化合物**42**为化合物**44**的异构体，它的苯骈二氢呋喃环上的两个质子为顺式相连。化合物**42**的^{13}C NMR谱中的两个脂碳的信号，分别较化合物**44**向低场移动。它的远程偶合与立体构型，分别由HMBC与NOESY推断。其立体构型为*rel*-(7a*R*,8a*S*)，如图6-4-1所示。它的^{1}H NMR、^{13}C NMR光谱数据见参考文献。

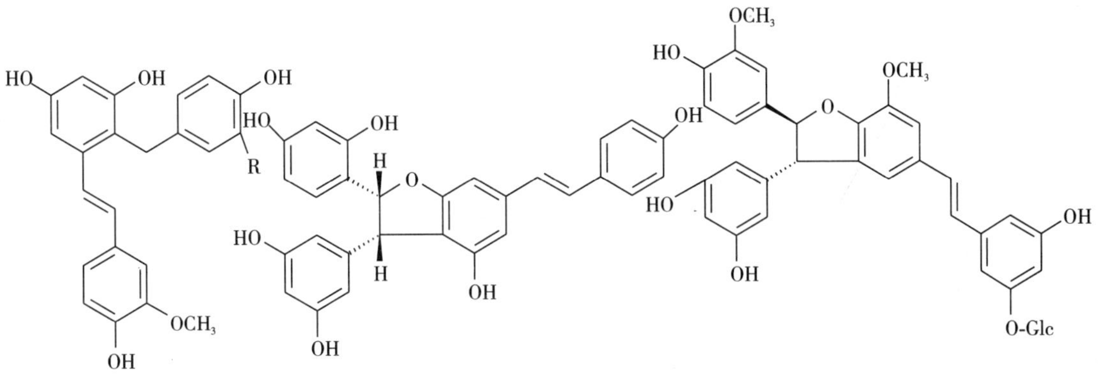

40 gnetupendin A, R=H
41 gnetupendin B, R=OH
42 gnetupendin C
43 gnetupendin D

图6-4-1　垂子买麻藤新化合物的结构

（三）gnetupendin D（43）的结构鉴定

化合物**43**为褐色无定形粉末，$[\alpha]_D^{25}$-32°。在紫外灯下（254nm）呈较强蓝色荧光。快速原子轰击（HR-FABMS）（*m/z*[M＋H]$^+$ 676.0）和两个主要碎片离子峰，分别为m/z 515（苷元）和*m/z* 163[M$^+$-苷元＋H]。根据^{1}H NMR谱和^{13}C NMR谱信号，化合物**43**与化合物**17**很相似，除了葡萄糖的信号外，推测该化合物为一个射干素B（**17**）的糖苷并确定分子式为$C_{36}H_{36}O_{13}$。HMBC与NOESY谱确定了化合物**43**的连接方式为两个异丹叶大黄素头-头相连而葡萄糖连接在11b位羟基上，见图6-4-1所示。它的^{1}H NMR和^{13}C NMR光谱数据见参考文献。

三、大子买麻藤的提取分离

大子买麻藤10kg粉碎后分别用5、4、4、4倍量的95%乙醇回流4次，每次2小时。得粗提物874g，以1∶1粗硅胶（60～100 mesh）拌样后，置沙氏提取器中分别以氯仿、乙酸乙酯、丙酮、乙醇提取。得4个部分。乙酸乙酯部分得200g，用硅胶柱层析（140～180mesh，10×50cm）分成A～H 8个部分。部分B以硅胶柱层析（4.5×30cm，硅胶H，40mesh），用cyclohexane-ethylacetate（5∶1）洗脱，得化合物**49**，其余部分经多次反相柱层析，以MeOH-H_2O洗脱，得化合物**52**、**51**和**50**。部分C以硅胶（140～180mesh，550g）进一步柱层析，以cyclohexane-ethylacetate（2∶1）洗脱，得化合物**11**。部分D以硅胶（140～180mesh，5×80cm，470g）进一步柱层析，以cyclohexane-acetone（3∶1）洗脱，得D_1～D_3。部分D_2以ODS，RP-18柱（37～75μm，4×35cm）柱层析，以MeOH-H_2O（4.5∶5.5）

洗脱，得化合物**12**。部分 E 以硅胶（140~180 mesh，5×100cm，560g）进一步柱层析，以 cyclohexane-acetone（3∶2）洗脱，得 E_1~E_4。部分 E_2 以 MPLC 柱层析，MeOH-H_2O（3∶7）洗脱，得化合物**14**与**47**。部分 E_3 以 MeOH 溶解，不溶物得 daucosterol。MeOH 溶解部分以 ODS，RP-18 柱（37~75μm，4×35cm）柱层析，以 MeOH-H_2O（4∶6）洗脱，得化合物**17**。部分 E_3 以 MPLC 柱层析，用 MeOH-H_2O（3∶7~3.5∶6.5）洗脱，得化合物**46**。部分 F 以硅胶（140~180mesh，800g）进一步柱层析，以 cyclohexane-acetone（3∶1~2∶1）洗脱，得化合物**16**与**2**。部分 G 以硅胶（140~180 mesh，650g）柱层析，以 cyclohexane-acetone（2∶1、1.5∶1、1∶1、1∶2.5）洗脱，得化合物**44**。部分 H_1 以硅胶（140~180mesh，5×150，1000g）柱层析，以 cyclohexane-acetone（1∶1、1.5∶1、1∶2、1∶2.5、1∶3、1∶4）洗脱，得部分 H_1~H_6。部分 H_1 以制备 HPLC（10μm，300×10mm）柱层析，用 MeOH-H_2O（4.5∶5）洗脱，得化合物**48**。部分 H_2 以 MPLC 柱层析，用 MeOH-H_2O（4∶6）洗脱，得化合物**45**与少量单体化合物。部分 H_3 以 Sephadex LH-20（25~100mesh，2.5×25）柱层析，以 MeOH 洗脱，得化合物**30**。部分 H_4 以 MPLC MeOH-H_2O（3.5∶6.5）洗脱，得化合物**46**与**30**。部分 H_5 以硅胶（140~180mesh，700g）进一步柱层析，以 cyclohexane-acetone（1∶1）洗脱，得化合物**13**与**15**。

四、大子买麻藤新化合物的结构鉴定

（一）gnetumontanin A（45）的结构鉴定

化合物**45**为黄色无定形粉末，mp 233~234℃，$[\alpha]_D^{22}$ +17.0°。高分辨质谱（HR-FABMS）（m/z $[M+H]^+$ 487.1393）确定分子式为 $C_{28}H_{23}O_8$。结合 ^1H NMR、^{13}C NMR 光谱数据，推测化合物**45**可能为一个氧化白藜芦醇的二聚体。UV 最大吸收在 324 nm，示结构中具有强的共轭体系存在。^1H NMR 谱中有两套 ABX 系统信号，一套 AB_2 系统信号，一对间位偶合的双峰信号和一对反式双键质子信号。还有苯骈二氢呋喃环上的两个质子信号。^{13}C NMR 谱除了 26 个碳和烯碳以外，还有两个脂碳。HMBC 支持了两个氧化白藜芦醇连接的方式。NOESY 确定了它们的立体构型为 *rel*-(7a*R*,8a*R*)，见图 6-4-2。它的 ^1H NMR、^{13}C NMR 光谱数据见参考文献。

（二）gnetumontanin B（46）的结构鉴定

化合物**46**为浅白色无定形粉末，mp 209~210℃，在紫外灯下（254nm）呈较强蓝色荧光。$[\alpha]_D^{22}$-16.0°。高分辨质谱（HRFABMS）（m/z $[M+H]^+$ 712.0）确定分子式为 $C_{42}H_{32}O_{11}$。结合 ^1H NMR、^{13}C NMR 光谱数据，推测化合物**46**可能为一个氧化白藜芦醇和两个白藜芦醇结合的三聚体。UV 最大吸收在 310 nm，示结构中具有强的共轭体系存在。^1H NMR 谱中有一套 ABX 系统信号，两套 AB_2 系统信号，一套 A_2B_2 系统信号，一对间位偶合和一对邻位偶合的双峰质子信号，还有两套苯骈二氢呋喃环上的 4 个质子信号及两个反式双键氢的信号。^{13}C NMR 谱除了 38 个碳和烯碳以外，还有 4 个脂碳。以上数据与化合物**30**极为相似，但在碳谱上，它们的化学位移不同，表明连接方式不同。HMBC 实验支持了该结构的推测并确定了它们的连接方式。NOESY 确定了它们的立体构型为 *rel*-(7a*R*,8a*R*,7b*R*,8b*R*)，见图 6-4-2 所示。它的 ^1H NMR 和 ^{13}C NMR 光谱数据见参考文献。

（三）gnetumontanin C（47）与 gnetumontanin D（48）的结构鉴定

化合物**47**为黄色无定形粉末，mp 72~73℃，在紫外灯下（254 nm）呈较强蓝色荧光。

$[\alpha]_D^{20}$ 0°。高分辨质谱（HRFABMS）（*m/z*$[M+H]^+$ 435.1436）确定分子式为 $C_{25}H_{23}O_7$。IR 光谱在 1759cm^{-1} 处有强吸收峰，表明分子中存在六元内酯环。UV 最大吸收在 290 和 324nm，示结构中具有强的内酯环共轭体系存在。^{1}H NMR 谱中有两套 ABX 系统信号，一对间位偶合的双峰信号，还有两个偶合的反式双键烯氢信号与 3 个以 ABX 系统偶合的脂肪氢信号及两个甲氧基信号。^{13}C NMR 谱具有 25 个碳，包括两个甲氧基碳、一个亚甲基碳、一个次甲基碳、10 个芳香碳、10 个芳香季碳和一个六元内酯环的羰基碳。HMBC 确定了该结构两个片段的连接方式。NOESY 确定了 H-7b/H-8b$_2$，2b，8a 之间的 NOE 关系，表明 H-7b 和 H-8b$_2$ 为顺式，由此进一步证明 **47** 的结构如图 6-4-2 所示。它的^{1}H NMR、^{13}C NMR 光谱数据见参考文献。

化合物 **48** 为黄色无定形粉末，在紫外灯下（254 nm）呈较强蓝色荧光。$[\alpha]_D^{20}$-24.0°。IR 光谱与紫外光谱与化合物 **47** 相似。高分辨质谱（HRFABMS）（*m/z*$[M+H]^+$ 597.1921）确定分子式为 $C_{31}H_{32}O_{12}$。低分辨质谱给出分子离子峰 *m/z* 597$[M+H]^+$ 和强的碎片离子峰在 *m/z* 434。结合^{1}H NMR、^{13}C NMR 光谱数据，推测化合物 **48** 为 **47** 的糖苷。HMBC 确定了

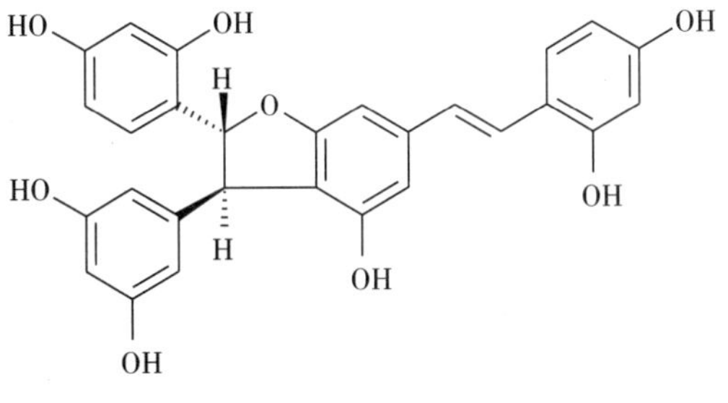

45 gnetumontanin A

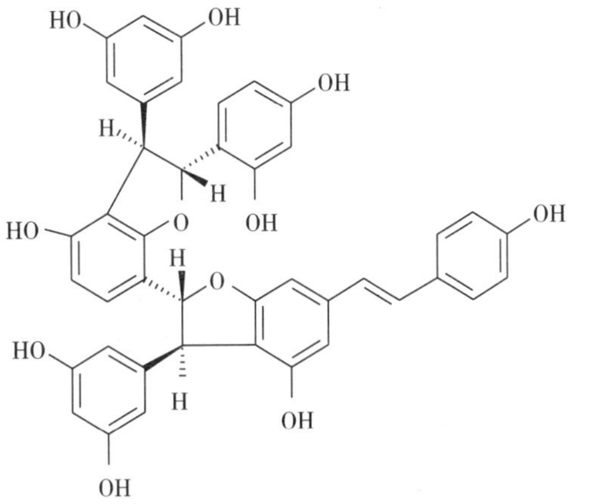

46 gnetumontanin B

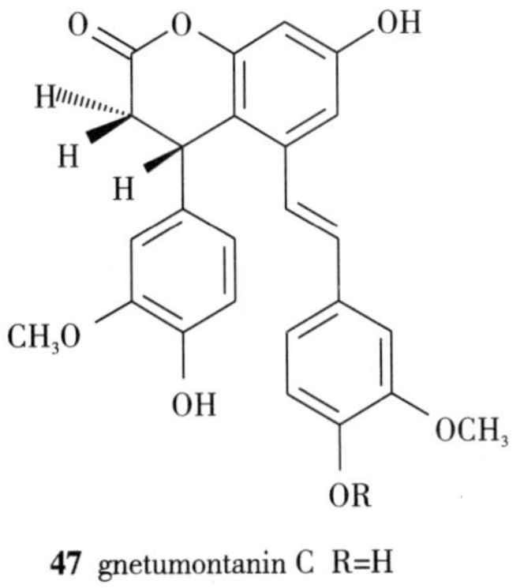

47 gnetumontanin C　R=H
48 gnetumontanin D　R=glc

图 6-4-2　大子买麻藤新化合物的结构

该结构中糖的连接位置并用 NOESY 进一步得到证明，见图 6-4-2 所示。它的^{1}H NMR、^{13}C NMR 光谱数据见参考文献。

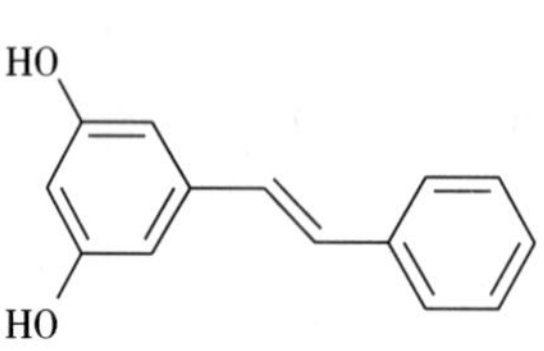

49 pinosylvin

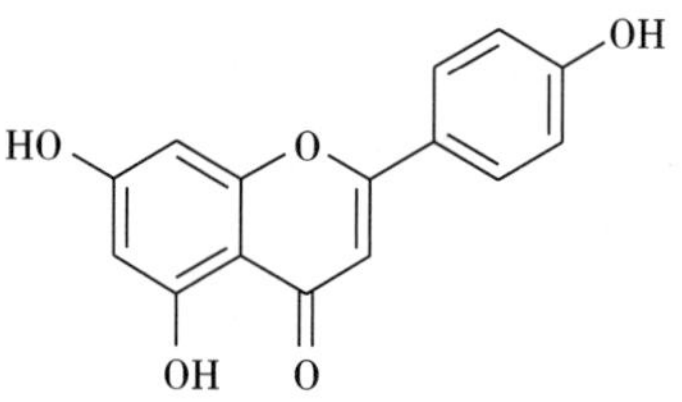

50 apigenin

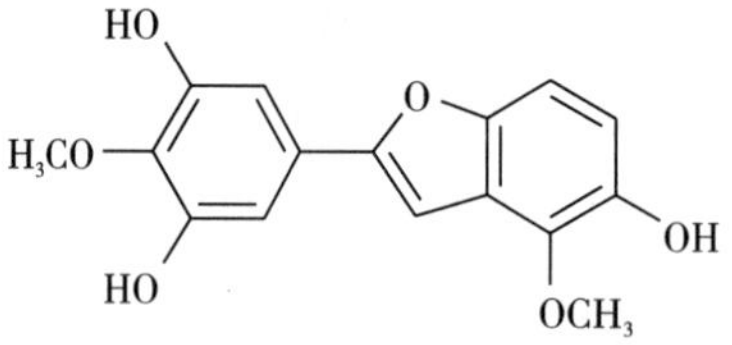

51 gnetifolin A

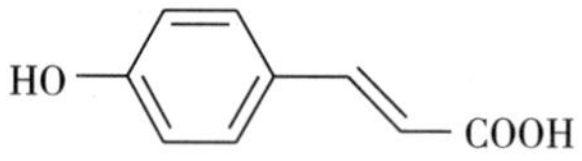

52 *p*-coumaric acid

图 6-4-3 买麻藤属已知化合物的结构

（林 茂）

参 考 文 献

1. Li XM, Wang YH, Lin M. Stilbenoid from the lianas of *Gnetuum pendulum*. Phytochemistry, 2001, 58 : 591 - 594

2. Li XM, Wang YH, Lin M. Gnetupendin C, a new stilbene dimer from the lianas of *Gnetum pendulum*. Chin Chem Lett, 2001, 12 (7): 611 - 612

3. Li XM, Lin M, Wang YH. Stilbenoids from the lianas of *Gnetum pendulum*. J Asian Nat Prod Res, 2003, 5 : 113 - 119

4. Li XM, Lin M, Wang YH, et al. Four new stilbenoids from the lianas of *Gnetum montanum f. megalocarpum*. Planta Med, 2004, 70 : 1 - 6

第五节 闭苞买麻藤与少苞买麻藤的化学

我们继续对生长于我国云南的买麻藤属植物闭苞买麻藤和少苞买麻藤进行了化学成分研究。从闭苞买麻藤藤茎的乙醇提取物中共分离得到了 27 个化合物，包括 26 个芪类化合物及胡萝卜苷。利用各种光谱（尤其是各种二维核磁共振谱）和化学的方法，分别确定了这些化合物的结构。其中 10 个化合物被鉴定为新化合物。分别命名为 gnetucleistol A ~ H（**53** ~ **60**）和（+）-bisisorhapontigenin A（**61**）以及 *cis*-shegansu B（**62**），见图 6-5-1。其中，化合物 **58** 和 **60** 为具有新颖骨架的二苯乙烯并苯丙素（stilbenolignane）类化合物，从生源上看，它们均由苯丙烯醇衍生物与一个二苯乙烯单元通过一个二氢呋喃环连接而成。化合物**59**和**63**为含有两个稠合五元环的二苯乙烯并苯丙素类化合物，该类化合物结构特殊，在天然界分布较少。化合物**53**是异丹叶大黄素与一个单苯衍生物结合而成的苯并二氢呋喃型化合物，属于新类型的芪类衍生物。化合物**54**为顺式双键二苯乙烯衍生物，为买麻藤属植物中少见的单体二苯乙烯化合物。化合物**55**、**56**、**57**是新的二苯乙烯单体化合物。化合物**62**为射干素B的顺式异构体。化合物**61**为首次从天然界得到的光活性异构体［（±）-bi-sisorhapontigenin A过去曾由我们研究组以消旋体的形式合成得到］。其余的17个已知化合物分别是：**17**、**33**、**2**、**63**、**47**、**41**、**51**、**14**、**12**、**37**、**49**、**64**、**52**、**12**、**65**、**66**以及dau-costerol，见图6-5-2。

少苞买麻藤在我国仅云南有少量分布，从少苞买麻藤藤茎的乙醇提取物中共分离和鉴定了6个二苯乙烯类化合物。其中白藜芦醇三聚体gnetubrunol A（**67**）为新化合物。五个已知化合物分别为化合物**17**、**12**、**11**、**13**和**15**。

一、闭苞买麻藤提取与分离

闭苞买麻藤藤茎粉末（35kg）以65%乙醇回流提取3次，提取液合并，浓缩得浸膏3.0kg，将该浸膏与3.0kg的硅胶（60～100mesh）均匀混合后，在索氏提取器中分别用氯仿、乙酸乙酯、丙酮和甲醇回流提取得氯仿部分18g，乙酸乙酯部分185g，丙酮部分400g和甲醇部分800g。乙酸乙酯部分185g以硅胶（100～200mesh）柱层析，$CHCl_3$-MeOH梯度洗脱共得7部分（A～G）。E（57.0g）部分进一步进行硅胶（140～180mesh）柱层析，$CHCl_3$-MeOH（30∶1～2∶1）梯度洗脱得E_1～E_5部分。E_2部分有沉淀析出，洗涤得胡萝卜苷（200mg）。E_5（9g）部分经Rp-18反相柱层析，MeOH-H_2O（3.5～56.5）洗脱得化合物**33**（200mg）。E_3部分经硅胶柱层析（140～180mesh），环己烷-丙酮（2∶1～1∶1）梯度洗脱得E_{71}～E_{76}部分；E_{73}部分进行反相柱层析，MeOH-H_2O（4∶6）洗脱得化合物**61**（26mg）。E_{75}部分进行硅胶柱层析，环己烷-丙酮（2∶1～1∶1）梯度洗脱得化合物**62**（3mg），射干素B（200mg）和**2**（2.5mg）。E_{72}部分硅胶柱层析，环己烷-丙酮（4∶1）洗脱得化合物**61**（2.0g）。E_{76}部分进行硅胶柱层析，石油醚-丙酮（3∶1）层析得化合物**41**（16mg）。F部分硅胶柱层析，环己烷-丙酮梯度洗脱得到F_1～F_4 4部分，F_4部分进一步硅胶柱层析，环己烷-丙酮（4∶1～1∶2）洗脱得到F_{r1}～F_{r5} 5部分；F_{r3}（800mg）部分进行硅胶柱层析，氯仿/甲醇（25∶1）洗脱得到化合物**59**（48mg）和**63**（30mg）。F_{r4}（300mg）进行中压柱层析，甲醇-水（3∶7）洗脱得化合物**14**（80mg）。F_{r5}（1.6g）部分进行硅胶（200～300mesh）柱层析，环己烷-丙酮（3∶1）洗脱得化合物**1**（34mg）和**2**（26mg）。F_2部分（5.1g）硅胶柱层析，环己烷-丙酮（4∶1～2∶1）层析得到F_{21}～F_{24} 4部分，F_{21}部分进行反相Rp-18柱层析，甲醇-水洗脱得化合物**21**（96mg）和**8**（100mg）。F_{22}硅胶柱层析，环己烷/乙酸乙酯洗脱得到化合物**23**（56mg）、**10**（90mg）和**25**（13mg）。F_{24}部分进行反相Rp-18柱层析，MeOH-H_2O（1∶1）洗脱得化合物gnetupendin B（13mg）和**47**（60mg）。F_{23}部分进行反相Rp-18柱层析，MeOH-H_2O洗脱得化合物**51**（320mg）。F_3部分有结晶析出，甲醇/水重结晶得化合物异丹叶大黄素（3.0g）。F_4部分经中压柱层析，在Rp-18上以甲醇/水不同比例反复层析分离，结合硅胶柱层析，分别得到化合物**12**（175mg）、**54**（2.1mg）、**56**（2.9mg）、**37**（39mg）、**53**（4mg）、**57**（30mg）、**55**（48mg）、**52**（8mg）、**60**（26mg）和

58（34mg）。

二、闭苞买麻藤中的新化合物结构鉴定

（一）gnetucleistol F（58）和 gnetucleistol H（60）的结构鉴定

化合物**58**为灰白色无定型粉末，$[\alpha]_D^{25}$ +4.67（C 0.1，MeOH）。根据 EIMS *m/z* 466（M^+）和 HREI-MS *m/z* 466.1601$[M]^+$确定分子式为 $C_{26}H_{26}O_8$。化合物的**58**的 ^{1}H NMR 谱显示有3个甲氧基信号，4个脂肪氢信号（δ 5.58，3.58，3.90，4.16）以及两个反式双键氢信号。^{1}H NMR 谱还显示有一套 AB_2 系统氢信号，一对间位偶合的氢信号以及代表两个对称氢的一个单峰氢信号。化合物**58**的 ^{13}C NMR 谱显示有21个信号代表26个碳。根据以上数据推断出**58**是一个异丹叶大黄素单体与一个芥子醇形成二氢呋喃环的新型二苯乙烯并苯丙素类（stilbenolignane）衍生物。在 HMBC 谱中观察到 H-7b/C-4a，C-5a，H-8b/C-4a，C-5a 之间的相关信号，证实了该结构的正确性。结合 HMQC 和 ^{1}H-^{1}H COSY 谱，确定了化合物**58**的所有碳和氢信号的归属。NOESY 谱确定 H-7b 与 H-8b 为反式构型。因此，化合物**58**的相对立体结构如图6-5-1所示。它们的光谱数据见参考文献。

化合物**60**为灰白色无定型粉末。在254 nm 的紫外灯下显示出强的蓝色荧光。$[\alpha]_D^{20}$ +20.0（c 0.1，MeOH）。高分辨 HREI-MS（*m/z* 436.1501）确定其分子式为 $C_{25}H_{24}O_7$。化合物**60**的 ^{1}H NMR 谱显示有两个甲氧基信号，两个偶合的苯并二氢呋喃环上的脂氢信号，一个亚甲基氢信号以及两个反式双键氢信号。化合物**60**的 ^{1}H NMR 谱还显示有一套 ABX 系统氢信号，一套 AB_2 系统的氢信号以及一对间位偶合的氢信号。化合物**60**的 ^{13}C NMR 谱显示有25个碳信号。比较化合物**60**与化合物**58**的 ^{1}H NMR 和 ^{13}C NMR 谱数据发现二者有相似的分子骨架，其差别是化合物**60**比化合物**58**少了一个5b位取代的甲氧基氢信号。据此确定化合物**60**为松柏醇与异丹叶大黄素通过苯并呋喃环连接而成的二苯乙烯并苯丙素类（stilbenolignane）衍生物。在化合物**60**的 HMBC 谱中观察到的相关信号进一步证实了以上推断的正确性。NOESY 谱确定了 H-7b 与 H-8b 处于反式关系，见图6-5-1。它的 ^{1}H NMR 和 ^{13}C NMR 谱数据见参考文献。

（二）gnetucleistol G（59）的结构鉴定

化合物**59**为灰白色无定型粉末，$[\alpha]_D^{25}$ +12.9（c 0.095，MeOH）；HREI-MS（*m/z* 466.1610）确定其分子式为 $C_{26}H_{26}O_8$。化合物**59**的 ^{1}H NMR 谱显示有一套 ABX 系统氢信号，一对间位偶合氢信号，两个对称氢的单峰氢信号，两个对称的甲氧基单峰氢信号以及一个甲氧基氢信号。另外，化合物**59**的 ^{1}H NMR 谱上还观察到6个相偶合的多重脂肪氢信号，结合 ^{13}C NMR 谱上5个相应的脂肪碳信号，确定化合物**59**与**63**具有相同的分子骨架。只是化合物**59**在 C-3b 位上多了一个甲氧基氢信号。根据 NOESY 谱增益信号确定了化合物**59**的相对立体结构如图6-5-1所示。其^{1}H NMR 和^{13}C NMR 谱数据见参考文献。

（三）gnetucleistol A（53）的结构鉴定

化合物**53**为棕色无定型粉末，$[\alpha]_D^{25}$ +13.3（c 0.09，MeOH）；根据 HREI-MS（*m/z* 396.1195）确定其分子式为 $C_{22}H_{20}O_7$。化合物**53**的 ^{1}H NMR 谱在低场区显示有一套 ABX 系统氢信号，一套 AB_2 系统氢信号，两个芳氢单峰信号；在高场区的两个脂肪氢信号（δ 5.31 和4.38）以及 ^{13}C NMR 谱中 δ 93.6 和58.0 的两个脂碳信号与射干素 B 中相应的氢信号和

碳信号相似，提示**53**的结构中含有苯并二氢呋喃环的结构片段。该化合物的 ^{13}C NMR 谱示有两个甲氧基信号和 18 个芳香碳信号。据此推断化合物**53**为一个异丹叶大黄素与一个单苯衍生物聚合形成二氢苯并呋喃环的芪类化合物。在 HMBC 图谱中观察到 H-7a/C-2a，C-6a，C-9a 及 H-8a/C-1b，C-2b 有相关信号，进一步确证了**53**的结构。通过 NOE 实验证实了 H-7a 和 H-8a 处于反式构型，见图 6-5-1。化合物**53**的 ^{1}H NMR 和 ^{13}C NMR 谱数据见参考文献。

（四）cis-shegansu B（62）的结构鉴定

化合物**62**为浅黄色无定型粉末。$[\alpha]_D^{25}$ +23（c 0.065，MeOH）。根据 HREI-MS（*m/z* 514.1626），确定其分子式为 $C_{30}H_{26}O_8$。结合 ^{1}H NMR 和 ^{13}C NMR 谱初步确定**62**为一个异丹叶大黄素的二聚体。化合物**62**的 ^{1}H NMR 谱中观察到苯并二氢呋喃环的两个脂肪氢信号，两个顺式双键氢信号。两套 AB_2 系统氢信号，一套 ABX 系统的氢信号，一套间位偶合的氢信号以及两个甲氧基氢信号。**62**的 ^{13}C NMR 谱示有 30 个碳信号。由此推断化合物**62**为射干素 B 的双键顺式异构体。HMBC 实验进一步证实了对该化合物结构的推断。通过 NOE 实验，结合偶合常数确定化合物**62**中 H-7a 和 H-8a 处于反式构型，H-7b 与 H-8b 为顺式构型，据此确定了化合物**62**的相对立体结构如图 6-5-1 所示。其 ^{1}H NMR 和 ^{13}C NMR 谱数据见参考文献。

（五）（+）-bisisorhapontigenin A（61）的结构鉴定

化合物**61**为浅黄色无定型粉末。$[\alpha]_D^{25}$ +11.8（c 0.085，MeOH）。HREI-MS（*m/z* 514.1634）确定其分子式为 $C_{30}H_{26}O_8$。结合 ^{1}H NMR 和 ^{13}C NMR 谱数据判断该化合物为异丹叶大黄素的二聚体。化合物**61**的 ^{1}H NMR 在低场区显示有一对反式双键氢信号，两套 ABX 系统氢信号，一套 AB_2 系统氢信号以及一对间位偶合的氢信号。在高场区显示有苯并二氢呋喃环的两个脂肪氢信号以及两个甲氧基的氢信号。结合 ^{13}C NMR 数据推测化合物**61**与已合成的化合物 bisisorhapontigenin A 有相同的分子结构。其区别在于合成的 bisisorhapontigenin A 是一对消旋体，其旋光值为零，而化合物**61**则是有旋光活性的天然产物。NOE 实验确定 H-7a 与 H-8a 处于反式构型，从而确定了化合物**61**的相对立体结构，见图 6-5-1 所示。它的 ^{1}H NMR 和 ^{13}C NMR 谱数据见参考文献。

（六）gnetucleistol B（54）的结构鉴定

化合物**54**，无定型粉末，在 254 nm 的紫外灯下显示一黑色的斑点。HREI-MS *m/z* 274.0837 确定其分子式为 $C_{15}H_{14}O_5$。化合物**54**的 ^{1}H NMR 谱中观察到一套 AB_2 系统的氢信号，两个顺式双键氢信号，两个间位偶合的氢信号以及一个甲氧基氢信号。该化合物的 ^{13}C NMR 谱除了高场区的甲氧基碳信号之外，在 δ 107～160ppm 低场区范围内观察到 14 个碳信号，提示化合物**54**为顺式二苯乙烯类化合物。在 HMBC 实验中观察到 H-8/C-10(14) 以及 H-7/C-2(6)，C-9 有远程相关信号进一步确证了该化合物的结构。通过 NOE 实验确定了甲氧基取代在 4 位碳上。据此，化合物**54**鉴定为顺式-3, 5, 10, 14-四羟基-4-甲氧基二苯乙烯，见图 6-5-1。其 ^{1}H NMR 和 ^{13}C NMR 谱数据见参考文献。

（七）gnetucleistol C（55）的结构鉴定

化合物**55**，无定型粉末。高分辨质谱 HREI-MS *m/z* 256.0733 确定分子式为 $C_{15}H_{12}O_4$。

^{1}H NMR 谱中观察到一套 AB_2 系统的氢信号，一套 ABC 系统以及一个双峰氢信号。它的 ^{13}C NMR 谱除了 δ 55.3（OCH_3）的甲氧基碳信号之外，在 δ 98～160ppm 的范围内还示有 14 个碳信号，说明该化合物为苯并呋喃环类化合物。在 NOE 实验中，当照射甲氧基氢信号时，H-5 的信号有 NOE 增益，由此确定甲氧基取代在 C-4 位上。据此确定化合物 **55** 的结构为 2-(3′,5′-二羟基苯基)-4-甲氧基苯并呋喃，如图 6-5-1 所示。其 ^{1}H NMR 和 ^{13}C NMR 谱数据见参考文献。

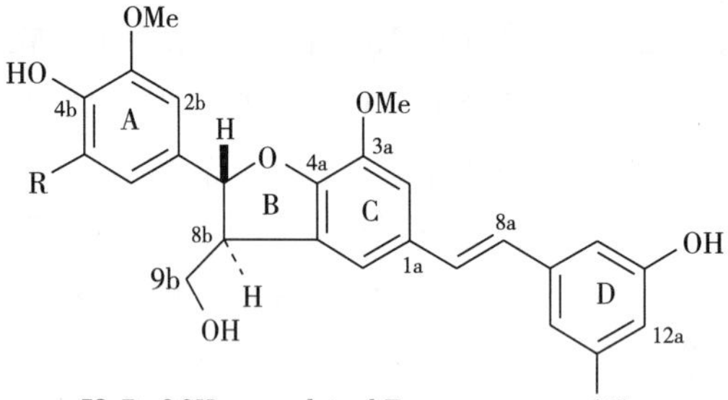

58 R=OCH_3 gnetucleistol F
60 R=H gnetucleistol H

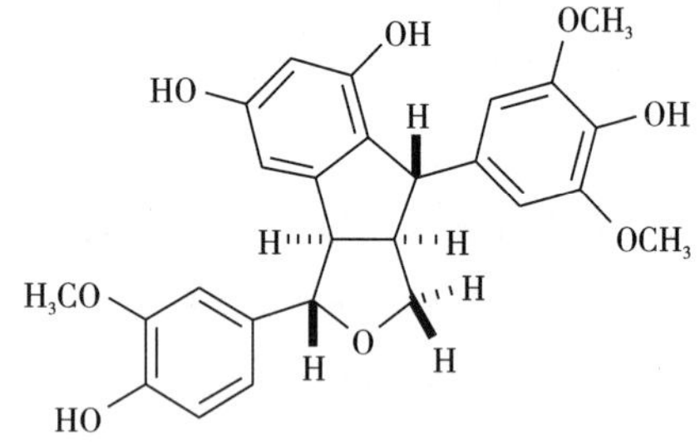

59 gnetucleistol G

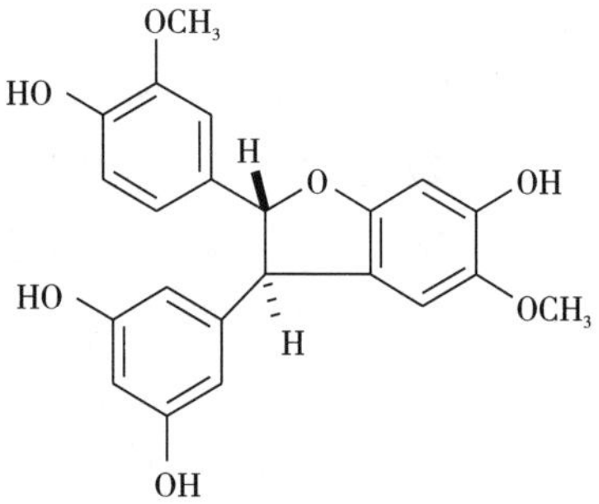

53 gnetucleistol A

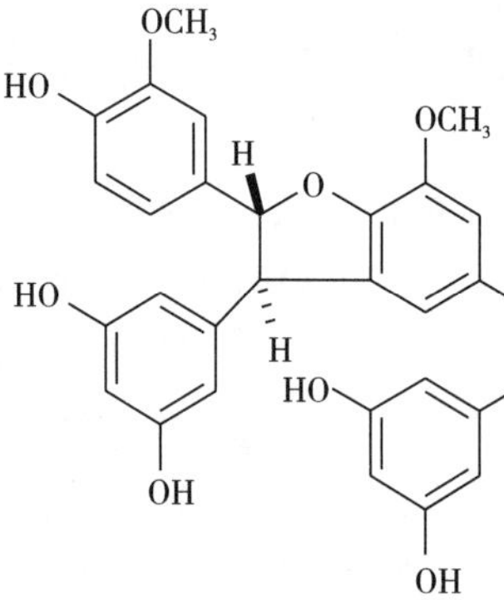

62 *cis*-shegansu B

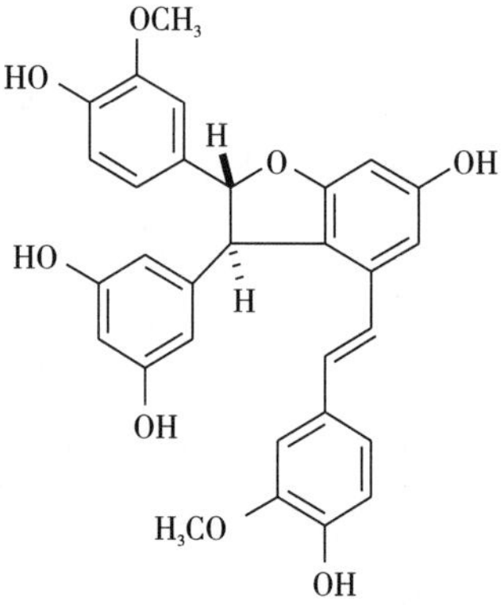

61 bisisorhapontigenin A

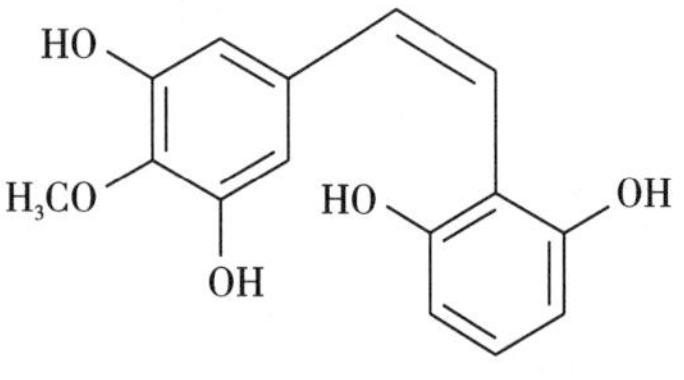

54 gnetucleistol B

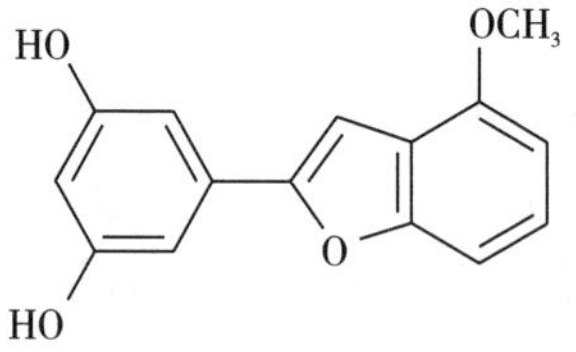

55 gnetucleistol C

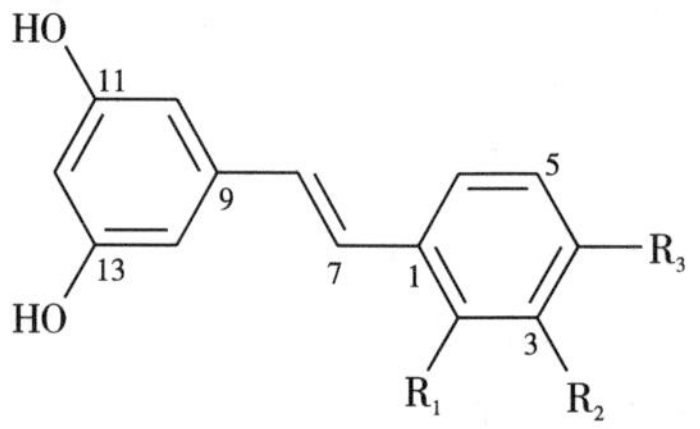

	R_1	R_2	R_3	
56	OMe	H	OH	gnetucleistol D
57	H	OM	OMe	gnetucleistol E

图 6-5-1 闭苞买麻藤中新化合物的结构

（八）gnetucleistol D（56）的结构鉴定

化合物 **56**，灰白色粉末，EI-MS 给出分子离子峰为 258（*m/z*，M^+），结合 ^{1}H NMR 谱

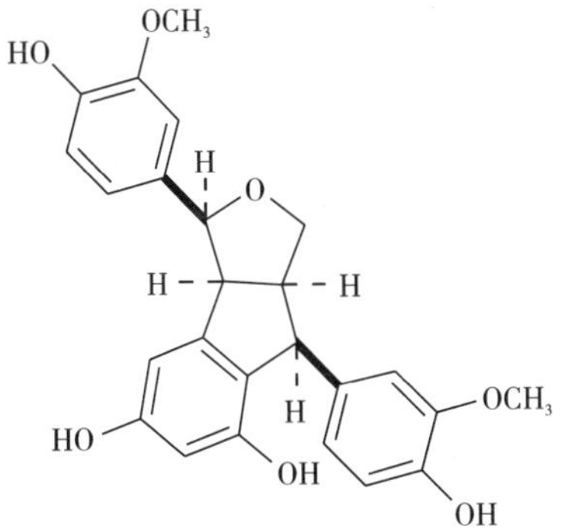

63 gnetifolin F

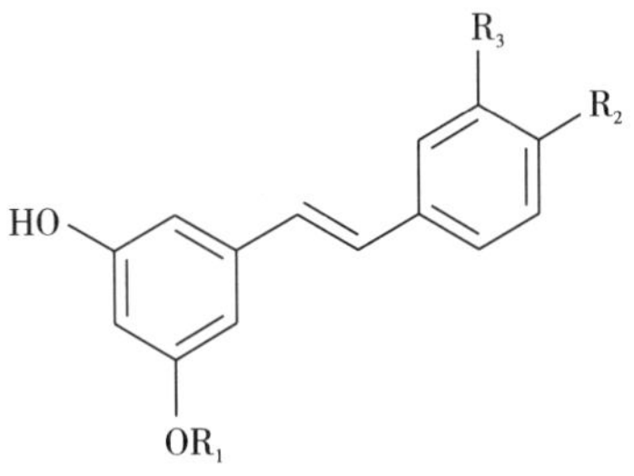

64 R_1=R_3=H, R_2=OCH_3, 4-methoxyl resveratrol

65 R_1=H, R_2=R_3=OH, piceatannol

66 R_1=glc, R_2=Oglc, R_3=OCH_3, gnetifolin K

图 6-5-2　买麻藤属已知化合物的结构

和^{13}C NMR 谱推测 **56** 的分子式为 $C_{15}H_{14}O_4$；UV 光谱显示最大吸收为 λ_{max}（logε）（MeOH）302（4.01），325（4.12）nm，提示该化合物具有二苯乙烯的基本骨架。其 ^{1}H NMR 谱显示有一套 AB_2 系统氢信号，一套 ABX 系统氢信号，两个反式双键以及一个甲氧基氢信号。它的 ^{13}C NMR 谱中除了一个甲氧基碳信号之外，还有 14 个碳信号。因此推断化合物 **56** 为一个具有 3, 5-二羟基苯基的二苯乙烯衍生物。NOE 实验证实甲氧基取代在 2 位的碳上。因此，化合物 **56** 鉴定为反式-4, 11, 13-三羟基-2-甲氧基二苯乙烯，如图 6-5-1 所示。化合物 **56** 的 ^{1}H NMR 和 ^{13}C NMR 谱数据见参考文献。

（九）gnetucleistol E（57）的结构鉴定

化合物 **57** 的 EI-MS 给出分子离子峰为 272（*m/z*，M^+），结合 ^{1}H NMR 谱和 ^{13}C NMR 谱推断分子式为 $C_{16}H_{16}O_4$。其 ^{1}H NMR 谱显示有一套 AB_2 系统的氢信号；一套 ABX 系统的氢信号，两个反式烯氢信号以及两个甲氧基氢信号。化合物 **57** 的 ^{13}C NMR 谱中除了两个甲氧基碳信号之外，在低场区还显示有 14 个碳信号。据此推测化合物 **57** 为反式-3, 5-二羟基二苯乙烯衍生物。通过 NOESY 实验确定两个甲氧基分别取代在 C-3 与 C-4 位上。为此，化合物 **57** 的结构确定为反式-11, 13-二羟基-3, 4-二甲氧基二苯乙烯，如图 6-5-1 所示。**57** 的 ^{1}H NMR 和 ^{13}C NMR 谱数据见参考文献。

三、少苞买麻藤的提取与分离

少苞买麻藤藤茎粉末 1.07kg 以 95% 乙醇回流提取 3 次，合并提取液浓缩，得浸膏 51g。将该浸膏与 51g 硅胶（60～100 目）均匀混合后，在索氏提取器中分别用乙酸乙酯、丙酮和甲醇回流提取得乙酸乙酯部分 1.2g、丙酮部分 6.0g 和甲醇部分 12.0g。乙酸乙酯部分（1.2g）经硅胶柱层析，氯仿/甲醇梯度（10∶1～1∶1）洗脱得 a（20mg）、b（102mg）、c（200mg）、d（330mg）、e（98mg）、f（210mg）6 部分。d 部分经硅胶柱层析，氯仿-甲醇（10∶1）洗脱得化合物 **67**（10mg）；e 部分经 Rp-18 反相柱层析，甲醇/水（3∶7）洗脱得化合物 **13**（35mg）和 **15**（12mg）。经薄层层析和 HPLC 检测，并与相应的标准品对照，确定 c 部分中含有二聚体射干素 B（**17**），b 部分中含有单体白藜芦醇（**12**），a 部分中含有二苯乙烯单体异丹叶大黄素（**11**）。薄层层析条件：氯仿-甲醇（8∶1）、石油醚-丙酮（1∶1）、正己烷-丙酮（1∶1）。HPLC 条件：ODS 反相 C-18 柱，流动相：甲醇-水（4.5∶5.5）。

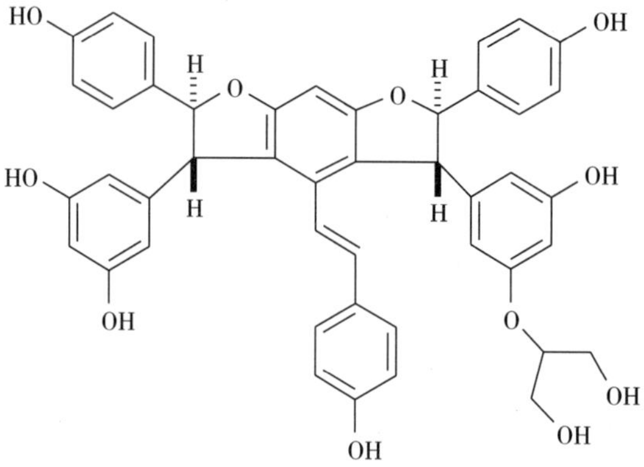

67 gnetubrunol A

图 6-5-3 少苞买麻藤中新化合物的结构

四、少苞买麻藤的新化合物结构鉴定

gnetubrunol A（**67**）的结构鉴定：化合物 **67** 为浅灰色无定型粉末；高分辨质谱 HREI-MS m/z 754.2410 确定分子式为 $C_{45}H_{38}O_{11}$。其 ^{1}H NMR 谱在低场部分显示有 3 套 A_2B_2 系统的氢信号，一套 AB_2 系统的氢信号，一对反式双键氢信号和 4 个宽单峰的芳氢信号［δ 6.71（1H，brs），6.46（1H，brs），6.33（1H，brs），6.21（1H，brs）］；高场部分显示有 5 个脂肪氢信号［δ 3.71（1H，m），3.54（4H，m）］，以及两对苯并二氢呋喃环脂氢信号。结合 ^{13}C NMR 谱中相应的碳信号推断该化合物是带有两个苯并二氢呋喃环的白藜芦醇三聚体，其结构与 ampelopsin E（**88**）相似。比较两个化合物的 ^{1}H NMR 谱和 ^{13}C NMR 谱数据，发现它们的区别在 C_2 环上。Ampelopsin E 的 C_2 环上为对称的 AB_2 系统氢信号，而 **67** 则呈现出三个不对称的宽单峰氢信号。化合物 **67** 中 C-11c 的化学位移为 155.8 ppm，比 C-13 位的化学位移 159.6 ppm 向高场位移了 4.1 ppm，说明 C-11 位的羟基被取代。结合 DEPT 谱分析，该化合物多于 **88** 的一个-CH-信号和两个对称的-CH_2-信号，结合分子式推定化合物 **67** 可能为丙三醇的 2-羟基与 C-11c 的羟基形成了醚键的新化合物。在 HMBC 谱中的相关信号进一步证实了以上推断的正确性。NOE 实验确定了该化合物的相对构型，当分别照射 H-7a 和 H-8a 的信号时，H-2（6）a，H-10（14）a 的信号均产生 NOE 增益，揭示 H-7a 和 H-8a 为反式构型；照射 H-7c 时，H-2（6）c，H-10（14）c 均有增益，确定 H-7c 和 H-8c 为反式构型。根据以上讨论，化合物 **67** 的相对立体结构被确定为如图 6-5-3 所示。

（姚春所　林　茂）

参 考 文 献

1. 姚春所，林茂，刘欣，等. 闭苞买麻藤中的芪类化合物. 化学学报，2003，61（8）：1331－1334

2. Yao CS, Lin M, Liu X, et al. Stilbene derivatives from *Gnetum cleistostarchyum*. J Asian Nat Prod Res, 2005, 7 (2): 131 - 137

3. Yao CS, Lin M. Bioactive stilbene dimers from *Gnetum cleistostachyum*. Nat Prod Res , 2005, 19 (5): 443 - 448

4. Yao CS, Lin M, Wang L. Isolation and biomimetic synthesis of anti-inflammatory stilbenolignans from *Gnetum cleistostachyum*. Chem Pharm Bull, 2006, 54 (7): 1053 - 1057

第六节　买麻藤属植物的化学成分共性与特征

该属植物化学成分的共性均含有多种式样的单体芪及低聚芪类化合物。它们的单体以异丹叶大黄素（isorhapontigenin，**11**）含量最高。其次为白藜芦醇（resveratrol，**12**）、买麻藤醇（gnetol，**14**）等。其他的单体如氧化白藜芦醇（oxyresveratrol，**39**）、丹叶大黄素（rhapontigenin ，**37**）、银松素（pinosylvin，**49**）等含量都不高。异丹叶大黄素（isorhapontigenin，**11**）的苷如异丹叶大黄素-3-O-*β*-D-葡萄糖苷（isorhapontigenin-3-*O*-*β*-D-glucoside，**15**）和异丹叶大黄素-12-*O*-*β*-D-葡萄糖苷（isorhapontigenin-12-*O*-*β*-D-glucoside，**13**）含量也高。低聚芪类化合物中，以二聚体含量较高，其中以同种单体聚合的含量最高，如射干素B（shegansu B，**17**）、（－）-*ε*-viniferin（**16**）、gnetulin（**2**）等。该属植物还含有多种式样的，由异种单体聚合而成的二聚体和三聚体如 gnetuhainin A ~ E（**18 ~ 22**）、gnetuhainin S（**36**）是由白藜芦醇和氧化白藜芦醇聚合而成的二聚体，gnetuhainins J（**27**）、L（**29**）是异丹叶大黄素和氧化白藜芦醇的二聚体，gnetuhainin K（**28**）是异丹叶大黄素和买麻藤醇的二聚体，gnetuhainin Q（**34**）是异丹叶大黄素和白藜芦醇的二聚体，gnetuhainin M（**30**）是由一个白藜芦醇和两个氧化白藜芦醇聚合而成的三聚体，gnetumontanin B（**46**）为一个氧化白藜芦醇和两个白藜芦醇聚合而成的三聚体。

该属植物化学成分的一大特征为均含异丹叶大黄素低聚体（其他地区买麻藤属植物不含或只含有很少的异丹叶大黄素及其低聚芪），为此可能构成亚洲买麻藤属植物的一大特征。从买麻藤属七种植物的化学成分研究中，我们发现买麻藤属植物的低聚体的聚合度，一般为二度，三度较少，偶见四度低聚体类化合物。

（林　茂）

第七节　山葡萄与蛇葡萄植物的化学成分

山葡萄与蛇葡萄均为葡萄科植物，曾有文献报道该科植物具有白藜芦醇低聚芪。为了对该类化合物进行深入的药理作用研究，我们选择了山葡萄与蛇葡萄两种植物进行研究。从山葡萄根中共分离得到27个低聚芪类化合物，其中15个化合物被鉴定为新的低聚芪类化合物，分别命名为 amurensins A ~ O（**68 ~ 82**），包括2个五聚体、5个四聚体、5个三聚体、3个二聚体（图6-7-1，6-7-2，6-7-3）。其余12个化合物为已知的芪类化合物。它们分别是：化合物**12**、（＋）-*ε*-viniferin（**83**）、*ε*-viniferin diol（**84**）、ampelopsin A（**85**）、ampelopsin F（**86**）、ampelopsin D（**87**）（图6-7-3），ampelopsin E（**88**）、（＋）-hopeaphenol（**89**）、isohopeaphenol（**90**）、vitisin A（**91**）、（+）-vitisifuran A（**92**）和 heyneanol A（**93**）（图 6-7-4）。在 amurensins B（**69**）、C（**70**）、J（**77**）的结构中都具有一个顺式苯骈二氢呋喃环，它们是首次发现的具有顺式苯骈二氢呋喃环的天然低聚芪类化合物。Amurensins D ~ F（**71 ~ 73**）的结构中，苯骈呋喃环上 2, 3 位上两个取代基（4-羟基苯基和 3, 5-二羟基苯基）与其他的具有苯骈二氢呋喃环的天然低聚芪类化合物（如 ε-Viniferin）相比是颠倒的，这种骨架的化合物在植物中属首次发现。Amurensins N（**81**）、O（**82**）的结构待发表。

从蛇葡萄的根中共分离得到 19 个化合物，鉴定了其中的 10 个化合物。Sinicin A（**96**）是首次从自然界中分离得到。其余均为已知化合物，它们是 vitisin A（**91**）、ampelopsin H（**97**）、hopeaphenol（**89**）、*cis*-vitisin B（**98**）、vitisin B（**99**）、amurensin G（**74**）、ampelopsin G（**100**）、化合物 **12**、gallic acid（**100**），图 6-7-5。

一、山葡萄提取与分离

山葡萄根 20kg，粉碎后，以 95% 乙醇回流 3 次（5、4、4 倍量），分别以 2、2、1 小时提取。得粗提物 2.2kg，以 1 : 1 粗硅胶（60 ~ 100 目）拌样后，置沙氏提取器中分别以氯仿、乙酸乙酯、丙酮、乙醇回流提取得四个部分。乙酸乙酯部分（640g）用硅胶柱层析（140 ~ 180 mesh，10 × 50cm）$CHCl_3$-MeOH（100 : 1 ~ 100 : 30）洗脱，分成 A（27.5g）、B（30g）、C（25g）、D（230g）和 E（210g）5 个部分。部分 A 经分离得化合物 **12** 与 **82**。部分 B 分离得化合物 **83** 与化合物 **75**。部分 C 经分离得化合物 **88** 与化合物 **93**。部分 D 进行硅胶柱层析（100 ~ 200mesh），以 cyclohexane-acetone 洗脱，得 D_1-D_4 4 个部分。D_1 部分以 ODS，RP-18 柱（37 ~ 75μm，4 × 35cm）柱层析，以 MeOH-H_2O（6 : 4）洗脱得化合物 **68**、**69**、**70**、**71**、**79**、**85**、**87**、**88**、**86**、**91**、**72**、**84**。D_2 部分以 ODS，RP-18 柱（37 ~ 75μm，4 × 35cm）柱层析，以 MeOH-H_2O（1 : 1）洗脱得化合物 **77**、**78**。D_3 部分以相同的方法柱层析，得化合物 **72**、**92** 和 **81**。部分 D_4 以相同的方法柱层析，得化合物 **74**。部分 E 以 ODS，RP-18 柱（37 ~ 75μm，4 × 35cm）柱层析，以 MeOH-H_2O（6 : 4 ~ 4 : 6）洗脱，分为 E_1 ~ E_3 部分。E_1 部分以相同方法柱层析，分离得化合物 **89** 与 **90**。E_2 部分以相同方法柱层析，分离得化合物 **80** 与 **76**。E_3 部分进一步以 Sephadex LH-20 柱层析，以 EtOH 洗脱分离得化合物 **73**。

二、山葡萄的新化合物结构鉴定

（一）amurensin A（68）的结构鉴定

化合物 **68**，为无定型粉末，$[\alpha]_D^{19}$ + 16.9°。经 FAB-MS *m/z* 472，HRFAB-MS *m/z* 455.1517$[M+H-H_2O]^+$分析，确定分子式为 $C_{28}H_{22}O_7$。UV 最大吸收峰在 270nm。说明分子结构中没有二苯乙烯反式共轭体系。IR 示有羟基和苯环。经 ^{1}HNMR、^{13}C NMR 光谱分析，该化合物为化合物 **12** 的二聚体。^{1}H NMR 谱具有两套 A_2B_2 系统质子信号，两套 AB_2 系统质子信号，两个相互偶合的脂肪氢信号，一个烯氢信号。^{13}C NMR 谱有 26 个芳碳和两个烯碳信号，另外还有两个脂肪碳信号。HMBC 谱与 NOESY 确定了化合物 **68** 的连接方式和立体构型为 rel-（7aR，8aS），如图 6-7-1。其 ^{1}H NMR、^{13}C NMR 数据见参考文献。

（二）amurensin B（69）的结构鉴定

化合物 **69**，为无定型浅棕色粉末，$[\alpha]_D^{30}$ +164.0°。HRFAB-MS *m/z* 681.2119，确定分

子式为 $C_{42}H_{32}O_9$。UV 最大吸收峰在 284，320nm。说明分子结构中有二苯乙烯反式共轭系统。IR 示有羟基和苯环。经 ^{1}H NMR、^{13}C NMR 光谱分析，该化合物为化合物 **12** 的三聚体。^{1}H NMR 谱具有三套 A_2B_2 系统质子信号，两套 AB_2 系统质子信号，两个反式偶合的烯氢信号，一个芳氢信号，两套苯骈二氢呋喃环上的两个质子信号。^{13}C NMR 谱显示有 42 个碳信号，其中包括 4 个脂肪碳信号。HMBC 谱与 NOESY 确定了化合物 **69** 的连接方式和立体构型为 *rel*-(7a*S*,8a*R*,7c*S*,8c*S*)，见图 6-7-1。其 ^{1}H NMR、^{13}C NMR 数据见参考文献。

（三）amurensin C（70）的结构鉴定

化合物 **70** 为无定型浅棕色粉状，$[\alpha]_D^{18}$ +48.7°。紫外灯下（254nm）呈较强的淡黄色荧光。HRFAB-MS *m/z* 679.1956，确定分子式为 $C_{42}H_{30}O_9$。UV 最大吸收峰在 340nm，说明分子结构中有二苯乙烯反式共轭体系。经 ^{1}H NMR、^{13}C NMR 光谱分析，该化合物为化合物 **12** 的三聚体。化合物 **70** 的 ^{1}H NMR 谱具有 3 套 A_2B_2 系统质子信号，两套 AB_2 系统质子信号，两个反式偶合的烯氢信号，一个芳氢信号，一套苯骈二氢呋喃环上的两个质子信号。^{13}C NMR 谱有 42 个碳信号，其中包括两个脂肪碳信号，较化合物 **69** 少了两个脂氢和脂碳。HMBC 谱与 NOESY 确定了化合物 **70** 的平面结构如图 6-7-1。其立体构型为 *rel*-(7c*S*,8c*R*)。^{1}H NMR、^{13}C NMR 数据见参考文献。

（四）amurensin D（71）的结构鉴定

化合物 **71** 为无定型浅绿色粉末，$[\alpha]_D^{18}$ +185.5°。在紫外灯下（254nm）呈较强的蓝色荧光。HRFAB-MS *m/z* 679.1968[M+H]$^+$，确定分子式为 $C_{42}H_{30}O_9$。UV 最大吸收峰与化合物 **70** 相似。经 ^{1}H NMR、^{13}C NMR 光谱分析，该化合物为化合物 **12** 的三聚体。化合物 **71** 的 ^{1}H NMR 谱具有 3 套 A_2B_2 系统质子信号，两套 AB_2 系统质子信号，两个反式偶合的烯氢信号，一个芳氢信号，一套二氢苯骈呋喃环上的两个质子信号。^{13}C NMR 谱有 42 个碳信号，其中包括两个脂肪碳信号。虽然化合物 **71** 的 ^{1}H NMR、^{13}C NMR 数据与化合物 **70** 的 ^{1}H NMR、^{13}C NMR 数据很相似，但每个信号的化学位移与峰形均与化合物 **70** 有明显的区别，提示化合物 **71** 中的白藜芦醇单体的连接方式可能与化合物 **70** 不同。HMBC 谱确定了化合物 **71** 结构中 H-2(6)a 与 C-7a，H-10(14) a 与 C-8a（与氧原子相连）之间有远程偶合，说明 A_1 环与 A_2 环连接方式是相反的。NOESY 进一步确定了化合物 **71** 的绝对构型为（7c*S*, 8c*S*)，化合物 **71** 与已知绝对构型的 ε-viniferin 旋光值相同，如图 6-7-1。其 ^{1}H NMR 和 ^{13}C NMR 数据见参考文献。

（五）amurensin E（72）的结构鉴定

化合物 **72** 为无定型棕色粉末，$[\alpha]_D^{30}$ +259.2°。在紫外灯下（254nm）呈较强的蓝色荧光。HRFAB-MS *m/z* 1131.3154[M+H]$^+$，确定分子式为 $C_{70}H_{51}O_{15}$。UV 最大吸收峰在 284，338nm。说明分子结构中有二苯乙烯反式共轭系统。经 ^{1}H NMR、^{13}C NMR 光谱分析，该化合物为化合物 **12** 的五聚体。化合物 **72** 的 ^{1}H NMR 谱片段具有一套化合物 **71** 质子信号系统，另一片段为已知化合物 ampelopsin B（**94**）的质子信号系统，即两套 AB_2 系统质子信号，两套间位偶合的四个芳氢信号，一套苯骈二氢呋喃环上的两个质子信号和两个脂肪氢偶合的质子信号。我们推测化合物 **72** 为化合物 **71** 与化合物 **94** 通过 C-3b 与 C-8c 之间碳碳连接而成的化合物。HMBC 谱确定了化合物 **72** 结构中 H-2(6) a 与 C-7a、H-10(14)a 与 C-8a（与氧原子相连）之间有远程偶合关系。NOESY 进一步确定了化合物 **72** 的连接方式以及绝对构型为（7c*S*，8c*S*，7d*S*，8d*S*，7e*S*，8e*S*），如图 6-7-1 所示。其 ^{1}H NMR、^{13}C NMR 数据见参考文献。

（六）amurensin F（73）的结构鉴定

化合物 **73** 为淡黄色无定型粉末，$[\alpha]_D^{30}$ +23.0°。在紫外灯下（254nm）呈较强的蓝色荧光。HRFAB-MS *m/z* 1131.3154[M+H]$^+$，确定分子式为 $C_{70}H_{50}O_{15}$。UV 最大吸收峰在 284、341nm。说明分子结构中有二苯乙烯反式共轭统系。经 ^{1}H NMR、^{13}C NMR 光谱分析，该化合物为化合物 **12** 的五聚体。化合物 **73** 的 ^{1}H NMR 谱片段具有一套化合物 **71** 质子信号系统，另一片段为被氧化的（+）-ε-viniferin **83** 的质子信号，表现为一套 AB_2 系统质子信号，两套 A_2B_2 系统质子信号，两个间位偶合的芳氢信号，两套苯骈二氢呋喃环上的 4 个质子信号。我们推测化合物 **73** 为化合物 **71** 与化合物 **83** 通过 C-7c、C-8c、C-3b、C-4b、C-4b-O 位形成一个苯骈二氢呋喃环连接。HMBC 谱确定了化合物 **73** 结构中远程偶合关系。NOESY 进一步确定了化合物 **73** 的绝对构型为（7c*R*,8c*R*,7d*S*,8d*S*,7e*S*,8e*S*），其结构见图6-7-1。^{1}H NMR 和 ^{13}C NMR 数据见参考文献。

（七）amurensin G（74）的结构鉴定

化合物 **74** 为无色无定型粉末，$[\alpha]_D^{19}$ +20.1°。FAB-MS *m/z* 681[M+H]$^+$，确定分子式为 $C_{42}H_{32}O_9$。UV 最大吸收峰在 282nm，说明分子结构中没有二苯乙烯反式共轭系统。经 ^{1}H NMR、^{13}C NMR 光谱分析，该化合物为化合物 **12** 的三聚体。化合物 **74** 的 ^{1}H NMR 谱具有 3 套 A_2B_2 系统质子信号，一套 AB_2 系统质子信号，两个间位偶合的芳氢信号，一个芳氢单峰信号。在高场有 6 个脂肪氢，包括一套相互偶合的苯骈二氢呋喃环上的质子信号和另外 4 个相互偶合的脂氢信号，提示该四个脂氢依次相连。^{13}C NMR 谱有 42 个碳信号，其中包括 6 个脂肪碳信号。HMBC 谱与 NOESY 确定了化合物 **74** 的平面结构与连接方式以及立体构型为 *rel*-（7a*S*，8a*S*，7b*S*，8b*S*，7c*R*，8c*R*），如图 6-7-2。其 ^{1}H NMR、^{13}C NMR 数据见参考文献。

（八）amurensin H（75）的结构鉴定

化合物 **75** 为淡黄色粉末，在紫外灯下（254nm）呈强烈的蓝色荧光。HRFAB-MS *m/z* 452.1246[M]$^+$，确定分子式为 $C_{28}H_{20}O_6$。UV 最大吸收峰在 320nm，说明分子结构中没有二苯乙烯反式共轭体系。经 ^{1}H NMR、^{13}C NMR 光谱分析，该化合物为化合物 **12** 的二聚体。化合物 **75** 的 ^{1}H NMR 谱有两套 A_2B_2 系统质子信号，一套 AB_2 系统质子信号，两个间位偶合的氢信号两个反式双键氢信号。但光谱中没有脂氢信号。^{13}C NMR 谱有 28 个芳碳信号，没有脂肪碳信号。与化合物 **83** 的 ^{1}H NMR、^{13}C NMR 数据对比，除化合物 **75** 少了两个二氢苯骈呋喃环上的质子信号外，在 ^{13}C NMR 谱上多了两个芳季碳，为此推测化合物 **75** 是化合物 **83** 的脱氢衍生物。HMBC 谱与 NOESY 进一步确定了化合物 **75** 的结构如图 6-7-2 所示。它的 ^{1}H NMR、^{13}C NMR 数据见参考文献。

（九）amurensin I（76）的结构鉴定

化合物 **76** 为棕色无定型粉末，$[\alpha]_D^{20}$-128.2°。HRFAB-MS *m/z* 903.2384[M]$^+$，确定分子式为 $C_{56}H_{38}O_{12}$。经 ^{1}H NMR、^{13}C NMR 光谱分析，该化合物为化合物 **12** 的四聚体。化合

物**76**的 ^{1}H NMR 谱示有8b位脱去羟基的 balanocarpol（**95**）的氢信号，为化合物**95**的二聚体。其中一个 balanocarpol 为苯骈呋喃环并在 C-2d 与 C-14d 之间脱去氢，形成另一个 D_4 环的片段。它们的结构中，七元脂环的构象为假椅式构象，如图6-7-2。HMBC 谱与 NOESY 实验进一步确定了化合物**76**的结构及其相对构型为 *rel*-(7a*S*,8a*S*,7b*R*,8b*S*,7c*R*,8c*S*)，它的 ^{1}H NMR 和 ^{13}C NMR 数据见参考文献。

（十）amurensin J（77）的结构鉴定

化合物**77**为淡黄色无定型粉末，$[\alpha]_D^{20}$ +174.9°。在紫外灯下（254nm）呈强烈的蓝色荧光。HRFAB-MS *m/z* 907.2699[M+H]$^{+}$，确定分子式 $C_{56}H_{43}O_{12}$。经 ^{1}H NMR、^{13}C NMR 光谱分析，该化合物为化合物**12**的四聚体。化合物**77**的 ^{1}H NMR 谱和 ^{13}C NMR 谱在 DMSO-d_6 中100℃时测定有较好的分辨度，示有4套 A_2B_2 系统质子信号，两套 AB_2 系统质子信号，两个间位偶合的氢信号，一个质子的单峰氢信号，还有3套苯骈二氢呋喃环上的质子信号和两个反式双键氢的信号。^{13}C NMR 谱有50个芳碳和烯碳信号，还有6个脂肪碳信号。HMBC 谱与 NOESY 确定了化合物**77**的结构与连接方式及绝对构型(7a*S*,8a*S*,7c*S*,8c*R*,7d*S*,8d*S*)，如图6-7-2。其 ^{1}H NMR、^{13}C NMR 数据见参考文献。

（十一）amurensin K（78）的结构鉴定

化合物**78**为棕色无定型粉末，$[\alpha]_D^{20}$ +195.3°。在紫外灯下（254nm）呈强烈的蓝色荧光。HRFAB-MS *m/z* 921.2566[M+H]$^{+}$，确定分子式为 $C_{56}H_{40}O_{13}$。经 ^{1}H NMR、^{13}C NMR 光谱分析推测化合物与化合物**12**的四聚体相对应，只是分子中多了一个氧原子。化合物**78**的 ^{1}H NMR 谱显示与 vitisin A（**91**）相似的光谱特征，两者之间明显的区别在于：化合物**91**具有二苯乙烯反双键的信号，而在化合物**78**的 ^{1}H NMR 谱中没有观察到反式双键氢信号。化合物**78**具有37个不饱和度，而化合物**91**只有36个不饱和度。因化合物**78**多一个氧原子，为此推测化合物**78**有如图6-7-2的结构，为 C-7c 和 C-10c 之间形成呋喃环的新化合物。HMBC 谱确定了化合物**78**结构中远程偶合关系。NOESY 实验进一步确定了化合物**78**的结构及绝对构型(7a*S*,8a*S*,7b*S*,8b*R*,7d*S*,8d*S*)。化合物**78**的 ^{1}H NMR、^{13}C NMR 数据见参考文献。

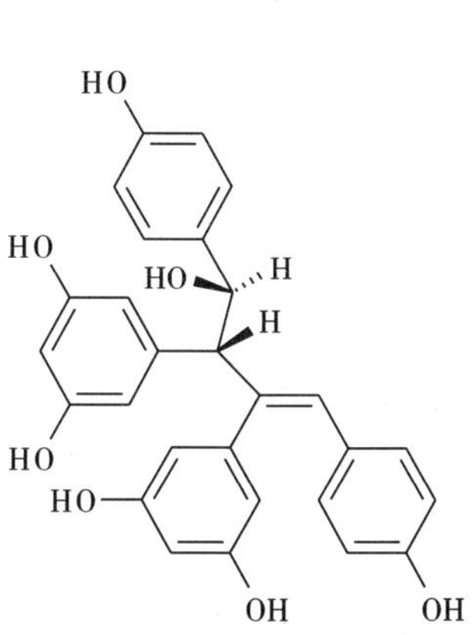

68 amurensin A

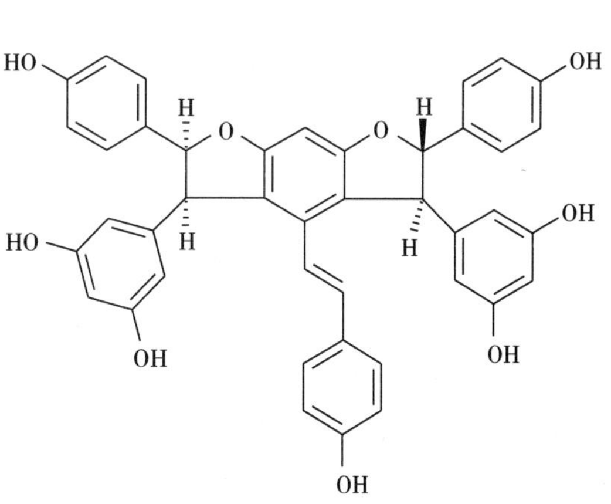

69 amurensin B

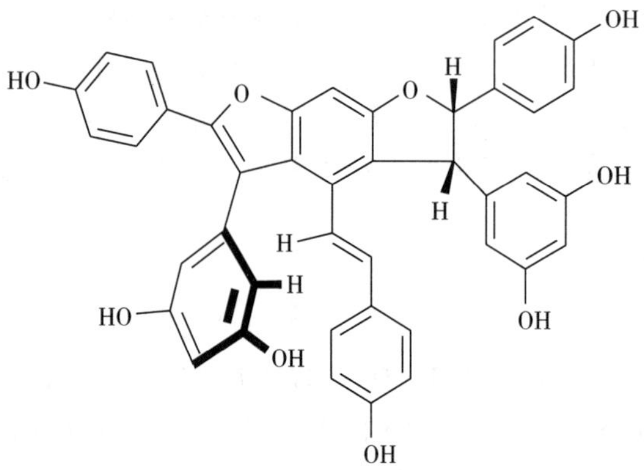

70 amurensin C

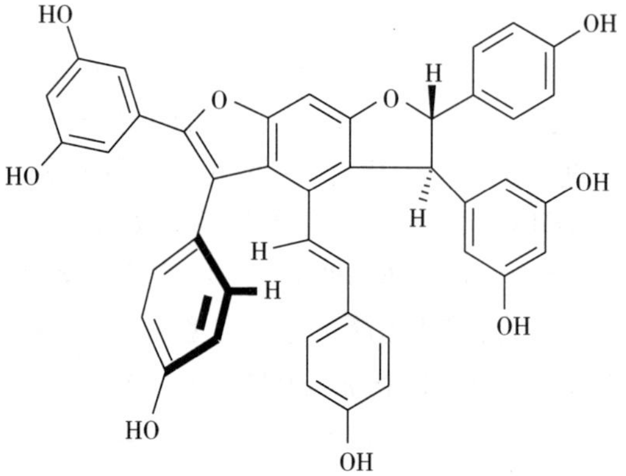

71 amurensin D

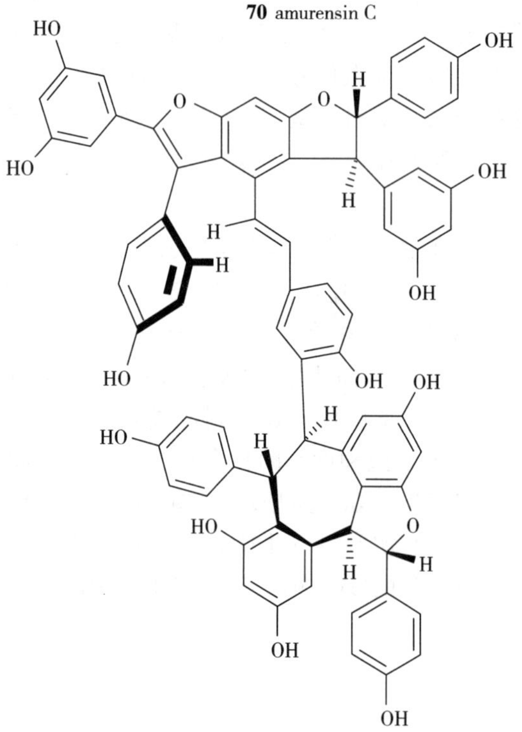

72 amurensin E

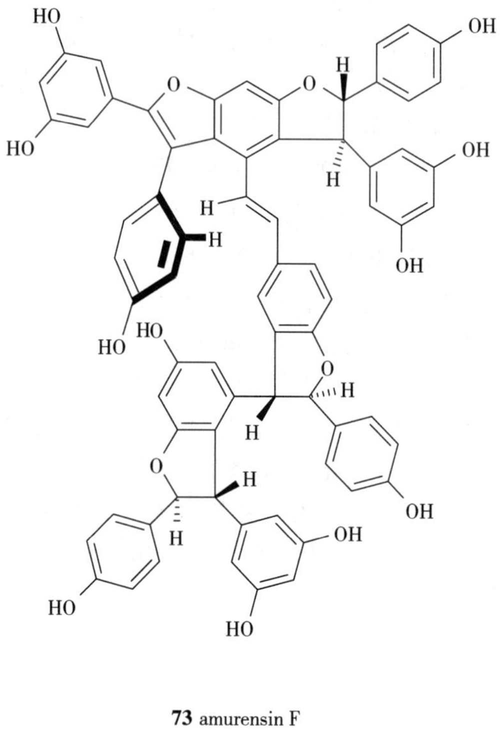

73 amurensin F

图 6-7-1　山葡萄新化合物的结构

（十二）amurensin L（79）的结构鉴定

化合物 **79** 为淡黄色无定型粉末，$[\alpha]_D^{30}$-116.5°。在紫外灯下（254nm）呈强烈的白色荧光。HRFAB-MS *m/z* 905.2587 [M + H]$^+$，确定分子式为 $C_{56}H_{41}O_{12}$。经 ^{1}H NMR、^{13}C NMR 光谱分析确定该化合物为化合物 **12** 的四聚体。UV 最大吸收峰在 340nm，说明分子结构中具较长的共轭体系。化合物 **79** 的 ^{1}H NMR、^{13}C NMR 谱与 heyneanol A（**93**）相似。但化合物 **79** 只有两套苯骈二氢呋喃环上的质子信号，而化合物 **93** 有 3 套二氢苯骈呋喃环上的质子信号。结合分子式推测化合物 **79** 结构中具有两套苯骈二氢呋喃环和一个苯骈呋喃环。其余结

构均与化合物 **93** 相同。HMBC 谱远程偶合关系确定了化合物 **79** 结构中的苯骈呋喃环的连接位置在 D_3 环。NOESY 实验进一步确定了化合物 **79** 的绝对构型为（7a*S*,8a*S*,7b*S*,8b*S*）。化合物 **79** 结构见图 6-7-2，^1H NMR、^{13}C NMR 数据见参考文献。

（十三）amurensin M（80）的结构鉴定

化合物 **80** 为淡绿色无定型粉末，在紫外灯下（254nm）呈强烈的白色荧光。HRFAB-MS *m/z* 903.2484[M+H]$^+$，确定分子式为 $C_{56}H_{39}O_{12}$。经 ^1H NMR、^{13}C NMR 光谱分析，该化合物为化合物 **12** 的四聚体。UV 最大吸收峰在 316、338 nm，说明分子结构中具较长的共轭体系。化合物 **80** 的 ^1H NMR 只显示两套 A_2B_2 系统质子信号，一套 AB_2 系统质子信号，一个芳香质子信号，两个反式双键氢的双峰信号，但光谱中没有脂氢信号。^{13}C NMR 谱只有 28 个芳碳信号。结合 FAB-MS 谱中在 m/z 452 出现一个较强的信号，表明化合物 **80** 是由两个对称的单元连接而成。化合物 **80** ^1H NMR、^{13}C NMR 光谱与 amurensin H **75** 相似，只是化合物 **80** 的 ^1H NMR 和 ^{13}C NMR 光谱只有一个芳香质子和碳的信号，而没有两个间位偶合的氢和碳的信号。推测化合物 **80** 由两分子 **75** 通过 C-12b 与 C-12b′碳碳连接的化合物，HMBC 谱远程偶合关系支持了对化合物 **80** 结构的推断。其结构见图 6-7-3，^1H NMR、^{13}C NMR 数据见参考文献。

三、蛇葡萄根的提取分离

蛇葡萄的根 8kg，粉碎后用 95% 的乙醇回流提取 3 次，回收乙醇得浸膏 430g。总浸膏以 1∶1 粗硅胶（60~100mesh）拌样后，置沙氏提取器中分别以氯仿、乙酸乙酯、丙酮、甲醇提取得 4 个部分，氯仿部分（44g）、乙酸乙酯部分（66g）、丙酮部分（90g）、甲醇部分（130g）。乙酸乙酯部分（66g）进行硅胶柱层析（140~180mesh，10×50cm），以 cyclohexane-acetone 洗脱得 A~G 7 个部分。B 部分进行硅胶柱层析（140~180mesh，10×50cm），cyclohexane-acetone 洗脱得化合物 **12**。C 部分进一步进行硅胶柱层析（140~180mesh，10×50cm），cyclohexane-acetone 洗脱得化合物 **101** 和 **93**。D 部分以 ODS-RP-18 反相柱层析，MeOH-H_2O（3∶7）洗脱，然后进行 MPLC 柱层析，MeOH-H_2O（3∶7~1∶1）洗脱得化合物 **74**。E 部分先后进行 $CHCl_3$-acetone 硅胶柱层析（140~180mesh，10×50cm）和 ODS-RP-18 柱层析［MeOH-H_2O（3∶7~1∶1）洗脱］得化合物 **100**。母液进行反相 MPLC 制备，MeOH-H_2O（4∶6）洗脱得 sinicin A（**96**）。F 部分以硅胶柱层析（140~180mesh，10×50cm），cyclohexane-acetone 洗脱后进行 ODS-RP-18 柱层析，MeOH-H_2O（3∶7~1∶1）洗脱得 F1 和 F2 两部分。部分 F1 再进行 MPLC 柱层析，MeOH-H_2O（4∶6）洗脱，得化合物 **91**。部分 F_2 以 MPLC 柱层析，MeOH-H_2O（4∶6）洗脱，得一混合物，采用 Varian 公司的 LC-NMR 联用仪，Inertsil ODS-3 柱（250×4.6 mm），以 D_2O-CH_3CN 梯度洗脱，当 D_2O-CH_3CN 增至（57∶43）（0~10min）后，逐步增加 CH_3CN 比例至 40 分钟时达到 D_2O-CH_3CN 为 40∶60。流速为 1ml/min 检测。在 INOVA-500LC-NMR 上，用停止流动的方法采集 LC-NMR、^1H NMR 谱及 WEGCOSY 谱检测（累加次数为 416）。鉴定混合物主要成分为 **99**，另一成分为 **98**。G 部分以硅胶柱层析（140~180mesh，10×50cm）$CHCl_3$-MeOH 洗脱得部分 G_1 和 G_2。部分 G_1 以 ODS-RP-18 柱层析，MeOH-H_2O（3∶7~1∶1）洗脱得部分 G_{1-1} 和 G_{1-2}。部分 G_{1-1} 以 MPLC 柱层析，MeOH-H_2O（3.5~6.5）洗脱得化合物 **97**。部分 G_{1-2} 以 MPLC 柱层析，MeOH-H_2O

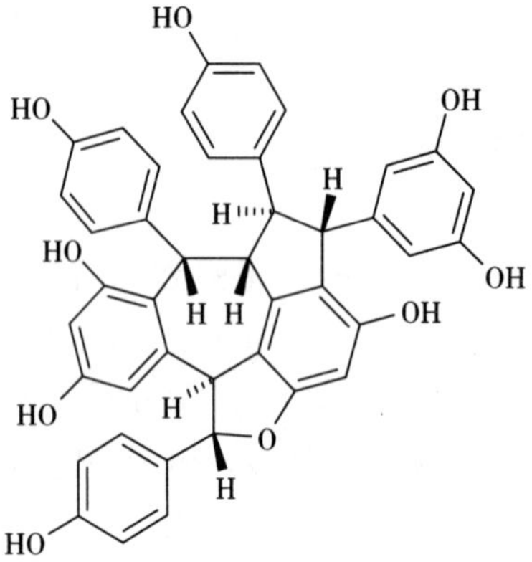

74 amurensin G

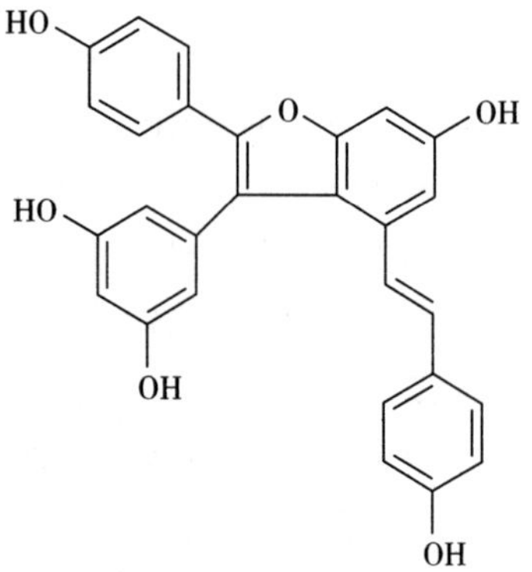

75 amurensin H

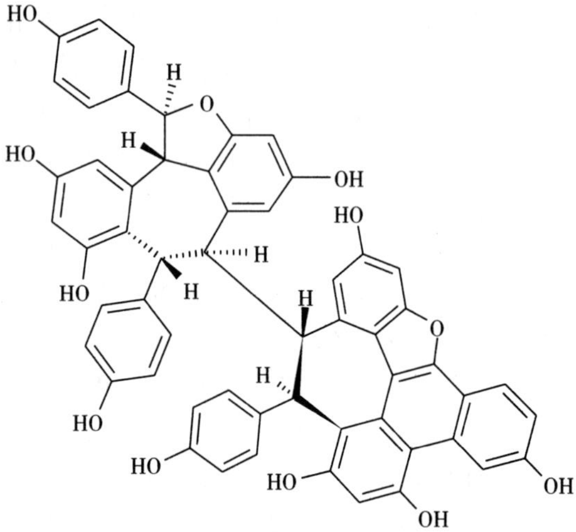

76 amurensin I

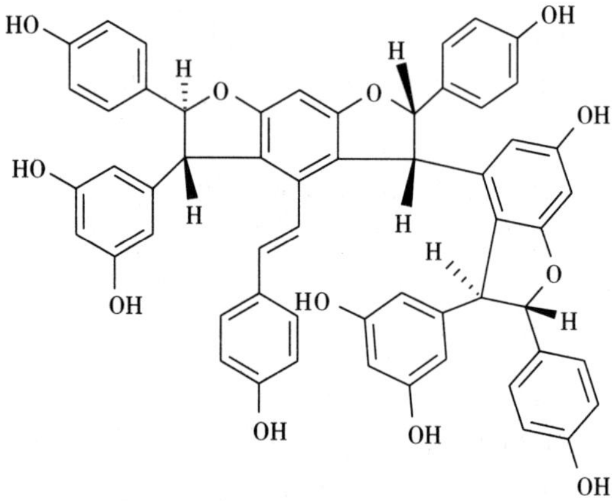

77 amurensin J

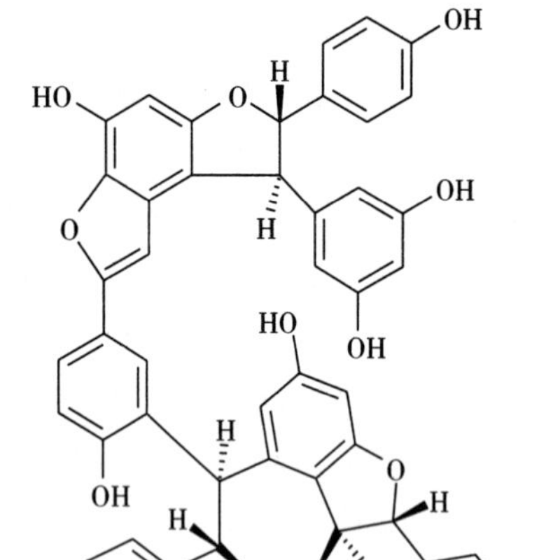

78 amurensin K

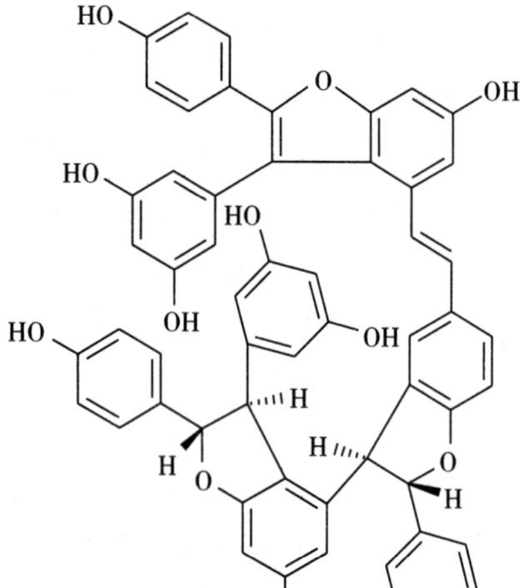

79 amurensin L

图 6-7-2 山葡萄新化合物的结构

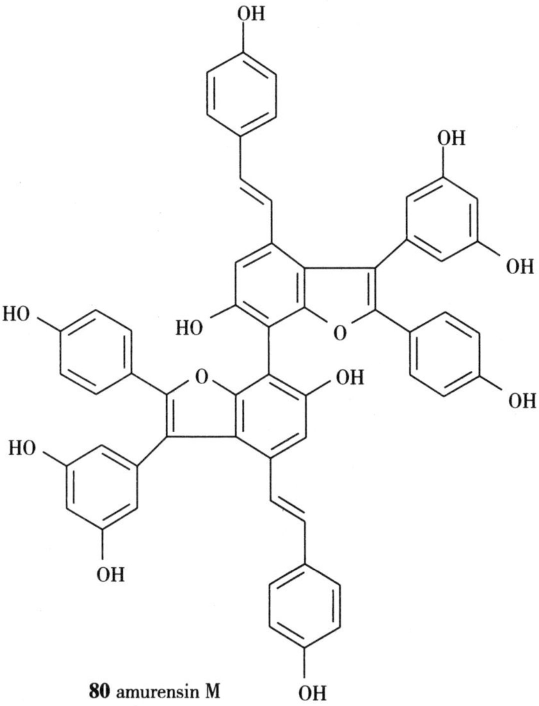

80 amurensin M

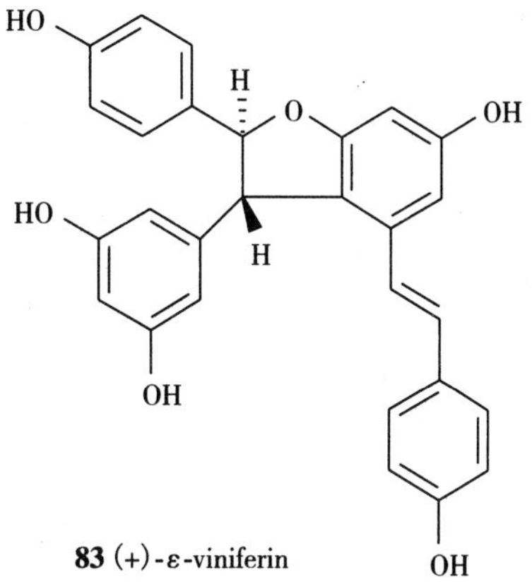

83 (+)-ε-viniferin

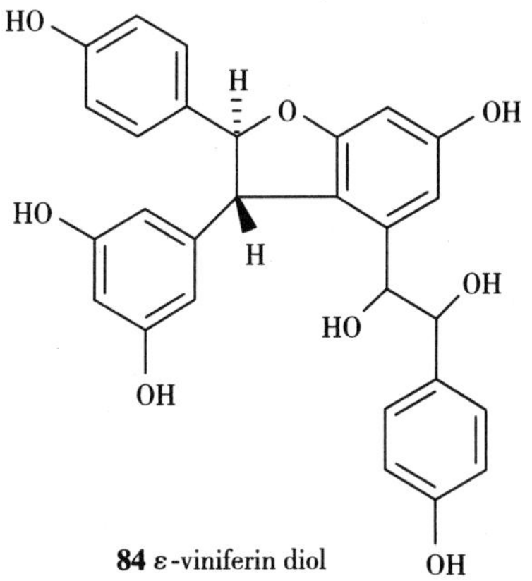

84 ε-viniferin diol

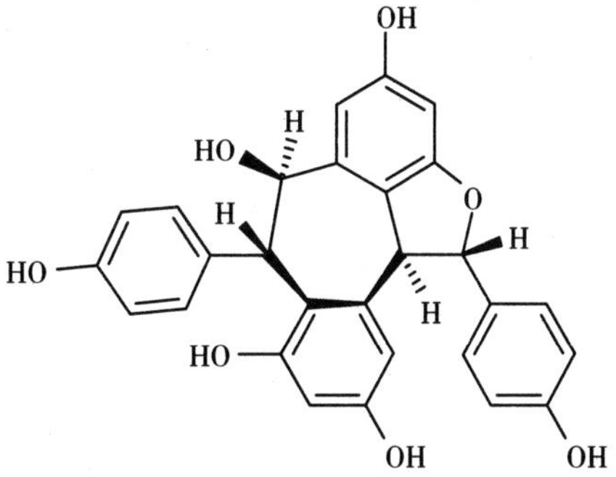

85 ampelopsin A

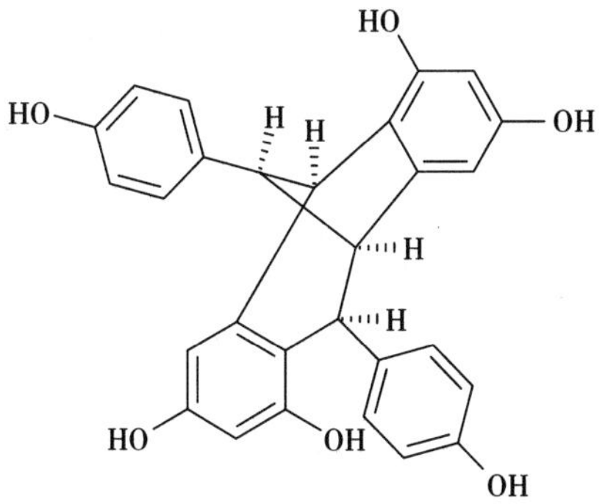

86 ampelopsin F

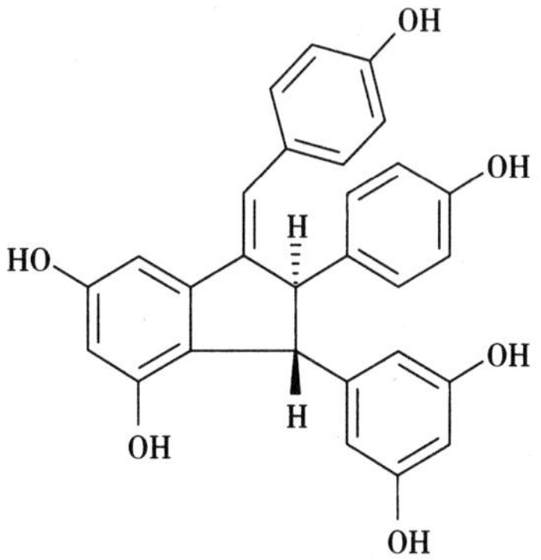

87 ampelopsin D

图 6-7-3　山葡萄和蛇葡萄化合物的结构

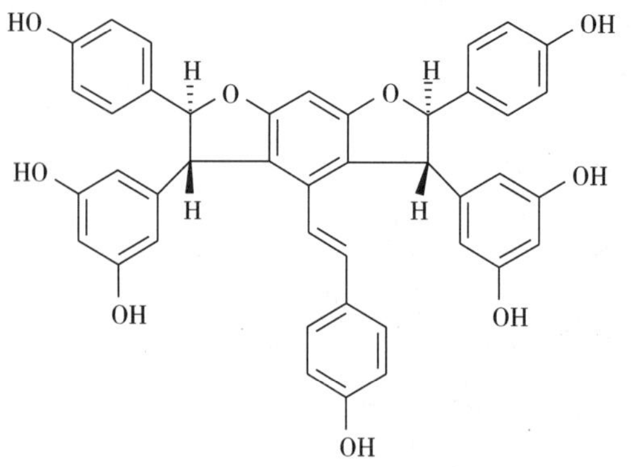

88 ampelopsin E

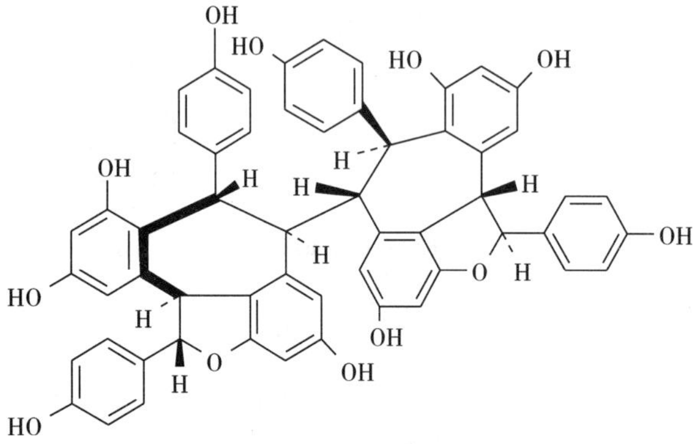

89 (+)-hopeaphenol

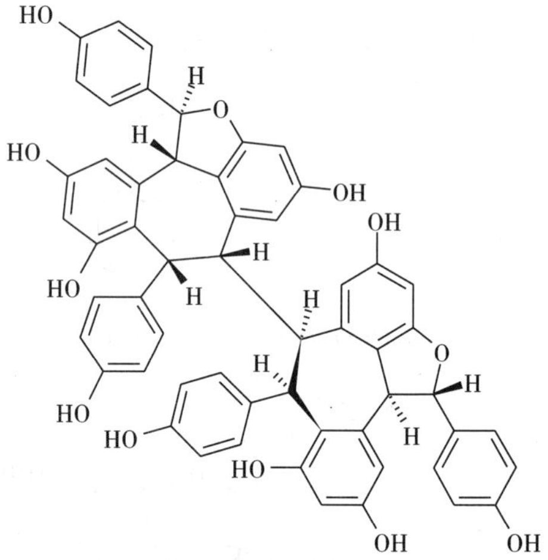

90 isohopeaphenol

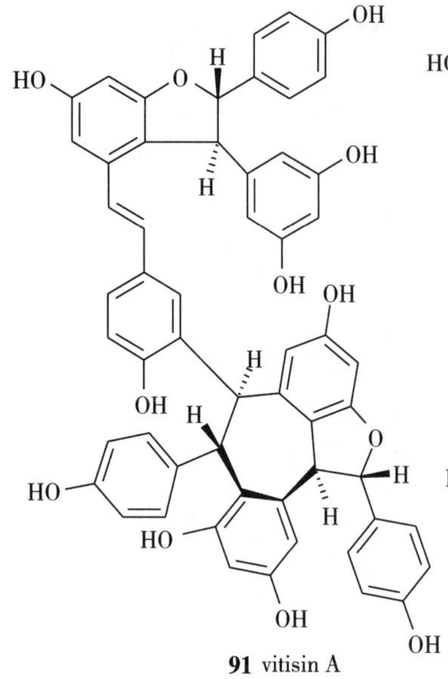

91 vitisin A

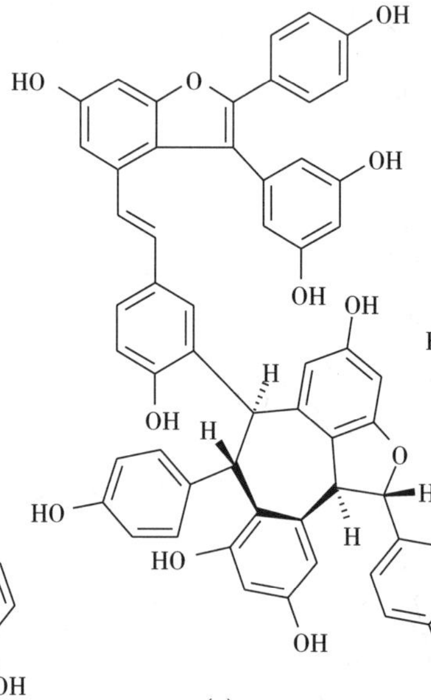

92 (+)-vitisifuran A

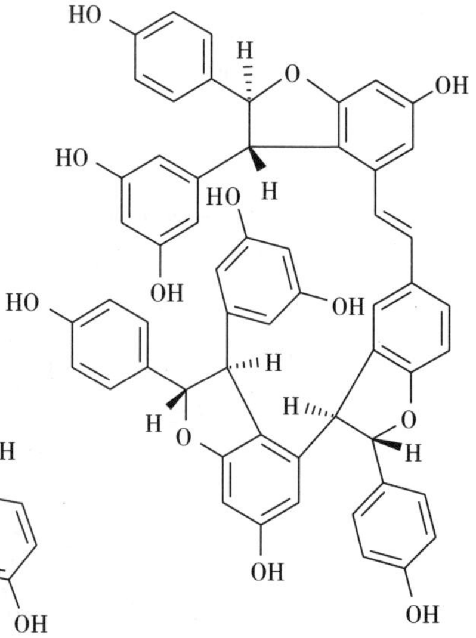

93 heyneanol A

图 6-7-4 山葡萄蛇葡萄化合物的结构

（3.5～6.5）洗脱得化合物**89**。部分 G_2 以 MPLC 柱层析，MeOH-H_2O（4∶6）洗脱得化合物**97**。

四、蛇葡萄根的新化合物结构鉴定

（一）sinicin A（96）的结构鉴定

化合物**96**为棕色无定型粉末，$[\alpha]_D$ +8.7°。在紫外灯下（254nm）呈强烈的蓝色荧光。HRFAB-MS *m/z* 906.2636[M]$^+$，确定分子式为 $C_{56}H_{42}O_{12}$。经 ^{1}H NMR、^{13}C NMR 光谱分析，该化合物为化合物**12**的四聚体。^{1}H NMR 谱示有 4 套 A_2B_2 系统质子信号，一套 AB_2 系统质子信号，两套间位偶合芳香质子的信号，一个两芳香质子单峰信号及两套苯骈二氢呋喃环上的质子信号。另外还观察到 4 个具有偶合关系的脂肪质子信号，^{1}H-^{1}H COSY 谱确证了它们的相关关系。HMQC 谱也都能得到归属。通过 HMBC 谱确定 4 个脂肪质子的连接次序。它的结构见图 6-7-5。NOESY 确定了化合物**96**的相对构型为 *rel*-(7a*R*,8a*R*,7b*S*,8b*R*,7c*R*，8c*R*,7d*R*,8d*R*)。^{1}H NMR 和 ^{13}C NMR 数据见参考文献。

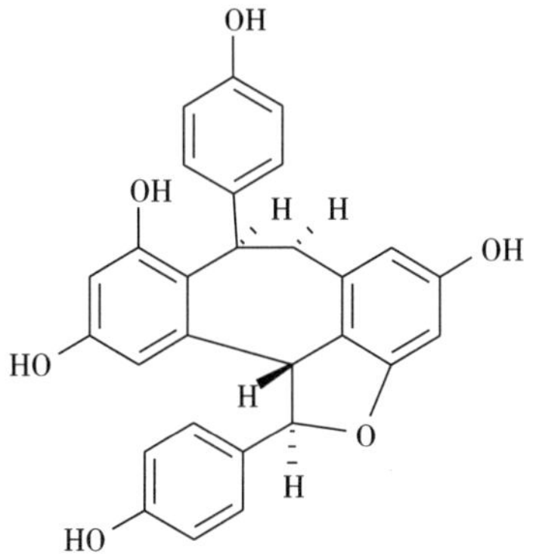

94 ampelopsin B

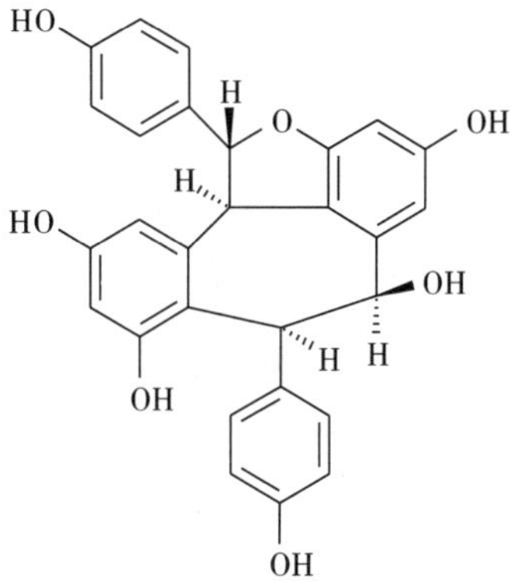

95 balanocarpol

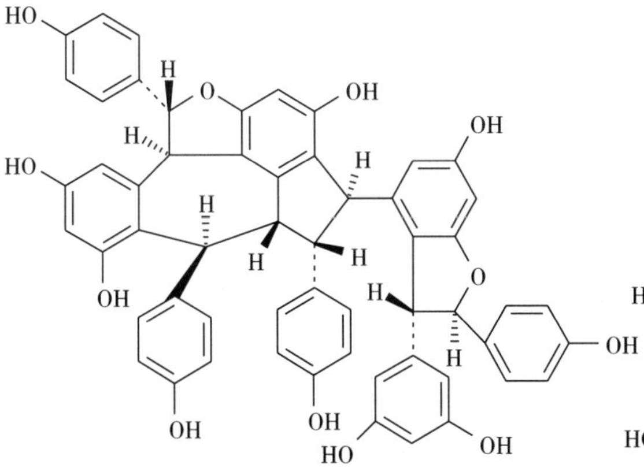

96 sinicin A

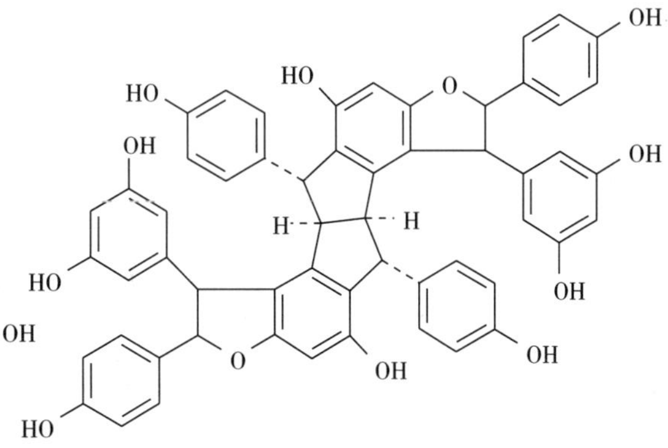

97 ampelopsin H

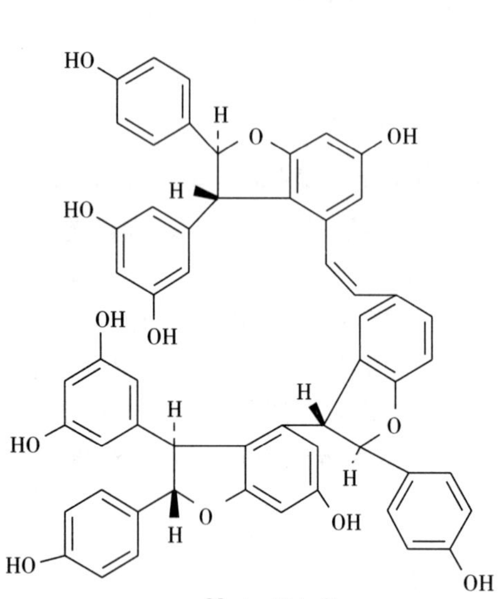

98 *cis*-vitisin B

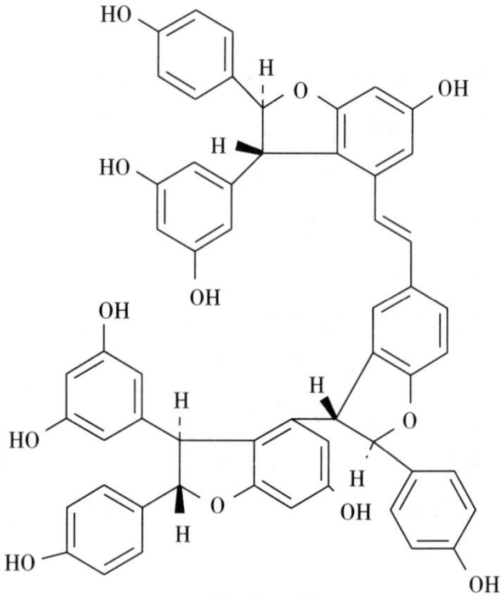

99 vitisin B

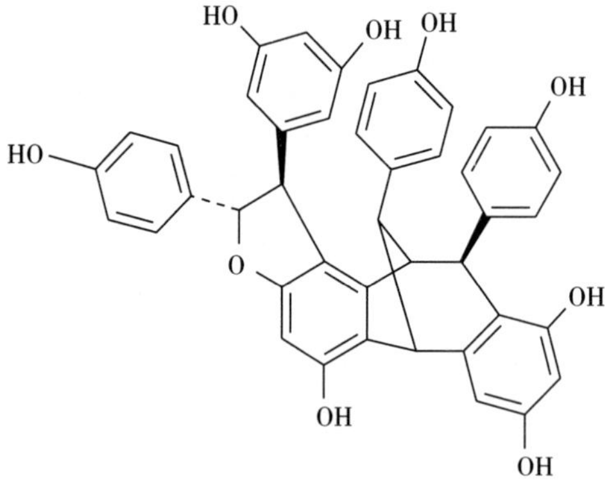

100 ampelopsin G

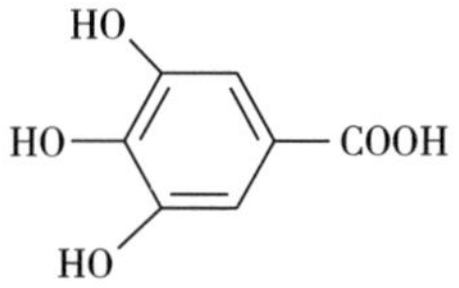

101 gallic acid

图 6-7-5 山葡萄和蛇葡萄已知化合物的结构

（林 茂）

参 考 文 献

1. Huang KS, Lin M. Oligostilbenes from the roots of *Vitis amuzensis*. J Asian Nat Prod Res, 1999, 2:21－28
2. Huang KS, Lin M, Yu LN, et al. A new oligostilbene from the roots of *Vitis amuzensis*. Chin Chem Lett, 1999, 10 (9):775－776
3. Huang KS, Lin M, Yu LN, et al. Four novel oligostibenes from the roots of *Vitis amurensis*. Tetrahedron, 2000, 56:1321－1329
4. Huang KS, Lin M, Wang YH. Synthesis of amurensin H, a new resrecatul dimer from the roots of *Vitis amuzensis*. Chin Chem Lett, 1999, 10 (10):817－820

5. Huang KS, Lin M, Cheng GF. Anti-inflammatory tetramers of from the roots of *Vitis ammurensis* and the conformations of the seven-membered ring in some oligostilbenes. Phytochemistry, 2001, 58：357－362
6. Li Na, Liu X, Lin M. Resveratol tetramer from the roots of *Ampelopsis sinnica*. Chin Chem Lett, 2001, 12 (10)：893－896

第八节　葡萄属和蛇葡萄属植物的化学成分共性与特征

根据文献报道与我们的研究，发现存在于葡萄属植物的低聚芪多是以白藜芦醇为主，偶见由白藜芦醇与氧化白藜芦醇聚合的化合物。目前从葡萄科植物获得的低聚芪包括 2～5 度的聚合物（已发现龙脑香科植物的低聚芪最高为 8 度）。它们的低聚芪仅由（＋）-ε-viniferin 衍生［其他科属的低聚芪多由（－）-ε-viniferin 衍生］成各种多样化的低聚芪。它们的构型与（＋）-ε-viniferin 有关。为此葡萄科植物的低聚芪的生源有别于其他科属的生源途径。根据该原则，许多结构复杂多样化的聚合物，因为它们的中间体构型不变，利用化学手段，可推定该类化合物的绝对构型或相对构型，由此便可推定相应的生源途径。

（林　茂）

第九节　买麻藤属与葡萄科植物中低聚芪类成分分类

我们先后从买麻藤属 7 种与葡萄科两种植物中共分得近 100 种化合物，其中芪类化合物约为 90 种，过去文献未曾报道的 60 种，其中 45 种属低聚芪类化合物。它们多以化合物 **11**、**12** 为基本单元聚合成 2～5 度不等的低聚物。

1993 年，Sotheeswaran 等将白藜芦醇低聚体分成 A、B 两大类。认为 A 类的结构中至少含有一个氧杂环，即为反式 2-苯基-2, 3-二氢苯骈呋喃环，它们都由 ε-viniferin（**16** 或 **83**）为中间体衍化而来。而 B 类的结构中不含有任何的氧杂环，由单体直接通过碳碳键聚合而成。随着研究的深入，有相当数量的低聚芪从植物界中得到，并已构成不同类别的低聚体。2000 年以来，此类化合物已扩展到了 170 余种。聚合物的结构组成基本单元由白藜芦醇自身的聚合，扩展到以其他二苯乙烯，如化合物 **11**、**39**、**14**、**65** 等为基本单元的聚合体，以及异种单体之间的聚合物，使该类结构更增添了多样性和复杂性。目前，从天然界又新分得的 100 余种新化合物，最高聚合度也由原来的六聚体扩展为八聚体。为此，我们对以前的分类方法作进一步补充，按骨架不同可分成以下的Ⅰ～Ⅴ大类。每一类含 A、B 二类（详见参考文献）。根据对 7 种买麻藤属与两种葡萄科植物新获得的低聚芪的结构可分属如下。

一、白藜芦醇低聚体类似物

该类化合物结构多样化，按其结构不同又分为Ⅰ-A、Ⅰ-B、Ⅰ-C、Ⅰ-D 4 小类。

Ⅰ-A 类：它们的结构中至少含有一个五元氧杂环，形成 2-苯基-2, 3（顺式或反式）二氢苯骈呋喃环。以（＋）或（－）-ε-viniferin 为基本单元但不骈合成六元以上的脂环类化合物，如化合物 **69**、**70**、**71**、**73**、**75**、**77**、**79**、**80** 等。

Ⅰ-B 类：结构中不含有苯骈氧杂环，如化合物**87**，此类化合物近年新发现较少。

Ⅰ-C 类：结构中含有 ampelopsin A（**85**）或 ampelopsin B（**94**）为单元的聚合物，即含五元氧杂环骈七元脂环骨架的化合物，这类化合物近年发现越来越多，已形成一类具有特殊骨架的化合物，故将其划分为Ⅰ-C 类。并将 2-苯基-2,3-苯骈二氢呋喃环骈六元、八元以及多元脂环均归为此类，如化合物**74**、**76**、**72**、**78** 等属此类。

Ⅰ-D 类：该类化合物多以**11** 的低聚体结合成糖苷，近两年发展迅速。自 2001 年以来，已从植物中得到 24 个此类化合物，其中有 21 个是Ⅰ-A 类白藜芦醇低聚体的糖苷，而Ⅰ-B 类糖苷仅有 3 个。苷元为二聚体的 18 个，三聚体的 6 个。所连接的糖均为葡萄糖，以 1～3 个不等的糖相连，苷的形式有氧苷，也有碳苷（参考文献）。

二、异单叶大黄素低聚体类似物

Ⅱ-A 类：结构以**11** 为单元聚合成含有 2-苯基-2,3（顺式或反式）-二氢苯骈呋喃环的化合物。如从垂子买麻藤中新发现的射干素 B 的糖苷化合物**43** 也属此类化合物。如化合物**23**、**24**、**25**、**26**、**31**、**32** 均属此类化合物。

Ⅱ-B 类：结构中不含有苯骈五元氧杂环。从 *Gnetum hainanense* 中新分得的四聚体**35** 属于Ⅱ-B 类。化合物**11** 的聚合体多从买麻藤属（*Gnetum*）植物中分离得到。我们将链状聚合体，如化合物**7**、**10**、**33** 也归在此类。

三、白皮杉醇低聚体类似物

由化合物**65** 为单元聚合而成的化合物，多从决明属植物心皮中得到。

Ⅲ-A 类：由化合物**65** 聚合成含有 2-苯基-2,3（顺式或反式）-二氢苯骈呋喃环类的化合物及含苯骈二氧六环的结构单元，详见参考文献。

Ⅲ-B 类：结构中不含氧杂环，由二个化合物**65** 以碳-碳相连直接聚合的化合物，详见参考文献。

四、白藜芦醇和氧化白藜芦醇低聚物

Ⅳ-A 类：由**12** 与**39**（或**39** 的自身聚合物）聚合成含有 2-苯基-2,3（顺式或反式）-二氢苯骈呋喃环类化合物。这类化合物以前仅得到 8 个，且只有一个三聚体。近年共分得 14 个此类化合物。其中 7 个二聚体、6 个三聚体和 1 个四聚体。如从大子买麻藤中分得的化合物**45** 为氧化白藜芦醇的二聚体。从海南及小叶买麻藤中得到的**36** 为氧化白藜芦醇与白藜芦醇的二聚体，并含六元氧杂环。从海南买麻藤植物中分得的**18**、**19**、**21**、**22**、**30** 等化合物均属此类。

Ⅳ-B 类：**12** 与**39** 通过 C-C 键直接连接起来的环状或链状聚合体（详见参考文献）。

五、其他类

除Ⅰ-Ⅳ类以外的二苯乙烯单体的低聚物。

Ⅴ-A 类含有苯骈五元氧杂环的低聚物，如**28** 为**11** 与**14** 的聚合体。

Ⅴ-B 类不含苯骈呋喃环的低聚物，如化合物**27**。

（林　茂）

参　考　文　献

1. Sotheeswaran S and Pasupathy V. Distribution of resveratrol oligomers in plants. Phytochemistry, 1993, 35 (2): 1083 - 1092
2. 李娜，李小妹，黄开胜，等. 白藜芦醇低聚体类似物的结构与分布. 药学学报，2001，36（12）：944 - 950
3. 彭司勋主编。天然芪类化合物的化学进展，药物化学进展②。北京：化学工业出版社，2003
4. 于德泉，吴毓林主编。天然二苯乙烯化合物及其仿生合成的研究进展. 北京：化学工业出版社，2005.
5. Atta-ur-Rahman. Studies in natural products chemistry. Netherlands, Elsevier, 2006, 33: 601 - 644

第十节　天然低聚芪类化合物的仿生合成

天然二苯乙烯低聚芪类往往较其单体活性更强，作用范围更广泛。但这类化合物在植物体内的含量较低，极性强，分离困难。因为它们结构复杂，鉴定及全合成难度更大，从而影响了对该类化合物的深入研究。生源学说认为，天然低聚芪类化合物在植物体内的生物合成途径可能与二苯乙烯单体之间单电子的氧化偶联反应有关，而这种类型的反应在生物体内是普遍存在的。这就为获得数量更多的、结构更为丰富的芪类化合物提供了很好的途径。目前，低聚芪类化合物的仿生合成已有报道并逐渐形成一个新的研究方向。除了用酶和常规的金属氧化剂、光敏氧化剂的氧化偶联反应之外，酸也能作为低聚芪类化合物的聚合剂。酸催化的离子型聚合反应能得到具有光学活性的化合物，而自由基氧化偶联反应得到的产物常常是消旋的。白藜芦醇和异丹叶大黄素原料可从天然界获得，并人工合成成功，因此我们对这两种单体的聚合反应进行了较多的研究。另外，白皮杉醇，买麻藤醇的聚合反应也进行了一些探索。下面阐述的只是我们研究工作的一部分。天然低聚芪类化合物的聚合反应分为同种单体的聚合和异种单体的聚合反应两个方面。

一、同种单体的聚合反应

同种单体的聚合反应主要是指二苯乙烯单体在不同聚合剂的作用下分别进行的反应，例如白藜芦醇和异丹叶大黄素在不同聚合剂的作用下分别进行反应，得到的产物为白藜芦醇低聚芪类衍生物和异丹叶大黄素低聚芪类衍生物两类天然产物类似物。根据所用聚合剂的不同，同种单体的聚合反应可分为用金属氧化剂的聚合、紫外照射以及酸作催化剂的聚合反应。文献报道还有用酶催化的聚合反应等。

（一）金属氧化剂聚合

以 $FeCl_3$（Ⅲ）为氧化剂的仿生合成可获得结构不同的天然产物及其类似物。

Amurensin H（**75**）为山葡萄根（*Vitis amurensis*）中获得的含量低、荧光极强的白藜芦醇低聚芪类化合物。为了进一步研究该化合物的抗炎活性，以白藜芦醇为起始原料，以 $FeCl_3$ 为氧化剂，首先合成了二聚体 ε-viniferin（**16**），经 DDQ 脱氢后合成了该化合物（图6-10-1）。

射干素为常用中药射干 *Belamcanda chinensis* 根茎中分得的异丹叶大黄素二聚体化合物，

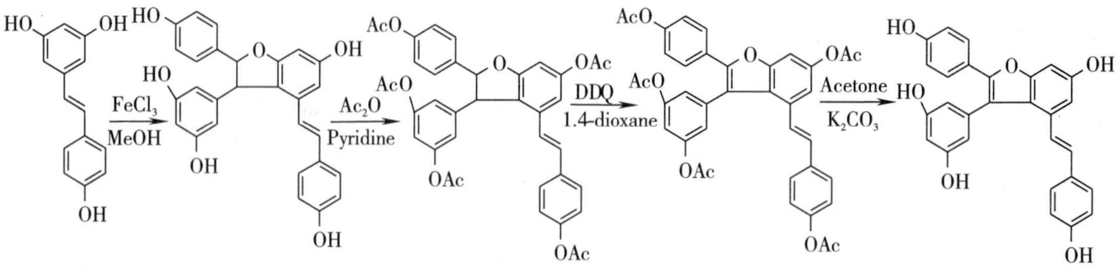

图 6-10-1 以 $FeCl_3$ 为氧化剂的白藜芦醇聚合反应

药理实验证实其具有抑制白三烯生成和受体拮抗作用。以异丹叶大黄素为起始原料，$FeCl_3$ 为氧化剂，通过氧化偶联反应仿生合成了（±）射干素 B（**17**）。药理实验确证与天然的射干素 B 具相同的生物活性。在偶联反应中，除得到（±）**17** 外，还得到了 6 种异丹叶大黄素的 2～4 度聚合物（**102～107**），见图 6-10-2。

（二）紫外照射聚合

以 **12** 为起始原料，$FeCl_3$ 为氧化剂，先聚合成二聚体 **16**，再经 UV 照射，得化合物 *cis*-ε-viniferin（**108**）和 2b，14b-dehedro-bisresveratrol（**109**）。化合物 **109** 为活性的菲并呋喃衍生物，与从植物 *Cassia garrettiana* 中得到的天然产物 cassigarol D 具有相似的结构。活性测试结果显示，这两个化合物均具有抑制 TNF-α 生物合成的作用。它们可能的形成机理见图 6-10-3。

（三）酸催化聚合

酸也是二苯乙烯低聚芪类化合物合成的催化剂之一。尽管它的反应机理与单电子的氧化偶联反应机理不相同，然而，酸催化的二苯乙烯低聚芪类的仿生合成可获得与天然化合物构型保持一致的特点。Takaya 等分别以 H_2SO_4、HCl 和 CF_3SO_3H 为催化剂，以 **12** 为原料合成了一系列结构特殊的衍生物。我们以合成化合物 **102** 为原料，以 H_2SO_4 为催化剂，得到了化合物 **110～113**（图 6-10-4），活性测试结果表明，多数化合物显示了强的抗氧化活性。其中，化合物 **110** 和 **111** 是具有 8 元环的大环化合物，天然产物中至今还没有报道。

在二苯乙烯低聚芪的仿生合成中，甲酸是一个有用的催化剂，用它进行的酸催化反应得到了一些意想不到的反应结果。

为了获得不同结构类型的低聚芪类化合物，我们用甲酸为催化剂，分别以单体 **11** 和 **12** 为原料进行反应，得到了一系列的异丹叶大黄素聚合物（**114a**、**115a**、**116a**、**117**）和白藜芦醇聚合物（**114b～116b**），它们属于四氢萘类衍生物（图 6-10-5）。其中，**116a** 和 **116b** 为单体聚合过程中丢失苯环得到的产物。**117** 为失去两个苯环和一个甲氧基的化合物。这种反应过程较为罕见，认为是通过二烯烃之间的 Diels-Alder 反应（即［4+2］环加成反应）形成了六元环。芪类单体 **11** 和 **12** 的结构中含有一个长的共轭系统，加成过程中既可以作为烯烃又可以作为二烯烃参与［4+2］的加成反应。反应过程中得到的 7 个化合物均为 Diels-Alder 反应的加成产物。

化合物 **116a**、**116b** 和 **117** 是通过丢掉含取代基苯环而形成的加成产物。两分子 **11** 或 **12**

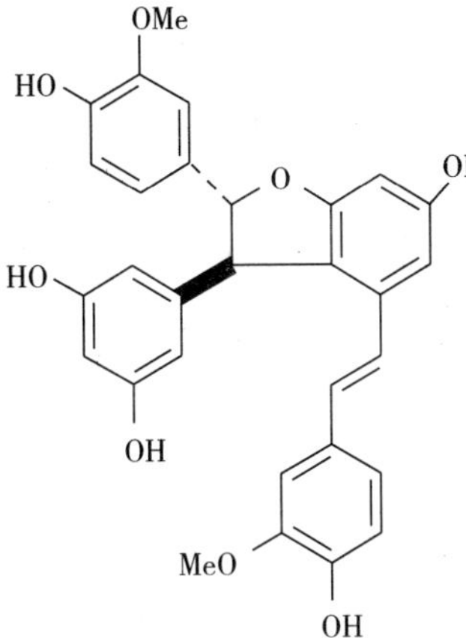

102

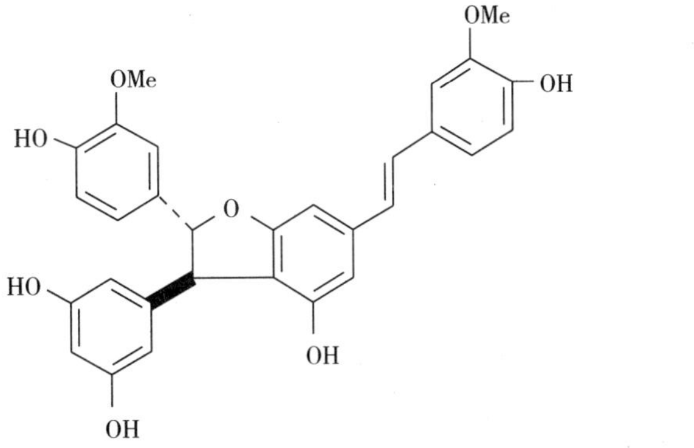

103

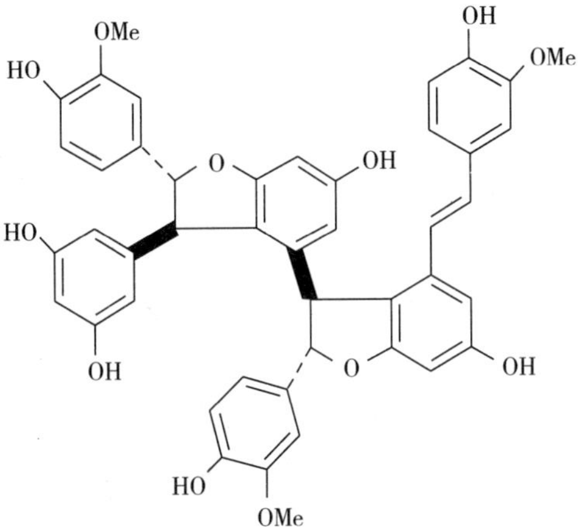

104

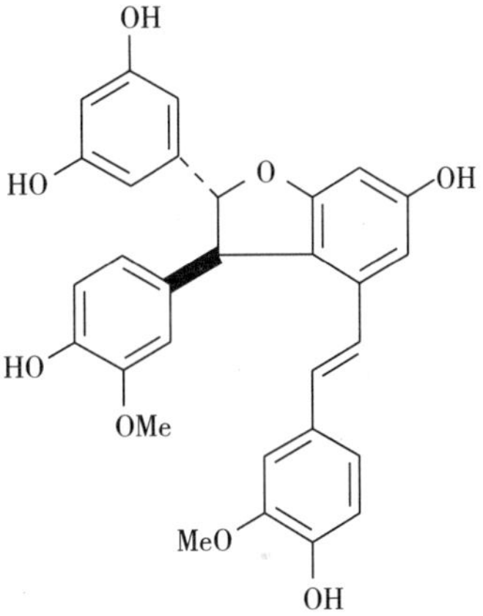

105

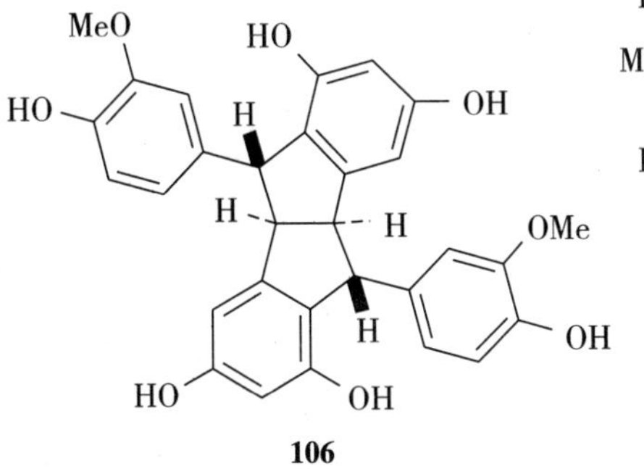

106

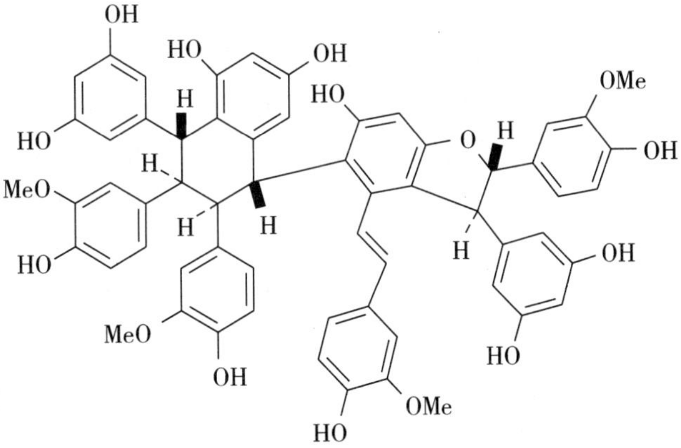

107

图 6-10-2　以 $FeCl_3$ 为氧化剂的异丹叶大黄素的聚合反应

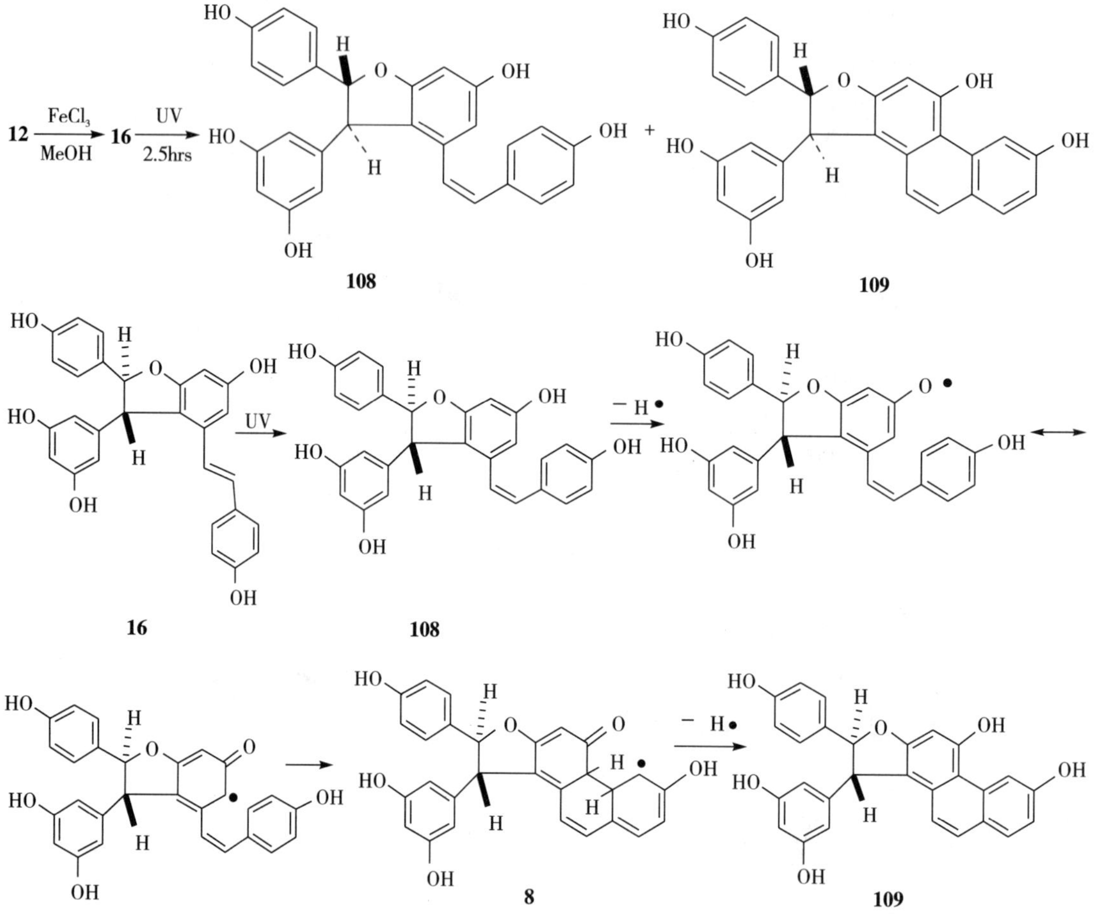

图 6-10-3 白藜芦醇紫外照射反应及其可能的反应机制

均以头-尾方式相连。在过渡态，中间体 a 和 b 不稳定（图 6-10-6），易丢掉含取代基的苯环，形成相对更稳定的 **116a** 或 **116b**。另外 **114a**，**114b** 本身在甲酸催化下，也可以进一步脱去取代苯环而获得 **116a**，**116b**，因此它们的收率最高。化合物 **117** 是由 3 分子的 **11** 形成的。第一阶段先以头头，尾尾的方式连接形成二聚体；第二阶段通过电子转移失去一个取代芳香环（B_2），所得产物再与第三个分子的 **11** 偶合，在环加成反应中失去另外一个取代芳香环（A_3）和一个甲氧基，最终形成 **117**（图 6-10-6）。

二、异种单体间的聚合反应

异种单体的聚合反应包括两种，一种是不同种二苯乙烯单体之间的聚合反应，本章介绍的是白藜芦醇与异丹叶大黄素的氧化偶联反应；另一种是二苯乙烯单体与苯并烯醇类化合物的氧化偶联聚合反应，该类反应能够得到两类结构特殊的天然产物及其类似物。本节着重叙述二苯乙烯-苯丙素类（stilbenolignane）天然产物的仿生合成。

（一）白藜芦醇与异丹叶大黄素的聚合反应

目前对异种单体的聚合反应研究不多，尤其是我们所用的两种原料白藜芦醇和异丹叶大

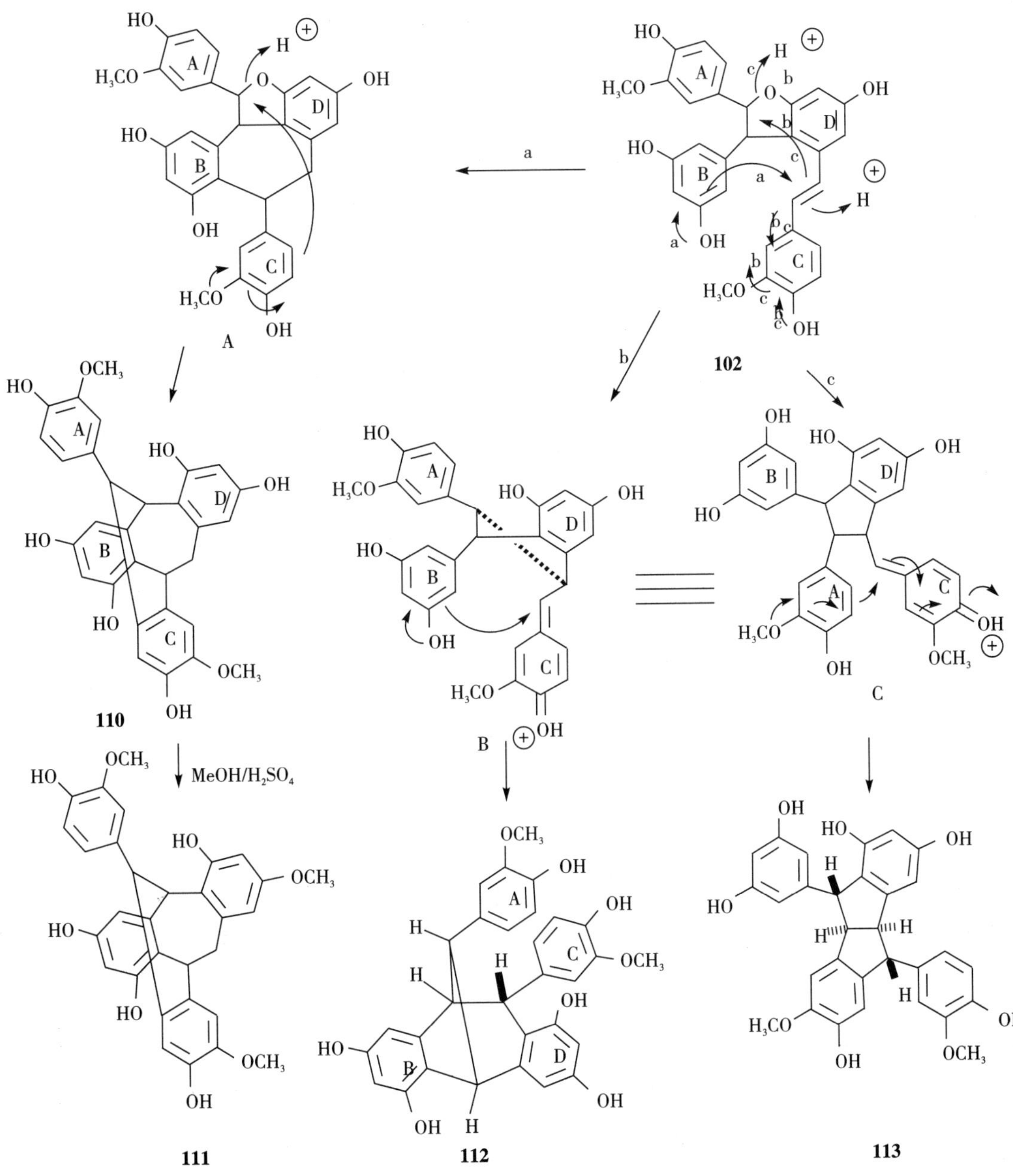

图 6-10-4　化合物 110 ~ 113 的仿生合成

黄素反应活性不同，前者反应活性相对较弱，后者反应活性较强。因此在反应的时候，后者比前者更容易聚合。我们从海南买麻藤中分得 **18**、**27**、**28**、**29** 等化合物，它们分别由 **12** 与 **11**，**14** 及 **39** 异种单体聚合而成。为了进一步探索异种单体的生源途径，首先以 1∶2 克分子的 **11** 与 **12** 为原料，$FeCl_3$ 为氧化剂进行反应，经分离得到 9 种化合物，并分别确定它们的结构为 **16**、**118**、**119 ~ 125**。化合物 **16** 与 **118** 为已知化合物。而化合物 **119 ~ 125** 由两种不

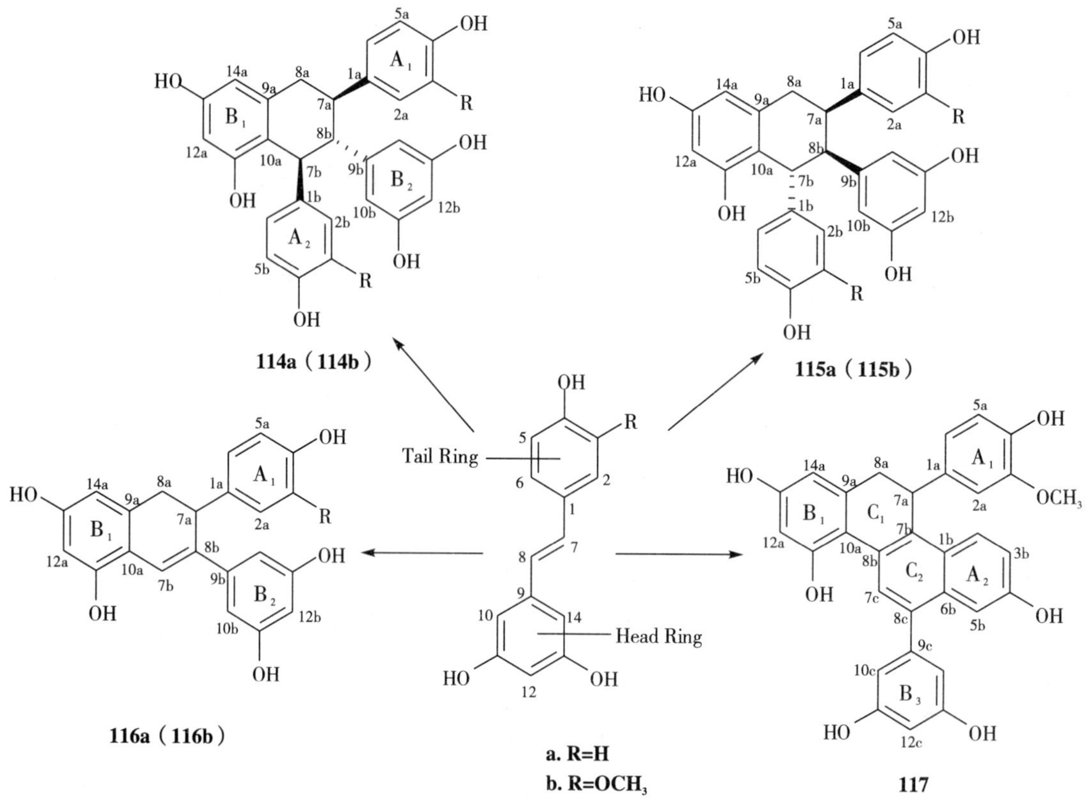

图 6-10-5　四氢萘类的仿生合成

同单体聚合而成，且**123**～**125**的骨架与天然的ampelopsin E及amurensin D等一致（图6-10-7）。为了进一步认识这些化合物及其类似物在植物体内的生源途径，我们对这些化合物的氧化偶联形成机理也进行了初步的探讨。在反应过程中，化合物**11**与**12**在$FeCl_3$作用下，可产生多种游离基（图6-10-8a），不同的游离基之间可以相互发生单电子转移的偶联反应，生成各种相应的产物，它们的反应机制推测如化合物**16**、**19**、**120**及化合物**118**、**121**，见图6-10-8b及6-10-8c。

（二）天然二苯乙烯-苯丙素类（stilbenolignane）的仿生合成

二苯乙烯-苯丙素类（stilbenolignane）化合物是从植物中得到的一类结构特殊的天然产物。从生源上分析，它们应该由一个二苯乙烯单体与一分子苯丙烯醇衍生物通过氧化偶联聚合而成。我们从买麻藤科植物小叶买麻藤中分得化合物**63**，其结构属于二苯乙烯-苯丙素类（stilbenolignane）。以后有学者从豆科植物*Maackia amarensis*中得到macckolin（**126**），以及从卫茅科植物*Salacia lembachii*得到的化合物lehmbachol D（**127**）均具有相似的分子骨架。

近年我们又从买麻藤属植物闭苞买麻藤（*Gnetum cleistostachyum*）藤茎中分离得到了一组结构新颖的stilbenolignane类化合物，gnetucleistol G（**128**）、gnetofuran A（**129**）、gnetucleistol F（**130**），见图6-10-9。从生源上看，它们可能由化合物**11**和松柏醇（coniferyl alcohol **131**）或芥子醇（sinapyl alcohol **132**）聚合而成。据此，我们设计以阿魏酸（**133**）或芥

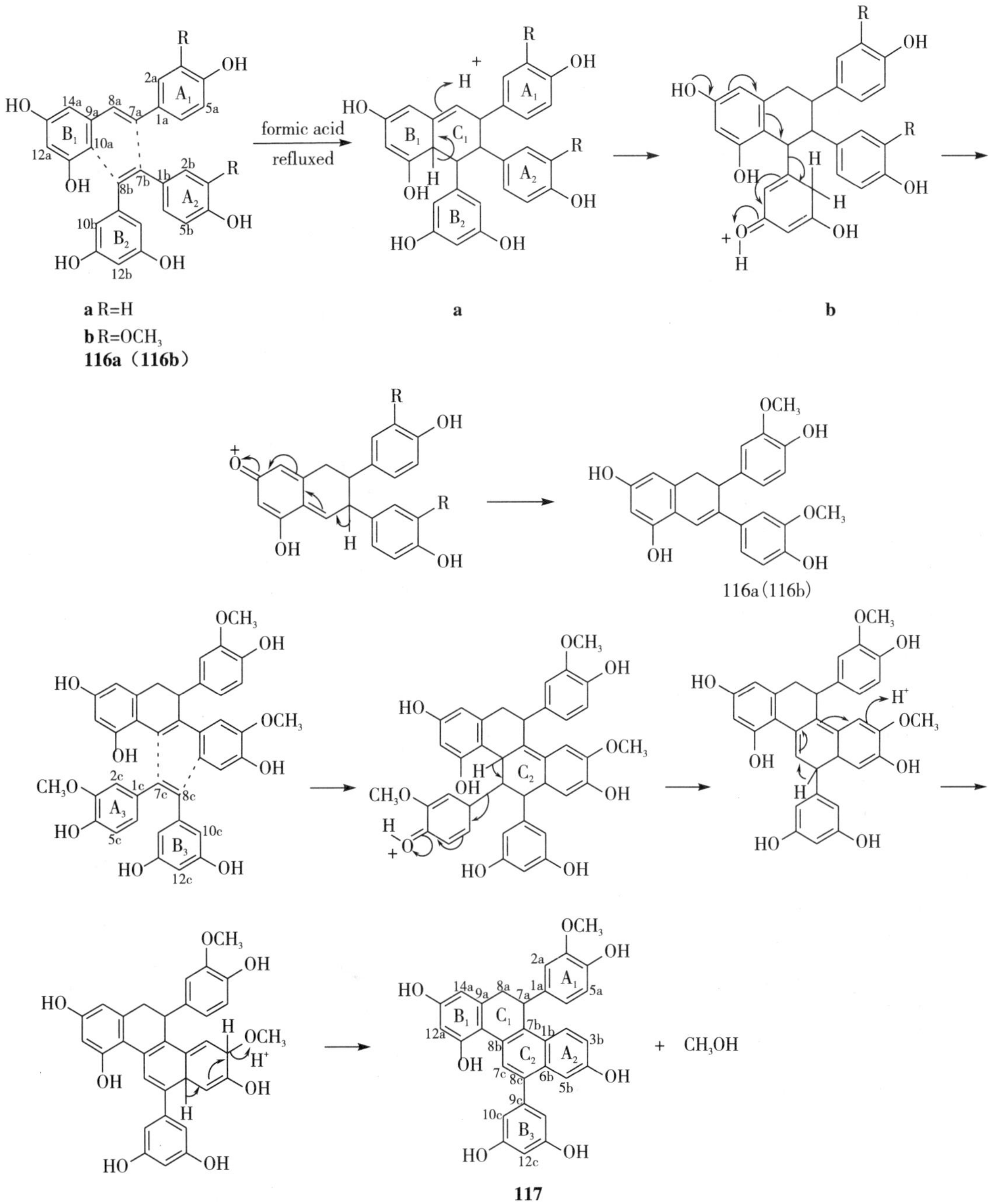

图 6-10-6　116a（116b）与 117 的生成途径设想

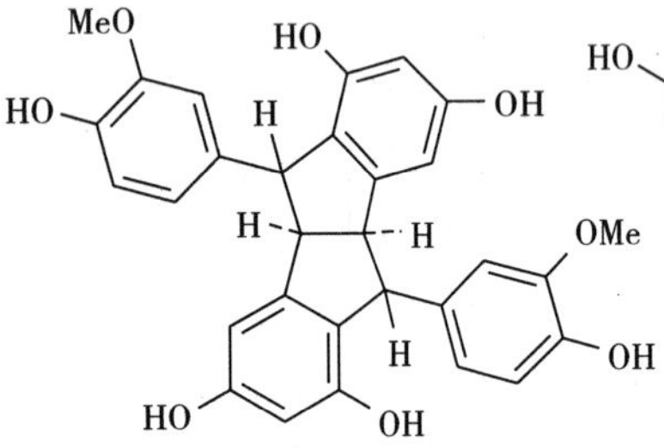

118

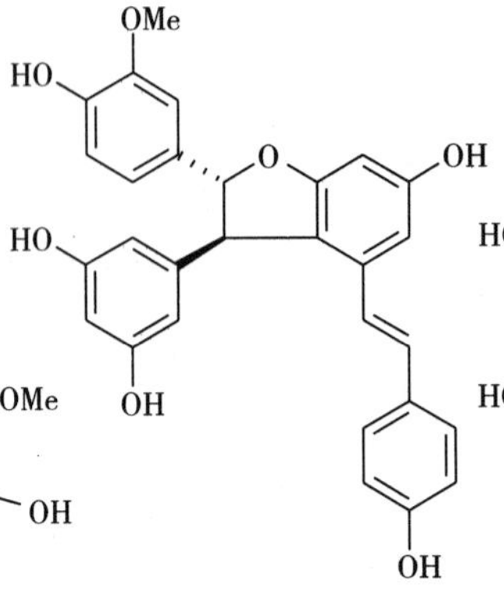

119

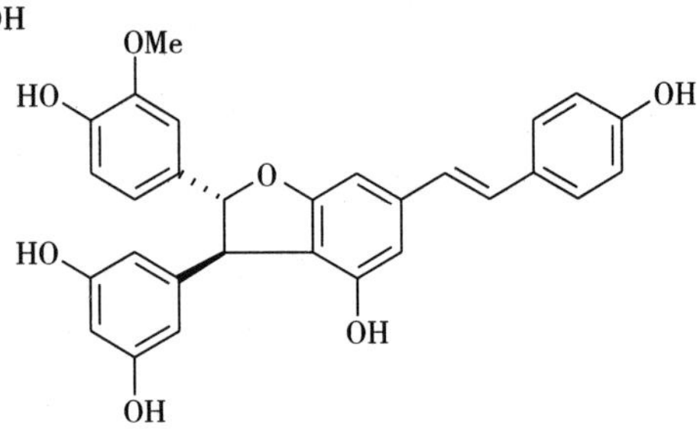

120

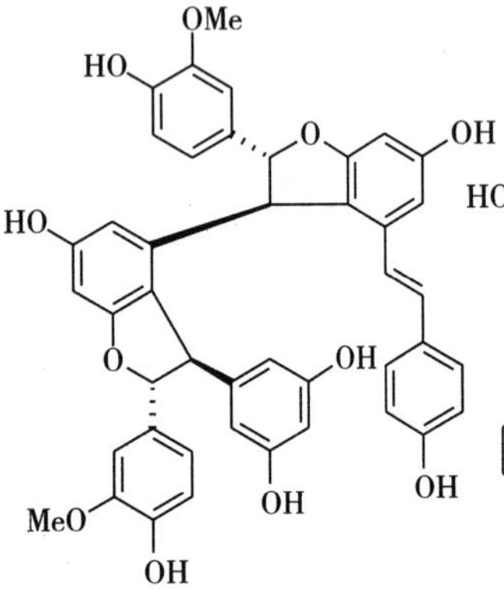

121

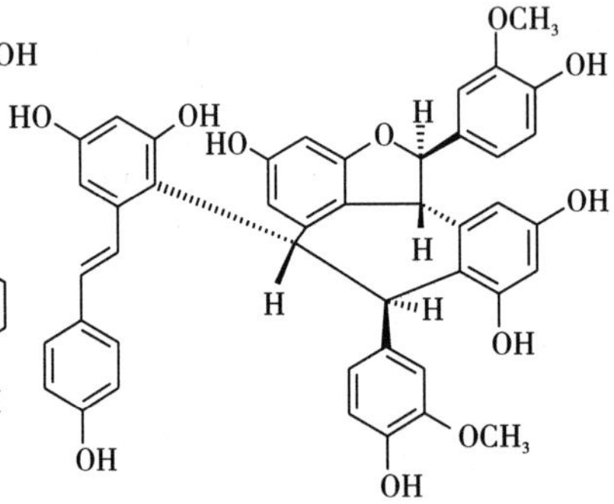

122

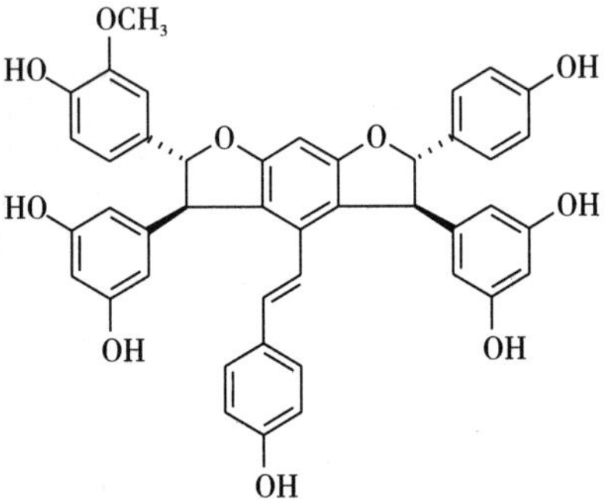

123

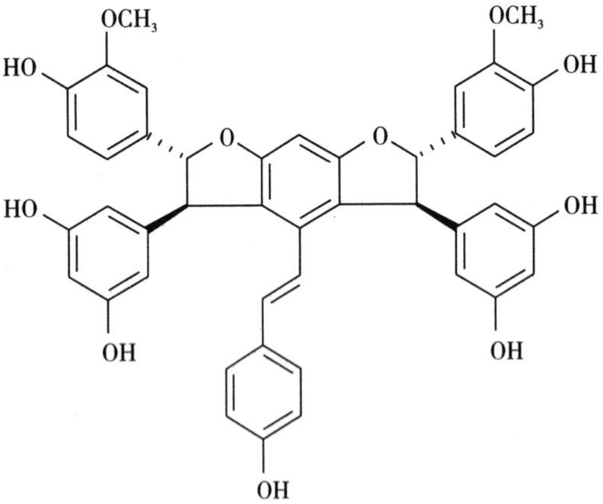

124

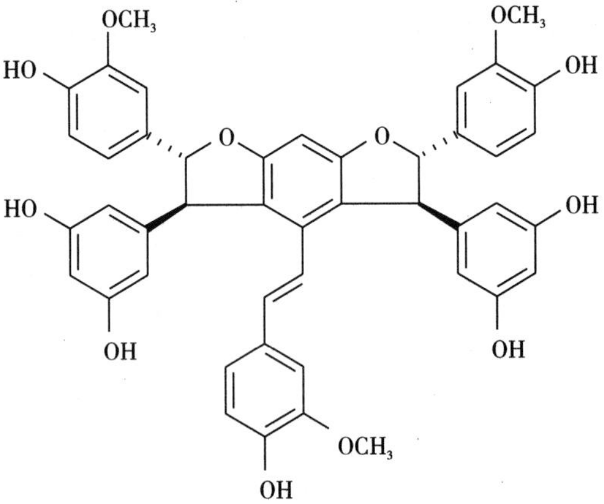

125

图 6-10-7 异种二苯乙烯单体的氧化偶联产物

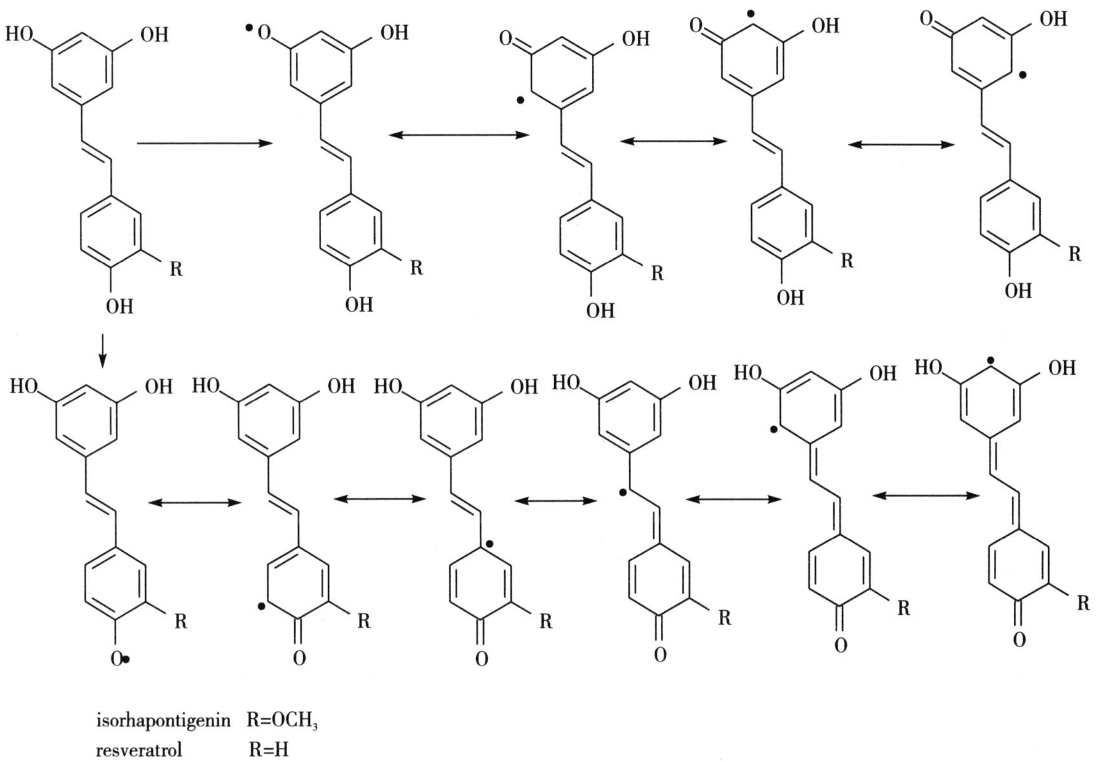

图 6-10-8a　异丹叶大黄素和白藜芦醇可能产生的游离基

子酸（**134**）为起始原料，先以甲醇-盐酸酯化，然后进一步将阿魏酸酯或芥子酸酯还原成化合物 **131** 或 **132**，该醇与 **11** 在 Ag_2O 作用下，经氧化偶联反应，合成了化合物 **129**、**130**、**128** 和 **63**，同时还得到了异丹叶大黄素自身的聚合物射干素 B（**17**）。它们反应的过程及可能的反应机制见图 6-10-10 和 6-10-11。由此也进一步确证了该类化合物的结构和生源途径。

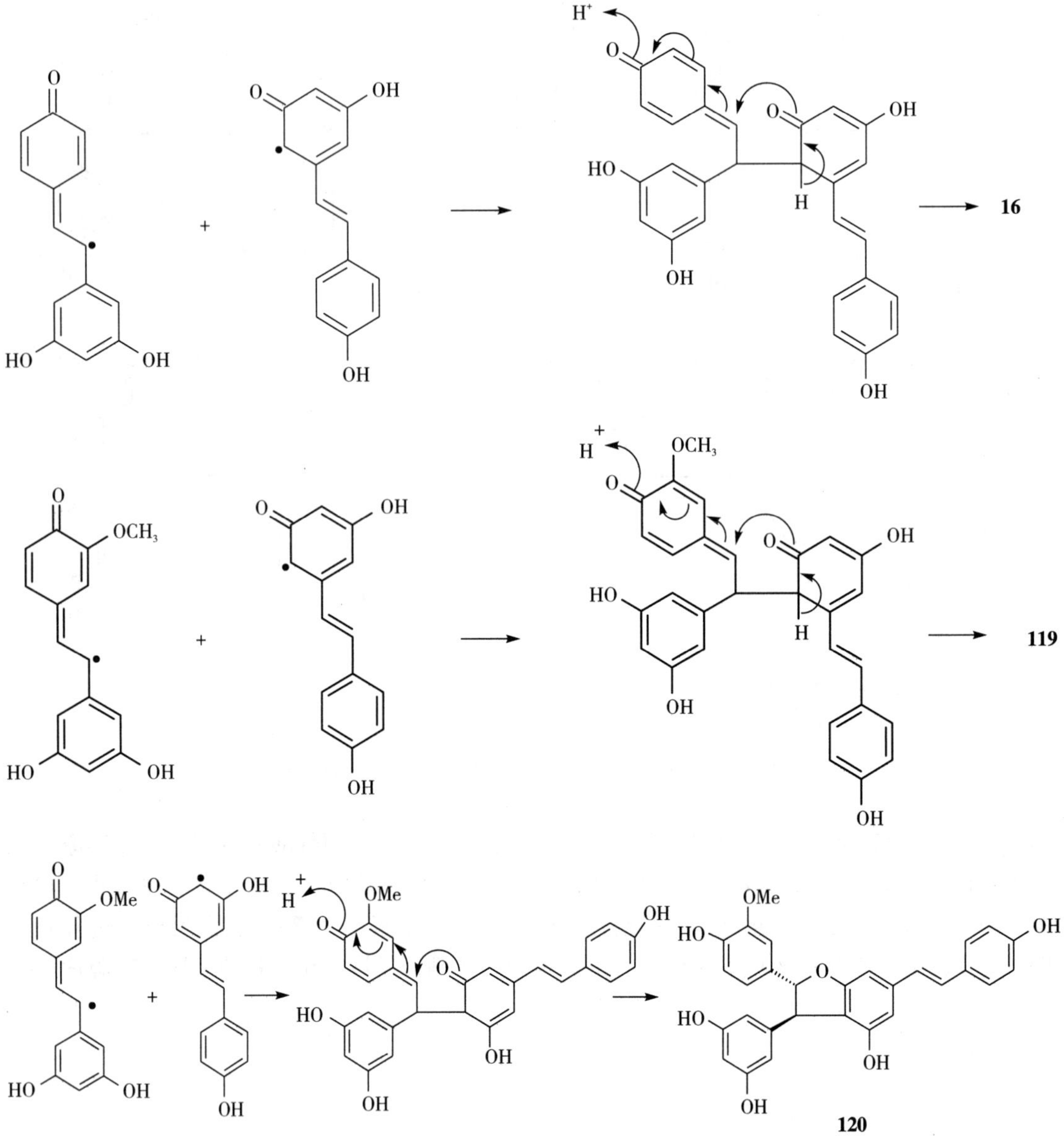

图 6-10-8b 化合物 **16**、**119** 和 **120** 的氧化偶联机制推测

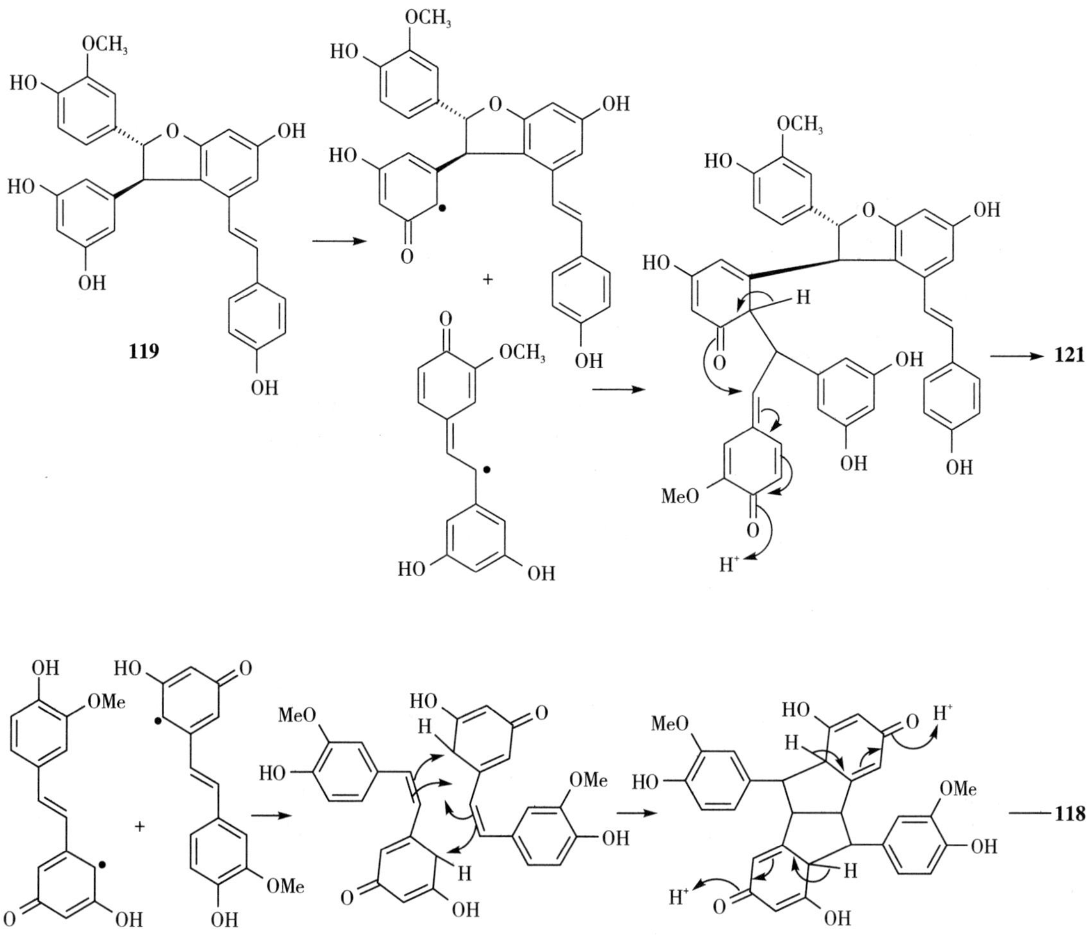

图 6-10-8c　化合物 **118** 和 **121** 可能的氧化偶联机制推测

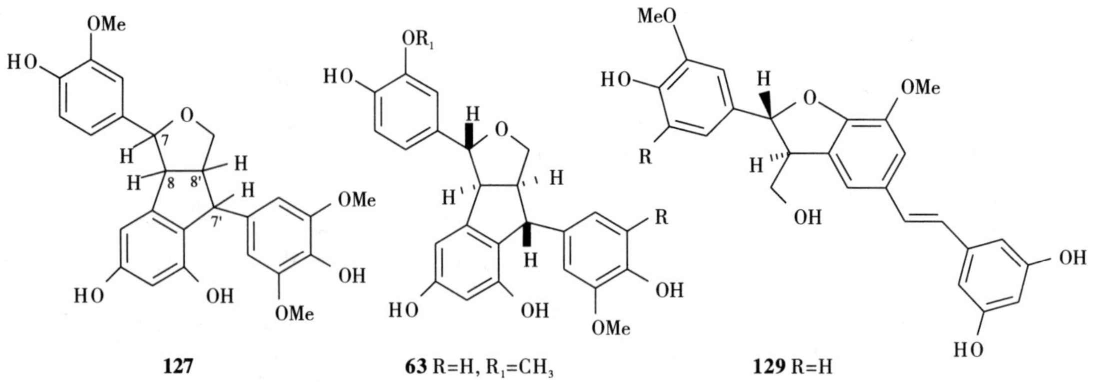

127

63 R=H, R_1=CH_3
126 R=OCH_3, R_1=H
128 R=OCH_3, R_1=CH_3

129 R=H
130 R=OCH_3

图 6-10-9　天然二苯乙烯-苯丙素类化合物

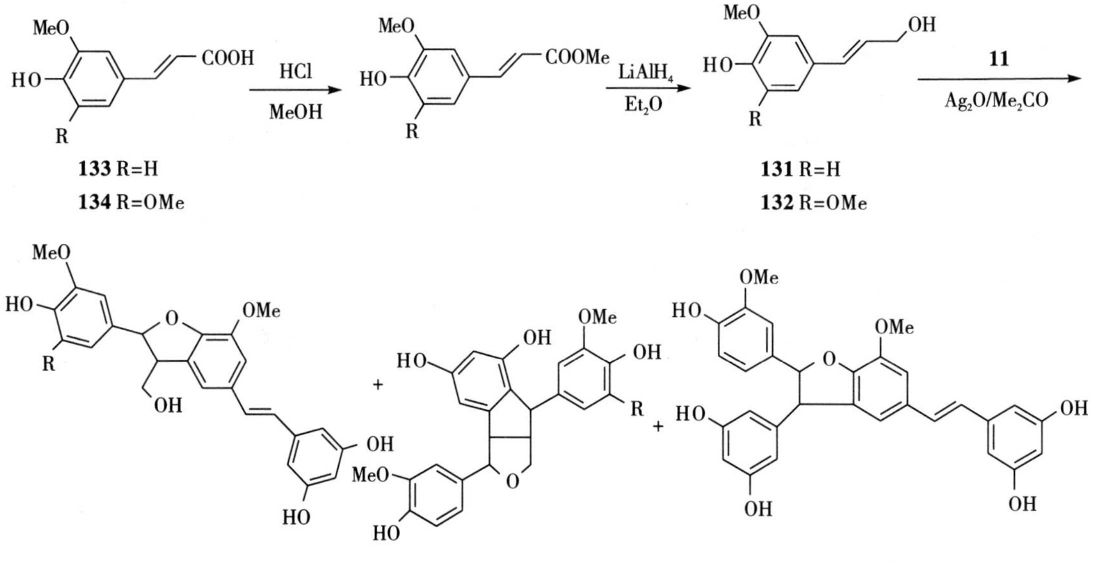

129 R=H
130 R=OCH_3

63 R=H
128 R=OCH_3

17

图 6-10-10　二苯乙烯-木脂类化合物的仿生合成

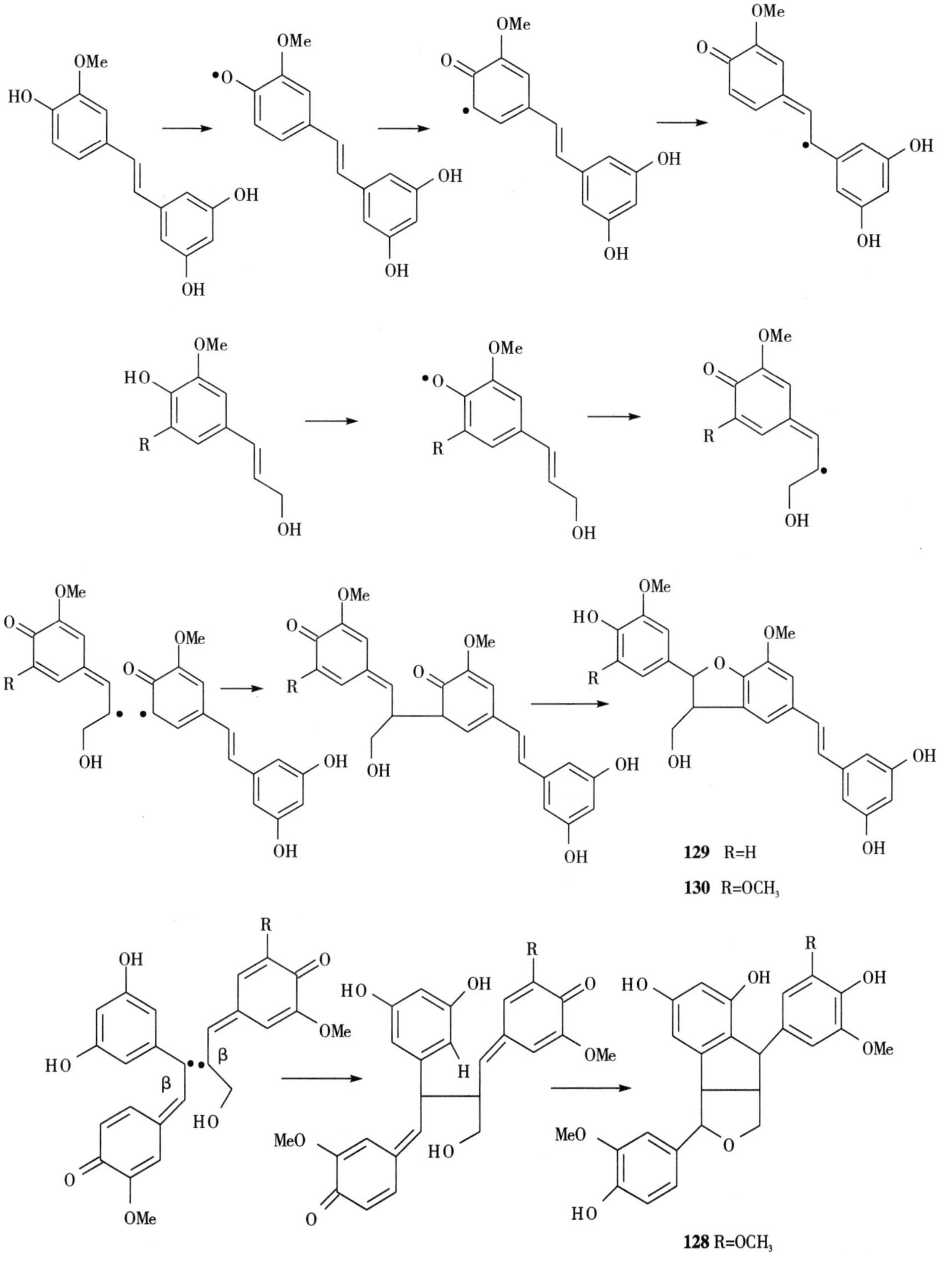

129　R=H

130　R=OCH$_3$

128 R=OCH$_3$

63 R=H

图 6-10-11　二苯乙烯-木脂类化合物的仿生途径设想

（姚春所　林　茂）

参考文献

1. Huang KS, Lin M, Wang YH. Synthesis of amurensin H, a new resveratrol dmer from the roots of *Vitis amurensis*. Chin Chem Lett, 1999, 10 (10): 817 - 820
2. Li XM, Huang KS, Lin M, et al. Studies on formic acid-catalyzed dimerization of isorhapontigen and of resveratrol to tetralins. Tetrahedron, 2003, 59: 4405 - 4413
3. Yao CS, Zhou LX, Lin M. Preparation on oligostilbenes of isorhapontigenin by oxidative coupling reaction. Chem Pharm Bull, 2004, 52 (2): 238 - 243
4. Yao CS, Lin M, Wang YH. Synthesis of the active stilbenoid by phytooxidation reaction of ε-verniferin. Chin J Chem, 2004, 22: 1350 - 1355
5. Yao CS, Lin M. Preparation of bioactive isorhapontigenin dimers through chemical transformation of bisisorhapontigenin A. Heterocycles, 2006, 68 (5): 983 - 991
6. Yao CS, Lin M, Wang L. Isolation and biomimetic synthesis of anti-inflammatory stilbenolignans from *Gnetum cleistostachyum*. Chem Pharm Bull, 2006, 54 (7): 1053 - 1057

第十一节　二苯乙烯单体及其衍生物的全合成研究

本所植化室林茂教授课题组在对小叶买麻藤进行化学成分研究时，得到4个反式二苯乙烯类单体：白藜芦醇（**12**）、异丹叶大黄素（**11**）、银松素（**49**）和买麻藤醇（**14**）。

经药理室程桂芳教授课题组筛选发现它们具有白三烯生成抑制和白三烯受体拮抗的作用。白三烯是一种炎症介质，可以引起气管平滑肌强烈收缩，血管壁通透性增加，粘膜分泌增加，使哮喘症状加重。以白三烯代谢酶和受体拮抗为靶点，是研究哮喘治疗药物的一个重要方向。

为了对天然产物二苯乙烯类单体的生物活性进行深入研究，我研究组对从小叶买麻藤中分离得到的二苯乙烯单体进行了全合成和结构改造，其工作可分为以下几个方面：

一、小叶买麻藤中有效成分二苯乙烯类单体的全合成研究

（一）双键的构建

我们比较了几种生成二苯乙烯双键的反应，低价钛偶联反应（McMurry reaction），Wittig 反应以及 Wittig-Horner 反应。

低价钛偶联反应由低价钛催化将苯甲醛或取代的苯甲醛偶联，这种方法对不对称二苯乙烯而言收率过低、副产物较多、反应条件难以控制、实用性差。

Wittig 反应用于二苯乙烯类合成时，所得产物为顺式和反式异构体的混合物，二苯乙烯的顺式产物常温下多为油状物，用常规方法将两种异构体分离较困难。

Wittig-Horner 反应本是 Wittig 反应的改进，收率很高，而且由于反应是在膦酸酯与碱生成的碳负离子与醛之间进行的。在反应过渡态中，受立体位阻影响，较大的取代基倾向于彼此远离，产物基本为单一的反式构型，其反应机理见图 6-11-1 所示。

因此选用 Wittig-Horner 反应作为反式二苯乙烯的合成方法。

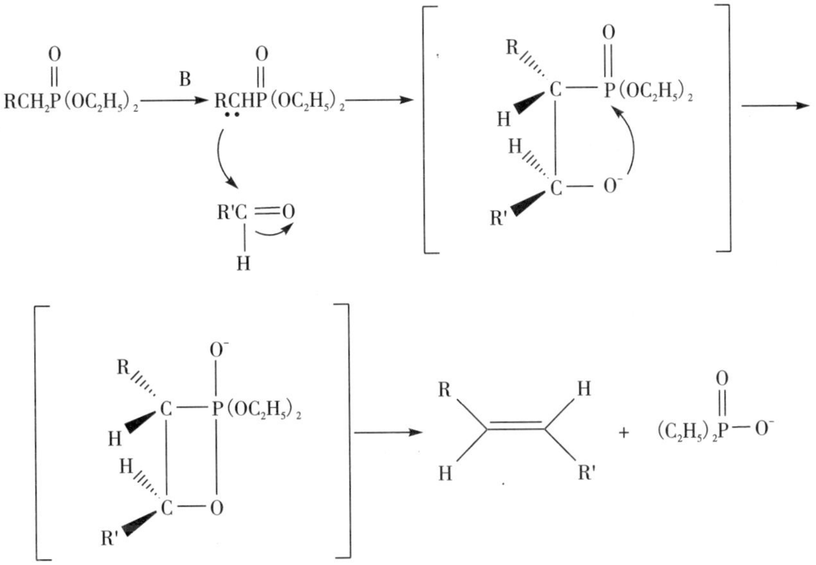

图 6-11-1　Wittig-Horner 反应用于二苯乙烯类合成的机理

（二）保护基与脱保护试剂的选择

本研究组冯亚兵等对化合物 **11** 和 **12** 进行了全合成，但收率较低，不能满足生物活性筛选的需要，主要原因就在于保护基及脱保护试剂的选择不够理想。由于合成的目的物是多羟基取代的二苯乙烯，酚羟基易被氧化，对酸碱等条件比较敏感，在合成过程中需要预先对羟基保护，所选用的保护基应易于脱除。常用的保护基主要有硅醚、甲醚、苄醚等。硅醚、苄醚等取代基由于体积较大，对苯环邻位双羟基或三羟基的保护由于立体位阻很难实现，而且文献报道当羟基数目大于两个时，此类化合物的硅醚保护基脱除很困难。所以，我们采用了甲醚保护的方法，对化合物 **11**、**12** 等进行深入的全合成研究。

考虑到合成的目标化合物结构中含有双键，脱除甲醚保护基不能采用强酸，以免破坏双键，因此采用无水条件下以 Lewis 酸脱除甲醚基。我们采用三溴化硼或三氯化硼作为脱保护试剂。三溴化硼活性较高，而三氯化硼则需要更高的反应温度，更长的反应时间才能脱除。又由于不同的烷醚基脱保护难易度不同，其中甲醚保护基的脱除更困难，利用这一特点，制备同时存在羟基和甲氧基的二苯乙烯化合物，例如天然产物 **11** 的合成。

制备二苯乙烯类的关键中间体——膦酸酯采用不同取代基的溴苄与亚磷酸三乙酯以阿布超夫反应（Arbuzov reaction）制备，见图 6-11-2。

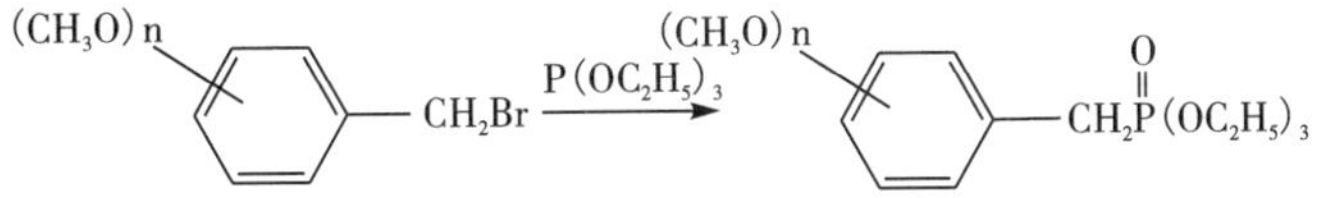

图 6-11-2　阿布超夫反应

溴苄衍生物采用两种方法制备，一种是将相应的羟基取代的苯甲酸通过酯化，酚羟基甲醚化，还原，溴化，见图 6-11-3。

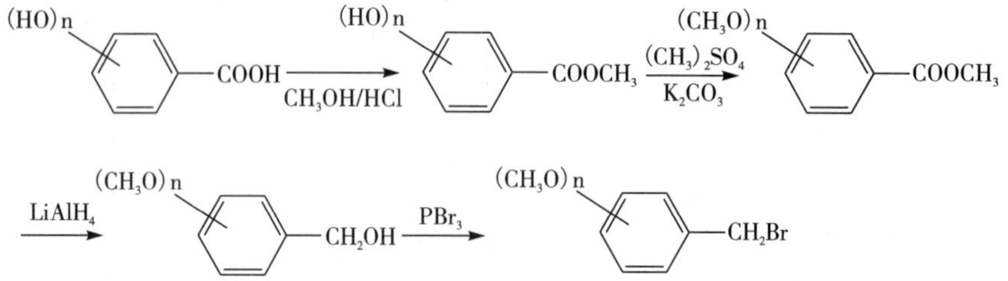

图 6-11-3　还原溴化法制备溴苄衍生物

另一种方法是以相应的甲基酚为原料，以硫酸二甲酯甲醚化后，通过 NBS 溴化制备溴苄衍生物，见图 6-11-4。

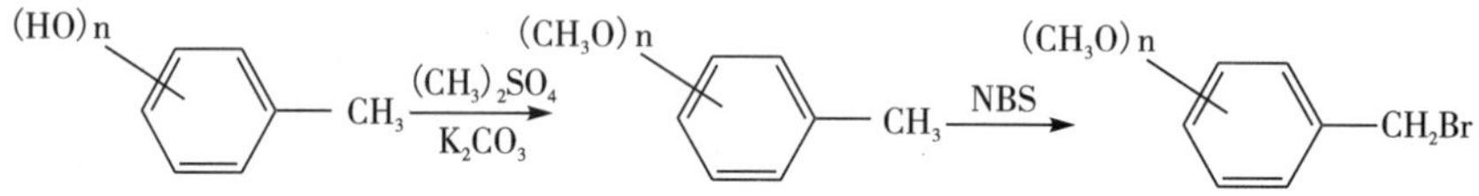

图 6-11-4　NBS 溴化法制备溴苄衍生物

Wittig-Horner 反应的另一个反应物，即不同取代基的苯甲醛，是用取代的苯甲酸为起始原料，经过酯化，甲醚化，然后与水合肼反应，再用铁氰化钾氧化而得，如图 6-11-5。

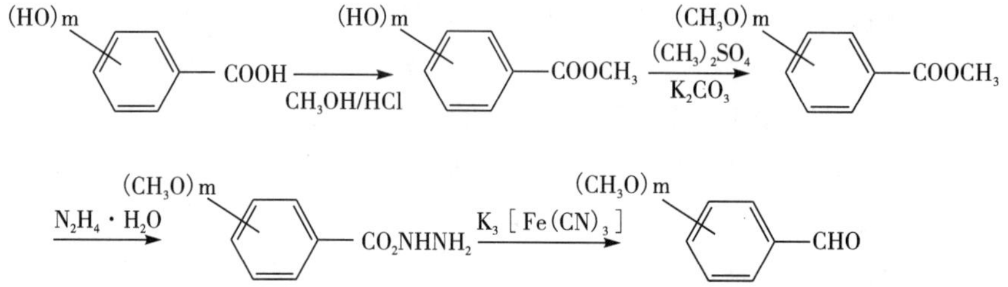

图 6-11-5　苯甲醛衍生物的合成

膦酸酯与不同取代基的苯甲醛经 Wittig-Horner 反应获得甲醚取代的二苯乙烯，再经三溴化硼或三氯化硼脱除保护基即可得到羟基取代的二苯乙烯，见图 6-11-6。

采用这条路线，我们制备了化合物 **12** 和 **49**。利用甲氧基和异丙氧基的脱除难易不同，用三氯化硼选择性脱除异丙氧保护基并保留甲氧基得到了化合物 **11**。这 3 个天然产物的全合成路线见图 6-11-7，图 6-11-8。

上述方法在制备化合物 **14** 时未能成功，**14** 的甲氧基前体，3, 5, 2′, 6′-四甲氧基-E-二苯乙烯在脱保护时甲氧基信号消失，但没有分离到预期的产物，对位于双键邻位的甲氧基的脱保护方法有待进一步研究。

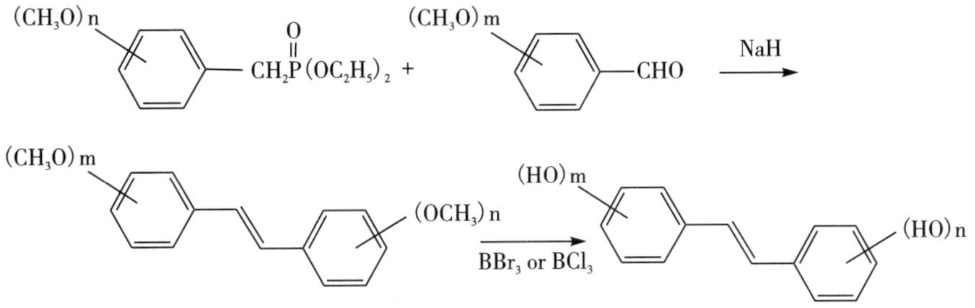

图 6-11-6　羟基取代的二苯乙烯合成示意图

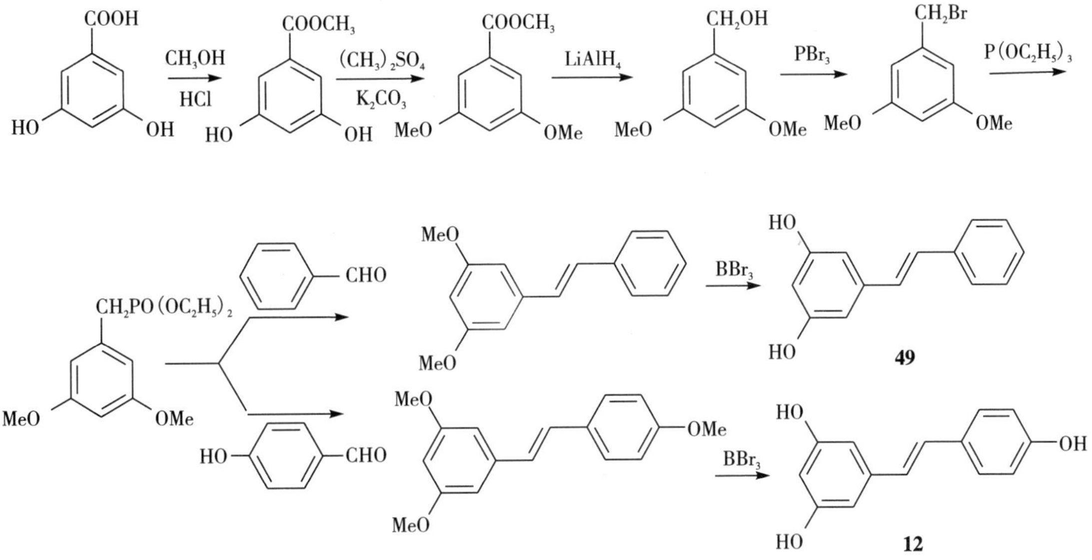

图 6-11-7　**12** 与 **49** 的合成路线

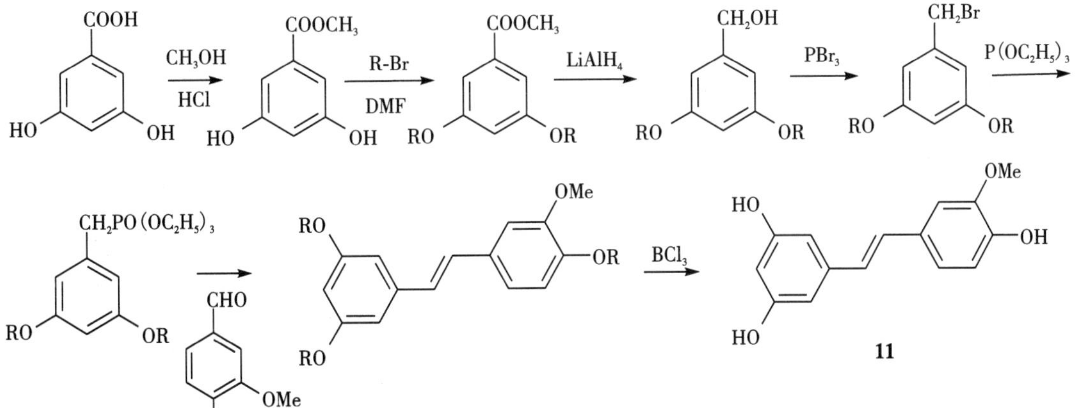

R=异丙基

图 6-11-8　化合物 **11** 的合成路线

二、天然二苯乙烯单体类似物的合成及其结构修饰

(一) 对二苯乙烯单体中的羟基数量、位置的结构修饰

采用上述通用方法，我们合成了一些苯环上羟基的数量、位置不同的二苯乙烯衍生物，其中有些化合物也属于天然产物，例如**65**，化合物结构见表6-11-1。

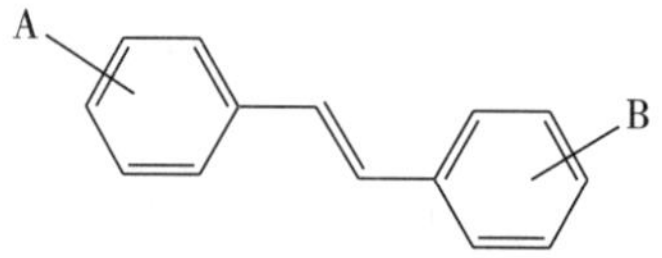

表6-11-1 多羟基取代的二苯乙烯衍生物

编号	A	B	编号	A	B
131	3-OH	3-OH	**136**	3, 5-OH	3, 5-OH
132	3-OH	4-OH	**137**	3, 4, 5-OH	3-OH
133	3-OH	3, 4-OH	**138**	3, 4, 5-OH	4-OH
134	4-OH	3, 4-OH	**139**	3, 4, 5-OH	3, 5-OH
135	3, 5-OH	3-OH	**65**	3, 5-OH	3, 4-OH

(二) 含有羟基外其他取代基的二苯乙烯单体

天然产物**11**中同时存在羟基与甲氧基，因此我们也制备了少量羟基、甲氧基共存于苯环的化合物。另外还制备了天然产物**12**中一个羟基被氯原子取代的结构类似物，以及分子中含有甲氧基、次甲二氧基的二苯乙烯单体，这些衍生物结构如表6-11-2所示。

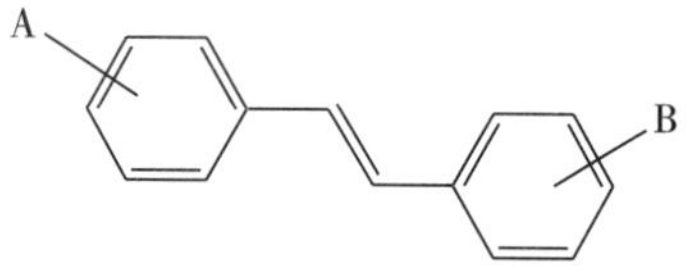

表6-11-2 含有羟基外其他取代基的二苯乙烯衍生物

编号	A	B	编号	A	B
140	3, 5-OH	4-Cl	**145**	4-OCH_3	3, 4-(OCH_2O)-
141	3, 4, 5-OCH_3	3, 4-OH	**146**	3, 5-OCH_3	2-OCH_3
142	3, 4, 5-OCH_3	3-OCH_3, 4-OH	**147**	3, 5-OCH_3	2, 4-OCH_3
143	3, 5-OCH_3	3, 4-(OCH_2O)-	**148**	4-OCH_3	2, 4-OCH_3
144	3-OCH_3	3, 4-(OCH_2O)-	**149**	3, 4, 5-OCH_3	3, 4, 5-OCH_3

(三) 将二苯乙烯骨架中一个苯环替换为吡啶环

根据生物电子等排原理，我们以银松素**49**为模板，设计合成了4个杂环二苯乙烯衍生物，结构见表6-11-3。

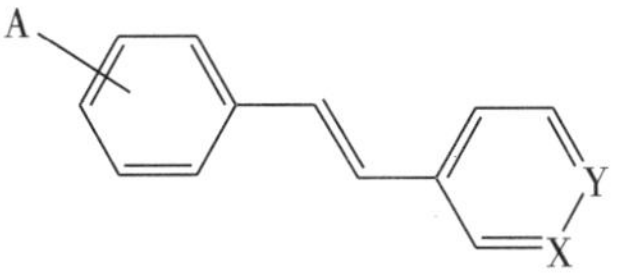

表 6-11-3　杂环二苯乙烯衍生物

编号	A	X	Y	编号	A	X	Y
150	3, 5-OCH_3	N	CH	**152**	3, 5-OH	N	CH
151	3, 5-OCH_3	CH	N	**153**	3, 5-OH	CH	N

这几个化合物的合成路线如图 6-11-9。

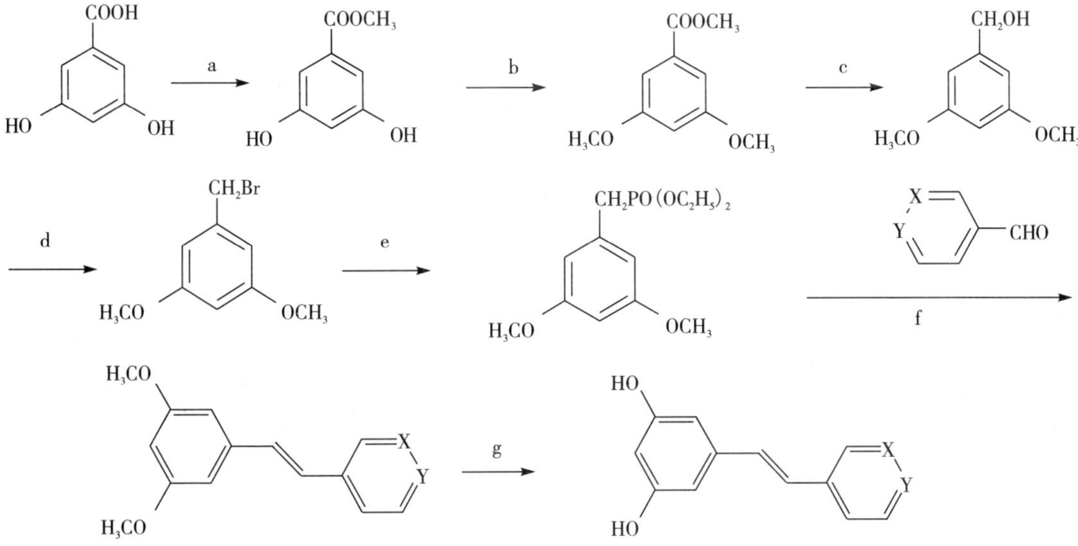

150 X=N, Y=CH
151 X=CH, Y=N

152 X=N, Y=CH
153 X=CH, Y=N

a. HCl/CH_3OH, r.t.; b. $CH_3COCH_3/(CH_3)_2SO_4$, K_2CO_3, reflux 3h;
c. $C_2H_5OC_2H_5/LiAlH_4$, r.t.; d. CH_2Cl_2/PBr_3; e. $P(OC_2H_5)_3$ reflux 3h;
f. THF/NaH; g. CH_2Cl_2/BBr_3

图 6-11-9　杂环二苯乙烯的合成路线

（四）对二苯乙烯骨架中共轭双键的改造

我们对二苯乙烯的共轭双键进行了替代研究，由于文献报道双键被还原后活性明显降低，所以我们在保留双键的前提下设计将双键中的一个碳原子以氮原子替换，考察其生物活性。

将不同取代基的芳香醛和芳香胺在适当的溶剂中反应，即可生成相应的目标物席夫碱（Schiff base）。芳香胺的活性是制约反应的关键因素，芳香胺的苯环上拉电子取代基越多反应越难进行，制备的席夫碱见表 6-11-4。

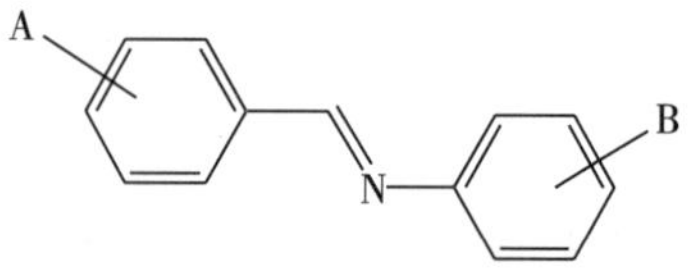

表 6-11-4 二苯乙烯的席夫碱衍生物

编号	A	B	编号	A	B
154	4-OH	4-OCH_3	**164**	3, 4-OH	4-OH
155	4-OCH_3	4-OCH_3	**165**	3, 4OH	4-OCH_3
156	3, 4-OCH_3	4-OCH_3	**166**	3-OCH_3, 4-OH	4-OCH_3
157	4-OCH_3	4-OH	**167**	3-OCH_3, 4-OH	4-OH
158	2, 4-OH	4-Br	**168**	3-OH, 4- OCH_3	4-OH
159	2, 4-OH	4-N (CH_3)$_2$	**169**	3, 4- (OCH_2) -	4-OCH_3
160	2, 4-OH	4-OCH_3	**170**	3, 4- (OCH_2) -	4-OH
161	2, 4-OH	4-OH	**171**	3, 4, 5-OCH_3	4-OH
162	2, 4-OCH_3	4-OH	**172**	3, 4, 5-OCH_3	4-OCH_3
163	2, 4-OCH_3	4-OCH_3	**173**	4-N (CH_3)$_2$	4-OCH_3

三、药理活性筛选

对合成的天然产物及其衍生物进行了初步的药理活性筛选。在体外实验中，合成的 3, 4, 5, 4′-四羟基-E-二苯乙烯（138）的抗炎活性高于化合物 **12**、**11** 和 **49**，其拮抗白三烯 D_4 和组胺诱导的致敏豚鼠回肠纵肌收缩作用的 IC_{50} 分别为 10^{-6} 和 5×10^{-6} mol/L。

（朴志松　王　琳）

参 考 文 献

1. Feng YB, Wang L, Zhao ZZ. Synthesis of the natural products resveratrol (Ⅰ) and isorhapotogenin (Ⅱ). Chin Chem Lett, 1998, 9 (11): 1003 – 1004
2. Thakkar K, Geahlen RL, Cushman M. Synthesis and protein-tyrosine kinase inhibitory activity of polyhydroxylated stilbene analogues of piceatannol. J Med Chem, 1993, 36: 2950 – 2955
3. Qian L, Piao ZS, Wang L. An improved synthesis of the natural product isorhapotogenin. Chin Chem Lett, 2000, 11 (3): 217 – 218
4. Piao ZS, Wang L, Feng YB. Studies on the synthesis of a natural product-piceatannol and its analogs. Chin Chem Lett, 2002, 13 (6): 521 – 524
5. Piao ZS, Wang L, Zhao ZZ. Studies on the synthesis of pyridine analogs of the natural product 3, 5, 4′-trimethoxystilbene. Chin Chem Lett, 2003, 14 (11): 1119 – 1122

第十二节　买麻藤及山葡萄属植物中芪类及其衍生物的抗炎免疫活性

利用多种体内外炎症模型和方法检测了同属不同种买麻藤植物和山葡萄中分离得到的化学成分，有小叶买麻藤 9 种成分、大叶买麻藤 3 种成分、海南买麻藤 8 种成分、垂子买麻藤 3 种成分、大子买麻藤有效部位及其 3 种单体成分、闭苞买麻藤 4 种成分、山葡萄有效部位（Vams）及其 24 种单体成分，以及 11 种合成半合成芪类衍生物等，发现大部分化合物均有程度不同的抗炎和抗哮喘活性。

一、采用的检测模型和方法

（一）抗炎作用

1. 炎性细胞因子检测方法

（1）TNFα 检测方法

1）生物检测法　小鼠腹腔注射巯基乙醇酸钠诱导巨噬细胞产生，以刺激剂或样品与巨噬细胞反应，生成的 TNFα 再与作为靶细胞的 L929 细胞作用，结晶紫法测定。以对 L929 细胞毒性评价巨噬细胞中 TNFα 活性。

2）酶联免疫吸附分析法（ELISA）　基于 TNFα 和酶标记 TNFα 与其抗体竞争结合的原理测定样品中 TNFα 水平。利用 TNFα ELISA 试剂盒，按其说明书所述方法进行定量检测。

（2）IL-8 ELISA 测定方法　以抗 IL-8 抗体包被 96 孔酶标板，加 IL-8 标准品或样品，反应一定时间后加入二抗、底物，于 450 nm 波长处测吸光度值，标准曲线法计算 IL-8 含量。

2. 白三烯（LTs）生物合成和受体结合分析方法

（1）RP-HPLC 法一次同步检测 LTs　大鼠乙醚麻醉下腹腔注射生理盐水，再从腹腔吸取洗液，离心，白细胞沉淀用 Dulbecco's 液混悬，配制浓度 10^7 个/ml 白细胞悬液，37 ℃下加入花生四烯酸（AA）10^{-4} mol/L、A_{23187} 5×10^{-6} mol/L，温育 20min，以无水乙醇终止反应，加内标 PGB_2 50ng，稀盐酸调 pH 至 3，通过 Sep-pak C_{18} 小柱，依次用 EDTA、稀乙醇、石油醚洗涤，甲醇洗脱 LTs，RT-HPLC 定量，流动相为甲醇-水-乙酸（75∶22∶0.1，含草酸 5×10^{-4} mol/L，pH5.8），流速 0.8ml/min，检测波长 238nm，用 LTs/PGB_2 峰高比值进行定量。

（2）LTC_4 和 LTD_4 受体结合分析法　以豚鼠肺脏为 LTC_4 和 LTD_4 受体来源。取豚鼠肺脏，匀浆，1000 × g 离心，上清液再于 45000 × g 离心，取沉淀，加入丝氨酸 5×10^{-2} mol/L 用于 ^{3}H-LTC_4 受体结合实验，或加入半胱氨酸 10^{-2} mol/L 用于 ^{3}H-LTD_4 受体结合实验，与 ^{3}H-LTC_4 或 ^{3}H- LTD_4 30℃温育 30min，膜片过滤法去除游离标记配基，测量滤膜上放射性强度。

3. 白三烯代谢酶活性测定方法

（1）磷脂酶 A_2（PLA_2）活性测定法　放射性核素参入法。

大鼠胸腔注射角叉菜胶，4h 后取胸腔渗出液，加入 ^{3}H-AA 和待测物，培育 2 h 后，再加入 A_{23187} 温育数分钟，测定细胞内参入的 ^{3}H-AA 放射性，根据放射性强度评价待测物对 PLA_2 活性的影响。

（2）5-脂氧酶（5-LO）活性检测法　RP-HPLC 法。

以大鼠中性粒细胞为酶源，与 Ca^{2+}（2.8×10^{-6} mol/L）、ATP（1.9×10^{-3} mol/L）、AA（3.2×10^{-6} mol/L）37℃温育 20min，用乙醇终止反应，测定 LTB_4 量（同上述 LTs 分析法），以此反映 5-LO 活性。

（3）COX 活性检测模型

1）COX-1 活性测定法　用体外培养的新生小牛主动脉内皮细胞为酶源，加入外源性 AA，培养一定时间后，用放免试剂盒测定细胞上清液中 6-酮-$PGF_{1\alpha}$，以其生成量反映 COX-1 活性。

2）COX-1/COX-2 活性测定法　采用小鼠腹腔巨噬细胞及其内源性 AA，以 A_{23187}短时刺激细胞，用培养细胞上清液中 6-酮-$PGF_{1\alpha}$含量反映 COX-1 活性；以 LPS 长时间刺激细胞，测定细胞上清液中 PGE_2 量反映 COX-2 活性。

4．急性炎症模型

（1）小鼠耳部巴豆油炎症　小鼠左耳以巴豆油致炎后 4h 处死动物，用直径为 8 mm 的不锈钢铳冲下耳片，称重，以左右两耳片重量差作为肿胀度，与对照组比较，以肿胀抑制率（%）评价抗炎作用。

（2）IL-8 诱导小鼠足肿胀模型　小鼠左后足跖皮内注射 IL-8 1μg/只，4 小时后测量小鼠足踝关节肿胀度。与对照组比较，以肿胀抑制率（%）评价抗炎作用。

（3）大鼠（或小鼠）角叉菜胶足踝关节肿胀模型　大鼠（或小鼠）一侧后肢足跖皮内注射角叉菜胶致炎，测定致炎前后踝关节周长，以与致炎前踝关节周长之差作为肿胀度，与对照组比较，计算肿胀抑制率（%），以评价抗炎作用。

（二）抗慢性气道炎症作用

1．组胺致豚鼠哮喘模型　豚鼠灌胃给药，每天 1 次，共 5 次，最后一次给药 1h 后，置豚鼠于充满 0.2%磷酸组胺和 2%氯化乙酰胆碱雾气的容器内 30 秒，取出豚鼠，观察 6 分钟，记录从喷雾开始至豚鼠出现抽搐倒地的时间（哮喘潜伏期）和抽搐动物数。

2．卵清蛋白致小鼠哮喘　BALB/c 小鼠腹腔注射卵清蛋白致敏，第 14 d 加强 1 次，同时灌胃给药，每天 1 次，共 8 次。第 18 天起将小鼠置于 4L 容器内用卵清蛋白喷雾攻击 20min，连续攻击 3 天后将小鼠处死，部分小鼠用预冷的 PBS 缓冲液（pH 7.0）做肺部灌流，收集支气管肺泡灌流液（BALF），离心，取上清液，冻存备用。部分小鼠取肺组织，用福尔马林固定，做病理检测，余下的肺组织匀浆，离心，上清液冻存备用。

3．卵清蛋白致豚鼠哮喘模型　将豚鼠肌肉和腹腔各注射卵清蛋白溶液致敏，每隔 1 周肌内注射卵清蛋白溶液加强，共两次。在致敏后第 14 天开始给药，连续 5 天，于末次给药后 1h，将豚鼠放入充满雾化的卵清蛋白溶液的容器中。90 秒后取出豚鼠继续观察 6 分钟，记录豚鼠哮喘潜伏期和抽搐动物数。

4．香烟烟雾诱导的小鼠慢性阻塞性肺疾病（COPD）模型　雄性 BALB/c 小鼠，体重 18～20g，随机分为正常对照组、模型对照组、阳性药对照组（特布他林）、药物组，每组 10 只。将小鼠置于 4L 容器内，每日烟熏 1 次，每周 5 次，连续 4 周，每日烟熏前 1 小时灌胃给药。小鼠在末次烟熏后 1 小时，以苯巴比妥钠麻醉，用预冷的 PBS 缓冲液（pH 7.0）肺部灌流，冲洗 3 次，吸出支气管肺泡灌流液（BALF），离心 10min，上清液用于分析IL-8、TNFα、RANTES 的含量。细胞用 PBS 缓冲液重悬，计数，细胞涂片后用瑞氏-吉姆萨染色，分析 BALF 中炎性细胞总数及中性粒细胞、巨噬细胞数量的变化。

二、生物活性检测结果

（一）不同种属植物中□类成分的药理活性

利用上述动物模型和方法检测了不同种属植物中含量较高化学成分的药理活性，并对其中抗炎作用较强的成分进行了较系统的研究。活性较强的化合物测试结果列表如下（表 6-12-1 ~ 表 6-12-4）。

表 6-12-1　不同种属植物化学成分的药理活性

样品类别及化合物代号	IL-8 生成抑制率（%）	TNFα 生成抑制率（%）	LTB_4 生成抑制率（%）	豚鼠回肠 LTD_4 生成抑制率（%）	豚鼠回肠 His 受体拮抗率（%）
小叶买麻藤					
16			6.87×10^{-6}		
海南买麻藤					
27					48
39					55
36		3.72×10^{-6}			
大子买麻藤					
44		1.49×10^{-6}			
闭苞买麻藤					
59		45.6			
60		45.9			
63		54.6			
58		48.5			
山葡萄					
73	73.7		63		
74			40		
77					74
83（乙酰化物）	55.4		72		
86			67		
90					65
89	48.1		60		
半合成衍生物					
102				57.4	
103				50.0	
114b	54.0		51		
115b			46		
109				40	
108		1.08×10^{-6}			

注：表中数据以抑制百分率表示时，示化合物浓度为 10^{-5} mol/L 时的作用强度；以浓度表示的作用强度，则示为化合物的 IC_{50}（mol/L）。（下同）

表 6-12-2 小叶买麻藤化学成分的药理活性

生物活性	11	12	2
IL-6 生成抑制率			
小鼠腹腔巨噬细胞 FMLP 诱导	1.6×10^{-5}	2×10^{-6}	
A_{23187}诱导	1×10^{-5}	1×10^{-6}	
趋化抑制率 fMLPP 诱导兔 PMN	5×10^{-12}	1×10^{-11}	
IL-8 生成抑制率 LPS 诱导 HL-60	2.23×10^{-8}		
TNFα 诱导人滑膜细胞	8.1×10^{-6}		
LTB_4 生成抑制率 胸腔白细胞	2.1×10^{-6}	6.1×10^{-6}	5.3×10^{-6}
LTB_4 受体拮抗率 胸腔白细胞	44.3		
LTC_4 生成抑制率 致敏豚鼠肺		2.9×10^{-6}	
LTD_4生成抑制率 致敏豚鼠肺		3.0×10^{-5}	
LTC_4 受体拮抗率 豚鼠肺膜			6.39×10^{-7}
LTD_4 受体拮抗率 豚鼠肺膜			7.1×10^{-7}
COX-2 活性抑制率 小鼠腹腔巨噬细胞	7.82×10^{-6}	34.6	11.8
组胺受体拮抗率 豚鼠回肠	10^{-5}	48.6	
小鼠巴豆油炎症抑制率		30mg/kg,sc,40% ig,20%	
DNFB 诱导迟发型超敏反应抑制率		50mg/kg,sc,50%	

表6-12-3 山葡萄化学成分的抗炎活性

生物活性	Vams	**75**	**93**	89
小鼠足肿胀抑制率 IL-8诱导		100mg/kg,sc, 38.8%	100mg/kg,sc, 43.3%	50mg/kg,sc, 34.2%
角叉菜胶足肿胀抑制率		100mg/kg,sc, 23.8%	100mg/kg,sc, 28.2%	50mg/kg,sc, 17.9%
小鼠耳肿胀抑制率 巴豆油诱导		100mg/kg,sc, 22.9%	100mg/kg,sc, 22.8%	50mg/kg,sc, 17.5%
DNFB诱导迟发型超敏反应抑制	200mg/kg,ig, 53.7%	50mg/kg,ig, 无效	50mg/kg,ig, 40.7%	50mg/kg,ig, 36.5%

表6-12-4 全合成二苯乙烯类似物的生物活性

生物活性	化合物				
	138	**164**	**9606**	**9608**	**9605**
PLA_2 活性抑制率	28.7	29.0	0	29.7	0
5-脂氧酶抑制率	9.7×10^{-6}	1.4×10^{-5}	9.0×10^{-6}	1.1×10^{-5}	2×10^{-6}
COX-2 活性抑制率					
小鼠腹腔巨噬细胞	60	46.9		36.4	48.4
LTC_4 生成抑制率					
致敏豚鼠回肠纵肌	90.6	88.0	88.0		
LTD_4 生成抑制率					
致敏豚鼠回肠纵肌	53.6	56.9	56.9		
LTC_4 受体拮抗率					
致敏豚鼠回肠纵肌	40.0	52.5	39.3	78.7	52.5
LTD_4 受体拮抗率					
致敏豚鼠回肠纵肌	53.6	33.2	63.1	22.9	44.2
小鼠巴豆油炎症抑制率		50mg/kg s.c，61.6%	50mg/kg s.c，62.6%	50mg/kg s.c，52.0%	
迟发型超敏反应抑制率	100mg/kg s.c，44.8%				

（二）山葡萄制剂的研究

基于上述结果，利用大孔树脂法对山葡萄根进行精制，获得总有效部分（Vams，主要成分为化合物**75**、化合物**93**和化合物**89**），HPLC法检测总有效成分的含量之和达到60%以上，并作了较系统的抗哮喘作用研究。

1. Vams制剂对组胺和乙酰胆碱致豚鼠哮喘的影响 Vams制剂35mg/kg和50mg/kg剂量下，明显抑制组胺和乙酰胆碱引起的豚鼠哮喘，结果见表6-12-5。

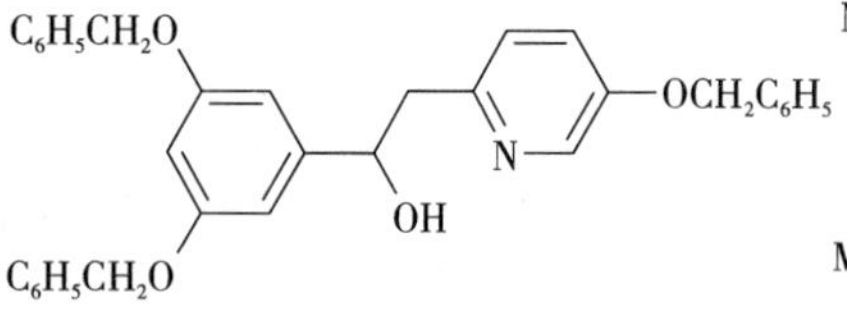

9606

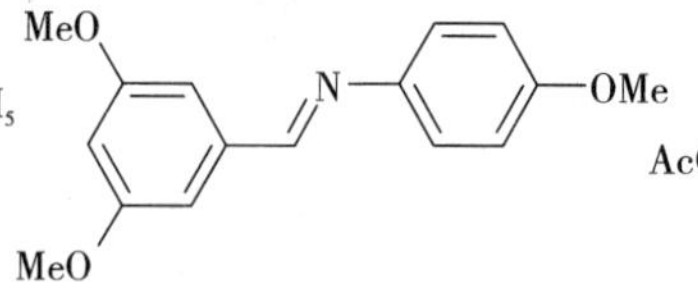

9608

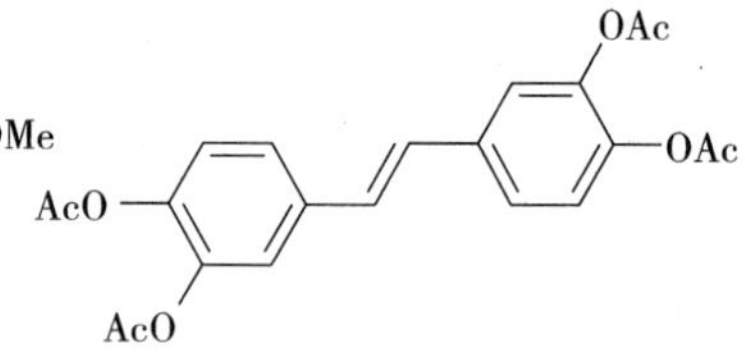

9605

表 6-12-5 Vams 制剂对组胺致豚鼠哮喘的影响

组 别	剂 量（mg/kg，ig）	对组胺致豚鼠哮喘的拮抗作用		
		哮喘潜伏期延长率（%）	抽搐和死亡动物发生率（%）	其中死亡动物发生率（%）
Vams	35	42.9	66.7	25
	50	148.4	16.7	0
孟鲁司特	4	149.0	16.7	0
模型			83.3	40

2. Vams 制剂对卵清蛋白致小鼠哮喘的影响 Vams 制剂在 100mg/kg 剂量下，显著减低 BALF 中 IL-4 和 IL-5 含量，抑制率分别为 71.4% 和 65.8%。

病理检查结果显示，正常对照组小鼠肺组织未见异常改变；模型组小鼠小支气管和小血管周围有大量炎性细胞浸润，支气管上皮细胞可见杯状细胞增生，黏性分泌物明显增加，上皮细胞和微绒毛受损、脱落，支气管管腔扩大，肺泡腔或支气管内可见少量炎性细胞；阳性药组（孟鲁司特）、Vams 制剂组小鼠在支气管和血管周围炎性细胞浸润较模型组明显减轻。

3. Vams 制剂对卵清蛋白致豚鼠哮喘的影响 不同剂量的 Vams 制剂对卵清蛋白致豚鼠哮喘均有一定的抑制作用，结果见表 6-12-6。

表 6-12-6 Vams 制剂对卵清蛋白致豚鼠哮喘的影响

组 别	剂 量（mg/kg，po）	对卵清蛋白致豚鼠哮喘的拮抗作用		
		哮喘潜伏期延长率（%）	抽搐和死亡动物发生率（%）	其中死亡动物发生率（%）
Vams	50	18.7	33.3	0
	70	20.9	20.0	0
	100	28.1	20.0	0
孟鲁司特	4	30.7	20.0	0
模型			50.0	33.3

由上述实验结果可见，Vams 制剂对组胺和乙酰胆碱致豚鼠哮喘、卵清蛋白致小鼠和豚鼠哮喘，均有明显的拮抗作用。

2. 化合物 **75** 抗慢性气道炎症作用

（1）化合物 **75** 抗哮喘活性

1）化合物**75**对卵清蛋白诱导的小鼠哮喘模型的影响 化合物**75**在49、70和100mg/kg剂量下，灌胃给药，连续7天，可显著降低哮喘小鼠外周血单核细胞（PBMC）中IFN-γ和IL-4水平，IFN-γ/IL-4比值升高。化合物**75**还可显著抑制哮喘小鼠BALF中炎性细胞因子TNFα，Th2细胞因子IL-4、IL-5和IL-13以及趋化因子RANTES水平。显著抑制哮喘小鼠BALF中炎性细胞、嗜酸性粒细胞、巨噬细胞均表现出较强的抑制作用，其作用随剂量增大而增强。ED_{50}约为70mg/kg，见表6-12-7。

表6-12-7 化合物75对哮喘小鼠BALF中白细胞、嗜酸性粒细胞和巨噬细胞浸润的抑制作用

组别	剂量（mg/kg）	白细胞数（10^4）	嗜酸性粒细胞（10^4）	巨噬细胞数（10^4）
75	49	18.6±2.1* (35.0)	5.2±1.6* (47.9)	11.2±3.3 (35.1)
	70	15.4±2.9* (46.2)	3.7±1.2* (63.0)	10.0±1.2* (41.8)
	100	12.7±1.7** (55.6)	2.9±0.4** (70.8)	8.3±1.9* (52.0)
孟鲁司特	4	11.8±1.8* (55.8)	3.3±1.0 (67.0)	7.1±1.8* (58.8)
模型		28.6±2.2###	10.0±1.9###	17.2±1.9###
正常		3.8±3.1	1.1±0.6	2.3±1.8

注：括号内数据为抑制率。* $P<0.05$，** $P<0.01$，与模型组比较。### $P<0.001$，与正常组比较。

肺组织病理检查结果可见，模型组小鼠表现为炎性细胞浸润和支气管上皮细胞病变。化合物**75**给药组肺组织炎性细胞浸润明显减轻，支气管内分泌物较模型组减少，上皮细胞脱落减轻。

2）化合物**75**对卵清蛋白诱导的豚鼠哮喘的影响 见表6-12-8。

表6-12-8 化合物75对卵清蛋白致豚鼠哮喘的影响

组别	剂量（mg/kg，po×5）	对组胺致豚鼠哮喘的拮抗作用		
		哮喘潜伏期延长率（%）	抽搐动物发生率（%）	死亡动物数发生率（%）
75	25	288.1±99.7*（62.0）	37.5	12.5
	50	284.4±105.9*（59.9）	37.5	25.0
孟鲁司特	4	261.0±108.2（46.8）	50.0	25.0
模型		177.8±92.6	76.9	46.2

注：* $P<0.05$，与模型组比较。

化合物75在剂量50mg/kg下对卵清蛋白诱导的豚鼠哮喘有一定的抑制作用。

3）化合物**75**对组胺和氯化乙酰胆碱致豚鼠哮喘的影响　见表6-12-9。

表6-12-9　化合物75对组胺致豚鼠哮喘的影响

组 别	剂 量（mg/kg，po）	对组胺致哮喘的拮抗作用		
		哮喘潜伏期延长率（%）	抽搐发生率（%）	死亡动物数（%）
75	25	99.9±114.8（78.7）	85.7	0.0
	50	273.4±147.9（273.4）	28.6	0.0
孟鲁斯特	5	136.1±138.6***（143.6）	87.5	12.5
模 型		55.9±4.5	100.0	25.0

注：*** $P<0.001$，与模型组比较。

化合物**75**在剂量50mg/kg下对组胺诱导的豚鼠哮喘有一定的抑制作用。

（2）化合物**75**抗香烟烟雾诱导的小鼠慢性阻塞性肺疾病（COPD）的作用

1）化合物**75**对COPD小鼠支气管肺泡灌洗液（BALF）中炎症介质生成抑制作用

A. 化合物**75**对COPD小鼠BALF中TNFα生成抑制作用　化合物**75**对COPD小鼠BALF中TNFα生成具有较强的抑制作用，结果见表6-12-10。

表6-12-10　化合物75对COPD小鼠BALF中TNFα生成的影响

化合物	剂 量（mg/kg）	COPD小鼠BALF中TNFα的含量（pg/ml）
75	50	19.9±4.2*（61.2）
	100	15.9±4.9 *（74.3）
	200	13.1±5.5 **（83.3）
特布他林	10	19.4±2.6 *（62.9）
模 型		38.5±3.9##
正 常		8.0±0.6

注：括号内为抑制百分率（IR%）；* $P<0.05$，** $P<0.01$，与模型组比较；## $P<0.01$，与正常组比较。n=10。

化合物**75**可明显降低COPD小鼠BALF中TNFα的生成，其抑制作用随剂量的增加而增强。

B. 化合物**75**对COPD小鼠BALF中IL-8生成抑制作用　化合物**75**在50、100和200mg/kg剂量下对COPD小鼠BALF中IL-8生成具有较强的抑制作用，在100和200mg/kg剂量尤为明显。结果见表6-12-11。

表 6-12-11　化合物 75 对 COPD 小鼠 BALF 中 IL-8 的影响

化合物	剂 量（mg/kg）	COPD 小鼠 BALF 中 IL-8 的含量（pg/ml）
75	50	14.7 ±0.6（38.3）
	100	9.3 ±0.6 *（67.5）
	200	6.5 ±0.4 *（82.5）
特布他林	10	11.8 ±2.5（53.6）
模 型		21.7 ±5.6##
正 常		3.3 ±2.0

注：括号内为抑制百分率（IR%）；* $P<0.05$，与模型组比较；## $P<0.01$，与正常组比较。n = 10。

C. 化合物 **75** 对 COPD 小鼠 BALF 中 RANTES 分泌抑制作用　化合物 **75** 对 COPD 小鼠 BALF 中 RANTES 分泌的影响，结果见表 6-12-12。

表 6-12-12　化合物 75 对 COPD 小鼠 BALF 中 RANTES 分泌的影响

化合物	剂 量（mg/kg）	COPD 小鼠 BALF 中 RANTES 的含量（pg/ml）
75	50	30.9 ±18.5（74.7）
	100	22.4 ±6.5 *（87.0）
	200	15.6 ±6.0 **（96.9）
特布他林	10	39.0 ±19.8（62.9）
模 型		82.3 ±8.1##
正 常		13.5 ±2.8

注：括号内为抑制百分率（IR%）；* $P<0.05$，** $P<0.01$，与模型组比较；## $P<0.01$，与正常组比较。n = 10。

化合物 **75** 在 50、100、200mg/kg 剂量时可降低 COPD 小鼠 BALF 中 RANTES 的分泌，其抑制作用随剂量的增加而增强。

2）化合物 **75** 对 COPD 小鼠 BALF 中炎性细胞募集的抑制作用

A. 化合物 **75** 对 COPD 小鼠 BALF 中总炎性细胞募集的抑制作用　化合物 **75** 对 COPD 小鼠 BALF 中总炎性细胞募集的影响，结果见表 6-12-13。

表 6-12-13 化合物 75 对 COPD 小鼠 BALF 中总炎性细胞募集的影响

组别	剂 量（mg/kg）	COPD 小鼠 BALF 中炎性细胞总计数（10^5 cell/ml）
75	50	5.15 ±1.85（25.8）
	100	4.53 ±1.77（34.7）
	200	3.97 ±1.59*（42.8）
特布他林	10	4.82 ±1.91（30.5）
模 型		6.94 ±2.23##
正 常		0.51 ±0.29

注：括号内为抑制百分率(IR%)；* $P<0.05$，与模型组比较；## $P<0.01$，与正常组比较。n = 10。

化合物 **75** 在 200mg/kg 剂量时可降低小鼠 BALF 中总炎性细胞的募集。

B. 化合物 **75** 对 COPD 小鼠 BALF 中中性粒细胞募集的抑制作用 化合物 **75** 对 COPD 小鼠 BALF 中中性粒细胞募集的影响，结果见表 6-12-14。

表 6-12-14 化合物 75 对 COPD 小鼠 BALF 中中性粒细胞募集的影响

化合物	剂 量（mg/kg）	COPD 小鼠 BALF 中中性粒细胞计数（ ×10^5 cell/ml）
75	50	0.61 ±0.21*（53.8）
	100	0.45 ±0.09 *(65.9)
	200	0.29 ±0.07**（78.0）
特布他林	10	0.33 ±0.04 *(75.0)
模 型		1.32 ±0.38##
正 常		0.02 ±0.005

注：括号内为抑制百分率(IR%)；* $P<0.05$，** $P<0.01$，与模型组比较。## $P<0.01$，与正常组比较。n = 10。

化合物 **75** 在 50、100 和 200mg/kg 剂量下可明显降低小鼠 BALF 中中性粒细胞的募集，其作用随剂量的增加而增强。

C. 化合物 **75** 对 COPD 小鼠 BALF 中巨噬细胞募集的抑制作用 化合物 **75** 对 COPD 小鼠 BALF 中巨噬细胞募集的影响，结果见表 6-12-15。

化合物 **75** 在 200mg/kg 剂量下可降低小鼠 BALF 中巨噬细胞的募集。

3）化合物 **75** 对 COPD 小鼠肺部病理变化的逆转作用 对小鼠肺部病理检测可见，模型组肺组织发生弥漫性淤血，肺泡壁变宽，肺泡壁上皮细胞肿胀，变圆，部分脱落，肺泡腔可见巨噬细胞，小支气管和细支气管周围灶性炎性细胞浸润，肺组织边缘肺泡腔扩张。化合物 **75** 组肺泡壁上皮细胞肿胀，肺泡腔可见少量巨噬细胞和粒细胞浸润，未见淋巴细胞浸润，肺组织未见出血。表明化合物 **75** 对香烟诱导的小鼠慢性阻塞性肺淤血、炎性细胞浸润等有一定的治疗作用。

表 6-12-15　化合物 75 对 COPD 小鼠 BALF 中巨噬细胞募集的影响

化合物	剂量（mg/kg）	COPD 小鼠 BALF 中巨噬细胞数（$\times 10^5$ cell/ml）
75	50	4.42 ±1.36（19.2）
	100	3.97 ±0.89（27.4）
	200	3.49 ±1.02 *（36.2）
特布他林	10	4.22 ±1.26（22.8）
模 型		5.47 ±1.73##
正 常		0.41 ±0.08

注：括号内为抑制百分率（IR%）；* $P<0.05$，与模型组比较。## $P<0.01$，与正常组比较。n = 10。

由结果可见，化合物 **75** 对香烟诱导的 COPD 小鼠 BALF 中炎性细胞因子 TNFα、IL-8 的生成和趋化因子 RANTES 分泌具有抑制作用；对 BALF 中炎性细胞，主要是中性粒细胞和巨噬细胞的募集也具有抑制作用；对小鼠肺部病理变化具有逆转作用。

3. Vams 抗慢性气道炎症作用机制初探

（1）化合物 **75**、化合物 **93** 和化合物 **89** 对豚鼠气管 LTD_4 受体的拮抗作用　化合物 **75**、化合物 **93** 和化合物 **89** 可抑制 LTD_4 诱导的豚鼠离体气管收缩，IC_{50}分别为 1×10^{-7} mol/L、5×10^{-7} mol/L 和 4×10^{-5} mol/L。

（2）化合物 **75**、化合物 **93** 和化合物 **89** 对大鼠中性粒细胞 5-LO 活性的影响　化合物 **75**、化合物 **93** 和化合物 **89** 在 10^{-5} mol/L 浓度下均可显著抑制 LTB_4 生成，抑制率分别为 83%、76% 和 56%。

（3）化合物 **75** 和化合物 **93** 对大鼠腹腔肥大细胞脱颗粒的抑制作用　化合物 **75** 和化合物 **93** 可抑制大鼠腹腔肥大细胞脱颗粒，化合物 **75** 在 1×10^{-6} mol/L 和 1×10^{-5} mol/L 浓度下，对大鼠腹腔肥大细胞脱颗粒的抑制率分别为 26.6% 和 43.1%。化合物 **93** 则分别为 15.0% 和 29.8%。

综上可见，山葡萄中的一组抗炎活性成分，如化合物 **11**、**12**、**75**、**93** 和 **89** 等，其中最主要的活性成分化合物 **75**，具有明显的抗慢性气道炎症作用，作用靶点可能为白三烯，也可能通过下调趋化因子 RANTES 和 IL-8 等的表达，降低炎性细胞浸润，从而发挥缓解慢性气道炎症的作用。

（程桂芳）

参 考 文 献

1. 李靖，程桂芳，朱秀媛. 炎性细胞因子和白三烯对小鼠腹腔巨噬细胞 TNFα 生成的影响. 药学学报，2000，35（4）:261－264
2. 侯琦，程桂芳. 白细胞介素-8 抑制剂抗炎作用及其机理的研究. 中国医学科学院中国协和医科大学博士研究生学位论文，2000
3. 郭颖，程桂芳. 苯并异硒唑酮磺酰胺衍生物抗炎作用的研究. 中国医学科学院中国协和医科大学博士研

究生学位论文，2000
4. 侯艳宁，朱秀媛，程桂芳. 白三烯 C_4（LTC_4）放射受体结合方法的建立及二苯乙烯低聚体和 LTC_4 受体结合活性. 药学学报，2000，35（2）：81－84
5. 侯艳宁，朱秀媛，程桂芳. 豚鼠肺膜 LTD_4 受体结合特征及二苯乙烯低聚体（Gn-3）的 LTD_4 受体拮抗作用. 中国药学杂志，2000，35（10）：667－669
6. 胡玉芳，程桂芳. 环氧酶选择性抑制剂筛选模型的建立. 药学学报，2000，35（5）：343－346
7. 李怡棠，程桂芳，陈晓光. Vams 及其主要成分 Vam3 抗慢性气道炎症作用及机制研究. 中国医学科学院中国协和医科大学博士研究生学位论文，2006
8. Shen F，Bai AP，Guo ZR，et al. Inhibitory effecf of 3′, 4′-diaryl-3-pyrrolin-2-one derivatives on cyclooxygenase 1 and 2 in murine peritoneal macropages. Acta pharmacol Sin，2002，23（8）：762－728

第十三节　异丹叶大黄素和白藜芦醇等成分对氧化低密度脂蛋白损伤血管壁细胞的保护作用

动脉粥样硬化（AS）是多种病因造成的始发于动脉壁内膜的一系列复杂的细胞和分子改变的总结果（如图 6-13-1 所示）。AS 性血管疾病是现代西方社会人类死亡的首要原因。流行病学调查结果显示，中国人群 AS 发病率与国外水平接近。高血脂、吸烟、糖尿病、高血压、性别差异都是与 AS 发生有关的危险因素。目前对 AS 病理发展机制存在两种假说：氧化应激假说和血管损伤-反应循环假说。氧自由基所致的氧化应激（oxidative stress）能引起血管内皮细胞损伤和炎症反应，在 AS 的发病中有重要作用。血浆中血清低密度脂蛋白（LDL）水平升高是心血管疾病的主要危险因素。血循环中的 LDL 过多时，就会在动脉血管壁处堆积，滞留于血管内皮下间隙，发生脂质过氧化，形成氧化型低密度脂蛋白（ox-LDL），可被趋化到血管壁的单核巨噬细胞膜上的清道夫受体识别并被大量吞噬，使其转变为泡沫细胞。大量泡沫细胞在血管内壁堆积、钙化，发展成为粥样硬化斑块。巨噬细胞分泌的产物以及血管内皮细胞、平滑肌细胞在刺激下产生的生长因子、细胞因子、血管张力调节因子等可以进一步扩大血管损伤和炎症增生过程，导致动脉壁加厚、动脉腔狭窄，最终发生动脉硬化斑块断裂，成为心肌梗塞、脑梗塞等一系列疾病的诱发原因。因此，ox-LDL 可以通过活化炎症介质，损伤血管内皮细胞，促进 AS 形成过程中各个阶段的发展。

流行病学研究发现，饮食摄入的抗氧化剂量多，心血管病发病率就低。有关的体内和离体实验证明，抗氧化剂如多酚类化合物、植物黄酮等抗氧化剂可有效地抑制人 LDL 的氧化，预先给予实验动物抗氧化剂，可显著减少高胆固醇饮食诱导的实验性动脉硬化斑块面积的产生。因而，抗氧化剂抑制 LDL 氧化修饰、保护血管的作用正受到越来越多的关注。

红葡萄酒中的反式白藜芦醇（resveratrol，**12**）是其保护心血管作用的有效成分。白藜芦醇具有较强的抗氧化和抗炎活性，与其结构中的多个酚羟基和特征性母核二苯乙烯（stilbene）结构有关。异丹叶大黄素（isohepatogenin，**11**）是从中药射干（*Belamcanda Chinensis*）中提取的结构类似白藜芦醇的化合物。**75**、**93** 分别是含有二苯乙烯结构的白藜芦醇低聚物。以前的研究证明，**11** 也具有较强的清除自由基、抗氧化活性，对中性粒细胞呼吸爆发有很强的抑制作用，并能抑制 LDL 的过氧化，故推测 **11** 等二苯乙烯类化合物可能具有血管保护作用。

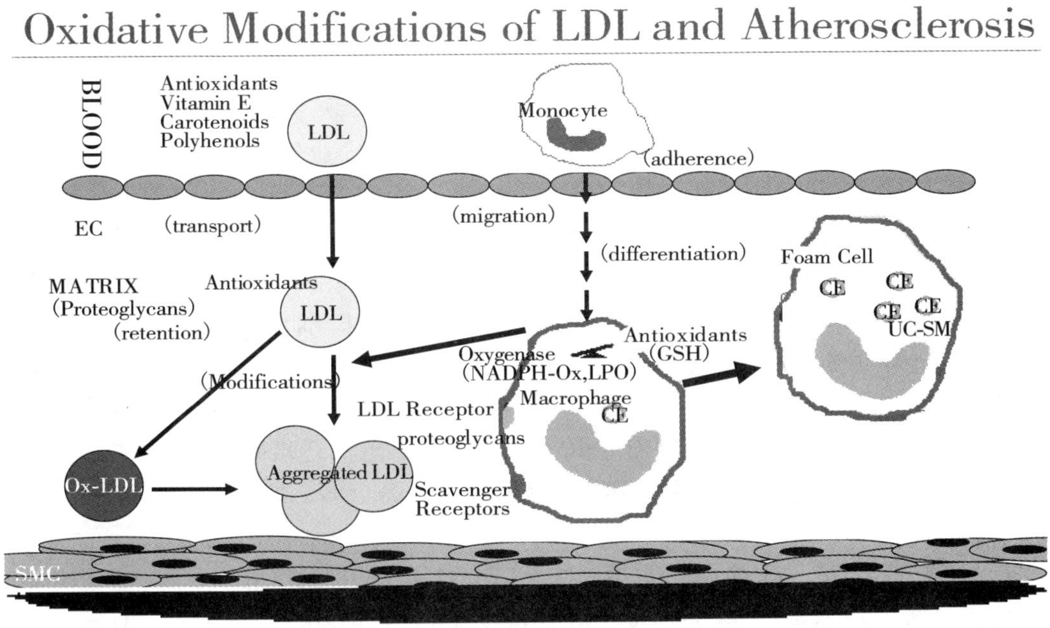

图 6-13-1　动脉粥样硬化发生示意图

为此，本研究首先采用多种方法研究了这几种化合物在体外的抗氧化活性，继而采用生化、细胞生物学、分子生物学手段对化合物 **11** 等拮抗人 ox-LDL 引起的血管损伤及其作用机制进行研究，并与白藜芦醇进行比较。内容包括 5 个方面：① **12**、**11**、**75** 和 **93** 等化合物体外抗氧化作用；② **12**、**11**、**75** 和 **93** 对 Cu^{2+} 及小鼠腹腔巨噬细胞诱导人血清 LDL 氧化修饰的抑制作用；③**11**、**12** 和 **75** 对 ox-LDL 诱导牛主动脉内皮细胞损伤的保护作用；④**11** 和 **12** 对 ox-LDL 促进新生牛主动脉内皮细胞与 HL-60 细胞黏附调控作用的分子机制；⑤**11** 和 **12** 对 ox-LDL 诱导牛主动脉平滑肌细胞增殖的抑制作用。旨在为今后研究化合物 **11** 等在防治 AS 中的潜力打下基础。

一、11、12、75、93 等化合物体外抗氧化作用

采用多种体外试验模型，研究了从植物中提取得到的天然化合物 PL-3、SJ-2、BC-5、**11**、**12**、BC-18A、**75** 和 **93** 的抗氧化活性。首先用生化方法检测发现，以 ROS 发生系统 Fe^{2+}-半胱氨酸（Cys）诱导大鼠肝微粒体发生膜脂质过氧化（LPO）后，丙二醛（MDA）的生成显著增加。预先分别加入上述各种化合物，结果发现，**11**、**12**、**75** 和 **93** 在浓度为 10^{-5}、10^{-4}mol/L 时，均能显著抑制 MDA 的生成（$P<0.01$），其中以 **95** 的作用最强，在 10^{-6} mol/L 时仍具有显著的抑制作用，其 IC_{50} 为 2.58×10^{-7}mol/L；PL-3、SJ-2、BC-5 和 BC-18A 对 MDA 生成的抑制作用甚弱。另外，用超微弱化学发光（UWCL）仪测定以 ROS 发生系统 VitC-ADP-Fe^{2+} 诱导肝微粒体膜 LPO，预先加入 **11** 和 **12**（10^{-5}、10^{-4} mol/L）或 **75**（10^{-6}、10^{-5} mol/L）均能使 UWCL 强度显著降低，并降低 20min 内 UWCL 的积分值，上述 4 种化合物的作用强于 Vit E 10^{-4} mol/L。PL-3、SJ-2、BC-5 和 BC-18A 作用均不明显。

为研究化合物 **11** 等对 ROS 氧化损伤 DNA 的保护作用，以 $CuSO_4$-Phen-VitC-H_2O_2 系统

产生的˙OH 氧化损伤 DNA，表现为游离鸟嘌呤特征性超微弱化学发光增强。**11**、**12**、**75**、和 **93** 均能显著降低 DNA 受氧化损伤后微弱化学发光的强度，发光强度峰值明显降低，其中 **11** 和 **12** 在 10^{-4} mol/L 时几乎完全抑制该化学发光。

另外，用铁试剂 ferrozine 检测结果表明，**11** 和 **75** 能使 Fe^{3+} 还原为 Fe^{2+}，在 10^{-5}mol/L 时仍具有一定的作用，与 VitE 10^{-4}mol/L 作用大致相当。**11**、**12** 和 **75** 还对 Cu^{2+} 具有一定的螯合作用。

二、11、12、75、93 对人血清 LDL 氧化修饰的抑制作用

ox-LDL 对血管壁细胞具有毒性，可引起内皮细胞功能紊乱，平滑肌细胞迁移、增生，血小板激活等一系列病理过程，对 AS 的发展有明显促进作用。抑制 LDL 的氧化，减少毒性产物 ox-LDL 的产生，正成为预防 AS 的有效途径之一。本实验采用 Cu^{2+} 和小鼠腹腔巨噬细胞介导人 LDL 的氧化修饰，观察 **12**、**11**、**75**、**93** 等对脂质过氧化产物丙二醛（MDA）和脂褐素生成、维生素 E 的耗竭、细胞内 GSH 水平、ox-LDL 电泳迁移率变化的影响，以及 **11** 等对 LDL 氧化过程中自由基的产生的作用，从而评价 **11** 等二苯乙烯类化合物保护人 LDL 抑制过氧化修饰的作用。

（一）11、12、75、93 对 Cu^{2+} 诱导人血清 LDL 过氧化的抑制作用

用密度梯度超速离心法分离人血清低密度脂蛋白（LDL），将 LDL（1mg/ml）与 10μmol/L $CuSO_4$ 在 37℃ 氧化 20h，测定 ox-LDL 中过氧化产物丙二醛（MDA）、脂褐素及内源性抗氧化物质维生素 E 的含量。结果显示，LDL 经 Cu^{2+} 氧化修饰为 ox-LDL 后，MDA 含量和天然 LDL 对照相比升高 4 倍，脂褐素增加近 3 倍，LDL 中所含的维生素 E 被完全耗竭。10^{-4}、10^{-5}、10^{-6}mol/L **11**、**12**、**75**、**93** 预先与 LDL 温孵 1h，可剂量依赖性地抑制 $CuSO_4$ 诱导的 LDL 中 MDA 的生成，阻抑 ox-LDL 中维生素 E 含量的下降，其中 **11** 和 **12** 可以完全抑制 LDL 中维生素 E 的耗竭。相同浓度（1×10^{-5}mol/L）的上述 4 种化合物中以 **11** 的作用最强。此外，**12** 还可剂量依赖性地抑制氧化 LDL 中脂褐素的升高。

Cu^{2+} 可氧化 LDL 中的载脂蛋白，使氧化修饰的 LDL 负电荷增加，从而引起电泳行为的改变。电泳结果表明，ox-LDL 电泳迁移与天然 LDL 相比明显加快。10^{-4}mol/L **11**，**75**，**93**

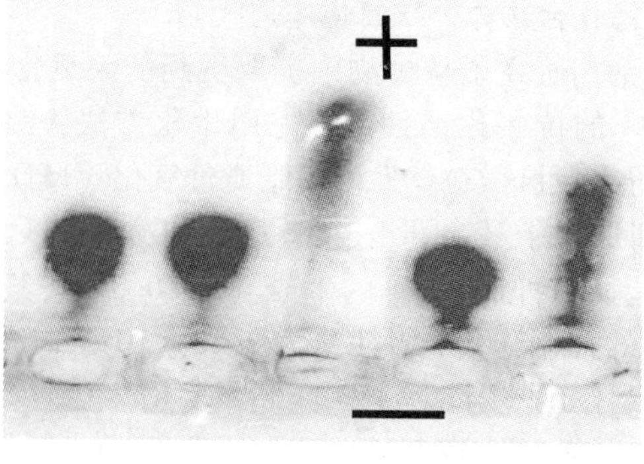

图 6-13-2　**11**、**75**、**93** 对氧化 LDL 电泳迁移速度的影响

1. **11** 10^{-4}mol/L; 2. **75** 10^{-4}mol/L; 3. Cu^{2+}-oxidized LDL; 4. n-LDL; 5. **93** 10^{-4}mol/L.

预先与 LDL 温孵 1h，可明显降低 ox-LDL 的电泳迁移速度（图 6-13-2）。

（二）11、12、75、93 对 Cu^{2+} 诱导人血清 LDL 氧化过程中自由基产生的抑制作用

Cu^{2+} 诱导人血清 LDL 氧化过程中是否有自由基的产生？用超微弱发光方法测定的结果显示，LDL 氧化过程中的化学发光随氧化时间的推移而加强，表明有自由基的产生。10^{-6} ~ 10^{-4}mol/L 的 **11**、**12**、**75**、**93** 分别与 LDL 在 37℃预温孵 1h，可剂量依赖性抑制 Cu^{2+} 诱导人血清 LDL 过氧化过程中自由基的产生。其中 **11**、**93**（10^{-5}mol/L）可完全抑制 LDL 氧化过程中自由基的产生（图 6-13-3）。

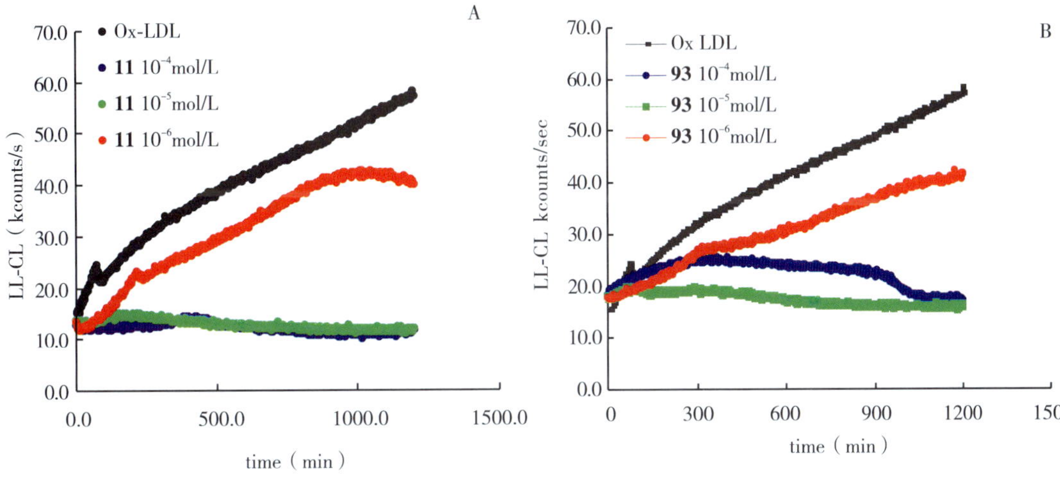

图 6-13-3　化合物 **11**、**93** 对 Cu^{2+} 诱导人血清 LDL 氧化过程中自由基产生的抑制作用

A. **11**；B. **93**。

（三）11、12、75、93 对小鼠巨噬细胞诱导人血清 LDL 过氧化的抑制作用

单核巨噬细胞可黏附于血管壁并迁移到内皮下，产生活性氧，使 LDL 氧化修饰为体内 ox-LDL，是毒性产物 ox-LDL 形成的主要途径之一。采用小鼠腹腔巨噬细胞氧化 LDL 方法，研究化合物 **11** 等抑制 LDL 氧化修饰的活性。将 5×10^5 个/ml 巨噬细胞分别与不同浓度 **11**、**12**、**75**、**93** 在 37℃预温孵 1h，然后加入含 200μg/ml LDL 和 1μmol/L $CuSO_4$ 的无酚红 RPMI 1640 培养基，37℃培养 18h，分别测定细胞上清中 MDA、脂褐素、还原型谷胱甘肽（GSH）含量的变化以及 O_2^- 的产生。结果显示，小鼠腹腔巨噬细胞在 1μmol/L Cu^{2+} 介导下可使人 LDL 发生强烈过氧化修饰，LDL 中的 MDA 含量可升高 15 倍，脂褐素含量明显增加。**12**、**11**、**75**、**93** 在 10^{-5} ~ 10^{-7}mol/L浓度下对巨噬细胞诱导的 LDL 过氧化有显著抑制作用，剂量效应关系明显。上述 4 种化合物 10^{-5}mol/L 浓度的抗氧化活性强于 10^{-4}mol/L Vit E 的作用。10^{-5} ~ 10^{-6}mol/L 的 **11** 和 **12** 可剂量依赖性地显著抑制 ox-LDL 中脂褐素的增加。巨噬细胞内的 GSH 是细胞内重要的抗氧化成分，巨噬细胞氧化 LDL 可使细胞内的 GSH 含量被显著消耗。化合物 **11** 在浓度为 10^{-5} ~ 10^{-6}mol/L 和化合物 **12** 在浓度为 10^{-5}mol/L 可有效地抑制巨噬细胞氧化 LDL 时所引起的细胞内 GSH 含量的下降。**11** 的作用强于相同剂量的 **12**，但 **11** 和 **12** 的作用都强于 Vit E。

（四）11、12、75、93 对小鼠巨噬细胞诱导人血清 LDL 过氧化过程中 O_2^- 产生的影响

小鼠巨噬细胞介导人血清 LDL 氧化起始阶段会产生大量 O_2^-，采用细胞色素 C 还原法测定细胞内 O_2^- 的结果显示，LDL 氧化开始 30 分之钟内，细胞上清内 O_2^- 显著增加，为正常细胞的 223%，**12**、**11**、**75**、**93** 4 种化合物在 10^{-5}mol/L 浓度下分别与巨噬细胞预温孵 1h，可显著抑制 O_2^- 的增加，其中 **75** 和 **12** 抑制 O_2^- 产生的作用最强。

LDL 是一种包含磷脂、胆固醇和胆固醇酯、甘油三酯以及载脂蛋白 B（apo B）的水溶球形颗粒，LDL 中的不饱和脂肪酸和蛋白质结构都极易被氧化，载脂蛋白的氧化修饰会导致其表面抗原性改变，从而被巨噬细胞上的清道夫受体识别并大量摄取，最终形成泡沫细胞。相当多的证据表明体内确实存在 ox-LDL，并且在动物和人 AS 损伤部位已分离出氧化的类脂蛋白颗粒。本研究采用的 Cu^{2+} 体外氧化人 LDL 模型和小鼠巨噬细胞氧化 LDL 模型是目前公认的研究 LDL 氧化修饰的经典方法，并用于筛选和评价 LDL 氧化修饰抑制剂。已有研究证明，化合物 **12** 能够显著抑制人 LDL 的体外氧化。我们以前的研究结果发现，**12** 的结构类似物 **11** 抑制鼠肝微粒体过氧化作用很强，本研究首次证明 **11**、**75** 及 **93** 也同样能有效抑制铜离子诱导的人低密度脂蛋白过氧化，减少脂质过氧化产物 MDA 的生成。

LDL 中的载脂蛋白 B 经 Cu^{2+} 氧化修饰后生成脂褐素。脂肪酸脂质过氧化生成的醛类物质与载脂蛋白 B 上赖氨酸残基的 ε 氨基作用形成 Schiff 碱，后者产生荧光。**11** 可有效抑制 ox-LDL 中脂褐素的增加，保护 LDL 中的载脂蛋白不被氧化。**75** 和 **93** 化合物本身有强荧光，故未测定对脂褐素生成的影响。此外，载脂蛋白氧化可使整个脂蛋白的净负电荷增加，提高巨噬细胞内吞 ox-LDL 的速度。本实验证明，**11**、**75**、**93** 在 1×10^{-4} mol/L 能够明显降低 Cu^{2+} 氧化引起的 ox-LDL 电泳迁移速度的增加，说明三种化合物能提高 LDL 对过氧化的耐受性，从而降低 ox-LDL 被巨噬细胞内吞的可能性。LDL 自身存在天然抗氧化成分如维生素 E（Vit E）、β-胡萝卜素，Cu^{2+} 催化的过氧化过程中首先消耗 LDL 自身的抗氧化成分，当 Vit E 被耗竭后，脂质过氧化剧烈地进行。本研究发现 **11** 等化合物能有效地维持 LDL 中的 Vit E 含量，从而有效地抑制 LDL 的氧化。

Cu^{2+} 催化的 LDL 氧化主要是羟自由基（·OH）攻击 LDL 中的脂肪酸链，产生大量的脂过氧基（ROO·），引发脂质过氧化的链式反应。本研究采用超微弱化学发光（LL-CL）法监测 LDL 氧化过程中自由基产生的动态变化。**11** 等化合物可能有效地延迟甚至抑制 LL-CL 的升高，说明 **11** 等化合物可通过清除反应过程中自由基的产生来抑制 LDL 的氧化过程。**11**、**75** 和 **93** 的结构中都含有多个酚羟基，可能是其清除自由基的必要结构。

血管壁中的内皮细胞、平滑肌细胞和巨噬细胞在体外与人 LDL 孵育都可以氧化 LDL。巨噬细胞与早期动脉粥样硬化损伤关系密切，在血管损伤部位的巨噬细胞中含有大量氧化的脂质。此外，巨噬细胞呼吸爆发相关途径的髓过氧化物酶可氧化 LDL，使其产生特异的酪氨酸自由基产物，该物质在动物和人的 AS 损伤部位确实存在。以上证据表明，巨噬细胞介导的人 LDL 氧化可能是体内 LDL 氧化的途径。

本研究结果与文献报道的结果类似，鼠腹腔巨噬细胞在微量 Cu^{2+} 存在下可强烈氧化 LDL，脂质过氧化产物 MDA 含量呈十数倍升高。**11**、**12**、**75** 和 **93** 在 10^{-5}、10^{-6}、10^{-7}mol/L 浓度下对巨噬细胞诱导人血清 LDL 过氧化有显著抑制作用，其中在 10^{-5}mol/L 浓度的抗氧

化活性强于 10^{-4}mol/L Vit E 的作用。**11** 和 **12** 10^{-5}mol/L 可有效抑制巨噬细胞氧化 LDL 过程中细胞内抗氧化物质 GSH 水平的降低，**11** 的保护作用强于 **12**，提示 **11** 和 **12** 对细胞内 GSH 的保护是其抑制巨噬细胞氧化 LDL 的途径之一。**75**、**93**、**11**、**12** 可有效抑制巨噬细胞氧化 LDL 过程中 O_2^- 的产生，说明清除自由基作用是 **11** 等化合物抑制细胞氧化 LDL 的机制之一。

三、11、12、75 对 ox-LDL 损伤牛主动脉内皮细胞的保护作用

ox-LDL 本身和其所包含的过氧化产物如过氧化脂肪酸、氧化胆固醇酯、溶血磷脂酰胆碱以及小分子短链脂肪醛如 4-HNE 对血管壁内皮细胞具有细胞毒作用。ox-LDL 及其氧化产物可引起血管壁内皮细胞坏死和凋亡。本部分实验采用 ox-LDL 诱导新生牛主动脉内皮细胞（**BAECs**）损伤和凋亡，研究 **11**、**75** 和 **12** 对内皮细胞损伤的保护作用及其可能的机制。

（一）11、12、75 对 ox-LDL 诱导血管内皮细胞细胞毒性的保护作用

采用原代培养 BAECs，观察 ox-LDL 的细胞毒作用，结果显示 50～200μg/ml ox-LDL 与 BAECs 共培养 24h，可剂量依赖性地降低细胞存活率，细胞内乳酸脱氢酶（LDH）的泄漏水平显著升高，正常对照的 BAECs 为生长融合的铺路石状的卵圆形贴壁细胞，ox-LDL 100μg/ml与主动脉内皮细胞温孵 24h 后，细胞变长，成柳叶形，并大量漂浮；相同剂量的 n-LDL 对细胞存活率和细胞形态没有影响。

根据上述结果，选择 ox-LDL 100μg/ml 与 BAECs 培养 24h 作为损伤条件，**11**、**12**（3×10^{-5}mol/L、1×10^{-5}mol/L）、**75**（1×10^{-5}mol/L、3×10^{-6}mol/L）与内皮细胞预温育 1h，可显著防止 ox-LDL 诱导的内皮细胞存活率的下降，抑制细胞内 LDH 的泄漏，**75**（1×10^{-5}mol/L）对细胞存活率的保护作用最强，**11** 和 **75** 对 LDH 泄露的保护作用强于 **12**。**11**、**12**（3×10^{-5}mol/L）和 **75**（1×10^{-5}mol/L）预先分别与主动脉内皮细胞温孵 1h，可明显减轻 ox-LDL 引起的内皮细胞形态改变，接近正常细胞，该结果与 MTT 测定和 LDH 活性测定的结果一致。

（二）11、12、75 对 ox-LDL 引起的血管内皮细胞凋亡的抑制作用

ox-LDL 对血管壁内皮细胞具有毒性，可引起血管内皮细胞凋亡。凋亡细胞的生物学标志之一为 DNA ladder，即核 DNA 断裂后，降解为 180～200bp 或其整数倍的片段，用琼脂糖凝胶电泳进行检测可出现梯状条带（ladder）。凋亡细胞经 PI 染色后，用流式细胞术检测可见亚二倍体峰——凋亡峰（G_1 亚峰），该区的细胞即凋亡细胞，可进行定量分析。

我们的研究结果表明，正常 BAECs 提取的 DNA 经琼脂糖电泳无梯状条带出现，而经 200μg/ml ox-LDL 损伤 24h 后，可诱导出明显的 DNA 梯状条带，BAECs 经 **11**（3×10^{-5}mol/L）、**12**（3×10^{-5}mol/L）预处理后，DNA 条带减少甚至消失，**75**（1×10^{-5}mol/L）对 ox-LDL 诱导的内皮细胞凋亡的抑制作用不如 **11** 的作用明显。

流式细胞术检测发现，正常内皮细胞几乎没有凋亡峰，BAECs 经 100～200μg/ml ox-LDL 损伤 24h 后，出现凋亡峰，凋亡细胞百分比呈现剂量依赖关系，ox-LDL 刺激延长至 48h 后，大量细胞坏死，正常的 G_1 峰消失。采用 ox-LDL 200μg/ml 损伤细胞 24h，凋亡细胞百分率达到 13%，细胞经 **11**（3×10^{-5}mol/L）、**12**（3×10^{-5}mol/L）预处理后，凋亡峰变小，其中 **12** 的作用最明显，使凋亡细胞百分率下降到 4%。

采用 PI、Hoechst 33342 荧光双染细胞显微观察方法研究化合物对 ox-LDL（200μg/ml）诱导 BAECs 凋亡的抑制作用。结果显示：正常对照组细胞未见 PI 红染，细胞为淡蓝色匀

染，核内无 Hoechst 33342 DNA 强蓝色荧光体。ox-LDL 200μg/ml 处理细胞 24h，可引起部分细胞 PI 红染，说明有细胞坏死，且可见大量细胞核内有 Hoechst 染色 DNA 强蓝色荧光体，说明细胞发生明显凋亡，染色质发生聚集。**12** 及 **11** 3×10^{-5}mol/L 预处理内皮细胞 1h，可明显抑制 ox-LDL 诱导的内皮细胞凋亡，凋亡细胞减少。显示 **11** 和 **12** 在浓度为 3×10^{-5}mol/L 时可明显抑制 ox-LDL 诱导的血管内皮细胞凋亡。

（三）11 和 12 对 ox-LDL 诱导的内皮细胞产生 O_2^- 的抑制作用

活性氧自由基是细胞损伤的重要介质，其中 O_2^- 能够参与诱导细胞凋亡。用细胞色素 C 还原法可检测 O_2^- 的产生。以分光光度计检测还原型细胞色素 C 含量，结果表明，ox-LDL 50 ~ 500μg/ml 与 BAECs 孵育 30 分钟，BAECs 产生 O_2^- 的量随 ox-LDL 的增加而增多，说明 ox-LDL 可刺激 BAECs 细胞内产生 O_2^-。采用 ox-LDL 200μg/ml 刺激 30 分钟，BAECs 培养上清中的 O_2^- 升高了 15 倍。用 **12**（3×10^{-5} ~ 3×10^{-6}mol/L）与内皮细胞预温孵，可显著抑制 ox-LDL 刺激的内皮细胞产生 O_2^-，**11** 3×10^{-5}mol/L 亦可显著抑制内皮细胞产生 O_2^-。

在本研究中，ox-LDL 对血管内皮细胞的毒性作用得到有力的证实。ox-LDL 可剂量依赖性地降低内皮细胞存活率，损伤细胞膜，引起 LDH 的泄漏，细胞的形态出现损伤性变化。**11**、**12**、**75** 能够显著减轻 ox-LDL 对血管内皮的细胞毒作用，使上述的生化、细胞形态改变都得到一定改善，说明 **11** 等化合物可保护血管内皮细胞，减轻内皮细胞损伤。

在 AS 斑块中，血管内皮细胞的凋亡是较严重的病理损害之一，由此可引起动脉粥样斑块破裂，出血或血栓形成等并发症。本研究证实，随着 ox-LDL 与内皮细胞培养时间的增加，用不同检测方法可观察到内皮损伤逐渐加重，并可见细胞凋亡的发生。但是，细胞坏死也同时并存。本文的研究结果表明，ox-LDL 并非特异的细胞凋亡诱导剂，对血管内皮细胞的损伤作用为凋亡和坏死并存。目前对 ox-LDL 损伤血管内皮细胞的机制并不清楚。因为人血清 LDL 被氧化后的产物非常复杂，不同实验条件下得到的实验结果往往存在差异。但至少已证实，ox-LDL 中的脂质过氧化脂肪酸、氧化的胆固醇以及 HNE 为其中的细胞毒成分。

文献报道，ox-LDL 诱导的内皮细胞凋亡主要通过氧化应激机制，而 ox-LDL 诱导内皮细胞 O_2^- 是细胞凋亡的重要介质。本研究也证实，ox-LDL 可以在细胞损伤早期剂量依赖地刺激内皮细胞产生 O_2^-，**11**、**12** 可显著减少内皮细胞产生 O_2^-，提示 **11**、**12** 可能通过减少 O_2^- 的产生而抑制 ox-LDL 引起的内皮细胞凋亡。

已有研究证明，ox-LDL 还可通过调节特异的凋亡通路，引起内皮细胞凋亡。ox-LDL 可激活 TNFα 死亡受体通路，还可以改变细胞内抗凋亡/促凋亡蛋白的平衡，如 bcl-2/bax 的平衡，并活化凋亡相关转录因子 ATF-2、ELK-1、CREB、AP-1，ox-LDL 还通过增加 ceramide 的生成诱导内皮细胞凋亡。ox-LDL 诱导血管内皮细胞凋亡的机制值得深入研究。

四、11、12 抑制 ox-LDL 促进新生牛主动脉内皮细胞与 HL-60 细胞黏附作用的分子机制

动脉内皮细胞表达的黏附分子以及产生的炎症细胞因子可以调节内皮细胞与白细胞之间的相互作用。内皮细胞和白细胞之间最初的相互作用表现为白细胞在内皮上的滚动，内皮细胞表达的免疫球蛋白超家族中的黏附分子如 ICAM-1、ICAM-2、ICAM-3、VCAM-1 或 PE-CAM-1 随后介导了白细胞在血管内皮表面牢固黏附。减少白细胞和血管内皮细胞的黏附能够阻断血管炎症反应的进程。ox-LDL 不但是内皮损伤的关键成分，同时也是内皮炎症反应的潜在诱导物。ox-LDL 作为促氧化剂可影响细胞信号转导过程，而 NF-κB 转录因子家族是氧化还原敏感的核转录调控因子，以 NF-κB 转录因子家族为调控中心的内皮细胞黏附分子表达的诱导途径，有可能是 ox-LDL 促 AS 形成的重要步骤。阐明 ox-LDL 诱导血管内皮细胞黏附单核细胞的生化分子机制，选择性保护内皮细胞损伤，减轻内皮细胞的炎症反应，可能是合理的 AS 治疗靶点之一。前两部分的研究证明，**11** 和 **12** 可显著抑制 LDL 的体外氧化修饰，并能明显减轻 ox-LDL 诱导的血管内皮细胞损伤和凋亡，故本研究目的为探讨 **11** 和 **12** 调节 ox-LDL 促进 BAECs 与 HL-60 细胞黏附的分子机制。

（一）11 和 12 对 ox-LDL 诱导牛主动脉内皮细胞黏附 HL-60 细胞的抑制作用

生长融合的内皮细胞经 200μg/ml ox-LDL 刺激 0～12h，细胞光镜照片显示，从 2h 即开始观察到内皮细胞对 HL-60 细胞的黏附性，当刺激持续 8h，黏附 HL-60 细胞的作用达到最高，为正常对照细胞的 2.36 倍。随后延长 ox-LDL 的刺激时间，黏附作用不再增高。以不同浓度的 ox-LDL（50～200μg/ml）刺激内皮细胞 12h，内皮细胞黏附 HL-60 细胞的作用随 ox-LDL 浓度的增加而增强，呈现剂量效应依赖性。相同条件的 n-LDL 也可诱导 BAECs 对 HL-60 细胞的黏附性增加，但作用弱于 ox-LDL（图 6-13-4）。

200μg/ml ox-LDL 刺激融合的 BAECs 12h，诱导内皮黏附 HL-60 细胞活性增加 80%，用 3×10^{-5}mol/L、1×10^{-5}mol/L、3×10^{-6}mol/L **11** 和 **12** 与内皮细胞预温孵 1h，可显著抑制 ox-LDL 诱导的内皮黏附 HL-60 细胞，并呈现剂量依赖性。3×10^{-5}mol/L **11** 抑制黏附达 53.8%，3×10^{-5}mol/L **12** 抑制黏附达 91.2%。

（二）11 和 12 对 ox-LDL 诱导牛主动脉内皮细胞黏附分子 ICAM-1、VCAM-1 表达的作用

血管内皮细胞主要通过表面黏附分子介导对单核细胞的黏附，流式细胞术检测内皮细胞表面黏附分子 ICAM-1 和 VCAM-1 的表达，结果显示：100～200μg/ml ox-LDL 刺激 BAECs 12h，可剂量依赖性提高 ICAM-1 和 VCAM-2 的表达，相同浓度的 n-LDL 无诱导作用。200μg/ml ox-LDL 刺激内皮细胞 12h，使 ICAM-1 表达阳性细胞百分比从 4.97% 上升到 18.5%，3×10^{-5} mol/L **11**、**12** 与内皮细胞预温孵 1h，使 ox-LDL 刺激的 ICAM-1 表达阳性细胞分别下降到 13.5% 和 14.1%，抑制率分别为 37% 和 33%。200μg/ml ox-LDL 刺激内皮细胞 12h，使 VCAM-1 表达阳性细胞百分比从 8.19% 上升到 24.9%，当 3×10^{-5}mol/L **11**、**12** 与内皮细胞预温孵 1h，使 ox-LDL 刺激的 ICAM-1 表达阳性细胞分别下降到 15.1% 和 18.0%，抑制率分别为 58.6% 和 41.3%。

（三）11 和 12 对 ox-LDL 引起牛主动脉内皮细胞内自由基产生的影响

DCFH-DA 是一种可以监测细胞内自由基产生的荧光探针，当细胞内存在自由基时，无荧光的 DCFH-DA 被氧化为荧光产物 2′,7′-二氯荧光素（DCF）。DCF 的荧光强度即代表细胞内产生的自由基多少。采用流式细胞术定量检测细胞内 DCF 的荧光变化，可见内皮细胞与 100～200μg/ml ox-LDL 作用 15 分钟后，细胞内 DCF 荧光强度呈剂量依赖性升高，其中 200μg/ml ox-LDL 可使细胞中的荧光强度升高 4 倍。以激光共聚焦显微镜方法直接观察 DCF 的荧光强度变化，可见内皮细胞与 200μg/ml ox-LDL 作用 4h 后，细胞内 DCF 荧光强度显著升高，而正常对照组的细胞内 DCF 荧光强度很弱。相同条件下 200μg/ml n-LDL 作用 1h，内皮细胞内 DCF 没有显著增加，说明 ox-LDL 可以刺激内皮细胞内产生自由基，使细胞处于氧

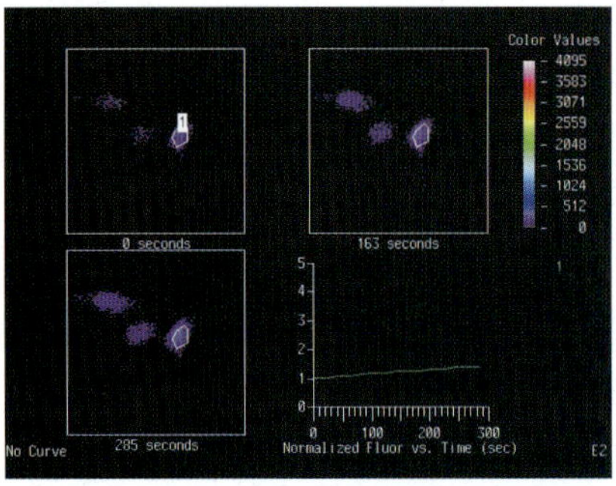

A. 正常对照处理 BAECs

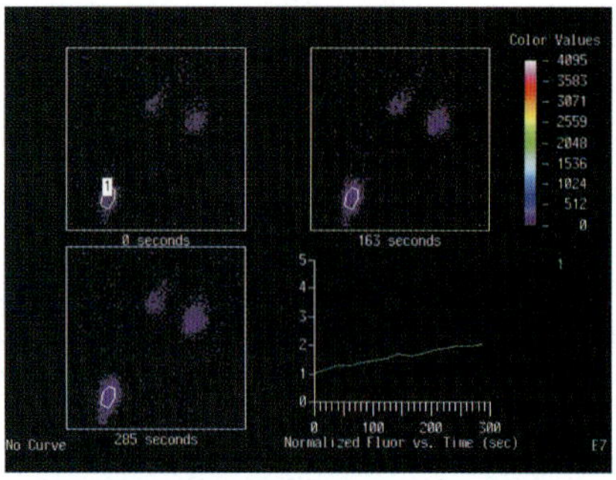

B. n-LDL 200μg/ml处理BAECs

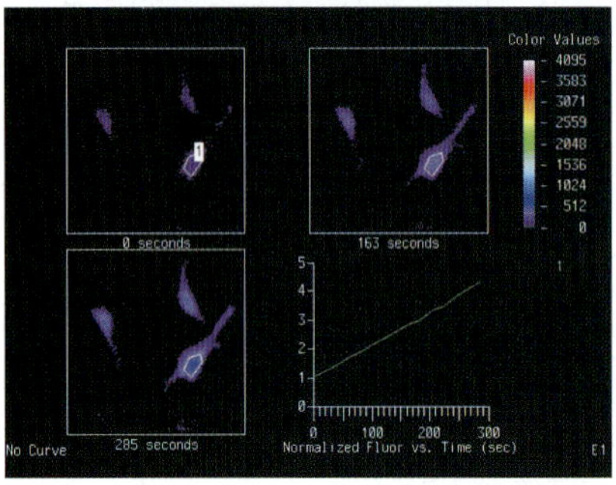

C. ox-LDL 200μg/ml 处理BAECs

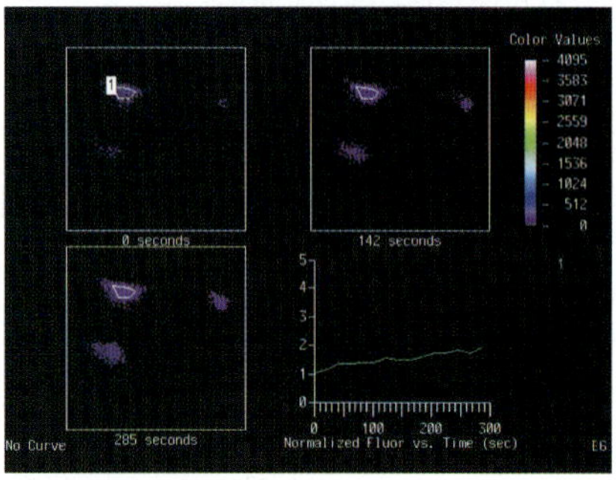

D. 3×10^{-5}mol/L化合物12处理BAECs

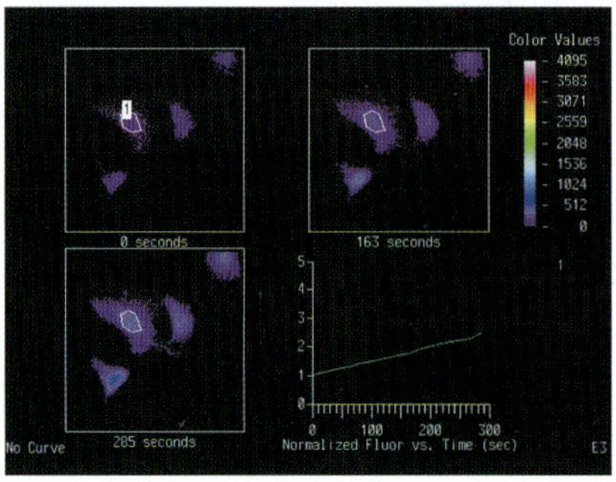

E. 3×10^{-5}mol/L化合物11处理BAECs

图 6-13-4　化合物 **11**、**12** 对 ox-LDL 引起 BAECs 内自由基产生的抑制作用

化应激状态。而当内皮细胞与 3×10^{-5}mol/L **11**、**12** 提前孵育 1h，显著地抑制 ox-LDL 引起的细胞内 DCF 形成速度，其中 3×10^{-5}mol/L **12** 完全抑制 ox-LDL 引起的细胞内 DCF 的形成。

（四）11 和 12 对 ox-LDL 引起牛主动脉内皮细胞产生 H_2O_2 的影响

如上所述，ox-LDL 可以引起 BAECs 内产生氧化应激。通过测定细胞上清中的 H_2O_2 水平发现，BAECs 经 ox-LDL 200μg/ml 刺激 30 分钟，细胞上清中的 H_2O_2 从（1.01 ± 2.02）nmol/L 上升到（7.60 ± 2.01）mol/L，升高了 7 倍。用 3×10^{-5}mol/L ~ 3×10^{-6}mol/L **12**、**11** 与 BAECs 预温孵 1 小时，可剂量依赖性抑制 ox-LDL 刺激的内皮细胞产生 H_2O_2。

（五）11 和 12 对 ox-LDL 活化牛主动脉内皮细胞核转录因子 NF-κB 的影响

电泳迁移实验研究显示，ox-LDL 可显著活化 BAECs 中的核转录因子 NF-κB。如图 6-13-5,放射自显影结果所示：用 ox-LDL（200μg/ml）刺激 BAECs 不同时间，细胞核中的 NF-κB 活性在 30 分钟时开始明显增加，60 分钟活性达到最高，继续延长 ox-LDL 作用时间，NF-κB 活性逐渐下降，4h 后接近正常水平。

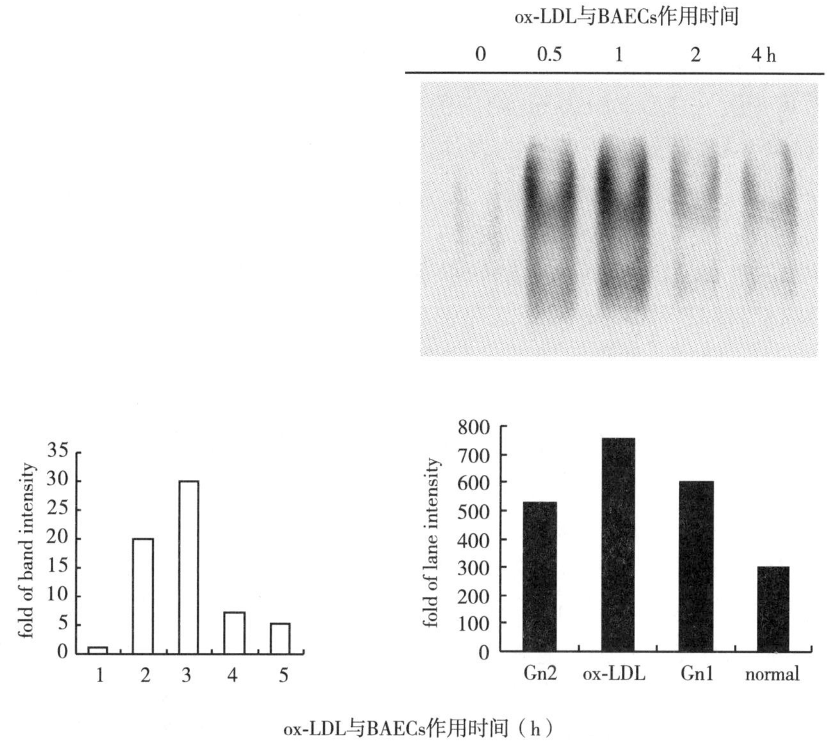

图 6-13-5 ox-LDL 活化 BAECs NF-κB 及化合物 **11**、**12** 的影响

采用 ox-LDL（200μg/ml）刺激 BAECs 60 分钟，3/10^{-5}mol/L **11** 、**12** 与 BAECs 预温孵 1h，可降低 ox-LDL 诱导的主动脉内皮细胞 NF-κB 的活化。

血管内皮中发生的炎症反应是血管壁对损伤或刺激作出反应的正常防御机制，由强烈的炎症反应引发的正反馈式的炎症循环可以导致严重的组织损伤，与 AS 发展关系密切。ox-LDL 是损伤内皮的关键成分，同时也是内皮炎症因子的潜在诱导物。

本研究表明 ox-LDL 以浓度依赖和时间依赖的方式诱导内皮细胞黏附 HL-60 细胞，并可诱导 BAECs 表面 ICAM-1、VCAM-1 的表达，而 n-LDL 不影响 ICAM-1、VCAM-1 的表达。**11** 和 **12** 能够剂量依赖性显著抑制 ox-LDL 诱导内皮细胞黏附 HL-60 细胞，同时也抑制 ox-LDL 诱导内皮细胞表达 ICAM-1、VCAM-1。说明 **11** 和 **12** 抑制 ox-LDL 诱导的内皮细胞黏附的机制可能是通过抑制黏附分子的表达。目前尚未见有关 **11** 和 **12** 抑制 ox-LDL 诱导的内皮细胞黏附增强的文献报道。对 **11** 和 **12** 作用机制的进一步研究表明，ox-LDL 能够显著刺激内皮细胞 NF-κB 活化，使黏附分子 ICAM-1 和 VCAM-1 的转录和蛋白表达增加，**11** 和 **12** 在 3 ×

10^{-5} mol/L 与内皮细胞孵育 1h 能够明显抑制 ox-LDL 对内皮细胞 NF-κB 的活化，这可能是其抑制黏附分子表达的作用机制。NF-kB 是一类氧化还原敏感性转录因子，ox-LDL 对内皮细胞 NF-κB 的活化可能与 ox-LDL 激起的细胞内自由基产生有关。我们采用 DCFH-DA 监测细胞内自由基产生，当内皮细胞与 100～200μg/ml ox-LDL 作用 15 分钟后，细胞内 DCF 含量剂量依赖性升高，测定细胞上清中的 H_2O_2 含量变化亦证明 ox-LDL 能够诱导内皮细胞产生 H_2O_2，说明 ox-LDL 能够在很短的时间内激发内皮细胞产生自由基，进而活化转录因子 NF-kB。本实验发现，**11** 和 **12** 能够有效地抑制内皮细胞产生自由基和 H_2O_2，说明 **11** 和 **12** 可能通过减少细胞内自由基的生成，从而抑制 ox-LDL 诱导的内皮细胞 NF-kB 的活化。由此得出结论：ox-LDL 可刺激 BAECs 对 HL-60 细胞的黏附，这种作用与 ox-LDL 诱导内皮细胞产生氧自由基，引起 NF-kB 转录因子活性的表达，促进黏附分子 ICAM-1 和 VCAM-1 的表达有关，**11** 和 **12** 可明显抑制 ox-LDL 引起的上述变化，其作用机制可能与抑制内皮细胞自由基的产生有关。

五、11 和 12 对 ox-LDL 诱导牛主动脉平滑肌细胞增殖的抑制作用

平滑肌细胞复制和迁移是 AS 损伤部位形成平滑肌细胞纤维帽的重要步骤，也是 AS 损伤加速的重要标志。已知一些细胞因子可调节平滑肌细胞的迁移和增殖，ox-LDL 也具有直接和间接促进平滑肌细胞增生迁移的作用。致有丝分裂蛋白激酶（MAPK）是一类 38～110kD 的丝氨酸/苏氨酸激酶。细胞对胞外信号如生长因子、佛波酯等刺激做出反应，启动细胞增殖级联反应（cascade）的关键步骤是一类 MAPK 的亚型——细胞外信号调节蛋白激酶（ERKs）的活化。最近的研究证明，ox-LDL 促进血管平滑肌细胞增殖的作用可能与活化 Fas/Raf/MEK/MAPK 通路有关。本研究采用 Cu^{2+} 氧化的人 LDL（ox-LDL）诱导新生牛主动脉平滑肌细胞的增殖，用 MTT 法和 ^{3}H-TdR 参入法定量测定 ox-LDL 的促细胞增殖作用。采用 Western blotting 法研究平滑肌细胞 p42/44MPAK 的磷酸化。测定 ox-LDL 对细胞内产生自由基的影响以及 **11** 和 **12** 对 ox-LDL 引起的平滑肌细胞的上述改变的抑制作用。

（一）11 和 12 对 ox-LDL 诱导牛主动脉平滑肌细胞增殖的抑制作用

首先采用 MTT 法测定 ox-LDL 对牛主动脉平滑肌细胞增殖的作用，结果发现 50～200μg/ml ox-LDL 刺激血管平滑肌细胞 48h，可诱导细胞数量增加，在 150μg/ml 剂量的促增殖作用最强。ox-LDL 超过 150μg/ml 后，随着 ox-LDL 剂量的增加，诱导平滑肌细胞增殖的作用有所减弱，400μg/ml ox-LDL，则可抑制平滑肌细胞的增殖，表现为毒性作用。**11**（3×10^{-5} mol/L、1×10^{-5}mol/L）预先与血管平滑肌细胞温孵 1h，显著抑制 ox-LDL 刺激平滑肌细胞的增殖。**11** 和 **12** 在浓度为 3×10^{-5}mol/L 时，可完全抑制 ox-LDL 刺激平滑肌细胞的增殖，而且相同剂量的 **11** 和 **12** 本身对正常平滑肌细胞的生长没有显著抑制作用。当 **11** 浓度降低为 3×10^{-6}mol/L、1×10^{-6}mol/L 对增殖则无抑制作用。

（二）11 和 12 对 ox-LDL 诱导牛主动脉平滑肌细胞 DNA 合成的抑制作用

采用 ^{3}H-TdR 参入的方法测定 ox-LDL 对牛主动脉平滑肌细胞增殖的作用，结果显示：50～200μg/ml ox-LDL 刺激血管平滑肌细胞 48h，能诱导 ^{3}H-TdR 参入细胞的数量增加，其中 150μg/ml ox-LDL 刺激作用最强。ox-LDL 150μg/ml 刺激血管平滑肌细胞 48h，可使 ^{3}H-TdR 参入细胞的量增加 3 倍。**11** 和 **12**（3×10^{-5}mol/L）预处理细胞，则可明显抑制 ox-LDL 刺激 ^{3}H-TdR 参入血管平滑肌细胞，**11** 的作用尤为显著，甚至使其达到接近正常对照组水平。同时用相同剂量的**11**和**12**对 ^{3}H-TdR 参入不加 ox-LDL 处理的正常血管平滑肌细胞没有显著抑制作用。

（三）11 和 12 对 ox-LDL 诱导血管平滑肌细胞产生 H_2O_2 的抑制作用

为研究 ox-LDL 刺激血管平滑肌细胞的增殖中是否有自由基的参与，将 150μg/ml ox-LDL 与平滑肌细胞作用 30 分钟后，测定细胞上清中的 H_2O_2 含量的变化。结果显示，与正常对照细胞相比，150μg/ml ox-LDL 刺激血管平滑肌细胞 30 分钟后，细胞上清中 H_2O_2 的水平上升了近 15 倍，相同浓度的 n-LDL 对内皮细胞产生无影响。而当 3×10^{-5}mol/L ~ 3×10^{-6}mol/L **11**、**12** 提前与平滑肌细胞孵育 1h，可剂量依赖地抑制 ox-LDL 诱导血管平滑肌细胞产生 H_2O_2，其中 **12** 在 3×10^{-5}mol/L 浓度抑制 H_2O_2 的产生可达到 88%。

（四）用 DCFH-DA 法监测 11 和 12 对 ox-LDL 诱导血管平滑肌细胞内自由基产生的影响

采用 DCFH-DA 监测细胞内自由基的产生。平滑肌细胞与 150μg/ml ox-LDL 作用 4h 后，监测细胞内 DCF 形成动态变化。结果显示：ox-LDL 刺激后的细胞内荧光强度明显高于正常对照组，在监测 DCF 形成动态变化 5 分钟内，DCF 含量持续上升 6 倍，而正常对照组的细胞内荧光强度明显弱于 ox-LDL 刺激组，并且 DCF 含量变化缓慢，只增加 2 倍，说明 ox-LDL 可刺激平滑肌细胞内产生自由基，使细胞处于氧化应激状态。而当 3×10^{-5}mol/L **11** 提前与平滑肌细胞孵育 1h，明显地抑制 ox-LDL 引起的细胞内 DCF 荧光增强，3×10^{-5}mol/L **12** 可完全抑制 ox-LDL 引起的细胞内 DCF 荧光增加，达到正常对照水平。

（五）11 和 12 对 ox-LDL 诱导血管平滑肌细胞活化 MAPK 的影响

为了研究 ox-LDL 对牛主动脉平滑肌细胞 MAPK 激酶的影响，采用 ox-LDL 浓度 150 μg/ml 与牛主动脉平滑肌细胞作用不同时间，用 Western blotting 分析磷酸化 MAPK p42/44 亚型的含量来反映其活化程度。结果如图 6-13-6 显示，150μg/ml ox-LDL 刺激血管平滑肌细胞 5 分钟即可使磷酸化 MAPK 激酶 p42/44 亚单位显著升高，刺激 10 分钟，活化的 p42 和 p44 亚单位分别升高 3 倍和 4 倍，30 分钟后，活化的 p42 和 p44 含量下降。以非磷酸化的 MAPK 激酶 p42/44 多克隆抗体结合膜，检测 MAPK 激酶 p42/44 亚单位总量作为内标，各组之间没有显著差异。上述结果说明，ox-LDL150μg/ml 可刺激牛主动脉平滑肌增殖，同时也刺激平滑肌细胞 MAPK 激酶 p42/44 的活化。

如图 6-13-7 示：3×10^{-5} mol/L **11** 和 **12** 与牛主动脉平滑肌细胞预温孵 1h，ox-LDL150μg/ml 刺激平滑肌细胞 MAPK 激酶 p42/44 活化的作用明显地被抑制。3×10^{-5}mol/L **11** 可完全抑制 MAPK 激酶 p42/44 的活化，使其恢复到正常对照细胞的水平。n-LDL 150μg/ml也可刺激平滑肌细胞 MAPK 激酶 p42/44 的活化，但作用明显弱于 ox-LDL。

（六）对大鼠中性粒细胞呼吸爆发的抑制作用

取大鼠腹腔中性粒细胞与 **11**（1、10、100μmol/ml）在 37℃水浴温育适当时间，然后用 PMA 激发中性粒细胞呼吸爆发，结果显示 **11** 可剂量依赖性地抑制超氧阴离子和 H_2O_2 的产生，保护质膜表面的损伤，并能阻止中性粒细胞呼吸爆发时 β-葡萄糖醛酸酶的释放。ESR 检测发现 **11** 能捕捉氧自由基（ROS），**11** 的此作用亦与其保护血管内皮细胞损伤有一定关系。

平滑肌细胞迁移增生能够显著扩大损伤面积并降低中膜的面积，是 AS 损伤加速的重要标志。ox-LDL 的促 AS 作用不仅仅表现为 ox-LDL 对血管壁细胞的损伤作用，同时在亚细胞毒剂量能够刺激血管平滑肌细胞的有丝分裂，促进平滑肌增殖。ox-LDL 中的细胞毒成分为

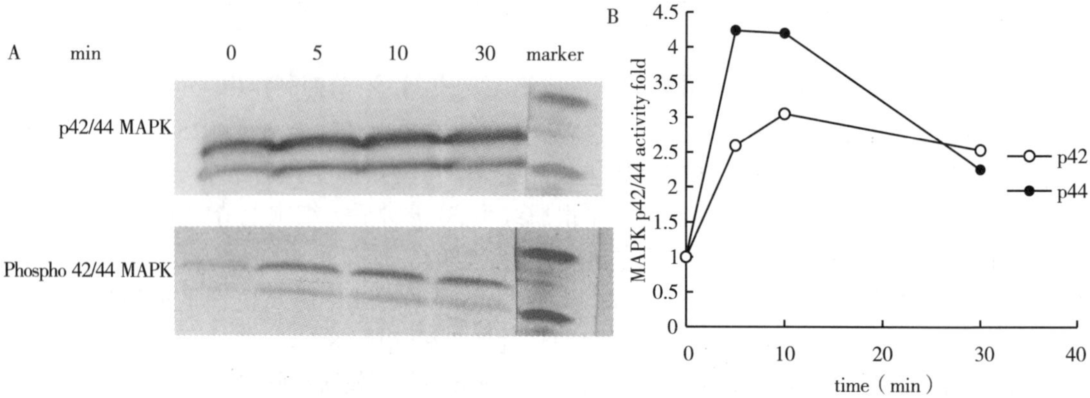

图 6-13-6 ox-LDL 激活牛主动脉平滑肌细胞 MAPK p42/44 的时间过程

A. Western blot 分析显示磷酸化 MAPK p42 和 P44；B. MAPK 活性比值以磷酸化 MAPK p42 和 p44 与总 MAPK p42 和 p44 之比值表示。

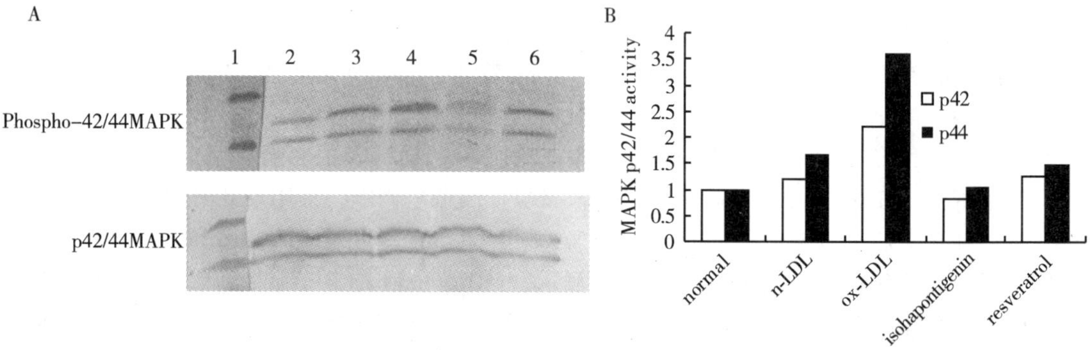

图 6-13-7 **11** 和 **12** 对 ox-LDL 刺激牛主动脉平滑肌细胞 MAPK 活化的抑制作用

A. Western blot 分析显示磷酸化 MAPK p42 和 p44；B. MAPK 活性比值以磷酸化 MAPKp42 和 p44 与总 MAPKp42 和 p44 之比值表示。

氧化的胆固醇，而诱导细胞增殖的活性成分可能是溶血磷脂酰胆碱，HNE 以及类 PAF 磷脂，通过刺激平滑肌细胞产生具有丝分裂作用的生长因子如 FGF、PDGF，间接刺激平滑肌细胞的增殖。

本文研究证实，ox-LDL 能够直接刺激牛主动脉平滑肌细胞增殖，表现为细胞数量的增加和 ^{3}H-TdR 参入的加强，该作用具有剂量依赖性，50～250g/ml 浓度范围内刺激细胞增殖，继续增加 ox-LDL 剂量则表现为细胞毒作用。

ox-LDL 能够激活致有丝分裂的信号转导通路，在平滑肌细胞内可以同时增加 DNA 合成和诱导乳糖苷神经酰胺合成酶，使乳糖苷神经酰胺（lactosylceramide）的合成增加，进一步活化 NADPH 氧化酶产生 O^{2-}，激活 p21（Ras）和下游的致有丝分裂活化蛋白激酶（MAPK），或者通过活化鞘磷脂依赖的致有丝分裂信号途径最终通过 MAPK 激活的增生细胞核抗原（PCNA）促进血管平滑肌细胞的增殖。MAPK 启动细胞增殖级联反应的关键步骤是一类 MAPK 的亚型——细胞外信号调节蛋白激酶（ERKs）的活化。我们的实验结果显示，

ox-LDL 可显著诱导血管平滑肌细胞 MAPK p42/p44 亚单位的磷酸化，即活化 ERK，表现为 ERK 在 ox-LDL 刺激 5 分钟即开始磷酸化，10 分钟达到最高，随后活性逐渐下降。ox-LDL 促进血管平滑肌细胞增殖的作用可能与活化 Fas/Raf/MEK/MAPK 通路有关。

此外，本文研究有力地证实，ox-LDL 引起的血管内皮细胞损伤和细胞粘附性增加都与细胞内活性氧自由基的产生有关。活性氧自由基在一定的条件下也可以通过调节细胞内信号转导刺激细胞增殖，如 H_2O_2 是现在被广泛研究的血管平滑肌细胞增殖诱导剂，本研究显示，DCF 荧光法观察到 ox-LDL 可刺激牛主动脉平滑肌细胞内活性氧自由基增高，同时细胞上清中的 H_2O_2 水平也明显升高，说明 ox-LDL 的确刺激了血管平滑肌细胞产生氧自由基，而 H_2O_2 可能是被诱导的主要自由基。上述结果说明，ox-LDL 可能通过 H_2O_2 刺激血管平滑肌细胞的增殖。

我们的实验研究显示，**11** 和 **12** 可抑制人 LDL 的氧化修饰，保护 BAECs，减轻 ox-LDL 诱导的内皮细胞损伤和凋亡，同时还可以调节 ox-LDL 诱导的内皮细胞黏附单核细胞的过程。**11** 和 **12** 也可显著抑制 ox-LDL 诱导的血管平滑肌细胞的增殖，其作用的机制可能是抑制 ox-LDL 诱导的 MAPK p42/44 磷酸化，阻断 ox-LDL 活化的 MAPK 信号通路。而此作用与清除活性氧自由基有关。但是可能存在抗氧化以外的作用机制，需要进一步探讨。

（余凌虹　刘耕陶）

参考文献

1. 刘颖林，刘耕陶．四种抗氧化剂对氧化低密度脂蛋白（ox-LDL）损伤血管壁细胞的保作用及阻断相关信号传导机制的研究．中国医学科学院中国协和医科大学博士研究生学位论文，2002
2. Liu YL，Liu GT. Isohapontigenin and resveratrol suppress oxLDL-induced proliferation and activation of ERK1/2 mitogen-activated protein kinases of bovine aortic smooth muscle cells. Biochem Pharmacol，2004，67：777－785
3. 王庆利，刘耕陶．几种天然化合物的神经保护作用及其作用机理研究．中国医学科学院中国协和医科大学博士研究生学位论文，2002
4. Wang QL，Lin M，Liug GT. Antioxidative activity of natural isorhapontigenin. Jpn J Pharmacol，2001，87(1)：61－66
5. Fang YN，Liu GT. Effect of isorhapontigenin on respiratory burst of rat neutrophils. Phytomedicine，2002，9(8)：734－738
6. Steinberg D. Low density lipoprotein oxidation and its pathobiological significance. J Biol Chem，1997，272(34)：20963－20996
7. Irani K. Oxidant signaling in vascular cellgrowth，death and survival：A review of the role of reactive oxygen species in smooth muscle and endothelial cell mitogenic and apoptotic signaling. Circ Res，2000，87：179－183
8. Stojanovic S，Sprinz H，Brede O. Efficiency and mechanism of the antioxidant action of trans-resveratrol and its analogues in the radical liposome oxidation. Arch Biochem Biophys，2001，391（1)：79－89
9. Yang CM，Chien CS，Hsiao LD，et al. Mitogenic effect of oxidized low-density lipoprotein on vascular smooth muscle cells mediated by activation of Ras/Raf/MEK/MAPK pathway. Br J Pharm，2001，132：1531－1541

第七章 手 掌 参

概 述

手掌参是一种藏、蒙和中医共用的传统天然植物药，尤其在藏医中的应用历史悠久，始载于藏医最早医药书《四部医典》，藏名忘保拉巴，俗称旺拉，有补益气血、生津止渴、安神增智等功效，作为上品药物用于治疗多种疾病，并且在西藏等地作为滋补菜肴的原料做汤或炖鸡等食用。我们从植物资源、化学成分及其药理作用方面进行了调查和研究。手掌参的药用生物资源主要是兰科手参属植物手参[*Gymnadenia conopsea*(L.) R. Br.]，同属植物和同科不同属的多种植物被作为代用品使用，相关资源主要分布于生态环境脆弱的青藏高原，资源分布量稀少。化学成分和药理活性的研究结果显示，手掌参中含有机酸苄酯苷类、苯酚衍生物类、黄酮类、核苷类、甾体类、木脂素类和环二肽类等多种类型的化学成分，已分离鉴定了40余个成分的结构。在药理活性研究方面，发现有机酸苄酯苷类主要成分双[4-(葡萄糖氧)苄基]-2-葡萄糖氧基-2-异丁基酒石酸酯（dactylorhin B）及含有该成分的有机酸苄酯苷类成分群（CE），在多种学习记忆障碍的体内药理模型上表现出良好的活性，并且从组织、细胞、线粒体和相关酶水平对其进行了较系统的评价研究，发现其作用机制不同于目前临床上常用的胆碱酯酶抑制剂类记忆障碍治疗药物。尽管手掌参中的主要有效成分或其部位CE可以作为治疗记忆障碍等疾病的候选化合物或天然药物进行开发，但手掌参的天然资源稀少，生长环境脆弱，并且相关成分在植物中的含量低，极大地限制了开发研究的进一步深入。因此，手掌参的资源种植、活性成分的替代资源的寻找和以有机酸苄酯苷类基本结构为先导的化学合成药物等研究急需开展。

（石建功）

第一节 手掌参的植物

一、原植物

根据藏药志的记载，手掌参的基原植物主要包括分布于青藏高原的兰科多属种植物，其中手参属植物手参[*Gymnadenia conopsea*(L.) R. Br.]与藏医药典籍《晶珠本草》中的描述最为接近，被认为是正品基原植物，而凹舌兰属植物凹舌兰[*Coeloglossum* viride(L.) Hartm. var. bracteatum(Willd.) Richter]、红门兰属植物宽叶红门兰（*Orchis latifolia* L.）、绶草属植物绶草[*Spiranthes lancea*(Thunb.) Bacher, Bakh. F. et Steenis]和角盘兰属植物裂叶角盘兰(Herminum alaschanicum Maxim.)尽管也在藏医中使用，但是由于其形态与古籍记载有差别，被认为是代用品基原植物。关于基于植物的考证和形态描述，参见相关文献。

通过对市场销售手掌参药材的主要来源和产地调查，我们对手掌参主产地的植物基原情况进行了调查标本采集和少量移栽。结果发现在青海玉树、青海湟源、西藏林芝和四川甘孜地区的手掌参基原植物均为手参［*Gymnadenia conopsea*（L.） R. Br.］，主要生长在海拔3200～4200m的高山草甸地带和多草杂木林中；在青海和甘孜少量移栽后，发现它们在海拔1500～2000m也能良好生长（图7-1-1）。另外，根据文献记载和本所马林副研究员的野外采集调研发现，在东北、河北、陕西、山西、甘肃和宁夏等地也有分布。同时，在青海北山发现有凹舌兰和红门兰代用品基原植物分布，但分布量有限。

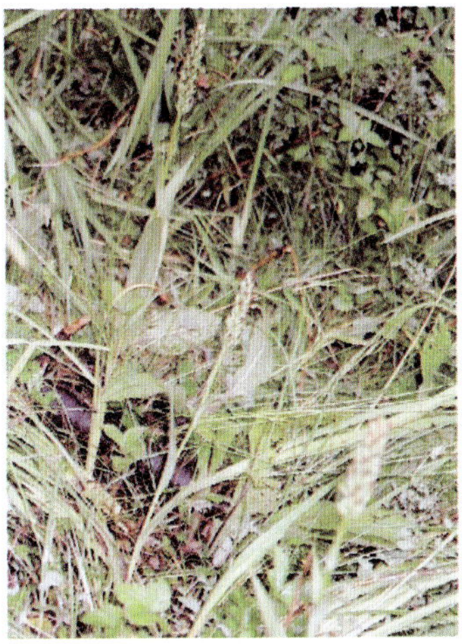

手参（西藏林芝）

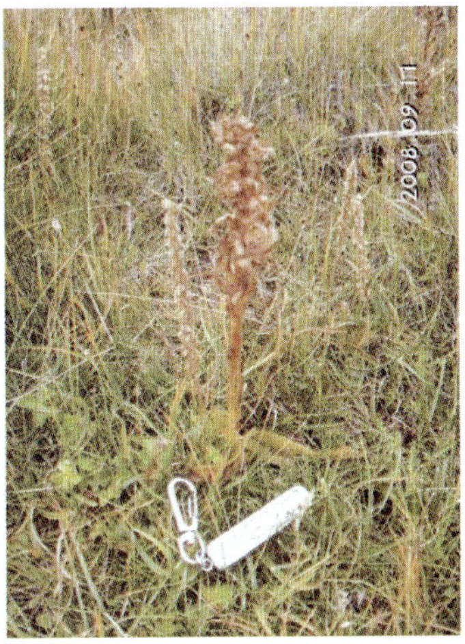

手参（青海玉树）

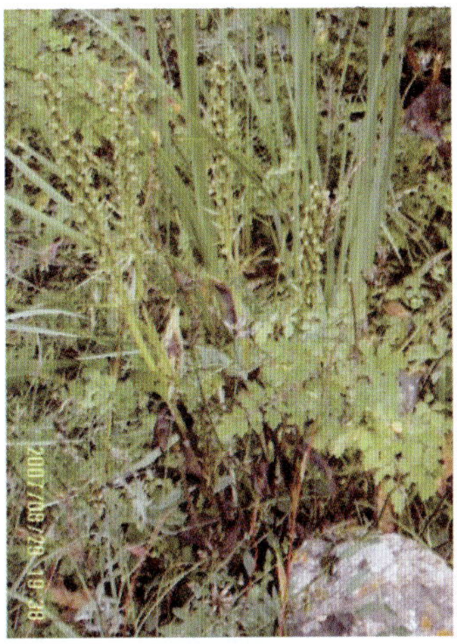

手参（青海湟源）

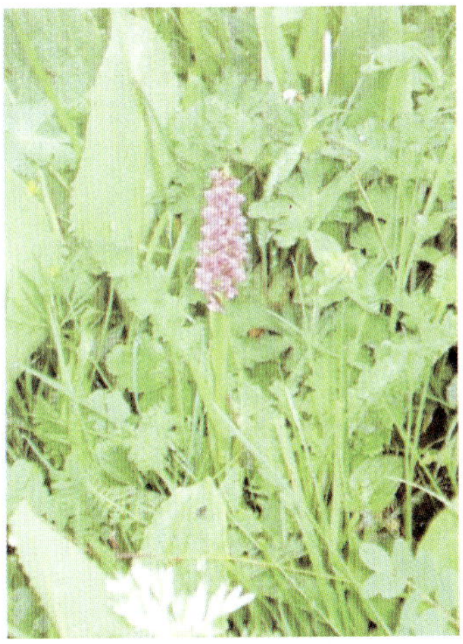

手参（四川甘孜，花紫色）

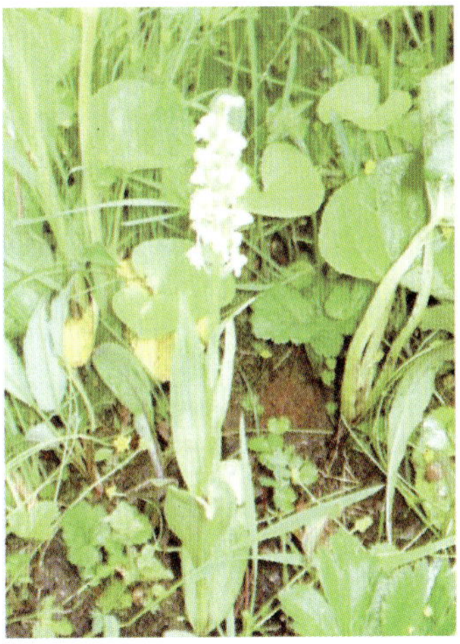

手参（四川甘孜，花淡黄色）

［*Gymnadenia conopsea*（L.）R. Br.］

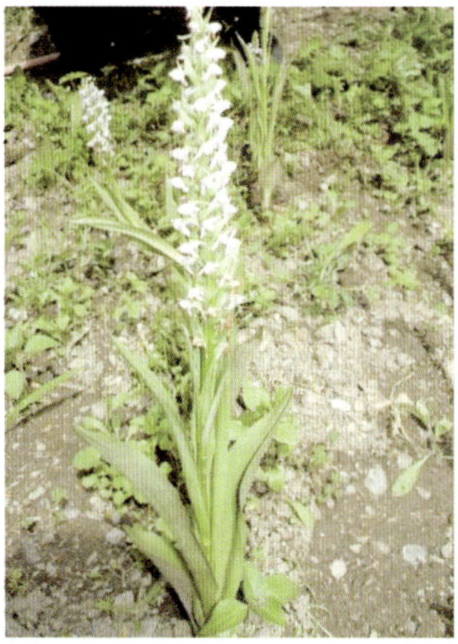

移载手参（四川金汤1500m）

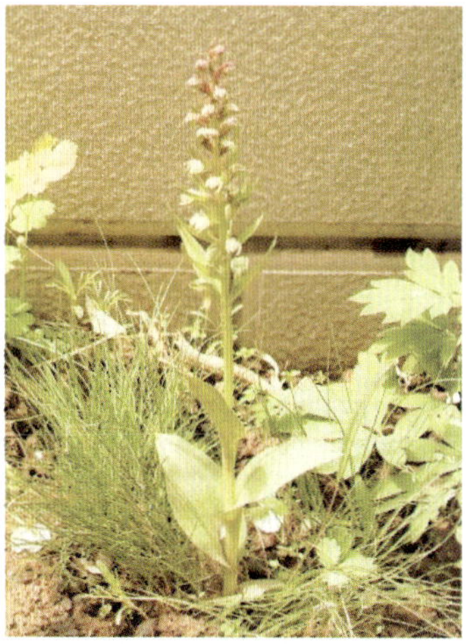

移载手参（青海2200m）

［*Gymnadenia conopsea*（L.）R. Br.］

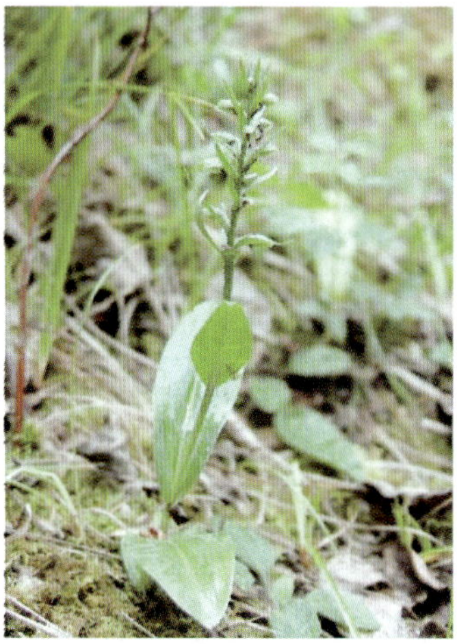

凹舌兰（青海）

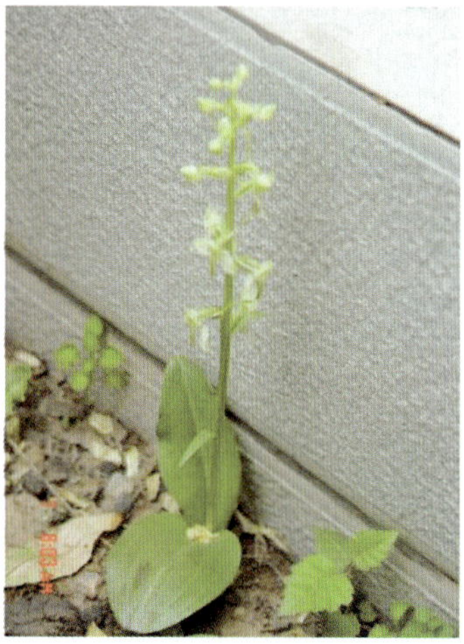

移栽凹舌兰（青海2200m）

［*Coeloglossum* viride（L.）Hartm.var. bracteatum（Willd.）Richter］

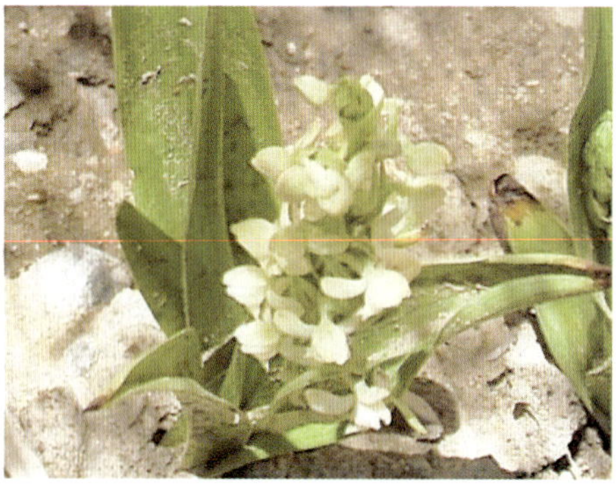

红门兰（青海）

（*Orchis latifolia* L.）

图 7-1-1　手参及其主要代用品在主产区的植物照片

二、手掌参的药用部位

手掌参的药用部位是其基原植物的干燥块茎（图 7-1-2），关于其生药学的基本特征在中华人民共和国卫生部《药品标准》藏药（第一册）（1995）15 页收载［手参（WS_3-BC-0015-95）］中有如下描述。本品呈手掌状，长 1～4.5cm，直径 1～3cm。表面浅黄色至褐色，先端有一茎基残痕，茎基周围有数圈点状痕。中部以下有 5～12 分枝，分枝长 0.3～2.5cm，直径 0.2～0.8cm；掌大者分枝多而短小，掌小者分枝少而粗长。质坚硬，半透明，不易折断，断面黄白色，较平坦。无臭，味淡，嚼之有粘感。本品粉末呈淡黄色，在显微镜下观察淀粉粒众多，单粒或复粒，单粒呈圆形、半圆形或盔形；脐点星状或飞鸟状；直径 8～25μm。草酸钙针晶成束。薄壁细胞碎片较多，导管呈梯纹或网纹状。取本品粉末 0.5g，加水 10ml，摇匀，放置 15 分钟，呈冻胶状，取少许于载玻片上，加墨汁 1～2 滴，置显微镜下观察，冻胶不被染成黑色。取本品粉末 0.5g 与 10ml 水混匀，放置 15 分钟，呈胶冻状。

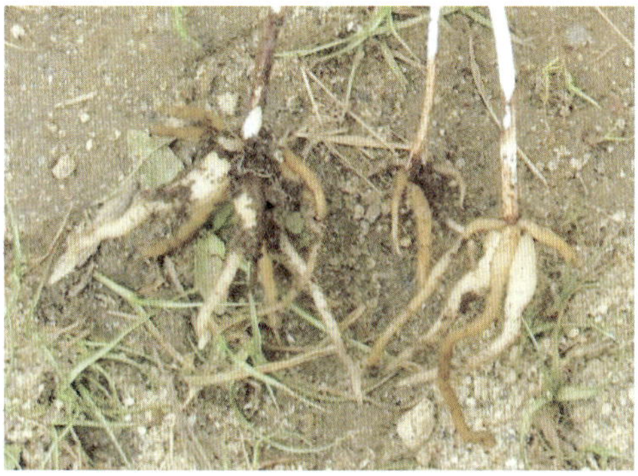

手掌参（西藏林芝）

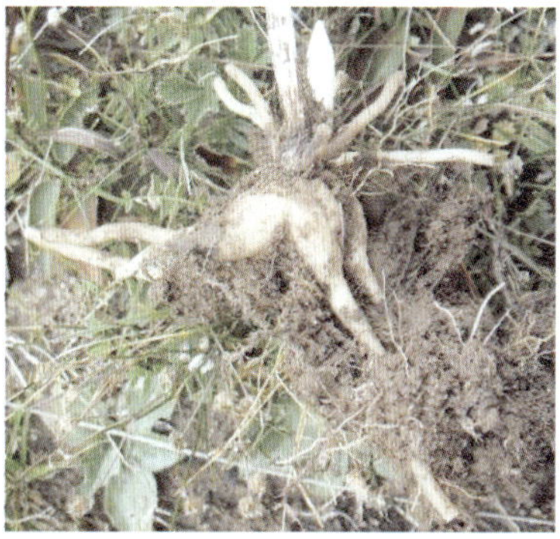

手掌参（青海玉树）

［*Gymnadenia conopsea*（L.）R. Br.］

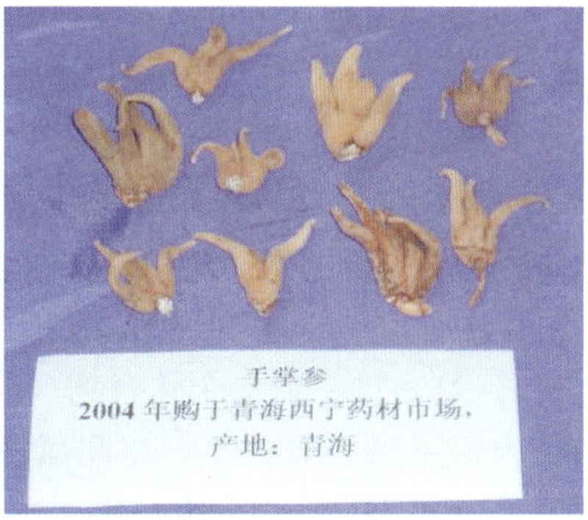

手掌参（生药）

图 7-1-2　手掌参新鲜药材和市售生药照片

我们对市场上流通的主要生药产地和来源进行了调查，手掌参生药的主要产地来源有四川、青海、西藏和东北。其中，来自四川、青海和西藏等产地的生药样本，其外形和质地均符合手掌参生药的以上特征，其“手掌”较薄，“手指”分枝明显，质地坚硬，呈半透明状，断面平整，无明显白色粉质化现象；而产地为东北的生药样本其“掌”厚“指”粗端，无半透明特征，掰开断面呈明显白色粉质状。市场上东北产地的生药价格是其他产地的一半左右。

（石建功）

参 考 文 献

1. 中国科学院北京植物研究所. 中国高等植物图鉴（第五册）. 北京：科学出版社，1976，619
2. 中国科学院西北高原生物研究所. 藏药志. 西宁：青海人民出版社，1991，245－248
3. 江苏新医学院. 中药大辞典 . 上海：上海人民出版社，1977，436－437
4. 卫生部药品生物制品检定所. 中国民族药志. 第一卷. 北京：人民卫生出版社，1984，125
5. 国家中医药管理局《中华本草》编委会. 中华本草（藏药卷）. 上海：上海科学技术出版社，2002，100－101
6. 郎楷永，陈心启，罗毅波，等. 中国植物志（第十七卷）. 北京：科学出版社，1999，228，388
7. Huang SY，LI GQ，Shi JG，et al. Chemical constituents of the rhizomes of *Coeloglossum viride* var. bracteatum. J Asian Nat Prod Res，2004，6：49－61

第二节　手掌参的化学

一、手掌参乙醇提取物的研究

在对手掌参的基原植物和生药进行调研的同时，我们先后对两种相关基原植物凹舌兰 *C. viride var. bracteatum* 和手参 *G. conopsea.* 的化学成分进行了研究。其中，从凹舌兰乙醇提取物中分离鉴定了21个成分，从手参中分离鉴定了44个化合物，相关情况如下。

（一）凹舌兰 *C. viride var. bracteatum* 成分的分离和结构鉴定

利用大孔吸附树脂、正相和反相C-18硅胶柱色谱、凝胶LH-20柱色谱和反相制备型HPLC等分离方法和技术，结合包括二维核磁共振等波谱学及化学降解等方法和技术，从凹舌兰[*C. viride var. bracteatum*]干燥块茎的乙醇提取物中首次分离鉴定了21个化学成分（1～21）（表7-2-1）。这些化合物在结构类型上分别属于有机酸苄酯苷类、苯酚衍生物类、黄酮类、核苷类和甾体类。其中，在分离鉴定的11个4-糖基苄醇的2-异丁基琥珀酸或2-异丁基苹果酸双酯和单酯衍生物（**1～11**）中，有7个化合物（**1～7**）在此之前无从植物中分离鉴定或化学合成的报道，有4个化合物（**8～11**）在同属植物及红门兰属植物中已有报道；其他化合物是兰科等植物中比较常见的代谢产物。化合物**1～7**的结构如图7-2-1所示。

表 7-2-1　凹舌兰化学成分一览表

编号	中文名称	英文名称
1	凹舌兰素 A	coelovirin A
2	凹舌兰素 B	coelovirin B
3	凹舌兰素 C	coelovirin C
4	凹舌兰素 D	coelovirin D
5	凹舌兰素 E	coelovirin E
6	凹舌兰素 F	coelovirin F
7	凹舌兰素 G	coeloviring G
8	双[4-(葡萄糖氧)苄基]-2-葡萄糖氧基-2-异丁基酒石酸酯	dactylorhin B
9	双[4-(葡萄糖氧)苄基]-2-异丁基酒石酸酯	loroglossin
10	双[4-(葡萄糖氧)苄基]-2-葡萄糖氧基-2-异丁基苹果酸酯	dactylorhin A
11	双[4-(葡萄糖氧)苄基]-2-异丁基苹果酸酯	militarine
12	槲皮素-3, 7-二葡萄糖苷	quercetin-3, 7-di-glucoside
13	胸腺嘧啶核苷	thymidine
14	天麻素	gastrodin
15	4-羟基苯甲醛	4-hydroxybenz aldehyde
16	4, 4′-二羟基二苄醚	4, 4′-dihydroxydibenzyl ether
17	4, 4′-二羟基二苯甲烷	4, 4′-dihydroxydiphenyl methane
18	4-(4-羟苯甲氧基)-苯甲醇	4-[(4-hydroxyphenyl) methoxy] benzenemethanol
19	4-羟基苯甲醇	4-hydroxy benzenemethanol
20	β-谷甾醇	β-sitosterol
21	胡萝卜苷	daucosterol

提取分离：凹舌兰块茎粗粉 5kg，用 8 倍量 95% EtOH 加热回流提取 3 次，过滤，合并滤液，减压浓缩后得到 EtOH 浸膏 220g。将浸膏加水稀释，用 $EtOA_C$ 萃取，水相浓缩、过滤，进行大孔吸附树脂柱色谱分离，依次用水和 20%、40%、60%、80% EtOH 洗脱。20% 和 40% EtOH 洗脱液回收溶剂，用水溶解，分别进行 RP-18 反相硅胶柱色谱分离，以 MeOH-H_2O（MeOH，0 →60%）梯度洗脱，得到的各流分经薄层色谱检查，组分近似者合并，再利用重结晶、硅胶柱色谱、Sephadex LH-20 凝胶柱色谱、反相制备 HPLC 等多种方法进行纯化，分别得到 **1**（70mg）、**2**（95mg）、**3**（85mg）、**4**（173mg）、**5**（65mg）、**6**（28mg）、**7**（17mg）、**8**（4.2g）、**9**（4.8g）、**10**（3.4g）、**11**（1.2g）、**12**（6mg）、**13**（7mg）、**14**（86mg）。乙酸乙酯萃取物 140g 经硅胶柱色谱分离，石油醚-乙酸乙酯梯度洗脱，石油醚-乙酸乙酯（8∶1）洗脱液回收溶剂后反复纯化得到 **20**（68mg）；6∶1 洗脱液回收溶剂后反复纯化得 **15**（62mg）；5∶1 和 4∶1 洗脱物分别经 Sephadex LH-20 柱色谱分离，用氯仿-甲醇

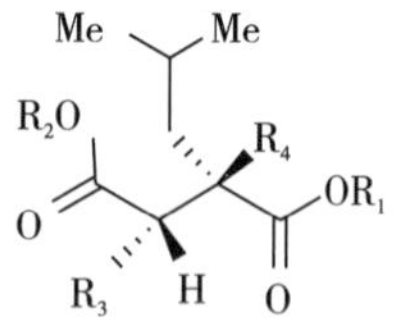

1 coelovirin A $R_1=X$; $R_2=H$; $R_3=OH$; $R_4=H$
2 coelovirin B $R_1=H$; $R_2=X$; $R_3=OH$; $R_4=H$
3 coelovirin C $R_1=X$; $R_2=H$; $R_3=OH$; $R_4=glc$
4 coelovirin D $R_1=H$; $R_2=X$; $R_3=OH$; $R_4=glc$
5 coelovirin E $R_1=R_2=H$; $R_3=OH$; $R_4=glc$
6 coelovirin F $R_1=R_2=X$; $R_3=OH$; $R_4=glc$（1-3）glc
7 coelovirin G $R_1=R_2=X$; $R_3=H$; $R_4=glc$（1-3）glc
8 dactylorhin A $R_1=R_2=X$; $R_3=H$; $R_4=glc$
9 dactylorhin B $R_1=R_2=X$; $R_3=OH$; $R_4=glc$
10 militarine $R_1=R_2=X$; $R_3=H$; $R_4=OH$
11 loroglossin $R_1=R_2=X$; $R_3=OH$; $R_4=OH$

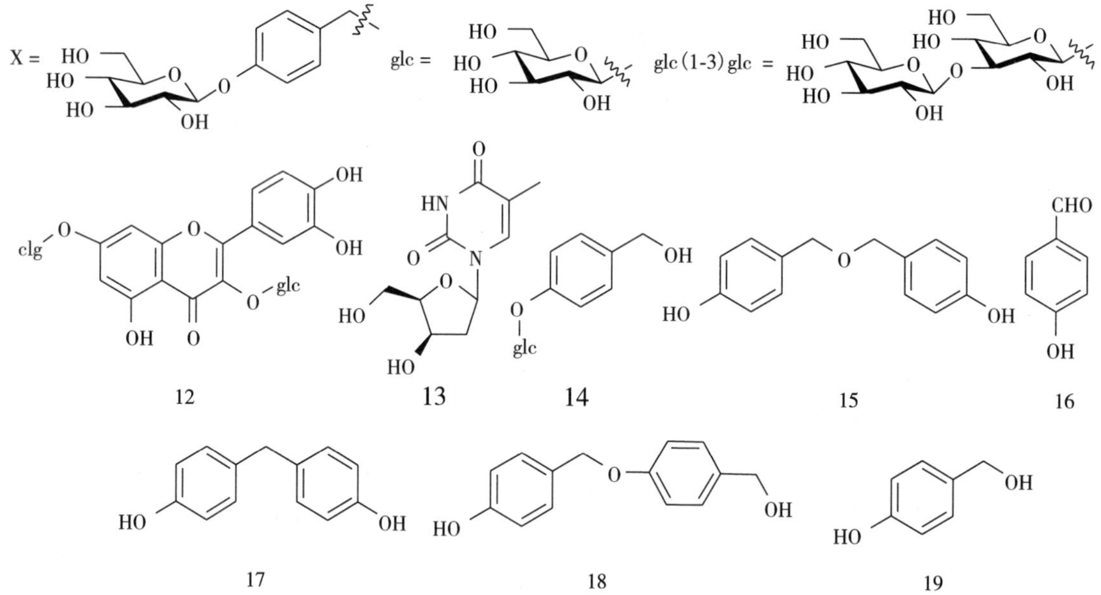

图 7-2-1　从手掌参基原植物凹舌兰中分离鉴定的化合物结构

(1∶1)洗脱，依次得到**16**（48mg）和**17**（23mg）。2∶1 洗脱物再进行硅胶柱色谱，氯仿-甲醇（50～30∶1）梯度洗脱，氯仿-甲醇（50∶1）洗脱部分纯化后得化合物**18**（18mg）；氯仿-甲醇（40∶1）洗脱部分纯化后得化合物**19**（42mg）。乙酸乙酯萃取物在经硅胶柱色谱分离石油醚-乙酸乙酯梯度洗脱后，抽干洗脱溶剂，再用氯仿-甲醇（10∶1）洗脱得**21**（32mg）。

凹舌兰素 A（1）：白色无定形粉末。UVλ_{max} nm（logε）：229（3.10），270（2.93），277（2.85）提示该化合物可能含有苯环。IR 显示分子中存在羟基（3425cm^{-1}）、羰基（1732cm^{-1}）、对二取代苯环（1614、1514 和 829cm^{-1}）及偕二甲基（1386 和 1369cm^{-1}）。负离子 FAB-MS 给出其准分子离子 *m/z* 473[M-H]$^-$，负离子高分辨 FAB-MS 给出其组成为 $C_{21}H_{29}O_{12}$（实验值：473.1668，计算值：473.1659），从而确定其分子式为 $C_{21}H_{30}O_{12}$，不饱和度为 7。在 ^{1}H NMR 谱中（表 7-2-2），低场区信号 δ 7.28（2H，d，*J*=8.5 Hz），7.03（2H，d，*J*=8.5 Hz），5.03（1H，d，*J* = 12.0 Hz，H-7′a）和 5.08（1H，d，*J*=12.0

Hz，H-7′b）表明有苄氧基存在；高场区有可归属于异丁基的特征信号 δ 0.72（3H，d，J = 6.5 Hz，H-8），0.87（3H，d，J = 6.5 Hz，H-7），1.59（1H，m，H-6），1.65（1H，dd，J = 14.0，6.0 Hz，H-5a），1.83（1H，dd，J = 14.0，6.5 Hz，H-5b），并且在 δ 4.24（1H，s，H-3）显示一个孤立的连氧次甲基质子信号。^{13}C NMR 谱数据（表 7-2-3）也表明该化合物分子中含有苄氧基（δ 130.8，C-1；131.3，C-2′，6′；117.7，C-3′，5′；159.3，C-4′；68.0，C-7′）和异丁基（δ 45.2，C-5；25.2，C-6；24.0，C-7；24.6，C-8）结构单元；同时显示有一个连氧的次甲基和一个季碳 δ 77.3（C-3）和 80.8（C-2）以及两个羰基碳 δ 174.9（C-1）和 174.5（C-4）信号。结合 ^{1}H NMR 中存在一个端基质子信号 δ 4.85（1H，d，J = 7.5 Hz）和 δ 3.0～4.0 之间多个质子部分重叠的多重峰信号和 ^{13}C NMR 中出现相应的端基碳信号 δ 102.3 和 δ 60～80 之间的 5 个连氧次甲基碳信号，可以推断该化合物的分子中含有一个 β 构型的葡萄糖基单元。薄层酸水解实验结果证实了这一推论。根据以上波谱学数据推定 **1** 的结构中含有一个苯环、一个异丁基、一个葡萄糖基、两个酯羰基以及一个连氧季碳和一个连氧次甲基。根据分子组成其不饱和度等于 7，因此结构中除一个苯环外不存在其他环。由此推断 **1** 的结构中存在 2,3-二羟基-2-异丁基-丁二酸、二取代苄醇和葡萄糖基单元。为了确定这些单元之间的相互连接关系，对其进行了 2DNMR 实验。通过仔细分析 HMQC 谱，将各个碳与相连各个氢的化学位移值进行了准确的归属；在 HMBC 谱中，可以看到孤立质子信号 δ4.24（1H，s，H-3）分别与碳信号 δ80.8（C-2）和 δ174.5（C-4）的两键相关，糖单元的端基质子信号 δ4.85（1H，d，J = 7.5 Hz，H-1″）与苄基季碳信号 δ159.3（C-4′）的三键相关，除此之外，还能明显地观察到苄氧基的亚甲基质子信号 δ5.03 和 5.08（各 1H，d，J = 12.0 Hz，H-7′a 和 H-7′b）和 2-异丁基的亚甲基质子信号 δ1.65（1H，dd，J = 14.0，6.0 Hz，H-5a）和 1.83（1H，dd，J = 14.0，6.5 Hz，H-5b）与同一个羰基碳信号 δ174.9（C-1）相关，从而确定（4-O-β-D- 吡喃葡萄糖氧基）苄氧基与 2,3-二羟基-2-异丁基-丁二酸单元主链的 C-1 相连接。并进一步仔细分析比较 **1** 与 loroglossin 的 ^{1}H、^{13}C NMR 和 DEPT 数据，可以发现两者的光谱数据相似，只是 **1** 较 loroglossin 少一个（4-O-β-D- 吡喃葡萄糖氧基）苄氧基。比较 **1**｛[α]- 45.5°(c 0.110, MeOH)｝与文献报道相关化合物的比旋光数据，确定其绝对构型为 2*R*，3*S*。因此，该化合物的结构确定为 2*R*, 3*S* -1-(4-β-D- 吡喃葡萄糖氧基苄基)-2,3- 二羟基 -2- 异丁基丁二酸酯，命名为凹舌兰素A（coelovirin A）。

凹舌兰素 B（2）：白色无定形粉末。UVλ_{max}nm（logε）：222（3.01），270（2.87），276（2.79）提示该化合物可能含有苯环。IR 显示分子中存在羟基（3425cm^{-1}）、羰基（1734cm^{-1}）、对二取代苯环（1614、1514 和 831cm^{-1}）及偕二甲基（1387 和 1369cm^{-1}）。**2** 的 ESI-MS 给出其准分子离子 m/z 497[M + Na]$^{+}$，高分辨 ESI-MS 给出其组成为 $C_{21}H_{30}O_{12}Na$（实验值：497.1614，计算值：497.1637），从而确定其分子式为 $C_{21}H_{30}O_{12}$。**2** 的 ^{1}H NMR 谱数据（表 7-2-2）显示其结构中也存在对二取代苯环和异丁基，并得到 ^{13}C NMR 谱数据（表 7-2-3）的证实。结合氢谱中存在一个端基质子信号 δ 4.84（1H，d，J = 7.5 Hz）和 δ 3.0～4.0 之间的多重信号以及碳谱中相应的端基碳信号 δ 102.2 和 δ 60～80 之间的 4 个连氧次甲基碳信号，可以推断该化合物的分子中含有一个 β 构型的葡萄糖单元。薄层酸水解证实分子中所含糖基为葡萄糖。**2** 的光谱数据以及比旋光数据与 **1** 的十分相似。由此推断 **2** 是 **1** 的异构体。通过仔细分析 **2** 的 ^{1}H、^{13}C NMR、DEPT 数据以及解析其 ^{1}H- ^{1}H COSY、HMQC 和 HMBC 图谱，并将其与 **1** 的相关数据比较，发现两者的主要区别在 C-1 和 C-4 位置。在 ^{13}C NMR 中，**2** 的 C-1 和 C-4 的化学位移分别为 δ 176.7 和 172.8，而 **1** 的分别为 δ 174.9 和 174.5，这表明 **2** 分子中的（4-O-β-D- 吡喃葡萄糖氧基）苄氧基的酯化连接位置在 C-4 位，而不是在 C-1 位。这一推断也得到 HMBC 实验证实，即在化合物 **2** 的 HMBC 谱中，与 C-1′（δ 130.8）、C-2′和 C-6′（δ131.0）相关的偕二质子 H-7a（δ 4.98）、H-7b（δ 5.10）同时与 C-4（δ172.8）相关，而不与 C-1（δ 176.7）相关，故 **2** 的结构确定为 2*R*,3 *S*-4-(4-β-D- 吡喃葡萄糖氧基苄基)-2,3- 二羟基 -2- 异丁基 - 丁二酸酯，命名为凹舌兰素 B（coelovirin B）。

凹舌兰素 C（3）：白色无定形粉末。UVλ_{max} nm（logε）：228（3.17），270（2.86），277（2.78）提示该化合物可能含有苯环。IR 显示分子中存在羟基（3425cm^{-1}）、羰基（1732cm^{-1}）、对二取代苯环（1614、1514 和 831cm^{-1}）及偕二甲基（1390 和 1369cm^{-1}）。**3** 的 ESI-MS 给出其准分子离子 *m/z* 659[M + Na]$^+$，高分辨 ESI-MS 给出其组成为 $C_{27}H_{40}O_{17}Na$（实验值：659.2178，计算值：659.2163），从而确定其分子式为 $C_{27}H_{40}O_{17}$。**3** 的 NMR 谱也给出与 **1** 相似的苄基和 2,3-二羟基-2-异丁基-丁二酸结构单元的信号（表 7-2-2 和 7-2-3）。但是与 **1** 不同的是 **3** 的 ^{1}H NMR 谱中存在两个端基质子信号 δ 4.85（1H，d，*J* = 7.5 Hz）和 4.88（1H，d，*J* = 7.5 Hz），同时碳谱中也相应地出现了两个端基碳信号 δ 102.2 和 99.6。这些数据表明，**3** 是 **1** 的衍生物，其分子中含有两个 β 构型糖基单元。通过仔细分析 **3** 的光谱数据，并将其与 dactylorhin E 比较，发现二者两个糖单元的 ^{13}C NMR 数据非常吻合，因此推测 **3** 分子中两个糖单元均为葡萄糖基。通过 **3** 的薄层酸水解实验，发现 **3** 的水解产物中仅有葡萄糖的斑点出现，进一步证实了以上的推论。为了对 **3** 的 NMR 数据进行准确归属并确定葡萄糖基的连接位置，测定分析了 **3** 的 2D NMR 谱。通过仔细分析 HMQC 谱，对碳与相连氢的化学位移数据进行了准确的归属。在 HMBC 谱中，可以清楚地观察到 H-5 与 C-1、C-3，H-7′与 C-1，H-1′与 C-4′，H-1‴与 C-2 的三键相关。由此确证 **3** 的结构确定为 2*R*,3S-2-β-D- 吡喃葡萄糖氧基 -1-(4-β-D- 吡喃葡萄糖氧基苄基)-3- 羟基 -2- 异丁基丁二酸酯，命名为凹舌兰素 C（coelovirin C）。

凹舌兰素 D（4）：白色无定形粉末。UVλ_{max} nm（logε）：228（3.14），270（2.90），277（2.82）提示该化合物可能含有苯环。IR 显示分子中存在羟基（3425cm^{-1}）、羰基（1732cm^{-1}）、对二取代苯环（1612、1514 和 835cm^{-1}）及偕二甲基（1390 和 1369cm^{-1}）。**4** 的 ESI-MS 给出其准分子离子 *m/z* 637[M + H]$^+$，高分辨 APCI-MS 给出其组成为 $C_{27}H_{41}O_{17}$（实验值：637.2340，计算值：637.244），确定其分子式为 $C_{27}H_{40}O_{17}$。比较 **4** 与 **3** 的以上数据及其 NMR 数据，发现二者不仅分子式相同，而且［α］、UV、IR、^{1}H 、^{13}C NMR 谱数据也都非常相似，因此可以推定两者互为同分异构体。通过仔细分析 **4** 的 ^{1}H、^{13}C NMR、DEPT 和二维图谱，尤其是 HMBC 谱，发现 **4** 的与 C-1′（δ 130.4）、C-2′和 C-6′（δ 131.9）相关的偕二质子 H-7a（δ4.98）、H-7b（δ 5.19）同时还与 C-4（δ 172.3）相关，而不与 C-1（δ 175.7）相关，这表明 **4** 中的 4-O-β-D-吡喃葡萄糖氧基苄基的酯化连接位置在 C-4 上，而

不是**1**中的C-1上，故4的结构确定为2*R*,3S-2-*β*-D-吡喃葡萄糖氧基-4-(4-*β*-D-吡喃葡萄糖氧基苄基)-3-羟基-2-异丁基丁二酸酯，命名为凹舌兰素D（coelovirin D）。

凹舌兰素E（5）：白色无定形粉末。其FAB-MS给出准分子离子*m/z* 369[M+H]$^+$和*m/z* 391[M+Na]$^+$，结合^{1}H NMR和^{13}C NMR，确定其分子式为$C_{14}H_{24}O_{11}$，不饱和度为3。**5**的^{1}H NMR中，*δ* 0.91（3H，d，*J* = 6.5 Hz）、0.85（3H，d，*J* = 6.5 Hz）、1.81（1H，m）、1.68（1H，dd，*J* = 14.0，5.5 Hz）和2.03（1H，dd，*J* = 14.0，6.0 Hz）提示分子中含有异丁基，*δ* 4.44（1H，s，H-3）表明分子中存在与氧相连的次甲基，同时显示糖端基质子信号*δ* 4.90（1H，d，*J* = 7.5 Hz）和糖基上的其他质子信号。结合薄层酸水解实验，可以确定该化合物的分子中含有一个*β*构型的葡萄糖单元。**5**的^{13}C NMR谱中显示了以上基团的存在，以及两个羰基信号*δ* 175.7和174.7和一个连氧的季碳信号*δ* 85.6。通过仔细分析**5**的^{1}H、^{13}C NMR数据，并将其与dactylorhin C比较，可以发现两者除了H-3和C-3之外，其他谱数据十分相似，故推断**5**的结构为2*R*,3*S*-2-O-*β*-D-吡喃葡萄糖氧基-3-羟基-2-异丁基丁二酸，命名为凹舌兰素E（coelovirin E）。

凹舌兰素F（6）：无色胶状物，$[\alpha]_D^{25}$-29.0（c 0.10，MeOH）。ESIMS显示准分子离子峰*m/z* 1089[M+Na]$^+$，高分辨ESIMS *m/z* 1089.3689显示其分子式为$C_{46}H_{66}O_{28}$（计算值：$C_{46}H_{66}O_{28}Na$ 1089.3638）。^{1}H和^{13}C NMR及DEPT显示的共振信号化学位移和偶合常数等数据与loroglossin的相似，二者不同的是在**6**的NMR谱中多出可归属于一个*β*-D-吡喃葡萄糖基的信号。酸水解确证在**6**的水解液中仅有葡萄糖存在。在HMBC谱中，H-1″与C-4‴的远程相关证明较loroglossin多出的*β*-D-吡喃葡萄糖基连接在C-4‴上。因此，**6**的结构确定为2*R*,3*S*-双-(4-*β*-D-吡喃葡萄糖氧基苄基)-2-[*β*-D-吡喃葡萄糖氧基(1→4)*β*-D-吡喃葡萄糖氧基]-3-羟基-2-异丁基丁二酸酯，命名为凹舌兰素F（coelovirin F）。

凹舌兰素G（7）：无色胶状物，$[\alpha]_D^{25}$-15.8（c 0.10，MeOH）。FABMS显示准分子离子峰*m/z* 1073[M+Na]$^+$，高分辨FABMS *m/z* 1073.3679显示其分子式为$C_{46}H_{66}O_{27}$（计算值$C_{46}H_{66}O_{27}$ Na 1089.3638）。^{1}H和^{13}C NMR及DEPT显示的共振信号化学位移和偶合常数等数据与**6**的相似，二者不同的是在**7**的NMR谱中的可归属于一个亚甲基的信号δ_H 2.95（1H，d，*J*=11.0Hz，H-3a）和3.14（1H，d，*J*=11.0 Hz，H-3b）及δ_C 43.6（t，C-3）取代了**6**中的连氧次甲基的信号；同时**7**的C-2较**6**向高场位移了4.6ppm。这些差别表明在**7**中2-羟基-2-异丁基丁二酸单元代替了**6**中的2,3-二羟基-2-异丁基丁二酸单元。尽管由于样品量所限，在**7**的碱水解和酶水解后未得到2-羟基-2-异丁基丁二酸进而确定其绝对构型，但是从生物代谢途径推测，在**7**中2-羟基-2-异丁基丁二酸单元与该植物中得到的其他化合物中2,3-二羟基-2-异丁基丁二酸单元的C-2具有相同构型。因此，确定**7**的结构为2*R*－双-(4-*β*-D-吡喃葡萄糖氧基苄基)-2-[*β*-D-吡喃葡萄糖氧基(1→4)*β*-D-吡喃葡萄糖氧基]-2-异丁基丁二酸酯，命名为凹舌兰素G（coeloviring）。

表 7-2-2　化合物 1 ~ 7 的 ^{1}HNMR 数据[a]

	1	2	3	4	5	6	7
3a	4. 24s	4. 34s	4. 36s	4. 46s	4. 44s	4. 43s	2. 95d(11)
3b							3. 14d(11)
5a	1. 65dd(14,6)	1. 66dd(13. 5,5)	1. 63dd(14,5. 5)	1. 68dd(14,5. 5)	1. 68dd(14,5. 5)	1. 64dd(14,5. 5)	1. 63dd(12,7)
5b	1. 83dd(14,6. 5)	1. 82dd(13. 5,5. 5)	2. 04dd(14,6)	2. 05dd(14,6)	2. 03dd(14,6)	2. 05dd(14,6)	1. 71dd(12,5. 5)
6	1. 59m	1. 70m	1. 69m	1. 79m	1. 81m	1. 68m	1. 73m
7	0. 72d(6. 5)	0. 83d(6. 5)	0. 71d(6. 5)	0. 83d(6. 5)	0. 85d(6. 5)	0. 70d(6. 5)	0. 75d(6. 5)
8	0. 87d(6. 5)	0. 90d(6. 5)	0. 87d(6. 5)	0. 88d(6. 5)	0. 91d(6. 5)	0. 84d(6. 5)	0. 84d(6. 5)
1-O-(4-β-D-glucopyranosyloxy) benzylmoiety							
2′	7. 28d(8. 5)		7. 27d(8)			7. 21d(8)	7. 21d(8)
3′	7. 03d(8. 5)		7. 03d(8)			7. 03d(8)	7. 00d(8)
5′	7. 03d(8. 5)		7. 03d(8)			7. 03d(8)	7. 00d(8)
6′	7. 28d(8. 5)		7. 27d(8)			7. 21d(8)	7. 21d(8)
7′a	5. 03d(12)		5. 00d(12)			4. 85d(12)	4. 86d(12)
7′b	5. 08d(12)		5. 15d(12)			5. 03d(12)	5. 02d(12)
1″	4. 85d(7. 5)		4. 85d(7. 5)			4. 79d(7. 5)	4. 87d(7. 5)
2″	3. 39m		3. 40m			3. 40m	3. 42m
3″	3. 38m		3. 41m			3. 41m	2. 89m
4″	3. 36m		3. 42m			3. 44m	3. 23m
5″	3. 34m		3. 02m			3. 12m	3. 66m
6″a	3. 64dd(12,5. 5)		3. 64dd(12,5. 5)			3. 65dd(12,5. 5)	3. 64dd(11,5. 5)
6″b	3. 83dd(12,2)		3. 75dd(12,2)			3. 78dd(12,2)	3. 81dd(11,2)
4-O-(4-β-D-glucopyranosyloxy) benzylmoiety							
2‴		7. 27d(9)		7. 30d(8. 5)		7. 22d(8. 5)	7. 20d(8)
3‴		7. 02d(9)		7. 04d(8. 5)		7. 04d(8. 5)	7. 02d(8)
5‴		7. 02d(9)		7. 04d(8. 5)		7. 04d(8. 5)	7. 02d(8)
6‴		7. 27d(9)		7. 30d(8. 5)		7. 22d(8. 5)	7. 20d(8)

续 表

1	2	3	4	5	6	7
7‴a	4.98d(12)		4.98d(12)		4.84d(12)	4.88d(12)
7‴b	5.10d(12)		5.19d(12)		5.07d(12)	4.95d(12)
1⁗	4.84d(7.5)		4.89d(6.5)		4.88d(6.5)	4.90d(7.5)
2⁗	3.40m		3.40m		3.47m	3.48m
3⁗	3.38m		3.28m		3.00m	2.93m
4⁗	3.37m		3.41m		3.23m	3.25m
5⁗	3.35m		3.42m		3.69m	3.67m
6⁗a	3.64dd(12,5.5)		3.64dd(12,6)		3.67dd(12,6)	3.66dd(11,5.5)
6⁗b	3.83dd(12,2)		3.85dd(12,2)		3.81dd(12,2)	3.78dd(11,2)
2-O-β-D-glucopyranosylmoiety						
1′′′′′		4.88d(7.5)	4.47d(7)	4.90d(7.5)	4.77d(8)	4.76d(8)
2′′′′′		3.19dd(9,7.5)	3.12dd(9,7)	3.20dd(9,8)	3.13m	3.15m
3′′′′′		3.28m	3.04dd(9,9)	3.29m	3.25m	3.26m
4′′′′′		3.42m	3.25m	3.41m	3.50m	3.52m
5′′′′′		3.37m	2.74m	3.28m	3.65m	3.64m
6′′′′′a		3.65dd(12,5.5)	3.55dd(12,4)	3.64dd(11.5,5.5)	3.61dd(11,4.5)	3.60dd(11,4.5
6′′′′′b		3.83dd(12,2)	3.62dd(12,2.5)	3.75 brd(11.5)	3.81dd(11,2)	3.79dd(11,2)
					4.79d(8)	4.79d(8)
					3.14m	3.16m
					3.28m	3.28m
					3.23m	3.20m
					3.51m	3.50m
					3.69dd(11,4)	3.68dd(11,4)
					3.81dd(11,2)	3.83dd(11,2)

[a]数据是在氘代甲醇（MeOH-d_4）中 500MH_Z 测得。质子偶合常数（*J*）列于括号内，单位为 H_Z。数据归属基于 ^1H-^{1}HDQF-COSY，TOCSY，HMQC 和 HMBC 实验图谱分析。

表 7-2-3　化合物 1 ~ 7 的 ^{13}C NMR 数据[a]

	1	2	3	4	5	6	7
1	174.9 s	176.7 s	173.8 s	175.7 s	175.7 s	173.8 s	174.9 s
2	80.8 s	80.8 s	85.5 s	86.3 s	85.6 s	86.1 s	81.5 s
3	77.3 d	77.5 d	75.9 d	75.7 d	77.2 d	75.4 d	43.6 t
4	174.5 s	172.8 s	174.4s	172.3 s	174.4 s	172.1 s	172.0 s
5	45.2 t	45.0 t	47.2 t	46.9 t	46.9 t	46.7 t	49.0 t
6	25.2 d	25.3 d	24.9 d	25.1 d	24.7 d	24.7 d	24.7 d
7	24.0 q	24.1 q	24.2 q	24.1 q	24.1 q	24.9 q	24.9 q
8	24.6 q	24.6 q	24.7 q	24.8 q	24.9 q	24.0 q	24.2 q
1-O-（4-β-D-glucopyranosyloxy）benzyl moiety							
1′	130.8 s		130.5 s			131.6 s	131.1 s
2′	131.3 d		131.4 d			131.9 d	131.4 d
3′	117.7 d		117.7 d			117.9 d	117.9 d
4′	159.3 s		159.3 s			159.3 s	159.2 s
5′	117.7 d		117.7 d			117.9 d	117.9 d
6′	131.3 d		131.4 d			131.9 d	131.4 d
7′	68.0 t		68.3 t			68.4 t	68.3 t
1″	102.5 d		102.2 d			102.2 d	102.3 d
2″	74.9 d		74.9 d			74.8 d	74.9 d
3″	78.0 d		78.1 d			78.1 d	78.4 d
4″	71.4 d		70.0 d			71.3 d	71.4 d
5″	78.2 d		77.2 d			77.8 d	77.6 d
6″	62.5 t		61.3 t			62.4 t	62.5 d
4-O-（4-β-D-glucopyranosyloxy）benzyl moiety							
1‴		130.8 s		130.4 s		130.3 s	130.5 s
2‴		131.0 d		131.9 d		132.0 d	131.4 d
3‴		117.6 d		117.9 d		117.9 d	117.9 d
4‴		159.1 s		159.5 s		159.5 s	159.3 s
5‴		117.6 d		117.9 d		117.9 d	117.9 d
6‴		131.0 d		131.9 d		132.0 d	131.4 d
7‴		67.8 t		68.2 t		68.3 t	67.4 t
1⁗		102.2 d		102.2 d		102.2 d	102.3 d
2⁗		74.9 d		74.9 d		74.8 d	74.9 d
3⁗		77.5 d		78.1 d		78.1 d	78.4 d
4⁗		71.4 d		71.4 d		71.3 d	71.4 d
5⁗		78.2 d		77.9 d		77.8 d	77.6 d
6⁗		62.5 t		62.5 t		62.4 t	62.5 d
2-O-β-D-glucopyranosyl moiety							
1′′′′′			99.6 d	99.4 d	99.9 d	99.4d	100.1d
2′′′′′			75.5 d	75.4 d	75.5 d	75.9d	75.5d
3′′′′′			78.5 d	78.1 d	78.6 d	77.2d	76.8d
4′′′′′			71.4 d	70.2 d	70.0 d	78.1d	78.1d
5′′′′′			78.0 d	77.2 d	78.2 d	70.1d	70.9d
6′′′′′			62.5 t	61.7 t	61.4 t	61.5t	62.3t
						99.5d	100.1d
						75.4d	74.9d
						77.9d	77.9d
						71.5d	71.5d
						77.8d	77.9d
						62.5t	62.7t

[a]数据是在氘代甲醇（MeOH-d_4）中 125 MH_Z 测得。数据归属基于 ^{1}H-^{1}H DQF-COSY，TOCSY，HMQC，HMBC 和 DEPT 实验图谱分析。

（二）手参 *G. conopsea* 成分的分离和结构鉴定

利用大孔树脂、硅胶、凝胶 Sephadex LH-20、反相闪式快速分离、中压液相色谱和高效制备液相色谱等多种技术和方法，从手参块茎的乙醇提取物中分离得到 44 个化合物；并通过 UV、IR、1D NMR、2D NMR、MS 等波谱方法以及酶和化学酸、碱水解等方法，鉴定了它们的结构（**1～44**）（表 7-2-4）。这些化合物在结构类型上分别属于有机酸苄酯苷类、苯酚衍生物类、木脂素类和环二肽类。其中，在分离鉴定的 16 个 4-糖基苄醇的 2-异丁基琥珀酸或 2-异丁基苹果酸双酯和单酯衍生物中，有 6 个化合物（**5～10**）在此之前无从植物中分离鉴定或化学合成的报道，有 10 个化合物（**11～20**）与凹舌兰中的相同。化合物的分离以及 **1～10** 的结构鉴定如下。

表 7-2-4 手参中化合物 1～44 一览表

编号	中文名称	英文名称
1	(－)-4-[β-D-吡喃葡萄糖基-(1→4)-β-D-吡喃葡萄糖基]苄醇	(－)-4-[β-D-glucopyranosyl-(1→4)-β-D-glucopyranosyloxy]benzyl alcohol
2	(＋)-4-[α-D-吡喃葡萄糖基-(1→4)-β-D-吡喃葡萄糖基]苄醇	(＋)-4-[α-D-glucopyranosyl-(1→4)-β-D-glucopyranosyloxy]benzyl alcohol
3	(－)-4-[β-D-吡喃葡萄糖基-(1→3)-β-D-吡喃葡萄糖基]苄醇	(－)-4-[β-D-glucopyranosyl-(1→3)-β-D-glucopyranosyloxy]benzyl alcohol
4	(－)-4-[β-D-吡喃葡萄糖基-(1→3)-β-D-吡喃葡萄糖基]苄乙醚	(－)-4-[β-D-glucopyranosyl-(1→3)-β-D-glucopyranosyloxy]benzyl ethyl ether
5	(－)-(2*R*,3*S*)-1-(4-β-D-吡喃葡萄糖基苄基)-2-*O*-β-D-吡喃葡萄糖基-4-{4-[α-D-吡喃葡萄糖基-(1→4)-β-D-吡喃葡萄糖基]苄基}-2-异丁基酒石酸酯	(－)-(2*R*, 3*S*)-1-(4-β-D-glucopyranosyloxybenzyl)-2-*O*-β-D-glucopyranosyl-4-{4-[α-D-glucopyranosyl-(1→4)-β-D-glucopyranosyloxy]benzyl}-2-isobutyltartrate
6	(－)-(2*R*,3*S*)-1-(4-β-D-吡喃葡萄糖基苄基)-2-*O*-β-D-吡喃葡萄糖基-4-{4-[β-D-吡喃葡萄糖基-(1→3)-β-D-吡喃葡萄糖基]苄基}-2-异丁基酒石酸酯	(－)-(2*R*, 3*S*)-1-(4-β-D-glucopyranosyloxybenzyl)-2-*O*-β-D-glucopyranosyl-4-{4-[β-D-glucopyranosyl-(1→3)-β-D-glucopyranosyloxy]benzyl}-2-isobutyltartrate
7	(－)-(2*R*,3*S*)-1-{4-[β-D-吡喃葡萄糖基-(1→3)-β-D-吡喃葡萄糖基]苄基}-2-*O*-β-D-吡喃葡萄糖基-4-(4-β-D-吡喃葡萄糖基苄基)-2-异丁基酒石酸酯	(－)-(2*R*, 3*S*)-1-{4-[β-D-glucopyranosyl-(1→3)-β-D-glucopyranosyloxy]benzyl}-2-*O*-β-D-glucopyranosyl-4-(4-β-D-glucopyranosyloxybenzyl)-2-isobutyltartrate
8	(－)-(2*R*,3*S*)-1-(4-β-D-吡喃葡萄糖基苄基)-4-{4-[β-D-吡喃葡萄糖基-(1→6)-β-D-吡喃葡萄糖基]苄基}-2-异丁基酒石酸酯	(－)-(2*R*, 3*S*)-1-(4-β-D-glucopyranosyloxybenzyl)-4-{4-[β-D-glucopyranosyl-(1→6)-β-D-glucopyranosyloxy]benzyl}-2-isobutyltartrate
9	(－)-(2*R*,3*S*)-1-(4-β-D-吡喃葡萄糖基苄基)-4-甲基-2-异丁基酒石酸酯	(－)-(2*R*, 3*S*)-1-(4-β-D-glucopyranosyloxybenzyl)-4-methyl-2-isobutyltartrate
10	(－)-(2*R*)-2-*O*-β-D-吡喃葡萄糖基-4-(4-β-D-吡喃葡萄糖基苄基)-2-异丁基苹果酸酯	(－)-(2*R*)-2-O-β-D-glucopyranosyl-4-(4-β-D-glucopyranosyloxybenzyl)-2-isobutylmalate

续 表

编号	中文名称	英文名称
11	凹舌兰素 A	Coelovirins A
12	凹舌兰素 B	Coelovirins B
14	凹舌兰素 D	Coelovirins D
15	凹舌兰素 E	Coelovirins E
16	Dactylorhin A	Dactylorhin A
17	Dactylorhin B	Dactylorhin B
18	Dactylorhin E	Dactylorhin E
19	Loroglossin	Loroglossin
20	Militarine	Militarine
21	天麻素	Gastrodin
22	4-甲氧甲基苄基 β-D-吡喃葡萄糖苷	4-Methoxybenzyl β-D-glucoside
23	4-(β-D-吡喃葡萄糖)苄乙醚	4-(β-D-Glucopyranosyloxy) benzyl ethyl ether
24	4-羟基苯甲醇	4-Hydroxybenzyl alcohol
25	4-羟基苄甲醚	4-Hydroxybenzyl methyl ether
26	4-(β-D-吡喃葡萄糖)苯甲醛	4-(β-D-Glucopyranosyloxy) benzoic aldehyde
27	4-羟基苄甲醛	4-Hydroxybenzoic aldehyde
28	4-羟基苄甲酸	4-Hydroxybenzoic acid
29	3-羟基苄甲酸	3-Hydroxybenzoic acid
30	4-羟基异肽酸	4-Hydroxyisophthalic acid
31	bis(4-Hydroxybenayl)-ether mono-β-D-glucosiDe	Bis(4-hydroxybenayl)-ether mono-β-D-glucoside
32	*trans*-阿魏酸 β-D-吡喃葡萄糖苷	*trans*-Ferulic acid β-D-glucoside
33	*trans-p*-香豆酸	*trans-p*-Coumaric acid
34	*cis*-阿魏酸 β-D-吡喃葡萄糖苷	*cis*-Ferulic acid β-D-glucoside
35	*cis-p*-香豆酸	*cis-p*-Coumaric acid
36	*N-trans*-Feruloyltyramine	*N-trans*-Feruloyltyramine
37	牛蒡酚	Arctigenin
38	Buddlenol E	Buddlenol E
39	Lappaol A	Lappaol A
40	Lappaol F	Lappaol F
41	环(L-亮氨酸-L-酪胺酸)	cyclo(L-Leu-L-Tyr)
42	环(L-亮氨酸-L-脯胺酸)	cyclo(L-Leu-L-Pro)
43	环(L-缬氨酸-L-酪胺酸)	cyclo(L-Val-L-Tyr)
44	环(L-丙氨酸-L-苯丙胺酸)	cyclo(L-Ala-L-Phe)

干燥的手参块茎（16.2kg）粉碎后，用75%乙醇在室温下浸渍提取4次，每次用时42 h，溶剂20 L。所得提取液在40℃下减压蒸干，干燥浸膏618.2g。将浸膏分散在2000ml水中，用乙酸乙酯萃取5次，每次加1200ml新鲜的乙酸乙酯。其中水层直接经HP-20大孔吸附树脂（1500g）柱色谱分离，依次用H_2O、15% EtOH、40% EtOH和95% EtOH洗脱，每个梯度用溶剂大约5000ml，分别蒸去溶剂后，得以上4部分浸膏。经活性筛选，确定40% EtOH洗脱部分的浸膏具有改善实验动物记忆损伤的活性。将这部分浸膏100.2g分散在500ml水中，用*n*-BuOH萃取5次，每次加新鲜*n*-BuOH 400ml，分别蒸去溶剂后，得正丁醇相浸膏44.7g和水层浸膏54.4g。

其中水层浸膏41g经反相硅胶中压液相柱色谱分离，用H_2O（90% MeOH/H_2O梯度系统洗脱，薄层色谱检测合并组成相似的洗脱液，经浓缩回收溶剂后得A～E 5个部分。其中A部分（203mg）经Sephadex LH-20柱色谱分离纯化，用30% MeOH/H_2O洗脱，得化合物**21**（157mg）。B部分（120mg）经Sephadex LH-20柱色谱分离，用50% MeOH/H_2O洗脱，

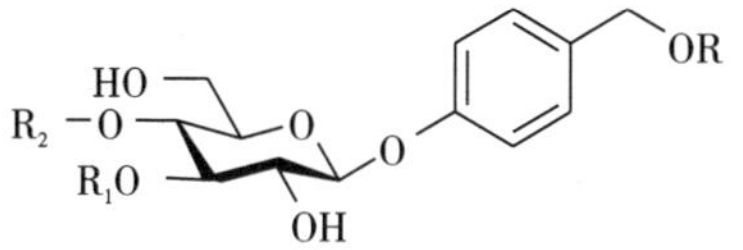

1 R = R_1 = H; R_2 = β-glc
2 R = R_1 = H; R_2 = α-glc
3 R = R_2 = H; R_1 = β-glc
4 R = Et; R_1 = β-glc; R_2 = H

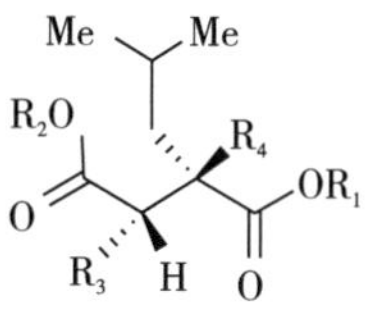

5 R_1 = X; R_2 = X(4-1α)glc; R_3 = OH; R_4 = glc
6 R_1 = X; R_2 = X(3-1β)glc; R_3 = OH; R_4 = glc
7 R_1 = X(3-1β)glc; R_2 = X; R_3 = OH; R_4 = glc
8 R_1 = X; R_2 = X(4-1α)glc; R_3 = OH; R_4 = H
9 R_1 = X; R_2 = Me; R_3 = OH; R_4 = H
10 R_1 = R_3 = H; R_2 = X; R_4 = glc
11 coelovirin A R_1 = X; R_2 = H; R_3 = OH; R_4 = H
12 coelovirin B R_1 = H; R_2 = X; R_3 = OH; R_4 = H
13 coelovirin D R_1 = H; R_2 = X; R_3 = OH; R_4 = glc
14 coelovirin E R_1 = R_2 = H; R_3 = OH; R_4 = glc
16 dactylorhin A R_1 = R_2 = X; R_3 = H; R_4 = glc
17 dactylorhin B R_1 = R_2 = X; R_3 = OH; R_4 = glc
18 dactylorhin E R_1 = X; R_2 = R_3 = H; R_4 = glc
19 loroglossin R_1 = R_2 = X; R_3 = OH; R_4 = OH
20 militarine R_1 = R_2 = X; R_3 = H; R_4 = OH

X =
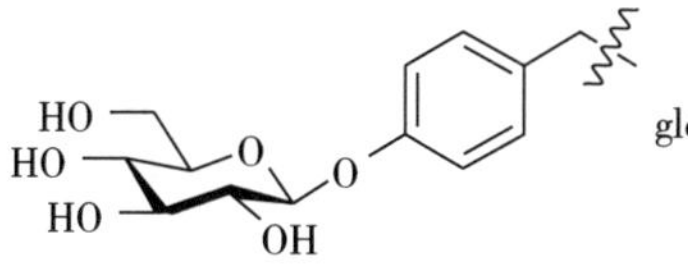
glc =
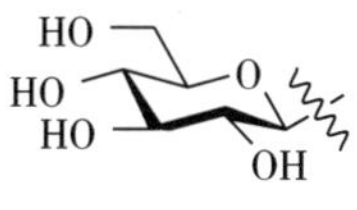
glc(1-3)glc =
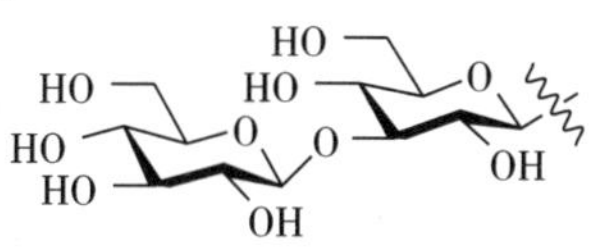

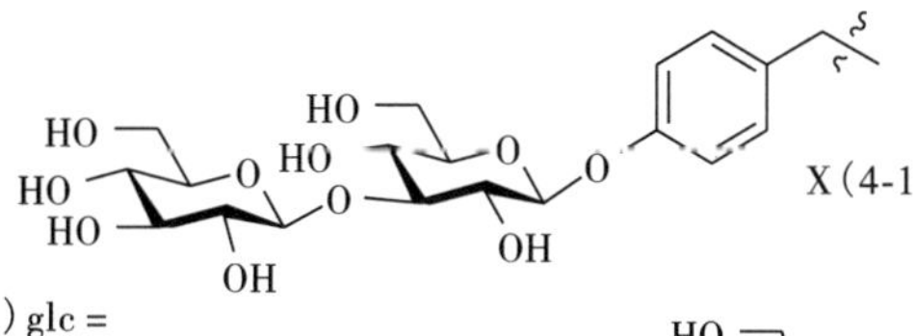
X(3-1β)glc =

X(4-1α)glc =
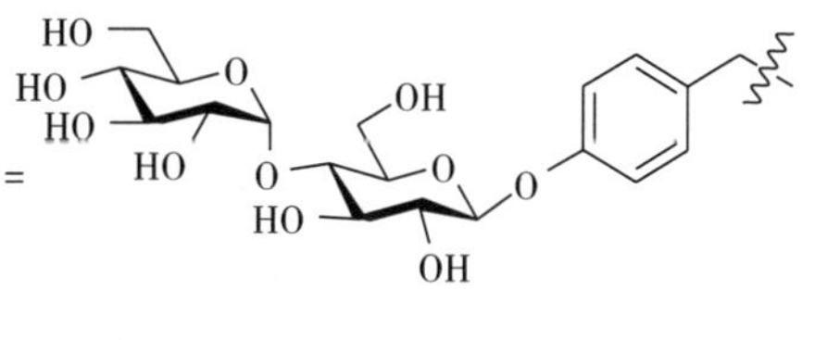

X(6-1β)glc =
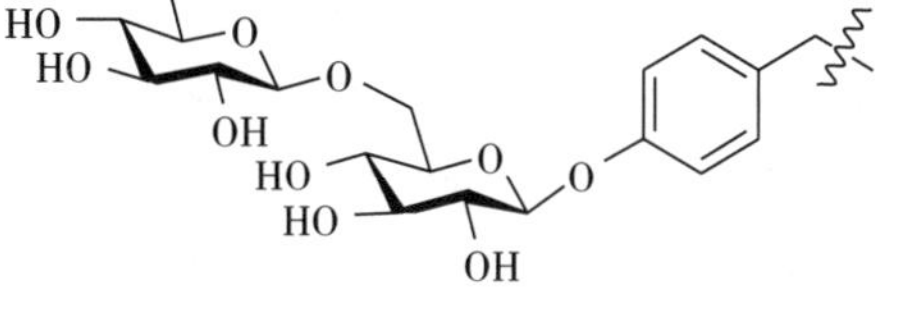

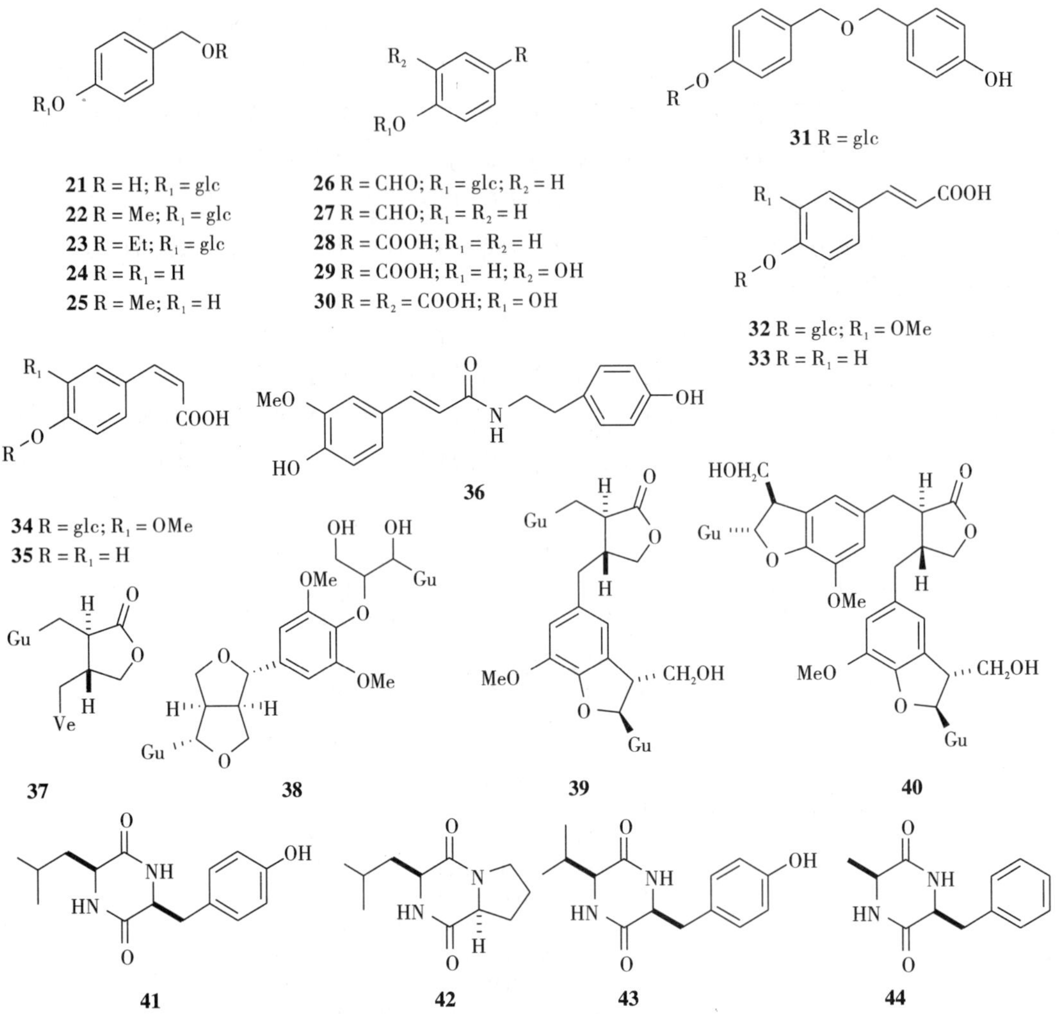

图 7-2-2　从手掌参基原植物手参中分离鉴定的化合物结构

得 4 个亚部分 B_1 ~ B_4，其中 B_2（66mg）和 B_3（38mg）经反相制备液相 HPLC 分离纯化，以 12% MeOH/H_2O 为流动相，得到化合物 **1**（15mg）、**2**（17mg）、**3**（27mg）和 **4**（13mg）。C 部分（231mg）经 Sephadex LH-20 柱色谱分离纯化，用 50% MeOH/H_2O 洗脱，得 C_1（137mg）和 C_2（86mg），其中 C_1 再经反相制备液相 HPLC 分离，以 28% MeOH/H_2O 为流动相，得到化合物 **11**（78mg）和 **12**（41mg）；C_2 部分经 MCI 柱色谱纯化，用 H_2O ~ 50% MeOH/H_2O 洗脱，得 **13**（63mg）和 **14**（7mg）。E 部分（10.7g）经正相硅胶柱色谱分离，以 MeOH：$CHCl_3$（0 ~ 100%）梯度洗脱，得 7 个亚部分 E_1 ~ E_7；E_1 部分（751mg）进一步用正相硅胶柱色谱分离，以 $CHCl_3$-MeOH-H_2O 作为洗脱剂，之后经反相制备液相 HPLC 分离纯化，以 29% MeOH/H_2O 为流动相，得到化合物 **5**（43mg）、**6**（31mg）、**7**（25mg）和 **8**（21mg）；E_2 部分（2.52g）经 Sephadex LH-20 柱色谱分离，用 50% MeOH/H_2O 洗脱，得 **16**（2.2g）；E_3 部分（105mg）经反相制备液相 HPLC 分离，以 32% MeOH/H_2O 为流动相，

得到化合物**9**（91mg）；E_4 部分（2.05g）经 Sephadex LH-20 柱色谱纯化，用 45% MeOH/H_2O 洗脱，得 **19**（1.89g）；E_5 部分（3.05g）经 Sephadex LH-20 柱色谱纯化，用 55% MeOH/H_2O 洗脱，得 **15**（2.76g）；E_7（52mg）经反相制备液相 HPLC 纯化，以 42% MeOH/H_2O 为流动相，得 **17**（25mg）。

正丁醇萃取浸膏（24.3g）经反相中压柱色谱分离，依次用 30% MeOH/H_2O、60% MeOH/H_2O 和 90% MeOH/H_2O 洗脱，分别回收溶剂得到相应的 3 个部分。其中 30% MeOH/H_2O 洗脱部分 14.8g，再经过 MCI 常压柱色谱分离，依次用 H_2O、30% MeOH/H_2O、60% MeOH/H_2O 和 MeOH 洗脱，由于甲醇洗脱部分量极少，因此未对其进一步分离，仅对 H_2O（8.3g）、30% MeOH/H_2O（2.9g）和 60% MeOH/H_2O（2.2g）3 个洗脱部分分别进行了系统的分离，详细情况如下所述。

H_2O 洗脱部分（8.2g）经硅胶柱色谱分离，以 $CHCl_3$-MeOH-H_2O 作为洗脱剂，薄层色谱检测合并成分相似的洗脱液，回收溶剂后得到 F、G、H、I 和 J 5 部分。其中 G 部分（4.3g）依次经过硅胶柱色谱（$CHCl_3$-MeOH 洗脱）、Sephadex LH-20 柱色谱（50% MeOH/H_2O 洗脱）和硅胶柱色谱（$CHCl_3$-MeOH-HOAc 洗脱）分别得到化合物 **33**（703mg）、**35**（187mg）和 **36**（113mg）；H 部分（123mg）经 Sephadex LH-20 柱色谱（50% MeOH/H_2O 洗脱）和反相制备 HPLC（22% CH_3CN/H_2O 洗脱）分离得到化合物 **18**（56mg）和 **30**（37mg）；I（2.4g）经硅胶柱色谱（$CHCl_3$-MeOH-HOAc 洗脱）和反相制备 HPLC（38% MeOH/H_2O 洗脱）分离得到化合物 **26**（763mg）、**22**（287mg）、**31**（43mg）、**32**（28mg）、**34**（15mg）；J 部分（108mg）经反复重结晶（MeOH）处理得化合物 **18**（89mg）。

前述 MCI 常压柱色谱 30% MeOH/H_2O 洗脱得到的部分（2.9g）经硅胶柱色谱分离，用 $CHCl_3$-MeOH-H_2O 系统洗脱，薄层色谱检测合并成分相似的洗脱液，回收溶剂后得到 K（1.1g）、L（761mg）和 M（843mg）3 部分。其中 K 部分经 Sephadex LH-20 柱色谱（50% MeOH/H_2O 洗脱）分离得到 K_1（401mg）和 K_2（503mg）两个亚部分。K_1（101mg）经反相制备 HPLC（25% MeOH/H_2O 洗脱）分离纯化得到化合物 **24**（252mg）和 **27**（139mg），K_2 经反复重结晶（MeOH/H_2O）得到化合物 **29**（348mg）；L 部分经 Sephadex LH-20 柱色谱（50% MeOH/H_2O 洗脱）和反复重结晶（MeOH/H_2O）纯化得到化合物 **28**（521mg）；M 部分经 Sephadex LH-20 柱色谱（50% MeOH/H_2O 洗脱）分离，得到 M_1（41mg）、M_2（411mg）、M_3（207mg）和 M_4（152mg）四个部分，M_2 经 Sephadex LH-20 柱色谱（50% MeOH/H_2O 洗脱）和反相制备 HPLC（31% MeOH/H_2O 洗脱）分离纯化得到化合物 **41**（89mg）、**42**（103mg）、**43**（51mg）和 **44**（129mg）；M_3 经反相制备 HPLC（29% MeOH/H_2O 洗脱）分离得到化合物 **23**（161mg）。

前述 MCI 常压柱色谱 60% MeOH/H_2O 洗脱得到的部分（2.2g）经 Scphadcx LH-20 柱色谱（MeOH 洗脱）分离，薄层色谱检测合并成分相似的洗脱液，回收溶剂后得到 3 个部分 N（1.8g）、O（24mg）和 P（117mg）。其中 N 部分经反相制备 HPLC（45% MeOH/H_2O 洗脱）分离得到化合物 **10**（19mg）和 **20**（1.6g）；O 部分经反相制备 HPLC（50% MeOH/H_2O 洗脱）分离得到化合物 **37**（11mg）和 **38**（7mg）；P 部分经反相制备 HPLC（55% MeOH/H_2O 洗脱）分离得到化合物 **39**（37mg）和 **40**（51mg）。

（-）-4-[β-D-吡喃葡萄糖基-(1→4)-β-D-吡喃葡萄糖氧基]苄醇（**1**）：无色胶状物，

$[\alpha]_D^{20}$ -36.6（*c* 0.08，MeOH）；红外光谱给出羟基（3325cm^{-1}）和苯环（1611 和 1511cm^{-1}）功能团的特征吸收。正离子 ESIMS 给出准分子离子峰 *m/z* 471 $[M+Na]^+$，正离子 HRESIMS 中准分子离子峰的精确质荷比 *m/z* 471.1476 $[M+Na]^+$ 提示 **1** 的分子组成为 $C_{19}H_{28}O_{12}$（计算值：$C_{19}H_{28}O_{12}Na$，471.1478）。^{1}H NMR 谱显示可归属于一个对位取代苄醇单元的质子共振信号 δ 7.22（2H，d，*J* = 9.0 Hz，H-2 和 H-6）、7.01（2H，d，*J* = 9.0 Hz，H-3 和 H-5）和 4.48（2H，s，H_2-7），同时显示两个 *β*-构型吡喃六碳糖基的异头质子信号 δ 4.87（1H，d，*J* = 7.5 Hz，H-1′）和 4.39（1H，d，*J* = 8.0 Hz，H-1″）以及糖基的其他质子信号。酸水解化合物 **1**，水解产物与单糖对照品共薄层确定其中只含有葡萄糖，经硅胶柱色谱分离，用乙腈∶水 = 6∶1 洗脱，得到葡萄糖，测得比旋光值为 $[\alpha]_D^{20}$ +41.3（*c* 0.35，H_2O），证明是 D-型葡萄糖。比较化合物 **1** 和天麻素（gastrodin，**21**）的 1D NMR 图谱，显示化合物 **1** 的 NMR 谱比天麻素的仅多出一组葡萄糖基的信号。因此，推断化合物 **1** 是天麻素的 *β*-D-葡萄糖基衍生物。为了确定化合物 **1** 中 *β*-D-葡萄糖基与天麻素的准确连接位置，对其进行了 2D NMR 图谱测定和分析。运用 ^{1}H-^{1}HgCOSY 和 gHSQC 谱对 NMR 谱中相互直接相连的质子和碳的共振信号进行了准确指认（表 7-2-5）；同时，确证了质子之间相互偶合的结构片段（表 7-2-5）。在 HMBC 谱中，H_2-7 与 C-1 和 C-6 相关、H-2 和 H-6 均与 C-4 相关、H-3 和 H-5 同时与 C-1 相关、H-1′与 C-4 相关，由此确证化合物 **1** 中存在天麻素结构片段。另外，在 HMBC 谱中，H-1″与 C-4′以及 H-4′与 C-1″的相关证明另外一个葡萄糖基连接在天麻素的葡萄糖基单元的 C-4′上（表 7-2-5）。因此，确定化合物 **1** 的结构为（－）-4-[*β*-D-吡喃葡萄糖基-(1→4)-*β*-D-吡喃葡萄糖氧基]苄醇。

（＋）-4-[*α*-D-吡喃葡萄糖基-(1→4)-*β*-D-吡喃葡萄糖氧基]苄醇（**2**）：无色胶状物，$[\alpha]_D^{20}$ +17.4（*c* 0.14，MeOH）；其红外、质谱和核磁共振谱数据与化合物 **1** 十分相似（表 7-2-5）。但是在 **2** 的 1D NMR 谱中，可归属于一个 *α*-型葡萄糖基质子和碳的共振信号取代了 **1** 的 1D NMR 谱中的一个 *β*-型葡萄糖基的端基质子信号。酸水解化合物 **2**，经 TLC 共薄层色谱检测，结合水解液分离纯化后得到葡萄糖的比旋光值测定分析｛$[\alpha]_D^{20}$ +42.1（*c* 0.15，H_2O）｝确定 **2** 结构中也只存在 D-型葡萄糖基。由此推定化合物 **2** 与 **1** 相比较，只是其中的外侧葡萄糖基的异头碳的构型从 *β*-型变成了 *α*-型。在 **2** 的 HMBC 谱中，H-1′与 C-4 相关，H-1″与 C-4′相关，H-4′与 C-2′、C-3′、C-6′和 C-1″相关，进一步确证 **2** 中各结构单元之间的连接位置与 **1** 中的完全相同。因此，化合物 **2** 的结构确定为（＋）-4-[*α*-D-吡喃葡萄糖基-(1→4)-*β*-D-吡喃葡萄糖氧基]苄醇。

（－）-4-[*β*-D-吡喃葡萄糖基-(1→3)-*β*-D-吡喃葡萄糖氧基]苄醇（**3**）：无色胶状物，$[\alpha]_D^{20}$-17.3（*c* 0.10，DMSO）。其红外、质谱和核磁共振谱数据与化合物 **1** 也酷似（表 7-2-5）。但是 **3** 的 ^{1}H NMR 谱显示两个糖基的异头质子信号位于 δ 4.95（1H，d，*J* = 7.5 Hz，H-1′）和 4.35（1H，d，*J* = 8.0 Hz，H-1″）。由此推断 **3** 的结构中也含有两个 *β*-型糖基。酸水解化合物 **3**，从水解液中同样只检测到有葡萄糖产生，并分离得到 D-型葡萄糖，$[\alpha]_D^{20}$ +39.7（*c* 0.11，H_2O）。因此，确定化合物 **3** 中的两个糖基均为 *β*-D-型葡萄糖基，化合物 **3** 与 **1** 的差别仅仅是两个 *β*-D-型葡萄糖基的连接方式不同。进一步比较化合物 **3** 与 **1** 的 ^{13}C NMR 图谱，在 **3** 的 ^{13}C NMR 谱中，有一个特征的信号峰 δ 87.7，提示两个 *β*-D-型葡萄糖基之间为（1→3）连接。在**3**的HMBC谱中，H-1″与C-3′相关，H-3′与C-2′、C-4′和C-1″相关，确证了上述推测。因此，化合物**3**的结构确定为（－）-4-[*β*-D-吡喃葡萄糖基-(1→3)-*β*-D-吡喃葡萄糖氧基]苄醇。

（－）-4-[*β*-D-吡喃葡萄糖基-(1→3)-*β*-D-吡喃葡萄糖氧基]苄乙醚（**4**）：无色结晶，$[\alpha]_D^{20}$-24.0（*c* 0.25，MeOH），正离子ESIMS给出准分子离子峰*m/z* 499[M + Na]$^+$和515[M+K]$^+$。其IR和NMR谱数据与化合物**3**酷近（表7-2-5）。但是**4**的NMR谱显示一组可归属于乙氧基质子的信号*δ* 1.14（3H，t，*J* = 7.2 Hz，H-2‴）和3.47（2H，q，*J* = 7.2 Hz，H-1‴）以及*δ* 15.4（C-2‴）和75.5（C-1‴）。此外，仔细比较化合物**4**和**3**的NMR数据，发现**4**的碳谱中C-1和C-7信号比**3**的碳谱中相应的碳信号分别位移了－2.3和+4.1ppm。这些数据表明化合物**4**是化合物**3**的7-位乙醚化产物。因此，化合物**4**的结构确定为（－）-4-[*β*-D-吡喃葡萄糖基-(1→3)-*β*-D-吡喃葡萄糖氧基]苄乙醚。

2*R*,3*S*-(－)-1-(4-*β*-D-葡萄糖氧基苄基)-2-*O*-*β*-D-葡萄糖基-4-{4-[*α*-D-吡喃葡萄糖基-(1→4)-*β*-D-吡喃葡萄糖氧基]苄基}-2-异丁基酒石酸酯（**5**）：无色胶状物，$[\alpha]_D^{20}$-9.9（*c* 0.06，MeOH）；红外光谱显示有羟基（3330cm^{-1}）、羰基（1731cm^{-1}）和苯环（1612和1513cm^{-1}）等基团的特征吸收带。正离子ESIMS谱显示有*m/z* 1089[M + Na]$^+$和1105[M+K]$^+$两个准分子离子峰，负离子ESIMS谱显示准分子离子峰*m/z* 1065[M - H]$^-$。在正离子高分辨ESIMS中，显示准分子离子峰的精确质荷比为*m/z* 1089.3595[M+Na]$^+$，提示其分子式为$C_{46}H_{66}O_{28}$（计算值：$C_{46}H_{66}O_{28}Na$，1089.3638）。^{1}H NMR谱显示可归属于一个异丁基的质子共振信号*δ* 0.70（3H，d，*J* = 6.5 Hz，H_3-7）、0.84（3H，d，*J* = 6.5 Hz，H_3-8）、1.70（1H，m，H-6）、2.06（1H，dd，*J* = 14.0，5.5 Hz，H-5a）和1.65（1H，dd，*J* = 14.0，5.5 Hz，H-5b），可归属于两个4-O-取代的苄氧基质子共振信号*δ* 7.21（2H，d，*J* = 9.0 Hz，H-2′和H-6′）、7.03（2H，d，*J* = 9.0 Hz，H-3′和H-5′）、7.23（2H，d，*J* = 8.5 Hz，H-2″和H-6″）、7.03（2H，d，*J* = 8.5 Hz，H-3″和H-5″）、5.02（1H，d，*J* = 12.5 Hz，H-7′a）、4.86（1H，d，*J* = 12.5 Hz，H-7′b）、5.07（1H，d，*J* = 12.5 Hz，H-7″a）和4.83（1H，d，*J* = 12.5 Hz，H-7″b），可归属于三个*β*-型葡萄糖基的端基质子共振信号*δ* 4.52（1H，d，*J* = 7.0 Hz，H-1‴）、4.83（1H，d，*J* = 7.5Hz，H-1⁗）和4.89（1H，d，*J* = 8.0 Hz，H-1′′′′′），可归属于一个*α*-型葡萄糖基的端基质子共振信号*δ* 5.15（1H，d，*J* = 3.0 Hz，H-1′′′′′′）；可归属于一个孤立的连氧次甲基的质子共振信号*δ* 4.43（1H，s，H-3），以及可归属于除端基质子外的三个六碳糖基的相互重叠的质子信号（表7-2-6）。在^{13}C NMR谱中，除显示与上述质子相对应的碳共振信号外，还给出两个酯羰基共振信号*δ* 173.8（C-1）和172.1（C-4），以及一个连氧季碳的共振信号*δ* 86.1（C-2）。以上数据与从该植物中分离鉴定的已知化合物dactylorhin B的数据十分相似，主要差别是前者较后者仅多一组可归属于*α*-型葡萄糖基的信号。酸水解化合物**5**，从水解产物中只得到D-型葡萄糖，$[\alpha]_D^{20}$ +37.2（*c* 0.14，H_2O），由此确证**5**中存在一个*α*-D-葡萄糖基和三个*β*-D-葡萄糖基。因此，推测化合物**5**是*α*-D-葡萄糖基取代的dactylorhin B（**17**）的衍生物。用3% NaOH的水溶液水解化合物**5**，经HPLC方法从水解液中分离得到天麻素、coeloverin E（**15**）和化合物**2**。由此，进一步提示化合物**5**是dactylorhin B中的一个4-*β*-D-吡喃葡萄糖氧基被4-[*α*-D-吡喃葡萄糖基-(1→4)-*β*-D-吡喃葡萄糖氧基]苄基取代的衍生物。为了进一步

证实以上推论，并准确确定化合物**5**的结构，对其进行了2D NMR谱测定和分析。通过CO-SY和HMQC谱解析对其1D NMR谱中相互直接相连的质子与碳的共振信号进行了准确指认（表7-2-6和7-2-7），同时，确证了其质子之间相互偶合的结构片段。在HMBC谱中，H-3与C-2和C-4相关，H-5b与C-8相关，H-5a与C-1、C-2、C-6、C-7和C-8相关，H-6与C-7和C-8相关，H-7与C-5和C-8相关，以及H-8与C-5、C-6和C-7相关，确证**5**的结构中存在2-异丁基酒石酰基结构片段。**5**的HMBC谱还显示H-7′a和H-7′b均与C-1、C-1′、C-2′和C-6′相关，H-2′/H-6′与C-3′、C-4′、C-5′和C-6′/C-2′相关，以及H-7″a和H-7″b均与C-4、C-1″、C-2″和C-6″，H-2″/H-6′与C-3″、C-4″、C-5″和C-6″/C-2″相关，结合这些质子和碳的化学位移，确证**5**的结构中存在与2-异丁基酒石二酰基的C-1和C-4成酯的两个对位氧取代的苄基。另外，在**5**的HMBC谱中，显示H-1‴与C-2相关、H-1⁗与C-4′相关，以及H-1‴″与C-4″、H-1‴‴与C-4‴″相关，结合这些质子和碳的化学位移，推断两个*β*-D-吡喃葡萄糖氧基分别与C-2和C-4′相连，而另*α*-D-吡喃葡萄糖基-（1→4）-*β*-D-吡喃葡萄糖氧基与C-4″相连。因此，综合以上分析和推断，确定化合物**5**的结构为（－）-(2*R*,3*S*)-1-(4-*β*-D-葡萄糖氧基苄基)-2-*O*-*β*-D-葡萄糖基-4-{4-[*α*-D-吡喃葡萄糖基-(1→4)-*β*-D-吡喃葡萄糖氧基]苄基}-2-异丁基酒石酸酯。

2*R*,3*S*-(－)-1-(4-*β*-D-吡喃葡萄糖氧基苄基)-2-*O*-*β*-D-吡喃葡萄糖基-4-{4-[*β*-D-吡喃葡萄糖基-(1→3)-*β*-D-吡喃葡萄糖氧基]苄基}-2-异丁基酒石酸酯(**6**)：无色胶状物，$[\alpha]_D^{20}$-33.7（*c* 0.05，MeOH）；红外光谱显示有羟基（3320cm^{-1}）、羰基（1730cm^{-1}）和苯环（1611和1512cm^{-1}）基团的特征吸收带。正离子HRESIMS中准分子离子峰的精确质荷比*m/z* 1089.3610［M＋Na］$^+$提示**6**的分子组成为$C_{46}H_{66}O_{28}$（计算值：$C_{46}H_{66}O_{28}Na$，1089.3638），与化合物**5**相同。**6**的NMR数据（表7-2-6和7-2-7）显示结构中也存在一个2-异丁基酒石二酰基片断和两个对位氧取代的苄氧基单元。酸水解化合物**6**，水解产物中所含的糖也只有D-型葡萄糖，$[\alpha]_D^{20}$+41.6（*c* 0.15，H_2O）。化合物**6**的^{1}H NMR谱中的4个糖端基质子*δ* 4.93（1H，d，*J*＝7.5 Hz，H-1⁗），4.83（1H，d，*J*＝7.5 Hz，H-1⁗），4.55（1H，d，*J*＝8.0 Hz，H-1‴‴），和4.53（1H，d，*J*＝7.5 Hz，H-1‴），表明4个葡萄糖基均为*β*-D-型。比较**6**与**5**和**3**的NMR数据，结合**6**的^{13}C NMR谱中的一个特征信号峰*δ* 87.6（C-3⁗），推测**6**的结构中存在一个*β*-D-吡喃葡萄糖基-（1→3）-*β*-D-吡喃葡萄糖氧基结构片段。碱水解化合物**6**得到天麻素、coeloverin E和化合物**3**，证实了上述推测。为了进一步确定**6**的结构，对其进行了2D NMR谱测定和分析。通过^{1}H-^{1}HgCOSY和gHSQC谱中相关信号的解析，对其NMR谱中相互之间直接连接的质子和碳的共振信号进行了准确归属（表7-2-6和7-2-7），并对质子之间存在相互偶合的结构片段进行了确证。在HMBC谱中，H-1‴与C-2相关证明其中一个*β*-D-葡萄糖基与2-异丁基酒石二酰基的C-2相连；H-7′a和H-7′b与C-1相关、H-1⁗与C-4′相关，证明4-*β*-D-吡喃葡萄糖基苄基与2-异丁基酒石二酰基的C-1成酯；H-7″a和H-7″b与C-4相关，H-1‴″与C-4″相关以及H-1‴‴与C-3‴″相关，证明4-[*β*-D-吡喃葡萄糖基-(1→3)-*β*-D-吡喃葡萄糖氧基]与苄基与2-异丁基酒石二酰基的C-4成酯。因此，化合物**6**的结构被定为（－）-(2*R*,3*S*)-1-(4-*β*-D-吡喃葡萄糖氧基苄基)-2-*O*-*β*-D-吡喃葡萄糖基-4-{4-[*β*-D-吡喃葡萄糖基-(1→3)-*β*-D-吡喃葡萄糖氧基]苄基}-2-异丁基酒石酸酯。

2R,3S-(－)-1-{4-[β-D-吡喃葡萄糖基-(1→3)-β-D-吡喃葡萄糖氧基]苄基}-2-O-β-D-葡萄糖基-4-(4-β-D-葡萄糖氧基苄基)-2-异丁基酒石酸酯（**7**）：无色胶状物，$[\alpha]_D^{20}$-36.1（c 0.03，MeOH），其红外光谱显示有羟基（3348cm^{-1}）、羰基（1730cm^{-1}）和苯环（1611 和 1512cm^{-1}）基团的特征吸收带。正离子 HRESI 中准分子离子峰的精确质荷比 m/z 1089.3683 [M + Na]$^+$提示 **7** 的分子式为 $C_{46}H_{66}O_{28}$（计算值：$C_{46}H_{66}O_{28}Na$，1089.3638），与化合物 **6** 相同。**7** 的 NMR 数据（表 7-2-6 和 7-2-7）显示结构中也存在一个 2-异丁基酒石酸二酰基片段和两个对位氧取代的苄氧基单元。酸水解化合物 **7**，从水解产物中也只分离得到 D-型葡萄糖，$[\alpha]_D^{20}$ +40.0（c 0.13，H_2O）。^{1}H NMR 谱中的 4 个糖端基质子 δ 4.81（1H，d，J = 7.6 Hz，H-1‴″），4.95（1H，d，J = 7.2 Hz，H-1‴），4.37（1H，d，J = 7.6 Hz，H-1‴‴），和 4.67（1H，d，J = 8.0 Hz，H-1″），表明 **7** 的 4 个葡萄糖基均为 β-D-型。碱水解化合物 **7**，所得水解产物与 **6** 的水解产物完全相同。以上实验结果表明化合物 **7** 是 **6** 的结构异构体，二者的差别是 4-β-D-吡喃葡萄糖氧基苄基和 4-[β-D-吡喃葡萄糖基-(1→3)-β-D-吡喃葡萄糖氧基]苄基两个结构片段的位置发生互换。这一结论得到 **7** 的 2D NMR 图谱测定和综合解析的进一步确证。因此，化合物 **7** 的结构确定为（－)-(2R,3S)-1-{4-[β-D-吡喃葡萄糖基-(1→3)-β-D-吡喃葡萄糖氧基]苄基}-2-O-β-D-葡萄糖基-4-(4-β-D-葡萄糖氧基苄基)-2-异丁基酒石酸酯。

2R,3S-(－)-1-(4-β-D-葡萄糖氧基苄基)-4-{4-[β-D-吡喃葡萄糖基-(1→6)-β-D-吡喃葡萄糖氧基]苄基}-2-异丁基酒石酸酯（**8**）：无色胶状物，$[\alpha]_D^{20}$-29.9（c 0.07，MeOH）；红外光谱显示有羟基（3296cm^{-1}）、羰基（1732cm^{-1}）和苯环（1611 和 1512cm^{-1}）功能团的特征吸收带。正离子 ESIMS 给出准分子离子峰 m/z 927[M + Na]$^+$和 943[M + K]$^+$，负离子 ESIMS 给出准分子离子峰 m/z 903[M - H]$^-$，正离子 HRESI 中准分子离子峰的精确质荷比 m/z 927.3054[M + Na]$^+$提示 **8** 的分子式为 $C_{40}H_{56}O_{23}$（计算值：$C_{40}H_{56}O_{23}Na$，927.3110），比化合物 **5**、**6** 和 **7** 少一个六碳糖基片段。**8** 的 ^{1}H NMR 谱只显示出 3 个 β-D-型葡萄糖基的端基质子信号 δ 4.80（1H，d，J = 6.5 Hz，H-1‴″）、4.81（1H，d，J = 7.6 Hz，H-1‴）和 4.18（1H，d，J = 8.0 Hz，H-1‴‴）；**8** 的 ^{13}C NMR 谱也显示较化合物 **5**、**6** 和 **7** 少一个吡喃葡萄糖基的碳共振信号。仔细比较化合物 **8** 与 **5**～**7** 的 NMR 数据，显示 **8** 的 C-2 化学位移较其他化合物的向高场移动了 4.4～6.4 ppm，由此推测 **8** 的 C-2 上无葡萄糖基。由此，推断 **8** 是 **5**、**6** 和 **7** 的去葡萄糖基衍生物。进一步与 **6** 和 **7** 的 ^{13}C NMR 谱数据比较，归属于化合物 **6** 和 **7** 的 1→3 连接的双糖基 C-3 的特征信号（δ 87 左右）在 **8** 的 ^{13}C NMR 谱中被 δ 76.1 的碳信号代替；同时，在 **8** 的 ^{13}C NMR 谱中可归属于一个吡喃葡萄糖基 C-6 的亚甲基碳信号向低场位移至 δ 68.7。因此，推断化合物 **8** 中存在一个 1→6 相连的双葡萄糖基。**8** 经 2mol HCl/H_2O 在 80℃下水解 6 h，从水解液中分离得到 D-葡萄糖，$[\alpha]_D^{20}$ +40.0（c 0.13，H_2O）。由此，进一步确证 **8** 中的糖基均为 β-D-葡萄糖基。**8** 经 NaOH 常温碱水解后，利用 HPLC 从水解液中分离得到天麻素、**8a** 和（+)-(2R,3S)-2-isobutyltartric acid [$\alpha]_D^{20}$ +5.7（c 0.47，H_2O)]。**8a** 经 ^{1}H、^{13}C NMR 和 ESIMS（表 7-2-5）测定分析，确定为（－）-4-β-D-葡萄糖基-（1→6)-β-D-葡萄糖氧基苄醇。HMBC 谱显示 H-1‴‴与 C-6‴″相关，证实了上述推测。为了准确确定 **8** 的结构，对其进行了 2D NMR 和 NOE 差谱测定分析。通过 COSY、

表 7-2-5 化合物 **1** ~ **4** 和 8a 的 NMR 数据[a]

No.	**1**		**2**		**3**		**4**[b]		**8a**[c]	
	δ_H	δ_C	δ_H	δ_C	δ_H	δ_C	δ_H	δ_C	δ_H	δ_C
1		136.7		136.7		136.0		133.7		136.7
2	7.22d(9.0)	129.4	7.22d(8.5)	129.4	7.21d(8.5)	127.7	7.21d(8.4)	130.3	7.23d(8.4)	129.7
3	7.01d(9.0)	117.7	7.01d(8.5)	117.7	6.97d(8.5)	116.0	7.02d(8.4)	117.7	7.04d(8.4)	117.4
4		158.4		158.4		156.0		158.6		158.4
5	7.01d(9.0)	117.7	7.01d(8.5)	117.7	6.97d(8.5)	116.0	7.02d(8.4)	117.7	7.04d(8.4)	117.4
6	7.22d(9.0)	129.4	7.22d(8.5)	129.4	7.21d(8.5)	127.7	7.21d(8.4)	130.3	7.23d(8.4)	129.7
7	4.48s	64.8	4.48s	64.8	4.41 s	62.4	4.38s	66.5	4.48s	64.6
1′	4.87d(7.5)	102.2	4.86d(8.0)	102.3	4.95d(7.5)	99.8	4.90d(7.2)	101.9	4.92d(8.0)	101.4
2′	3.46dd(7.5,8.5)	74.7	3.45dd(8.0,9.5)	74.6	3.43dd(7.5,8.5)	71.9	3.60t(7.2)	73.2		74.3
3′	3.57t(8.5)	76.3	3.67t(9.5)	77.7	3.48t(8.5)	87.7	3.60t(7.2)	87.7		76.9
4′	3.63dd(8.5,9.0)	80.3	3.59t(9.5)	80.9	3.28,t(8.5)	68.1	3.47dd(9.6,7.2)	69.8		70.8
5′	3.52dt(9.0,2.5)	76.6	3.50ddd(9.5,4.5,2.0)	76.7	3.38m	76.4	3.42ddd(9.6,5.4,3.0)	77.83		77.1
6′a	3.84d(2.5)	61.7	3.85dd(12.0,2.0)	62.0	3.67 brd,(11.0)	60.4	3.84dd(12.0,3.0)	62.4	4.09d(11.2)	68.7
6′b	3.84d(2.5)		3.80dd(12.0,4.5)		3.47dd(11.0,2.0)		3.66dd(12.0,5.4)		3.75dd(11.2,6.0)	
1″	4.39d(8.0)	104.6	5.14d(3.5)	102.9	4.35d(8.0)	104.0	4.54d(7.8)	105.3	4.31d(8.0)	104.4
2″	3.19dd(8.0,8.5)	74.9	3.40dd(9.5,3.5)	74.2	3.07dd(8.5,8.0)	73.8	3.24m	74.3		74.6
3″	3.32dd(8.5,9.0)	77.9	3.57t(9.5)	74.8	3.20t(8.5)	76.0	3.34t(9.0)	77.79		77.4
4″	3.26t(9.0)	71.4	3.23t(9.5)	71.5	3.04t(8.5)	70.1	3.23,m	71.6		71.2
5″	3.29ddd(9.0,5.0,2.0)	78.2	3.65m	75.1	3.20m	76.9	3.29m	78.2		78.0
6″a	3.83dd(12.0,2.0)	62.5	3.77dd(12.0,1.5)	62.8	3.69 brd(10.5)	61.1	3.84dd(12.0,3.0)	62.7	3.77dd(11.6)	61.8
6″b	3.63dd(12.0,5.0)		3.63m		3.40m		3.60dd(12.0,5.4)		3.55-3.64(m)	

[a] **1**，**2**，**4** 和 **8a** 的 ^{1}HNMR 数据是在氘代甲醇（MeOH-d_4）中，化合物 **3** 的 ^{1}HNMR 数据是在氘代二甲亚砜（DMSO-d_6）中 400，500 或，600MH$_Z$ 测得，它们的 ^{13}C NMR 数据是在相应溶剂中 125 或 150 MH$_Z$ 测得。质子偶合常数（*J*）列于括号内，单位为 H$_Z$，数据归属基于 DEPT，^{1}H-^{1}H COSY，HSQC 和 HMBC 实验图谱分析。[b] 乙基的数据为 3.47（ZH，q，7.2H$_Z$）和 1.14（3H，t，7.2H$_Z$）。[c] 位于 δ3.07 和 3.64 之间部分重叠的信号归属于 H-2′ ~ H-5′和 H-2″ ~ H-5″。

gHSQC、TOCSY 和 NOE 谱的分析，进一步确证了化合物 **8** 的结构中质子之间存在相互偶合的结构片段，并且对其 NMR 谱中相互之间直接连接的质子和碳的共振信号进行了准确的指认（表 7-2-6 和表 7-2-7）。HMBC 谱显示 H-1‴″与 C-6‴″相关，进一步确证了证实 **8** 中存在 1→6 相连的双 β-D-吡喃葡萄糖基。另外，HMBC 谱还显示 H-7′a 和 H-7′b 同时与 C-1 相关，H-7″a 和 H-7″b 同时与 C-4 相关，表明在 **8** 中 4-β-D-吡喃葡萄糖氧基苄基和 4-[β-D-吡喃葡萄糖基-(1→6)-β-D-吡喃葡萄糖氧基]苄基分别与 2-异丁基酒石酸二酰基的 C-1 和 C-4 成酯。因此，**8** 的结构被定为 (−)-(2*R*,3*S*)-1-(4-β-D-葡萄糖氧基苄基)-4-{4-[β-D-吡喃葡萄糖基-(1→6)-β-D-吡喃葡萄糖氧基]苄基}-2-异丁基酒石酸酯。

2*R*,3*S*-(−)-1-(4-β-D-吡喃葡萄糖氧基苄基)-4-甲基-2-异丁基酒石酸酯 (**9**)：无色针晶，$[\alpha]_D^{20}$-13.4（*c* 0.08，MeOH），正离子 ESIMS 给出准分子离子峰 *m/z* 511[M + Na]$^+$ 和 527[M + K]$^+$。其 IR 和 NMR 光谱数据与从该植物中分离鉴定的已知化合物 coelovirin A（**15**）的相应数据酷似，同样显示其结构中存在一个 2-异丁基酒石酸单酰基、一个对位氧取代的苄氧基和一个 β-D-吡喃葡萄糖基片段（表 7-2-6 和 7-2-7）；所不同的是，NMR 谱显示 **9** 结构中还存在一个甲氧基（δ_H 3.51 和 δ_C 52.5）。比较 **9** 与 coelovirin A 的 ^{13}C NMR 谱数据，发现 **9** 的 ^{13}C NMR 谱中归属于 C-4 共振信号的化学位移比 coelovirin A 的 C-4 化学位移小 1.4 ppm。由此推断 **9** 是 coelovirin A 的甲酯化产物。因此，化合物 **9** 的结构确定为：(−)-(2*R*,3*S*)-1-(4-β-D-吡喃葡萄糖氧基苄基)-4-甲基-2-异丁基酒石酸酯。

2*R*-(−)-2-*O*-β-D-吡喃葡萄糖基-4-(4-β-D-葡萄糖氧基苄基)-2-异丁基苹果酸酯 (**10**)：无色胶状物，$[\alpha]_D^{20}$-13.2（*c* 0.43，MeOH），正离子模式 ESIMS 给出准分子离子峰 *m/z* 643 [M + Na]$^+$，与同时分离鉴定的已知化合物 dactylorhin E 相同，比较二者的 UV、IR 和 NMR 数据也十分相似。在 **10** 的 NMR 数据中，归属于 C-1 和 C-4 的化学位移与 dactylorhin E（**17**）的相比，向高场分别位移了 3.3 和 2.3 ppm，因此推测在 **10** 中 4-β-D-吡喃葡萄糖氧基苄基与 2-异丁基苹果酸单酰基的 C-4 形成酯键。以上推测得到 **10** 的 HMBC 实验图谱分析的进一步证实。在 **10** 的 HMBC 谱中，H-3a 与 C-2 和 C-4 相关，H-3b 与 C-1、C-2 和 C-4 相关，H_2-5 与 C-1、C-2、C-6、C-7 和 C-8，H-6 与 C-7 和 C-8 相关，H-7 与 C-5 和 C-8 相关，以及 H-8 与 C-5、C-6 和 C-7 相关，证明了 **10** 结构中 2-异丁基苹果酸单酰基的存在；H-7′a 和 H-7′b 与 C-4、C-1′、C-2′和 C-6′相关，H-2′/H-6′与 C-3′、C-4′、C-5′和 C-6′/C-2′相关，H-1‴与 C-2 相关，证明了 **10** 结构中 4-β-D-吡喃葡萄糖氧基苄基的存在，及其与 2-异丁基苹果酸单酰基 C-4 形成酯的连接关系。因此，**10** 的结构确定为 (−)-(2*R*)-2-*O*-β-D-吡喃葡萄糖基-4-(4-β-D-葡萄糖氧基苄基)-2-异丁基苹果酸酯。

表 7-2-6 化合物 **5 ~ 10** 的 ^{1}H NMR 数据[a]

No.	**5**	**6**	**7**	**8**	**9**	**10**
3a	4.43s	4.43s	4.42s	4.22s	4.28s	3.12d(16.5)
3b						2.75d(16.5)
5a	2.06dd(5.5,14.0)	2.05dd(5.5,14.0)	1.94dd(14.4,4.0)	1.72dd(16.0,8.0)	1.83dd(14.0,6.0)	1.72d(5.5)
5b	1.65dd(5.5,14.0)	1.67dd(5.5,14.0)	1.71dd(14.4,6.8)	1.52dd(16.0,6.4)	1.64dd(14.0,6.0)	1.72d(5.5)
6	1.70m	1.69m	1.81m	1.53m	1.59m	1.83m
7	0.70d(6.5)	0.70 d(6.5)	0.63d(6.4)	0.66d(6.4)	0.73d(6.8)	0.91d(6.5)
8	0.84d(6.5)	0.84d(6.5)	0.79d(6.4)	0.80d(6.4)	0.87d(6.8)	0.91d(6.5)
2′	7.21d(9.0)	7.20d(8.5)	7.22d(8.0)	7.17d(8.8)	7.30d(8.8)	
3′	7.03d(9.0)	7.03d(8.5)	6.98d(8.0)	6.97d(8.8)	7.05d(8.8)	
5′	7.03d(9.0)	7.03d(8.5)	6.98d(8.0)	6.97d(8.8)	7.05d(8.8)	
6′	7.21d(9.0)	7.20d(8.5)	7.22d(8.0)	7.17d(8.8)	7.30d(8.8)	
7′a	5.02d(12.5)	5.02d(12.0)	4.97d(11.6)	4.84d(12.0)	5.07s	
7′b	4.86d(12.5)	4.87d(12.0)	4.87d(11.6)	4.77d(12.0)	5.07s	
2″	7.23 d(8.5)	7.23d(8.5)	7.22d(8.0)	7.24d(8.8)		7.27d(8.0)
3″	7.03d(8.5)	7.03d(8.5)	6.98d(8.0)	7.02d(8.8)		7.05d(8.0)
5″	7.03d(8.5)	7.03d(8.5)	6.98d(8.0)	7.02d(8.8)		7.05d(8.0)
6″	7.23d(8.5)	7.23 d(8.5)	7.22d(8.0)	7.24d(8.8)		7.27 d(8.0)
7″a	5.07d(12.5)	5.08d(12.0)	4.97d(11.6)	4.86d(12.0)		5.05d(12.0)
7″b	4.83d(12.5)	4.83d(12.0)	4.81d(11.6)	4.98d(12.0)		4.99d(12.0)
1‴	4.52d(7.0)	4.53d(7.5)	4.67d(8.0)			4.78d(7.5)
2‴	3.14dd(9.0,7.0)	3.13dd(9.0,7.5)	3.00dd(8.4,8.0)			3.46dd(7.5,9.0)
3‴	3.11t(9.0)	3.15t(9.0)	3.18t(8.4)			3.91t(9.0)
4‴	3.32t(9.0)	3.30t(9.0)	3.06t(8.4)			3.32t(9.0)
5‴	2.76brd(9.0)	2.77 dt(9.0,3.5)	2.94m			3.20dd(9.0,6.0)
6‴a	3.62m	3.66dd(11.5,3.5)	3.47dd(11.6,4.0)			3.80d(12.0)
6‴b	3.57m	3.56dd(11.5,3.5)	3.45m			3.62dd(12.0,6.0)
1⁗	4.83d(7.5)	4.83d(7.5)	4.95d(7.2)	4.81d(7.6)	4.85d(7.6)	
2⁗	3.41m	3.40t(7.5)	3.43dd(8.4,7.2)	3.22m	3.39dd(8.0,7.6)	
3⁗	3.41m	3.40t(7.5)	3.50t(8.4)	3.10t(8.4)	3.39t(8.0)	
4⁗	3.35t(9.0)	3.34t(7.5)	3.28t(8.4)	3.04m	3.36dd(8.0,7.6)	
5⁗	3.36dd(9.0,3.0)	3.38dd(7.5,3.5)	3.31m	3.10m	3.34ddd(7.6,5.6,2.0)	
6⁗a	3.84brd(12.0)	3.82brd(10.0)	3.65brd(11.6)	3.65m	3.83dd(12.0,2.0)	
6⁗b	3.66dd(12.0,3.0)	3.64dd(10.0,3.5)	3.42br. d(11.6)	3.38dd(12,4.8)	3.64dd(12.0,5.6)	
1⁗′	4.89d(8.0)	4.93d(7.5)	4.81d(7.6)	4.80d(6.5)		4.88d(6.5)
2⁗′	3.45dd(9.0,8.0)	3.63m	3.21dd(8.0,7,6)	3.22m		3.40m
3⁗′	3.70t(9.0)	3.64m	3.26dd(8.4,8.0)	3.26m		3.40m
4⁗′	3.59t(9.0)	3.46m	3.18t(8.4)	3.18t(8.0)		3.32t(9.0)
5⁗′	3.54dd(9.0,4.0)	3.46m	3.07m	3.55m		3.40m
6⁗′a	3.82d(12.0)	3.84brd(11.5)	3.65brd(11.6)	3.94d(10.4)		3.84d(12.0)
6⁗′b	3.64dd(12.0,4.0)	3.65m	3.42m	3.72m		3.64dd(12.0,6.0)
1⁗″	5.15d(3.0)	4.55d(8.0)	4.37d(7.6)	4.18d(8.0)		
2⁗″	3.41dd(9.5,3.0)	3.24dd(8.5,8.0)	3.02dd(8.4,7.6)	2.95dd(8.4,8.0)		
3⁗″	3.59dd(9.5,8.5)	3.36t(8.5)	3.14t(8.4)	3.01t(8.4)		
4⁗″	3.24t(8.5)	3.24t(8.5)	3.14t(8.4)	3.11t(8.4)		
5⁗″	3.66m	3.30dd(8.5,3.5)	3.11m	3.28m		
6⁗″a	3.78brd(11.0)	3.84brd(11.5)	3.69m	3.57m		
6⁗″b	3.67m	3.59dd(11.5,3.5)	3.65m	3.44dd(12.0,5.6)		

[a] **5**，**6**，**9** 和 **10** 的数据是在氘代甲醇中 10 的数据是在氘代二甲亚砜与重水中 500 或 400MH$_Z$ 测得。质子偶合常数（*J*）列于括号内，单位为 H$_Z$。数据归属基于 DEPT，^{1}H-^{1}HCOSY，HSQC 和 HMBC 实验图谱分析。

表 7-2-7　化合物 **5** ~ **10** 的 ^{13}C NMR 的数据[a]

no.	**5**	**6**	**7**	**8**	**9**	**10**
1	173.8	173.8	170.8	173.4	174.8	172.3
2	86.1	86.1	84.1	79.7	81.0	80.9
3	75.8	75.8	74.5	76.3	77.5	49.8
4	172.1	172.1	170.3	171.3	173.1	171.6
5	46.8	46.8	43.6	44.3	45.1	45.3
6	24.9	24.9	22.8	23.8	25.2	25.2
7	24.0	24.0	23.1	23.7	24.0	24.9
8	24.7	24.7	24.4	24.6	24.6	24.0
1′	130.3	130.3	127.7	129.3	130.7	
2′	131.5	131.5	129.7	130.2	131.6	
3′	117.9	117.9	116.1	116.57	117.7	
4′	159.4	159.35	157.1	157.6	159.3	
5′	117.9	117.9	116.1	116.57	117.7	
6′	131.5	131.5	129.7	130.2	131.6	
7′	68.4	68.5	66.1	66.43	68.1	
1″	130.3	130.4	128.7	129.3		130.9
2″	132.1	132.0	130.0	130.5		131.3
3″	118.0	118.0	116.2	116.64		117.9
4″	159.5	159.42	157.4	157.6		159.3
5″	118.0	118.0	116.2	116.64		117.9
6″	132.1	132.0	130.0	130.5		131.3
7″	68.3	68.3	66.1	66.40		67.6
1‴	99.5	99.5	97.3			94.9
2‴	75.5	75.46	73.9			74.98
3‴	78.1	78.1	77.0			81.2
4‴	70.1	70.1	70.1			71.4
5‴	77.2	77.2	76.7			79.6
6‴	61.6	61.6	60.1			62.3
1⁗	102.3	102.3	99.6	100.6	102.2	
2⁗	75.1	74.9	71.9	73.5	74.9	
3⁗	77.9	77.8	87.7	76.6	78.0	
4⁗	71.3	71.3	67.6	70.4	71.4	
5⁗	78.1	77.9	76.5	77.0	78.2	
6⁗	62.5	62.4	60.4	61.3	62.5	
1′′′′′	102.1	101.8	100.3	100.6		102.3
2′′′′′	74.5	74.2	73.2	73.5		74.92
3′′′′′	77.6	87.6	77.0	76.1		78.1
4′′′′′	80.9	69.8	69.7	69.9		71.4
5′′′′′	76.7	77.7	76.0	76.7		78.0
6′′′′′	62.0	62.5	60.7	68.7		62.5
1′′′′′′	102.9	105.2	104.0	103.6		
2′′′′′′	74.2	75.52	73.8	73.8		
3′′′′′′	74.9	78.1	76.6	76.5		
4′′′′′′	71.5	71.6	68.0	70.0		
5′′′′′′	74.9	78.1	76.4	77.2		
6′′′′′′	62.8	62.6	61.1	61.0		

[a] **5**, **6**, **9** 和 **10** 的数据是在氘代甲醇（MeOH-d_4）中 **7** 的数据是在氘代二甲亚砜与重水（DMSO-d_6 + D_2O）中 150, 125 或 100H_Z 测得。数据归属基于 DEPT, ^{1}H-HCOSY, HSQC 和 HMBC 实验图谱分析。

三、凹舌兰氨基酸成分的分析研究

为了全面系统地研究凹舌兰的化学成分，对凹舌兰 *C. viride var. bracteatum* 块茎中游离氨基酸的组成和含量进行了初步分析研究，首次从藏药旺拉中鉴定了 16 种游离氨基酸，它们分别为天门冬氨酸（asparagic acid）、苏氨酸（threonine）、谷氨酸（glutamic acid）、甘氨酸（glycine）、丙氨酸（alanine）、胱氨酸（cystine）、缬氨酸（valine）、蛋氨酸（methionine）、异亮氨酸（isoleucine）、亮氨酸（leucine）、酪氨酸（tyrosine）、苯丙氨酸（phenylalanine）、γ-氨基丁酸（γ-aminobutyric acid）、色氨酸（tryptophane）、精氨酸（arginine）和脯氨酸（proline）。16 种游离氨基酸的总含量为 558.44mg / 100g，其中以苏氨酸的含量最高（96.95mg / 100g），其次为 γ-氨基丁酸（54.64mg / 100g）、酪氨酸（45.68mg / 100g）、缬氨酸（45.65mg / 100g）、丙氨酸（44.77mg / 100g）、天门冬氨酸（44.30mg / 100g）和异亮氨酸（41.06mg / 100g）。游离氨基酸中，含有 7 种人体必需氨基酸，占游离氨基酸总含量的 46.23%（表 7-2-8）。

以上结果显示凹舌兰富含氨基酸，尤其是 8 种人体必需氨基酸在旺拉中就包含有 7 种，并且其含量高达游离氨基酸总含量的 46.23%，另外还含有 3 种人体半必需氨基酸；表明凹舌兰是一种对人体具有较高营养价值的天然物质，尤其是人体必需氨基酸和半必需氨基酸成分对机体的均衡补益和药效发挥也应有一定作用。据研究报道，γ-氨基丁酸具有促进脑代谢、降压、降血脂和抗心律失常作用，谷氨酸具有红细胞生成、改善脑细胞营养及活跃思维作用，是治疗神经衰弱和记忆力减退的有效成分；精氨酸可以促进垂体和胰腺激素的分泌，增强机体免疫力，并可减少肿瘤蛋白质的合成和抑制肿瘤的生长。另外，甘氨酸与蛋氨酸和精氨酸一起，能够共同合成在组织中具有储能作用的肌酸。上述氨基酸成分与手掌参具有补益气血、增力生精、安神增智等功效是否相关，有待于进一步研究。

表 7-2-8　凹舌兰中游离氨基酸的种类和含量（mg /100g）

氨基酸	含量	氨基酸	含量
天门冬氨酸（Asp）	44.30	异亮氨酸（Ile）*	41.06
苏氨酸（Thr）*	96.95	亮氨酸（Leu）*	22.48
谷氨酸（Glu）	37.77	酪氨酸（Tyr）$^{\Delta}$	45.68
甘氨酸（Gly）	6.57	苯丙氨酸（Phe）*	39.32
丙氨酸（Ala）	44.77	γ-氨基丁酸（G-ABA）	54.64
胱氨酸（Cys）$^{\Delta}$	15.96	色氨酸（Trp）*	5.54
缬氨酸（Val）*	45.65	精氨酸（Arg）$^{\Delta}$	25.66
蛋氨酸（Met）*	7.16	脯氨酸（Pro）	17.04

* 为必需氨基酸；$^{\Delta}$为半必需氨基酸

四、HPLC 测定手参中 4 种主要活性成分的含量

在对手参及原植物的化学成分和药理活性研究的基础上，建立了采用 C_{18} 反相色谱柱、

甲醇-水梯度洗脱（0min 15%→10min 20%→20min 45%→35min 70%，流速 0.7ml/min，222nm 检测）测定手参生药中 4 个主要促智活性成分 dactylorhin B（**1**）、loroglossin（**2**）、dactylorhin A（**3**）和 militarine（**4**）含量的 HPLC 法测定方法，并对 24 个不同产地的药材进行含量测定研究。定量目标成分 **1**～**4** 在测定范围内均表现出良好的线性关系（r = 0.9999）；方法的回收率在 99.00%～99.52%之间，RSD<1%。相关方法快速、灵敏，分离度好，专属性强，为评价手参生药中相关成分控制奠定了基础。相关实验条件和方法等如下。

仪器和试药：Agilent 1100 高效液相色谱系统，包括四元泵、真空脱气机、自动进样器、DAD 检测器、Chromograph 色谱工作站；甲醇（色谱纯）、水（娃哈哈纯净水，过 0.45μm 滤膜）。Dactylorhin B、loroglossin、dactylorhin A、militarine 对照品由本课题组分离鉴定，纯度大于 99%。

方法：色谱条件 Pravil C_{18} 色谱柱（4.6mm×250mm，5μm）流动相甲醇-水梯度洗脱，0min 15%→10min 20%→20min 45%→35min70% 流速 0.7ml/min，检测波长 222nm。上述色谱条件下，4 个有效成分分离良好，见图 7-2-3。

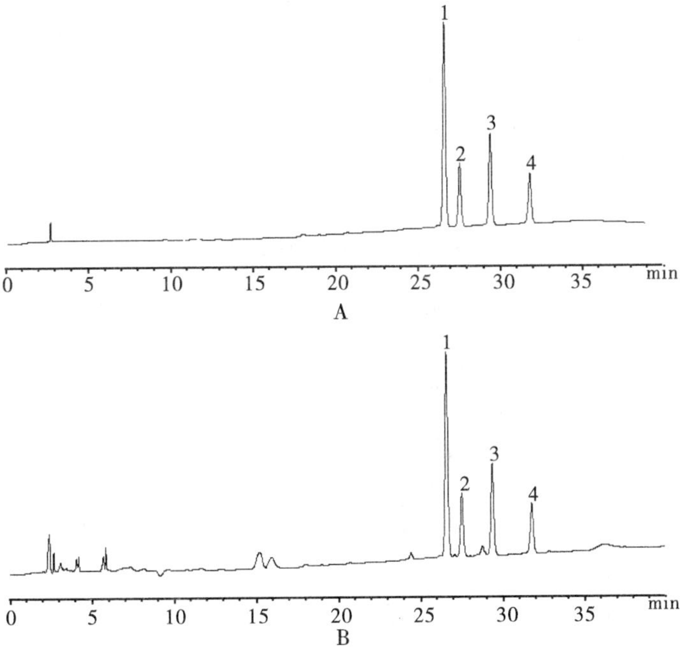

图 7-2-3　对照品混合溶液（A）手参生药提取溶液（B）HPLC 图

1. dactylorhin B；2. loroglossin；3. dactylorhin A；4. militarine。

对照品溶液储备液的制备：分别精密称取 dactylorhin B、loroglossin、dactylorhin A 和 militarine 对照品各 10mg，分别置于 10ml 容量瓶中，用甲醇溶解并定容至刻度，配成 1mg/ml 的标准储备液。

供试液的制备：精密称取旺拉药材粉末 1g（过 40 目筛），75% 乙醇 20ml 超声提取 3 小时。过滤后浓缩，用甲醇定容到10ml，即得。

线性关系考察：分别取适量的标准品储备液混合，并用甲醇定容至5ml，再依次稀释至标准曲线所需要的浓度。分别进样10μl，以进样的微克数为横坐标，峰面积为纵坐标，绘制标准曲线，得到的回归方程为：

dactylorhin B：$Y=32.61+1315.4X$，r=0.9999，线性范围0.20～4.05μg；

loroglossin：$Y=60.7+1366.25X$，r=0.9999，线性范围0.10～5.11μg；

dactylorhin A：$Y=10.39+1224.8X$，$r=0.9999$，线性范围0.09～1.79μg；

militarine：$Y=183.69+1309.16X$，$r=0.9999$，线性范围0.09～4.32μg。

精密度试验：取0.5mg/ml混合对照品溶液，进样10μl，连续进样5次，以色谱峰面积计算，其精密度分别为dactylorhin B RSD 0.3%，loroglossin RSD 0.4%，dactylorhin A RSD 0.4%，militarine RSD 0.5%。

重复性试验：取同一批次供试品5份，按供试液的制备项下方法分别提取，各取10μl进样，测定4个成分的含量，测得RSD分别为0.61%、0.67%、0.29%、0.65%。

稳定性试验：将同一供试品按供试液的制备项下方法制备溶液，于制备后的1、2、5、12、24h进行测定，测得4个成分的含量RSD为0.94%、0.93%、0.58%、0.59%。

回收率试验：精密称取1g样品（19号）9份。分别加入一定量的对照品储备溶液，按供试液的制备项下方法提取测定。结果dactylorhin B回收率99.19%，RSD0.66%，loroglossin回收率99.16%，RSD0.22%，dactylorhin A回收率99.52%，RSD0.42%，militarine回收率99.00%，RSD0.44%，结果见表7-2-9所示。

表7-2-9 加样回收率试验

化合物	样品含量（mg/g）	加入量（mg/g）	测得量（mg/g）	平均回收率 %（n=3）	RSD %（n=9）
1	0.634	0.317	0.950	99.89	0.66
	0.634	0.634	1.250	98.58	
	0.634	0.950	1.570	99.11	
2	0.429	0.215	0.645	99.38	0.22
	0.429	0.420	0.840	98.94	
	0.429	0.630	1.050	99.15	
3	1.004	0.500	1.500	99.73	0.42
	1.004	0.900	1.900	99.79	
	1.004	1.500	2.480	99.04	
4	0.210	0.105	0.312	99.05	0.44
	0.210	0.200	0.404	98.54	
	0.210	0.300	0.507	99.41	

手参生药中相关成分含量测定及结果：精密称取不同来源的 24 份旺拉样品粉末各 1g，按供试液的制备项下方法制备待测液。精密量取 10μl 进样，测定色谱峰峰面积，根据标准曲线计算其含量，结果见表 7-2-10 所示。

表 7-2-10　24 批旺拉药材中 4 种有效成分的含量结果

产地或购买地	称样量	含量(mg/g) (1)	含量(mg/g) (2)	含量(mg/g) (3)	含量(mg/g) (4)
内蒙	1.005	0.271	0.210	0.520	0.180
四川（040927）	1.018	0.748	0.524	0.927	0.163
四川	1.067	1.322	0.718	1.059	0.242
青海	1.023	0.685	0.266	0.244	0.070
东北	1.015	0.227	0.289	0.260	0.230
青海（050412）	1.029	1.218	0.689	1.476	0.255
吉林	1.090	1.614	1.148	0.669	0.521
东北（040825）	1.034	0.061	0.313	0.172	0.268
青海（2004）	1.031	1.056	0.578	0.983	0.185
西藏鲁朗（040823）	1.046	0.837	0.454	1.428	0.243
青海玉树（040310）	1.097	0.571	0.279	0.666	0.148
购于青海金诃药业（1999）	1.014	0.757	0.280	0.526	0.095
青海（2002）	1.000	1.013	0.393	0.638	0.143
西藏（2002）	1.054	0.217	0.071	0.171	0.046
四川甘孜（2002）	1.020	1.147	0.394	0.863	0.101
西藏鲁朗（2004）	1.009	1.632	0.581	1.199	0.214
青海（2002）	1.004	0.727	0.354	0.471	0.126
四川（061021）	1.000	0.644	0.431	1.021	0.213
购于川西药材采购站（061008）	1.002	0.656	0.448	1.034	0.221
四川（061003）	1.026	0.270	0.201	0.394	0.094
西宁（061003）	1.069	0.878	0.358	1.850	0.352
购于川西药材采购站（071219-s）	1.027	0.421	0.248	0.421	0.107
购于川西药材采购站（071219-b）	1.092	1.104	0.489	2.193	0.351
四川甘孜（071110）	1.019	0.748	0.266	0.787	0.090

讨论：

（1）正交实验优化提取条件　以提取溶剂、提取次数、提取时间、提取方法和提取溶剂体积为五因素，下设四水平。用 $L_{16}(4^5)$ 正交表安排提取实验，精密量取 10μl 进样。分别计算 4 个成分含量，以总含量为考察指标。根据正交实验结果，综合考虑实验室提取方便和经济性，采取了 75% 乙醇 20 倍体积超声提取 1 次 3 小时为提取条件。

（2）色谱柱的选择　在实验中考察了 C_8 和 C_{18} 色谱柱，C_{18} 色谱柱分离效果明显优于 C_8 柱。同时也比较了不同厂家不同填料和长度的 C_{18} 色谱柱对旺拉提取物进行分离，结果发现，采用亲水性端基封尾硅胶填充的色谱柱，对这四个极性较大的化合物保留较好，与普通的 C_{18} 色谱柱相比，分离度和峰型都有很大改善。

（3）流动相考察　比较了甲醇-水，乙腈-水，甲醇-冰醋酸水，乙腈-冰醋酸水的不同比例和梯度洗脱程序，最终确定甲醇-水梯度洗脱，0min 15% →10min 20% →20min 45% →35min 70%，流速 0.7ml/min。此流动相比例，样品的分离度良好，峰型对称。

（4）波长的考察　4 个对照品，都为有机酸苄酯糖苷类化合物，结构类似，紫外吸收也相近，所以选取 222nm 最大吸收处为测定波长。

（5）根据旺拉药材的含量测定结果可知，收集到的 23 批旺拉药材，均含有 dactylorhin B、loroglossin、dactylorhin A 和 militarine，但产地为内蒙和东北产样品中 4 个成分含量都较低。四川、青海、西藏产的样品不同批次含量差别较大。4 个成分中 dactylorhin B 和 dactylorhin A 含量相对较大，loroglossin 和 militarine 相对含量较小。

四、小结

通过对手掌参植物基原、生药和相关基原植物化学成分等研究表明，市场流通生药的基原以手参属植物手参[*Gymnadenia conopsea*（L.）R. Br.]为主；其他基原植物在手掌参生药来源的主产地总体分布量非常有限；在四川甘孜地区手参的花以紫色为主，也有少量呈淡黄色（见前照片），两种花色的植物可生长在同一地块上，不同花色植物块茎化学成分的初步检测分析发现它们的主要成分无明显差异，详细情况有待进一步深入研究。手参和凹舌兰的化学成分非常相似，均含有兰科植物中存在比较普遍的 4-糖基苄醇的 2-异丁基琥珀酸或 2-异丁基苹果酸双酯和单酯衍生物类成分，并且相对含量也相近。另外，最近日本学者也对购自我国的手掌参的化学成分进行了研究，从其甲醇提取物中分离鉴得到了一些双氢蒽、双氢苯乙烯和糖基上连有苯丙烯酸单元的 4-糖基苄醇的 2-异丁基琥珀酸或 2-异丁基苹果酸双酯和单酯衍生物，同时也从中得到了较高含量的 dactylorhin B(0.12%)。总之，手掌参的相关研究已有了一定的基础，研究结果表明它是一种具有潜在药用和食用保健价值的重要经济植物，潜在基于特色资源的综合产业链开发价值；但是野生资源十分有限，加之无序采挖，资源破坏严重，濒临匮乏。为了保护野生资源和进一步深入开发，栽培和种植等研究亟待开展。

（石建功）

参　考　文　献

1. 黄胜阳，石建功，杨永春，等. 长苞凹舌兰化学成分研究. 药学学报，2002，37（3）：199－203
2. Kizu H，Kaneko E，Tomimori T. Study on Nepal crude drugs. XXVI. Chemical constituents of Panch Aunle，the roots of Dactylorhiza hatagirea D. Don. Chem Pharm Bull，1999，47（11）：1618－1625
3. Gray RW，Guggisberg A，Segebarth KP，et al. Organic natural products 163. The constitution of loroglossin.

Helv Chim Acta, 1977, 60 (4): 1304 - 1311

4. Zi JC, Li S, LiuMT, et al. Glycosidic constituents of the tubers of gymnadenia conopsea. J Nat Prod, 2008, 71 : 799 - 805
5. Hudson CS, Dale JK. Studies on the forms of D-glucose and theirmutarotation. J Am Chem Soc, 1917, 39 : 320 - 328
6. Bednarski M, Danishefsky S. Interactivity of chiral catalysts and chiral auxiliaries in the cycloaddition of activated dienes with aldehydes: A synthesis of L-glucose. J Am Chem Soc, 1986, 108 : 7060 - 7067
7. Dahmén J, Leander K. The structure of parishin, aglucoside from Vanda parishii. Phytochemistry, 1976, 15 : 1986 - 1987
8. 黄胜阳，石建功，杨永春，等. 藏药旺拉氨基酸成分分析. 时珍国医国药，2001，12（12）：1061 - 1063
9. Morikawa T, Xie HH, Matsuda H, et al. glucosyloxybenzyl 2-isobutylmalates from the tubers of Gymnadenia conopsea. J Nat Prod, 2006, 69 : 881 - 886

第三节 手掌参的药理

手掌参是一种传统藏药，具有补益气血、安神增智等功效，CE 是从多个手掌参提取物中经活性筛选发现的有效部位，dactylorhin B 是 CE 中的一个有效单体化合物。我们的初步实验结果表明，CE 和 dactylorhin B 等对东莨菪碱、环己酰亚胺、乙醇等造成的动物认知功能障碍都有很好的改善作用。在此基础上我们又在多种痴呆动物模型上进一步评价了 CE 和 dactylorhin B 的药理作用，并对他们的作用机制进行了探讨，发现手掌参的有效部位 CE 和单体化合物 dactylorhin B 均可非常明显地改善长期脑供血不足或 Aβ 致痴呆模型动物的学习记忆能力；CE 可改善 D-Gal + $NaNO_2$ 致衰老小鼠的学习记忆能力障碍，具有促智和延缓衰老的作用，并能抑制神经元凋亡和改善大脑病理改变；CE 长期治疗可以改善由全脑或局部脑缺血引起的学习记忆和运动功能障碍，抑制缺血易损脑区的神经细胞死亡。dactylorhin B 可减少脑中 MDA 的含量，对脑中 MAO 和 AchE 的活性影响不大，对 SOD 的活性有剂量依赖性的抑制，并可增加脑中多巴胺（DA）的含量。细胞和线粒体水平的研究发现：细胞与 Aβ 共同孵育后神经细胞的存活率明显下降，dactylorhin B 能明显提高神经细胞的存活率，对 Aβ 引起的大鼠脑线粒体损伤有多方面的保护作用，减小 Aβ 引起的线粒体膜肿胀和膜电位的改变，对线粒体三羧酸循环和能量代谢中几种重要的酶（PDHC、α-KGDHC、COX）也有保护作用，可能是其对抗 Aβ 毒性的机制之一。另外，dactylorhin B 通过对线粒体膜的保护而减少 Aβ 引起的线粒体中 Cyt C 的释放，进而阻断了 Cyt C 引起的凋亡。保护线粒体是其神经保护作用的重要环节之一。

一、CE 和 dactylorhin B 抗痴呆的药理作用以及作用机制初步探讨

（一）CE 及其主要单体 dactylorhin B、loroglossin、dactylorhin A 和 militarine 提高东莨菪碱致痴呆模型小鼠学习记忆的能力

实验方法：跳台法：雄性 ICR 小鼠，随机分组，每组 10 只，设正常对照组、模型组（东莨菪碱组）、多个给药组。给小鼠灌胃受试药物二次后腹腔注射东莨菪碱（1mg/kg），30 分钟后将小鼠放入反应箱内的平台上，反应箱的底部为铜栅，通以 36V 交流电，反应箱内

一角为一平台，无电，动物跳下平台即受到电击，跳回平台可躲避伤害性刺激，训练5分钟，24小时后重做试验，此即记忆获得和保持测试，记录受电击的动物数、第一次跳下平台潜伏期及5分钟内的错误次数。

实验结果：见表7-3-1。与正常对照组相比，东莨菪碱组小鼠第一次跳下平台的潜伏期明显缩短，受电击的次数明显增多，提示东莨菪碱能显著破坏动物的学习和记忆获得。与模型组比较，CE、dactylorhin B、loroglossin、dactylorhin A和militarine均可以明显延长动物第一次跳下平台的潜伏期，同时减少错误次数，提示受试药能够有效改善东莨菪碱导致的学习和记忆障碍。

表7-3-1 样品对东莨菪碱致记忆获得障碍小鼠学习记忆的影响

分组	剂量（mg/kg）	平均潜伏期（s）	平均错误次数
正常对照组		266 ±90	0.1 ±0.4
模型组		147 ±142$^{\#}$	1.7 ±1.8$^{\#\#}$
CE	30	245 ±121*	0.4 ±1.0*
	150	218 ±98*	0.9 ±1.5
dactylorhin B	0.03	283 ±38**	0.2 ±0.4**
	0.3	259 ±34*	0.4 ±0.7*
	3	258 ±78*	0.3 ±0.5*
loroglossin	0.25	205 ±142	0.4 ±0.7*
	1	237 ±125*	0.2 ±0.4**
dactylorhin A	0.25	197 ±144	0.7 ±0.9
	1	218 ±127*	0.3 ±0.5*
militarine	0.25	140 ±129	0.8 ±0.7
	1	210 ±134*	0.4 ±0.5*

实验数据表示为平均值±标准误，n=20。与正常对照组比较，# $P<0.05$，## $P<0.01$；与模型组比较，* $P<0.05$，** $P<0.01$。

（二）CE和dactylorhin B对侧脑室注射$A\beta_{1-40}$小鼠学习记忆能力的影响

雄性ICR小鼠，侧脑室注射$A\beta_{1-40}$（10μg/2μl），假手术组注射等量的无菌注射用水。一个星期后，将小鼠随机分为三组：模型对照组、CE（5mg/kg）组和dactylorhin B（1mg/kg）组。每天灌胃给药一次，连续给药14天。用水迷宫和跳台实验检测动物的学习记忆能力。实验结果表明，在水迷宫实验中，模型组动物找到平台的时间明显增长，进入盲端的错误次数也明显增加，而CE和dactylorhin B有逆转作用，其中，CE对学习记忆的改善作用与模型组相比有显著性差异，如图7-3-1所示。

跳台实验数据显示，模型组动物跳下平台的时间明显缩短，跳下平台受到电击的错误次数也明显增加，而CE和dactylorhin B有显著的逆转作用，其中，5mg/kg CE对学习记忆的改善作用更强，如图7-3-2所示。

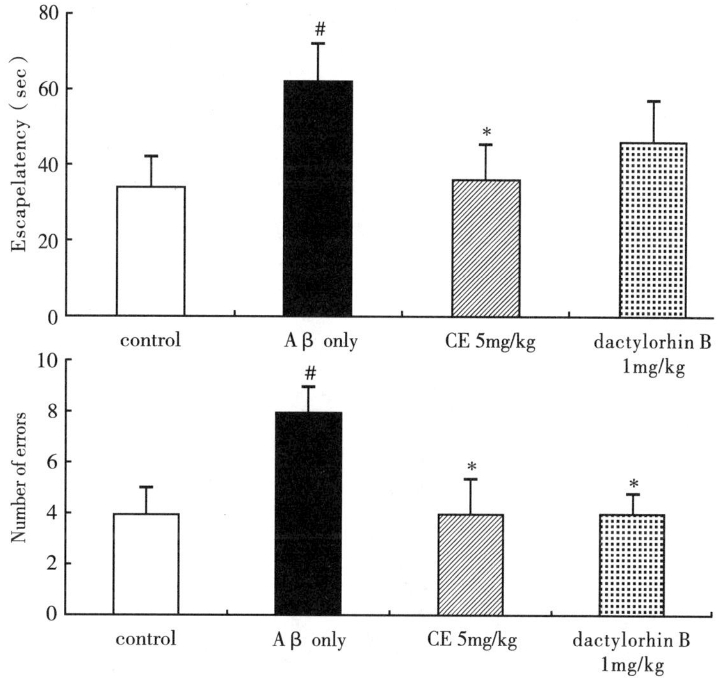

图 7-3-1 CE 和 dactylorhin B 对侧脑室注射 $A\beta_{1\text{-}40}$小鼠水迷宫实验的影响

与正常对照组比较，# $P < 0.05$；与模型组比较，＊ $P < 0.05$。

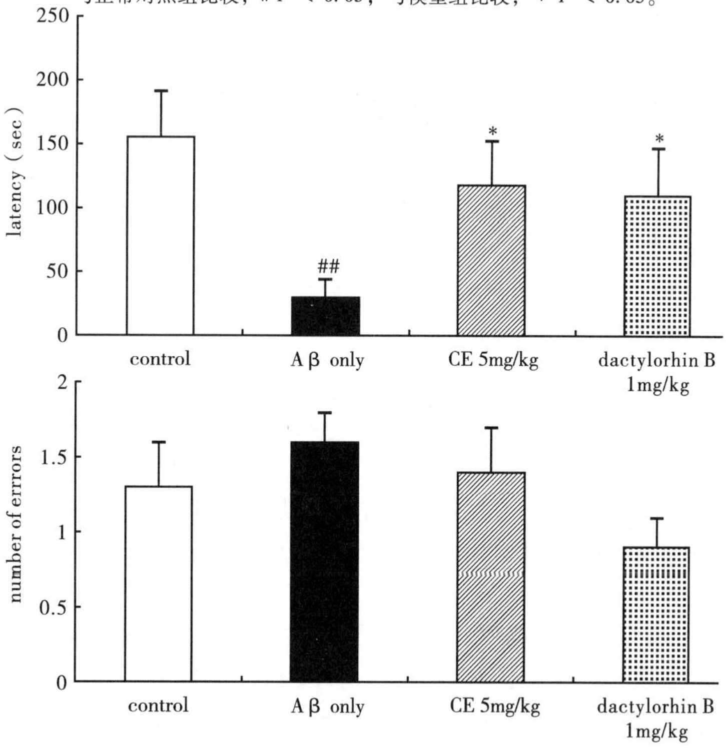

图 7-3-2 CE 和 dactylorhin B 对侧脑室注射 $A\beta_{1\text{-}40}$小鼠跳台实验的影响

与正常对照组比较，# $P<0.05$，## $P<0.01$；与模型组比较，＊ $P<0.05$。

（三）CE 和 dactylorhin B 对双侧颈总结扎小鼠学习记忆能力的影响

雄性 ICR 小鼠，使用丝线结扎双侧颈总动脉。假手术组除不结扎双侧颈总动脉外接受相同的手术。一个星期后，将小鼠随机分为 3 组：模型对照组、CE（5mg/kg）组和 dactylorhin B（1mg/kg）组。每天灌胃给药 1 次，连续给药 28 天。用水迷宫和跳台实验检测动物的学习记忆能力。实验结果表明，在水迷宫实验中，模型组动物找到平台的时间明显增长（$P<0.01$），进入盲端的错误次数也明显增加（$P<0.05$），而 CE 和 dactylorhin B 的改善作用与模型组相比有显著性差异，如图 7-3-3 所示。

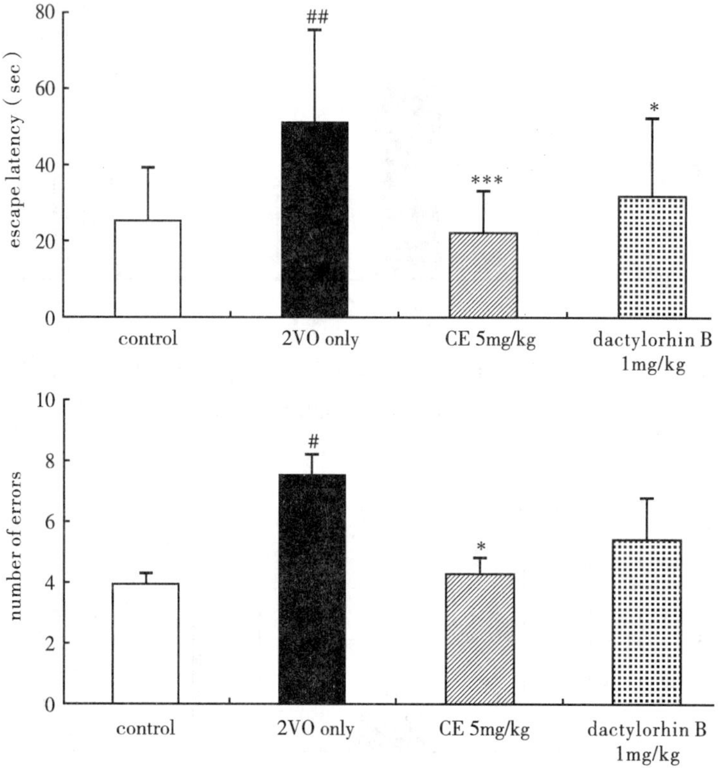

图 7-3-3　CE 和 dactylorhin B 对双侧颈总结扎小鼠水迷宫实验的影响

与假手术对照组比较，# $P<0.05$，## $P<0.01$；与模型组比较 * $P<0.05$，*** $P<0.001$。

在跳台实验中，模型组动物跳下平台的时间明显缩短，跳下平台受到电击的错误次数也明显增加，而 CE 和 dactylorhin B 的保护作用与模型组相比有显著性差异（$P<0.05$），如图 7-3-4 所示。

（四）dactylorhin B 对大鼠脑中乙酰胆碱酯酶（AchE）活性的影响

将雄性 Wistar 大鼠分为 4 组：对照组、石杉碱甲 1mg/kg 组，dactylorhin B（5mg/kg 和 20mg/kg）组。每天上、下午各给药 1 次，连续给药 2 天，最后一次给药 1h 后处死动物，在冰浴条件下迅速取出前脑，用生理盐水制成 30% 脑匀浆，离心取上清。根据南京建成生物试剂公司试剂盒说明书进行测定。AchE 是和老年痴呆发病密切相关的一种酶，石杉碱甲是

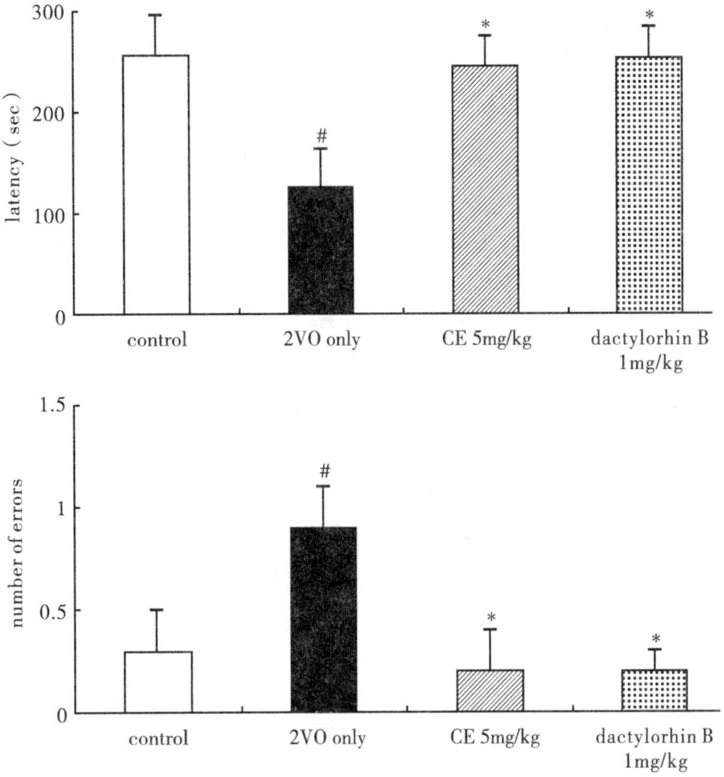

图 7-3-4　CE 和 dactylorhin B 对双侧颈总结扎小鼠跳台实验的影响

与正常对照组比较，# $P<0.05$；与模型组比较，＊ $P<0.05$。

已知的强 AchE 抑制剂，从结果表 7-3-2 可以看出，它对大鼠脑中的 AchE 产生明显的抑制作用。而给予 4 次 dactylorhin B 后，包括给予超过治疗剂量的 dactylorhin B 后，对大鼠脑中的 AchE 都没有明显的影响。

表 7-3-2　Dactylorhin B 对大鼠脑中 AchE 活性的影响

group	AchE（U/mg Protein）
control	0.72 ±0.18
石杉碱甲 1mg/kg	0.48 ±0.10 **
dactylorhin B 5mg/kg	0.80 ±0.16
dactylorhin B 20mg/kg	0.72 ±0.18

与正常对照组比较，** $P<0.05$

综上，CE 和 dactylorhin B 在多种痴呆动物模型上都有确切的改善学习记忆障碍的作用，且其作用机制不同于目前临床上常用的治疗 AD 的药物（胆碱酯酶抑制剂）。

二、CE 对 D-半乳糖和亚硝酸钠造成的亚急性衰老小鼠的学习记忆障碍、脑中生化指标以及神经病理学改变的影响

（一）CE 对 D-半乳糖 + $NaNO_2$ 致衰老小鼠学习记忆能力的影响

雌性 NIH 小鼠适应性饲养 1 周后，将动物随机分为 6 组：正常对照组，衰老模型组，吡拉西坦组（piracetam 300mg/kg），CE 低、中、高剂量组（2.5、5 和 10mg/kg）。模型组和给药组小鼠接受腹腔注射 **D-**半乳糖 120mg/kg（生理盐水配制）和 $NaNO_2$ 90mg/kg（双蒸水配制），连续 60 天，给空白对照组小鼠腹腔注射等量的生理盐水溶液，给药组小鼠从第 47 天开始分别灌胃相应剂量的 piracetam（300mg/kg）或 CE（2.5、5、10mg/kg），正常对照组和衰老模型组小鼠灌胃等量的生理盐水溶液，连续 14 天。用水迷宫法训练动物 2 天后连续测定 4 天，衰老模型组小鼠每天游出迷宫所用的时间（潜伏期）较正常对照组明显延长（$P<0.01$ 或 $P<0.05$），各个给药组小鼠的潜伏期均比衰老模型组短，在 d3 和 d4，低、中、高剂量 CE 组和 piracetam 组与模型组相比，均有显著性差异（$P<0.01$ 或 $P<0.05$）。在 d5，低、中剂量 CE 组和 piracetam 组与模型组相比，均有显著性差异（$P<0.05$）。衰老模型组每天的错误次数均比正常对照组多，各个给药组动物的错误次数比模型组明显减少（$P<0.01$ 或 $P<0.05$），说明 CE 可以改善衰老模型小鼠的学习记忆障碍，如表 7-3-3、7-3-4 所示。

表 7-3-3　CE 对 D-半乳糖 + $NaNO_2$ 致衰老小鼠水迷宫实验潜伏期的影响

group	day 3	day 4	day 5	day 6
normal control	104.4 ± 13.2	60.2 ± 12.0	52.5 ± 12.0	47.5 ± 12.5
model	216.7 ± 9.8##	140.7 ± 13.4##	74.5 ± 8.3#	56.1 ± 7.4
piracetam	108.0 ± 16.2**	52.7 ± 14.1**	61.9 ± 7.1	53.0 ± 6.7
CE 2.5mg/kg	65.7 ± 9.4**	46.0 ± 13.5**	45.4 ± 6.1*	36.4 ± 9.5
CE 5mg/kg	42.5 ± 7.5**	40.0 ± 3.6**	30.3 ± 10.3*	22.0 ± 10.3
CE 10mg/kg	103.0 ± 13.6**	68.9 ± 16.1*	70.7 ± 12.9	50.6 ± 6.3

表中数据表示为平均值 ± 标准误，n = 10。与正常对照组比较，# $P<0.05$，## $P<0.01$；与模型组比较，* $P<0.05$，** $P<0.01$。

表 7-3-4　CE 对 D-半乳糖 + $NaNO_2$ 致衰老小鼠水迷宫实验错误次数的影响

group	day 3	day 4	day 5	day 6
normal control	9.9 ± 2.2	4.5 ± 0.8	3.6 ± 0.6	4.7 ± 0.9
model	15.3 ± 2.0#	11.3 ± 1.4#	5.5 ± 1.5	4.7 ± 1.7
piracetam	7.4 ± 2.0	3.0 ± 0.8	5.0 ± 1.9	4.0 ± 2.0
CE 2.5mg/kg	3.9 ± 0.6*	3.1 ± 1.0*	3.9 ± 1.5	3.7 ± 1.1
CE 5mg/kg	1.5 ± 0.5*	3.0 ± 0.1*	3.0 ± 1.0*	2.0 ± 1.0
CE 10mg/kg	5.3 ± 1.0	4.4 ± 1.0	5.3 ± 1.9	4.0 ± 2.1

表中数据表示为平均值 ± 标准误，n = 10。与正常对照组比较，# $P<0.05$；与模型组比较，* $P<0.05$。

用跳台法检测各组小鼠学习记忆能力，结果显示衰老模型组小鼠的潜伏期比对照组明显缩短（$P<0.05$），各个给药组的潜伏期与模型相比明显延长，3 个剂量 CE 组与模型组相比均有显著性差异（$P<0.05$ 或 $P<0.01$）。衰老模型组的错误次数也比对照组明显增加，给予 piracetam 或 CE 后都可以减少动物的错误次数，其中低剂量和中剂量 CE 与模型组相比有显著性差异（$P<0.05$），如表 7-3-5 所示。

表 7-3-5　CE 对 D-半乳糖 + $NaNO_2$ 致衰老小鼠跳台实验学习与记忆的影响

group	latency（s）	number of errors
normal control	141.9 ± 43.4	0.9 ± 0.3
model	105.4 ± 30.3#	1.7 ± 0.4#
piracetam	128.5 ± 44.9	1.4 ± 0.6
CE 2.5mg/kg	218.6 ± 52.6**	0.3 ± 0.2*
CE 5mg/kg	155.3 ± 84.6**	0.7 ± 0.3*
CE 10mg/kg	145.3 ± 49.3*	0.7 ± 0.3

表中数据表示为平均值 ± 标准误，n = 10。与正常对照组比较，#$P<0.05$；与模型组比较，*$P<0.05$，**$P<0.01$。

（二）CE 对 D-半乳糖 + $NaNO_2$ 致衰老小鼠生化指标的影响

造模及分组方法同上，和正常对照组比较，模型组小鼠血清中 GSH 含量下降了 25%（$P<0.05$），GSH-px 活力下降了 18%，肝脏中 MDA 含量升高了 40%（$P<0.01$），脑中 MDA 含量升高了 20%（$P<0.01$），肝脏和脑中的 SOD 活力也出现了较为明显的下降，说明模型组小鼠出现了明显的氧化损伤。各个给药组与模型组相比，血清中 GSH 含量和 GSH-px 活性均升高；肝脏中和脑中 MDA 含量降低，SOD 活性升高，说明药物提高了小鼠的抗氧化能力，如表 7-3-6、7-3-7 和 7-3-8 所示。

表 7-3-6　CE 对衰老小鼠血清 GSH 含量和 GSH-px 活力的影响

group	GSH content（mg/L）	GSH-px activity（U）
normal control	388.7 ± 83.1	1047.7 ± 190.1
model	291.5 ± 28.0#	863.9 ± 122.9
piracetam	446.2 ± 58.5*	1161.8 ± 97.8
CE 2.5mg/kg	424.7 ± 64.7*	1196.4 ± 75.4*
CE 5mg/kg	429.5 ± 50.0*	1051.9 ± 90.5
CE 10mg/kg	380.5 ± 98.6	1015.4 ± 36.5

表中数据表示为平均值 ± 标准差，n = 10。与正常对照组比较，# $P<0.05$；与模型组比较，* $P<0.05$。

表 7-3-7　CE 对衰老小鼠肝脏 MDA 含量和 SOD 活力的影响

group	MDA content（nmol/mg Pr）	SOD activity（U/mg Pr）
normal control	307.9 ± 35.5	56.85 ± 4.69
model	431.8 ± 41.4##	52.91 ± 2.28
piracetam	357.1 ± 17.6**	54.91 ± 1.81
CE 2.5mg/kg	363.5 ± 17.0**	60.95 ± 2.53**
CE 5mg/kg	341.7 ± 15.8**	58.45 ± 2.84
CE 10mg/kg	389.9 ± 20.4*	56.65 ± 4.27

表中数据表示为平均值 ± 标准差，n = 10。与正常对照组比较，## $P<0.01$；与模型组比较，* $P<0.05$，** $P<0.01$。

表 7-3-8　CE 对衰老小鼠脑中 MDA 含量和 SOD 活力的影响

group	MDA content（nmol/mg Pr）	SOD activity（U/mg Pr）
normal control	0.32 ± 0.03	36.1 ± 3.8
model	0.36 ± 0.03##	31.9 ± 1.7##
piracetam	0.28 ± 0.02**	33.7 ± 1.6
CE 2.5mg/kg	0.31 ± 0.01**	36.6 ± 3.5**
CE 5mg/kg	0.31 ± 0.01**	36.3 ± 3.8*
CE 10mg/kg	0.32 ± 0.04**	34.8 ± 1.7

表中数据表示为平均值 ± 标准差，n = 10。与正常对照组比较，## $P<0.01$；与模型组比较，* $P<0.05$，** $P<0.01$。

衰老模型组小鼠脑中的 MAO-A 和 MAO-B 的活性分别升高了 12% 和 20%，钠钾 ATP 酶和钙镁 ATP 酶的活力分别降低了 21% 和 16%，与对照组相比有明显的差异（$P<0.01$ 或 $P<0.05$）。CE 可以明显改善上述生化改变，说明 CE 改善了动物的能量代谢障碍，逆转了由于 MAO 活性升高引起的单胺类递质失调，如 7-3-9 和 7-3-10 所示。

表 7-3-9　CE 对衰老小鼠脑中 MAO-A 和 MAO-B 活力的影响

group	MAO-A activity（U/μg Pr）	MAO-B activity（U/h/μg Pr）
normal control	9.3 ±0.7	5.5 ±0.8
model	10.4 ±0.6##	6.6 ±0.7##
piracetam	9.3 ±0.2**	5.9 ±0.5
CE 2.5mg/kg	8.9 ±0.5**	5.9 ±0.5*
CE 5mg/kg	9.5 ±0.4**	6.3 ±0.7*
CE 10mg/kg	9.5 ±0.4**	6.5 ±0.6

表中数据表示为平均值 ± 标准差，n = 10。与正常对照组比较，## $P<0.01$；与模型组比较，* $P<0.05$，** $P<0.01$。

表 7-3-10　CE 对衰老小鼠脑中 Na^+K^+-ATPase 和 $Ca^{2+}Mg^{2+}$-ATPase 活力的影响

group	Na^+K^+-ATPase activity (μmol Pi/h/mg Pr)	$Ca^{2+}Mg^{2+}$-ATPase activity (μmol Pi/h/mg Pr)
normal control	225. 1 ±36. 4	372. 3 ±57. 4
model	177. 1 ±13. 7##	312. 8 ±23. 8#
piracetam	207. 0 ±20. 7 *	350. 3 ±35. 5
CE 2. 5mg/kg	198. 5 ±35. 2 **	341. 7 ±21. 7 *
CE 5mg/kg	219. 1 ±15. 8 *	360. 7 ±19. 5 *
CE 10mg/kg	220. 4 ±21. 5	370. 2 ±13. 0

表中数据表示为平均值 ± 标准差，n = 10。与正常对照组比较，#$P<0.05$，##$P<0.01$；与模型组比较，* $P<0.05$，** $P<0.01$。

（三）CE 对 D-半乳糖 + $NaNO_2$ 致衰老小鼠免疫器官指数的影响

与对照组相比，D-半乳糖和亚硝酸钠组小鼠的胸腺指数和脾脏指数都有明显的下降，分别相当于正常对照组的 73. 3% 和 79. 8% ，三个剂量 CE 组小鼠的胸腺指数和脾脏指数恢复到接近正常的水平，如表 7-3-11 所示。

表 7-3-11　CE 对 D-半乳糖 + $NaNO_2$ 致衰老小鼠免疫器官指数的影响

group	thymus index (mg/g)	spleen index (mg/g)
normal control	1. 01 ±0. 03	4. 71 ±0. 11
model	0. 74 ±0. 05#	3. 76 ±0. 16##
piracetam	1. 01 ±0. 13 **	4. 01 ±0. 81 *
CE 2. 5mg/kg	0. 88 ±0. 06 **	4. 55 ±0. 26 **
CE 5mg/kg	1. 08 ±0. 03 **	4. 73 ±0. 16 **
CE 10mg/kg	1. 05 ±0. 13 *	4. 77 ±0. 14 **

表中数据表示为平均值 ± 标准差，n = 10。与正常对照组比较，#$P<0.05$，##$P<0.01$；与模型组比较，* $P<0.05$，** $P<0.01$。

（四）CE 对 D-半乳糖 + $NaNO_2$ 致衰老小鼠脑中病理改变的影响

HE 染色的脑组织切片显示（图 7-3-5），空白对照组以及各个 CE 组海马神经细胞染色均一、结构完整，细胞膜、核膜清晰。模型组海马可见明显散在的或连续的神经细胞变性坏死，表现为胞质深染、核固缩、胞膜核膜界限不清晰，出现了神经细胞坏死自溶后剩余的空泡，这可能是动物行为上出现障碍的病理基础。

（五）CE 对 D-半乳糖 + $NaNO_2$ 致衰老小鼠海马内 Bcl-2、caspase-3 和 Bax 表达的影响

空白对照组和 CE 组深染的 Bcl-2 阳性细胞在海马广泛分布，阳性细胞数与模型组相比有显著性差异，高倍镜下可见胞质及 2 ~ 3 级的突起，内有棕黄色阳性反应颗粒，阳性细胞为梭形或星形。模型组海马区阳性细胞数目少（$P<0.01$），着色浅，少有突起。模型组的 caspase-3 和 Bax 免疫组化染色深染的阳性细胞在海马分布广泛，阳性细胞的突起分支可达 3

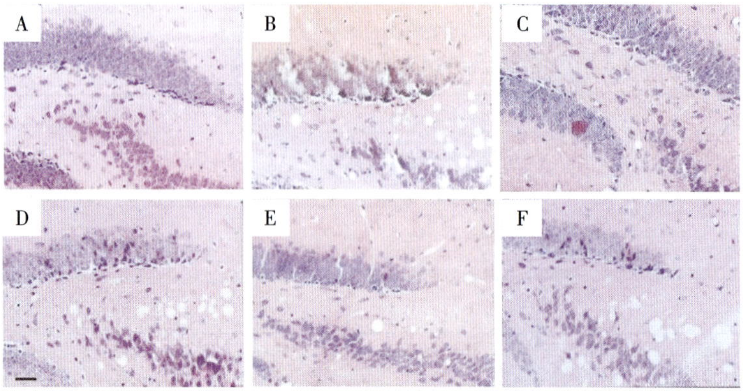

图 7-3-5 CE 对 D-半乳糖 + $NaNO_2$ 致衰老小鼠脑中病理改变的影响（Bar = 50μm）

A：正常对照；B：模型；C：piracetam；D，E，F：CE 2.5、5 和 10mg/kg。

级，而空白对照组以及 CE 组的海马区阳性细胞数目少（$P < 0.01$），各个给药组的阳性细胞数均接近空白对照组，阳性细胞着色浅，如表 7-3-12，图 7-3-6、7-3-7 和 7-3-8 所示。

表 7-3-12 CE 对衰老小鼠海马内 Bcl-2、caspase-3 和 Bax 阳性细胞数目的影响

group	Bcl-2	caspase-3	Bax
normal control	33.7 ±3.9	28.2 ±4.5	26.7 ±2.2
model	27.5 ±2.6#	32.0 ±3.4##	34.9 ±2.8#
piracetam	34.9 ±2.8*	28.5 ±3.4**	29.7 ±3.6*
CE 2.5mg/kg	33.5 ±5.6*	28.7 ±2.9**	28.6 ±3.4*
CE 5mg/kg	35.4 ±2.8*	26.1 ±2.4**	26.1 ±2.4*
CE 10mg/kg	26.7 ±2.2	31.1 ±5.4	32.4 ±3.7

表中数据表示为平均值 ± 标准差，n = 10。与正常对照组比较，#$P < 0.05$，##$P < 0.01$；与模型组比较，* $P < 0.05$，** $P < 0.01$。

（六）CE 对 D-半乳糖 + $NaNO_2$ 致衰老小鼠海马内 APP、Tau 和 NT-3 表达的影响

空白对照组和 CE 组深染的 NT-3 阳性细胞在海马广泛分布，细胞计数与模型组有显著性差异，高倍镜下可见胞质及多达 2 ~ 3 级的突起，内有棕黄色阳性反应颗粒，阳性细胞一般为梭形或星形。模型组海马阳性细胞数目少，阳性细胞着色浅，少有突起。模型组的 APP、Tau 免疫组化深染的阳性细胞在海马分布广泛，阳性细胞的突起分枝可达 3 级，而空白对照组和 CE（2.5 和 5mg/kg）组的海马阳性反应细胞数目较少，各个给药组的阳性细胞数均接近空白对照组，阳性细胞着色浅，如表 7-3-13，图 7-3-9、7-3-10 和 7-3-11 所示。

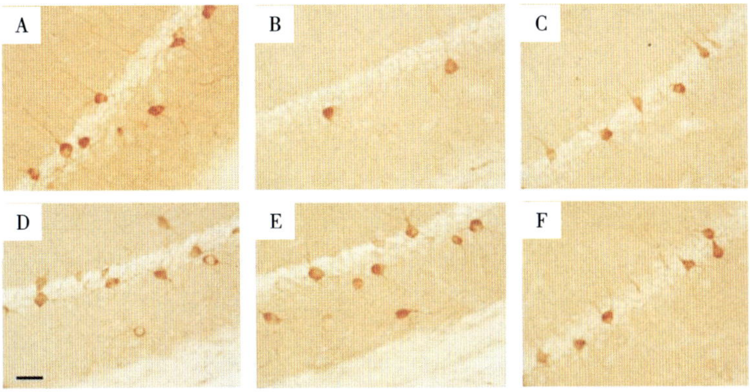

图 7-3-6　Bcl-2 单克隆抗体孵育后小鼠海马区细胞免疫组织化学染色结果（magnification × 400；Bar = 10μm）

A：正常对照；B：模型；C：piracetam；D，E，F：CE 2.5、5 和 10mg/kg。

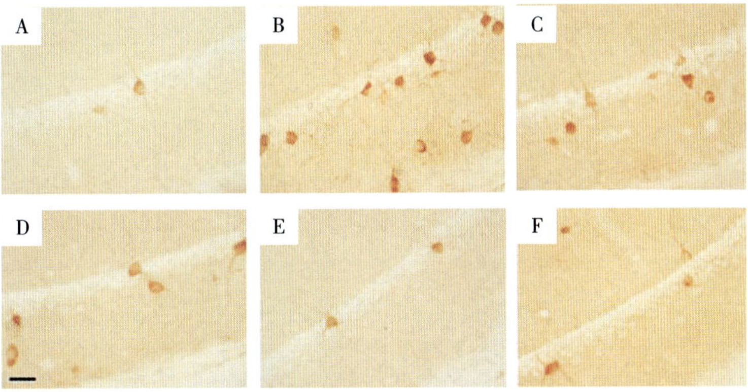

图 7-3-7　Caspase-3 单克隆抗体孵育后小鼠海马区细胞免疫组织化学染色结果（magnification × 400；Bar = 10μm）

A：正常对照；B：模型；C：piracetam；D，E，F：CE 2.5、5 和 10mg/kg。

表 7-3-13　CE 对衰老小鼠海马内 APP、Tau 和 NT-3 阳性细胞数目的影响

group	APP	Tau	NT-3
normal control	28.8 ± 2.5	15.7 ± 3.2	36.9 ± 7.0
model	33.4 ± 2.5#	21.1 ± 3.6#	24.3 ± 3.9#
piracetam	28.1 ± 4.8*	16.9 ± 3.0*	36.3 ± 3.7**
CE 2.5mg/kg	27.1 ± 4.1*	16.3 ± 2.2*	39.4 ± 4.1**
CE 5mg/kg	25.8 ± 3.6**	15.9 ± 2.1*	36.1 ± 7.2**
CE 10mg/kg	30.5 ± 3.7	21.0 ± 3.8	28.3 ± 3.1*

表中数据表示为平均值 ± 标准差，n = 10。与正常对照组比较，#$P < 0.05$；与模型组比较，*$P < 0.05$，**$P < 0.01$。

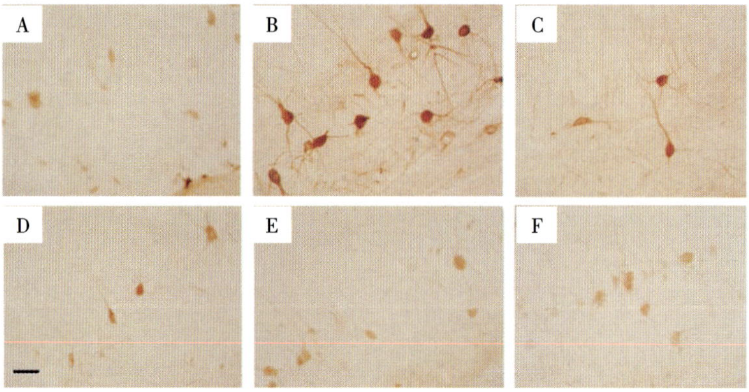

图 7-3-8 Bax 单克隆抗体孵育后小鼠海马区细胞免疫组织化学染色结果（magnification × 400；Bar = 10μm）

A：正常对照；B：模型；C：piracetam；D，E，F：CE 2.5、5 和 10mg/kg。

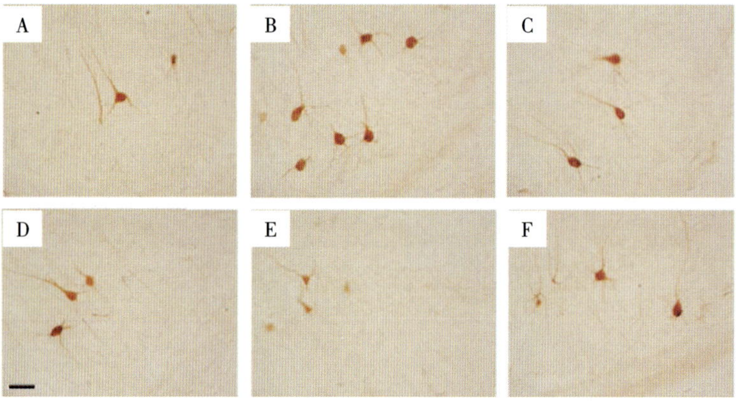

图 7-3-9 APP 单克隆抗体孵育后小鼠海马区细胞免疫组织化学染色结果（magnification × 400；Bar = 10μm）

A：正常对照；B：模型；C：piracetam；D，E，F：CE 2.5、5 和 10mg/kg。

综上实验结果表明，CE 可以改善此模型小鼠的学习记忆能力，有促智、延缓脑衰老的作用以及抗凋亡、增强免疫系统的功能的作用，上述保护作用的机制可能与 CE 抗氧化、改善能量代谢障碍有关。

三、dactylorhin B（DB）对 Aβ 引起的大鼠脑线粒体损伤的保护作用

（一）dactylorhin B 对 Aβ 引起的线粒体中 SOD、CAT 活性和 GSH、MDA 含量变化的影响

线粒体功能受损后，造成电子遗漏，会引起氧自由基增多。取雄性 Wistar 大鼠，断头处死，冰浴下迅速分离前脑，密度梯度离心法提取线粒体。Aβ 与线粒体共同孵育 2h 后线粒体中脂质过氧化产物 MDA 的含量增加，线粒体中与抗氧化能力密切相关的 GSH 的含量减少，

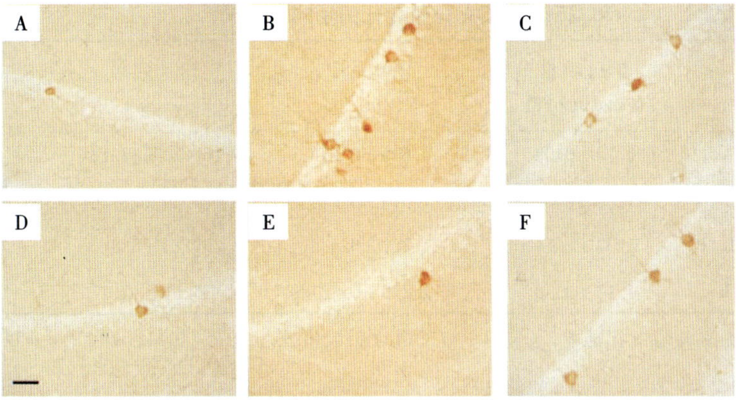

图 7-3-10 Tau-2 单克隆抗体孵育后小鼠海马区细胞免疫组织化学染色结果（magnification ×400；Bar = 10μm）

A：正常对照；B：模型；C：piracetam；D，E，F：CE 2.5、5 和 10mg/kg。

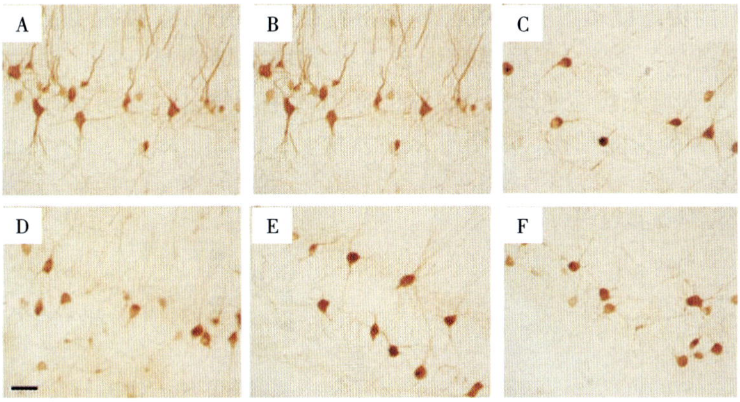

图 7-3-11 NT-3 单克隆抗体孵育后小鼠海马区细胞免疫组织化学染色结果（magnification ×400；Bar = 10μm）

A：正常对照；B：模型；C：piracetam；D，E，F：CE 2.5、5 和 10mg/kg。

与清除自由基有关的 SOD 和 CAT 的活性均降低，说明 Aβ 引起了线粒体的氧化性损伤。Dactylorhin B 对上述指标都有逆转趋势，说明 dactylorhin B 对 Aβ 引起的线粒体氧化损伤有保护作用，如表 7-3-14 所示。

表 7-3-14 Dactylorhin B 对 Aβ 引起的大鼠脑线粒体中 SOD、CAT 活性和 GSH、MDA 含量变化的影响

分组	MDA 含量 (nmol/mg Pr)	SOD 活性 (U/mg Pr)	GSH 含量 (mg/mg Pr)	CAT 活性 (U/mg Pr)
control	0.74 ± 0.08	2.616 ± 0.214	165.23 ± 17.13	17.75 ± 0.46
Aβ	1.56 ± 0.04##	1.574 ± 0.223##	76.27 ± 13.36##	9.97 ± 1.44###
Aβ + 1μmol/L DB	1.32 ± 0.14	1.880 ± 0.434	99.81 ± 8.81	10.48 ± 1.65
Aβ + 10μmol/L DB	1.13 ± 0.16 *	2.209 ± 0.087 *	135.51 ± 12.22 *	12.95 ± 0.38 *

表中数据表示为平均值 ± 标准差，n = 12。与正常对照组比较，## $P < 0.01$，### $P < 0.001$；与模型组比较，* $P < 0.05$。

（二）dactylorhin B 对 Aβ 引起的线粒体活性氧 ROS 生成量改变的保护作用

二氯荧光黄双乙酸锭（DCFH-DA）本身没有荧光，可以自由穿过线粒体膜，进入线粒体内后，可以被活性氧氧化生成有荧光的 2, 7-二氯荧光黄（DCF）。而 DCF 不能通透线粒体膜，从而被保留在线粒体内，线粒体内的活性氧可以氧化无荧光的 DCFH 生成有荧光的 DCF。检测 DCF 的荧光就可以知道线粒体内活性氧的水平。结果表明，Aβ 使线粒体中的 DCF 荧光值明显提高，证实 Aβ 确能使线粒体内 ROS 水平明显升高，提示氧化应激加强。Dactylorhin B 可以剂量依赖性地降低 Aβ 引起的 ROS 生成增多，说明 dactylorhin B 能够对抗 Aβ 引起的线粒体氧化应激损伤，如图 7-3-12 所示。

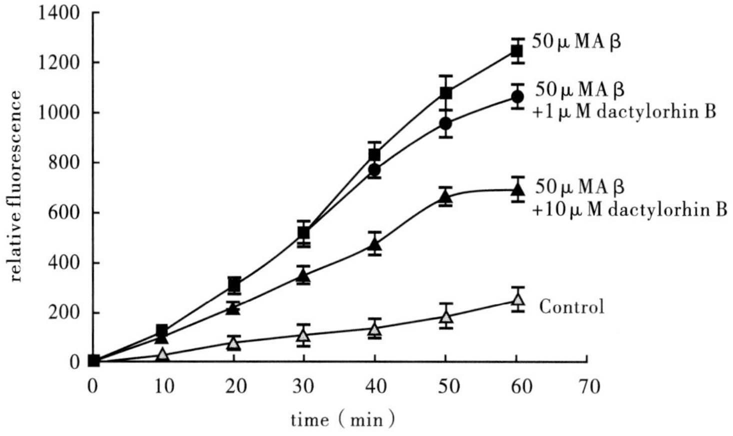

图 7-3-12 Dactylorhin B 对 $A\beta_{25-35}$ 引起线粒体大量生成 ROS 的影响

（三）dactylorhin B 对 Aβ 造成 mtDNA 氧化损伤的保护作用

当线粒体膜脂质过氧化或者活性氧自由基攻击 mtDNA 时形成的 8-OH-脱氧鸟嘌呤的量与化学发光的强度呈正比，化学发光用 BPLC 超微弱化学发光仪（800V）测定。结果显示，Aβ 孵育组 mtDNA 的化学发光有明显的增加，表明 mtDNA 出现了氧化应激损伤，更容易受到活性氧的攻击，而 dactylorhin B 对此损伤有明显的保护作用，如图 7-3-13 所示。

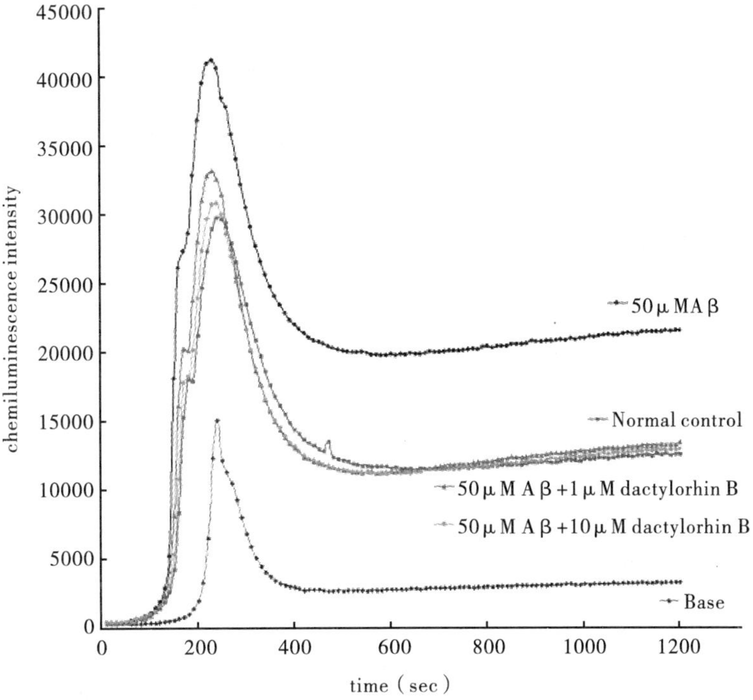

图 7-3-13　dactylorhin B 对 $A\beta_{25\text{-}35}$致 mtDNA 总化学发光密度改变的影响

（四）dactylorhin B 对 Aβ 造成线粒体膜肿胀的保护作用

线粒体肿胀后可导致其浊度降低，表现为 520nm 处吸光值的不断降低，而未经处理的线粒体蛋白在 520nm 处吸光值的变化很微弱，将 50μmol/L Aβ 加入到线粒体悬液后，在 10min 的观察时间内，520nm 处吸光度值的变化率与正常对照组相比明显降低，同时给予各个浓度的 dactylorhin B 后，可以减少吸光度值的降低率，并且有较为明显的剂量效应关系，说明 dactylorhin B 可以在一定程度上保护线粒体膜，如图 7-3-14 所示。

（五）dactylorhin B 对 Aβ 致线粒体膜电位改变的保护作用

实验结果表明，50μmol/L Aβ 与线粒体蛋白孵育 2h 后，可使线粒体对 Rhodamin123 的摄取速率和摄取量明显降低，提示线粒体膜可能受到了损伤，导致线粒体膜开放，线粒体跨膜电位（$\Delta\psi m$）下降或消失，继之呼吸链脱偶联，谷胱甘肽耗竭，活性氧类产生及对诱导凋亡非常重要的蛋白酶活化物的释放。同时给予各个浓度的 dactylorhin B 后，可以明显的恢复线粒体对 Rhodamin123 摄取的速率和摄取量，并有一定的剂量效应关系，说明 dactylorhin B 可以在一定程度上抑制 Aβ 对线粒体膜的毒性作用，如图 7-3-15 所示。

（六）dactylorhin B 对 Aβ 造成大鼠脑线粒体中 ATPase 活性改变的影响

F 型 ATPase，又称为 ATP 合酶（F_0F_1 复合物），是 ATPase 中重要的一种。它在分离状态下具有 ATP 水解酶的活性，在结合状态下具有 ATP 合成酶的活性，可以利用质子动力势直接合成 ATP。因此，它的活性是线粒体功能的重要指标。结果显示，Aβ 孵育组 ATPase 活性明显下降，表明线粒体受到氧化应激性损伤，而 dactylorhin B（10μmol/L）对此损伤有明显的保护作用，如表 7-3-15 所示。

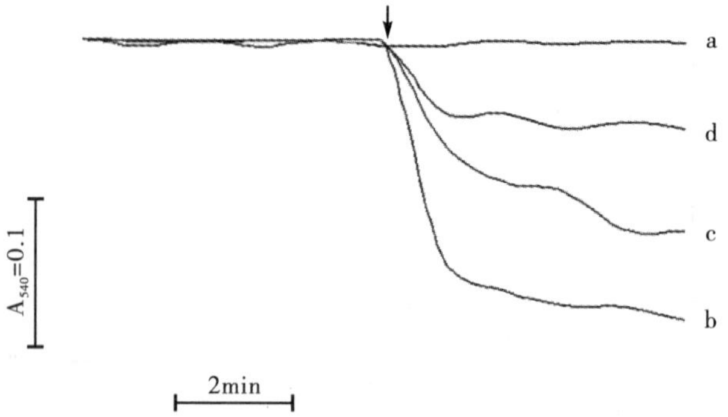

图 7-3-14 Dactylorhin B 对 50μmol/L $A\beta_{25\text{-}35}$ 造成线粒体膜肿胀的保护作用

a：正常对照；b：50μmol/L $A\beta_{25\text{-}35}$；c：50μmol/L $A\beta_{25\text{-}35}$ + 1μmol/L dactylorhin B；d：50μmol/L $A\beta_{25\text{-}35}$ +10μmol/L dactylorhin B。

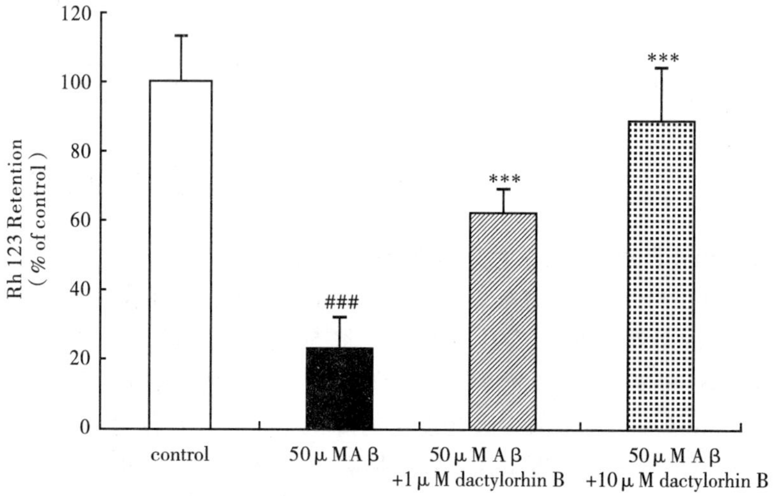

图 7-3-15 dactylorhin B 对 $A\beta_{25\text{-}35}$ 致线粒体膜电位改变的保护作用

与正常对照组比较，### $P<0.001$；与模型组比较，*** $P<0.001$。

表 7-3-15 Dactylorhin B 对 Aβ 造成大鼠脑线粒体 ATPase 活性改变的保护作用

分 组	ATPase 活性（U/mg protein）
正常对照	69.62 ±2.86
Aβ	39.10 ±1.64##
Aβ + 1μmol/L DB	48.44 ±6.04
Aβ + 10μmol/L DB	57.31 ±1.14*

表中数据表示为平均值 ± 标准差，n=12。与正常对照组比较，## $P<0.01$；与模型组比较，* $P<0.05$。

（七）dactylorhin B 对 Aβ 造成 COX、PDHC、α-KGDHC 活性改变的保护作用

复合酶Ⅳ又称细胞色素 C 氧化酶（cytochrome c oxidase，COX）。

丙酮酸脱氢酶（pyruvate dehydrogenase complex，PDHC）。

α-酮戊二酸脱氢酶（α-ketoglutarate dehydrogenase complex，α-KGDHC）。

线粒体的呼吸作用主要通过呼吸链（电子传递链）实现，呼吸链的氧化磷酸化偶联可以产生 ATP 而给细胞供能。在呼吸链中，要完成电子的传递作用，需要大量的酶系统参与，其中最主要的是呼吸链复合酶Ⅰ、Ⅱ、Ⅲ和Ⅳ。其中的复合酶Ⅳ是线粒体中两条主要的呼吸链的末端酶，对两条呼吸链的功能调节都有着非常重要的作用。从呼吸链前段传来的电子（e）最后由它传递给氧，形成氧自由基（$O_2 \rightarrow O_2^{\cdot -}$）。因此，它常被看作是测定线粒体功能和评价 ATP 合成能力的一个指标。复合酶Ⅳ又称为细胞色素氧化酶（COX）。结果显示，Aβ 孵育组 COX 的活性有明显的降低，而 dactylorhin B 对此有明显的保护作用，说明 dactylorhin B 对 Aβ 引起的线粒体呼吸功能损伤有保护作用。

在原核生物中，三羧酸循环发生在胞液中，而在真核生物中，该循环则发生在线粒体内。在真核生物胞液内产生的丙酮酸必须被转移到线粒体基质中，才能经受进一步的反应。丙酮酸在丙酮酸脱氢酶复合物催化下氧化脱羧生成乙酰 CoA。由 PDHC 催化的反应是控制丙酮酸进入三羧酸循环的关键步骤。三羧酸循环本身的活性控制部位是由 α-KGDHC 催化的。结果显示，Aβ 孵育组 PDHC、α-KGDHC 的活性有明显的降低，而 dactylorhin B 对此有明显的保护作用，说明 dactylorhin B 对 Aβ 引起的线粒体三羧酸循环和能量损伤有一定的保护作用，如表 7-3-16 所示。

表 7-3-16　Dactylorhin B 对 Aβ 造成大鼠脑线粒体 COX、PDHC、α-KGDHC 活性改变的影响

group	COX 活性（nmol/min/mg Pr）	PDHC 活性（nmol/min/mg Pr）	α-KGDHC 活性（nmol/min/mg Pr）
normal control	17.28 ±1.49	26.81 ±3.23	31.32 ±2.45
Aβ	12.59 ±0.68##	8.77 ±1.59###	20.37 ±3.88##
Aβ +1μmol/L DB	13.80 ±0.01	14.37 ±8.25	22.06 ±7.25
Aβ +10μmol/L DB	15.60 ±0.02*	18.06 ±4.36*	28.51 ±2.00*

表中数据表示为平均值 ± 标准差，n = 12。与正常对照组比较，##$P<0.01$，###$P<0.01$；与模型组比较，*$P<0.05$。

（八）Aβ 造成线粒体内 Cyt C 的释放以及 dactylorhin B 的保护作用

Aβ 孵育组胞浆中 Cyt C 有明显的增加，而 dactylorhin B 对此有明显的保护作用，说明 dactylorhin B 对 Aβ 引起的线粒体膜破裂、凋亡相关物质的释放有保护作用，并有可能抑制了 Aβ 引起的神经细胞凋亡，如图 7-3-16 所示。

综上，dactylorhin B 可以剂量依赖性地抑制 Aβ 处理后线粒体膜电位的下降，改善线粒体能量代谢相关酶系统（PDHC、α-KGDHC、ATPase 和 COX）的活性降低，从而保护线粒体呼吸和有氧氧化的顺利进行。同时，dactylorhin B 通过缓解线粒体的氧化应激和损伤，稳

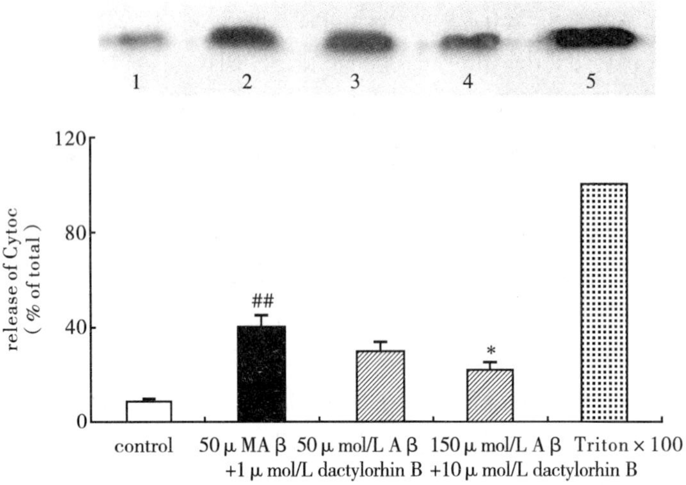

图 7-3-16　$A\beta_{25-35}$致线粒体内 CytC 释放，dactylorhin B 具有保护作用

1：正常对照；2：150μmol/L $A\beta_{25-35}$；3：$A\beta_{25-35}$ + 1μmol/L dactylorhin B；4：$A\beta_{25-35}$ +10μmol/L dactylorhin B；5：Triton X 100-对照（作为 Cyt C 释放的基准值）。与正常对照比较，## $P<0.01$；与 Aβ 组比较，* $P<0.05$。

定线粒体膜电位，减少线粒体膜内蛋白（CytC）的释放，避免凋亡通路的激活，从而对线粒体介导的细胞凋亡也有明显的抑制作用。试验结果显示，dactylorhin B 对 Aβ 处理引起的线粒体损伤具有显著的保护作用，这为其神经保护作用提供了重要的依据和基础。

四、CE 对大鼠脑缺血模型中神经元死亡和认知功能受损的保护作用

（一）CE 对大鼠脑缺血模型中神经元死亡的保护作用

暂时性全脑缺血再灌注（4VO）大鼠行为学实验后，灌流固定，取脑冷冻切片进行尼氏染色。一般将尼氏染色阳性神经元的缺失和典型缺血神经元的增多（其细胞胞体萎缩和黑染）视为脑切片的组织学损伤。与假手术组相比，4VO 缺血组的脑切片出现了显著的海马 CA1 区神经元的缺失。而 CE 治疗显著地增加了 4VO 缺血大鼠 CA1 区的神经元数目，如图 7-3-17 所示。对脑切片 CA1 区神经元的缺失程度进行评分后，其结果表明各组之间有显著性差异。*post hoc* Dunnet's test 检验揭示假手术组（$P<0.05$）和 4VO + CE 组（$P<0.05$）在海马区域比 4VO 组有更多的正常形态的锥体细胞，如图 7-3-18 所示。

（二）CE 对认知功能受损的保护作用

暂时性局部脑缺血再灌注（tMCAO）大鼠缺血 2h，灌胃给 CE 或者生理盐水 30 天后进行跳台实验。Kruskal-Wallis 非参数检验结果显示，在跳台实验记忆维持期（retention），各组之间的跳下潜伏期有显著性差异。Mann-Whitney U test 检验结果显示：与假手术大鼠相比，持续 2h 的 MCAO 缺血显著地影响了大鼠的学习和记忆能力。第一天记忆获得时间：tMCAO 组 304 ±77s，Sham 组 152 ±36s（NS），模型组大鼠需要更长的时间获得铜栅有电的记忆；第二天（记忆维持期）大鼠第一次跳下安全平台的潜伏期：tMCAO 组 65 ±30s，Sham 组 176 ±4 s（$P<0.05$），模型组大鼠的跳下潜伏期明显缩短。CE 治疗 30 天使 tMCAO 大鼠

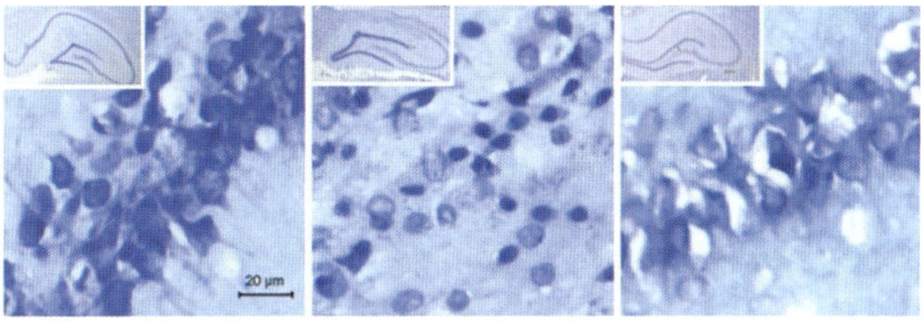

图 7-3-17　CE 对 4VO 缺血大鼠海马 CA1 区的神经元损伤的影响（Bar = 20μm，n = 4）

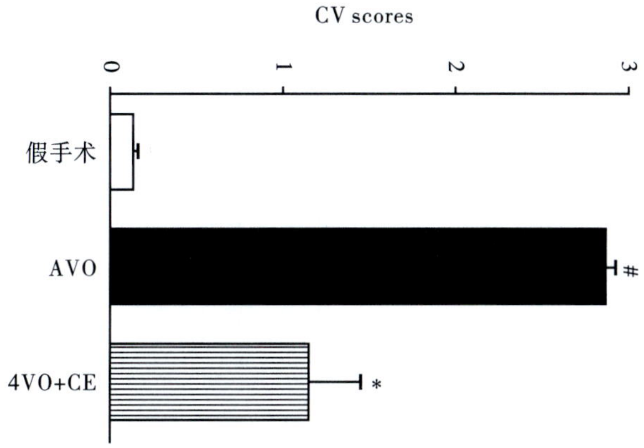

图 7-3-18　脑切片海马 CA1 区神经元的缺失程度进行评分

记忆获得的时间缩短了 69.1%，为 199 ± 19s（NS）。而在记忆维持期，CE 治疗使 tMCAO 大鼠停留在安全平台上的时间（跳下潜伏期）显著延长了 76.6%，达到 150 ± 20s（$P < 0.05$），如图 7-3-19 所示。

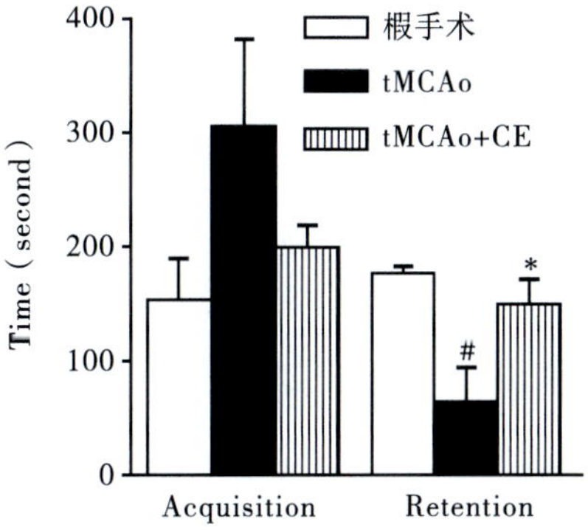

图 7-3-19　CE 对 tMCAO 导致大鼠认知功能受损的保护作用

由此可见，CE 长期治疗可以改善由全脑或局部脑缺血引起的学习记忆和运动功能障碍，抑制缺血易损脑区的神经细胞死亡。提示 CE 很有可能开发成为用于治疗血管性痴呆的神经保护剂。

（张建军）

参 考 文 献

1. Dan Zhang，Geng-tao Liu，Jian-gong Shi，et al. Effects of Coeloglossum. viride var. bracteatum extract on memory deficits and pathological changes in senescent mice. Basic & Clinical Pharmacology & Toxicology，2006，98：55－60
2. Zhang D，Liu G，Shi J，et al. Coeloglossum viride var. bracteatum extract attenuates D-galactose and $NaNO_2$ induced memory impairment in mice. J Ethnopharmacol，2006，104（1－2）：250－256
3. Zhang D，Zhang Y，Liu G，et al. Dactylorhin B reduces toxic effects of beta-amyloid fragment（25-35）on neuron cells and isolated rat brain mitochondria. Naunyn Schmiedebergs Arch Pharmacol，2006，374（2）：117－125
4. Bo Ma，Min Li，Hua Nong，et al. Protective effects of extract of Coeloglossum viride var. bracteatum on ischemia-induced neuronal death and cognitive impairment in rats. Behavioural Pharmacology，2008，19（4）：325－333

第八章　金　银　花

概　　述

金银花又名双花，为忍冬科多年生常绿缠绕灌木植物忍冬（Lonicera japonica Thunb.）的干燥花蕾，常用中药，具有清热解毒、疏散风寒的功能，主治外感风热，咽喉肿痛等病。临床上金银花除单味入药外常以其为主组成配方治疗各种炎症，并有多种剂型生产。药理研究证明，金银花具有抑菌、抗炎、抗病毒等作用。哈尔滨医科大学公共卫生学院在研究治疗出血热过程中发现金银花水煎剂对流感病毒和疱疹病毒显示明显抑制作用并用于临床。为了研究其抗病毒有效成分，我们课题组与哈尔滨医科大学合作共同对其有效成分进行研究。他们负责抗病毒药理研究，我们研究其有效成分化学。研究目标为在确定有效成分的基础上先制备一个有效部位用于临床，并与河北恒利药业签定合作协议，得到恒利的经费支持。经过双方几年的合作研究，发现一个对抑制鸡胚流感病毒有显著作用的水溶性有效部位。研究了该有效部位的化学成分组成及单体化合物的分离鉴定，同时对该有效部位的抗病毒药效学及初步的毒理学以及该部位的注射用制剂及其质量规格等工作进行研究。该有效部位的化学研究表明，其中含有多种类型的化合物，主要为环烯醚萜苷、绿原酸类、香豆精以及黄酮等，并从中得到一个对流感病毒有抑制作用的单体化合物。该化合物含量较高，极性大，易溶于水，证明是一个天然罕见的环状过氧键化物糖苷，命名为双抗素（结构见下）。该化合物对鸡胚流感病毒和疱疹病毒显示显著抑制作用。双抗素是继抗疟有效成分鹰爪甲素和青蒿素之后发现的第三个具有明显生物活性的含过氧键的天然环状过氧化合物（已获得中国专利授权）。双抗素的结构具有明显化学特征，分子量较小，结构较为简单，便于进行化学合成或结构修饰改造的研究，是一个难得的新药研究生物活性先导物。因此，我们进行了双抗素及其类似物的合成和结构优化研究，并取得初步研究结果，但是该项金银花抗病毒有效成分的研究由于有效部位及有效成分对体外乙型流感病毒抑制效价偏低，有效部位注射剂稳定性问题以及长期毒理费用等原因而终止研究。

（于德泉）

第一节　金银花的植物及药材

金银花为常用中药，商品为忍冬科植物忍冬的干燥花蕾。

一、原植物

金银花 Lonicera japonica Thunb.

半常绿藤本。幼枝暗红褐色，密被硬直糙毛、腺毛和柔毛，下部常无毛。叶纸质，卵形或长圆状卵形，有时卵状披针形，稀圆卵状或到卵形，极少有1至数个纯缺刻，长3～5

（~9.5）cm，基部圆或近心形，有糙毛，下面淡绿色，小枝上部叶两面均密被糙毛，下部叶常无毛，下面多少带青灰色；叶柄长4~8mm，密被柔毛。总花梗常单生小枝上部叶腋，与叶柄等长或较短，下方者长2~4cm，两面均有柔毛或近无毛。小苞片先端圆或平截，长约1mm，有糙毛和腺毛；萼筒长约2mm，无毛，萼齿卵状三角形或长三角形，有长毛，外面和边缘有密毛；花冠白色，后黄色，长（2）3~4.5（~6）cm，唇形，冠筒稍长于唇瓣，被倒生糙毛和长腺毛，上唇裂片先端钝，下唇带状反曲；雄蕊和花柱高出花冠。果圆形，直径6~7mm，熟时蓝黑色。花期4~6月（秋季常开花），果期10~11月。

生于海拔1500m以下山坡灌丛或疏林中、乱石堆及村边。常栽培。除黑龙江、内蒙古、宁夏、青海、新疆、西藏和海南外，全国各地均有分布，日本及朝鲜半岛有分布。

二、金银花的加工

夏初花开放之前采收，晒或用硫磺熏后干燥。有的地方用沙炒晒、蒸晒法干燥。

三、金银花的生药

（一）药材形状

忍冬呈棒状，上粗下细，略弯曲，长2~3cm，上部直径约3mm，下部直径约1.5mm。表面黄白色或绿白色（贮久色变深），密被短柔毛。偶见叶状苞片。花萼绿色，先端5裂，裂片有毛，长约2mm。开放者花冠筒状，先端二唇形；雄蕊5个，附于筒壁，黄色；雌蕊1个，子房无毛。气清香，味淡、微苦。红腺忍冬长2.5~4.5cm，直径0.8~2mm。表面黄白至棕色，无毛或疏被毛。萼筒无毛，先端5裂，裂片长三角形，被毛。开放者花冠下唇反转，花柱无毛。山银花长1.6~3.5cm，直径0.5~2mm。萼筒和花冠密被灰白色毛，子房有毛。毛花柱忍冬长2.5~4cm，直径1~2.5mm。表面淡黄色微带紫色，无毛。花萼裂片短三角形。开放者花冠上唇常不整齐，花柱下部多密被长柔毛。

（二）显微特征

正品金银花的显微鉴定特征：忍冬花冠外表面观腺毛有两种类型，一种头部倒圆锥形，顶部平坦，侧面观约10~33个细胞，排成2~4层，直径40~108μm，有的细胞含淡黄色物，柄部（1~）2~5个细胞，长70~700μm；另一种较短小，头部类圆形或略扁圆形，侧面观4~20个细胞，直径24~80μm，柄部2~4个细胞，长24~80μm。厚壁非腺毛单细胞，平直或稍弯曲，长45~900μm，体部直径14~37μm，壁厚5~10μm，表面有微细疣状突起，有的具单或双螺纹；足部稍膨大，末端大多平截，纹孔明显。花粉粒类圆形或三角形，外壁表面有细密短刺及圆形细颗粒状雕纹，具3孔沟。草酸钙簇晶存在于薄壁细胞中，棱角锐尖（图8-1-1）。

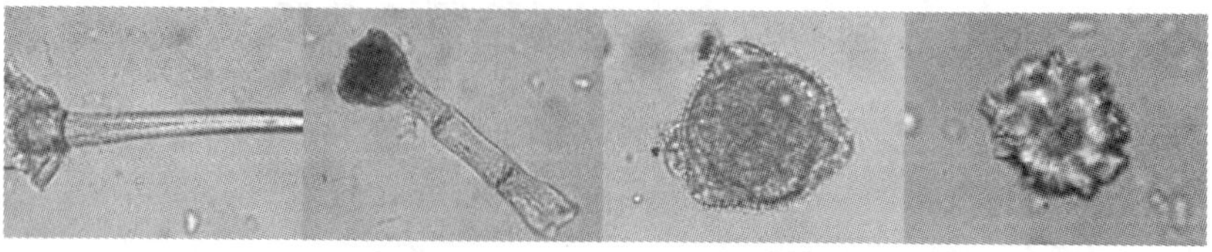

非腺毛　　腺毛　　花粉粒　　草酸钙簇晶

图8-1-1　金银花显微结构

红腺忍冬表面观腺毛较少，头部盾形，顶面观约8～40个细胞，侧面观7～10个细胞，排成1～2层，直径（60～）80～176μm，细胞含红棕色、棕色或淡棕色物；柄极短。厚壁非腺毛长38～1048μm，体部直径10～40μm，壁厚3～10μm，表面有细密疣状突起。其亚种净花菰腺忍冬几无腺毛；厚壁非腺毛少见。

山银花外表面观腺毛头部倒圆锥形或盘形，顶端凹陷或稍平坦，侧面观约20～100个细胞，排成3～5层，直径32～152μm，细胞含棕色、红棕色或深棕色物；柄部2～4个细胞，基部细胞大多粗而长。厚壁非腺毛长32～623（～848）μm，体部直径11～40μm，壁厚3～13μm；足部周围表皮细胞隆起。

四、金银花药材研究

（一）药材资源

共采集药材样品11份，见表8-1-1。

表8-1-1　金银花药材来源

编号	来　源	采集时间	样品基源鉴定
1	河南洛阳	2002年8月	金银花 Flos Lonicerae japonicae
2	贵州兴义	2002年9月	金银花 Flos Lonicerae japonicae
3	河北邢台	1997年1月	金银花 Flos Lonicerae japonicae
4	湖南张家界	1997年7月	金银花 Flos Lonicerae japonicae
5	河南灵宝	2002年8月	金银花 Flos Lonicerae japonicae
6	河南南阳	2002年7月	金银花 Flos Lonicerae japonicae
7	山东菏泽	1997年1月	金银花 Flos Lonicerae japonicae
8	安徽巢湖	2002年4月	金银花 Flos Lonicerae japonicae
9	河南郑州	2002年8月	金银花 Flos Lonicerae japonicae
10	山东平邑	2000年8月	金银花 Flos Lonicerae japonicae
11	陕西咸阳	2002年8月	金银花 Flos Lonicerae japonicae

（二）药材样品基源鉴定

见表8-1-2及图8-1-2～8-1-12。

表8-1-2　金银花的分布

原植物	分布及主产区	使用地区
金银花 Flos Lonicerae japonicae	主产河南、山东，均为栽培 分布于广西、贵州、四川、广东、陕西、湖南、湖北、云南	全国各地并出口
菰腺忍冬 Flos Loniceraehypoglaucae	主产广西、四川、云南、湖南，有栽培	华西、西南
华南忍冬 Flos Lonicerae confusae	主产广东、广西	华南
毛花柱忍冬 Flos Lonicerae dasytylae	主产广西	华南

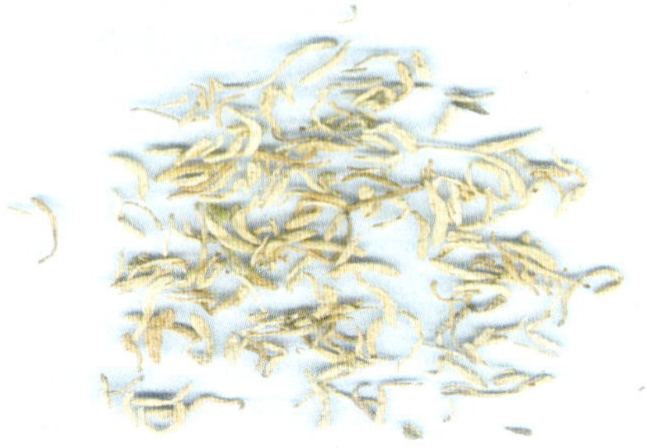

图 8-1-2　8 号样品（安徽巢湖）

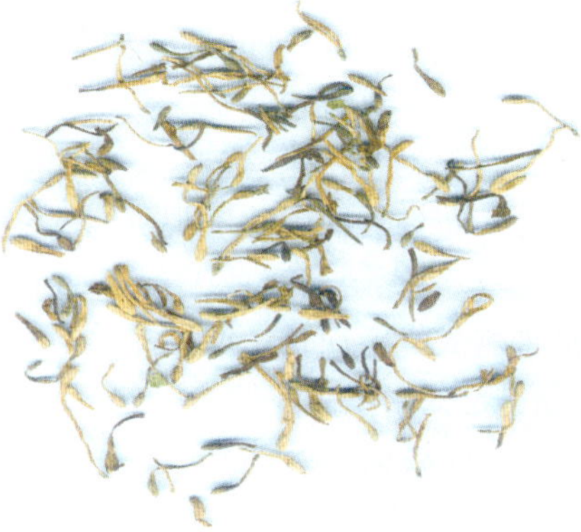

图 8-1-3　2 号样品（贵州兴义）

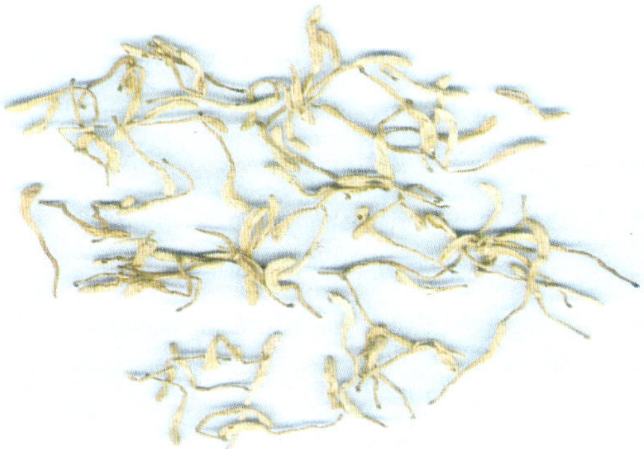

图 8-1-4　3 号样品（河北邢台）

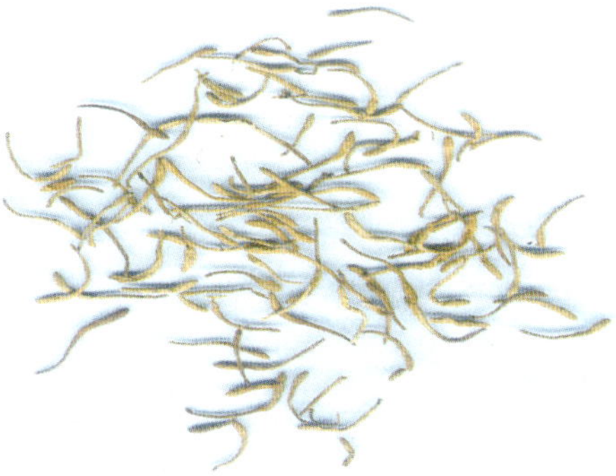

图 8-1-5　5 号样品（河南灵宝）

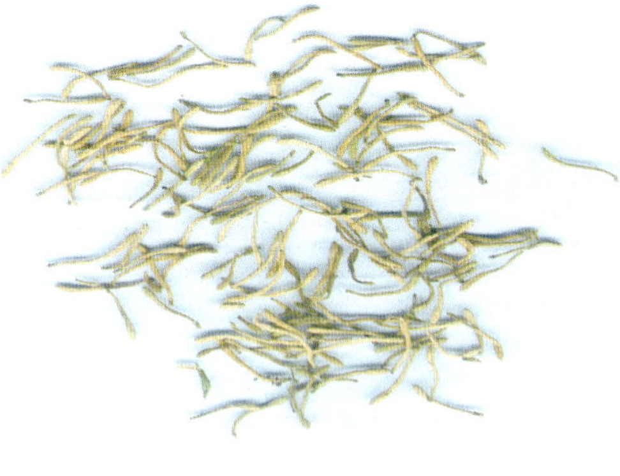

图 8-1-6　1 号样品（河南洛阳）

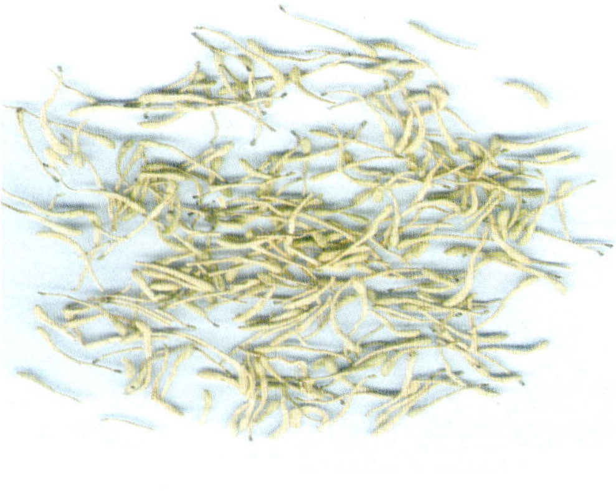

图 8-1-7　6 号样品（河南南阳）

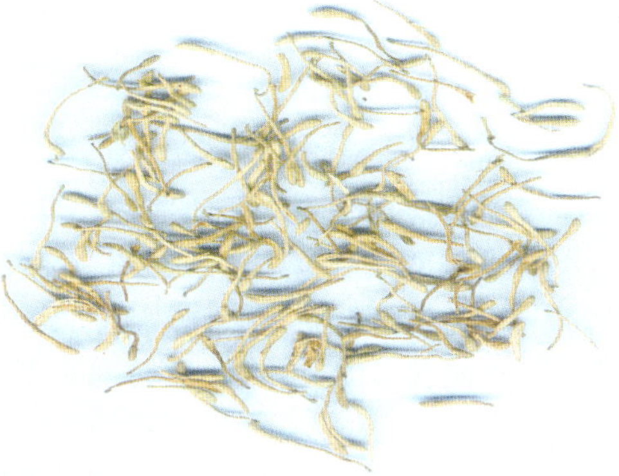

图 8-1-8　9 号样品（河南郑州）

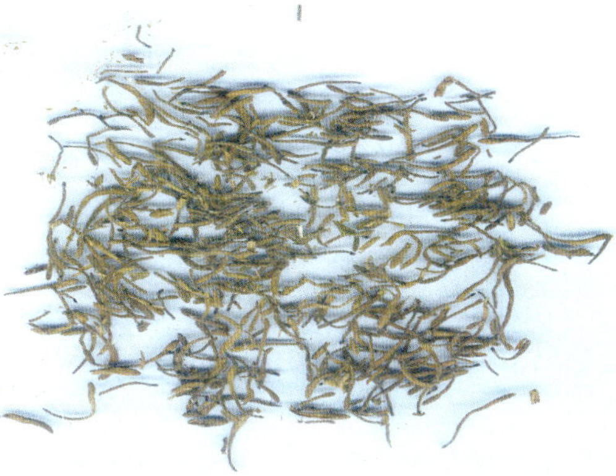

图 8-1-9　4 号样品（湖南张家界）

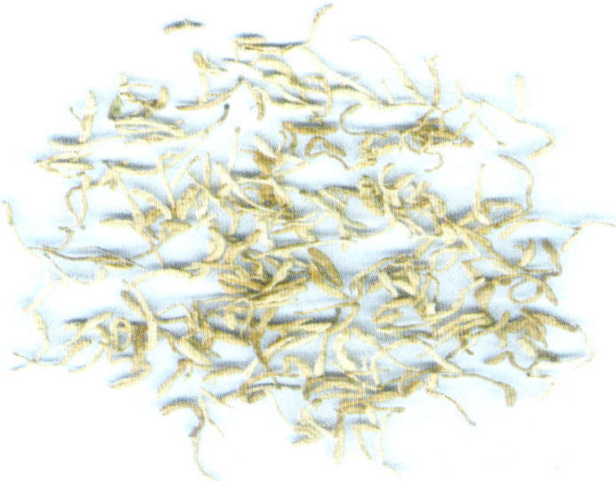

图 8-1-10　7 号样品（山东菏泽）

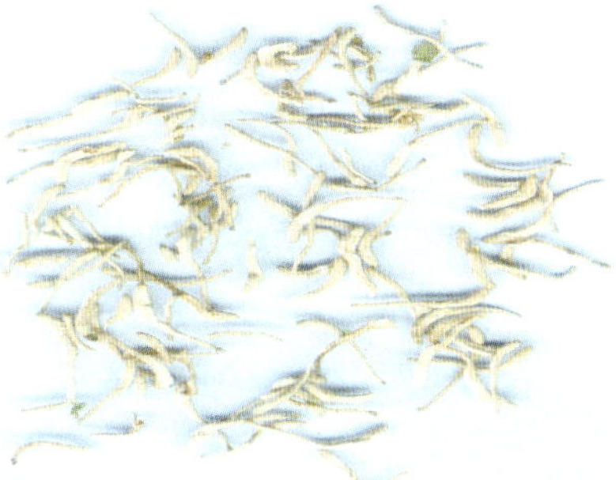

图 8-1-11　10 号样品（山东平邑）

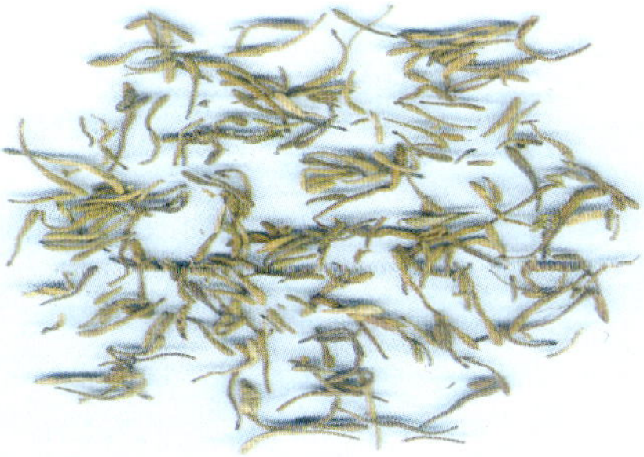

图 8-1-12　11 号样品（陕西咸阳）

（马　林）

第二节　金银花的化学成分研究

一、金银花化学成分研究结果

为了对金银花的化学成分有充分的了解，在开始化学成分分离实验前我们进行了多项预实验，包括泡沫试验（阳性）、三氯化铁试验（阳性）、硅钨酸试验（阴性）、碘化铋钾试验（阴性）、α-萘酚试验（阳性）、多糖试验（阳性）、盐酸-镁粉试验（阳性）、盐酸锌粉试验（阳性）以及醋酸镁试验（阴性），表明金银花中含有皂苷、酚类、糖、多糖及黄酮类成分。

我们结合药理抗病毒模型筛选确定了金银花的有效部位，并最终选定水提醇沉后的上清液经大孔树脂分离得到的两部分作为研究的重点。采用萃取、大孔吸附树脂、硅胶柱色谱、凝胶 LH-20 柱色谱以及质谱、红外光谱和核磁共振波谱等现代分离分析方法，从中分离鉴定了 14 个化合物，它们是咖啡酸甲酯、咖啡酸乙酯、咖啡酸、绿原酸、异绿原酸、木犀草素、木犀草素-7-葡萄糖苷、金丝桃苷、槲皮素、swerosid、lonicerasid、vogeloside、忍冬苷、双抗素。结构如图 8-2-1 所示：

在这些化合物中，绿原酸和异绿原酸含量很高，swerosid 和 lonicerasid 含量也较高，因此确定这四个化合物为质量分析的指标性成分。

二、金银花的化学成分结构和理化性质

（一）绿原酸

1. 结构　如图 8-2-2 所示。

2. 理化性质　白色结晶，熔点：211 ~ 213℃。分子式：$C_{16}H_{18}O_9$，分子量 354.32。易溶于热水、乙醇及丙酮，极微溶于醋酸乙酯，难溶于氯仿、石油醚。

紫外光谱特征：λ_{max}：243、302（sh）、327nm。

红外光谱特征：$\nu_{max}^{KBr}cm^{-1}$：3359、2989、2630、1685、1637、1601、1516、1442、1288、1184、1115、1082、1038、976、852、818。

质谱特征：快原子轰击质谱 *m/z*（以甘油为底物）：447 $[M+H+gly]^+$、355 $[M+H]^+$ 和咖啡酰基强碎片离子 163。

^1H 和 ^{13}C 核磁共振特征：测定仪器为 Varian Mercury-300 核磁共振仪。数据见表 8-2-1。

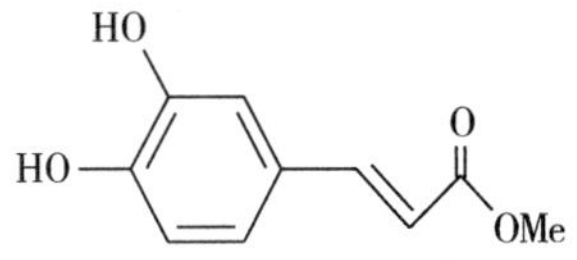
咖啡酸甲酯

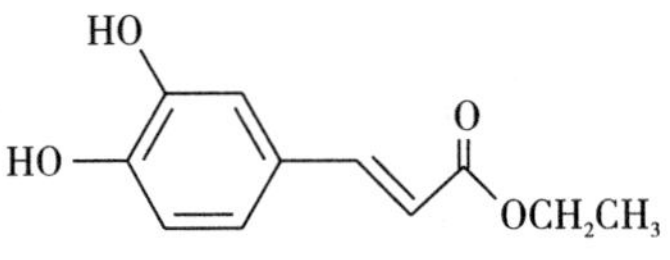
咖啡酸乙酯

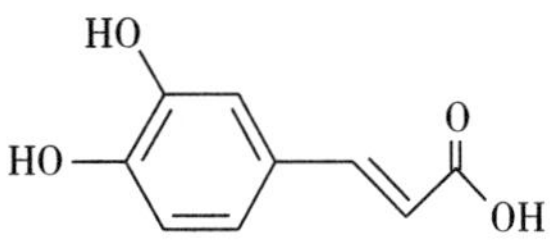
咖啡酸

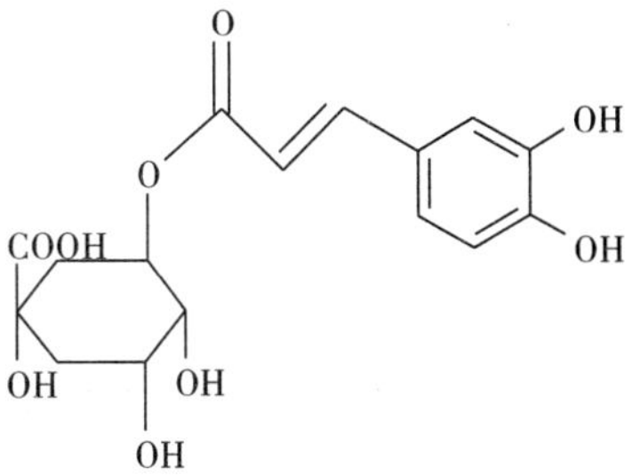
绿原酸

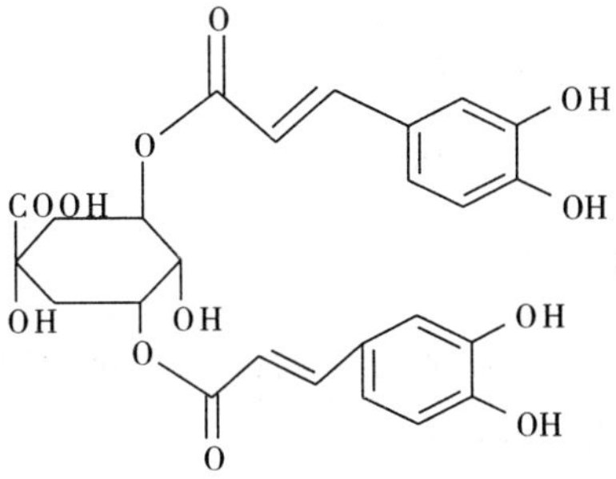
异绿原酸

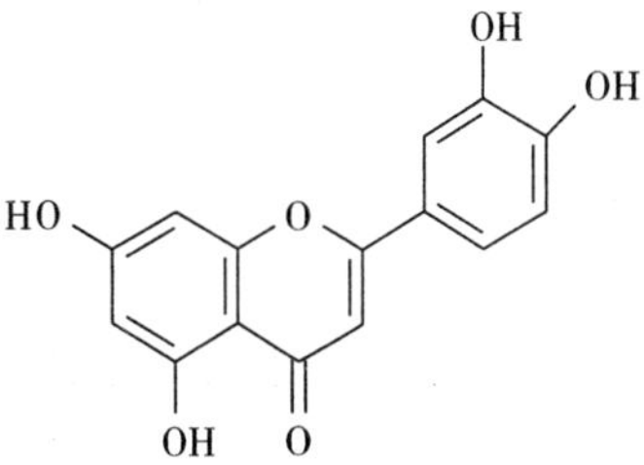
木犀草素

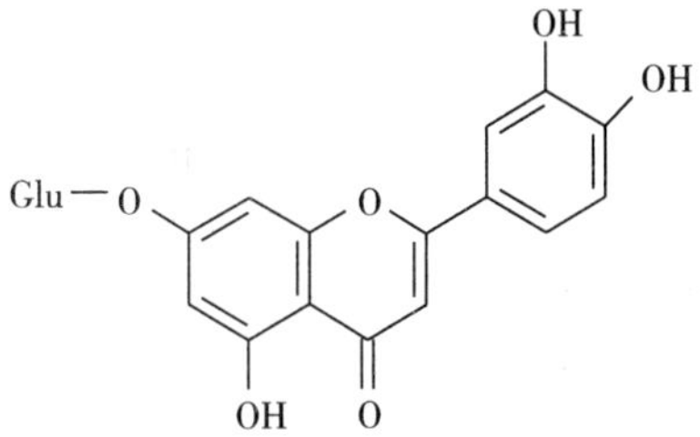
木犀草素-7-葡萄糖苷

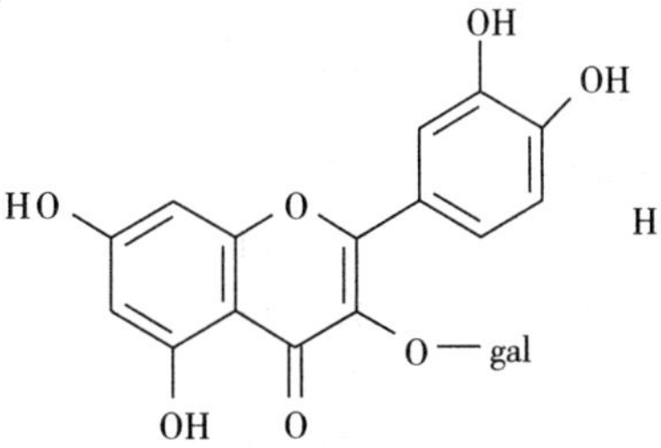
金丝桃苷

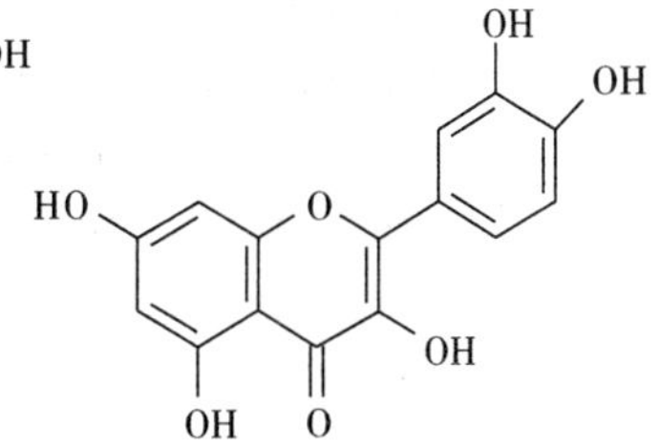
槲皮素

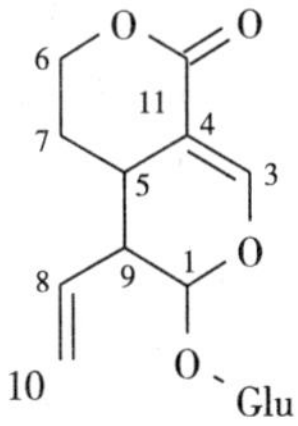
swerosid

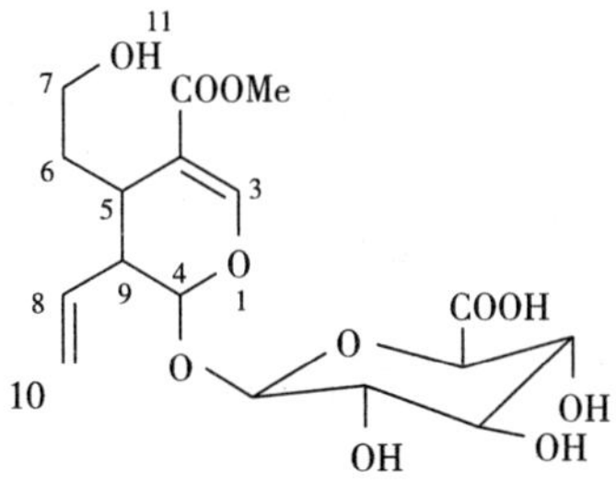
lonicerasid

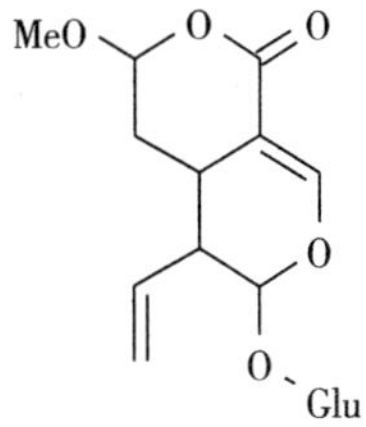
vogeloside

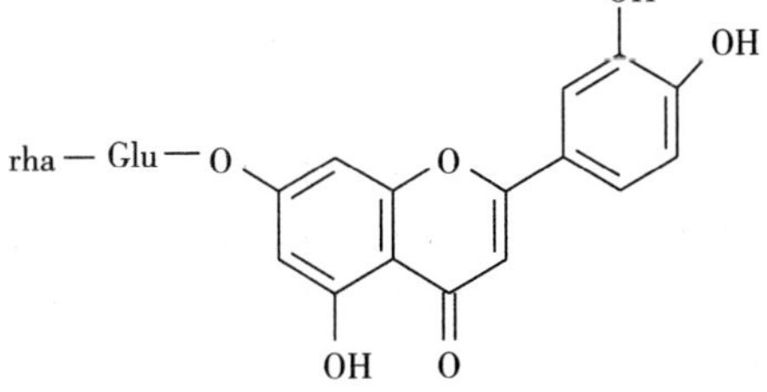
忍冬苷

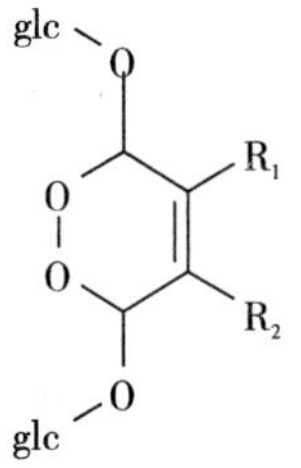
$R_1=R_2=-CH=CH_2$
双抗素

图 8-2-1　金银花中化合物的结构

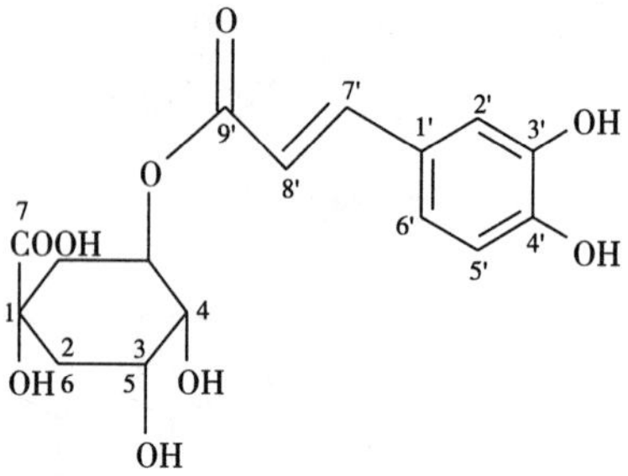

图 8-2-2　Chlorogenic acid 的结构

表 8-2-1　绿原酸与异绿原酸的^{1}H 和^{13}CNMR 数据

编 号	绿原酸(CD_3CO)		异绿原酸(DMSO)	
	^{1}HNMR	^{13}CNMR(DEPT)	^{1}HNMR	^{13}CNMR(DEPT)
1		76.1(C)		72.4(C)
2	2.21(ddd,J=12.5,4.0,1.8Hz)	39.0(CH_2)	1.6-1.9(m)	37.3(CH_2)
	2.06(ddd,J=12.5,7.0, 2.0Hz)			
3	5.38(ddd,J=9.0,7.0, 4.0Hz)	71.2(CH)	5.06(s)	66.4(CH)
4	3.76(dd,J=3.3,9.0Hz)	73.4(CH)	3.71(s)	71.7(CH)
5	4.24(ddd,J=3.3,3.3, 3.3Hz)	71.5(CH)	5.52(ddd,4.0Hz)	67.9(CH)
6	2.15(m)	37.8(CH_2)	1.6-1.9(m)	36.5(CH_2)
7		175.0(C)		178.3(C)
1′		127.5(C)		125.4(C)
				125.4(C)
2′	7.14(d,J=2.1Hz)	115.1(CH)	7.06(s)	114.9(CH)
			6.98(s)	114.6(CH)
3′		148.6(C)		145.0(C)
				145.0(C)
4′		146.3(C)		148.2(C)
				148.1(C)
5′	6.86(d,J=8.4Hz)	122.4(CH)	7.02(d,8.0Hz)	115.7(CH)
			6.75(d,8.0Hz)	115.6(CH)
6′	7.03(dd,J=8.4,2.1Hz)	116.3(CH)	6.90(d,7.8Hz)	121.3(CH)
			6.69(d,7.8Hz)	121.3(CH)
7′	7.54(d,J=16.2Hz)	145.6(CH)	7.47(d,J=15.9)	145.3(CH)
			7.36(d,J=15.8)	145.2(CH)
8′	6.25(d,J=16.2Hz)	115.8(CH)	6.31(d,J=15.9)	114.0(CH)
			6.13(d,J=15.9)	114.0(CH)
9′		167.0(C)		165.8(C)
				165.5(C)

（二）异绿原酸

1．结构 如图 8-2-3 所示。

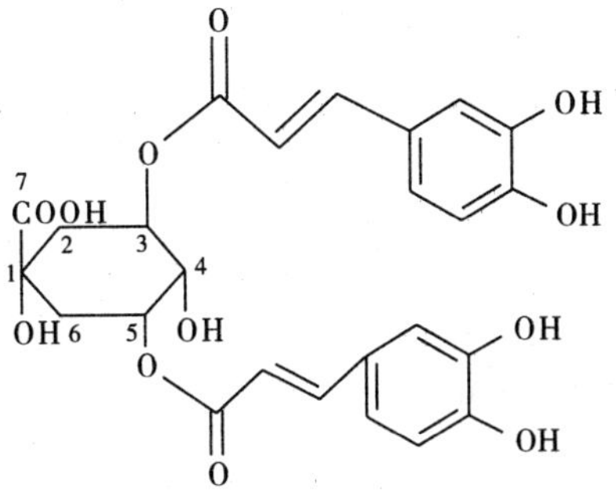

图 8-2-3 Isochlorogenic acid 的结构

2．理化性质 白色粉末，熔点：242～244℃。分子式：$C_{25}H_{24}O_{12}$，分子量 516。易溶于热水，可溶于甲醇-水（甲醇-水 1∶1），难溶于氯仿。

紫外光谱特征：λ_{max}215、242、298（sh）、325nm。

红外光谱特征：$\nu_{max}^{KBr}cm^{-1}$：3437、1695、1600、1274、1160、1116。

质谱特征：快原子轰击质谱 *m/z*：539[M+Na]$^+$、517［M+H］$^+$。

^{1}H 和^{13}C 核磁共振特征：测定仪器为 Varian Mercury-500 核磁共振仪。数据见表 8-2-1。

（三）swerosid

1．结构 如图 8-2-4 所示。

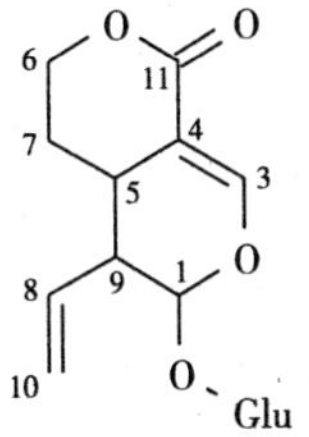

图 8-2-4 Swerosid 的结构

2．理化性质 白色结晶，熔点：108～110℃。分子式：$C_{16}H_{22}O_9$，分子量 358。易溶于甲醇、热乙醇。

紫外光谱特征：λ_{max}241nm。

红外光谱特征：$\nu_{max}^{KBr}cm^{-1}$3406、2923、1697、1616、1072、985。

质谱特征：快原子轰击质谱 *m/z*：359[M+H]$^+$。

^{1}H 和^{13}C 核磁共振特征：测定仪器为 Bruker-500 核磁共振仪。数据见表 8-2-2。

表 8-2-2 Swerosid 和 lonicerasid 的^{1}H 和^{13}CNMR 数据

编 号	swerosid(CD_3OD)		lonicerasid(DMSO)	
	^{1}HNMR	^{13}CNMR(DEPT)	^{1}HNMR	^{13}CNMR(DEPT)
1	5.63	99.7(CH)	5.37(d ,J=3.5)	98.6(CH)
3	7.63	153.9(CH)	7.37(s)	151.5(CH)
4		106.0(C)		108.9(C)
5	3.17~3.24	28.4(CH)	3.1~3.19(m)	27.3(CH)
6	1.73~1.82(m)	25.9(CH_2)	1.9~2.0(m)	34.6(CH_2)
7	3.9~4.2(m)	69.7(CH_2)	3.5~3.6(m)	60.9(CH_2)
8	4.72(d)	133.3(CH)	4.47(d,J=7.9)	133.6(CH)
9	2.72	43.8(CH)	2.68~2.72(m)	43.0(CH)
10	5.57~5.63(m)	120.8(CH_2)	5.15~5.178(d,J=7.9)	119.5(CH_2)
11		168.5(C=O)		166.5(C=O)
Me			3.59(s)	50.9(CH_3)
1′	5.30	98.0(CH)	5.20	95.7(CH)
2′	4.3~4.43	74.7(CH)	2.91~2.95(m)	72.9(CH)
3′	4.47~4.51	77.9(CH)	3.4~3.5	76.6(CH)
4′	4.47~4.51	71.5(CH)	3.19(m)	69.9(CH)
5′	3.6~4.1(m)	78.4(CH)	3.10~3.17	77.3(CH)
6′	4.1~4.67(m)	62.6(CH_2)	5.50~5.55(m)	174.0(C=O)

(四) lonicerasid

1. 结构 如图 8-2-5 所示。

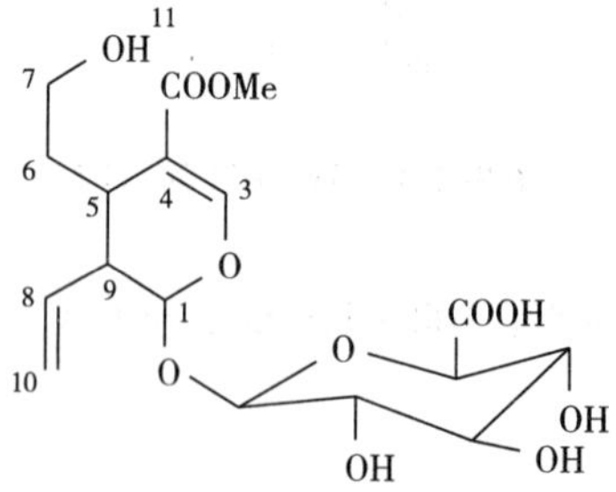

图 8-2-5 Lonicerasid 的结构

2. 理化性质 白色结晶，熔点：140~142 ℃。分子式：$C_{17}H_{24}O_{11}$，分子量 404。易溶于甲醇。

紫外光谱特征：λ_{max}232nm。

红外光谱特征：$\nu_{max}^{KBr}cm^{-1}$3424、2922、1700、1631、1560、1294、1076。

质谱特征：快原子轰击质谱 *m/z*：427[M+Na]$^+$、405[M+H]$^+$。

^1H 和 ^{13}C 核磁共振特征：测定仪器为 Bruker-500 核磁共振仪。数据见表 8-2-2。

（五）双抗素

1. 结构 如图 8-2-6 所示。

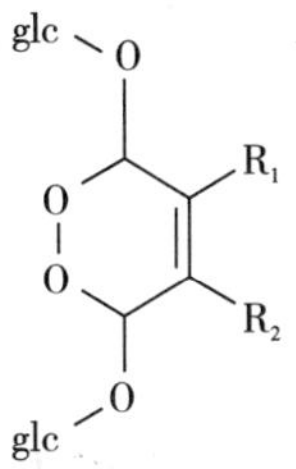

$R_1=R_2=-CH=CH_2$

图 8-2-6 双抗素的结构

2. 理化性质 双抗素白色粉末，mp138～140℃，$[\alpha]_D^{19}$-23.6℃。

波谱数据如下：FABMS：*m/z* 517[M+Na$^+$]，495[M+H$^+$]，ESIMS：*m/z* 517[M+Na$^+$]，1070 {M[Si(Me)$_3$]$_8$}$^+$。

分子式：$C_{20}H_{30}O_{14}$，IR：3495 cm^{-1}强吸收。

UV：λmax 240nm。

^{1}HNMR：δ5.36（2H），5.55（1H），5.60（1H），4.85，3.29，3.51，3.40，3.50，3.92，3.72，各 1 个氢。

^{13}CNMR：δ123.8，134.4，156.1，100.4，101.3，75.6，79.7，72.5，79.2，63.7。

三、金银花指标性成分的提取、分离和纯化工艺（如图 8-2-7 所示）

正丁醇部分用杏仁酶水解，水解物经硅胶柱层析得到咖啡酸，咖啡酸甲酯，咖啡酸乙酯三个化合物。

四、金银花指标性成分纯度检查

薄层色谱法：用硅胶 GF-254 高效薄层板（青岛海洋化工厂出品），各指标性成分经 3 种展开系统展开，254nm 下观察荧光并照相，无明显杂质斑点，纯度符合对照品规定（图 8-2-8 和 8-2-9）。

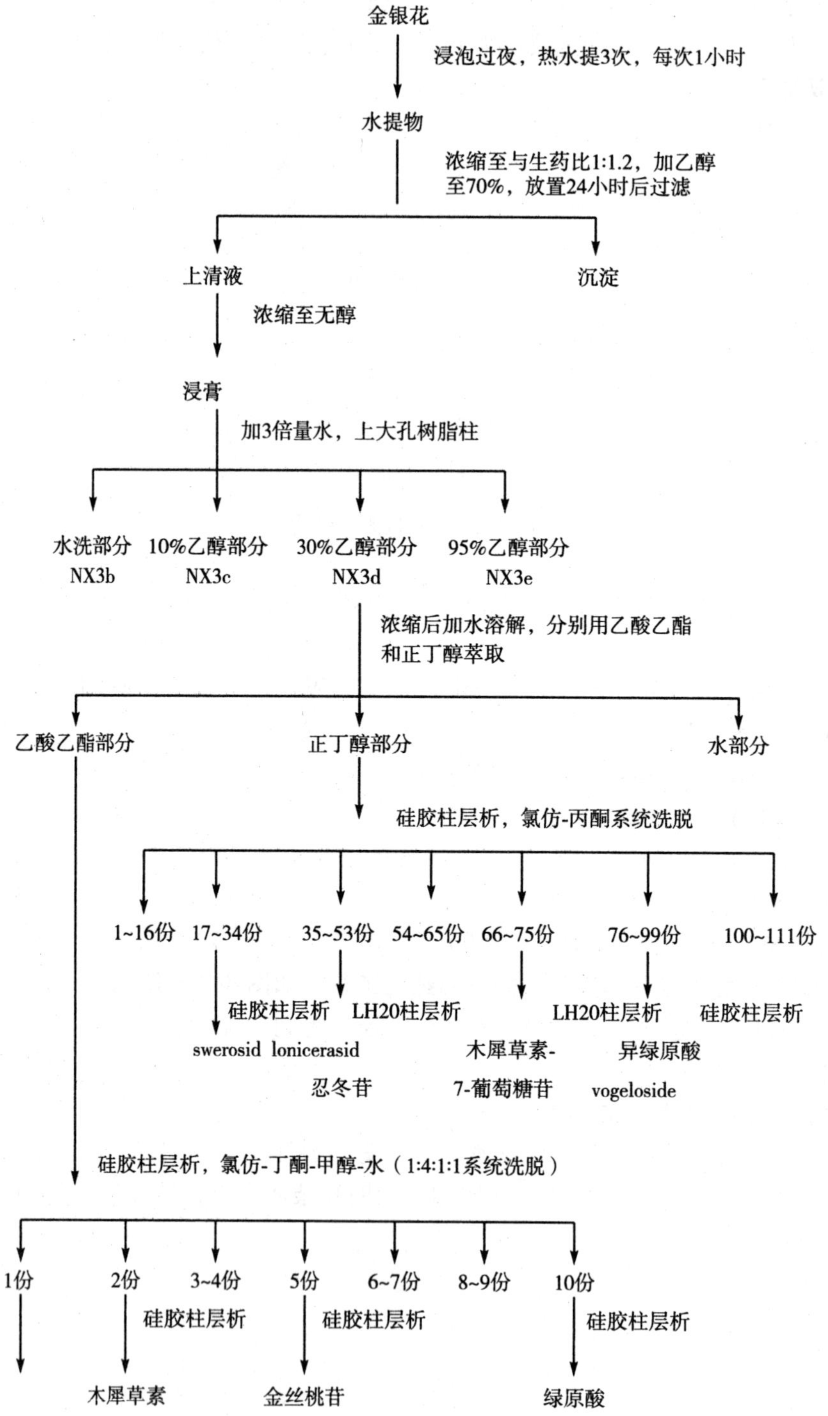

图 8-2-7 金银花的提取、分离纯化工艺

图 8-2-8　绿原酸和异绿原酸的薄层层析

注：各板中左边 3 个点为绿原酸，点样量依次为 2、8 和 16μg，右边 3 个点为异绿原酸，点样量依次为 3、12 和 24μg。从左至右各薄层的展开条件依次为二氯甲烷：甲醇：甲酸 = 7∶2∶1；甲苯：乙酸乙酯：甲酸 = 3∶5∶2；二氯甲烷：甲醇：甲酸 = 7∶2∶1。

图 8-2-9　Swerosid 和 lonicerasid 的薄层层析

注：各板中左边 3 个点为 swerosid，点样量依次为 1、4 和 8μg，右边 3 个点为 lonicerasid，点样量依次为 1、4 和 8μg。从左至右各薄层的展开条件依次为氯仿：甲醇：乙酸 = 8∶2∶0.2；二氯甲烷：甲醇：乙酸 = 8∶2∶0.2；氯仿：甲醇：丙酮：乙酸 = 7∶2∶1∶0.2。

（陈若芸）

第三节　源于金银花的抗病毒成分双抗素的全合成

一、双抗素的结构研究

双抗素为白色粉末，$[\alpha]_D$-23.6°（H_2O），易溶于水、甲醇和乙醇。FABMS 给出准分子离子峰 *m/z* 495 $[M+H]^+$，517 $[M+Na]^+$。由元素分析确定分子式为 $C_{20}H_{30}O_{14}$。IR 光谱显示羟基吸收峰。UV 光谱 λ_{max} 240nm 符合共轭三烯发色团。^{1}HNMR 谱给出 11 个质子信号，

包括3个烯氢 δ_H 5.36（1H，dd，J =17.0，1.5Hz），5.31（1H，dd，J =10.0，1.5Hz）及5.55（1H，dd，J =17.0，10.0Hz）；一个半缩醛质子单峰 δ_H 5.60，7个含氧取代氢 δ_H 4.85（d，J =8.0Hz）以及 δ_H 3.29～3.72（6H，m）糖体多重峰。^{13}CNMR 及 DEPT 谱显示10个碳原子信号，其中 δ_C 101.3，79.7，79.2，75.6，72.5 及63.7 这6个信号为葡萄糖体共振峰，δ_C 100.4 和 δ_H 5.60 显示为连双氧的 CH 信号，其他3个烯碳信号由 DEPT 谱证明为 δ_C 123.8（CH_2），134.4（CH）和156.1（C）。以上波谱数据说明双抗素应具有 $C_{20}H_{30}O_{14}$ 分子式，其6个不饱和度应为3个双键，2个吡喃葡萄糖环以及1个过氧键环，结构式为1（图8-3-1）。

双抗素分子中 C-1 和 C-4 存在 *cis*-或 *trans*-两种构型。由二种扭曲平展键构成的异构体，其构象应为较稳定的光学活性异构体（**1**），呈现清晰的 CD Cotton 曲线。双抗素分子的 C-1 和 C-4 绝对构型系通过其类似物的 X 射线晶体衍射分析确定的。化合物 **2** 和 **3** 的 CD 谱显示相反符号 Cotton 曲线。双抗素（**1**）的 CD 谱与化合物 **3** 的 CD 谱符号相同，而与化合物 **2** 符号相反。由此证明双抗素具有 1*S* 和 4*S* 的绝对构型。

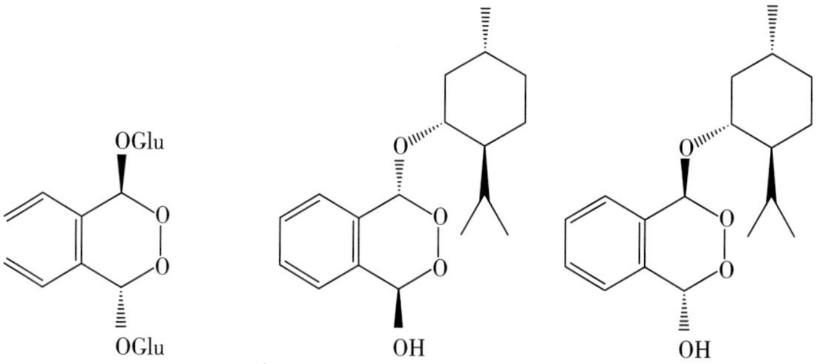

图 8-3-1　化合物1～3的结构

二、双抗素类似物的合成

双抗素分子结构存在三方面特征片段：共轭三烯、环状过氧二半缩醛以及葡萄糖部分。双抗素分子基于过氧键的逆合成分析，如图8-3-2。

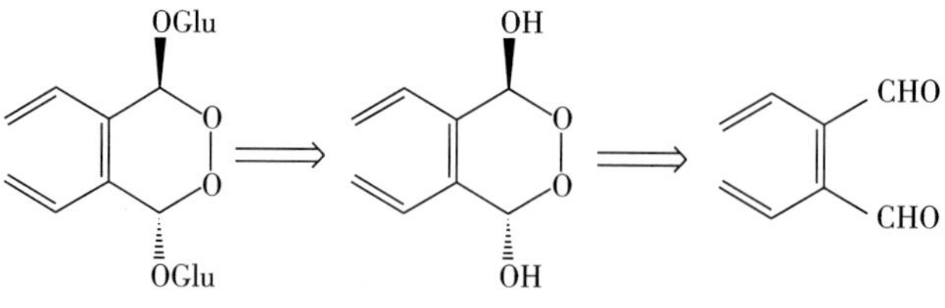

图 8-3-2　双抗素分子基于过氧键的逆合成分析

由上图可知共轭三烯二醛的合成和该化合物过氧键的形成以及葡萄糖苷化是完成双抗素合成的关键。在设计合成共轭三烯的同时，先进行了以邻苯二甲醛过氧化生成过氧键的模拟反应，完成二个系列苯环过氧化物，继而糖苷化得到二个双抗素苯环类似物（图 8-3-3）。

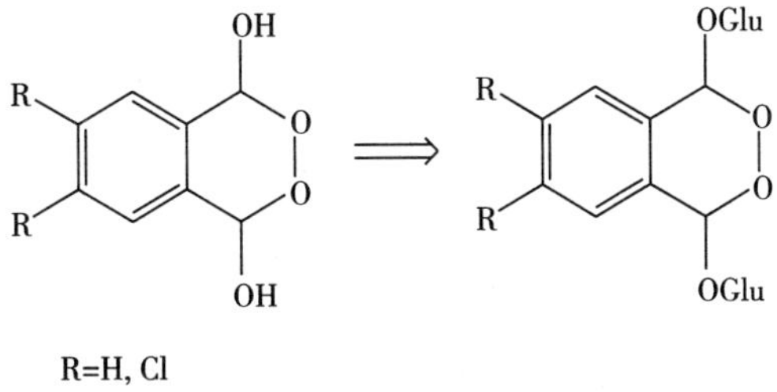

图 8-3-3　苯环过氧化物糖苷化反应

在此反应中，双醛过氧化以及所生成的半缩醛的糖苷化都遇到较大的困难，因为糖苷化是在二个半缩醛间进行反应，困难较大。

经过研究改变反应条件，首先提高双醛过氧化的收率，达到 90%。过氧半缩醛的糖苷化以及脱去糖体保护基的反应是遇到的另一个难点，因为该化合物的糖苷键系分别为二个半缩醛羟基的糖苷化反应，从而增加反应难度。为了增加特定羟基的反应活度，探索了多种糖苷化反应条件，包括催化剂选择、反应溶剂、反应温度的优化，以及反应酸碱度的影响等。葡萄糖乙酰保护基的脱去，由于过氧键对酸碱等反应条件的敏感性，增加了脱保护基的难度，最终选择了一个接近中性的催化剂，完成脱保护糖苷的生成，反应的产率偏低，但为双抗素及其非苯系列类似物的合成以及糖苷化奠定基础。

三、氧杂环共轭三烯双抗素类似物的合成

完成二个苯系列类似物的合成之后，在进行双抗素共轭三烯片段合成过程中发现，拟合成的共轭三烯二醛片段存在不同异构体的可能，因为在以下反应中存在三种异构体（图 8-3 -4）。

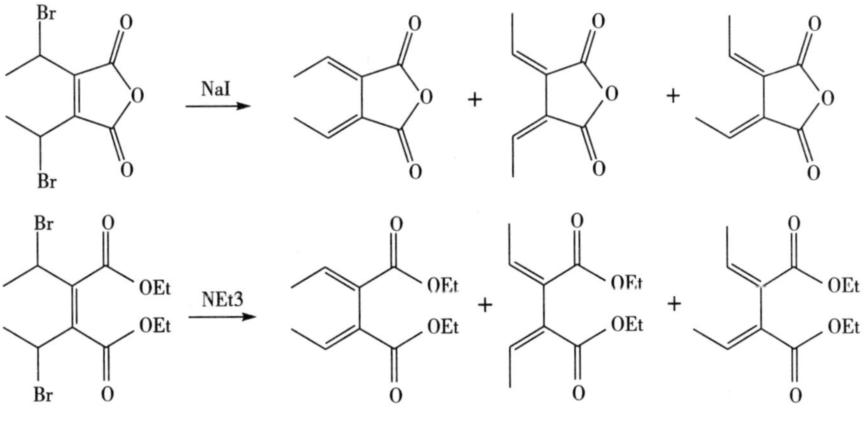

图 8-3-4　共轭三烯二醛片段的 3 种异构体

同时我们已证实以下二化合物 Z 型双键的稳定性远不如 E 型双键稳定（图 8-3-5）。

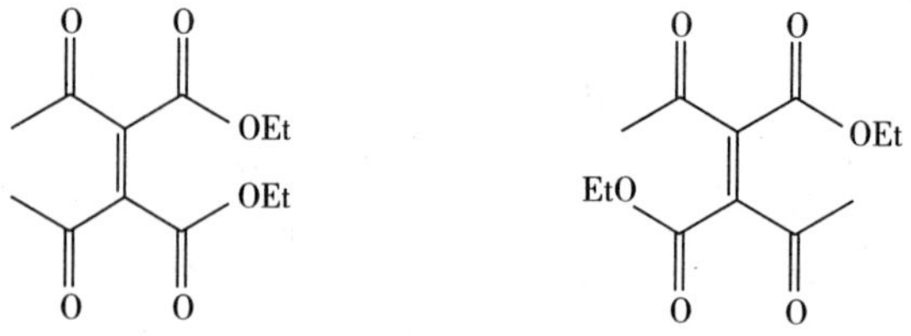

Z *E*

图 8-3-5 化合物的 *Z* 和 *E* 构型

而在拟合成的共轭三烯二醛的反应中存在以下异构体生成的可能（图 8-3-6）。

Z *E*

图 8-3-6 拟合成的共轭三烯二醛的反应中可能存在的异构体

由于双抗素合成所需要的邻二甲醛的构型必须是 *Z* 型，同时为证明非苯系列邻二甲醛生成过氧键的可能性，以及双抗素合成所需要的共轭三烯邻二甲醛的合成尚有难度，特此设计了相应的环化共轭三烯邻二甲醛，进而合成了以下 1 ~ 6 相应的过氧键化合物，其中 2，3，5，6 为光学活性异构体（图 8-3-7）。

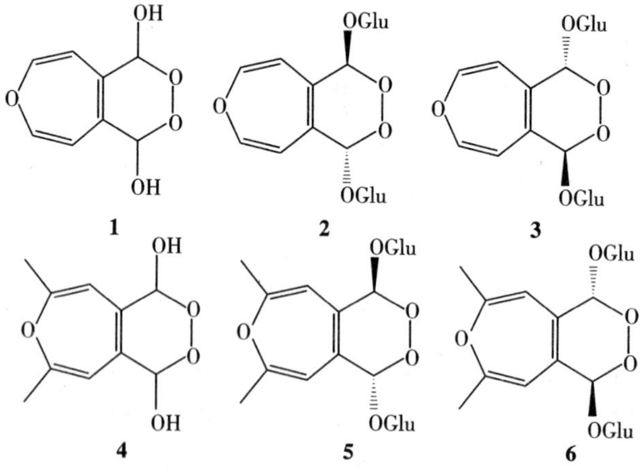

1 2 3 4 5 6

图 8-3-7 化合物 1 ~ 6 的结构

氧杂共轭三烯过氧键化合物的合成经过多种合成路线的探索研究，最终经以下路线完成了合成（图 8-3-8）。

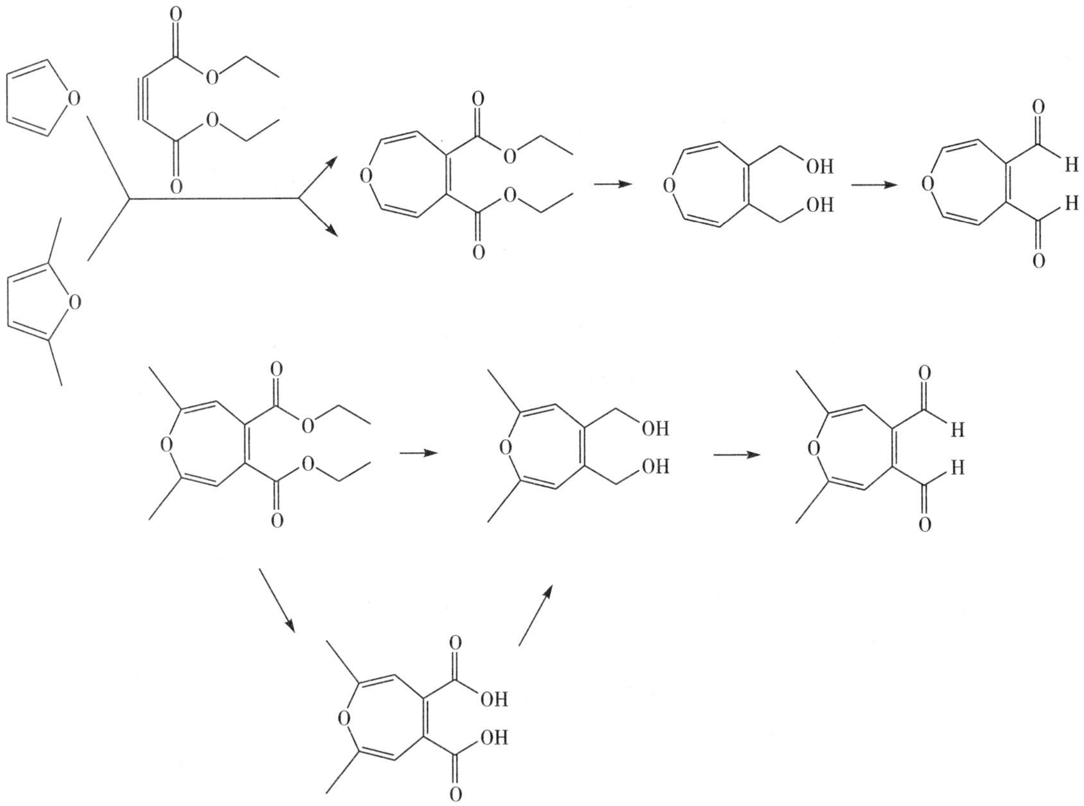

图 8-3-8　氧杂共轭三烯过氧键化合物的合成路线

氧杂共轭三烯的合成系改进了文献方法，发展成为的方法使收率由 30% 提高到 90%，对反应条件进行较系统深入研究，使其更具实用性。得到所需要的目标化合物，为完成双抗素类似物的合成奠定基础。

在合成氧杂环三烯邻二甲醛的过程中遇到相当大的困难，主要是羧（酯）基的还原和醇基的氧化均非正常进行。经过探索研究，发现还原性较弱的二异丁基氢化铝（DIBAL）能还原二酯成所需要的二醇，进而用 MnO_2 氧化得到所需要的氧杂环共轭三烯邻二醛，但不足之处是此处的还原和氧化反应均收率较低，尚需深入研究以提高收率。氧杂环共轭三烯过氧键化合物的合成也具有相当大的挑战性，与高收率合成苯系过氧化物不同，此处的过氧化反应则收率较低，经过多种探索研究改进反应条件，过氧化收率也仅达到 15% 左右。氧杂环共轭三烯过氧化物的糖苷化反应参考苯系列类似物的糖苷化及脱乙酰保护方法，最终得到光学活性目标化合物——光学纯的氧杂环共轭三烯双抗素类似物，但总收率较低。

所得到的光学纯双抗素类似物，经抗流感病毒和抗 HIV 初步研究均无显著有意义的阳性结果。

（于德泉）

第四节　金银花含量测定

采用高效液相色谱法测定了金银花样品中绿原酸、当药苷和忍冬苷的含量。为首次对环烯醚萜类化合物（当药苷和忍冬苷）进行含量测定。采用多波长测定，使各成分均在最大吸收波长处检测，提高了方法的准确性，为定量分析不同产地金银花药材的优劣，较全面地分析和控制其质量提供了方法。

一、仪器与试药

Agilent-1100 高效液相色谱仪（包括四元泵、自动进样器、柱温箱、DAD 检测器等）。绿原酸（chlorogenic acid）对照品购自中国药品生物制品检定所（110750-200212）；当药苷（sweroside）和忍冬苷（loniceraside）对照品为本课题组自制，经光谱分析和 HPLC 面积归一化法测定纯度均在 99% 以上。从不同产地共收集了 11 批样品，经本所马林副研究员鉴定。

二、色谱条件与系统适用性实验

色谱柱：YMC-Pack ODS-A C_{18}柱（150 mm×4.6 mm，5 μm），以乙腈（A）-1%冰醋酸水溶液（B）为流动相进行梯度洗脱，多波长检测金银花样品中绿原酸、当药苷和忍冬苷的含量。流动相梯度：0min（5% A）→13min（10% A）→30min（25% A）。流速：1.0ml/min。波长 0～17min，在 325nm 处检测绿原酸；17～22min，在 237nm 处检测当药苷，22～25min，在 245nm 处检测忍冬苷。柱温：20°C。3 个成分峰理论塔板数均不低于 10 000，与相邻峰的分离度均大于 2.0。

三、溶液配制

1. 对照品储备液的配制　精密称取对照品绿原酸、当药苷和忍冬苷适量，分别置 20ml 量瓶中，加水定容，制成 0.5mg/ml 的对照品储备液。

2. 样品溶液制备　精密称取药材粉末（过 40 目筛）1g，置于 100ml 圆底烧瓶中，精密加水 50ml，称重。加热回流 1h，放冷后再称重并用水补足重量差，滤过，弃去初滤液，取续滤液用 0.45 μm 微孔滤膜过滤即得。

四、线性关系考察

分别精密吸取对照品储备液，各配成 0.2500、0.1250、0.0625、0.0313、0.0156mg/ml 的溶液。依次精密吸取 15μl，按上述色谱条件测定，以峰面积为纵坐标，对照品量（μg）为横坐标，绘制标准曲线，得绿原酸、当药苷和忍冬苷的回归方程分别为：

$Y = 3036.9X + 25.4$，r = 0.9999

$Y = 1340.0X + 37.4$，r = 1.0000

$Y = 1312.4X + 48.9$，r = 1.0000

线性范围分别为 0.1～7.5、0.2～7.6、0.2～7.6μg。

五、方法学考察

1. 精密度试验　精密称取适量绿原酸、当药苷和忍冬苷，加水配成每 1ml 含以上 3 种对照品各 0.125mg 的混合溶液。连续进样 5 次，每次 15μl，进行测定，所得绿原酸、当药苷和忍冬苷峰面积的 RSD（n=5）分别为 0.12%、0.31%和 0.22%，证明仪器精密度良好。

2. 对照品溶液稳定性试验 取对照品混合溶液，室温放置0、1、3、12、20、24h，分别进行测定，结果绿原酸、当药苷和忍冬苷峰面积的RSD（n=6）分别为0.66%、0.34%和1.10%，证明室温放置24h内对照品溶液稳定。由于对照品溶液为水溶液，室温放置时间过久容易滋生细菌发生霉变，因此建议对照品溶液的室温放置时间应不超过24h。

3. 重复性试验 精密称取5份金银花样品粉末（山东菏泽产，过40目筛），每份1g，按“样品溶液制备”项下方法制备、测定。结果金银花样品中绿原酸、当药苷和忍冬苷峰面积的RSD（n=5）分别为1.12%、1.31%和1.33%，说明方法可靠，重复性好。

4. 回收率试验 分别精密称取绿原酸、当药苷和忍冬苷适量，加水配成浓度为2、1、1mg/ml的对照品溶液。精密称取6份已经测知含量的金银花样品粉末（山东菏泽产，含绿原酸30.3mg/g、当药苷3.8mg/g、忍冬苷2.5mg/g），每份0.4g。平行分成两组，每组依次加入绿原酸对照品溶液0.7、1.3、2.6ml。再另精密称取6份已经测知含量的金银花样品粉末，也平行分成两组，每组依次加入当药苷对照品溶液和忍冬苷对照品溶液各0.9、1.7、3.4ml。按“样品溶液制备”项下方法制备、测定，结果绿原酸、当药苷和忍冬苷的平均回收率分别为102.3%、101.9%、101.9%。

六、样品测定

11个来源的样品粉末按“样品溶液制备”项下方法制备、测定，每个样品平行两份，取峰面积平均值后按标准曲线计算含量。结果见表8-4-1。

表8-4-1 金银花样品测定结果（%，n=2）

编号	产地	原植物	绿原酸	当药苷	忍冬苷
1	河北邢台	忍冬（*Lonicerae japonicae*）	0.172	0.017	0.017
2	河南南阳	忍冬（*Lonicerae japonicae*）	0.240	0.059	0.075
3	山东菏泽	忍冬（*Lonicerae japonicae*）	0.303	0.038	0.025
4	河南郑州	忍冬（*Lonicerae japonicae*）	0.210	0.047	0.033
5	山东平邑	忍冬（*Lonicerae japonicae*）	0.201	0.029	0.037
6	河南洛阳	忍冬（*Lonicerae japonicae*）	0.219	0.025	0.051
7	贵州兴义	忍冬（*Lonicerae japonicae*）	0.184	0.060	0.012
8	安徽巢湖	忍冬（*Lonicerae japonicae*）	0.200	0.024	0.018
9	湖南张家界	华北忍冬（*Lonicerae tatarinowii*）	0.014	0.0003	0.001
10	河南灵宝	细毡毛忍冬（*Lonicerae similes*）	0.083	0.008	0.004
11	陕西咸阳	红腺忍冬（*Loniceraehypoglaucae*）	0.072	0.010	0.007

根据表中数据所示，所测11个样品中，山东菏泽产金银花中绿原酸的含量最高，河南南阳产金银花中当药苷和忍冬苷含量最高。另外，9～11号的3批样品，经鉴定为非正品金银花（忍冬），其中3种成分的含量均较低。

七、讨论

1. 实验中考察了不同比例的乙醇-水、甲醇、水为提取溶剂，结果水的提取率最高。又比较了水冷浸2、4、8h；超声20、40、60min；加热回流0.5、1、2h，结果以加热回流1h为佳。

2. 绿原酸、当药苷和忍冬苷的紫外最大吸收波长分别为325nm、245nm和237nm，为了保证测定的准确性，故在研究中选用了多波长检测的方法，在各主要成分的最大吸收波长处进行测定，结果令人满意。

3. 本研究同时考察了金银花中另一有效成分——异绿原酸，但发现其不太稳定，在测定过程中会产生杂质峰，故未对其进行定量分析。

（刘　超）

参 考 文 献

1. 杨蓓蓓，刘超，王素娟，等. 高效液相色谱法测定金银花药材中3种成分的含量. 药物分析杂志，2006，26（2）：168－171

第五节　金银花的药理作用研究

一、双抗素对鸡胚内流感病毒的抑制试验

为检测双抗素对鸡胚内流感病毒的生长繁殖有无抑制作用及程度，进行本实验。现将实验过程与结果报告如下。

（一）材料与方法

1. 实验材料

（1）受试药　双抗素，淡黄色粉末。由中国医学科学院药物研究所植化室提供，4℃下保存。

（2）阳性对照药　病毒唑（三氮唑核苷，ribavirin）注射液（简称病毒唑），无色透明液体，含量为100mg/ml，批号000302，烟台第二制药厂生产。

（3）甲$_3$型流感病毒冻干品（A3/汉防05-359 E5 1∶160 28/4 198）及乙型流感病毒冻干品（B/深防97-12 E5 1∶160 28/4 198）　均由中国疾病预防控制中心病毒研究所引进。实验前，经鸡胚尿囊腔3次传代，恢复毒力。流感的鸡胚尿囊液－60℃保存。实验时，病毒液保存在冰水中，用灭菌肉汤稀释，稀释液经预先预冷后稀释病毒，实验各组所用病毒稀释液，同一稀释浓度均同时一次稀释完成。

（4）鸡胚　实验用无特定病原体鸡胚（SPF鸡胚），孵自来亨鸡受精卵。实验前，在检卵灯的照视下，选发育正常、运动活泼的10日龄鸡胚做实验用。由中国农业科学院哈尔滨兽医研究所提供。

2. 实验方法

（1）病毒毒力测定　为了解甲$_3$型及乙型流感病毒对鸡胚的毒力，计算病毒在鸡胚中的半数感染浓度（EID_{50}）和确定病毒最大不感染浓度（EID_0），进行病毒毒力测定。

将选出的鸡胚，随机分成12个组，每组4个鸡胚，在检卵灯的照视下，画出气室和胚位。根据预试验，用灭菌肉汤将甲$_3$型流感病毒稀释成4000、8000、16 000、32 000、64 000

倍5个浓度，将乙型流感病毒稀释成2000、4000、8000、16 000、32 000倍5个稀释浓度。每个浓度接种一组4个10日龄鸡胚，接种鸡胚尿囊腔，接种量0.1ml/胚。每组鸡胚注射完毕后，用熔化石蜡封闭注射孔，置温度35℃、湿度50%左右恒温箱内孵育。在检卵灯的照视下，每天1次观察鸡胚活动情况，随时取出死胚，连续观察3天。然后，将鸡胚移到4℃冰箱过夜，次日在无菌操作下，分别收取尿囊液，按常规做血凝实验，以判定病毒生长繁殖情况。同时设对照组，未接种病毒液的鸡胚，1个组作为稀释液对照组，注射稀释液；1个组作为正常对照组，不给处理。实验重复3次，根据实验结果，计算EID_{50}，确定EID_0。

（2）药物毒性测定　为了解双抗素及病毒唑注射液的毒性，计算半数中毒剂量（ETD_{50}）和确定最大无毒剂量（ETD_0），进行药物毒性测定。

将选出的鸡胚，随机分成12个组，每组4个鸡胚。根据预试验，用灭菌去离子水将双抗素稀释成10mg/ml、5mg/ml、2.5mg/ml、1.25mg/ml、0.625mg/ml 5个剂量；用灭菌去离子水将病毒唑稀释成10mg/ml、5mg/ml、2.5mg/ml、1.25mg/ml、0.625mg/ml 5个剂量。两药每个剂量注入1个组4个10日龄鸡胚，注入尿囊腔，注入量0.2ml/胚。封闭注入孔，孵育条件、观察方法等同病毒毒力测定。连续观察4天，逐日记录鸡胚生存死亡情况。未注射药的2个组鸡胚，1个组作为稀释液对照组，注射稀释液，1个组作为正常对照组，不给处理。实验重复3次。根据观察结果，计算ETD_{50}，确定ETD_0。

（3）抗病毒药效实验　体外抗病毒药效实验实际上就是检验药物对病毒生长繁殖的抑制作用程度及其有效性。进行抑制实验，首先须测定实验时应采用的病毒攻击量。

1）病毒攻击量测定　将选出的鸡胚，随机分成27个组，每组4个鸡胚。根据药物毒性的测定结果，稀释双抗素和病毒唑。根据甲$_3$型和乙型流感病毒毒力测定结果，将甲$_3$型流感病毒用肉汤稀释成1∶200、1∶400、1∶800、1∶1000 4个浓度；将乙型流感病毒用肉汤稀释成1∶160、1∶320、1∶640、1∶1280 4个浓度。每个病毒稀释浓度接种3组鸡胚，接种尿囊腔，接种量0.1ml/胚。接种相同病毒稀释浓度的3个组：其中1个组注入稀释好的双抗素，1个组注入稀释好的病毒唑，注入尿囊腔，注入量为0.1ml/胚，1个组不注入药，作为病毒对照组。未接种病毒稀释液的3个组：其中1个组注入稀释好的双抗素，1个组注入稀释好的病毒唑，作为药物对照组，1个组不作任何处理，作为正常对照组。操作程序和具体方法同病毒毒力测定。实验重复3次。根据实验结果，确定抗病毒药效实验中的病毒攻击量。

2）抑制实验　将选出的鸡胚，随机分成12个组，每组4个鸡胚。根据药物毒性测定结果，从ETD_0开始以2倍稀释法，将双抗素用肉汤稀释成2.5、1.25、0.625、0.3125mg/ml 4个剂量。根据病毒攻击量测定结果，将甲$_3$型流感病毒用肉汤稀释成1∶800，将乙型流感病毒用肉汤稀释成1∶640。将稀释好的两型病毒稀释液，各接种5个组鸡胚，接种尿囊腔，接种量0.1ml/胚。同时将稀释好的双抗素每个剂量注入已接种过两型流感病毒的各1个组，注入尿囊腔，注入量0.1ml/胚。接种过两型病毒稀释液的2个组不给药，作为两型病毒对照组。未接种过病毒稀释液的2个组，1个组注入实验中采用的最高剂量受试药，作为药物对照组；1个组不给处理作为正常对照组。

3. 观测指标和统计分析

（1）观测指标

1）鸡胚的存活　根据鸡胚活动情况和血管清晰度确定。

2）鸡胚感染病毒情况　采用血球凝集实验法确定。

（2）统计分析

1）病毒毒力　根据实验结果，采用寇氏法，计算 EID_{50}。

2）药物毒性　根据实验结果，采用寇氏法，计算 ETD_{50}。

3）药物药效　①抑制率：（病毒对照组感染率 - 受试药组感染率）/病毒对照组感染率；②比较受试药各剂量组与病毒对照组感染率之间差异的显著性，采用简化直接概率法检验；③半数有效量（半数抑制量，ED_{50}）用寇氏法计算；④治疗指数（TI）$= ETD_{50}/ED_{50}$。

（二）实验结果

1．病毒毒力测定结果　甲$_3$ 型及乙型流感病毒鸡胚半数感染浓度测定结果，见表 8-5-1。

表 8-5-1　甲$_3$ 型及 B 型流感病毒鸡胚半数感染浓度测定结果

组　别	病毒稀释倍数	接种鸡胚数	血凝阳性鸡胚数	血凝阳性率（%）
甲$_3$ 型流感病毒	4000	4	4	100.00
	8000	4	4	100.00
	16 000	4	3	75.00
	32 000	4	1	25.00
	64 000	4	0	0.00
乙型流感病毒	2000	4	4	100.00
	4000	4	3	75.00
	8000	4	2	50.00
	16 000	4	0	0.00
	32 000	4	0	0.00
稀释液对照组	—	4	0	0.00
正常鸡胚对照组	—	4	0	0.00

根据表 8-5-1 实验数据，用寇氏法计算，甲$_3$ 型和乙型流感病毒鸡胚半数感染浓度，分别为 1∶22 625 和 1∶6792，95% 的可信区间分别为 1∶18 297～1∶27 976 和 1∶4871～1∶9298。最大不感染浓度分别为 1∶64 000 和 1∶16 000。

2．药物毒性测定结果　药物毒性测定结果见表 8-5-2。

表 8-5-2　双抗素及病毒唑注射液对鸡胚的毒性测定结果

组　别	药物剂量（mg/胚）	接种鸡胚数	鸡胚存活数	鸡胚死亡数
双抗素	0.625	4	4	0
	1.250	4	4	0
	2.500	4	4	0
	5.000	4	4	0
	10.000	4	4	0
病毒唑注射液	0.625	4	4	0
	1.250	4	4	0
	2.500	4	4	0
	5.000	4	4	0
	10.000	4	4	0
稀释液对照组	—	4	4	0
正常鸡胚对照组	—	4	4	0

根据表 8-5-2 实验数据，双抗素和病毒唑注射液鸡胚半数中毒剂量（ETD_{50}）和最大无毒剂量均 > 10mg/胚。

3．抗病毒药效实验结果

（1）病毒攻击量测定结果　病毒攻击量的测定结果，见表 8-5-3、表 8-5-4。

表 8-5-3　双抗素或病毒唑 5mg/胚剂量对鸡胚中不同稀释度甲$_3$型流感病毒抑制实验结果

组　别	药物剂量(mg/胚)	病毒稀释倍数	接种鸡胚数	血凝阳性鸡胚数	血凝阳性率(%)
双抗素	5	200	4	4	100.00
		400	4	4	100.00
		800	4	0	0.00
		1000	4	0	0.00
病毒唑注射液	5	200	4	4	100.00
		400	4	4	100.00
		800	4	4	100.00
		1000	4	4	100.00
病毒对照组	-	200	4	4	100.00
		400	4	4	100.00
		800	4	4	100.00
		1000	4	4	100.00
双抗素对照组	5	—	4	0	0.00
病毒唑对照组	5	—	4	0	0.00
正常鸡胚对照组	—	—	4	0	0.00

表 8-5-4 双抗素或病毒唑 5mg/胚剂量对鸡胚中不同稀释度乙型流感病毒抑制实验结果

组 别	药物剂量(mg/胚)	病毒稀释倍数	接种鸡胚数	血凝阳性鸡胚数	血凝阳性率(%)
双抗素	5	160	4	4	100.00
		320	4	4	100.00
		640	4	0	0.00
		1280	4	0	0.00
病毒唑注射液	5	160	4	4	100.00
		320	4	4	100.00
		640	4	4	100.00
		1280	4	4	100.00
病毒对照组	—	160	4	4	100.00
		320	4	4	100.00
		640	4	4	100.00
		1280	4	4	100.00
双抗素对照组	5	—	4	0	0.00
病毒唑对照组	5	—	4	0	0.00
正常鸡胚对照组	—	—	4	0	0.00

从表 8-5-3、表 8-5-4 可见，双抗素（5mg/胚）完全抑制甲$_3$ 型流感病毒生长繁殖的病毒最小稀释倍数为1∶800（28.28EID_{50}），完全抑制乙型流感病毒生长繁殖的病毒最小稀释倍数为1∶640（10.5EID_{50}）。依此确定，在抑制实验中，甲$_3$ 型流感病毒攻击量为 1∶800，乙型流感病毒的病毒攻击量为 1∶640。病毒唑（5mg/胚）对实验用病毒稀释浓度未显示抑制作用。

（2）抑制实验结果　双抗素对甲$_3$ 型及乙型流感病毒抑制实验结果，见表 8-5-5、表 8-5-6。按表 8-5-5、表 8-5-6 试验数据，用简化直接概率法，比较双抗素各剂量组与病毒对照组的感染率。结果表明，双抗素 2.5、1.25、0.625mg/胚剂量组对甲$_3$ 型流感病毒，2.5、1.25、0.625、0.3125mg/胚剂量组对乙型流感病毒有显著抑制作用（$P<0.05$）。

表 8-5-5 双抗素对鸡胚中甲$_3$ 型流感病毒抑制实验结果

组 别	药物剂量（mg/胚）	病毒稀释倍数	接种鸡胚数	血凝阳性鸡胚数	血凝阳性率（%）	抑制率（%）
双抗素	2.5000	800	4	0	0.00	100.00*
	1.2500		4	0	0.00	100.00*
	0.6250		4	0	0.00	100.00*
	0.3125		4	1	0.25	75.00
病毒对照	—	800	4	4	1.00	
药物对照	2.500	—	4	0	0.00	
正常对照	—	—	4	0	0.00	

* 表示经简化直接概率法检验 $P<0.05$。

表 8-5-6　双抗素对鸡胚中乙型流感病毒抑制实验结果

组别	药物剂量（mg/胚）	病毒稀释倍数	接种鸡胚数	血凝阳性鸡胚数	血凝阳性率（%）	抑制率（%）
双抗素	2.5000	640	4	0	0.00	100.00*
	1.2500		4	0	0.00	100.00*
	0.6250		4	0	0.00	100.00*
	0.3125		4	0	0.00	100.00*
病毒对照	—	640	4	4	1.00	
药物对照	2.500	—	4	0	0.00	
正常对照	—	—	4	0	0.00	

*表示经简化直接概率法检验 $P<0.05$。

（3）半数抑制量（半数有效量 ED_{50}）　根据表 8-5-5、表 8-5-6 实验数据，按寇氏法计算，双抗素对甲$_3$型及乙型流感病毒的半数抑制量均 <0.3125mg/胚。

（4）治疗指数　根据表 8-5-3、表 8-5-5 和表 8-5-6 的实验数据，按 ETD_{50}/ED_{50} 计算，双抗素对甲$_3$型及乙型流感病毒的治疗指数均 >32。

（三）小结

流行性感冒（简称流感）是流感病毒引起的急性上呼吸道传染病，传播迅速，易发生暴发流行，是人类迄今尚不能有效控制的世界性传染病。流感流行时常伴有死亡率的升高，流感肺炎常是老年人和婴幼儿的一个重要死因。目前 FDA 批准用于治疗流感的药物只有金刚烷胺和金刚乙胺，但它们仅对甲型流感有效，对乙型流感无效，且一旦出现症状治疗效果不佳，此外毒副作用较大，老年人不易耐受，易产生耐药毒株等，使其应用受限。广谱抗病毒制剂病毒唑，由于其毒副作用较大，有致畸的可能，没有被 FDA 批准用于治疗流感。因此，寻找药效可靠、毒副作用小、抗病毒谱广的抗流感药物，仍是目前国际上的重要研究课题。双抗素是从单味清热中草药提取的单体。阳性对照药物病毒唑是卫生部药政局编制的新药（西药）临床前研究指导原则汇编（1993）中指定的。鸡胚实验法是鉴定药物抗病毒药效实验的一种常用方法。这种实验法不易受外界因素影响，比细胞培养更接近机体。流感病毒包括甲、乙、丙三型。甲$_3$型是流感流行的常见型，乙型多引起局部地区或学校和兵营"单位内暴发"，故选用甲$_3$型及乙型流感病毒作为实验用毒株。

实验程序、实验方法和技术操作均按规定要求进行。实验结果，双抗素，2.5、1.25、0.625mg/胚剂量组对甲$_3$型流感病毒，2.5、1.25、0.625、0.3125mg/胚剂量组对乙型流感病毒有显著抑制作用（$P<0.05$）。半数抑制量两型均 <0.3125mg/胚。治疗指数均 >32。

阳性对照病毒唑 5mg/胚剂量对鸡胚内甲$_3$型及乙型流感病毒未显示出抑制作用，10mg/胚剂量观察 96 小时，鸡胚虽存活，但影响其发育成鸡雏。亦有报道，鸡胚尿囊腔内注入病毒唑（0.45mg/胚）后，经半小时，再注入 10 或 $30EID_{50}F_{M1}$ 流感病毒，病毒唑 F_{M1} 对流感病毒在鸡胚内的生长繁殖无抑制作用。

应当指出，用作提取双抗素的中草药，是用现代抗病毒药效实验方法，从许多清热中草药中，筛选出的对病毒具有较强抑制作用的一种中草药。每次提取的提取物，均经抗病毒药效实验进行筛选。双抗素之前筛选出的提取物除做过体外抗病毒药效实验外，还做过体内抗病毒药效实验，结果令人满意。还应指出，用作提取双抗素的中草药，临床应用历史悠久，目前用于治疗感冒疗效明显的中草药多含此药。此外，双抗素对细胞内呼吸道合胞病毒的抑制实验也取得同样满意的结果。可以预期，双抗素单体将会成为高效、低毒、广谱的抗病毒制剂。

二、双抗素对细胞内呼吸道合胞病毒（RSV）抑制实验

为检测双抗素对细胞内呼吸道合胞病毒的生长繁殖有无抑制作用及程度，进行本实验。现将实验过程和实验结果报告如下。

（一）材料与方法

1. 实验材料

（1）受试药　双抗素，淡黄色粉末。由中国医学科学院药物所植化室提供，4℃下保存。

（2）阳性对照药　病毒唑（三氮唑核苷，ribavirin）注射液，无色透明液体，含量100mg/ml，批号000302，烟台第二制药厂生产。

（3）病毒株　呼吸道合胞病毒（RSV）标准毒株Long株，由中国疾病预防控制中心病毒研究所引进，-60℃下保存。

（4）细胞株　HeLa传代细胞，由中国疾病预防控制中心病毒研究所引进，液氮罐中保存。

（5）培养基　MEM（minimum essential medium）培养基，美国GibcoBRL公司生产。

（6）胎牛血清　中国农业科学院哈尔滨兽医研究所提供。

2. 实验方法

（1）呼吸道合胞病毒毒力测定　为了解呼吸道合胞病毒标准毒株Long株对HeLa传代细胞的毒力，计算细胞半数感染浓度，进行病毒毒力测定。实验用细胞维持液将病毒稀释成10^{-10}～10^{-6} 5个稀释浓度，按常量分别加入细胞已长成单层的96孔培养板中，每个稀释浓度感染4孔细胞，置36℃，5% CO_2恒温箱内，经2h吸附后，弃去含病毒的维持液，加入细胞维持液，设4孔正常细胞对照，置36℃ 5% CO_2恒温箱内培养，每天1次镜下观察细胞病变，连续观察3天。实验重复3次，根据实验结果，计算半数感染浓度（$TCID_{50}$），确定最大不感染浓度（$TCID_0$）。

（2）药物毒性测定　为了解双抗素及病毒唑注射液对HeLa传代细胞的毒性，计算半数中毒剂量，确定最大无毒剂量，进行药物毒性测定。

1）双抗素毒性测定　用细胞维持液将双抗素稀释成每毫升含10、5、2.5、1.25、0.63mg 5个剂量，按常量分别加入细胞已长成单层的96孔培养板中，每个剂量4孔细胞，设4孔正常细胞对照，置36℃，5% CO_2恒温箱内培养，每天1次镜下观察细胞毒性，连续观察3天。试验重复3次，根据实验结果，计算半数中毒剂量（CTD_{50}），确定最大无毒剂量（CTD_0）。

2）阳性对照药病毒唑注射液毒性测定　用细胞维持液将病毒唑注射液稀释成每毫升含20、10、5、2.5、1.25μg 5个剂量，测定程序和方法同双抗素毒性测定。

（3）抗病毒药效实验　体外抗病毒药效实验就是观察药物对病毒生长繁殖的抑制程度

及其有效性，因此进行抑制实验。HeLa 传代细胞在 96 孔培养板上长成单层后，弃去培养液，加入用细胞维持液将病毒稀释成 $10^{-6.5}$（相当于 52.67 $TCID_{50}$）的病毒稀释液，置 36℃，5% CO_2 恒温箱内吸附 2 小时，感染细胞，然后弃去病毒液，按常量分别加入用细胞维持液稀释成每毫升含 4.0、2.0、1.0、0.5、0.25mg 5 个剂量的双抗素，每个剂量 4 孔感染细胞。再按常量分别加入用细胞维持液稀释成每毫升含 5.0、2.5、1.25、0.63、0.31μg 5 个剂量的病毒唑注射液，每个剂量 4 孔感染细胞，同时设药物对照组（不感染病毒，只加药）、细胞对照组（不感染病毒，不加药）和病毒对照组（只感染病毒），每个对照组亦均为 4 孔细胞，置 36℃，5% CO_2 恒温箱内培养，每天 1 次镜下观察细胞病变，连续观察 3 天。实验重复 3 次，根据实验结果，计算细胞病变抑制率，半数抑制量（半数有效量），治疗指数，以及量效关系。

3. 观察指标和统计分析

（1）观察指标　细胞病变（CPE）。RSV 对 HeLa 传代细胞所致 CPE 的特征为：细胞变圆、折光性增强、融合细胞突起，严重时出现细胞固缩和破碎。每孔 CPE 程度记录为：①0：表示无明显 CPE；②1：表示 CPE 达 1%～25%；③2：表示 CPE 达 26%～50%；④3：表示 CPE 达 51%～75%；⑤4：表示 CPE 达 76%～100%。

（2）统计分析

1）病毒毒力　根据实验数据，采用 Reed-Muench 法计算细胞半数感染浓度（$TCID_{50}$）。

2）药物毒性　根据实验结果，采用寇氏法计算细胞半数中毒剂量（CTD_{50}）。

3）药物药效　①CPE 抑制率：（病毒对照组 CPE 率 - 受试药组 CPE 率）/ 病毒对照组 CPE 率；②比较受试药各剂量组 CPE 程度与病毒对照组 CPE 程度之间差异的显著性，采用简化直接概率法检验；③半数抑制量或半数有效量（ED_{50}）：按寇氏法计算；④治疗指数（TI）：按 CTD_{50}/ ED_{50}求得；⑤量效关系判定：以药物剂量对数为横坐标，CPE 抑制率为纵坐标绘制散点图，计算相关系数和回归系数，进行相关系数和回归系数显著性检验，以判定两者是否存在相关关系。

（二）实验结果

1. 呼吸道合胞病毒毒力测定结果　测定结果见表 8-5-7。

表 8-5-7　RSV 标准毒株 Long 株对 HeLa 传代细胞的毒力测定结果

病毒稀释度	接种孔数	平均每孔细胞感染程度	感染率（%）
10^{-6}	4	4	100.00
10^{-7}	4	4	100.00
10^{-8}	4	2.5	62.50
10^{-9}	4	0	0.00
10^{-10}	4	0	0.00
细胞对照组	4	0	0.00

根据表 8-5-7 结果，用 Reed-Muench 法计算呼吸道合胞病毒标准毒株 Long 株在 HeLa 传代细胞中半数感染浓度（$TCID_{50}$）为 $10^{-8.2}$，95% 的可信区间为 $10^{-7.73}$ ~ $10^{-8.67}$，最大不感染浓度（$TCID_0$）为 10^{-9}。

2. 双抗素与病毒唑注射液毒性测定结果 测定结果见表 8-5-8。

表 8-5-8 双抗素与病毒唑对 HeLa 传代细胞毒性测定结果

组 别	药物剂量	接种孔数	平均每孔细胞病变程度	病变率（%）
双抗素组	0.63	4	0	0.00
(mg/ml)	1.25	4	0	0.00
	2.50	4	0	0.00
	5.00	4	1	25.00
	10.00	4	4	100.00
病毒唑注射液组	1.25	4	0	0.00
(μg/ml)	2.50	4	0	0.00
	5.00	4	0	0.00
	10.00	4	3	75.00
	20.00	4	4	100.00
细胞对照组	—	4	0	0.00

根据表 8-5-8 结果，用寇氏法计算，双抗素与病毒唑对 HeLa 传代细胞的半数中毒剂量分别为 5.95mg/ml 和 8.41μg/ml，95% 的可信区间分别为 4.43 ~ 7.98mg/ml 和 6.27 ~ 11.28μg/ml。最大无毒剂量分别为 2.5mg/ml 和 5μg/ml。

3. 抗病毒药效实验结果 双抗素对细胞内呼吸道合胞病毒抑制实验结果，见表 8-5-9。

表 8-5-9 双抗素对细胞内 RSV 标准毒株 Long 株抑制实验结果

组别	药物剂量	平均每孔细胞病变程度	细胞病变率(%)	细胞病变抑制率(%)
双抗素组(mg/ml)	4.00	1.25	31.25	68.75 *
	2.00	1.50	37.50	62.50 *
	1.00	2.25	56.25	43.75 *
	0.50	2.65	66.25	33.75 *
	0.25	3.13	78.13	21.87
病毒唑注射液组	5.00	4.00	100.00	0.00
(μg/ml)	2.50	4.00	100.00	0.00
	1.25	4.00	100.00	0.00
	0.63	4.00	100.00	0.00
	0.31	4.00	100.00	0.00
双抗素对照组(mg/ml)	4.00	0.00	0.00	
病毒唑对照组(μg/ml)	5.00	0.00	0.00	
细胞对照组	—	0.00	0.00	
病毒对照组	—	4.00	100.00	

*表示经简化直接概率法检验 $P<0.05$。

根据表8-5-9实验结果，采用简化直接概率法，比较双抗素各剂量组与病毒对照组细胞病变程度，结果表明，双抗素4.0、2.0、1.0、0.5mg/ml剂量组对RSV标准毒株Long株有显著抑制作用（$P<0.05$）。根据表8-5-9资料，用寇氏法计算，半数抑制量（半数有效量）为0.9597mg/ml，治疗指数为6.2。阳性对照药病毒唑注射液各剂量组均未显示出抑制作用，但病毒攻击量为10 $TCID_{50}$时，显示出明显的抑制作用（结果本文未列出）。

根据表8-5-9实验资料，以药物剂量对数为横坐标，以抑制率为纵坐标绘图，见图8-5-1。

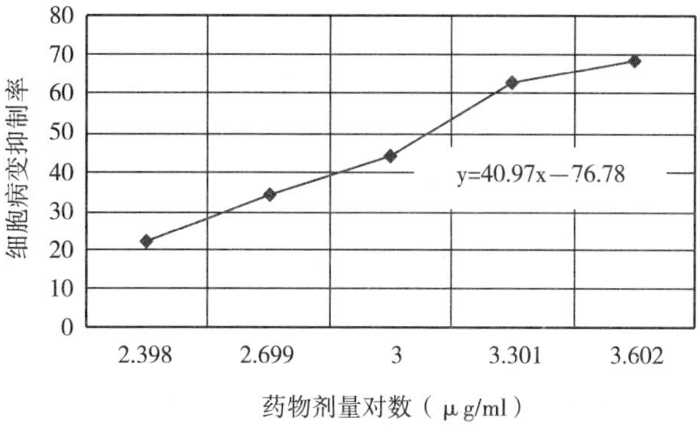

图8-5-1　双抗素对数剂量与细胞病变抑制率的量效关系

从图8-5-1可见，双抗素各剂量组与细胞病变抑制率之间的点呈直线趋势，因此计算相关系数。由原始数据直接计算相关系数。计算结果，相关系数（r）等于0.9949，相关系数显著性检验，经查表$P<0.0005$。回归系数（b）等于40.97，回归方程为$y=40.97x-76.78$，回归系数显著性检验，经查表$P<0.025$。可以认为药物剂量与抑制率之间存在明显相关关系。

（三）小结

呼吸道合胞病毒可引起从感冒、急性上呼吸道感染到急性喉气管炎、支气管炎、毛细支气管炎、肺炎等重症下呼吸道感染，在人类呼吸道感染中占重要位置，可呈暴发、局部流行或广泛流行，是人类的一种常见病和多发病。特别是对婴幼儿危害较大，被认为是婴幼儿流行性毛细支气管炎或流行性喘憋性肺炎的重要病原，也是引起婴幼儿死亡的重要原因之一。寻找抗呼吸道合胞病毒药物的研究工作一直在进行。进入临床应用的药物只有病毒唑，可是由于其毒副作用较大又限制了其临床应用。开发研制高效、低毒、价廉的抗呼吸道合胞病毒药物仍然是目前国际上非常重要的研究课题。

双抗素是从一种中草药中提取的单体。阳性对照药病毒唑是卫生部药政局编制的新药（西药）临床前研究指导原则汇编（1993）推荐的。细胞培养技术是筛选药物抗病毒药效的一种常用方法，有操作简便、结果迅速、经济、非特异因素影响较小等优点。因呼吸道合胞病毒仅一个型，故选用呼吸道合胞病毒标准毒株Long株作为实验用毒株。实验程序、方法和技术操作均按规定要求进行。实验结果，双抗素4.0、2.0、1.0、0.5mg/ml剂量组对呼吸道合胞病毒有非常显著的抑制作用（前3个剂量组$P<0.005$，最后1组$P<0.05$）。半数抑

制量为0.9597mg/ml。治疗指数为6.2。根据量效关系的统计分析，药物剂量与细胞病变抑制率之间存在明显的相关关系。

阳性对照药病毒唑各剂量组均未呈现出对呼吸道合胞病毒的抑制作用，但病毒攻击量为10 $TCID_{50}$时，显示出明显的抑制作用。

应当指出，用作提取双抗素的中草药是从许多种清热中草药中，采用现代抗病毒药效实验方法筛选出的，对病毒的生长繁殖有较强抑制作用的一种中草药。每次提取的提取物，均经抗病毒药效实验进行筛选。双抗素之前筛选出的提取物，除做过体外抗病毒药效实验外，还做过体内抗病毒药效实验，结果令人满意。还应指出，用作提取双抗素的中草药，临床应用历史悠久，目前用于治疗感冒疗效明显的中成药多含此药。此外，双抗素对鸡胚内甲$_3$型和乙型流感病毒的抑制实验，也取得了同样满意的结果。可以预期，双抗素单体将会成为高效、低毒、广谱的抗病毒制剂。

（周　昆　佟奎阴　李洪源）

参　考　文　献

1. 陈奇主编. 中药药理研究方法学. 北京：人民卫生出版社，1996
2. 中华人民共和国卫生部药政局. 新药（西药）临床前研究指导原则汇编（药学. 药理学. 毒理学），1993
3. 范宗华. 婴幼儿病毒性肺炎及合胞病毒感染. 见：耿贯一主编. 流行病学（第二卷）. 第二版，北京：人民卫生出版社，1996，486－499
4. 姚坤等. 一次婴儿毛细支气管肺炎流行中病毒学和血清学观察. 中华流行病学杂志，1989，10（5）：274－276
5. 鼓文伟主编. 传染病学. 第四版，北京：人民卫生出版社，1998

第九章　有毒植物仪花

概　　述

豆科（Leguminosae）仪花属（*Lysidice*）包括两种植物，仪花（*L. rhodostegia* Hance）和短萼仪花（*L. brevicalyx* Wei）。

仪花（*L. rhodostegia* Hance）的根称单刀根，是我国传统草药，具有散淤、镇痛、止血之功效，用于治疗跌打损伤，风湿骨痛，创伤出血。我们经药理筛选在国内外首次发现单刀根的乙醇提取物具有扩张血管活性，因此对单刀根的化学成分和药理活性进行了深入系统的研究，从中分离得到了10个间苯三酚类成分、6个二苯乙烯类成分、11个黄酮类成分，以及若干木脂素糖苷、三萜、甾醇等化学成分，包括3个新颖骨架类型的化合物（化合物**8**~**10**），其中化合物**8**和**9**具有螺环苯并二氢呋喃型骨架，为首次从天然产物中发现的新骨架。

基于植物亲缘关系分析，同属植物的化学成分与药理活性应具有相似性。为快速鉴定同属植物短萼仪花（*L. brevicalyx* Wei）中的化学成分，达到快速识别新结构化合物的目的，我们对单刀根中分离得到的酚性化合物的紫外光谱（UV）、质谱（ESI-MS）、多级质谱（$ESI-MS^n$）等谱学数据进行分析总结，阐明了化合物结构与谱学数据的关系；根据上述谱学数据的分析，对可能含有多种类似酚类成分的短萼仪花提取物组分进行在线分析，通过液相色谱-质谱（LC-MS）、液相色谱-核磁共振（LC-NMR）等色谱波谱联用技术鉴定了24个间苯三酚、二苯乙烯以及黄酮类等具有结构多样性的化合物，包括6个新化合物。这些工作为短萼仪花活性成分的化学筛选奠定了基础。

为快速识别并获取短萼仪花中具有活性的新化合物，采用活性筛选和化学筛选集成应用的研究模式，对短萼仪花提取物中具有抗氧化活性的组分进行在线结构分析，识别可能为新化合物的成分，并针对性地对可能为新结构的成分进行追踪分离，从中获得了7个新的二苯乙烯苷类化合物。这种基于活性筛选和化学筛选的研究模式在一定程度上提高了发现新颖结构活性天然产物的几率和效率，完善了高效、快速、微量的天然产物化学成分研究方法，为探索新的天然产物研究思路作出有意义的尝试。

利用内皮依赖性血管舒张模型对分离得到的化合物进行了活性测定，部分化合物能在L-硝基精氨酸（L-NA）（一氧化氮合成酶（NOS）抑制剂）和吲哚美辛（环氧合酶（COX）抑制剂）的存在下使乙酰胆碱对大鼠动脉血管扩张恢复到正常水平，显示较强的类似一氧化氮（NO）的扩张血管活性，并显示一定的量效关系。同时利用Fe^{2+}-半胱氨酸诱发的肝微粒体脂质过氧化模型对分离得到的化合物进行了抗氧化活性测定，部分多酚类化合物具有较好的抗氧化活性，在高、中、低浓度时活性与阳性对照化合物维生素E相当，具有一定的开发前景。

（屈　晶　庾石山）

参 考 文 献

1. 江苏新医学院. 中药大辞典. 上海：上海科学技术出版社，1977，1466
2. 郭晓庄等编. 有毒中草药大词典. 天津：天津科技翻译公司，1992，223
3. 陈德昭，吴德邻，陈邦余，等. 中国植物志（第39卷）. 北京：科学出版社，1988，204

第一节 仪花的植物

一、仪花（*L. rhodostegia* Hance）

仪花，乔木或灌木，高3～20m。分布于我国广东、广西、贵州、云南、台湾等地。生于河边或杂木林中，华南有栽培。木材质坚而重，为有价值的精木之一。根、茎、叶药用，有小毒，味苦辛，性温，有散淤消肿之效。仪花的根称单刀根，为我国民间传统用药，其味苦辛、性温、有毒，具有散淤、止血、镇痛之功效，民间用于治疗跌打损伤，风湿骨痛，创伤出血等症。

原植物：羽状复叶具小叶6～8枚，有时达12枚；小叶长椭圆形，微偏斜，长4～15cm，宽2～5cm，先端急尖或骤尖，基部圆形或楔形，无毛。花排列为顶生或腋生的总状或圆锥花序；苞片椭圆形，长约10mm，粉红色；萼管状，管部长约7～12mm，裂片4，矩圆形，长约8～10mm，阔3～5mm；花冠紫红色，花瓣5，上面3个发达，有长爪；发育雄蕊2，稀1或3；子房有疏毛；荚果条形，扁平，长约15～22cm，宽3.3～5cm。

显微鉴别：单刀根横切面皮层外侧有方晶排列成环，且有石细胞散在，韧皮部多由纤维组成（图9-1-1a）；茎横切面皮层有方晶断续排列成环，维管束鞘明显，其间嵌有较大型石细胞，韧皮部多由纤维组成；叶横切面海绵组织中有较多方晶散在，中脉维管束鞘明显成环，中脉下方明显凸起且斜向一侧；粉末中可见大量淀粉粒和方晶，晶鞘纤维明显。

二、短萼仪花（*L. brevicalyx* Wei）

短萼仪花，又名麻轧木（广西），麻木（广东），乔木，高10～20m。分布于我国广西、广东、贵州、云南、香港等地，生于海拔300～900m的疏林中。其根、茎、叶可入药，有小毒，味苦辛，性温；能散淤消肿，止血镇痛。民间主要用于治疗跌打损伤、骨折、风湿性关节炎、外伤出血等症。

原植物：花紫红色，荚果倒卵状长圆形，花期4～5月；果期8～9月。

显微鉴别：短萼仪花根横切面皮层不明显，韧皮部多由纤维组成，中央髓部明显（图9-1-1b）；茎横切面可见维管束鞘明显成环，其间嵌有石细胞，韧皮部多由纤维组成；叶横切面中脉维管束鞘明显成环，中脉下方明显凸起且斜向一侧；粉末中可见大量淀粉粒和方晶，晶鞘纤维明显。

（马 林）

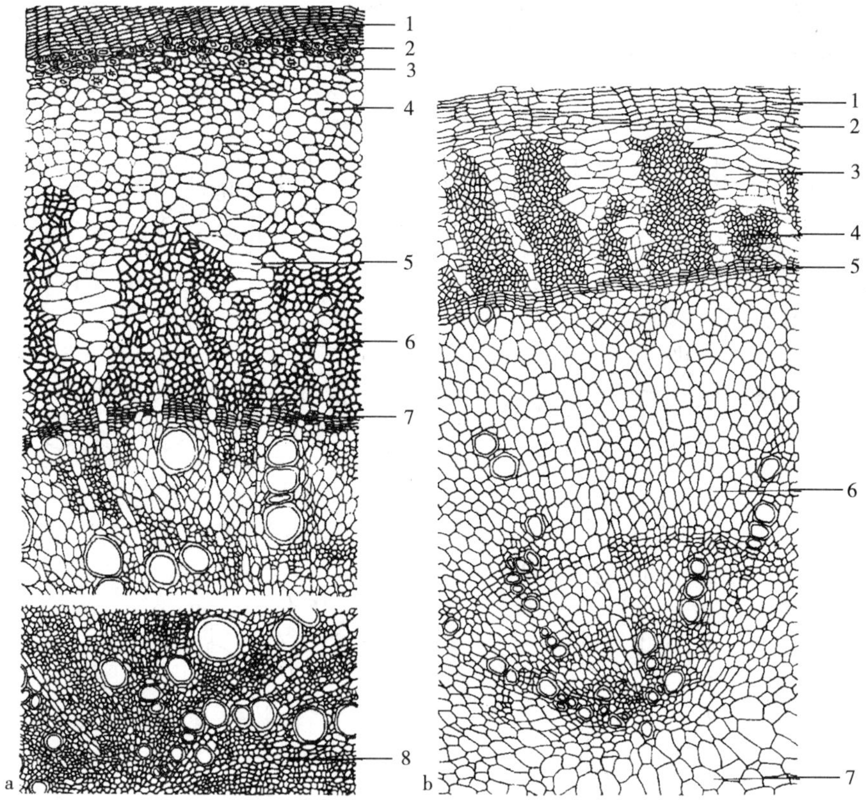

图 9-1-1 仪花根和短萼仪花根的横切面对比图

a. 仪花根：1. 木栓层；2. 方晶；3. 石细胞；4. 皮层；5. 射线；6. 韧皮部；7. 形成层；8. 木质部。
b. 短萼仪花根：1. 木栓层；2. 皮层；3. 射线；4. 韧皮部；5. 形成层；6. 木质部；7. 髓部。

参考文献

1. 江苏新医学院. 中药大辞典. 上海：上海科学技术出版社，1977
2. 郭晓庄等编. 有毒中草药大词典. 天津：天津科技翻译公司，1992
3. 陈德昭，吴德邻，陈邦余，等. 中国植物志（第39卷）. 北京：科学出版社，1988
4. 韦松基，蒙万香，陆惠燕. 药用植物仪花和短萼仪花的显微鉴别. 广西科学，2007，14（4）：400－404

第二节 仪花的化学成分

仪花的根称单刀根，研究证明其乙醇提取物的化学成分主要为间苯三酚类、二苯乙烯类、黄酮类、木脂素类等成分。

一、间苯三酚类成分

1. 简单间苯三酚类　化合物 1～7 为从单刀根乙醇提取物中分离得到简单间苯三酚及其

苷类化合物。该类成分的基本骨架或苷元为3-甲基-丁酰基取代的间苯三酚，包括间苯三酚单糖苷（化合物**1**和**4**）、间苯三酚二糖苷（化合物**2**、**3**和**5**），以及较复杂的取代间苯三酚（化合物**6**和**7**）（图9-2-1）。

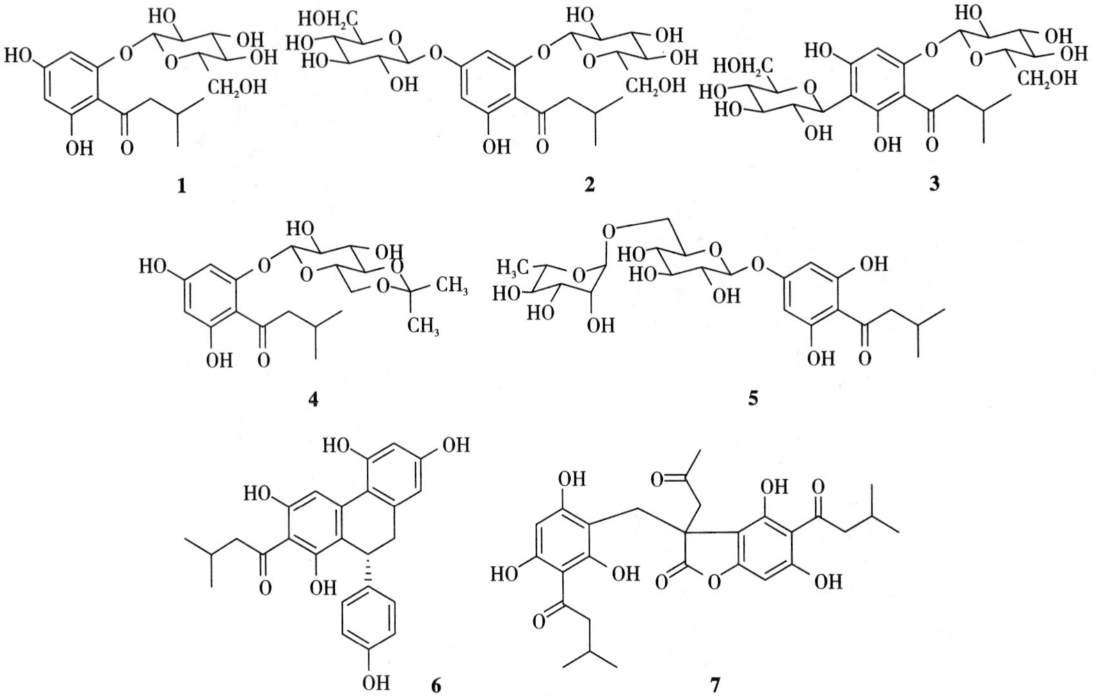

图9-2-1 单刀根中分离得到简单间苯三酚及其苷类化合物结构

2. 新骨架化合物 从单刀根乙醇提取物中分离获得了3个新颖骨架类型的化合物（化合物**8**～**10**），其中化合物**8**和**9**具有螺环苯并二氢呋喃型骨架，为首次从天然产物中发现的新骨架（图9-2-2）。

3. 新骨架化合物生物合成途径的推测 从单刀根乙醇提取物中分离得到的间苯三酚类化合物都具有（3-甲基-丁酰基）间苯三酚（图9-2-3，**Ⅰ**）结构单元，可能是单刀根中间苯三酚类化合物的“生物合成单元”。我们对新骨架化合物**8**～**10**的生物合成途径进行了推测，这3个化合物可能是由（3-甲基-丁酰基）间苯三酚和含六个碳的果糖衍生物（**Ⅱa**和**Ⅱb**）衍生而成的。

途径A（先形成C-O键后烷基化）（图9-2-3a）：两分子（3-甲基-丁酰基）间苯三酚（**Ⅰ**）与一分子化合物**Ⅱa**发生亲核反应生成中间体**Ⅲa**；中间体**Ⅲa**再发生分子内或分子间烷基化，形成化合物**8**。化合物**8**在酸性条件下分别形成化合物**9**和**10**。

途径B（先烷基化后形成C-O键）（图9-2-3b）：三分子（3-甲基-丁酰基）间苯三酚（**Ⅰ**）与一分子六碳糖的衍生物**Ⅱb**发生烷基化反应生成中间体**Ⅲb**；中间体**Ⅲb**发生分子内亲核反应形成化合物**8**、**9**、**10**。

实验证实化合物**8**在酸性条件下能转化为化合物**9**和**10**。将化合物**8**溶于5ml的95%

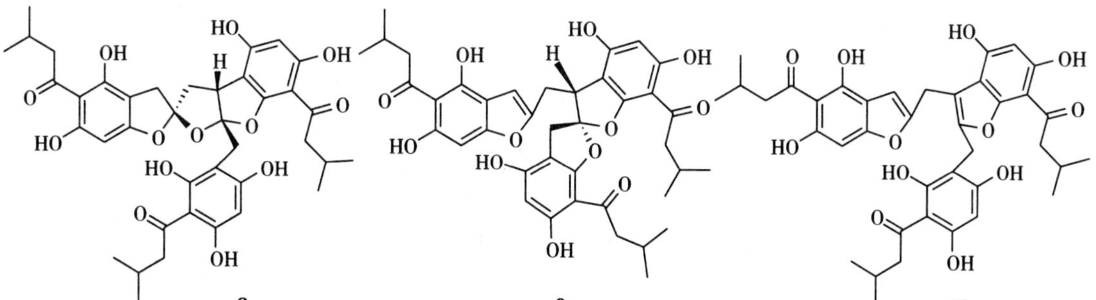

8　　9　　10

图 9-2-2　单刀根中分离得到的 3 个新颖骨架类型的化合物结构

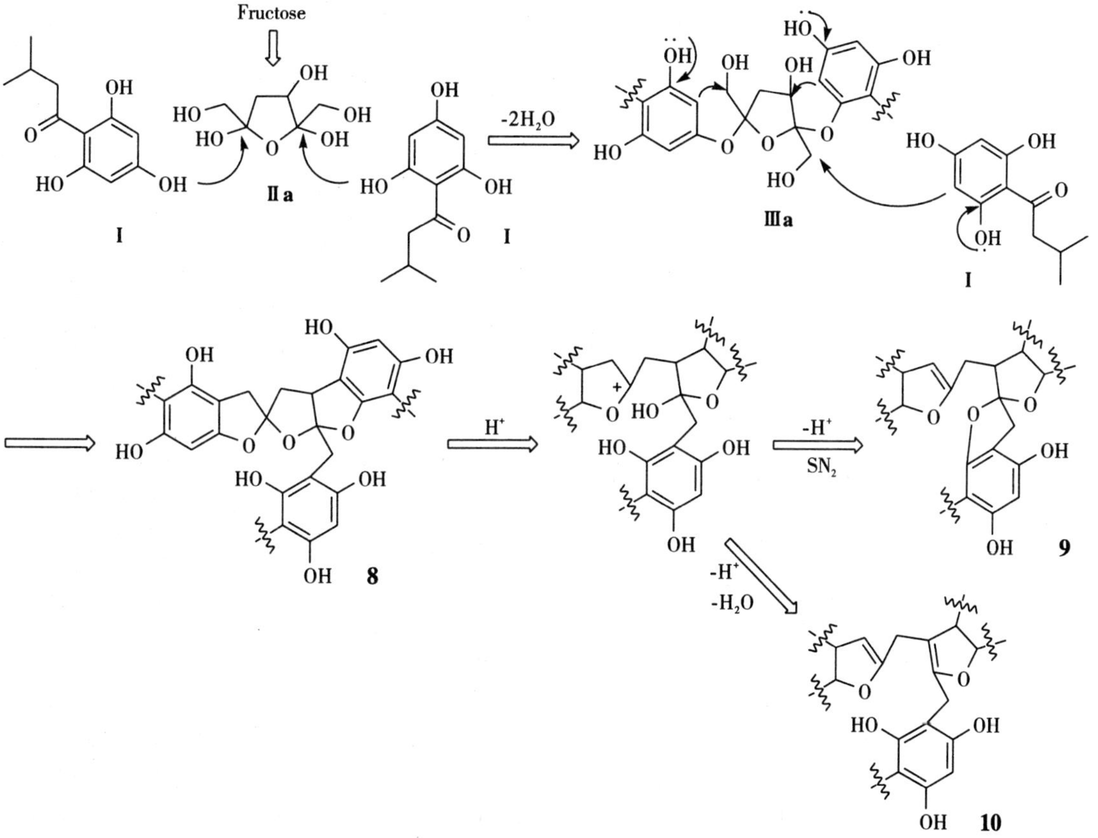

图 9-2-3a　生物合成途径 A

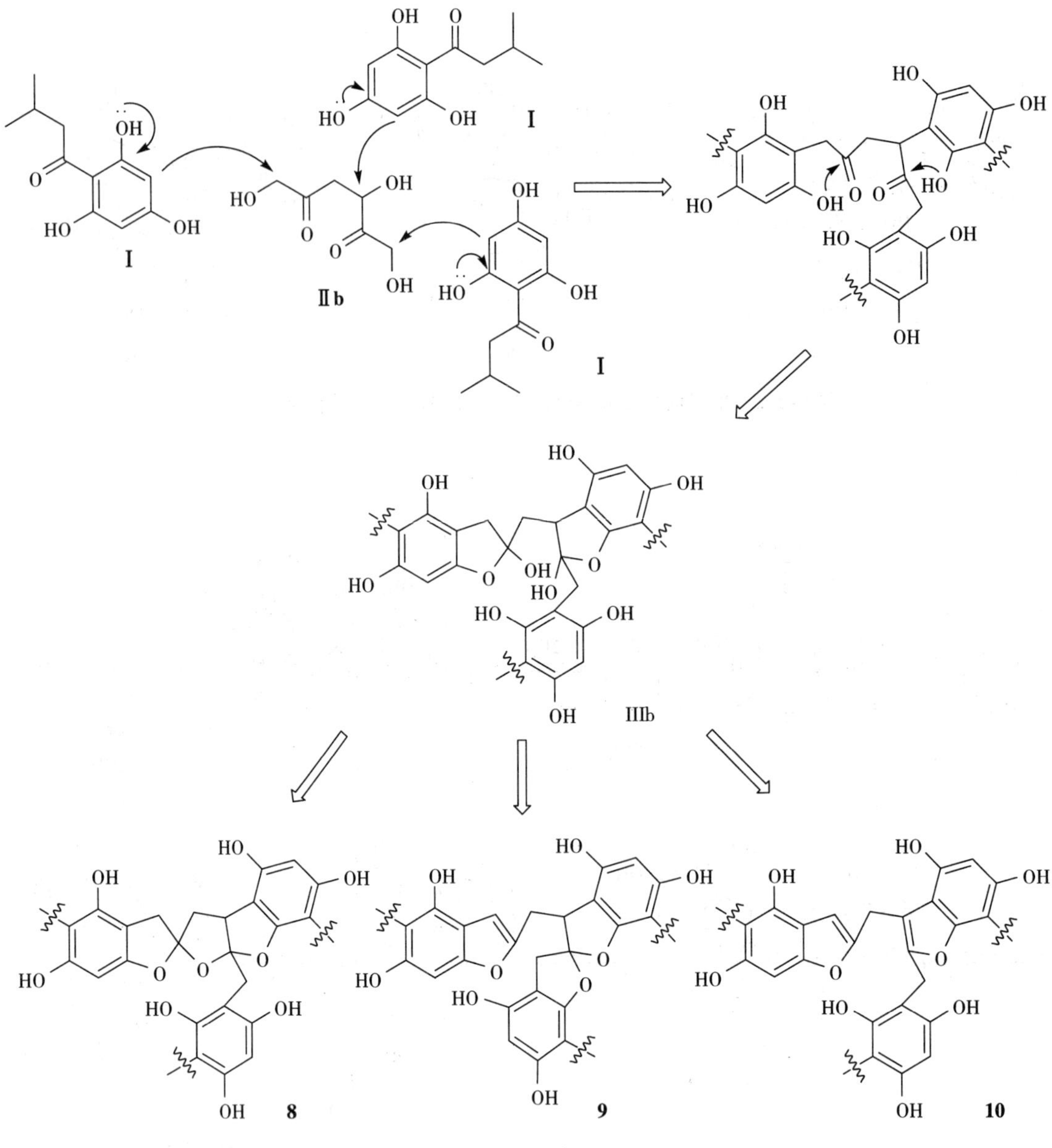

图 9-2-3b 生物合成途径 B

乙醇（含 3mg 酒石酸）溶液中，加热回流 2 小时，得到的混合物浓缩后用甲醇稀释至 0.5ml，薄层色谱（TLC）和高效液相色谱（HPLC）分析显示 3 个主要的斑点/峰，它们分别对应于化合物 **8**、**9** 和 **10**。LC-UV 和 LC-MS 分析反应后的混合液在 3.0min（*m/z* 719）、3.5min（*m/z* 701）和 6.4min（*m/z* 701）（ESI 负离子模式）显示 3 个主要的峰，它们分别对应于化合物 **8**、**9** 和 **10**。

二、二苯乙烯类成分

化合物 **11** 为从单刀根中分离得到的二苯乙烯类基本骨架，为 3, 5, 4′-三羟基取代的反式二苯乙烯，即白藜芦醇；化合物**12**（虎杖苷）、**13**、**15**为白藜芦醇的单糖苷和二糖苷；化合物**14**和**16**分别为**12**和**15**的顺反异构体，即为3, 5, 4′-三羟基取代的顺式二苯乙烯的单糖苷和二糖苷（图9-2-4）。

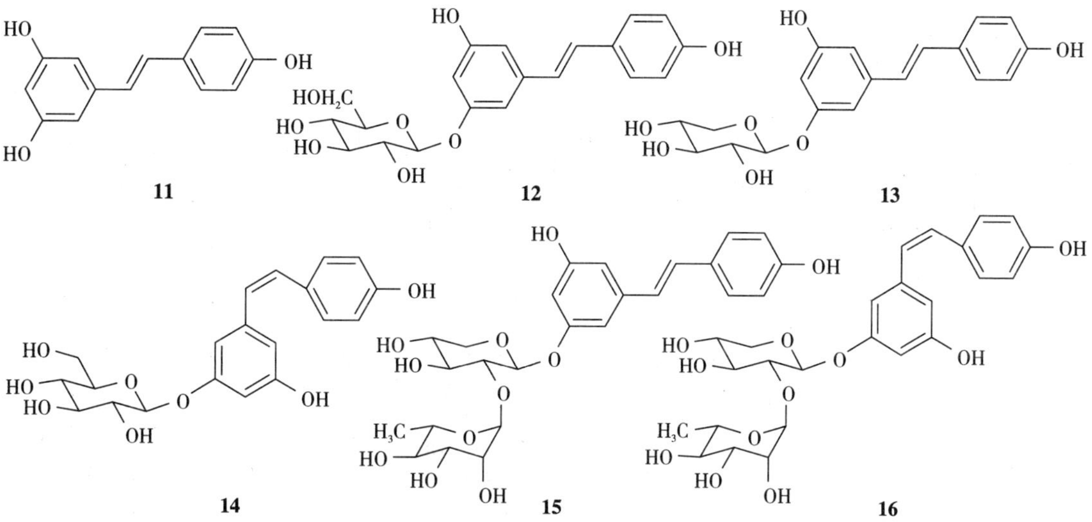

图9-2-4　单刀根中分离得到的二苯乙烯类化合物结构

三、黄酮类成分

单刀根中的黄酮类成分类型多样，化合物**17**、**22**为黄酮，其差别为羟基数目不同；化合物**18**、**21**为二氢黄酮，分别为三羟基和四羟基取代；化合物**19**、**20**、**23～27**为黄烷醇衍生物及其糖苷，其中化合物**26**和**27**为多一个碳原子的mopanol型黄烷醇衍生物，化合物**26**为单糖苷，化合物**27**则被木脂素取代（图9-2-5）。

四、其他类成分

从单刀根中还分离得到了木脂素糖苷（化合物**28～30**）、甾醇类（化合物**31**、**32**）等成分；此外还分离得到了羽扇豆醇、2-羟基羽扇豆醇、白桦酸、*β*-谷甾醇、胡萝卜苷、没食子酸、棕榈酸等成分（图9-2-6）。

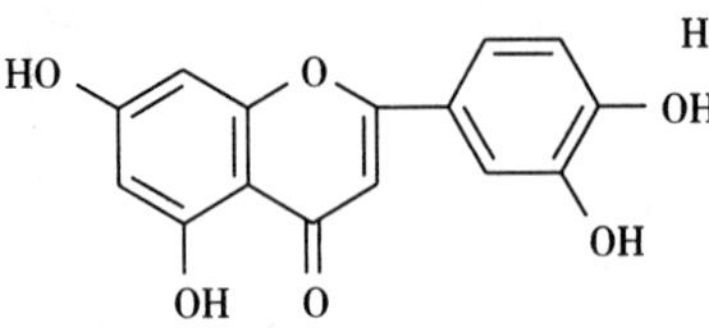
17

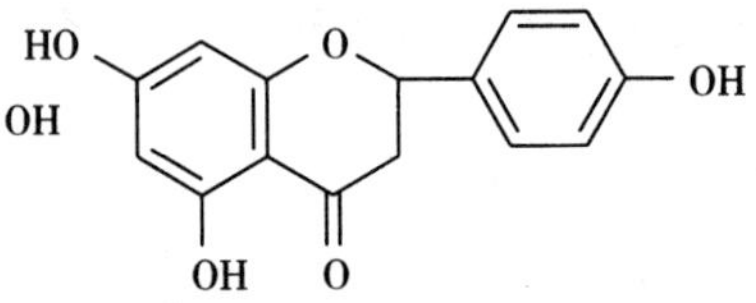
18

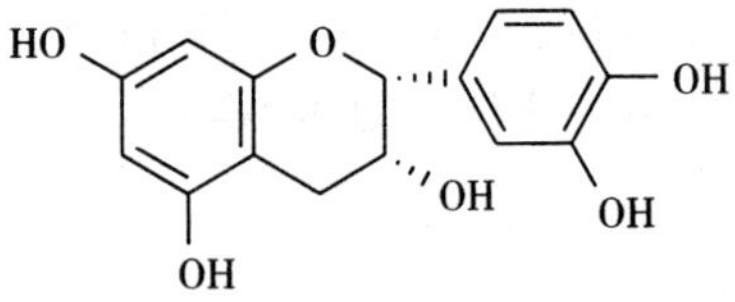
19

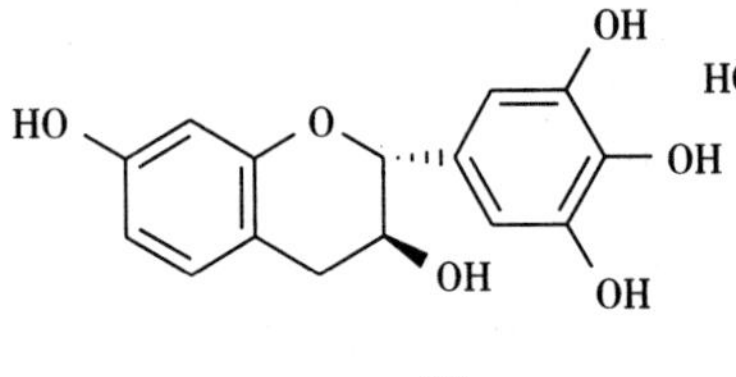
20

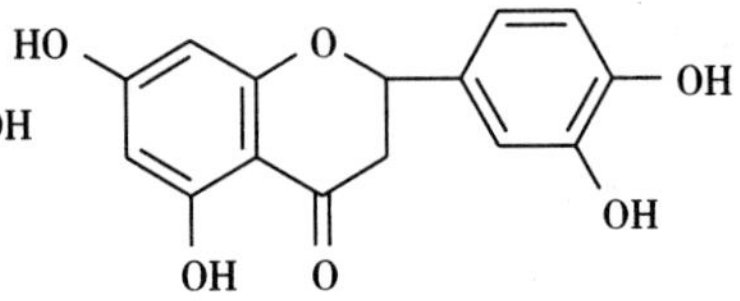
21

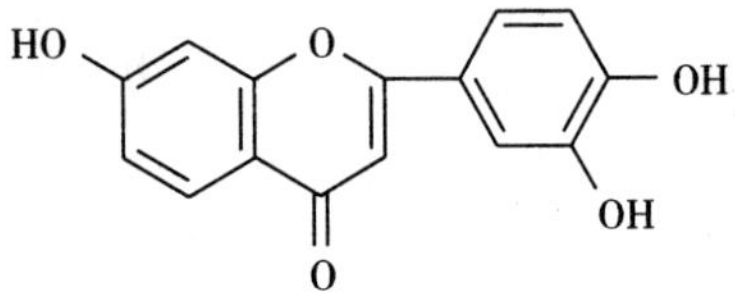
22

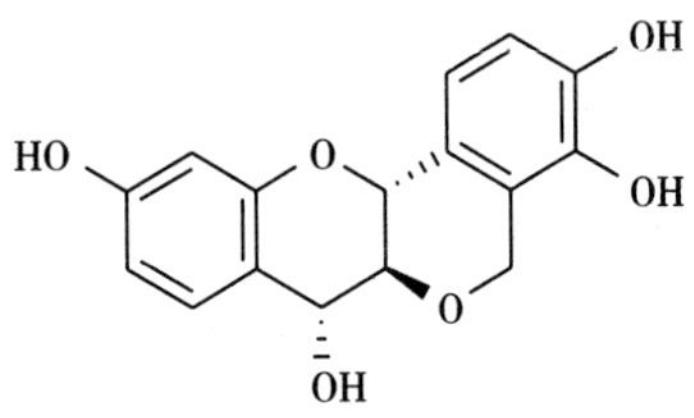
23

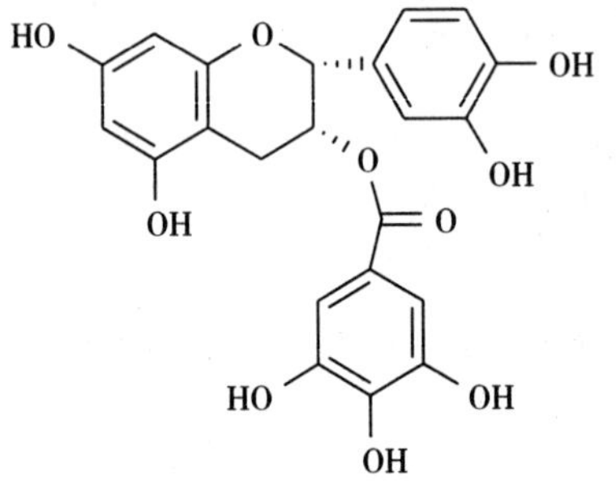
24

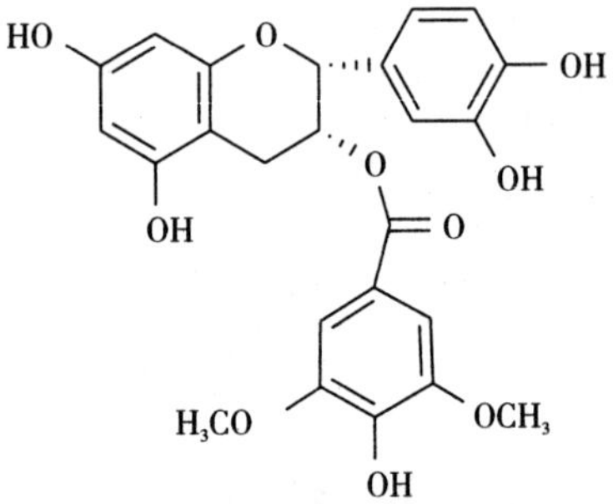
25

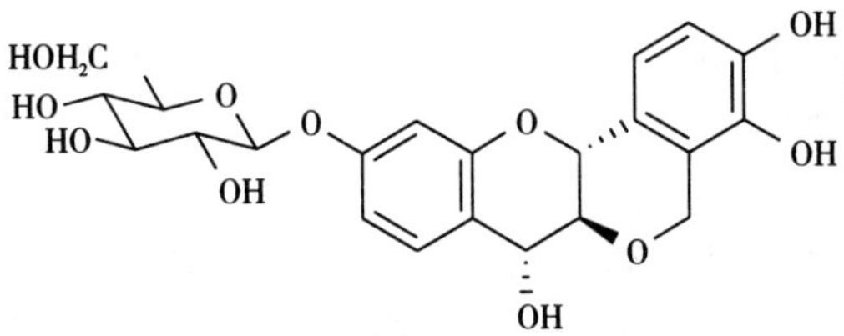
26

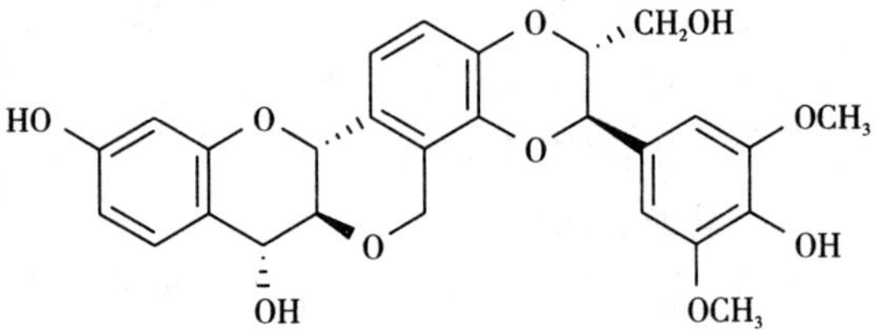
27

图 9-2-5　单刀根分离得到的黄酮类化合物结构

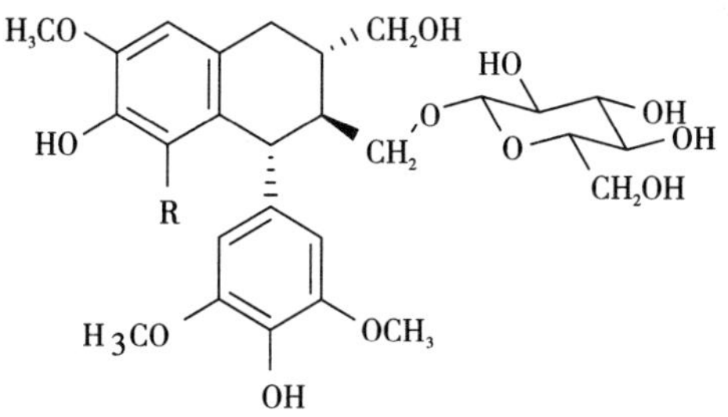

28 R = H
30 R = OCH_3

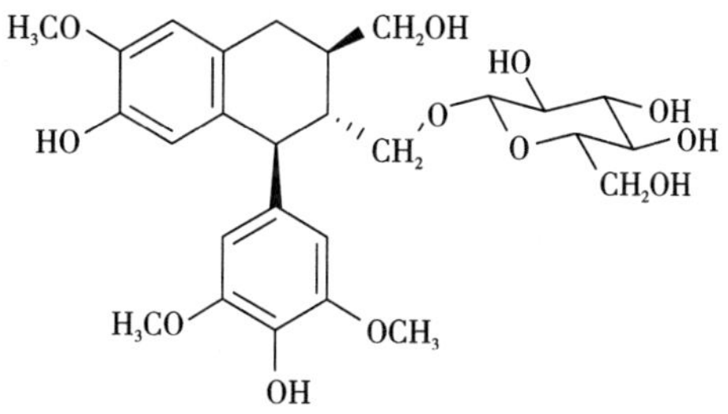

29

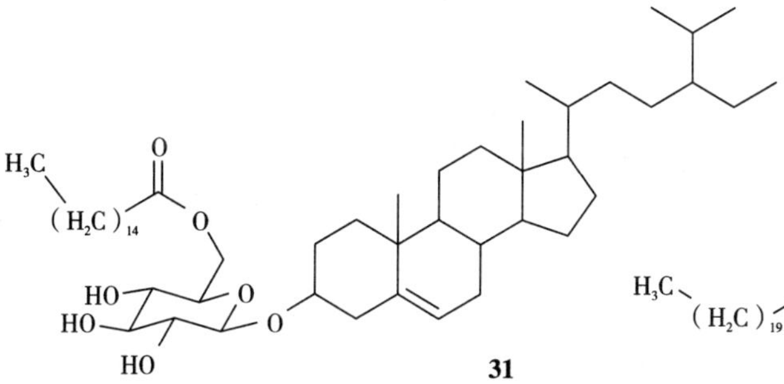

31

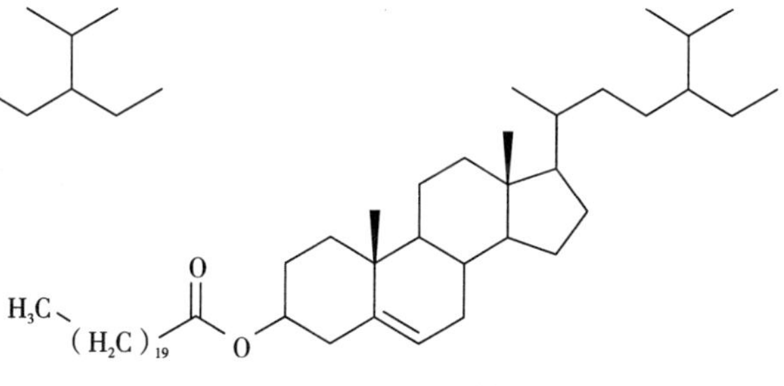

32

图 9-2-6　单刀根中分离得到的其他类化合物结构

（郜　嵩　胡友财　庾石山）

参 考 文 献

1. Gao S, Liu J, Fu GM, et al. Resveratrol/phloroglucinol glycosides from the roots of *Lysidice rhodostegia*. Planta Medica, 2007, 73 (2): 163 - 166
2. Gao S, Feng N, Yu SS, et al. Vasodilator constituents from the roots of *Lysidice rhodostega*. Planta Medica, 2004, 70: 1128 - 1134
3. Gao S, Yu SS, Yu DQ. Two new phloroglucinol glycosides from *Lysidice rhodostega* Hance. Chinese Chemical Letters, 2004, 15: 313 - 315
4. Wu XF, Hu YC, Gao S, et al. Two new compounds from the roots of *Lysidice rhodostegia*. Journal of Asian Natural Products Research, 2007, 9 (5): 471 - 477
5. Hu YC, Wu XF, Gao S, et al. Novel phloroglucinol derivatives from the roots of *Lysidice rhodostegia*. Organic Letters, 2006, 8 (11): 2269 - 2272
6. Gao S, Fu GM, Fan LH, et al. Flavonoids from *Lysidice rhodostega* Hance. Acta Botanica Sinica, 2005, 47: 759 - 763
7. 郜嵩，浮光苗，范丽华，等. 单刀根化学成分的研究. 中国天然药物，2005，3: 144 - 147

第三节 短萼仪花中结构多样性化合物在线结构分析

短萼仪花和仪花同属豆科仪花属，从亲缘关系分析，短萼仪花中可能含有与仪花相似的成分，同时也可能存在不同的成分。为了快速鉴定短萼仪花中的化学成分，考察同属不同种类的植物在化学成分上的相似性和区别，达到快速识别和锁定新结构化合物的目的，我们对可能含有多种酚类成分的短萼仪花提取物组分进行了在线分析研究。

根据已有单体化合物的 UV、ESI-MS、ESI-MS^n 等谱学数据总结出具有类似结构化合物的谱学规律；通过对植物提取物组分进行在线检测，将在线实验得到的数据与总结出的规律进行比较分析，从而推测出组分中微量成分的结构。

根据这一研究思路，我们利用 ESI-MS、ESI-MS^n 方法考察了从单刀根中分离得到的 6 个间苯三酚类、5 个二苯乙烯类、9 个黄酮类化合物的质谱裂解行为，对可能的裂解反应进行探索性研究，总结了相关的裂解规律，对化合物裂解行为与其结构的相关性进行深入研究；结合 3 种不同类型化合物的 UV 图谱特征，阐明了化合物类型、取代基等结构因素与其质谱裂解行为和 UV 最大吸收波长等谱学特征的关系，从中得出一些规律性的结论。在此基础上，对短萼仪花提取物组分进行在线高效液相色谱/高分辨质谱（HPLC/HRMS）、高效液相色谱-二极管阵列/多级质谱（HPLC-DAD/ESI-MS^n）、HPLC/NMR 测定，根据以上结论和在线实验提供的数据，推测出短萼仪花提取物组分中具有类似结构化合物的结构。

一、UV 最大吸收波长特征

间苯三酚、二苯乙烯、黄酮类化合物的结构中均含有苯环，但是由于连有羰基、羟基、共轭双键等不同的取代基，作为发色团和助色团对其 UV 最大吸收波长产生影响，因此 3 类化合物显示不同的 UV 最大吸收波长，可以由此区分化合物的类型。

1. 间苯三酚及其苷类化合物的 UV 图谱在 210、220、290nm 3 处显示最大吸收，且吸收强度相近（图 9-3-1a）。

2. 二苯乙烯及其苷类化合物的 UV 图谱在 210 ~ 220、310 ~ 320nm 两处显示最大吸收，且 310 ~ 320nm 的吸收强度略强于 210 ~ 220nm（图 9-3-1b）。

3. 我们研究的 9 个黄酮及其苷类化合物的结构类型较多，包括黄酮、二氢黄酮、黄烷醇等，有的化合物还有木脂素取代，因此 UV 最大吸收波长存在一些差异，但是都显示黄酮类化合物的 UV 吸收特征（图 9-3-1c）：如化合物 **17** 为黄酮，UV 最大吸收波长在 210、255、350nm；化合物 **25** 为黄烷醇酯，UV 最大吸收波长在 205、225、280nm，且在 225nm 显示为一肩峰；与间苯三酚类和二苯乙烯类化合物的 UV 吸收有明显差别，可以与它们相区别。

二、ESI-MS 和 ESI-MS^n 裂解规律

分别考察了在正离子和负离子检测模式下这些间苯三酚、二苯乙烯、黄酮类化合物的 ESI-MS 和 ESI-MS^n 裂解行为和特征，3 类化合物均在负离子模式下形成的碎片离子规律性较强，在正离子模式下形成的碎片离子较多，发生的裂解反应与负离子模式下相同，但是规律性不强。

1. 间苯三酚类化合物在正、负离子检测模式下，分别以 $[M+H]^+$、$[M+Na]^+$、$[M-H]^-$ 为分子离子峰，可由此初步推断未知化合物的分子量。

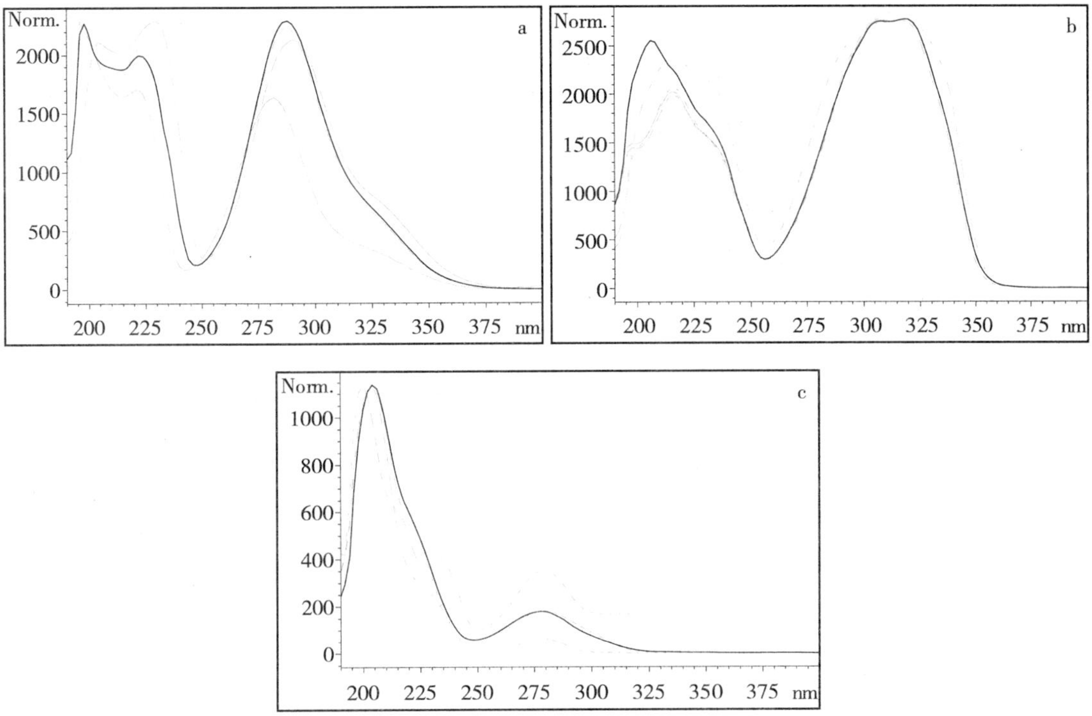

图 9-3-1　三类化合物的 UV 图谱

a. 间苯三酚类；b. 二苯乙烯类；c. 黄酮类。

2. 间苯三酚糖苷（-）$ESI\text{-}MS^n$ 中可以观察到脱去糖分子形成的苷元峰；苷元峰进行次级裂解，主要裂解方式为苯环双键的 McLafferty 重排，表现为羰基与苯环相连的 α 键断裂，失去 84Da 的中性分子；此外还可以观察到由于羰基的 McLafferty 重排失去 42Da 中性分子产生的离子峰以及脱羟基和 CO 产生的离子峰。

3. 间苯三酚糖苷类化合物在负离子模式下更容易发生糖自身的切除反应，多生成 $^{0,2}X^-$、$^{0,3}X^-$离子；在正离子模式下更容易形成单糖、二糖的离子峰。

4. 二苯乙烯类化合物在正负离子检测模式下，分别以 $[M+H]^+$、$[M+Na]^+$、$[M-H]^-$或 $[M+36-H]^-$为分子离子峰。

5. 二苯乙烯及其糖苷，在（+）$ESI\text{-}MS^n$ 谱中均出现 m/z 135 的特征离子峰，由双键的 α 裂解产生；糖发生自身的切除反应，多生成$^{2,4}X^+$、$^{2,5}X^+$离子，而且容易形成单糖、二糖的离子峰。

6. 二苯乙烯糖苷在负离子模式下发生糖苷键的断裂，生成 m/z 227 的苷元离子峰。

7. 黄酮类化合物在正负离子检测模式下，分别以 $[M+H]^+$、$[M+Na]^+$、$[M-H]^-$或 $[2M-H]^-$为分子离子峰。

8. 黄酮类化合物在正负离子模式下的主要裂解反应均为 RDA 裂解，以及脱水、脱 CO、C 环的切除反应、取代基或糖苷键的断裂等。

三、短萼仪花提取物组分酚类成分在线分析

根据以上获得的规律性结论，对短萼仪花提取物3个组分（图9-3-2）的酚类成分进行了HPLC/HRMS、HPLC-DAD/ESI-MS^n、HPLC/NMR测定，尤其利用HPLC/NMR获取了流分的^{1}H NMR和^{1}H-^{1}H COSY谱，提供了更为准确的结构信息，甚至有助于立体化学的判断。通过与以上结论进行比较分析，推测出24个不同类型成分的结构，其中包括6个新化合物（**T10**、**T13**、**T14**、**T16**、**T17**、**T23**）（图9-3-3）。

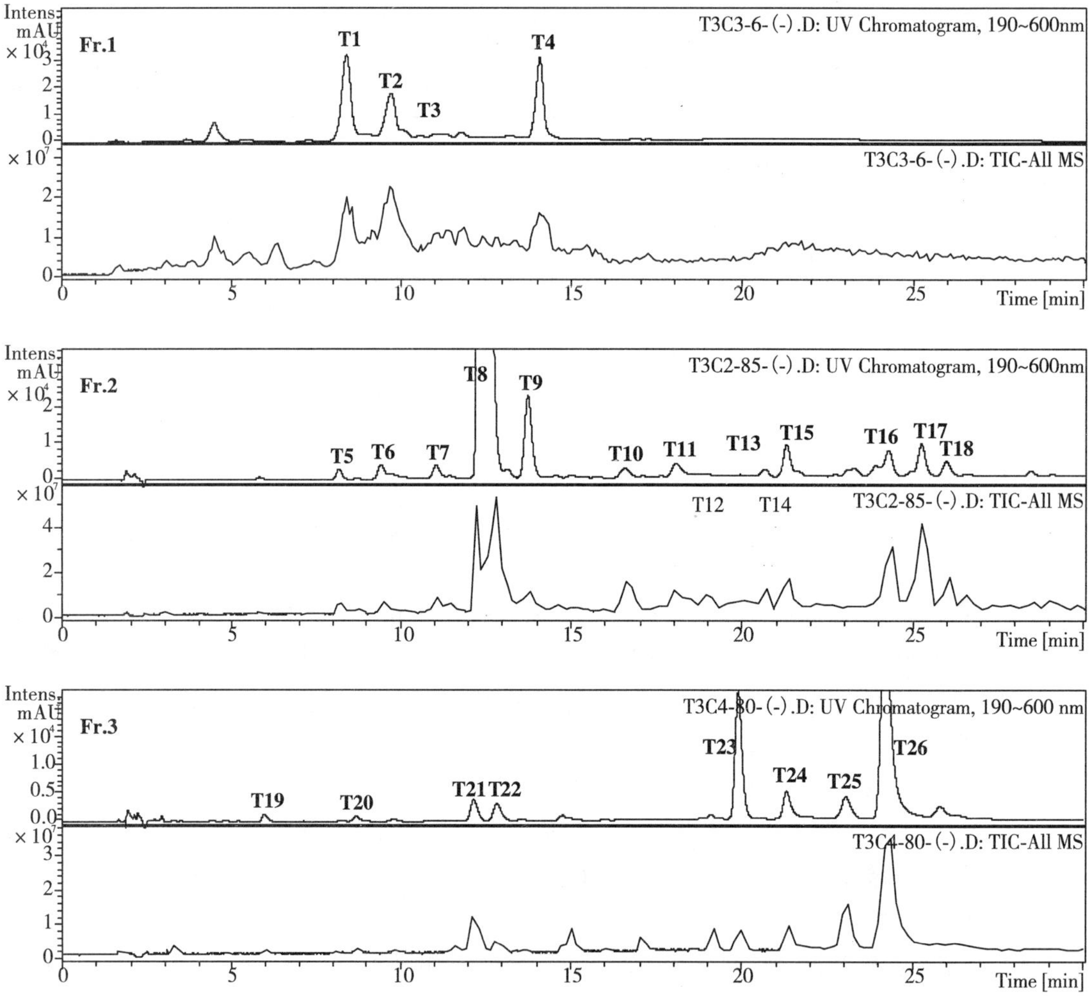

图9-3-2 短萼仪花提取物3个组分的液相色谱图（LC）和总离子流图（TIC）（负离子模式）

下面以化合物**T2**为例，介绍短萼仪花提取物组分在线分析过程（图9-3-4）。

图9-3-4为**T2**的HPLC/（－）ESI-MS^n、HPLC/^{1}H NMR和HPLC/^{1}H-^{1}H COSY图谱。HPLC/（－）ESI-MS谱中显示［M－H］$^-$离子*m/z* 535，推测其分子量为536；HPLC/（－）HR-ESI-MS给出［M－H］$^-$离子*m/z* 535.1608，确定其分子式为$C_{29}H_{28}O_{10}$。HPLC-DAD显示其UV最大吸收波长为215和310nm，因此判断**T2**为二苯乙烯类化合物。

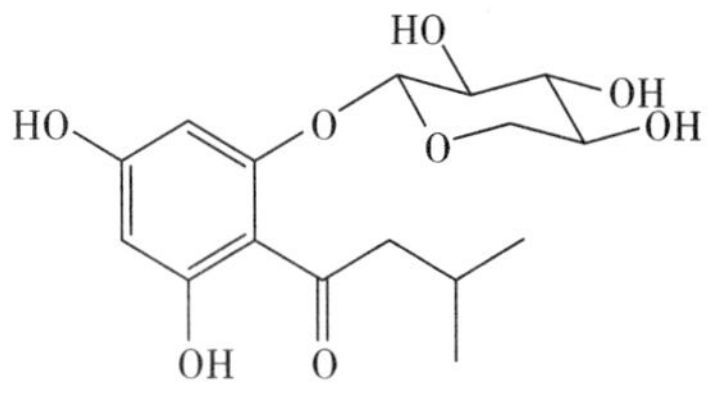

T10

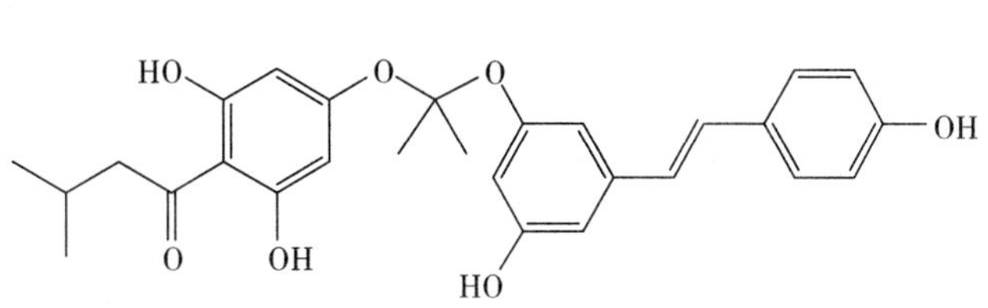

T23

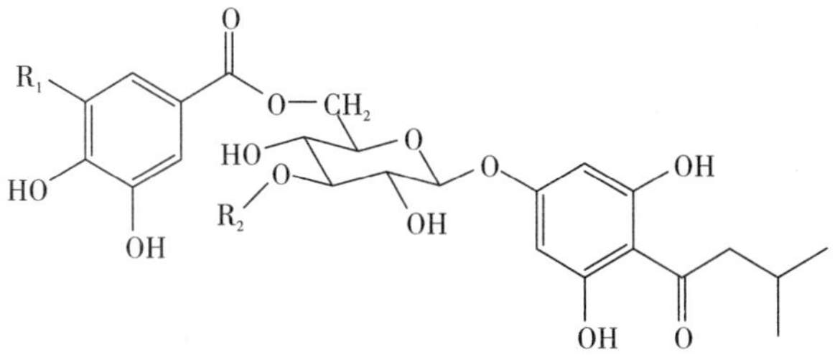

T13 $R_1 = OCH_3$　$R_2 = H$
T14 $R_1 = H$　$R_2 = H$
T16 $R_1 = H$　$R_2 = CH_3$
T17 $R_1 = OCH_3$　$R_2 = CH_3$

图 9-3-3　短萼仪花提取物组分中推测的新化合物结构

其 HPLC/NMR 谱中出现 δ 6.97（1H，d，*J* = 16.5Hz，H-α）及与其相关的 δ 7.19（1H，d，*J* = 16.5 Hz，H-β），δ 6.91（2H，d，*J* = 8.5 Hz，H-3′，5′）及与其相关的 δ 7.48（2H，d，*J* = 8.5Hz，H-2′，6′），以及 δ 6.90（1H，brs），δ 6.75（1H，brs），δ 6.53（1H，brs），为白藜芦醇的信号。此外，HPLC/NMR 谱低场区仍存在 δ 6.31（1H，d，*J* = 15.5Hz，H-8‴）及与其相关的 δ 7.61（1H，d，*J* = 15.5Hz，H-7‴），δ 6.79（2H，d，*J* = 8.5Hz，H-2‴，6‴）及与其相关的 δ 7.29（2H，d，*J* = 8.5Hz，H-3‴，5‴），分别为反式双键和对位取代的苯环，推测其为对羟基桂皮酰基取代。HPLC-NMR 谱 δ 5.17（1H，d，*J* = 7Hz，H-1″）为糖的端基质子，在 δ 3.52～4.04 有糖上质子的信号。其 HPLC/（－）ESI-MS^n 谱中可以观察到 *m/z* 227，*m/z* 307，分别为白藜芦醇离子和取代基（$[M-228-H]^-$）离子；其 HPLC-HRMS 也给出 *m/z* 307.0820 的碎片 $C_{15}H_{15}O_7^-$（计算值，307.0818），证明对羟基桂皮酰基与糖直接相连。根据白藜芦醇和对羟基桂皮酰基的质量数，可以推测其结构中含有六碳糖（536 − 228 − 146 = 162），可能为葡萄糖。HPLC/（－）ESI-MS^n 谱中 *m/z* 389（$[M-146-H]^-$）表明，对羟基桂皮酰基裸露在外侧。从仪花属植物中分离得到的二苯乙烯苷类化合物的苷化位置均为 C3-位，因此，确定 **T2** 的结构为白藜芦醇-3-O-（6-O-对羟基桂皮酰基）-β-D-葡萄糖苷（图 9-3-5）。

通过 LC-MS、LC-NMR 等色谱波谱联用技术建立的在线结构分析方法可用于同时在线鉴定植物提取物组分中不同结构类型化合物的结构，为短萼仪花活性成分的化学筛选奠定了基础。

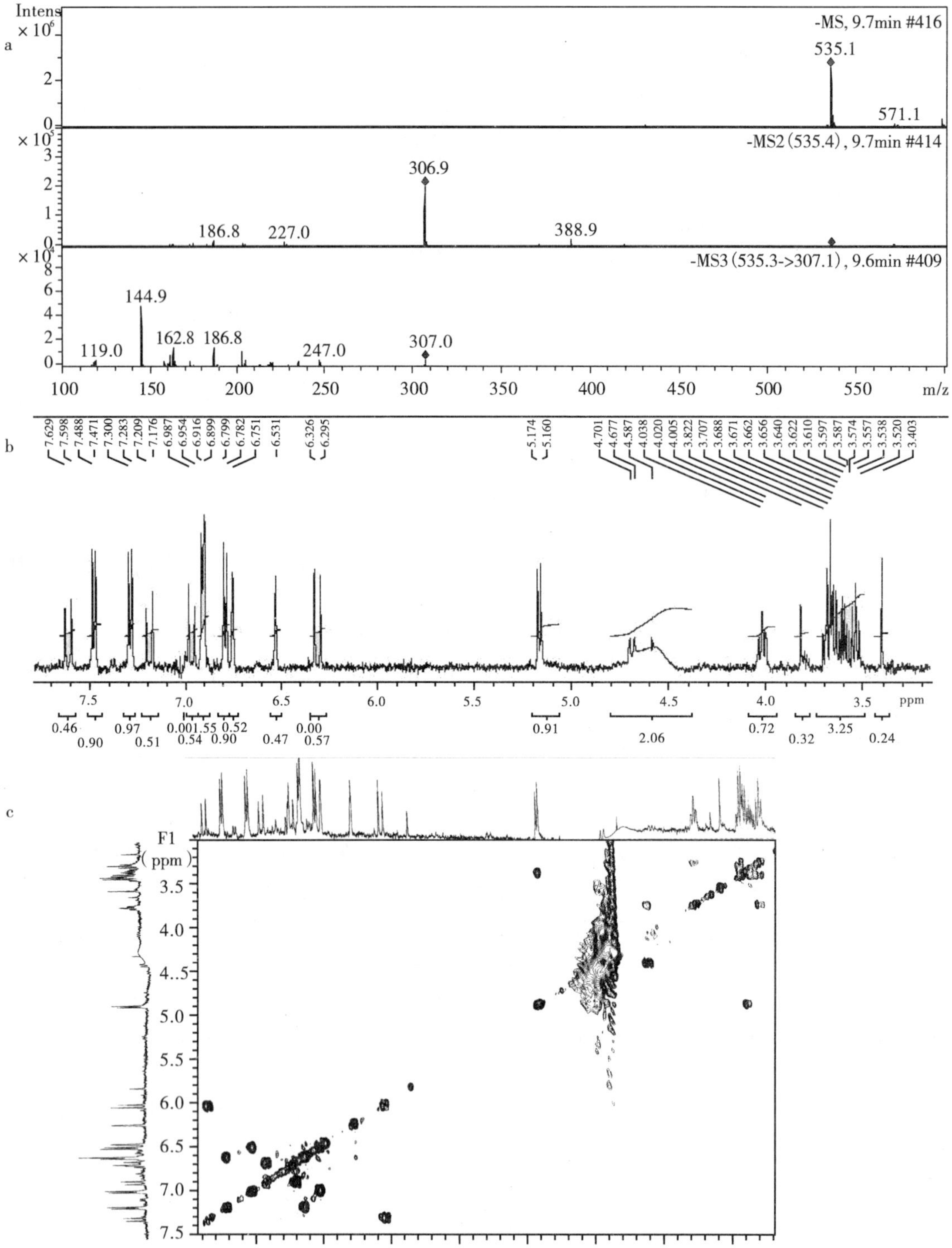

图 9-3-4 **T2** 的 HPLC/ESI-MS^n、HPLC/^{1}H NMR 和 HPLC/^{1}H-^{1}H COSY 图谱

a. HPLC/ESI-MS^n；b. HPLC/^{1}H NMR；c. HPLC/^{1}H-^{1}H COSY。

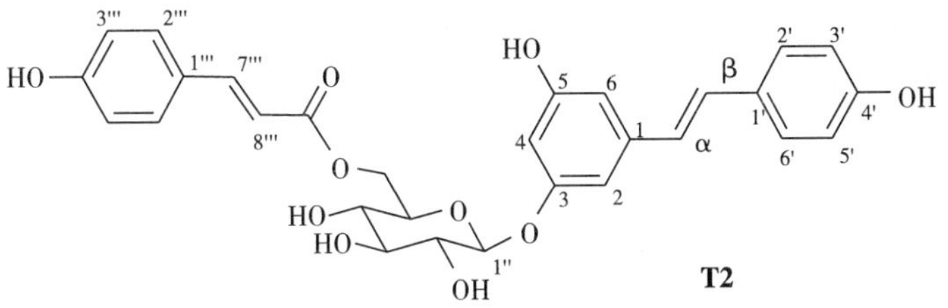

T2

图 9-3-5　**T2** 的结构

（屈　晶　胡友财　庾石山）

参　考　文　献

Qu J, Hu YC, Li JB, et al. Structural characterization of constituents with molecular diversity in fractions from *Lysidice brevicalyx* by liquid chromatography/diode-array detection/electrospray ionization tandem mass spectrometry and liquid chromatography/nuclear magnetic resonance. Rapid Communications in Mass Spectrometry, 2008, 22:755－765

第四节　基于化学筛选和活性筛选研究短萼仪花中抗氧化活性成分

为了有针对性地研究短萼仪花中的活性成分，将短萼仪花95%乙醇提取物、不同溶剂萃取物以及经聚酰胺、葡聚糖凝胶（Sephadex LH-20）、十八烷基硅烷（ODS）等色谱方法分离纯化的各个组分进行抗氧化活性筛选。结果表明，在高浓度下短萼仪花的95%乙醇提取物、经硅藻土处理后的甲醇部位（Fr. C）表现良好的抗氧化活性；甲醇部位经聚酰胺处理后，其中的30%乙醇洗脱部位（Fr. C_2）和60%乙醇洗脱部位（Fr. C_3）具有抗氧化活性。Fr. C_2 经 Sephadex LH-20 等处理后的 Fr. C_{2-2}、Fr. C_{2-3}具有抗氧化活性（表9-4-1）。

表 9-4-1　短萼仪花提取物及各组分抗氧化活性测定结果

组分	丙二醛（MDA）抑制率（%）	
	100μg/ml	10μg/ml
95%乙醇提取物	95	0.5
氯仿（Fr. A）	13	0
乙酸乙酯（Fr. B）	95	1
甲醇（Fr. C）	99	10
H_2O 洗脱部位（Fr. C_1）	0	0
30%乙醇洗脱部位（Fr. C_2）	102	6
60%乙醇洗脱部位（Fr. C_3）	100	0
Fr. C_{2-1}	9	0
Fr. C_{2-2}	96	0
Fr. C_{2-3}	100	1

根据抗氧化活性筛选结果，我们有针对性地对活性组分进行深入的研究。下面以组分 Fr. $C_{2\text{-}2}$（图 9-4-1）为例介绍化学筛选的过程。

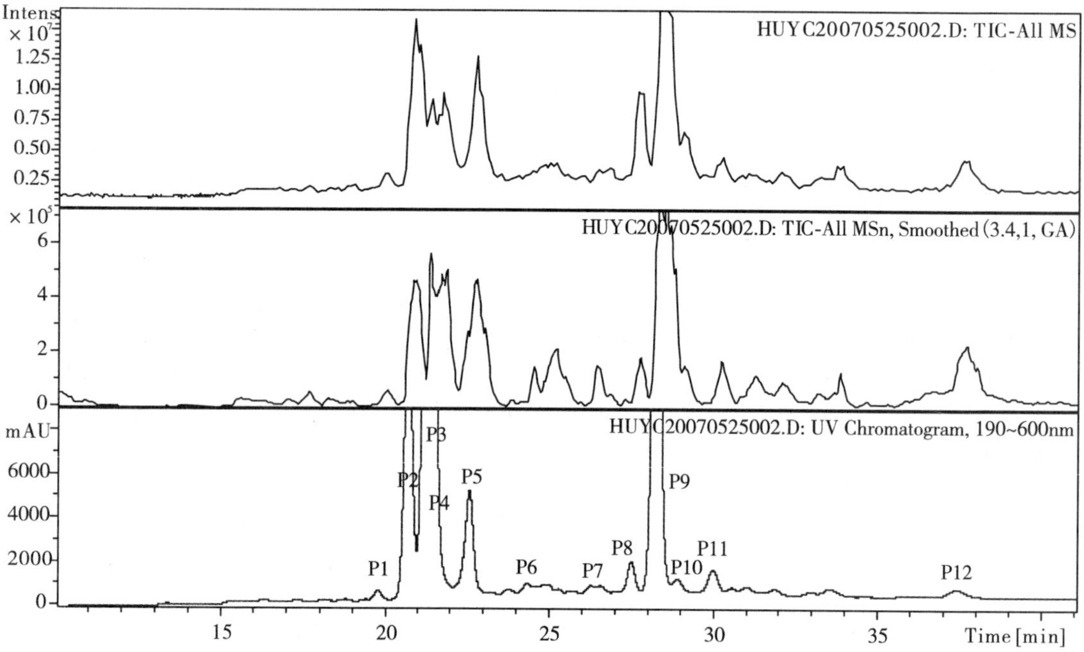

图 9-4-1 组分 Fr. $C_{2\text{-}2}$的液相色谱图（LC）和总离子流图（TIC）

Peak 1 在 HPLC-DAD 中显示反式二苯乙烯类化合物的特征 UV 图谱，推测该成分可能为反式二苯乙烯类化合物。HPLC-（－）ESI-MS 谱中显示该成分的［M－H］$^-$离子为 *m/z* 521，推测其分子量为 522。其 HPLC-（－）ESI-MS^2 谱中出现的 *m/z* 227［M－162－132－H］$^-$和 *m/z* 293［M－228－H］$^-$推测该化合物为二苯乙烯的二糖苷，苷元为白藜芦醇，糖链部分可能包含葡萄糖和木糖，糖链连接方式未知，可能为新化合物。

通过类似的方法，分析了该组分中各成分（**P1～P12**）的可能结构，结合文献调研结果，初步推测成分 **P2**、**P3**、**P5**、**P6**、**P7**、**P8** 和 **P10** 可能为新化合物，值得进一步分离。

通过 HPLC 等色谱方法有针对性的分离得到上述可能为新结构的 8 个成分，利用波谱方法进一步证实它们的结构，发现其中 7 个为新化合物（图 9-4-2，化合物 **33～35**，**37～40**）。以 **Peak 1** 为例：

成分 **Peak 1** 为白色粉末，$[\alpha]_D^{20}$ －71. 25°（*c* 0. 027，MeOH）。（－）ESI-MS 在 *m/z* 521 处给出［M－H］$^-$峰。高分辨 HRESI-MS 给出分子离子峰 *m/z* 521. 1699［M－H］$^-$，确定其分子式为 $C_{25}H_{30}O_{12}$（计算值，$C_{25}H_{29}O_{12}$，*m/z* 521. 1659），不饱和度为 11。IR 光谱显示该化合物中存在羟基（3311cm^{-1}）和芳环（1590，1512cm^{-1}）。

其^{1}H NMR 谱（表 9-4-2）显示 1,3,5-三取代的芳环信号：δ_H 6. 38（H-4）、6. 58（H-6）和 6. 63（H-2）；对位取代的芳环信号：δ_H 7. 39（2H，d，*J* = 8. 5Hz，H-2′，6′）和 6. 74（2H，d，*J* = 8. 5Hz，H-3′，5′）；以及一个反式取代的双键信号：δ_H 6. 86（1H，d，*J*

= 16.5Hz，H-α）和 6.99（1H，d，J = 16.5Hz，H-β）。^{13}C NMR 谱（表 9-4-2）显示 25 个碳信号，包括 14 个不饱和碳信号和 11 个糖碳信号。化合物的 NMR 谱芳香区碳信号与（E）-白藜芦醇的信号基本一致。HMBC 谱显示 H-α（δ_H 6.86）与 C-2，6（δ_C 105.2，106.7），以及 H-β（δ_H 6.99）与 C-1′（δ_C 127.9）存在相关，表明其具有（E）-白藜芦醇苷元。对其进行酶水解也证实其苷元为（E）-白藜芦醇。

酸水解结合衍生物的 HPLC 分析表明其存在 D-木糖和 D-葡萄糖。^{1}H NMR 谱显示两个糖的端基氢 δ_H 4.77（d，J = 7.5Hz）和 δ_H 4.18（d，J = 7.5Hz）的偶合常数都为 7.5Hz，表明其相对构型都为 β-构型。糖的连接位置和连接方式通过 ^{13}C NMR 和 HMBC 谱确定。葡萄糖的 C-6″（δ_C 68.1）明显向低场位移提示木糖是连在葡萄糖的 C-6″位。HMBC 中木糖的端基氢（δ_H 4.18）与葡萄糖的 C-6″（δ_C 68.1）存在相关，葡萄糖的端基氢（δ_H 4.77）与苷元的 C-3（δ_C 158.8）存在相关，进一步证明木糖与葡萄糖的 C-6″位相连，而葡萄糖与苷元的 C-3 相连。因此其结构确定为：（E）-5，4′-二羟基-二苯乙烯 3-O-β-D-吡喃木糖-（1→6）-β-D-吡喃葡萄糖苷（化合物 **33**，lysidiside L）。

表 9-4-2　化合物 33 的 ^{1}H，^{13}C NMR 谱数据和 HMBC 关系（DMSO-d_6）

position	δ_H（J in Hz）（500 MHz）	δ_C（125 MHz）	HMBC
1		139.3	
2	6.63brs	105.2	C6，C4，Cα，C3
3		158.8	
4	6.38brs	102.7	C6，C2，C3，C5
5		158.4	
6	6.58brs	106.7	Cα，C2，C4，C5
α	6.86d（16.5）	125.2	Cβ，C2，C6，C1′，C1
β	6.99d（16.5）	128.4	Cα，C1′，C1
1′		127.9	
2′，6′	7.39d（8.5）	127.9（2×）	Cβ，C3′，C5′，C4′
3′，5′	6.74d（8.5）	115.5（2×）	C3′，C5′，C1′，C4′
4′		157.3	
1″	4.77d（7.5）	100.6	C3
2″	3.20m	73.2	C1″，C3″
3″	3.27m	76.4	C2″，C4″
4″	3.28m	69.4	
5″	3.49m	75.6	C6″
6″	3.95d（11.0） 3.61dd（11.0，5.0）	68.1	C1‴，C5″
1‴	4.18（7.5）	103.9	C6″
2‴	3.0m	73.4	C1‴，C3‴，C4‴
3‴	3.1m	76.4	C2‴，C4‴
4‴	3.21m	69.6	
5‴	3.68dd（10，5.5） 2.9d（10）	65.6	C4‴，C3‴

短萼仪花乙醇提取物的抗氧化活性组分中以二苯乙烯类成分为主，与单刀根中的二苯乙烯类成分相似，也为顺式和反式的3,5,4′-三羟基取代二苯乙烯的单糖苷及二糖苷（图9-4-2）。

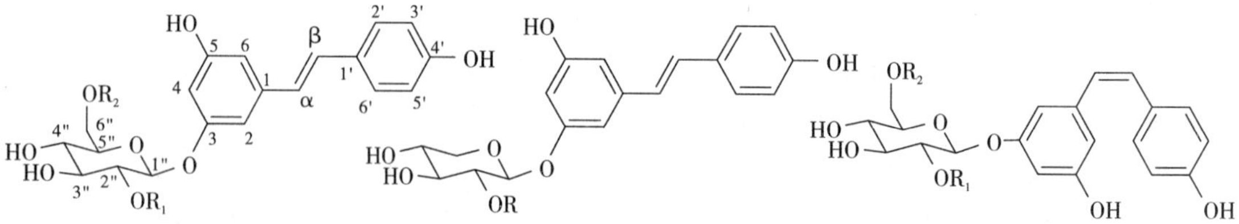

33 R_1 = H, R_2 = Xyl
34 R_1 = Rha, R_2 = H
35 R_1 = Rha, R_2 = Rha
36 R_1 = H, R_2 = Rha

37 R = Glu

38 R_1 = H, R_2 = Rha
39 R_1 = Rha, R_2 = H
40 R_1 = Rha, R_2 = Rha

图9-4-2 短萼仪花抗氧化活性组分中分离得到的化合物结构

此外，从短萼仪花的乙醇提取物中还分离得到了1个间苯三酚类化合物（化合物**1**），1个黄酮苷（槲皮素-3-O-α-L-吡喃鼠李糖苷），1个mopanol型黄烷醇糖苷（化合物**26**），以及3-葡萄糖氧基-4,5-二甲氧基-苯甲酸，苯甲醇O-葡萄糖苷，没食子酸乙酯，苯甲醇O-（6-O-阿拉伯糖基）-葡萄糖苷等成分。

以上研究结果表明基于药理筛选和化学筛选的天然产物研究方法，可以在一定程度上提高发现新颖结构活性天然产物的几率和效率。这一方法为建立一种高效、快速发现新型结构活性天然产物的新方法作出有益的探索并提供了较为成功的范例。

（胡友财 屈 晶 庾石山）

参 考 文 献

1. Hu YC, Ma SG, Li JB, et al. Targeted isolation and structure elucidation of stilbene glycosides from the bark of *Lysidice brevicalyx* Wei guided by biological and chemical screening. Journal of Natural Products, 2008, 71 (11): 1800 - 1805
2. 杨华良，庾石山，裴月湖. 短萼仪花叶化学成分研究. 中国中药杂志，2008，33（22）: 2633 - 2635

第五节 仪花的药理活性研究

仪花属植物的主要化学成分为间苯三酚类、二苯乙烯类、黄酮类等多酚类化合物，根据其结构特点以及传统药用习惯，仪花属植物成分的药理活性主要集中在血管内皮保护作用和抗氧化作用的研究。

一、血管内皮保护作用的研究

利用乙酰胆碱（Ach）可刺激内皮细胞分泌内皮依赖性血管舒张因子的特性建立了内皮依赖性血管舒张模型，对于内皮完整的血管组织，苯肾上腺素（Phe）可通过兴奋α受体使血管收缩，加入累积浓度的 Ach 后则可刺激内皮细胞分泌 NO 等舒张因子使血管产生剂量依赖性舒张。当一氧化氮合成酶（NOS）抑制剂左旋硝基精氨酸（L-NA）和环氧合酶（COX）抑制剂吲哚美辛（Indo）存在时，Ach 的舒张作用得到部分抑制，这种现象可以模拟病理情况下的血管功能。如果化合物在 L-NA 和 Indo 存在时使 Ach 的舒张恢复到正常或接近正常的水平，则它可能发展成为新型内皮细胞依赖的血管舒张药物。在内皮完整的血管组织，累积浓度的 Phe（10^{-8}mol/L ~ 3×10^{-7}mol/L）使收缩达到最大值（10^{-5}mol/L）的 80% 左右后，加入累积浓度的 Ach（10^{-8}mol/L ~ 10^{-5}mol/L）可产生剂量依赖性浓度-效应曲线（图 9-5-1，对照组）。在加入吲哚美辛（10^{-5}mol/L）阻断 PGI_2、NOS 抑制剂 L-NA（3×10^{-7}mol/L）阻断内源性 NO 的产生后，Ach 的这种舒张作用部分减弱（图 9-5-1，L-NA 组）。

测定结果以百分率表示：

百分率 = 加入待测样品后血管扩张幅度/苯肾上腺素预收缩幅度 × 100%

一般认为，化合物使血管扩张为苯肾上腺素预收缩的 60% 以上时，化合物的扩张血管活性较好。

表 9-5-1　单体化合物扩张血管活性测定结果

化合物	Ach 浓度为 10^{-5}mol/L 时血管扩张结果（%）	化合物	Ach 浓度为 10^{-5}mol/L 时血管扩张结果（%）
1	**78**	**13**	57
2	**66**	**23**	**85**
3	53	**24**	44
4	53	**25**	39
11	21	**26**	53
12	**65**	**27**	44

从表 9-5-1 中可以看出，化合物 **1**、**2**、**12**、**23** 具有较好的扩张血管活性，使血管扩张为苯肾上腺素预收缩的 60% 以上；化合物 **3**、**4**、**13**、**26** 也具有一定的扩张血管活性，血管扩张结果在 50% ~ 60% 之间不同 Ach 浓度时化合物扩张血管量效曲线（图 9-5-1）表明，化合物 **3**、**12**、**13** 显示较好的量效关系。

二、抗氧化作用的研究

利用 Fe^{2+}-半胱氨酸诱发的肝微粒体脂质过氧化模型对其抗氧化活性进行了测定（表 9-5-2）。

该模型的原理为，在 Fe^{2+} 的存在下，体内产生的羟自由基诱发肝微粒体脂质过氧化，生成丙二醛（MDA），当被测样品存在时，羟自由基被捕获，从而减少 MDA 的生成。因此测定 MDA 可以判定被测样品捕获体内自由基的能力，即抗氧化活性的强弱。

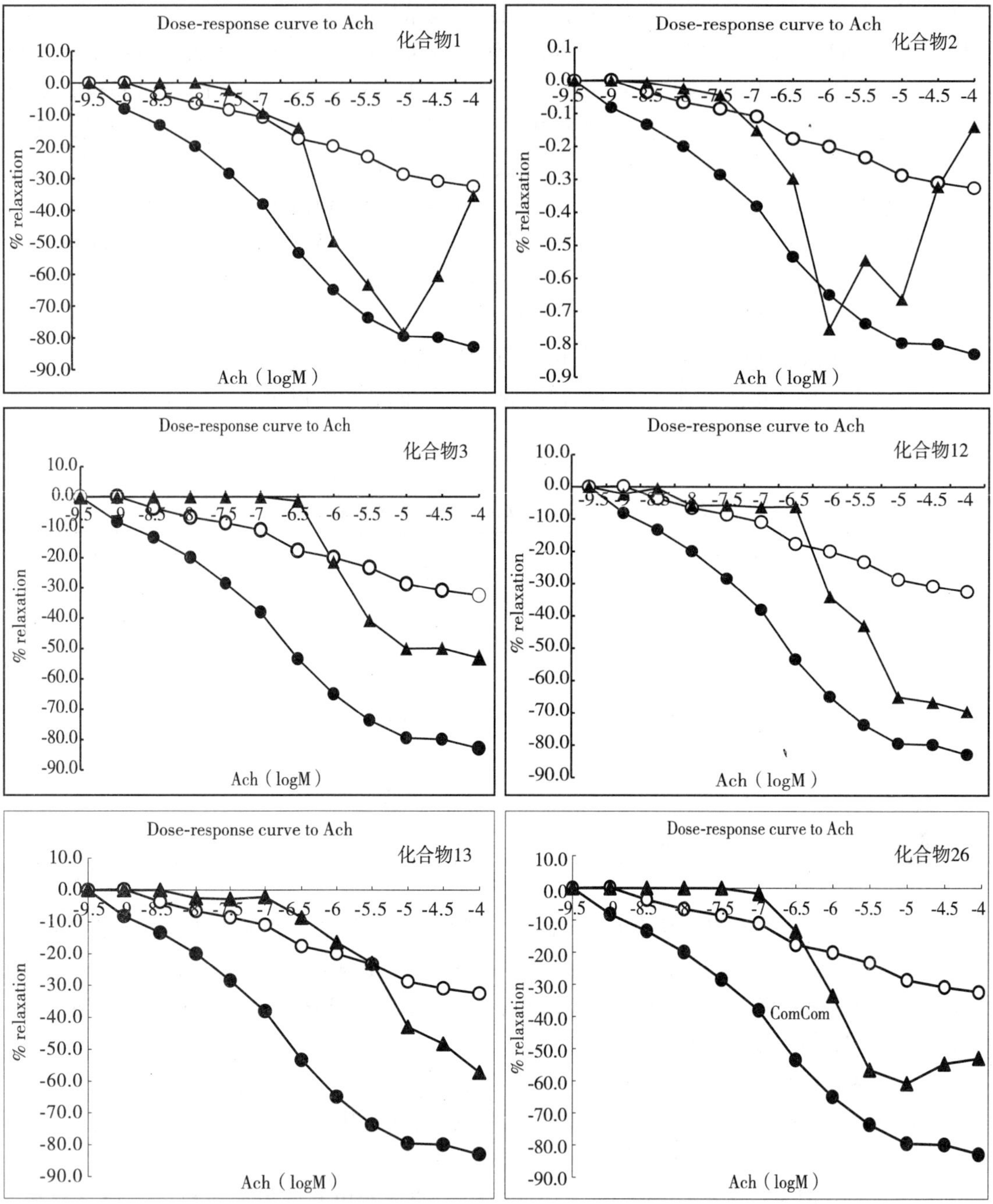

图 9-5-1　不同 Ach 浓度时化合物扩张血管量效曲线

▲ 样品组；● 对照组；○ L-NA 组。

表 9-5-2　单体化合物的抗氧化活性测定结果

化合物浓度	MDA 抑制率（%）		
	10^{-4} mol/L	10^{-5} mol/L	10^{-6} mol/L
1	62.1	11.2	19.5
2	**100**	0	6.5
3	8.7	10.4	10.8
4	49.3	21.7	7.7
5	**100**	14.1	6.6
11	**100**	**41.8**	**6.2**
12	62.1	11.2	19.5
13	**100**	18.6	11.0
15	**100**	6.1	0.6
16	64.2	14.9	13.0
19	**100**	**37.8**	**5.7**
23	**100**	**37.7**	**23.5**
24	**100**	**52.2**	**4.8**
25	67.2	19.6	5.1
26	**100**	26.2	9.6
27	42.4	7.0	8.3
28	38.7	18.7	17.7
29	30.2	0	0
30	9.7	1.8	0
VE[a]	81.5	33.5	0

a 阳性对照。

通过表中的抑制率以及与阳性对照化合物维生素 E 抑制率的对比发现，化合物**11**、**19**、**23**、**24** 在不同浓度时均表现出较好的抗氧化活性，其活性在不同浓度时与阳性对照化合物维生素 E 相当；化合物**2**、**5**、**13**、**15**、**26** 在较高浓度时（10^{-4} mol/L）也表现出一定的抗氧化活性。

（王晓良　刘耕陶）

参　考　文　献

1. Gao S, Feng N, Yu SS, et al. Vasodilator constituents from the roots of *Lysidice rhodostega*. Planta Medica, 2004, 70:1128－1134
2. Wu XF, Hu YC, Gao S, et al. Two new compounds from the roots of *Lysidice rhodostegia*. Journal of Asian Natural Products Research, 2007, 9 (5):471－477
3. Gao S, Fu GM, Fan LH, et al. Flavonoids from *Lysidice rhodostega* Hance. Acta Botanica Sinica, 2005, 47:759－763

第十章 远　　志

概　　述

远志属（*Polygala*）植物在全世界有500多种，我国有39种8变种，遍及全国各地而以西南和华南为盛。该属植物中可供药用的有17种2变种，其中远志是一味重要的常用中药，始载于《神农本草经》，视为上品。《中国药典》2005年版收载2种基源植物作为远志：远志（*Polygala tenuifolia* Willd.）和卵叶远志（*Polypala sibirica* L.），药用部位为根，具有镇咳、祛痰、安定、益智、解毒消肿、补益强壮作用。20世纪80年代，从远志中分离得到了以原远志皂苷元为苷元的连有5个或6个糖的三萜皂苷，这些皂苷同时在28位的糖链上连有桂皮酰衍生物。1991年从远志中发现了6个寡糖多酯类化合物，它们都具有含有蔗糖的5糖链的基本结构，在这些糖上连接了3个桂皮酰衍生物和乙酰基。至今已有超过90种的三萜皂苷和120多种寡糖多酯从该属植物中被发现，大多数化合物且显示了不同程度的抗老年痴呆活性。

远志的药理研究表明，它能够明显改善由东莨菪碱引起的记忆障碍。鉴于远志在临床上的良好效果和现代实验结果，极有可能从远志中发现具有改善学习记忆作用的活性成分。因此，在国家自然科学基金委项目的资助下，我们对远志的化学成分及生物活性进行了较系统的研究，从中分离得到16个三萜皂苷，12个寡糖多酯，12 呫酮及其苷类，以及一些其他类型化合物。药理学试验结果表明皂苷成分和寡糖多酯类成分具有较好的促智作用，其中皂苷类化合物的活性显著，化合物polygalasoponin XXXII（PTM-16）的体内实验表明：它能显著改善东莨菪碱模型小鼠的学习记忆能力。以下是研究结果，并和一些关于远志的报道进行归纳总结。

（张东明）

第一节　远志的植物

本品为常用中药，全国普遍应用的是远志科植物远志的根皮及根。远志始载于《神农本草经》，列为上品。全草能益智强志，故称为远志。李时珍说过："远志有大叶、小叶二种"。2005版《中国药典》中记载，远志为远志科植物远志 *Polygala tenuifolia* Willd. 或卵叶远志 *Polygala sibirica* L. 的干燥根。

一、远志 *Polygala tenuifolia* Willd.

别名：细叶远志（通称），小草（东北）。多年生草本，高30cm。根圆柱形，弯曲，颇长。茎由基部丛生、斜生或直立，绿色，近无毛。叶互生，线性至狭线性，长1～3cm，宽0.5～1cm，偶为3mm，先端尖，基部渐狭成短柄，全缘。总状花序有稀疏的花，花绿白色，带紫，左右对称；萼片5片，外轮3片小，内轮2片，花瓣状；花瓣3，下部合生，中央花瓣较大，呈龙骨状，顶端有流苏状附属物；雄蕊8，花丝愈合成鞘状，近上端则分离，通常摺合，包围雄蕊于中央；子房上位，柱头2裂，不等长。蒴果卵圆形而扁，翅宽1mm以上。种子卵形，扁平黑色，密披白色细绒毛。花期4～5月，花后果实不久就可成熟。生于向阳带石砾或砂质的干山坡、路旁或河岸各地。有栽培。分布于黑龙江、吉林、辽宁、河北、河南、山东、山西、内蒙古、江苏、安徽、浙江、江西、陕西、宁夏、甘肃、青海等省（自治区）。

二、卵叶远志 *Polygala sibirica* L.

别名；宽叶远志（通称）、西伯利亚远志。多年生草本，高10～30cm。根圆柱形。茎多分枝，密披灰褐色细柔毛。单叶，互生，具短柄，下部叶小，卵形，长约6mm，宽约4mm，先端钝，具短尖头；上部叶大，披针形或椭圆披针形，长1～2cm，宽3～6mm，被短柔毛；总状花序腋外生或假顶生，具少数花，花长约6～10mm，蓝紫色，侧生花瓣倒卵形，2/5以下与龙骨瓣合生，龙骨瓣顶端背部具流苏状、鸡冠状附物；雄蕊8，雌蕊1，子房倒卵形，顶端具缘毛。蒴果近倒心形，具狭翅，宽1mm以下，疏生短睫毛；种子黑色，除种阜外，被白色柔毛，花期4～7月。果期5～8月。生于向阳山坡或平地带石砾或砂质的干燥地。分布于黑龙江、吉林、辽宁、河北、河南、山东、山西、内蒙古、陕西、宁夏、甘肃、青海、新疆、四川、云南、贵州、西藏等省（自治区）。

采制：春、秋二季采挖（栽培者于种植第3、4年采收），除去须根及泥沙，晒至皮部稍皱缩，用手揉搓抽去木心，晒干称“远志筒”；或将皮部剖开，除去木部，称“远志肉”；细的不去木部，称“远志棍”。

三、药材性状

呈圆柱形，略弯曲，长3～15cm，直径0.3～0.8cm。表面灰黄色至灰棕色，有较密并深陷的横皱纹、纵皱纹及裂纹，老根的横皱纹较密更深陷，略呈结节状。质硬而脆，易折断，断面皮部棕黄色，木部黄白色，皮部易与木部剥离。气微，味苦、微辛，嚼之有利喉感。

（李创军　张东明）

第二节　远志的化学成分和主要成分的波谱特征

一、化学成分

远志是一味重要的常用中药，始载于《神农本草经》，视为上品。国内外学者对它的化学成分进行了研究，得到了多种类型的化合物。为了有效利用这些研究结果，拓展远志的用途，对其化学成分进行了归纳总结，远志的主要化学成分为皂苷、寡糖多酯和吅酮。

（一）三萜皂苷类

本植物的皂苷为齐墩果烷型三萜皂苷，已发现的皂苷的苷元为presenegenin（原远志皂苷元）。在远志属的其他植物中皂苷元还有polygalagenin、bayogenin等，主要区别在于2位碳取代基不同（有的为羟基，有的为酮基），23位碳氧化度不同（有的为甲基，有的为醛基，有的为羟甲基，有的为羧基，有的为亚甲基），双键的数量和位置的差异［有的在12（13）位，有的在11（12）、13（18）位两个双键］（表10-2-1，图10-2-1）。远志皂苷为3-O苷和28位酯苷，其中3位连接的糖为葡萄糖，28位连接的糖为岩藻糖，岩藻糖的2位连接有鼠李糖。岩藻糖上一般连有桂皮酰衍生物，还有一些皂苷在芹菜糖上连接了3-羟基-3-

甲基戊二酸（HMG），现将已经分离得到的皂苷结构归纳于表 10-2-2。

表 10-2-1　远志属植物中的皂苷元类型

结构类型	名称	衍生皂苷数
Ⅰ	2β，3β，23-三羟基齐墩果酸（bayogenin）	11
Ⅱ	瓜子金皂苷元	3
Ⅲ	2β，3β-二羟基-23-醛基齐墩果酸（polygalagenin）	8
Ⅳ	2β，3β-二羟基齐墩果酸	1
Ⅴ	2β，3β-二羟基-23-羧基齐墩果酸（medicagenic acid）	2
Ⅵ	3β-羟基-2-酮基-23-羧基齐墩果酸	1
Ⅶ	原远志皂苷元	55
Ⅷ	2β，3β，23-三羟基-28-羧基-11，13（18）-齐墩果二烯	2
Ⅸ	常春藤皂苷元	1
Ⅹ	2β，3β-dihydroxy 24-nor olean 4（23），12-dien-28-oic acid	1
Ⅺ	23，27，29-三羟基齐墩果酸	2

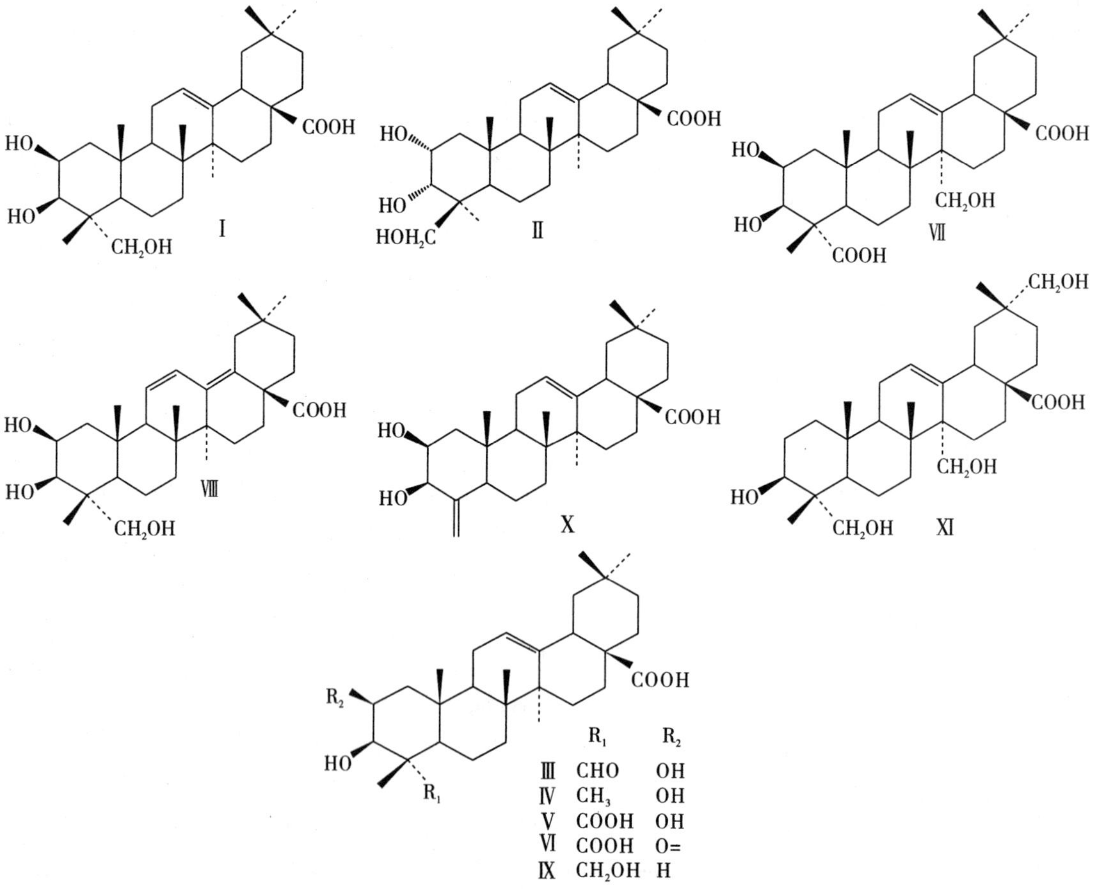

图 10-2-1　远志属植物皂苷元的结构类型

表 10-2-2 远志中的皂苷类化合物结构

化合物	结构	来源
母核	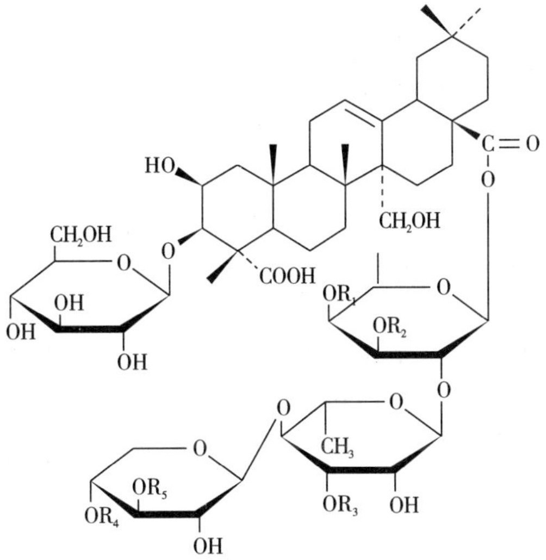	
onjisaponin A	R_1 = A, R_2 = Rha, R_3 = Api, R_4 = Gal, R_5 = H	*P. tenufolia*
onjisaponin B	R_1 = A, R_2 = Rha, R_3 = R_5 = H, R_4 = Gal	*P. tenufolia*
onjisaponin E	R_1 = B, R_2 = R_3 = R_5 = H, R_4 = Gal	*P. tenufolia*
onjisaponin F	R_1 = B, R_2 = R_4 = H, R_3 = Api, R_5 = Ara	*P. tenufolia*
onjisaponin G	R_1 = B, R_2 = R_4 = R_5 = H, R_3 = Api	*P. tenufolia*
onjisaponin K	R_1 = A, R_2 = R_4 = R_5 = H, R_3 = Api-5-HMG	*P. tenufolia*
onjisaponin L	R_1 = A, R_2 = Rha, R_3 = Api-5-HMG, R_4 = Gal, R_5 = H	*P. tenufolia*
onjisaponin J	R_1 = A, R_2 = Rha, R_3 = Api-5-HMG, R_4 = H, R_5 = Ara	*P. tenufolia*
onjisaponin V	R_1 = R_5 = H, R_2 = B, R_3 = Api-5-HMG, R_4 = Gal	*P. tenufolia*
onjisaponin W	R_1 = R_4 = H, R_2 = B, R_3 = Api-5-HMG, R_5 = Ara,	*P. tenufolia*
onjisaponin X	R_1 = B, R_2 = Gal, R_3 = Api-5-HMG, R_4 = H, R_5 = Ara	*P. tenufolia*
onjisaponin Vg	R_1 = B, R_2 = R_5 = H, R_3 = Api-5-HMG, R_4 = Gal	*P. tenufolia*
onjisaponin Y	R_1 = A, R_2 = Rha, R_3 = Api, R_4 = R_5 = H	*P. tenufolia*
onjisaponin Z	R_1 = B, R_2 = Rha, R_3 = Api, R_4 = R_5 = H	*P. tenufolia*
onjisaponin Wg	R_1 = R_4 = H, R_2 = B, R_3 = Api, R_5 = Ara	*P. tenufolia*
onjisaponin Ng	R_1 = A, R_2 = Rha, R_3 = Api-5-HMG, R_4 = R_5 = H	*P. tenufolia*
onjisaponin Fg	R_1 = B, R_2 = R_4 = H, R_3 = Api-5-HMG, R_4 = Ara	*P. tenufolia*
onjisaponin R	R_1 = B, R_2 = R_4 = H, R_3 = Api, R_4 = Gal	*P. tenufolia*
onjisaponin O	R_1 = B, R_2 = Rha, R_3 = R_5 = H, R_4 = Gal,	*P. tenufolia*
onjisaponin S	R_1 = B, R_2 = Rha, R_3 = Api, R_4 = H, R_5 = Ara	*P. tenufolia*
onjisaponin T	R_1 = B, R_2 = Glc-6-AC, R_3 = Api, R_4 = H, R_5 = Ara	*P. tenufolia*
onjisaponin Pg	R_1 = R_2 = H, R_3 = Api-5-HMG, R_4 = Gal, R_5 = Ara	*P. tenufolia*
onjisaponin Gg	R_1 = B, R_2 = R_4 = R_5 = H, R_3 = Api-5-HMG	*P. tenufolia*
onjisaponin Qg	R_1 = R_5 = H, R_2 = Rha, R_3 = Api-5-HMG, R_4 = Gal,	*P. tenufolia*
onjisaponin Sg	R_1 = B, R_2 = Rha, R_3 = Api-5-HMG, R_4 = H, R_5 = Ara	*P. tenufolia*
onjisaponin Ug	R_1 = B, R_2 = Glc, R_3 = Api-5-HMG, R_4 = H, R_5 = Ara	*P. tenufolia*
onjisaponin Tg	R_1 = B, R_2 = Glc-6-AC, R_3 = Api-5-HMG, R_4 = H, R_5 = Ara	*P. tenufolia*
polygalasaponin XXXII	R_1 = A, R_2 = Rha, R_3 = Api, R_4 = H, R_5 = Ara	*P. tenufolia*
E-senegasaponin a	R_1 = A, R_2 = R_5 = H, R_3 = Api, R_4 = Gal	*P. tenufolia*

A：(*E*) -*p*-methoxycinnamoyl。B：(*E*) -3, 4, 5-trimethoxycinnamoyl。

（二）寡糖多酯类

近年来远志属植物中寡糖多酯的研究报道较多，它们主要是以蔗糖酯为基本单元的寡糖多酯，这些寡糖多酯连有不同数量的葡萄糖，各糖上含有不同的酰基，常见的酰基有乙酰基，苯甲酰基，桂皮酰基，阿魏酰基等。蔗糖多酯在一些植物中被发现，但三糖以上的寡糖多酯，只在远志属植物中被发现，认为这些成分是远志属植物中特有成分，具有促智的药理作用。

结构特点：这类化合物的基本母核为二糖和三糖（图 10-2-2），常出现 2 个糖、3 个糖、4 个糖或 5 个糖的寡糖多酯，但酸水解后只产生葡萄糖和果糖，有些产生鼠李糖，近年分离得到了葡萄糖和远志醇连接的寡糖多酯。碱水解后产生多种酸的混合物，如乙酸、阿魏酸、苯甲酸、对羟基肉桂酸、芥子酸、3, 4, 5-三甲氧基肉桂酸等，说明这些糖类成分均是以酯的形式存在。具体结构详见图 10-2-2、表 10-2-3。从这些结构中可以看出，在蔗糖酯中通常是果糖的 3 位和葡萄糖 5 位上的-OH 和-CH_2OH 易于与各种酰基成酯。在寡糖中通常是以 1 个果糖与 2 个、3 个或 4 个葡萄糖连成寡糖母核，在各个糖环上发生不同程度的酯化。

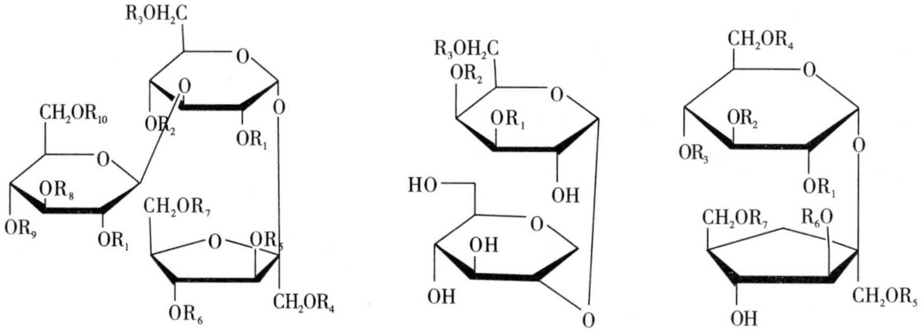

图 10-2-2　远志属植物寡糖类成分的基本母核

表 10-2-3　远志属植物的寡糖多酯

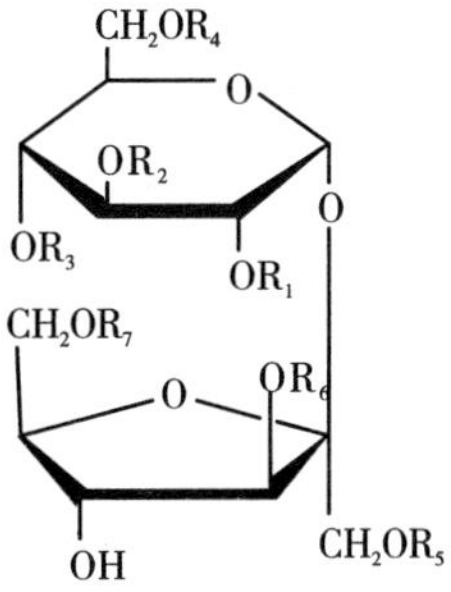

化合物	R1	R2	R3	R4	R5	R6	R7	来源
tenuifoliside A	H	H	H	Hs	H	K	H	*P. tenuifolia*
tenuifoliside B	H	H	H	Hs	H	L	H	*P. tenuifolia*
tenuifoliside C	H	H	H	L	H	K	H	*P. tenuifolia*
tenuifoliside E	A	H	A	A	A	E	H	*P. tenuifolia*
sucrose 1	H	H	H	B	H	K	H	*P. tenuifolia*
sucrose 3	H	H	H	I	H	K	H	*P. tenuifolia*
sucrose 5	H	H	B	H	H	K	H	*P. tenuifolia*
sucrose 6	H	H	Hs	H	H	K	H	*P. tenuifolia*
sucrose 7	H	H	H	Hs	H	K	H	*P. tenuifolia*
sucrose 8	H	H	H	B	H	L	H	*P. tenuifolia*
sucrose 9	H	H	H	L	H	K	H	*P. tenuifolia*
sucrose 10	H	H	H	L	H	E	H	*P. tenuifolia*
sucrose 11	H	H	A	A	H	E	H	*P. tenuifolia*
sucrose 12	H	H	H	A	H	E	H	*P. tenuifolia*
sucrose 13	H	H	H	Hs	H	J	H	*P. tenuifolia*
sucrose 14	H	H	A	A	H	E	E	*P. tenuifolia*
sucrose 15	H	A	H	A	H	E	E	*P. tenuifolia*
sucrose 16	Glc-6-Ac	H	H	H	G	B	H	*P. tenuifolia*
sucrose 17	Glc-3-Ac	H	H	H	G	B	H	*P. tenuifolia*
sucrose 18	H	H	H	H	G	B	H	*P. tenuifolia*
sibiricoses A1	H	H	Glc	L	H	L	H	*P. sibirica*
sibiricoses A2	H	Ac	H	K	H	H	H	*P. sibirica*
sibiricoses A3	H	H	H	Hs	H	E	H	*P. sibirica*
sibiricoses A4	H	H	L	H	H	L	H	*P. sibirica*

续 表

化合物	R1	R2	R3	R4	R5	R6	R7	来源
sibiricoses A5	H	H	H	H	H	E	H	*P. sibirica*
sibiricoses A6	H	H	H	H	H	L	H	*P. sibirica*
polygalatenoside D	H	H	H	H	H	I	H	*P. tenuifolia*

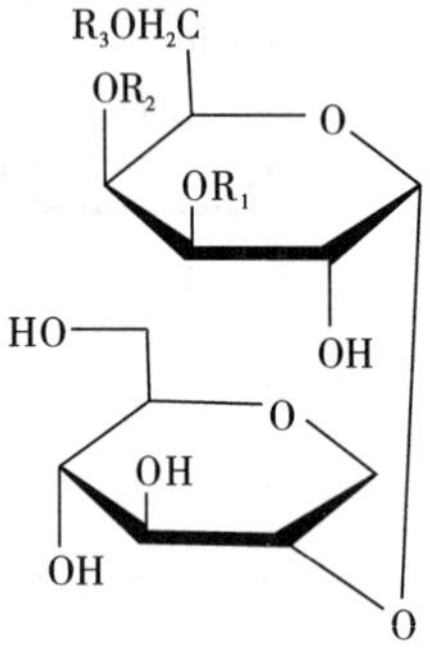

化合物	R1	R2	R3	R4	R5	R6	R7	来源
polygalatenoside A	H	H	B					*P. tenuifolia*
polygalatenoside B	B	H	H					*P. tenuifolia*
polygalatenoside C	H	B	H					*P. tenuifolia*
polygalatenoside E								*P. tenuifolia*

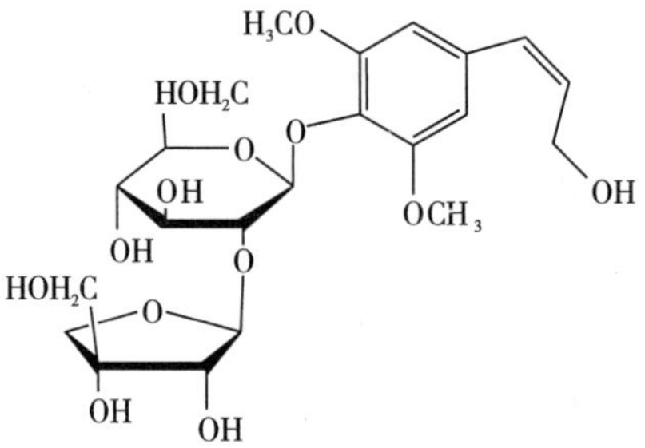

表 10-2-3　远志属植物的寡糖多酯（续）

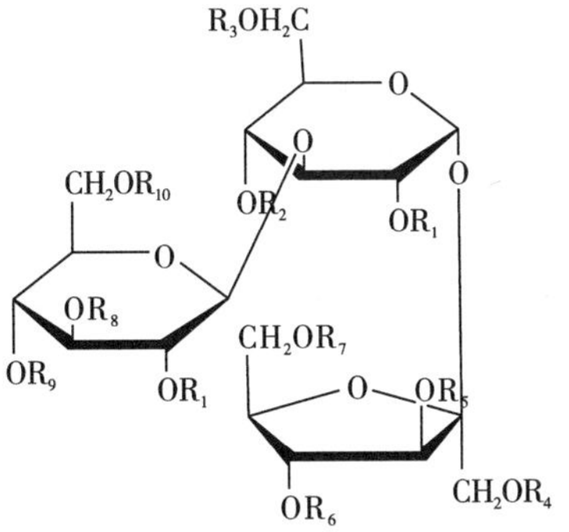

化合物	R_1	R_2	R_3	R_4	R_5	R_6	R_7	R_8	R_9	R_{10}	来源
tenuifoliside A	Glc	E	A	C	B	H	H	Glc	A	A	*P. tenuifolia*
tenuifoliside B	Glc	E	H	C	B	H	H	Glc	A	A	*P. tenuifolia*
tenuifoliside C	Glc	E	H	C	B	H	H	Glc	H	A	*P. tenuifolia*
tenuifoliside D	Glc	E	A	C	B	H	A	Glc	H	A	*P. tenuifolia*
tenuifoliside E	Glc	E	A	C	B	H	A	Glc	H	H	*P. tenuifolia*
tenuifoliside F	Glc	N	A	C	B	H	A	Glc	A	A	*P. tenuifolia*
tenuifoliside G	Glc	N	A	C	B	H	A	Glc	H	A	*P. tenuifolia*
tenuifoliside H	Glc	C	A	C	B	H	A	Glc	A	A	*P. tenuifolia*
tenuifoliside I	Glc	C	A	C	B	H	A	Glc	H	A	*P. tenuifolia*
tenuifoliside J	Glc	C	H	C	B	H	A	Glc	A	A	*P. tenuifolia*
tenuifoliside K	Glc	C	H	C	B	H	A	Glc	H	A	*P. tenuifolia*
tenuifoliside L	Glc	O	A	C	B	H	A	Glc	A	A	*P. tenuifolia*
tenuifoliside M	Glc	O	A	C	B	H	A	Glc	H	A	*P. tenuifolia*
tenuifoliside N	Glc	E	A	E	B	H	A	Glc	A	A	*P. tenuifolia*
tenuifoliside O	Glc	E	H	E	B	H	A	Glc	A	A	*P. tenuifolia*
tenuifoliside P	Glc	E	H	E	B	H	A	Glc	H	A	*P. tenuifolia*
tenuifoliside Q	Glc	O	H	C	B	H	A	Glc	A	A	*P. tenuifolia*

A　acetyl

B　benzoyl

C　(*E*) -*p*-coumaroyl

D　(*Z*) -*p*-coumaroyl

E　(*E*) -feruloyl

F　(*Z*) -feruloyl

G　(*E*) -cinnamoyl

Hs　*p*-hydroxybenzoyl

I　*p*-methoxybenzoyl

J　(*E*) -3, 4-dimethoxycinnamoyl

K　(*E*) -3, 4, 5-trimethoxycinnamoyl

L　(*E*) -sinapoyl

N　4-O-α-L-rhamnopyranosyl- (*E*) -feruloyl

O　4-O-α-L-rhamnopyranosyl- (*E*) -p-coumaroyl

（三）咄酮及其苷类

迄今为止远志属植物远志中报道的咄酮类化合物约有 50 余种，主要以简单的氧代酮和酮糖苷两种形式存在。其中，简单氧代咄酮类化合物根据含氧取代基数目的不同又分为二氧代、三氧代、四氧代、五氧代及六氧代几种类型；而酮糖苷类化合物则根据成苷的原子不同分为酮氧苷和酮碳苷两种类型。在远志属植物中，以简单的氧代酮类化合物分布最广、种类最多，约占总数的 80% 以上（图 10-2-3）。

咄酮母核有 8 个可被取代的位置，取代基多为羟基、甲氧基和亚甲二氧基，最多为六取代咄酮。1 位、2 位、3 位和 7 位的取代最常见，5 位和 8 位取代较少见，5 位极少有取代。

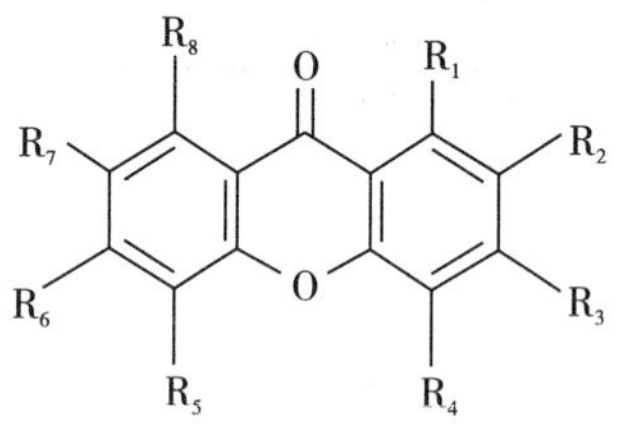

1：$R_1 = R_7 = OH$
2：$R_1 = R_7 = OMe$
3：$R_1 = R_7 = OH$，$R_3 = OMe$
4：$R_3 = OH$，$R_2 = R_8 = OMe$
5：$R_2 = R_3 = R_8 = OMe$
6：$R_1 = R_7 = OH$，$R_2 = R_3 = OMe$
7：$R_3 = OH$，$R_1 = R_2 = R_7 = OMe$
8：$R_7 = OH$，$R_1 = R_2 = R_3 = OMe$
9：$R_1 = R_2 = R_3 = R_7 = OMe$
10：$R_1 = R_7 = OMe$，$R_2 = R_3 = OCH_2O$
11：$R_1 = R_6 = OH$，$R_3 = R_7 = OMe$
12：$R_1 = OH$，$R_3 = R_6 = R_7 = OMe$
13：$R_1 = R_3 = R_6 = R_7 = OMe$
14：$R_1 = R_2 = R_3 = R_4 = R_7 = OMe$
15：$R_1 = R_3 = R_6 = OH$，$R_2 = R_7 = OMe$
16：$R_6 = OH$，$R_1 = R_2 = R_3 = R_7 = OMe$
17：$R_1 = R_2 = R_3 = R_6 = R_7 = OMe$
18：$R_1 = R_2 = R_3 = OMe$，$R_6 = R_7 = OCH_2O$
19：$R_6 = R_8 = OH$，$R_1 = R_2 = R_3 = OMe$
20：$R_6 = R_8 = OH$，$R_1 = R_2 = R_4 = OMe$
21：$R_1 = R_6 = OH$，$R_3 = R_5 = R_7 = OMe$
22：$R_7 = OMe$，$R_4 = Api$（fur），$R_6 = Glu$
23：$R_2 = R_4 = OH$，$R_6 = R_7 = OMe$
24：$R_4 = OH$，$R_2 = R_6 = R_7 = OMe$
25：$R_1 = R_4 = R_7 = OH$，$R_6 = OMe$
26：$R_2 = R_4 = OCOMe$，$R_6 = R_7 = OMe$
27：$R_4 = OH$，$R_2 = R_7 = OCOMe$，$R_6 = OMe$
28：$R_2 = R_4 = R_7 = OCOMe$，$R_6 = OMe$
29：$R_2 = R_4 = R_6 = OH$，$R_7 = OMe$
30：$R_4 = R_6 = R_7 = OH$，$R_2 = OMe$
31：$R_1 = R_3 = R_6 = OH$，$R_2 = Glu$（6－1）Ara，$R_4 = H$，$R_7 = OMe$
32：$R_1 = R_7 = OH$，$R_3 = OGlu$（2－1）Rha，$R_2 = R_4 = R_6 = H$
33：$R_1 = R_2 = R_3 = R_7 = OMe$，$R_4 = H$，$R_6 = OGlu$（2－1）Rham
34：$R_1 = R_3 = R_6 = OH$，$R_2 = Glu$（2－1）Api，$R_4 = H$，$R_7 = OMe$
35：$R_1 = R_3 = R_7 = OH$，$R_2 = Glu$（2－1）Api，$R_4 = R_6 = H$
36：$R_1 = R_3 = R_6 = OH$，$R_2 = Glu$，$R_4 = H$，$R_7 = OMe$
37：$R_1 = R_3 = OH$，$R_2 = R_6 = H$，$R_4 = Glu$，$R_7 = OMe$
38：$R_1 = R_3 = R_6 = OH$，$R_2 = Glu$（6－1）Api，$R_4 = H$，$R_7 = OMe$
39：$R_1 = OH$，$R_3 = R_7 = OMe$，$R_6 = OGlu\text{-}Rham$
40：$R_1 = R_3 = OH$，$R_6 = OGlu\text{-}Rham$，$R_7 = OMe$
41：$R_1 = OH$，$R_3 = R_7 = R_8 = OMe$
42：$R_1 = R_7 = OH$，$R_3 = R_8 = OMe$
43：$R_1 = R_8 = OH$，$R_3 = R_7 = OMe$
44：$R_1 = OH$，$R_3 = R_5 = R_7 = R_8 = OMe$
45：$R_1 = R_8 = OH$，$R_2 = R_4 = R_6 = OMe$
46：$R_1 = OH$，$R_2 = R_4 = R_6 = R_8 = OMe$
47：$R_1 = R_2 = R_4 = R_6 = R_8 = OMe$
48：$R_1 = R_8 = OH$，$R_2 = R_6 = OMe$，$R_5 = OGlu$
49：$R_1 = R_5 = R_8 = OH$，$R_2 = R_6 = OMe$
50：$R_2 = R_6 = R_8 = OH$，$R_5 = Glu$
51：$R_2 = R_6 = R_8 = OH$
52：$R_1 = OH$，$R_7 = O\text{-}Glu$（2－1）Rha
53：$R_1 = R_3 = R_6 = R_7 = OH$，$R_2 = 2'\text{-}Benzoyl\text{-}Glu$
54：$R_1 = OMe$，$R_7 = OH$
55：$R_1 = R_2 = R_8 = OH$
56：$R_2 = R_3 = OCH_2O$，$R_6 = R_7 = R_8OMe$

图 10-2-3 咄酮类化合物的结构

（四）其他类成分

除了上述 3 类主要成分外，在远志属植物中还发现了生物碱、木脂素、香豆素、苯丙素和黄酮等成分（图 10-2-4），多见于早期文献。姜勇等报道了具有抗老年痴呆活性的 2 个酚酮类化合物 tenuiphenone C 和 D。金宝渊从远志根中分离得到了 7 个生物碱，经鉴定是 Np-甲酰基哈尔满、1-丁氧羰基-β-咔啉、1-乙氧羰基-β-咔啉、1-甲氧羰基-β-咔啉、perlolyrine、降哈尔满和哈尔满，均为从该属植物中首次得到。此外，从远志中还得到了一个水杨酸甲酯类化合物和二丁基邻苯二甲酸酯。

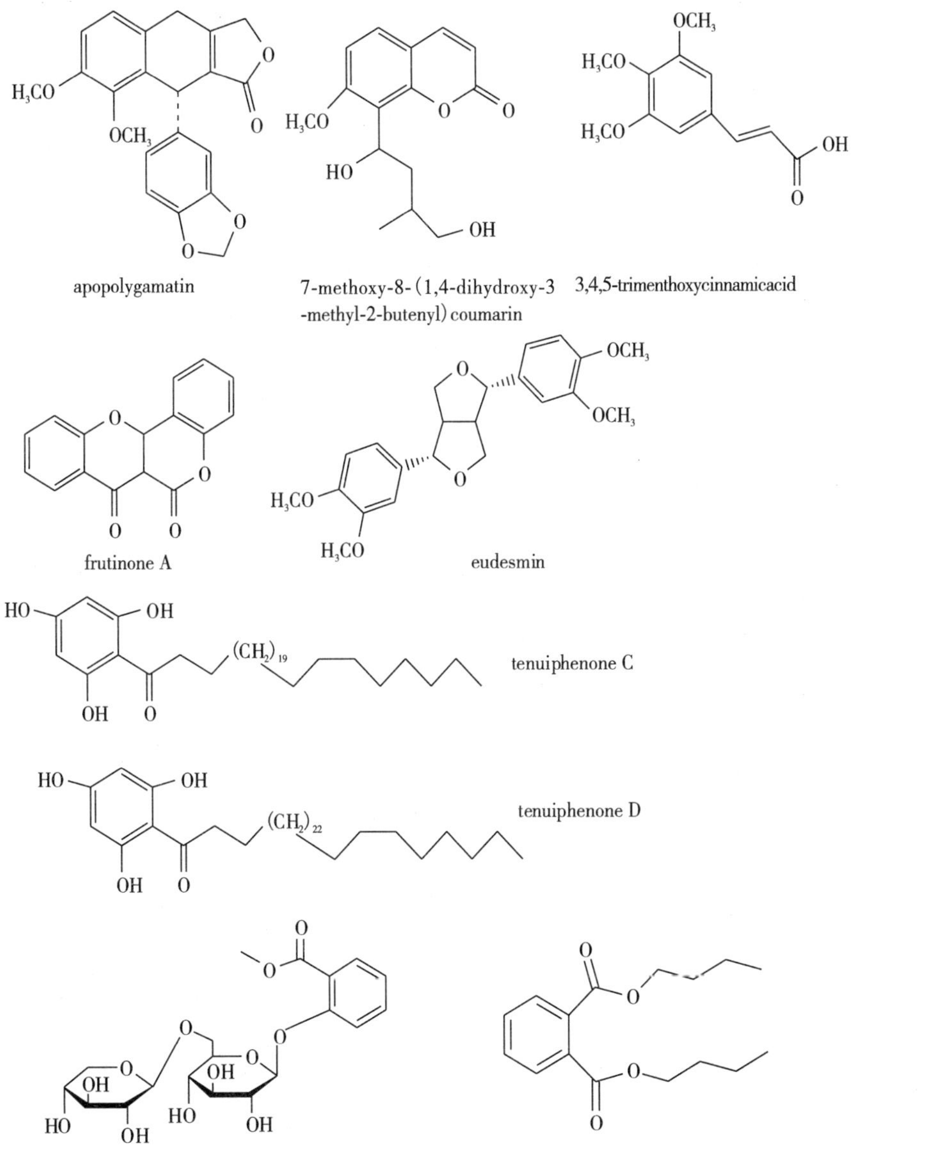

图 10-2-4　远志中的其他成分结构

一、远志中化合物波谱特征

（一）皂苷类

皂苷化合物是远志属植物中含有的一类结构较为复杂的主要成分，在分离和结构测定方面难度较大，结构研究直到20世纪60年代末才开始取得进展，近10年来由于分离纯化技术的进步，各种微量分析方法特别是MS和NMR等新技术的发展，皂苷化合物的结构研究工作取得了巨大的进展。远志皂苷的结构研究可分为两个方面，即苷元和寡糖基两部分的结构及其连接方式。

本属植物中皂苷多为齐墩果烷型三萜皂苷，EIMS一般得不到分子离子峰，会出现一般三萜皂苷的RDA裂解基峰，现多采用HRFAB-MS（高分辨快速原子轰击质谱）和HRESIMS（高分辨电喷雾电离质谱），可得到其确切的分子量。而结构测定更多的是需要应用核磁共振氢谱、碳谱和二维核磁共振技术，并结合水解、衍生化等化学方法确定。

此外，本植物中分离得到的皂苷都含有桂皮酰的衍生物，因此其UV和IR也显示了桂皮酰衍生物的特征吸收带。

UV：210、254、320nm为最大吸收处。

IR：羟基（3000～3500cm^{-1}）、羰基（1630～1750cm^{-1}）、苯环（1600～1400cm^{-1}）等。其中通过羰基共振峰的大小，可以判断酯羰基和羧酸羰基的存在，以及确定酰化基团的个数。如含有3-甲基-3-羟基戊二酸（HMG）酰化基团的皂苷，在1745cm^{-1}左右处有两个羧基的羰基信号。

NMR：齐墩果烷型三萜皂苷元一般含有8个角甲基，该属植物中所含皂苷28位取代基多为羧基或羧基与糖形成的酯。23位多有不同程度的氧化，所以角甲基信号一般少于6个，化学位移值依取代情况的不同在0.8～2.0ppm之间。23、24为偕二甲基时，其24位甲基出现在最低场，与25位甲基位移值相近，小于1.5ppm，且所有甲基均为孤立的单峰；若最低场甲基的化学位移值大于1.5ppm，则23位有不同程度的氧化，因此可以根据出现的氧化度不同的碳上的氢信号确定取代基类型（具体化合物各举一例见表10-2-4）。该属植物中所含皂苷元多为2β，3β羟基取代，少数2位为酮羰基或二氢取代。若为酮基取代，25位甲基会因羰基的屏蔽效应出现在较高场，化学位移值小于1ppm，仅高于29、30位甲基信号，同时碳谱出现化学位移值大于200ppm的羰基峰。

该属植物中所含皂苷的双键多为12（13）位双键，少数会出现11（12）、13（18）共轭双键，亦有23位双键的情况。双键的判断可采用的方法：化学位移值大于5ppm为环内双键，小于5ppm为环外双键，双键的情况可综合烯碳和烯氢的化学位移值的峰值和峰数判断。

该属植物中所含的3-O糖苷和（或）28位酯苷遵循苷的化学位移规律，3位氢呈现特征的J=3.0～4.0Hz的双峰或宽单峰。

氢谱中糖的端基质子的信号出现在4.5～6.5ppm，端基碳的化学位移为90～110ppm。将皂苷完全酸水解，得苷元部分和糖部分。利用光学试剂衍生化糖并与标准品对照的方法可以确定糖的种类和绝对构型。

糖上羟基常与不同的桂皮酸衍生物成酯，将其碱水解后与标准品比较可确定桂皮酸衍生物的种类。各单糖的碳和质子NMR数据的归属通过^{1}H-^{1}H COSY、HOHAHA或TOCSY、

HSQC、HMBC 和 NOE 谱确定。糖与苷元的连接位置以及糖上酰化的位置，主要通过 HMBC、TOCSY 和 NOE 差谱确定。

表 10-2-4　远志属皂苷的部分氢谱化学位移（500 MHz，pyridine-d_6）

名称	C-23	C-24	C-25	C-26	C-27	C-29	C-30	苷元类型
polygalasaponin XX	1.35 (s)	1.45 (s)	1.45 (s)	1.05 (s)	1.31 (s)	0.96 (s)	1.02 (s)	Ⅳ
polygalasaponin Ⅰ	3.66 (d) 4.30 (d)	1.33 (s)	1.56 (s)	1.16 (s)	1.22 (s)	0.89 (s)	0.88 (s)	Ⅰ
polygalasaponin Ⅻ	9.72 (s)	1.68 (s)	1.48 (s)	1.10 (s)	1.24 (s)	0.92 (s)	0.89 (s)	Ⅲ
onjisaponin Ⅴ		1.99 (s)	1.57 (s)	1.10 (s)	3.80 (d) 4.02 (d)	0.77 (s)	0.93 (s)	Ⅶ
polygalasaponin XXIII		1.51 (s)	0.97 (s)	1.05 (s)	1.24 (s)	0.85 (s)	0.85 (s)	Ⅵ

皂苷的质谱裂解规律：

利用 LC-ESI（高效液相-电喷雾质谱仪联用）对远志皂苷类化合物进行测定并对裂解规律进行了研究，总结了一些苷和苷元的裂解规律，并且利用这些规律从远志总皂苷中鉴定了一些新的皂苷（图 10-2-5，10-2-6）。

远志三萜皂苷类化合物在（+）ESI-MS 及（+）ESI-MS^n 谱中的裂解规律：

1. 在正离子检测模式下，研究含有桂皮酰基皂苷类化合物的裂解特征，出现了桂皮酰衍生物的特征碎片离子。

2. 在正离子模式下，皂苷类化合物出现的离子均为钠加合离子；在（+）ESI-MS 谱中准分子离子峰为 $[M+Na]^+$ 峰，可初步判断化合物的分子量。

3. 所研究的皂苷类化合物在多极质谱中均得不到苷元碎片。

4. 在二级谱中，远志三萜皂苷 B4 断裂得到 $[M-680+Na]^+$ 为 28 位寡糖链的碎片离子峰，且丰度为最高的，可用于鉴别寡糖链的组成，并表明苷元为 presenegenin，且在 3 位连有葡萄糖（图 10-2-7）。

5. 二级谱出现 $[M-30+Na]^+$，该碎片离子峰为苷元丢失 27 位的羟甲基产生（图 10-2-7）。

6. 3 位的葡萄糖较易断裂，常出现 $[M+Na-162]^+$ 的碎片离子峰，如图 10-2-7 所示。

7. 含有 HMG（3-羟基，3-甲基戊二酸）片段的皂苷，在 ESI-MS^3 中出现 $[M+Na-132-144]^+$ 的峰。由于目前从本植物中鉴定的含 HMG 的皂苷，其 HMG 都是连接在芹糖的五位上的，所以该峰是判断是否含有 HMG 片段的重要依据。

8. 在糖链（B）的三级质谱中会发生 B3（图 10-2-8）的裂解，出现岩藻糖上二位鼠李

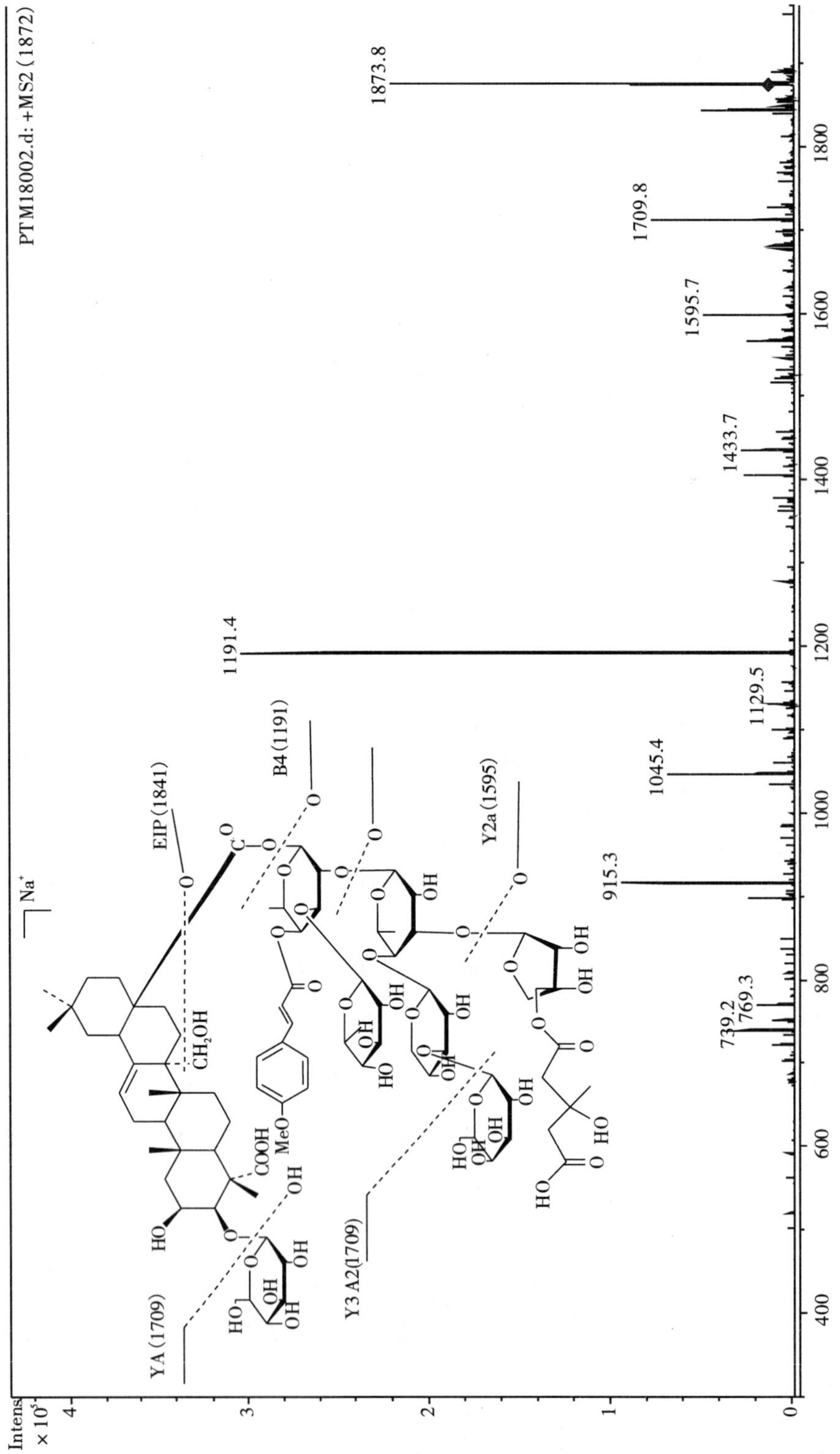

图10-2-5 皂苷onjisaponin L的m/z 1872([M+Na]$^+$)为母离子的正离子模式ESI-MS^{2}图谱

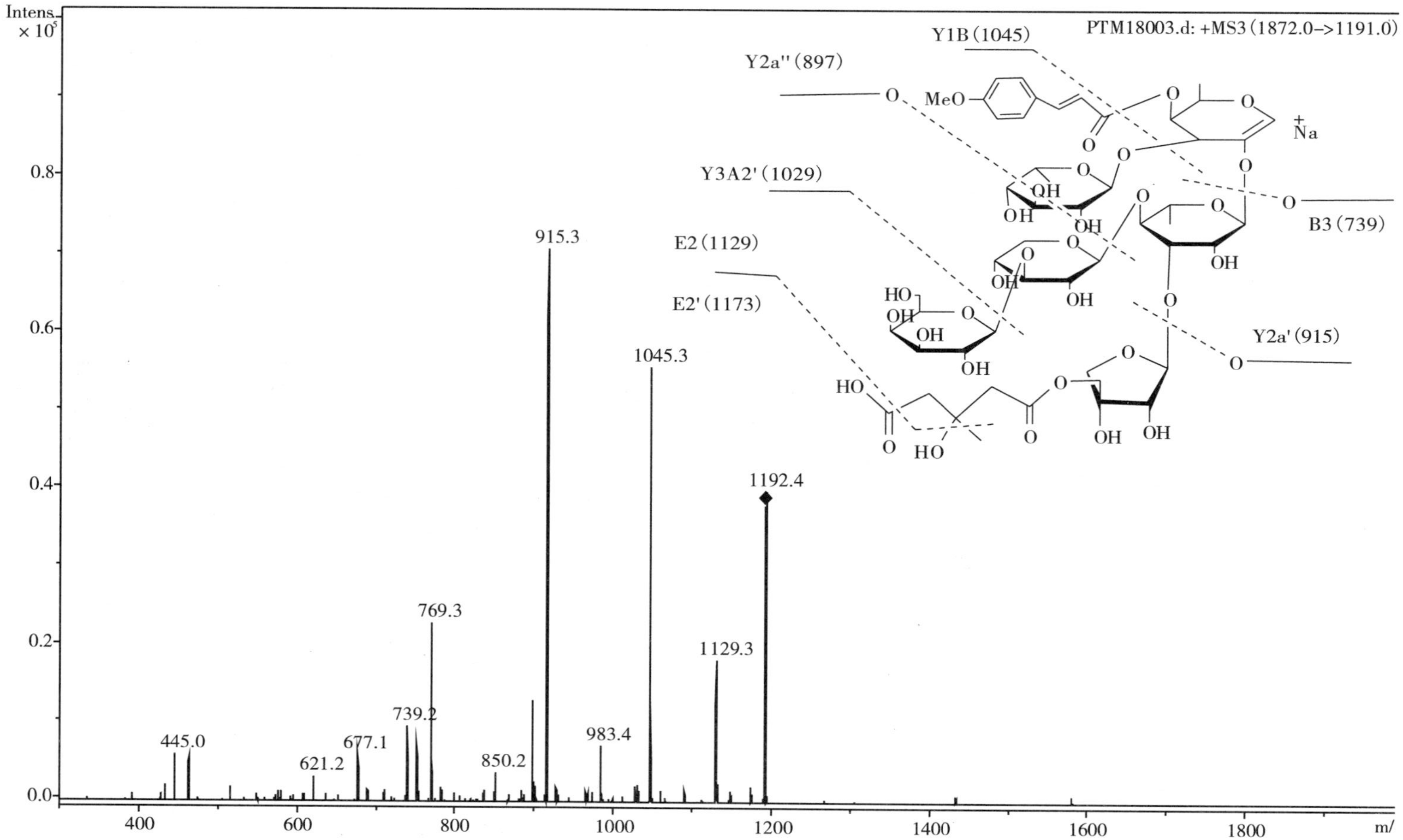

图10-2-6 皂苷 onjisaponin L 的*m/z* 1192为母离子的正离子模式ESI-MS³图谱

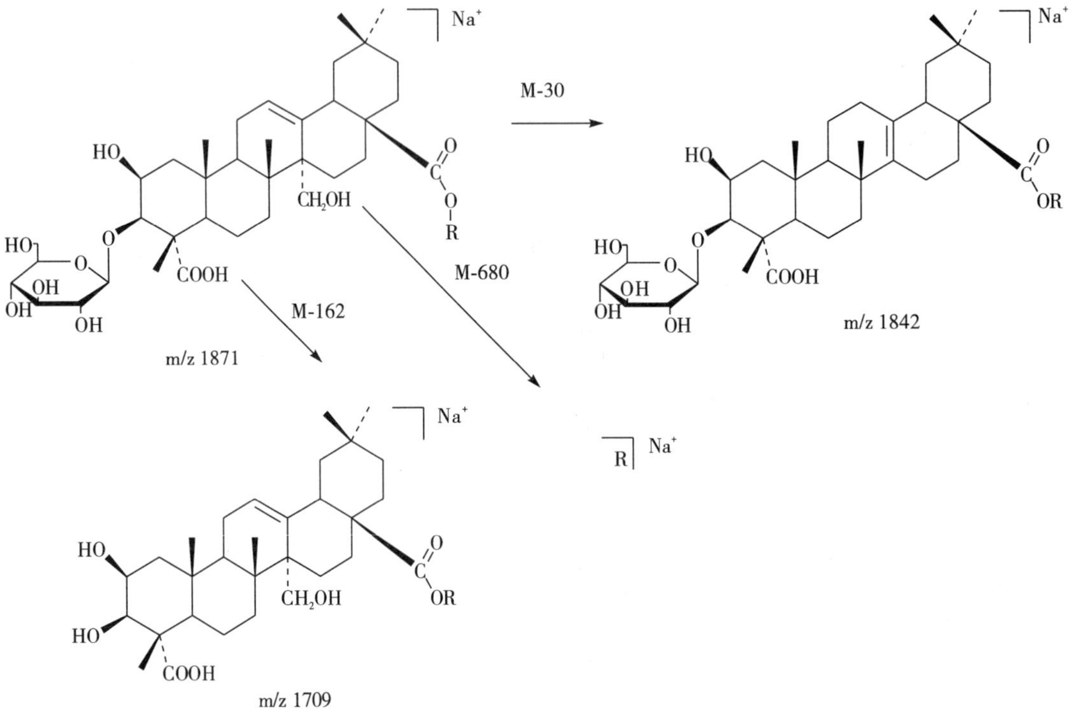

图 10-2-7 皂苷 onjisaponin L 正离子模式 ESI-MS^3 图谱

糖的碎片离子峰，以此可以判断鼠李糖外侧的糖的连接，B 链的裂解如图 10-2-8 所示。

（二）寡糖多酯类化合物的波谱学特点

远志中的寡糖多酯类化合物一般含有桂皮酰衍生物，因此其波谱特点也与此基团密切相关。

UV：桂皮酰类化合物的特征吸收：在 320nm 处出现最大吸收。

IR：羟基（3500～3000cm^{-1}），酯基（1700cm^{-1}）的特征吸收。

NMR：^{1}H NMR：该类化合物的^{1}H NMR 谱能给出较多的结构信息：从低场区域的芳香质子信号的化学位移和偶合常数可以判断出桂皮酰衍生物的类型，如出现 δ_H 8.16（2H，dd，J=7.5，1.5Hz），7.56（2H，t，J=7.5Hz），7.64（1H，tt，J=7.5Hz），表明含有苯甲酰基的；出现 δ_H 7.30（2H，d，J=8.5Hz），6.74（2H，d，J=8.5Hz），6.26（1H，d，J=16.0Hz）和 7.59（1H，d，J=16.0Hz）的信号，表明存在对甲氧基桂皮酰基；出现 δ_H 7.11（1H，d，J=1.5Hz），6.99（1H，dd，J=8.0，1.5Hz），6.79（1H，d，J=8.0Hz），6.20（1H，d，J=16.0Hz），7.51（1H，d，J=16.0Hz）和 3.88（3H，s），表明存在阿魏酰基。此外还会显示出乙酰基的信号（δ_H1.5～2.0）。因此从上述信号可以判断所连酯化基团的种类和数目。此外，^{1}H NMR 谱中蔗糖的 α-葡萄糖的端基信号出现在 δ_H 5.81（1H，d，J=3.5Hz）；果糖端基信号在 δ_H 4.23（1H，d，J=12.0Hz）；其余糖的端基信号：在 δ_H 4.4～4.6 之间（CD_3OD 为测试溶剂）。

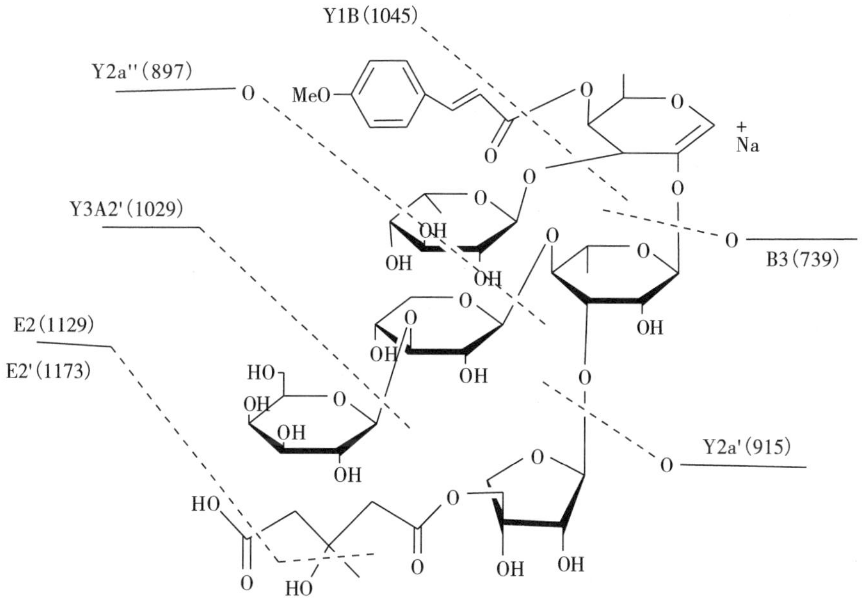

图 10-2-8　皂苷 onjisaponin L 的糖基正离子模式 ESI-MS^2 图谱

^{13}C NMR：寡糖多酯的碳谱信号中从羰基的信号可以判断出酰化的个数和种类（一般乙酰基在 δ170 左右，酯基在 δ166～168 之间），此外，也能判断糖的个数。

（三）呫酮类

IR 光谱：显示羟基（3500～3000cm^{-1}）、羰基（1630～1700cm^{-1}）、苯环（1600～1400cm^{-1}）等的吸收。其中通过羰基共振峰的大小，可以判断缔合羰基的存在，缔合羰基的吸收峰通常在 1630～1660cm^{-1}。

UV 光谱：对于呫酮类化合物的骨架判断具有重要意义。它会随着氧代模式的不同发生特征性的变化。此外，通过加入一定的诊断试剂如：$AlCl_3$、NaOAc、NaOMe、和 HBr 等引起的 UV 光谱的变化还可以判断-OH 的取代位置。如通过加入 NaOAc 试剂引起的 UV 光谱的红移来判断呫酮母核中是否存在 C-3 或 C-6-OH；通过加入 HBr 试剂来判断结构中邻二酚羟基的存在等。

NMR：^1H NMR 谱数据对于呫酮类化合物的结构解析起到了至关重要的作用。在^1H NMR 谱中：δ 9.0 以上为酚-OH 信号区，非缔合酚-OH 的化学位移值小于 δ 11.0，且不稳定或出现宽峰；而当 C-1 或 C-8 位存在-OH 时，容易形成缔合-OH，在惰性溶剂中有稳定的位移数值，且与呫酮的取代状况有密切关系。当 C-1 和 C-8 位均被-OH 取代时，-OH 的化学位移值出现在 δ11.0～12.0 之间；当一侧被-OH 取代，而另一侧被-OCH_3 或氧键糖基取代时，该值则大于 δ13.0；当只有 C-1 或 C-8 一个-OH 取代时，该值出现在 δ12.0～14.0。δ 6.2～7.6 为芳香质子区通过化学位移和偶合常数可以判断出该芳环的取代位置。

^{13}C NMR 谱技术是呫酮类化合物结构解析的另一重要工具，尤其是对结构比较复杂的呫

酮苷类化合物更为重要。在呫酮类化合物的^{13}C NMR 谱中，除高场区的$-OCH_3$及糖上的 C 信号外，主要为低场区的烯 C 及羰基信号。当呫酮母核被-OH 或$-OCH_3$取代时，各个 C 的δ值会发生相应的变化。呫酮母核中游离-C = O 的δ值一般位于 176 左右，当 C-1 或 C-8 位有-OH 取代时，由于氢键的缔合作用，使得-C = O 的δ值向低场位移 3 ~ 5ppm 左右（$\delta \approx 180$）；当 C-1 和 C-8 的-OH 变成$-OCH_3$时，$-OCH_3$的δ值就会和未缔合的相似，甚至更低一些；而当 C-1 和 C-8 均有-OH 取代时，-C = O 的δ值会向低场位移 9 左右（$\delta \approx 185$）。因此，根据-C = O 的δ值大小就可以判断 C-1 和 C-8 位取代基的类型和数目。

在-C = O 邻近的基团，如 C-1 或 C-8 位的-OH 发生甲基化时，能够使其直接相连 C 的δ值向高场位移 1.5 左右。不同位置的羟基发生甲基化时，对其相邻的 C 产生不同的影响：C-1、4、5、8 位的-OH 发生甲基化后会使其相邻的 C-2、3、6、7 的 8 值向高场位移；反之 C-2，3，6，7 的-OH 甲基化却对其邻近 C 的δ值没有影响。一般-OH 的甲基化，都会引起对位 C 的δ值向低场位移，因此通过-OH 甲基化引起的邻、对、间位 C 的δ值变化可以用来确定多羟基取代呫酮中羟基的位置。呫酮化合物中$-OCH_3$-般位于δ 55.3 ~ 56.3；C-1，5，8-OCH_3的δ值通常大于 56；C-2、3、6、7-OCH_3的δ值通常小于 56，但在邻位有$-OCH_3$的情况下，大于 56。值得注意的是，当$-OCH_3$的两个邻位被-OCH3、O-Aryl 或-CO-Aryl 等取代时，8-OCH_3的δ值通常位移至 60 ~ 62。

（李创军　张东明）

参 考 文 献

1. 肖培根主编. 新编中药志（第一卷）. 北京：化学工业出版社，2002，488 页
2. Chuangjun Li，Jingzhi Yang，Shishan Yu，et al. Triterpenoid saponins with neuroprotective effects from the roots of *Polygala tenuifolia* Willd. Planta Medica，2008，74：133 – 141
3. 李创军. 北京协和医学院博士学位论文，2008
4. Liu JY，Yang XD，He JM，et al. Structure analysis of triterpene saponins in*Polygala tenuifolia* by electrospray ionization ion trapmultiple-stage mass spectrometry. J. Mass Spectrom，2007，42：861 – 873
5. 姜勇，屠鹏飞. 远志属植物中呫酮类化合物的结构特征和谱学规律. 北京大学学报（医学版），2004，36（1）：94 – 98

第三节　远志的生物学活性研究

一、远志的药理作用研究

近年来，国内外学者对远志的药理作用进行了深入的研究，发现其对神经系统、免疫系统、呼吸系统等具有广泛的作用，特别是远志对神经系统疾病的治疗和预防作用已成为目前关注的热点。

（一）对神经系统的作用

《本草纲目》中记载：“远志有大叶和小叶两种”，“服之能益智强志”。近来，远志的多种化学成分对神经系统疾病的预防和治疗作用的研究成为热点。目前研究表明，远志具有

改善多种模型所致的认知障碍，保护神经细胞抑制其凋亡，镇静催眠，以及抗抑郁等多种药理作用。

远志皂苷是远志属植物中的主要化学成分之一，已分离得到80多种单体，目前关于远志皂苷对于神经系统的作用研究较多。本节将主要介绍我室对远志皂苷组分及单体的神经保护作用、促智作用及其机制的研究。

1. 神经保护作用 神经退行性疾病是一类最难攻克的神经系统疾患，主要表现为神经元的大量丢失死亡。其病因不明，目前认为可能有多种因素参与致病过程，包括缺血缺氧、谷氨酸（glutamate）毒性、钙超载、氧化损伤、Aβ损伤等。观察药物对模拟上述损伤的模型的保护作用，可初步判断其对神经退行性疾病的潜在作用。本室对本所植化室分离得到的40余种远志皂苷单体和组分进行了初筛，得到了4个具有神经保护作用的皂苷PTM-4（远志皂苷Y）、PTM-6（远志皂苷Ng）、PTM-15（远志皂苷B）和PTM-16（polygalasaponin XXXII）以及组分P3。

（1）对去血清损伤神经元的保护作用 培养原代大鼠皮层神经元，于第7天换液，模型组与各给药组培养基中血清降至1% FBS和1% ES，对照组血清浓度不变，给药组分别加入远志皂苷组分P3 1、10、100μg/L，以及远志皂苷单体PTM-4、6、15、16、10^{-7}mol/L，24h后MTT法测定各组细胞活率。如图10-3-1所示，血清浓度降低后，模型组神经元活率显著降低，而各给药组细胞活率显著高于模型组，证明远志皂苷组分P3及PTM-4、6、15、16对去血清所致神经元的损伤具有明显的保护作用。

体外去血清模型模拟的是体内脑缺血的病理状态，而关于远志对于动物脑缺血再灌注损伤模型的研究结果与体外试验一致，发现远志甲醇提取物和正丁醇提取物可减轻缺血和再灌过程的脑损伤，减轻缺血后海马CA1区神经元的坏死，脑内乳酸盐含量和脂质过氧化水平与模型组相比均显著降低，ATP水平升高。

（2）对谷氨酸损伤的神经元及PC12细胞的保护作用 培养原代大鼠皮层神经元，于d7换液，模型组与各给药组加入终浓度5mmol/L glutamate，给药组加入P3浓度为1、10、100μg/L。如图10-3-2A所示，模型组神经元活率显著降低，而P3能够部分逆转谷氨酸所致的细胞损伤。

接种PC12细胞，待其贴壁后，换液，模型组与给药组加入终浓度5mmol/L glutamate，给药组加入PTM-4、6、15、16、10^{-6}mol/L，继续培养24h，MTT法测定细胞活率。如图10-3-2B所示，高浓度glutaumate使模型组PC12细胞活率下降，而各给药组细胞活率显著高于模型组。

上述试验证明PTM-4、6、15、16及远志皂苷组分P3分别对谷氨酸毒性导致的PC12细胞和大鼠皮层神经元的损伤具有明显的保护作用。

（3）对过氧化氢（H_2O_2）损伤模型的保护作用 接种PC12细胞，待其贴壁后，换液，模型组与给药组加入终浓度100μmol/L H_2O_2，给药组给予PTM-15和PTM-16，10^{-5}mol/L，P3 10μg/L，继续培养24h，MTT法测细胞活率。如图10-3-3所示，100μmol/L H_2O_2显著降低细胞活率，抑制率达73%，给予10^{-5}mol/L PTM-15和PTM-16后细胞活率显著升高，而10μg/L P3可将H_2O_2抑制率降低至26%。上述结果表明，远志皂苷单体PTM-15和PTM-16，

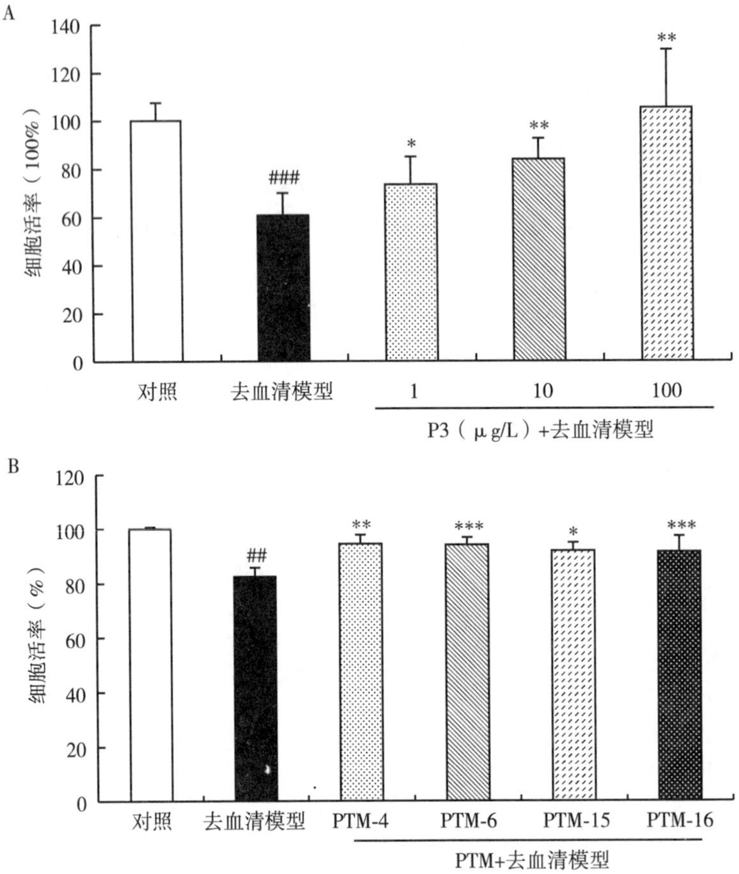

图 10-3-1　远志皂苷组分 P3 及 PTM-4、6、15、16 对去血清损伤的原代大鼠皮层神经元的保护作用

数据代表平均值±标准差，n=3。图 A：远志皂苷组分 P3（1、10、100μg/ L）对去血清损伤的原代大鼠皮层神经元的保护作用。###$P<0.001$，去血清模型组 *vs* 空白对照组；*$P<0.05$，**$P<0.01$ *vs* 模型组。图 B：远志皂苷单体 PTM-4、6、15、16（10^{-7} mol/L）对去血清损伤的原代大鼠皮层神经元的保护作用。###$P<0.001$，去血清模型组 *vs* 空白对照组；***$P<0.001$ *vs* 模型组。

及远志皂苷组分 P3 对 H_2O_2 所致的 PC12 细胞的氧化损伤具有一定的保护作用。

此外，远志皂苷对 Aβ 引起的神经细胞凋亡具有显著的保护作用。研究发现，预先给予远志提取物 BT-11（0.5、3、5μg/ml）可剂量依赖地降低 Aβ（10μmol/L）以及 APP 的 C 末端片段（CT105，10μmol/L）所诱导的神经元死亡；远志提取物可拮抗 Aβ 引起的大鼠皮层神经元轴突的缩短，但对突触再生和突触连接的重建无影响。陈勤等还发现，在基底核注射 Aβ 的同时，连续灌胃给予远志皂苷 74mg/kg 30 天，可显著地拮抗 Aβ 对神经细胞的毒性作用，表现为基底核 Meynert 内 Aβ 沉积斑块明显比模型组大鼠减轻，斑块的周边神经元数量明显增加。此外，向神经母细胞瘤细胞中稳定转染 APP 后，细胞分泌 Aβ 增加，而远志皂苷

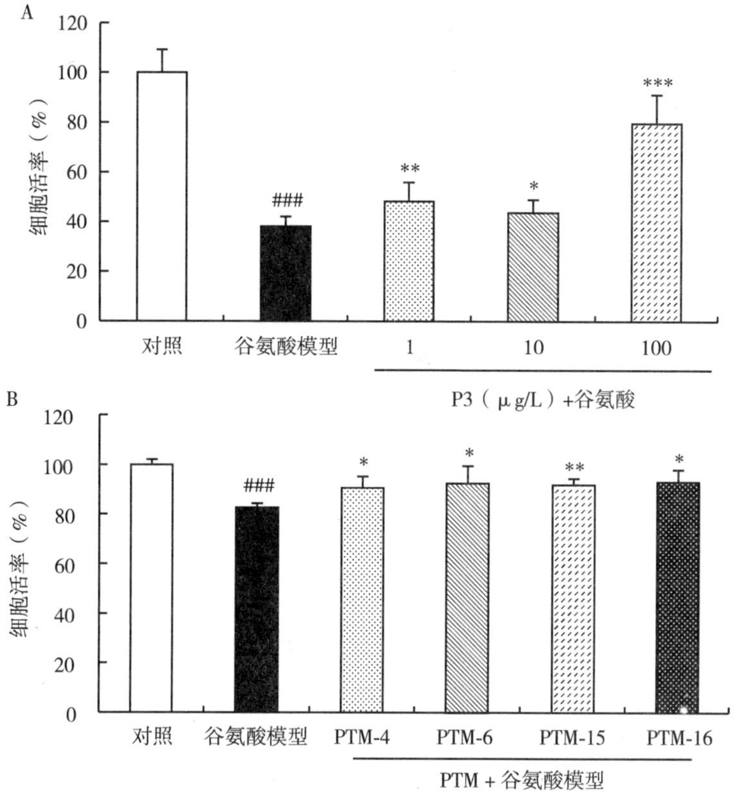

图 10-3-2　远志皂苷组分 P3 及 PTM-4、6、15、16 分别对谷氨酸损伤的神经元及 PC12 细胞的保护作用

数据代表平均值 ± 标准差，n = 3。图 A：远志皂苷组分 P3（1、10、100μg/ L）对谷氨酸损伤的原代大鼠皮层神经元的保护作用。###$P<0.001$，谷氨酸模型组 *vs* 空白对照组；*$P<0.05$，**$P<0.01$，***$P<0.001$ *vs* 模型组。图 B：远志皂苷单体 PTM-4、6、15、16（10^{-6}mol/L）对谷氨酸损伤的 PC12 细胞的保护作用。###$P<0.001$，谷氨酸模型组 *vs* 空白对照组；*$P<0.05$，**$P<0.01$ *vs* 模型组。

可剂量依赖地抑制该细胞中 Aβ 的分泌。

因此，远志对于上述损伤模型的神经保护作用说明其对神经退行性疾病可能具有潜在的治疗作用。

2. 改善认知功能障碍　目前，多种疾病导致的痴呆成为当今社会面临的严峻挑战。临床应用的改善认知功能障碍的药物如多奈哌齐、加兰他敏及利凡斯的明等，均在安全性和有效性上存在一定缺陷，因此开发新的促智药物，特别是在传统中药中寻找高效低毒的药物具有重大意义。已有研究报道，应用避暗、水迷宫、八臂迷宫等行为学实验证明，远志多种组分、单体或粗提物可显著改善东莨菪碱、Aβ、亚硝酸钠等诱导的及自然衰老小鼠的学习记忆功能障碍。以下主要介绍我室对远志皂苷改善东莨菪碱诱导的学习记忆障碍的作用研究。

（1）远志皂苷组分及单体对东莨菪碱诱导的小鼠认知功能障碍的影响

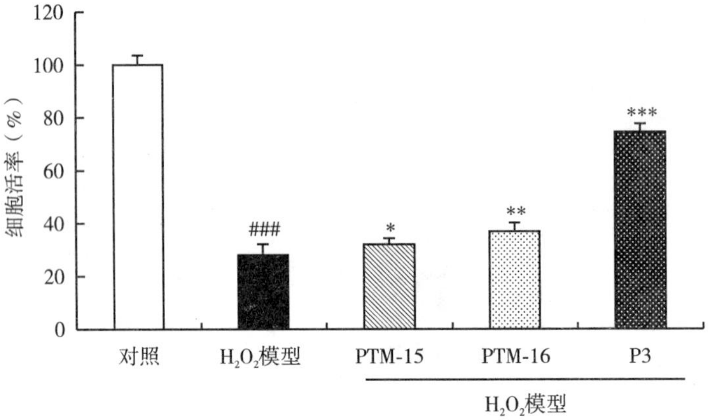

图 10-3-3　远志皂苷组分 P3（10μg/L）及单体 PTM-15、16（10^{-5}mol/L）对过氧化氢（H_2O_2）损伤模型的保护作用

数据代表平均值 ± 标准差，n = 3。$^{###}P<0.001$，H_2O_2 模型组 vs 空白对照组；$^{*}P<0.05$，$^{**}P<0.01$，$^{***}P<0.001$ vs 模型组。

1）远志皂苷组分 P3 对东莨菪碱诱导的小鼠认知功能障碍的影响　清洁级雄性昆明小鼠，随机分组，每组 12 只，灌胃给予 P3（7.5、30mg/kg）10d，继而通过避暗和通道式水迷宫两个行为学实验来检测其被动学习记忆和空间学习记忆的能力。每只小鼠于每日实验开始前 30min，腹腔注射东莨菪碱造模，随即进行训练和测试。如图 10-3-4 所示，在避暗试验中，与空白对照组相比，模型组小鼠潜伏期显著缩短，错误次数显著增多，而 7.5，30mg/kg P3 和阳性药多奈哌齐（5mg/kg）均可延长潜伏期，减少错误次数，且 P3 7.5mg/kg 组小鼠的成绩较阳性药组更佳。上述结果说明 P3 对东莨菪碱诱导的小鼠被动学习记忆功能障碍有明显的改善作用。

如图 10-3-5 所示，在通道式水迷宫试验中，东莨菪碱使模型组小鼠空间学习记忆能力降低，而 P3 7.5、30mg/kg 组和阳性药多奈哌齐组小鼠的空间学习记忆能力得到了显著的改善，表现为潜伏期缩短，错误次数减少，并且同样 P3 7.5mg/kg 组小鼠的成绩较阳性药组更佳。

上述试验证明了远志皂苷组分 P3 可改善东莨菪碱诱导的小鼠认知障碍，也为远志皂苷类提取物的促智作用提供了又一有力证据。

2）远志皂苷单体 PTM-16 对东莨菪碱诱导的小鼠认知功能障碍的影响　初步研究表明远志皂苷组分 P3 具有改善认知障碍的作用，那么究竟其中哪些单体是其有效成分呢？由于我们经初筛得到 4 个具有较好神经保护活性的皂苷单体，而其中 PTM-15 和 PTM-16 是 P3 组分分离得到的，因此我们分别对其进行了动物水平的促智作用的研究，初步发现 PTM-16 具有显著的促智作用。polygalasaponin XXXII（PTM-16）为 1996 年分离得到的单体化合物（以下仍简称 PTM-16）。由于目前人们对此单体的生物学活性不甚了解，因此我们从探究其促智作用及机制入手展开深入研究。

清洁级雄性 C57 小鼠，随机分组，每组 12 只，灌胃给予 PTM-16（0.125、0.5、2mg/kg）

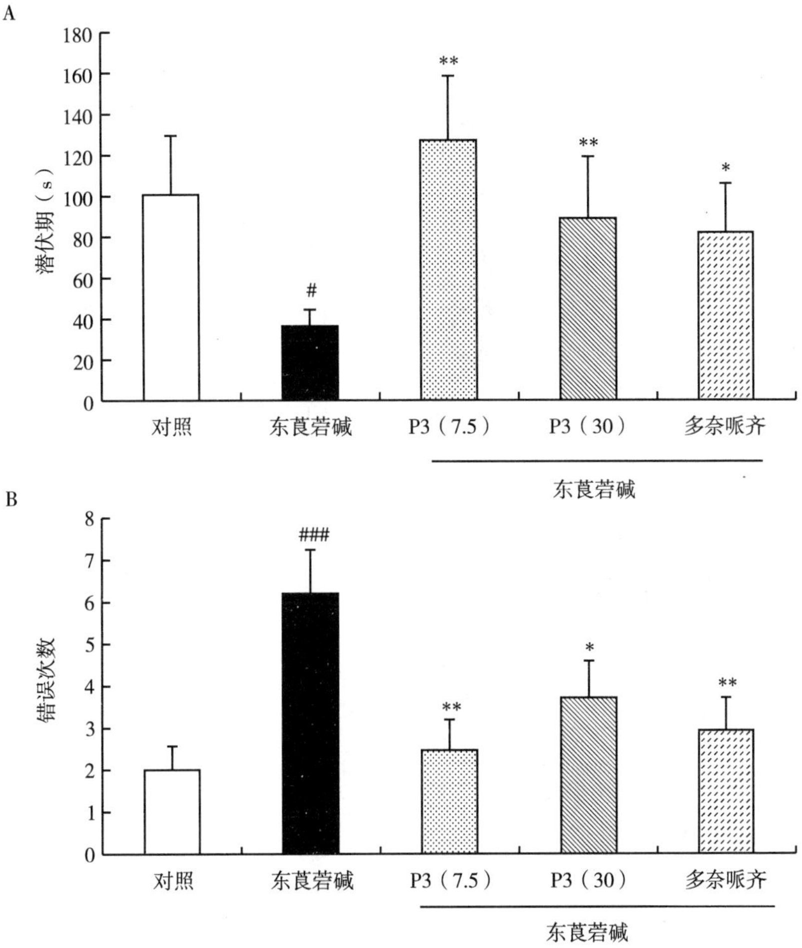

图 10-3-4　远志皂苷组分 P3 对避暗试验中东莨菪碱诱导的小鼠认知功能障碍的影响

数据代表平均值 ± 标准误，n = 12。图 A：远志皂苷组分 P3（7.5、30mg/kg）对避暗试验中东莨菪碱模型小鼠的潜伏期的影响。# $P<0.05$，东莨菪碱模型组 *vs* 空白对照组；* $P<0.05$，** $P<0.01$，*vs* 模型组。图 B：远志皂苷组分 P3（7.5、30mg/kg）对避暗试验中东莨菪碱模型小鼠的错误次数的影响。### $P<0.001$，东莨菪碱模型组 *vs* 空白对照组；* $P<0.05$，** $P<0.01$，*vs* 模型组。

10d，开始通道式水迷宫试验。采用 2mg/kg 东莨菪碱造模，应用石杉碱钾（0.05mg/kg）作为阳性对照药。如图 10-3-6 所示，与空白对照组相比，模型组小鼠空间学习记忆能力显著下降，而 3 个剂量的 PTM-16 和石杉碱甲具有不同程度的改善作用，表现为潜伏期缩短，错误次数减少，表明 PTM-16 可显著改善东莨菪碱诱导的小鼠空间学习记忆障碍。

3．促智作用的机制研究

已初步证明远志皂苷组分 P3 所含的单体 PTM-16 具有显著的促智作用，因此我们进一步对其促智作用的机制进行了探究，为其今后的开发应用奠定基础。

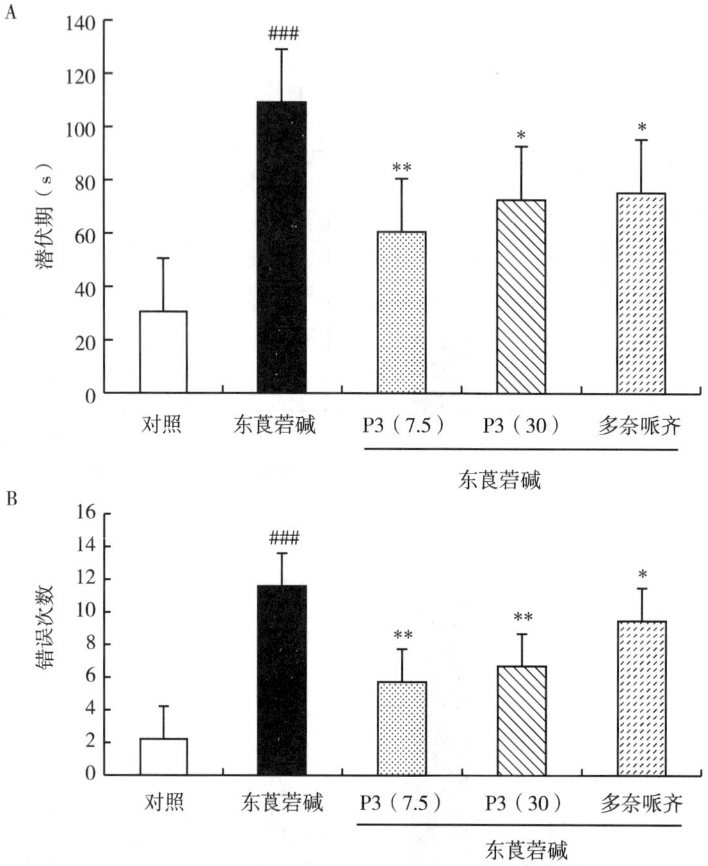

图 10-3-5　远志皂苷组分 P3 对水迷宫试验中东莨菪碱诱导的小鼠认知功能障碍的影响

数据代表平均值 ± 标准误，n = 12。图 A：远志皂苷组分 P3（7.5、30mg/kg）对水迷宫试验中东莨菪碱模型小鼠的潜伏期的影响。### $P<0.001$ 东莨菪碱模型组 *vs* 空白对照组；* $P<0.05$，** $P<0.01$ *vs* 模型组。图 B：远志皂苷组分 P3（7.5、30mg/kg）对水迷宫试验中东莨菪碱模型小鼠的错误次数的影响。### $P<0.001$，东莨菪碱模型组 *vs* 空白对照组；* $P<0.05$，** $P<0.01$，*vs* 模型组。

1）PTM-16 对行为学实验小鼠海马细胞丝裂原活化蛋白激酶（MAPK）通路及脑源性神经营养因子（BDNF）的表达的影响　研究表明 PTM-16 可促进小鼠空间学习记忆能力，由于空间学习能力和记忆的形成是海马介导和依赖的，因此我们观察了 PTM-16 对小鼠海马内与学习记忆的形成、巩固、存储密切相关的 MAPK 通路及 BDNF 的表达的影响。

C57 小鼠经水迷宫训练后，立即断头处死，取脑并分离海马，应用 Western blotting 的方法检测小鼠海马区细胞外信号调节激酶的磷酸化水平（p-ERK），cAMP 反应原件结合蛋白的磷酸化水平（p-CREB），突触蛋白的磷酸化水平（p-synapsin Ⅰ）及 BDNF 的表达。如图 10-3-7 所示，模型组小鼠海马的 p-ERK 水平与对照组相比无显著变化，但 PTM-16 0.125mg/kg、2mg/kg 组及石杉碱甲组 p-ERK 显著升高。此外，模型组小鼠 p-CREB，p-synapsin Ⅰ 及 BDNF

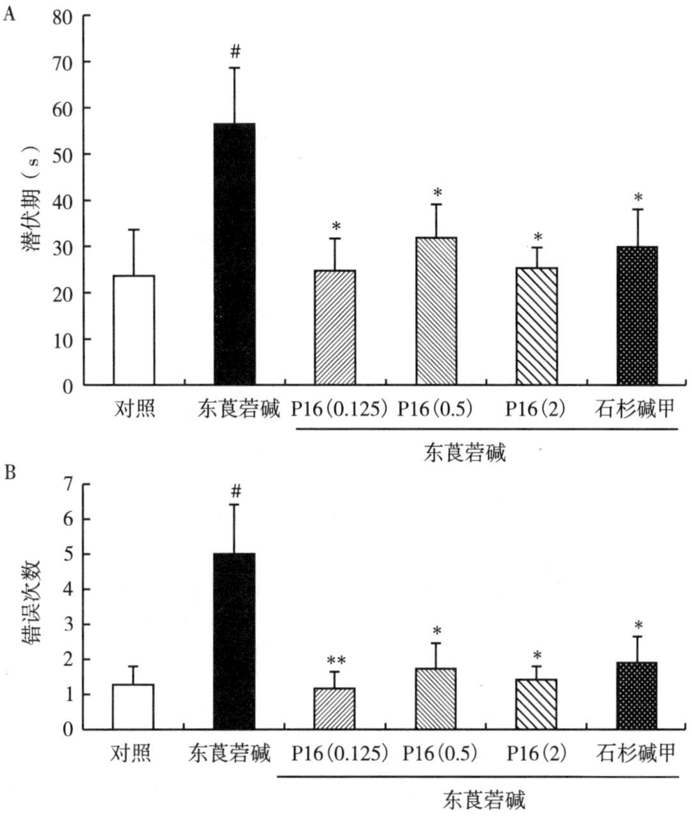

图 10-3-6 远志皂苷单体 PTM-16 对水迷宫试验中东莨菪碱诱导的小鼠认知功能障碍的影响

数据代表平均值 ± 标准误，n = 12。图 A：远志皂苷单体 PTM-16（0. 125、0. 5、2mg/kg）对水迷宫试验中东莨菪碱模型小鼠的潜伏期的影响。#$P<0.05$，东莨菪碱模型组 *vs* 空白对照组；* $P<0.05$ *vs* 模型组。图 B：远志皂苷单体 PTM-16（0. 125、0. 5、2mg/kg）对水迷宫试验中东莨菪碱模型小鼠的错误次数的影响。#$P<0.05$，东莨菪碱模型组 *vs* 空白对照组；* $P<0.05$，** $P<0.01$，*vs* 模型组。

的水平较空白对照组明显降低，而 PTM-16 0. 125、0. 5、2mg/kg 及石杉碱甲均促进了 CREB 的激活和 BDNF 的表达；PTM-16 0. 5、2mg/kg 组及石杉碱甲组 synapsin Ⅰ的磷酸化水平显著升高。

MAPK 通路在学习记忆的形成、突触可塑性中占有重要地位。其中 ERK 是该通路的一个重要的汇集点。ERK 的激活在晚期突触传递长时程增强（L-LTP）的诱导和维持以及海马依赖的记忆形成和存储中发挥关键作用。CREB 可被 ERK 激活，同样在长期记忆、L-LTP 的形成和维持中起到重要作用。由 CREB 转录调节的 BDNF 是目前认为介导长期记忆形成的最有力的候选分子，也是参与海马依赖的学习记忆的重要蛋白。BDNF 还可继而启动 BDNF/TrkB/MAPK 通路进一步增强突触传递，巩固记忆。此外，有报道 synapsin Ⅰ为 BDNF/TrkB/MAPK 通路的下游分子，参与递质释放和突触可塑性的调节。因此，PTM-16 长期给药对小鼠海马区上述蛋白的激活和表达的影响为其促进海马依赖的空间学习记忆提供了依据，也提示 PTM-16 对突触可塑性可能具有调节作用。

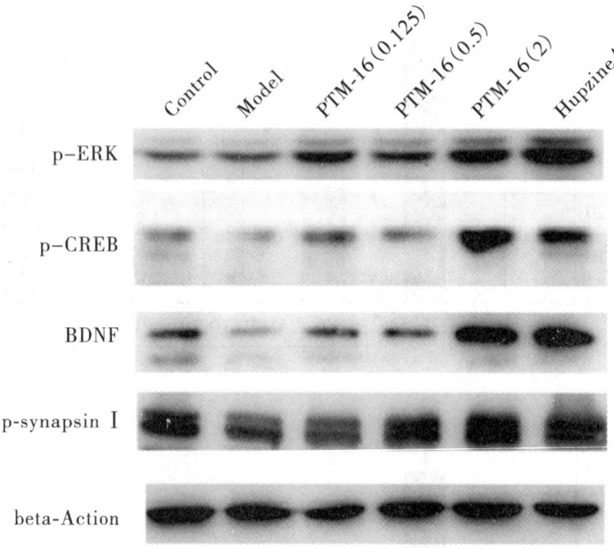

图 10-3-7　远志皂苷单体 PTM-16 长期给药对东莨菪碱模型小鼠大脑海马区 ERK，CREB，synapsin Ⅰ的磷酸化及 BDNF 的表达的影响（n =6）

2）PTM-16 对 PC12 细胞中 MAPK 通路的影响　我们发现 PTM-16 长期给药能够激活小鼠海马区 MAPK 通路、促进 BDNF 的表达，随后我们观察了其对体外培养的 PC12 细胞的 MAPK 通路激活的影响。接种 PC12 细胞，待其贴壁 48h 后，弃培养基，PBS 洗细胞 3 次，空白对照组与给药组分别加入 PBS 及终浓度 10^{-5}mol/L PTM-16，37℃水浴孵育 2min，裂解细胞，提取总蛋白，Western blotting 检测其 p-ERK、p-CREB、p-synapsin Ⅰ的水平。如图 10-3-8 所示，与空白对照组相比，10^{-5}mol/L PTM-16 作用于 PC12 细胞 2min，显著促进其 ERK、CREB、及 synapsin Ⅰ的磷酸化，激活了这些信号蛋白，也在体外模型中进一步证实 PTM-16 对 MAPK 通路的激活作用。

3）PTM-16 对麻醉大鼠海马齿状回基础突触传递和突触传递长时程增强（LTP）的影响　PTM-16 能够促进 PC12 细胞和小鼠海马区的 ERK、CREB 及 synapsin Ⅰ的激活，以及促进海马 BDNF 的表达，由于这些激酶和蛋白在突触传递和 LTP 中的重要作用，提示 PTM-16 可能对突触传递具有调节作用。因此，我们应用电生理实验的细胞外记录方法，观察了 PTM-16 对麻醉大鼠海马齿状回基础突触传递和 LTP 的影响。

雄性 Wistar 大鼠，麻醉，固定，定位，安放电极，给予频率 1/30Hz 的测试刺激，记录海马齿状回颗粒细胞层的群峰电位（PS）。稳定记录 30min 后，脑室内给药，缓慢注入终浓度 10^{-6}mol/L PTM-16，溶剂对照组注入 0.25% DMSO-PBS（溶剂），继续记录 PS 1h。如图 10-3-9 所示，在测试刺激下，给药前对照组和 PTM-16 组 PS 峰幅度均较稳定，而脑室注射 PTM-16 后，给药组 PS 幅度在 5min 后显著升高，在脑室注射后 10、30 和 60min 时，PS 幅度

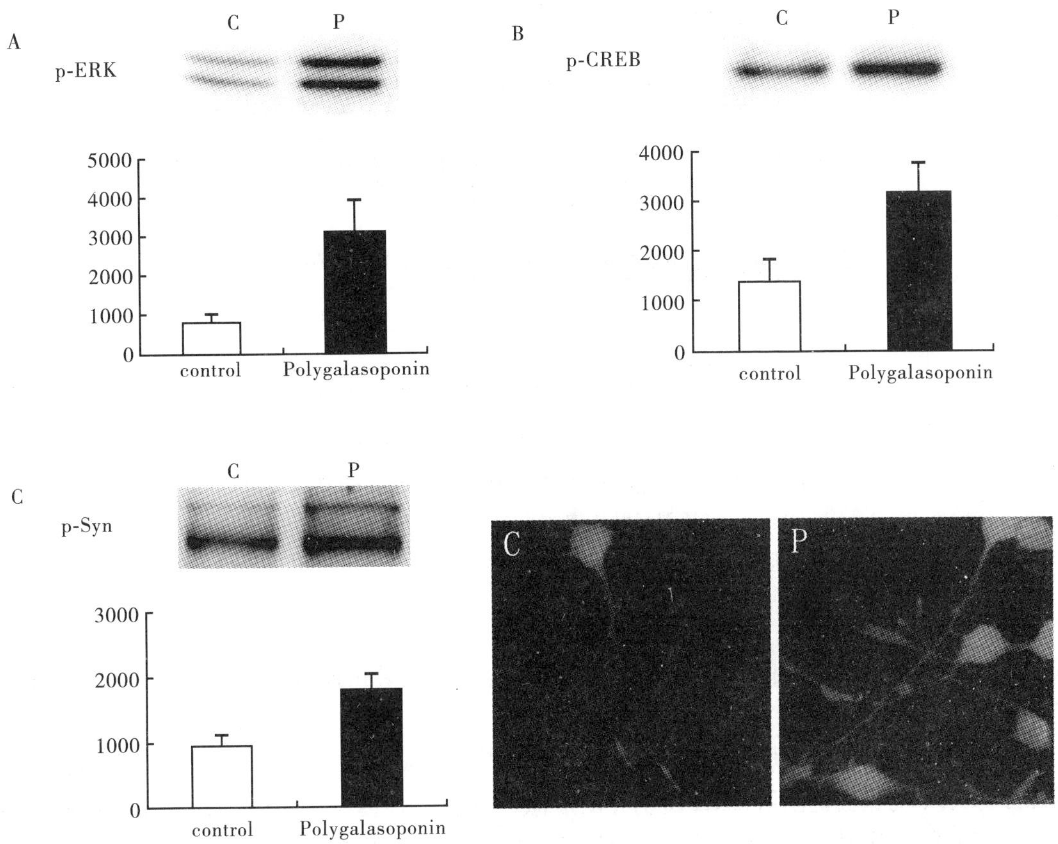

图 10-3-8　远志皂苷单体 PTM-16 作用于 PC12 细胞 2min，对其 ERK、CREB、synapsin Ⅰ 的激活的影响
C：control，P：PTM-16，数据用均值 ± 标准差表示，n = 3。

分别为 172 ± 8%、215 ± 17% 和 254 ± 32%（n = 6，$P < 0.01$、0.001、0.05，与对照组相比），而给予溶剂对照对 PS 峰无显著影响。PS 幅度的显著增强（平均 200% 以上），并维持 1h，说明大鼠海马齿状回 LTP 被诱导形成。已证实，海马齿状回的 LTP 参与了联合型学习，是被广泛研究的在前穿通通路——齿状回颗粒细胞突触水平上海马依赖的学习记忆的细胞模型。因此，上述结果证明了 PTM-16 能够增强大鼠海马齿状回基础突触传递，并可诱导 LTP 的产生；也进一步为其增强海马依赖的空间学习记忆的作用提供了依据。

以上研究表明，PTM-16 可能通过激活 MAPK 通路中的 ERK、CREB、synapsin Ⅰ 等信号蛋白，促进 BDNF 的表达，增强突触传递效能等机制，促进海马依赖的空间学习记忆，改善东莨菪碱诱导的学习记忆障碍。

3. 其他作用　研究表明，远志具有一定的抗焦虑抗抑郁作用。应用小鼠悬尾试验、强迫游泳试验证明，远志醇提取物可以改善小鼠的抑郁状态行为，具有一定的抗抑郁作用，其作用机制可能为通过抑制去甲肾上腺素的转运而抑制其重摄取。远志醇提取物还可有效改善慢性应激抑郁大鼠模型的行为学变化，抑制其血清促肾上腺皮质素释放激素（CRH）、促肾上腺皮质激素（ACTH）和可的松（COR）含量的增加。还有研究发现，远志皂苷在体外试

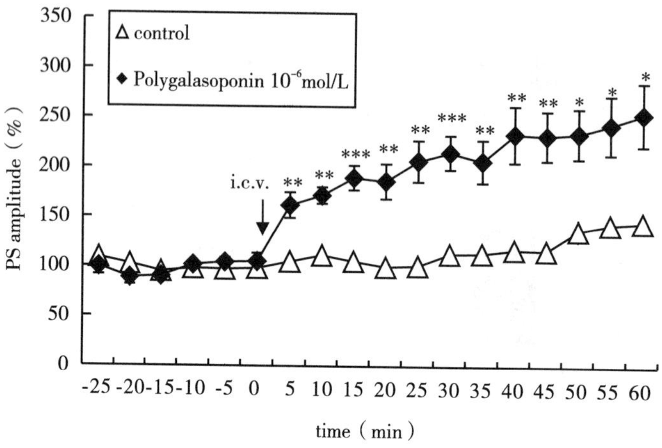

图 10-3-9 远志皂苷单体 PTM-16 对麻醉大鼠海马齿状回基础突触传递的影响

数据代表平均值 ± 标准差，n = 6。* $P<0.05$，** $P<0.01$，*** $P<0.001$ *vs* 空白对照组。

验中显示了拮抗多巴胺受体和5-羟色胺受体的特性，提示其可能成为一个有潜力的抗精神病药物。

远志具有一定的对抗应激的作用，远志的活性成分3, 4, 5-三甲氧基肉桂酸可对抗由反复暴露于寒冷环境和脑室注射CRH所诱导的应激，延长两种模型中由苯巴比妥诱导的睡眠的时间，抑制脑室注射CRH后在蓝斑内急剧增加的去甲肾上腺素（NE）含量。

此外，远志的镇静催眠抗惊厥作用已被人们认识。远志根皮、全根和根部木心对巴比妥类药物均有协同作用。给大鼠灌胃远志提取物后，在血和胆汁中发现了能延长小鼠戊巴比妥钠睡眠时间的活性物质3, 4, 5-三甲氧基肉桂酸盐（TMCA）、3, 4, 5-三甲氧基肉桂酸盐和对甲氧基肉桂酸，提示远志水提物中含有TMCA的天然前体药物。五甲烯四氮唑所致惊厥小鼠分别给予3. 125g/kg的远志全根、根皮和根部木心提取物，发现全根和根皮具有显著的抗惊厥作用。

综上所述，远志对神经系统的作用广泛，不仅具有神经保护、改善认知功能障碍的作用，可能成为神经退行性疾病的候选药物，而且还具有镇静催眠抗抑郁的活性，有望成为治疗精神疾病的有效药物。这两大类疾病都是目前困扰人类社会的难题，因此依据这两个方向开发远志的应用具有重要意义和良好的市场前景。

（二）对其他系统的作用

1. 抗氧化抗衰老作用　研究者采用D-半乳糖致衰老模型，观察到远志水提物可明显提高小鼠血清中超氧化物歧化酶（SOD）和肝细胞中谷胱甘肽过氧化物酶（GSH-PX）的活力，降低丙二醛（MDA）含量，推测远志水提物可通过清除机体生成的过多自由基、改善机体的抗氧化能力，发挥延缓衰老的作用。此外，还发现远志可通过提高SOD活力，降低脂质过氧化水平，从而减轻动物脑缺血再灌注以及心肌缺血再灌注的氧化应激损伤。

2. 祛痰镇咳止喘作用　现代研究发现远志总皂苷为镇静、祛痰的有效成分。其中祛痰作用是通过刺激胃黏膜，引起轻度恶心，反射性地增加支气管的分泌，气管内容物易咳出而实现的。彭汶铎等对4种远志皂苷的镇咳和祛痰作用进行比较，发现皂苷3D为远志安神、祛痰作用的主要成分，而2D和3C则为镇咳作用的主要成分。通过对生远志及其各不同炮制品进行比较发现，远志蜜炙品呈现出良好的祛痰、镇咳作用 。

3. 免疫增强作用　研究证明，从远志的甲醇提取物中分离到的远志皂苷A、E、F、G具有流感疫苗和白喉-百日咳-破伤风三联疫苗的有效安全佐剂活性。各皂苷与流感疫苗合并接种可明显增加血清抗血凝反应抗体（HI）的效价，接种疫苗同时给予各皂苷与单独接种疫苗相比，HI抗体效价增加27~50倍，鼻内抗流感病毒IgA抗体效价亦明显升高。4种皂苷分别与白百破疫苗合并应用，血清IgG，鼻皂苷IgA抗体效价明显增加。此外，研究发现，远志能提高昆明种小鼠脾细胞对刀豆蛋白A（ConA）的反应性，并能改善由环磷酰胺所致的小鼠脾细胞ConA反应性降低，提示远志能够提高淋巴细胞功能，具有免疫增强的活性。

通过直接溶血斑形成术，进行几种纯化的皂苷对于致敏红细胞抗原对成年小鼠的抗体产生作用的比较研究，发现远志皂苷Ⅲ和Ⅳ与人参皂苷Rb1等均可增加抗体生成细胞，具有一定的免疫增强活性。

4. 降压作用　研究发现，远志皂苷静脉注射2、4、8mg/kg，或灌胃40mg/kg分别使平均动脉压降低31%、37%、50%和21%；灌胃40mg/kg使清醒大鼠和肾性高血压大鼠的血压分别于给药后60和90min降低38.0%和26.8%，并至少维持2和3 h。对于其降压机制的研究发现，此作用与迷走神经兴奋、神经节阻断，以及外周α肾上腺素能、M胆碱能和H1受体无关。

5. 降糖降脂作用　据报道，远志皂苷的主要成分皂苷Ⅱ具有显著的降低血糖的活性。腹腔注射皂苷Ⅱ（2.5mg/kg）4h后，正常小鼠血糖由220±8mg/dl降为131±5mg/dl，同样也能显著降低KK-Ay小鼠（一种非胰岛素依赖型糖尿病模型小鼠）的血糖，由434±9mg/dl降为142±6mg/dl。此外，实验证明远志正丁醇提取物也具有同样的显著降低血糖的作用。

研究表明，远志根的甲醇提取物的正丁醇部位（SN）具有显著的降低血脂的活性。腹腔注射SN（5mg/kg）7h后，正常小鼠血甘油三酯水平显著降低；同等条件下，SN亦可显著降低高脂饲养小鼠的血液中甘油三酯的水平。

除上述作用外，远志还具有利尿消肿、抗菌抗病毒、抗凝血、抗癌抗诱变等活性。

综上所述，远志对于神经系统，代谢系统，心血管系统，免疫系统及呼吸系统等具有广泛的药理作用。

二、远志的毒性研究

远志的毒性研究表明，远志醇提取物的LD_{50}为14.26g/kg（生药量），根据文献所述，LD_{50}大于10.00g/kg则可确认为实际无毒物。生远志大类成分总皂苷LD_{50}为1.36±0.27g/kg（相当于原生药5.88±1.27g/kg），未测出生远志中生物碱、脂肪油、呫酮大类成分的LD_{50}，故分别测得各类成分的耐受量均超过人用量的500倍，表明总皂苷系远志的毒性物质基础。

胃肠道是远志毒性作用的主要靶器官，急性毒性试验发现，生远志对胃肠运动呈现明显的抑制毒性，并导致胃肠胀气、肠壁变薄、坏死，较大剂量或较长时间给予，引起动物死亡，而经蜂蜜炮制后的蜜远志毒性显著降低。据研究，生远志与蜜远志中所含总皂苷在胃内的残留物于60min呈现显著差异，因此推测生远志对胃肠的抑制毒性可能与其所含总皂苷元在胃中的残留相关。

关于远志的各有效单体的毒性研究较少，大多停留在临床前的动物及细胞水平的药效学研究上。因此，对于远志单体的毒性研究仍任重而道远。

综上所述，人们对远志的药理活性进行了广泛的研究，对其有了较全面的认识，远志各组分显示出的良好的生物学活性，预示了对其进行开发利用的良好前景。然而，目前大多研究还停留在粗提物水平，对单体化合物的药理作用、代谢及毒性的研究甚少，缺乏系统性和整体性，成为远志属药用植物开发利用的障碍。因此有必要进一步阐明远志属药用植物的有效单体化合物，以及其结构与药理活性、代谢及毒性的关系，为其开发成新药奠定基础。

我国远志属药用植物资源相当丰富，其开发利用有着深远的现实意义和广阔的市场前景，希望通过我国研究者的共同努力，使其造福更多人群。

（薛　薇　陈乃宏）

参考文献

1. 傅晶，等. 远志属植物的皂苷类成分及其药理作用研究进展. 中草药，2006，37：144－146
2. 张耀春，等. 远志提取物对小鼠学习记忆的影响. 中国新药杂志，2006，15：1254－1257
3. 陈勤，等. 远志皂苷对β淀粉样蛋白1-40诱导的体外培养皮层神经细胞损伤的保护作用. 中国新药杂志，2007，32：1336－1339
4. Cheol Hyoung Park，et al. Novel Cognitive Improving and Neuroprotective Activities of *Polygala Tenuifolia* Willdenow Extract，BT-11. Journal of Neuroscience Research，2002，70：484
5. 王建，等. 远志不同炮制品对胃肠运动及消化功能的影响. 中国新药杂志，2006，22：120－122

第十一章　莪术的质量标准规范化研究

概　　述

许多中药因其本身成分复杂，且又存在多品种和广分布的特点，莪术即是这类中药中的一种。《中国药典》共收载了3个品种的莪术，即蓬莪术（*Curcuma phaeocaulis Val.*），广西莪术（*Curcuma kwangsiensis* S. G. Lee et C. F. Liang）及温莪术（*Curcuma wenyujin* Y. H. Chen et C. Ling），这些品种之间的化学成分存在较大差别，要建立一个适用于所有莪术品种的质量标准具有一定的难度。

我们的研究思路是从莪术中寻找与其中医用药功能主治相吻合的有效成分，并以与破瘀和镇痛相对应的抗癌和抗炎药理实验模型为基础，以原药材作阳性对照实验，通过考察化合物的药理活性，以与莪术原药材药效相吻合的有效成分为基础建立质量标准。中医临床认为莪术有破瘀、行气、消积和镇痛的功效，我们着重考察了与其主要的功效——破瘀与镇痛有关的化学成分。实验中共提取分离出主要7个含量较高的单体化合物，包括3种姜黄素类成分和4种挥发油成分，用于药理活性筛选实验。药理实验结果证明，姜黄素是具有较强抗癌和抗炎活性的有效成分，吉马酮也显出一定的抗癌活性。在此基础上，我们系统研究了7种成分的高效液相色谱含量测定方法，并收集到了23个不同产地，不同品种的莪术样品进行测定，以了解这些成分在不同产地，不同品种的莪术中的分布情况。在此工作基础上，我们开展了莪术的质量标准规范化研究工作，并取得了一定的结果。

多个品种莪术的含量测定结果表明，姜黄素是莪术的主要有效成分之一。但我们发现广西莪术中不含或几乎不含姜黄素。由于广西莪术是法定药用莪术品种之一，因此单纯用姜黄素作为唯一的有效成分含量指标显然是不合适的。由于姜黄素是具有明显药效的主要有效成分之一，在没有发现其他共有的而且具有明显生理作用的有效成分之前，我们认为选择姜黄素作为控制指标之一，还是十分合理和必要的。实验中分离得到了吉马酮。尽管吉马酮不是姜黄属的特有成分，但体外抗肿瘤实验证明，吉马酮对人卵巢癌A_{2780}、结肠癌HCT和鼻咽癌KB 3种瘤株具有一定的抑制作用。由于吉马酮在每个品种的莪术中均有分布，含量比较稳定，而且是固体结晶，易于提取和保存，同时也易于检测，故除姜黄素外，我们认为选择吉马酮作为指标性成分可以帮助控制莪术的质量。

莪术醇在过去的文献中认为是有效成分，但通过研究莪术醇体外对人卵巢癌A_{2780}、结肠癌HCT和鼻咽癌KB 3种瘤株的抑制实验，发现莪术醇未显活性（$IC_{50}>76\mu g/ml$）。随后，对莪术醇又进行了淋巴细胞转化的免疫学实验和内皮素受体抑制剂筛选实验，结果均未发现明显活性。考虑到莪术醇是中药莪术中的特有成分，故将其作为质量标准中的专属性特征成分用于鉴别。另外，挥发油是莪术的有效部位，虽其组成复杂，但挥发油含量亦应同时选择作为控制的主要指标之一。由此根据对多产地、多品种莪术中的7种成分的药效学实验及在 3 种莪术中的含量研究结果，我们建议将姜黄素作为莪术的有效成分，吉马酮作为指标性成分，挥发油作为有效部位共 3 个指标一并控制莪术的质量，并在此基础上，制定出了莪术的全面质量控制标准。该工作曾获得中国药学会药物分析委员会全国优秀论文评比一等奖（1999 年，北京）。

（王　琰　王慕邹）

第一节　资源分布调查和样品收集

莪术为姜科植物蓬莪术（*Curcuma phaeocaulis Val.*）、广西莪术（*Curcuma kwangsiensis* S. G. Lee et C. F. Liang）或温郁金（*Curcuma wenyujin* Y. H. Chen et C. Ling）的干燥根茎，后者习称“温莪术”。中医认为莪术有破瘀、行气、消积和镇痛的功效。同属的植物还有郁金和姜黄。这 3 种植物均为常用中药。莪术的采集、加工是在冬季茎叶枯萎后采挖根茎，洗净，蒸或煮至透心，晒干或低温干燥后除去须根及杂质。

本所陈毓亨教授从 20 世纪 70 年代开始调查研究上述 3 种药材的原植物，并开展了一系列基础性研究。其主要内容包括：①纠正原植物定名的错误。例如，我国原有的植物中常将郁金或温郁金的学名定为 *Curcuma aromatica* Salisb，药学文献也使用此学名。经研究，这种植物在我国有少量栽培，但不入药用，正确学名应为 *Curcuma wenyujin* Y. H. Chen et C. Ling。莪术原定为 *C. zedoaria* Rosc，经研究，我国不产该植物，原植物应为 *C. aeruginosa* Roxb.（包括 *C. phaeocaulis* Val.）；②经本草考证，我国古时郁金的原植物主要是 *C. longa* L.，并药用其根茎。但本文所引文献仍暂按从前的植物命名（与药典相同）。

一、资源分布

姜黄属为单子叶植物，隶属于姜科，根据 BL Burtt（1972）系统，它应是该科的姜花族植物。姜黄属为泛热带分布，世界共约 50 种，我国 13 种，分布华南、台湾、云贵等省区，为该属植物自然分布的北缘。由于本属具有泛热带特性，故其中的一些种可以向北移植至亚热带中部的湿润地区，如我国长江沿岸及其以南地区。

中药莪术有 3 种植物来源，药材为干燥的主根茎。

1. 蓬莪术（文术，莪术）*Curcuma phaeocaulis Val.*，现主要栽培于四川温江和乐山地区。

2. 温莪术 *C. wenyujin* Y. H. Chen et C. Lin，主产（栽培）于浙江瑞安。

3. 广西莪术（桂莪术）*C. kwangsiensis* S. G. Lee et C. G. Liang，广西，贵州和云南等地有野生，现广西有栽培，上思、贵港、横县、大新等地产。

二、样品收集

为保证植物来源的正确性和样品的品质，我们的样品收集以原产地原植物和未加工切片的原药材为主，共 23 个，药材经生药鉴定，详见表 11-1-1。

表 11-1-1　莪术样品来源

药材名称	编号	产　地	商品规格	收集日期	鉴定结果	附　注
桂莪术	1	隆安（1998 年）	通货	1998. 01	*C. kwangsiensis*	区新药中心供
	2	横县（1998 年）	通货	1998. 01	*C. kwangsiensis*	区新药中心供
	3	武鸣（1998 年）	通货	1998. 01	*C. kwangsiensis*	区新药中心供
	4	贵港（1998 年）	通货	1998. 01	*C. kwangsiensis*	区新药中心供
	5	邕宁大塘（1998 年）	通货	1998. 01	*C. kwangsiensis*	区新药中心供
	6	灵山（1998 年）	通货	1998. 01	*C. kwangsiensis*	区新药中心供
	7	钦州（1998 年）	通货	1998. 01	*C. kwangsiensis*	区新药中心供
	8	宁明（1998 年）	通货	1998. 01	*C. kwangsiensis*	区新药中心供
	9	海口（1996 年）	通货	1996. 01	*C. kwangsiensis*	市购
	10	海口（1997 年）	饮片	1997. 01	*C. kwangsiensis*	省药检所供
蓬莪术	1	成都（1997 年）	通货	1997. 10	*C. phaeocaulis*	自采
	2	广州植物所	通货	1998. 02	*C. phaeocaulis*	华南植物园供
	3	武汉（1998 年）	通货	198. 02	*C. phaeocaulis*	市购
	4	湖南新宁（1998 年）	通货	1998. 02	*C. phaeocaulis*	市购
	5	福建宁德（1998 年）	通货	1998. 02	*C. phaeocaulis*	市购
	6	江西井冈山	通货	1998. 05	*C. phaeocaulis*	市购
	7	湖南衡阳	通货	1998. 05	*C. phaeocaulis*	市购
	8	温江（1999 年）	通货	1999. 01	*C. phaeocaulis*	市购
	9	武汉（1999 年）	通货	1999. 03	*C. phaeocaulis*	市购
	10	湖南张家界	通货	1998. 03	*C. phaeocaulis*	市购
温莪术	1	瑞安（1997 年）	通货	1997. 06	*C. wenyujin*	市医药公司供
	2	杭州（1996 年）	通货	1996. 01	*C. wenyujin*	省药检所供
	3	温州（1996 年）	通货	1999. 08	*C. wenyujin*	市医药公司供

注：温莪术由于产地范围很小，样品只收集到 3 个。产地栏中样品后标准数字为样品采集年代。

（王　琰　王慕邹）

参 考 文 献

1. 王琰，王慕邹．姜黄属药用植物研究进展．中国药学杂志，2001，36（2）：80－84
2. 陈毓亨，余竞光，方洪钜．我国姜黄属植物研究Ⅵ．广西莪术中三种化学成分的分离和鉴定．中草药，1983，14（12）：6
3. 陈毓亨，余竞光，方洪钜．我国姜黄属植物研究Ⅲ．姜黄 *Curcuma longa* 根茎和块根挥发油和酚性成分的比较．中药通报，1983，8（1）：27

第二节 莪术化学成分的研究

莪术中主要含有挥发油类和姜黄素类成分，此外还有树脂类、糖类、甾醇类、脂肪酸、多肽类等。到目前为止，已从该属中药材挥发油中分离并鉴定出近20种成分。姜黄素类为二苯基庚烃类成分（diarylheptanoids），有酚性和非酚性之分。现已分离并鉴定出20余个姜黄类化合物，其中姜黄素（curcumin）、去甲氧基姜黄素（demethoxycurcumin）和双去甲氧基姜黄素（bisdemethoxycurcumin）最为常见，见表11-2-1。

表11-2-1 从姜黄属植物中分离并鉴定出的主要成分

化合物序号	化合物中文名称	化合物序号	化合物中文名称
1	倍半水芹烯	22	去甲氧基姜黄素
2	芳姜黄烯	23	双去甲氧基姜黄素
3	芳姜黄酮	24	二氢姜黄素
4	莪术烯醇	25	1-（2-羟基苯）-7-（3,4-二羟基苯）-1-庚烯-5-醇
5	异莪术烯醇	26	六氢姜黄素
6	莪术醇	27	5′-甲氧基姜黄素
7	乌药奥	28	八氢姜黄素甲
8	吉马酮	29	姜黄烯酮甲
9	莪术酮	30	姜黄烯酮乙
10	莪术烯	31	胭脂树素
11	呋喃二烯	32	降胭脂树素
12	莪术二酮	33	1,7-二苯基-1,3-庚二烯-5-酮
13	β-榄香烯	34	1,7-二苯基-1-庚烯-5-醇
14	γ-榄香烯	35	1,7-二苯基-1,3-庚二烯-5-醇
15	原莪术二酮	36	1,5-双（4-羟基-3-甲氧基苯）-1,4-二烯-3-酮
16	去氢莪二酮	37	1-（4-羟基-3-甲氧基苯）-5-（4-羟基苯）-1,4-二烯-3-酮
17	环氧吉马酮	38	1-（4-羟基-3-甲氧基苯）-7-（3,4-二羟基苯）-1,6-庚二烯-3，5-二酮
18	双环氧吉马酮	39	1,7-双（4-羟基苯）-1,4,6-庚三烯-3-酮
19	温金素	40	1-（4-羟基-3,5-二甲氧基）-7-（4-羟基-3-甲氧基苯）-1,6-庚二烯-3,5-二酮
20	广西莪术内酯	41	1-羟基-1,7-双（4-羟基-3-甲氧基苯）-6-庚烯-3,5-二酮
21	姜黄素	42	1-（2-羟基苯）-7-（4-羟基苯）-1-庚烯-5-醇

一、莪术化学成分的分离与鉴定

（一）三种姜黄素成分的分离与鉴定

我们依次从莪术干燥根茎棕黄色膏状物中，分离得到 3 种不同单体化合物。根据光谱分析，分别鉴定为姜黄素（curcumin），去甲氧基姜黄素（demethoxycurcumin），双去甲氧基姜黄素（bisdemethoxycurcumin），结构如图 11-2-1。其中，对姜黄素进行了 X 单晶衍射结构分析。

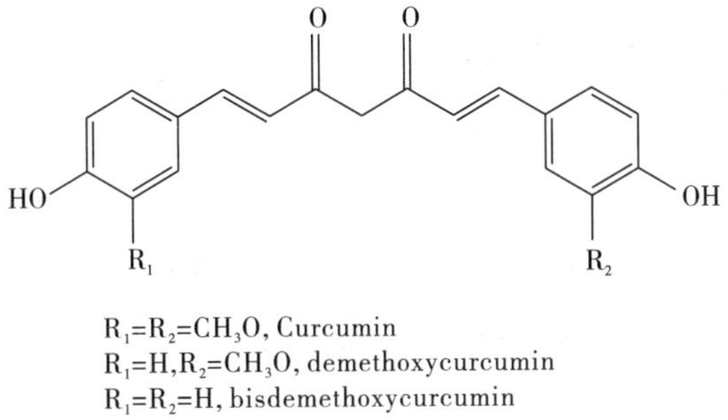

图 11-2-1　姜黄素类成分化学结构式

姜黄素：晶体［重结晶溶剂为氯仿－甲醇（2∶1）］呈橙黄色透明针状，衍射实验用晶体大小为 0.08mm×0.08mm×0.5mm，属单斜晶系，空间群为 P2/n，晶胞参数：a＝9.970（1），b＝15.514（1），c＝26.265（1）A^3，β－95.055A，晶胞体积 V－1829.2（3）A^3，晶胞内分子数 Z-4。在微机上用直接法（SHELXS-86）解析晶体结构，最终确定不对称单位化学计量式为 $C_{21}H_{20}O_6$，计算其分子量是 368.39，计算晶胞密度 1.330g/cm^3。

结果表明：化合物 1 为二聚单环单萜。分子骨架由 2 个苯环和共轭碳键构成，分子内存在氢键联系：，O_1……O_3'，（2.835 A）形成网状排列，分子间无氢键联系，以范德华力维系分子在晶态下的稳定排列，其立体结构如图 11-2-2。

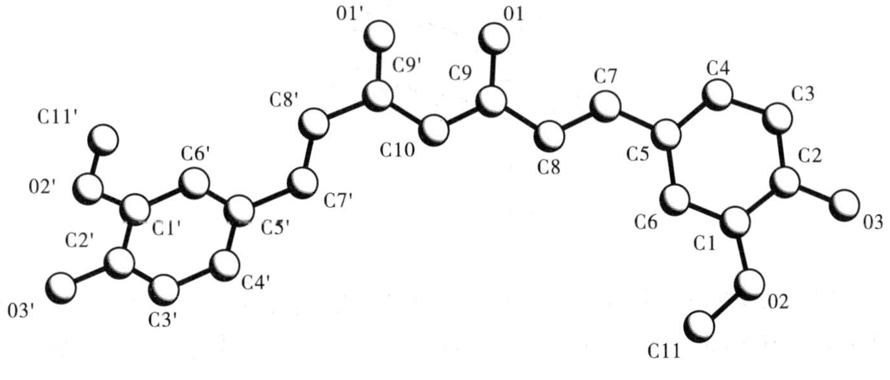

图 11-2-2　姜黄素的立体结构

（二）挥发油成分的分离与鉴定

我们用水蒸气法（参见《中国药典》2000 年版一部附录 XD，挥发油测定法）从温莪术中提取挥发油，用硅胶（160～200 目，青岛海洋化工厂生产）进行柱层析。分别得棱柱状、柱状和针状共 4 种结晶。经过 X 单晶衍射分析及其他谱学分析，鉴定为莪术醇（curcumol），吉马酮（germacrone），莪术二酮（curdione）和异莪术烯醇（isocurcumenol），结构式如图 11-2-3。

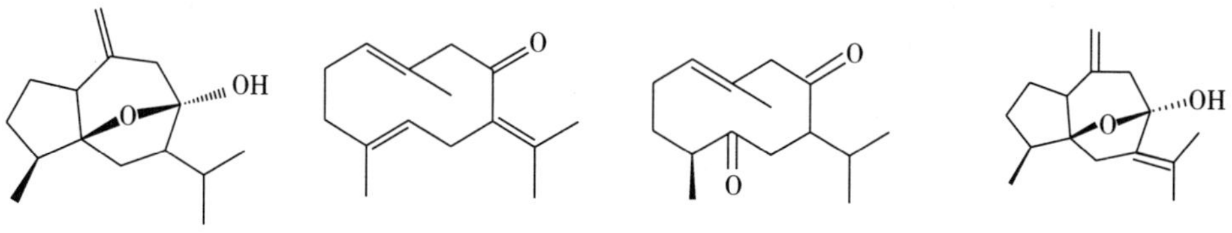

图 11-2-3　挥发油成分化学结构式

1. 莪术醇　晶体呈无色透明针状（乙醚为重结晶溶剂），衍射实验用晶体大小为 0.05mm×0.05mm×1.0mm，属三方晶系，空间群为 $P3_1$，晶胞参数：a = 12.403（1），c = 7.875（1）A，晶胞体积 V－1049.1（2）A^3，晶胞内分子数 Z-3。最终确定不对称单位化学计量式为 $C_{15}H_{24}O_2$，计算其分子量是 236.35，计算晶胞密度 1.122g/cm^3。

结果表明：化合物为愈创木烷型双环倍半萜，有旋光活性。分子骨架由七元环 A（扭船式）与五元环 B（椅式）构成，A/B 呈反式连结，七元环上的 C_3 和 C_6 间以过氧桥连接。由于单键的自由转动，使得 C_{13} 和 C_{14} 部分位置无序，相应原子温度因子稍高。分子内与分子间无存在氢键联系，以范德华力维系分子在晶态下的稳定排列。分子立体结构式如图 11-2-4 所示。

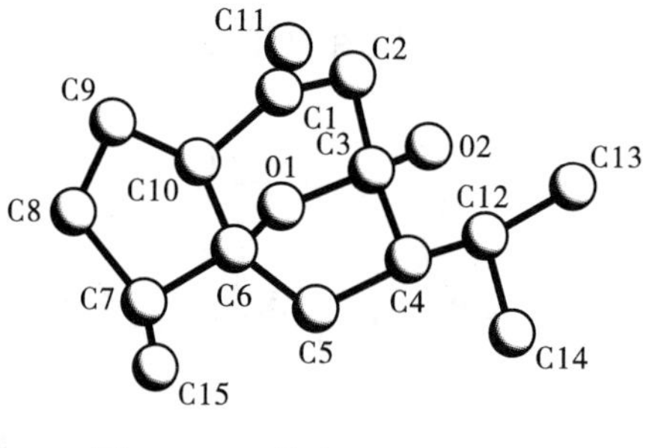

图 11-2-4　莪术醇的立体结构

2. 吉马酮　晶体呈无色透明柱状晶体（乙醚为重结晶溶剂），衍射实验用晶体大小为 0.2mm×0.4mm×0.8mm，属三斜晶系，空间群为 P1，晶胞参数：a = 9.868（1），b = 10.553（1），c = 13.949（1）A，α = 84.518（11）°，β = 69.246（7）°，δ = 90.020（10）°。晶胞体积 V－1351.2（3）A^3，晶胞内分子数 Z-4。最终确定不对称单位化学计量式为 $(C_{15}H_{22}O)_2$，单个分子的分子量是 218.34，计算晶胞密度 1.073g/cm^3。

结果表明：化合物为大环倍半萜类衍生物，有旋光活性。衍射实验结果表明，晶体的嵌镶度值很大，晶体已呈现粉末化状态，且分子柔性较大，导致整体原子的热运动因子和最终 R 因子偏高。分子骨架为十碳大环，环上 2 个 C = C 双键两侧的 CH_3 和 H 的取向均为反式。分子内及分子间均无氢键联系，分子以范德华力维系其在晶态下的稳定排列。分子立体结构式如图 11-2-5。

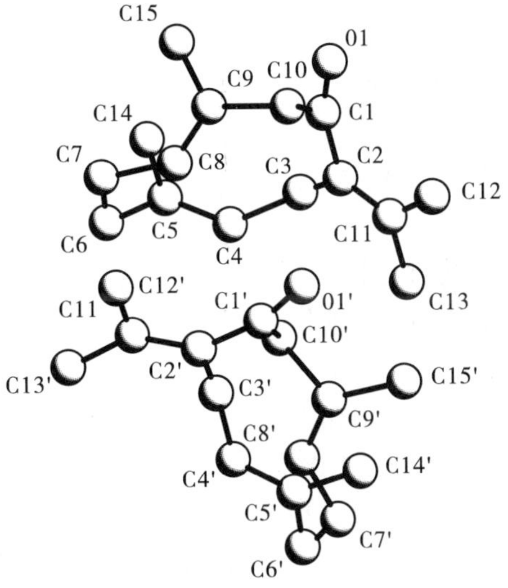

图 11-2-5　吉马酮的立体结构

3. 异莪术烯醇　晶体呈无色透明柱状（乙醚为重结晶溶剂），衍射实验用晶体大小为 0.05mm × 0.05mm × 0.5mm，属三方晶系，空间群为 $P3_1$，晶胞参数：a = 12.179（1），c = 8.064（1）A，晶胞体积 V – 1035.8（2）A^3，晶胞内分子数 Z-3。最终确定不对称单位化学计量式为 $C_{15}H_{22}O_2$，计算其分子量是 234.34，计算晶胞密度 1.127g/cm^3。

结果表明：化合物为愈创木烷型双环倍半萜，有旋光活性。分子骨架由七元环 A（扭船式）与五元环 B（椅式）构成，A/B 呈反式连结，七元环上的 C_3 和 C_6 间以过氧桥连接。分子内与分子间无存在氢键联系，以范德华力维系分子在晶态下的稳定排列。分子立体结构式如图 11-2-6。

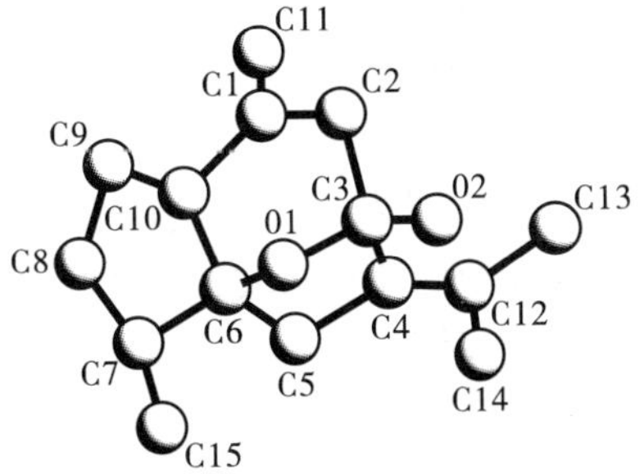

图 11-2-6　异莪术烯醇的立体结构

（王　琰　王慕邹）

参 考 文 献

1. 王琰，王慕邹. 莪术的质量研究. 药学学报，2001，36（11）:849－853
2. 方洪钜，余竞光，陈毓亨，等. 我国姜黄属植物研究Ⅱ. 五种姜黄属药用植物根茎挥发油化学成分的比较. 药学学报，1982，17（6）:441
3. 田颂九，梁文法. 莪术挥发油研究Ⅲ. 广西莪术挥发油的分离鉴定及其与温莪术挥发油的比较. 药物分析杂志，1986，5（6）:325
4. 沈世杰，韩纠缦. 郁金挥发油化学成分的研究. 中草药，1997，28（1）:10

第三节　莪术化学成分的药效学研究

关于莪术的功效首载于《药性论》，其性温味辛苦，具有破血行气、消积镇痛的功效，是临床上较为常用的活血化瘀药物。现代研究表明其具有多方面的药理作用，如抗炎、抗肿瘤、抗氧化、肝保护、抗菌、抗病毒等活性，以及对代谢性疾病的作用。

为了寻找与莪术中医用药功能主治相吻合的有效成分，我们的研究从莪术的化学成分与其药理活性相关性为切入点。莪术在中医临床上主要功效为破瘀，近年发现的莪术抗肿瘤活性即与其破瘀活性相关。文献曾多次报道莪术总提取物的抗癌活性，而对其化学成分的抗癌作用报道不多，更缺乏从莪术的化学成分中寻找与总提取物相关的抗癌物质的报道。我们以人卵巢癌 A_{2780}、结肠癌 HCT 和鼻咽癌 KB 3 种细胞为模型，考察了莪术提取物及其单体化合物的体外抗肿瘤活性，以寻找与莪术中医主治功能相吻合的有效成分。莪术的消积止痛作用，是该药的另一个重要的传统功效，现选择抗炎作用作为观察此项功效的指标。国外曾报道了姜黄素作为非甾体抗炎药物用于临床，我们研究考察了姜黄素对动物角叉菜胶致炎后关节肿胀的抑制作用，以此验证莪术的消积镇痛作用是否与姜黄素相关。

一、莪术提取物及其单体化合物的体外抗肿瘤实验

（一）材料与方法

1. 样品　莪术醇、吉马酮、莪术二酮、异莪术烯醇、姜黄素、去甲氧基姜黄素、双去甲氧基姜黄素。用无水乙醇溶解后，用培养基稀释至所需浓度。用水蒸气法提取的温莪术、蓬莪术及广西莪术的总挥发油和用乙醇为溶剂分别提取的温莪术、莪术及广西莪术的醇提取物，用无水乙醇溶解后，再用培养基稀释至所需浓度。

2. 瘤株　人卵巢癌 A_{2780}、结肠癌 HCT、鼻咽癌 KB。培养条件：RPMI1640（10% 小牛血清）培基、37℃、5% CO_2。

3. 实验方法　将体外培养的人癌细胞接种于 96 孔板，接种 24h 后加不同浓度的药物，继续培养 4 天，加 MTT，用伯乐 450 酶标仪在双波长 450 和 570nm 处检测，根据 OD 值计算细胞生长抑制率。以浓度对数（lgC）对抑制率作线性回归，求半数抑制浓度（IC_{50}）。

（二）实验结果与讨论

实验结果见表 11-3-1。

表 11-3-1　莪术单体化合物的体外抗肿瘤活性

化合物	不同人癌细胞的 IC_{50}（μg/ml）		
	KB	HCT	A_{2780}
莪术醇	76.3	>94.4	>94.4
吉马酮	46.8	29.9	48.2
莪术二酮	>94.4	>94.4	>94.4
异莪术烯醇	37.7	15.3	51.6
姜黄素	2.5	2.0	2.0
去甲氧基姜黄素	3.5	3.8	2.1
双去甲氧基姜黄素	3.9	4.6	2.4
温莪术挥发油	46.2	48.5	65.0
蓬莪术挥发油	41.5	40.7	57.8
广西莪术挥发油	50.1	57.1	64.6
温莪术乙醇提取物	>100	>100	>100
蓬莪术乙醇提取物	>100	>100	>100
广西莪术乙醇提取物	>200	>200	>200

表 11-3-1 显示了 3 种莪术的总提取物均呈现一定的抗肿瘤活性，其中广西莪术活性相对另外两种莪术活性较差。3 种姜黄素 IC_{50} < 10μg/ml，显示对 3 种癌细胞有明显的抑制作用；吉马酮、异莪术烯醇 IC_{50} 在 15 ~ 50μg/ml，证明对癌细胞有一定的抑制作用；而莪术醇、莪术二酮 IC_{50} > 76μmol/L，对癌细胞的抑制作用不明显。结果初步证明：单体的活性与粗提物有一定相关性，其中姜黄素活性最好。

二、姜黄素动物体内抗炎实验

（一）姜黄素对大鼠角叉菜胶性关节肿的抑制作用

1. 材料与方法　大鼠（Wistar，雄性，体重 170 ~ 180g，均由中国医学科学院实验动物中心提供，中国医学科学院药物所实验动物房饲养）灌胃给以姜黄素 40mg/kg，1 小时后大鼠左后足跖皮内注射 1% 角叉菜胶 0.1ml 致炎，每隔 1 小时测量 1 次左后踝关节周长，共 5 次，以左右后关节周长差作为肿胀度，抑制率表示药物的抗炎作用强度（吲哚美辛为阳性对照药，剂量 50mg/kg）。

2. 结果与讨论　姜黄素对大鼠角叉菜胶性关节肿的抑制作用结果见表 11-3-2。

表 11-3-2　姜黄素对大鼠角叉莱胶性关节肿的抑制作用

样品	关节的肿胀度（cm）				
	1h	2h	3h	4h	5h
姜黄素	0.16±0.12* (44)	0.36±0.21* (41)	0.65±0.29 (11)	0.59±0.094 (10)	0.54±0.12 (7)
吲哚美辛	0.16±0.12* (44)	0.26±0.17** (57)	0.35±0.18** (53)	0.39±0.14* (41)	0.46±0.19 (22)
空白	0.29±0.085	0.61±0.12	0.74±0.10	0.66±0.098	0.59±0.13

n=6，括弧中数字为肿胀的抑制率（%）。* $P<0.05$，** $P<0.01$，与空白实验与比较。

姜黄素在剂量40mg/kg下对大鼠角叉莱胶致炎后1小时和2小时引起的足肿胀有明显的抑制作用，抑制率分别为44%和41%（吲哚美辛为阳性对照，抑制率为44%和57%）。

（二）姜黄素对小鼠角叉莱胶性关节肿的抑制作用

1. 材料与方法　小鼠（昆明种，雄性，体重18~22g，均由中国医学科学院实验动物中心提供，中国医学科学院药物所实验动物房饲养）灌胃给以姜黄素100、200mg/kg，1小时后小鼠左后足跖皮内注射1%角叉莱胶0.05ml致炎，4小时后处死动物，剪下左右后踝关节下部位，称重，以左右两足重量差表示肿胀度，抑制率表示药物的抗炎作用强度（吲哚美辛为阳性对照药，剂量50mg/kg）。

2. 结果与讨论　姜黄素对小鼠角叉莱胶性关节肿的抑制作用结果见表11-3-3。

表 11-3-3　姜黄素对小鼠角叉莱胶性关节肿的抑制作用

样品	剂量（mg/kg）	关节的肿胀度（mg）	抑制率（%）
姜黄素	100	68.1±8.1*	21.1
	200	78.0±4.0*	10.6
吲哚美辛	50	62.3±21.5*	28.5
空白		87.2±6.5	

n=6，* $P<0.05$，与空白实验与比较。

结果表明，姜黄素在剂量100、200mg/kg下可明显抑制小鼠角叉莱胶足肿胀。

我们的药效学研究结果表明，姜黄素的体外抗肿瘤、体内抗炎作用与莪术中医用药功能主治基本吻合，是莪术的有效成分之一。吉马酮有一定的体外抗肿瘤活性，莪术醇的作用很弱，几近无效，莪术二酮无效。我们也曾研究了莪术醇和吉马酮的免疫学以及对内皮素受体竞争结合实验，二者均未表现出活性，由于条件所限，我们未能重复文献报道的莪术醇抗宫颈癌实验。

（王　琰　王慕邹）

参　考　文　献

1. 许洪霞，郑淑忱，左士贤，等．温莪术抗肿瘤有效成分的研究．中草药通讯，1979，(10)：1
2. Samaha HS，Kelloff GJ，Steele V，et al. Modulation of apoptosis by sulindac，curcumin，phenylethyl-3-methylcaffeate，and 6-phenylhexyl isothiocyanate：Apoptotic index as a biomarker in colon cancer chemoprevention and promotion. Cancer Res，1997，57：1301
3. Huang MT，M W，Yen P，et al. Inhibitory effects of topical application of low doses of curcumin on 12-*O*-tetradecanoylphorbol-13-acetate-induced tumor promotion and oxidized DNA bases in mouse epidermis. Carcinogenesis，1997，18：83
4. Singh AK，Sidhu GS，Deepa T，et al. Curcumin inhibits the proliferation and cell 4. cycle progression of human umbilical vein endothelial cell. Cancer Lett，1996，107：109
5. South EH，Exon JH，Hendrix K. Dietary curcumin enhances antibody response in rats. Immunopharmacol Immunotoxicol，1997，19：105

第四节　对照品的研究

一、对照品的专属性

（一）莪术醇

莪术醇是姜黄属植物中特有成分，故选作鉴别用对照品。

莪术醇的薄层色谱展开条件及色谱图（图 11-4-1）如下：

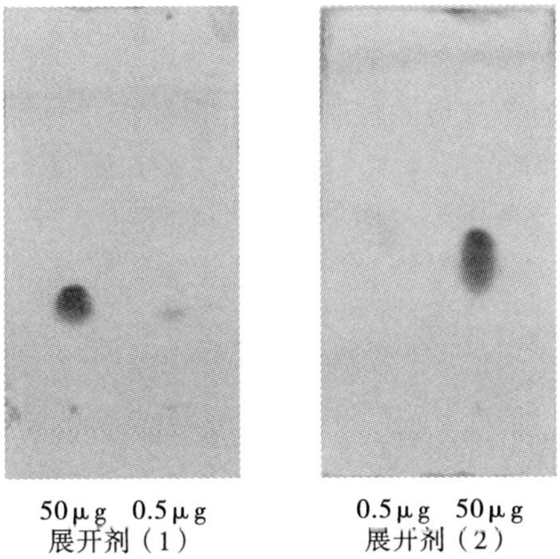

图 11-4-1　莪术醇的薄层色谱图

薄层板：高效硅胶薄层板（烟台化工科技开发试验厂）。

展开剂：①正己烷-乙酸乙酯（9：1）；②苯-氯仿-乙醇（49：49：2）

显色剂：10%磷钼酸的乙醇溶液。

（二）吉马酮

吉马酮在姜科其他植物中也有分布，不是莪术中特有成分。但吉马酮在不同品种、不同产地的莪术中普遍含有，而且含量较高，有一定的生理作用，故除选择姜黄素作为有效成分控制指标外，同时选取吉马酮作为指标性成分，用以共同评价莪术的内在质量。

吉马酮的薄层色谱展开条件同上，色谱图如图 11-4-2。

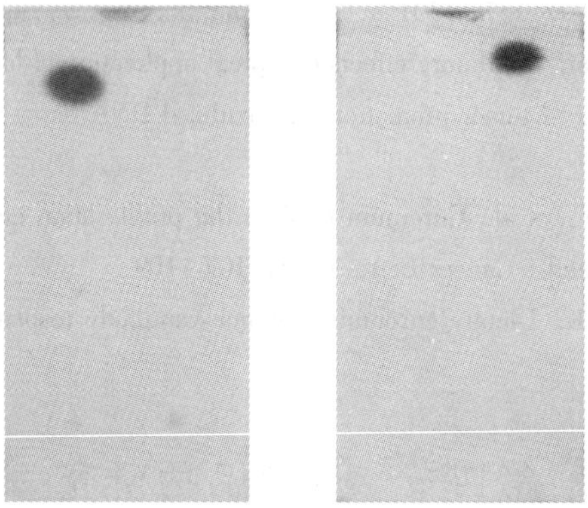

37μg　0.074μg　　0.074μg　37μg
展开剂（1）　　展开剂（2）

图 11-4-2　吉马酮的薄层色谱图

展开剂（1）中 37μg 吉马酮斑点下方出现隐约可见的微量杂质斑点，其量仅为 0.074μg 斑点的 1/2 左右，即含量在 0.1%~0.15%，其纯度符合要求。

（三）姜黄素

姜黄素是主要分布在姜黄属植物中的特征性成分，具有较强的生理作用，姜黄素是主要有效成分之一，故选择作为有效成分的控制指标。但因广西莪术不含该种成分，故又选用吉马酮作为指标成分。

姜黄素的薄层色谱条件及色谱图（图 11-4-3）如下：

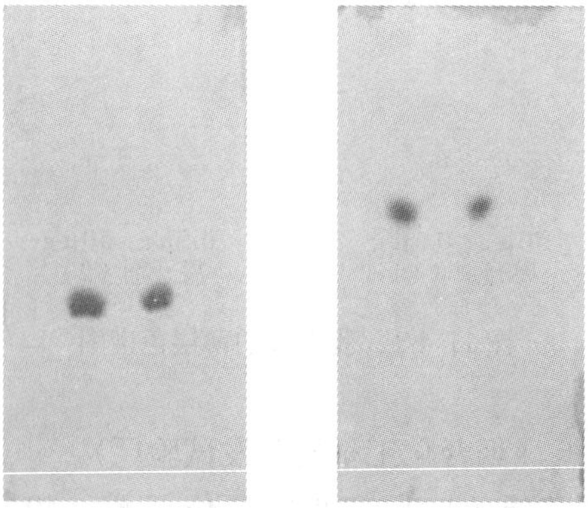

44μg　22μg　　25μg　18μg
展开剂（1）　　展开剂（2）

图 11-4-3　姜黄素的薄层色谱图

薄层板：高效硅胶薄层板（烟台化工科技开发试验厂）。

展开剂：①苯-氯仿-乙醇（49∶49∶2）；②氯仿-甲醇-甲酸（96∶4∶0.6）。

二、对照品制备工艺

（一）姜黄素的制备工艺

取姜黄（*Curcuma Longa* L）的干燥根茎，粉碎，过40目筛，用石油醚（30～60℃）提取除去挥发油。残渣用甲醇提取，得棕黄色膏状物，膏状物用硅胶（160～200目，青岛海洋化工厂生产）进行柱层析。用氯仿洗脱，依次制得3种不同单体化合物。化合物1以氯仿重结晶，得橙黄色针状结晶，为姜黄素（curcumin）。

（二）莪术醇及吉马酮的制备工艺

用水蒸气法（参见《中国药典2000年版》一部附录ⅩD，挥发油测定法）从温莪术中提取挥发油，用硅胶（160～200目，青岛海洋化工厂生产）进行柱层析。依次以石油醚（30～60℃）及石油醚-乙酸乙酯（95∶5）洗脱，依次制得白色针状（乙醚为重结晶溶剂）结晶，和白色柱状晶体（乙醚为重结晶溶剂），为莪术醇（curcumol）和吉马酮（germacrone）。

三、对照品纯度及检测方法

姜黄素对照品经HPLC检查，纯度在99%以上。色谱图如图11-4-4。

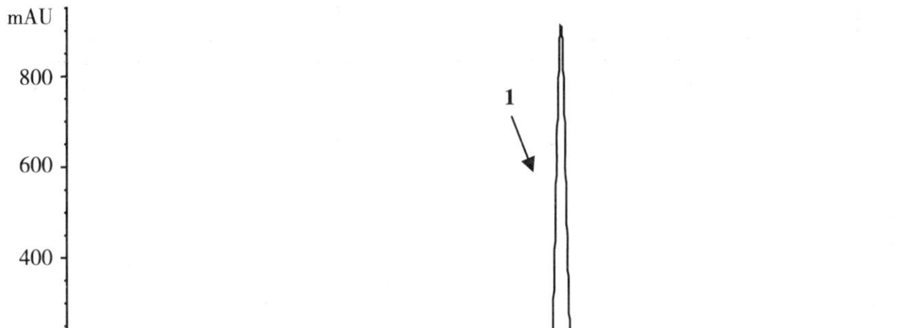

图11-4-4　姜黄素对照品HPLC色谱图

色谱条件

色谱柱：Inertsil ODS-3（C_{18}，5μm，250mm×4.6mm，GL Science Cop.，Japan）。

流动相：甲醇-异丙醇-水-冰乙酸（20∶27∶48∶5）。

流速：0.5ml/min。

检测波长/波宽：420nm/16nm。

参比波长/波宽：550nm/100nm。

吉马酮，莪术醇对照品　经HPLC检查，纯度在98%以上。

色谱条件

色谱柱：Inertsil ODS-3（C_{18}，5μm，250mm×4.6mm，GL Science Cop.，Japan）。

流动相：以不同比例的甲醇-水梯度洗脱：（85∶15），15min，流速 0.8ml/min，（85∶15→90∶10）/1min；保持 9min；流速 1.0ml/min，（90∶10→85∶15）/1min；保持 9min；流速 0.8ml/min。

检测波长：210nm。

色谱图如图 11-4-5 和 11-4-6。

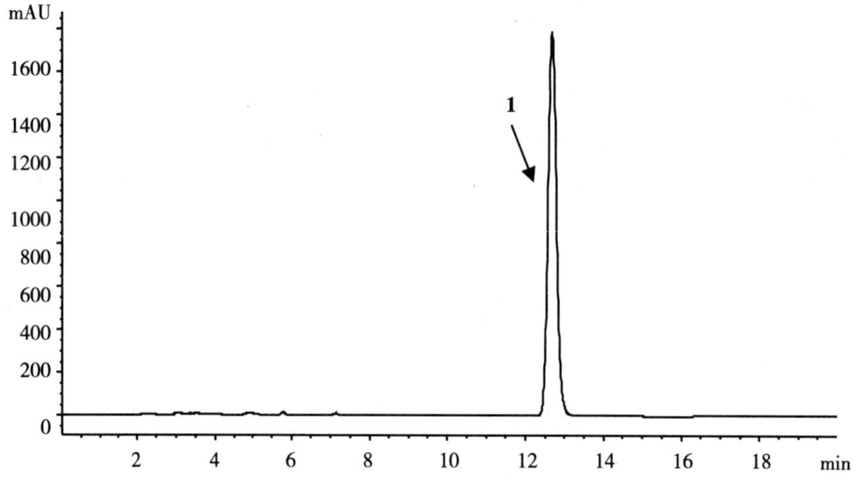

图 11-4-5 吉马酮 HPLC 图谱

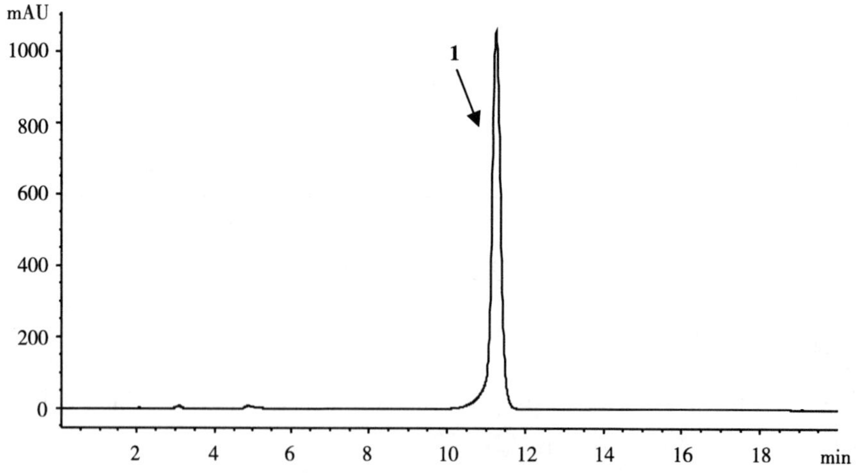

图 11-4-6 莪术醇对照品 HPLC 色谱图

（王 琰 王慕邹）

第五节　莪术定性、定量分析方法的研究

为了评价莪术及含有类似成分的同属植物的药材质量，以前对此类药材中化学成分分析方法研究已有不少报道，但总体上缺乏对莪术质量的系统研究及评价，主要原因是莪术中具有药理活性的有效部位及化学成分尚需进一步研究及探讨。我们用柱层析的方法，从温莪术中提取分离了7个主要单体化合物，经过光谱分析，鉴定出它们分别为姜黄素、去甲氧基姜黄素、双去甲氧基姜黄素、莪术醇、莪术二酮、异莪术烯醇和吉马酮，并将7个单体化合物进行体外抗肿瘤试验和大鼠和小鼠体内抗炎试验，结果显示姜黄素具有较强的抗肿瘤和抗炎活性，吉马酮有一定的抗肿瘤活性。用莪术总挥发油和乙醇提取物同时作阳性对照试验，证明了姜黄素和吉马酮是与莪术原药材破瘀消积镇痛的功效相吻合的有效成分，挥发油是其有效部位。因此选择姜黄素作为有效成分控制指标，同时选取吉马酮作为指标性成分，用以共同评价莪术的内在质量，同时选择用专属性成分莪术醇作为鉴别成分。

为此，我们对莪术中有效成分姜黄素和吉马酮含量测定方法进行了研究；同时，用专属性成分莪术醇作为鉴别成分，研究了不同品种和产地的莪术药材的质量。

一、定性鉴别方法的研究

（一）鉴别方法

莪术中选用莪术醇作为鉴别成分。

取本品粉末2g，加甲醇10ml，浸渍24小时，滤过，浓缩至1ml，作为供试品溶液，另取莪术醇对照品，加甲醇制成每1ml含1mg的溶液，作为对照品溶液，吸取上述溶液各2μl，分别点于硅酸G薄层上，以正己烷-乙酸乙酯（9∶1）为展开剂，展开，取出，晾干，喷以10%磷钼酸的乙醇溶液，供试品的色谱中在与对照品色谱相应的位置上，显相同的蓝色斑点。

（二）结果

不同产地的蓬莪术、广西莪术、温莪术所得薄层色谱图，如图11-5-1所示。

二、定量分析方法研究

在前面研究的基础上，对莪术中有效成分姜黄素和吉马酮含量测定方法进行了研究。

（一）三种姜黄素类化合物含量测定方法学研究

对莪术中姜黄素类化合物的含量测定方法已报道有比色法、薄层扫描法等。有人曾用HPLC方法测定了姜黄中的姜黄素，但莪术中含有的姜黄素量比姜黄低得多，且由于莪术的品种不同，产地不同以及采收时间的不同，都导致了质量存在较大的差异。因此，我们建立了一种新的HPLC方法。

1．材料与方法

（1）仪器　HP1100高效液相色谱系统：G1311A四元泵，G1322A脱气机，G1313A自动进样器，G1316A柱温箱，G1315A二极管阵列检测器，HPRev.　A.04.01化学工作站。

（2）对照品　3种姜黄素对照品为自制，经HPLC检查，纯度均在99%以上。

（3）色谱条件

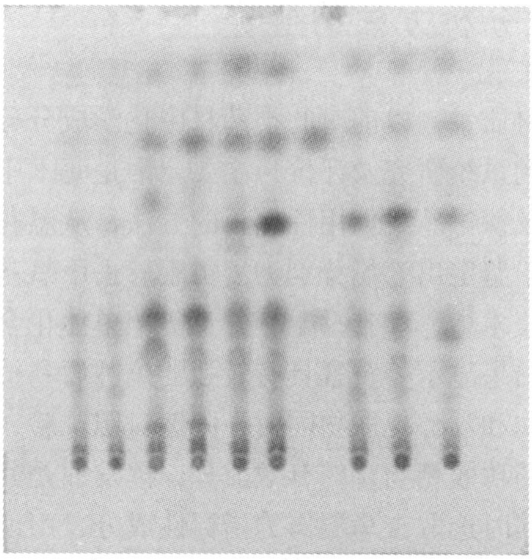

1 2 3 4 5 6 7 8 9 10

1. 成都97；2. 广州植物所；3. 武汉98；4. 湖南新宁98；5. 福建宁德98；6. 江西井冈山；7. 对照品；8. 湖南衡阳；9. 温江99；10. 武汉99

（1）蓬莪术

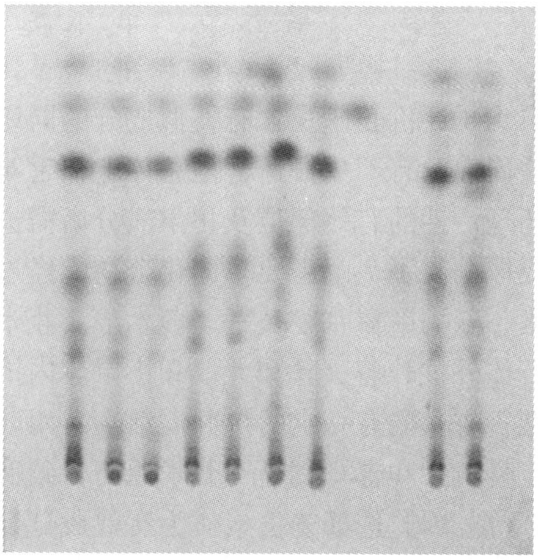

1 2 3 4 5 6 7 8 9 10 11

1. 隆安98；2. 横县98；3. 武鸣98；4. 贵港98；5. 邕宁大塘98；6. 灵山98；7. 吉马酮对照品；8. 莪术醇对照品；9. 钦州98；10. 宁明98；11. 海口98

（2）广西莪术

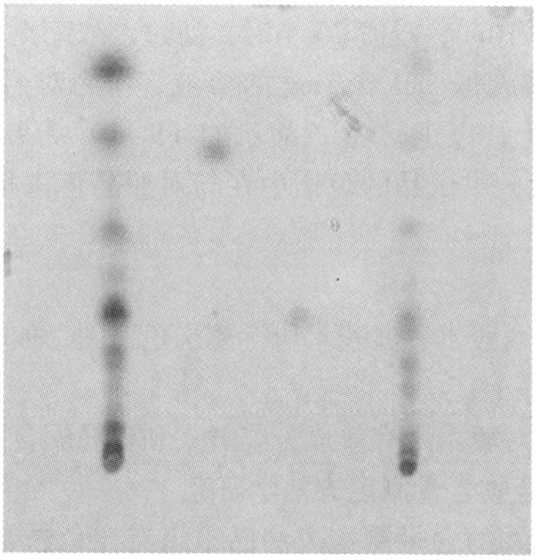

1 2 3 4

1. 瑞安97；2. 吉马酮对照品；3. 莪术醇对照品；4. 福建漳州

（3）温莪术

图11-5-1 不同产地莪术样品的薄层色谱图

色谱柱：Inertsil ODS-3（C_{18}，5μm，250mm×4.6mm，GL Science Cop，Japan）。

流动相：甲醇-异丙醇-水-冰乙酸（20∶27∶48∶5）。

流速：0.5ml/min。

检测波长/波宽：420nm/16nm。

参比波长/波宽：550nm/100nm。

色谱峰光谱采集范围：190～500nm。

柱温：25℃。

2. 色谱条件的选择及方法学考察

（1）流动相和检测波长的选择　曾比较了不同系统和比例的流动相，如甲醇-水，甲醇-0.02mol/L 磷酸二氢钠溶液，乙腈-水，乙腈-0.01mol/L 磷酸二氢钾溶液，甲醇-水-冰乙酸，甲醇-0.02mol/L 磷酸二氢钠溶液-冰乙酸，异丙醇-水-冰乙酸等系统。结果表明以甲醇-异丙醇-水-冰乙酸（20∶27∶48∶5）为流动相，三种成分分离效果最好。图 11-5-2 为 3 种成分的 HPLC 色谱图。

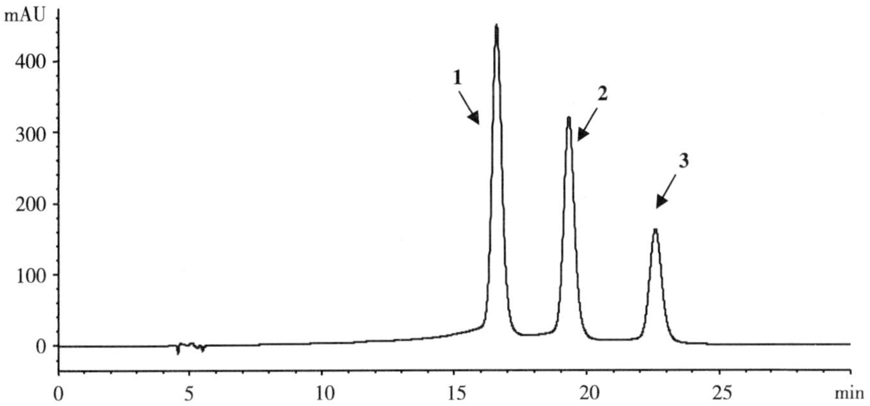

图 11-5-2　3 种姜黄素 HPLC 色谱图

1. 姜黄素；2. 去甲氧基姜黄素；3. 双去甲氧基姜黄素。

3 种姜黄素的色谱峰在 190～500nm 光区采集光谱，其最大吸收波长分别为 424nm、418nm、412nm，而在 550nm 处 3 种成分无吸收，故选择 420nm/16nm 为检测波长和波宽，550nm/100nm 为参比波长。图 11-5-3 为 3 种成分的 UV 光谱图。

（2）线性关系的考察　取 3 种姜黄素对照品各约 2mg，精密称定，置于 1ml 棕色容量瓶中，用甲醇溶解并稀释至刻度。准确吸取此溶液分别配制成 0.01、0.04、0.08、0.12、0.16mg/ml 的对照品混合溶液。取 10μl 进样，记录色谱图。以进样微克数为横坐标，峰面积为纵坐标，绘制 3 种姜黄素的标准曲线，如表 11-5-1。

表 11-5-1　3 种姜黄素标准曲线

对照品	回归方程	r	线性范围
姜黄素	y = −486.09 + 17731.36x	0.9997	0.1～1.6μg
去甲氧基姜黄素	y = −268.71 + 15427.04x	0.9999	0.1～1.9μg
双去甲氧基姜黄素	y = −28.43 + 2276.28x	0.9999	0.1～1.7μg

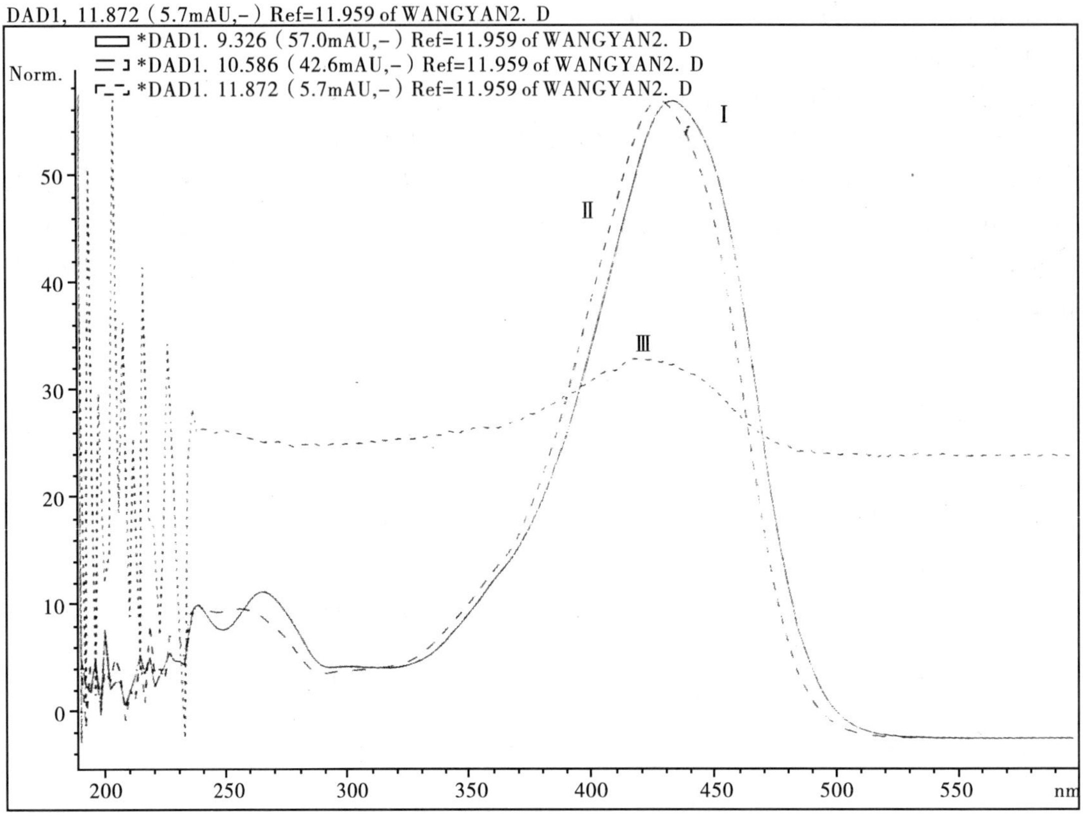

图 11-5-3　3 种姜黄素紫外光谱图

Ⅰ. 姜黄素；Ⅱ. 去甲氧基姜黄素；Ⅲ. 双去甲氧基姜黄素。

（3）精密度测定　取 0.1、0.2mg/ml 对照品混合溶液 4μl，连续进样 4 次，进行测定。计算相对标准偏差［RSD（%）］分别为姜黄素：0.2%，去甲氧基姜黄素：0.3%，双去甲氧基姜黄素：0.7% 和姜黄素：0.8%，去甲氧基姜黄素：0.6%，双去甲氧基姜黄素：1.0%。

（4）最低检出限测定　以基线二倍噪音计算，3 种姜黄素最低检出限为 1ng。

3. 提取条件的选择

（1）提取溶剂的选择　精密称取莪术样品细粉 0.5g 数份，分别置于 100ml 具塞三角瓶中，分别以 100ml 甲醇、乙醇、异丙醇、丙酮、乙酸乙酯、乙醚冷浸 12h，过滤。分别取滤过的样品溶液 0.5ml 置于 2ml 棕色容量瓶中，并用甲醇稀释至刻度。进样 10μl，记录 HPLC 色谱图。在色谱图中，以姜黄素的峰面积为指标，比较不同溶剂的提取效果。不同溶剂提取结果见表 11-5-2。

表 11-5-2　不同溶剂的提取效果

溶剂	峰面积		
	姜黄素	去甲氧基姜黄素	双去甲氧基姜黄素
甲醇	612.6	144.0	96.3
乙醇	224.7	33.7	49.8
异丙醇	132.0	未检出	未检出
丙酮	306.9	456.9	未检出
乙酸乙酯	271.7	46.8	74.7
乙醚	406.3	65.2	74.4

结果表明，甲醇的提取效果最好，其次是丙酮、乙醚、乙酸乙酯，乙醇的提取效果较差，异丙醇最差，故选用甲醇作为溶剂。

（2）提取方法的比较　取干燥至恒重的莪术样品约0.5g 3份，精密称定，①置于250ml圆底烧瓶，加入甲醇150ml，索氏提取器循环提取6h；②置于100ml具塞三角瓶中，加入甲醇100ml，盖上塞子，一次冷浸12h；③置于100ml具塞三角瓶中，冷浸2次，每次50ml，6h，合并提取液。

3种提取液分别过滤，浓缩，浓缩液定量转移至2ml棕色容量瓶中，用甲醇稀释至刻度。进样10μl，记录HPLC色谱图。不同提取方法的比较见表11-5-3。

表 11-5-3　不同提取方法的提取效果

提取方法	峰面积		
	姜黄素	去甲氧基姜黄素	双去甲氧基姜黄素
1次冷浸12h	609.7	149.7	92.5
冷浸2次，每次6h	611.2	159.4	99.1
索氏提取器，提取6h	623.5	157.1	105.3

结果表明，3种提取方法测定结果基本一致，故选用一次冷浸12h的提取方法。

（3）提取时间的比较　取干燥至恒重的莪术样品约0.5g数份，精密称定，分别置于100ml具塞三角瓶中，用吸管分别准确加入甲醇100ml，盖上塞子，一次冷浸。冷浸时间分别为8、10、12、14、24h。

5种提取液分别过滤，浓缩，浓缩液定量转移至2ml棕色容量瓶中，用甲醇稀释至刻度。进样10μl，记录HPLC色谱图。不同提取时间的比较见表11-5-4。

表 11-5-4 不同提取时间的提取效果

提取时间（h）	峰面积		
	姜黄素	去甲氧基姜黄素	双去甲氧基姜黄素
8	177.9	93.9	29.7
10	437.3	148.2	89.2
12	621.1	160.3	101.4
14	556.4	220.1	98.2
24	460.2	194.9	114.8

结果表明，一次冷浸 12h，姜黄素含量最高，12h 以后，姜黄素含量开始下降。

（4）加样回收率试验 取等量同种样品 4 份，精密称定，分别加入一定量对照品混合溶液，依法提取及测定。计算回收率。结果为Ⅰ：101.1%，Ⅱ：99.5%，Ⅲ：98.2%，RSD（%）分别为 2.9%、0.78%、2.4%（n=4）。结果列于表 11-5-5。

表 11-5-5 回收率试验（n=4）

化合物	加入量（μg）	测得量（μg）	空白（μg）	回收率（%）	RSD（%）
姜黄素	9.95	20.56	10.38	101.1	2.9
		20.39	10.16		
		19.98	10.35		
		20.77	10.41		
去甲氧基姜黄素	11.89	16.75	4.86	99.5	0.8
		16.66	4.75		
		16.64	4.84		
		16.59	4.87		
双去甲氧基姜黄素	10.87	63.63	53.05	98.2	2.4
		62.37	51.90		
		63.46	52.88		
		64.24	53.19		

4. 含量测定方法及结果 取莪术样品细粉 1g（过 60 目筛），精密称定，置于 100ml 具塞三角瓶中，加入甲醇 100ml，盖上塞子，一次冷浸 12h，过滤，滤渣用适量甲醇冲洗，合并滤液并浓缩，浓缩液定量转移至 1ml 棕色容量瓶中，用甲醇稀释至刻度。取 10μl 进样，记录 HPLC 色谱图，如图 11-5-4。结果列于表 11-5-6。结果表明，温莪术，蓬莪术均含有一定量的姜黄素，广西莪术中未检出姜黄素。

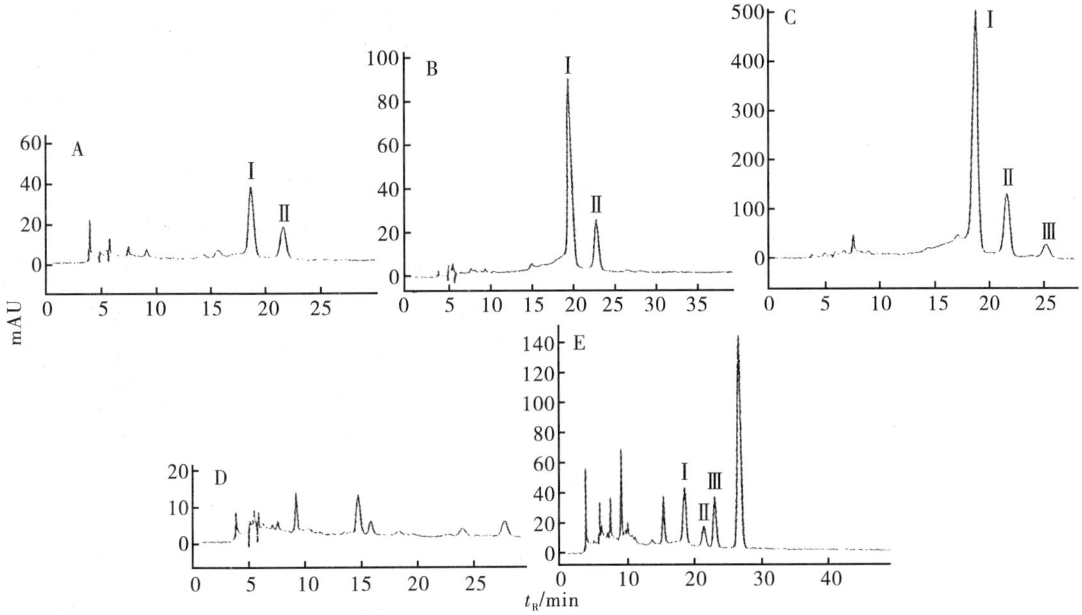

图 11-5-4　莪术药材 HPLC 色谱图

表 11-5-6　不同来源莪术中姜黄素的含量

原植物	来源	姜黄素 (×10⁻³,%)	去甲氧基姜黄素 (×10⁻³,%)	双去甲氧基姜黄素 (×10⁻³,%)	总量 (×10⁻³,%)
蓬莪术	1 成都（1997 年）	2.62	0.85	未检出	3.48
	2 广州植物所	3.88	6.83	2.47	13.2
	3 武汉（1998 年）	22.3	12.9	104.2	139.4
	4 湖南新宁（1998 年）	0.17	0.33	3.68	4.18
	5 福建宁德（1998 年）	0.027	0.088	3.75	3.87
	6 江西井冈山	0.06	0.33	3.2	3.59
	7 湖南衡阳	0.01	0.047	0.935	0.06
	8 四川温江（1999 年）	4.7	1.73	0.66	7.09
	9 湖北武汉（1999 年）	2.01	0.69	0.14	2.84
	10 湖南张家界	5.39	2.06	1.09	8.54
广西莪术	1 广西隆安	未检出	未检出	未检出	未检出
	2 横县	未检出	未检出	未检出	未检出
	3 武鸣	未检出	未检出	未检出	未检出
	4 贵港	未检出	未检出	未检出	未检出
	5 邕宁	未检出	未检出	未检出	未检出
	6 灵山	未检出	未检出	未检出	未检出
	7 钦州	未检出	未检出	未检出	未检出
	8 宁明	未检出	未检出	未检出	未检出
	9 海南海口（1996 年）	未检出	未检出	未检出	未检出
	10 海南海口（1997 年）	未检出	未检出	未检出	未检出
	1 浙江瑞安	0.97	0.59	未检出	1.57
温莪术	2 杭州	0.74	0.397	未检出	1.14
	3 温州	0.8	0.297	未检出	1.1

5. 讨论 本文建立了一种新的 HPLC 方法，选择了姜黄素类化合物的最大吸收波长 420nm 作为检测波长。从实验结果看，在 420nm 处检测莪术中姜黄素，灵敏度较高，干扰较少。甲醇-水-冰乙酸系统中加入了少量的异丙醇，对姜黄素色谱行为影响很大，不但使 3 个成分之间得到满意分离，而且使姜黄素在样品中与其他杂质峰得到满意分离。系统本身所选溶剂亦不需处理，操作简便，快速，适于莪术多品种、多批次的质量控制。

实验结果发现，姜黄素提取时间若超过 12h，测出样品中姜黄素的含量下降，这可能与姜黄素结构中存在的共轭结构不稳定有关，因此，选用了棕色容量瓶进行定量，且提取时间规定为 12h。在研究姜黄素含量测定方法时，对其回收率进行了测定。实验结果表明方法的重现性较好。从样品测得的结果看，温莪术，蓬莪术，川郁金根茎均含有一定量的姜黄素，其结果与文献报道的用 TLC 方法测得结果类似。广西莪术色谱图与其他 3 种有显著差别，不但未检出姜黄素，而且含有其特有成分。

（二）4 种挥发油成分含量测定方法学研究

1. 材料与方法

（1）仪器 Waters 510 型和 501 型高压泵串联（Waters，美国）；Rheodyne7125 进样阀（美国）；SPD-2A 分光检测器（岛津，日本）；Waters Baseline810 型色谱工作站（Waters，美国）。

（2）对照品 吉马酮、莪术醇、莪术二酮、异莪术烯醇 4 种对照品为自制，经 HPLC 检查，纯度均在 98% 以上。

（3）色谱条件

色谱柱：Inertsil ODS-3（C_{18}，5μm，250mm×4.6mm，GL Science Cop.，Japan）。

流动相：以不同比例的甲醇-水梯度洗脱：（85∶15），15min，流速 0.8ml/min，（85∶15→90∶10）/1min；保持 9min；流速 1.0ml/min，（90∶10→85∶15）/1min；保持 9min；流速 0.8ml/min。

检测波长：210nm。

检测器量程：0.08AUFS。

2. 色谱条件的选择及方法学考察

（1）流动相和检测波长的选择 曾比较了不同系统和比例的流动相，如甲醇-水，乙腈-水等系统。结果表明以甲醇-水为流动相，运行梯度洗脱程序，4 种成分分离效果最好。4 种挥发油成分色谱图如图 11-5-5。

4 种对照品在 210nm 处有末端吸收，故选择 210nm 为检测波长。4 种挥发油成分的紫外吸收光谱如图 11-5-6。

（2）线性关系的考察 取 4 种对照品各约 1mg，精密称定，置于 1ml 容量瓶中，用甲醇溶解并稀释至刻度。准确吸取此溶液分别配制成 0.05、0.1、0.2、0.4、0.8、1.0mg/ml 的对照品混合溶液。取 10μl 进样，记录色谱图。以进样微克数为横坐标，峰面积为纵坐标，绘制 4 种对照品得标准曲线。4 种对照品标准曲线结果如表 11-5-7。

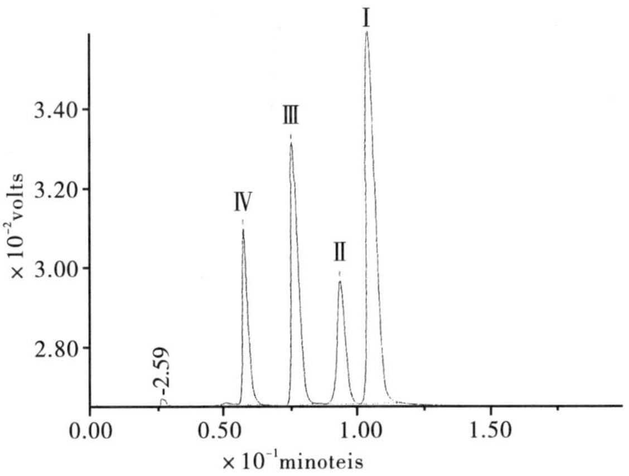

图 11-5-5　4 种挥发油成分 HPLC 色谱图

Ⅰ. 吉马酮；Ⅱ. 莪术醇；Ⅲ. 异莪术烯醇；Ⅳ. 莪术二酮。

表 11-5-7　挥发油成分标准曲线

对照品	回归方程	r	线性范围
莪术醇	y = 1249. 1 + 6691. 0x	0. 9994	0. 5 ~ 10. 0μg
吉马酮	y = 18201. 7 + 19849. 2x	0. 9952	0. 9 ~ 9. 0μg
莪术二酮	y = 814. 4 + 5960x	0. 9998	0. 4 ~ 8. 0μg
异莪术烯醇	y = 6897. 0 + 11421. 4x	0. 9983	0. 9 ~ 9. 0μg

（3）精密度测定　取 0. 1、1. 0mg/ml 两个浓度的对照品混合溶液 10μl，连续进样 4 次，进行测定。计算相对标准偏差［RSD（%）］莪术醇：1. 9%，0. 6%；吉马酮：1. 1%，0. 2%；莪术二酮：0. 7%，0. 6%；异莪术烯醇：1. 6%，0. 07%。

（4）最低检出限测定　以基线二倍噪音计算，莪术二酮为 12ng，异莪术烯醇为 13. 5ng，莪术醇为 20. 7ng，吉马酮为 14ng。

3. 提取条件的选择

（1）提取溶剂的选择　精密称取莪术样品细粉 2g 数份，分别以 100ml 石油醚、乙醚、丙酮、乙酸乙酯、乙醇、甲醇、二氯甲烷冷浸 24h，过滤。滤渣用适量提取溶剂冲洗，合并滤液并蒸干溶剂，剩余物用甲醇溶解并定量转移至 10ml 容量瓶中，用甲醇稀释至刻度。取 20μl 进样，记录 HPLC 色谱图。

结果表明，甲醇和二氯甲烷对吉马酮的提取比较完全，但因其提取杂质过多使其提取液的 HPLC 图谱中异莪术烯醇和莪术醇未完全分离，故选择甲醇或二氯甲烷提取 4 种成分不妥。石油醚对 4 种成分的提取也较完全，且 4 种成分在色谱图中能够分离，其操作简便，因此选择石油醚作为提取溶剂。

（2）提取时间的比较　取干燥至恒重的莪术样品约 2g 数份，精密称定，分别置于

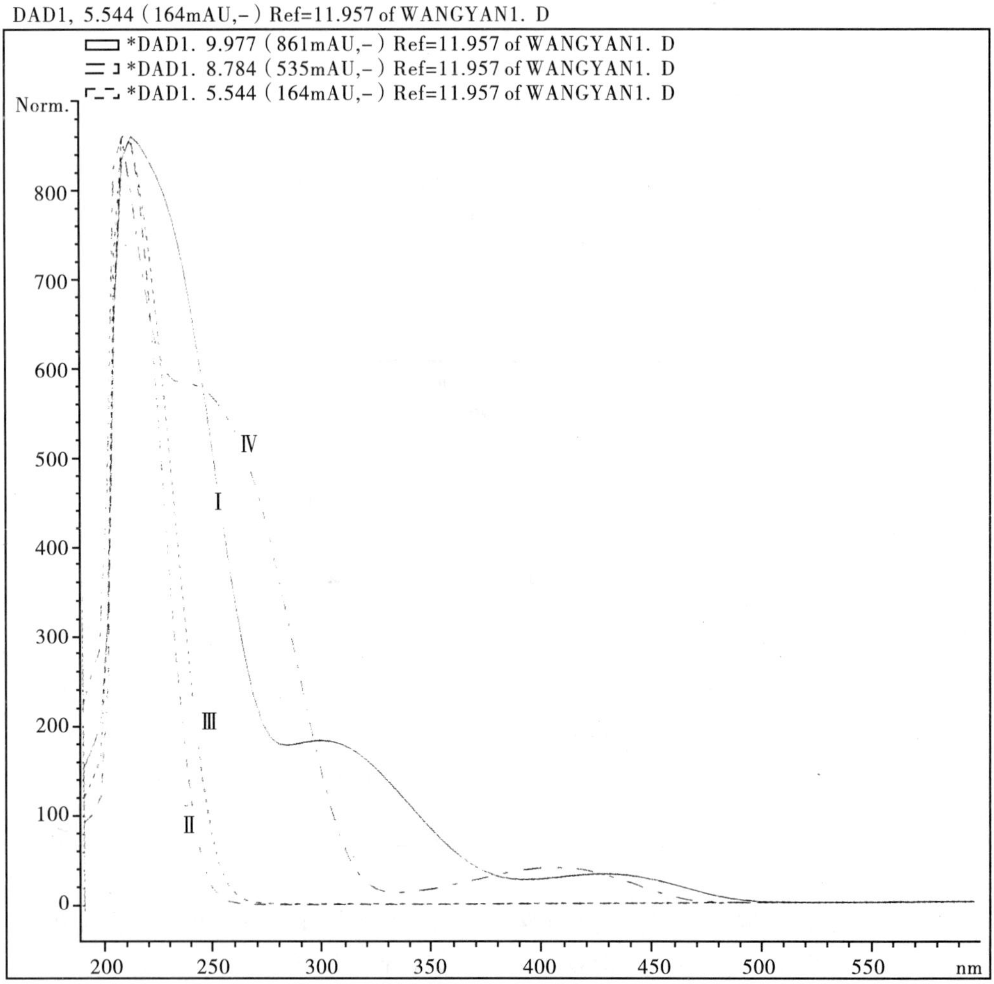

图 11-5-6　4 种挥发油成分紫外光色谱图

Ⅰ. 吉马酮；Ⅱ. 莪术醇；Ⅲ. 异莪术烯醇；Ⅳ. 莪术二酮。

100ml 具塞三角瓶中，加入石油醚 100ml，盖上塞子，一次冷浸，过滤。滤渣用适量提取溶剂冲洗，合并滤液并蒸干溶剂，剩余物用甲醇溶解并定量转移至 10ml 容量瓶中，用甲醇稀释至刻度。取 20μl 进样，记录 HPLC 色谱图。冷浸时间分别为 8、24、48h。结果表明，一次冷浸 24h，4 种成分含量已达最大值，24h 以后，其峰面积基本不变，含量基本稳定。

（3）加样回收率实验　取等量同种样品 4 份，精密称定，分别加入一定量对照品混合溶液，依法提取及测定。计算回收率。结果为莪术醇：99.1%，吉马酮：100.4%，莪术二酮：98.8%，异莪术烯醇：100.6%；RSD（%）分别为 1.9%，1.2%，2.0%，1.4%（n=4）。结果列于表 11-5-8。

表 11-5-8　4 种挥发油成分的回收率（n=4）

化合物	加入量（μg）	测得量（μg）	空白（μg）	回收率%	RSD%
莪术醇	2.07	3.55 3.57 3.59 3.57	1.55 1.51 1.49 1.52	99.1	1.9
吉马酮	3.76	10.77 10.72 10.73 10.80	7.03 6.88 6.96 7.05	100.4	1.2
莪术二酮	0.83	12.45 12.47 12.50 12.48	11.61 11.65 11.70 11.66	98.8	2.0
异莪术烯醇	0.90	2.24 2.27 2.26 2.27	1.35 1.37 1.34 1.36	100.6	1.4

4. 含量测定方法及结果　取莪术样品细粉 2g（过 60 目筛），精密称定，置于 100ml 具塞三角瓶中，加入石油醚 100ml，盖上塞子，一次冷浸 24h，过滤，滤渣用适量石油醚冲洗，合并滤液并蒸干溶剂，剩余物用甲醇溶解并定量转移至 10ml 容量瓶中，用甲醇稀释至刻度。取 20μl 进样，记录 HPLC 色谱图，按外标法以峰面积计算，即得。结果见表 11-5-9。

表 11-5-9　不同来源莪术中 4 种挥发油成分的含量

原植物	来源	莪术醇（%）	吉马酮（%）	莪术二酮（%）	异莪术烯醇（%）
蓬莪术	成都	未检出	0.08	未检出	0.325
	四川温江（1999 年）	未检出	0.06	未检出	0.405
	湖北武汉（1999 年）	0.005	0.05	0.017	0.32
	湖南张家界	0.007	0.07	未检出	0.428
广西莪术	广西隆安	0.005	0.05	0.015	未检出
	横县	0.007	0.11	0.023	未检出
	武鸣	0.007	0.10	0.013	未检出
	贵港	0.007	0.05	0.01	未检出
温莪术	浙江瑞安	0.008	0.25	0.68	0.09
	杭州	0.008	0.13	0.47	0.031
	温州	0.006	0.18	0.65	0.029

5. 讨论　不同品种的莪术，其 HPLC 图谱有着明显的差别，而相同品种产地不同的莪术质量差别不大。其中，广西莪术中未检出异莪术烯醇而莪二酮的含量较低；蓬莪术中莪术醇几乎不含或含量极低，仅有 5/10 万，而另外两个品种只有 0.007% 左右；只有吉马酮在 3 个品种中均有分布，且含量都在 0.05% 以上，尤以温莪术含量最高，可达 0.13% 以上，且色谱峰周围杂质峰干扰较少，得到满意分离。如图 11-5-7。

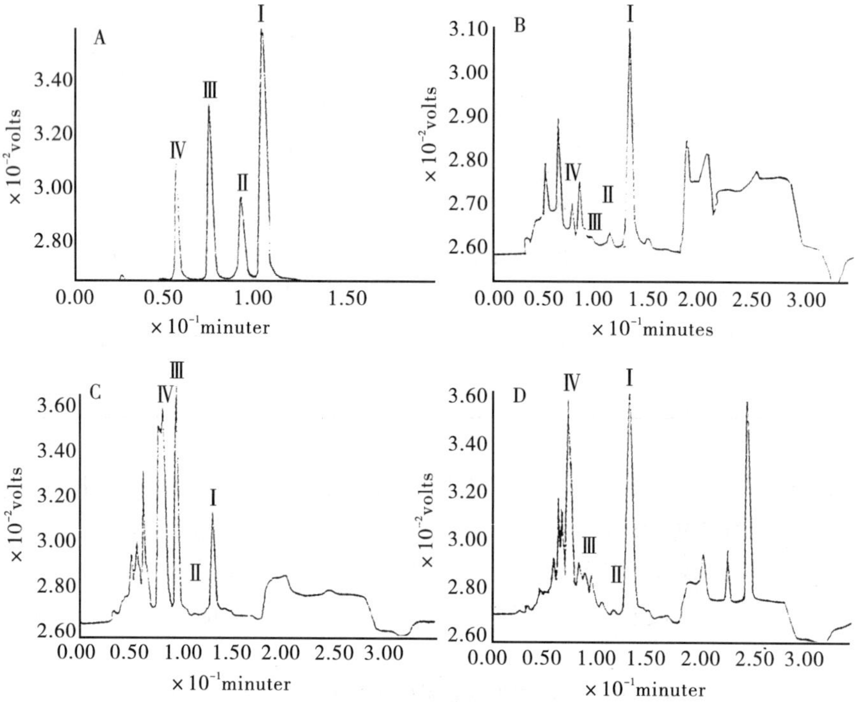

图 11-5-7 莪术药材 HPLC 色谱图

Ⅰ. 吉马酮；Ⅱ. 莪术醇；Ⅲ. 异莪术烯醇；Ⅳ. 莪术二酮。A. 对照品图谱；B. *Curcuma kwangsiensis*，广西横县；C. *Curcuma phaeocaulis*，四川成都；D. *Curcuma wenyujin*，浙江瑞安。

（三）挥发油的测定

1. 材料与方法　依照2000年版《中国药典》规定方法，用水蒸气法测定不同品种与产地的莪术样品。

2. 实验结果　不同品种及产地的莪术样品总挥发油的含量测定结果如表 11-5-10。

表 11-5-10　不同来源莪术中挥发油的含量

原植物	来源	含量（ml/100g）		
		1	2	平均值
蓬莪术	成都	1.94	1.98	1.96
	广州	1.82	1.8	1.81
	湖北武汉（1998年）	1.74	1.74	1.74
	湖南新宁	1.78	1.8	1.79
	江西井冈山	1.42	1.42	1.42
	四川温江（1999年）	1.74	1.76	1.75
	湖北武汉（1999年）	1.34	1.36	1.35
	湖南张家界	1.33	1.35	1.34
广西莪术	广西隆安	1.48	1.5	1.49
	横县	1.66	1.66	1.66
	武鸣	1.62	1.62	1.62
	贵港	1.52	1.58	1.55
	邕宁	1.58	1.68	1.63
	灵山	1.94	1.88	1.91
	钦州	1.44	1.38	1.41
	宁酮	1.52	1.6	1.56
	海南海口（1996年）	1.42	1.46	1.44
	海南海口（1997年）	1.20	1.22	1.21
温莪术	浙江瑞安	4.24	4.26	4.25
	杭州	2.38	2.42	2.4
	温州	4.32	4.28	4.3

（四）讨论

在含量测定方法学研究中，我们建立了两种 HPLC 方法，分别测定了生药中的 3 种姜黄素类化合物和 4 种挥发油成分，同时，又用水蒸气法测定了莪术中的总挥发油含量。测定的样品包括不同品种及不同产地的中药莪术。不同品种及产地的莪术样品含量测定结果如表 11-5-11。

表 11-5-11 不同来源的莪术样品含量测定结果

原植物	来源	姜黄素 ($\times 10^{-3}$, g/100g)	吉马酮 (g/100g)	挥发油 (ml/100g)
蓬莪术	1 成都（1997 年）	2. 62	0. 10	1. 96
	2 广州植物所	3. 88	0. 13	1. 81
	3 武汉（1998 年）	22. 3	0. 09	1. 74
	4 湖南新宁	0. 17	0. 15	1. 79
	5 福建宁德（1998 年）	0. 027	0. 02	0. 41
	6 江西井冈山	0. 06	0. 02	1. 42
	7 湖南衡阳	0. 01	0. 05	0. 40
	8 温江（1999 年）	4. 7	0. 08	1. 75
	9 武汉（1999 年）	2. 01	0. 05	1. 35
	10 湖南张家界	5. 39	0. 08	1. 34
广西莪术	1 隆安（1998 年）	未检出	0. 07	1. 49
	2 横县（1998 年）	未检出	0. 13	1. 66
	3 武鸣（1998 年）	未检出	0. 11	1. 62
	4 贵港（1998 年）	未检出	0. 06	1. 55
	5 邕宁大塘	未检出	0. 07	1. 63
	6 灵山（1998 年）	未检出	0. 12	1. 91
	7 钦州（1998 年）	未检出	0. 09	1. 41
	8 宁明（1998 年）	未检出	0. 08	1. 56
	9 海口（1996 年）	未检出	0. 09	1. 44
	10 海口（1997 年）	未检出	0. 09	1. 21
温莪术	1 瑞安（1997 年）	0. 97	0. 25	4. 25
	2 杭州（1996 年）	0. 74	0. 13	2. 4
	3 温州（1996 年）	0. 8	0. 18	4. 3

测定的结果表明，不同品种之间的化学成分及其含量差异很大，相同品种而产地不同的样品化学成分及含量差异不大。其中，有效成分姜黄素和吉马酮以及有效部位挥发油的含量分布呈一定规律，提示其结果可为制定一个切实可行的质量标准提供了依据。初步限量结果如表 11-5-12。

表 11-5-12　各种莪术中有效成分含量限度标准

原植物	姜黄素 (10^{-3}, g/100g)	吉马酮 (g/100g)	挥发油* (ml/100g)
蓬莪术	≥2.0	≥0.06	≥1.5
广西莪术	未检出	≥0.06	≥1.5
温莪术	≥0.7	≥0.06	≥1.5

* 挥发油总量：依照2000年版中国药典收载的莪术项下规定，挥发油总量不得小于1.5%（ml/100g）

（王　琰　王慕邹）

参　考　文　献

1. 王琰，胡文言，王慕邹. HPLC法测定中药莪术中3种姜黄素的含量. 药学学报，1999，34（6）:467－470
2. 王琰，王慕邹. 中药莪术的质量研究. 中国药学会第四届药物分析论文报会——现代药物分析论坛，1999，213－217
3. 赵德永，杨模坤. 姜黄及其制剂中姜黄素化合物的高效液相色谱分离与测定. 药学学报，1986，21:382

第六节　莪术药材的质量标准及起草说明

莪　术

Ezhu

RHIZOMA　CURCUMAE

本品为姜科植物蓬莪术 *Curcuma phaeocaulis Val.*、广西莪术 *Curcuma kwangsiensis* S. G. Lee et C. F. Liang 或温郁金 *Curcuma wenyujin* Y. H. Chen et C. Ling 的干燥根茎，后者习称“温莪术”。冬季茎叶枯萎后采挖，洗净，蒸或煮至透心，晒干或低温干燥后除去须根及杂质。

【性状】

1. 蓬莪术　呈卵圆形，长卵形、圆锥形或长纺锤形，顶端多钝尖，基部钝圆，长2～8cm，直径1.5～4cm。表面灰黄色至灰棕色，上部环节凸起，有圆形微凹的须根痕或有残留的须根，有的两侧各有1列下陷的芽痕和类圆形的侧生根茎痕，有的可见刀削痕。体重，质坚实，断面灰褐色至蓝褐色，蜡样，常附有灰棕色粉末，皮层与中柱易分离，内皮层环纹棕褐色，常附有淡黄色粉末，内皮层环纹棕褐色。气微香，味微苦而辛。

2. 广西莪术　环节稍凸起，断面黄棕色至棕色，常附有淡黄色粉末内皮层环纹黄白色。

3. 温莪术　断面黄棕色至棕褐色，常附有淡黄色至黄棕色粉末气香或微香。

【鉴别】

1. 显微鉴别 本品横切面：木栓细胞数列，有时已除去。皮层散有叶迹维管束；内皮层明显。中柱较宽，维管束外韧型，散在，沿中柱鞘部位的维管束较小，排列较密。薄壁细胞充满糊化的淀粉粒团块，薄壁组织中有含金黄色油状物的细胞散在。

2. 薄层色谱鉴别 称取本品粉末2g，加甲醇10ml，浸渍24小时，滤过，浓缩至1ml，作为供试品溶液，另取莪术醇 对照品，加甲醇制成每1ml含1mg的溶液，作为对照品溶液，吸取上述溶液各2μl，分别点于硅酸G薄层上，以正己烷-乙酸乙酯（9：1）为展开剂，展开，取出，晾干，喷以10%磷钼酸的乙醇溶液，供试品的色谱中在与对照品色谱相应的位置上，显相同的蓝色斑点。

【检查】

1. 有机氯农药残留量 六六六（总BHC）不得过1/千万，滴滴涕（总DDT）不得过1/千万，五氯硝基苯（PCNB）不得过1/千万（附录Ⅸ Q）。

2. 重金属 铅不得过5/百万，镉不得过2/百万，汞不得过1/千万。

3. 砷化物 不得过5/百万。

【含量测定】

1. 挥发油 照挥发油测定法（附录XD）测定。本品含挥发油不得少于1.5%(ml/g)。

2. 姜黄素，吉马酮 照高效液相色谱法（附录Ⅵ D）测定。

（1）姜黄素

1）色谱条件与系统适用性试验 用十八烷基硅烷键合硅胶为填充剂，用甲醇-异丙醇-水-冰乙酸（20：27：45：5）为流动相，检测波长为420nm，理论板数按姜黄素计算应不低于3000。

2）对照品溶液的制备 精密称取姜黄素对照品适量，加甲醇制成每1ml含0.1mg的溶液，即得。

3）供试品溶液的制备 取本品粉末（过60目筛）约1g，精密称定，置100ml具塞锥形瓶中，精密加入甲醇100ml，冷浸12h，滤过，残渣用适量甲醇冲洗，合并洗滤液，浓缩并定量转移至1ml棕色容量瓶中，用甲醇稀释至刻度。

4）测定法 分别精密吸取对照品溶液与供试品溶液各10μl，注入液相色谱仪，测定，即得。蓬莪术及温莪术含姜黄素（$C_{21}H_{20}O_6$）不得少于0.7%。

（2）吉马酮

1）色谱条件与系统适用性试验 用十八烷基硅烷键合硅胶为填充剂，以不同比例的甲醇-水梯度洗脱（85：15），15min，流速0.8ml/min，（85：15→90：10）/1min；保持9min；流速1.0ml/min，（90：10→85：15）/1min；保持9min；流速0.8ml/min，检测波长为210nm，理论板数按吉马酮计算应不低于3000。

2）对照品溶液的制备 精密称取吉马酮对照品适量，加甲醇配成每1ml含0.1mg的溶液，即得。

3）供试品溶液的制备 取本品粉末（过60目筛）约2g，精密称定，置100ml具塞锥形瓶中，精密加入石油醚100ml，冷浸24h，滤过，残渣用适量石油醚冲洗，合并过滤液，浓缩至干，残渣用甲醇溶解并定量转移至10ml容量瓶中，用甲醇稀释至刻度。

4）测定法　分别精密吸取对照品溶液与供试品溶液各 20μl，注入液相色谱仪，测定，即得，本品含吉马酮（$C_{15}H_{22}O$）不得少于 0.06%。

【炮制】　莪术　除去杂质，略泡，洗净，蒸软，切薄片，干燥。

醋莪术　取净莪术，照醋煮法（附录Ⅱ D）煮至透心，取出，稍凉，切厚片，干燥。

【性味与归经】　辛、苦、温。归肝、脾经。

【功能与主治】　行气破血，消积镇痛。用于癥瘕痞块，瘀血经闭，食积胀痛，早期宫颈癌。

【用法与用量】　6～9g

【注意】　孕妇禁用。

【贮藏】　置干燥处，防蛀。

起草说明

药用莪术有 3 个品种，即蓬莪术、广西莪术及温莪术，分别来自 3 种不同植物的干燥根茎，在性状及所含成分上均有显著差异，无法建立一个统一而又合理的质量标准，以控制 3 种不同莪术的质量。因此，必须根据不同莪术所具有的不同特性，分别制订各自的质量标准，以控制这类多品种，分布又较广的药材品种。

【性状】　根据 2000 年版《中国药典》对 3 种莪术的性状描述制订。

【鉴别】　除根据《2000 年版药典》对莪术的显微鉴别外，增加了薄层色谱的化学鉴别。

莪术醇是本属植物的特征性成分，选用莪术醇作为鉴别成分，并拟定了薄层色谱的色谱条件及显色剂。

莪术醇的薄层色谱展开条件如下：

薄层板：高效硅胶薄层板（烟台化工科技开发试验厂）。

展开剂：正己烷-乙酸乙酯（9∶1）。

显色剂：10% 磷钼酸的乙醇溶液。

莪术醇的最低检出量为 0.5μg，显蓝色斑点。

用显微鉴别及化学鉴别同时对样品进行鉴别，可靠性增加。

【含量测定】　选用挥发油含量，姜黄素含量及吉马酮含量作为莪术的质量评价依据。

1．姜黄素　药效学试验证明，具有较强的与中医功能主治相吻合的药理作用，是莪术的主要有效成分之一，但经样品分析证明，广西莪术中不含或几乎不含姜黄素，广西莪术是法定药用莪术品种之一，因此，单纯用姜黄素作为唯一有效成分含量指标显然是不合适的，必须再增加其他可控指标，但同时姜黄素是具有明显药效的主要有效成分之一，在没有发现其他 3 种莪术共同含有而且具有明显生理作用的有效成分之前，选择姜黄素作为控制指标之一，还是十分合理和必要的。

选用高效液相色谱法测定姜黄素，色谱条件及色谱图如下：

（1）色谱条件

色谱柱：Inertsil　ODS－3（C_{18}，5μm，250mm×4.6mm，GL Science Cop.，Japan）。

流动相：甲醇-异丙醇-水-冰乙酸（20∶27∶48∶5）。

流速：0.5ml/min。

检测波长/波宽：420nm/16nm。

参比波长/波宽：550nm/100nm。

色谱峰光谱采集范围：190～500nm。

柱温：25℃。

姜黄素的色谱峰在190～500nm光区采集光谱，其最大吸收波长分别为424nm、418nm、412nm，故选择420nm为检测波长。

（2）线性关系的考察　以进样量微克数（μg）为X，以峰面积为Y，回归方程 $Y=-486.09+17731.36X$，$r=0.9997$，线性范围为0.1～1.6μg。

（3）精密度　取0.1、0.2mg/ml对照品溶液4μl，连续进样4次，进行测定。计算相对标准偏差（RSD（%））为0.2%和0.8%。

（4）最低检出限测定　以基线2倍噪音计算，姜黄素最低检出限为1ng。

（5）提取条件的选择　比较了莪术用不同提取溶剂及提取方法提取姜黄素，结果表明，甲醇的提取效果最好，一次冷浸12h，姜黄素含量最高，12h以后，姜黄素含量开始下降。

（6）加样回收率试验　取等量同种样品4份，精密称定，分别加入一定量对照品溶液，依法提取及测定。计算回收率。结果为101.1%，RSD（%）为2.9%（$n=4$）。

（7）含量测定方法及结果　取莪术样品细粉1g（过60目筛），精密称定，置于100ml具塞三角瓶中，加入甲醇100ml，盖上塞子，一次冷浸12h，过滤，滤渣用适量甲醇冲洗，合并滤液并浓缩，浓缩液定量转移至1ml棕色容量瓶中，用甲醇稀释至刻度。取10μl进样，记录HPLC色谱图。结果表明，温莪术、蓬莪术均含有一定量的姜黄素，广西莪术中未检出姜黄素。

2. 吉马酮　具有一定的生理作用，吉马酮在3种莪术中均有分布，含量比较稳定，易于检测，故将吉马酮作为指标性成分，以帮助控制莪术的质量。

选用高效液相色谱法测定吉马酮，色谱条件及色谱图如下：

（1）色谱条件

色谱柱：Inertsil　ODS-3（C_{18}，5μm，250mm×4.6mm，GL Science Cop.，Japan）。

以不同比例的甲醇-水梯度洗脱：（85∶15），15min，流速0.8ml/min，（85∶15→90∶10）/1min；保持9min；流速1.0ml/min，（90∶10→85∶15）/1min；保持9min；流速0.8ml/min。

检测波长：210nm。

吉马酮在210nm处有末端吸收，故选择210nm为检测波长。

（2）线性关系的考察　以进样量微克数（μg）为X，以峰面积为Y，回归方程为 $Y=18201.7+19849.2X$，$r=0.9952$。线性范围为0.9388～9.388μg。

（3）精密度　取0.1、1.0mg/ml两个浓度的对照品溶液10μl，连续进样4次，进行测定。计算相对标准偏差［RSD（%）］为1.1%、0.2%。

（4）最低检出限测定　以基线二倍噪音计算，吉马酮为14ng。

（5）提取条件的选择　比较了莪术用不同提取溶剂及提取方法提取吉马酮，结果表明甲醇和二氯甲烷对吉马酮的提取比较完全，但提取杂质过多。石油醚对吉马酮的提取也较完全，且操作简便，因此选择石油醚作为提取溶剂。一次冷浸24h，含量已达最大值，24h以后，其峰面积基本不变，含量基本稳定。

（6）加样回收率实验　取等量同种样品 4 份，精密称定，分别加入一定量对照品溶液，依法提取及测定。计算回收率。结果为 100.4%，RSD（%）为 1.2%（n=4）。

（7）含量测定方法及结果　取莪术样品细粉 2g（过 60 目筛），精密称定，置于 100ml 具塞三角瓶中，加入石油醚 100ml，盖上塞子，一次冷浸 24h，过滤，滤渣用适量石油醚冲洗，合并滤液并蒸干溶剂，剩余物用甲醇溶解并定量转移至 10ml 容量瓶中，用甲醇稀释至刻度。取 20μl 进样，记录 HPLC 色谱图，按外标法以峰面积计算，即得。

3．挥发油部分是莪术的主要有效部位，各版药典中均收入作为质量控制的主要指标，仍应列入挥发油含量作为质量评价的主要指标之一。

（王　琰　王慕邹）

第十二章 源于丹参研究的缺血性脑血管治疗药物丹参总酚酸的创制

概 述

丹参是中医活血化瘀药的代表药之一，利用现代科学知识和技术研究丹参的化学和药理取得了重要进展。植化室黎莲娘教授最先而且系统地从丹参分离出一系列水溶性成分并搞清了它们的化学结构，分别命名为丹酚酸 A、B、C、D、E、F、G、H、I 和异丹酚酸 C，同时开发成功总丹酚酸水针剂，已完成Ⅲ期临床试验，证明对脑血管病有较好治疗效果。近年来我们对丹酚酸 A 和 B 做了系统而深入的研究，证明丹酚酸 A 和 B 是水溶性成分中最强的有效成分。这两个化合物不但有强大的抗氧和清除自由基活性，而且发现了许多新生物活性，例如丹酚酸 A 有很好的心肌保护作用，其机制一是提高线粒体能量代谢功能，二是提高细胞存活信号转导途径和抑制细胞死亡信号转导途径。丹酚酸 B 首次被证明能同时增加脑血管新生和海马神经发生，对治疗神经退行性疾病有重要意义。银杏提取物 761（EGb761）治疗脑血管病在国内外占有重要地位。我们的研究证明，丹酚酸 B 在抗氧化、提高细胞活力、抑制细胞凋亡、抑制 $A\beta_{1-40}$聚集和纤维形成等方面所需浓度比 EGb761 低数百倍甚至数千倍，对缺血性脑损害的保护作用也明显优于 EGb761。

（张均田）

第一节 丹参总酚酸的药理作用研究

丹参总酚酸是丹参水溶性成分的主要有效部位，是多种酚酸类化合物的混合物。由于各种丹参酚酸类化合物具有相似的药理作用，以丹参总酚酸作为有效部位进行研究，可以反映丹参的主要作用。

众所周知，丹参的传统应用方式为水煎液，因此，其有效成分应以水溶性物质为主。从 20 世纪 80 年代初，研究人员对丹酚酸水溶性成分进行了系统研究，率先报道了丹参水溶性成分丹参素的结构，此后陆续发现了数十种水溶性成分，并明确了其化学结构，证明丹参水溶性有效成分主要是一类既有咖啡酞缩酚酸结构又有新木脂素骨架的酚酸类化合物，包括丹酚酸 A、丹酚酸 B、迷迭香酸、紫草酸等等。

丹参总酚酸是从丹参中提取的含有各种丹酚酸的混合物，又称为总丹酚酸，以丹酚酸 B 和丹酚酸 A 含量最高，活性最强，其中丹酚酸 B 约占 70%。丹参总酚酸作为药物进行研究具有制备工艺相对简单，药理作用比较全面，在严格控制质量的前提下，研究丹参总酚酸的临床应用制剂具有重要的意义。对总丹酚酸的研究始于 20 世纪 80 年代后期，经过多年的努力，取得了丰富的实验结果和研究资料，证明总酚酸在多方面表现出药理活性，其主要药理作用与丹酚酸单体成分基本相似，表现出以较强抗氧化作用为特点的多方面药理作用。

本节针对近年来丹参总酚酸的药理研究作一回顾。

一、总丹酚酸的抗氧化作用

总丹酚酸具有较强的抗氧化作用。在体外抗氧化实验中，5～50mg/L 总丹酚酸对维生素 C-NADPH 和半胱氨酸-Fe^{2+}体系引起的大鼠肝微粒体、脑微粒体、肾微粒体以及脑组织匀浆的脂质过氧化反应有显著的抑制作用，减少脂质过氧化反应产生丙二醛（MDA）的生成量，清除黄嘌呤-黄嘌呤氧化酶体系产生的超氧阴离子、清除 Fe^{2+}-H_2O_2 体系产生的羟自由基，且同等剂量下均强于对照药维生素 E，可明显抑制半胱氨酸-Fe^{2+}引起的损害。

与维生素 C、E 相比，同样作用下，使用浓度要比维生素 C、E 低 1～2 个数量级，对各种反应体系产生的自由基，都表现较强的清除作用，对多种因素引起的脂质过氧化反应有明显的抑制作用。总丹酚酸的抗氧化作用稳定，体内外均可产生良好的作用。

二、总丹酚酸对心血管系统的保护作用

实验室研究结果显示，总丹酚酸可使麻醉犬心肌氧摄取率显著下降，与三七总皂苷间有协同作用。另外有报道称，总丹酚酸能够改善兔急性肺损伤/急性呼吸窘迫综合征（ALI/ARDS）时的心功能，其机制可能与其抗氧化功能有关。

在整体动物心肌缺血再灌注损伤模型，总丹酚酸（20、40mg/kg，iv）可使心律失常发生率由对照组的 87.5% 降低至 0，表现出较强的抗缺血再灌注性心律失常作用。

总丹酚酸对 H_2O_2 引起的人脐静脉内皮细胞（HUVEC）损伤具有保护，能够显著降低 H_2O_2 诱导的内皮细胞凋亡，结果见表 12-1-1。总丹酚酸对 H_2O_2 损伤的血管平滑肌有保护作用，在浓度为 100、10μg/L 时能显著提高细胞的存活率，而在 1μg/L 浓度时对细胞的存活率没有明显的升高作用；总丹酚酸 100μg/L 能显著降低 H_2O_2 损伤细胞上清液中 LDH 的含量，在浓度为 10、1μg/L 时作用不显著；总丹酚酸 100、10、1μg/L 能明显降低由于 H_2O_2 损伤引起的血管内皮细胞中 NO 的释放。

表 12-1-1　总丹酚酸对 H_2O_2 诱导人脐静脉内皮细胞凋亡的影响（平均值 ± 标准差，n = 10）

总酚酸（mg/L）	H_2O_2（μmol/L）	凋亡率（%）
0	0	3.0 ± 0.8
0	100	30.5 ± 2.9**
10	100	21.5 ± 2.4**##
100	100	19.0 ± 3.7**##

注：与对照组相比，** $P < 0.01$；与 H_2O_2 处理组相比，## $P < 0.01$。

采用在体动静脉血栓法证明，总丹酚酸（12.5、25mg/kg，ip）对实验性在体血栓形成表现出剂量依赖性抑制作用。实验结果显示，对照组血栓湿重为 27.99mg，而给予总丹酚酸不同剂量后血栓湿重分别为 17.93mg 和 19.76mg，与对照组比较有显著性差异。

三、总丹酚酸对脑缺血损伤的保护作用

总丹酚酸（3、10mg/kg，iv）对小鼠脑缺血再灌注引起的脑损伤有保护作用，可以减少

脑组织中丙二醛（MDA）含量，提高超氧化物歧化酶的（SOD）活性，增加谷胱甘肽过氧化物酶（GSH）的含量。能够改善缺血再灌注引起的学习记忆障碍，缩短被动回避反应时间，减少错误次数，延长潜伏期，延长断头后呼吸持续时间，结果见表12-1-2。

表12-1-2 总丹酚酸对缺血再灌注小鼠跳台实验潜伏期和错误次数的影响（平均值±标准差，n=10）

分组	剂量（mg/kg）	学习		记忆	
		反应时间（s）	错误次数	潜伏期（s）	错误次数
假手术组		7.2±5.5**	2.9±1.5*	249.8±99.7**	0.4±1.0**
模型组		24.1±15.3	6.2±3.5	91.4±114.7	2.5±1.7
总酚酸	3	11.4±8.7*	3.7±2.5	195.5±78.3*	0.9±0.5**
总酚酸	6	17.6±15.1	3.5±3.3	243.9±86.2**	0.5±0.7**
总酚酸	10	4.9±2.8**	3.4±2.6*	245.3±81.1**	0.7±1.0**

注：与模型组相比，* $P<0.05$，** $P<0.01$。

在大鼠大脑中动脉阻断模型上，阻断2h后ip总丹酚酸12.5、25mg/kg，可缩小阻断24h后的脑梗死面积，减轻脑水肿（表12-1-3），抑制脑内MDA含量的增加，提高SOD活性，而同等剂量的维生素E则无明显作用。总丹酚酸还可降低缺血脑组织中一氧化氮（NO）含量和诱导型一氧化氮合酶（iNOS）活性；降低脑缺血后大鼠血中TXB_2含量，从而提高PGI_2/TXA_2比值，还可以抑制脑缺血大鼠血液中内皮素浓度的增高，提示总丹酚酸的抗脑缺血作用与其抑制血栓形成有关。

表12-1-3 总丹酚酸对大脑中动脉阻断（MCAO）大鼠脑梗死面积和水肿的抑制作用（平均值±标准差，n=10）

分组（mg/kg）	脑梗死面积（%）	含水量（%）
假手术组		80.2±0.5***
模型组	7.3±3.2	83.5±0.6
总酚酸6.25	7.1±1.1	83.1±0.8
总酚酸12.5	3.5±1.2**	82.7±0.8*
总酚酸25	3.1±1.0***	82.7±1.0*
维生素E 25	6.6±1.5	82.9±0.9

注：与模型组相比，* $P<0.05$，** $P<0.01$，*** $P<0.001$。

体外研究发现，总丹酚酸可抑制K^+诱导的小鼠脑突触体谷氨酸的释放。在无钙条件下，总丹酚酸10^{-3}～10^{-1}μg/L对小鼠脑突触体谷氨酸释放的抑制率为39.6%～56.9%。有钙条件下，抑制率为37.07%～37.83%。谷氨酸是脑内含量最丰富的兴奋性氨基酸，生理量或药理剂量时都可产生神经兴奋作用，同时在一定条件下，又可产生神经毒性作用。谷氨酸的神经毒性与脑缺血损伤有密切关系，是脑缺血损伤的重要机制之一。总丹酚酸可能通过抑制谷氨酸的释放，对神经细胞产生保护作用。

四、总丹酚酸的其他作用

总丹酚酸能显著减少单侧输尿管梗死（UUO）大鼠肾小管间质 TGF-β_1 的表达，减轻胶原在肾间质的沉积，改善了肾脏病理改变，对肾脏纤维化的形成有明显的抑制作用。

以胎鼠神经干细胞为对象，观察到丹参素和总丹酚酸均可诱导神经干细胞的迁移，但是其浓度有差别，丹参素的质量浓度为 80mg/L 时促迁移作用最为强烈，总丹酚酸的质量浓度为 40mg/L 时促迁移作用最为强烈，提示总丹酚酸诱导细胞迁移的作用较强，而且较高浓度的丹参素和总丹酚酸并不能增加细胞迁移的数量。这可能为丹参治疗缺血性脑血管疾病提供了依据。

（杜冠华　王守宝　张均田）

参 考 文 献

1. 任德成，杜冠华，张均田. 总丹酚酸对脑缺血再灌注损伤的保护作用. 中国药理学通报，2002，18(3)：275－277

2. 王洁，张均田. 总丹酚酸的抗脑缺血和抑制谷氨酸释放的作用. 中国药理学和毒理学杂志，1999，13(8)：197－199

3. REN De-Cheng，DU Guan-Hua，ZHANG Jun-Tian. Inhibitory effect of salvianolic acids on endothelial cells damage induced by hydrogen peroxide. Chin. J. Pharmacol. Toxicol，2003，17 (5)：333－337

第二节　丹酚酸 A 的药理作用

丹参是我国传统医学中常用药物之一，有悠久的临床应用历史。丹参也是现代医学研究最为深入的传统草本药物之一，对其物质基础和药理活性都有了比较全面的认识。在我国，以丹参为基础研究开发的新药已有数十种之多，由丹参组成的复方制剂品种种类更加繁多，表明了丹参在现代临床上应用的广泛程度。

丹参中含有脂溶性成分如黄酮类化合物、二萜类化合物以及其他类型的化合物，同时也含有水溶性成分，主要为酚酸类化合物。早期研究主要集中在丹参的脂溶性成分，确证了丹参酮等脂溶性成分的药理作用，如抗菌作用，扩张血管作用等，并开发出系列有效的临床应用的药物。

丹参中的酚酸类化合物包括丹酚酸 A、B、C、D、E、F、G、H、I 和异丹酚酸 C 等主要有效成分，这些酚酸类化合物具有很强的抗氧化作用，能直接清除氧自由基，抑制脂质过氧化反应，其中以丹酚酸 A 和丹酚酸 B 活性最强。自从 20 世纪 80 年代中国医学科学院药物研究所黎莲娘教授研究组发现并命名了丹参酚酸类物质以后，药物研究所张均田教授等多个研究组对丹酚酸的药理作用进行了大量研究，开辟了丹参水溶性成分的研究道路。在大量研究工作的基础上，激发了国内外研究人员和制药企业对丹参水溶性成分的重视和兴趣；目前已经开发出了一批以丹参水溶性化合物为主要成分的药物制剂，包括以丹酚酸 B 为主要成分的制剂，在临床上对心脑血管疾病的治疗中取得一定的效果。

丹酚酸 A（salvianolic acid A，SAA，化学结构见图 12-2-1）是丹参中含有的水溶性有效成分之一，其化学名称为（2*R*）-3-（3,4-二羟基苯基）-2-［（*E*）-3-［2-［（*E*）-2-（3,4-二羟基苯基）乙烯基］-3,4-二羟基苯基］丙-2-烯酰］氧丙酸。早期研究证明，丹酚酸 A 具有强抗氧化作用和心肌保护作用，抑制血小板作用、抗肝损伤和抗肿瘤作用等。新近研究表明，丹酚酸 A 在多个方面的作用均强于丹酚酸 B，而且在较低的剂量（2.5mg/kg）下即可发挥良好治疗效果。

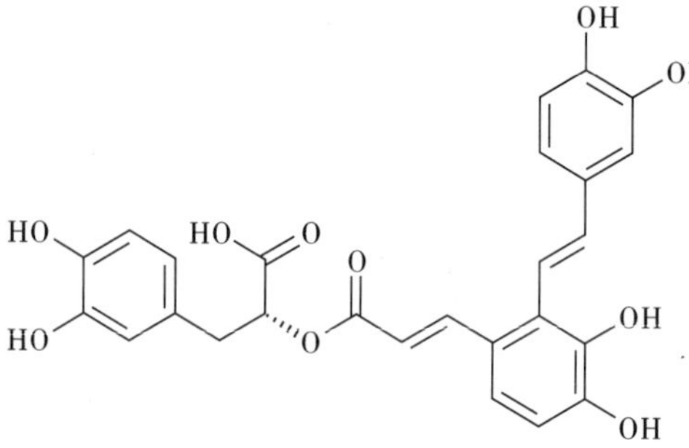

图 12-2-1　丹酚酸 A 的化学结构

一、抗氧化作用

自由基是含有未成对电子的原子、原子团或分子，在生理条件下，自由基是维持正常生命所必需的物质，是维持机体多种正常生理功能所必需的物质。但是在病理条件下，自由基也是造成生物大分子、细胞损伤的主要因素之一，也是引起多种疾病的重要原因之一。氧化应激是由氧自由基等自由基在体内产生的一种负面作用，并被认为在多种慢性疾病如肺纤维化、高血压、动脉粥样硬化、帕金森病、癫痫、糖尿病等中扮演重要角色，是导致机体损伤的重要原因之一。因此，抗氧化作用对于多种疾病治疗具有非常重要的意义。

大量体内外实验证明，丹酚酸 A 能清除氧自由基、抑制脂质过氧化反应，其作用强度高于丹酚酸 B、维生素 C、维生素 E、甘露醇，是目前已知的抗氧化作用最强的天然产物之一。

在对丹参中 3 种水溶性成分丹酚酸 A、丹酚酸 B 和丹罗酚酸的体外抗氧化作用研究表明，丹参酚酸类成分对维生素 C-NADPH 或由 Fe^{2+}-半胱氨酸诱发的大鼠脑、肝、肾微粒体脂质过氧化反应都有很强的抑制效应，其作用强弱依次为丹酚酸 A > 丹酚酸 B > 丹罗酚酸。利用 Cu^{2+} 诱导低密度脂蛋白氧化实验测定丹酚酸 A 的抗氧化活性结果显示，其 IC_{50} 值为 0.59 ±0.1μmol/L。

采用离体肝脏线粒体研究了丹酚酸 A 对超氧阴离子生成的影响，结果显示，丹酚酸 A 可显著抑制线粒体生成超氧阴离子，该作用的 IC_{50} 值为 52μg/ml，相当于 100μmol/L，结果如图 12-2-2 所示。

丹酚酸 A 对脂质自由基的生成也有明显的抑制作用，在 100μg/ml（即 0.2mmol/L）时的作用与 0.4mmol/L 维生素 E 相当，结果如图 12-2-3 所示。

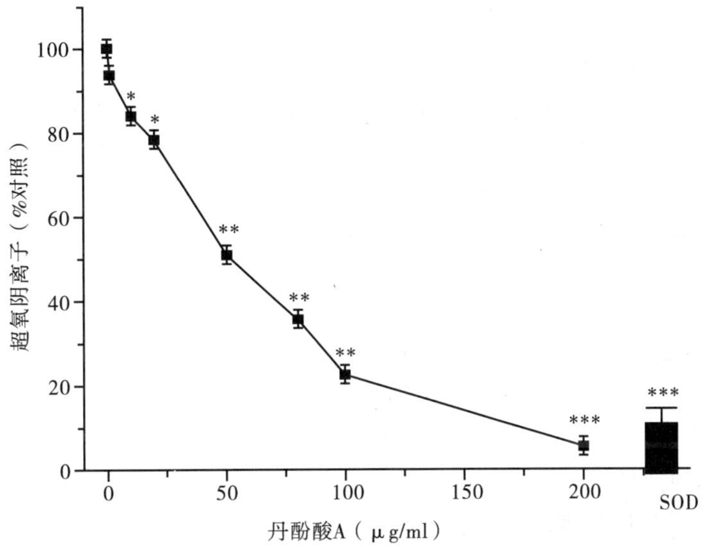

图 12-2-2　丹酚酸 A 对离体大鼠肝脏线粒体超氧阴离子生成的影响

与对照相比，$^{*}P<0.05$，$^{**}P<0.01$，$^{***}P<0.001$。

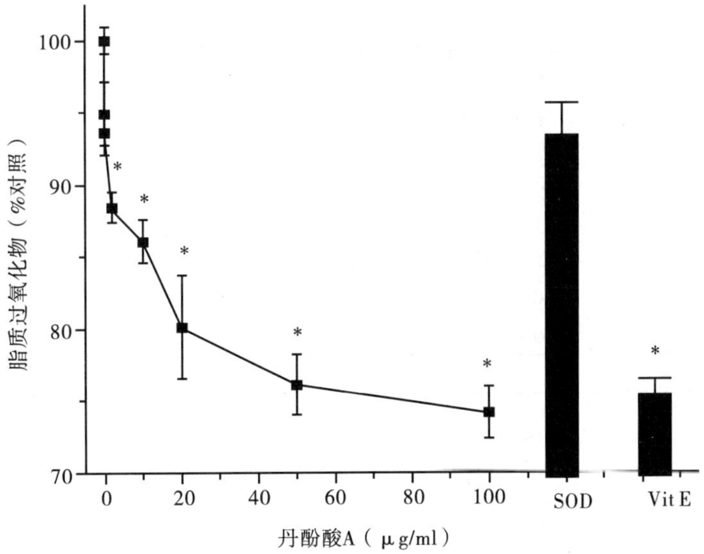

图 12-2-3　丹酚酸 A 对离体大鼠肝脏线粒体脂质过氧化的影响

与对照组相比，$^{*}P<0.05$。

丹酚酸 A 为含多个酚羟基的有机酸类化合物，其结构中有 3 个苯环，在每个苯环上又都含有两个羟基，丹酚酸 A 的结构特点决定了该化合物具有较强的抗氧化作用。

二、丹酚酸 A 对心脏的保护作用

（一）保护心肌细胞作用

丹酚酸 A 对心肌细胞的保护作用的机制之一可能是通过清除自由基，阻断氧化损伤进程。研究表明，丹酚酸 A 对氧自由基引起的大鼠心脏线粒体损伤具有保护作用，丹酚酸 A 可抑制铁-半胱氨酸引起的线粒体脂质过氧化和 ATP 酶活性的丧失。丹酚酸 A 可以减轻脂质过氧化引起的心脏线粒体肿胀，而且实验证明，丹酚酸 A 对超氧阴离子和羟自由基具有清除作用。

采用膜片钳技术研究发现，黄嘌呤-黄嘌呤氧化酶产生的氧自由基能明显抑制心肌细胞膜钾通道活动，丹酚酸 A 能逆转被抑制的心肌细胞膜钾通道活动；另外，丹酚酸 A 对阿霉素引起的大鼠和小鼠心脏毒性也有保护作用。阿霉素是一种具有心脏毒性的抗肿瘤药物，它可以从心肌线粒体电子传递系统中接受电子而转化产生半醌自由基，再与氧分子反应生成氧自由基造成心肌损伤。丹酚酸 A 可以清除阿霉素经半醌自由基而与氧分子反应所生成的羟自由基，达到保护心肌的作用效果。

（二）防治心肌缺血及再灌注损伤

1．对冠脉结扎心肌缺血大鼠心脏的保护作用　利用结扎大鼠冠状动脉方法制备急性心肌缺血动物模型，观察丹酚酸 A 与丹酚酸 B 对心肌缺血保护的作用。结果显示，丹酚酸 A 10、5、2.5mg/kg 及丹酚酸 B10mg/kg 对结扎大鼠冠脉导致的急性心肌梗死模型明显的作用，可减少心电图 ST 段抬高程度（表 12-2-1）、降低血清 CK、LDH 酶活性（表 12-2-2，12-2-3），减少梗死面积（表 12-2-4），其中丹酚酸 A 作用强度在同等剂量下明显高于丹酚酸 B。

表 12-2-1　丹酚酸 A 与丹酚酸 B 对结扎冠脉左前降支所致心肌缺血大鼠心电图 ST 段抬高的影响

组别	剂量（mg/kg）	给药前 ST 抬高值	给药后不同时间点 ST 抬高的变化值			
			5min	10min	20min	30min
模型组	10	3.67±1.36	1.66±1.96	1.58±2.01	1.41±2.01	1.66±2.06
丹酚酸 B 组	10	2.71±0.99	−0.43±1.02*	0.36±1.25*	−0.36±1.44*	−0.21±0.99*
丹酚酸 A 组	10	3.75±1.66	−0.83±0.75*	−1.50±1.22**	−1.58±1.62**	−1.58±1.49*△
	5	3.00±1.12	−0.64±0.94*	−1.19±1.02**	−1.17±1.25**	−1.20±1.16*
	2.5	2.69±0.69	−0.40±1.13*	−0.57±0.58*	−0.48±0.60*	−0.55±1.09*

组别	剂量（mg/kg）	给药前 ST 抬高值	给药后不同时间点 ST 抬高的变化值			
			60min	90min	120min	150min
模型组	10	3.67±1.36	1.08±1.96	1.15±1.91	1.08±2.93	1.16±3.31
丹酚酸 B 组	10	2.71±0.99	−0.47±1.36	−0.45±1.26	−0.42±1.26	−0.50±1.00
丹酚酸 A 组	10	3.75±1.66	−2.75±1.78**△	−2.85±1.51**△	−2.91±2.41*△	−2.75±2.31*△
	5	3.00±1.12	−1.03±1.40*△	−1.84±1.25*△	−1.81±1.27*△	−1.68±1.35*△
	2.5	2.69±0.69	−0.36±1.38	−0.46±1.23	−0.67±1.93	−0.59±1.97

注：与模型组比较，$^{*}P<0.05$，$^{**}P<0.01$；与丹酚酸 B 组比较，$^{\triangle}P<0.05$

表 12-2-2　丹酚酸 A 与丹酚酸 B 对心肌缺血大鼠血清 CK 的影响

组别	剂量（mg/kg）	给药前	给药后不同时间 CK 的变化（%）	
			90min	180min
模型组	10	1515 ±647	30.82 ±15.25	38.39 ±18.06
丹酚酸 B 组	10	1536 ±565	14.29 ±11.93 *	18.36 ±17.92 *
丹酚酸 A 组	10	1470 ±638	8.57 ±16.51 **△△	-10.36 ±12.83 **△△
	5	1399 ±514	-5.21 ±17.59 **△	-5.89 ±14.92 **△
	2.5	1500 ±593	10.39 ±15.6 *	13.41 ±18.15 *

注：与模型组比较，* $P<0.05$，** $P<0.01$；与丹酚酸 B 组比较，△$P<0.05$，△△$P<0.01$

表 12-2-3　丹酚酸 A 与丹酚酸 B 对心肌缺血大鼠血清 LDH 的影响

组别	剂量（mg/kg）	给药前	给药后不同时间 LDH 的变化（%）	
			90min	180min
模型组	10	1248 ±359	12.08 ±6.37	16.67 ±8.35
丹酚酸 B 组	10	1185 ±249	5.85 ±5.81 *	6.59 ±6.72 *
丹酚酸 A 组	10	1188 ±361	-3.80 ±5.23 **△△	-4.58 ±5.72 **△△
	5	1318 ±304	-0.28 ±7.01 **△	-1.67 ±7.98 **△
	2.5	1268 ±211	4.06 ±3.72 *	5.35 ±5.44 *

注：与模型组比较，* $P<0.05$，** $P<0.01$；与丹酚酸 B 组比较，△$P<0.05$，△△$P<0.01$

表 12-2-4　丹酚酸 A 与丹酚酸 B 对心肌缺血心肌梗死范围的影响

组别	剂量（mg/kg）	梗死区/全心	梗死区/心室	梗死区/扎下区
模型组	10	20.57 ±5.05	24.54 ±5.64	29.46 ±4.46
丹酚酸 B 组	10	15.30 ±4.29 *	17.80 ±4.89 *	23.19 ±3.75 *
丹酚酸 A 组	10	9.01 ±3.17 **	11.87 ±3.38 **△△	15.70 ±3.18 **△△
	5	11.20 ±3.70 **	13.09 ±3.16 **△	17.77 ±3.71 **△
	2.5	14.59 ±3.88 *	16.65 ±2.91 *	22.32 ±3.10 *

注：与模型组比较，* $P<0.05$，** $P<0.01$；与丹酚酸 B 组比较，△$P<0.05$，△△$P<0.01$

2. 对垂体后叶素致心肌缺血损伤的作用　对静脉注射垂体后叶素导致的大鼠急性心肌缺血模型，丹酚酸 A 有降低心电图 ST 段抬高程度作用（表 12-2-5），其中丹酚酸 A 10、5mg/kg 的作用也明显强于丹酚酸 B10mg/kg。

表 12-2-5 丹酚酸 A 与丹酚酸 B 对垂体后叶素所致急性心肌缺血大鼠心电图 ST 段抬高的影响

组别	剂量（mg/kg）	给药前 ST 抬高值	给药后不同时间点 ST 抬高的变化值			
			1min	2min	3min	4min
模型组	10	1.00 ± 0.44	1.57 ± 0.54	2.41 ± 0.94	2.49 ± 0.95	2.59 ± 0.64
丹酚酸 B 组	10	0.79 ± 0.64	1.16 ± 0.51	1.26 ± 0.58*	1.43 ± 0.57*	1.41 ± 0.53*
丹酚酸 A 组	10	1.15 ± 0.36	0.51 ± 0.21**△△	0.60 ± 0.32**△	0.73 ± 0.35**△	0.76 ± 0.33**△
	5	0.89 ± 0.40	0.63 ± 0.34**△	0.71 ± 0.31**△	0.80 ± 0.48**△	0.91 ± 0.30**△
	2.5	0.86 ± 0.48	1.18 ± 0.49	1.37 ± 0.45*	1.53 ± 0.49*	1.50 ± 0.53*

组别	剂量（mg/kg）	给药前 ST 抬高值	给药后不同时间点 ST 抬高的变化值			
			5min	10min	20min	30min
模型组	10	1.00 ± 0.44	2.64 ± 0.85	2.79 ± 0.86	3.00 ± 1.12	2.89 ± 1.05
丹酚酸 B 组	10	0.79 ± 0.64	1.54 ± 0.59*	1.63 ± 0.76*	1.69 ± 0.74*	1.53 ± 0.60*
丹酚酸 A 组	10	1.15 ± 0.36	0.86 ± 0.43**△	0.81 ± 0.64**△	0.84 ± 0.38**△	0.83 ± 0.37**△
	5	0.89 ± 0.40	0.93 ± 0.39**△	0.86 ± 0.50**△	0.89 ± 0.41**△	0.77 ± 0.53**△
	2.5	0.86 ± 0.48	1.60 ± 0.65*	1.57 ± 0.72*	1.64 ± 0.68*	1.73 ± 0.62*

注：与模型组比较，*$P<0.05$，**$P<0.01$；与丹酚酸 B 组比较，△$P<0.05$，△△$P<0.01$

3．对异丙肾上腺素引起的大鼠心肌缺血损伤的保护作用　通过皮下注射大剂量异丙肾上腺素（ISO）制备大鼠急性心肌缺血损伤模型，观察大鼠心电图、心肌酶谱、心肌收缩和舒张性能、抗氧化相关酶水平以及组织形态学的变化，探讨丹酚酸 A 对急性心肌缺血损伤的保护作用。

异丙肾上腺素（ISO）属 β 肾上腺素受体激动药，大剂量异丙肾上腺素（ISO）引起大量自由基的产生和聚集，从而导致心肌缺血、缺氧，是常用的心肌缺血损伤模型之一。广泛认为异丙肾上腺素引起的心肌缺血损伤与细胞内 Ca^{2+} 超载和自由基大量产生有关。

大鼠注射异丙肾上腺素（ISO）后 ST 段均明显升高，与空白对照组比较差异显著，提示造模成功，丹酚酸 A 0.3、1、3mg/kg 都可干预心肌缺血引起的 ST 段升高，与模型对照组比较差异具有统计学意义，见图 12-2-4、12-2-5。

心肌组织石蜡切片进行 HE 染色，组织病理学检查发现异丙肾上腺素处理大鼠心肌细胞结构紊乱，局灶性坏死，细胞间隙明显水肿，毛细血管扩张，大量炎细胞浸润。应用丹酚酸 A 0.3、1、3mg/kg 能够减少坏死程度，保持心肌细胞结构正常，减少炎细胞浸润。结果如图 12-2-6 所示。

4．丹酚酸 A 对大鼠心肌线粒体功能的影响　采用离体心肌线粒体考察了丹酚酸 A 对大鼠心肌线粒体呼吸功能的影响。以氧电极法测定大鼠心肌线粒体呼吸功能，计算线粒体呼吸控制率（respiratory control ratio，RCR）。

呼吸控制率，也有人称为呼吸调节比，是表示线粒体结构、功能完整性及氧化磷酸化效

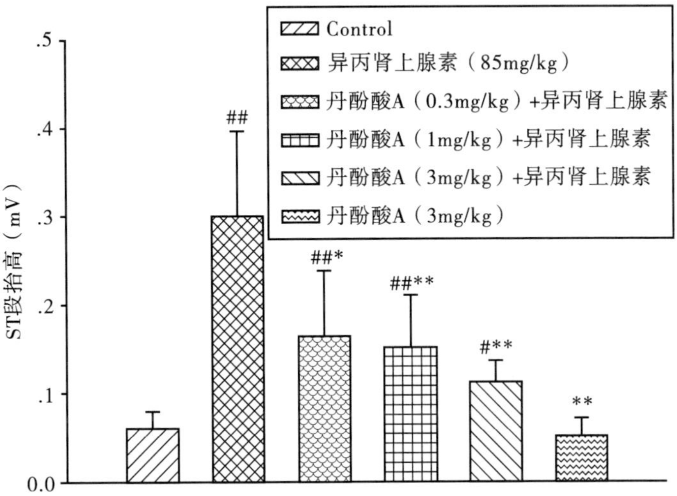

图 12-2-4 丹酚酸 A 对异丙肾上腺（ISO）致急性心肌缺血大鼠心电图 ST 段变化的影响

与模型组比较，$^{*}P<0.05$，$^{**}P<0.01$；与正常对照组比较，$^{\#}P<0.05$，$^{\#\#}P<0.01$。

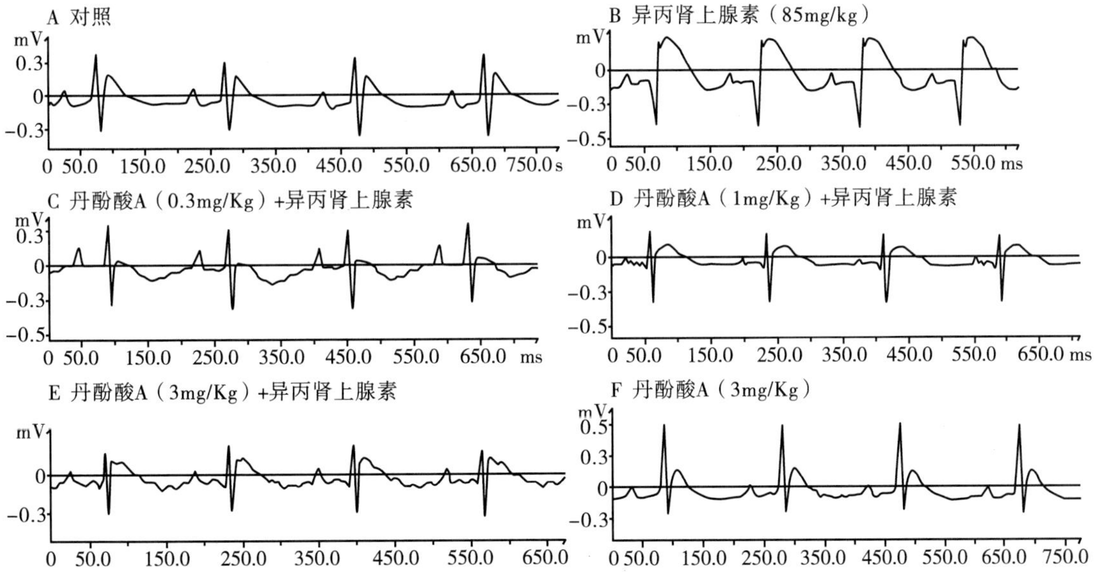

图 12-2-5 丹酚酸 A 对异丙肾上腺素（ISO）致急性心肌缺血大鼠心电图的影响

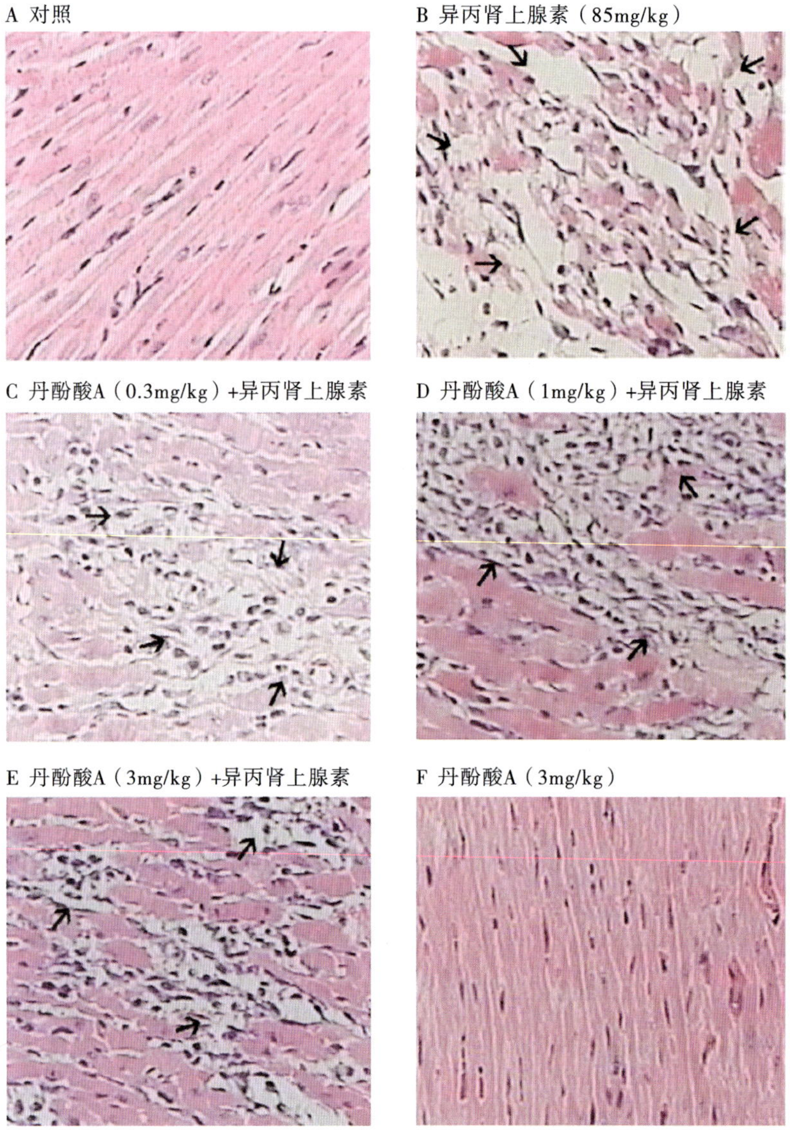

图 12-2-6 丹酚酸 A 对异丙肾上腺素（ISO）致急性心肌缺血大鼠心肌的影响（HE 染色）

率的指标。其定义为线粒体在 ADP 存在时（3 态）的呼吸速率与 ADP 耗竭后（4 态）的呼吸速率之比。在提取线粒体进行体外实验时，3 态呼吸是在线粒体反应液中加入底物（琥珀酸或者苹果酸 + α-酮戊二酸）及 ADP 测定的线粒体呼吸率，反映了在 ADP 刺激下线粒体功能增强的程度。4 态呼吸则是指 ADP 耗竭时线粒体的最小呼吸速率。线粒体呼吸的氧化还原反应过程与 ADP 合成 ATP 的磷酸化反应偶联即氧化磷酸化过程，ADP/O 值是指线粒体每消耗一摩尔原子氧的同时，生成 ATP 的摩尔数的比值，它反映线粒体的能量转化效率。

RCR 反映氧化磷酸化的偶联程度及磷酸化对氧化还原过程的控制，ADP/O 是脱氢与氧化磷酸化反应的总结果，反映呼吸链各组分及磷酸化反应的完整性。RCR 与 ADP/O 比值一起，成为衡量线粒体结构完整与否及氧化磷酸化效率的灵敏指标。

结果表明，异丙肾上腺素（ISO）处理对大鼠心脏线粒体在底物Ⅱ存在时的呼吸没有明显影响，对于底物Ⅰ反应体系，异丙肾上腺素（ISO）处理导致大鼠 3 态呼吸速率显著下降，而 4 态呼吸速率无明显改变，RCR 和 ADP/O 也显著降低。丹酚酸 A 能够升高异丙肾上腺素（ISO）处理导致下降的 3 态呼吸速率，从而使 RCR 和 ADP/O 也显著回升，接近生理状况下的稳态。结果如表 12-2-6 所示。

表 12-2-6 丹酚酸 A 对异丙肾上腺素（ISO）致急性心肌缺血大鼠心脏线粒体在底物Ⅰ存在时线粒体呼吸功能的影响

组别（mg/kg）	3 态（nmol O/(min·mg)）	4 态（nmol O/(min·mg)）	RCR	ADP/O
对照	295.6 ± 50.2	59.7 ± 17.2	5.08 ± 0.7	2.9 ± 0.4
异丙肾上腺素	178.1 ± 43.4##	64.1 ± 13.7	2.9 ± 0.9##	1.5 ± 0.3##
丹酚酸 0.3	270.9 ± 67.7**	68.3 ± 15.8	4.0 ± 0.7#	2.0 ± 0.4#*
丹酚酸 1	278.3 ± 70.6**	64.6 ± 16.2	4.37 ± 0.7*	2.3 ± 0.4**
丹酚酸 3	289.6 ± 63.9**	68.3 ± 14.6	4.81 ± 0.6**	2.4 ± 0.5**
丹酚酸 A 3mg/kg 单独处理组	307.4 ± 43.9	56.4 ± 18.7	5.15 ± 0.8	2.8 ± 0.5

Note：与对照组比较：#$P<0.05$，##$P<0.01$；与异丙肾上腺组比较：*$P<0.05$，**$P<0.01$

5. 丹酚酸 A 对异丙肾上腺素致急性心肌缺血大鼠心脏功能的影响　经右侧颈总动脉插入充有肝素的聚乙烯导管直至左心室，另一端由压力传感器与成都泰盟 BL-420S 生物功能实验系统连接，测定左心室舒张末期压力（LVEDP）、左心室收缩期峰压（LVSP）、左室内压最大和最小变化速率（$LVdP/dt_{max}$和 $LVdP/dt_{min}$）。与空白对照组相比，异丙肾上腺素处理大鼠出现左心室功能障碍，表现为左心室舒张末期压力（LVEDP）增高，左心室收缩期峰压（LVSP）以及左室内压变化速率（$LVdP/dt_{max}$，$LVdP/dt_{min}$）下降，心率也有明显加快。丹酚酸 A 能够改善受损的心脏收缩和舒张性能，减慢心率。丹酚酸 A 单独处理组大鼠单独应用丹酚酸 A 没有发现对左心室功能和心率有明显的影响。结果如表 12-2-7 所示。

6. 丹酚酸 A 对 Langendorff 大鼠离体心脏缺血再灌注损伤的保护作用　用 Langendorff 离体大鼠心脏缺血再灌注模型，研究丹酚酸 A 对心肌缺血再灌注性损伤的保护作用。结果显示，丹酚酸 A 可以降低由于心肌缺血再灌注引起的室颤发生率，减少乳酸脱氢酶（LDH）从胞体中的漏出，降低缺血心肌组织中脂质过氧化产物丙二醛（MDA）的含量，从而证明丹酚酸 A 对离体大鼠心肌缺血再灌注性损伤具有一定的保护作用，丹酚酸 A 对心肌缺血再灌注损伤的保护作用可能与其氧自由基清除活性有关。

表 12-2-7 丹酚酸 A 对异丙肾上腺素（ISO）致急性心肌缺血大鼠左心室功能的影响

组别(n = 6)	LVEDP(mmHg)	LVSP(mmHg)	LVdP/dtmax (mmHg/s)	LVdP/dtmin (mmHg/s)	心率(bpm)
对照	−12.17 ± 3.18	120.90 ± 6.83	5444.98 ± 452.11	−4349.67 ± 371.56	349.83 ± 40.23
异丙肾上腺素(85mg/kg)	−1.31 ± 3.48##	95.72 ± 11.44##	3532.08 ± 472.59##	−2712.01 ± 401.45##	445.14 ± 31.68##
丹酚酸 A(0.3mg/kg) + 异丙肾上腺素	−9.19 ± 5.26*	109.21 ± 9.68	4298.62 ± 400.74	−3020.46 ± 622.06*	377.20 ± 38.23*
丹酚酸 A(1mg/kg) + 异丙肾上腺素	−8.92 ± 2.48*	105.35 ± 10.08	4599.12 ± 723.11	−3775.00 ± 719.38*	401.50 ± 39.41*
丹酚酸 A(3mg/kg) + 异丙肾上腺素	−6.76 ± 2.19**	112.38 ± 10.40	4855.22 ± 952.17	−3996.80 ± 435.00**	388.44 ± 30.61**
丹酚酸 A(3mg/kg)	−11.52 ± 2.85**	119.23 ± 4.55	5520.08 ± 251.13	−4487.45 ± 458.70**	345.50 ± 26.66**

与对照组相比：## $P<0.01$；与异丙肾上腺素组相比：* $P<0.05$，** $P<0.01$

三、丹酚酸 A 对血管的保护作用

（一）丹酚酸 A 抗动脉粥样硬化作用

低密度脂蛋白（LDL）氧化修饰是动脉粥样硬化发生的一个重要原因，氧化修饰的 LDL（ox-LDL）具有细胞毒性作用，易于被巨噬细胞识别并大量摄取形成泡沫细胞，导致单核细胞的迁移，从而促使动脉粥样硬化的发生和发展。

用 Cu^{2+} 体外诱导 LDL 过氧化，观察丹酚酸 A 对氧化 LDL 中 MDA、脂褐素和维生素 E 含量，氧化 LDL 电泳迁移率以及 LDL 氧化过程中自由基生成的影响，另外也观察丹酚酸 A 是否具有螯合 Cu^{2+} 的作用。结果显示 LDL 经 Cu^{2+} 诱导过氧化后，丙二醛和脂褐素的生成增加，维生素 E 含量下降，LDL 电泳迁移速度加快，LDL 氧化过程中自由基的生成增加。10^{-6} ~ 10^{-4}mol/L 丹酚酸 A 可剂量依赖性地抑制上述改变，并且丹酚酸 A 能螯合 Cu^{2+}。提示丹酚酸 A 可有效地抑制 Cu^{2+} 诱导的人 LDL 氧化，该作用可能与其清除自由基及螯合铜离子的能力有关。

（二）对血管的保护作用

钠钾 ATP 酶活性对维持多种细胞的正常功能状态具有重要作用。自发性高血压大鼠（SHR）主动脉平滑肌细胞膜、红细胞膜钠钾 ATP 酶活性均低于正常血压大鼠。丹酚酸 A 0.01 ~ 0.1μmol/L 可明显促进正常血压和高血压大鼠主动脉平滑肌细胞膜、红细胞膜总 ATP 酶和钠钾 ATP 酶活性，但丹酚酸 A 浓度 > 1μmol/L 时对 ATP 酶活性有显著的抑制作用。糖基化终末产物（advanced glycation end product，AGE）在糖尿病血管病变的发病中占有重要地位。AGE 的生成及发挥病理作用涉及一系列氧化还原反应和自由基物质生成，而丹酚酸 A 作为具有抗氧化活性的药物，可阻断 AGE 的作用通路发挥保护作用。

四、抗血栓作用及抑制血小板功能

药理学研究表明，注射用丹参酚酸具有明显的抑制血小板聚集及抑制血栓形成的作用，并能延长缺氧条件下动物的存活时间。丹酚酸 A 的衍生物——乙酰丹酚酸 A 能够抑制血栓素合成酶活性，从而抑制血栓形成。体外实验表明，乙酰丹酚酸 A 对 ADP、胶原、花生四烯酸（AA）和凝血酶诱导的大鼠和兔血小板聚集有明显抑制作用。在半体内实验中，乙酰丹酚酸 A 对多种诱导剂所致血小板聚集也有显著抑制作用。且持续时间达 2h 以上。此外，在抑制血小板聚集的同时，乙酰丹酚酸 A 对胶原诱导的血小板 5-HT 释放也有显著抑制作用，还能影响血小板花生四烯酸代谢。上述结果提示，乙酰丹酚酸 A 可能是一作用广泛的血小板功能抑制剂。

五、抗肝损伤作用

研究显示，丹酚酸 A 对多种因素引起的肝脏损伤具有明显的保护作用，如脂质过氧化引起的肝损伤、四氯化碳引起的肝损伤等。丹酚酸 A 对肝脏的保护作用可表现为减轻肝细胞的形态损伤，抑制肝纤维化的发展等方面。

肝纤维化（hepaticfibrosis）是慢性肝病的病理学特点，是形成肝硬化的必经阶段。肝星状细胞（HSC）的激活是肝纤维化形成的核心环节，转化生长因子-131（TGF-131）是最重要的促 HSC 活化与肝纤维化形成的细胞因子。肝贮脂细胞（FSC）是一种肝脏实质细胞，在病理条件下被激活后大量增殖，同时产生细胞外基质的能力增长数十倍，因此，FSC 在肝纤维化形成过程中也起到了重要作用。

丹酚酸 A 能抑制 TGF-I 的 HSC 胞内信号转导及其受体蛋白的表达，从而拮抗 TGF-β1 的促 HSC 活化，并能抑制活化 FSC 增殖，抑制 FSC 生成细胞外基质而减少胶原纤维在肝内的沉积。通过体外观察肝细胞四氯化碳过氧化损伤后对肝星状细胞（HSC）活化的影响，并观察丹参水溶性成分丹酚酸 A 的干预效果，揭示丹酚酸 A 可通过抗肝细胞脂质过氧化损伤而抑制肝星状细胞（HSC）的活化增殖，从而对抗肝纤维化。

探讨了丹酚酸 A 对成纤维细胞增殖及胶原合成等功能的影响。常规培养 3T3 成纤维细胞，$10^{-4}\sim10^{-7}$mol/L 丹酚酸 A 温育基本长满单层的细胞 22h。^{3}H-TdR 掺入法测定细胞增殖，^{3}H-proline 参入法测定细胞活力，胶原酶消化法测定细胞内外胶原生成率。结果显示 $10^{-7}\sim10^{-4}$mol/L 丹酚酸 A 抑制细胞增殖，除 10^{-4}mol/L 丹酚酸 A 组细胞^{3}H-proline 参入量下降，有一定细胞毒性外，其余各组均有促进细胞活力的趋势，以 10^{-6}mol/L 组最为明显。

六、对脑的保护作用

（一）对脑缺血损伤的保护作用

丹酚酸 A 对脑的保护作用体现在对缺血再灌注导致脑损伤的保护以及对神经元功能的保护。丹酚酸 A 可能是通过对缺血级联反应中炎症和凋亡两个关键环节的拮抗而发挥神经保护作用。

利用蔗糖梯度法分离大鼠脑突触体和线粒体，以 Fe^{2+}-半胱氨酸（Cys）为氧自由基生成系统造成大鼠突触体和线粒体氧应激损伤模型。在体外 Fe^{2+}-Cys 与脑突触体和线粒体共同温孵可使丙二醛（MDA）生成量显著增加，线粒体 ATP 酶活性下降。预先加入丹酚酸 A 可显著抑制 MDA 生成，恢复线粒体 ATP 酶活性（表 12-2-8），防止线粒体肿胀和膜流动性的降低。通过电镜照片可看到 Fe^{2+}-Cys 引起线粒体和突触体结构形态的异常，丹酚酸 A 能够抑制这种改变，表明丹酚酸 A 对体外氧应激引起的大鼠脑突触体和线粒体脂质过氧化损伤有明显的保护作用。

表 12-2-8 丹酚酸 A 对体外 Fe^{2+}-Cys 与脑突触体和线粒体共同温孵时丙二醛含量和线粒体 ATP 酶活性的影响（平均值 ± 标准差，n = 4）

丹酚酸 A（μmol/L）	Fe^{2+}-Cys	MDA μmol/L/g protein	ATPase μmol/L/（min · g protein）
0	−	7.8 ± 0.9***	4.51 ± 0.09***
0	+	72.1 ± 2.8	1.47 ± 0.03
1	+	63.3 ± 1.6**	1.80 ± 0.01***
10	+	59.4 ± 5.8*	1.98 ± 0.11***
100	+	8.0 ± 1.3***	3.50 ± 0.08***

注：与 Fe^{2+}-Cys 对照组相比，*$P<0.05$，**$P<0.001$，***$P<0.0001$

用丹酚酸 A 预处理 3 天后采用线栓法建立大鼠脑缺血再灌注模型，不同时间点采静脉血，流式细胞术检测大鼠静脉血中 CD11b/CD18 表达；不同时间点取脑组织，冷冻切片，荧光免疫组化法检测缺血区脑微血管内皮 ICAM-1 的表达。以尼莫地平作为阳性对照药。结果显示模型组与空白对照组相比 CD11b/CD18 和 ICAM-1 表达明显升高，见图 12-2-7 和表 12-2-9。丹酚酸 A 各组 CD11b/CD18 和 ICAM-1 表达均低于相应时间点模型组。丹酚酸 A 预处理可降低局灶性脑缺血再灌注损伤大鼠 ICAM-1 和 CD11b/CD18 表达的影响，提示阻抑粒细胞黏附作用是其脑保护作用机制之一。

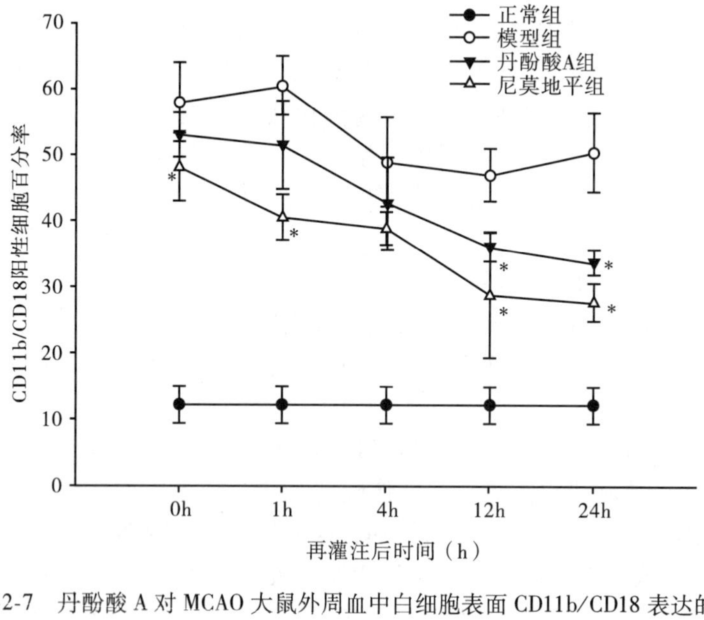

图 12-2-7 丹酚酸 A 对 MCAO 大鼠外周血中白细胞表面 CD11b/CD18 表达的影响
与相应时间点模型组相比，*$P<0.05$。

表 12-2-9 丹酚酸 A 对大鼠脑缺血再灌注损伤脑组织 ICAM-1mRNA 表达的影响

组别	0h	1h	4h	12h	24h
正常组	1.03 ± 0.28				
模型组	$2.37 \pm 0.75^{\triangle}$	$2.53 \pm 0.68^{\triangle}$	$2.41 \pm 0.45^{\triangle}$	$2.77 \pm 0.48^{\triangle}$	$2.94 \pm 0.57^{\triangle}$
丹酚酸 A 组	1.25 ± 0.22	1.37 ± 0.3	$1.40 \pm 0.41^{*}$	$1.08 \pm 0.31^{*}$	$1.21 \pm 0.29^{*}$
尼莫地平组	$1.10 \pm 0.21^{*}$	$1.25 \pm 0.03^{*}$	$1.32 \pm 0.47^{*}$	$1.12 \pm 0.16^{*}$	$1.11 \pm 0.91^{*}$

注：与正常对照组比较，$^{\triangle}P<0.05$；与模型组比较，$^{*}P<0.05$

丹酚酸 A 对于 MPP^+ 诱导的人神经母细胞株 SH-SY5Y 细胞损伤具有保护作用。MPP^+ 是线粒体复合物 I 的抑制物，也是一种神经毒素，能够引起细胞内活性氧（ROS）生成增加和促进凋亡，被广泛用于帕金森病实验模型的制备。结果显示丹酚酸 A 能够升高 MPP^+ 降低的 SH-SY5Y 细胞存活率，缓解 MPP^+ 引起的细胞核形态异常，降低凋亡发生率，可能是通过它的抗氧化活性以及对促凋亡信号分子 Bcl-2 和 Bax 的调节而发挥抗凋亡作用。

丹酚酸可通过血脑屏障，具有改善脑血流量而无盗血，抗血小板聚集，抗血栓，抑制细胞内钙含量增高，清除自由基，促进脑血管生成等作用，可以认为丹参总酚酸是一个比较理想的有抗脑缺血作用的药物。

（二）对学习记忆功能的影响

采用缺脑血再灌注损伤造成小鼠学习记忆功能障碍模型，通过跳台和避暗实验法研究了丹酚酸 A 对记忆获得功能障碍的改善作用。结果表明丹酚酸 A 静脉注射可以减轻脑缺血再灌注导致的小鼠学习记忆功能障碍状态，此外，还探讨了丹酚酸 A 的抗氧化活性与其对再灌注脑损伤的保护作用之间的关系，提示丹酚酸 A 对小鼠脑缺血再灌注所致记忆功能损伤的改善作用可能与其抗氧化作用有关。

七、抗肿瘤作用

丹酚酸 A 在抗肿瘤方面的研究较少，目前的观点主要是与各种抗癌药联合使用，起到增效减毒的效果。实验观察表明，丹酚酸 A 具有抑制核苷转运活性和抗肿瘤作用，可以抑制艾氏腹水癌（KB）细胞的胸苷和尿苷的转运，其 IC_{50} 分别为 18.1 和 17.1μmol/L。体外实验丹酚酸 A 的细胞毒性较弱。用克隆生成法检测，丹酚酸 A 对 KB 细胞克隆生成抑制的 IC_{50} 为 44.7μmol/L。丹酚酸 A 能明显增强 5-FU、丝裂霉素 C、MTX 对 KB 细胞、肝癌 BEL 7402 细胞的细胞毒性，有显著协同作用。

八、对糖尿病并发症的防治作用

糖尿病（diabetes mellitus，DM）继心血管疾病、肿瘤之后已跃居为世界第三大非传染性疾病，严重威胁着人类的健康和生命。糖尿病血管病变是目前糖尿病患者死亡和致残的主要原因，据统计报道与非糖尿病患者相比，糖尿病患者失明率高出 25 倍，肾衰竭高出 16 倍，心脑血管疾病发病率高出 2～4 倍，因糖尿病肢体坏疽而截肢的约占非创伤性截肢患者的 50%。因此，明确糖尿病血管病变的发病机制，有效防治，是目前糖尿病治疗领域中的重点。

（一）对实验性白内障形成的抑制作用

白内障是糖尿病患者失明的严重并发症之一。现已证明，糖尿病患者眼组织内抗氧化系统功能下降或氧化作用增强导致眼组织的损伤，诱发或促进白内障的形成。应用大鼠半乳糖性白内障模型，研究局部应用丹酚酸 A 对白内障形成的影响。结果表明，局部用 0.05% 的丹酚酸 A（每日滴眼两次）对白内障的形成有一定的抑制作用，使白内障形成过程减缓。而且给药组动物晶体内过氧化氢和脂质过氧化产物（MDA）含量减少，蛋白巯基和总巯基增加。体外实验表明，丹酚酸 A 对醛糖还原酶有一定抑制作用。以上结果提示，丹酚酸 A 可通过不同途径抑制白内障的形成，对糖性白内障的防治有一定意义。

（二）对糖尿病并发血管病变的影响

糖尿病可引起血管结构和功能异常。糖尿病大血管并发症包括冠状动脉疾病和外周血管疾病。血管内皮功能异常和动脉粥样硬化（AS）是这些并发症的共同特征。糖尿病血管并发症的发生及其严重性与高血糖密切相关，但高血糖导致血管内皮功能异常、促进 AS 进展确切机制目前仍不明确。不过较多研究表明，氧化应激在其中起重要作用。高糖诱导的氧化应激在糖尿病血管并发症发生之前即已存在，被认为是糖尿病血管病变最早期改变。

应用注射链脲霉素（STZ）制备 1 型糖尿病大鼠模型，并连续 16 周灌胃给予丹酚酸 A，研究丹酚酸 A 对糖尿病大鼠血糖、体重及其血管反应性的影响。

在第 8、12、16 周时，糖尿病大鼠与正常对照组大鼠相比体重明显降低，而丹酚酸 A 治疗组大鼠体重明显高于糖尿病大鼠，但是仍然低于正常对照组和丹酚酸 A 对照组大鼠体重。另外，丹酚酸 A 对照组大鼠体重与正常对照组大鼠体重相比较没有显著差异。结果见图 12-2-8 A。注射链脲佐菌素（STZ）后，糖尿病大鼠血糖水平一直处于高水平，而丹酚酸 A 治疗组大鼠血糖水平从第 8 周时就开始下降，明显低于糖尿病大鼠，但是还明显高于正常对照组大鼠，结果见图 12-2-8B。

利用离体血管灌注装置考察丹酚酸 A 对注射链脲霉素致糖尿病大鼠主动脉血管环收缩反应的影响。向浴槽中累加去甲肾上腺素（$10^{-9} \sim 10^{-4}$mol/L）引起各组血管环产生浓度依赖地收缩。在去甲肾上腺素（NA）浓度为 10^{-7}mol/L 时，糖尿病大鼠血管环收缩反应就已经明显高于正常对照组大鼠血管环。类似地，糖尿病大鼠血管环和正常对照组大鼠血管环在去甲肾上腺素（NA）引起的最大张力这一指标上也有显著差异。丹酚酸 A 治疗能够部分逆转这种收缩反应异常。单独给予丹酚酸 A 不影响正常大鼠血管环对 NA 引起的收缩反应。另外，对于 NA 作用的亲和力（pD_2 值），各种处理之间没有显著差异，见图 12-2-9。

对于 KCl 引起的血管收缩反应，包括最大张力值（Emax）和 pD_2 值，糖尿病大鼠、丹酚酸 A 治疗组大鼠以及正常大鼠血管环之间未见显著性差异。结果见图 12-1-10 和图 12-1-11。

另外，考察丹酚酸 A 对注射链脲佐菌素致糖尿病大鼠主动脉血管环舒张反应的影响。在血管环经给予去甲肾上腺素预先引起收缩后，累积加入乙酰胆碱（Ach）引起各处理组大鼠血管环明显舒张，其结果包括 pD_2 值和最大舒张幅度（Rmax）见图 12-2-12。与正常大鼠血管环相比，糖尿病大鼠血管环对于 Ach 引起的最大舒张反应明显下降，而对于 pD_2 值则未见明显差异。丹酚酸 A 能够逆转 Ach 最大舒张效应的下降。

SNP 引起的舒张反应包括 pD_2 值和最大舒张幅度（Rmax）在糖尿病大鼠和正常大鼠之间无显著差异，而单独给予丹酚酸 A 也不影响正常大鼠血管环对 SNP 的反应。结果见图 12-

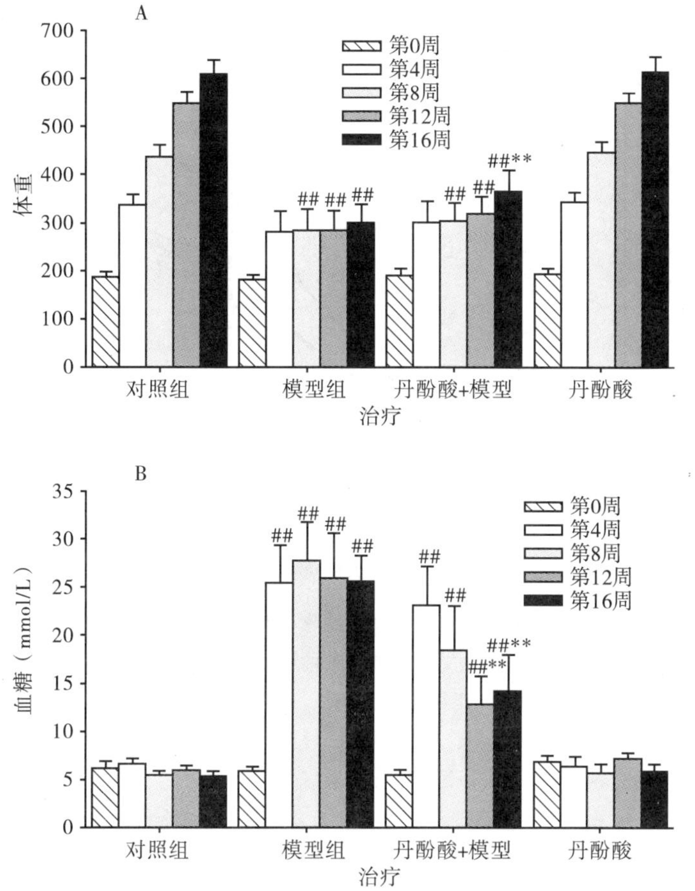

图 12-2-8 丹酚酸 A 对大鼠注射链脲佐菌素后不同时间血糖、体重的影响

与模型组比较，$^{*}P<0.05$，$^{**}P<0.01$；与正常对照组比较，$^{\#}P<0.05$，$^{\#\#}P<0.01$。

2-13 和图 12-2-14。

通过测定丙二醛（MDA）含量和总抗氧化能力（TAC）来评价糖尿病大鼠的抗氧化能力。丙二醛（MDA）含量使用丙二醛检测试剂盒测定（南京建成生物工程研究所）。总抗氧化能力（TAC）根据文献采用改良 FRAP（ferric reducing ability of plasma）法进行测定。由结果可见，糖尿病大鼠的血清总抗氧化能力（TAC）相对于正常对照组大鼠明显降低，而丹酚酸 A 治疗组大鼠总抗氧化能力（TAC）明显高于糖尿病大鼠，但是仍然低于正常对照组。单独给予丹酚酸 A 对正常大鼠的总抗氧化能力（TAC）没有明显影响。糖尿病大鼠的丙二醛（MDA）含量明显高于正常对照组大鼠。与糖尿病大鼠相比，丹酚酸 A 治疗能够显著抑制丙二醛（MDA）含量的升高。结果见图 12-2-15。

九、其他作用

研究显示丹酚酸 A 能够明显抑制猪胃肠道 H^+，K^+-ATP 酶和碱性磷酸酶（pNPP 法），其 IC_{50} 值分别为 5.2×10^{-7}mol/L 和 1.7×10^{-6}mol/L，提示丹酚酸 A 可通过抑制胃肠道 H^+，

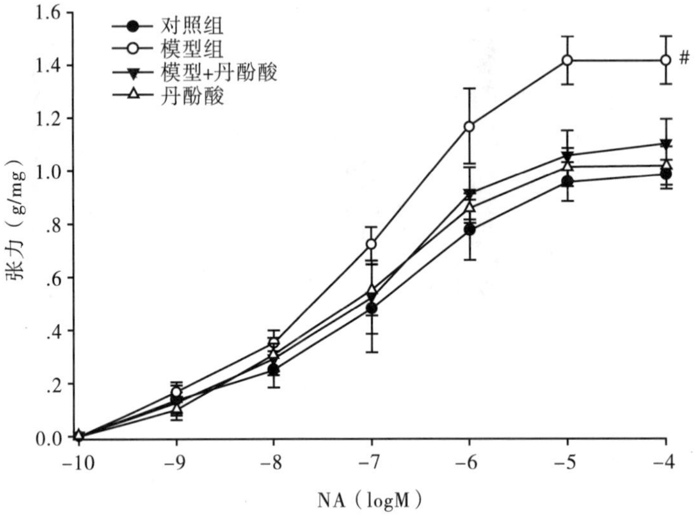

图 12-2-9　丹酚酸 A 对去甲肾上腺素（NA）引起注射链脲霉素致糖尿病大鼠主动脉血管环收缩反应的影响

与正常对照组比较，#$P<0.05$。

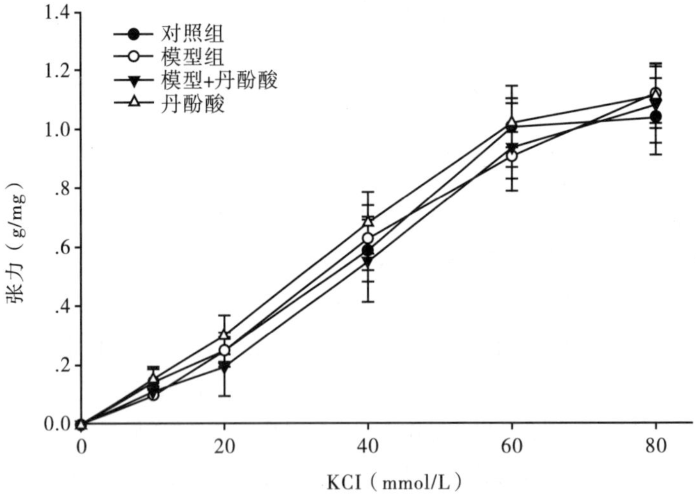

图 12-2-10　丹酚酸 A 对 KCl 引起注射链脲霉素致糖尿病大鼠主动脉血管环收缩反应的影响

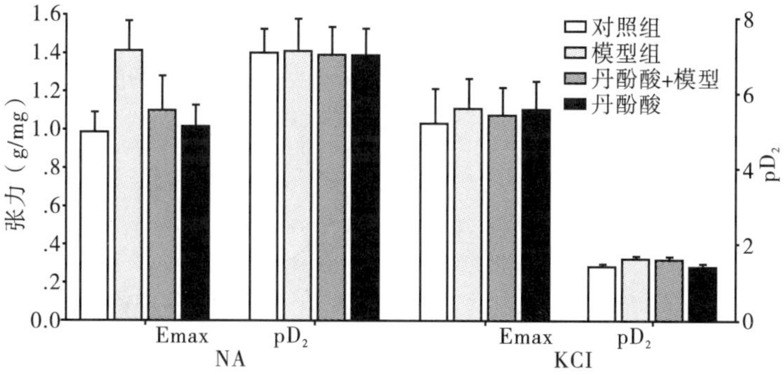

图 12-2-11　丹酚酸 A 对 NA 和 KCl 在注射链脲霉素致糖尿病大鼠主动脉血管环最大张力值（Emax）和 pD_2 值的影响

与正常对照组比较，#$P<0.05$。

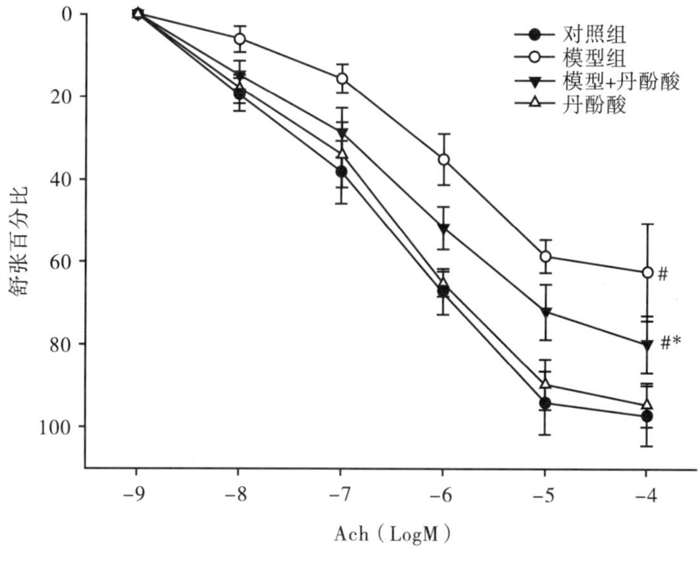

图 12-2-12　丹酚酸 A 对乙酰胆碱（Ach）引起注射链脲佐菌素致糖尿病大鼠主动脉血管环舒张反应的影响

与模型组比较，*$P<0.05$；与正常对照组比较，#$P<0.05$。

K^+-ATP 酶而具有抗胃酸分泌和抗胃溃疡的作用。丹酚酸 A 25mg/kg 可显著抑制幽门结扎小鼠胃酸的分泌、减轻由浸水和约束应力导致的胃损伤，丹酚酸 A 这种抑制胃酸分泌和抗溃疡的功效是通过抑制胃 H^+，K^+-ATP 酶活性来实现的。另外，研究显示，丹酚酸 A 能改善缺血期大鼠胃黏膜血流并且降低再灌注时胃黏膜脂质过氧化水平和提高抗氧化的活性，减轻胃黏膜的再灌注损伤。

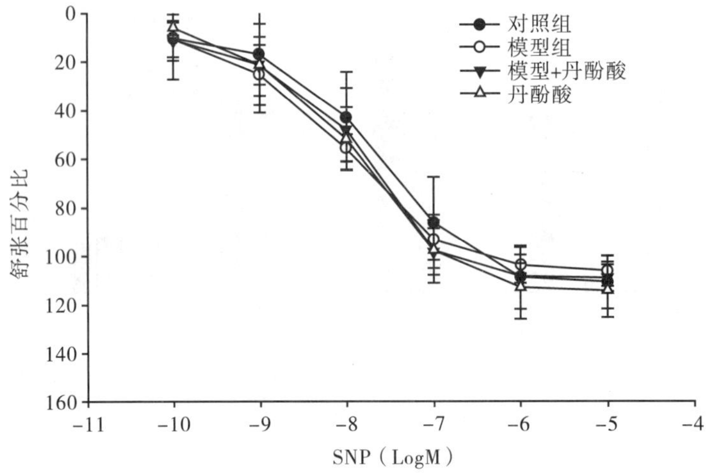

图 12-2-13　丹酚酸 A 对硝普钠（SNP）引起注射链脲霉素致糖尿病大鼠主动脉血管环舒张反应的影响

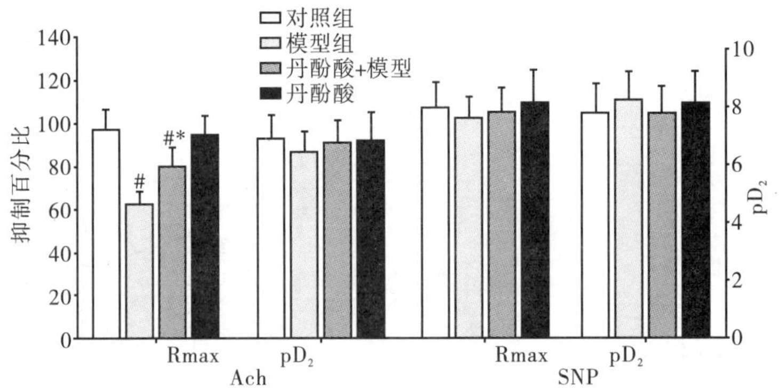

图 12-2-14　丹酚酸 A 对乙酰胆碱（Ach）和硝普钠（SNP）在注射链脲霉素致糖尿病大鼠主动脉血管环 pD_2 值和最大舒张幅度（Rmax）的影响

与模型组比较，$^{*}P<0.05$；与正常对照组比较，$^{\#}P<0.05$。

展望

通过大量文献调研，可以看到丹酚酸 A 的抗氧化作用是其重要的药理学作用之一。但是，大多数研究多为重复性研究，并没有对丹酚酸 A 防治各种疾病的具体机制进行深入的探讨，仍是利用丹酚酸 A 能清除氧自由基、抑制脂质过氧化反应、具有很强的抗氧化能力等来解释其作用，且大多为推论所得，缺乏明确、肯定的直接证据。这种局限可能是因为丹酚酸 A 在丹参中含量很低，而且其分离提取过程非常复杂，前期研究受到丹酚酸 A 来源不足的制约，致使其相关研究一直停滞不前。

在作用机制的阐述方面仅仅用抗氧化作用来解释其防治疾病的作用是无法令人满意的，

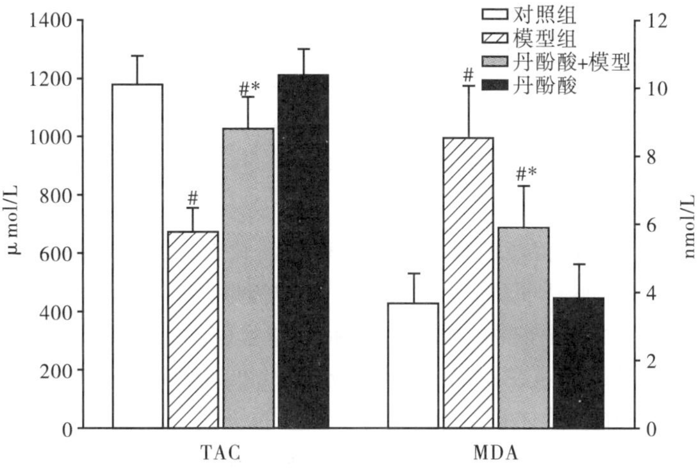

图 12-2-15　丹酚酸 A 对注射链脲霉素致糖尿病大鼠血清总抗氧化能力和丙二醛含量的影响

与模型组比较，$^{*}P<0.05$；与正常对照组比较，$^{\#}P<0.05$。

首先，对于病程机制异常复杂，甚至目前仍然无法理清的疾病来说，氧化应激只是其致病因素之一，或者仅是其发展进程中的某一阶段的病理表现。其次，很多临床或者动物实验研究证明丹酚酸 A 有理想治疗效果的疾病并不能够通过只服用抗氧化剂就可以达到治疗效果，比如心肌缺血，氧化应激固然在心肌缺血性损伤中具有不容忽视的地位，但是简单的抗氧化疗法是无法获得理想的治疗效果的，正是临床使用单纯性抗氧化剂治疗心肌缺血失败的原因之一，这一点在很多临床研究中已经得到认同。所以，研究发掘丹酚酸 A 的新作用机制，进一步加深对丹酚酸 A 的全面认识在目前是很有必要的。最近随着分离、提取、制备工艺的优化和革新，大大提高了丹酚酸 A 的产率，获得了可供实验和应用的丹酚酸 A，势必将在丹酚酸 A 的研究里程中翻开新的一页。

（杜冠华　王守宝　张均田）

参 考 文 献

1. 杜冠华，张均田. 丹参水溶性有效成分——丹酚酸研究进展. 基础医学与临床，2000

2. Du GH，Qiu Y，Zhang JT. Protective effect of salvianolic acid a on ischemia-reperfusion induced injury in isolated rat heart. Yao Xue Xue Bao，1995，30（10）:731－735

3. Liu GT，Zhang TM，Wang BE，et al. Protective action of seven natural phenolic compounds against peroxidative damage to biomembranes. Biochem Pharmacol，1992，43（2）:147－152

4. 李治淮，杜冠华，张均田，等. 丹酚酸 A 对高血压大鼠钠钾 ATP 酶活性的作用. 中国中医药科技，1997，4（1）:32

5. Du GH，Zhang JT. Protective effects of salvianolic acid A against impairment of memory induced by cerebral ischemia-reperfusion in mice. Chin Med J（Engl），1997，110（1）:65－68

6. Wang SB, Tian S, Yang F, et al. Cardioprotective effect of salvianolic acid A on isoproterenol-induced myocardial infarction in rats. Eur J Pharmacol, 2009, 615 (1-3): 125-132
7. Wang SB, Tian S, Yang HG, et al. Effect of salvianolic acid A on vascular reactivity of streptozotocin-induced diabetic rats. Life Sci, 2009, DOI: 10.1016/j. lfs.2009.07.018

第三节　丹参与银杏药理作用的比较研究

众所周知，银杏为中国特产植物之一，人称“活化石”，其叶作药用在我国已有千年的历史。银杏叶标准提取物（EGb761）是从银杏叶中提取的有效成分，它含有24%的银杏黄酮和6%的银杏内酯。以该提取物制成的银杏制剂是目前国际上公认的防治心、脑血管疾病非常有效的天然保健品，而且在欧洲一些国家已被批准用于阿尔茨海默病（AD）的治疗。

近20年来，国内外学者对EGb761进行了广泛的研究，发现其具有多方面的药理作用：可较强地清除自由基和抑制脂质过氧化，改善血液流变学和心脑代谢，抗脑缺血与脑水肿，促进神经可塑性和学习记忆能力等。一般认为，抗氧化活性是EGb761发挥大部分药理作用共同的作用基础。

丹参也是我国传统医学中常用药物之一，有悠久的临床应用历史。近几十年来，采用现代医学方法对丹参的活性成分和药理作用进行了大量研究，其药理学研究表明，丹参对心脑血管系统、消化系统、中枢神经系统和免疫系统等均有保护作用。总丹酚酸（SA）是从丹参水溶性成分中分离得到的多种酚酸类化合物，丹酚酸B（SalB）是其中含量最多的单体化合物。我室以前的研究发现，SalB有很强的抗氧化活性，不仅能够促进学习和记忆能力，减轻大鼠的缺血性损伤，还可以减轻β-淀粉样蛋白产生的细胞毒性。所以，SalB对丹参的药用开发具有重要的价值，尽管SalB的作用机制至今尚未完全清楚，但是许多研究显示，SalB多方面的药理作用与其抗氧化活性之间关系密切。

从以上这些研究结果可以看出，两种提取物的药理作用存在许多类似之处，其中最突出的就是抗氧化作用。为了进一步评价SalB的药理作用，为丹参的药用开发提供更全面、更可靠的实验基础，本实验室以公认的抗氧化剂、防治心脑血管疾病的有效药物和神经保护剂EGb761为参照，对SalB的抗氧化活性和神经保护作用进行了较全面的比较研究。现将主要实验结果总结如下：

一、SalB与EGb761抗氧化活性的比较

（一）SalB与EGb761对超氧阴离子（O_2^-）清除作用的比较

应用两种体外反应体系用来产生O_2^-：黄嘌呤/黄嘌呤氧化酶体系是体外产生O_2^-最常用的方法，而且它类似于生物体内产生O_2^-的过程；PMS/NADH体系是很重要的一种非酶体系产生O_2^-的方法。两种体系的结果均显示，SalB（0.072～7.2μg/ml）能够抑制O_2^-的产生，而且这种抑制作用有明显的量效关系。7.2μg/ml SalB对O_2^-产生的抑制率达到了大约40%，10μg/ml EGb761也可以达到类似程度的抑制作用，但是EGb761（10～100μg/ml）对O_2^-产生的抑制作用没有明显的量效关系。另外，EGb761在浓度高于50μg/ml本身就可以显著抑制黄嘌呤氧化酶活性，说明它对黄嘌呤/黄嘌呤氧化酶反应体系存在干扰。结果表明，SalB对O_2^-的清除作用要强于EGb761。

（二）SalB 与 EGb761 对羟基自由基（·OH）清除作用的比较

Fenton 反应体系用来产生·OH，并采用两种不同的方法对·OH 进行测定：高效液相电化学检测器（HPLC-ECD）和分光光度法。两种方法测定的结果均显示，SalB（0.072～7.2μg/ml）和 EGb761（10～100μg/ml）都可以显著抑制·OH 的生成，而且量效关系都很明显。SalB 的最高浓度 7.2μg/ml 表现出了最强的抑制作用，抑制率已经超过了 40%；而 EGb761 即使在浓度高达 100μg/ml，其对·OH 生成的抑制率还是低于 40%。结果表明，SalB 对·OH 的清除作用要强于 EGb761（图 12-3-1）。

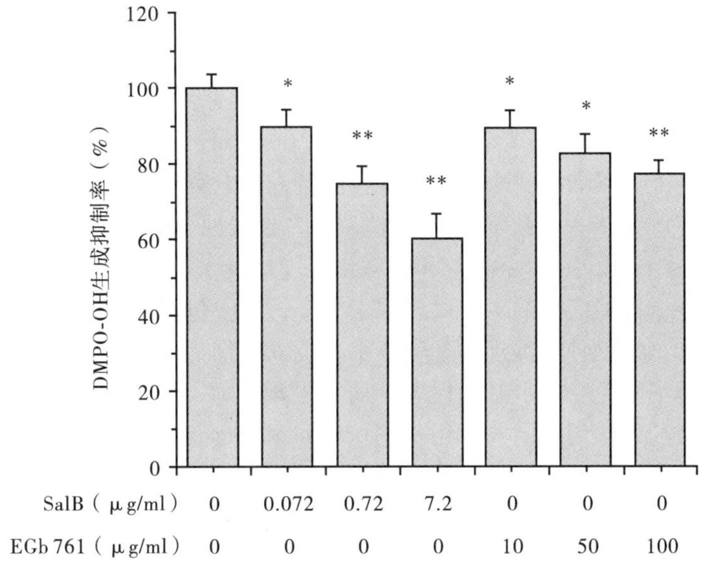

图 12-3-1　丹酚酸 B 与 EGb761 对 Fe^{2+}-EDTA-H_2O_2 引起的羟自由基影响的比较

n＝5，平均值±标准误，$^{*}P<0.05$，$^{**}P<0.01$ *vs* 空白组。

（三）SalB 和 EGb761 对大鼠微粒体脂质过氧化抑制作用的比较

密度梯度离心法制备线粒体，维生素 C-NADPH 体系诱发脂质过氧化，用 TBA 比色法测定脂质过氧化产物 MDA 的含量。实验结果显示，SalB（0.072～7.2μg/ml）和 EGb761（10～100μg/ml）所用的所有浓度都可以显著抑制大鼠脑、肝、肾微粒体 MDA 的形成，并呈一定的剂量效应关系，作用特点和这两种药物对氧自由基的清除作用基本一致，SalB 对微粒体脂质过氧化的抑制作用强于 EGb761。

（四）SalB 和 EGb761 对过氧化氢（H_2O_2）损伤神经细胞的保护作用比较

以 H_2O_2 损伤 SH-SY5Y 细胞为氧化应激损伤神经元模型，观察 SalB 和 EGb761 对 H_2O_2 导致的神经细胞损伤的保护作用。首先用 MTT 比色法分析了细胞活力的变化，SH-SY5Y 细胞经 150μmol/L H_2O_2 作用 24 小时后，存活率显著降低，相当于正常细胞的 65.2%，而向培养基中预先加入 SalB（0.072～7.2μg/ml）或者 EGb761（10～100μg/ml）都可以改善 H_2O_2 毒性作用。尽管这里最低剂量的 SalB（0.072μg/ml）和 EGb761（10μg/ml）未能显著地增加细胞存活率，但是也呈现出了一定的上升趋势。另外，以相同程度的细胞保护作用为指标，SalB 的剂量要远低于 EGb761。

MDA 是脂质过氧化的一个指标，而培养基中 LDH 活性的大小反映了细胞损伤的程度。SH-SY5Y 细胞经 150μmol/L H_2O_2 作用 24 小时后，细胞脂质过氧化程度增加了 137.2%，向培养基中预先加入 SalB 和 EGb761 可以剂量依赖性地降低细胞内 MDA 含量，而且 SalB 在较低的浓度（0.072 ~7.2μg/ml）就可以达到与 EGb761（10 ~ 100μg/ml）相同程度的抑制作用。LDH 活性测定的结果发现，150μmol/L H_2O_2 作用于 SH-SY5Y 细胞 24 小时后，LDH 释放明显增加，经 EGb761 预处理可以剂量依赖性地减少 LDH 释放；虽然 SalB 只有在最高剂量（7.2μg/ml）才可以显著地减少 LDH 释放，但是这个剂量还是低于 EGb761 的有效剂量范围（10 ~ 100μg/ml）。结果表明，SalB 对 H_2O_2 损伤 SH-SY5Y 细胞的保护作用强于 EGb761。

体内过多的活性氧（ROS）引起的氧化应激（oxidative stress）是涉及人类多种神经退行性疾病的发展与人体衰老的一个重要因素，随着人口老龄化进程加快，自由基学说受到人们的广泛关注。ROS 是指一类化学性质非常活泼的含氧原子或原子团，主要包括超氧阴离子自由基（$O_2^{\cdot-}$）、羟自由基（·OH）和过氧化氢（H_2O_2）等。近年来的研究显示，氧化应激是导致多种神经退行性疾病的主要病理因素之一，其中包括慢性神经退行性疾病如阿尔茨海默病（AD），和急性脑神经性疾病如脑卒中。抗氧化剂是一类能有效清除体内过量自由基的物质，保护人体细胞免受自由基的侵害。研究发现，EGb761 主要通过黄酮类成分发挥的抗氧化作用是多数药理作用共同的作用机制。Kose 和 Dogan 研究证明，EGb761 的抗氧化作用强度大于维生素 C、谷胱甘肽和尿酸，而与一些脂溶性抗氧化剂维生素 A 和维生素 E 相当。而在我们的研究中，从 3 种不同的层次（水溶液、微粒体组分和体外细胞培养）中比较了 SalB 和 EGb761 的抗氧化作用，实验结果表明，SalB 对氧自由基的清除作用比 EGb761 更有效，尤其是在清除·OH 方面；对抑制大鼠微粒体脂质过氧化的研究，我们也得到了类似的结果；另外，SalB 和 EGb761 都能够对 H_2O_2 引起的神经细胞氧化损伤产生保护作用，而 SalB 的有效剂量要远远低于 EGb761。所以，SalB 的这种强抗氧化作用，以及良好的对神经细胞氧化应激损伤的保护作用可能为临床治疗神经退行性疾病带来新的希望。

二、SalB 与 EGb761 对体外培养神经细胞损伤的保护作用比较

（一）β-淀粉样蛋白（Aβ）引起的神经细胞损伤及两种提取物的保护作用

为了比较 SalB 和 EGb761 对 Aβ 纤维形成及细胞毒作用的影响，运用 ThT 荧光法和电子显微镜技术分析了 SalB 和 EGb761 对 $A\beta_{1-40}$聚集和纤维形成的影响；另将 $A\beta_{25-35}$预先老化 7 天，用 MTT 法和流式细胞仪检测两种提取物对此老化蛋白造成的 PC12 细胞毒性的保护作用，用 DCF 荧光法观察 $A\beta_{25-35}$作用后细胞内活性氧含量的变化以及两种提取物的作用。结果发现，SalB 和 EGb761 都可有效地抑制 $A\beta_{1-40}$纤维的形成，明显抑制老化的 $A\beta_{25-35}$对 PC12 细胞的毒性作用，降低 $A\beta_{25-35}$造成的细胞内活性氧含量的增加。而 SalB 的有效剂量远远低于 EGb761（图 12-3-2 所示）。结果说明，SalB 对 Aβ 神经毒性的抑制作用强于 EGb761。

Aβ 的聚集和纤维化是 AD 患者脑内重要的病理改变，而正是由于这一改变触发了老年痴呆的一系列病变反应，最终导致神经元丢失和痴呆。尽管最近的研究发现可溶性的 Aβ 寡聚体也具有一定的神经毒性，但是大多数学者认为，Aβ 形成聚集体是 Aβ 产生神经毒性的

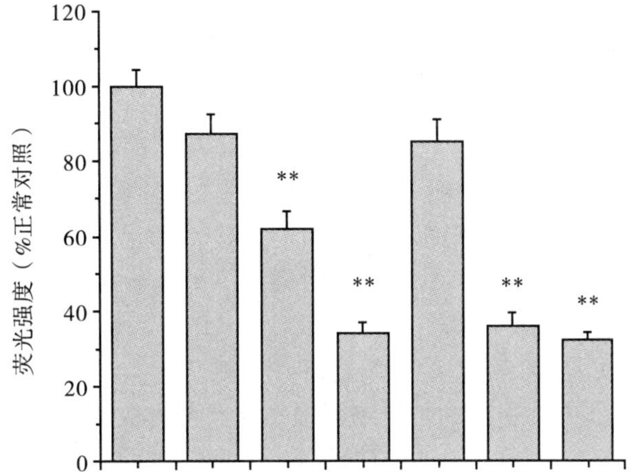

$A\beta_{1\text{-}40}$（μmol/L）	46	46	46	46	46	46	46
SalB（μg/ml）	0	0.0072	0.072	0.72	0	0	0
EGb761（μg/ml）	0	0	0	0	10	100	0
褪黑素（μmol/L）	0	0	0	0	0	0	100

图 12-3-2　丹酚酸 B 与 EGb761 对 $A\beta_{1\text{-}40}$聚集和纤维形成影响的比较

n = 3，平均值 ± 标准误，** $P < 0.01$ *vs* $A\beta_{1\text{-}40}$组。

前提条件，故抑制 Aβ 的聚集和纤维形成可能是 AD 病因治疗的有效靶点。

近几年来，国外几家实验室纷纷报道了银杏叶提取物 EGb761 可以抑制 Aβ 纤维形成。本次实验结果表明，作为丹参水提取物主要成分之一的 SalB，也可以明显抑制 Aβ 纤维形成。因此，本实验的另一个目的就是同时比较这两种天然产物对 Aβ 纤维形成的抑制活性。我们的实验结果不仅证实了 EGb761 对 Aβ 纤维形成的抑制作用，而且证明了丹参水提取物的这种抑制作用要强于银杏叶提取物。另外，SalB 对 Aβ 纤维形成的抑制作用也强于阳性对照褪黑素。EGb761 中的主要成分银杏黄酮、银杏内酯 A、B、C 等单独作用对 Aβ 聚集的影响非常小，因此对于抑制 Aβ 聚集的作用机制，一些学者认为 EGb761 在体外对 Aβ 纤维形成的抑制作用是 EGb761 与 Aβ 直接相互作用的结果，跟它自身的抗氧化活性没有必然的联系。但是 SalB 究竟是通过怎样的机制改善了 Aβ 的神经毒性，值得进一步探讨。

Aβ 对神经细胞最直接的毒性作用主要包括细胞活力的下降和细胞凋亡两个方面。Aβ 的第 25-35 位氨基酸构成的多肽——$A\beta_{25\text{-}35}$是一段含有疏水性氨基酸的肽链，体外水溶液中可形成稳定的聚集，呈现出 β 片层状二级结构，具有神经毒性作用，常用作体外神经毒实验的 AD 模型。本实验采用培养的 PC12 细胞，应用 MTT 法和流式细胞仪技术观察了 SalB 和 EGb761 这两种植物提取物对老化的 $A\beta_{25\text{-}35}$诱导的细胞毒性的保护作用。结果证实，SalB 和 EGb761 都可以显著降低 Aβ 的神经毒性，提高细胞存活率，降低细胞凋亡百分率。与前面提到的抑制 Aβ 纤维形成实验结果相一致，丹参水提取物对 Aβ 介导的细胞毒性的保护作用强于银杏叶提取物。

Aβ 从可溶性无毒性状态变成聚集、纤维样的有毒性状态，经过了一系列复杂的动力学过程，但其具体的分子机制尚不完全清楚。Hensley 等认为氧自由基参与了 Aβ 的聚集过程，随后的研究也证实了这一假说。对于 Aβ 如何产生神经毒性进而损伤神经元，理论或假说也很多，比如细胞内钙超载、钾离子通道开放的抑制、炎症反应、兴奋性毒性、自由基损伤、胆碱能神经元损伤等。自由基学说是其中最重要的一种，即 Aβ 促进细胞内氧自由基的产生，启动脂质过氧化，破坏离子稳态，导致线粒体功能障碍，产生“氧化应激”。本研究发现，SalB 和 EGb761 都可明显降低 Aβ 诱导的细胞内活性氧的生成。这些数据都支持氧自由基介导了 Aβ 神经毒性的重要理论。

我们的研究表明，在抑制 Aβ 聚集作用和对 Aβ 诱导的神经毒性的保护作用两个方面，SalB 的作用均强于银杏叶提取物，说明丹参对于 AD 的治疗有良好的应用潜力。但目前的研究还仅仅限于体外实验，其确切的疗效还需要大规模的临床实验来验证。

（二）岗田酸（OA）引起的神经细胞损伤及两种提取物的保护作用

岗田酸（OA）是一种海洋生物的提取物，可选择性抑制蛋白磷酸酯酶 PP2A 和 PP1 的活性，激活 GSK-3β 等蛋白激酶活性，从而引起 Tau 蛋白和神经微丝（neurofilaments，NF）过度磷酸化。国内外研究证实，OA 在体外能诱导神经细胞 Tau 蛋白的过度磷酸化，在整体动物还能造成 Aβ 聚积，记忆障碍，产生类 AD 样病理特征。所以 OA 可用于制备 Tau 蛋白过度磷酸化的 AD 细胞和动物模型。

为观察 SalB 和 EGb761 对 OA 造成神经细胞损伤的影响。50nmol/L OA 与细胞孵育 36 小时后，SH-SY5Y 细胞 MTT 还原能力明显降低，约为正常细胞的 62.3%，阳性药褪黑素（50μmol/L）预先加入培养基 12 小时后，再经 OA 处理，可以显著改善 OA 对细胞的毒性作用。预先向培养基中加入 SalB（0.0072、0.072 和 0.72μg/ml）也可以降低 OA 的细胞毒性作用，细胞存活率分别上升到 67.6%、71.2% 和 83.2%，这种保护作用呈剂量依赖性。而 EGb761（10～100μg/ml）对 OA 引起的 SH-SY5Y 细胞损伤没有表现出明显的保护作用。LDH 释放分析也得出了类似的结果，说明 SalB 可对 OA 引起的细胞损伤产生保护作用，而 EGb761 即使到了 100μg/ml 也未能产生这种保护作用。SH-SY5Y 细胞经 OA 处理后细胞内活性氧的含量升高，如果用两个浓度的 SalB（0.072 和 0.72μg/ml）预处理 12 小时或者与 OA 同时加入都可以抑制活性氧的形成。在本实验条件下，EGb761 对 OA 诱导的细胞损伤几乎没有任何影响，SalB 虽然能够降低 OA 导致的活性氧含量增加，但只有当预先处理 12 小时以上才可以产生细胞保护作用。由这些结果可以推测，OA 诱导的氧化应激反应不是细胞凋亡的直接原因，SalB 的抗氧化作用与其抗 OA 细胞毒性的作用没有必然的联系，SalB 可能通过其他的作用机制发挥其细胞保护作用。

（三）去血清诱导的神经细胞凋亡及两种提取物的保护作用

以去血清诱导 SH-SY5Y 细胞凋亡作为一种细胞损伤模型，观察 SalB 和 EGb761 这两种抗氧化剂是否对去血清造成的神经细胞损伤具有保护作用。SalB 和 EGb761 都可以减轻短时间去血清（48 小时）产生的 SH-SY5Y 细胞损伤；EGb761 对长时间去血清（80 小时）诱导的 SH-SY5Y 细胞凋亡依然有抑制作用，而 SalB 却失去了这种作用，可能与 SalB 的稳定性降低有关（图 12-3-3）。

去血清诱导的 SH-SY5Y 细胞凋亡是另外一个比较常用的氧化应激模型，这个模型也被一些研究者作为脑缺血损伤的体外模型，因此，在本实验中，我们又应用此模型对 SalB 和

EGb761 的神经保护作用进行了探讨，结果一方面证实了前人对 EGb761 的研究结论，另一方面，SalB 也可以降低去血清 48 小时诱导的 SH-SY5Y 细胞损伤，但是随着去血清时间的延长到 80 小时，SalB 对细胞凋亡率几乎没有任何影响，而 EGb761 依然能够显著降低凋亡率（图 12-3-3）。这一结果似乎与 SalB 的抗氧化活性强于 EGb761 相矛盾，但是也应该注意到 EGb761 是一种包含多种活性成分的混合物，各种成分之间协同作用，有效地发挥其神经保护作用。SalB 随培养时间延长而细胞保护作用消失的原因可能有以下几点：①SalB 水溶液的稳定性低于 EGb761，SalB 分子中存在的邻二酚羟基结构是保持强抗氧化活性所必需的，通过酚羟基与氧自由基反应，提供活泼氢使自由基灭活，中断链式反应，而本身被氧化；②除了抗氧化作用，还有其他作用参与了这一过程，比如 EGb761 的促生长作用；③本实验中 SalB 的浓度较低，还不足以产生类似于神经营养的作用。另外，SalB 是否对其他类型神经细胞的去血清凋亡产生保护作用也需要进一步的研究。

尽管 SalB 对去血清 80 小时诱导的细胞凋亡没有任何作用，但是在去血清 48 小时以内也表现出了一定的保护作用，所以对产生这种保护作用的分子机制需要进一步地分析，而且，如何对 SalB 进行结构改造而提高其稳定性也是一个很有价值的课题。

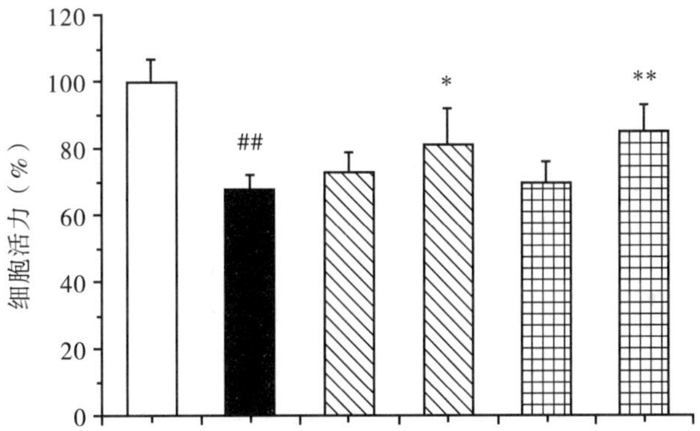

血清	+	−	−	−	−	−
SalB（μg/ml）	0	0	0.072	0.72	0	0
EGb761（μg/ml）	0	0	0	0	10	100

图 12-3-3　丹酚酸 B 与 EGb761 对去血清引起的细胞活力影响的比较

n = 6，平均值 ± 标准误 * $P<0.05$，** $P<0.01$，*vs* 去血清组；## $P<0.01$，*vs* 含血清组。

（四）钙离子载体诱发的神经细胞凋亡

用钙离子载体 ionomycin 引起 SH-SY5Y 细胞内钙超载而诱导凋亡，观察 SalB 和 EGb761 这两种抗氧化剂是否对这种损伤具有保护作用。SH-SY5Y 细胞经 ionomycin 作用 24 小时凋亡率明显增加，约为 34%。提前 1 小时加入 SalB 和 EGb761 对由此引起的细胞凋亡没有明显作用，两个药物的高剂量都有降低凋亡率的趋势，但是与单纯 ionomycin 处理组比较没有显著性差异。在预实验中还发现，即使提前 24 小时以上加入两种药物依然对凋亡率没有显著影响。说明 SalB 和 EGb761 对这种损伤可能没有保护作用。

钙离子载体 A23187 和 ionomycin 已经广泛用来诱导神经细胞凋亡。Calpain 是钙离子激活的钙离子依赖性半胱氨酸中性蛋白酶，在细胞内以无活性的形式存在，有钙离子时释放部分肽段而活化，在 AD 患者和脑缺血损伤后均发现 calpain 活性的升高。研究发现，calpain 抑制剂 MDL28170 和 calpeptin 都可以抑制钙离子载体诱导的细胞凋亡，表明 calpain 在钙超载引发的神经损伤中的关键作用。在本实验中，我们成功地用 ionomycin 诱导了 SH-SY5Y 细胞凋亡，但是 SalB 和 EGb761 对这种凋亡没有明显的抑制作用，说明两个药物在实验中所用的剂量范围内可能对 calpain 活性没有影响。另一方面，许多其他的神经损伤剂也可以继发性地引起细胞内钙超载，SalB 和 EGb761 对这些损伤是否有保护作用还需要进一步地探讨。

三、SalB 与 EGb761 对大鼠脑缺血再灌注损伤的保护作用比较

脑组织缺血（ischemia）将会导致局部脑组织及其功能的损害，临床上处理脑缺血性损伤的原则是尽早恢复血液再灌注（reperfusion），使缺血脑组织重新得到氧的供应，提供代谢所必需的营养物质并清除代谢废物。及时地恢复血液再灌注将有利于减轻脑缺血损伤，至少使某些可逆性损伤获得功能上的恢复。然而近年来发现，缺血后的血流恢复在某些情况下能导致进一步的组织损伤和功能障碍，这种恢复血流灌注后的有害情况称为缺血再灌注损伤（ischemia reperfusion injury），抑制再灌注损伤成为目前治疗缺血性脑卒中的关键环节。

采用线栓法制备大脑中动脉阻断（MCAO）模型，2 小时后将尼龙线拔出而再灌，缝合伤口，再灌注 24 小时。药物治疗组再灌注同时静脉注射 7.5 和 15mg/kg SalB 或者 50 和 100mg/kg EGb761。从大鼠行为学、梗死面积、脑水含量、脂质过氧化和抗氧化物酶活性、线粒体功能几个方面评价药物的保护作用。结果发现，SalB 和 EGb761 都能显著改善大鼠脑缺血再灌注损伤引起的神经缺失症状、减轻脑水肿，缩小脑梗死体积，而 SalB 的有效剂量比 EGb761 低 7 倍左右。SalB 和 EGb761 都能抑制缺血再灌注引起的脂质过氧化，但二者对几种抗氧化酶（SOD、CAT 和 GSH-Px）活性的影响似乎存在一定的差异。大鼠脑缺血 2 小时再灌注 24 小时后，线粒体膜可能受到了损伤，导致线粒体膜电位下降。给予 SalB 15mg/kg 和 EGb761 100mg/kg 后，可以明显降低脑缺血再灌注对大鼠线粒体膜电位的损伤。缺血再灌注后还可导致线粒体复合酶Ⅳ活性显著下降，给予 SalB 15mg/kg 和 EGb761 50、100mg/kg 后，对于缺血再灌注造成的复合酶Ⅳ活性的下降都有显著性提高作用，SalB 7.5mg/kg 的作用不显著（表 12-3-1）。结果说明，SalB 的脑保护作用与其抗氧化作用和稳定线粒体功能有关。

脑缺血再灌注会引发一系列的损伤级联反应，包括氧化应激损伤、细胞内钙稳态失衡、兴奋性氨基酸毒性、线粒体功能障碍、白细胞高度聚集和高能磷酸化合物的缺乏等，以及随之产生的蛋白酶激活、基因表达的改变，最终导致细胞坏死或凋亡，而凋亡在迟发性神经元死亡中起十分重要的作用。

表 12-3-1　丹酚酸 B 与 EGb761 对中脑动脉栓塞引起的神经行为学评分，梗死面积以及脑含水量影响的比较

组别	例数	神经行为学评分	梗死面积（%）	含水量（%）
假手术组	11	1.1 ±0.5	0	80.9 ±0.8
模型组	9	7.6 ±0.9##	27.2 ±6.3##	83.9 ±0.9##
SalB 处理组				
7.5mg/kg	8	4.6 ±1.1**	21.5 ±4.1*	82.7 ±0.8**
15mg/kg	9	4.4 ±1.1**	18.2 ±6.1**	81.8 ±0.5**
EGb761 处理组				
50mg/kg	8	5.0 ±1.2**	23.1 ±4.9	82.6 ±1.3*
100mg/kg	10	4.4 ±1.3**	17.8 ±6.4**	81.7 ±0.4**

平均值 ± 标准差。## $P<0.01$ *vs* 假手术组；* $P<0.05$，** $P<0.01$ *vs* 模型组

现在很多证据表明线粒体是氧化应激引起细胞凋亡的重要通路，线粒体是细胞的能量库，正常情况下机体通过线粒体电子传递产生 ATP 提供机体所需的能量。在缺血时，尤其是再灌注时，线粒体能量代谢发生障碍，并通过多种机制导致线粒体功能障碍。线粒体可产生自由基，实验表明，缺血后自由基在锥体神经元的产生与线粒体孔通透性改变相关。自由基可通过线粒体依赖途径，导致细胞凋亡。缺血后产生的自由基可作用于线粒体，导致线粒体孔通透性改变，线粒体膜去极化导致 CytC 释放到胞质中，激活 caspase-9，活化的 caspase-9 进一步激活 caspase-3，后者激活其他一系列 caspase 酶家族从而引起 DNA 损伤，导致凋亡。研究发现，由线粒体产生的 O_2^- 是主要的细胞毒性物，SOD2 过表达的大鼠可以减轻这种损伤。

脑能量合成的主要原料是血液中提供的葡萄糖，葡萄糖在酶作用下代谢为丙酮酸，进入三羧酸循环过程进行氧化，生成 NADH，然后进入线粒体呼吸链。三羧酸循环产生 NADH 在脑能量代谢过程中是最基本的步骤，也是线粒体进行氧化磷酸化能量合成的基础。由三羧酸循环形成的 NADH 经过线粒体呼吸链的氧化还原反应，最终将电子传递给氧生成水，并通过质子泵将质子泵出线粒体膜外，形成电位差，将氧化还原过程产生的能量转变为跨膜电位势能。跨膜电位势能使 ADP 磷酸化生成 ATP 提供能量，以此保证脑细胞的正常生理活动。线粒体内存在两条呼吸链，一条是需 NAD 的呼吸链（复合酶Ⅰ→Ⅲ→Ⅳ），另一条是通过 FAD 的呼吸链（复合酶Ⅱ→Ⅲ→Ⅳ），两条呼吸链的共同末端由一些细胞色素组成。当膜磷脂受损时，复合物之间的脱氢递电子过程产生障碍，底物与氧的电子传递效能下降，必然影响氧化磷酸化结果。线粒体膜电位的存在为线粒体完成氧化磷酸化的功能提供了环境，一方面膜外的高质子浓度使得电子能够沿着呼吸链传递，另一方面膜外的高浓度的质子顺浓度差向内膜扩散时所释放的电势能为 ATP 的形成提供了能量，因此线粒体膜电位是反映线粒体功能的重要指标。

近年来，中药对脑保护作用的研究越来越受到重视，以往研究发现，银杏叶提取物 EGb761 可通过多种机制改善脑缺血再灌注损伤，主要包括改善微循环及代谢、清除自由基

和抗氧化作用、抗血小板活化因子（platelet activating factor，PAF）活性、抑制炎症反应等。最重要的是，EGb761 可以保护线粒体膜的完整性，稳定线粒体的功能。本实验通过比较 SalB 和 EGb761 对大鼠脑缺血再灌注损伤的保护作用，发现 SalB 和 EGb761 都可以明显改善大鼠的脑缺血再灌注损伤，较小剂量的 SalB 就可以达到与 EGb761 相似程度的神经保护作用（二者的剂量相差约 7 倍）。而且，SalB 在缺血 2 小时后静脉注射给药也能发挥其神经保护作用，说明治疗时间窗可以后延。接着，我们对缺血脑组织的脂质过氧化和抗氧化酶活性进行了分析，虽然 SalB 和 EGb761 都能够抑制 MDA 的生成，但二者对几种抗氧化酶的影响似乎存在一定的差异，SalB 主要升高 CAT 和 GSH-Px 的活性，而 EGb761 有很强的升高 SOD 和 GSH-Px 活性的作用。随后，我们又对线粒体呼吸链复合酶活性和线粒体膜电位进行了分析，SalB 和 EGb761 都可以改善脑缺血再灌注对大鼠脑线粒体膜电位的损伤，抑制缺血再灌注所导致的复合酶Ⅳ活性的下降。以上结果表明 SalB 可能通过提高抗氧化酶活性，降低脂质过氧化水平，以及改善线粒体功能发挥其良好的脑保护作用，有望成为一种比较理想的抗脑缺血药物。

综上所述，银杏叶提取物 EGb761 有多方面的药理作用，主要包括抗氧化、增强学习和记忆功能、增加脑血流量、改善脑细胞代谢、减轻脑缺血再灌注损伤等，故已被公认为是治疗脑功能损害的有效天然药物。SalB 是我们课题组研究多年的天然化合物，从以往的研究来看，SalB 和 EGb761 的药理作用存在着许多相似之处。因此，本文对 SalB 和 EGb761 的几种主要的药理作用进行了比较，以这种方法重新评价了 SalB 的抗氧化作用和神经保护作用，为探讨丹参防治神经退行性疾病提供了可靠依据。从以上研究结果可以看出，SalB 在实验性 AD 和脑缺血模型中均显示了很强的神经保护作用，预示着 SalB 很有希望像 EGb761 一样，对防治脑缺血和阿尔茨海默病等急慢性神经退行性疾病具有良好的应用前景，值得深入研究开发。

（张均田）

参 考 文 献

1. Smith JV, Luo Y. Studies on molecular mechanisms of Ginkgo biloba extract. Appl Microbiol Biotechnol, 2004, 64:465-472
2. Du GH, Qiu Y, Zhang JT. Salvianolic acid B protects the memory functions against transient cerebral ischemia in mice. J Asian Nat Prod Res, 2000, 2:145-152
3. Chen YH, Du GH, Zhang JT. Salvianolic acid B protects brain against injuries caused by ischemia-reperfusion in rats. Acta Pharmacol Sin, 2000, 21:463-466
4. Tang MK, Zhang JT. Salvianolic acid B inhibits fibril formation and neurotoxicity of amyloid beta-protein in vitro. Acta Pharmacol Sin, 2001, 22:380-384
5. Liu CS, Cheng Y, Hu JF, et al. Comparison of antioxidant activities between salvianolic acid B and Ginkgo biloba extract (EGb 761). Acta Pharmacol Sin, 2006, 27 (9):1137-1145
6. Liu CS, Hu JF, Chen NH, et al. Comparison of the inhibitory activities of salvianolic acid B and Ginkgo biloba extract EGb 761 on neurotoxicity of beta-amyloid peptide. Acta Pharm Sin, 2006, 41 (8):706-711

第四节　丹参总酚酸的临床药理研究

丹参是我国传统医学常用药物之一，有活血化瘀、通经活络等功效。本所自20世纪80年代对丹参水溶性成分丹酚酸进行了研究，于1995年前初步证明了丹酚酸治疗心脑血管疾病的作用。在前期工作的基础上，经过十余年的艰苦努力，进一步研制了以丹参总酚酸为组分、质量稳定的冻干粉针剂，总丹酚酸含量在80%以上，以HPLC指纹图谱控制质量。该方法已获得发明专利，专利号ZL01142288.2。1995年“丹酚酸粉针剂的研究”被列入国家科技部1035工程项目，项目编号：96-901-01-46。

在临床前研究完成以后，与天津天士力制药股份有限公司申请了注射用丹参总酚酸（冻干）的冻干粉针剂，并于2003年3月经国家药品监督管理局批准进入临床试验，临床批件号：2003L1205，并于2003年12月获得科技部专项“创新药物和中药现代化”的资助。2005年完成Ⅰ期、Ⅱ期和Ⅲ期临床试验。

一、注射用丹参总酚酸盐Ⅰ期临床人体耐受性试验

选择健康受试者，从安全的初始剂量开始，观察人体对注射用丹参总酚酸盐的耐受性和安全性，为制定本品的Ⅱ期临床试验给药方案提供依据。临床Ⅰ期研究由陕西省中医药研究院负责完成，主要研究结果如下。

（一）单次给药的耐受性试验

参加Ⅰ期临床研究的人员为28名健康受试者，根据体重和性别随机分配到5个剂量组。第1组4人；第2~5组每组各6人。参照费氏递增法（改良Fibonacci法）结合临床可操作性确立剂量递增方案，各组分别给予注射用丹参总酚酸盐每人50、100、200、300、400mg/d，每天1次，每个受试者只接受一个相应的剂量，从小剂量开始，每个剂量应用后未见不良反应，才可用下一个剂量。观察给药后健康人体对注射用丹参总酚酸的反应和耐受性。

单次给药至每人400mg/d，共有3人出现头晕，但无法判断是否与药物有关。证明在单次给药时，总丹酚酸在小于每人400mg/d/剂量时是安全的。

（二）多次（累积）给药的耐受性试验

健康受试者12名，根据体重和性别随机分配到第一、第二剂量组（分别给予注射用丹参总酚酸盐100、200mg），每组6人，每天1次，连续给药14天。注射用丹参总酚酸盐相应剂量+生理盐水250ml静脉滴注。

临床研究结果显示，多次给药，每次按100~200mg/d给药，未见与药物肯定相关的不良反应。个别受试者可能会产生轻度的头、眼胀满感，一般不需特殊处理，继续用药，不适症状可自行消失。推荐Ⅱ期临床试验剂量为每次100~200mg/d。

二、注射用丹参总酚酸盐Ⅱ期临床研究

本期试验临床研究负责单位是陕西省中医药研究院，根据国家药品监督管理局2003年3月下发的临床批件和前期研究结果，在陕西省中医药研究院、陕西省中医学院附属医院、福建中医药研究院、天津中医学院第二附属医院以及天津医科大学总医院开展Ⅱ期临床试验。按照注射用丹参总酚酸盐治疗脑卒中中经络瘀血阻络证的Ⅱ期临床试验方案要求，进行多中心、随机、双盲、双剂量、阳性药对照的临床非劣性研究。在Ⅱ期临床研究中，共观察

了 240 例病例，其中 100mg 剂量组 80 例，200mg 剂量组 80 例，阳性药注射用血塞通 200mg（昆明制药集团股份有限公司生产）80 例。

注射用丹参总酚酸在临用前加入 0.9% 氯化钠注射液或 5% 葡萄糖注射液 250ml 溶解，静脉滴注，1 次/日，疗程为 14 天。观察用药前、用药后 1 天、3 天、7 天、14 天中医证候评分、脑卒中评分、神经功能缺损评分及病残程度评价。治疗后结果如下：

（一）脑卒中疗效

脑卒中疗效 ITT 分析：小剂量愈显率为 17.33%，总有效率为 70.67%；大剂量组愈显率为 7.79%，总有效率为 61.04%；对照药血塞通组愈显率为 9.09%，总有效率为 48.05%。小剂量总有效率优于对照组，小剂量与大剂量，大剂量与对照组比较均无统计学意义。PP 分析和 ITT 分析结果相似。结果见表 12-4-1，表 12-4-2。

表 12-4-1 脑卒中疗效 ITT 分析结果

汇总	n	痊愈	显效	有效	无效	愈显率（%）	总有效率（%）
小剂量组	75	5	8	40	22	17.33	70.67
大剂量组	77	1	5	41	30	7.79	61.04
血塞通组	77	2	5	30	40	9.09	48.05

注：愈显率 =（痊愈 + 显效）/总例数 ×100%；总有效率 =（痊愈 + 显效 + 有效）/总例数 ×100%

表 12-4-2 脑卒中疗效 PP 分析结果

汇总	n	痊愈	显效	有效	无效	愈显率（%）	总有效率（%）
小剂量组	74	5	8	39	22	17.57	70.27
大剂量组	76	1	5	41	29	7.90	61.84
血塞通组	76	2	5	30	39	9.21	48.68

注：愈显率 =（痊愈 + 显效）/总例数 ×100%；总有效率 =（痊愈 + 显效 + 有效）/总例数 ×100%

（二）中医证候疗效

中医证候疗效 ITT 分析：小剂量愈显率为 21.33%，总有效率为 74.67%；大剂量愈显率为 14.29%，总有效率为 64.94%；对照药血塞通组愈显率为 12.99%，总有效率为 66.23%。总有效率各组两两比较均无统计学意义。结果见表 12-4-3。

中医证候疗效 ITT 分析：小剂量愈显率为 21.62%，总有效率为 75.68%；大剂量愈显率为 14.47%，总有效率为 65.79%；对照药血塞通组愈显率为 13.16%，总有效率为 67.11%。总有效率各组两两比较均无统计学意义。

PP 分析和 ITT 分析结果相似。结果见表 12-4-3 和表 12-4-4。

表 12-4-3　中医证候疗效 ITT 分析结果

汇总	n	痊愈	显效	有效	无效	愈显率（%）	总有效率（%）
小剂量组	75	5	11	40	19	21.33	74.67
大剂量组	77	1	10	39	27	14.29	64.94
血塞通组	77	1	9	41	26	12.99	66.23

注：愈显率 =（痊愈 + 显效）/总例数 ×100%；总有效率 =（痊愈 + 显效 + 有效）/总例数 ×100%

表 12-4-4　中医证候疗效 PP 分析结果

汇总	n	痊愈	显效	有效	无效	愈显率（%）	总有效率（%）
小剂量组	74	5	11	40	18	21.62	75.68
大剂量组	76	1	10	39	26	14.47	65.79
血塞通组	76	1	9	41	25	13.16	67.11

注：愈显率 =（痊愈 + 显效）/总例数 ×100%；总有效率 =（痊愈 + 显效 + 有效）/总例数 ×100%

（三）中医证候各项症状评分

治疗期间 3 组中医证候各项症状评分结果显示：ITT 分析中小剂量组、大剂量组病例治疗 1 天中医证候各项症状评分即开始出现下降，下降幅度随着治疗时间的推进而逐渐增大；对照组组病例也出现相似变化。PP 分析和 ITT 分析结果相似。

（四）神经功能疗效

神经功能疗效 ITT 分析：小剂量显著进步率为 48.00%，总有效率为 82.67%；大剂量显著进步率为 41.56%，总有效率为 80.52%；对照组显著进步率为 31.17%，总有效率为 70.130%。总有效率各组两两之间比较均无统计学意义。PP 分析和 ITT 分析结果相似。

（五）安全性观察

研究期间发生不良事件小剂量组有 3 例，发生率为 3.468%；大剂量组有 4 例，发生率为 1.724%；对照组有 1 例，发生率为 3.468%。与药物相关的不良事件对照组有 1 例，输液后出现过敏症状，无法判断是否与研究药物有关的不良事件大剂量组和小剂量组各有 1 例。与药物无关的不良事件小剂量组有 2 例，大剂量组有 3 例，主要为：泌尿感染，感冒。

结论：注射用丹参总酚酸盐Ⅱ期临床研究表明，连续 14 天静脉给药治疗，小剂量组、大剂量组和对照组疗效无统计学意义，3 组安全性差异无统计学意义，说明注射用丹参总酚酸盐治疗脑卒中中经络瘀血阻络证急性期和恢复期疗效确切，安全性较好，在试验中有个别受试者过敏反应和血压升高。

三、注射用丹参总酚酸盐Ⅲ期临床研究

本期试验临床研究负责单位是陕西省中医药研究院，根据国家药品监督管理局 2003 年 3 月下发的临床批件和前期研究结果，在陕西省中医药研究院、陕西省中医学院附属医院、福建中医药研究院、天津中医学院第二附属医院、天津医科大学总医院、天津中医学院第一附属医院、新疆维吾尔自治区中医院和四川大学华西医院开展Ⅲ期临床研究。按照注射用丹

参总酚酸盐治疗脑卒中中经络瘀血阻络证的Ⅲ期临床试验方案要求，进行多中心、随机、双盲、双剂量、阳性药对照的临床非劣性研究，从2004年8月开始临床试验观察，于2005年2月结束。样本量为528例，其中100mg剂量组176例，200mg剂量组176例，阳性药注射用血塞通200mg（昆明制药集团股份有限公司生产）176例。研究药物加入0.9%氯化钠注射液或5%葡萄糖注射液250ml中，静脉滴注，1次/日，疗程为14天。观察用药前、用药后1天、3天、7天、14天中医证候评分、脑卒中评分、神经功能缺损评分及病残程度评价。治疗后结果如下：

（一）脑卒中疗效

脑卒中疗效PP分析：血塞通总显效率为33.533%（n=167）；高剂量组总显效率为50.888%（n=169）；低剂量组总显效率为47.368%（n=171）；高剂量组和低剂量组均优于血塞通组。

脑卒中疗效ITT分析：血塞通总显效率为32.941%（n=170）；高剂量组总显效率为49.425%（n=169）；低剂量组总显效率为47.674%（n=172）；高剂量组和低剂量组均优于血塞通组。

PP分析和ITT分析结果相似。

（二）中医证候疗效

中医证候综合疗效PP分析：血塞通总显效率为31.737%（n=167）；高剂量组总显效率为52.663%（n=169）；低剂量组总显效率为42.105%（n=171）；高剂量组和低剂量组均优于血塞通组。

脑卒中疗效ITT分析：血塞通总显效率为31.176%（n=170）；高剂量组总显效率为51.149%（n=174）；低剂量组总显效率为42.442%（n=172）；高剂量组和低剂量组均优于血塞通组。

PP分析和ITT分析结果相似。

（三）中医证候各项症状评分

治疗期间3组中医证候各项症状评分结果显示：ITT人群中小剂量组、大剂量组病例治疗1天中医证候各项症状评分即开始出现下降，下降幅度随着治疗时间的推进而逐渐增大；对照组组病例也出现相似变化。PP分析和ITT分析结果相似。

（四）神经功能疗效

临床神经功能缺损程度综合疗效PP分析：血塞通总显著进步率为38.323%（n=167）；高剂量组总显著进步率为56.213%（n=169）；低剂量组总显著进步率为49.123%（n=171）；高剂量组和低剂量组均优于血塞通组。

临床神经功能缺损程度综合疗效ITT分析：血塞通总显著进步率为37.647%（n=170）；高剂量组总显著进步率为54.598%（n=174）；低剂量组总显著进步率为49.419%（n=172）；高剂量组和低剂量组均优于血塞通组。

PP分析和ITT分析结果相似。

（五）安全性观察

研究期间发生不良事件血塞通组有10例，发生率为3.468%；高剂量组有6例，发生率为1.724%；低剂量组有10例，发生率为3.468%。与药物相关的不良事件血塞通组有4

例，高剂量组有 1 例，低剂量组有 1 例，主要为：治疗后 CK 值升高，皮肤潮红，头痛，静脉炎，面红出汗等；无法判断是否与研究药物有关的不良事件大剂量组，患者输液一天后自觉全身发热，体温正常，要求中止试验。

以上结果表明：在Ⅲ期临床研究中，注射用丹参总酚酸盐连续静脉注射 14 天后，临床神经功能缺损程度减轻，中医证候各单项症状评分下降，病人症状得到明显改善，高低剂量组疗效均优于血塞通组，3 组安全性无显著性差异。

Ⅰ期、Ⅱ期和Ⅲ期临床试验的研究结果及临床前药理毒理研究表明，丹参多酚酸盐及其粉针剂具有良好的临床治疗效果，使用安全，经过现代技术方法的应用，可以保证产品质量的稳定型，对于脑缺血具有良好的防治作用，具有良好的应用前景。

（以上资料来源于临床研究，特向参加临床研究的全体人员和医院表示感谢）

（杜冠华　王守宝　张均田）

参 考 文 献

韩景献，韩力. 注射用丹参总酚酸治疗缺血性中风瘀血阻络证临床研究. 天津中医药，2005，22（4）：287－289

第十三章　五味子及其有效成分药理作用研究新进展

概　述

五味子是常用中药，具收敛固涩，益气生津，补肾宁心功效，药用价值很高。能够调节心血管系统，改善血液循环，促进肝细胞再生，增强肝脏的解毒能力，是主治精神衰弱、泻痢、盗汗以及肝脏疾病的良药。此外，服用五味子可以提高视力，并有助于治疗眼疾。基础研究发现，五味子多种成分能保护肝脏免受一些化学毒物的损害，并能拮抗氧自由基损伤，刺激肝脏的合成代谢和增强细胞色素 P450 的活性。还有研究表明，五味子能增强大脑皮层兴奋和抑制过程，使其互相平衡。五味子提取物有明显镇静作用，与戊巴比妥钠、氯丙嗪等共用能够拮抗兴奋药引起的惊厥，有安定药的特点。生脉注射液（太行制药）的主要成分也为五味子，临床主要用于气阴两亏，脉虚欲脱的心悸、气短、四肢厥冷、汗出、脉欲绝及心肌梗死、心源性休克、感染性休克等具有上述症候者。

近年来，通过大量探索我们在五味子药理学活性方面又有了新的发现：五味子粗提物及五味子甲素体内外均表现良好的肿瘤多药耐药（MDR）逆转活性，其机制与抑制 P-糖蛋白（P-glycoprotein，P-gp）表达有关，另发现五味子成分——五味子酚具有抗人低密度脂蛋白过氧化作用。新的研究成果对进一步发掘五味子的药理活性，扩大其临床适应证具有参考价值。

（孙　华　刘耕陶）

第一节　五味子及五味子甲素逆转肿瘤多药耐药作用的新发现

肿瘤多药耐药性（multidrug resistance，MDR）是目前临床肿瘤化疗失败的重要原因之一。MDR 的发生机制较为复杂，其中耐药糖蛋白 P-gp 过度表达介导的 MDR 是目前研究最为广泛和深入并在临床实践中得到证实的主要机制，而肿瘤细胞产生凋亡抗性也是导致 MDR 的重要因素。

逆转肿瘤细胞的多药耐药性从而使肿瘤细胞恢复对化疗剂的敏感性具有非常重要的临床应用价值。国外对逆转肿瘤 MDR 已进行了大量研究，包括 1981 年发现的以维拉帕米为代表的第一代 MDR 逆转剂，以 PSC 833 为代表的第二代 MDR 逆转剂，及克服了第一代和第二代逆转剂毒副作用大和与其他药物存在药代动力学相互影响问题的第三代 MDR 调节剂，目前一些第三代 MDR 调节剂正在进行临床试验。

国内进行肿瘤 MDR 研究开始较晚，临床有效的肿瘤 MDR 逆转剂还属空白。五味子是民间常用的中药，药用价值很高。我们的研究发现五味子粗提物（乙醇提取）（fructus chisandrae）及其单体五味子甲素（schisandrin A）具有逆转肿瘤多药耐药的活性，可大大提高肿瘤细胞对抗肿瘤药物的敏感性，其作用机制与抑制 P-gp 表达及增加耐药肿瘤细胞凋亡敏感性有关。五味子甲素的化学结构与已知 MDR 逆转剂均不同，是一种具有开发前景的中草药。相关研究内容已申请专利并完成成果转让。现从体外、体内和作用机制研究三个方面对有关结果进行简介。

（一）体外实验

1. 细胞毒作用　首先通过 MTT 法观察五味子粗提物和五味子甲素对肿瘤细胞的细胞毒作用，以求找到其对细胞的无毒剂量。人口腔上皮癌 KBv200 细胞和人肝癌 Bel7402 细胞的结果显示，五味子粗提物在 25μg/ml、五味子甲素在 31.25μmol/L 及以下浓度时对所检测细胞均无明显毒性，两者对 KBv200 细胞的 IC_{50} 分别为 71.2μg/ml 和 442.7μmol/L。五味子甲素对 Bel7402 细胞的 IC_{50} 为 396.1μmol/L，而五味子粗提物即使在浓度高达 100μg/ml（约 200μmol/L）时，也未观察到细胞毒性。因此，选择无毒剂量用于以下体外实验。

2. 对获得耐药性的逆转作用　KBv200 是人口腔上皮癌 KB 细胞对长春新碱（VCR）的耐药株，耐药倍数约为 100 倍；MCF-7/DOX 是人乳腺癌 MCF-7 细胞对阿霉素（DOX）的耐药株，耐药倍数约为 110 倍。研究表明，五味子粗提物和五味子甲素可剂量依赖性地逆转 KBv200 细胞对 VCR 的获得耐药性，12.5μg/ml 五味子粗提物和 25μmol/L 五味子甲素对 VCR 的逆转倍数分别为 69 和 118 倍。两者对 MCF-7/DOX 细胞对 DOX 的获得耐药性也有明显的逆转活性，12.5μg/ml 五味子粗提物和 25μmol/L 五味子甲素对 MCF-7/DOX 细胞对 DOX 的耐药逆转倍数分别为 9 和 23 倍。五味子粗提物和五味子甲素对敏感 KB 细胞和 MCF-7 细胞的抗肿瘤作用几乎没有影响。

3. 对内在耐药性的逆转作用　以前研究发现，与对化疗药物敏感的 KB 细胞相比，人肝癌 Bel7402 细胞具有内在多药耐药性，对 DOX 和 VCR 的细胞毒作用均不敏感。五味子粗提物和五味子甲素均能剂量依赖性地逆转 Bel7402 细胞对 DOX 和 VCR 的内在耐药性，两者逆转 VCR 耐药的能力强于 DOX 耐药。

4. 对交叉耐药性的逆转作用　KBv200 细胞除对 VCR 有获得耐药性外，对 DOX、紫杉醇（taxol）和依托泊苷（VP-16）也有交叉耐药性，耐药倍数分别为约 10、148 和 10 倍。此外，MCF-7/DOX 细胞对 VCR 和 taxol 亦有交叉耐药性。

五味子粗提物和五味子甲素能剂量依赖性地逆转 KBv200 细胞对 DOX、taxol 和 VP-16 的交叉耐药性，亦能明显逆转 MCF-7/DOX 细胞对 VCR 和 taxol 的交叉耐药性，其中 25μmol/L 五味子甲素对 MCF-7/DOX 细胞抗 taxol 和 VCR 的交叉耐药性逆转倍数分别为 201 和 38 倍。

5. 五味了粗提物逆转肿瘤多药耐药性的血清药理学研究　为了排除五味子粗提物直接加入体外反应系统可能产生的假阳性和假阴性结果，我们进一步进行了五味子粗提物的血清药理学研究，将五味子粗提物或相同量溶剂灌服大鼠，取血清，过滤除菌，观察含药血清的体外逆转肿瘤 MDR 活性。

结果表明，与正常动物血清相比，低于 10% 浓度的含药血清对所用肿瘤细胞无明显细胞毒性，因此我们选择 10%、5% 作为实验剂量用于下述实验。逆转肿瘤多药耐药实验结果显示，含 5%、10% 药物血清与相同浓度的正常动物血清相比，明显增加耐药肿瘤细胞对抗肿瘤药物的敏感性，逆转 KBv200 细胞对 VCR 的获得耐药性、对 DOX 的交叉耐药性，10% 药物血清的逆转倍数分别为 107 和 6 倍；对 Bel7402 细胞对 VCR 和 DOX 的内在耐药性也有明显逆转活性，10% 药物血清的逆转倍数分别为 7 和 13 倍。

（二）体内实验

1. 五味子粗提物在单侧荷瘤（KBv200）裸鼠及双侧荷瘤（KBv200，KB）裸鼠对 VCR 抑瘤活性的影响　首先通过单侧接种 KBv200 移植性实体瘤的裸鼠实验观察五味子体内肿瘤多药耐药逆转活性。结果表明，五味子在裸鼠体内同样表现出良好的逆转肿瘤多药耐药活性。单独腹腔注射 VCR 0.4mg/kg，对耐药的 KBv200 移植性肿瘤仅有微弱的抑制作用（抑瘤率为 12.7%）。五味子粗提物能够显著增强 VCR 对 KBv200 移植性肿瘤的抑制作用，100、200、300mg/kg 五味子粗提物与 VCR 合用，抑瘤率分别为 27.6%、25.2% 和 41.9%，提示五味子与 VCR 合用，能显著增加耐药肿瘤对 VCR 的敏感性。治疗前后各组动物体重均没有明显下降，说明五味子与 VCR 合用治疗肿瘤耐药是安全、有效的。

在上述实验基础上，我们采用双侧荷瘤（KBv200，KB）裸鼠进一步观察五味子对 VCR 抑瘤活性的影响，得到相同的实验结果，五味子粗提物与 VCR 合用，能剂量依赖性的增强 VCR 对耐药 KBv200 移植性实体瘤的抑制作用，对敏感 KB 移植性实体瘤仅有微弱的增加作用。

2. 五味子粗提物的抗肿瘤活性　五味子粗提物单独给药能明显抑制 S180 肉瘤和 H22 肝癌的生长，表现一定的抗肿瘤活性，抑瘤率在 20%~45%。同时，观察了此浓度五味子粗提物与极低浓度 DOX（0.5mg/kg）合用时的药效，并与维拉帕米进行比较。DOX（0.5mg/kg）对 H22 肝癌的抑瘤率仅为 2.5%。五味子粗提物与此浓度 DOX 合用可增强 DOX 的抑瘤活性，其抑瘤率高于两药单独给药的抑瘤率之和。但 DOX 与维拉帕米合用则无此作用。

3. 五味子粗提物与抗肿瘤药物（VCR、DOX、Taxol）合用对 S180 肉瘤的体内抗肿瘤作用影响　五味子粗提物与低浓度抗肿瘤药物包括 VCR（0.4mg/kg）、taxol（6mg/kg）、DOX（2mg/kg）合用，均能增强上述抗肿瘤药物对 S180 的抑瘤作用，增强百分率为 10%~20%。

4. 五味子粗提物对 DOX 引起白细胞减少的保护作用　选用生长状态良好的 Lewis 肺癌荷瘤小鼠，观察五味子提取物对 DOX 引起骨髓毒性的保护作用。结果显示，腹腔注射 DOX10mg/kg 1 次，荷瘤小鼠白细胞数显著降低。五味子粗提物 300、400mg/kg 与 DOX 合用可升高小鼠白细胞数。此外，五味子粗提物对 DOX 引起的小鼠免疫功能下降也有明显保护作用，改善胸腺和脾脏指数。阳性对照药重组人细胞生长因子（rhG-CSF）亦能显著升高小鼠白细胞数。

（三）逆转肿瘤多药耐药作用机制研究

1. 对 Bel7402 细胞内阿霉素蓄积的影响　抑制 P-gp 药物外排泵的功能从而增加肿瘤细胞内抗癌药物的蓄积量，是耐药逆转剂增加抗癌药化疗敏感性的重要机制之一。给 DOX 的同时加入五味子提取物及其单体五味子甲素作用具有内在耐药性 Bel7402 细胞 3h，可使 Bel7402 细胞内 DOX 的蓄积量增加 2~3 倍，与 20μmol/L 维拉帕米的作用相似。初步提示五味子粗提物及五味子甲素逆转肿瘤耐药机制可能与抑制 P-gp 外排泵功能有关。

2. 对单个肿瘤细胞 P-gp 转运活性的影响　荧光染料罗丹明 123 为 P-gp 最适宜底物之

一。用荧光显微镜或激光扫描共聚焦显微镜观察单个肿瘤细胞 P-gp 外排底物的活性是评价耐药逆转剂的一种快速、简便和定量的方法。

在未经药物处理的多药耐药 KBv200 细胞及天然耐药人肝癌 Bel7402 细胞内未观察到明显荧光染料的蓄积，但加入五味子甲素或阳性对照药维拉帕米后，以上两种耐药细胞内荧光强度显著增强。50μmol/L 五味子甲素处理组，耐药肿瘤细胞内荧光染料的蓄积量与对抗癌药物相对敏感的 KB 细胞接近。对 100 个细胞的平均荧光强度进行统计显示，五味子甲素和维拉帕米处理组耐药细胞内荧光染料的蓄积量显著高于未经处理的对照组，与敏感 KB 细胞接近。

3. 对 P-gp 表达的影响　应用 P-gp 抗体、荧光二抗和激光共聚焦显微镜观察 P-gp 蛋白的原位表达。结果显示，与相对敏感的 KB 细胞相比，耐药 KBv200 细胞膜呈现荧光强染色，说明在耐药 KBv200 细胞中有 P-gp 的过表达。当 KBv200 细胞与 50 或 100μg/ml 的五味子粗提物共同孵育 24h，细胞膜上的荧光强度显著下降，提示 P-gp 蛋白的表达明显降低。

4. 对 PKC 蛋白表达及其膜表面移位的影响　PKC 在调节 P-gp 的磷酸化过程中发挥着重要作用。采用激光共聚焦扫描显微镜观察 PKC 的表达及移位活化。耐药 KBv200 细胞与其敏感的 KB 细胞相比，PKC 荧光染色强度显著增强，胞膜和胞质内荧光均强染，并且以胞膜 PKC 荧光增强最为显著。说明 KBv200 细胞活性 PKC 表达水平上调。25 和 50μmol/L 五味子甲素与 KBv200 细胞孵育 24h 后，除胞质内钝化状态的 PKC 明显减少外，细胞膜活化 PKC 表达水平同样受到抑制，并有剂量依赖关系。50μmol/L 五味子甲素与 KBv200 细胞作用后受到抑制的 PKC 表达水平与敏感的 KB 细胞相似。

5. 对 P-gp ATP 酶活性的影响　用 G 毒毛旋花苷抑制 Na^+/K^+-ATP 酶，EGTA 抑制 Ca^{2+}-ATP 酶，叠氮钠抑制细胞膜提取物中可能残留的线粒体 ATP 酶活性后，观察药物对 KBv200 细胞膜上 P-gp ATP 酶活性的影响。结果显示，五味子粗提物和五味子甲素与细胞膜提取物孵育后，无机磷（Pi）生成量明显升高，表示有 ATP 酶活性显著增加，提示两者可能是 ATP 酶的激动剂，又可能通过耗竭 ATP 能量来抑制 P-gp 对抗肿瘤药物的转运。

6. 对 DOX 诱导 Bel7402 细胞凋亡的增敏作用　流式细胞仪结果显示，单用 DOX（2.15μmol/L）处理细胞 24h 后不能诱导 Bel7402 细胞发生凋亡，凋亡细胞数仅为 1.8%；但 DOX 与五味子粗提物、五味子甲素或维拉帕米合用，可使 DOX 诱导 Bel7402 细胞发生凋亡的百分率增加，凋亡细胞所占的比例分别升至 10%～18%。

7. 对 DOX 激活 caspase 3 活性的影响　Caspase 3 激活后能特异性地剪切 Ac-DEVD-pNA，释放出硝基苯胺（pNA），pNA 浓度的高低能反映 caspase 3 活性的高低。实验结果表明，Bel7402 细胞与五味子甲素和维拉帕米孵育 24h 后，与对照组相比 caspase 3 活性均无统计学差异。当 Bcl7402 细胞分别与 25μg/ml 五味了、25μmol/L 五味子甲素或维拉帕米 10μmol/L 孵育 24h 后，再与 30μmol/L DOX 作用 24h，单独 30μmol/L DOX 能够明显激活 caspase 3，而预先与上述逆转剂孵育的 Bel7402 细胞内 caspase 3 活性与仅加 DOX 组细胞相比又有显著的增高，提示五味子可增强 DOX 对 caspase 3 的激活作用。

8. 作用机制的血清药理学研究　为了排除作用机制研究中将五味子粗提物直接加入体外反应系统可能引起的假阳性或假阴性结果，提取大鼠含药血清，对其部分作用机制也进行了探讨，得到相同的实验结果：含五味子药物血清能增加耐药肿瘤细胞内 DOX 蓄积，降低

P-gp 和 cPKC-α 表达量。

9. 对细胞内钙离子浓度的影响　选择 KB 细胞，利用双波长荧光分光光度仪、荧光染料 Fura-2/AM 和二氢吡啶类钙刺激剂 Bayk 8644 的结果显示，维拉帕米能部分拮抗 Bayk 8644 介导的钙增加，但五味子甲素在体外有效抑制 MDR 的浓度下，不能拮抗 Bayk 8644 介导的细胞内钙增加。此结果提示五味子甲素本身无钙拮抗活性。

（四）与 DOX 合用对后者药代动力学的影响

与抗肿瘤药物合用影响后者药代动力学从而增加毒副作用是第二代肿瘤 MDR 调节剂临床实验失败的主要问题。我们利用荷 S180 肉瘤小鼠，初步观察五味子粗提物与 DOX 合用对后者血清及瘤组织药物浓度的影响。结果显示，五味子粗提物与 DOX 合用，对后者血清及瘤组织中 DOX 含量的药时曲线下面积均无明显影响。

（五）小结

五味子是民间常用中药，我们首次发现五味子粗提取物及其一种有效成分五味子甲素在体外和体内对 MDR 均有很强的逆转作用，其逆转机制与直接或间接干扰 P-gp 介导的药物外排泵活性及增加抗癌药诱导肿瘤细胞发生凋亡的易感性有关。五味子甲素的化学结构是与国内外已知 MDR 逆转剂结构完全不同的新型耐药逆转剂，不仅逆转作用强，而且毒性及副作用可能也较其他一些已知逆转剂低，值得继续研究和开发。特别是该中药在国内资源非常丰富，因此可将五味子粗提物优先开发，以五味子甲素为质量控制的指标，很有希望开发成为治疗人类肿瘤多药耐药的新药而应用于临床。

（孙　华　刘耕陶）

参 考 文 献

1. 黄敏，刘耕陶. 人肝癌 Be17402 细胞系天然耐药及 5-FU 获得性耐药的机理以及几种天然化合物逆转多药耐药的作用. 博士论文，2001

2. 金晶，刘耕陶. 肝癌 5-氟尿嘧啶获得耐药性的机理研究以及三种化合物对 P-糖蛋白介导的多药耐药性的逆转. 博士论文，2003

3. 孙华，刘耕陶. 抗肝炎药物双环醇、联苯双酯的肝癌化学预防作用以及中药 XX 对肿瘤多药耐药性的逆转. 博士论文，2005

4. M Liscovitch，Y Lavie. Cancer multidrug resistance：A review of recent drug discovery research. Idrugs，5 (2002)：349 – 355

5. LM Chen，YJ Liang，JW Ruan，et al. Reversal of P-gp mediated multidrug resistance in-vitro and in-vivo by FG020318. J Pharm Pharmacol，2004，56：1061 – 1066

第二节　五味子酚（Sal）抗人低密度脂蛋白过氧化的作用

已知多种疾病与氧化应激关系密切，如动脉粥样硬化、帕金森病（PD）、阿尔茨海默病（AD）、癌症、变态反应等。血管内皮细胞的损伤和功能改变是动脉粥样硬化发生的始动因素，而氧化型低密度脂蛋白（ox-LDL）在内皮细胞损伤中占重要地位。某些抗氧化剂对动脉硬化发生的多个环节有抑制作用，如 β 胡萝卜素和维生素 E 等抗氧化剂则均可抑制低密度脂蛋白（LDL）的氧化，延缓动物动脉粥样硬化斑块的形成。我们以往的研究证明：从五味子提取的多种五味子素类成分具有抗氧化活性，其中五味子酚（Schisanhenol，Sal）的活性尤其明显。为了解 Sal 对 LDL 过氧化以及对 ox-LDL 损伤牛主动脉内皮细胞有无保护作用，我们研究了：①Sal 抗人血清 LDL 过氧化的作用；②Sal 对 ox-LDL 损伤牛主动脉内皮细胞的保护作用；③Sal 对 ox-LDL 氧化性损伤神经细胞的保护作用。

一、抗人血清低密度脂蛋白过氧化的作用

采用密度梯度超速离心法分离得到人血清 LDL。将 Sal 100、50、10μmol/L 分别与 LDL 溶液于 37℃ 预温孵 1h 后，与氧化模型组同时加入 10μmol/L $CuSO_4$ 以诱导 LDL 氧化。测定各组 ox-LDL 中维生素 E（VE）、过氧化产物丙二醛（MDA）及脂褐素的含量。采用琼脂糖电泳观察 ox-LDL 中载脂蛋白 B（apolipoprotein，apo B）电泳迁移率的改变，用超微弱发光法检测 LDL 氧化过程中自由基的产生及 Sal 的作用。结果表明，不同浓度 Sal 与 LDL 预温孵 1h，均可明显地抑制 MDA 和脂褐素的生成，减少 VE 含量的下降，且呈剂量依赖性关系。氧化修饰后的 LDL apo B 电泳迁移率明显加快，不同浓度 Sal 与 LDL 预温孵 1h 则可明显降低 apo B 的电泳迁移率，且随 Sal 浓度的增加而递减。

为研究 Sal 对巨噬细胞介导的 LDL 过氧化的作用，将不同浓度 Sal 与昆明种小鼠腹腔巨噬细胞进行预培养 1h，而后分别加入 200μg/ml LDL，0.5μmol/L $CuSO_4$，测定细胞上清 MDA 和脂褐素含量。同样，Sal 50μmol/L 可显著降低上清中 MDA 和脂褐素含量。

二、Sal 对铜离子引起 LDL 氧化过程中自由基产生的抑制作用

采用超微弱发光法测定 Cu^{2+} 诱导的 LDL 氧化过程中自由基的产生。结果发现，LDL 与 Cu^{2+} 共温孵过程中，随时间推移化学发光逐渐加强，说明该过程有自由基的产生。加入不同浓度的 Sal 均可抑制自由基的产生，且有明显的剂量-效应关系，其中 Sal 100μmol/L 可完全抑制氧化过程中自由基的产生。

上述研究显示，Sal 可明显降低 LDL 氧化过程中脂质过氧化产物 MDA 及脂褐素的产生，防止 LDL 中抗氧化物质维生素 E 含量的下降，减低脂蛋白的电泳迁移率，显示一定的抗氧化作用，其可能机制是通过直接清除氧化过程中的自由基实现的。

三、Sal 对 ox-LDL 氧化性损伤牛主动脉内皮细胞的保护作用

Ox-LDL 包含多种过氧化脂质，可直接损伤内皮细胞，诱导内皮细胞的凋亡，进而导致动脉斑块的不稳定和脱落。应用抗氧化剂可降低内皮细胞的损伤，延缓动脉粥样硬化的发生和发展。鉴于此，我们进一步观察了 Sal 对 ox-LDL 引起的牛主动脉内皮细胞损伤和凋亡的保护作用。

取培养 4～9 代分离的新生奶牛内皮细胞分别与人 ox-LDL（1mg/ml）共同培养。给药组提前 1h 加入不同剂量 Sal，在倒置显微镜下观察细胞形态的变化，MTT 法检测细胞存活率。取培养上清测定乳酸脱氢酶（LDH）活性。

结果表明：提前加入 Sal 50、10μmol/L 可明显减少 ox-LDL 引起的内皮细胞漂浮变形，细胞形态接近对照组，具有显著的保护作用。ox-LDL（200μg/ml）作用 24h 可使血管内皮细胞存活率下降至 60.6%，提前加入 Sal 50、10μmol/L 可明显提高细胞存活率。Sal 50μmol/L 还可有效降低细胞内 LDH 的泄漏，对细胞损伤有明显保护作用。

为观察 Sal 对 ox-LDL 诱导的牛主动脉内皮细胞凋亡有无抑制作用，将内皮细胞损伤对照组加入含 200μg/ml ox-LDL 的无血清 1640 培养基培养 24h，给药组提前 1h 加入不同剂量 Sal 预温孵。内皮细胞经 Sal 和 ox-LDL 损伤处理后，提取 DNA 经 1.5% 琼脂糖电泳分离，观察细胞凋亡特有的梯状条带出现的情况。内皮细胞采用 Hoechst33342 荧光染色观察凋亡细胞的形态，流式细胞仪观察细胞凋亡百分率。结果如下：①Sal 能明显抑制 ox-LDL 诱导的内皮细胞凋亡，细胞用 Hoechst33342 染色后，对照组细胞核 DNA 染色质分布均匀，荧光强度较低。ox-LDL 损伤组可见大量细胞核内染色质凝聚，呈现明亮的蓝紫色光点，说明细胞发生了凋亡。经 Sal 50、10μmol/L 预处理 1h 后，具有强荧光染色的细胞明显减少，大多数细胞核染色均匀，显示 Sal 能明显抑制 ox-LDL 诱导的细胞凋亡；②内皮细胞经 200μg/ml ox-LDL 处理 24h 后，出现清晰的 DNA 梯状条带，说明细胞被诱导出现凋亡，提前 1h 加入 Sal 50、10μmol/L 可显著减少 DNA 梯状条带亮度（图 13-2-1）；③流式细胞仪检测细胞凋亡结果显示，内皮细胞与 ox-LDL 200μg/ml 共温孵 24h 后，出现明显的凋亡峰，凋亡细胞比例达到 45.4%，Sal 50、10μmol/L 预处理的细胞凋亡比例分别降低至 33.9%、23.8%；④Sal 对 ox-LDL 诱导内皮细胞内自由基（Ros）产生有抑制作用，

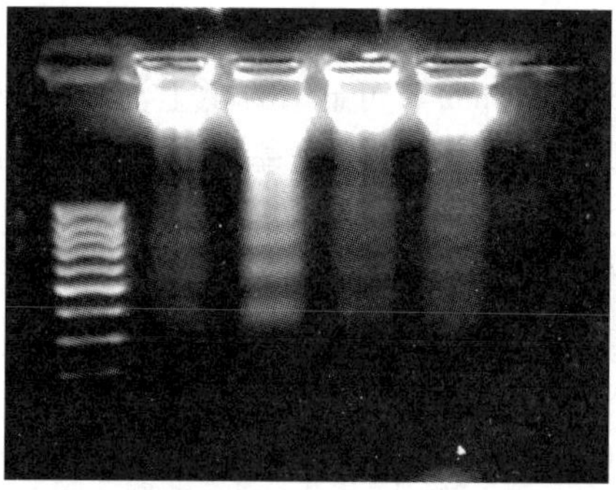

图 13-2-1 琼脂糖凝胶电泳检测 Sal 对 ox-LDL 引起的内皮细胞核 DNA 梯状条带条出现的抑制作用。

1. DNA ladder marker；2. 对照；3. ox-LDL 200μg/ml 处理对照；4. Sal 50μmol/L；5. Sal 10μmol/L。

以激光共聚焦显微镜和流式细胞仪观察二氯荧光素双醋酸（2′,7′-dichlorofluorescin diacetate，DCFH-DA）氧化法标记 ox-LDL 诱导内皮细胞内自由基的产生及 Sal 的抑制作用。分子探针 DCFH-DA 本身为无荧光的化合物，它可穿过细胞膜进入细胞内，被细胞内的酯酶水解为无荧光的 DCFH。DCFH 可被自由基迅速氧化为高荧光的 2′,7′-二氯荧光素（2,7-dichlorofluorescin，DCF），故测定细胞内荧光强度的变化可显示细胞内自由基含量的变化。流式细胞仪检测发现，ox-LDL 使细胞内 DCF 荧光强度升高约 4 倍，提前加入 Sal10μmol/L，细胞内 DCF 荧光强度与正常对照组接近，说明细胞内自由基的产生被完全抑制。

激光共聚焦显微镜可观察经 DCFH-DA 染色后的细胞内 ROS 产生的动态变化。内皮细胞与 ox-LDL 共温孵后，细胞内荧光强度迅速增加，说明有 ROS 的产生。提前经 Sal 处理的细

胞在 ox-LDL 刺激下，细胞内荧光变化不明显，提示 ROS 产生无明显增加。

四、Sal 对 ox-LDL 诱导内皮细胞线粒体损伤的保护作用

线粒体是 ROS 产生的重要场所，在细胞凋亡中亦有着重要作用，损伤的线粒体可释放出细胞色素 C 等促凋亡因子，引发系列反应，最终导致细胞凋亡，而线粒体膜电位的变化标示线粒体受损伤的程度。线粒体膜受到损伤后，线粒体对荧光染料罗丹明 123 的摄取淬灭能力降低，表现为细胞内荧光强度增加。内皮细胞经 200μg/ml ox-LDL 处理 14 ~ 24h 后，细胞内罗丹明 123 染色荧光强度逐渐增强，提示线粒体损伤程度逐渐增加，膜电位降低。选择 18h 为观察点，提前 1h 加入 Sal 50、10μmol/L 能明显地降低 200μg/ml ox-LDL 处理细胞荧光强度。

以上结果表明，Sal 对 ox-LDL 引起的内皮细胞损伤有明显的保护作用，能抑制 ox-LDL 诱导的内皮细胞凋亡，其作用机制可能是通过抑制细胞内 ROS 的产生，防止线粒体损伤。

五、Sal 对谷氨酸和 ox-LDL 引起神经细胞损伤的保护作用

近年来国外研究发现 ox-LDL 亦存在于中枢神经系统，其包含的多种脂质过氧化产物可诱导神经细胞的凋亡，且其毒性与氧化应激有关。兴奋性氨基酸谷氨酸是一种神经毒素，多种神经退行性疾病均可导致谷氨酸的过度释放，刺激神经元氧化应激反应，引起神经细胞的损伤和凋亡。本部分内容主要观察 Sal 对 ox-LDL 和谷氨酸诱导的神经细胞株 NG108-15（NG）的损伤和凋亡的保护作用。

NG 细胞经 3mmol/L 的谷氨酸损伤 15 分钟后，以无血清培养基继续培养 24h 后，细胞存活数率明显降低，仅为对照组的 31.8%。而培养细胞上清中 LDH 水平明显升高，反映细胞受损。同时加入 Sal 10μmol/L 则可使细胞存活率上升至 70.7%，细胞形态接近正常，胞内 LDH 的漏出显著降低，可见 Sal 具有明显的保护作用。谷胱甘肽（GSH）是神经细胞内重要的抗氧化物质，NG 细胞经 3mmol/L 谷氨酸处理后，细胞内的 GSH 含量显著降低，预先加入 Sal 50μmol/L 后能有效维持细胞内 GSH 水平，甚至还高于正常对照组。

琼脂糖电泳分析显示，谷氨酸可诱导 NG 细胞 DNA 出现明显的凋亡梯状条带，谷氨酸损伤组同时加入 Sal 50μmol/L 可显著减少 DNA 梯状条带的出现，提示细胞凋亡被明显抑制。使用流式细胞仪测定凋亡细胞比例，可见经谷氨酸处理的细胞出现凋亡特征峰——亚 G_1 峰，凋亡细胞比例明显升高到 48.2%，同时加入 Sal 50μmol/L，细胞凋亡百分率降低为 30.2%，接近于对照组的 28.4%。

细胞线粒体细胞色素 C 的释放在启动细胞凋亡中起重要作用。Western-blotting 测定的结果显示，NG 细胞用谷氨酸处理 6h 后，释放入胞浆中的细胞色素 C 含量明显增加，而经 Sal 50、10μmol/L 保护的 NG 细胞细胞色素 C 的释放明显减少。

利用与上述谷氨酸实验中相同研究方法和观察指标，研究了 Sal 对 ox-LDL 诱导的 NG 细胞毒性的保护作用，Sal 对各项观察指标均有明显的保护作用。

六、Sal 对氧化应激诱导胎大鼠脑神经细胞损伤凋亡的保护作用

（一）Sal 对氧化应激诱导胎大鼠脑神经细胞损伤凋亡的保护作用

将分离大鼠脑突触体及线粒体在体外与氧自由基生成系统硫酸亚铁-半胱氨酸（Fe^{2+}-Cys）于 37℃ 温育后，脂质过氧化产物 MDA 明显升高，线粒体 ATPase 活性明显降低。预先分别加入不同浓度 Sal（10^{-4} ~ 10^{-6}mol/L）对上述损伤均有显著保护作用。选用脂质探针

DPH 测定膜流动性的结果表明，Sal 可防止膜脂质过氧化时膜流动性的降低，并能明显减轻脂质过氧化损伤引起的大鼠脑线粒体基质溶解、内脊断裂、肿胀等以及突触体囊泡排空、肿大乃至破裂等损伤性变化。Sal 能够对抗 H_2O_2 引起的大鼠脑突触体内抗氧化物质 GSH 含量的显著降低，使 GSH 含量基本恢复正常。

谷氨酸可通过激活 N-甲基-D-天门冬氨酸盐（NMDA）受体等途径而诱导氧自由基生成，在脑创伤、脑缺血、脑缺氧及癫痫等中枢神经系统疾病及损伤过程中起重要作用。本实验将分离的大鼠脑突触体在体外用 H_2O_2及 Fe^{2+}-Cys 自由基生成系统进行损伤以引起谷氨酸释放以及脑细胞内游离钙浓度增加，预先加入 10μmol/L Sal 能显著抑制上述的变化。利用 HPLC—电化学检测器检测脑内多巴胺（dopamine，DA）的代谢，发现 Fe^{2+}-Cys 与大鼠脑突触体共温孵可增加 DA 的释放及经单胺氧化酶（MAO）代谢转化为 3,4-二羟基苯乙醛（DOPAC），Sal 不仅能够抑制 DA 的释放，还能抑制 DOPAC 的生成。

将分离的 Wistar 大鼠胎鼠脑神经细胞进行体外培养，分别用谷氨酸、无糖无氧及血红素造成损伤，从形态学和生物化学诸方面观察 Sal 的保护作用。结果显示，培养 8 ~ 10 天的脑神经细胞暴露于 500μmol/L 的谷氨酸及 NMDA，培养上清液中 LDH 水平显著提高，细胞中 GSH 含量明显降低。将培养 8 ~ 10 天的脑神经细胞进行无糖无氧处理以模仿脑缺血损伤，或将血红素加入培养液中以模仿脑出血损伤，都产生与谷氨酸毒性相类似的损伤。Sal 可抑制上述各模型引起的培养脑神经细胞形态的损伤，并使培养上清液中 LDH 活性显著降低，细胞中 GSH 含量明显回升，细胞形态基本恢复正常。

利用培养的 Wistar 大鼠胎鼠脑神经细胞，用 H_2O_2、NMDA、“缺血/再灌”诸因素处理以诱导细胞凋亡，提取 DNA 进行琼脂糖电泳，可见清晰的 DNA 梯状条带；细胞经碘化丙啶（PI）染色，通过流式细胞仪检测出现凋亡亚 G_1峰，电镜观察损伤细胞有核碎裂、染色质浓缩边集现象存在，Sal 可抑制 H_2O_2、NMDA、“缺血/再灌”处理诱导细胞凋亡现象的发生，正常细胞比例增加。

（二）电子自旋共振（ESR）检测 Sal 捕捉氧自由基的作用

利用电子自旋共振仪检测 Sal 对氧自由基的清除作用。以黄嘌呤-黄嘌呤氧化酶为超氧阴离子（O_2^-）发生系统，以 H_2O_2-Fe^{2+}为羟自由基（·OH）发生系统。结果显示，Sal 对 O_2^- 和·OH 均有清除作用，其中对·OH 的清除作用强于对 O_2^- 的清除作用。

（三）Sal 对小鼠脑缺血损伤的保护作用

用双重结扎并剪断小鼠双侧颈总动脉使小鼠因脑缺血而死亡，结扎颈总动脉前 30min，给小鼠口服 Sal 100mg/kg，结果显示损伤对照组脑缺血 30min 时小鼠死亡率达 80%；Sal 组小鼠死亡率为 45%，表明小鼠死亡时间后延。利用核磁共振（NMR）技术活体动态观察小鼠脑缺血、缺氧后能量代谢的变化，结果表明 Sal 可以延长缺血、缺氧小鼠脑内 ATP、磷酸肌酸（Pcr）耗竭的时间。以上结果提示 Sal 可以经胃肠吸收通过血脑屏障，对脑缺血、缺氧损伤具有一定的保护作用。

综上所述，Sal 对谷氨酸和 ox-LDL 引起的神经细胞株 NG108-15 的损伤有明显的保护作用，可抑制二者引起的神经细胞凋亡。两种损伤模型虽然都涉及氧化应激反应，但作用机制有所不同，Sal 的保护机制也有所区别，但其对线粒体细胞色素 C 释放的抑制作用可能是一个普遍的保护机制。此外 Sal 在脑细胞遭受不同氧化性损伤实验条件下，均表现有明显的保护作用，很值得朝着防治与衰老相关的中枢神经系统退行性疾病的方向进行深入研究。

（余凌虹　刘耕陶）

参　考　文　献

1. Esterbauber H, J Gebicki H Puhl, et al. The role of lipid peroxidation and antioxidants in oxidative modification of LDL. Free Rad Biol Med, 1992, 13 : 341 - 390
2. Sugawa M, Ikeda S, Kushima Y, et al. Oxidized low density lipoprotein caused CNS neuron cell death. Brain Res, 1997, 761 : 165 - 172
3. Yu Linghong, Liu Gengtao, Sun Youmin, et al. Antioxidative effect of schisanhenol on human low density lipoprotein and its quantum chemical calculation. Acta Pharmaco Sin, 2004, 25 (8), 1038 - 1044
4. Napoli C, Quehenberger O, De, Nigris F, et al. Mildly oxidized low density lipoprotein activates multiple apoptotic signaling pathways in human coronary cells, J FASEB, 2000, 14 : 31996 - 132007
5. Martinet W, Kockx MM. Apoptosis in atherosclerosis: focus on oxidized lipids and inflammation. Curr Opin Lipidol, 2001, 12 : 535 - 541

第十四章　源于五味子研究的治疗肝炎新药双环醇的创制

概　述

慢性病毒性肝炎是严重危害人民健康的常见传染病。我国乙型肝炎病毒（乙肝病毒）携带者约1.3亿人，慢性乙型肝炎（乙肝）患者约2千万~3千万人。经5~20年后约有15%乙肝病人可发展为肝硬化，其中约20%最后可发展为肝功能衰竭，5%可发展为肝癌。慢性病毒性丙型肝炎（简称丙肝）主要分布在西方世界和阿拉伯地区，同样有发展为肝硬化和肝癌的危险。目前虽有多种药物用于肝炎的治疗，但远期疗效不甚理想，即使干扰素-2α和核苷类抗乙肝病毒药如拉米夫定（lamivudine）也存在停药后反跳率高及其他不良反应。此外，服用拉米夫定者每年约有20%的病人出现野生病毒株变异，产生耐药性等问题。严格说来，目前尚无完全满意的治疗药物。面对中国如此众多的肝炎病人，寻找有效安全的抗肝炎新药乃是一项刻不容缓的研究任务。由张纯贞领导的化学组和刘耕陶领导的药理组合作研究15年，终于研发成功第一个拥有我国自主知识产权的国家一类治疗肝炎化学药物——双环醇（bicyclol）。该药具有化学结构新颖，药效显著，不良反应少的特点，并荣获北京市科学技术一等奖和国家科技进步二等奖，成功进行产业化并进入国际市场。

第一节　双环醇的化学合成

一、双环醇化学结构的设计依据和思路

五味子是一种常用中药，自古用作收敛和滋补剂。20世纪70年代我国临床上用五味子治疗慢性肝炎，取得较好疗效，从而引起化学和药理学家的重视。我所陈延镛等从北五味子种仁中分离得到多种联苯环辛二烯木脂素，其中五味子丙素为一种新的活性成分，在实验性肝损伤模型上有显著的降血清谷丙转氨酶作用，但其含量极低，约0.08%以下。为此，药物合成室成功地完成了五味子丙素的全合成，并创制出治疗肝炎新药联苯双酯。该药于1982年用于临床，具有降低慢性病毒性肝炎患者ALT升高的显著疗效，受到肝炎患者和临床医师的肯定。但由于联苯双酯生物利用度较低（口服吸收仅20%~30%），停药后反跳率高，远期疗效不够理想，也无专利保护，在国际上无竞争力。为提高疗效并创制出具有我国自主知识产权的抗肝炎新药，我们开始对联苯类化合物进行抗肝炎构效关系研究，合成出一系列衍生物，于1984年设计并成功合成出新化合物双环醇，化学名：4,4′-二甲氧基-2，3，2′，3′-双（亚甲二氧基）6羟甲基6′甲氧羰基联苯（图14-1-1）。由于在联苯结构中引入了不同侧链取代基6-羟甲基、6′-甲氧羰基，促进了体内吸收，大幅提高了生物利用度及生物活性，全溶状态下其口服吸收可达80%。

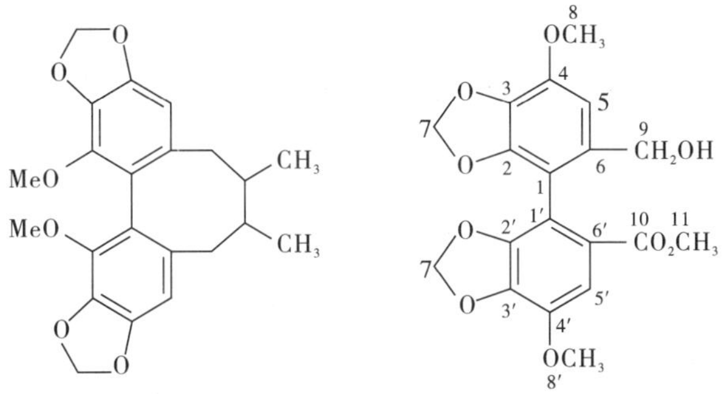

五味子丙素　　　　双环醇

图 14-1-1　五味子丙素和双环醇的化学结构

经药理实验证实，双环醇对小鼠实验性肝损伤的保护作用比联苯双酯强 2～3 倍，口服胃肠道吸收可达 80%，并具有一定的抗肝炎病毒作用。药理及临床Ⅰ～Ⅲ期各项研究的大量用药，即原料药及片剂产品均符合质量标准。

经临床Ⅰ～Ⅳ期研究，双环醇成功发展成为新一代的抗肝炎新药。双环醇化学结构新颖，药效显著，自 1988 年起陆续申请并获得世界 15 个国家和中国台湾地区的物质发明专利保护，是我国第一个拥有自主知识产权的国家一类治疗肝炎化学药物，也是我国第一个在欧美发达国家和地区获得物质专利保护，成功实现产业化并进入海外市场的国产专利抗肝炎药物。

二、双环醇的化学合成研究

双环醇分子是具有两个不同侧链取代基，即 6-羟甲基和 6′-甲酯基的联苯结构，合成难度较大。我们以联苯双酯为起始原料，对双环醇的合成路线进行了系统研究。经反复实验和对化学合成路线不断改进，确定并完善了合成工艺及可行的操作程序。此合成路线操作简便，易掌握，无高温、高压等苛刻条件，适于工业大量生产。

三、双环醇的结构确证及质量标准

（一）双环醇的结构确证

双环醇经 HPLC、元素分析、UV、IR、^{1}HNMR、MS、^{13}CNMR、DEPT、^{1}H-^{1}HCOSY、HMQC、HMBC、单晶及粉末-线光衍射等测定及解析，确定结构正确。

综合^{1}HNMR、^{13}CNMR、DEPT、^{1}H-^{1}H COSY、HMQC、HMBC 图谱，解析结果为：

1. 通过^{1}H 的积分值、化学位移及 D_2O 交换，可确定双环醇有 17 个质子及一个活泼氢。^{1}H-^{1}H COSY 除 4.363ppm、4.382ppm 间有交叉峰外，无其他交叉峰，符合双环醇结构的特征。

2. 通过^{13}C 谱确定双环醇有 19 个碳信号，符合双环醇所示结构碳原子数。

3. DEPT 表示双环醇有三个伯碳、三个仲碳、两个叔碳，其余为季碳。

4. 根据 HMQC 可大致归属以下几个信号：^{1}H 谱 3.712ppm（C_{11}-CH_3），3.943ppm 或 3.969ppm（C_4 或 $C_{4'}$-OCH_3），4.373ppm（C_6-CH_2-），6.771ppm 或 7.331ppm（C_5-H 或 $C_{5'}$-H）。^{13}C 谱 52.253ppm（C_{11}），56.314ppm 或 56.621ppm（C_8 或 $C_{8'}$），101.655ppm 或

102.350ppm（C_7 或 $C_{7'}$），107.940ppm 或 111.338ppm（C_5 或 $C_{5'}$）。

5. 结合 HMBC 谱，处于^{1}H 谱 7.331ppm 处与 C_{10} 有一交叉峰，可归属 7.331ppm（$C_{5'}$-H），由此归属 6.771ppm（C_5-H），107.940ppm（C_5），111.338（$C_{5'}$），166.936ppm（C_{10}）。

6. C_5-H，$C_{5'}$-H 在 HMBC 中所出现的交叉峰，可归属 124.450ppm（$C_{6'}$），143.363ppm（C_4），142.748ppm（$C_{4'}$），108.895ppm（C_1），110.545ppm（$C_{1'}$），144.190ppm（C_3），138.267ppm（$C_{3'}$），根据 C_9-H 在 HMBC 谱中所出现交叉峰，归属 133.591ppm（C_6）。

7. 因为 C_4、$C_{4'}$ 的归属，在 HMBC 中，可根据其分别对应于 3.943ppm、3.969ppm 处出现交叉峰，归属 3.943ppm（C_4-OCH_3），3.969ppm（$C_{4'}$-OCH_3），同理根据 C_3，$C_{3'}$ 信号，归属 5.912ppm（C_7-CH_2-），6.029ppm（$C_{7'}$-CH_2-），并根据 C_7-CH_2-、$C_{7'}$-CH_2-在 146.397ppm 和 147.545ppm 处的交叉峰，归属 146.397ppm（C_2），147.545ppm（$C_{2'}$）。

根据双环醇结构中存在的官能团及氢、碳的化学位移，分子量及碎片峰数据以及碳-氢之间的相关分析，各种图谱解析结果与双环醇的分子结构完全一致。

（二）双环醇的质量标准

根据我国 2000 年版《中国药典》和我国一类新药申报的指导原则，制定出双环醇原料药的质量控制方法及标准并对其稳定性进行了相关研究，完成了原料药及制剂的生产检测标准。经国家药品审评中心核定，双环醇产品质量完全符合国家一类新药的质量标准。

双环醇于 2001 年 9 月获得由国家药品监督管理局颁发的双环醇原料药及片剂的新药证书（国药证字 X20010626 <原料药>、国药证字 X20010627 <片剂>）和生产批准文号（国药试字 X20010007 <原料药>、国药试字 X20010008 <25mg 片剂>、国药试字 X20010009 <12.5mg 片剂>）。2001 年 10 月，双环醇以商品名百赛诺®在全国上市，2004 年 4 月获正式生产批件，批准文号（国药准字 H20040467 <25mg 片剂>及<25mg 薄膜衣>和国药准字 H20051712 <50mg 片剂>）。

四、双环醇光学对映体的拆分研究

双环醇为多取代联苯类化合物。在联苯结构 2,2′，6,6′位均有较大取代基，使连接两个苯环间的单键旋转受阻，两个苯环不处于同一个平面上，含有非对称因素，而构成一对阻转异构体。单晶 X 线衍射结构分析证实双环醇的两个苯环间二面角为 78.0（1）°，分子间无氢键联系，以分子内氢键及分子间的范德华力维系分子在晶态下的稳定排列，为第二类空间群，分子在晶态下形成外消旋体结构，因此双环醇分子为外消旋体。该旋光性阻转异构体可拆分为两个光学对映体：（－）-双环醇和（＋）-双环醇。

采用化学拆分法进行拆分。由于双环醇的结构中，6、6′位分别具有羟甲基和甲酯基，将甲酯基水解为羧基，形成联苯醇酸（4,4′-二甲氧基-2,3,2′,3′-双亚甲二氧基-6-羟甲基-6′-羧基联苯），以奎尼丁为拆分试剂，与（±）-醇酸成盐得到一对非对映异构体盐，利用它们在溶剂中不同的溶解度，分步结晶制得两个非对映异构体盐，其中（－）-醇酸·（＋）-喹尼丁盐，比旋光度 $[\alpha]_D^{17}$ = +65.7°（c = 0.56，$CHCl_3$），母液经处理得（＋）-醇酸·（＋）-喹尼丁盐，比旋光度 $[\alpha]_D^{17}$ = +106.6°（c = 0.97，$CHCl_3$）。两个非对映异构体盐分别用稀酸解离，得：（－）-醇酸，比旋光度 $[\alpha]_D^{19}$ = −37.1°（c = 0.61，吡啶），

（+）-醇酸，比旋光度 $[\alpha]_D^{19}$ = +37.7°（c=0.60，吡啶）。再分别用重氮甲烷甲基化，得到两个光活的双环醇：（-）-双环醇，比旋光度 $[\alpha]_D^{20}$ = -41.8°（c=0.51，$CHCl_3$），mp 80~82℃。（+）-双环醇，比旋光度 $[\alpha]_D^{20}$ = +40.2°（c=0.60，$CHCl_3$），mp 81~83℃。

用手性柱 HPLC 检测：（-）-双环醇：手性柱测得光纯度为：100%（HP1100，柱长：250mm×4.6mm，流动相：异丙醇/正己烷=88/12）。（+）-双环醇：手性柱测得光纯度为：100%（HP1100，柱长：250mm×4.6mm，流动相：异丙醇/正己烷=88/12）（图 14-1-2）。

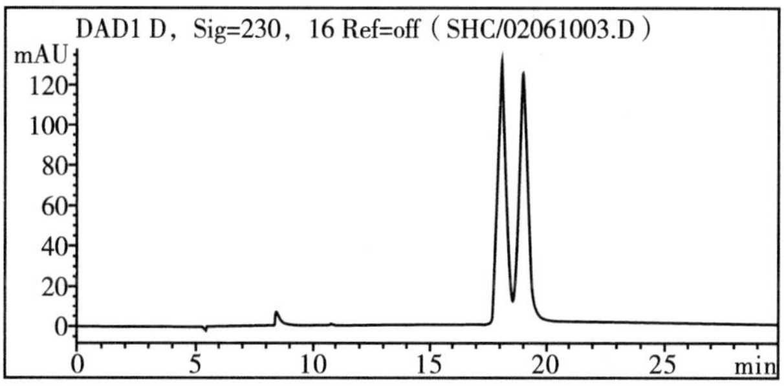

#	Time	Area	Area%	Width	Height
1	8.45	103.04	1.56	0.21	6.91
2	18.07	3181.95	48.07	0.38	131.06
3	18.99	3334.20	50.37	0.40	124.83
totals:		6619.19	100.00		262.80

（±）-双环醇HPLC手性柱图

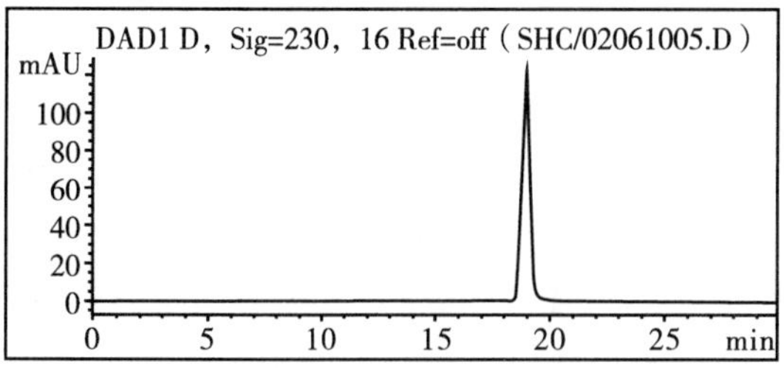

#	Time	Area	Area%	Width	Height
1	18.90	2942.21	100.00	0.37	123.09
totals:		2942.21	100.00		123.09

（-）-双环醇HPLC手性柱图

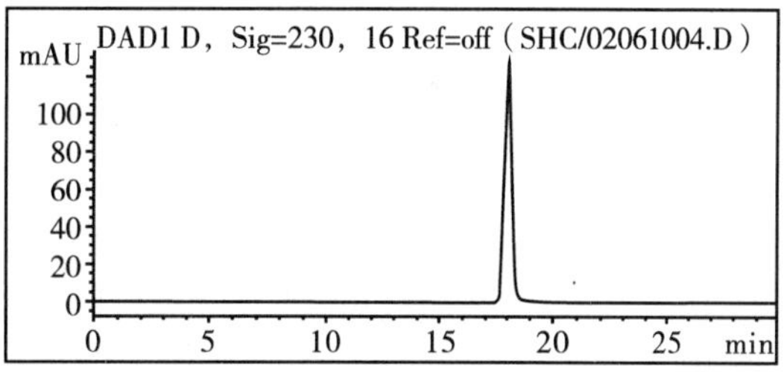

#	Time	Area	Area%	Width	Height
1	17.98	2886.95	100.00	0.35	128.17
totals:		2886.95	100.00		128.17

（+）-双环醇HPLC手性柱图

图 14-1-2　（±）-双环醇、（-）-双环醇及（+）-双环醇 HPLC 手性柱图

（±）-双环醇及其光学对映体（-）-双环醇和（+）-双环醇的红外、质谱、氢核磁共振谱均相同。

药理试验结果显示，（-）-双环醇的药理作用强度为（±）-双环醇的两倍。

（张纯贞　胡　伟）

第二节 双环醇的药理作用

一、双环醇抗肝炎病毒作用

（一）双环醇对2.2.15细胞HBsAg和HBeAg表达及HBV DNA复制的抑制作用

2.2.15细胞株是人肝癌细胞株（HepG2细胞）转染了人乙肝病毒DNA，因此该细胞可用于体外检测药物抗乙肝病毒的作用。双环醇在5×10^{-4}和1×10^{-4}mol/L无细胞毒浓度下可显著抑制2.2.15细胞株HBsAg和HBeAg的分泌。斑点杂交法检测培养2.2.15细胞内HBV DNA结果表明，上述浓度的双环醇能显著降低细胞内HBV DNA含量。

（二）双环醇对鸭肝炎模型的抗肝炎病毒作用

在双环醇以往研究中，尚缺乏可靠的乙肝或丙肝病毒复制的整体动物模型，只能应用其他嗜肝病毒如旱獭（Woodchuck）肝炎病毒（WHV）及鸭肝炎病毒（DHBV）模型评价药物抗肝炎病毒活性。WHV可自发地演变为肝硬化，最终变成肝癌，故更接近人病毒性肝炎，但国内无旱獭肝炎（WHV）动物模型。因此，应用体外鸭肝细胞培养和鸭肝炎动物进行以下研究。

1．双环醇对体外培养的鸭肝细胞感染DHBV的抗病毒作用　将孵化出生第一天的雏鸭从足静脉注射含DHBV的血清0.2ml，7天后取其肝脏，分离肝细胞。将分离的肝细胞分别与不同浓度双环醇药液或已知抗病毒剂阿糖腺苷-单磷酸盐培养7天，提取肝细胞DHBV DNA，用斑点杂交法检测DHBV DNA含量。结果发现，双环醇在$1\times10^{-4}\sim5\times10^{-4}$mol/L浓度范围内剂量依赖性地抑制鸭肝细胞内DHBV DNA的复制，而上述浓度的双环醇本身对鸭肝细胞无毒性。

2．双环醇对鸭肝炎模型血清DHBV的抑制作用　一月龄北京雏鸭经抽血检查血清中DHBV DNA阴性者从足静脉注射含DHBV的血清0.2ml，感染7天后，将鸭进行血清DHBV DNA检查后，一组灌胃0.5%羧甲基纤维素钠作为对照组，3组鸭分别灌胃双环醇0.1、0.2、0.3g/kg，另一组鸭由腹腔注射膦甲酸钠（forscanet）0.25g/kg，各组给药每日2次，连续10天，于给药第5天、第10天及停药后3天，分别从鸭足静脉取血，用斑点杂交法测定DHBV DNA含量。另外，将给予双环醇0.3g/kg组鸭的肝脏取出，制备匀浆液，测定DHBV DNA含量。

给药治疗前5组鸭血清DHBV DNA水平没有明显差异，经治疗10天后，双环醇0.2、0.3g/kg组DHBV DNA水平明显降低（表14-2-1），0.1g/kg组无效。膦甲酸钠0.25g/kg和双环醇0.3g/kg于治疗第5天血清中DHBV DNA亦显著降低。双环醇0.1g/kg和0.2g/kg对鸭肝炎模型血清DHBV DNA的作用曾重复两次，0.2g/kg双环醇均有效，0.1g/kg无效，3批实验结果基本一致。

表 14-2-1 双环醇对肝炎鸭血清 DHBV DNA 的抑制作用

组别	剂量（g/kg×10 天）	DHBV-DNA 抑制率%（平均数±标准差）		
		第 5 天	第 10 天	停药后第 3 天
对照	–	15.3±32.6	14.3±42.8	61.9±27.8
膦甲酸钠	0.25 每日 2 次 ip	64.8±34.3**	61.4±37.1**	21.9±27.7
双环醇	0.1 每日 2 次 po	26.1±25.4	30.3±34.1	57.4±26.9
双环醇	0.2 每日 2 次 po	23.3±30.2	70.1±16.3***	48.7±20.9
双环醇	0.3 每日 2 次 po	68.0±20.8**	60.4±30.0**	23.3±49.8

** $P<0.05$，*** $P<0.01$，与对照组比较。

3. 双环醇对感染肝炎病毒鸭的肝脏内 DHBV DNA 的抑制作用　于给药第 5 天、第 10 天及停药后第 3 天分别取出上述体内试验中对照鸭及用双环醇 0.3g/kg 治疗的鸭各 2 只的肝脏，制成匀浆后，提取 DNA，用斑点杂交法检测 DHBV DNA 含量。用双环醇治疗 10 天后肝内 DHBV DNA 的含量明显减少。

4. 双环醇在体外对鸭肝炎病毒（DHBV DNA）聚合酶活性的影响　将不同浓度双环醇与 DHBV-RCs 及酶底物于 37℃共同培养 2h，用放射性核素标记法检测 DHBV DNA 聚合酶活性。结果表明，双环醇在浓度为 $1\times10^{-3}\sim1\times10^{-5}$mol/L 范围内对 DHBV DNA 聚合酶活性无影响，表明该药不是 DHBV DNA 聚合酶活性抑制剂。

从以上结果可看出，双环醇在鸭肝炎显示有抗肝炎病毒作用，但非 DHBV DNA 聚合酶抑制剂，这与抗肝炎病毒核苷类药如拉米夫定不同。双环醇抗病毒作用的机制有待进一步研究和阐明。

二、双环醇抗肝细胞损伤的作用

已知多种化学毒物可引起肝损伤，其中以四氯化碳（CCl_4）、D-氨基半乳糖及大剂量对乙酰氨基酚最为常用。上述 3 种化合物损伤肝脏的机制不同，肝组织形态学损伤的表现亦不尽相同。此外，亦可采用免疫学方法造成小鼠肝损伤，如 BCG、丙酸杆菌（P. acnes）与 LPS 以及 ConA。为了解双环醇对肝损伤的保护作用，采用下述 5 种不同类型的肝损伤模型研究了双环醇的作用。结果一致表明，双环醇有显著保肝作用。

（一）双环醇对 CCl_4 所致小鼠急性肝损伤的保护作用

雄性昆明种小鼠于注射 0.1% CCl_4 花生油 10ml/kg 前 24h，分别口服双环醇 200、100、50mg/kg 两次可显著降低升高的血清 ALT 和 AST，并具明显的量效关系。双环醇 200mg/kg 组小鼠肝脏形态学损伤亦明显减轻。联苯双酯（DDB）亦有保护作用，但其作用弱于双环醇。

（二）双环醇对 D-氨基半乳糖引起的小鼠肝损伤的保护作用

雄性昆明种小鼠分别灌服双环醇及联苯双酯 1 次，剂量均各 50、100、200mg/kg。双环醇各剂量组均能显著降低血清 ALT 的升高，随剂量的增加作用更为明显，其中 200mg/kg 组血清 AST 水平亦明显降低，同时肝组织损害如炎症和坏死及脂肪变性均减轻。联苯双酯亦有保护作用，但其作用弱于双环醇。

（三）双环醇对对乙酰氨基酚所致小鼠肝损伤的保护作用

小鼠分别给予双环醇及联苯双酯，剂量各 50、100、200mg/kg。给药 1h 后，各组小鼠均由腹腔注射对乙酰氨基酚 120mg/kg 1 次，16h 后，双环醇能剂量依赖性地降低升高的血清 ALT 和 AST 水平（表 14-2-2），200mg/kg 组小鼠肝脏形态学损害特别是片状坏死明显减轻（图 14-2-1），而等剂量联苯双酯的作用不明显。

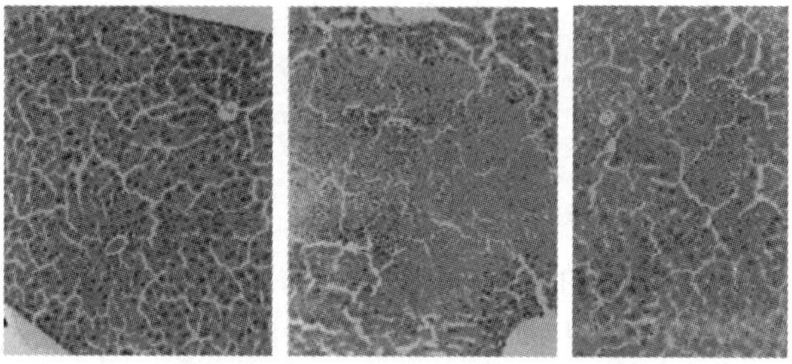

图 14-2-1　双环醇对乙酰氨基酚所致小鼠肝组织损伤的保护作用
从左至右：正常对照；对乙酰氨基酚损伤对照；双环醇给药。（HE 染色，放大 100 倍）。

表 14-2-2　双环醇口服对对乙酰氨基酚所致肝损伤小鼠血清 ALT、AST 升高的保护作用（n=10，平均值±标准差）

组别	血清 ALT（U/dl）	血清 AST（U/dl）
正常对照	18±5	79±30
对乙酰氨基酚对照	1239±311	809±334
双环醇 50mg/kg	763±571	716±383
100mg/kg	340±329***	566±284*
200mg/kg	361±345***	507±248*
联苯双酯 50mg/kg	840±603*	647±436*
100mg/kg	1160±374*	814±372*
200mg/kg	962±580*	765±425*

与对乙酰氨基酚对照组比较：* $P<0.05$，*** $P<0.01$。

（四）双环醇对卡介苗加脂多糖（BCG+LPS）引起的小鼠肝损伤的保护作用

采用 BCG 或丙酸杆菌（Pacnes）加 LPS 可造成小鼠免疫学肝损害。首次用免疫刺激剂 BCG 及 Pacnes 后使单核细胞或巨噬细胞致敏和聚集于肝脏，随后注射 LPS 以攻击肝脏内致敏的单核细胞及巨噬细胞包括 Kupffer 细胞，使其释放大量细胞因子、化学因子及自由基，通过上述免疫炎症因子损伤肝细胞。

雄性昆明种小鼠由尾静脉注射活 BCG，12 天后，再由尾静脉注射 LPS 每鼠 7.5μg。药物治疗则于注射 BCG 后次日开始至注射 LPS 前，每日给小鼠口服双环醇 37.5、75、150mg/kg

2 次，连续 9 日。结果表明，双环醇 37.5～150mg/kg 均能显著降低升高的血清 ALT 和 AST 水平，减轻肝脏炎性肉芽肿等损伤。

在注射 BCG 加 LPS 所致肝损伤小鼠模型中，除血清 ALT、AST 显著升高外，注射 LPS 后的 4h 内血浆中肿瘤坏死因子（TNF）亦显著升高，双环醇治疗小鼠血中 TNF 亦显著降低。

（五）双环醇对 ConA 和 D-氨基半乳糖/脂多糖（D-GalN/LPS）诱导的肝损伤的保护作用

ConA 诱导的肝损伤是另一免疫介导的肝损伤模型。ConA 可激活 T 淋巴细胞，通过释放细胞因子或直接的细胞和细胞的相互作用损伤肝细胞。本研究应用 ConA 和 D-氨基半乳糖/脂多糖诱导的小鼠肝损伤模型，研究双环醇的保护作用及可能的分子机制。小鼠灌胃双环醇 200mg/kg 和 100mg/kg3 次，每次间隔 12h。末次给药后 1h 由尾静脉给予 ConA 23mg/kg。双环醇 100mg/kg 和 200mg/kg 能够显著降低小鼠血清 ALT 的水平，减少肝脏坏死面积和炎症面积。双环醇 200mg/kg 显著降低血清中 TNF-α 水平（58.7%），抑制 ConA 诱导的肝内 TNF-α 的产生。ConA 注射后 2h，肝组织内 γ-干扰素（IFN-γ），Fas 和 FasL 的基因表达显著升高。双环醇 200mg/kg 能明显抑制 IFN-γ mRNA 的表达，抑制率达 40%。对 Fas 和 FasL 基因表达的上升亦有显著的下调作用，能使 Fas 和 FasL 的表达恢复至正常对照组水平（图 14-2-2）。由此可见，双环醇能够抑制 ConA 诱导的小鼠肝损伤，对启动凋亡和坏死的 Fas/FasL 的表达有抑制作用，双环醇对 IFN-γ 基因表达的下调和对 TNF-α 释放的抑制可能是双环醇抗 ConA 所致肝损伤的主要原因。

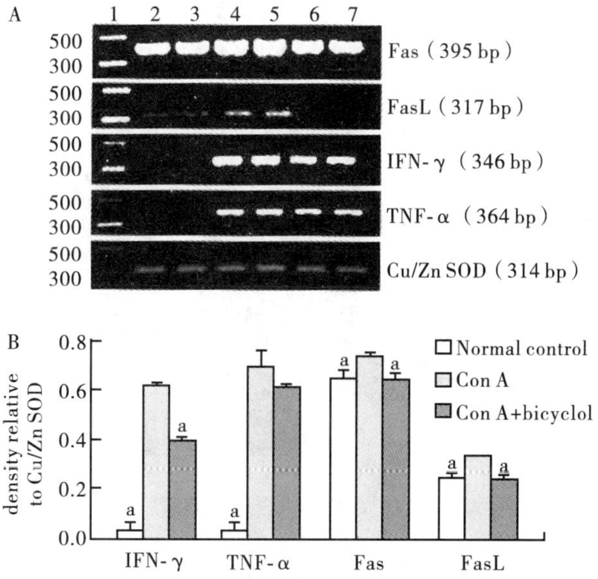

图 14-2-2　RP-PCR 检测双环醇 200mg/kg 对注射 ConA 小鼠肝 Fas-，FasL-，IFN-γ-及 TNFα-mRNA 表达的抑制作用

A 图，1 标准品，2, 3 对照，4, 5 ConA 组，6, 7 双环醇 200mg/kg；B 图，与 CuZn-SOD 相比的相对值。a$P<0.05$ vs ConA 组。

在 D-GalN/LPS 诱导的小鼠肝损伤模型按上述 ConA 肝损伤实验中的给药方式和方法测定血清中转氨酶水平、TNF-α 生物学活性，肝脏 TNF-α 的生物学活性，肝脏损伤以及肝脏内 TNF-α、IFN-γ、Fas/FasL mRNA 的表达。此外，应用 Griess 法测定血清中 NO_2^-/NO_3^- 的含量，Western blotting 分析 iNOS 的表达和 IκB 降解。结果表明：双环醇 100、200mg/kg 能显著降低 D-GalN/LPS 诱导的血清 ALT 和 AST 升高。双环醇 200mg/kg 能降低血清中 TNF-α 水平，对肝脏中 TNF-α 亦有抑制作用。小鼠于注射 D-GalN/LPS 后肝脏 Fas 和 FasL mRNA 表达显著升高，IFN-γmRNA 的表达也有轻微增加。双环醇 200mg/kg 能够显著下调肝脏 Fas 和 FasL mRNA 的表达，使其恢复到正常水平，亦能降低轻微增加的 IFN-γ mRNA 的表达。小鼠注射 D-GalN/LPS 后 iNOS 的表达显著增加，双环醇 200mg/kg 和 100mg/kg 均能降低 iNOS 的表达，使血清中 NO_2^-/NO_3^- 接近正常对照水平。小鼠注射 D-GalN/LPS 后 0.5、1 和 6h，IκB 发生降解，双环醇 200mg/kg 和 100mg/kg 可抑制 IκB 降解。

总之，双环醇能够抑制 ConA 和 D-GalN/LPS 诱导的小鼠肝损伤，其抑制作用可能与下调肝组织内 Fas/FasL 表达以及抑制 TNF-α 释放和 iNOS 的表达有关。

（六）双环醇对 CCl_4 所引起的离体大鼠肝细胞损伤的保护作用

将体外分离大鼠肝细胞悬液与不同浓度双环醇培养 3h 后，加入 10mmol/L CCl_4，继续培养 3h 以损伤肝细胞。CCl_4 损伤肝细胞后转氨酶释放量及丙二醛（MDA）生成量均增加，双环醇预处理肝细胞 ALT、AST 释放量及 MDA 生成量均明显减少，以双环醇 1mmol/L 浓度的保护作用尤为明显（$P<0.01$）。肝细胞扫描电镜观察如图 14-2-3 所示，正常大鼠肝细胞表面微毯毛排列整齐，加入 CCl_4 后肝细胞表面受严重损伤微毯毛凝聚、发泡、膨出。双环醇预处理后，CCl_4 所致的肝细胞损伤显著减轻，肝细胞表面形态与正常肝细胞无明显差异。

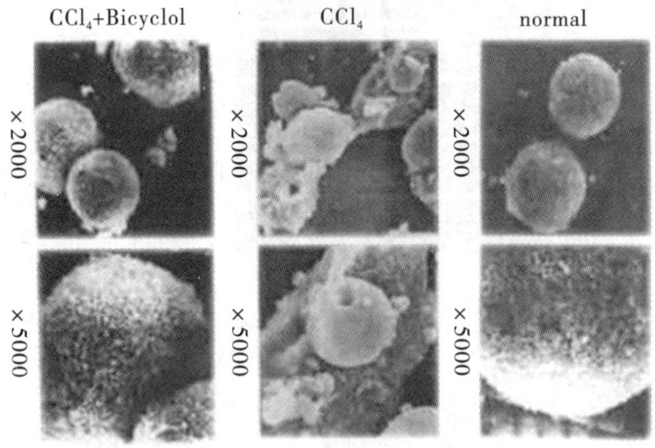

图 14-2-3　双环醇对 CCl_4 引起离体大鼠肝细胞浆膜损伤的扫描电镜图像

三、双环醇刺激肝细胞蛋白质合成的作用

血清蛋白由肝细胞合成，慢性肝病患者多伴有白蛋白（A）下降，球蛋白（G）升高，以致 A/G 比值倒置。本研究应用放射性核素 ^{14}C-亮氨酸参入法研究双环醇对肝细胞蛋白合成的影响。

（一）双环醇对正常离体大鼠肝细胞蛋白合成的影响

将分离大鼠肝细胞分别与不同浓度双环醇于 37℃ 培养 30min，每孔加入^{14}C-亮氨酸 0.5μCi，共培养 60min。计数^{14}C-亮氨酸参入肝蛋白中的放射量。双环醇 10^{-3} 和 10^{-4}mol/L 可明显促进^{14}C-亮氨酸参入肝细胞蛋白，分别提高约 3 倍和 2 倍，阳性对照药马洛替酯亦有作用，但弱于双环醇。

（二）双环醇对环己亚胺（cycloheximide）抑制肝细胞蛋白合成的拮抗作用

上述结果表明双环醇能促进正常大鼠肝细胞蛋白合成，该药对肝细胞蛋白合成被抑制时的作用值得研究。为此，应用蛋白合成抑制剂环己亚胺 10^{-4}mol/L 抑制肝细胞蛋白合成，按上述离体肝细胞蛋白合成试验相同方法观察双环醇的作用。加入环己亚胺继续培养 30min 后肝细胞蛋白合成明显抑制。预先加入 10^{-3}mol/L 双环醇可明显地拮抗环已亚胺抑制蛋白合成的作用。

（三）双环醇对 CCl_4 肝损伤大鼠肝细胞蛋白合成的影响

将大鼠肝细胞预先与不同浓度双环醇培养 1h，加入用乙醇稀释 40 倍的 CCl_4 10μl，继续培养 2h 后每孔加入^{14}C-亮氨酸 5μCi，培养 1h。结果表明，CCl_4 处理大鼠肝细胞后肝蛋白合成能力明显降低，双环醇可提高肝细胞蛋白合成能力，说明对于双环醇可促进 CCl_4 损伤大鼠肝细胞蛋白质合成能力的修复（表 14-2-3）。

表 14-2-3　双环醇对 CCl_4 损伤大鼠肝细胞蛋白合成的影响

	正常对照	CCl_4 对照	双环醇 + CCl_4	
			1mmol/L	0.1mmol/L
^{14}C-亮氨酸 dpm/5 × 10^5 细胞	5205 ± 166	493 ± 26	1504 ± 157**	1176 ± 78**

与 CCl_4 对照比较：** $P < 0.01$。各数据为 4 个样本的平均数 ± 标准差。

上述 3 项试验结果表明，双环醇有刺激肝蛋白合成的作用，有利于受损肝细胞的修复。

四、双环醇的保肝作用机制

如上所述，双环醇具有明显的抗肝细胞损伤及抗肝炎病毒作用，对其作用机制应进行深入研究和阐明。不论何种原因引起的肝细胞损伤，其结果是肝细胞通过凋亡或坏死的途径而死亡。肝细胞的死亡可由多种刺激因素引发，且引发细胞凋亡和坏死发生的途径或通路也十分复杂，可用下述图 14-2-4 加以概括。

在上述途径中，线粒体在肝细胞死亡过程中起重要的作用。经不同因素刺激后，释放可促进细胞凋亡的细胞色素 C，也可通过开放线粒体的瞬时通透性孔道（MPT）引发联锻反应，如能量代谢和调控细胞凋亡。如果伴有能量代谢障碍则引发细胞坏死，故线粒体在肝细胞坏死中起着十分关键的作用。同时，与肝细胞损伤密切相关的 BCl-2 蛋白家族的作用也是通过线粒体的介导来完成，肿瘤坏死因子（TNF）、Fas 配基（FasL）、活性氧自由基等内源性因子通过相关途径可诱发肝细胞凋亡或坏死。对肝细胞死亡机制的研究不仅对阐明肝实质细胞及非实质细胞死亡的抑制和活化过程有重要的意义，对寻找更好的治疗肝病药物亦很有

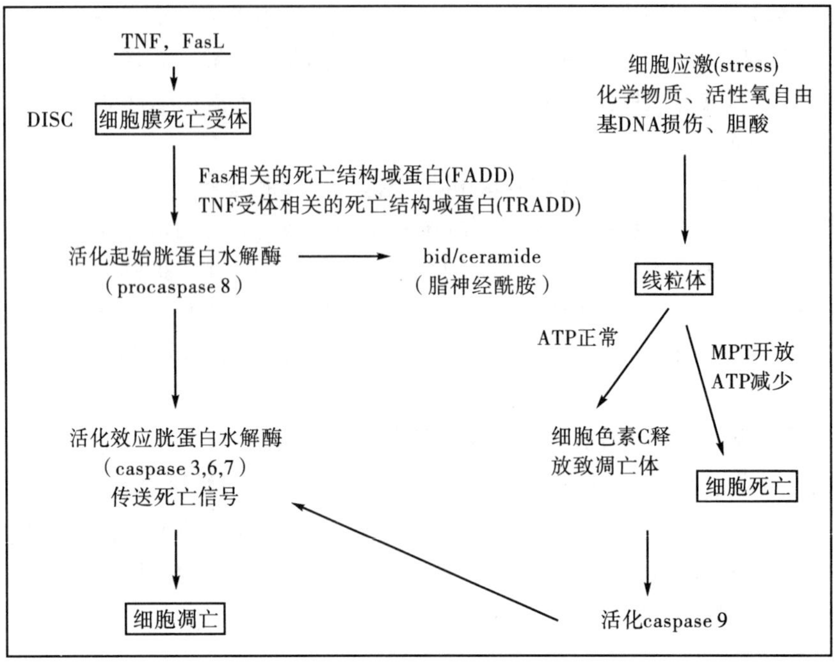

图 14-2-4　肝细胞死亡的途径

DISC 表示死亡诱导信号复合物。MPT 表示线粒体瞬时通透性孔道。

价值。基于上述关于肝细胞死亡机制研究的进展，对双环醇抗肝细胞损伤的机制进行了下述研究。

（一）双环醇对肝脏和血清 ALT 和 AST 活性及肝脏 ALT 酶蛋白量的影响

双环醇对肝损伤动物和肝炎病人 ALT 和 AST 的升高均有明显的降低作用，其肝保护作用与酶活性和酶蛋白水平的相关性的研究尤为重要。将小鼠肝匀浆及血清分别与双环醇 1mmol 于 37℃温孵 8h 后，无论是自身前后或与不加双环醇对照组比较，ALT 和 AST 活性均无明显变化，提示双环醇不抑制血清和肝脏 ALT 和 AST 活性。

进一步分离纯化小鼠肝 ALT 酶蛋白（ALT 比活性提高 245 倍），将纯化的 ALT 蛋白 3mg 与完全福氏佐剂混合后给家兔皮内多点注射免疫，每周 1 次，共 5 次，使家兔产生抗 ALT 抗体。取含抗 ALT 抗体血清 30μl 与适当量正常小鼠及用双环醇 150mg/kg 给药 1 次的小鼠 1% 肝匀浆混合，用火箭免疫电泳（rocket electrophorosis）法定量检测 ALT-抗 ALT 抗体蛋白复合物。对照组 4 只小鼠肝 ALT-抗 ALT 蛋白复合物面积平均为（82. 3 ±6. 8）mm^2，双环醇组 5 只小鼠该复合物面积平均为（82. 0 ±7. 4）mm^2，二组间无明显差异（图 14-2-5），表明双环醇对肝 ALT 蛋白含量亦无影响。AST 蛋白未进行此研究。

上述两项实验结果均支持双环醇不是 ALT 和 AST 活性抑制剂，亦不降低肝 ALT 酶蛋白量。换言之，双环醇降低 ALT 和 AST 作用不是通过抑制转氨酶活性或降低肝 ALT 酶蛋白量而实现。

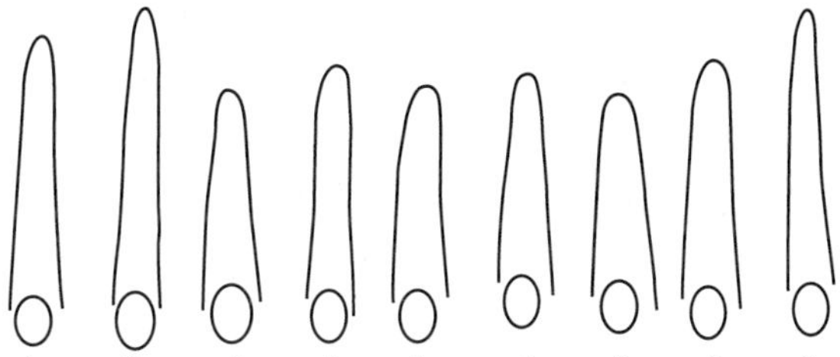

图 14-2-5 免疫火箭电泳法检测双环醇对小鼠肝 ALT 蛋白量的影响

图中 1 ~4 号为正常对照小鼠肝，5 ~9 号为双环醇用药组小鼠肝。

（二）双环醇清除自由基、稳定肝细胞膜的作用

CCl_4 之所以损害肝脏是由于其在肝内经细胞色素 P450 代谢后生成三氯甲基自由基（·CCl_3），后者引发肝细胞生物膜的脂质过氧化，膜结构受损后使肝细胞浆中 ALT 和线粒体中 AST 释出入血，造成血清 ALT 和 AST 升高。

1. 对 CCl_4 引起的肝脏微粒体脂质过氧化的抑制作用 用超离心法制备的小鼠肝微粒体悬液 100μl 与不同浓度双环醇或赋形剂以及 NADPH（还原型辅酶 Ⅰ）混合，于 37℃共同温孵 15min，加入 20μl CCl_4 以引发膜脂质过氧化，以丙二醛（MDA）生成量表示脂质过氧化程度。加入双环醇 10^{-4} ~ 10^{-6}mol 可抑制 MDA 的生成，剂量-效应关系明显。

同时，动物体内实验也证实双环醇有抗脂质过氧化作用。小鼠口服双环醇 300mg/kg1 次或每日 1 次连续 3 次，对 CCl_4 肝损伤小鼠肝微粒体脂质过氧化产物共轭双烯含量有明显降低作用。体外和体内结果一致支持双环醇的抗氧化作用。

2. 对 $^{14}CCl_4$ 与肝微粒体脂质和蛋白质分子共价结合的抑制作用 CCl_4 代谢转化后生成的·CCl_3 之所以能够引起膜过氧化损害，首先是·CCl_3 与肝细胞生物膜大分子物质如脂质和蛋白质进行共价结合（一旦结合，不易脱落），形成牢固的复合物，从而损害膜的结构和功能。在上述的体外和体内试验中，双环醇能显著抑制 CCl_4 引发的膜质过氧化，为进一步研究双环醇对 CCl_4 与肝微粒体脂质和蛋白质共价结合有无抑制作用，利用^{14}碳放射性核素标记的 $^{14}CCl_4$ 进行如下的试验。将小鼠肝微粒体预先与 10^{-4}mol/L 双环醇及 NADPH 于 37℃水温共同温孵 15min，然后加入 0.5μCi $^{14}CCl_4$，再温孵 60min，停止反应后，分别提取肝微粒体脂质及蛋白质，用液体闪烁计数法测量 $^{14}CCl_4$ 在脂质及蛋白质中的放射性强度，以此表示共价结合的量。结果 $^{14}CCl_4$ 主要与肝微粒体脂质共价结合，其结合量几乎为蛋白质的 10 倍。双环醇 10^{-4}mol/L 对 $^{14}CCl_4$ 与肝微粒体脂质共价结合的抑制率达 94%，对与蛋白质共价结合的抑制率为 30.7%。说明双环醇对 $^{14}CCl_4$ 与肝微粒体脂质结合的抑制作用尤为显著。生物膜的主要成分是脂质，双环醇抗膜脂质过氧化作用可能主要是抑制了 CCl_4 与膜脂质的共价结合的结果。

3. 电子自旋共振法（ESR）检测双环醇捕捉·CCl_3 自由基产生的试验 在上述的二项试验中，双环醇显示有抗脂质过氧化及抑制 $^{14}CCl_4$ 与肝微粒体大分子物质共价结合的作用，有必要进一步研究双环醇是否能捕捉·CCl_3 自由基。将小鼠肝微粒体蛋白 2mg 与 1mol/L 双环醇、10mmol/L CCl_4、2.5mmol/L PBN 及适量 NADPH 在 37.2mmol/L Tris-HCl 缓冲液中（pH8.0）于 37℃温孵 20min，用 CCl_4 提取 PBN 复合物，置小石英管中，用顺磁共振仪（ESR）检测 · CCl_3 信号量，从 ESR 图谱上可见到加入 1mol/L 双环醇后，CCl_4 经代谢后转化生成的 · CCl_3 自由基信号显著减少，抑制率达 60%。

文献报道，人肝细胞感染肝炎病毒后会产生许多炎症介质包括氧自由基在内，损伤肝细胞膜、线粒体及细胞核 DNA。上述的实验结果支持双环醇通过抗氧化、抑制自由基与膜大分子的共价结合以及捕捉自由基，从而维持肝细胞膜的稳定性，这应当是双环醇保肝作用机制中的一环。

（三）双环醇对肝细胞线粒体损伤的保护作用

线粒体及其释放的细胞色素 C 在肝细胞坏死和凋亡中起至关重要的作用。ALT 和 AST 在肝细胞内分布的部位亦各异，ALT 存在于胞质，而 AST 存在于线粒体。当线粒体受损伤后，AST 释放入胞质，进入血液。药理学和临床实验研究中均发现双环醇除降低血清 ALT 外，亦降低 AST，提示双环醇对线粒体损伤可能有保护作用。

1．对肝细胞线粒体形态损伤、肝线粒体内 AST 及谷胱甘肽（GSH）含量降低的保护作用　为证实双环醇有抗肝细胞线粒体损害的可能性，给小鼠腹腔注射对乙酰氨基酚（AP）120mg/kg 体重以造成肝损害，于注射 AP 之前 3 日内，每日分别给小鼠口服双环醇 150mg/kg 体重 1 次，共 3 日。分离各组小鼠肝线粒体，做电镜观察和测定 AST 等生化指标。注射 AP 的小鼠肝线粒体出现肿胀、空泡化、基质溶解等严重损伤性变化。用双环醇 150mg/kg 体重保护组小鼠肝线粒体形态的上述损害显著减轻，基本上接近正常。用生物化学方法测定小鼠肝线粒体内 AST 水平及 GSH 含量的结果显示，小鼠于注射 AP 后 2h 线粒体内 AST 和 GSH 均显著降低，用双环醇 150mg/kg 治疗组线粒体内 AST 和 GSH 均无明显降低。

2．对肝细胞线粒体膜肿胀的保护作用　将上述分离的小鼠肝线粒体加入适量 Ca^{2+}（$CaCl_2$）以造成线粒体膜肿胀，用分光光度法于 520nm 处测定线粒体混浊度的变化，混浊度之减低表示线粒体肿胀。结果发现，注射 AP 的小鼠肝线粒体之混浊度降低的数值比正常对照组还大，表示线粒体已处于肿胀状态，而用双环醇 50mg/kg 体重组小鼠的肝线粒体于加 Ca^{2+} 后出现肿胀的情况基本上与正常对照组一样。表示线粒体损害显著减轻。

在体外将不同浓度的（10^{-5}、10^{-4}、10^{-3}mol/L）双环醇直接与分离的小鼠肝线粒体温孵 15min，然后加 Ca^{2+} 以引起线粒体肿胀，双环醇亦有抑制线粒体肿胀的作用，且有明显的量-效关系。

用脂质探针 DPH 嵌入膜脂质深层，用荧光法测定荧光偏振度，计算膜微度（η）。荧光偏振度高 η 值亦高，表示膜流动性降低，用此方法测定肝线粒体流动性的结果表明，小鼠于注射 AP 后，肝线粒体膜流动性降低，用双环醇 150mg/kg 治疗的小鼠肝线粒体膜的流动性基本接近正常对照组。

3．对肝线粒体受损害后能量代谢障碍的保护作用　用顺磁共振检测小鼠肝线粒体能量代谢指标如 ATP 和磷酸肌酸（PCP）的变化，发现注射 AP 后，ATP 和 PCP 都减低，表示能量代谢障碍，而用双环醇治疗的小鼠肝线粒体 ATP 和 PCP 含量均明显提高。

4．对肝线粒体受损害后释放细胞色素 C 的保护作用　肝线粒体受损害后释放细胞色素 C，是启动细胞坏死和凋亡的信号因子，用 Western blotting 法检测注射 AP 小鼠肝细胞浆液中细胞色素 C 蛋白，结果显示，双环醇治疗小鼠肝细胞浆液中细胞色素 C 释放的量减少。

以上结果一致支持，双环醇可保护肝线粒体免受损害，这应当也是该药保肝作用机制中的又一个环节。

（四）双环醇抗肝细胞凋亡的作用

人患病毒性肝炎时病毒嵌入肝细胞核 DNA，故能不断复制。国外有人报道，肝细胞凋亡在病毒性肝炎的病理生理学中有重要意义，当肝细胞受损害时抑制肝细胞凋亡将会是治疗病毒性肝炎的一条新途径。为研究双环醇是否有抗肝细胞凋亡的作用，特给小鼠从尾静脉注射 ConA 以诱发免疫性肝炎，造成肝细胞核 DNA 损伤及凋亡，采用多种方法观察双环醇的作用。结果发现：

1. 对 DNA 梯状条带的出现和线粒体细胞色素 C 释放有抑制作用　小鼠于注射 ConA 后，肝细胞核 DNA 断裂为小分子 DNA，凝胶电泳图像中出现 DNA 梯状条带，由线粒体释放到胞浆液的细胞色素 C 蛋白量增加。当小鼠于注射 ConA 前预先每日口服双环醇 150mg/kg 体重 1 次，连续 3 天，ConA 引起的肝细胞核 DNA 降解和梯状条带的出现（图 14-2-6）以及细胞色素 C 的释放均明显减少。另外，将小鼠肝细胞核 DNA 提取或用纯的 DNA 在体外与氧自由基产生系统（硫酸铜-维生素 C-过氧化氢混合液）共同温孵一定时间，用超微弱化学发光仪能检测出 DNA 受损伤后化学发光强度的增多，加入不同浓度双环醇后上述的化学发光呈剂量依赖性地减弱（图 14-2-6），表示 DNA 受损伤的程度减轻。在另一实验中发现，小鼠于注射 ConA 后数小时内血清肿瘤坏死因子（TNF）降低，肝脏内过氧化氢含量均显著升高。小鼠预先用双环醇处理 3 天后，血清中 TNF 及肝脏内 H_2O_2 含量均明显降低。由此推论，双环醇通过对细胞因子如 TNF 和 H_2O_2 及细胞色素 C 的阻抑作用而抗肝细胞的凋亡，这是双环醇保肝作用机制中重要的一环。

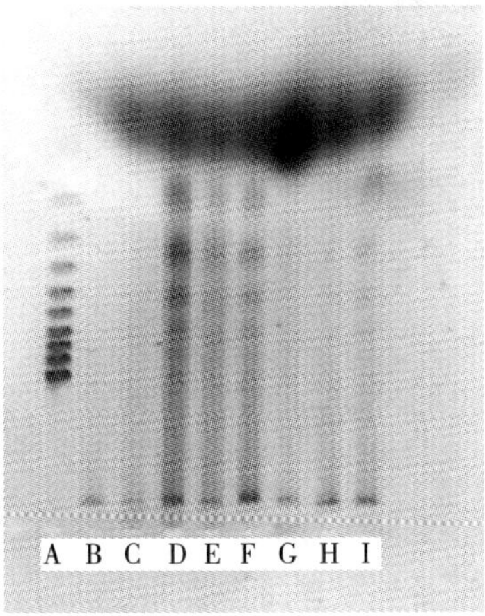

组　别	凋亡百分率（%）
正常组	0（0/9）
ConA 组	100（9/9）
双环醇组	25*（2/8）

*$P<0.01$，括号内为小鼠只数。

图 14-2-6　双环醇对小鼠于注射 ConA 后出现肝细胞 DNA 梯状条带的影响

A. 标准品不同分子量 DNA；B，C. 正常对照组；D，E，F. ConA 模型对照组；G，H，I. 双环醇 150mg/kg 治疗组。

2. 双环醇对ConA诱导T淋巴细胞Fas/FasL的调控作用　已知淋巴细胞的活化在免疫介导的肝损伤中起着关键的作用。为了研究双环醇对免疫介导的肝损伤的保护作用是否与其抑制淋巴细胞活化有关，以小鼠脾脏T淋巴细胞为研究对象，以ConA为免疫刺激剂，在体外和体内研究了双环醇对T淋巴细胞活化的影响。在体外实验中，用MTT法检测ConA 10μg/ml诱导小鼠脾脏T淋巴细胞的增殖。RT-PCR法测定IL-2 mRNA的表达，Western blotting测定MAPK的磷酸化和IκB的磷酸化。体内实验中，流式细胞术检测静脉注射ConA 23mg/kg 24h后脾脏T淋巴细胞的凋亡，以流式细胞术检测静脉注射ConA23mg/kg 2h后T淋巴细胞Fas和FasL的表达。结果表明：小鼠口服双环醇能显著抑制ConA诱导的淋巴细胞凋亡和细胞表面蛋白Fas的表达（表14-2-4）。体外实验中，双环醇（0.025～0.5mmol/L）预先与小鼠脾T淋巴细胞温孵1h能显著抑制ConA 10μg/ml诱导的T淋巴细胞的增殖，而上述浓度的双环醇本身对T淋巴细胞并无明显的细胞毒性。进一步的研究表明双环醇的上述抑制作用与其抑制IL-2基因的表达有关，因为双环醇0.025～0.5mmol/L能够明显抑制IL-2mRNA的表达（图14-2-7）。ConA作用于小鼠脾T淋巴细胞后5分钟便能显著诱导细胞内信号传导分子MAPK的磷酸化，导致MAPK的活化，10分钟活化程度进一步增加。双环醇能够剂量依赖性地抑制ConA诱导的p42/p44 MAPK的磷酸化。ConA与脾T细胞温孵1h就能够显著诱导IκB的磷酸化，应用流式细胞术测定了脾脏T淋巴细胞的凋亡，应用FITC荧光标记流式细胞术的方法检测淋巴细胞表面Fas和FasL的表达，结果T淋巴细胞的凋亡和Fas/FasL的表达均受到明显抑制。

结论：双环醇能够抑制ConA诱导的T淋巴细胞活化，通过下调Fas、FasL和IL-2基因的表达，抑制MAPK的磷酸化和IκB的降解。双环醇0.5和0.1mmol/L均能抑制IκB的磷酸

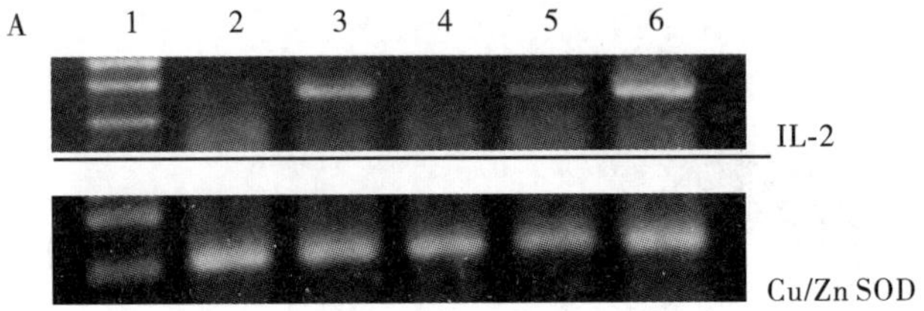

1 标准品；2 正常对照；3 ConA 10μg/ml；4 双环醇0.5mmol/L；
5 双环醇0.1mmol/L；6 双环醇0.05mmol/L。

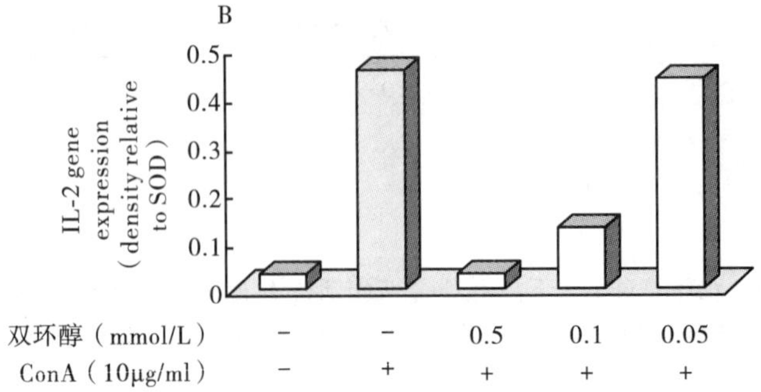

图14-2-7　RP-PCR检测双环醇体外对ConA诱导小鼠脾淋巴细胞IL-2mRNA表达的抑制作用

B. 与Cu/Zn SOD mRNA相对比值。

化和降解并释放 NF-κB 入核。体内实验中，给小鼠灌胃双环醇 200mg/kg 和 100mg/kg3 次，能够抑制淋巴细胞的增殖。

表 14-2-4　流式细胞术检测双环醇体内给药对 ConA 诱导小鼠脾淋巴细胞 Fas/FasL 表达的下调作用

组别	Fas/FasL	抑制率（%）
正常对照	4.43 ±0.53 * /2.78 ±2.15 *	
ConA 23mg/kg	26.87 ±11.45/31.61 ±14.22	
ConA + 双环醇 200mg/kg	6.54 ±3.56 * /10.44 ±2.39 *	90.9/73.4
ConA + 双环醇 100mg/kg	12.82 ±7.7/13.72 ±2.7	62.6/62.1

平均值 ± 标准差，每组 3 只小鼠。* $P<0.05$ 与 conA 组比较。

五、双环醇抗肝纤维化作用

慢性乙肝和丙肝部分患者经 5 ~20 年持续感染后可发展成肝硬化，如果治肝炎药物长期使用能防治或减少肝纤维化的发生和发展，将有重要的临床价值和应用前景。为此，研究了双环醇对肝纤维化的影响。

（一）对大鼠肝纤维化的作用

在 CCl_4 肝纤维化大鼠先后进行的 3 次试验均证明双环醇有抗肝纤维化作用，现将结果简述如下。

雌性 Wistar 大鼠由皮下注射 25% CCl_4-橄榄油 2ml/kg 体重，每周 2 次（相间 3 天），连续 12 周以造成肝纤维化，于注射 CCl_4 第 6 周起大鼠每日分别口服双环醇 100、200mg/kg 体重（溶于聚乙二醇 400）1 次，连续 6 周。对照组口服相同体积聚乙二醇 400。结果模型组大鼠血清 ALT、AST、总胆红素（TB）、球蛋白、脯氨酸酶、HA 及 Pro-Ⅲ-P 均明显升高，A/G 比例倒置，肝脏脂肪变性、坏死等病理形态损伤及胶原纤维形成显著（图 14-2-8），说明肝纤维化模型造模成功。用双环醇治疗组大鼠，上述的血清生化异常变化及肝脏病理学损害均获得明显改善。

贮脂细胞在肝纤维化形成过程中起重要作用，也是细胞外基质产生的主要来源，转化生长因子（TGF-β1）则能刺激贮脂细胞增殖、胶原合成及其他细胞外基质因子包括 TGF-β1 本身的生成。双环醇既然能够抗大鼠肝纤维化，其作用的机制是否与 TGF-β1 蛋白的表达有关系，为此，将上述肝纤维化大鼠实验中的正常对照组、CCl_4 损伤对照组及双环醇 200mg/kg 治疗组大鼠肝脏用 SP-免疫组化染色法检查 TGF-β1 表达的情况。图像扫描仪分析结果表明，CCl_4 肝纤维化大鼠肝 TGF-β1 的表达比正常对照高 4 倍，而用双环醇 200mg/kg 治疗组大鼠肝 TGF-β1 降低至接近正常对照组水平（图 14-2-9），由此可见，双环醇抑制 TGF-β1 的表达至少是其抗肝纤维化作用机制中的一环。

（二）对小鼠肝纤维化的预防和逆转作用

给小鼠 ip CCl_4 同时饮用含苯巴比妥钠 350mg/kg 的纯净水，或给小鼠 ip 二甲基亚硝胺以造成肝纤维化，双环醇 200、100mg/kg 口服同样有防治肝纤维化作用，如肝层粘连蛋白

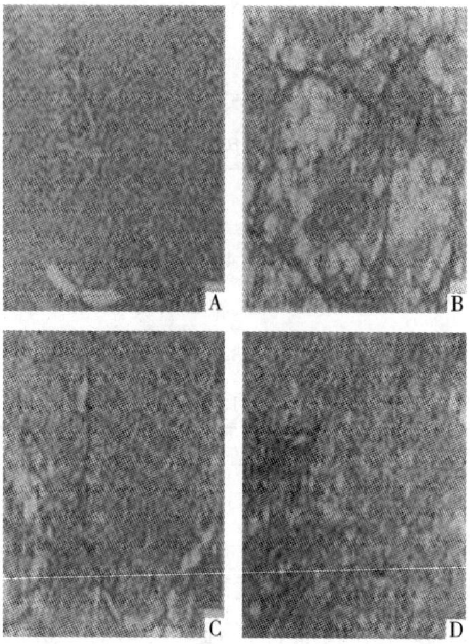

图 14-2-8 双环醇对 CCl_4 慢性损害大鼠肝脏所出现的肝纤维化及病理形态的防治作用

A. 正常对照；B. CCl_4 损伤对照；C. 双环醇 100mg/kg；D. 双环醇 200mg/kg。HE 染色。

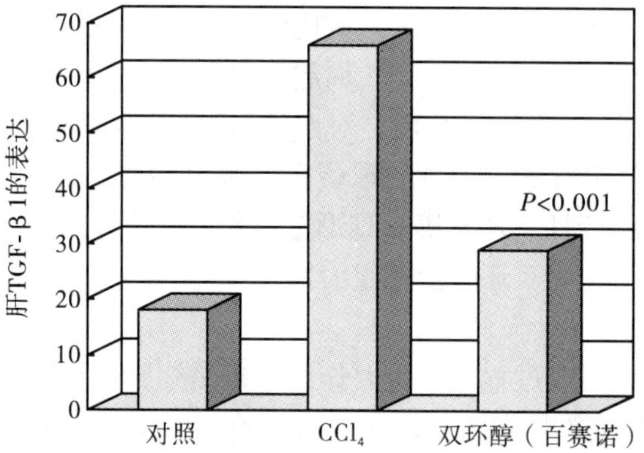

图 14-2-9 双环醇对 CCl_4 所致肝纤维化大鼠肝脏 TGF-β1 蛋白表达的抑制作用

（FN）、基质金属蛋白酶（MMP-2）、组织 MMP-I 抑制因子（TIMMP）、血小板衍化生长因子（PDGF-BB）及 SMAD4 等指标均获得明显改善。

六、双环醇对酒精性肝损伤和脂肪肝的防治作用

酒精滥用和酒精依赖已成为当今世界上日益严重的公共卫生问题。目前西方国家的慢性肝病以酒精性肝病为主。近年来随着饮酒量的增加和饮食结构的改变，我国酒精性肝病的发生率也明显增加，成为继病毒性肝炎之后导致肝病死亡的另一重要危险因素。除戒酒和支持性治疗外，目前酒精性肝病尚无令人满意的药物治疗。由于双环醇具有明显的保肝作用，因此进一步研究了双环醇对酒精引起的急性肝损伤的保护作用。

（一）小鼠急性酒精性脂肪肝

模型组和给药组小鼠每日上、下午灌胃56度白酒10ml/kg，对照组给同体积生理盐水。给药组在给白酒前一小时灌胃给药双环醇200、300mg/kg，对照组和模型组同时给予0.5%羧甲基纤维素（CMC），连续给药10天。

小鼠灌胃白酒10日后，肝脏甘油三酯（TG）、血清谷丙转氨酶（ALT）水平以及乙醇脱氢酶（ADH）和乙醛脱氢酶（ALDH）活性显著升高，分别为对照组的2.2、2.5、2.5和1.3倍。肝脏谷胱甘肽（GSH）水平明显下降，同时出现肝脏线粒体膜流动性明显下降，线粒体肿胀度上升，提示线粒体膜结构和功能已经受损。双环醇对酒精引起的急性肝损伤具有明显的保护作用，表现为抑制血清ALT和肝脏TG含量的升高，改善肝脏GSH水平的下降，减轻肝细胞肿胀和炎症坏死，保持肝脏线粒体功能。双环醇对酒精引起的肝细胞损伤和线粒体功能的保护作用与其抑制酒精引起的ADH活性升高、诱导ALDH活性、加速乙醛消除等密切相关。结果见表14-2-5，14-2-6。

表14-2-5　双环醇对乙醇引起小鼠血清ALT，肝脏TG、ADH、ALDH的影响

组别	血清ALT（U/dl）	肝TG（mg/dl）	肝ADH（U/mg）	肝ALDH（U/mg）
正常对照	23 ± 11	38 ± 18	0.54 ± 0.23	1.96 ± 0.31
模型组	59 ± 21#	81 ± 25##	1.33 ± 0.40#	2.53 ± 0.45#
乙醇 + 双环醇（20mg/kg）	38 ± 13*	45 ± 16**	0.74 ± 0.43**	2.44 ± 0.68
乙醇 + 双环醇（30mg/kg）	33 ± 6**	48 ± 15**	0.60 ± 0.27***	0.98 ± 0.37*

#$P<0.05$，##$P<0.01$ 与对照组相比；*$P<0.05$，**$P<0.01$ 与模型组相比。

表14-2-6　双环醇对乙醇引起小鼠肝线粒体膜流动性下降的影响

组别	偏振度（P）	微粘度（η）
正常对照	0.164 ± 0.02	1.12 ± 0.23
模型组	0.183 ± 0.006#	1.33 ± 0.07#
乙醇 + 双环醇（200mg/kg）	0.170 ± 0.01*	1.17 ± 0.15*
乙醇 + 双环醇（300mg/kg）	0.173 ± 0.007**	1.21 ± 0.08**

#$P<0.05$ 与对照组相比；*$P<0.05$，**$P<0.01$ 与模型组相比。

（二）慢性酒精性脂肪肝

模型组和双环醇给药组小鼠连续4周给予含5%酒精的Liber-Decarli全营养液体饮食，对照组用等热量的麦芽糖糊精代替酒精。双环醇预防给药组动物从造模期首日开始每日进食前1小时给药1次，连续4周；治疗组动物则从造模2周后开始给药，剂量为200、300mg/kg，每日1次，连续2周。

小鼠连续4周给予5%酒精全营养液体饮食后出现血清ALT升高，肝脏脂肪病变明显，表现为肝脂滴增大，且呈弥漫性分布。肝TG、胆固醇（CHOL）也显著升高。此外，参与酒精代谢的肝细胞色素P450（CYP450）2E1水平升高，胞质ALDH活性和体内抗氧化物肝GSH明显下降。与模型组相比，双环醇口服给药后可抑制由乙醇引起的肝脏TG（图14-2-10）及血清CHOL、低密度脂蛋白（LDL）和CYP450 2E1水平的异常升高，提高肝脏中抗氧化物GSH、ALDH活性以及血清高密度脂蛋白（HDL）水平，改善肝脏脂肪性变（表14-2-7）。由此可见，双环醇可通过：①抑制肝脏脂肪堆积；②提高肝细胞自由基清除能力和GSH再生能力；③加速肝细胞中毒性代谢产物乙醛的清除；④防止乙醛和自由基损伤线粒体，维持线粒体的正常功能而发挥肝保护作用。

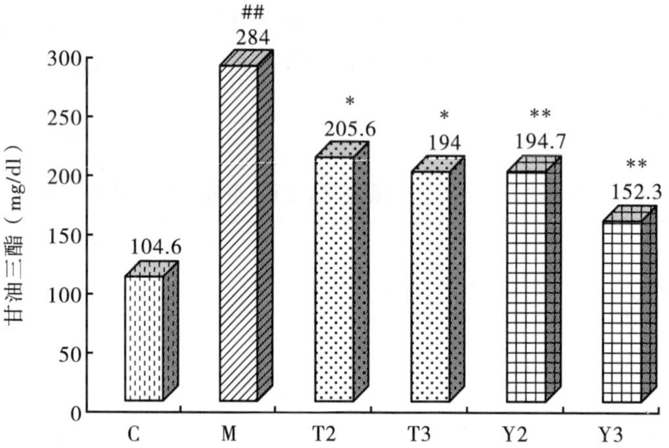

图14-2-10 双环醇对乙醇引起小鼠血清肝脏甘油三酯升高的影响

C为对照组，M为模型组，T2和T3为双环醇治疗给药为从造模后两周开始给药，Y2和Y3为双环醇预防给药，为从造模首日开始每日进食前1小时给药。*$P<0.05$，**$P<0.01$与模型组相比；##$P<0.01$与对照组相比。

小鼠进食5%酒精液体饲料4周后可造成肝细胞脂肪变性，以小叶中央静脉肝细胞脂肪变最为严重，同时伴有肝细胞肿胀，胞质疏松。双环醇给药后肝细胞脂肪变性明显减轻，未见肝细胞肿胀。

表14-2-7 双环醇对慢性酒精性肝损伤小鼠肝脏病理改变的影响

组别	病理积分
对照组	0.2±0.27
模型组	2.50±0.53##
双环醇治疗给药组（300mg/kg）	1.35±1.25*
双环醇预防给药组（300mg/kg）	0.65±0.53**

##$P<0.01$与对照组相比；*$P<0.05$，**$P<0.01$与模型组相比。

七、双环醇对实验性非酒精性脂肪肝（NAFLD）的保护作用

NAFLD是无过量饮酒史（<140g乙醇/周），但肝组织学病变与酒精性肝病相似的临床综合征，通常伴随肥胖和包括胰岛素抵抗、2型糖尿病、葡萄糖耐量受损、血脂异常在内的代谢综合征。据估计，全球人口约有10%~24%受到非酒精性脂肪肝的影响。NAFLD的发病机制较为复杂。胰岛素抵抗、脂肪酸代谢异常、线粒体功能障碍、氧化应激、细胞因子失调在其发生、发展中均发挥重要作用。目前公认的“双击学说”认为胰岛素启动的肝脏脂质堆积为“第一击”，使肝脏对氧化应激、异常的细胞因子代谢等“第二击”致敏。

（一）高脂饮食诱导的非酒精性脂肪肝

正常对照组动物喂养普通饲料，模型组和各给药组在给予普通饲料适应1周后改为高脂饮食喂养，连续喂养12周。预防给药组从喂养高脂饮食的第一天开始口服不同剂量双环醇（200、300mg/kg），治疗给药组从造模第七周开始给药至实验结束。

小鼠经高脂饮食喂养12周后，肝脏出现脂质严重堆集，TG和CHO明显升高（6~8倍）；同时血脂也出现异常。双环醇口服给药［200、300mg/(kg·d)×6或12周］可明显抑制肝中TG和CHO含量增加，调节血清TG水平下降，部分逆转HDL/总CHO降低，结果见表14-2-8。

表14-2-8　双环醇对高脂饮食小鼠血清ALT、AST及肝脏TG升高的影响

组别	血清ALT（U/dl）	血清AST（U/dl）	肝TG（mg/dl）
正常对照	43 ± 11	100 ± 25	7 ± 1
模型组	61 ± 21$^{\#}$	184 ± 41$^{\#\#\#}$	43 ± 15$^{\#\#\#}$
双环醇预防组（200mg/kg）	37 ± 15**	164 ± 21**	29 ± 10*
双环醇预防组（300mg/kg）	35 ± 12***	149 ± 24**	29 ± 8**
双环醇治疗组（200mg/kg）	58 ± 22	173 ± 26	46 ± 12
双环醇治疗组（300mg/kg）	31 ± 11***	159 ± 27*	24 ± 8*** 7 ± 1

$^{\#}P<0.05$，$^{\#\#\#}P<0.001$与对照组相比；$^{*}P<0.05$，$^{**}P<0.01$，$^{***}P<0.001$与模型组相比

除肝脏脂质堆积外，小鼠还出现明显肝细胞损伤，表现为血清ALT、AST升高；肝脏形态学检查显示肝脏出现小疱或大疱性脂肪变、水样变和炎性细胞浸润。双环醇预防给药/治疗给药（200、300mg/kg）均能有效抑制HFD引起血清转氨酶水平上升，并对HFD所致的肝组织学病变也有明显保护作用（表14-2-9）。

表 14-2-9 双环醇对高脂饮食小鼠肝脏病理改变的影响

组别	肝细胞损伤	脂肪变
对照组	0	0
模型组	5.20 ±0.79##	2.80 ±0.42##
双环醇预防给 300mg/kg	2.63 ±1.30**	1.38 ±0.74**
双环醇治疗给 300mg/kg	2.25 ±0.46**	1.38 ±0.52**

$P<0.01$ 与对照组相比；** $P<0.01$，与模型组相比。

已知胰岛素抵抗（IR）和氧化应激分别是脂质堆积和肝损伤的关键环节。本研究可见HFD 模型组小鼠空腹血糖和胰岛素水平明显上升，胰岛素抵抗指数 HOMA-IR 升高，而胰岛素敏感指数 QUCKI 降低，出现明显胰岛素抵抗。同时，肝脏氧化应激程度增高，脂质过氧化物丙二醛（MDA）含量增加，抗氧化物 GSH 含量减少。双环醇预防和治疗给药（300mg/kg）均能显著逆转模型组动物血糖升高，降低 HOMA 指数并提高 QUCKI 指数，改善胰岛素抵抗；有效抑制肝 MDA 的生成和 GSH 耗竭，减轻氧化应激及其所致细胞损伤，结果见表 14-2-10。

表 14-2-10 双环醇对高脂饮食小鼠 HOMA-IR 和 QUCKI 改变的影响

组别	HOMA-IR	QUCKI
对照组	5.1 ±2.2*	0.50 ±0.04**
模型组	12 ±5	0.418 ±0.027
双环醇预防给 300mg/kg	6 ±3**	0.48 ±0.06**
双环醇治疗给 300mg/kg	5.4 ±1.6**	0.48 ±0.03***

* $P<0.05$，** $P<0.01$，*** $P<0.001$ 与模型组相比。

胰岛素抵抗可促进肝脏脂肪酸合成通路的激活，而脂肪酸合成酶（FAS）是脂肪酸合成的关键酶之一。高脂喂养动物的肝脏 FAS 活力下降，推测与 FAS 受体内负反馈调节相关，双环醇治疗给药可升高 FAS 活性，使其接近正常水平。

脂质氧化代谢在脂肪肝的发病中发挥重要作用。HFD 组动物肝线粒体 β 氧化速率（以乙酰辅酶 A 脱氢酶活性，ACD 表示）明显减慢，降至对照组的 61%；而次要代谢途径——过氧化酶体 β 氧化速率（以乙酰辅酶 A 氧化酶活性，AOX 表示）和微粒体 CYP2E1 活力增加，分别升高 45% 和 55%；线粒体呼吸链复合酶（MRC）Ⅰ和Ⅴ的活性明显降低，为对照组的 70%；过氧化酶体增殖活化受体（PPARα）mRNA 表达增加，为对照的 1.6 倍。双环醇 300mg/kg 治疗给药后，能显著提高线粒体 β 氧化速率，下调升高的 PPARα 基因表达，降低过氧化酶体氧化速率和 CYP2E1 活性，并逆转 MRC Ⅰ和Ⅴ活力的下降。

上述结果表明，双环醇可明显抑制高脂饮食所致的肝脂肪变和继发肝细胞损伤，其作用机制与改善胰岛素抵抗，增加线粒体 β 氧化活力，抑制 PPARα 表达，线粒体 MRC 损伤及过氧化酶体氧化和微粒体 CYP2E1 代偿活化等多条途径产生的氧自由基密切相关。

（二）化学因素诱导的非酒精性脂肪肝

小鼠腹腔注射四环素 24 小时后，肝中 TG 和 CHO 含量出现大幅度升高，血清脂质水平明显降低，血中 ALT、AST 水平升高，病理形态学检查发现肝脏出现小疱性脂肪变及明显水样变。双环醇预防和治疗给药均显示明显的保护作用，并呈一定的量效关系：双环醇 150、300mg/kg 组可有效降低肝脏升高的 TG 和 CHO，逆转血中 TG 和 CHO 异常减少，抑制血清转氨酶水平的升高，改善肝脏脂肪变及肝细胞损伤的组织学病变。

已知四环素可：①抑制微粒体甘油三酯转移蛋白（MTP）活力，阻断 VLDL 组装；②抑制肝线粒体脂肪酸 β 氧化和三羧酸循环，从而诱发脂肪肝。本研究发现，小鼠给予四环素后，4 小时内 TG 分泌量降低为对照组的 55%，脂肪酸 β 氧化速率下降了 1 倍。双环醇 300mg/kg 组预防给药 3 次可显著抑制 TG 分泌量的下降，为模型组的 1.4 倍。可见，双环醇高剂量组预防和治疗给药能明显地逆转脂肪酸 β 氧化功能的异常，促进 TG 氧化代谢。

四环素组动物还表现出继发脂肪变的氧化应激，肝组织 MDA 水平比对照组升高 10 倍，GSH 也明显降低。双环醇可使升高的 MDA 含量降低到模型组的 50%，对 GSH 的异常也有显著改善。

四氯化碳（CCl_4）是经典的肝毒剂，也常用于脂肪肝模型的建立。小鼠给予 CCl_4 1.2ml/kg 4 周后，肝中 TG 和 CHO 分别升高为对照组的 3.7 倍和 5 倍，血清脂质明显下降。双环醇 300mg/kg 治疗给药可明显抑制肝内脂质堆积，改善血中 TG 和 CHO 含量降低。双环醇在调节脂质水平的同时，还可有效治疗四氯化碳中毒导致的肝细胞损伤，显著地降低升高的转氨酶水平。

自由基-脂质过氧化是公认的 CCl_4 损伤作用的起始环节。小鼠给予 CCl_4 后，肝组织 MDA 含量增加了 6 倍，双环醇治疗给药后可使 MDA 水平明显下降，不仅改善脂质转运而且减轻了脂质堆积继发的肝细胞损伤。

脂蛋白酯酶（LPL）与肝酯酶（HL）是内源性脂代谢的关键酶，参与甘油三酯的水解。四氯化碳组小鼠血清中总酯酶、LPL、HL 活力较对照组降低了 50%，双环醇可明显升高总酯酶和 LPL 活力，改善 CCl_4 导致的脂质水解功能障碍，调节 TG 体内代谢异常。

乙硫氨酸为甲硫氨酸的结构类似物，可与甲硫氨酸竞争性结合 ATP，干扰体内重要的代谢过程，使载脂蛋白颗粒合成减少，导致脂肪肝的发生。小鼠口服乙硫氨酸 400mg/kg 后，肝中 TG 和 CHO 较对照组分别升高了 1.4 倍和 0.6 倍；血清 TG 水平明显上升，HDL/总 CHO 较对照组显著减少。双环醇（150、300mg/kg）治疗给药后可明显逆转 TG 含量的增加，使其接近正常水平；对肝脏 CHO 的堆积也有保护作用。同时，双环醇可显著降低升高的转氨酶和 MDA 的生成，保护肝细胞损伤。

八、双环醇对肝癌发生的化学预防作用

部分乙肝和丙肝患者经过若干年后可演变为肝癌。虽然肝癌发生的机制尚不清楚，但 90% 左右肝癌病人伴有病毒性肝炎病史则是不争的事实，提示肝癌的发生与慢性肝炎二者有非常紧密的关系。目前慢性乙肝和丙肝的治疗均需长期用药，如果在治疗慢性肝炎的同时兼有阻断肝癌发生的潜力将具有重要的临床意义。此外，人肝细胞感染病毒肝炎后对凋亡的易感性差，不容易凋亡，这或许是肝癌发生的原因之一，基于以上观点，研究了双环醇在体内外对肝癌及肝癌的发生是否有阻抑作用。由于篇幅有限，仅选择体内动物实验结果介绍如下：

（一）对体内二乙基亚硝胺（DEN）诱发大鼠和小鼠肝癌前病变的抑制作用及其机制

将雄性 Wistar 大鼠均由腹腔 1 次注射溶于花生油的 DEN 200mg/kg，喂普通饲料 14 天后改喂含 0.02% 2-乙酰氨基芴（AFF）饲料 14 天，然后再喂普通饲料至第 44 天实验结束。其间于实验第 21 天手术切除肝脏 2/3，以不给药大鼠作为 DEN 对照，另 2 组于注射 DEN 第 0 天起分别口服双环醇 100、200mg/（kg · d），直至第 44 天实验结束。另外一组大鼠全程进食普通饲料和不注射 DEN，但亦于第 21 天行 2/3 肝脏切除手术作为假手术对照。

实验结束时，各组处死 5 只大鼠取出肝脏，经冰冻切片和 γ-GT 组化染色，显微镜检查 γ-GT 阳性灶数目，并测量 γ-GT 阳性灶面积大小。结果发现，DEN 对照组肝脏广泛分布近圆形或椭圆形 γ-GT 阳性灶，而正常对照组及假手术组肝切片均未见 γ-GT 阳性灶。双环醇（100、200mg/kg）治疗组大鼠肝组织 γ-GT 阳性灶数目及面积均明显减少，并有一定量效关系。以上结果提示，在 DEN 致癌同时全程给予双环醇 100、200mg/kg 对 DEN 诱发的大鼠肝癌前病变有一定防治作用。为进一步了解双环醇的癌化学预防作用的机制，对上述实验中部分大鼠肝脏进行多项生物化学和分子生物学检测，发现 DEN 诱发大鼠的癌前病变肝组织中 PKCα、N-ras、C-myc mRNA 以及 GSTπmRNA 表达均升高，而 p53 的表达较低。当注射 DEN 的大鼠用双环醇 200、100mg/kg 处理后，p53 的表达明显增强，C-myc、N-ras 及 GSTπ 基因表达则明显地被抑制（图 14-2-11）。此外，DEN 诱导组大鼠肝脏胞浆液和微粒体内甲胎蛋白（AFP）含量均显著升高，而双环醇（200、100mg/kg）可明显降低肝胞浆液和微粒体内 AFP 水平（图 14-2-12）。

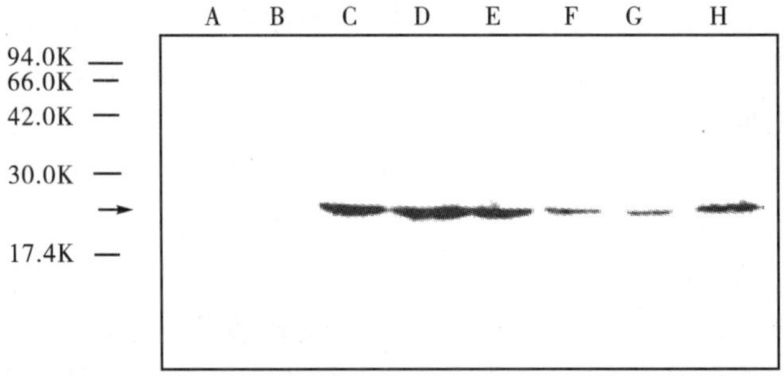

图 14-2-11　双环醇对 DEN 诱导大鼠癌前病变肝 GSTπ 表达的抑制作用

A. 正常对照鼠；B. 部分肝切除对照鼠；C，D. DEN 诱导鼠；E，F. 双环醇 100mg/kg 组鼠；G. 双环醇 200mg/kg 组鼠；H. 胎大鼠肝脏胞浆液作为阳性对照。

利用 DEN/PB 诱发小鼠肝癌体内模型观察双环醇的肿瘤化学预防作用。结果表明，双环醇（100mg/kg、200mg/kg）预防给药持续 20 周，可明显抑制 DEN/PB 诱发的小鼠肝脏肿瘤的发生，以 200mg/kg 作用最为明显，肝组织 HE 染色结果显示，双环醇 200mg/kg 预防给药组肝细胞性肝癌和肝细胞瘤的发生率均为 0，而模型组肝细胞性肝癌和肝细胞瘤的发生率分别为 33.3% 和 55.6%。免疫组化方法检测 AFP、PCNA 表达结果表明，双环醇能明显降低 AFP（图 14-2-13）、PCNA 的表达，与 ELISA 法检测肝脏 AFP 相对含量和 Western blotting 法

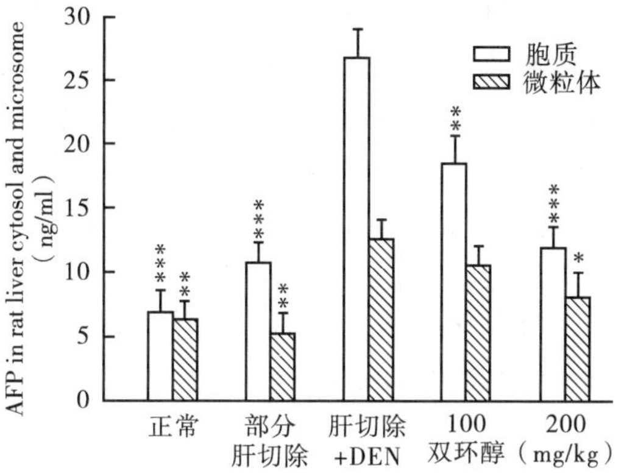

图 14-2-12　双环醇对 DEN 诱导大鼠癌前病变肝脏胞质及微粒体内 AFP 蛋白含量升高的抑制作用

每组 4 只大鼠。平均数 ± 标准差。与 DEN 组比较，$^{*}P<0.05$，$^{**}P<0.01$，$^{***}P<0.001$。

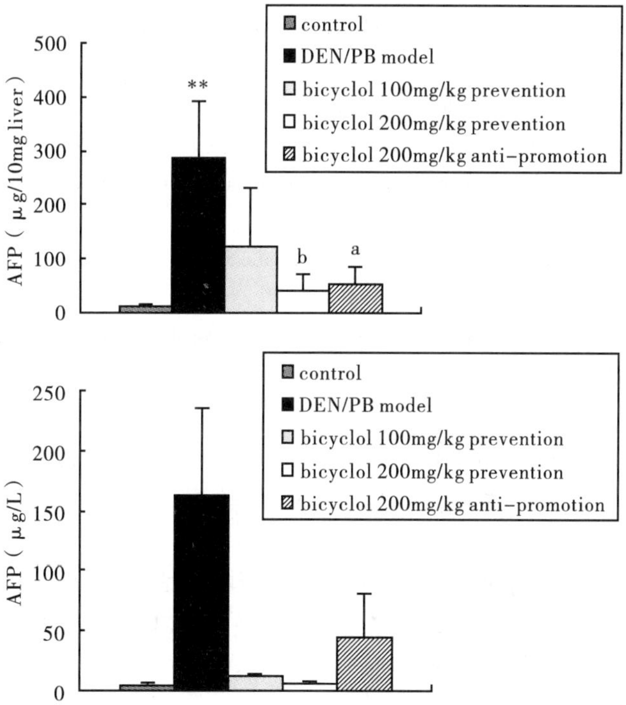

图 14-2-13　ELISA 法检测双环醇对 DEN/PB 诱导 20 周时肝癌小鼠的肝脏（上图）和血清（下图）甲胎蛋白（AFP）升高的降低作用

$^{**}P<0.01$，与正常对照组相比；a$P<0.05$，b$P<0.01$，与 DEN/PB 模型组相比。

检测 PCNA 表达结果一致。Western blotting 法检测可见模型组肝脏 P53、P21^{WAF1}蛋白高表达，双环醇预防给药能降低 P53 和 P21^{WAF1}的蛋白表达。同时，还观察了停药 10 周后的动物反应。结果表明，模型组肝细胞瘤的发病率为 100%，而双环醇各组动物停药后状态良好，肝癌的发生率也明显降低，200mg/kg 预防给药组动物无肝脏肿瘤发生。此外，双环醇 200mg/kg 抗促癌组（DEN 给药后 2 天给药）也能抑制 DEN/PB 诱发的小鼠肝癌的发生，改善肝脏病理状态，但作用弱于等剂量预防给药组（DEN 给药前两天给药），提示双环醇在肿瘤发生的始发和促癌阶段均发挥一定的作用。

由此可见，双环醇除有治肝炎疗效外，还可能具有预防肝脏癌变的作用，这对慢性肝炎病人长期服用双环醇有益提供了新的实验依据。

（刘耕陶　李　燕　魏怀玲）

参 考 文 献

1. Liu GT. Proposal for the strategy of prevention and treatment of chronic viral hepatitis and for research in China. 中华医学杂志，2002，82：74
2. Liu GT. The anti-virus and hepatoprotective effect of bicyclol and its mechanism of action. 中国新药杂志，2001，10：325
3. Li Y，Li Y，Liu GT. Protective effects of bicyclol on liver fibrosis induced by carbon tetrachloride. 中华医学杂志. 2004，84（24）：2096－2101
4. Li Y，Dai GW，Li Y. Effect of bicyclol on acetaminophen-induced hepatotoxicity：Energetic metabolism and mito chondrial injury in acetaminophen intoxicated mice. 药学学报，2001，36（10）：723
5. Liu GT，Li Y，Wei HL，et al. Mechanism of protective action of bicyclol against CCl_4-induced liver injury in mice. Liver Int，2005，25（4）：872－879
6. Wang H，Li Y. Protective effect of bicyclol on acute hepatic failure induced by lipolysaccharide and D-galacsamine in mice. Eur J Pharmacol 2006，534：194－201
7. Zhao J，Chen H，Li Y. Protective effect of bicyclol on acute alcohol-induced liver injury in mice. Eur J Pharmacol，2008，586：322－331

第三节　双环醇在慢性病毒性乙型肝炎和丙型肝炎病人的临床应用

自 1996 年 12 月国家新药评审办批准双环醇进行临床试验后，由上海市静安区中心医院姚光弼教授负责组织北京和上海两地的多家医院，按照 GCP（Good Clinical Practice）原则，并征得上海医学伦理委员会同意，开始进行临床试验研究。

一、Ⅰ期临床试验

Ⅰ期临床试验包括：①健康志愿者耐受性试验，双环醇在剂量 6.25～150mg 范围内对志愿者是安全的；②健康志愿者双环醇血药浓度测定，志愿者服双环醇 25mg、50mg、100mg 双环醇呈线性药代动力学特征，它的吸收可受进食的影响，故建议临床给药方案为 25～50mg，每日 3 次。以餐前服用本药为宜。

二、Ⅱ期临床试验

在完成Ⅰ期临床试验后，选择17名慢性乙肝病人进入双环醇临床疗效试验观察。17名病人：①治疗前6个月经HBsAg、HBeAg和HBV DNA检查阳性；②血清ALT高于正常值2~10倍已3个月。17名乙肝病人随机分为3组，分别服双环醇12.5、25、50mg，1日3次，连服12周，服用双环醇期间，禁止服用任何其他抗病毒剂、保肝药、免疫调节剂及中药。服药前和服药后2、4、8、12周及停药后2、4、12周做各项实验室检查。乙肝病毒学指标包括HBeAg、抗HBe、HBsAg及HBV DNA则于服药前及服药后4、8、12周各检查1次。结果表明，所有17名病人症状如疲倦、食欲不振、肝区痛、腹胀等均显著改善，ALT降低（恢复正常者71%），HBeAg转阴者2人，HBV DNA转阴者6人（35%），停服双环醇后3个月，HBeAg转阴的2人仍阴性，6名HBV DNA转阴者中仅1人仍维持阴性，其余5人反跳为阳性，未见不良反应。各项生化及体格检查指标亦未见异常变化。然而，双环醇3个剂量组（12.5~50mg）的疗效组间没有明显差异，12.5mg剂量组亦有效。分析其原因，或许由于3组病人数太少，如果各组病人数较多，便有可能看出不同剂量疗效的差异。

三、Ⅲ期临床试验

Ⅲ期临床试验姚光弼教授负责组织北京大学附属第一医院、北京佑安医院、北京地坛医院、上海市静安区中心医院、上海华山医院、上海瑞金医院等多家医院参加，采用双盲、随机、阳性药（联苯双酯，DDB）对照方法进行试验。

（一）对慢性乙型病毒性肝炎的疗效

试验开始时共有430例乙肝病人入选，由于各种原因（并非药物不良反应）而中途退出试验者23人，故试验结束时共407例，这些病人的人文学背景两组有可比性。

407例病人年龄分布16~60岁，男性314例，女性93例，按中国国家诊断乙肝标准确诊为乙肝病人，病人入选及剔除标准与上述的Ⅱ期小样本临床试验完全相同。入选本试验前3个月所有病人血清ALT和AST高于正常值上限1.5~10倍，同时入选前6个月HBeAg和HBV DNA（斑点杂交法）阳性。病人按2∶1比例随机分为两组，一组服双环醇，一组服联苯双酯（DDB）作为阳性对照药。双环醇组269例（男215人，女54人），联苯双酯（DDB）组138例（男99人，女39人），两组平均年龄分别为31.2±9.3岁及31.6±9.8岁。双环醇组和联苯双酯（DDB）组血清ALT水平分别为175.8±114.8IU/L和170.2±114.7IU/L，AST分别为118.5±111.8IU/L及115.7±87.9IU/L。上述各项背景两组间均无明显不同，有可比性。

1. 剂量及用法　双环醇每片含药12.5mg，阳性对照药联苯双酯（DDB）每片含药25mg，淀粉赋形剂每片含淀粉25mg，3种片剂均白色，外观形状及重量均基本上一样，难以区分。试验治疗组服2片双环醇，阳性对照组服联苯双酯（DDB）1片和淀粉片1片，每日口服3次，连续6个月，停药后随访3个月。

2. 观察项目　记录病人症状及体征，血清ALT、AST、总胆红素、肌酐、血和尿常规于试验前及服药后2、4、6、8、12、24周及停药后4、8、12周分别检查1次，凝血酶原时间、清蛋白及球蛋白于试验前及服药后12、24周及停药后12周分别测定1次。心电图则于试验前及试验结束时分别检测1次。

所有血清标本各医院均贮存于-40℃冰箱，最后集中于上海检测中心统一进行乙肝病毒学标志检测，HBsAg、HBeAg及抗HBe用同批Abbott试剂盒检测，HBV DNA检测采用斑点杂交法，试剂由上海医科大学预防医学所提供，检测时由同一技术人员采用双盲法完成，即检测人员不知道所检测血标本何者为双环醇组，何者为阳性药对照组。检测完毕后才公布分组结果。

3. 疗效判断　血清ALT、AST、HBeAg、抗HBe及HBV DNA等指标以及症状体征之变化。

4. 结果　双环醇治疗组病人主要症状如疲倦、食欲不振、肝区痛、腹胀、恶心、肝掌及肝病面容均明显改善，血清ALT和AST显著下降。双环醇组治疗6个月后ALT和AST下降至正常百分率分别为53.5%及48.7%，停药3个月后ALT和AST正常率各为40.2%及48.7%，联苯双酯治疗亦有同样效果。二者之间统计学上没有显著差异（$P>0.05$）。对乙肝病毒学标志的疗效，双环醇组的有效率比联苯双酯组稍高，特别是ALT大于200U/L的乙肝病人，双环醇对HBeAg转阴率及抗HBe阳性率的疗效明显优于联苯双酯组，统计差异显著（$P<0.05$）（表14-3-1）。

表14-3-1　双环醇和联苯双酯（DDB）对ALT>200U/L的乙肝病人HBeAg阴转率及血清抗HBe抗体转换率疗效的比较

药物	HBeAg阴转率（%）		血清转换率（%）	
	服药24周	停药12周	服药24周	停药12周
双环醇	28.6（18/63）	47.6（30/63）	25.4（16/63）	38.1（24/63）
联苯双酯（DDB）	18.8（6/32）	21.9（7/32）	15.6（5/32）	12.5（4/32）
P值		<0.015		<0.01

注：括号内数字为有效病历数/全部病人。

5. 不良反应　双环醇不良反应少见、温和，仅有1例病人出现皮疹，1例病人感到头晕。联苯双酯（DDB）组2例病人有皮疹、一例病人有恶心和食欲不振，上述病人未经特殊治疗自行恢复。双环醇和联苯双酯（DDB）对心、肝、肾和血生化未见有影响。

6. 结论　双环醇治疗乙肝能显著改善肝功能，兼有一定抑制病毒复制的苗头，在ALT>200U/L病人中，HBeAg阴转率和血清转换率双环醇的疗效明显优于联苯双酯，安全性好。

（二）对慢性丙型病毒性肝炎的疗效

双环醇对丙型肝炎的疗效观察采用随机、双盲、安慰剂对照方法。39名病人入选本试验，年龄分布16~50岁，试验前：①病人血清ALT高于正常值2~5倍已6个月；②HCV RNA或抗HCV抗体阳性至少已有6个月。所选的39例病人均为用干扰素-2α治疗无效者，将39名病人随机分为两组，A组20例接受双环醇治疗，剂量25mg，日3次，连服24周。B组19例病人开始12周服安慰剂，然后揭盲给予双环醇25mg，1日3次，共24周，甲、乙两组病人于停服双环醇后随访12周。双环醇与安慰剂的颜色、外观、大小、重量均一样。

1. 观察项目　临床症状，血清ALT及胆红素于治疗前及治疗开始后每月检查1次，清蛋白、球蛋白、血和尿常规、凝血酶原时间、HCV RNA 或抗 HCV 抗体检查则于治疗前及治疗后每 3 月进行 1 次。

2. 结果　服用双环醇的 A 组 20 例病人服药前血清 ALT 平均值为（120 ±43）U/L，治疗 6 个月后降低至（57 ±32）U/L，前后差异显著（$P<0.05$），病人症状亦明显改善。B 组 19 例病人试验前血清 ALT 为（126 ±48）U/L，服安慰剂 3 个月后 ALT 为（129 ±97）U/L，基本上无变化（$P>0.05$），病人症状亦未见改善。当服用双环醇 6 个月后，血清 ALT 降低至（68 ±45）U/L，双环醇治疗前后差异非常显著（$P<0.01$，图 14-3-1）。两组共 39 例病人服用双环醇治疗 6 个月后，血清 ALT 降低至正常百分率为 64.1%，停药 3 个月后仍维持正常者为 48.7%。治疗 6 个月后，5 例病人血清 HCV RNA 转为阴性，停药后仍阴性者 2 例，未见明显不良反应，A、B 组病人中各有 1 例主要有头晕，未予特别治疗，自行消失。本试验仅 39 例丙肝病人，例数嫌少，尚需要在更多的丙肝病人对双环醇的疗效作出确切评价（图 14-3-1）。

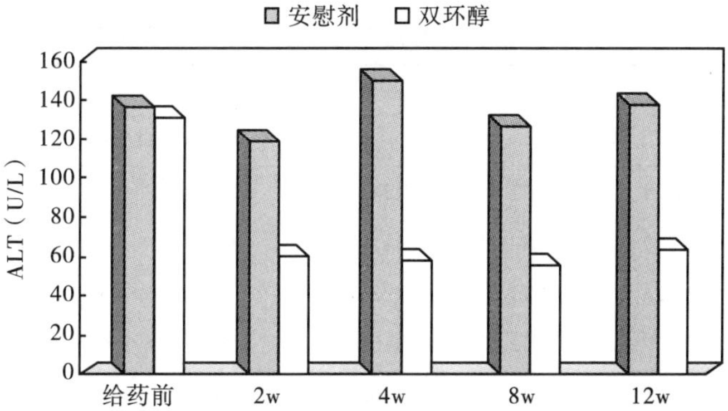

图 14-3-1　两组丙肝病人用双环醇及安慰剂治疗前后血清 ALT 平均值的变化

四、Ⅳ期临床试验

（一）治疗慢性乙型肝炎的疗效

在全国各地 68 个医院已完成 4 期临床试验，采用开放方式，2000 余例乙肝病人和 100 例丙肝病人接受治疗，病人入选标准及排除标准、双环醇用药剂量及疗程、疗效观测指标均与Ⅲ期临床试验相同，只是病人增加青少年组（12 ~17 岁）。实验结果与Ⅲ期临床试验基本相同，治疗 HBV 和 HCV 病人，降低转氨酶作用显著，青少年组的疗效疗效似乎更好一些。（表 14-3-2），并能使部分病人的病毒指标转阴，（表 14-3-3）。无明显副作用。

表 14-3-2　慢性乙型肝炎病人用双环醇（25mg，tid，po）治疗后血清 ALT 和 AST 正常百分率（%）

病人	年龄	观测指标	正常百分率（%）		
			治疗 12 周	治疗 24 周	停药 12 周
所有病人	12～65	ALT	44.9（926/2064）	60.4（1246/2064）	71.9（846/1177）
		AST	32.3（628/1946）	49.1（956/1946）	75.8（692/913）
青少年病人	12～17	ALT	52.7（79/150）	70.0（105/150）	76.7（79/103）
		AST	37.1（53/143）	59.4（85/143）	80.0（68/85）
成年病人	18～65	ALT	44.3（847/1914）	59.6（1141/1914）	71.4（767/1704）
		AST	31.9（575/1803）	48.3（871/1803）	75.4（624/828）

注：括号内数字为有效病历数/全部病人

表 14-3-3　慢性乙型肝炎病人用双环醇（25mg，tid，po）治疗后血清 HBV DNA 肝炎病毒指标的变化与血清 ALT 水平的关系

指标	治疗	治疗前 ALT		Total rate
		≤5×ULN	>5×ULN	
HBeAg（－）	治疗 24 周	21.19（263/1241）	29.6（117/395）*	23.23（380/1636）
%	停药 12 周	22.35（262/1171）	31.5（117/371）*	24.56（379/1546）
HBeAb（＋）	治疗 24 周	11.37（140/1231）	16.5（65/393）*	12.62（205/1624）
%	停药 12 周	12.88（149/1157）	20.5（76/370）*	14.73（225/1527）
HBVDNA（－）	治疗 24 周	13.10（171/1305）	20.4（66/323）*	14.56（237/1628）
%	停药 12 周	7.20（211/1227）	22.0（70/309）**	18.29（281/1536）

注：括号内数字为有效病历数/全部病人。* $P<0.05$，** $P<0.01$，VS。ALT≤5×ULN（正常值）与治疗前比较。

（二）治疗慢性丙型肝炎的疗效和安全性

100 例丙型肝炎病人用双环醇治疗，剂量 25～50mg，每日 3 次，口服，疗程 6 个月，停药后随访 3 个月。入选病人治疗前血清 ALT 和 AST 均高于正常值两倍以上，且 HCVRNA 阳性。血清 ALT 和 AST 复常率明显，部分患者 HCVRNA 阴转，停药 3 个月内疗效巩固，未见“返跳”。乏力、恶心、食欲不振、呕吐等症状明显改善。未见明显副反应。

对 HCVRNA 阴转率的疗效，治疗 24 周为 18.8（18/96），停药 12 周为 25.3（22/87）。对 HCV 复制有一定抑制效果（表 14-3-4）。

表 14-3-4　双环醇治疗慢性丙型肝炎的疗效和安全性

时间	复常率（%）	ALT-AS 同时复常率（%）	
		ALT	AST
治疗 12 周	49.0（49/100）	21.7（20/92）	—
治疗 24 周	54.0（54/100）	38.0（35/92）	31.9（29/92）
停药 12 周	64.7（33/51）	65.6（21/32）	59.3（16/27）

注：括号内为病人数

五、联合用药

据临床报道，将双环醇与干扰素合用，可增加抗病毒的疗效，减少干扰素的副作用，双环醇与拉米夫定合用可减少后者停药后的乙肝病毒（HBV-DNA）的反跳率，对拉米夫定耐药者仍有疗效。双环醇与阿德福伟或病毒唑合用亦可提高抗病毒的疗效。

六、扩大临床适应证

有人报道双环醇治疗肝纤维化病人，治疗前后肝穿刺标本对比，可明显改善肝纤维化、炎症和坏死程度，以及血清肝纤维化生化指标。有人报道双环醇对酒精性肝炎和脂肪肝亦有疗效。上述联合用药和扩大适应证虽然观察尚不系统，但是一个很好的提示，值得注意，有待扩大临床验证。

七、总结与展望

双环醇（bicyclol）是在总结以往五味子和联苯双酯研究的基础上，人工合成的治肝炎新药，是一种多功能和多靶点的新型药物，具有抗肝炎病毒、抗肝损伤及抗肝纤维化、抗酒精性肝损伤和抗脂肪肝等药理作用，并且有肝癌化学预防的作用。双环醇抗肝损伤的作用机制新颖：①双环醇不是血清和肝脏 ALT 和 AST 酶活性抑制剂，亦不影响肝脏 ALT 酶蛋白的量，说明该药对动物及肝炎病人的降低转氨酶作用不是酶抑制的结果；②双环醇有清除自由基、抗氧化作用，从而能维持肝细胞膜的稳定性；③双环醇对肝细胞线粒体损伤有保护作用，改善线粒体的能量代谢，抑制能启动细胞凋亡的细胞色素 C 从线粒体的释出，从而减少肝细胞的坏死和凋亡；④双环醇能保护肝细胞核 DNA 损伤，抑制肝及 T 淋巴细胞 Fas/FasL 的表达，从而防止肝细胞凋亡和坏死。上述研究反映双环醇对肝细胞的作用是多靶点，通过多环节而起综合效应，是双环醇临床上治疗慢性病毒性肝炎的药理学基础。

Ⅲ期和Ⅳ期临床试验的结果双环醇的疗效基本上一样，双环醇剂量均每次 25mg，每日 3 次，口服，连续服药 6 个月，停药后随访 3 个月。服用双环醇的乙肝病人血清 ALT 和 AST 水平恢复正常有效率约 50%，兼有一定比例病人的 HBeAg 和 HBV DNA 由阳性转阴性，血清抗 HBe 抗体转换为阳性，停药后反跳率较低，未见明显不良反应。对病人血清 ALT 超过 200U/L 者，双环醇对 HBeAg 转阴及抗 HBe 抗体阳转的疗效更好。丙肝病人用双环醇 ALT 和 AST 恢复正常率与乙肝病人的疗效基本上一样，部分病人 HCV RNA 转阴性。停药 3 个月后反跳率较低。未见明显不良反应。2004 年 9 月国家药品监督管理局颁发正式生产证书，由北京协和制药厂独家生产，目前正在全国范围内使用。双环醇在 15 个发达国家和我国台湾地区获准专利保护，是我国第一个拥有自主知识产权的抗肝炎新药。

双环醇的研究历时10余年，已取得良好的进展，但是，尚有许多工作需要研究。在临床研究方面：①适当增大双环醇的剂量（从目前的每次25～50mg增大至50～100mg，每日3次），延长服药时间至1～2年甚至3年（目前为6个月），临床疗效很有可能会进一步提高；②联合用药，将双环醇与其他抗肝炎病毒药联合应用，有可能提高抗肝炎病毒的疗效和减少副作用；③根据药理学研究结果，双环醇的临床适用证还可扩大至肝纤维化、自身免疫性肝炎、酒精性肝炎、脂肪肝；④长期服用双环醇对肝癌的发生发展的影响如何，亦是一个值得长期追踪的研究课题。在药理学方面，双环醇的作用机制特别是抗肝炎病毒作用的机制需要更加深入的研究，作出充分阐明。

新药的研发是周期长、投入高、风险大的科研工作，需要多学科的科研人员合作共同努力，方有可能取成功。从双环醇的研发也提示从中药研发新药大有可为。

（刘耕陶　李　燕　魏怀玲）

参 考 文 献

1. Yao GB, Ji YY, Wang QH, et al. A randomized double-blind con trolled trial of bicyclol in treatment of chronic hepatitis B. 中国新药与临床，2002，21：457
2. Yao GB, Ji YY, Wang QH, et al. Treatment of chronic hepatitis C by bicyclol, a randomized double-blind placebo controlled trial. 中华医学杂志，2002，82：958
3. Ji YY, Cheng, NN, Yao GB. Pharmacokinetic study of bicyclol in thirty health volunteers. 中国临床药理与治疗，2001，6（3）：218
4. 姚光弼，徐道振，兰培，等. 双环醇片治疗2200例慢性病毒性肝炎的安全性和疗效分析. 中国新药与临床杂志，2005，24（6）：421
5. 易建华，李伟，熊英，等. 双环醇治疗慢性乙型病毒性肝炎肝纤维化的临床研究. 临床内科杂志，2006，23（1）：57－59
6. 马安林，刘淑娥，刘霞，等. 双环醇与多烯磷脂酰胆碱治疗酒精性脂肪肝的临床病理比较. 临床肝胆病杂志，2006，22（4）：272－275
7. 易建华，李伟，熊英，等. 双环醇治疗慢性乙型病毒性肝炎肝纤维化的临床研究. 临床内科杂志，2006，23（1）：57－59

第十五章　唐古特山莨菪研究的新进展

概　　述

20 世纪 60 年代，药物所就对莨菪烷生物碱及其资源植物唐古特山莨菪进行了系统的研究，开发出了可以改善微循环的药物氢溴酸山莨菪碱（包括 654 及 654-2）和胆碱能神经阻滞药樟柳碱。丁基东莨菪碱是解痉灵的原料药，在临床上具有重要用途，还被用于海洛因成瘾者的戒毒治疗。由于山莨菪碱具有改善微循环的功能，用于抢救各种中毒性休克，如暴发性流行性脑膜炎和中毒性痢疾等，且疗效显著。莨菪碱和山莨菪碱都可以化学合成，但合成的产物是消旋体，而东莨菪碱目前的来源仍是从植物中提取。不同的山莨菪碱的光学异构体与 M 受体相互作用的效应强度实验表明，山莨菪碱分子中 C-6 位手性中心对整个分子的生理活性起主导作用，其中天然的山莨菪碱最有效。近些年来，随着医学科学的不断发展和药理研究的不断深入，发现山莨菪碱具有更广泛的临床用途，对治疗难治性过敏紫癜、突发性耳聋、血管性头痛等疾病疗效好、毒副作用小，已在临床上应用。自然界的药用茄科植物中山莨菪碱和东莨菪碱的含量普遍较低。通过基因工程的方法提高植物中有效成分的含量或用生物技术的方法对合成的外消旋阿托品进行转化，选择性地从阿托品中获得与天然构型一致的山莨菪碱和东莨菪碱，可以提供一个新的药物资源。

唐古特山莨菪［*Anisodus tanguticus*（Maxim.）Pascher］，是特产于青藏高原的镇痛中草药，藏药名称为“唐冲那博”，属于茄科植物，具有很强的产生莨菪烷类生物碱的能力，是获取山莨菪碱和东莨菪碱的重要资源植物。考虑到唐古特山莨菪植物的资源保护和长期利用，我们开展了唐古特山莨菪的组织培养并对莨菪烷生物碱重要生物合成基因进行了研究。该研究得到了 863 计划的资助，研究论文“藏药唐古特山莨菪托品烷生物碱合成关键基因的克隆、表达及性质研究”获得第八届北京青年优秀科技论文一等奖。

（程克棣）

第一节　唐古特山莨菪的植物细胞培养

根据我所对莨菪碱的资源植物进行的系统研究，在不同的莨菪烷生物碱资源植物中，唐古特山莨菪中山莨菪碱和东莨菪碱含量较高。我们选择了唐古特山莨菪进行植物组织培养的研究，希望通过细胞培养获得有效成分，或用生物转化方法对一些莨菪烷生物碱进行结构修饰，获得目的化合物。

一、唐古特山莨菪的悬浮细胞培养

（一）实验方法简述

唐古特山莨菪植物采自青海省湟源县，以嫩茎作为诱导愈伤组织的外植体材料，在含有

2, 4-D 0.5mg/L 的 LS 培养基上进行愈伤组织诱导。茄科植物一般愈伤组织诱导率较高，经四周左右诱导即可获得愈伤组织，再将获得的愈伤组织转移到含 2, 4-D 1mg/L，NAA 2mg/L 的 LS 培养基中，进行继代培养。我们将愈伤组织转移到含相同激素的液体培养基中，置于旋转摇床上培养，转速 90 ~ 100r/min，即获得了唐古特山莨菪细胞悬浮培养（液体培养），培养温度为 25℃。生物碱测定及生物转化实验均用悬浮培养细胞进行。将悬浮培养的细胞用减压抽去水分，用甲醇超声提取，去除溶剂后用酸水溶解；酸水去脂后，用氨水将提取液调节到 pH9.0，再用二氯甲烷萃取，挥干溶剂后，溶于少量甲醇，进行后续分析；培养液去脂后，将液体碱化，然后再用二氯甲烷提取。生物碱用薄层扫描仪定量测定，反射光模式，线性扫描，取 λ_R 650nm，λ_S 540nm。薄层用硅胶 G 板，溶剂系统为甲苯：丙酮：95% 乙醇：25% 氨水 =4：5：0.6：0.4，Dragendorff 试剂显色，对照品为纯化的生物碱。悬浮培养细胞形成的生物碱用制备 TLC 纯化，并经 MS 鉴定。山莨菪碱：MS m/z 305（9），261（10），156（3），140（34），121（6），103（6），96（20），95（100），94（86），82（12）。东莨菪碱：MS m/z 303（30），154（38），138（100），121（6），103（40），97（40），96（12），95（18），94（86）。后续唐古特山莨菪毛状根研究沿用此分析方法。

对悬浮培养细胞不同的细胞株进行了生长特性及生物碱成分分析，结果显示悬浮培养细胞经 1 周延缓期后进入指数生长期，3 周即达最大生长值，然后生长逐渐减缓，4 周后进入稳定期。同时对多个悬浮培养细胞株进行了生物碱检测，均未检测到莨菪烷生物碱的形成，经检测的植物细胞系用于生物转化研究。

（二）生物转化形成东莨菪碱

东莨菪碱是莨菪碱 6, 7-环氧化的衍生物，合成难度较大，主要来源于植物。莨菪烷生物碱资源植物中，一般都含有莨菪碱，含量也较高，有的含山莨菪碱和东莨菪碱，或者只含其中一种，含量通常较低。山莨菪碱和东莨菪碱的植物资源相对较少。根据这 3 种莨菪烷生物碱的结构和生源，认为东莨菪碱的形成是由莨菪碱 C6 羟基化形成山莨菪碱，再 6, 7-环氧化形成东莨菪碱（图 15-1-1）。

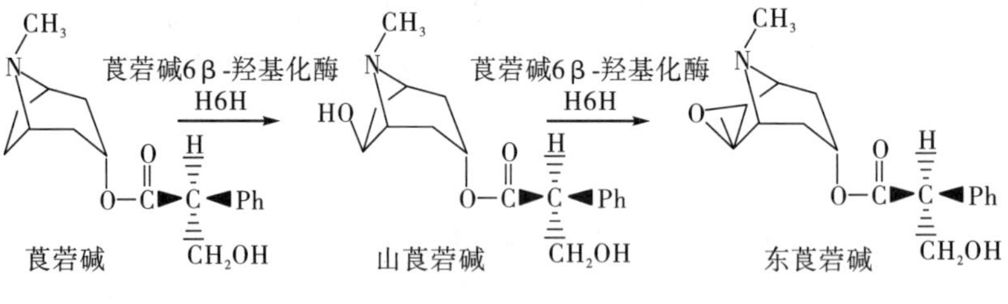

图 15-1-1　东莨菪碱生物合成途径

唐古特山莨菪植物能产生上述 3 种莨菪烷生物碱，其培养细胞应具有合成这些生物碱的潜在能力，除应用细胞培养的方法产生有效成分外，还可以应用悬浮培养细胞进行生物转化，这也是获得有用化合物的一种很有希望的方法。因此我们对悬浮培养细胞进行了生物碱的检测，但是没有检测到生物碱的形成。那么这些细胞系是否具有将莨菪碱转化形成山莨菪碱和东莨菪碱的能力呢？以阿托品（DL-莨菪碱）和山莨菪碱为底物用悬浮培养细胞进行了转化形成东莨菪碱的实验。为保证形成的生物碱由生物转化形成，首先选取了不能形成生物碱的唐古特山莨菪细胞系 8430A 进行了生物转化实验，合成阿托品加入量为 100mg/L（L 消旋体莨菪碱应为 50mg/L），山莨菪碱的加入量为 50mg/L。在不同的培养时间对生物碱的含量进行检测。以合成阿托品为底物生物转化结果图 15-1-2、15-1-3、15-1-4。

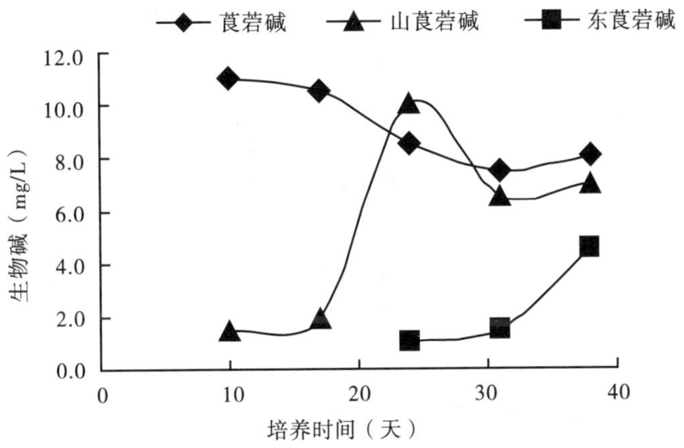

图 15-1-2　悬浮细胞对莨菪碱的生物转化

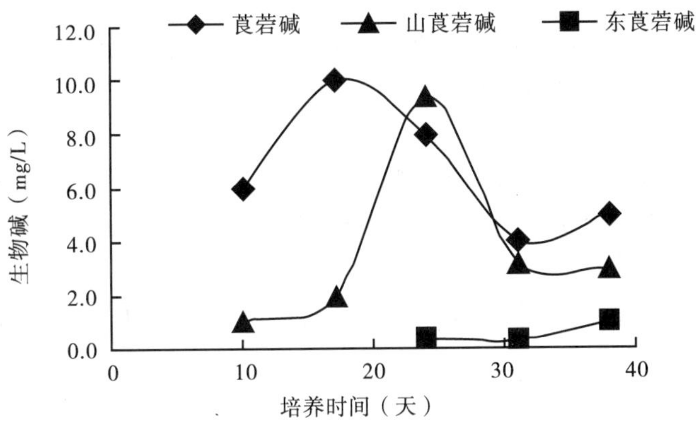

图 15-1-3　莨菪碱生物转化实验细胞中生物碱含量动态

从图 15-1-2 可以看出，在细胞培养过程中阿托品检测量的变化趋势是逐步下降，与此同时山莨菪碱的含量快速上升，并在 4 周左右的时间达到其峰值；此后在莨菪碱和山莨菪碱含量下降的同时，东莨菪碱含量在细胞培养的稳定期逐步上升，在第五周末达到了 4.4mg/L。简言之，莨菪碱量的下降与山莨菪碱量的上升、山莨菪碱量的下降与东莨菪碱量的上升分别同步，这在培养细胞中尤为明显。山莨菪碱在培养细胞的指数生长期大量形成，随后在稳定期中山莨菪碱含量下降，与此同时东莨菪碱逐步形成。从图 15-1-3 和 15-1-4 还可看出，加在培养基中的莨菪碱先被细胞吸收，培养前期莨菪碱在细胞中积累增加，随着细胞中莨菪碱

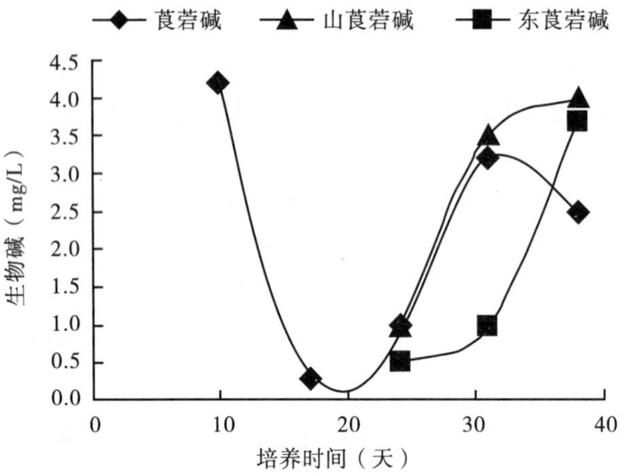

图 15-1-4 莨菪碱生物转化实验培养液中生物碱含量动态

量的增加，山莨菪碱的形成出现峰值，与莨菪碱积累相比，滞后约一周时间；同样，在山莨菪碱的形成达到峰值后，东莨菪碱才逐步形成，其量呈逐步上升趋势，滞后约两周时间。培养细胞转化形成的山莨菪碱先在细胞中积累，然后再释放到培养基中，而东莨菪碱在细胞生长的后期形成，在细胞中含量一直不高，主要在培养液中积累。上述生物转化实验表明，3个生物碱之间的关系应是加入的莨菪碱在培养中期转化形成山莨菪碱，在培养后期进一步转化形成东莨菪碱，这与东莨菪碱生物合成途径是一致的。培养细胞将莨菪碱转化形成了山莨菪碱和东莨菪碱，二者都被释放到培养基中，说明这一氧化反应主要是向一个方向进行（图 15-1-1）。

为探讨山莨菪细胞转化形成东莨菪碱的应用潜力，实验了增加莨菪碱饲喂浓度对增加山莨菪碱和东莨菪碱转化形成的影响，以及固相细胞应用于生物转化的可能性，实验结果（图 15-1-5，15-1-6 和 15-1-7）。

从图 15-1-5 可以看出，山莨菪碱的形成随着阿托品饲喂浓度的增加有较大幅度增加

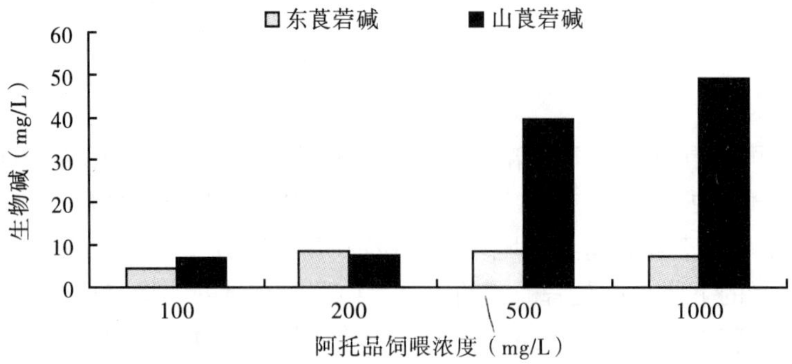

图 15-1-5 阿托品饲喂浓度对生物转化的影响

（从10mg/L到48mg/L），但东莨菪碱的形成却依然处于4～8mg/L的低水平，在阿托品饲喂浓度为200mg/L时，形成的东莨菪碱和余下的山莨菪碱量基本持平，东莨菪碱与山莨菪碱的比值为1.14；当阿托品饲喂浓度增加到1000mg/L时，形成的东莨菪碱与余下的山莨菪碱的比值只有0.14，下降了近8倍，未转化的山莨菪碱量大大增加。从上述结果可以看出，整个转化反应体系效率并不高，以L-莨菪碱计算，在加入量50mg/L时，莨菪碱转化形成山莨菪碱的转化率在20%左右，形成东莨菪碱的效率只有8%；从山莨菪碱形成东莨菪碱的效率近40%，转化效率随加入底物量的增加而下降，当L-莨菪碱饲喂浓度达到500mg/L时，莨菪碱转化形成山莨菪碱的转化率下降到10%，山莨菪碱形成东莨菪碱的效率不到1.5%。上述结果表明，唐古特山莨菪细胞转化形成山莨菪碱的能力比形成东莨菪碱的能力要强很多，在培养细胞中东莨菪碱的形成似乎受到某种内部调节机制的制约，不因前体物莨菪碱和山莨菪碱含量的增加而增加，这极大地影响了唐古特山莨菪细胞转化形成东莨菪碱的效率，制约了植物细胞转化系统的实际应用。

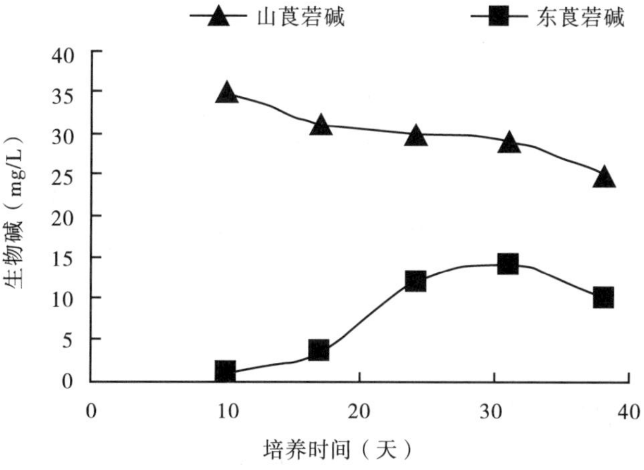

图15-1-6　悬浮细胞饲喂山莨菪碱时生物碱含量变化

图15-1-6和15-1-7为用山莨菪碱作底物饲喂悬浮培养细胞和固相细胞的实验结果。在悬浮培养细胞中，随着培养期间山莨菪碱检测量的下降，转化产物东莨菪碱的形成量在指数生长期开始上升，并在稳定生长期达到其峰值。用海藻酸钠制备的固相细胞饲喂实验也得到同样的结果，也证实了山莨菪碱可以转化为东莨菪碱，同时还证实东莨菪碱的积累都是在细胞生长的后期，并不因为饲喂了仅一步之差的中间产物山莨菪碱而使东莨菪碱形成有所提前。在山莨菪碱饲喂浓度为50mg/L时，悬浮培养细胞以山莨菪碱为底物转化形成东莨菪碱的效率接近27%，略高于以莨菪碱为底物时的转化率，转化效率并不因为转化底物与产物反应步骤的接近而有所提高，表明东莨菪碱形成的环氧化过程有着与莨菪碱的羟基化过程不同的反应和制约机制。固相细胞实验中，生物碱的检测量偏低，可能是因为细胞被固定在介质中，产物的释放和提取比较困难所致。

综上所述，用悬浮培养的山莨菪细胞进行的实验结果表明，唐古特山莨菪悬浮培养细胞在本实验条件下，没有产生莨菪烷类生物碱，但能将莨菪碱转化形成山莨菪碱和东莨菪碱，

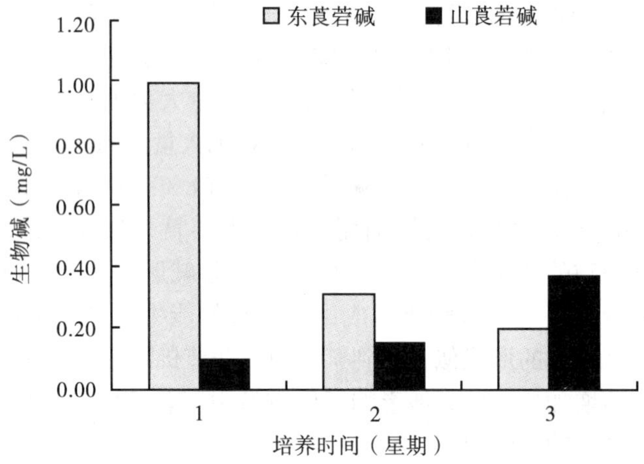

图 15-1-7 固相细胞饲喂山莨菪碱时生物碱含量变化

山莨菪碱在细胞培养的中期转化形成，东莨菪碱主要在细胞生长的后期产生。以阿托品为底物转化形成山莨菪碱的效率高于形成东莨菪碱的效率，但随着莨菪碱饲喂浓度的增加转化效率随之下降；以中间产物山莨菪碱为底物并没有改善东莨菪碱形成效率不高的基本状况。上述结果表明，将植物细胞培养体系用于阿托品生物转化形成东莨菪碱的技术目前还不成熟，不能实际应用。固相细胞虽然可以提高细胞的存活时间，但由于实验中使用包埋介质，对转化产物的释放和提取造成困难，使生物碱的检测量偏低，在实际应用中也会影响目的物的获得率。

二、唐古特山莨菪的毛状根培养

为了提高植物细胞培养产生有用化合物的能力，国内外都进行了多方面的研究。其中之一就是进行器官培养，如不定根培养，毛状根培养等。毛状根是由发根农杆菌 *Agrobacterium rhizogenes* 转化植物引起的发状细根生长，它具有生长快，遗传稳定的特点；毛状根中次生代谢物的含量通常比悬浮培养的细胞要高，有的能和原植物媲美。因此，毛状根培养提供了一个在植物细胞培养中生产有用化合物的不同方法。我们实验了应用毛状根培养方法，试图提高唐古特山莨菪中生物碱的含量。唐古特山莨菪的毛状根是用发根农杆菌 *A. rhizogenes* 15834 在不含生长素的 LS 培养基中诱导唐古特山莨菪无菌苗而得到的，经过细菌去除等程序，获得了唐古特山莨菪的毛状根，并在不含生长激素的培养基中继代培养至今。以毛状根的 DNA 为模板，PCR 扩增检测到发根农杆菌特异性遗传转化因子 *rolB* 基因已进入山莨菪的基因组，证明所获得的毛状根确实由发根农杆菌转化形成。应用如前所述的生物碱定量方法，对毛状根在固体和液体培养下的生长情况和生物碱产生特性进行了研究。

培养毛状根的生长特性因固体或液体两种不同的培养方式而略有不同。图 15-1-8 中可看出在 2 ~4 周的生长周期中，毛状根在液体培养基中生长较在固体培养基中迅速，毛状根液体培养基中生长量的干重和鲜重比固体生长量要高；生长曲线的模式也不完全相同，固体培养毛状根的生长曲线不是典型的 S 形，而是在 30 天的生长中生长量不断增加，分别达到鲜重 81. 2g/L 和干重 5. 7g/L。而液体培养毛状根的生长特点更符合植物组织培养细胞的生长特点，表现出 S 形的生长模式，其延缓期约 6 天，6 ~ 18 天为指数生长期，其间生物量迅速增加，达到较高的生物量鲜重 111. 9g/L 及干重 6. 6g/L；其后进入稳定期，生长缓慢增加；30 天后达最大生长量鲜重 127. 0g/L 和干重 8. 0g/L。

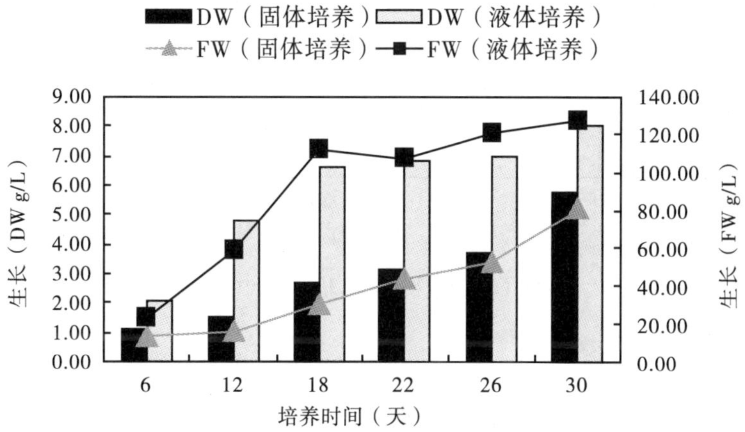

图 15-1-8 毛状根在固体和液体培养基中的生长曲线

与悬浮培养细胞不同的是，培养的唐古特山莨菪毛状根能产生和原植物类似的莨菪烷生物碱。固体培养及液体培养的毛状根都能形成莨菪碱（hyoscyamine）和东莨菪碱（scopolamine)，且莨菪碱为主要产物，但是都没有检测到山莨菪碱的含量。

从图 15-1-9，15-1-10 可看出，固体和液体培养的毛状根都能形成莨菪碱和东莨菪碱，莨菪碱的形成都高于东莨菪碱，并呈现先积累后下降的趋势。固体培养毛状根中，莨菪碱在 3 周的培养中达到峰值 2. 5mg/gDW，随着莨菪碱含量下降，东莨菪碱的含量逐渐上升，在 30 天培养周期中达到 2. 0mg/gDW，这也说明莨菪碱逐步转化形成了东莨菪碱。固体培养与液体培养的毛状根中生物碱含量积累方式上有一个重要的区别，如图 15-1-10 所示，液体培养的毛状根中，莨菪碱也有积累和下降，但东莨菪碱的含量不随莨菪碱的积累而变化，始终保持在一个很低的水平上（~0. 2mg/gDW）。与固体培养物中东莨菪碱有较明显的积累不同，液体培养的毛状根是否能形成较大量的东莨菪碱，形成的东莨菪碱又在何处，从图 15-1-11 可以看出，在液体培养毛状根中，东莨菪碱积累在培养液中，可以达到 10mg/L，而莨菪碱在培养液中的水平则低于 0. 6mg/L。即在液体培养的毛状根中，形成的莨菪碱主要存在于毛状根中，在培养 18 天时可达 16. 2mg/L，此后含量迅速下降，形成东莨菪碱，并释放到培养液中，使东莨菪碱在培养液中积累，成为液体培养毛状根形成的主要产物。因而液体培养毛状根中东莨菪碱形成的主要特点是培养的毛状根中莨菪碱含量下降的同时，释放到液体中的东莨菪碱量迅速上升，且形成的莨菪碱有较大部分都转化成了东莨菪碱。

图 15-1-12，15-1-13 及 15-1-14 为液体培养毛状根中莨菪碱和东莨菪碱形成的动态曲线。图 15-1-12，15-1-13 为液体培养的毛状根中莨菪碱和东莨菪碱分别在毛状根和培养液中的动态分布。从图中可以看出，液体培养时，莨菪碱主要存在于毛状根中，18 天培养的毛状根中莨菪碱可达 13. 1mg/L，在培养液中含量在 0. 4mg/L 以下；而培养液中则相反，培养 18 天

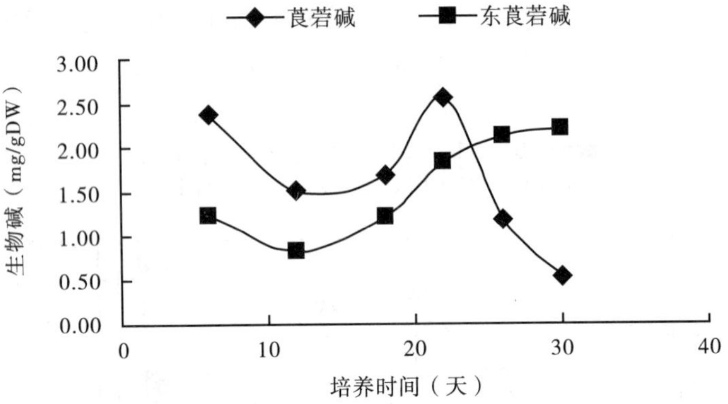

图 15-1-9　固体培养毛状根中的生物碱

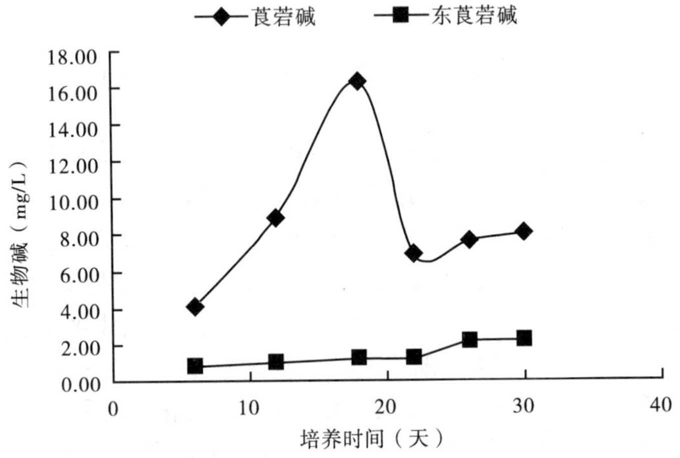

图 15-1-10　液体培养毛状根中的生物碱

时，培养液中总生物碱含量很低；但培养 30 天时，毛状根中东莨菪碱只有 2. 30mg/L，而在培养液中东莨菪碱的含量可达 10. 27mg/L，形成的东莨菪碱大多数释放到培养液中。图 15-1-14 则是毛状根和培养液中莨菪碱和东莨菪碱形成总量的比较。可以看出莨菪碱和东莨菪碱形成的峰值有一个时间差，莨菪碱形成的峰值在培养的 18 天左右，最高值为 13. 46mg/L，东莨菪碱形成的峰值在培养的后期，随着莨菪碱含量的降低而上升，可达到 12. 57mg/L，高峰期形成的莨菪碱大部分都转化形成了东莨菪碱，并释放到培养液中，这个特性可以使东莨菪碱的提取较为方便。

综上所述，唐古特山莨菪的毛状根能够形成莨菪烷生物碱，包括莨菪碱和东莨菪碱。虽然存在于固体培养毛状根中的生物碱要比存在于液体培养毛状根中的生物碱要多，但从形成的生物碱总量看，二者形成生物碱的能力差异不大。固体培养的毛状根莨菪碱检测的最大值是 14. 48mg/L，在生长末期培养物中莨菪碱量为 3. 01mg/L，计算莨菪碱总的形成接近

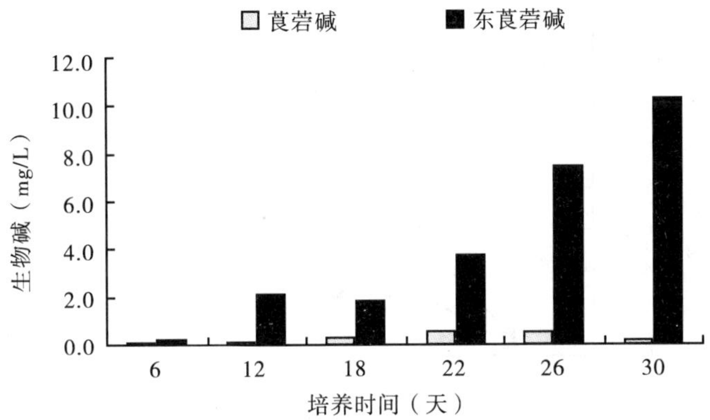

图 15-1-11　液体培养毛状根培养液中的生物碱

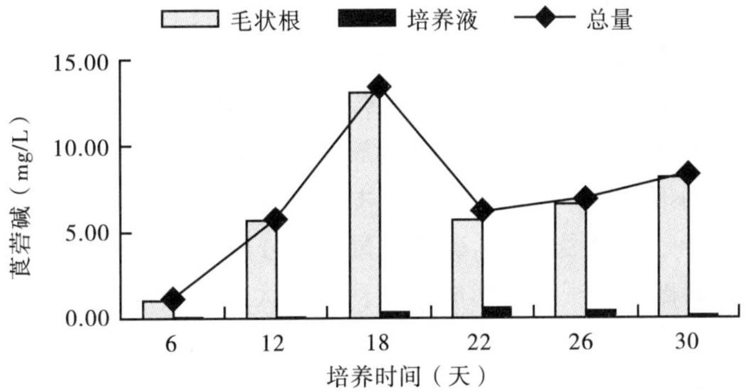

图 15-1-12　莨菪碱在液体培养毛状根中的积累

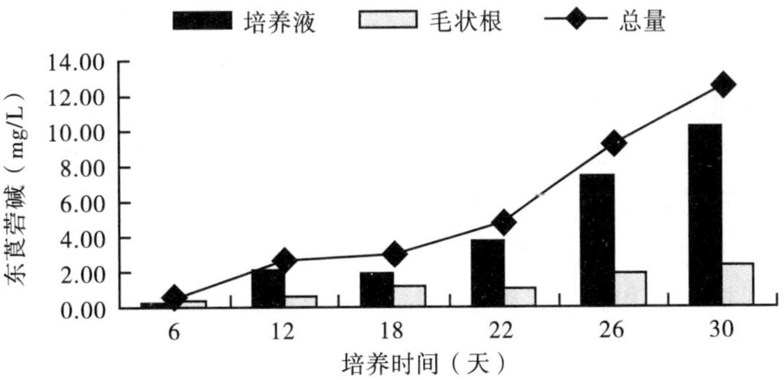

图 15-1-13　东莨菪碱在液体培养毛状根中的积累

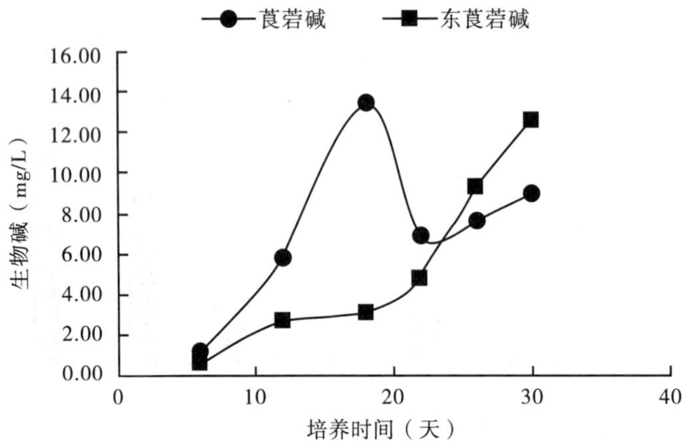

图 15-1-14　液体培养毛状根中莨菪烷生物碱的形成

17mg/L，形成的东莨菪碱含量为 12.48mg/L。液体培养毛状根莨菪碱检测的最大值是 13.13mg/L，生长末期莨菪碱的检测值为 8.96mg/L，形成莨菪碱总量则为 22mg/L，略高于固体培养的毛状根；东莨菪碱形成的总量为 12.57mg/L，与固体培养毛状根差异不大。因此，不论固体培养还是液体培养，唐古特山莨菪毛状根能形成莨菪碱，形成的莨菪碱大部分转化成了东莨菪碱，在液体培养时东莨菪碱大部分释放到培养液中，使得提取更为方便。

一个没有预计到的现象是，在毛状根中基本没有检测到莨菪碱形成东莨菪碱的中间产物山莨菪碱，分析有可能是毛状根中莨菪碱转化过程十分高效，没有中间产物的积累。在液体培养毛状根中，东莨菪碱存量很低，形成的东莨菪碱大部分释放在培养液中积累（图 15-1-12 和图 15-1-13），表明莨菪碱氧化过程主要是向氧化成东莨菪碱的方向进行，也说明催化莨菪碱转化形成东莨菪碱的酶效率较高，有可能用于东莨菪碱的生物转化制备。

（程克棣）

第二节　山莨菪碱、东莨菪碱生物合成基因的克隆、表达及重组菌生物催化

随着科学技术的进步，特别是人类基因组研究及其技术的发展，分子生物学技术在医药研究领域的应用迅速展开。对细胞代谢途径的了解使我们考虑到用微生物工厂来生产药物。

唐古特山莨菪是莨菪烷生物碱的资源植物，其悬浮培养，特别是毛状根培养物表现出较强的形成东莨菪碱的能力。考虑到如果用基因工程的方法可以从莨菪碱转化获得山莨菪碱及东莨菪碱将有助于保护资源和提供足够的药物，我们考察了植物转化形成东莨菪碱的能力是否可以应用于手性药物生产问题。

在莨菪烷生物碱合成途径中，托品烷类生物碱生物合成的第一个步骤是由 S-腺苷甲硫氨酸依赖性的腐胺 N-甲基转移酶（putrescine N-methyltransferase，PMT，EC 2.1.1.53）催化的，PMT 属于 *S*-腺苷甲硫氨酸（SAM）依赖性的甲基转移酶家族，它可以将腐胺甲基化形

成 *N*-甲基腐胺（图 15-2-1）。莨菪碱是由托品和苯丙氨酸的衍生物托品酸缩合而成，莨菪碱在 6 位进行 *β*-羟基化，形成山莨菪碱，继而山莨菪碱可以在 6 位，7 位环氧化形成东莨菪碱，作用于这两步的酶都是莨菪碱 6*β*-羟基化酶（hyoscyamine 6*β*-hydroxylase，H6H，EC 1.14.1.11，图 15-1-1）。对天仙子、颠茄，以及唐古特山莨菪中的 H6H 酶的研究显示，该酶属于 *α*-酮戊二酸依赖性双加氧酶家族，催化过程中需要有 Fe^{2+}、抗坏血酸，以及 α-酮戊二酸的存在。已有研究结果表明，H6H 酶是形成东莨菪碱的限速酶，植物中东莨菪碱的含量与该酶的量成正比。

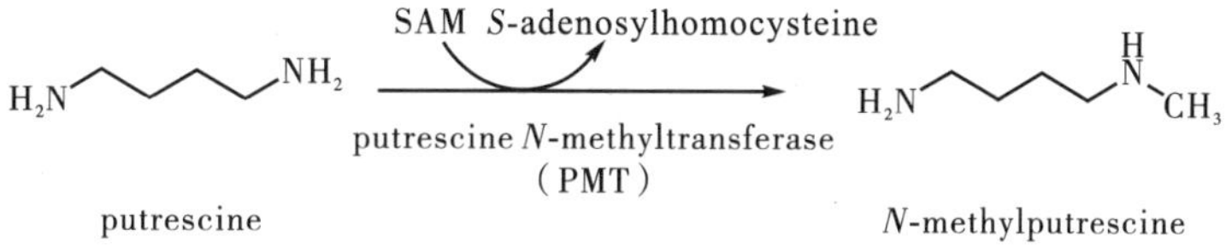

图 15-2-1　腐胺 *N*-甲基转移酶催化的生物合成途径

我们对唐古特山莨菪毛状根中的腐胺 *N*-甲基转移酶（AtPMT）和莨菪碱 6*β*-羟基化酶（AtH6H）基因进行了克隆及原核表达，并对重组酶进行了功能分析。其基因克隆和表达的方法基本相同，一并叙述。催化反应则根据不同的底物分别检测。

一、*AtPMT* 及 *AtH6H* 基因的克隆

以唐古特山莨菪的毛状根作为材料，克隆上述两个基因。用液体振荡培养 6 天的毛状根为材料提取总 RNA，根据计算机同源序列比较，发现相关酶基因的保守区，通过分别设计适于两个酶克隆的不同引物进行 RT-PCR（reverse transcriptase PCR），即用反转录的 cDNA 链作模板进行特异片段的扩增。PCR 产物经琼脂糖凝胶电泳检查，回收目的片段后与克隆载体连接，转化 *E. coli* DH5α，筛选鉴定阳性转化子后，进行 DNA 序列分析，得到的序列是相关基因保守区一个片段的序列。为了获得全长基因，还需要分别获得基因两端的序列，即 5′端和 3′端序列。采用了 5′RACE 和 3′RACE（rapid amplification of cDNA ends），即基于 PCR 的 cDNA 末端快速扩增技术，根据已得到的部分 cDNA 片段序列设计引物（与已获得的片段有重叠区域）以获得待克隆基因两端的片段。对获得的片段进行回收，通过亚克隆和 DNA 序列测定，我们就获得了待克隆基因两端片段的 DNA 序列，与前面克隆的保守区片段拼接后，就得到了目的基因的 DNA 全长序列。为了获得含完整的开放阅读框架的全长 cDNA 片段，根据已获得的 *AtPMT* 及 *AtH6H* 的 cDNA 全长序列再分别设计引物，为方便后续操作，还需要加入适宜的酶切位点。以唐古特山莨菪毛状根总 RNA 逆转录合成 cDNA 为模板，分别经过两轮 PCR 扩增，就可以获得两个基因的片段，经过再次 DNA 序列测定，确证得到了 *AtPMT* 及 *AtH6H* 的全长 cDNA 片段。获得的 *AtPMT* cDNA 全长序列长度为 1303bp，含有 5′-UTR，3′-UTR，poly A（+）结构以及一个 1017bp 的开放阅读框架，编码 338 个氨基酸残基（GenBank：AY690623）。获得的 *AtH6H* cDNA 全长序列长度为 1305bp，含有 5′-UTR，3′-UTR，poly A（+）结构以及一个 1035bp 的开放阅读框架，编码 344 个氨基酸残基（GenBank：AY356396）。

二、*AtPMT* 及 *AtH6H* 基因的原核表达

将上述克隆得到的基因片段用事先引入的酶切位点进行酶切，切下的片段经琼脂糖凝胶电泳回收，连接到原核表达载体 pET-32a（+）上，构建基因的表达质粒。对构建的表达质粒中的插入序列进行分析并确认无误后，将构建的表达质粒分别转入 *E. coli* BL21 *trx*B（DE3）感受态细胞，筛选鉴定阳性转化子。将构建好的表达质粒导入表达宿主菌后，接种到含有氨苄青霉素的 LB 液体培养基中，用诱导剂异丙基硫代-β-D-半乳糖苷（IPTG）诱导表达。收集菌体制备细胞抽提液，然后对细胞抽提液进行亲和层析和阴离子交换层析后得到了纯化的表达产物，（同时以包含 pET-32a（+）空载体的宿主菌作为对照）。结果如图 15-2-2，图 15-2-3 所示，由于基因的大小接近，融合表达的 AtPMT 和 AtH6H 重组蛋白的分子量均为 57kD，为目的表达产物。对照菌中均无这两种蛋白表达。

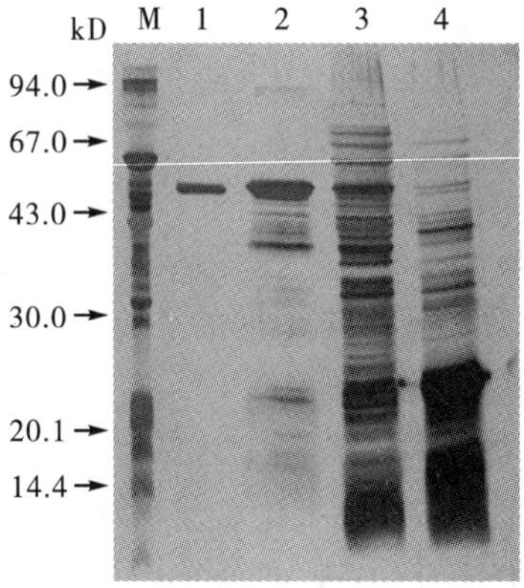

图 15-2-2 *At*H6H 原核表达的 SDS-PAGE 电泳分析

M. 分子量标准；1. 纯化的重组 *At*H6H；2. HiTrap 柱洗脱部分；3. 无细胞提取物；4. 对照。

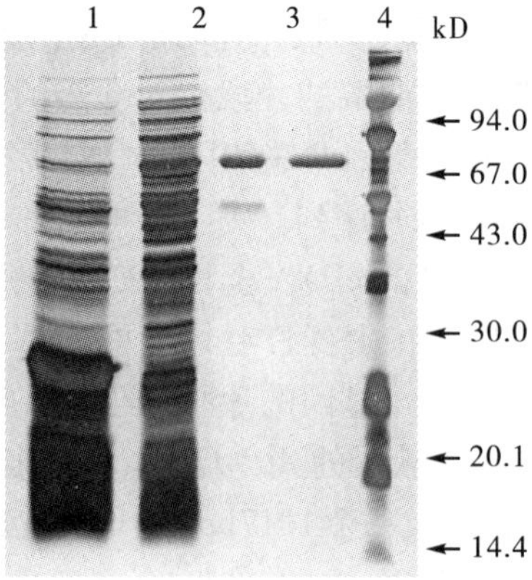

图 15-2-3 *At*PMT 原核表达的 SDS-PAGE 电泳分析

M. 分子量标准；1. 对照；2. 无细胞提取物；3. Hi-Trap 柱洗脱部分；4. 纯化的重组 *At*PMT。

三、基因功能的检测

（一）重组 AtPMT 催化产物的检测及酶的特性

应用 LC-MS 对 AtPMTT 重组酶的功能进行分析。该酶催化腐胺的甲基化，以丹磺酰氯化的腐胺为底物进行重组酶的催化反应，底物对照品的保留时间 $t_R=14.87$min，分子量为 555.1［M + H⁺］。催化后的样品在 $t_R=24.60$ 时出现一个吸收峰，质谱分析其分子量为 569.1［M + H⁺］，证明其为丹磺酰氯化的 *N*-甲基腐胺（图 15-2-4）。对照样品中没有检测到任何产物。这说明重组的 AtPMT 可以转化腐胺形成 *N*-甲基腐胺。AtPMT 重组酶的最适反应温度为 35℃，当反应温度低于 20℃时，酶活力只有原来的 40%，当温度高于 60℃时，酶

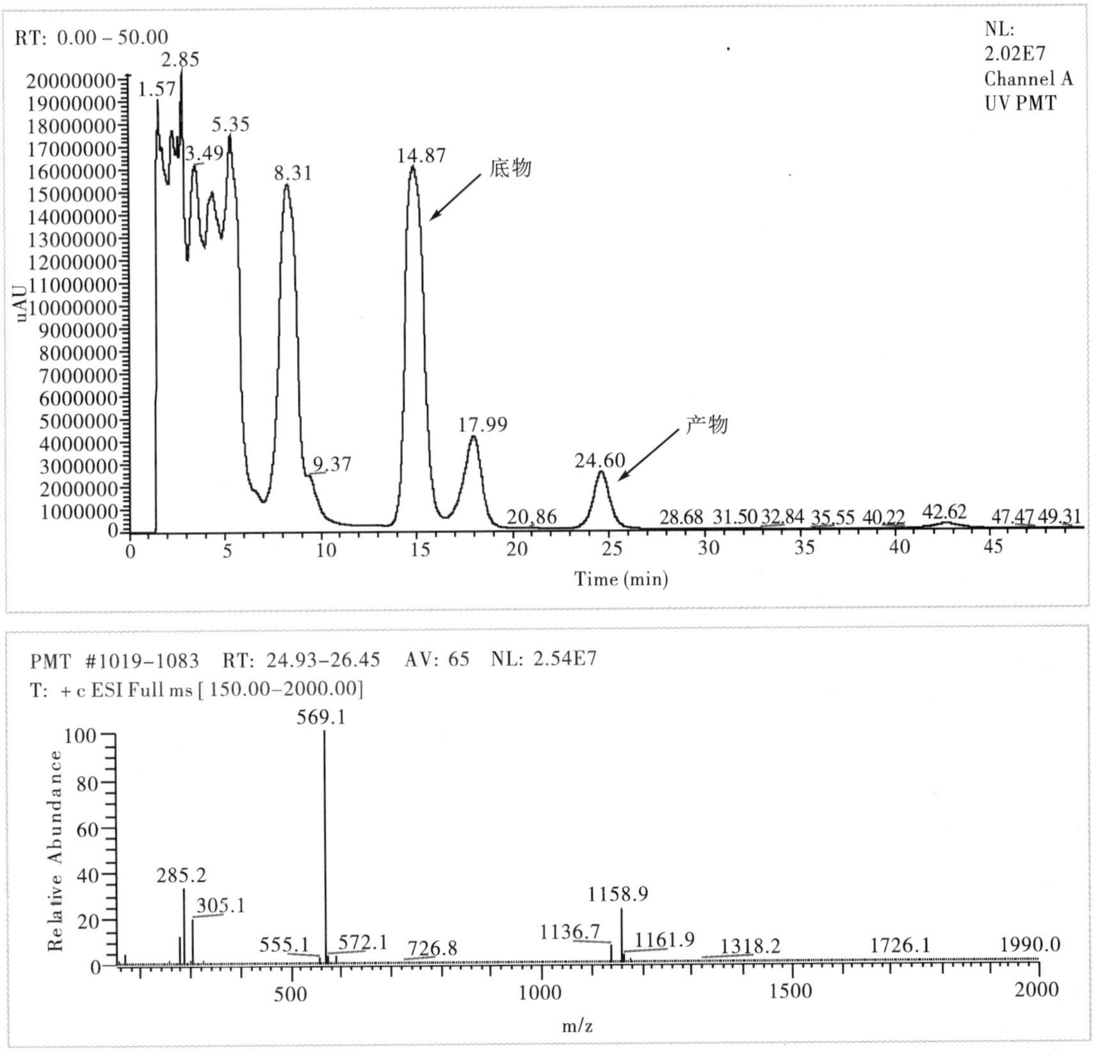

图 15-2-4 *At*PMT 催化产物的 LC-MS 分析

tR = 24.60min 时出现一个吸收峰 其分子量为 569.1［M + H⁺］

证明其为丹磺酰氯化的 *N*-甲基腐胺。

活力仍有原来的70%。酶反应的最适 pH 为7.4，当 pH 小于5.0 时，酶活力不足原来的40%，但是当 pH 高于8.0 时，pH 对酶的影响不是很大。Cu^{2+}、Ni^{2+} 和 Ag^{+} 离子对 *At*PMT 重组酶具有较强的抑制作用。而 Fe^{2+} 和 EDTA 对酶的抑制作用较低。另外，当反应体系中不添加 SAM 时，没有检测到任何的酶活力，说明能提供活化甲基的腺苷甲硫氨酸（SAM）是 *At*PMT 催化反应必需的辅助因子。

（二）重组 AtH6H 催化产物的检测及酶的特性

对 AtH6H 重组酶的催化产物进行的 NMR 分析结果显示，催化产物的氢谱和碳谱数据分别与对照品山莨菪碱和东莨菪碱一致，证明 AtH6H 是一个双功能酶，既具有羟基化酶的活性，又具有环氧化酶的活性。*At*H6H 可以将莨菪碱通过山莨菪碱转化为东莨菪碱，也可以将山莨菪碱转化为东莨菪碱（图 15-2-5）。

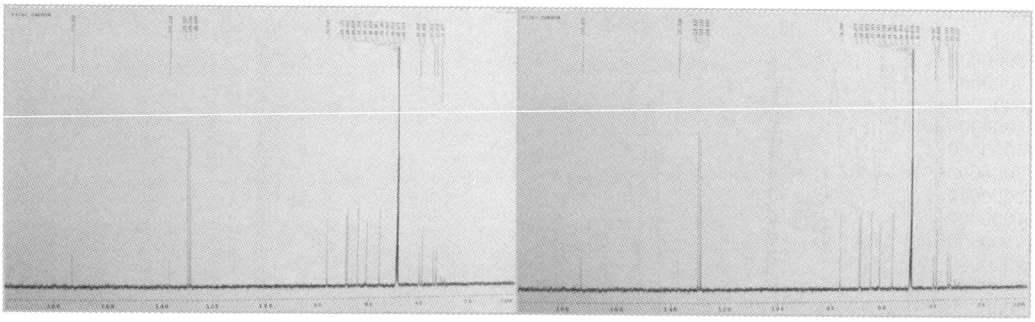

图 15-2-5 *At*H6H 转化产物的 ^{1}HNMR 鉴定，与标准图谱一致

左图为山莨菪碱，右图为东莨菪碱。

通过 HPLC 方法对 AtH6H 的酶特性进行定量测定，经过测定 AtH6H 重组酶的最适反应温度为30℃。当温度低于20℃时，羟基化酶活力只有原来的40%，但环氧化酶活力仍有80%，当温度高于50℃时，羟基化酶活力和环氧化酶活力均不足原来的50%，60℃时只有10%的酶活力。酶的最适反应 pH 为7.4，当 pH 小于5.0 时，羟基化酶活力和环氧化酶活力不足原来的40%，当 pH 高于8.8 时，酶活力迅速下降。

Ca^{2+}，Cu^{2+} 和 Mn^{2+} 离子对 AtH6H 具有强烈的抑制作用，而 Mg^{2+} 的抑制作用较低。当反应体系中不添加 catalase（2mg/ml）时，酶的活力只有原来的14%；当反应体系中不添加维生素 C（4mmol/L）时，酶的活力只有原来的10%。当反应体系中不添加 α-酮戊二酸（1mmol/L）时，酶的活力只有原来的2.1%，当不添加 Fe^{2+} 时，酶的活力只有原来的1.3%，这说明这些辅助因子对酶活力的维持具有重要作用。以莨菪碱为底物时 AtH6H 的 Km 值为15.1μmol/L，Vmax 值为11.1nKat/mg 蛋白质，以山莨菪碱为底物的 Km 值为17.0μmol/L，Vmax 值为4.2nKat/mg 蛋白质。山莨菪碱作为底物时的最大反应速度只有以莨菪碱作为底物时的30%左右。

（三）重组工程菌对莨菪烷类生物碱的生物转化

用克隆的唐古特山莨菪的莨菪碱 6β-羟基化酶基因转化大肠杆菌，获得的重组菌可以将莨菪碱转化形成山莨菪碱以及东莨菪碱，也可以将山莨菪碱转化形成东莨菪碱，同时具有羟基化酶和环氧化酶活力。莨菪碱和山莨菪碱可以用化学方法合成，合成产品是消旋体，分别称为阿托品和654-2，但东莨菪碱目前化学合成未形成商业化，仍需从植物中提取，唐古特山莨菪植物东莨菪碱合成关键酶的克隆为从容易合成的阿托品前体经生物转化制备东莨菪碱提供了必要的技术手段。

重组大肠杆菌能在5小时培养期间将莨菪碱转化为山莨菪碱和东莨菪碱；或将山莨菪碱转化为东莨菪碱，这在TLC上可以清楚地观察到（图15-2-6，图15-2-7）。图15-2-6是以合成的阿托品（消旋莨菪碱）为底物，以带有*AtH6H*基因的大肠杆菌进行的生物转化实验结果。大肠杆菌发酵培养5小时后，提取并纯化生物碱，测定旋光值，尚未转化的阿托品 $[\alpha]_D^{22}$ +15.3（c＝0.1017，95% EtOH），而*l*-莨菪碱的旋光值为 $[\alpha]_D^{22}$-18.7（c＝0.4995，95% EtOH）。结果表明，带有*AtH6H*基因的*E. coli*对阿托品的转化有立体选择性，仅有*l*-莨菪碱能转化成东莨菪碱，而*d*-阿托品仍然留在反应液中。

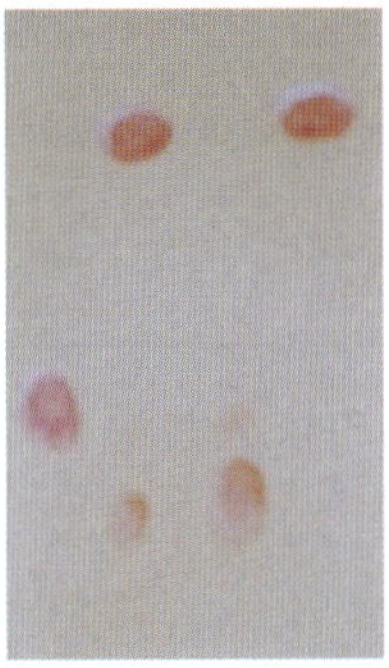

图15-2-6 H6H重组工程菌对莨菪碱和山莨菪碱的转化

1. *l*-莨菪碱（底物）；2. *l*-莨菪碱转化产物；3. *l*-山莨菪碱（底物）；4. *l*-山莨菪碱转化产物。

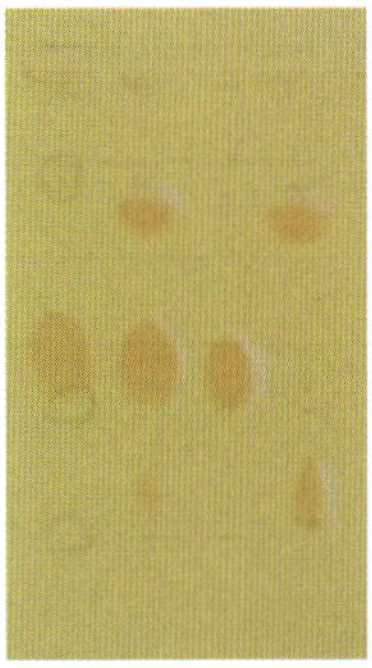

图15-2-7 H6H重组工程菌对阿托品和莨菪碱的转化

1. 阿托品（底物）；2. 阿托品转化产物；3. *l*-莨菪碱（底物）；4. *l*-莨菪碱转化产物。

用RP-HPLC分析了重组大肠杆菌对不同浓度阿托品的转化，采用Varian C18（4.6mm×250mm，5μm）色谱柱，0.05% TFA为流动相A，乙腈:水（90:10）为流动相B，应用梯度洗脱检测了工程菌对阿托品的生物转化，结果见图15-2-8。利用ESI-MS对转化产物进行分析，转化产物与标准分子量一致。结果表明底物浓度在1g/L的培养条件下，转化合成的山莨菪碱和东莨菪碱的峰面积和与相应的阿托品的峰面积比约为86%。含有*AtH6H*基因的工程菌对阿托品的转化提供了一个用生物方法拆分阿托品及从阿托品合成山莨菪碱和东莨菪碱的方法。

植物是一个天然的化工厂，有产生多种多样化合物的能力，将植物天然化工厂中有巨大潜力的酶用于药物研发，将有可能建立起更加高效、环保的新工艺，在满足需求的同时保护我们的地球家园。

（王 伟）

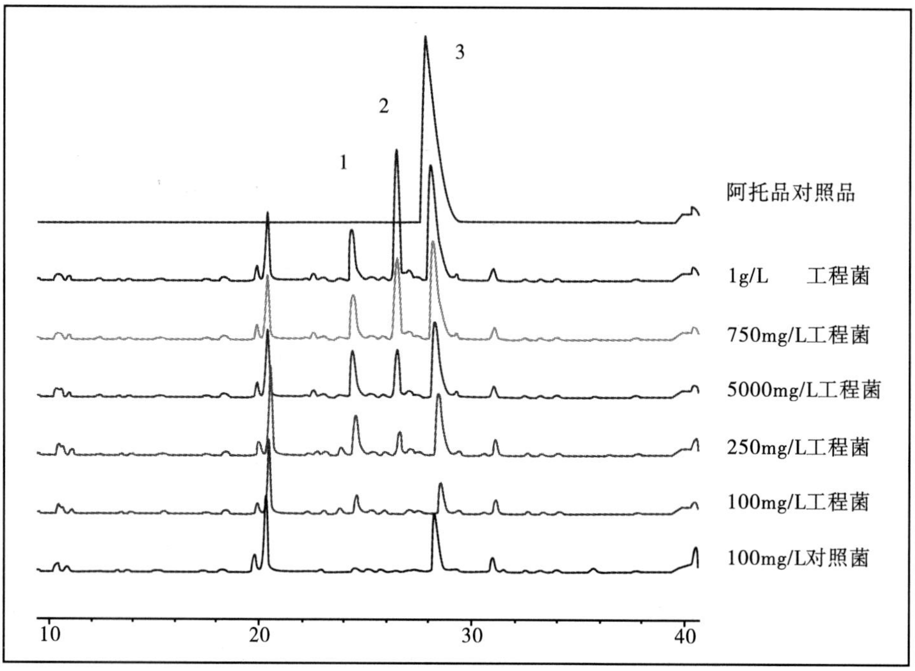

图 15-2-8 阿托品不同饲喂浓度的生物转化产物 RP-HPLC 分析

1. 山莨菪碱；2. 东莨菪碱；3. 阿托品对照品。

参 考 文 献

1. Liu T, Zhu P, Cheng KD, et al. Molecular cloning and expression of putrescine N-methyltransferase from the hairy roots of *Anisodus tanguticus*. Planta Med, 2005, 71:987-989
2. Liu T, Zhu P, Cheng KD, et al. Molecular cloning, expression and characterization of hyoscyamine 6β-hydroxylase from hairy roots of *Anisodus tanguticus*. Planta Med, 2005, 71:249-253
3. 孟超，左旭，王莉，等. 唐古特山莨菪毛状根中东莨菪碱产生的研究. 天然产物研究与开发. 2002, 14:21-24
4. Cheng KD, Fang HJ, Zhu WH, et al. Biotransformation of 6-hydroxyhyosyamine by suspension cultures of *Anisodus tanguticus*. Planta Med, 1989, 55:391-392
5. Cheng KD, Zhu WH, Li XL, et al. Biotransformation of hyoscyamine by suspension cultures of *Anisodus tanguticus*. Planta Med, 1987, 53:211-213

第十六章　鸡　血　藤

概　　述

鸡血藤是一味沿用千年的活血化瘀中药，古代多篇本草论著中都记载了其“去淤血，生新血”的功效，并称之为“血分之圣药”。中医认为其有补血活血、舒筋活络的功能，用于治疗月经不调、血虚萎黄、麻木瘫痪、风湿痹痛等症。现代临床常单用鸡血藤或以鸡血藤为主进行组方治疗各种原因如放化疗、血液系统疾病引起的白细胞、血小板、红细胞等全血象减少疾病。文献记载的鸡血藤植物来源一直比较复杂，品种混乱，2005 年《中国药典》收载豆科（*Leguminosae*）植物密花豆（*Spatholobus suberectus* Dunn）藤茎为鸡血藤正品。

鸡血藤自有记载就是一个多来源的中药品种，基源一直较为复杂，现文献报道鸡血藤的基源植物主要有 13 个种及 2 个变种，分属豆科和五味子科（*Schisandraceae*）的 6 个属。

鸡血藤以“鸡血藤膏”首载于 1725 年《顺宁府志》，本草则以《本草纲目拾遗》始载。原植物的考察见于 1759 年刘靖的《顺宁杂著》及《植物名实图考》，其中记载“叶类桂叶而大，缠附树间”，由附图并结合对顺宁（今云南凤庆）鸡血藤原植物的调查，认为其原植物是五味子科植物内南五味子、异型南五味子和中间近缘五味子，为鸡血藤的本草正品。同时《植物名实图考》中有另一种昆明鸡血藤，“大致即朱藤，而花如刀豆花，娇紫密簇”，从其描述看近于豆科植物香花崖豆藤。以往曾将其原植物定为网络崖豆藤，并因此称崖豆藤属（Millettia）为鸡血藤属，使鸡血藤品种更为混乱。

目前鸡血藤的主流商品是豆科植物密花豆的藤茎与《中国药典》（2005 年版）收载品种一致，它主要分布于广西、广东。而香花崖豆藤的藤茎、丰城崖豆藤的根及常春油麻藤的藤茎作为地产药材，在四川、江西、福建自产自销，具有不同程度的抑制由胶原诱导的血小板凝聚作用。五味子科内南五味子属（*Kadsura*）和五味子属（*Schisandra*）多种植物的藤茎主要作为熬制鸡血藤膏的原料，无生药商品。其他品种则在民间作鸡血藤使用。为了澄清鸡血藤的品种，探讨活性成分并开发药源，药物研究所陈若芸课题组与解放军总医院刘屏课题组一起就鸡血藤（密花豆）和白花油麻藤的化学和药理研究申请了国家自然科学基金，并得到了资助。发现密花豆中的化合物儿茶素、表儿茶素对小鼠红系祖细胞（CFU-E）和前红系祖细胞（BFU-E）的增殖均有一定的刺激作用，单体各剂量组与阴性对照组相比均有显著性差异（$P<0.05$）。对小鼠粒单系祖细胞（CFU-GM）生长也有影响，实验结果表明阴性对照组小鼠单系祖细胞与正常组相比明显降低，而治疗组加入含药血清后，剂量组单系祖细胞均明显增长（$P<0.01$），其中以化合物儿茶素作用最为突出，具有明显刺激骨髓抑制小鼠粒单系祖细胞增殖的作用。实验结果表明小鼠巨核系祖细胞的生长阴性对照组与正常组比较明显降低，各治疗组给予含药血清后 CFU-Me 增殖明显，各剂量组均有统计学意义（$P<0.05$），提示鸡血藤活性部位单体对骨髓抑制小鼠巨核系祖细胞的增殖有刺激活性。对红系

祖细胞（CFU-E）、前红系祖细胞（BFU-E）和粒单系祖细胞（CFU-GM）生长促进作用可用于白细胞减少、贫血等疾病的治疗，可成为促进造血功能的有效药物。儿茶素在制备具有预防和/或治疗全血细胞减少症的产品中的应用2005年获得了国家发明专利。其后药物研究所对厚果崖豆藤、香花崖豆藤的原植物、化学成分及药理活性又进行了较系统的研究。

（陈若芸）

第一节 鸡血藤的植物

鸡血藤为常用中药，商品为豆科植物密花豆的干燥藤茎。

一、原植物

密花豆 *Spatholobus suberectus* Dunn，攀援木质大藤本，长达20～30m。枝圆柱形，灰绿色，老茎扁圆柱形，灰棕褐色。小叶3，纸质或近革质，宽椭圆形、宽倒卵形或近圆形，长9～21cm，宽6.5～15cm，先端骤缩成短尾状，基部圆形或宽楔形，上面有疏柔毛，下面脉腋间有黄色髯毛，侧生小叶基部偏斜形；叶柄及小叶柄无毛；小托叶针状。圆锥花序腋生，大型，花多而密，簇生于序轴的节上；序轴及总花梗均生黄色短柔毛；萼筒状，二唇形，肉质，上面二齿合生，两面均生淡黄色柔毛；花冠白色，肉质，旗瓣近圆形，长约8mm，先端微凹，具爪，翼瓣同龙骨瓣均长约7mm，具爪及耳；雄蕊二组；子房有白色硬毛。荚果舌形，长8～10cm，有黄色茸毛；种子1粒，生荚果顶部。花期7月，果期8～10月。

生于海拔800～1700m山坡、沟谷密林或疏林下或灌木丛。分布于福建、广东、广西、贵州等地。

二、采收加工

夏季采茎，除去细枝及叶，晒干，切片。

三、鸡血藤的生药

茎藤呈扁圆柱形，稍弯曲，直径2～7cm。表面灰棕色，有时可见灰白色斑，栓皮脱落处显红棕色，有明显的纵沟及小型点状皮孔。质坚硬，难折断，断面呈不整齐的裂片状。鸡血藤片为椭圆形、长矩圆形或不规则排列，皮部有树脂状分泌物，呈红棕色至黑棕色，并与木部相间排列成3～10个偏心性半圆形或圆形环。髓小偏于一侧。气微，味涩。以树脂状分泌物多者为佳。

（马　林）

第二节 鸡血藤的化学研究

尽管鸡血藤品种比较多，但对于成分研究主要集中于豆科密花豆藤、香花崖豆藤，白花油麻藤和五味子科内南五味子、异型南五味子。其中密花豆藤和香花崖豆藤主要含有黄酮类化合物，白花油麻藤主要含有三萜类化合物，五味子科鸡血藤则以联苯环辛烯类木脂素为主要成分。此外厚果鸡血藤（崖豆藤属）的化学成分也有一定的文献报道。

一、密花豆（*Spatholobus suberectus* Dun）的化学研究

（一）密花豆中化学成分的结构

为了从植物中寻找具有造血调控作用的化学成分，本文对产于我国广西的密花豆属植物密花豆（*Spatholobus suberectus* Dunn）的藤茎进行了活性成分的研究。对密花豆藤茎的有效部位——乙酸乙酯提取物进行了系统的成分分离、结构鉴定和活性测定研究，从该活性部位分离鉴定了21个化合物，其中二个为新化合物（见图16-2-1）。这些化合物包括异黄酮、二氢黄酮、黄烷醇及异黄烷等。运用多种现代波谱技术并结合化学方法，确定了这些化合物的化学结构和部分立体构型。

在所得到的化合物中，7个是异黄酮类化合物，它们分别是：大豆苷元（daidzein，1）、芒柄花素（formononetin，2）、芒柄花苷（ononin，3）、毛蕊异黄酮（calycosin，4）、樱黄素（prunetin，5）、染料木素（genistein，6）以及染料木苷（genistin，7）；一个二氢黄酮类化合物：密花豆素（suberectin，8）；四个黄烷醇类化合物：没食子儿茶素（gallo-catechin，9）、儿茶素（catechin，10）、表儿茶素（epicatechin，11）、密花豆苷（suberectinin，12）；一个异黄烷类化合物：demethylvestitol（13）；三个酚酸类化合物：丁香酸（syringic acid，14）、香草酸（vanillic acid，15）以及间苯三酚（1, 3, 5-benzenetriol，16）。除了以上的16个黄酮类及酚酸类化合物外，还得到了2个甾醇类化合物：β-谷甾醇（β-sitosterol，17）、胡萝卜苷（daucosterol，18）和3个酸：正二十六碳酸（n-hexacosa-nic acid，19）、焦性黏液酸（pyromucic acid，20）、琥珀酸（succinic acid，21）。其中化合物8、12为新化合物，化合物4、6、7、9、10、13、14、15、20等9个化合物是首次从该属植物中获得。

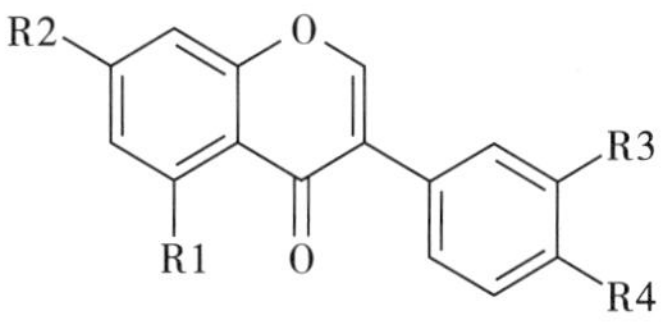

1. 大豆苷元（daidzein）R_1=R_3=H, R_2=R_4=OH　　2. 芒柄花素（formononetin）R_1=R_3=H, R_2=OH, R_4=OCH_3

3. 芒柄花苷（ononin）R_1=R_3=H, R_2=Oglu, R_4=OCH_3　　4*. 毛蕊异黄酮（calycosin）R_1=H, R_2=R_3=OH, R_4=OCH_3

5. 樱黄素（prunetin）R_1=R_4=OH, R_2=OCH_3, R_3=H　　6*. 染料木素（genistein）R_1=R_2=R_4=OH, R_4=H

7*. 染料木苷（genistin）R_1=R_4=OH, R_2=Oglu, R_3=H

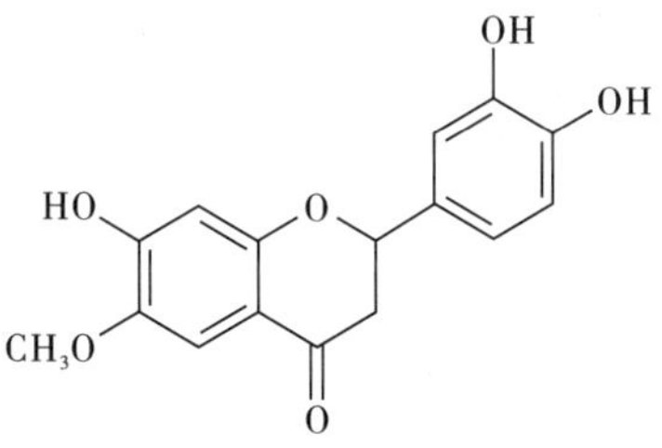

8#. 密花豆素（suberectin）

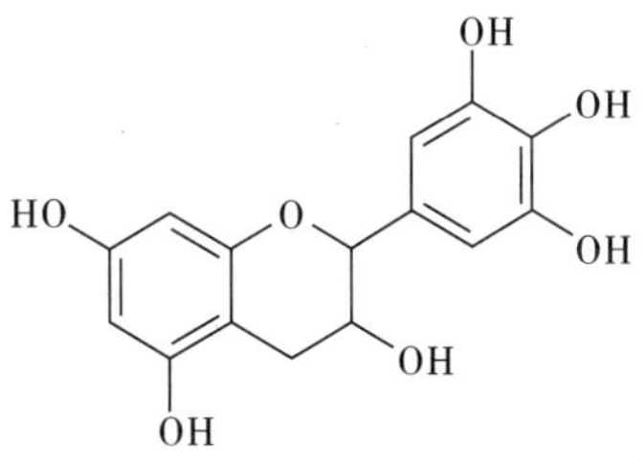

9*. 没食子儿茶素 (gallocatechin）

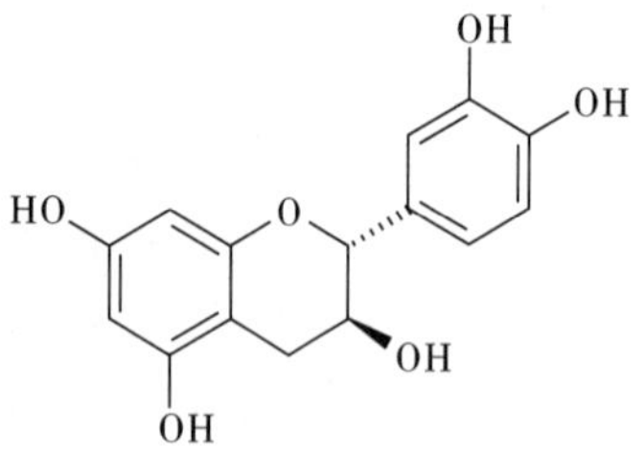

10*. 儿茶素（catechin）

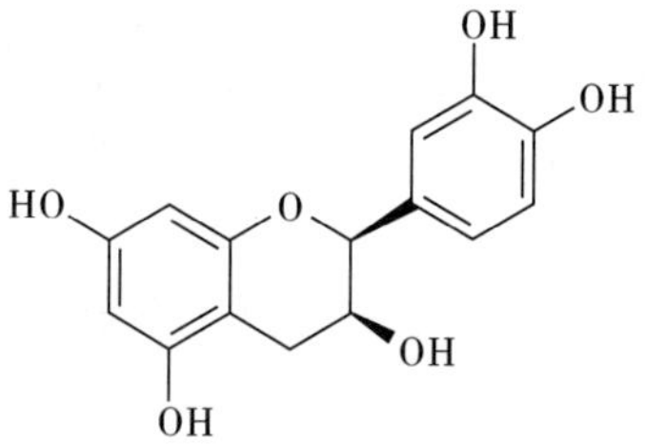

11. 表儿茶素（epicatechin）

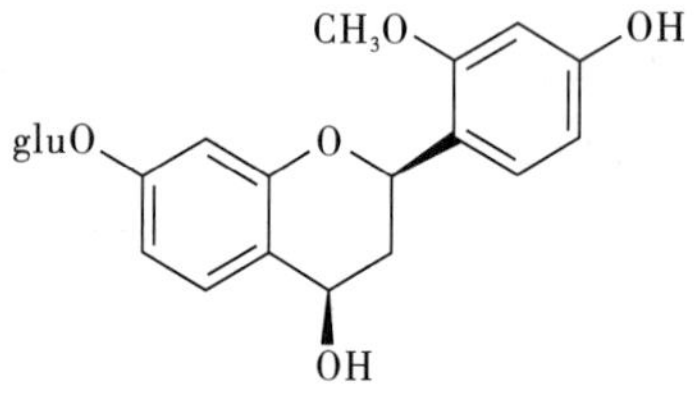

12#. 密花豆苷（suberectinin）

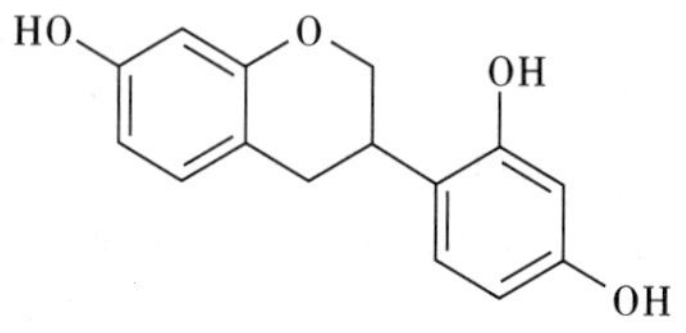

13*. Demethylvestitol

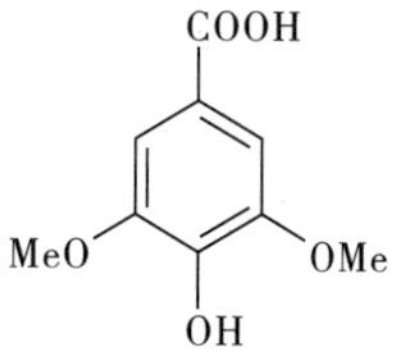

14*. 丁香酸（syringic acid）

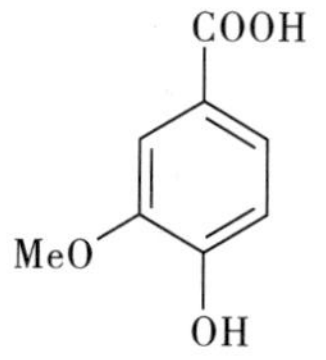

15*. 香草酸（vanillic acid）

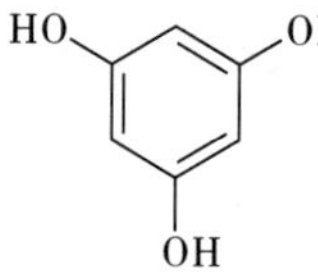

16. 间苯三酚（1,3,5-benzenetriol）

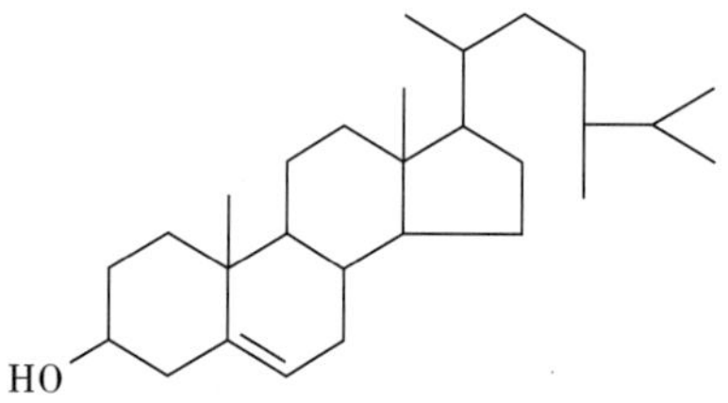

17. β-谷甾醇（β-sitosterol）

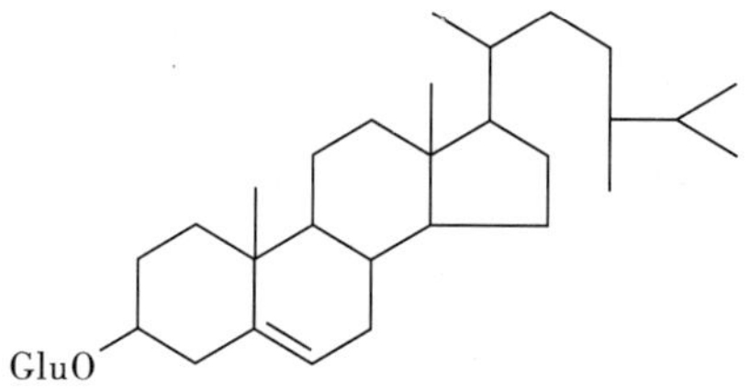

18. 胡萝卜苷（daucosterol）

n-$CH_3(CH_2)_{24}COOH$

19. 正二十六碳酸（n-hexacosa-nic acid）

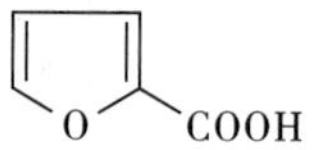

20*. 焦性黏液酸（pyromucic acid）

$HOOC\text{-}CH_2\text{-}CH_2\text{-}COOH$

21. 琥珀酸（succinic acid）

图 16-2-1 密花豆中化合物的结构

* 为首次从本属中分离得到的化合物；# 为新化合物。

（二）密花豆化学成分的结构研究

1. 新化合物的结构鉴定

（1）密花豆素（化合物 **8**）的结构鉴定 黄绿色粉末，紫外灯 254nm 下显示暗斑。盐酸镁粉反应呈阳性，IR 显示有羰基（$1568cm^{-1}$）及酚羟基（$3465cm^{-1}$）存在。^{13}C NMR 显示其有 16 个碳信号，其中 δ 190.5，158.9，80.6，44.6 等信号的存在说明此化合物的骨架为二氢黄酮，δ 56.5 表明了甲氧基的存在。高分辨质谱确定分子量为 302.0801，分子式为 $C_{16}H_{14}O_6$，EI-MS 中其 RDA 裂解片段分别是 m/z（%）：167（100），136（30），说明 A 环有一羟基和一甲氧基取代，而 B 环有两个羟基取代。^{1}H NMR 数据说明一个芳环上有两个孤立的芳香质子信号 δ 6.45 和 δ 7.25（各 1H，s），另一个芳环则有一个 ABX 系统的 3 个芳香质子信号 δ 7.02（1H，d，J = 2.0Hz，2′-H），6.86（1H，dd，J = 8.5，2.0Hz，6′-H），6.84（1H，d，J = 8.5Hz，5′-H）。

在上述各种数据的基础上，进一步通过 HMBC 归属了化合物 **8** 的碳和氢信号。从 HMBC 谱中可观察到 5-H 信号在 δ 7.25（1H，s）和 δ 144.2（C-6）、155.2（C-7）、158.9（C-9）和 113.9（C-10）有远程相关；8-H 信号 δ 6.45（1H，s）和 C-6，C-7，C-9，C-10；2′-H 信号在 δ 7.02（1H，d，J = 2.0Hz）和 δ 119.1（C-6′）、146.2（C-3′）、80.6（C-2）以及 6′-H 信号在 δ 6.86（1H，dd，J = 8.5，2.0Hz）和 δ 145.9（C-4′）、132.2（C-1′）、114.6（C-2′）、80.6（C-2）有远程相关，OCH_3 信号在 δ 3.87（3H，s）和 δ 144.2（C-6）有相关，又因为黄酮和二氢黄酮 A 环的 6 位和 7 位同时被甲氧基取代时，6 位与 7 位比较总是处于较高场（例如化合物 1：5, 6, 7, 8-四甲氧基二氢黄酮，其碳谱数据见表 16-2-1），所以甲氧基与 C-6 相连。根据以上图谱解析化合物 **8** 鉴定为：7, 3′, 4′-三羟基-6-甲氧基二氢黄酮（表 16-2-1），命名为密花豆素（suberectin）（图 16-2-2）。

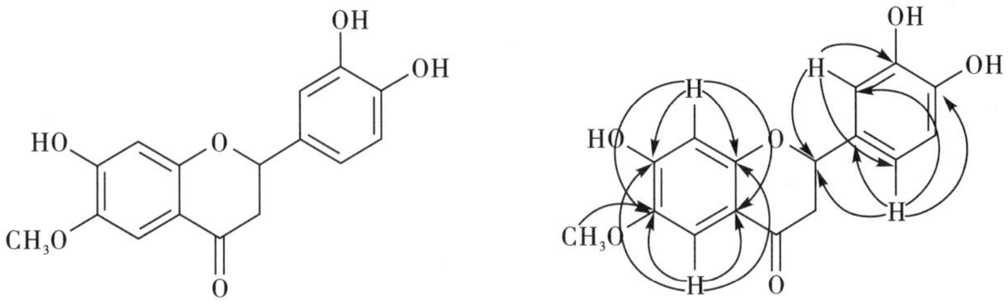

图 16-2-2　密花豆素的结构和主要的 HMBC 相关

表 16-2-1　化合物 1 和 8 的 ^{1}H 和 ^{13}CNMR 数据（500MHz，125MHz，丙酮）

Position	1	8		
	^{13}C	^{13}C	^{1}H	HMBC
1				
2	79.4	80.61	5.34（1H，dd，J = 12.5，3.0Hz）	C-1′，C-2′，C-6′
3	45.9	44.61	2.97（1H，dd，J = 17.0，12.5Hz）	C-4，C-10
			2.66（1H，dd，J = 17.0，3.0Hz）	C-2，C-4，C-1′
4	189.6	190.50		
5	152.5	107.92	7.25（1H，s）	C-6，C-7，C-9，C-10
6	138.7	144.21		

续 表

Position	1	8		
	^{13}C	^{13}C	^{1}H	HMBC
7	153.4	155.22		
8	141.1	104.31	6.45 (1H, s)	C-6, C-7, C-9, C-10
9	150.2	158.96		
10	111.6	113.94		
1′	137.9	132.20		
2′	128.8	114.64	7.02 (1H, d, J=2.0Hz)	C-2, C-3′, C-6′
3′	125.9	146.17		
4′	128.6	145.93		
5′	125.9	115.95	6.84 (1H, d, J=8.5Hz)	
6′	128.8	119.11	6.86 (1H, dd, J=8.5, 2.0Hz)	C-2, C-1′, C-2′, C-4′
OCH_3	56.52		3.87 (3H, s)	C-6

注：化合物Ⅰ为5,6,7,8-四甲氧基二氢黄酮

（2）密花豆苷（化合物**12**）的结构鉴定　白色无定形粉末，mp 284～285℃。紫外灯254nm下显示暗斑，盐酸镁粉反应呈阴性，5‰的硫酸香草醛不显色。^{13}C NMR显示其有22个碳信号，其中δ 77.7、65.9和40.0以及^{1}H NMR数据中δ 4.28（1H，dd，J = 8.5，15.0Hz，4-H）等信号的存在说明了此化合物的骨架为4位羟基取代的α-黄烷醇。δ 100.3、77.0、76.5、73.1、69.6以及60.6的存在表明了该化合物是一个葡萄糖苷。δ 55.3表明了甲氧基的存在。^{1}H NMR数据显示一个芳环（A环）上有一个ABX系统的3个芳香质子信号：δ 7.38（1H，d，J = 8.5Hz，5-H），6.71（1H，dd，J = 8.5，2.0Hz，6-H）和6.55（1H，d，J=2.0Hz，8-H），另一个芳环（B环）上也有一个ABX系统的3个芳香质子信号：δ 7.25（1H，d，J = 8.5Hz，6′-H），6.45（1H，dd，J = 8.5，2.0Hz，5′-H）和6.43（1H，d，J=2.0Hz，3′-H），说明了此化合物的A环为单取代，而B环则有两个取代基。^{1}H-^{1}H COSY谱中可观察到5′-H信号在δ 6.45（1H，dd，J = 8.5，2.0Hz）与6′-H信号δ 7.25（1H，d，J=8.5Hz）有相关关系，6-H信号在δ 6.71（1H，dd，J=8.5，2.0Hz）与5-H信号δ 7.38（1H，d，J=8.5Hz）和8-H信号δ 6.55（1H，d，J=2.0Hz）分别有相关关系，3-H信号在δ 3.66（2H，m）与2-H信号δ 5.60（1H，d，J=6.0Hz）和4-H信号δ 4.28（1H，dd，J=8.5，15.0Hz）也分别有相关关系。从而说明了端基氢信号为δ 4.84（1H，d，J=7.5Hz）而非δ 5.60（1H，d，J=6.0Hz）。从HMBC谱中可以观察到在A环上5-H信号在δ 7.38（1H，d，J=8.5Hz）和δ 158.4（C-7）、156.2（C-9）有远程相关，6-H信号在δ 6.71（1H，dd，J=8.5，2.0Hz）和δ 158.4（C-7）、114.1（C-10）、104.0（C-8），8-H信号在δ 6.55（1H，d，J=2.0Hz）和δ 158.4（C-7）、156.2（C-9）、114.1（C-10）、110.4（C-6）有远程相关，而端基氢信号在δ 4.84（1H，d，J=7.5Hz）和δ 158.4（C-7）有相关关系，说明葡萄糖取代在A环的7位。B环上3′-H信号在δ 6.43

(1H，d，J=2.0Hz）与 δ 160.2（C-4′）、106.1（C-5′），5′-H 信号在 δ 6.45（1H，dd，J=8.0，2.5Hz）与 δ 119.16（C-1′）、96.34（C-3′），6′-H 信号在 δ 7.25（1H，d，J=8.5Hz）与 δ 160.5（C-2′）分别有远程相关。甲氧基信号在 δ 3.69（3H，s）和 δ 160.5（C-2′）有相关关系。上述数据说明 B 环的 2′和 4′位分别有一个羟基或一个甲氧基取代。为了进一步确定 B 环上羟基和甲氧基的位置进行了 Gibbs 反应和 Emerson 反应（如图 16-2-3 所示），反应结果都为阴性，而其平行实验化合物 **13** 的 Gibbs 反应和 Emerson 反应结果则都为阳性，从而确定了 B 环的 2′位为甲氧基取代而 4′位则为羟基取代，在以上各种光谱数据和化学反应的基础上确定化合物 **12** 为 7-*O*-β-D 葡萄糖，4,4′-二羟基，2′-甲氧基黄烷，为一新化合物，命名为密花豆苷（suberectinin，见表 16-2-2 和图 16-2-4）。

表 16-2-2　化合物 12 的 ^{13}C 数据（125MHz，DMSO-d_6）

Position	Ⅱ	Ⅲ	12
2	76.9	73.0	77.73
3	40.1	38.2	40.00
4	65.9	63.7	65.92
5	128.7	129.9	125.16
6	121.0	120.7	110.37
7	128.2	129.1	158.44
8	116.8	117.4	103.99
9	154.5	154.8	156.17
10	126.1	125.7	114.11
1′	140.5	140.9	119.16
2′	127.0	126.2	160.52
3′	129.2	128.5	96.34
4′	125.8	128.0	160.21
5′	129.2	128.5	106.08
6′	127.0	126.2	131.92

注：4α-黄烷醇（Ⅱ），4β-黄烷醇（Ⅲ）

表 16-2-3　化合物 12 和 13 的 Gibbs and Emerson 反应结果

	Gibbs 反应	Emerson 反应
试剂	2,6-二溴苯醌氯亚胺	氨基安替比林和铁氰化钾
阳性反应现象	生成蓝色产物	生成红色产物
化合物 **12** 反应结果	无颜色变化	无颜色变化
化合物 **13** 反应结果	浅红色-暗紫色	黄绿色—橘红色，冷却后成乳液状

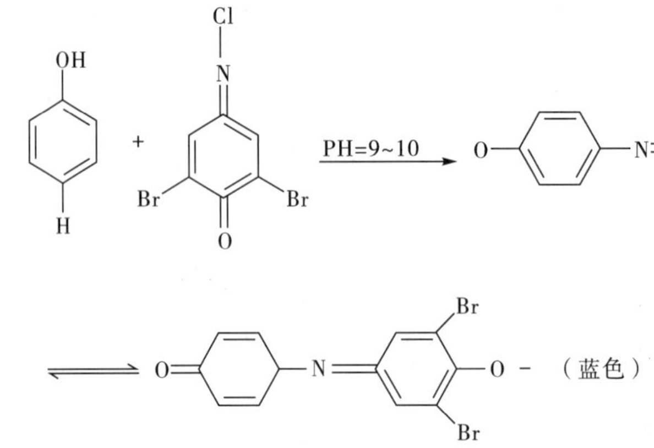

图 16-2-3 Gibbs 反应机制

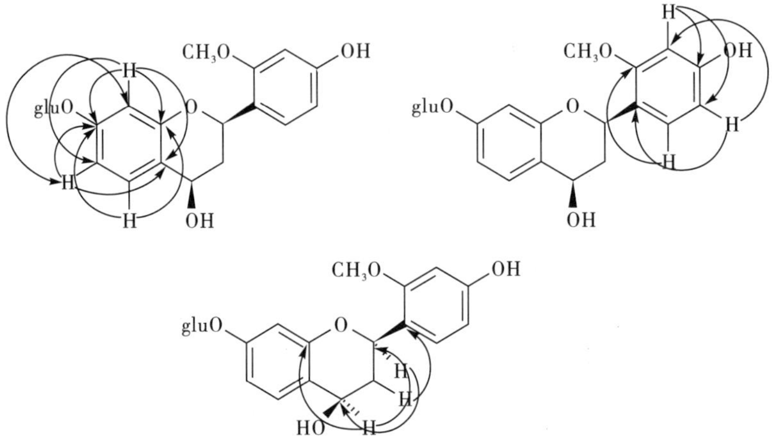

图 16-2-4 化合物 **12** 的主要 HMBC 相关

2. 部分已知化合物的结构研究

（1）大豆苷元（化合物 **1**）的结构鉴定 白色针状晶体，mp 320～321℃。紫外灯 254nm 下显示暗斑，盐酸镁粉反应呈阳性。^{13}C NMR 显示其有 15 个碳信号，其中 δ 174.7、152.8 和 122.5 以及^{1}H NMR 中 δ 8.29 的单峰信号的存在都说明了此化合物的骨架为异黄酮。EI-MS 给出分子离子峰 *m/z* 254，分子式为 $C_{15}H_{10}O_4$，其 RDA 裂解片段分别是 *m/z*（%）137（75），118（50），说明了该化合物 A、B 环各有一个羟基取代。^{1}H NMR 数据显示一个芳环上有两个 AB 系统的四个芳香质子信号：δ 7.38（2H，d，*J*＝8.5Hz，2′,6′-H）和 δ 6.81（2H，d，*J*＝8.5Hz，3′,5′-H）；而另一个芳环上则有一个 ABX 系统的三个芳香质子信号：δ 7.97（1H，d，*J*＝8.5Hz，5-H），δ 6.94（1H，dd，*J*＝8.5，2.5Hz，6-H）和 δ 6.86（1H，d，*J*＝2.5Hz，8-H），说明了此化合物为 **4′**位以及 A 环各有一个羟基取代的异黄酮。查阅文献，其光谱数据和理化常数与已知化合物大豆苷元一致，故确定化合物 **1** 为大豆苷元，即7,4-二羟基异黄酮。

（2）芒柄花素（化合物**2**）的结构鉴定　乳白色针状晶体，mp 252～253℃。紫外灯254nm下显示暗斑，盐酸镁粉反应呈阳性。^{13}C NMR显示其有16个碳信号，其中δ174.6、153.1和123.2以及^{1}H NMR中δ8.34的单峰信号的存在都说明了此化合物的骨架为异黄酮。δ55.1表明了甲氧基的存在。EI-MS给出分子离子峰*m/z* 269，分子式为$C_{16}H_{12}O_4$，其RDA裂解片段分别是：*m/z*（%）132（92），254（20），显示此化合物A环有一个羟基取代，而B环则有一个甲氧基取代。^{1}H NMR数据显示一个芳环上有两个AB系统的4个芳香质子信号：δ7.51（2H，d，*J*=8.0Hz，2′,6′-H）和δ6.99（2H，d，*J*=8.0Hz，3′,5′-H），说明了此化合物为4′-甲氧基取代以及A环有一个羟基取代的异黄酮。查阅文献，其光谱数据和理化常数与已知化合物芒柄花素一致，故确定化合物**2**为芒柄花素：即7-羟基，4′-甲氧基异黄酮。

（三）提取与分离

1. 密花豆藤茎的提取流程　如图16-2-5所示。

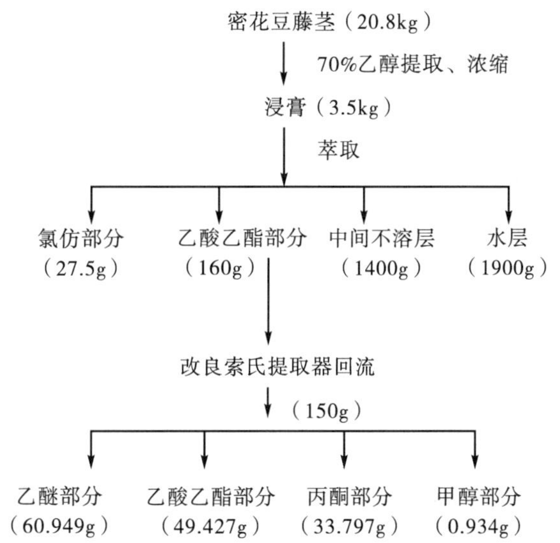

图16-2-5　密花豆藤茎的提取流程

2. 单体化合物的分离与纯化

（1）乙醚部分的分离　如图16-2-6所示。

（2）乙酸乙酯部分的分离　如图16-2-7所示。

（四）总结与讨论

1. 关于化学成分类别　对豆科密花豆属植物密花豆藤茎的70%乙醇提取物的乙酸乙酯部分进行了化学成分研究，从中分离得到了异黄酮、黄烷、甾醇以及有机酸等共25个化合物，通过光谱分析和化学方法鉴定了21个化合物，其中2个为新化合物，另有9个化合物是首次从该属植物中得到的。

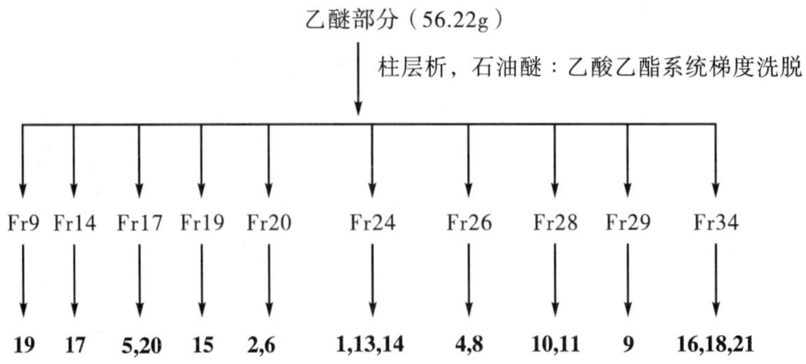

图 16-2-6 乙醚部分的分离示意图

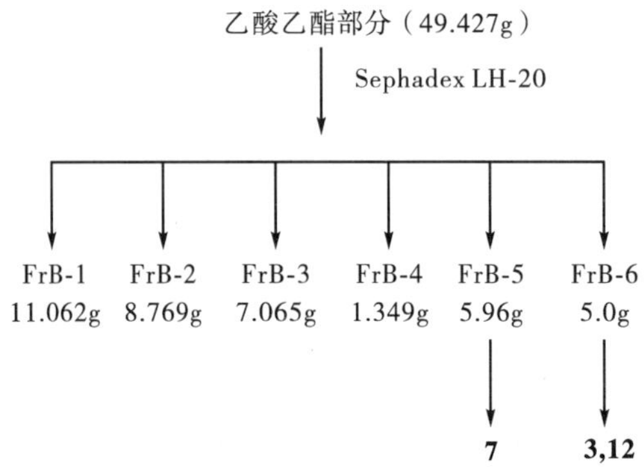

图 16-2-7 乙酸乙酯部分的分离示意图

同作为鸡血藤入药的豆科和五味子科 6 个属的植物中，豆科来源的鸡血藤主要化学成分为黄酮类化合物，五味子科来源的鸡血藤主要成分为木脂素类化合物，而白花油麻藤虽然目前报道的主要成分为三萜类化合物，但从中也分离得到了有药理活性的酚类成分，即：syringic acid、vanillic acid、2, 6-dimethoxyphenol 等，说明了鸡血藤中发挥活血化瘀的物质基础为芳香族酚类化合物，但具体构效关系及活性追踪还有待于进一步的研究。

2. 关于分离纯化　在分离得到的黄烷类化合物中，所含羟基较多，因此在硅胶柱上易产生拖尾、吸附强收率低等现象，但通过 Sephadex LH-20 却得到了很好的分离效果，说明将各种分离手段有效地加以结合，将极大地提高分离效率。

在已发现的二氢黄酮类（而非二氢黄酮醇类）化合物中，A 环取代位置多为 7 位或 5, 7 位二取代，而新化合物 **8** 中其 A 环取代位置在 6, 7 位，并且一为羟基，一为甲氧基，属于一种新的结构类型。

Catechin 与 epicatechin 具有相同的结构，仅构型不同，在分离与分析过程中，应用常压硅胶柱分离，较难纯化得到单体，但由于二者构型不同在 HPLC 上有不同的保留时间，因此应用 HPLC 分离纯化及分析 catechin 与 epicatechin，取得了较好的效果。利用 HPLC 分离纯化、分析能提高单体化合物分离纯化的质量和速度，应作为天然药物研究的重要手段。

在实验中显色剂的正确选择对实验有一定的帮助。本实验中选择5‰的硫酸香草醛作为显色剂，黄烷类化合物显示鲜艳的红色，异黄烷类化合物则为深粉红色，甾醇类化合物为浅紫色，异黄酮及糖苷不显色，因此可以先利用薄层反应对化合物类型有所了解后选择相应的分离方法，有益于实验的事半功倍。

3. 关于结构鉴定　因为密花豆的主要化学成分为黄酮类化合物，所以除了应用常规的碳谱氢谱解析结构外，EI-MS对结构解析也很重要，可以通过其RDA裂解片段判断甲氧基和羟基取代的数量以及位于A环或B环。

除了应用光谱方法分析化合物结构外，应用化学反应确定化合物中基团位置也是一种有效而简单的方法。本论文中化合物**12**的结构鉴定中，由于氢信号位置较接近和溶剂的原因，无法作出一维NOE照射和二维NOESY，因此B环上羟基和甲氧基的定位就比较困难，但应用经典的Gibbs反应和Emerson反应最终解决了定位问题。因此应用化学反应也是化合物鉴定过程中的重要方法。

二、厚果鸡血藤化学成分的研究

厚果鸡血藤（*Millettia pachycarpa* Benth），豆科植物，又名少果鸡血藤，味苦辛、热，有毒，具有杀虫、攻毒、止痛之功效。主治疥疮、癣、癞、痧气腹痛，小儿疳积等疼痛。广东省连县等地民间用以治疗乙型肝炎。

厚果鸡血藤*Millettia pachycarpa* Benth藤茎由广西中医学院刘寿养教授采集并鉴定。从厚果鸡血藤根部分离得到5种异黄酮类化合物，经理化分析和波谱分析，鉴定为去氢鱼藤素（dehydrodeguelin，**22**），鱼藤素（deguelin，**23**），灰叶素（tephrosin，**24**），降香素（formononetin，**25**）和毛蕊异黄酮（calycosin，**26**）。这5个化合物均为首次从该植物中分离得到（图16-2-8）。

（一）厚果鸡血藤化学成分结构鉴定

化合物**22**：黄色针状结晶，mp 238～240℃，UVλ_{max}^{MeoH} nm：310，266；IRcm^{-1} v_{max}（KBr）：3448，1633，1508，1296，1153；EIMS *m/z*：392，377，349，188；^{1}H NMR（$CDCl_3$）δ_H：8.45（1H，s，C_1-H），8.040（1H，d，J=8.5，C_{11}-H），6.87（1H，d，J=8.5，C_{10}-H），6.77（1H，d，J=10.0，$C_{1'}$-H），6.55（1H，s，C_4-H），5.73（1H，d，J=10.0，$C_{2'}$-H），5.02（2H，s，C_{6a}-H），3.99（3H，s，OCH_3），3.87（3H，s，OCH_3），1.50（3H，s，CH_3），1.47（3H，s，CH_3）；^{13}C NMR（$CDCl_3$）δc：174.3（C_{12}），157.19（C_9），156.16（C_{8a}），151.0（C_{6a}），148.9（C_2），146.2（C_{4a}），144.0（C_3），130.6（$C_{2'}$），126.5（C_{11}），118.5（C_{1a}），115.4（C_1），114.7（C_{10}），111.7（C_{11a}），110.5（C_8），109.9（$C_{1'}$），109.1（C_{12a}），100.3（C_4），77.8（$C_{3'}$），64.8（C_6），56.3（OCH_3），55.9（OCH_3），28.1（2′CH_3）。化合物**22**鉴定为去氢鱼藤素（dehydrodeguelin）。

化合物**23**：白色针状结晶，mp 163～166℃。UV λ_{max}^{MeoH}nm：267，235，205；EIMS *m/z*：394，379，351，192，177，149；IRcm^{-1} v_{max}（KBr）：3020，1666，1597，1514，1277；^{1}H NMR（$CDCl_3$）δ_H：7.44（1H，d，J=8.5，C_{11}-H），6.79（1H，s，C_1-H），6.65（1H，d，J=10.0，$C_{1'}$-H），6.45（1H，s，C_4-H），6.45（1H，d，J=8.5，C_{10}-H），5.55（1H，d，J=10.0，$C_{2'}$-H），4.92（1H，m，C_{6a}-H），4.64（1H，m，C_6-H），4.18（1H，m，C_6-

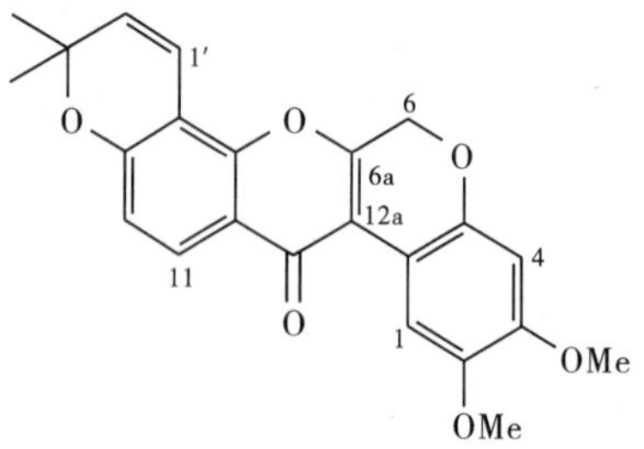

22

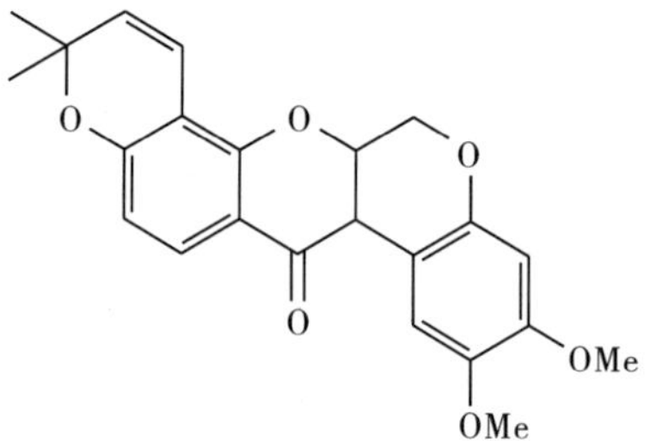

23

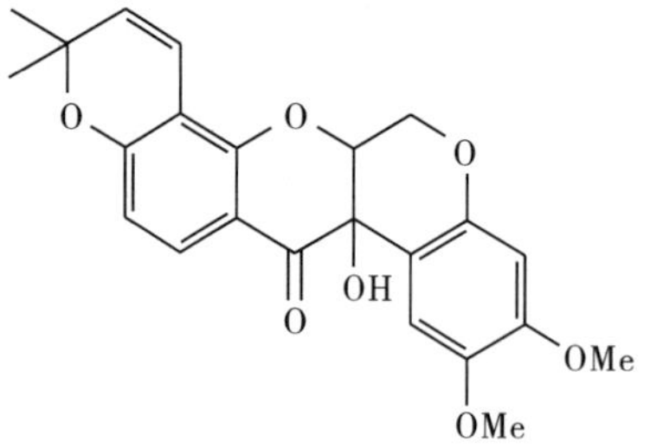

24

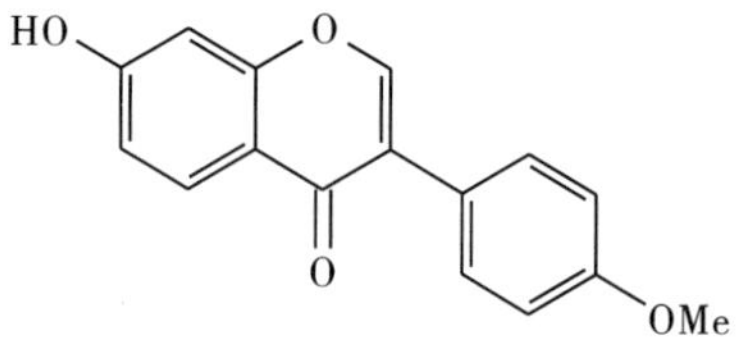

25

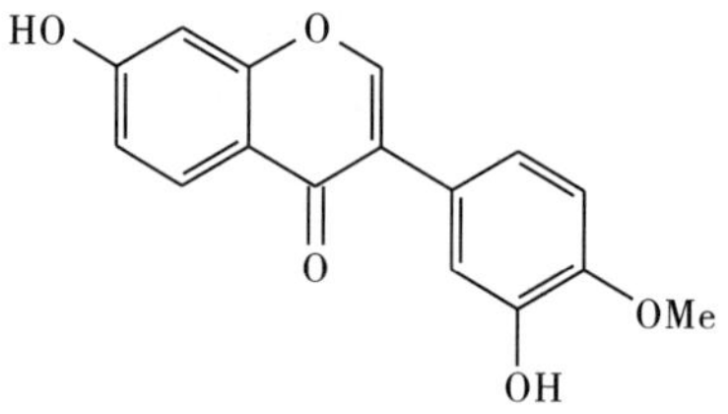

26

图 16-2-8　厚果崖豆藤中化合物的结构式

H), 3.84 (1H, d, C_{12a}-H), 3.81 (OCH_3), 3.77 (OCH_3), 1.45 (CH_3), 1.38 (CH_3); ^{13}C NMR ($CDCl_3$) δc: 189.2 (C_{12}), 160.1 (C_9), 157.0 (C_{8a}), 149.4 (C_2), 147.4 (C_{4a}), 143.0 (C_3), 128.7 ($C_{2'}$), 128.6 (C_{11}), 115.7 (C_1), 112.7 (C_{1a}), 111.4 (C_{10}), 110.3 ($C_{1'}$), 109.1 (C_{11a}), 104.7 (C_8), 100.9 (C_4), 77.7 ($C_{3'}$), 72.4 (C_{6a}), 66.3 (C_6), 56.3 (OCH_3), 55.8 (OCH_3), 44.4 (C_{12a}), 28.5 (CH_3), 28.1 (CH_3)。化合物 **23** 鉴定为鱼藤素 (deguelin)。

化合物 **24**：白色针状结晶，mp 198 ~ 200℃。UV λ_{max}^{MeoH}nm：265，232，205；EIMS *m/z*：410，393，208，187；IRcm^{-1} v_{max} (KBr)：3523，2933，1682，1597，1568; ^{1}H NMR ($CDCl_3$) δ_H: 7.72 (1H, d, J=8.5, C_{11}-H), 6.60 (1H, s, C_1-H), 6.64 (1H, d, J=10.0, $C_{1'}$-H), 6.44 (1H, s, C_4-H), 6.44 (1H, d, J = 8.5, C_{10}-H), 5.55 (1H, d, J=10.0, $C_{2'}$-H), 4.64 (1H, m, C_6-H), 4.18 (1H, m, C_6-H), 3.82 (OCH_3), 3.73 (OCH_3), 1.45 (CH_3), 1.38 (CH_3); ^{13}C NMR ($CDCl_3$) δc: 191.2 (C_{12}), 160.7 (C_9), 156.6 (C_{8a}), 151.0 (C_2), 148.3 (C_{4a}), 143.9 (C_3), 128.7 ($C_{2'}$), 128.5 (C_{11}),

116.1 (C_1), 111.8 (C_{10}), 111.0 (C_{1a}), 109.2 ($C_{1'}$), 109.1 (C_{11a}), 108.5 (C_8), 101.0 (C_4), 79.5 ($C_{3'}$), 76.2 (C_{6a}), 68.0 (C_{12a}), 63.8 (C_6), 56.3 (OCH_3), 55.8 (OCH_3), 28.5 (CH_3), 28.2 (CH_3)。化合物**24**鉴定为灰叶素（tephrosin）。

化合物**25**：白色粉末，mp 269～271℃。EIMS *m/z*：268，253，146，132；IRcm^{-1} v_{max} (KBr)：3128，2918，1639，1454，1248；^1H NMR（DMSO）δ_H：8.35（1H，s，C_2-H），7.99（1H，d，J=9.0，C_5-H），7.52（2H，d，J=8.5，$C_{2'6'}$-H），7.00（2H，d，J=8.5，$C_{3'5'}$-H），6.96（1H，dd，J=9.0，2.0，C_6-H），6.89（1H，d，J=2，C_8-H）；^{13}C NMR（DMSO）δc：174.5 (C_4)，162.5 (C_7)，158.9 ($C_{4'}$)，157.4 (C_9)，153.1 (C_2)，130.0 ($C_{2'6'}$)，127.3 (C_5)，123.1 ($C_{1'}$)，122.4 (C_3)，116.6 (C_9)，115.2 (C_6)，113.6 ($C_{3'5'}$)，102.1 (C_8)，55.2 (OCH_3)。化合物**25**鉴定为降香素（formononetin）。

化合物**26**：白色针状结晶，mp 239～240℃。EIMS *m/z*：284，269，148，137；IR cm^{-1} v_{max} (KBr)：3126，1620，1572，1515，1458；^1H NMR (CD_3COCD_3) δ_H：8.18（1H，s，C_2-H），8.10（1H，d，J=8.0，C_5-H），7.19（1H，d，J=2.0，C_8-H），7.10（1H，dd，J=8.0，2.0，C_6-H），7.02（1H，dd，J=8.0，2.5，$C_{6'}$-H）；7.01（1H，d，J=8.0，$C_{5(}$-H），6.93（1H，d，J=2.5，$C_{2'}$-H），3.92 (OCH_3)；^{13}C NMR (CD_3COCD_3) δc：175.6 (C_4)，163.1 (C_7)，158.7 (C_9)，153.4 (C_2)，148.3 ($C_{4'}$)，147.1 ($C_{3'}$)，128.5 (C_5)，128.3 (C_3)，125.1 ($C_{1'}$)，121.1 ($C_{6'}$)，118.6 (C_{10})，116.9 (C_6)，115.6 ($C_{2'}$)，112.1 ($C_{5'}$)，103.1 (C_8)，56.3 (OCH_3)。化合物**26**鉴定为毛蕊异黄酮（calycosin）。

（二）提取与分离

厚果鸡血藤粗粉5kg，用95%乙醇热提3次，每次1小时，提取液浓缩成膏，再溶于水，分别用石油醚、氯仿、乙酸乙酯萃取，其中氯仿部分得膏，用180～200目硅胶拌和均匀后低温干燥，研成细粉后上硅胶柱（180～200目）。用石油醚-丙酮梯度洗脱，得化合物**22～25**，经多次重结晶纯化得到化合物**26**。

三、香花崖豆藤化学成分的研究

（一）香花崖豆藤化学成分研究结果

香花崖豆藤（*Millettia dielsiana* Harms）藤茎2003年8月采自云南勐腊曼变，由中国医学科学院药植研究所云南分所江开交研究员采集并鉴定。

从香花崖豆藤（*Millettia dielsiana* Harms）的藤茎的95%乙醇提取物部分中分到22个化合物，经结构鉴定分别为：dielsianone（**27**）、millesianins A～E（**28～32**）、6-methoxycalpogonium isoflavone A（**33**）、durmillone（**34**）、ichthynone（**35**）、jamaicin（**36**）、toxicarol isoflavone（**37**）、barbigerone（**38**）、阿弗洛莫生（afromosin，**39**）、caviunin（**40**）、cladrastin（**41**）、大豆苷元（daidzein，**42**）、染料木素（genisten，**43**）、芒柄花素（formononetin，**44**）、hernancorizin（**45**）、正二十六碳酸（**46**）、谷甾醇（β-sitosterol，**47**）、胡萝卜苷（daucosterol，**48**）。以上化合物中包括1个二酮（**27**，为新化合物，11个本植物特征的8位异戊烯基的异黄酮（**28～38**），其中化合物**28～32**为新化合物，6个简单异黄酮（**39～44**），1个简单黄酮（**45**），3个其他（图16-2-9）。

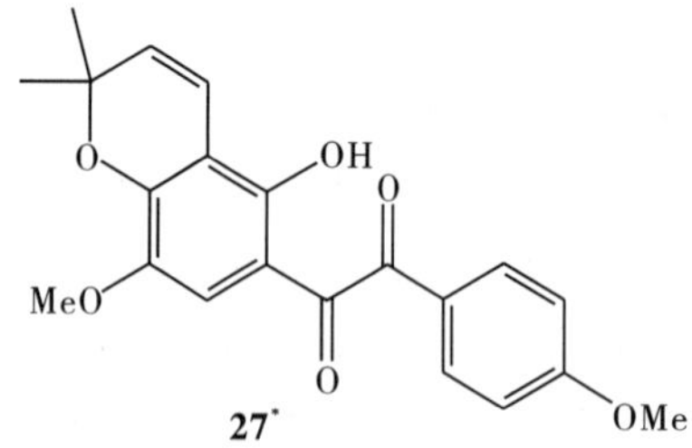

27*

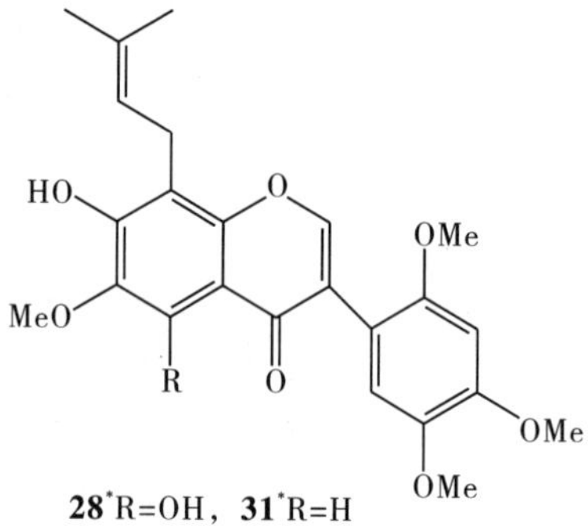

28*R=OH，**31***R=H

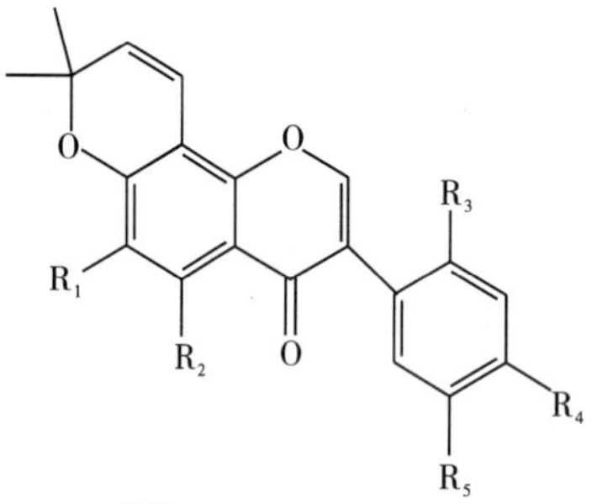

	R_1	R_2	R_3	R_4	R_5
29*	OMe	OH	OMe	OMe	OMe
30*	OMe	H	OMe	OMe	OMe
33*	OMe	H	H	OMe	H
34*	OMe	H	H	-OCH2O-	
35	OMe	H	OMe	-OCH2O-	
36	H	H	OMe	-OCH2O-	
37	H	OH	OMe	OMe	OMe

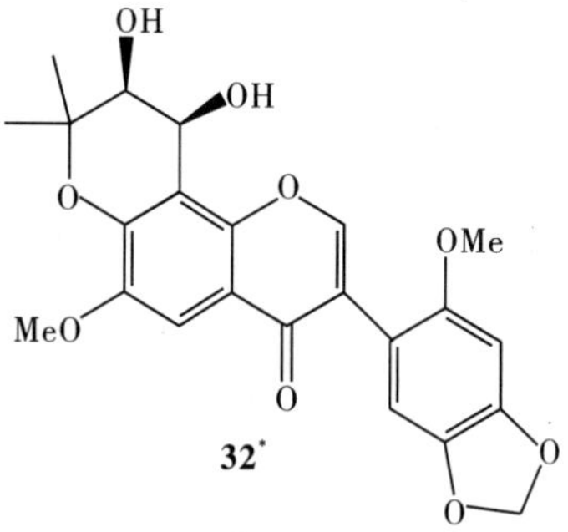

32*

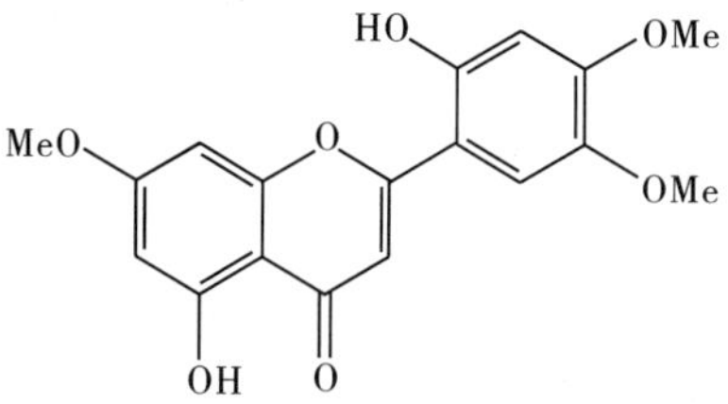

45

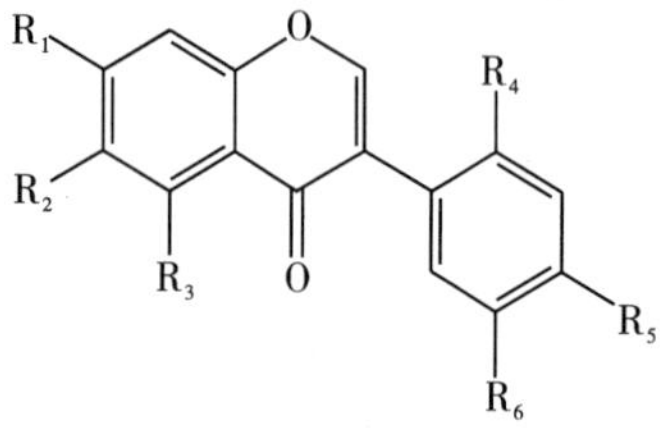

	R_1	R_2	R_3	R_4	R_5	R_6
39*	OH	OMe	H	H	OMe	H
40	OH	OMe	OH	OMe	OMe	OMe
41	OH	OMe	H	H	OMe	OMe
42	OH	H	H	H	OH	H
43	OH	H	OH	H	OH	H
44	OH	H	H	H	OMe	H

n-$CH_3(CH_2)_{24}COOH$

45

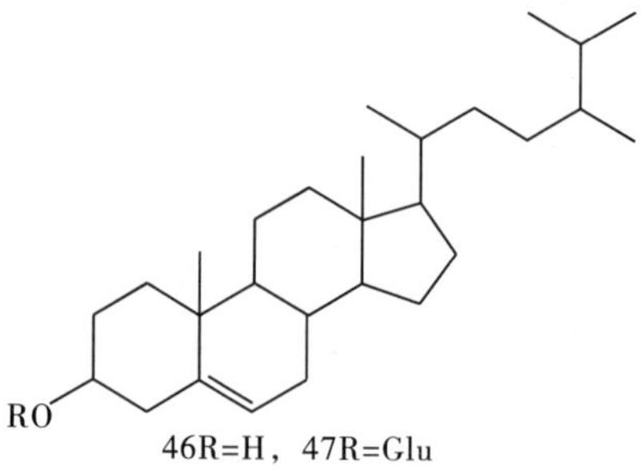

46R=H，47R=Glu

图 16-2-9 香花崖豆藤中化合物的结构

（二）香花崖豆藤化学成分的结构鉴定

1. 新化合物的结构鉴定

（1）dielsianone（化合物**27**）的结构研究　化合物27黄绿色油状物（甲醇）。UV（甲醇）光谱显示在252nm有强吸收，说明存在共轭体系。IR显示有酚羟基（$3385cm^{-1}$）及羰基（$1598cm^{-1}$）存在。ESI-MS给出$[M+H]^+$为m/z 369，$[M+Na]^+$为m/z 391；HR-FAB-MS给出$[M+Na]^+$为m/z 391.1160（calcd. for $C_{21}H_{20}O_6Na$，391.1158），由此确定化合物分子式为$C_{21}H_{20}O_6$。^{13}C NMR谱中显示两个羰基碳信号δ 196.8和190.8，可初步推断化合物**27**为1,2-二苯基二酮。在^1H NMR数据显示：一个螯合的羟基质子δ 12.05（s），应位于其中一个芳环（A环）的2位，与羰基碳（δ 196.8）形成氢键；一组AA′BB′系统的芳香质子信号：δ 7.96（2H，d，J=9.0Hz，H-2′,6′）和6.99（2H，d，J=9.0Hz，H-3′,5′），应位于另一芳环（B环）；一组异戊烯基与邻羟基成吡喃环的信号：δ 5.65（1H，d，J=10.2Hz，H-3″），6.75（1H，d，J=10.2Hz，H-4″）和1.52（6H，s，2″-Me_2）；一个芳香质子信号δ 6.77（1H，s）和两个甲氧基信号δ 3.70（3H，s）及3.90（3H，s）。EI-MS给出分子离子峰$[M]^+$为m/z 368，及两个碎片离子峰m/z 233（100%），135（30%），通过碎片离子峰可确定两个芳环的取代基。通过HMBC谱（图16-2-10）对取代基的位置进行指认，且对化合物**27**的碳谱进行归属（表16-2-4）。经查阅文献，化合物**27**为新化合物，命名为dielsianone。

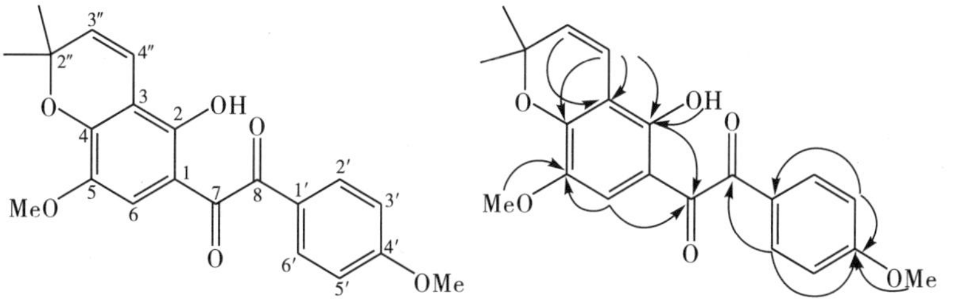

图16-2-10　化合物**27**的结构和主要HMBC相关

表16-2-4　化合物27的^1H谱和^{13}C谱数据以及^2J和$^3J_{H\text{-}C}$相关（$CDCl_3$）

position	H（mult，J in Hz）	C	^2J	^3J
1		109.0		
2		156.4		
3		110.4		
4		152.1		
5		142.0		
6	6.77（s）	113.4	142.0（C-5）	196.8（C-7）
7		196.8		
8		190.8		

续 表

position	H (mult, J in Hz)	C	^{2}J	^{3}J
1′		126.1		
2′/6′	7.96 (d, 9.0)	132.6		190.8 (C-8), 165.0 (C-4′)
3′/5′	6.99 (d, 9.0)	114.4	165.0 (C-4′)	126.1 (C-1′)
4′		165.0		
2″		78.9		
3″	5.65 (d, 10.2)	128.7		110.4 (C-3)
4″	6.75 (d, 10.2)	115.5		156.4 (C-2), 152.1 (C-4)
2″-Me_2	1.52 (s)	28.3	78.9 (C-2″)	128.7 (C-3″)
2-OH	12.05 (s)		156.4 (C-2)	109.0 (C-1)
5-OMe	3.70 (s)	56.8		142.0 (C-5)
4′-OMe	3.90 (s)	55.7		165.0 (C-4′)

(2) millesianins A（化合物**28**）的结构研究　化合物**28**白色粉末（丙酮）。mp 162.2～163.6℃。UV（甲醇）光谱显示296、268nm有吸收，说明是黄酮类化合物。IR显示有酚羟基（3435cm^{-1}）、羰基（1657cm^{-1}）及芳环（1627，1575，1523cm^{-1}）存在。HR-FAB-MS *m/z* 443.1689 [M+H]$^{+}$（calcd. 443.1706），确定分子式为$C_{24}H_{26}O_8$。^{1}H-NMR中δ7.94（1H，s，H-2）和^{13}C-NMR中δ154.8（C-2）的存在说明此化合物骨架为异黄酮。^{1}H-NMR中δ6.63及6.86两个单峰及δ3.80，3.85，3.933个甲氧基信号，表明B环2′,4′,5′-三甲氧基取代，因为与已知的同样取代的已知化合物**38**的^{1}H NMR数据一致，且通过HMBC得到证实（图16-2-11）。δ5.24（1H，t，J=7.2Hz），3.47（2H，d，J=7.2Hz），1.81（3H，s），1.70（3H，s）是一组典型的异戊烯基信号，δ13.05（s）说明5位羟基取代，δ4.03（s）和δ6.62（s）表明A环还存在一个甲氧基和一个羟基取代。^{13}C NMR显示24个碳信号，除掉异戊烯基的5个碳信号：δ21.8，121.6，132.4，25.7，17.8及δ56.2～60.8间的4个甲氧基碳信号，剩余的15个母核碳信号中，δ130.1～154.8有8个连氧碳信号，δ98.2～121.6有7个芳香碳信号，与^{1}H NMR推测的取代片段一致。在上述数据基础上，通过HMBC确定了A环上取代基的位置，且归属了碳氢信号。从HMBC中可观察到δ13.05（s，5-OH）和δ4.03（s，OMe）均与δ130.1有远程相关，说明δ130.1归属于6位碳，且甲氧基连在6位，由于δ130.1较普通连氧碳位于高场，说明其邻位还有连氧取代，因此可推断羟基位于7位，则异戊烯基位于8位，HMBC中δ3.47（2H，H-1″）与δ151.1（C-8a）相关，δ6.62（7-OH）与δ130.1（C-6），δ152.9（C-7），δ105.9（C-8）相关证实了化合物**28**结构，通过HMBC对化合物**28**的碳谱进行归属（表16-2-5）。经查阅文献，化合物**28**为新化合物，命名为millesianins A。

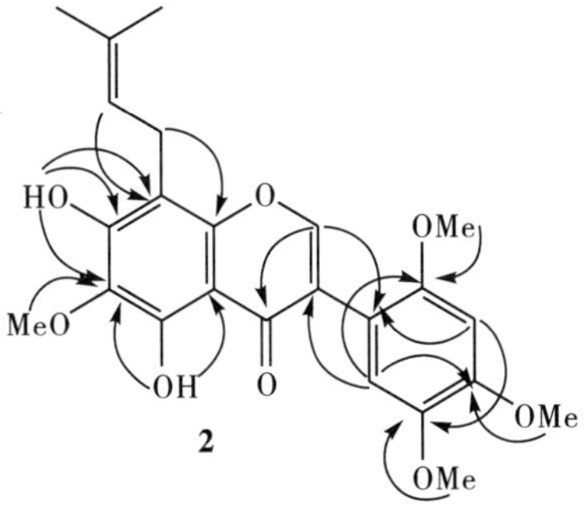

2

图 16-2-11 化合物 **28** 的结构和主要 HMBC 相关

表 16-2-5 化合物 28 和 31 的 ^{1}H 谱和 ^{13}C 谱数据（$CDCl_3$）

Position	28		31	
	H（mult，*J* in Hz）	C	H（mult，*J* in Hz）	C
2	7.94（s）	154.8	7.95（s）	153.9
3		119.9		121.3
4		181.6		175.9
4a		106.2		117.3
5		150.3	7.54（s）	102.3
6		130.1		144.9
7		152.9		148.5
8		105.9		115.6
8a		151.1		150.9
1′		110.9		113.2
2′		152.1		153.0
3′	6.63（s）	98.2	6.63（s）	95.5
4′		150.1		148.3
5′		143.1		141.2
6′	6.86（s）	115.2	6.83（s）	111.2
1″	3.47（2H，d，7.2）	21.8	3.58（2H，d，7.2）	22.3
2″	5.24（t，7.2）	121.6	5.28（t，7.2）	121.0
3″		132.4		132.9
3″-Me_2	1.81，1.70	25.7，17.8	1.83，1.70	25.7，17.9

续 表

Position	28		31	
	H (mult, *J* in Hz)	C	H (mult, *J* in Hz)	C
6-OMe	4.03 (s)	60.8	4.00 (s)	56.4
2′-OMe	3.80 (s)	56.9	3.74 (s)	56.9
4′-OMe	3.93 (s)	56.2	-	-
5′-OMe	3.85 (s)	56.6		
OCH2O	—	—	5.96 (s)	101.3
5-OH	13.05 (s)			
7-OH	6.62 (s)		6.32 (s)	

(3) millesianins B（化合物 29）的结构研究　化合物 **29** 棕黄色粉末（丙酮）。mp 202.5～204.0℃。UV（甲醇）光谱显示 270（4.64）nm 有吸收，说明是黄酮类化合物。IR 显示有羰基（$1644cm^{-1}$）及芳环（1573，$1514cm^{-1}$）存在。HR-FAB-MS *m/z* 441.1536 $[M+H]^+$（calcd. 441.1549），确定分子式为 $C_{24}H_{24}O_8$。其 ^1H NMR 数据与化合物 **28** 非常相似，δ 6.63 及 6.87 两个单峰及 δ 3.79，3.86，3.93 三个甲氧基信号，表明 B 环 2′,4′,5′-三甲氧基取代，只是少了 A 环中开链的异戊烯基信号 δ 5.24（1H，t，*J*=7.2Hz），3.47（2H，d，*J*=7.2Hz），1.81（3H，s），1.70（3H，s），多了一组异戊烯基与邻位羟基成吡喃环的信号：δ 5.62（1H，d，*J*=10.0Hz），6.72（1H，d，*J*=10.0Hz），1.54（6H，s），因此推断化合物 **29** 的结构是化合物 **28** 中 8 位异戊烯基与 7 位羟基成吡喃环的结构，^{13}C NMR 数据及分子量均符合该推断，且 HMBC 谱（图 16-2-12）进一步证实结构且归属了碳氢信号（表 16-2-6）。经查阅文献，化合物 **29** 为新化合物，命名为 millesianins B。

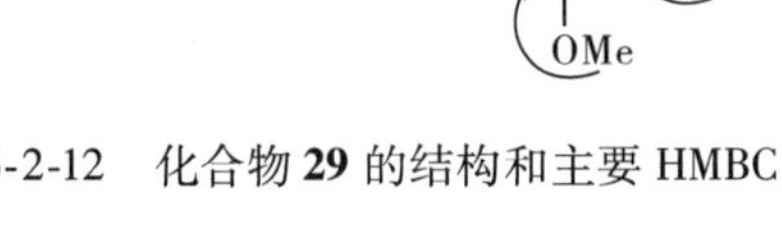

图 16-2-12　化合物 **29** 的结构和主要 HMBC 相关

表 16-2-6　化合物 29，30，32 的 ^{1}H 谱和 ^{13}C 谱数据

position	29[a]		30[a]		32[b]	
	H	C	H	C	H	C
2	7. 90（s）	154. 5	7. 99（s）	153. 8	8. 17（s）	153. 8
3		120. 2		121. 0		121. 2
4		181. 1		175. 5		174. 0
4a		106. 4		117. 7		116. 3
5		154. 1	7. 56（s）	105. 2	7. 32（s）	103. 0
6		132. 4		147. 0		146. 8
7		152. 5		147. 1		147. 4
8		101. 6		110. 3		112. 0
8a		148. 0		147. 4		150. 9
1′		110. 7		112. 4		113. 0
2′		152. 0		151. 9		152. 8
3′	6. 63（s）	98. 2	6. 63（s）	98. 4	6. 87（s）	95. 5
4′		150. 2		149. 7		147. 8
5′		143. 1		143. 0		140. 3
6′	6. 87（s）	115. 2	6. 96（s）	115. 4	6. 81（s）	111. 0
2″		78. 3		78. 1		78. 7
3″	5. 62（d，10. 0）	114. 8	5. 74（d，10. 0）	115. 3	3. 63（dd，5. 1，3. 6）	72. 3
4″	6. 87（d，10. 0）	127. 6	6. 83（d，10. 0）	130. 3	4. 80（dd，4. 8，3. 6）	64. 1
2″-Me_2	1. 54	28. 1	1. 56	27. 9	1. 37，1. 39	23. 8，24. 0
6-OMe	3. 91（s）	61. 0	3. 96（s）	56. 3	3. 83（s）	56. 5
2′-OMe	3. 79（s）	56. 8	3. 78（s）	56. 9	3. 65（s）	56. 6
4′-OMe	3. 93（s）	56. 2	3. 93（s）	56. 2	—	—
5′-OMe	3. 86（s）	56. 6	3. 86（s）	56. 6		
OCH2O					6. 00（s）	101. 1
5-OH	13. 05（s）					
7-OH	6. 62（s）					
3″-OH					5. 35（d，5. 1）	
4″-OH					5. 66（d，4. 8）	

[a] $CDCl_3$；[b] DMSO-d_6。

（4）millesianins C（化合物30）的结构研究　化合物**30**白色粉末（丙酮）。mp 176.2～176.5℃。UV（甲醇）光谱显示332、230nm有吸收，说明是黄酮类化合物。IR显示有酚羟基（3435cm^{-1}）、羰基（1631cm^{-1}）及芳环（1472cm^{-1}）存在。

HR-FAB-MS，*m/z* 425.1613 [M + H]$^+$（calcd. 425.1600），确定分子式为 $C_{24}H_{24}O_7$。其^{1}H-NMR与化合物**29**非常相似，典型的异黄酮2位氢信号δ 7.99（s），6.63及6.96两个单峰及δ 3.78，3.86，3.93三个甲氧基信号，表明B环2′,4′,5′-三甲氧基取代；8位异戊烯基与邻位羟基成吡喃环的信号：δ 5.74（1H，d，*J* = 10.0Hz），6.83（1H，d，*J* = 10.0Hz），1.56（6H，s），只是缺失了5位羟基质子信号，多了一个芳香质子信号δ 7.56（s），可归属于5位氢。^{13}C NMR及HMBC谱（图16-2-13）确证了化合物**30**结构，为缺少5位羟基的化合物**29**结构。经查阅文献，化合物**30**为新化合物，命名为millesianins C。

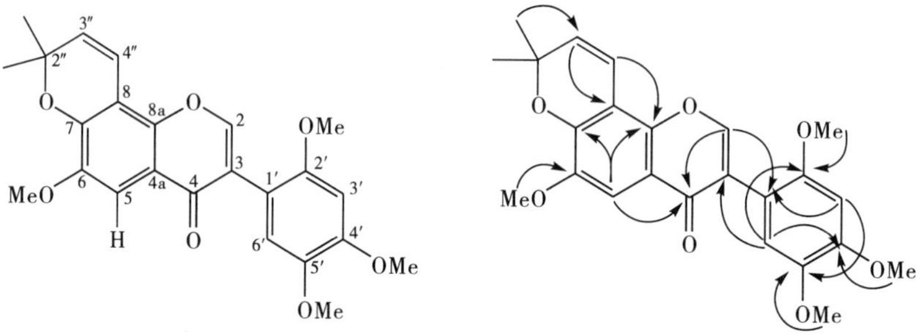

图16-2-13　化合物**30**的结构和主要HMBC相关

（5）millesianins D（化合物31）的结构研究　化合物**31**白色粉末（丙酮）。mp 207.4～209.7℃。UV（甲醇）光谱显示310nm有吸收，说明是黄酮类化合物。IR显示有羰基（1642cm^{-1}）及芳环（1612，1463cm^{-1}）存在。HR-FAB-MS *m/z* 411.1433 [M + H]$^+$（calcd. 411.1444），确定分子式为 $C_{23}H_{22}O_7$。其^{1}H NMR与化合物**28**相似，δ 7.95（1H，s）是典型异黄酮2位氢信号；δ6.63及6.83两个单峰，一个甲氧基信号δ 3.74（3H，s，2′-OMe），4′,5′-亚甲二氧基δ 5.96（2H，s），表明B环2′,4′,5′-三取代；A环中显示开环的8位异戊烯基信号δ 5.28（1H，t，*J* = 7.2Hz），3.58（2H，d，*J* = 7.2Hz），1.83（3H，s），1.70（3H，s），7位羟基质子信号δ 6.32（s）；不同的是少了5位的羟基，多了一个芳香质子信号δ 7.56（s，H-5）。^{13}C NMR及HMBC（图15-2-14）确证了其结构并对其碳氢进行了归属（表16-12-5）。经查阅文献，化合物**31**为新化合物，命名为millesianins D。

（6）millesianins E（化合物32）的结构研究　化合物**32**浅灰色粉末（甲醇）。mp 301.3～303.8℃。UV（甲醇）光谱显示311，259nm有吸收，说明是黄酮类化合物。IR显示有羰基（1630cm^{-1}）及芳环（1583，1469cm^{-1}）存在。HR-FAB-MS *m/z* 443.1339 [M + H]$^+$（calcd. 443.1342），确定分子式为 $C_{23}H_{22}O_9$。其^{1}H NMR和^{13}C-NMR（DMSO-d_6）数据（表16-2-6）与已知化合物**35**非常相似，δ 8.17（1H，s）是典型异黄酮2位氢信号；δ 6.87及6.81两个单峰，一个甲氧基信号δ 3.65（3H，s，2′-OMe），4′,5′-亚甲二氧基δ 6.00（2H，s），表明B环2′,4′,5′-三取代；不同之处是化合物**35**中异戊烯基吡喃环上3″，

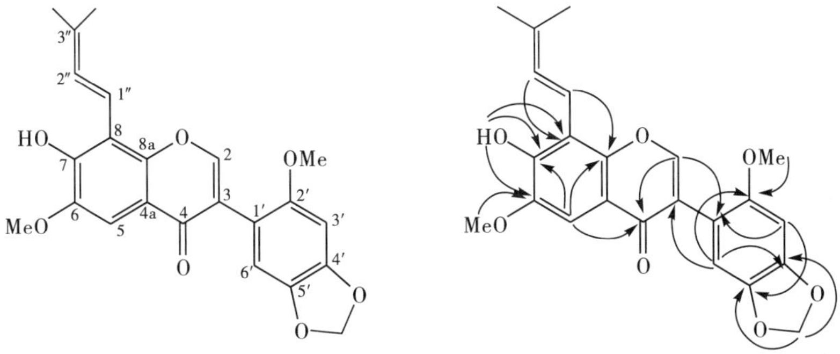

图 16-2-14 化合物 **31** 的结构和主要 HMBC 相关

4″位的邻位烯键质子 δ 5.74（1H，d，J = 10.0Hz），6.81（1H，d，J = 10.0Hz）消失，而多出一对连氧饱和质子信号 δ 3.63（dd，J = 5.1，3.6Hz）和 4.80（dd，J = 4.8，3.6Hz）及两个二重峰 δ 5.35（d，J = 5.1Hz）和 5.66（d，J = 4.8Hz），加重水后，两个二重峰消失，一对连氧饱和质子信号变成单峰，说明此二重峰 δ5.35 和 5.66 为醇羟基质子，也因此认为化合物 **32** 为 3″, 4″-二羟基取代的 **35**，^{13}C-NMR 中 δ 72.3（C-3″）和 64.1（C-4″）也证实推论。HMBC 谱（图 16-2-15）进一步证实了化合物 **32** 的平面结构并对其碳氢进行了归属（见表 16-2-6），查阅文献，化合物 **32** 为新化合物。下一步工作为确定化合物 **32** 中邻二羟基的构型问题。

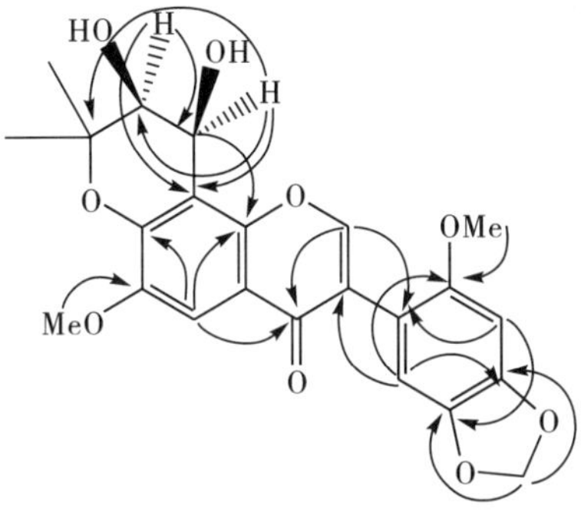

图 16-2-15　化合物 **32** 的主要 HMBC 相关

根据 $J_{H-3'',H-4''}$ = 3.6Hz，可以确定邻二羟基处于顺式，然后采用了样品在 DMSO 溶剂中加入 Mo_2（OAc）$_4$ 试剂在 250 ~ 500nm 测 CD 谱的方法来确定其绝对构型，利用邻二羟基与 Mo_2（OAc）$_4$ 试剂形成复合物，使非环结构的 1, 2-diols 自由旋转受到限制，形成一种优势的构象，在这种优势构象条件下，手性的化合物以配基的形式使复合物中的 Mo_2（OAc）$_4$ 分子处于一种非对称的环境中，诱导的 CD 谱上显示出多条谱带，其中带Ⅳ（300nm 附近）及带Ⅱ（400nm 附近）的正负性与复合物中 MoO-C-C-OMo 的两面角的正负性相同，由此可以从 CD 谱中提供的 CE 信号确定手性配基的 1, 2-diols 的绝对构型。该方法用于环上邻位二羟基碳的构型研究时，只有 HO-C-C-OH 的两面角在大约 60°时才有可能形成复合物。按照文献操作，在 310nm 得到的 Cotton 效应为正值（图 16-2-16），分析化合物 **32** 的两个可能构型与 $Mo_2(OAc)_4$ 络合的优势构象，根据大基团远离 $Mo_2(OAc)_4$ 的原则可确定化合物 **32** 的绝对构型为 3″S，4″S，如图 16-2-17 所示，命名为 millesianins E。

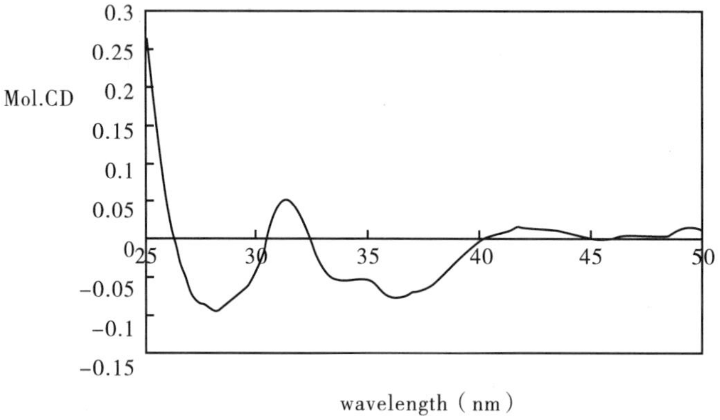

图 16-2-16 化合物 **32** 的 CD 谱

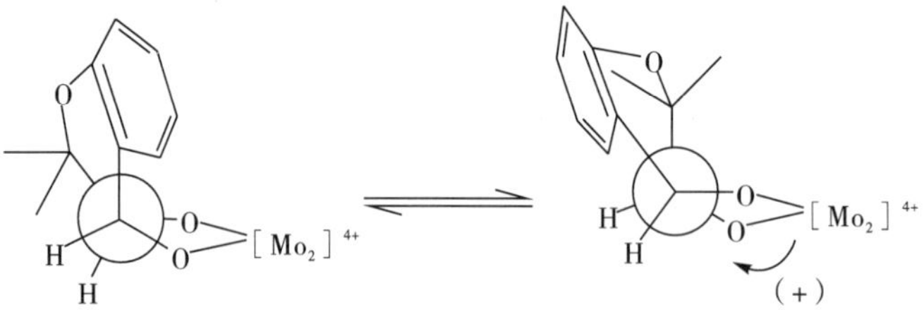

图 16-2-17 化合物 **32** 的两个可能构型与 $Mo_2(OAc)_4$ 络合的优势构象

2. 已知化合物的结构鉴定

（1）6-methoxycalpogonium isoflavone A（化合物 33）的结构研究　化合物 33 无色透明方晶（石油醚-丙酮）。mp 171.3 ~ 173.0℃，10% H_2SO_4 喷雾显色黄色，1% $FeCl_3$ 乙醇溶液喷雾显色加热粉红色。ESI-MS 给出：751*m/z* $[2M+Na]^+$，387*m/z* $[M+Na]^+$，365*m/z* $[M+H]^+$，推测分子式为 $C_{22}H_{20}O_5$。^1H NMR 中 δ 7.94（1H，s，H-2）和 ^{13}C-NMR 中 δ 151.7（C-2）的存在说明此化合物骨架为异黄酮。其 ^1H-NMR 中一组 AA′BB′系统的芳香质子信号：δ 7.50（2H，d，*J* = 9.0Hz，H-2′，6′）和 6.97（2H，d，*J* = 9.0Hz，H-3′，5′），应位于 B 环，4′位甲氧基取代 δ 3.84（3H，s）；一组异戊烯基与邻羟基成吡喃环的信号：δ 5.74（1H，d，*J* = 10.0Hz，H-3″），6.81（1H，d，*J* = 10.0Hz，H-4″）和 1.55（6H，s，2″-Me_2）应位于 A 环；一个芳香质子信号 δ 7.56（1H，s，H-5）及 6 位的甲氧基信号 δ 3.96（3H，s）。其 ^{13}C NMR 谱数据可归属为：δ 151.7（C-2），124.2（C-3），175.6（C-4），117.6（C-4a），105.1（C-5），147.2（C-6），147.3（C-7），110.2（C-8），147.1

(C-8a), 124.4 (C-1′), 130.1 (C-2′,6′), 113.9 (C-3′,5′), 159.5 (C-4′), 78.1 (C-2″), 130.3 (C-3″), 115.2 (C-4″), 56.3 (6-OMe), 55.3 (4′-OMe), 28.0 (2″-Me_2)。以上数据与文献一致，因此化合物**33**鉴定为6-methoxycalpogonium isoflavone A。

(2) durmillone（化合物**34**）的结构研究 化合物**34**白色针晶（石油醚-丙酮），mp 179.9～181.2℃，10% H_2SO_4喷雾显色黄色，1% $FeCl_3$乙醇溶液喷雾显色加热粉红色。ESI-MS给出*m/z* 417 [M+K]$^+$，401 [M+Na]$^+$，379 [M+H]$^+$，推测分子式为$C_{22}H_{18}O_6$。^{1}H NMR中δ 7.94 (1H, s, H-2)和^{13}C NMR中δ 151.7 (C-2)的存在说明此化合物骨架为异黄酮。其^{1}H NMR中一组ABX系统的芳香质子信号：δ 7.11 (1H, d, *J*=1.5Hz, H-2′), 6.87 (1H, d, *J*=8.1Hz, H-5′), 6.98 (1H, dd, *J*=8.1, 1.5Hz, H-6′)应位于B环，3′, 4′位亚甲二氧基取代δ 6.00 (2H, s, -OCH_2O-)；一组异戊烯基与邻羟基成吡喃环的信号：δ 5.75 (1H, d, *J*=9.9Hz, H-3″), 6.81 (1H, d, *J*=9.9Hz, H-4″)和1.56 (6H, s, 2″-Me_2)应位于A环；一个芳香质子信号δ 7.55 (1H, s, H-5)及6位的甲氧基信号δ 3.96 (3H, s)。其^{13}C NMR谱数据可归属为：δ 151.7 (C-2), 124.4 (C-3), 175.5 (C-4), 117.6 (C-4a), 105.1 (C-5), 147.2 (C-6), 147.3 (C-7), 110.2 (C-8), 147.1 (C-8a), 125.9 (C-1′), 109.8 (C-2′), 147.5 (C-3′或4′), 147.6 (C-4′或3′), 108.4 (C-5′), 122.4 (C-6′), 78.2 (C-2″), 130.4 (C-3″), 115.1 (C-4″), 56.3 (6-OMe), 29.7 (2″-Me_2)。以上数据与文献值一致，因此化合物**34**鉴定为durmillone。

(3) ichthynone（化合物**35**）的结构研究 化合物**35**乳白色块晶（乙酸乙酯），mp 201.3～202.3℃，10% H_2SO_4喷雾显色深黄色，1% $FeCl_3$乙醇溶液喷雾显色加热粉红色。ESI-MS给出*m/z* 447 [M+K]$^+$，431 [M+Na]$^+$，409 [M+H]$^+$，推测分子式为$C_{23}H_{20}O_7$。其^{1}H NMR中δ7.91 (1H, s, H-2)存在说明此化合物骨架为异黄酮。其^{1}H NMR中一组异戊烯基与邻羟基成吡喃环的信号：δ 5.74 (1H, d, *J*=10.0Hz, H-3″), 6.81 (1H, d, *J*=10.0Hz, H-4″)和1.55 (6H, s, 2″-Me_2)，一个芳香质子信号δ 7.54 (1H, s, H-5)及6位的甲氧基信号δ 3.96 (3H, s)，与化合物**33**、**34**的A环的取代一致；两个单峰芳香质子信号：δ 6.62 (1H, s, H-3′), 6.82 (1H, s, H-6′)及一个亚甲二氧基单峰信号δ 6.00 (2H, s, -OCH_2O-)及一个甲氧基信号δ 3.73 (3H, s, 2′-OMe)，说明此化合物B环为2′,4′,5′-三取代结构。以上数据与文献值一致，因此化合物**35**鉴定为ichthynone。

(4) jamaicin（化合物**36**）的结构研究 化合物**36**粉白色粉末（乙酸乙酯），mp 189.9～192.0℃，10% H_2SO_4喷雾显色黄色，1% $FeCl_3$乙醇溶液喷雾显色加热粉红色。ESI-MS给出*m/z* 779 [2M+Na]$^+$，401 [M+Na]$^+$，379 [M+H]$^+$。其^{1}H NMR中δ 7.89 (1H, s, H-2)存在说明此化合物骨架为异黄酮。其^{1}H NMR中两个单峰芳香质子信号：δ 6.61 (1H, s, H-3′), 6.79 (1H, s, H-6′)及一个亚甲二氧基单峰信号δ 5.94 (2H, s, -OCH_2O-)及一个甲氧基信号δ 3.71 (3H, s, 2′-OMe)，同化合物**35**，说明此化合物B环为2′,4′,5′-三取代结构。A环为一组异戊烯基与邻羟基成吡喃环的信号：δ 5.70 (1H, d, *J*=10.0Hz, H-3″), 6.80 (1H, d, *J*=10.0Hz, H-4″)和1.48 (6H, s, 2″-Me_2)，及一对AB偶合质子信号：δ 8.02 (1H, d, *J*=8.7Hz, H-5), 6.84 (1H, d, *J*=8.7Hz, H-6)。以上数据与文献值一致，故化合物**36**鉴定为jamaicin。

（5）toxicarol isoflavone（化合物**37**）的结构研究　化合物**37**浅黄色粉末（甲醇），mp 213.2～214.5℃，10% H_2SO_4 喷雾显色粉红色，1% $FeCl_3$ 乙醇溶液喷雾显色墨绿色。ESI-MS 给出 *m/z* 449 ［M＋K］$^+$，433 ［M＋Na］$^+$，411 ［M＋H］$^+$。其^{1}H-NMR 中 δ 7.91（1H，s，H-2）存在说明此化合物骨架为异黄酮。其^{1}H-NMR 中两个单峰芳香质子信号：δ 6.63（1H，s，H-3′），6.88（1H，s，H-6′）及三个甲氧基信号 δ 3.79（3H，s，2′-OMe），3.93（3H，s，4′-OMe），3.86（3H，s，5′-OMe），说明此化合物 B 环为 2′,4′,5′-三甲氧基取代结构。A 环中一组异戊烯基与邻羟基成吡喃环的信号：δ 5.58（1H，d，*J*＝10.0Hz，H-3″），6.69（1H，d，*J*＝10.0Hz，H-4″）和 1.55（6H，s，2″-Me_2）。δ 12.95（1H，s）为与羰基产生分子内氢键的 5 位羟基质子，一个孤立的芳香质子信号 δ 6.29 则位于 6-H。以上数据与文献值一致，故化合物**37**鉴定为 toxicarol isoflavone。

（6）barbigerone（化合物**38**）的结构研究　化合物**38**浅绿色针晶（乙酸乙酯），mp 153.8～156.0℃，10% H_2SO_4 喷雾显色黄绿色，喷雾显色粉红色。ESI-MS 给出 *m/z* 811 ［2M＋Na］$^+$，417 ［M＋Na］$^+$，395 ［M＋H］$^+$。其^{1}H NMR 中 δ7.97（1H，s，H-2）存在说明此化合物骨架为异黄酮。其^{1}H NMR 中两个单峰芳香质子信号：δ 6.62（1H，s，H-3′），6.95（1H，s，H-6′）及三个甲氧基信号 δ 3.78（3H，s，2′-OMe），3.93（3H，s，4′-OMe），3.86（3H，s，5′-OMe），说明此化合物 B 环为 2′,4′,5′-三甲氧基取代结构。A 环中一组异戊烯基与邻羟基成吡喃环的信号：δ 5.72（1H，d，*J*＝9.9Hz，H-3″），6.82（1H，d，*J*＝9.9Hz，H-4″）和 1.50（6H，s，2″-Me_2），一对邻位芳香质子信号：δ 8.05（1H，d，*J*＝8.7Hz，H-5），6.85（1H，d，*J*＝8.7Hz，H-6）。以上数据与文献值一致，所以化合物**38**鉴定为 barbigerone。

（7）阿弗洛莫生（afromosin，化合物**39**）的结构研究　化合物**39**白色粉末（丙酮），mp 232.4～235.7℃。ESI-MS 给出 ［M＋H］$^+$ *m/z* 299，推测分子式为 $C_{17}H_{14}O_5$。其^{1}H-NMR 中 δ7.92（1H，s，H-2）存在说明此化合物骨架为异黄酮。B 环存在一组 AA′BB′系统的芳香质子信号：δ 7.50（2H，d，*J*＝8.7Hz，H-2′,6′），6.98（2H，d，*J*＝8.7Hz，H-3′,5′），4′位甲氧基取代 δ 3.84（3H，s）。孤立的两个芳香质子 δ 7.65（1H，s），6.98（1H，s）则应分别位于 5，8 位。甲氧基 δ 4.02（3H，s）位于 6 位，因为 NOE 实验中，照射此甲氧基 δ4.02（6-OMe），δ7.65（H-5）增益。以上数据与文献值一致，所以化合物**39**鉴定为阿弗洛莫生（afromosin）。

（8）caviunin（化合物**40**）的结构研究　化合物**40**黄色粉末（丙酮），mp 190.1～191.5℃。ESI-MS 给出 ［M＋H］$^+$ *m/z* 375，推测分子式为 $C_{19}H_{18}O_8$。其^{1}H NMR 中 δ 7.88（1H，s，H-2）及^{13}C NMR 中 δ 154.9（C-2）存在说明此化合物骨架为异黄酮。其^{1}H NMR 中两个单峰芳香质子信号：δ 6.62（1H，s，H-3′），6.86（1H，s，H-6′）及三个甲氧基信号 δ 3.79（3H，s，2′-OMe），3.93（3H，s，4′-OMe），3.86（3H，s，5′-OMe），说明此化合物 B 环为 2′,4′,5′-三甲氧基取代结构。^{1}H NMR 中 δ 13.14（1H，s）为与羰基产生分子内氢键的 5 位羟基质子，甲氧基 δ 4.03（3H，s）应位于 6 位，且邻位有羟基取代 δ 6.53（1H，s，7-OH），^{13}C NMR 中 δ 130.3（C-6）处于较高场，也说明 5,7 位存在二氧取代。^{1}H NMR 中 δ 6.52（1H，s）则位于 8 位。其^{13}C NMR 谱数据可归属为：δ 154.9（C-2），120.0

(C-3)，181.3（C-4)，106.5（C-4a)，152.5（C-5)，130.3（C-6)，155.0（C-7)，93.1（C-8)，153.4（C-8a)，110.7（C-1′)，152.0（C-2′)，98.2（C-3′)，150.1（C-4′)，143.1（C-5′)，115.1（C-6′)，60.8（6-OMe)，56.8（2′-OMe)，56.2（4′-OMe)，56.6（5′-OMe)。以上数据与文献值一致，所以化合物 **40** 鉴定为 caviunin。

（9）cladrastin（化合物 **41**）的结构研究　化合物 **41** 白色粉末（丙酮），mp 204.1～204.7℃。ESI-MS 给出［M＋H］$^+$ m/z 329，推测分子式为 $C_{18}H_{16}O_6$。其^{1}H NMR 中 δ 7.96（1H，s，H-2）存在说明此化合物骨架为异黄酮。^{1}H NMR 中 δ 7.65（1H，s，H-5），6.98（1H，s，H-8），4.02（3H，s，6-OMe）与阿弗洛莫生（**39**）的 A 环数据一致；B 环存在一组 ABX 系统的芳香质子信号：δ 7.23（1H，d，J＝2.1Hz），6.92（1H，d，J＝8.4Hz，），7.05（1H，dd，J＝8.4，2.1Hz），则 B 环有两种取代可能（如图 16-2-18），NOE 实验中，照射 δ 7.96（H-2），则 δ 7.23（1H，d，J＝2.1Hz，H-2′），7.05（1H，dd，J＝8.4，2.1Hz，H-6′）有增益，说明化合物 **41** 结构如 **41a**。δ 3.91（3H，s），3.93（3H，s）则分别为 3′，4′位甲氧基。以上数据与文献值一致，所以化合物 **41** 鉴定为 cladrastin。

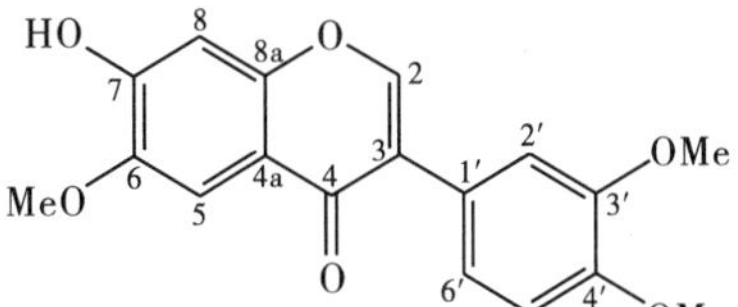

41a

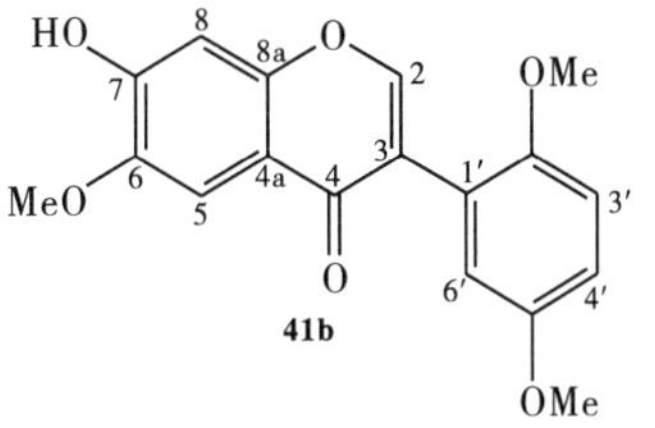

41b

图 16-2-18　化合物 **41** 的结构

（10）染料木素（genisten，化合物 **43**）的结构研究　化合物 **43** 浅黄色针晶（甲醇），mp 299.5～302.0℃，10% H_2SO_4 喷雾显色粉红色，1% $FeCl_3$ 乙醇溶液喷雾显色墨绿色，加热放置颜色加深。ESI-MS 给出［M-H］$^-$ m/z 269，推测分子式为 $C_{15}H_{10}O_5$。其^{1}H NMR（DMSO-d_6）中 δ 8.31（1H，s，H-2）的存在说明此化合物骨架为异黄酮。^{1}H NMR 数据显示 A 环有一个 AX 系统信号：δ 6.21（1H，d，J＝2.1Hz，H-6），6.37（1H，d，J＝2.1Hz，H-8）；B 环为一组 AA′BB′系统的芳香质子信号：δ 7.35（2H，d，J＝8.7Hz，H-2′,6′），6.80（2H，d，J＝8.7Hz，H-3′,5′），根据分子式说明 4′，5,7 位均为羟基取代。以上数据与文献值一致，所以化合物 **43** 鉴定为染料木素（genistein）。

（11）hernancorizin（化合物 **45**）的结构研究　化合物 **45** 黄色粉末（甲醇），ESI-MS 给出［M-H］$^+$ m/z 343，推测分子式为 $C_{18}H_{16}O_7$。其^{1}H NMR（DMSO-d$_6$）中 δ 7.11（1H，s，H-3）及^{13}C NMR 中 δ 161.7（C-2）的存在说明此化合物骨架为黄酮。^{1}H NMR 数据显示 A 环有一个 AX 系统信号：δ 6.34（1H，d，J＝2.4Hz，H-6），6.82（1H，d，J＝2.4Hz，H-8）；B 环显示为 2′,4′,5′-三氧取代的对位孤立芳香质子信号：δ 6.64（1H，s，H-3′），7.44（1H，s，H-6′）；δ 13.01（1H，s）为与羰基产生分子内氢键的 5 位羟基质子，甲氧基 δ 3.87（3H，s）位于 7 位，因为 NOE 实验中，照射 δ 6.34（H-6），3.87（3H，s）出现增益。剩余的两个甲氧基 δ 3.80（6H，s）及一个羟基的位置也采用 NOE 实验进行确认，照

射 δ 7.44（H-6′），甲氧基 δ 3.80（6H，s）出现增益，且照射 δ 3.80（6H，s），δ 7.44（H-6′）及6.64（H-3′）产生增益，说明两个甲氧基位于3′，4′位。其碳谱归属为：δ 161.7（C-2），107.5（C-3），182.0（C-4），101.0（C-4a），161.0（C-5），97.9（C-6），165.1（C-7），92.7（C-8），157.2（C-8a），107.6（C-1′），153.0（C-2′），104.5（C-3′），153.1（C-4′），142.2（C-5′），110.9（C-6′），56.5，56.0，55.5（7,3′,4′-OMe）。以上数据与文献值一致，所以化合物**45**鉴定为 hernancorizin。

（三）香花崖豆藤化学成分的生物活性

1. 抗氧化活性测定结果　采用 Fe^{2+} 半胱氨酸诱导的肝微粒体脂质过氧化模型，测定香花崖豆藤中分离到的 10 个化合物的抗氧化活性。化合物**28**、**38**及**43**表现出明显的抑制炎症作用，抑制率分别为59.1%（$P<0.01$），59.5%（$P<0.05$）及58.5%（$P<0.01$）（表16-2-7）。

表 16-2-7　香花崖豆藤中化合物的抗炎活性结果

Compound	% inhibition at 10μmol/L	P
28	59.1	<0.01
30	27.0	
33	2.84	
34	5.84	
37	20.1	
38	59.5	<0.05
39	48.5	<0.05
40	-13.6	
41	10.6	
42	21.6	
43	58.5	<0.01
ginkgolide B	78.3	<0.01

2. 细胞毒活性测定结果　采用 MTT 法，测定香花崖豆藤中分离到的 12 个化合物对五种人癌细胞（HCT8、BEL7402、BGC823、A549、A2780）的细胞毒活性，结果显示化合物**30**表现出对 BGC823（人胃癌细胞株）一定活性，$IC_{50}=0.74\mu mol/L$，其余部分化合物表现出对部分细胞株的一般活性（表 16-2-8）。

表 16-2-8 香花崖豆藤中化合物的抗癌活性结果

Compound	IC_{50}（μmol/L）				
	HCT8[a]	BEL7402[b]	BGC823[c]	A549[d]	A2780[e]
28	>10	>10	>10	>10	>10
29	>10	>10	>10	>10	>10
30	2.3	7.5	0.74	>10	2.53
32	>10	>10	>10	>10	>10
33	>10	>10	3.54	>10	>10
34	>10	>10	1.16	>10	9.11
37	>10	>10	>10	>10	>10
38	2.3	5.1	1.53	>10	2.36
39	>10	>10	6.5	>10	>10
40	>10	>10	>10	>10	>10
42	>10	>10	>10	>10	>10
43	>10	>10	2.17	>10	>10
5-FU	0.18	0.54	0.58	0.63	0.87

a. 人结肠癌细胞；b. 人胃癌细胞；c. 人肝癌细胞；d. 人肺癌细胞；e. 人卵巢癌细胞

3. 抗凝血酶活性测定结果 化合物**28**、**29**、**30**、**33**、**34**、**35**、**36**、**37**、**38**、**43**与模型组比较在 10^{-5}mol/L 浓度下，均未表现抗凝血酶活性。

（四）提取与分离流程

香花崖豆藤干燥藤茎 10kg，用 95% 乙醇加热回流提取 3 次，每次 1h，提取液浓缩成膏 796g，再溶于水，分别用石油醚、氯仿、乙酸乙酯、正丁醇萃取，依次得浸膏 31.7、195.4、63.5、149.1g。

氯仿部分总膏 195.4g，加适量氯仿、甲醇等溶剂溶解，静置，有粉末析出，过滤得粉末 63.9g。取其中 10g 粉末，经多次硅胶柱层析，用石油醚：乙酸乙酯（9∶1～8∶2～7∶3）梯度洗脱，得化合物**33**（10.5mg），化合物**34**（30.8mg），化合物**35**（40.5mg），化合物**36**（18.2mg），化合物**46**（10.2mg）。

氯仿滤液部分（基本蒸干约 130g），经硅胶柱层析，用石油醚：丙酮（9∶1～1∶1）梯度洗脱，分成 15 个组分。Fr. 2 析出大量白色粉末，滤出鉴定为化合物**47**（79mg）；Fr. 5 析出浅黄色粉末，重结晶得到化合物**37**（12.5mg）；Fr. 6 析出无色透明块晶，得化合物**33**（79.5mg）；Fr. 3 经硅胶柱层析石油醚：乙酸乙酯梯度洗脱，其中 Fr. 3.3 利用制备 HPLC（75% 甲醇 +5% 四氢呋喃）得化合物**27**（4.1mg）；Fr. 7 同样经石油醚：乙酸乙酯梯度洗脱，其中 Fr. 7.3 有黄绿色针晶析出，得化合物**38**（65.4mg），Fr. 7.2 利用制备 HPLC（75% 甲醇 +5% 四氢呋喃）得化合物**28**（15.5mg）；Fr. 8 同样利用硅胶柱层析，丙酮冲柱得到化合物**29**（30.7mg）；Fr. 10 经硅胶柱层析（氯仿：甲醇梯度洗脱），其中 Fr. 10.4 有白色粉末析出，得化合物**39**（26.5mg），Fr. 10.3 再经反向柱层析得化合物**40**（8.4mg）、化合物**44**

(9. 2mg)；Fr. 12 经硅胶柱层析（石油醚: 乙酸乙酯梯度洗脱），得到化合物 **30**（45. 8mg）、化合物 **31**（6. 4mg）、化合物 **43**（15. 5mg）；Fr. 13 同样经硅胶柱层析（石油醚: 乙酸乙酯梯度洗脱），其中 Fr. 13. 4 再经硅胶柱层析（氯仿: 石油醚梯度洗脱），得化合物 **41**（17. 8mg）、化合物 **45**（3. 1mg）；Fr. 15 经硅胶柱层析（氯仿: 甲醇梯度洗脱），得化合物 **32**（11. 3mg）、化合物 **42**（20. 1mg）化合物 **48**（108. 2mg）。具体路线如图 16-2-19 所示：

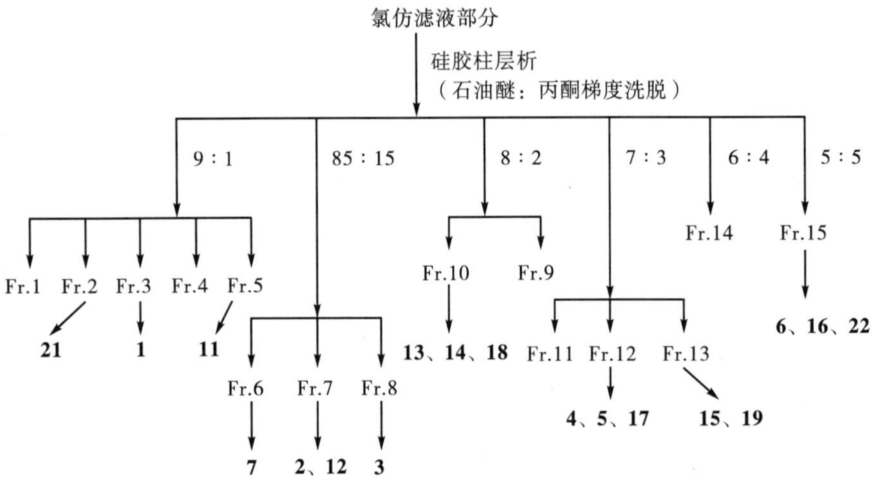

图 16-2-19 香花崖豆藤的分离纯化流程图

（五）化合物结构测定数据

1. dielsianone（化合物 **27**） 黄绿色油状物（甲醇），UV（甲醇）：λ_{max}（logε）252（4. 59）nm；IR：ν_{max} 3385（br），2916，1715（w），1598，1461，1376，1262cm^{-1}；ESI-MS：*m/z* 369 [M + H]$^+$，391 [M + Na]$^+$，407 [M + K]$^+$；HR-FAB-MS：*m/z* 391. 1160 [M + Na]$^+$（calcd. for $C_{21}H_{20}O_6Na$，391. 1158）；^{1}H NMR（300MHz）和^{13}C NMR（125MHz）见表 16-2-4。

2. millesianin A（化合物 **28**） 白色粉末（甲醇），mp 162. 2 ~ 163. 6℃。UV（甲醇）：λ_{max}（logε）296（4. 38），268（4. 60）nm；IR：ν_{max} 3435，2925，1657，1627，1575，1523，1374，1269，1204，1032，808cm^{-1}；ESI-MS：*m/z* 441 [M + H]$^+$，463 [M + Na]$^+$，479 [M + K]$^+$；HR-FAB-MS：*m/z* 441. 1536 [M + H]$^+$（calcd. for $C_{24}H_{25}O_8$，441. 1549）；^{1}H NMR（300MHz）和^{13}C NMR（100MHz）见表 16-2-5。

3. millesianin B（化合物 **29**） 黄褐色粉末（丙酮），mp 202. 5 ~ 204. 0℃。UV（甲醇）：λ_{max}（logε）270（4. 64）nm；IR ν_{max} 2928，1736（w），1644，1573，1514，1452，1374，1206，1146，1027cm^{-1}；ESI-MS：*m/z* 441 [M + H]$^+$，463 [M + Na]$^+$，479 [M + K]$^+$；HR-FAB-MS：*m/z* 441. 1536 [M + H]$^+$（calcd. for $C_{24}H_{25}O_8$，441. 1549）；^{1}H NMR（300MHz）和^{13}C NMR（100MHz）见表 16-2-6。

4. millesianin C（化合物 **30**） 白色粉末（丙酮），mp 176. 2 ~ 176. 5℃。UV（甲醇）：

λ_{max}（logε）=332（4.15），230（4.82）nm；IR ν_{max} 2967，2937，2841，1716（w），1631，1472，1396，1393，1273，1021，1150，805cm^{-1}；ESI-MS *m/z* 425 [M+H]$^+$，871 [2M+Na]$^+$；HR-FAB-MS：*m/z* 425.1613 [M+H]$^+$（calcd. for $C_{24}H_{25}O_7$，425.1600）；^{1}H NMR（300MHz）和^{13}C NMR（125MHz）见表16-2-6。

5. millesianin D（化合物**31**） 白色粉末（丙酮），mp 207.4～209.7℃。UV（甲醇）λ_{max}（logε）310（4.34）nm；IR ν_{max} 3459，2916，1732（w），1642，1612，1463，1434，1321，1265，1173，1107，835cm^{-1}；ESI-MS *m/z* 411 [M+H]$^+$，433 [M+Na]$^+$，449 [M+K]$^+$；HR-FAB-MS *m/z* 411.1433 [M+H]$^+$（calcd. for $C_{23}H_{23}O_7$，411.1444）；^{1}H NMR（300MHz）和^{13}C NMR（100MHz）见表16-2-5。

6. millesianin E（化合物**32**） 浅灰色粉末（甲醇），mp 301.3～303.8℃。$[\alpha]_D^{25}$=-12.0（c 0.05，氯仿）；UV（甲醇）λ_{max}（logε）311（4.07），259（4.12）nm；IR ν_{max} 3441，3068，2910，1630，1583，1469，1428，1337，1262，1198，1178，831cm^{-1}；ESI-MS *m/z* 443 [M+H]$^+$，465 [M+Na]$^+$，481 [M+K]$^+$；HR-FAB-MS *m/z* 443.1339 [M+H]$^+$（calcd. for $C_{23}H_{23}O_9$，443.1342）；^{1}H NMR（300MHz）和 ^{13}C-NMR（125MHz）见表16-2-6。

（陈若芸 巩 婷）

参考文献

1. 崔艳君，陈若芸．鸡血藤化学和药理研究进展．天然产物研究与开发，2002，15（4）：72－78
2. 崔艳君，刘屏，陈若芸．鸡血藤的化学成分研究．药学学报，2002，37（10）：784－787
3. 康洁，陈若芸，于德泉．厚果崖豆藤化学成分的研究．中草药，2003，34（3）：209－210
4. 巩婷，王洪庆，陈若芸．香花崖豆藤中异黄酮类化合物的研究．中国中药杂志，2007，32（20）：2138－2140
5. Ting Gong，Dong-Xiao Wang，Ruo-Yun Chen，et al. Novel benzil and isoflavone derivatives from *Millettia dielsiana* Harms. Planta Medica，2009，75：236－242

第三节 鸡血藤的化学成分分析

一、反相高效液相色谱法条件

（一）试剂和仪器

1. 试剂及药材 对照品没食子儿茶素（gallocatechin），儿茶素（catechin），表儿茶素（epicatechin）均为本实验室从广西柳州药材市场购得的鸡血藤中分离制备并经光谱分析鉴定结构。纯度经液相检测分别为没食子儿茶素97%，儿茶素98%，表儿茶素97%。所测样品均来自广西，分别购于柳州药材市场、广西药用植物园及桂林药材市场，并经本所马林副研究员鉴定。其中药用植物园购得的鸡血藤包括根、嫩茎及叶3部分。

2. 仪器 Agilent 1100高效液相色谱系统（Agilent公司，美国）：四元泵，DAD检测器，自动进样器，Agilent色谱工作站。

（二）色谱条件

色谱柱：Phenomenex Prodigy ODS3 100A 柱（250mm × 4.6mm，5μm）；流动相 A：5‰醋酸-水，流动相 B：甲醇。梯度洗脱：0 ~ 20min，15% B；20 ~ 33min，15% B→25% B，流速 0.8ml/min；检测波长为 270nm；室温检测。检测结果如图 16-3-1 所示。

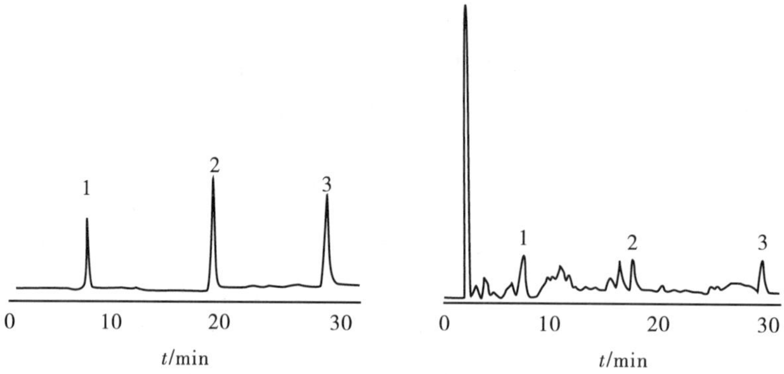

图 16-3-1 鸡血藤对照品及样品 HPLC 色谱图

1. gallocatechin；2. catechin；3. epicatechin。

二、实验方法和结果

（一）对照品溶液的制备

精密称取适量的没食子儿茶素、儿茶素和表儿茶素对照品各 1mg，分别置于 2ml 量瓶中，加 95% 乙醇溶解并稀释至刻度。用微量注射器分别吸取 200μl，置 1ml 量瓶中，用 95% 乙醇定容，即制成混合对照品溶液。

（二）供试品溶液的制备

将生药磨碎（过 40 目筛），精密称取生药粉末 250mg，加甲醇 100ml，冷浸 4h，过滤；用定量少许甲醇反复冲洗残渣，合并至滤液中，滤液减压回收至干。加甲醇溶解并转移至 2ml 量瓶中，摇匀，用甲醇稀释至刻度，即制成供试品溶液。

（三）标准曲线的绘制

分别精密吸取混合对照品溶液 2、4、6、8、10μl 进样，按上述色谱条件，进行 HPLC 测定。峰面积（Y）与对照品量（X）呈线性关系。回归方程分别为：没食子儿茶素 $Y = 1.034 \times 10^6 X - 4.817 \times 10^4$，$r = 0.9995$；儿茶素 $Y = 1.762 \times 10^6 X - 1.240 \times 10^4$，$r = 0.9995$；表儿茶素 $Y = 2.160 \times 10^6 X - 1.643 \times 10^4$，$r = 0.9994$。对应的线性范围分别为：0.397 ~ 1.986μg，0.404 ~ 2.019μg，0.405 ~ 2.024μg。

（四）稳定性试验

混合对照品溶液和一份样品溶液，分别在放置 0、4、8、24、48h 后各进样 10μl，3 种对照品在混合对照品溶液中峰面积 RSD% 分别为 0.9%、1.2%、1.1%；在样品溶液中峰面积 RSD% 分别为 1.4%、1.7%、1.8%。注意应将混合对照品溶液和样品溶液密封、冷藏及避光保存。

（五）精密度和重复性试验

将混合对照品溶液连续进样 6 次，每次 10μl。3 种对照品 RSD% 分别为没食子儿茶素 2.2%，儿茶素 1.6%，表儿茶素 1.3%。按供试品溶液制备方法处理同一批样品 5 份，各进样 10μl，3 种对照品 RSD% 分别为 2.5%、2.4% 和 1.8%。

（六）回收率试验

取一定量的 3 种对照品溶液混合，加入 250mg 生药粉末中，按供试品溶液制备项下方法处理后测定含量，每次 10μl。没食子儿茶素、儿茶素和表儿茶素的平均回收率分别为 97.2%、100.8%、98.8%（表 16-3-1），RSD% 分别为 1.7%、2.4%、2.4%（n = 5）。结果见表 16-3-1。

表 16-3-1　鸡血藤样品加样回收率实验结果

对照品	样品重量（mg）	样品含量（mg）	加入量（mg）	测得值（mg）	回收率（%）	平均值（%）
没食子儿茶素	250.1	0.1378	0.0993	0.2342	97.1	97.2
	250.3	0.1379	0.0993	0.2340	96.8	
	250.1	0.1378	0.0993	0.2333	96.2	
	250.2	0.1379	0.0497	0.1855	95.8	
	250.2	0.1379	0.1986	0.3367	100.1	
儿茶素	250.1	0.0718	0.1010	0.1753	102.5	100.8
	250.3	0.0718	0.1010	0.1712	98.4	
	250.1	0.0718	0.1010	0.1720	99.2	
	250.2	0.0718	0.0505	0.1222	99.8	
	250.2	0.0718	0.2020	0.2821	104.1	
表儿茶素	250.1	0.1698	0.1012	0.2690	98.0	98.8
	250.3	0.1700	0.1012	0.2686	97.4	
	250.1	0.1698	0.1012	0.2712	100.2	
	250.2	0.1699	0.0506	0.2186	96.2	
	250.2	0.1699	0.2024	0.3766	102.1	

（七）样品的测定

生药样品按供试品溶液制备项下方法处理后测定含量，各进样 2 次，每次 10μl。取平均值计算含量，结果见表 16-3-2。

表 16-3-2 鸡血藤中儿茶素类化合物的含量（n=2,%）

样品	没食子儿茶素	儿茶素	表儿茶素
柳州药材市场	5.51×10^{-2}	2.87×10^{-2}	6.79×10^{-2}
药用植物园（根）	4.29×10^{-1}	6.73×10^{-2}	5.51×10^{-2}
药用植物园（嫩茎）	1.43×10^{-1}	2.76×10^{-2}	1.73×10^{-2}
药用植物园（叶）	—	1.11×10^{-2}	6.86×10^{-3}
桂林药材市场	1.37×10^{-1}	5.86×10^{-2}	1.48×10^{-1}

三、讨论

1. 提取方法的比较　取同一生药粉末多份，每份 250mg（过 40 目筛），用甲醇、70% 甲醇、95% 乙醇、70% 乙醇、50% 乙醇及三氯甲烷等 6 种提取溶剂做正交试验，分别冷浸 1、4、8、16、24h，回流 0.5、1、2、4h 或超声提取 15、30、45、60min。结果表明生药以甲醇冷浸 4h，儿茶素类化合物提取率最高，且色素干扰最少。另外，儿茶素与表儿茶素互为同分异构体，表儿茶素经长时间加热易发生差向立体异构化效应，向儿茶素转化。这为本试验选取冷浸的方法提供了参考依据。

2. 不同生药样品含量的比较　从表 16-3-2 数据可以看出，地区的差异和药用部位的不同会直接影响鸡血藤中儿茶素类化合物含量。例如，鸡血藤叶中 3 种儿茶素类化合物含量均较少，甚至不含没食子儿茶素，而在根中则较高。

（刘　超）

参 考 文 献

1. 刘超，马林，陈若芸，等. 反相高效液相色谱法测定鸡血藤中儿茶素类成分的含量. 中国中药杂志，2005，30（18）：1433－1435
2. 王钢力，于建东，田金改，等. 儿茶药材化学成分分析-反相高效液相色谱法测定中儿茶素和表儿茶素的含量. 药物分析杂志，1999，19（2）：88～90
3. 张莉，段宏瑾，方洪钜，等. 茶中儿茶素类和生物碱成分的 HPLC 分析. 药学学报，1995，30（12）：920～924

第四节　鸡血藤及其活性成分的药理作用

鸡血藤是一沿用千年的活血化瘀中药，古代多篇本草论著中记载鸡血藤"去瘀血，生新血"的功效，云南民间广泛认为鸡血藤可补血活血，并用其治疗出血不止、吐血、便血、贫血等疾病，取得良好效果，云南《顺宁府志》（现凤庆，古称顺宁）收载的鸡血藤膏，即是以"鸡血藤佐以当归、糯米熬膏，为血分之圣药"。现代临床也常用鸡血藤（单用或以鸡血藤为主组方）治疗各种原因（如放、化疗，血液系统疾病）引起的白细胞、血小板、红细胞等全血象减少的疾病。在国家自然科学基金的资助下，本课题组对鸡血藤“去瘀血，生新血”的补血活血作用及其造血调控机制进行了系统研究。

一、鸡血藤70%乙醇总提物对骨髓造血功能抑制小鼠血象的影响

我们首先观察在环磷酰胺灌胃和^{60}Co照射造成的骨髓造血功能抑制小鼠模型上，鸡血藤70%乙醇总提取物对白细胞、红细胞、血小板等的作用。

（一）材料和方法

1．动物　昆明种小鼠雌雄各半，体重22～24g，解放军总医院实验动物中心提供。

2．药物　鸡血藤（*Spatholobus suberectus*），云南省富宁县采集，中国中医研究院中药研究所生药室鉴定，用70%乙醇提取，提取液回收乙醇浓缩后得膏状物，用水配制成1ml相当于生药4g的浸膏。环磷酰胺，上海华联制药公司，批号951109。

3．仪器　钴源：军事医学科学院提供，^{60}Co照射剂量3Gy，照射量率87R/min；库尔特血细胞自动分析仪，解放军总医院提供。

4．方法　小鼠随机分5组，分别于环磷酰胺处理或^{60}Co照射后用鸡血藤治疗。环磷酰胺为每日口服环磷酰胺6mg/kg×5d，^{60}Co照射组动物照射1次/2日，共照射2次。治疗组每日灌胃给鸡血藤浸膏2次，剂量为60mg/kg、30mg/kg、15mg/kg，给药5d，给药后第5d采血检查。

（二）结果

实验结果显示，鸡血藤对由环磷酰胺或^{60}Co引起的白细胞、红细胞、血红蛋白、红细胞比容和血小板下降均有升高作用，并表现一定的剂量关系，见表16-4-1和表16-4-2。

表16-4-1　鸡血藤对小鼠环磷酰胺所致血象变化的影响（平均值±标准差）

组别	WBC（10^9/L）	RBC（10^{12}/L）	Hb（g/L）	HCT	PLT（10^9/L）
正常组	4.47±0.41**	9.20±0.46**	170.95±6.24**	0.53±0.02**	833.89±35.94**
环磷酰胺组	1.16±0.15	5.47±0.17	102.71±19.96	0.34±0.06	428.10±122.89
鸡血藤（高）	2.68±0.21**	8.03±0.68**	159.00±8.96**	0.56±0.04**	760.07±131.72
鸡血藤（中）	1.86±0.23**	6.17±0.53	125.33±8.25	0.39±0.04	615.56±77.27
鸡血藤（低）	1.29±0.23	6.15±0.53	124.40±9.09	0.39±0.03	691.40±77.65

与环磷酰胺组比较** $P<0.01$

表16-4-2　鸡血藤对^{60}钴照射所小鼠致血象变化的影响（平均值±标准差）

组别	WBC（10^9/L）	RBC（10^{12}/L）	Hb（g/L）	HCT	PLT（10^9/L）
正常组	4.50±0.45**	9.20±0.46**	170.95±6.24**	0.53±0.02**	833.89±35.94**
^{60}Co照射组	0.63±0.15	5.69±0.53	108.29±13.05	0.34±0.06	593.30±152.29
鸡血藤（高）	0.98±0.0.17**	7.61±0.67**	147.67±14.57**	0.46±0.09**	791.22±172.31
鸡血藤（中）	0.86±0.20**	7.32±1.03	124.60±18.92	0.43±0.06	656.56±79.72
鸡血藤（低）	0.69±0.16	6.09±0.81	120.30±6.24	0.36±0.03	591.40±145.21

n=10，与^{60}Co组比较** $P<0.01$

本实验结果表明，鸡血藤乙醇提取物对小鼠服用环磷酰胺和用^{60}Co照射后血象的损伤有明显的缓解作用，可升高白细胞、红细胞、血红蛋白、红细胞比容和血小板，且有一定的剂量依赖性。本实验中鸡血藤的乙醇提取物成分较为复杂，兼有水溶性和脂溶性成分，鸡血藤对造血系统作用的有效成分及有效成分的作用机制有待进一步研究。

二、鸡血藤水提取物对小鼠粒单系血细胞的影响

采用造血祖细胞体外培养技术，观察鸡血藤水的总提取物对骨髓造血功能抑制小鼠粒单系血细胞的影响。

（一）材料

NIH 小鼠：雌雄各半，体重（21.35 ±0.65）g，解放军总医院实验动物中心提供；鸡血藤，云南省富宁县采集，中国中医研究院中药研究所生药室鉴定为豆科植物密花豆（*Spatholobus suberectus* Dunn.），水煎过滤后浓缩成 1ml 相当于生药 4g 的浸膏；盐酸苯肼：上海制剂总厂试剂三厂生产，批号 950915；钴源：军事医学科学院提供，^{60}Co照射剂量 3Gy，照射量率 87R/min；库尔特血细胞自动分析仪，解放军总医院提供。

（二）方法

1．实验模型和分组　小鼠全身用$^{60}Co\gamma$射线 4Gy 照射 100.6s，5d 后小鼠 ip 0.6% 盐酸苯肼，每只 0.2ml，每日 1 次，共注射 2 次，造成骨髓抑制、溶血性贫血动物模型；鸡血藤提取浓缩物灌胃组、空白对照组（生理盐水灌胃）和正常组，鸡血藤 ig 剂量每只鼠 0.2ml 每日 1 次，共 6 次。生理盐水剂量同上，6d 后采尾静脉血计数白细胞，取股骨测定骨髓有核细胞。正常组动物生理盐水 ig，检测内容同给药组。数据处理采用 SAS 软件。

2．骨髓有核细胞（BMC）制备　各组小鼠处死后，取小鼠股骨用 1640 培养液冲出骨髓细胞，反复冲打后过 4 号针头制成单细胞悬液，计数骨髓有核细胞数，并调整所需细胞浓度。

3．粒单系祖细胞（CFU-GM）培养　采用前面制备的骨髓单细胞悬液，测骨髓粒系细胞分裂指数，进行 CFU-GM 体外培养。体外培养体系分组如前，正常组取该组小鼠（骨髓有核细胞）BMC 培养；骨髓抑制组取该组小鼠 BMC 培养；骨髓抑制后鸡血藤灌胃组取该组小鼠 BMC 培养。

（三）结果

1．鸡血藤对贫血鼠外周血白细胞和骨髓有核细胞总数的影响　ip 盐酸苯肼，辅以亚致死量^{60}Co全身照射后，外周血白细胞数降低，股骨 BMC 数迅速下降（$P<0.01$），鸡血藤 ig 能促进白细胞和 BMC 回升或使抑制程度减轻，并使骨髓粒细胞分裂指数增加；见表 16-4-3。

表 16-4-3　鸡血藤对注射苯肼加^{60}Co照射小鼠 WBC，BMC 和分裂指数的影响

组别	WBC/ $\times 10^9$/L	BMC（股骨）	分裂指数
正常组	104.50 ±0.45	11.56 ±4.31	0.0174 ±0.0012
贫血组	100.63 ±0.15	5.20 ±2.17 *	0.0099 ±0.0034 *#
鸡血藤组	101.98 ±0.17 *	9.45 ±1.66	0.0149 ±0.0053

注：* $P<0.01$ 与鸡血藤组比较；# $P<0.01$ 与正常组比较

2. 鸡血藤对 CFU-GM 增殖的影响　ip 盐酸苯肼，辅以亚致死量^{60}Co全身照射贫血组小鼠 CFU-GM 明显下降，鸡血藤 ig 对贫血组小鼠的 CFU-GM 增殖显示明显刺激作用；见表 16-4-4。

表 16-4-4　鸡血藤对 CFU、GM 增殖的影响

组别	n	CFU-GM/5 × 10^4 BMC
正常组	10	122.26 ± 21.33
贫血组	10	47.68 ± 11.50$^{*\#}$
鸡血藤	10	81.65 ± 19.21

注：$^*P<0.01$ 与鸡血藤组比较；$^\#P<0.01$ 与正常组比较

骨髓是粒单系血细胞产生的主要场所，骨髓有核细胞数与粒系细胞分裂指数反映了机体粒单系造血功能。本实验表明，鸡血藤 ig 后能促进贫血组小鼠的 BMC 回升或使抑制程度减轻，并使骨髓粒细胞分裂指数增加，提示鸡血藤对骨髓粒单系血细胞的产生有明显促进作用。粒细胞与单核巨噬细胞起源于粒单系祖细胞（CFU-GM），CFU-GM 膜表面有与粒单系集落刺激因子（CM-CSF）结合的受体，粒单系造血调控主要在此阶段进行，本实验结果表明，鸡血藤对贫血组小鼠 CFU-GM 的增殖也显示出明显的刺激作用。

三、鸡血藤单体化合物对造血祖细胞增殖的调控作用研究

本课题组从鸡血藤乙酸乙酯部位中分离得到没食子儿茶素、芒柄花素、儿茶素、焦性黏液酸、丁香酸、Demethylvestitol、间苯三酚、芒柄花苷、表儿茶素等 9 种化合物，为更近于真实地反映药物在体内作用的情况，我们采用血清药理学体外实验方法，针对这几种单体对造血祖细胞增殖的影响进行研究，进一步明确鸡血藤补血活血作用的物质基础。

（一）材料与方法

1. 动物　昆明种小鼠，雌雄各半，体重 22～25g，SPF 级，购自中国人民解放军军事医学科学院实验动物中心，动物合格证号：D98009。

2. 药品与试剂　鸡血藤单体化合物没食子儿茶素、芒柄花素、儿茶素、焦性黏液酸、丁香酸、demethylvestitol、间苯三酚、芒柄花苷、表儿茶素由中国医学科学院药物研究所提取分离，分别用注射用水配制成高剂量（2g/L）、中剂量（0.4g/L）、低剂量（0.08g/L）药物溶液备用；RPMI 1640 培养液（美国 Gibco 公司产品）；甲基纤维素，*L*-谷氨酰胺，二巯基乙醇（Sigma 公司产品）；重组促人红细胞生成素（rhEPO，美国 Amgen 公司）；马血清、粒单系集落刺激因子（GM-CSF），爆式集落促进因子（BPA），重组人白介素 1（rh IL-1），重组人白介素 3（rh IL-3），重组人白介素 11（rh IL-11）均由中国人民解放军军事医学科学院九所提供；$^{60}Co\gamma$ 源由中国人民解放军军事医学科学院辐射站提供。

3. 仪器　TGL216 型离心机（上海医疗器械六厂）、CO_2 培养箱（日本 SANYO 公司产品）、MK 型倒置显微镜（日本 OLYMPUS 公司产品）、超净工作台（中国人民解放军军事医学科学院九所提供）。

4. 骨髓造血功能抑制小鼠模型的制备　动物以$^{60}Co\gamma$ 射线全身亚致死量辐射（照射率

215.3R/min；照射剂量4Gy；照射时间1分钟47.5秒）后，造成辐射后骨髓抑制小鼠模型。

5. 实验分组　动物随机分为正常对照组（简称正常组）、对照组（小鼠经$^{60}Co\gamma$射线全身亚致死量照射后不给药）、鸡血藤单体治疗组，各单体均分为高（0.05g/kg）、中（0.01g/kg）、低（0.002g/kg）3个剂量组，正常组为5只，其余各组均为15只/组。

6. 血清制备　照射后第3天鸡血藤单体治疗组腹腔注射各药液每只0.5ml，对照组小鼠腹腔注射等体积的灭菌注射用水，给药30min后眼球取血，离心15min取血清，经0.45μm微孔滤膜过滤，得到各受试药含药血清和对照血清。

7. 骨髓造血祖细胞培养　取正常组小鼠5只，常规培养骨髓造血祖细胞。取对照组小鼠5只，于照射后第3天颈椎脱位法处死，无菌条件下取小鼠双侧股骨，用RPMI 1640培养液冲洗骨髓腔制备单个骨髓细胞（bone marrow cell，BMC），进行造血祖细胞培养，分组（每组设4个复孔），并分别在对照组和鸡血藤单体治疗组培养体系中加入对照血清和相应的含药血清，具体如下：

（1）粒单系祖细胞（CFU-GM）培养　培养体系为RPMI 1640培养液、马血清、GM-CSF，受试血清：对照组和治疗组分别加入对照血清0.2ml、各剂量组含药血清0.2ml，加骨髓有核细胞$1\times10^8/L$，置于37℃水浴预热15min后，加入煮沸溶化的琼脂（终浓度0.2%），混匀后每皿注入1.0ml，于37℃、5% CO_2培养箱中培养6d，观察CFU-GM计数，多于50个细胞为一个集落。

（2）红系祖细胞（CFU-E、BFU-E）培养　培养体系为二巯基乙醇、*L*-谷氨酰胺、马血清、EPO、BPA、rh IL-1、rh IL-3、rh IL-11，受试血清：对照组及治疗组分别加入对照血清0.03ml、各剂量组含药血清0.03ml。加骨髓有核细胞$1\times10^8/L$，混匀后每孔加入0.2ml，同样培养条件下于3d观察CFU-E（多于8个细胞为一个集落），7d观察BFU-E（多于50个细胞为一个集落）。

（3）巨核系祖细胞（CFU-Meg）培养　培养体系为二巯基乙醇、*L*-谷氨酰胺、马血清、EPO、BPA、rh IL-1、rh IL-3、rh IL-11，受试血清：对照组和治疗组分别加入对照血清0.03ml、各含药血清0.03ml，加骨髓有核细胞$1\times10^8/L$，混匀后每孔加入0.2ml，同样培养条件下于7d观察CFU-Meg。

8. 统计学分析　实验数据用平均值±标准差表示，组间样本均数比较应用成组t检验分析。

（二）结果

1. 鸡血藤各单体含药血清对小鼠粒单系祖细胞（CFU-GM）生长的影响　对照组小鼠CFU-GM集落数与正常组相比明显降低，而治疗组加入各含药血清后，除焦性黏液酸、芒柄花苷各剂量组外，其他各剂量组CFU-GM均明显增长，与对照组相比差异有显著性（$P<0.01$），而儿茶素组的CFU-GM集落数已达到正常组水平。可见鸡血藤各单体具有明显刺激骨髓抑制小鼠粒单系造血祖细胞CFU-GM增殖的作用，以儿茶素的作用最为突出（如表16-4-5所示）。

表 16-4-5　鸡血藤中各单体化合物对 CFU-GM 增殖的影响（平均值 ± 标准差）

	分组	0.002g/kg	0.01g/kg	0.05g/kg
CFU-GM	正常值		76.00 ± 5.57**	
	对照组		10.25 ± 2.06	
	galbcatechin	28.25 ± 2.21**	21.50 ± 3.00**	23.50 ± 2.59**
	fomononetin	37.60 ± 4.98**	34.60 ± 1.67**	35.80 ± 2.59**
	catechin	84.75 ± 12.23**	88.50 ± 2.89**	72.50 ± 4.04**
	pykmucic acid	10.50 ± 2.38	12.25 ± 1.71	11.50 ± 1.73
	syringic acid	71.75 ± 4.27**	64.00 ± 5.4**	61.00 ± 6.68**
	denethylvestriol	47.60 ± 7.02**	58.40 ± 8.02**	60.00 ± 2.92**
	1, 3, 5-benzenetriol	23.25 ± 1.70**	19.75 ± 2.50**	17.75 ± 4.02
	ononin	11.05 ± 6.70	12.75 ± 2.53	10.98 ± 4.02
	epicatechin	59.75 ± 6.70**	65.50 ± 3.42**	60.50 ± 5.80**

与对照组比较，* $P<0.05$，** $P<0.01$

2. 鸡血藤各单体含药血清对小鼠红系祖细胞（CFU-E）和前红系祖细胞（BFU-E）生长的影响　对照组小鼠 CFU-E、BFU-E 集落数比正常组小鼠明显降低，治疗组小鼠腹腔注射给予鸡血藤各单体后，其含药血清对 CFU-E、BFU-E 的增殖均有一定的刺激作用。与对照组相比，儿茶素、没食子儿茶素、丁香酸、表儿茶素的高剂量组对 CFU-E 的生长均有明显的刺激作用（$P<0.05$）；儿茶素中剂量组、低剂量组（$P<0.01$）及没食子儿茶素中剂量组与对照组相比差异也有显著性（$P<0.05$），其他各剂量组与对照组比较差异无显著性（$P>0.05$）。儿茶素、没食子儿茶素、丁香酸各剂量组及表儿茶素高剂量和中剂量组含药血清均可刺激 BFU-E 集落的生长，与对照组比较差异有显著性（$P<0.05$），而其他各单体含药血清对 BFU-E 的增殖未见刺激作用。其中，儿茶素对 CFU-E、BFU-E 集落的刺激增殖作用最为明显（表 16-4-6 和表 16-4-7）。

表 16-4-6　鸡血藤中各单体化合物对 CFU-E 增殖的影响（平均值 ± 标准差）

	分组	0.002g/kg	0.01g/kg	0.05g/kg
CFU-E	正常组		94.33 ± 4.04**	
	对照组		45.50 ± 4.62	
	galbcatechin	52.67 ± 9.07	61.67 ± 19.40*	85.67 ± 7.37**
	fomononetin	30.00 ± 6.06	26.75 ± 3.40	31.00 ± 6.06
	catechin	108.00 ± 6.81**	100.00 ± 16.64**	70.67 ± 5.69**
	pykmucic acid	16.75 ± 4.65	15.25 ± 3.50	21.25 ± 3.77
	syringic acid	37.00 ± 2.65	40.67 ± 8.96	70.33 ± 3.06**

续 表

分组	0.002g/kg	0.01g/kg	0.05g/kg
denethylvestriol	19.50 ±2.08	19.50 ±1.29	26.25 ±1.71
1, 3, 5-benzenetriol	7.00 ±1.03	14.50 ±3.42	21.36 ±1.32
ononin	20.65 ±3.62	23.45 ±2.78	28.36 ±3.03
epicatechin	43.00 ±7.55	49.67 ±3.21	55.33 ±3.06 *

与对照组比较，* $P<0.05$，** $P<0.01$

表 16-4-7　鸡血藤中各单体化合物对 BFU-E 增殖的影响（平均值 ± 标准差）

	分组	0.002g/kg	0.01g/kg	0.05g/kg
BFU-E	正常组		61.00 ±4.36 **	
	对照组		5.67 ±0.58	
	galbcatechin	11.00 ±1.00 **	13.67 ±0.58 **	16.00 ±1.00 **
	fomononetin	4.25 ±0.50	3.25 ±0.50	3.75 ±0.50
	catechin	25.33 ±3.06 **	23.67 ±1.53 **	24.00 ±4.58 **
	pykmucic acid	7.00 ±1.41	4.75 ±0.96	6.25 ±0.50
	syringic acid	9.67 ±1.15 **	13.33 ±3.21 **	9.33 ±1.53 *
	denethylvestriol	3.50 ±0.58	5.00 ±0.82	4.25 ±0.96
	1, 3, 5-benzenetriol	6.00 ±2.45	9.50 ±3.32	7.33 ±2.56
	ononin	3.56 ±1.32	5.02 ±2.03	6.33 ±1.56
	epicatechin	21.33 ±4.16 **	14.67 ±3.06 **	9.33 ±3.21

与对照组比较，* $P<0.05$，** $P<0.01$

3. 鸡血藤各单体含药血清对小鼠巨核系祖细胞（CFU-Meg）生长的影响　小鼠巨核系祖细胞的生长，对照组与正常组比较明显降低，治疗组给予各单体含药血清后，CFU-Meg 均有不同程度的增殖，与对照组相比，儿茶素、表儿茶素各剂量组、丁香酸高、低剂量组及没食子儿茶素低剂量组差异有显著性（$P<0.05$），其他各单体治疗组未见统计学意义（$P>0.05$）。其中，儿茶素的刺激作用最强（表 16-4-8）。

实验结果表明，小鼠腹腔注射鸡血藤各单体后的含药血清对骨髓抑制小鼠造血祖细胞的生长有较强的刺激作用，与对照组比较差异有显著性（$P<0.05$），其差值应为鸡血藤活性部位各单体化合物经小鼠吸收、代谢后在血清中产生的活性物质的药效强度。其中儿茶素的作用相对最好，骨髓抑制小鼠的 CFU-GM、CFU-E 集落数在儿茶素的刺激下可达到正常小鼠的生长数量。提示鸡血藤的 9 个单体化合物均可刺激骨髓抑制小鼠造血祖细胞的增殖，而儿茶素可能是鸡血藤补血活血最主要的物质基础。

表 16-4-8　鸡血藤中各单体化合物对 CFU-Meg 增殖的影响（平均值 ± 标准差）

	分组	0.002g/kg	0.01g/kg	0.05g/kg
CFU-Meg	正常组		11.67 ± 2.08 **	
	对照组		2.33 ± 0.58	
	gallocatechin	3.67 ± 0.58 *	4.33 ± 1.15	3.33 ± 1.15
	fomononetin	2.25 ± 0.50	1.25 ± 0.50	1.75 ± 0.50
	catechin	7.67 ± 1.53 **	6.00 ± 1.00 **	6.67 ± 0.58 **
	pyxmucic acid	1.25 ± 0.50	0.75 ± 0.50	1.00 ± 0.82
	syingic acid	4.67 ± 0.58 **	4.67 ± 1.53	4.67 ± 0.58 **
	demethylvestito	2.00 ± 0.82	2.75 ± 0.50	2.00 ± 0.82
	1, 3, 5-benzenetriol	0.75 ± 0.50	2.00 ± 0.82	1.25 ± 0.63
	ononin	2.31 ± 0.31	1.10 ± 0.50	1.28 ± 0.78
	epicatechin	7.33 ± 0.58 **	7.00 ± 1.00 **	5.33 ± 0.58 **

与对照组比较，* $P<0.05$，** $P<0.01$

四、鸡血藤主要活性物质儿茶素对骨髓细胞周期及造血生长因子基因表达的作用

本实验采用流式细胞仪检测技术探讨儿茶素对小鼠骨髓细胞增殖周期的影响，并进一步采用反转录聚合酶链式反应（RT-PCR）技术，检测在儿茶素刺激条件下，小鼠脾细胞内 IL-6mRNA 和 GM-CSFmRNA 的表达水平，初步阐明鸡血藤活性成分儿茶素的造血调控作用机制。

（一）材料与方法

1. 实验动物　健康昆明种小鼠，体重 18 ~ 22g，雌雄各半，共 324 只，购自中国人民解放军总医院实验动物中心。

2. 药品与试剂　儿茶素（由中国医学科学院药物研究所分离提供，用灭菌生理盐水配制成 2g/L 工作液，4℃保存备用）；RPMI-1640 培养液（美国 Gibco 公司产品）；RNA 酶、碘化丙啶（PI）荧光染液（美国 Sigma 公司产品）；^{60}Coγ 源（中国人民解放军军事医学科学院辐射站提供）；总 RNA 提取试剂盒、反转录试剂盒（美国 Promega 公司生产）购自北京益利精细生物工程公司；PCR 引物由上海生物工程公司设计合成。

3. 骨髓造血功能抑制小鼠模型的制备　动物以 ^{60}Coγ 射线全身亚致死量辐射（照射率 174.3R/min；照射剂量 4 Gy；照射时间 2 分钟 11 秒）后，造成辐射后骨髓抑制小鼠模型。

4. 分组和给药　小鼠 324 只随机分为正常对照组（NN）、正常给药组（NC）、照射对照组（照射后不给药，model）、治疗组（T，每组 81 只）。照射当日给药：正常对照组和照射对照组每只小鼠每天 ip NS 0.5ml，正常给药组、治疗组 ip 儿茶素工作液（2g/L）每只每天 0.5ml（即 1mg）。依据照射后小鼠外周血白细胞的变化规律，选择给药后 d1、d3、d7 取各组小鼠 27 只，制备骨髓单细胞悬液（每 3 只小鼠的骨髓细胞混合为一个样本以减少个体差异）；同时于给药后 d7 杀鼠取脾，液氮冻存备用。

5. 流式细胞仪检测 颈椎脱臼处死小鼠，无菌条件下取股骨，RPMI-1640 培养液冲出骨髓细胞，反复冲打，过 4 号针头制成单细胞悬液，计数有核细胞数；每份样品细胞计数为 1×10^6/ml，用 70% 冷乙醇固定，4℃ 冰箱保存过夜备用。测定前用 PBS 洗涤 2 次去乙醇，加 RNA 酶（5g/L）室温避光消化 30min 后，离心去上清液，用碘化丙啶（PI，60mg/L）染色 30min，上 FACS Calibur 流式细胞仪进行检测。

6. 脾组织总 RNA 提取 取连续给药 7d 小鼠的脾脏，按总 RNA 提取试剂盒（美国 Promega 公司生产）说明进行。将 RNA 沉淀稀释，紫外分光光度计测定 RNA 产量及纯度，A260/280 >1.7，A260/280 >2.0 即可使用。

1% 琼脂糖凝胶电泳，紫外灯下观察 RNA 样品的完整性，可见 18S 和 28S 两条明亮的条带，其比值约为 1∶1 ~2∶1，表明 RNA 无明显降解。

7. 反转录反应（reverse transcription reaction，RT） 按反转录试剂盒（美国 Promega 公司产品）说明操作：将上述 RNA 模板 3μg 加入到终体积为 20μl 的反应体系［10mmol/L dNTP mixture 2μl，25mmol/L $MgCl_2$ 4μl，reverse transcription buffer（10×）2μl，Oligo（DT）15 Primer 1μl，AMV reverse transcriptase（25 U/μl）0.6μl，recombinant Rnasin ribonuclease inhibitor 0.5μl］中，室温下离心后，置 42℃ 60min，95℃ 5min，4℃ 5min。反转录产物于-20℃保存。

8. 聚合酶链式反应（polymerase chain reaction，PCR） 引物核苷酸序列为：IL-6：sense 5′-ACGATAGTCAATTCCAGAAACC-3′；antisense 5′-TTGTTCTTC ATGTACTCCAGG-3′。GM-CSF：sense 5′-CAGAGAGAAAGGCTAAGG-3′；antisense 5′-AGGCTGTCTATGAAATCC-3′。β-actin：5′-CGTCTGGACCTGG CTGGCCGGGACC-3′；antisense 5′-CTAGAAGCATTTGCGGTGGACGATG-3′。将上述逆转录产物 5μl 加入到终体积为 25μl 的 PCR 反应体系（25 pmol/μl dNTP 2μl，25mmol/L $MgCl_2$ 1.5μl，PCR buffer（10×）2.5μl，上、下游引物各 1μl，5 U/μl Taq DNA polymerase 0.25μl）中，于 PCR 扩增仪中按下列条件扩增：β-actin：94℃ 45s，55℃ 45s，72℃ 60s；IL-6 和 GM-CSF：94℃ 45s，48℃ 50s，72℃ 60s。30 个循环完毕后，72℃延伸 10min。取 PCR 产物 10μl 在 2% 琼脂糖凝胶中电泳，用 DL2000 作分子量标准，判断 PCR 产物片段的大小，EB 染色，紫外灯下观察并照相。底片在密度扫描仪上定量，以目的基因扩增量/内参照基因扩增量表示所要检测基因的表达量。

9. 统计学方法 实验所得数据用平均值 ± 标准差表示，各组数据间的差异用方差分析和成组 t 检验判断其统计学意义。

（二）结果

1. 儿茶素对正常小鼠骨髓细胞增殖周期的影响 表 16-4-9 显示，儿茶素 ip 后，正常小鼠静止期（G_0/G_1 期）骨髓细胞比例随给药时间的延长逐渐下降，而处于增殖活跃期（S 期和 G_2/M 期）的骨髓细胞比例随给药时间的延长逐渐增加，给药后 d3、d7 的 S 期和 G_2/M 期骨髓细胞比例增大，与正常对照组比较均有显著性差异。可见，儿茶素可促使正常小鼠骨髓细胞进入增殖周期。

表 16-4-9 儿茶素对正常小鼠骨髓细胞增殖周期的影响（n = 9，平均值 ± 标准差）

分组	days after treatment	G_0/G_1 PHASE	Sphase	G_2/M phase
NN		68.0 ± 7.0	29.0 ± 7.0	3.4 ± 1.4
NC	1	67.3 ± 2.4	29.0 ± 2.6	3.7 ± 1.5
	3	57.0 ± 3.0**	35.3 ± 2.0*	7.4 ± 2.0**
	7	51.5 ± 2.1**	35.6 ± 2.9*	12.9 ± 1.7**

与对照组比较，* $P<0.05$，** $P<0.01$

2. 儿茶素对骨髓抑制小鼠骨髓细胞增殖周期的影响 由表 16-4-10 可见，照射后 1d，照射对照组小鼠的 G_0/G_1 期骨髓细胞比例较正常组显著增加。此后，随照射后时间的延长虽有所恢复，但仍高于正常对照组，发生了"G_1 期阻滞"。至照射后 d3，由于发生"G_1 期阻滞"，导致 DNA 合成后期及有丝分裂期（即 G_2/M 期）细胞比例显著降低。而治疗组小鼠 ip 儿茶素后，与照射对照组相比，各时间点 G_0/G_1 期骨髓细胞比例均显著下降；S 期和 G_2/M 期骨髓细胞比例明显上升，表明儿茶素有助于骨髓抑制小鼠的骨髓细胞跳出"G_1 期阻滞"，进入细胞增殖周期。

表 16-4-10 儿茶素对（^{60}Co）γ 射线辐射后小鼠骨髓细胞增殖周期的影响（n = 9，平均值 ± 标准差）

分组	days after treatment	G_0/G_1 phase	Sphase	G_2/M phase
NN		68 ± 7	29 ± 7	3.4 ± 1.4
Model	1	76.4 ± 2.4**	20.8 ± 1.6	2.8 ± 2.4
	3	74 ± 3*	25 ± 8	0.07 ± 0.13**
	7	70.6 ± 2.3	27.6 ± 2.6	2.7 ± 1.0
T	1	64.0 ± 1.8##	30.5 ± 2.0##	5.5 ± 0.5##
	3	51.6 ± 1.4##	38.9 ± 2.5##	9.5 ± 2.3##
	7	55.6 ± 1.1##	33 ± 3##	11.0 ± 2.6##

与 NN 组比较，* $P<0.05$，** $P<0.01$；与模型组比较，## $P<0.01$

3. 儿茶素对小鼠脾细胞内 IL-6 mRNA 表达的影响 RT-PCR 结果显示，正常对照组小鼠脾细胞内有少量 IL-6 mRNA 表达，经儿茶素诱导后 d7，其表达明显升高，与正常对照组相比有显著性差异。照射对照组小鼠脾细胞内 IL-6 mRNA 表达与正常对照组相比亦明显升高，而 ip 儿茶素（连续给药 7d）后，IL-6 mRNA 表达较照射对照组更加上调，二者之间的差异有显著性意义。见表 16-4-11，图 16-4-1。

表 16-4-11 儿茶素对各组小鼠脾细胞内 IL-6 和 GM-CSF mRNA 表达的影响
（n=8，平均值±标准差）

分组	mRNA 水平	
	IL-6/β-actin	GM-CSF/β-actin
NN	0.0096±0.0007**	0.066±0.009**
NC	0.062±0.005##	0.133±0.010##
model	0.0183±0.0005	0.096±0.006
T	0.0389±0.0011**	0.170±0.012**

与 NN 组比较，## $P<0.01$；与模型组比较，** $P<0.01$

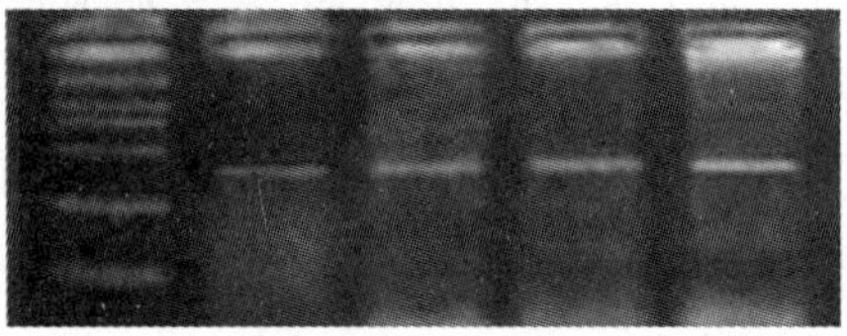

图 16-4-1 儿茶素对正常小鼠和给予儿茶素小鼠处理 7 天后 IL-6 mRNA 表达的影响

Lane 1：DL2000 Maker 条带；Lane 2：正常组动物的 IL-6 mRNA 条带；Lane 3：正常动物给予儿茶素后的 IL-6 mRNA 条带；Lane 4：照射后不给药组动物的 IL-6 mRNA 条带；Lane 5：照射后给予儿茶素组动物的 IL-6 mRNA 条带。

4．儿茶素对小鼠脾细胞 GM-CSF mRNA 表达的影响 RT-PCR 结果显示，正常对照组小鼠脾细胞内有少量 GM-CSF mRNA 表达，在儿茶素（给药 7d）的刺激下其表达较正常对照组明显升高。经 4.0 Gy $^{60}Co\gamma$ 射线照射后，小鼠脾细胞内 GM-CSF mRNA 的表达与正常对照组相比亦明显升高；ip 儿茶素（连续给药 7d）后，GM-CSF mRNA 表达又明显高于照射对照组，见表 16-4-11，图 16-4-2。

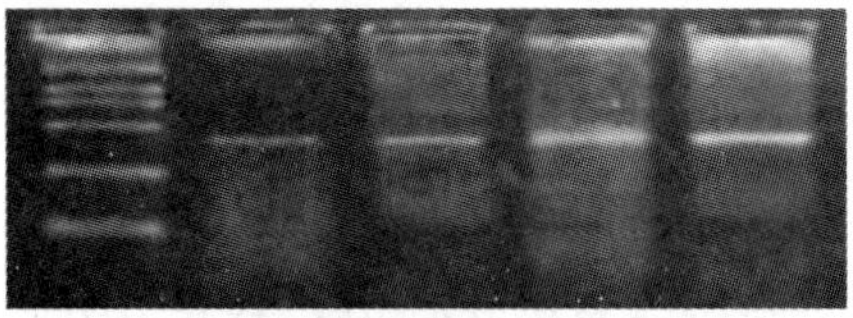

图 16-4-2 儿茶素对正常小鼠和给予儿茶素小鼠处理 7 天后 GM-CSF mRNA 表达的影响

Lane 1：DL2000 Maker 条带；Lane 2：正常组动物的 GM-CSF mRNA 条带；Lane 3：正常动物给予儿茶素后的 GM-CSF mRNA 条带；Lane 4：照射后不给药组动物的 GM-CSF mRNA 条带；Lane 5：照射后给予儿茶素组动物的 GM-CSF mRNA 条带。

（三）讨论

实验表明，从鸡血藤中提取的活性成分儿茶素可显著促进正常及骨髓抑制小鼠脾细胞内造血正调控因子 IL-6 mRNA 和 GM-CSF mRNA 的表达，进而促使骨髓抑制小鼠骨髓细胞跳出

"G_1 期阻滞"，加快正常及受辐射小鼠骨髓细胞进入增殖周期，提高造血祖细胞集落产率，从而弥补造血干/祖细胞由于辐射所致的量和质的缺陷，最终促进辐射小鼠造血功能的恢复，这应该是鸡血藤造血调控作用的机制之一。

（中国人民解放军总医院 刘 屏 王东晓）

参 考 文 献

1. 刘屏，陈宜鸿，张志萍，等鸡血藤对注射环磷酰胺、^{60}Co 照射后动物血象的影响. 中药药理与临床，1998，14（3）：25－26
2. 陈宜鸿，刘屏，张志萍，等. 鸡血藤对小鼠红细胞增殖的影响. 军医进修学院学报，1999，20（1）：12－13
3. 陈宜鸿，刘屏，张志萍，等. 鸡血藤对小鼠粒单系血细胞的影响. 中国药学杂志，1999，34（5）：305－307
4. 王东晓，陈若芸，刘屏，等. 鸡血藤活性成分 SS8 对骨髓抑制小鼠造血祖细胞增殖的作用. 中国中药杂志，2003，28（2）：152－155
5. 刘屏，王东晓，陈若芸，等. 儿茶素对骨髓细胞周期及造血生长因子基因表达的作用. 药学学报，2004，39（4）：424－428
6. 刘屏，王东晓，陈若芸，等. 鸡血藤单体化合物对造血祖细胞增殖的调控作用研究. 中国药理学通报，2007，23（6）：741－745

第十七章　有毒植物华山矾

概　　述

山矾科（symplocaceae）为双子叶植物，多为落叶或常绿灌木或乔木。山矾科仅有山矾属（*Symplocos*）1属，全世界约有300种，分布于热带和亚热带地区。我国有125余种，分布于江南各省区。该属的多种植物在我国和世界其他国家都有药用的习惯或记载，如总状山矾（*S. botryantha*）的花和叶用于清热解毒、理气止痛；收载于《有毒中草药大辞典》的华山矾（*S. chinensis*）用于清热利湿、止血生肌；越南山矾（*S. cochinchinensis*）用于化痰止咳。山矾属植物化学成分的报道始见于1968年，至今人们已对该属的10余种植物进行了研究，发现该属植物所含的化学成分类型多样，除含有三萜及其苷类外，还有黄酮类、环烯醚萜苷类、木脂素苷类、生物碱类等成分。生物活性方面，发现黄酮类化合物symposide和（－）-epiafzelechin体外显示有抗血纤维蛋白溶解作用，木脂素类化合物matairesinol和生物碱类化合物harman具有抗HIV活性。为了充分利用我国有毒植物资源，在活性筛选的基础上，我们对有毒植物华山矾（*S. chinensis*）进行了较系统的研究，从中分离得到23个三萜皂苷，其中21个为结构新颖的齐墩果烷型高度氧化的三萜皂苷，以及4个乌苏烷型三萜。对这些化合物活性筛选发现，部分化合物显示较强的细胞毒活性，通过酸、碱和酶水解的化学方法得到7个皂苷衍生物，在此基础上研究了这些三萜皂苷的初步构效关系。为了高效、快速地识别和锁定华山矾活性组分中微量皂苷成分，进行了皂苷质谱裂解行为研究和规律总结。此外，华山矾总皂苷对人肾癌和小鼠黑色素瘤显示了明确的抑制活性，值得深入研究。

（庚石山）

参　考　文　献

1. 国家中医药管理局中华本草编委会. 中华本草（第六卷）. 上海：上海科技出版社，1999，149－150
2. 郭晓庄. 有毒中草药大辞典. 天津：天津科技翻译公司，1992，223

第一节　华山矾的植物

华山矾（*Symplocos chinensis*（Lour.）Druce）为山矾科山矾属植物，别名土常山、狗屎木、华灰木。生于海拔1000m以下丘陵、荒坡、旷野、灌木丛中。分布江苏、安徽、湖南、湖北、四川、江西、福建、广东、广西、云南等地。根全年可采，叶于夏秋采集，果实于8～9月成熟时采收。

一、植物形态特征

灌木，嫩枝、叶柄、叶背均被灰黄色皱曲柔毛。叶互生；叶柄长3～5mm；叶片纸质，椭圆形或倒卵形，长4～7（～10）cm，宽2～5cm，先端急尖或短尖，有时圆，基部楔形或圆形，边缘有细尖锯齿，叶面有短柔毛；中脉在叶面凹下，侧脉每边4～7条；圆锥花序顶生或腋生，长4～7cm，花序轴、苞片、萼外面均密被灰黄色皱曲柔毛；苞片早落；花萼长2～3mm，裂片长圆形，长于萼筒；花冠白色，芳香，长约4mm，5深裂几达基部；雄蕊50～60，花丝基部合生成5体雄蕊；花盘具5凸起的腺点，无毛；子房2室。核果卵状圆球形，歪斜，长5～7mm，被紧贴的柔毛，熟时蓝色，先端宿萼裂片向内伏。花期4～5月，果期8～9月。

二、华山矾根性状鉴别

干燥的根，呈圆柱形，直或弯曲，表面具瘤状隆起，有不规则的纵裂，有时有小的支根痕；栓皮棕黄色，常呈片状剥离。质坚硬，难以折断。横断面近圆形，皮部外侧棕黄色，内侧淡黄色，形成层清楚，木部灰白色至淡黄色，射线纤细，不显著，有环状年轮。

三、华山矾叶性状鉴别

叶片多皱缩破碎，绿色或黄色，完整者展开后呈椭圆形或倒卵形，长4～7cm，宽2～5cm，先端急尖或短尖，基部楔形或圆形，边缘有细小锯齿，叶面有短柔毛；中脉在叶面凹下，侧脉每边4～7条。嫩枝、叶柄、叶背均被有黄色皱曲柔毛。叶片纸质。

（马　林）

参　考　文　献

1. 国家中医药管理局中华本草编委会. 中华本草（第六卷）. 上海：上海科技出版社，1999，149－150

第二节　华山矾中抗肿瘤活性成分的化学研究

华山矾（*Symplocos chinensis*）为山矾科山矾属植物，其果实、枝叶和根均可药用，主要功用为清热利湿、化痰截疟、解毒，用于治疗感冒发热、心烦口渴、疟疾以及狂犬、毒蛇咬伤等疾病。据《有毒中草药大辞典》记载，该植物有毒，服用过量时出现胃肠道不适、头晕和胸闷等症状。药理活性筛选发现华山矾根乙醇提取物的乙酸乙酯部位和正丁醇部位具有抗肿瘤活性（表17-2-1和表17-2-2）。为了寻找华山矾的活性成分，阐明其活性物质基础，通过活性追踪的方法对华山矾进行了较系统的化学成分研究，从中发现了具有较强抗肿瘤活性的三萜化合物和结构新颖的齐墩果烷型高度氧化的三萜皂苷。

一、提取分离流程及各组分活性筛选结果

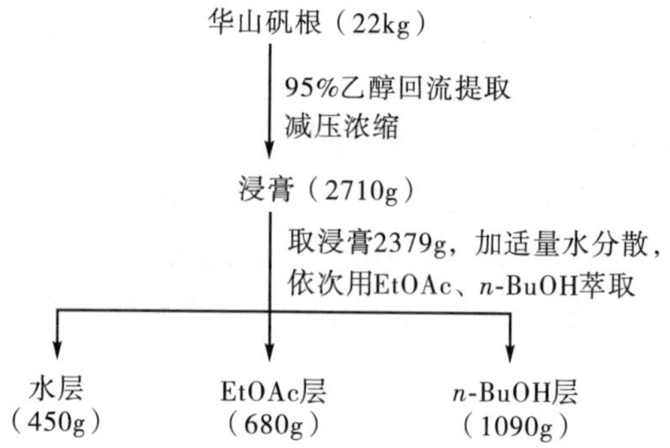

表 17-2-1 华山矾乙醇提取物不同极性部位对 3 种肿瘤细胞的生长抑制作用 IC_{50}（μg/ml）

	A549	KB	HCT-8
乙酸乙酯萃取物	4. 1	13. 1	15. 5
正丁醇层萃取物	4. 9	2. 68	>50
水层	>50	>50	>50

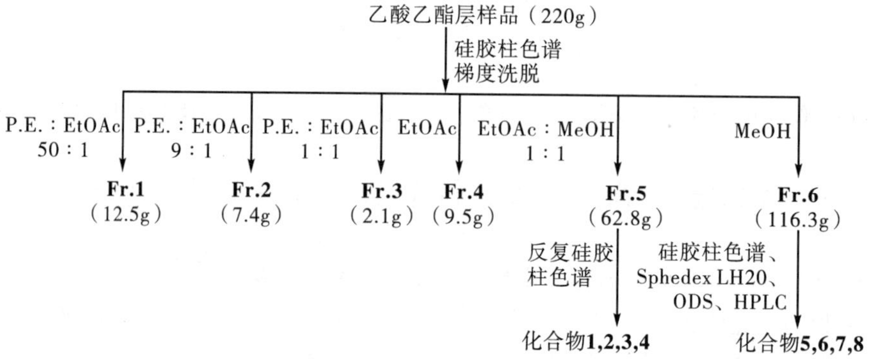

表 17-2-2 乙酸乙酯萃取物各组分对 3 种肿瘤细胞株的生长抑制作用 IC_{50}（μg/ml）

组分	A549	KB	HCT-8
Fr. 1	117. 1	90. 08	391. 44
Fr. 2	4. 81	29. 42	>50
Fr. 3	4. 68	15. 77	36. 85
Fr. 4	4. 13	27. 44	21. 2
Fr. 5	2. 0	>50	24. 7
Fr. 6	4. 5	7. 3	22. 4

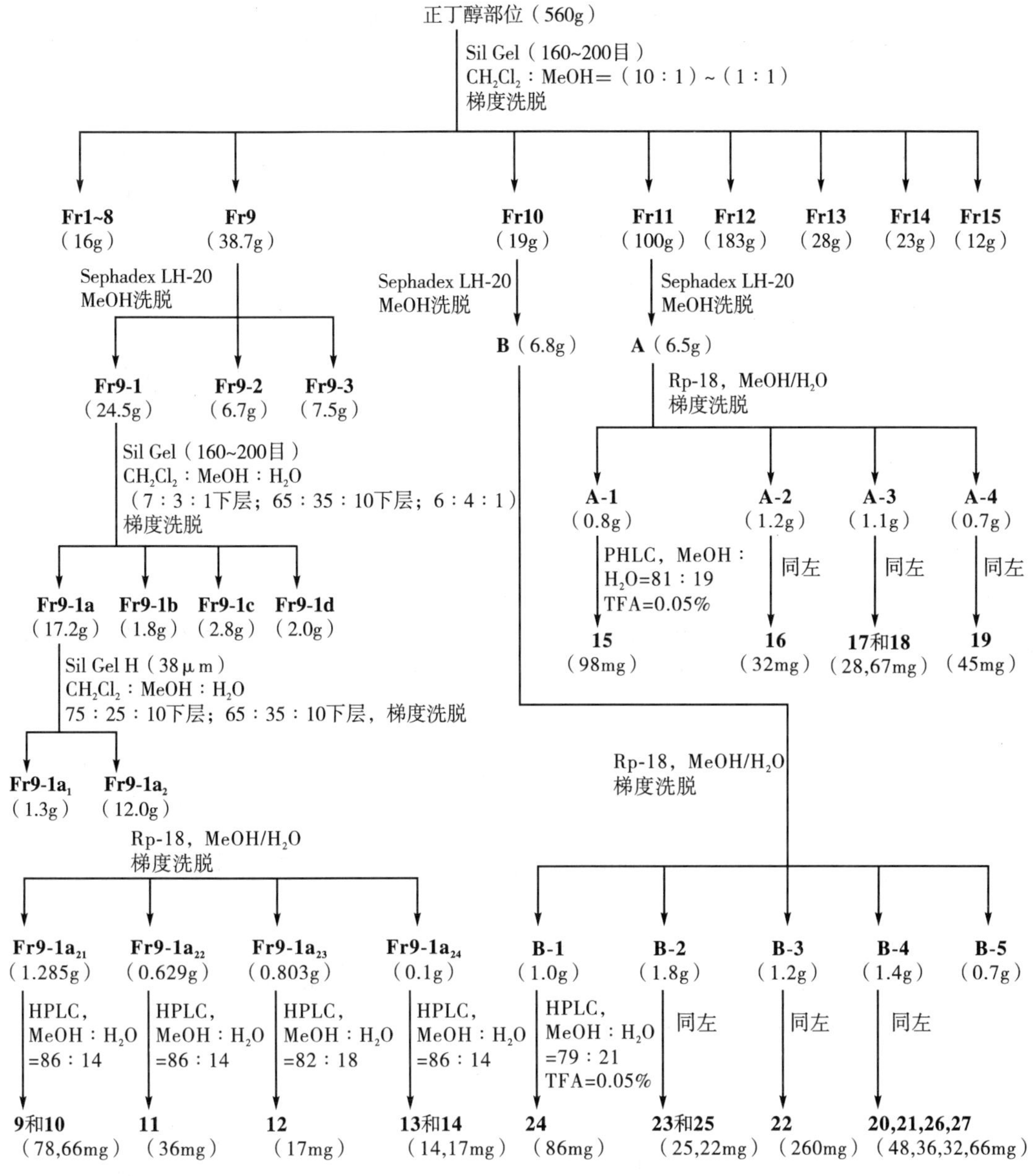

华山矾正丁醇部位经硅胶柱色谱，以二氯甲烷和甲醇梯度洗脱，得到15个组分，其中Fr1～6的量少，选择Fr7～15部分进行抗肿瘤活性筛选，结果见表17-2-3。

表 17-2-3 华山矾正丁醇部位各组分抗肿瘤活性筛选结果

样品	IC_{50} (μg/ml)									
	HCT-8	A2780	Bel7420	A549	MCF-7	HT-29	KB	B16BL6	Ketre3	HELF
Fr-7	39.26	21.78	**10.22**	18.89	**9.70**	35.84	34.57	37.46	**6.92**	14.37
Fr-8	39.63	33.09	**8.98**	20.42	15.94	13.97	21.61	39.67	**6.91**	11.58
Fr-9	40.03	36.99	18.31	19.88	15.38	14.34	9.92	39.45	**14.95**	7.96
Fr-10	38.25	34.89	17.95	34.41	19.67	33.62	24.13	37.42	**7.09**	20.46
Fr-11	39.45	34.84	22.47	34.46	21.38	19.95	31.05	34.12	**7.06**	29.69
Fr-12	40.77	35.45	33.29	34.35	21.38	19.90	32.97	36.76	**8.11**	22.79
Fr-13	39.11	34.68	18.17	25.27	20.17	18.10	19.97	38.43	**8.89**	17.70
Fr-14	25.85	18.18	**8.92**	**13.37**	21.73	**8.80**	18.15	>50	**7.89**	36.36
Fr-15	40.21	33.90	34.21	16.34	>50	35.99	43.23	>50	21.51	38.37

二、华山矾中抗肿瘤活性成分三萜的化学研究

通过硅胶、ODS 柱色谱，以及 HPLC 等现代色谱技术，从华山矾乙酸乙酯部位活性组分 Fr. 5（表 17-2-2）中分离得到 4 个乌苏烷型三萜（1 ~4），结构如图 17-2-1 所示。

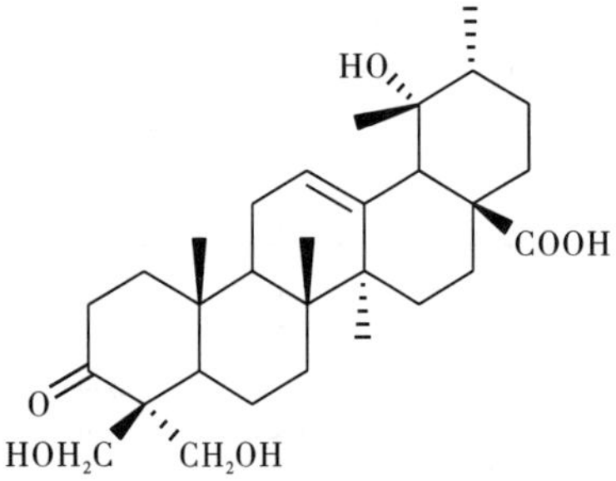

3-oxo,19 α ,23,24-trihydroxyurs-12-en-28-oic acid（**1**）

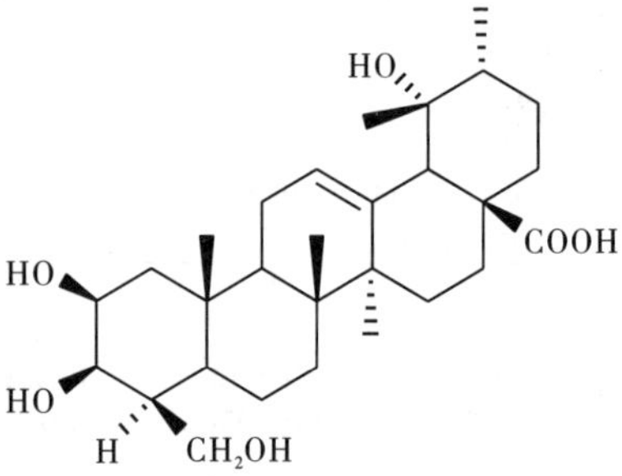

2 β ,3 β ,19 α ,24-tetrahydroxy-23-nor-urs-12-en-28-oic acid（**2**）

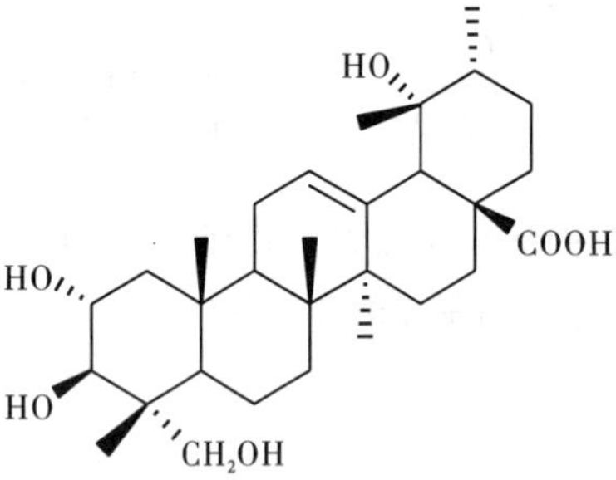

19 α -hydroxyasiatic acid（**3**）

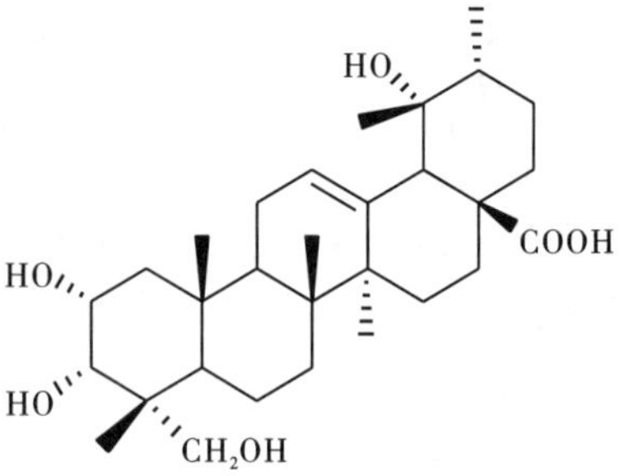

2 α ,3 α ,19 α ,23-tetrahydroxyurs-12-en-28-oic acid（**4**）

图 17-2-1 从华山矾根乙酸乙酯部位中分离得到乌苏烷型三萜

三、华山矾中抗肿瘤活性成分三萜皂苷的化学研究

（一）三萜皂苷的结构及其特征

通过硅胶、Sphedex-LH20、ODS 柱色谱分离，以及 HPLC 等现代分离纯化技术，从华山矾根的乙酸乙酯部位活性组分 Fr. 6（表 17-2-2）中分离得到 2 个乌苏烷型三萜皂苷（**5～6**）和 2 个新的齐墩果烷型高度氧化的三萜皂苷（**7～8**），结构如图 17-2-2 所示。进一步从正丁醇部位活性组分 Fr. 9、Fr. 10 和 Fr. 11（表 17-2-3）中分离得到 19 个新的齐墩果烷型高度氧化的三萜皂苷（**9～27**），它们的结构如图 17-2-3 所示。

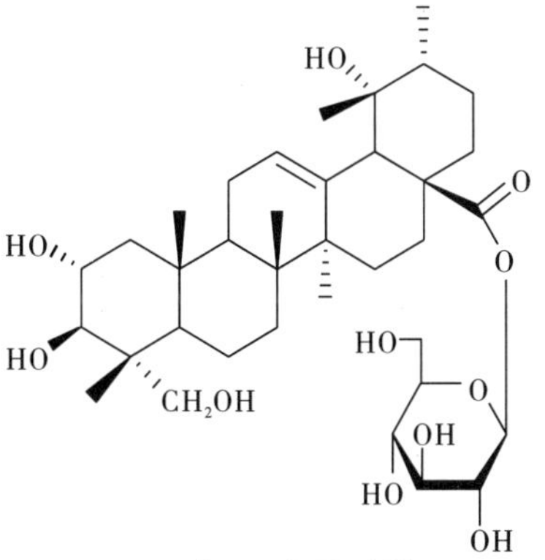

nigaichigoside F1（**5**）

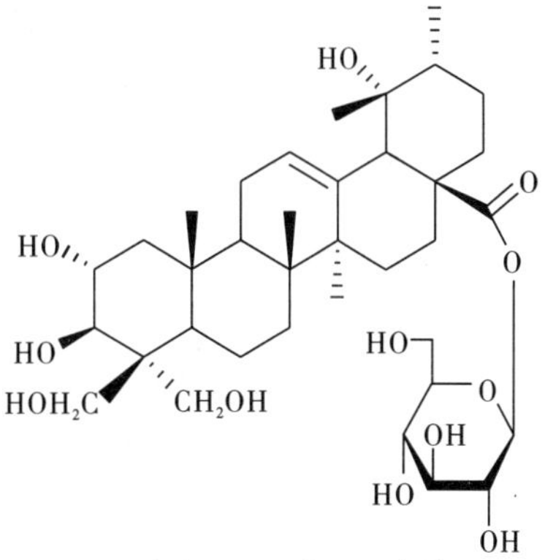

trachelosperoside B-1（**6**）

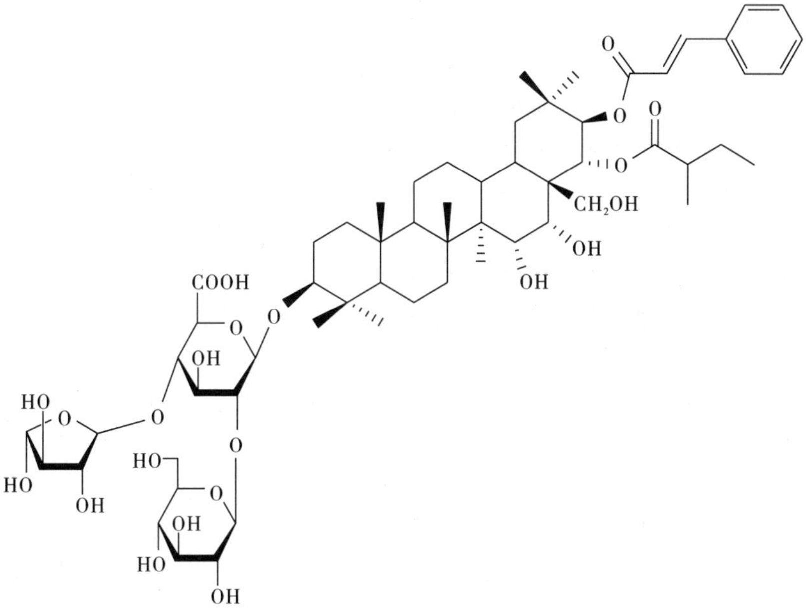

symplocoside X（**7**）

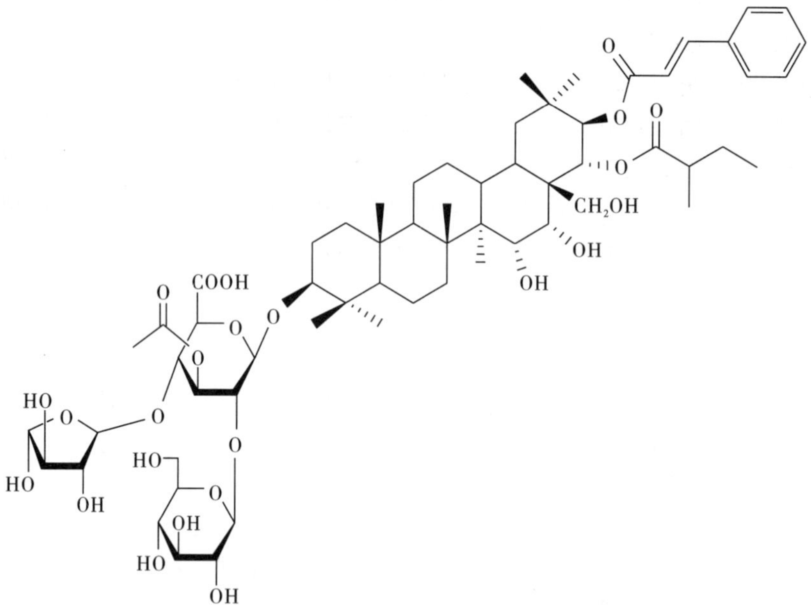

symplocoside Y（**8**）

图 17-2-2 从华山矾根乙酸乙酯部位中分离得到乌苏烷型和齐墩果烷型三萜皂苷

总结上述齐墩果烷型皂苷的结构特点，可归纳为：①苷元部分高度氧化，含有 5～6 个羟基；②苷元部分 C_{21}，C_{22}位连接不同类型的取代基，如桂皮酰基、苯甲酰基、MT_1，MT_2等；③由葡萄糖醛酸、葡萄糖、呋喃型阿拉伯糖组成的糖链均连在皂苷元的 3 位。

（二）华山矾皂苷 A（symplocososide A）的酶、酸、碱水解的化学研究

皂苷是由苷元和连接在苷元上的一个或更多的糖链组成，对于结构复杂的三萜皂苷，在结构解析中，一般先用酸和碱对皂苷进行水解得到糖、以酰基形式连在糖或苷元上的水解产物、次苷和苷元，再分别用波谱、色谱和化学的方法确定它们的结构，从而获得整个三萜皂苷的结构信息。对含酸敏感的苷元的皂苷化合物需用温和酸水解或酶水解的方法对其进行水解。

华山矾皂苷 A（symplocososide A，**9**）在 7% 的 HCl，温度为 70℃的水解条件下水解 3 小时，得到酸水解产物 9a，表明酸水解时苷元 3 位上的糖链易被水解，而 21 和 22 位酯键取代基不被水解。酸水解产物 9a 进一步以 3% KOH 加热回流条件下水解 3 小时，得到产物 9b，即为苷元。当华山矾皂苷 A（9）直接在 5% KOH 的碱性条件下，加热回流 3 小时则得到产物 9d，表明碱水解时，苷元 3 位上的糖链不被水解，而 21 和 22 位酯键取代基被完全水解，恰好与酸水解结果相反，从而通过酸、碱水解的化学方法获得华山矾皂苷 A 苷元上取代基互补的结构信息。华山矾皂苷 A 以 20% 乙醇助溶，在温度为 37℃条件下，以纤维素酶水解 4 天，得到酶水解产物 9c，结果表明仅 3 位糖链末端的阿拉伯糖被水解，可获得糖基之间的连接关系。华山矾皂苷 A 的酶、酸、碱水解过程如图 17-2-4 所示。

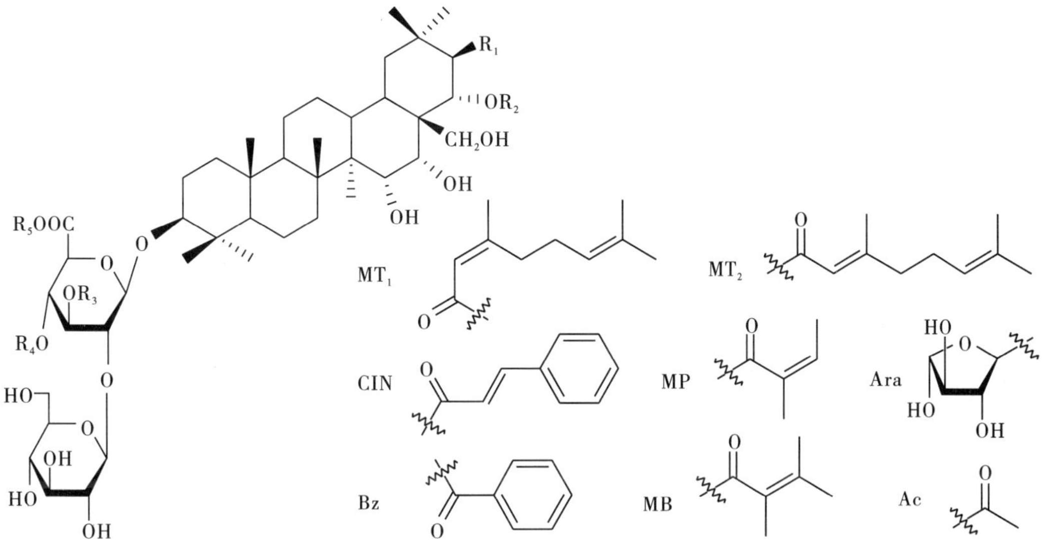

Compound	R_1	R_2	R_3	R_4	R_5
symplocososide A（**9**）	OMT_1	MB	H	Ara	CH_3
symplocososide B（**10**）	OMT_2	MB	H	Ara	CH_3
symplocososide C（**11**）	OMT_1	MB	H	Ara	$(CH_2)_3CH_3$
symplocososide D（**12**）	OMT_2	MB	H	Ara	$(CH_2)_3CH_3$
symplocososide E（**13**）	OCIN	MB	H	Ara	$(CH_2)_3CH_3$
symplocososide F（**14**）	H	MT_1	H	Ara	$(CH_2)_3CH_3$
symplocososide G（**15**）	OMT_1	MB	Ac	Ara	H
symplocososide H（**16**）	OMT_2	MB	Ac	Ara	H
symplocososide I（**17**）	OMT_1	MB	Ac	Ara	CH_3
symplocososide J（**18**）	OMT_1	Bz	Ac	Ara	H
symplocososide K（**19**）	OMT_1	Bz	Ac	Ara	CH_3
symplocososide L（**20**）	OMT_1	MP	Ac	Ara	H
symplocososide M（**21**）	OMT_2	MP	Ac	Ara	H
symplocososide N（**22**）	OCIN	MB	H	H	H
symplocososide O（**23**）	H	MT_1	Ac	Ara	H
symplocososide P（**24**）	OBz	MB	Ac	Ara	H
symplocososide Q（**25**）	OMT_1	MB	H	Ara	CH_2CH_3
symplocososide R（**26**）	OMT_1	MB	H	H	H
symplocososide S（**27**）	OMT_2	MB	H	H	H

图 17-2-3　从华山矾根正丁醇部位中分离得到的齐墩果烷型高度氧化的三萜皂苷

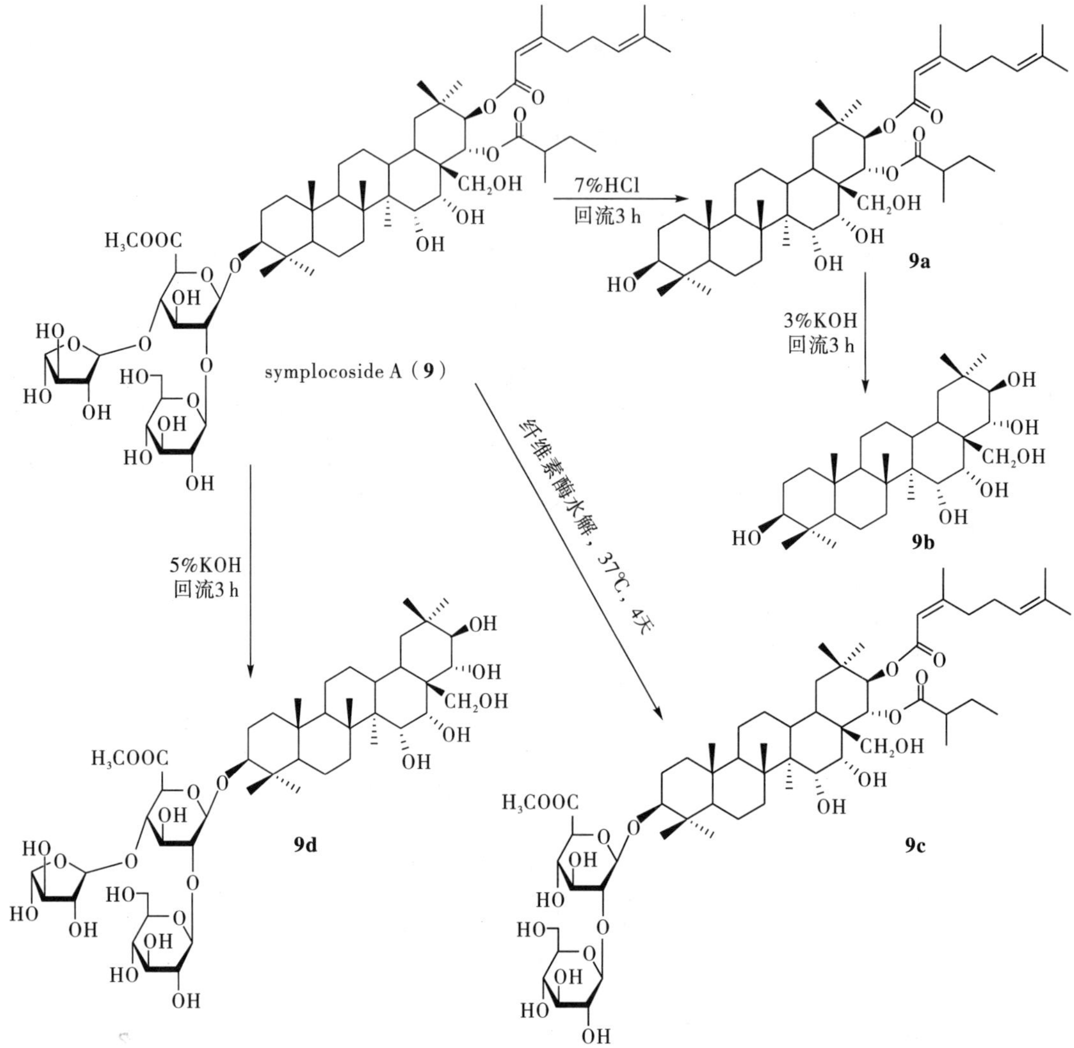

图 17-2-4 华山矾皂苷 A（symplocososide A）的酸、碱和酶水解过程

（三）华山矾皂苷的抗肿瘤活性的初步构效关系研究

为了研究这些皂苷抗肿瘤活性的构效关系，利用上述酸、碱水解的化学方法由华山矾皂苷 D（**12**）、G（**15**）、I（**17**）、O（**20**）和 P（**23**）制备了 7 个衍生物，分别为 **12a**、**15a**、**17b**、**20a**、**20b**、**23a** 和 **23b**，结构如图 17-2-5 所示。

采用 MTT 法对上述 21 个三萜皂苷（**7～27**）及 7 个皂苷衍生物（**12a**、**15a**、**17b**、**20a**、**20b**、**23a** 和 **23b**）进行了抗肿瘤活性测试（见表 17-4-5）。通过分析，初步发现以下两点构效关系：

1. 皂苷结构中糖链部分对活性具有重要贡献。（酸水解得到的苷元 **12a**、**15a**、**20a** 和 **23a** 均无活性，而相应的皂苷却具有不同程度的活性）

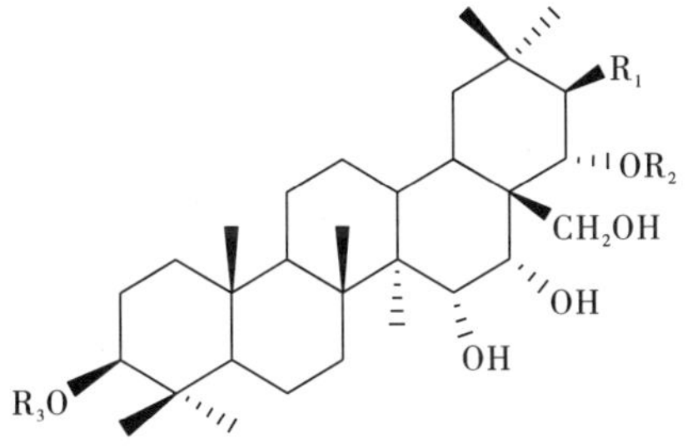

化合物	R1	R2	R3
12a	OMT2	MB	H
15a	OMT1	MB	H
17b	OH	H	SUG
20a	OMT1	MP	H
20b	OH	H	H
23a	H	OMT1	H
23b	H	H	H

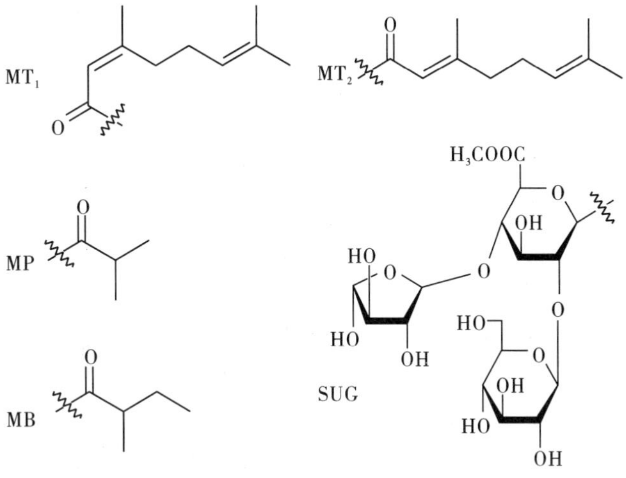

图 17-2-5　7 个皂苷衍生物的结构

2. 苷元结构中的酯侧链部分对活性具有重要贡献。（碱水解产物 **17b**、**20b** 和 **23b** 均无活性。而相应的皂苷却具有不同程度的活性）

（庾石山）

参 考 文 献

1. Li Xihao, Shen Diandian, Li Nan, et al. Bioactive triterpenoids from *Symplocos chinensis*. Journal of Asian Natural Products Research, 2003, 5 (1): 49 – 56
2. Zhao Jun, Yu Shishan. Two new triterpenoid saponins from *Symplocos chinensis*. Journal of Asian Natural Products Research, 2005, 7 (6): 791 – 797
3. Tang Meijun, Shen Diandian, Hu Youcai, et al. Cytotoxic triterpenoid saponins from symplocos chinensis. J Nat Prod, 2004, 67, 1969 – 1974
4. Fu Guangmiao, Wang Yinghong, Gao Song, et al. Five new cytotoxic triterpenoid saponins from the roots of *Symplocos chinensis*. Planta Medica, 2005, 71 (7): 666 – 672
5. Fu Guangmiao, Liu Yue, Yu, Shishan, et al. Cytotoxic Oxygenated triterpenoid saponins from symplocos chinensis. J Nat Prod, 2006, 69, 1680 – 1686

第三节　华山矾植物中葡萄糖醛酸及其衍生化三萜皂苷类天然产物的分析方法研究

质谱分析方法（mass Spectrometry, MS）在天然药物中的应用最常见的是对其所含的有效成分和其他单体化合物进行分子量和元素组成的确认。质谱分析可提供分子结构信息的另一个重要途径是通过解析由质谱裂解反应产生的碎片离子或丢失基团，分析推测有关官能团、部分结构甚至整个分子结构。尤其是多种类型、不同序列的串联质谱技术（MS/MS 或 MS^n）的发展和开发，使质谱成为鉴定分子结构不可缺少的强有力分析手段。MS/MS 技术以碰撞诱导裂解（collision-induced dissociation，CID）过程为基础，通过子离子扫描（PROS）、母离子扫描（PRES）和中性丢失扫描（NLS）等不同扫描方式的 MS/MS 谱测定，可以分析推测分子离子和产物离子的可能结构，从而掌握更多的分子结构信息，并可推测裂解反应机制。这些对于天然产物和药物代谢产物的结构分析，包括结构类型、苷类中糖链的连接方式及其与苷元的连接位置等提供很有价值的信息。MS/MS 技术具有的识别分子量和结构解析同步完成的特点，加强了质谱分析的特异性和选择性。大量的研究表明，MS/MS 谱或 MS^n 谱能有效地反映相关化合物之间在结构上存在的微小差异和结构特征。因此，MS/MS 技术已经成为强有力的结构分析手段，应用于各种类型异构体的鉴定以及结构特征研究。此外，高效液相色谱-质谱联用技术（LC-MS，LC-MS/MS）在天然产物成分分析中的应用越来越被重视。

现代天然药物化学研究的关键是先进的分离技术和手段以及准确、高效、快速的结构分析方法。因此，为了加快从具有生物活性的天然产物中发现新的先导化合物，且解决难分离或者分离过程中可能易丢失的微量（活性）成分的分析问题，需要建立高效、快速的结构分析方法。这十多年来，MS/MS 技术、LC-MS 及 LCMS/MS 联用技术有了飞速发展，它们与其他分析方法相比具有高效快速、高灵敏度和高选择性等特点，在天然产物混合物及其活性成分的结构分析中发挥着非常重要的作用。

一、葡萄糖醛酸及其衍生化三萜皂苷类化合物的 MS/MS 谱分析

三萜皂苷中糖链部分的裂解反应是主要途径，而糖链结构与其生物活性之间以及吸收、代谢等过程有着密切的关系。因此，对于含有复杂糖链的三萜皂苷裂解行为进行深入的 MS/MS 谱研究，通过产生的一系列与结构相关的子离子分析，可以获得苷元结构类型、糖链的连接方式及其与苷元的连接位置等重要的信息，这不仅有助于了解三萜皂苷类药物的结构，而且对构效关系的研究无疑也具有非常重要的参考价值。近年来 ESI-MS/MS 方法在皂苷的结构分析中显示出了越来越重要的作用，利用该方法并结合 LC-MS/MS 等联用技术可以快速鉴定混合物复杂体系中三萜皂苷类成分的结构。

根据庾石山等人的研究报道，华山矾有毒植物中存在于根部其糖链部分含有葡萄糖醛酸基及其酯化的齐墩果烷型五环三萜皂苷类成分呈现出明显的抗肿瘤活性。我们课题组分别利用正、负离子检测模式的（±）ESI-MS^n 方法，细致考察了葡萄糖醛酸及其衍生化的华山矾三萜皂苷类和类似物七叶皂苷的质谱裂解行为，重点探讨了化合物结构与裂解特征之间的相关性，尤其在确定糖基的连接位置、特征裂解反应及其机制的研究方面取得了新的发现和进展。这些结果为分析鉴定药用植物中同类三萜皂苷组分的结构提供了重要的分析依据。这类三萜皂苷的结构式见图 17-3-1。

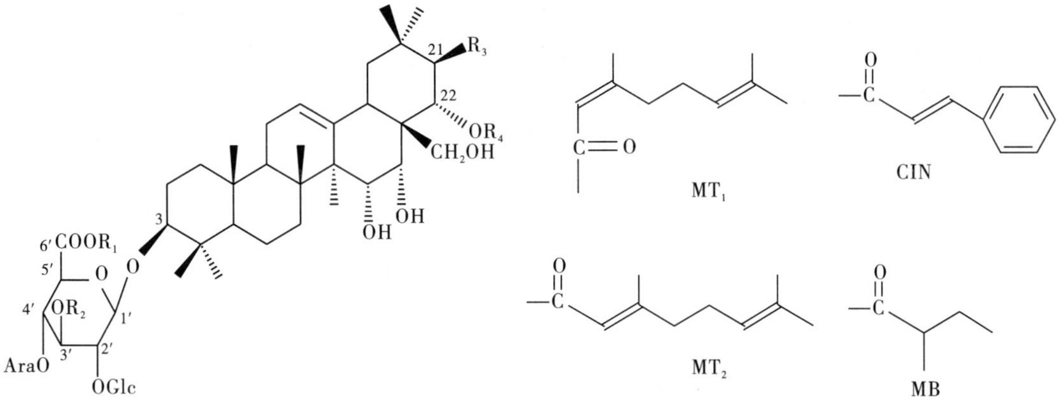

化合物	R_1	R_2	R_3	R_4	M. W.（D）
1	butyl	H	OMT_1	MB	1266
2	butyl	H	OMT_2	MB	1266
3	butyl	H	OCIN	MB	1246
4	butyl	H	H	MT_1	1166
5	CH_3	Ac	OMT_1	MB	1266
6	CH_3	Ac	OMT_1	benzoyl	1286
7	H	Ac	OMT_1	MB	1252
8	H	Ac	OMT_2	MB	1252
9	H	Ac	OMT_1	benzoyl	1272

注：Glc，*β*-D-glucopyranosyl；Ara，α-L-arabinofuranosyl；Ac，acetyl

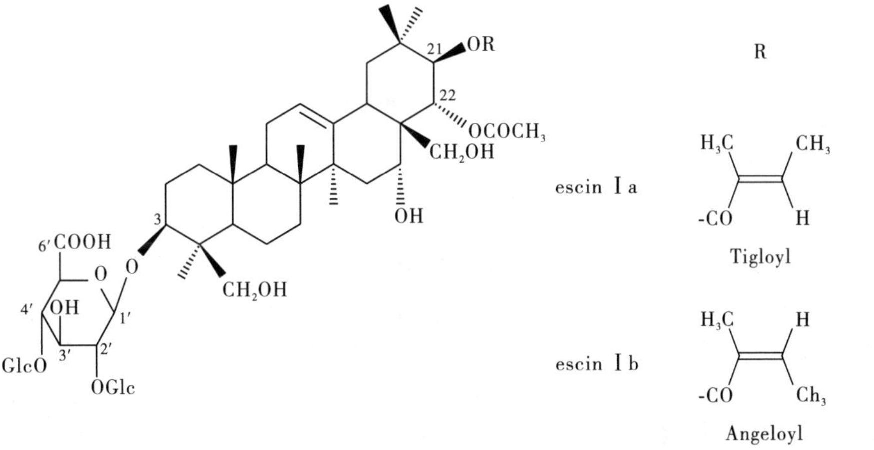

图 17-3-1　由山矾科华山矾植物中分离得到的三萜皂苷类和七叶皂苷（escin）Ⅰa 和Ⅰb 的结构式

如图17-3-2所示，按照其糖链中葡萄糖醛酸基的结构差异，将这类三萜皂苷分为4种类型。其中，Ⅰ类及Ⅱ类化合物的糖链结构中内侧葡萄糖醛酸的羧基均被酯化，二者的区别在于Ⅱ类化合物的C-3′位羟基被乙酰化；而Ⅲ类及Ⅳ类化合物中葡萄糖醛酸基均为游离羧基，其区别在于Ⅲ类化合物的C-3′位羟基被乙酰化。为了说明这些皂苷的裂解方式，本文采用Domon及Costello等提出的碎片离子命名法，见图17-3-3。

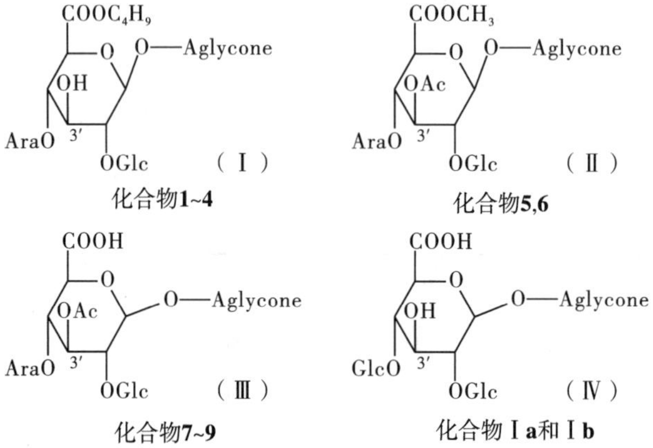

图17-3-2　葡萄糖醛酸及其衍生化三萜皂苷的结构分类

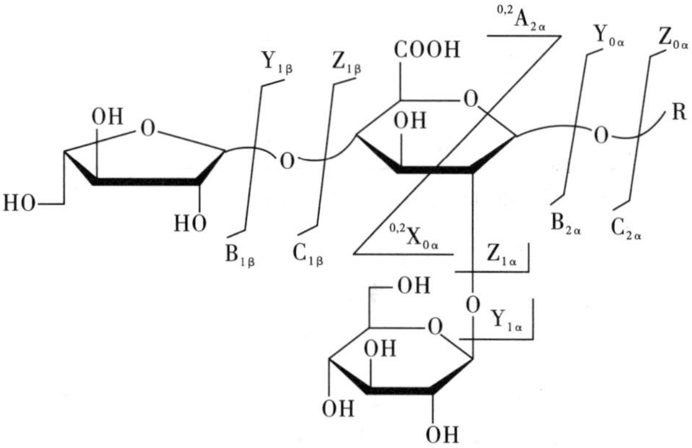

图17-3-3　皂苷中糖链部分的Domon-Costello碎片离子命名法

（一）正离子检测模式的（+）ESI-MS^{n}谱分析

以化合物**1**~**4**（第Ⅰ类）为例，其结构特征是内侧葡萄糖醛酸的羧基被酯化，而其C-3′位具有游离羟基。图17-3-4给出了化合物**1**的（+）ESI-MS^{n}谱结果。如图17-3-4（b）所示，在$[M+Na]^+$离子（*m/z* 1289）MS^{2}谱的高质量区，母离子*m/z* 1289与子离子*m/z* 1187和*m/z* 1121的质量数分别相差为102D和168D，其对应于苷元上取代基MB和MT$_1$丢失的羧酸分子，当这两个基团同时丢失时产生*m/z* 1019离子，这些裂解过程可以给出苷元上取代酰基的信息。而低质量区的子离子峰给出了糖链部分的结构信息，其中最具特征的裂解反应是 C-3 与糖链连接的糖苷键氧原子在断裂过程中保留在糖链部分，产生基峰的 $C_{2\alpha}$糖链离子（*m/z* 567），而不发生生成 $B_{2\alpha}$离子的裂解反应；还值得注意的是也不产生［苷元 + $Na]^+$的 $Y_{0\alpha}$离子（*m/z* 763）。其他Ⅰ类和Ⅱ类化合物也同样存在相似的切除苷元过程，并且形成基峰的 $C_{2\alpha}$离子。进一步由 $C_{2\alpha}$离子的 MS^3 谱可以观察到裂解产生的其他产物离子［图 17-3-4（c）］，同时通过图 17-3-4（d）～（f）所示的 MS^3 谱能了解到主要产物离子的裂解方式，且裂解途径可以得到证实。另外，如图 17-3-4（g）所示，对 *m/z* 763 离子的 MS^2 谱分析表明，其裂解反应也是分别丢失来自相应取代酰基 MB 和 MT_1 的羧酸分子，产生 *m/z* 661、*m/z* 595 离子；当这两个基团同时丢失后产生 *m/z* 493 离子。

如图 17-3-4（c）所示，通过糖苷键切除反应，分别丢失分支糖链的末端阿拉伯糖（Ara）和葡萄糖（Glc）得到子离子 *m/z* 435 和 *m/z* 405，而且很明显地观察到通过交叉环切除反应，生成更强的$^{0,2}A_{2\alpha}$离子（*m/z* 345）。根据以前的文献报道，交叉环切除反应包括两步过程：①首先环键断裂，内侧糖环被打开；②随后通过氢重排反应，并根据糖基连接位置引发裂解反应。对于葡萄糖醛酸及其衍生化的三萜皂苷类而言，由于 Na^+优先加合在葡萄糖醛酸基的 COO 基上，促进开环后的 $C_{2\alpha}$离子生成；且 C-3′位 OH 基的存在又有利于引发交叉环切除反应的发生。因此，交叉环切除反应的第一步形成了无环羟醛 $C_{2\alpha}$离子（*m/z* 567），第二步通过 C-3′上羟基的氢重排反应引发裂解得到$^{0,2}A_{2\alpha}$离子（*m/z* 345）。本实验也观察到了较弱的交叉环离子$^{0,2}X_{0\alpha}$（*m/z* 245），进一步表明葡萄糖基（Glc）位于C-2′。因此，通过交叉环切除反应的考察，可以有效地分析确定糖基连接的位置，上述裂解过程详见图 17-3-5。

此外，还检测到其他交叉环离子。例如，在 *m/z* 435 离子的 MS^3 谱中［图 17-3-4（d）］，*m/z* 303 来源于丢失包含丁酯基团中性分子（$C_6H_{12}O_3$）的反应。而由 *m/z* 345 离子产生的$^{2,4}A_{2\alpha}$（*m/z* 215）过程类似于$^{0,2}X_{0\alpha}$离子的生成；另一个交叉环离子$^{0,3}A_{2\alpha}$（*m/z* 315）是由 *m/z* 345 离子丢失甲醛分子产生；另外，还产生很强的丢失 Ara 糖基的 *m/z* 213 离子［图 17-3-4（f）］。这些结果进一步证实了阿拉伯糖基的存在并位于 C-4′。同时 *m/z* 345 离子还可以通过丁基上氢原子的重排反应，丢失环丁烷分子（C_4H_8）产生 *m/z* 289 离子，这进一步证实了丁酯基的存在。图 17-3-5 总结了化合物 **1** 中糖链部分的裂解途径。

图 17-3-6 给出了上述 4 类葡萄糖醛酸及其衍生化三萜皂苷中 $[M + Na]^+$离子的（+）ESI-MS^2 谱比较结果。从图中可以看出，由于糖链中葡萄糖醛酸基的结构有所不同，导致这类三萜皂苷的质谱裂解行为发生较大的变化，尤其是糖链部分的裂解表现出明显的差异（第Ⅱ～Ⅳ类型化合物的 MS^3 谱省略）。例如，由于七叶皂苷Ⅰa 及Ⅰb（第Ⅳ类）的葡萄糖醛酸基具有游离羧基，虽然，它的 MS^2 谱与化合物 **7**（第Ⅲ类）中对应的谱形比较相似，但是，七叶皂苷Ⅰa 及Ⅰb 在裂解过程中产生的无环羟醛离子可以发生交叉环切除反应，产生特征的 *m/z* 273，*m/z* 245 及 *m/z* 319 等交叉环离子。

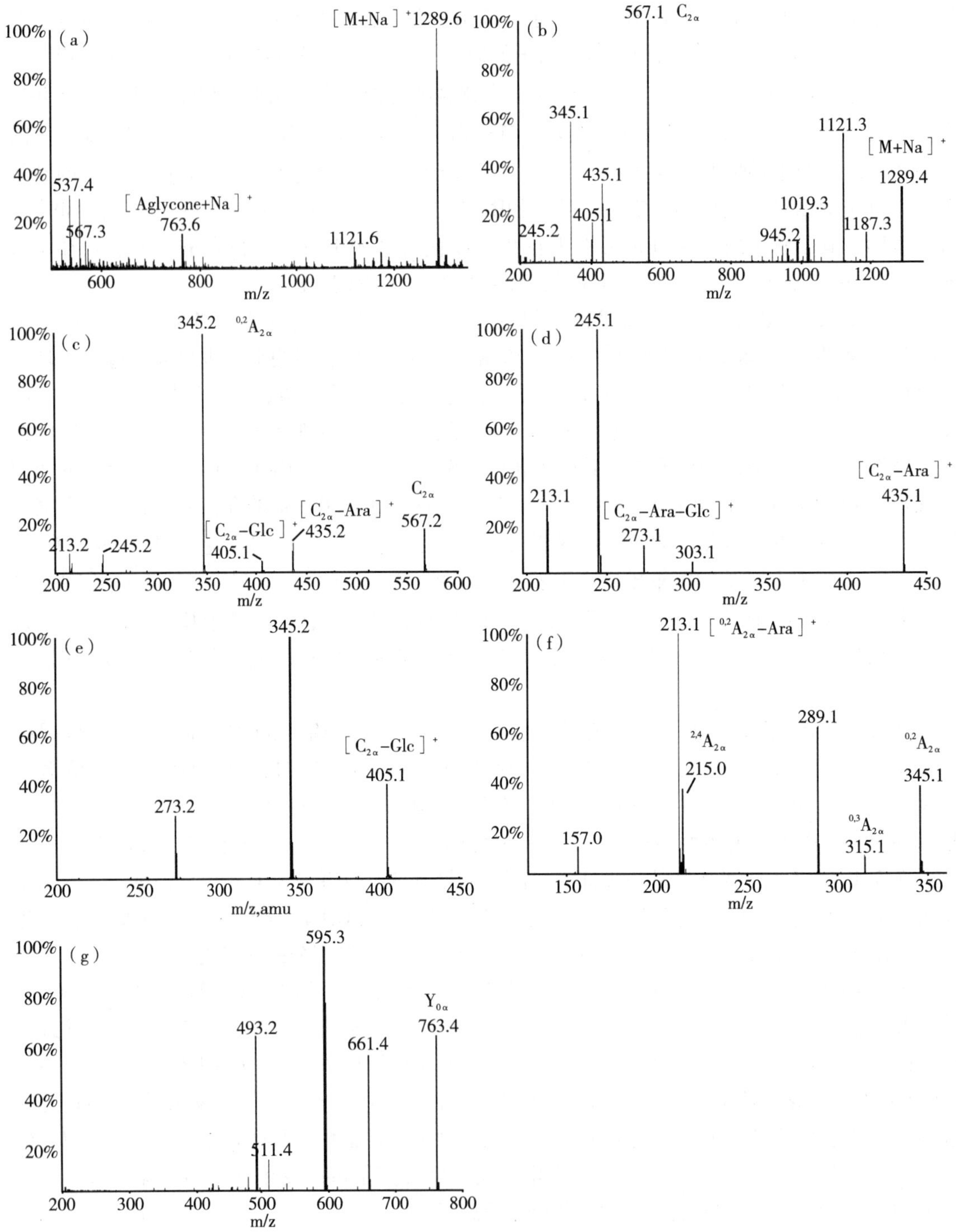

图 17-3-4 化合物**1**的（+）ESI-MS 及 MS^n 谱

（a）ESI-MS 谱；（b）$[M+Na]^+$ 离子的 MS^2 谱；（c）$C_{2\alpha}$ 离子（*m/z* 567）的 MS^3 谱；（d）$[C_{2\alpha}\text{-Ara}]^+$ 离子（*m/z* 435）的 MS^3 谱；（e）$[C_{2\alpha}\text{-Glc}]^+$ 离子（*m/z* 405）的 MS^3 谱；（f）$^{0,2}A_{2\alpha}$ 离子（*m/z* 345）的 MS^3 谱；（g）$Y_{0\alpha}$ 离子（*m/z* 763）的 MS^2 谱。

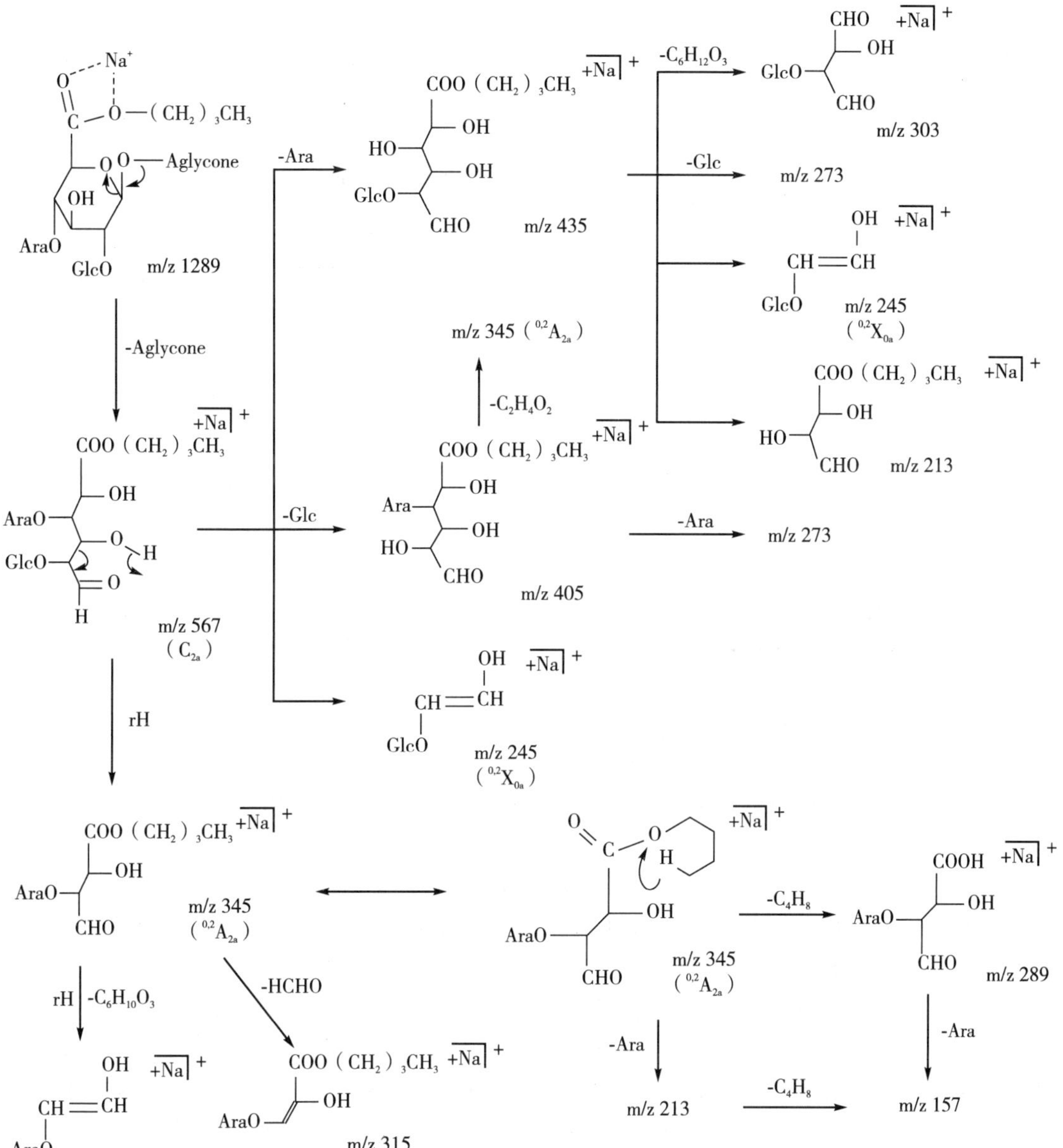

图 17-3-5　由（+）ESI-MS^n 谱分析得到的化合物 **1** 中糖链部分的裂解途径示意图

对（+）ESI-MS^n 谱分析表明，糖链中葡萄糖醛酸的羧基和 C-3′位羟基及其衍生化是决定该类三萜皂苷裂解方式的关键基团，将导致其裂解行为及其主要产物离子强度产生显著差别；而苷元上取代酰基的变化对裂解反应影响不大，因此，具有相同糖链部分的化合物表现出类似的裂解行为。对于正离子检测模式的质谱分析可以得到如下规律：①当 C-3′羟基保持游离状态时，糖链部分发生交叉环切除反应，从而可确定具有分支结构糖链上的糖基连接

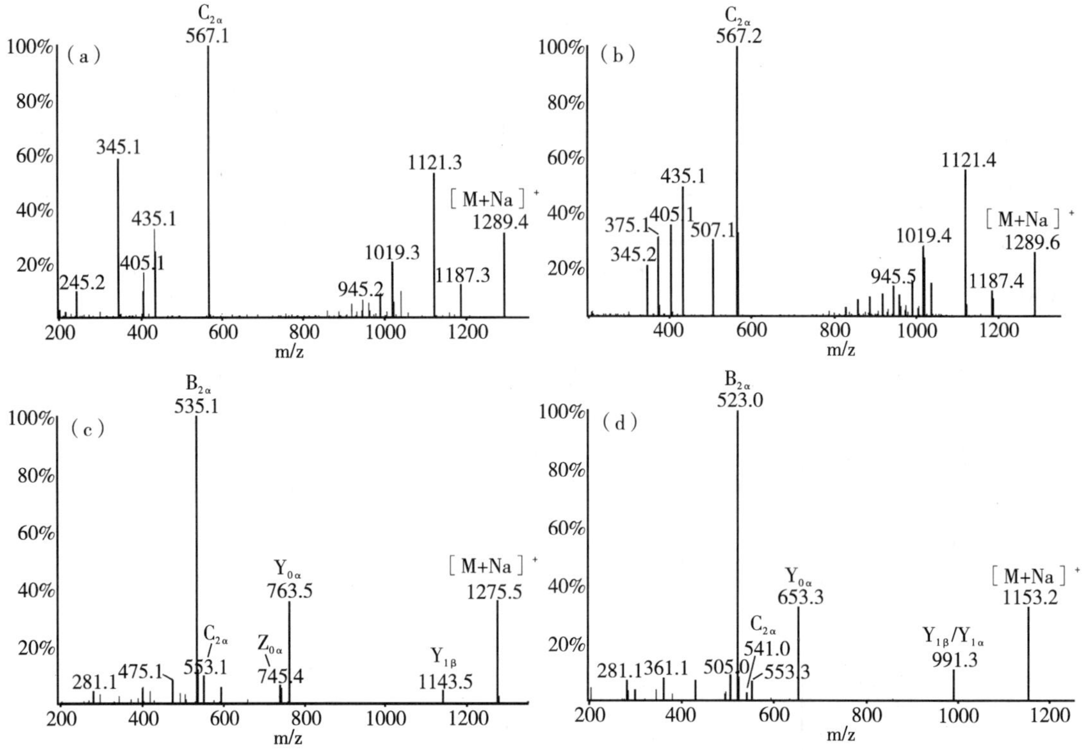

图 17-3-6　(a) 化合物 1 (第Ⅰ类), (b) 化合物 5 (第Ⅱ类), (c) 化合物 7 (第Ⅲ类) 和 (d) 七叶皂苷 (escin) Ⅰa 及 Ⅰb (第Ⅳ类) 中 $[M+Na]^+$ 离子的 (+) ESI-MS^2 谱比较

位置。当 C-3′羟基被酰化，相应的交叉环反应消失，糖基的连接位置则不易确定。这些裂解行为的变化表明 C-3′羟基上氢的重排反应是决定发生交叉环切除反应的关键步骤；②葡萄糖醛酸基的羧基被酯化后，只得到很强的 $C_{2\alpha}$ 糖链离子，而不产生 $B_{2\alpha}$ 糖链离子及苷元离子。葡萄糖醛酸基的羧基保持游离状态时，可以观察到很强的 $B_{2\alpha}$ 糖链离子和苷元离子，而 $C_{2\alpha}$ 糖链离子的强度明显降低；③末端糖基的丢失反应存在于多种裂解过程中，而不受糖链结构变化的影响。这些规律提示我们，如果将葡萄糖醛酸基的羧基酯化，同时保持 C-3′的游离羟基，可以更为有效地在 (+) ESI-MS^n 条件下分析该类化合物，并可确定糖链部分的连接方式。总之，通过考察和分析上述特殊裂解反应可以快速、有效地鉴别含有葡萄糖醛酸及其衍生化的三萜皂苷类分子结构。

（二）负离子检测模式的 (−) ESI-MS^n 谱分析

通过分析上述 4 类化合物的 (−) ESI-MS^n 谱发现，葡萄糖醛酸的羧基和 C-3′位羟基及其衍生化仍然是决定该类皂苷化合物裂解行为的关键因素。图 17-3-7 给出了化合物 1 的 (−) ESI-MS^n 谱结果，由于篇幅有限不进行阐述，详细内容可参见文献 [5]；图 17-3-8 归纳了其主要裂解途径。

这里总结了该类三萜皂苷在 (−) ESI-MS^n 谱中的主要裂解特征。研究发现，(−) ESI-MS^n 谱中的裂解行为与 (+) ESI-MS^n 谱明显不同。①可以直接观察到明显的苷元上取

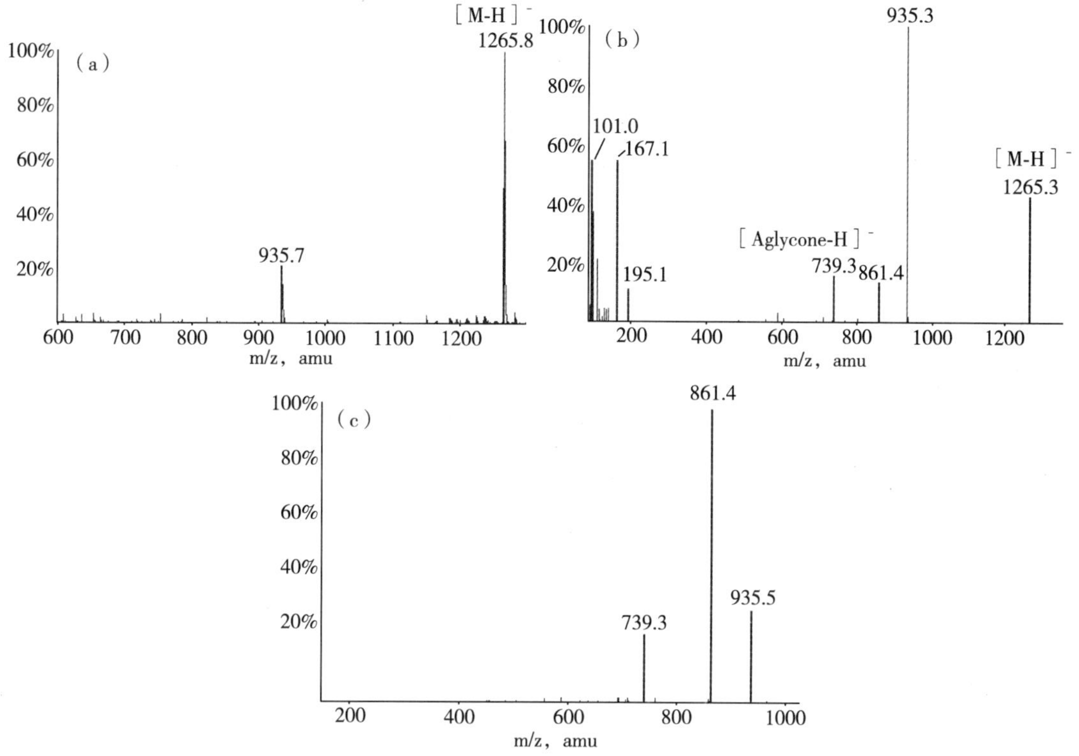

图 17-3-7 化合物**1**的(-)ESI-MS 及 MS^n 谱

(a) ESI-MS 谱;(b)[M-H]$^-$离子的 MS^2 谱;(c)[M-H-AraOH-GlcOH]$^-$离子(*m/z* 935)的 MS^3 谱。

代酰基的产物离子,如[MT_1O]$^-$(*m/z* 167)和[MBO]$^-$(*m/z* 101)离子;②羧基被酯化而 C-3′位保留游离羟基时(Ⅰ类结构),可以同时丢失 AraOH 与 GlcOH 末端糖,并继续以醇分子的形式失去葡萄糖醛酸中酯基部分;还可产生明显的苷元离子。另外,[M-H]$^-$离子也可以直接丢失 AraOH、GlcOH 以及苷元部分得到具有 4-氧-4H-吡喃-2-羧酸骨架的特征性离子(如 *m/z* 195 离子);③第Ⅱ类结构,首先丢失乙烯酮分子,然后发生与Ⅰ类结构相似的裂解。但是与第Ⅰ类结构不同的是不产生 4-氧-4H-吡喃-2-羧酸骨架离子;④第Ⅲ类结构,也同样丢失乙烯酮分子;但由于负电荷主要位于羧基上,从而在裂解过程中表现出与上述两类结构完全不同的特异性裂解反应;⑤第Ⅳ类结构,首先观察到丢失 CO_2 分子的裂解,并且也产生由羧基负电荷中心引发的糖基和苷元部分丢失等特异性裂解反应;另外,也出现了同时丢失两分子 GlcOH 末端糖的离子,并可以直接得到苷元离子以及具有 4-氧-4H-吡喃-2-羧酸骨架的特征性离子。

综合以上结果,(-)ESI-MS^n 谱可以提供一定的结构信息,其中一些特征性裂解反应可以证实分支糖链的末端糖基;反映出葡萄糖醛酸基中羧基的酯化类型以及 C-3′位羟基是否被酰化的差异;还可以得到苷元及其取代基的信息。因此,负离子检测模式和正离子模式的结果可以起到相互补充作用。但是负离子条件下检测灵敏度较低;而且提供的信息难以确

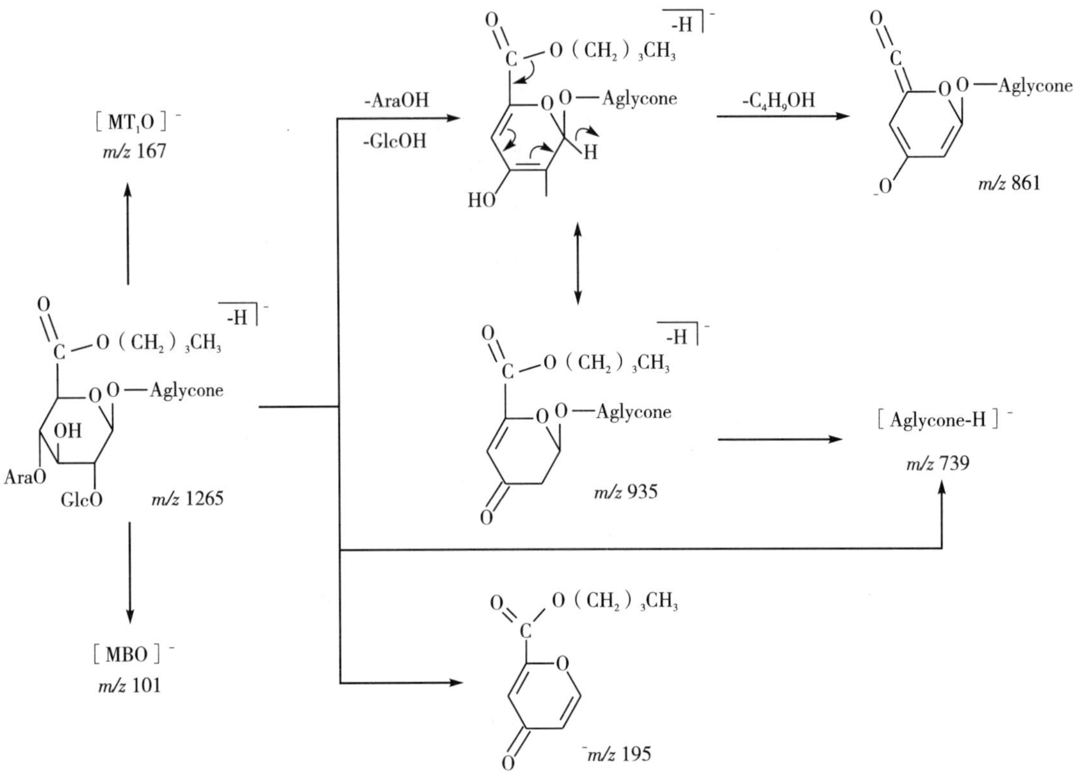

图 17-3-8 由（－）ESI-MS^n 谱获得的化合物 **1** 的主要裂解方式示意图

定各糖基的连接位置。

小结

总结正、负离子模式下（±）ESI-MS^n 谱的质谱行为及裂解规律表明，（＋）ESI-MS^n 条件下的检测灵敏度高且能提供更多的结构信息，尤其是糖链部分糖基连接顺序及连接位置的信息；由（－）ESI-MS^n 谱可以得到苷元上取代基以及葡萄糖醛酸基上羧基酯化类型的信息。因此，分析该类三萜皂苷化合物时，应以（＋）ESI-MS^n 谱为主要手段，而（－）ESI-MS^n 谱可以起到进一步验证或提供补充信息的作用。因此，将这两种质谱手段结合起来，可以更全面地掌握该类化合物的结构信息，从而可以为快速分析和鉴定天然药物粗提物中微量的同类三萜皂苷组分提供重要和有效的分析依据。

三、华山矾植物活性提取物中三萜皂苷类成分的 ESI-MS^n 及 LC-MS^n 谱分析

本课题组通过掌握葡萄糖醛酸及其衍生化的三萜皂苷类在（±）ESI-MS^n 谱中的裂解规律，并以此为主要分析依据，进一步利用直接进样的（±）ESI-MS、ESI-MS^n 和 LC-MS 及 LC-MS^n 等不同质谱分析方法相结合的手段，开展了华山矾植物的抗癌活性提取物中所含葡萄糖醛酸及其衍生化三萜皂苷类成分的分析。

在正、负离子检测模式下对活性提取物进行直接进样的（±）ESI-MS 谱测定，发现该混合物组分比较复杂。由于该类三萜皂苷的单体化合物在（＋）ESI-MS 条件下主要形成

[M+Na]$^+$离子，而在（-）ESI-MS 条件下生成［M-H］$^-$离子，因此结合（±）ESI-MS 谱结果和上述讨论，分析推测出混合物中可能存在的葡萄糖醛酸及其衍生化三萜皂苷类组分及其分子量，见表 17-3-1。

表 17-3-1　通过正负离子检测模式的 ESI-MS^n 和 LC-MS^n 谱分析获得的华山矾植物抗癌活性提取物中所含葡萄糖醛酸及其衍生化三萜皂苷类成分的分子量和主要子离子等信息

组分	[M+Na]$^+$ (m/z)	[M-H]$^-$ (m/z)	MW (Da)	主要产物离子	
				[M+Na]$^+$ (m/z)	[M-H]$^-$ (m/z)
1a(1b)	1161	1137	1138	993,539,407,377,317,245	807, 761, 639, 489,167
2a(2b)	1203	1179	1180	1035,581,521,449,419,389, 359,287	1137,807,761,639, 489,167
3	1243	1219	1220	1141, 1121, 1019, 567, 435, 405,345,245	889,815,693,195, 121,101
4a(4b)	1247	1223	1224	1187, 1079, 1019, 567, 435, 405,345,245	893, 819, 697, 195,167
5a(5b)	1269	1245	1246	1167, 1121, 1019, 567, 435, 405,345,245	915,841,719,195, 147,101
6a	1311	1287	1288	1209, 1163, 1061, 609, 477, 405,345,287	915,841,719,195, 147,101
6b	1311	1287	1288	1209, 1163, 1061, 609, 549, 477,447,417,387,315	1245,915,841,719, 147,101
7	1189	1165	1166	1021, 567, 507, 435, 405, 375,345	1123,793,761,639, 489,167
8	1227	1203	1204	1125, 1079, 525, 393, 363, 303,245	—
9	1285	—	1262	1183, 1163, 1061, 609, 549, 477,447,417,387	—

此外，直接进样的 ESI-MS 方法无法区分各种同分异构体组分，因此有必要对该混合物进行 LC-MS 谱分析，确定包括同分异构体在内的该类三萜皂苷组分。图 17-3-9 和图 17-3-10 是分别在正、负离子检测模式下由 LC-MS 谱测得的基本离子色谱图和几种相关成分的质量色谱图。

从图中可以看出，各成分的分离效果并不是很理想，这是由于混合物中该类三萜皂苷化合物的极性很接近，且它们的紫外吸收又很弱，因此不易摸索理想的 HPLC 分离条件，不过仍观察出该混合物中存在多种同分异构体组分。对比图 17-3-9 与图 17-3-10 可以看出，每个成分在正负离子模式下的 LC-（±）ESIMS 谱检测条件下，分别获得保留时间基本一致，且质量数相差 24D 的一对分子离子峰，则判断分别是［M+Na］$^+$和［M-H］$^-$离子。例如，成分 **3** 在正离子模式下测得 *m/z* 1243 离子，而在负离子检测中获得 *m/z* 1219 离子，两者质量

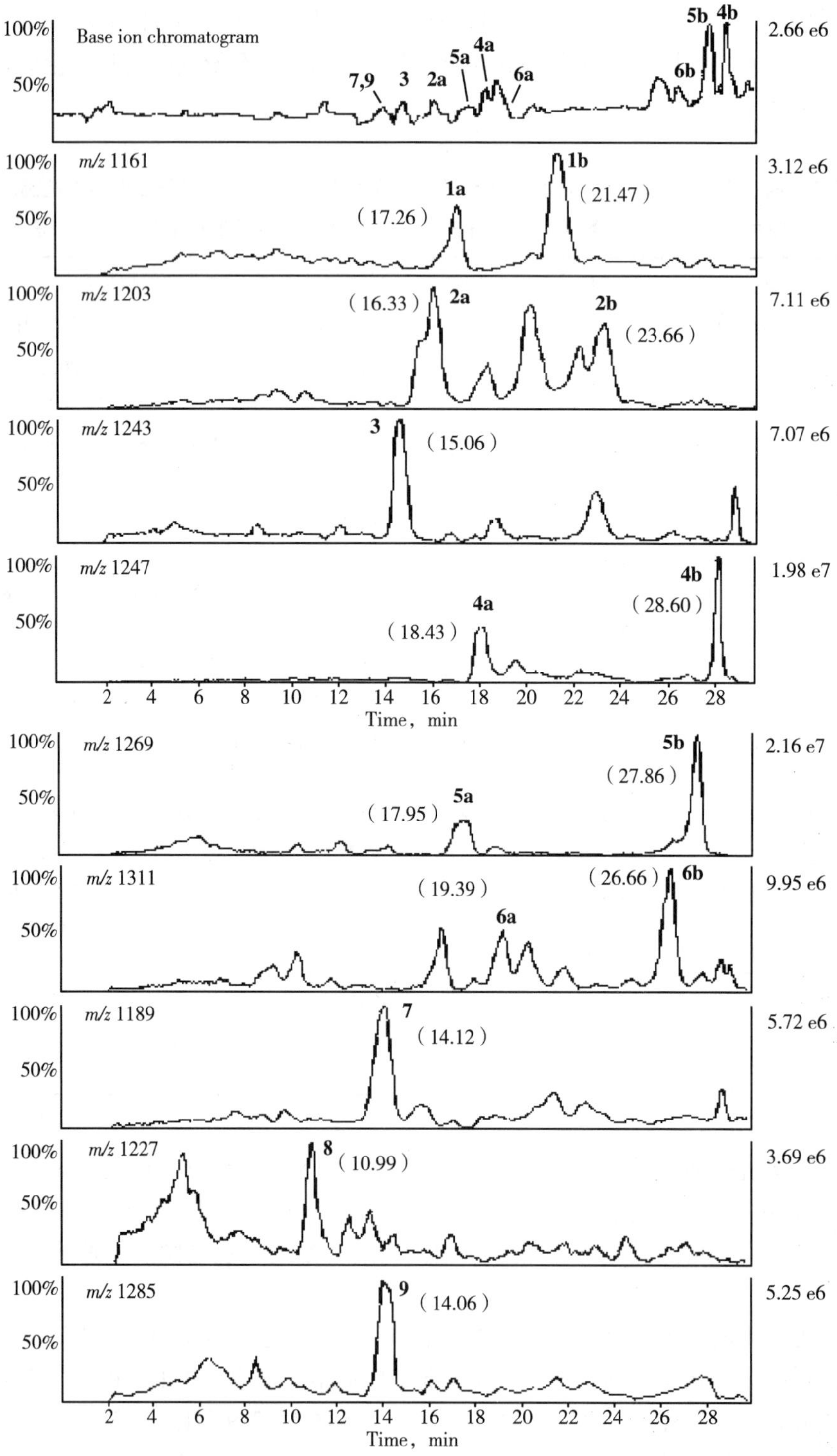

图 17-3-9　华山矾植物抗癌活性提取物在正离子检测模式下的 LC-MS 谱分析

包括基本离子色谱图以及 *m/z* 1161、1203、1243、1247、1269、1311、1189、1227 和 1285 等选择离子的质量色谱图（括号内为各成分的保留时间）。

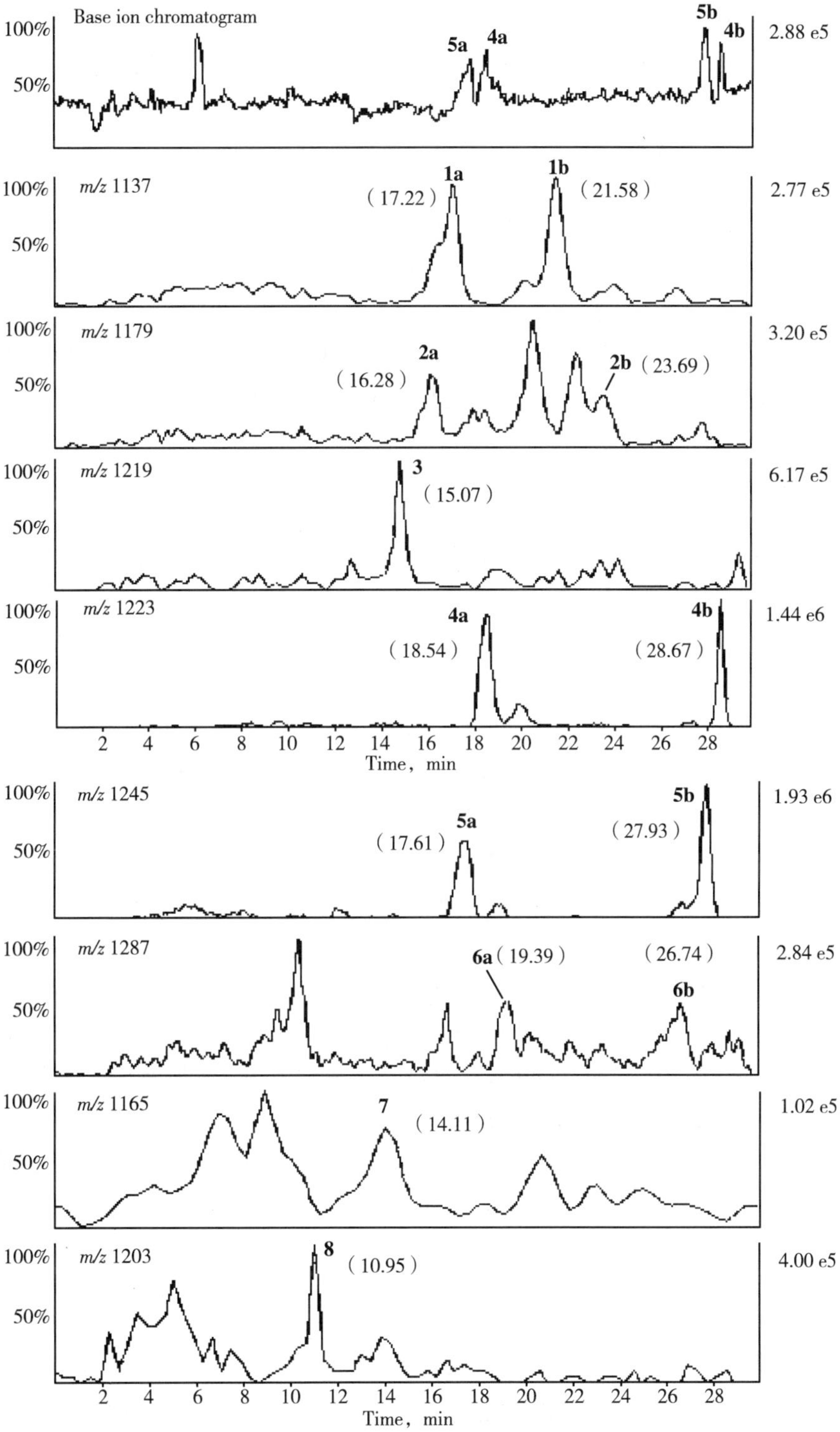

图 17-3-10　华山矾植物抗癌活性提取物在负离子检测模式下的 LC-MS 谱分析

包括基本离子色谱图以及 *m/z* 1137、1179、1219、1223、1245、1287、1165 和 1203 等选择离子的质量色谱图（括号内为各成分的保留时间）。

数相差 24D，保留时间也一致，因此，可以判断 *m/z* 1243 是 $[M+Na]^+$离子，而 *m/z* 1219 为 $[M-H]^-$离子，则成分 **3** 的分子量为 1220 D。其他组分的分析与此类似。综合直接进样的 ESI-MS 谱和 LC-MS 谱结果分析，发现该混合物中至少含有 17 个具有不同分子量的组分，判断出 14 个组分为葡萄糖醛酸及其衍生化的三萜皂苷类化合物。其中组分 **1**、**2**、**4**、**5** 和 **6** 等分别具有至少一对同分异构体，而成分 **9** 由于含量甚少，则在正离子条件下观察到比较弱的 m/z 1285 离子，但在负离子条件下没有较好的响应。

通过进一步考察混合物中 **1～9** 成分的 ESI-MS^n 和 LC-MS^n 谱，将二者结果结合起来分析，可获得互相补充的结构信息。各成分在正、负离子检测模式下测得的多级质谱结果见表 17-3-1。综合分析上述结果，并以单体化合物的质谱裂解规律为指导，分析推断出该混合物中所含的葡萄糖醛酸及其衍生化三萜皂苷类相关成分的可能结构（图 17-3-11）。以下以成分 **2a** 为例，阐述分析推导过程。

如图 17-3-9 和图 17-3-10 所示，从正、负离子模式的 LC-MS 谱中测得的 *m/z* 1203 和 *m/z* 1179 离子的质量色谱图中可以看出，本组色谱峰中含有数个同分异构体成分。已确认的成分为 **2a** 和 **2b**，它们的保留时间分别是 16.33 和 23.66min，且各自在正、负离子条件下基本一致。由 $[M+Na]^+$离子（*m/z* 1203）及 $[M-H]^-$离子（*m/z* 1179）可知，二者分子量为 1180D。

在成分 **2a** 的 $[M+Na]^+$离子（*m/z* 1203）的 MS^2 谱中（其数据见表 17-3-1），高质量区只观察到 *m/z* 1035 离子，其质量数与 *m/z* 1203 相差 168D，分析推断其苷元上可能只含有 MT 酰基（MT_1 或 MT_2）；低质量区出现 $C_{2\alpha}$糖链离子（*m/z* 581）及其裂解产生的几种产物离子，而没有产生 $B_{2\alpha}$离子和 $[苷元+Na]^+$的 $Y_{0\alpha}$离子，说明该成分属于葡萄糖醛酸的羧基被酯化的第Ⅱ类化合物。*m/z* 581 离子的 MS^3 谱表明，可以继续丢失 AcOH 得到 $[C_{2\alpha}\text{-}AcOH]^+$离子（*m/z* 521），这说明糖链部分存在乙酰基。*m/z* 581 离子还能发生糖苷键断裂，分别丢失 132 D 和 162 D 基团产生子离子 *m/z* 449 和 *m/z* 419，这表明该成分具有分支糖链且末端分别为 Ara 和 Glc 糖基。该结果还说明乙酰基位于葡萄糖醛酸基的内侧糖环上，且可能取代于 C-3′位置；另外，*m/z* 581 糖链离子裂解过程中没有产生交叉环离子，这也符合乙酰基位于 C-3′位的结构特征。*m/z* 449 离子继续裂解分别失去 AcOH 及 Glc 糖基得到 *m/z* 389 和 *m/z* 287；而 *m/z* 419 离子则分别失去 AcOH 及 Ara 糖基产生 *m/z* 359 和 *m/z* 287 离子。

另外，在负离子检测模式下测定了成分 2a 的（－）ESI-MS^n 谱。$[M-H]^-$离子（*m/z* 1179）首先丢失乙烯酮分子（42D），生成 *m/z* 1137 离子。随后 *m/z* 1137 离子同时丢失 AraOH 和 GlcOH 得到 *m/z* 807 离子。这些结果进一步证实成分 **2a** 中含有乙酰基，且分支糖链的末端分别为 Ara 和 Glc 糖基。*m/z* 1179 离子还直接产生苷元上取代酰基 MT 相对应的羧酸负离子 $[MTO]^-$（*m/z* 167）；由 $[M-H]^-$离子丢失全部糖链部分后得到苷元离子（*m/z* 639）。从 *m/z* 807 离子的 MS^3 谱中观察到丢失乙醇分子（46D）生成的 *m/z* 761 离子，证实了乙酯基团的存在。*m/z* 807 离子还可以丢失剩余的内侧糖基部分（168D）得到苷元离子（*m/z* 639）；同时观察到可以表征该类苷元 C-22 位结构及相应取代酰基的特征性离子 *m/z* 489，表明成分 2a 可能含有与化合物 4 相似的苷元结构及其取代酰基。

综上所述，成分 **2a** 的裂解特征与化合物 **5** 非常相近，因此该成分属于第Ⅱ类结构类型的化合物，即葡萄糖醛酸的羧基被酯化，同时其 C-3′位羟基被乙酰化。通过以上结构信息及分析，并结合华山矾植物中该类成分的生源特点，推导出成分 2a 的可能结构，见图 17-3-11。

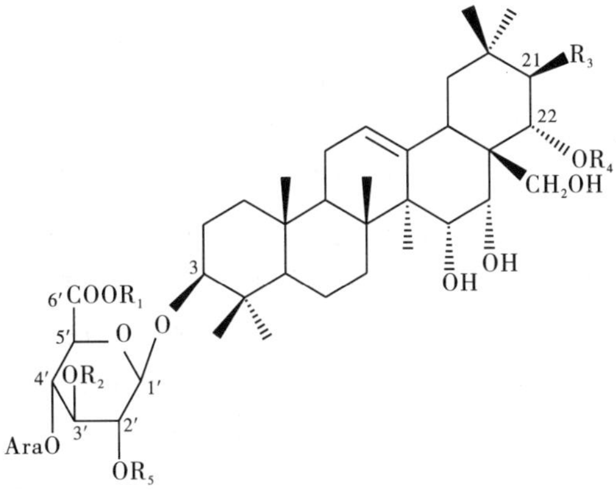

成分	R_1	R_2	R_3	R_4	R_5
1a（1b）	C_2H_5	H	H	MT	Glc
2a	C_2H_5	Ac	H	MT	Glc
2b	C_2H_5	H	H	MT	Glc-Ac
3	butyl	H	O-benzoyl	MB	Glc
4a（4b）	butyl	H	OMT	Ac	Glc
5a	butyl	H	$OCIN_2$	MB	Glc
5b	butyl	H	$OCIN_1$	MB	Glc
6a	butyl	H	OCIN	MB	Glc-Ac
6b	butyl	Ac	OCIN	MB	Glc
7	CH_3	Ac	H	MT	Glc
8	CH_3	H	OCIN	MB	Glc
9	butyl	Ac	O-benzoyl	MB	Glc

注：CIN：（E）-cinnamoyl（CIN_1），（Z）-cinnamoyl（CIN_2）；MT：3, 7-dimethyl-2, 6-octadienoyl

图 17-3-11　从华山矾植物抗癌活性提取物中分析推断出的三萜皂苷类成分的可能结构

小结

根据上述方法获得的大量结构信息以及相关的植物成分生源特征，共分析推断出 2 个混合物中 28 个三萜皂苷类成分的可能结构，其中除了两个成分是已分离得到的该类单体皂苷之外，其他成分均为新化合物，其中包括多种同分异构体。通过本项研究，建立了适合于华山矾植物中三萜皂苷类成分分子鉴别的高效、快速的质谱分析方法。值得指出的是在 HPLC 的分离效果不很理想，或者 LC-MS 灵敏度不高的情况下，MS/MS 方法发挥了很大作用。一般皂苷类化合物具有极性大、不稳定、难挥发等特点，传统的分离纯化方法很难得到大量的皂苷类化合物，尤其是粗提物中的微量组分；并且它们的结构比较复杂，糖链部分的结构分析是难点问题。因此，本分析方法的建立对于皂苷类成分的快速分析鉴定，特别是糖链部分的分析确定具有重要的应用价值。

四、结束语

根据不同结构类型天然产物的特点和性质，首先需要合理选用电离方式，包括正、负离子检测模式的离子化效果以及离子化部位的探讨。在此基础上重点运用 MS/MS 方法，深入、细致地研究同类化合物的特征裂解反应，尤其是质谱裂解方式及其与结构特征之间的相关性等内容，从而可以了解和掌握它们的特征裂解和结构上细微差别带来的质谱行为差异或变化规律。这些结果为分析鉴别中草药物质基础或天然产物混合物中微量成分的结构提供重要的依据。这种由结构差异导致的裂解方式的特征多样性可作为未知化合物结构的有力手段。

因此，根据天然产物成分性质以及已获得的同类结构类型化合物的质谱信息，并结合 UV 谱特征，采用 ESI-MS/MS、LC-MS/MS 等不同分析手段相结合，开展天然产物活性提取物中与单体化合物具有相同结构类型的微量成分结构分析。通过上述分析思路可获得大量有效的结构信息，甚至可以分析推测出新化合物的可能结构；必要时还可结合 HRMS、LC-NMR、nano ^{1}H NMR 等手段对于部分新成分进行结构确证。上述“互补性”分析思路的核心目的是使复杂的天然产物混合物体系，通过合理运用并充分发挥多种不同质谱分析手段，尽力将其分析途径简化、高效化，达到微量活性成分的快速分析。这种将单体化合物在质谱行为中表现出的“个体差异”，有效地应用于混合物同类成分的“共性分析”中，来开展药用植物微量（含未知）成分分析的分析方法，对中草药物质基础、天然产物活性成分或先导物的快速分析及发现提供了新的研究思路和良好的应用价值。

（再帕尔·阿不力孜）

参 考 文 献

1. Busch KL, Glish GL, McLuckey SA. Mass spectrometry/mass Spectrometry: Techniques and applications of tandem mass spectrometry. VCH, New York, 1998
2. 项赟，李立军，再帕尔·阿不力孜. 液相色谱-质谱联用方法在药用植物成分分析中的作用. 药学学报，2002，37（5）:389－395
3. Ping Geng, R-P Zhang, Haji Akber, et al. Fast profiling of the integral metabolism of flavonols in the active fraction of *Gossypium herbaceam* L. using liquid chromatography/multi-stage tandem mass spectrometry. Rapid Commun Mass Spectrom, 2007, 21:1877－1888
4. Bin Li, Zeper Abliz, G-M Fu, et al. Characteristic fragmentation behavior of some glucuronide-type triterpenoid saponins using electrospray ionization tandem mass spectrometry. Rapid Commun Mass Spectrom, 2005, 19:381－390
5. Bin Li, Zeper Abliz, M-J Tang, et al. Rapid structural characterization of triterpenoid saponins in crude extract from *Symplocos chinensis* using liquid chromatography combined with electrospray ionization tandem mass spectrometry. J Chromatogr A, 2006, 1101:53－62

第四节　华山矾中抗肿瘤活性成分的药理学研究

一、华山矾中三萜和三萜皂苷的体外抗肿瘤活性研究

实验方法：将细胞培养在含 10% 小牛血清的 RPMI 1640 培养基中，内含青霉素 100U/ml，链霉素 100μg/ml，于 37℃，5% CO_2 培养箱中传代培养。

0.3% 胰酶 0.6ml 消化贴壁的肿瘤细胞，含 10% 小牛血清的 RPMI 1640 培养液配制细胞悬液。于 96 孔培养板内每孔接种 100μl（含 1500 个肿瘤细胞），37℃培养 24 小时。给药组加入含有不同浓度药物，每药设 3～5 个剂量组，每组设 3 个平行孔。对照组加入与药等体积的溶剂。置 37℃、5% CO_2 孵育箱中培养 4 天后弃去培养液，每孔加入 200μl 0.2% MTT 溶液（RPMI 1640 配制）。37℃继续孵育 4 小时，弃去上清，每孔加入 DMSO 200μl 溶解 Formazan 颗粒，轻度振荡后，用酶标仪，在参考波长 450nm、检测波长 570nm 条件下测定光密度值（OD）。

结果计算：以溶剂对照处理的肿瘤细胞为对照组，求药物对肿瘤细胞的抑制率。

$$\text{肿瘤细胞抑制率} = \frac{\text{对照组平均 OD 值} - \text{给药组平均 OD 值}}{\text{对照组平均 OD 值}} \times 100\%$$

以药物的不同浓度及对细胞的抑制率作图可得到剂量反应曲线，从中求出药物的半数抑制浓度（IC_{50}）。

判断标准：以 $IC_{50} > 10\mu mol/L$ 为无效；以 $10\mu mol/L > IC_{50} > 1\mu mol/L$ 为弱效；以 $1\mu mol/L > IC_{50} > 0.1\mu mol/L$ 为中效；以 $IC_{50} < 0.1\mu mol/L$ 为强效。

（一）华山矾中三萜类化合物抗肿瘤活性筛选结果

通过对人源和小鼠来源的 5 种肿瘤细胞进行抗肿瘤活性筛选，结果表明从乙酸乙酯部位活性组分 Fr. 5 中分离得到的化合物 2β，3β，19α，24-tetrahydroxy-23-nor-urs-12-en-28-oic acid（2）具有显著的抗肿瘤活性，结果见表 17-4-1。

表 17-4-1　化合物 2 的抗肿瘤活性筛选结果

	KB	Ketr-3	BGC-823	B16	B16-BL6
IC_{50}（μg/ml）	0.581	0.172	0.014	0.033	0.130
IC_{50}（μM）	1.2	0.35	0.029	0.068	0.26

KB：人口腔上皮癌细胞；Ketr-3：人肾癌细胞；BGC-823：人胃癌细胞；B16 小鼠黑色素瘤细胞；B16-BL6：小鼠黑色素瘤高转移细胞

（二）华山矾中三萜皂苷抗肿瘤活性筛选结果

通过活性追踪的方法，从华山矾活性组分中分离得到 23 个三萜皂苷，进一步对单体化合物筛选发现高度氧化的、结构新颖的三萜皂苷具有明显的抑制肿瘤细胞生长的活性，结果如表 17-4-2 所示。

表 17-4-2 华山矾皂苷 A～S，X 和 Y（9～27，7 和 8）和 7 个皂苷衍生物的抗肿瘤活性筛选结果（IC_{50}，μmol/L）

单体化合物	HCT-8	Bel-7402	BGC-823	A549	A2780
symplocososide A（**9**）	2.86	—	7.29	—	—
symplocososide B（**10**）	—	—	—	—	—
symplocososide C（**11**）	2.86	1.52	7.29	>10.00	1.28
symplocososide D（**12**）	>10.00	1.89	>10.00	>10.00	1.74
皂苷衍生物 **12a**	>10.00	>10.00	>10.00	>10.00	>10.00
symplocososide E（**13**）	>10.00	1.70	>10.00	>10.00	1.68
symplocososide F（**14**）	4.04	>10.00	>10.00	>10.00	>10.00
symplocososide G（**15**）	2.00	1.78	1.91	2.12	1.44
皂苷衍生物 **15a**	>10.00	>10.00	>10.00	>10.00	>10.00
symplocososide H（**16**）	2.10	2.61	2.46	2.72	1.42
symplocososide I（**17**）	1.65	2.65	>10.00	>10.00	3.20
皂苷衍生物 **17b**	>10.00	>10.00	>10.00	>10.00	>10.00
symplocososide J（**18**）	2.07	1.69	1.84	3.02	1.44
symplocososide K（**19**）	2.40	5.09	>10.00	4.04	0.81
symplocososide L（**20**）	1.69	2.71	>10.00	>10.00	2.39
皂苷衍生物 **20a**	>10.00	>10.00	>10.00	>10.00	>10.00
皂苷衍生物 **20b**	>10.00	>10.00	>10.00	>10.00	>10.00
symplocososide M（**21**）	2.66	3.76	>10.00	>10.00	2.26
symplocososide N（**22**）	1.83	1.70	>10.00	>10.00	3.19
symplocososide O（**23**）	1.70	2.35	>10.00	>10.00	>10.00
皂苷衍生物 **23a**	>10.00	>10.00	>10.00	>10.00	>10.00
皂苷衍生物 **23b**	>10.00	>10.00	>10.00	>10.00	>10.00
symplocososide P（**24**）	>10.00	>10.00	>10.00	>10.00	3.34
symplocososide Q（**25**）	>10.00	>10.00	>10.00	>10.00	5.46
symplocososide R（**26**）	4.41	4.10	>10.00	>10.00	1.92
symplocososide S（**27**）	>10.00	>10.00	>10.00	>10.00	1.91
symplocososide X（**7**）	1.72	1.76	>10.00	2.06	1.59
symplocososide Y（**8**）	>10.00	>10.00	>10.00	>10.00	3.40
Adriamycin[a]	0.79	1	1.04	0.16	0.10

A2780：人卵巢癌细胞；Bel-7402：人肝癌细胞；BGC-823：人胃癌细胞；HCT-8：人结肠癌细胞；A549：人肺腺癌细胞；>10 表示没有活性；—表示未测；[a] Adriamycin 为阳性对照药

二、华山矾乙醇提取物正丁醇部位总皂苷体内、体外抗肿瘤活性研究

（一）华山矾总皂苷样品的制备

取华山矾正丁醇萃取物 25.0g，用 400 ml 水溶解，吸附于 600g 大孔树脂上，先用水冲洗，至水洗脱液的 Molish 反应为阴性，再用 95% 乙醇冲洗。洗脱后的乙醇液合并，减压蒸干，得到 10.5g 总皂苷。

（二）华山矾总皂苷体外抗肿瘤活性筛选结果

见表 17-4-3。

表 17-4-3　华山矾总皂苷体外抗肿瘤活性筛选结果

样品	IC_{50}（μg/ml）				
	HCT-8	BGC-823	A549	Bel-7402	HT-29
华山矾总皂苷	>50	>50	>50	>50	>50

（三）华山矾总皂苷体内对小鼠肝癌 H22 和小鼠黑色素瘤 B16 生长抑制作用结果

见表 17-4-4，表 17-4-5。

17-4-4　华山矾总皂苷对小鼠肝癌 H22 的生长抑制作用

	剂量（mg/kg×d）	动物数（开始/结束）	体重（开始/结束，g）	瘤重（g）	抑制率（%）
对照		10/10	23.0±1.9/28.5±1.3	2.35±0.38	
CTX	150×1	10/10	22.3±1.8/24.1±2.1	0.42±0.11*	82.1
华山矾总皂苷	250×8	8/8	22.6±2.1/25.8±4.5	1.70±0.48*	27.6
	500×8	8/8	23.4±1.9/27.0±4.4	1.53±0.26*	34.8
	1000×8	8/7	23.6±1.8/28.9±2.9	1.36±0.55*	42.1

* $P<0.05$，与对照组相比

表 17-4-5 华山矾总皂苷对小鼠黑色素瘤 B16 的生长抑制作用

	剂量 mg/kg×d	动物数（开始/结束）	体重（开始/结束，g）	瘤重（g）	抑制率（%）
对照		8/8	19.6±1.1/24.2±1.3	2.12±0.50	
CTX	100×1	8/8	20.5±2.1/18.9±1.1	0.41±0.09*	80.7
华山矾总皂苷	125×14	8/8	20.1±1.1/19.3±3.0	1.40±0.92	33.6
	250×14	8/5	20.0±1.1/20.2±3.0	1.43±0.23*	32.4
	500×14	8/5	19.6±1.3/20.2±4.1	1.03±0.34*	51.4

* $P<0.05$，与对照组比较

结果表明：华山矾正丁醇萃取物总皂苷粗品经大孔树脂纯化后得到的华山矾总皂苷，在体外对人结肠癌细胞 HCT-8、HT-29、人胃癌细胞 BGC-823、人肺腺癌细胞 A549 和人肝癌细胞 Bel7420 未见生长抑制作用（见表 17-4-3）。然而，华山矾正丁醇萃取物总皂苷粗品经硅胶柱色谱分离得到的各皂苷组分 Fr7～14，在体外对人结肠癌细胞 HCT-8 和 HT-29（人结肠癌细胞）、人肝癌细胞 Bel7420、人卵巢癌细胞 A2780、人肺腺癌细胞 A549、人乳腺癌细胞 MCF-7、人口腔上皮癌细胞 KB、人肾癌细胞 Ketr3 和小鼠黑色素瘤高转移细胞株 B16BL6 的生长均具有明显的抑制作用，但无明显差别，IC_{50} 在 6～41μg/ml 之间，其中对人肾癌细胞的生长抑制作用为最强（表 17-2-3）。在体内，口服剂量为 125～1000mg/kg 时，对小鼠肝癌 H22 和小鼠黑色素瘤 B16 的生长均呈一定的抑制作用，且具有较好的剂量效应关系，以对黑色素瘤敏感。提示华山矾总皂苷无论在体内、体外均具有一定的抗肿瘤作用，其敏感瘤株为肾癌和黑色素瘤。

（陈晓光）

参 考 文 献

1. Li Xihao, Shen Diandian, Li Nan, et al. Bioactive triterpenoids from *Symplocos chinensis*. Journal of Asian Natural Products Research, 2003, 5 (1): 49－56
2. Tang Meijun, Shen Diandian, Hu Youcai, et al. Cytotoxic triterpenoid saponins from symplocos chinensis. J Nat Prod, 2004, 67: 1969－1974
3. Fu Guangmiao, Wang Yinghong, Gao Song, et al. Five new cytotoxic triterpenoid saponins from the roots of *Symplocos chinensis*. Planta Medica, 2005, 71 (7): 666－672
4. Fu Guangmiao, Liu Yue, Yu, Shishan, et al. Cytotoxic oxygenated triterpenoid saponins from symplocos chinensis. J Nat Prod, 2006, 69: 1680－1686

第十八章　红豆杉及紫杉烷类化合物研究的新进展

概　述

紫杉醇是一种新类型的抗肿瘤药，被誉为20世纪90年代国际上抗肿瘤药三大成就之一，美国FDA于1992年12月正式批准紫杉醇可用于治疗转移性卵巢癌和乳腺癌。我所在植化室方起程教授与药理室韩锐教授的领导下，于1984年启动了对红豆杉及有效成分紫杉醇的抗肿瘤作用的研究。经过十余年的努力，所研究和开发的紫杉醇和紫杉醇注射液于1995年9月获得新药证书［（95）卫药证字X-225号、（95）卫药证字X-226号］，商品名为“紫素”。

尽管如此，关于紫杉醇的研究在世界范围内依然存在着两大问题：一是紫杉醇的资源问题，二是紫杉醇在临床使用过程中产生的耐药性问题。针对这两个问题，在国家自然科学基金、北京市自然科学基金等项目的资助下，我所植化室、生物合成室、药化合成室以及药理室进行了较为系统的研究工作，取得了一些进展。

针对紫杉醇的资源问题，本所从加拿大引种了紫杉醇高含量的红豆杉品种——曼地亚红豆杉希克沙品系。它是一种灌木，生长快，4~5年生的叶子中紫杉醇含量即可达到4/万左右，高于野生红豆杉乔木树皮中紫杉醇含量的1倍。经过12年来在各林场的努力下，曼地亚红豆杉已扩大种植很大面积。这在一定程度上解决了紫杉醇的资源问题。其次，本所生物合成室开展了红豆杉细胞培养生产紫杉烷类化学成分的研究工作，尽管这些红豆杉培养细胞中紫杉醇的含量低，尚不能工业化生产，但经过研究，发现了能高效生产一类C-14位连有含氧取代基团的新型紫杉烷类化合物的细胞株，含量可达干重的3%~4%，生产能力十分稳定，这些化合物可通过结构改造成为具有药理活性的先导化合物。本所生物合成室还进行了紫杉醇生物合成关键酶基因克隆及外源表达的研究，如克隆了紫杉二烯合酶基因并进行了基因的原核与真核微生物（大肠杆菌与酵母）表达，得到了目标产物紫杉二烯，这为通过非红豆杉植物生产紫杉醇或其他活性紫杉烷类化合物奠定了一定的基础。另外，针对紫杉醇的工业化分离纯化过程中大量的副产物如7-木糖-10-去乙酰紫杉醇的再利用问题，我们通过对生长在红豆杉树木周围土壤中微生物的大量筛选，获得了能够选择性地水解7-木糖基团的微生物，应用于副产物的处理可以得到10-去乙酰紫杉醇，该工作已申请了1项发明专利。微生物转化产物10-去乙酰紫杉醇可作为合成紫杉醇或其他活性紫杉烷类药物的原料，该方法能较好地克服化学方法选择性差、副产物多的不足，且环境友好，充分利用了紫杉醇资源。

肿瘤细胞多药耐药（multi-drug Resistance，MDR）是导致肿瘤化疗药物反应性降低、肿瘤复发的主要原因之一，据美国癌症协会估计：90%以上的肿瘤患者的死亡在不同程度上与肿瘤细胞耐药性的产生有关，因此如何克服肿瘤的多药耐药性是当今肿瘤治疗研究领域的热点与难点。针对这一难题，一方面可研发抗耐药的抗肿瘤药物，这些药物不仅需要对敏感肿瘤细胞敏感而且对耐药肿瘤细胞同样敏感，从而杀死耐药肿瘤细胞起到治疗的效果；另一方面，可研发肿瘤多药耐药逆转剂（或称调节剂、增敏剂），通过将这些药物与抗肿瘤药物联合使用，可恢复抗肿瘤药物对耐药肿瘤细胞的敏感性，从而杀死耐药肿瘤细胞起到治疗的效果。基于上述两方面的考虑，我所开展了抗多药耐药的紫杉烷类肿瘤药物及多药耐药逆转剂的研究，取得了一定的成果。

在紫杉烷类抗多药耐药肿瘤药物研究中，从 C-2 位置的结构改造出发，研究了紫杉烷类似物的构效关系及与微管蛋白的结合模式，进一步结合 C-7、10 位的改造，以及不同类型的 C-13 位侧链，制备了一系列 C-2 修饰的紫杉烷衍生物，并定性和定量地研究了它们与微管蛋白的作用及构效关系。其中部分衍生物显示出对药物敏感细胞和 P 糖蛋白（P-gp）过度表达或 β-微管蛋白突变机制引起的耐药细胞的良好活性，此后在进一步的动物实验中得到了验证，并申请了 1 项发明专利。不仅如此，我们通过生物合成室、药化合成室与药理室的多学科配合，以红豆杉培养细胞产生的新型紫杉烷类化合物为原料，通过生物转化与化学转化相结合的方法，设计合成了多种结构类型的紫杉烷类衍生物，并经体外、体内肿瘤细胞耐药逆转活性评价，初步总结了其构效关系，探讨了药理作用机制，明确了化合物 NBP14 和 Syl611 药理作用的主要靶点是多药耐药细胞株高表达的起“药泵”作用的膜转运蛋白 P-gp 和 MRP-1。NBP14 和 Syl611，不仅能抑制这些基因的表达，同时也通过与抗肿瘤药物竞争膜转运蛋白上的药物结合位点而抑制 P-gp 及 MRP-1 对抗肿瘤药物的作用，如对紫杉醇、长春新碱等药物的外排功能，从而逆转了多药耐药细胞株对相应的抗肿瘤药物的耐药性。该部分工作已申请了 2 项发明专利。NBP14 和 Syl611 是全新结构的紫杉烷类化合物，作为新型肿瘤多药耐药逆转剂，具有细胞毒性小，逆转作用强的特点，结合其来源丰富，成本较低等优势，具有良好的研究和开发前景。

（戴均贵）

第一节　曼地亚红豆杉的引种栽培及其茎叶中化学成分的研究

紫杉醇是一种新类型的抗肿瘤药，被誉为 20 世纪 90 年代国际上抗肿瘤药三大成就之一。紫杉醇最早是从太平洋红豆杉（*Taxus brevifolia*）的树皮中分离出来的。由于这种乔木生长缓慢，树皮中紫杉醇含量又低（约 2/万），平均需要用 3 棵生长 70 ~ 80 年大树的树皮才能提取分离出够治疗一个病人使用的紫杉醇。为了保护野生红豆杉，美国早在 1992 年初，即在 FDA 于 1992 年 12 月正式批准紫杉醇可用于治疗转移性卵巢癌和乳腺癌之前，就已颁布法令，严禁砍伐野生红豆杉，凡砍伐一棵野生红豆杉，罚款一万美金。因此，紫杉醇的生产原料来源和保护野生红豆杉资源形成了尖锐矛盾。1993 年 5 月我国云南省林业部门根据举报，发现在昆明市有几家公司（包括外资公司）非法大批收购野生云南红豆杉树皮，造成云南省一些地区乱砍滥伐野生红豆杉或被扒去树皮。当地林业部门依法采取没收树皮和罚款等措施，及时制止了这股歪风，1994 年 11 月 1 日林业部又发出“关于严厉查处非法砍伐、破坏红豆杉等国家一级珍稀保护树木的通知（林公治［1994］71号）”。

本所研究和开发的紫杉醇和紫杉醇注射液项目是1995年9月获得新药证书［（95）卫药证字X-225号、（95）卫药证字X-226号］。根据当时的情况，我们与林业部中林食品药材开发公司合作，到该公司下属的药厂帮助建立紫杉醇生产车间，利用没收的红豆杉树皮生产紫杉醇。暂时解决医院用紫杉醇治疗肿瘤病人的需求。但是这只是权宜之计，必须从根本上解决紫杉醇来源问题，这也是当时世界上研究的热点，归纳起来大概有以下5种途径：

1. 人工栽培生长快，紫杉醇含量高的红豆杉，从其枝叶中提取分离紫杉醇。

2. 从富含紫杉醇前体化合物如巴卡亭Ⅲ，10-去乙酰巴卡亭Ⅲ（baccatin Ⅲ，10-deacetylbaccatin Ⅲ）的欧洲红豆杉（*Taxus baccata* L.）枝叶中提取分离这些前体化合物，进行紫杉醇和多西紫杉醇（taxotere，docetaxel）的半合成，美国Bristol-Myers Squibb公司和法国Sanofi-Aventis公司就是用这种方法分别生产紫杉醇和多西紫杉醇。

3. 全合成途径：1994年1995年美国先后有4个研究组采用不同路线各自独立地完成紫杉醇的全合成，但这些全合成路线均太复杂，成本昂贵，从经济上衡量不适用于生产。

4. 采用组织培养和细胞培养途径，国内外有不少机构开展这方面的研究，据报道国外已有个别公司试图用这种途径生产紫杉醇，但投资较大，其生产成本又如何，有待进一步评估。

5. 红豆杉树皮中能产生紫杉醇的内生菌的选育和发酵培养：到目前为止其研究和开发尚未取得实质性进展。

从以上所述，结合我国实际情况，采用人工栽培紫杉醇含量高，生长快的红豆杉作为生产紫杉醇的来源应是比较合适的。不仅可以发展林业，增加农民收入，为紫杉醇提供可持续生产的原料，并从根本上杜绝乱砍滥伐野生红豆杉，保护天然资源和生态环境。

1995年11月我们曾访问了位于加拿大温哥华的植物原药物公司（TPL Phytogen Inc.），这是一家华人Foo氏兄弟经营的公司，会谈气氛热诚友好，我们获赠二万棵曼地亚红豆杉希克沙品系（*Taxus media* Hicksii）的种苗。据介绍：曼地亚红豆杉希克沙品系是一种灌木，生长快，4～5年生的叶子中紫杉醇含量即可达到4/万左右，高于野生红豆杉乔木树皮中紫杉醇含量的1倍。很快这批曼地亚红豆杉种苗于1996年4月运到上海港，在林业部的支持下分别引种栽培在四川省北川林场和洪雅林场。以后又陆续引种到广西、浙江、辽宁等省区的林场以及四川省其他林场。经过12年来在各林场的努力下，曼地亚红豆杉已扩大种植很大面积。仅以广西桂林市晖昂生化药业有限责任公司所属资源县越城岭林区一地计算，该林场从2001年开始引种栽培曼地亚红豆杉，现已扩大栽种3750亩，种植了325多万棵曼地亚红豆杉，2008和2009两年已到大批叶子采集期（图18-1-1）。

在这一段时间里，围绕着曼地亚红豆杉我们除了接受记者采访、在有关会议和报刊杂志上宣传种植曼地亚红豆杉的经济价值和社会意义外，主要编写了“曼地亚红豆杉的栽培技术”提供有关林场和种植单位参考，并进行了曼地亚红豆杉叶子的化学成分研究。

一、曼地亚红豆杉的栽培技术

曼地亚红豆杉（*Taxus media*）是美国于1918年发现的一个天然杂交种，其母本为东北红豆杉（*T. Cuspidata* Sied. Et Zucc），父本为欧洲红豆杉（*T. baccata* L.）。在美国、加拿大种植已有80多年的历史。经过人工杂交培育出60多个曼地亚红豆杉品系，如*Taxus media*

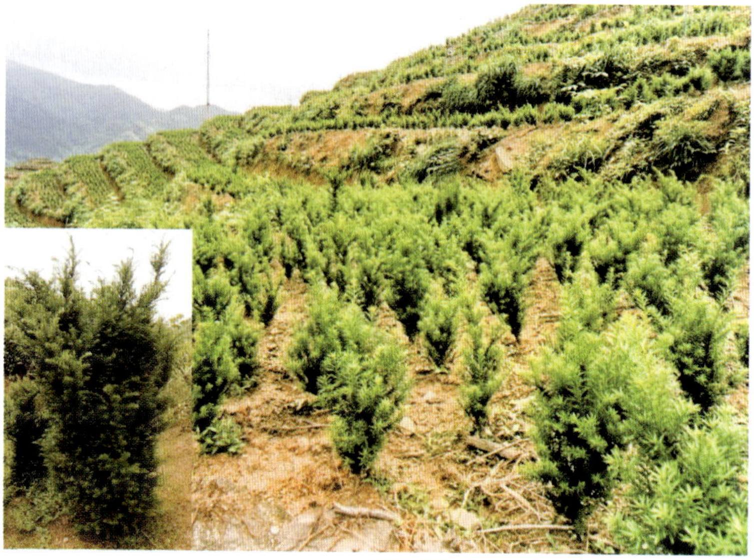

图 18-1-1 广西桂林市晖昂生化药业有限责任公司所属资源县越城岭林区栽培的曼地亚红豆杉希克沙品系

"Andorra", *Taxus media* "Anthony Wayne", *Taxus media* "Broad Beauty", *Taxus media* "Coleana", *Taxus media* "Costich", *Taxus media* "Drulia", *Taxus media* "Everlow", *Taxus media* "Flushing", *Taxus media* "Green Candle", *Taxus media* "Hatfieldii", *Taxus media* "Hicksii", *Taxus media* "Hill", *Taxus media* "Moon", *Taxus media* "Pilaris", *Taxus media* "Robusta", *Taxus media* "Stovekenii" 等，它们形态各异，四季常青，通过人工修剪可培植成伞形、圆形、塔形等多种形状，也可以栽种成红豆杉树篱，秋天将结出鲜艳的红色小铃铛状果实和翠绿的枝叶相映，形成一美丽的景观，可广泛栽种于庭院、住宅小区、公园、绿化地、道路、博物馆及展览馆等公共场所，是一种绿化、美化环境的高雅的观赏树种。以紫杉醇含量高、生长快作为衡量标准，曼地亚红豆杉希克沙品系（*Taxus media* "Hicksii"）是一较好的品种，生长 4~5 年其枝叶中的紫杉醇含量可达 0.03~0.04%，是美国联邦政府食品药品管理局（FDA）批准可以用作提取紫杉醇的红豆杉品种之一。它是目前美国、加拿大等国家人工栽培数量最多的品种。它的主要生物学特性、生态学特性及栽培技术如下。

（一）生物学特性和生态学特性

1. 生物学特性 灌木形、枝叶茂盛、萌发力强；主根不明显，侧根发达；无性繁殖容易，寿命长；生长快，为我国红豆杉生长速度的 3 倍，4~5 年生的树木即可采收枝叶提取紫杉醇，含量为 0.03%~0.04%。

2. 生态学特性 适应性强，可在多种气候和土壤条件下良好地生长，但以在生长季节长、气候温和、空气湿度较大的沿海地带生长最佳。曼地亚红豆杉是耐荫树种，可在光照条件较差或无光照的条件下较好生长。最适宜生长温度为 -10~30℃，1 月份日平均气温 0~5℃，7 月份日平均气温 16~20℃，冬季气温在 -20℃以下，曼地亚红豆杉仍能安全越冬。

年降水量以 900 ~ 1800mm 为宜，最好种植在排水良好的砂质土壤里，土壤以微酸性（pH 5.8 ~ 6.5）为好。海拔在 10 ~ 300m 均可生长。

（二）扦插繁殖技术

曼地亚红豆杉的扦插繁殖，分为软枝扦插和硬枝扦插两种。其中软枝扦插由于插条较容易取得，且适宜大量繁殖，因此美国和加拿大的一些苗圃多以软枝扦插为主，硬枝扦插比例较少。

1. 插条的选择、剪取、处理和扦插

（1）插条的选择　要选择健壮植株上的一年生半木质化、无机械损伤、未受到病虫危害和冻害的枝条。

（2）采集插条时间和数量　插条的采集时间主要根据当地气候条件而定。如加拿大温哥华地区，采集插条一般在降霜 2 ~ 4 次后，约在 11 月下旬至 12 月初进行；而美国的密歇根州扎兰卡苗圃（ZELENKA Nursery，Inc.），采集插条的时间在每年的 10 月底至 11 月初。原则上必须在采枝母树完全进入休眠状态（深休眠）采集，以使采集的枝条顶端部分具有生根能力和免除微生物伤害，并防止受热和脱水。扎兰卡苗圃还采取对插条放置 5℃ 条件下 4 ~ 6 周再进行扦插，以使插条从完全休眠状态苏醒过来。

一般情况下，每年可从 3 年生、4 年生、5 年生的苗木上采集 10 ~ 15cm 扦插条分别为 3 ~ 6 根、6 ~ 10 根、10 ~ 20 根。

（3）插条的修剪　每根穗条应剪去顶部和基部太嫩和过老的部分。插条的长度以 10 ~ 15cm 为宜。插条的上下剪口以剪平为宜（美国和加拿大多采取此法），有的剪成斜口（马蹄形）。插条下部（插入土壤部分）去掉 1/3 叶子（温哥华）或不去叶子（美国扎兰卡）。

（4）插条的处理　先将插条基部浸泡在 700 ~ 1000 倍的甲霜灵（Metalaxyl）中消毒，然后在 2000 ~ 5000ppm 吲哚丁酸（IBA）的浓溶液中浸蘸 3 ~ 10 秒钟。加拿大、美国的苗圃还使用生根粉等生长刺激物质，促其生根。但以吲哚丁酸效果最好。

（5）扦插　将处理好的插条，按 3 ~ 4cm 的行中，1.5 ~ 2cm 的株距，直插入土壤中，其深度为 5cm 左右，时间以 11 ~ 12 月份为宜。

2. 温室的设置及管理

（1）美国和加拿大曼地亚红豆杉的软枝扦插育苗是在自动控温、湿和光照的自动化温室中进行。温室中空气的温度通常以 15 ~ 20℃ 为宜，空气相对湿度为 80% ~ 90%，苗床底面温度维持在 20 ~ 25℃，以便促使生根。

（2）插床的位置　扦插床可用砖或金属做成高 80 ~ 100cm，宽 100cm 左右的支架，上面用塑料或木质品，制成周围带边（高 22cm）的插床，其底部透水性好，插床上铺有 7cm 的粗石粒，其上再铺放 14cm 厚的珍珠岩，插床宽 1m 左右（以便于操作为准）长度 20m 左右（根据温室大小而定）。插床两边均有人行通道。

（3）根据天气情况，每日喷雾 1 ~ 3 次。一般情况下，40 天左右出现愈合组织，50 ~ 60 天开始生根，约 90 天开始大量生根。当插条开始生根时，应逐渐减少给苗木喷水，并使土壤温度逐渐降至 5 ~ 10℃。

当插条生根率达到 50% 左右时才能施肥。施易溶氮 20%、磷 8% 和钾 20% 的混合物，起初每次喷施 75ppm 氮。当 80% 插条已生根和插条明显绽出新芽时，加大可溶性肥料浓度到 100 ~150ppm，且每 10 ~15 天喷施一次肥料，并经常进行叶子和土壤的主要养分、水分和输导情况检测。

为了掌握温室环境条件，苗床必须每日检查，监测相对湿度和土壤温度尤为重要。每天监测插条对水分的需要，注意勿使土壤水分饱和，插条土壤每 3 ~4 天消毒 1 次。

当天气暖和时，需要每天 2 次的光照和适当喷水。同时还要清除枯萎的叶子，拔除枯死的插条，保持插条和温室的清洁。

3. 移栽

（1）当插条经过 6 个月，具备发育良好的根系时即可移栽。一般在 4 ~5 月份移栽较好。先将小苗移栽到可以加温和喷雾的繁殖床上或直径为 20cm 的花盆中。移栽的土壤含有 1.5% ~2% 的有机质。然后将花盆放置到加温和喷雾的繁殖床上，1 周后再移栽到大田苗圃中或温室的生长床上。

（2）在生长季节，移植苗应置于涂有浓石灰水（白色涂料）的温室玻璃和 30% 遮光布的荫蔽下。可用成组的荧光灯补充自然光照。温室的温度保持在 15 ~17℃，相对湿度保持在 65% ~70%。为了促进生长，需要提高温度和补充光照。

（3）对于繁殖床，最好在 3、6、9 月各施 1 次氮肥，15kg/亩实际氮量，另外在晚春 36kg/亩，氮 18%、磷 0%、钾 9%、锰 5%、镁 2%（即 18-0-9 +5Mn +2Mg），初夏时 19Kg/亩 18-0-9 +5Mn +2Mg。早春给全部移植苗和两年生实生苗顶端施用 7.5kg/亩硫包尿素（sulphurcoated urea），夏季和秋季仍应给移植苗施肥，实际施肥量应在土壤和叶子营养分析后进行调节。

4. 硬枝扦插　在美国密歇根州扎兰卡苗圃，自 1991 年以来，每年大约进行 100 万根的硬枝扦插，约占该苗圃红豆杉扦插总数的 20% ~25%。硬枝扦插的插条于 3 月份采取，并立即扦插到温室的繁殖床或户外插床底部具有绝缘加热的繁殖床上。生长 1 年后，可于翌年 3 ~4 月份移栽，此时苗高 15 ~25cm，并具有发育良好的根系。这是一种较容易的繁殖方法。其他管理与秋冬季软枝扦插相同。以上两种扦插繁殖的生根率均在 90% 以上。

5. 温室中的虫害　据美国扎兰卡苗圃介绍，温室中的虫害有根象鼻虫和真菌蠓虫。根象鼻虫对插条和移栽苗木会造成一定损害。其特点是早期不易发现，一旦发现植株出现危害症状时，往往难以挽救。所以要加强对扦插土壤的经常性检查。目前尚无良药防治。真菌蠓虫也会导致插条的移栽苗木的危害。Safer 公司的药皂只有短期的轻度防止作用。用 diazinon 浸湿土壤可防止幼虫两周。用 Ambush Ec 喷雾可防止成虫 1 ~2 周。另外对移栽苗床换用新土，可帮助防治真菌蠓虫。

（三）定植

1. 栽前整地　美国、加拿大曼地亚红豆杉的人工栽培多在平原或丘陵地区，采取机械化全面整地。在地势低、水位高的地方采用起垄（垄宽 60cm，高 20cm）栽植，以便于利水，有利根系生长。垄上覆盖黑色塑料布，防止杂草生长，保墒增温。

2. 栽植时间、方式和密度　由温室将扦插苗移栽到大田的时间，最好在每年的 4 月或 9 ~10 月。大苗移栽 11 月份为宜。

三年制种植地：适宜由温室移出的 6 个月或 1 年生扦插苗栽种。其株距为 7cm，行距为 15cm，每 6 行为一畦，畦间留 30cm 人行道。其密度为 75 株/平方米（每亩 5 万株）。

七年制种植地。适宜栽植 3 年以上扦插苗。其株距分别为 40cm、60cm、90cm，行距为 120cm，每亩可达 660 株、926 株和 1330 株。在温哥华 Mckintosh 农场，7 年生苗木进行的 3 种不同密度实验未见明显差异。

3．灌溉和施肥　在加拿大温哥华植物原药物公司实验场的作法是，在垄上埋有带孔的塑料管进行滴灌。每亩施纯氮 75～100kg，从 4 月每周施 1 次，分 15 次施完。每次为 120L 水加 50kg 含氮为 46% 的尿素和 0.075L 复合肥以及少量硫、镁、硼、铜、铁、锰、钼、锌等微量元素，通过滴灌施入植株周围。总之，施肥量和微量元素的多少，主要根据对红豆杉叶子和土壤养分和微量元素分析结果而定。生长季节内至少进行 3 次土壤和叶子分析（4、6、8 月）。

二、曼地亚红豆杉希克沙品系茎叶中紫杉烷类成分的化学研究

从曼地亚红豆杉希克沙品系（*Taxus media* Hicksii）的茎叶乙醇提取物中分离出 12 种紫杉烷类成分，采用各种光谱解析、单晶 X 射线衍射分析以及与参照样品进行对比，证明其中 2 个成分为新紫杉烷类化合物 taxamedin A 和 7-deacetoxy taxinine J，它们的结构式如图 18-1-2。其余 10 个为已知紫杉烷类化合物，即 taxol，10-deacetylbaccatin Ⅲ，2-deacetoxy taxinine J，7, 2′-bisdeacetoxy austrospicatine，5-decinnamoyl taxinine J，taxinine J，taxuspine A，taxagifine，taxinine 和 baccatin Ⅳ。

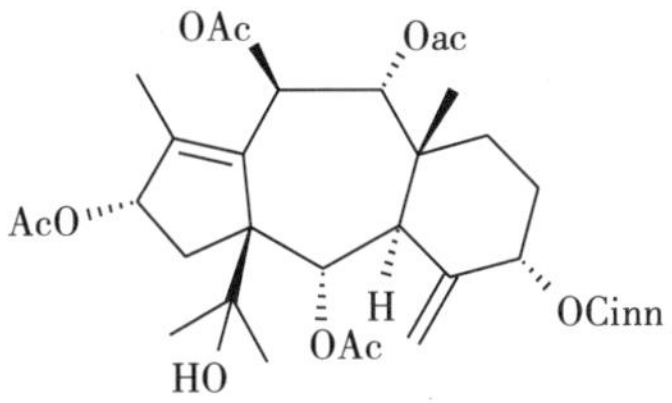

$C_{37}H_{46}O_{11}$　MW 666
taxamedin A

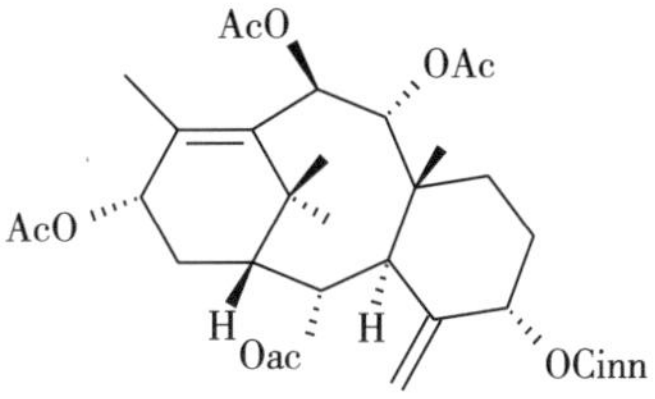

$C_{37}H_{46}O_{10}$　MW 650
7-deacetoxy taxinine J

图 18-1-2　曼地亚红豆杉希克沙品系茎叶中新紫杉烷类化合物 taxamedin A 和 7-deacetoxy taxinine J

桂林市晖昂生化药业公司每年定期采集越城岭林区种植的不同树龄曼地亚红豆杉希克沙品系的茎叶，测定紫杉醇和相关的紫杉烷类化合物的含量。2008 年 4 月初采集的 3 年生曼地亚红豆杉希克沙品系茎叶中主要成分的含量检测结果见表 18-1-1。

表 18-1-1　曼地亚红豆杉希克沙品系茎叶中主要成分的含量

编号	水分（%）	紫杉醇（%）	三尖杉宁碱（%）	10-去乙酰紫杉醇（%）	10-去乙酰巴卡亭Ⅲ（%）
TS0420080402	56.0	0.0368	0.0432	0.0169	0.0596

据晖昂生化药业公司初步估算，按该公司现有的曼地亚红豆杉希克沙品系种植面积，每年可收获干茎叶3000多吨。可生产700多kg天然紫杉醇，如将10-去乙酰紫杉醇和10-去乙酰巴卡亭Ⅲ（10-deacetylbaccatin Ⅲ）副产物作为原料进行半合成，约可生产出1000多kg半合成紫杉醇，这样不仅可保证我国癌症病人用药的需求，並大大降低生产成本，还可有较大量出口。此外，也可考虑其他的综合利用，如用10-去乙酰巴卡亭Ⅲ半合成多西紫杉醇（docetaxcel），用三尖杉宁碱进行结构修饰，合成新的、更有效的或有其他特点的抗肿瘤药。

（本节中有关曼地亚红豆杉希克沙品系种植面积等数据和照片以及其茎叶中紫杉醇和相关的紫杉烷类化合物的含量检测结果是晖昂生化药业公司提供）。

（方起程）

参考文献

1. Chadwick LC and Keen R A. A Study of the Genus *Taxus*. Research Bulletin，1976，1086
2. 李聚桢，赵虔一，李志超等. 赴加拿大美国学习红豆杉栽培管理技术培训班总结报告. 1997
3. Gao y L，Zhou J y，Ding y，et al. A new taxoid from the needles of *Taxus media* Hicksii. Chin Chem Lett，1997，8：1057
4. Gao y L，Zhou J y，Sun D A，et al. Taxoids from the needles of *Taxus media* Hicksii. Chin Chem Lett，1998，9：1101
5. 方起程. 红豆杉：明天的发展前景无限. 中国林业产业，2005，(12)：15－17

第二节　红豆杉组织细胞培养及紫杉烷化学成分

如第一节所述，抗肿瘤药物紫杉醇主要存在于资源有限、生长缓慢的红豆杉属植物的树皮之中，且含量极低，因而造成了紫杉醇的药源危机，导致供不应求，价格昂贵。针对这一问题，科学家们提出了多种解决途径，综合起来主要5条（见本章第一节），其中，通过细胞培养方法生产紫杉醇及其衍生物是解决这一难题的可行途径之一。据现有报道，目前已建立了多种红豆杉的愈伤组织及细胞悬浮培养体系，成功地获得了紫杉醇、10-去乙酰紫杉醇、三尖杉宁碱、巴卡亭Ⅲ、10-去乙酰巴卡亭Ⅲ等紫杉烷类化合物，而且获得了一些新的紫杉烷类化合物，如sinenxan A（亦称作taxayunnanine C）等一系列C-14位连有含氧取代基的化合物。

本所生物合成室于1986年开始进行红豆杉的组织细胞培养工作，并于1991年（朱蔚华等）就报道了云南红豆杉（*Taxus yunnanensis*）、东北红豆杉（*T. cuspidata*）、红豆杉（*T. chinensis*）及南方红豆杉（*T. chinensis var. mairei*）4种国产红豆杉的愈伤组织诱导、培养的研究结果，为国内该研究的首次报道。随后，进行了组织细胞培养物中紫杉醇及其他紫杉烷类化合物的检测、分析及其生物合成的研究。通过细胞系的筛选，获得了能够产生紫杉醇的细胞系；特别是，获得了新型紫杉烷sinenxans高产的细胞系，并于1994年获得了国际化合物专利。十余年来，我们在几种国产红豆杉的愈伤组织与细胞培养、胚培养、不定根培养以及紫杉醇类化合物、新型紫杉烷类化合物的生物合成及其提取、分离、结构鉴定方面进行了较为系统的研究，取得了一定的结果。

一、红豆杉植物愈伤组织的诱导与培养

4 种不同种类红豆杉植物愈伤组织的诱导发生情况存在明显差异。接种于 6, 7-V 培养基上培养 1 个月，多数红豆杉植物的外植体产生了愈伤组织，发生率都高于 70%，其中，南方红豆杉植物外植体的愈伤组织诱导发生率高达 95%（表 18-2-1）。

表 18-2-1　4 种红豆杉植物愈伤组织的诱导发生情况

植物种类	外植体数	发生愈伤组织外植体数	30 天愈伤组织发生率（%）
云南红豆杉	61	53	87
东北红豆杉	46	32	70
红 豆 杉	42	30	71
南方红豆杉	38	36	95

不同种类的生长素对红豆杉愈伤组织的诱导作用不同，其中含有 2, 4-二氯苯氧乙酸（2, 4-D）的培养基的效果较含有 α-萘乙酸（α-NAA）的为佳（表 18-2-2）。

表 18-2-2　不同种类的生长素对 4 种红豆杉植物愈伤组织的诱导作用

植物种类	IAA + 2, 4-D + KT			IAA + NAA + KT		
	外植体数	发生愈伤组织外植体数	愈伤组织发生率（%）	外植体数	发生愈伤组织外植体数	愈伤组织发生率（%）
云南红豆杉	32	29	91	29	24	83
东北红豆杉	30	24	80	16	8	50
红豆杉	23	18	78	17	12	71
南方红豆杉	13	13	100	25	23	92

IAA：吲哚乙酸；KT：激动素（kinetin）

外植体上发生的愈伤组织初时为淡黄绿色或暗白色透明的小球或不规则团块状，有些接触培养基处的愈伤组织有棕色物质分泌出来，并使其附近的愈伤组织及培养基呈现棕红色。这些物质的浓度因植物种类不同而表现出差异，红豆杉、南方红豆杉和云南红豆杉植物外植体的初生愈伤组织产生色素的百分率较高，颜色较深。愈伤组织分泌物的颜色随培养时间的延长而加深。

总体来说，红豆杉植物愈伤组织发生初期生长极为缓慢，其中以东北红豆杉最为明显。

二、红豆杉愈伤组织的培养

（一）不同种类红豆杉愈伤组织的生长情况

继代培养 10～12 个月的各种红豆杉植物的愈伤组织，在 6, 7-V 培养基上生长 1 个月，其生长速率、生物量均有所差异。其中以云南红豆杉的组织（TY）生长得最快，产量最

高；南方红豆杉的组织（TM）、中国红豆杉的组织（TC）次之，东北红豆杉的组织（DT）生长得最慢（表 18-2-3）。因此，一般均采用云南红豆杉的愈伤组织作为实验培养的组织材料。

表 18-2-3　4 种红豆杉植物愈伤组织的生长情况

组织种类	干组织产量（g/L）	相对产量（%）
TY	12.20	100
TC	9.66	79
TM	11.04	90
DT	6.48	53

（二）不同培养基对红豆杉愈伤组织生长的影响

将继代培养 1 年左右、筛选出的云南红豆杉的优良组织无性系 TY（2）的组织材料，在 6,7-V、B5、SH、White、MS、1/2B5、1/2MS 等不同培养基上进行实验培养与观察。结果表明，TY（2）组织在 1/2B5 和 B5 培养基上生长得最好，在其他培养基上，TY（2）组织生长情况均不及在 6,7-V 培养基上的生长程度（表 18-2-4）。

表 18-2-4　不同培养基对红豆杉植物愈伤组织生长的影响

培养基种类	生物量（干重，g/L）	相对产量（%）
6,7-V	15.36	100
B5	18.00	117
SH	14.76	96
White	15.00	98
MS	14.76	96
1/2B5	18.72	122
1/2MS	13.56	88

TY（2）组织在 6,7-V、6,7-V-1、6,7-V-2 培养基上的培养结果表明，在 6,7-V-1 和 6,7-V-2 培养基上，TY（2）组织的生长速率和培养物的产量均明显高于 6,7-V 对照培养基。这说明，在 6,7-V 基本培养基中添加椰渣汁、苯丙氨酸和大豆粉等添加物有利于 TY（2）组织的生长（表 18-2-5）。

表 18-2-5　不同 6, 7-V 改良培养基对红豆杉植物愈伤组织生长的影响

培养基种类	生物量（干重，g/L）	相对产量（%）
6, 7-V	12. 0	100
6, 7-V-1	14. 44	120
6, 7-V-2	16. 1	134

注：6, 7-V-1 培养基：在 6, 7-V 培养基中添加椰渣汁 1. 0g/L 和苯丙氨酸 10mg/L；6, 7-V-2 培养基：在 6, 7-V 培养基中添加大豆粉 1. 5g/L

三、红豆杉细胞的悬浮培养

细胞悬浮培养是植物细胞培养走向工业化必不可少的重要环节，细胞悬浮培养实验为工业化生产提供基础资料和依据。红豆杉组织在固体培养基上较为疏松，一般来说较适于液体悬浮培养。

（一）不同培养基对云南红豆杉 TY（2）细胞悬浮培养物生长的影响

运用对 TY（2）固体培养生长较佳的 6, 7-V 及其改良培养基 6, 7-V-1 与 6, 7-V-2 进行悬浮培养实验。实验结果（表 18-2-6）与固体培养的结果相似，说明上述培养基也适于 TY（2）细胞的液体悬浮培养。

表 18-2-6　不同培养基对云南红豆杉细胞培养物生长的影响

培养基种类	生物量（干重，g/L）	相对产量（%）
6, 7-V	11. 2	100
6, 7-V-1	11. 7	105
6, 7-V-2	14. 0	125

（二）培养条件对云南红豆杉 TY（2）细胞悬浮培养物生长的影响

采用光照（800lx，12h/d）与黑暗，摇床转速 60r/min 和 120r/min 的不同条件，在 6, 7-V 培养基中进行 TY（2）细胞悬浮培养。结果（表 18-2-7）表明，摇床转速 120r/min 及黑暗条件对 TY（2）细胞悬浮培养物的生长较为有利。

表 18-2-7　转速与光照对云南红豆杉细胞培养物生长的影响

培养条件		生物量（干重，g/L）	相对产量（%）
光照	60r/min	14. 1	100
	120r/min	14. 7	104
黑暗	60r/min	15. 2	108
	120r/min	15. 5	110

（三）继代代次对云南红豆杉 TY（2）细胞悬浮培养物生长的影响

长期生长在固体培养条件下的愈伤组织进入液体悬浮培养条件后，由于生长环境的改变，初期生长会受到影响，生长速度较慢。我们对云南红豆杉 TY（2）细胞悬浮培养物连续进行 6 次转接培养，结果（表 18-2-8）表明：随着培养代次的增加，细胞生长速率和产量也逐渐提高，至第 4、5 代达到高峰；第 6 代即呈明显下降趋势，接近第 1 代的水平。此结果有利于细胞扩大培养和工业化生产。

表 18-2-8　不同继代代次对云南红豆杉细胞培养物生长的影响

继代代次	生物量（干重，g/L）	相对产量（%）
1	9. 5	100
2	11. 5	121
3	12. 4	130
4	14. 2	149
5	14. 7	155
6	10. 5	110

（四）云南红豆杉 TY（2）细胞悬浮培养的高产实验

在上述结果的基础上，采用继代培养 1 年半的云南红豆杉 TY（2）的愈伤组织，在连续悬浮培养 2 代以后的细胞培养物作为接种材料进行培养实验。结果（表 18-2-9）表明：添加大豆粉 2. 5g/L、椰渣汁 2. 0g/L 和硝酸铵 50mg/L 的复合物以及单独添加苯丙氨酸均可大大提高细胞培养物的生长速率和产量，添加苯丙氨酸的效果尤为显著。

表 18-2-9　云南红豆杉 TY（2）细胞悬浮培养高产试验

培养基种类	生物量（干重，g/L）	相对产量（%）
6, 7-V	11. 3	100
6, 7-V-1	18. 6	164
6, 7-V-2	21. 8	193
1/2B5	24. 5	217
1/2B5-1	25. 0	221
1/2B5-2	28. 5	252

注：6, 7-V-1 培养基：在 6, 7-V 培养基中添加大豆粉 2. 5g/L、椰渣汁 2. 0g/L 和硝酸铵 50mg/L；6, 7-V-2 培养基：在 6, 7-V 培养基中添加苯丙氨酸 20mg/L；1/2B5-1 培养基：在 1/2B5 培养基中添加大豆粉 2. 5g/L、椰渣汁 2. 0g/L 和硝酸铵 50mg/L；1/2B5-2 培养基：在 1/2B5 培养基中添加苯丙氨酸 20mg/L

四、红豆杉组织培养物中紫杉醇类成分的形成

（一）不同种类红豆杉组织培养物中紫杉醇类成分的初步检测

据文献报道，不同种类红豆杉植物（树皮）中紫杉醇类成分的含量存在着较大的差异，因此，查明红豆杉组织培养物中紫杉醇类成分的含有与否对红豆杉组织细胞培养的进一步深入研究甚为重要。用6,7-V-1 培养基对诱导发生的愈伤组织系进行两代的悬浮培养，对其培养物进行初步检测。结果（表18-2-10）表明：在众多（32 个）的红豆杉组织无性系培养物中，仅有11 个检测出紫杉醇类成分的存在。这些组织系分别来源于云南红豆杉、东北红豆杉和中国红豆杉3 种植物，而在南方红豆杉组织培养物中尚未检测出紫杉醇类成分。

表18-2-10　红豆杉组织培养物中紫杉醇类成分的含有情况

植物种类	组织系号	Ⅰ	Ⅱ	Ⅲ	Ⅳ	Ⅴ	Ⅵ
云南红豆杉	TY（1）	+					
（*T. yunnanensis*）	TY（2）	+	+	+	+		
	TY（3）	+	+	+	+	+	+
	T-Ⅱ-4	+					
	T-Ⅱ-7	+					
	TR	+	+	+	+	+	+
东北红豆杉	DT-1	+				+	+
（*T. cuspidata*）	TN-20	+	+	+	+	+	+
	TN-23	+					
中国红豆杉	T-III-8	+	+	+			
（*T. chinensis*）	T-III-10	+	+				

注：+：表示含有；Ⅰ：紫杉醇；Ⅱ：10-去乙酰紫杉醇；Ⅲ：三尖杉宁碱；Ⅳ：10-去乙酰三尖杉宁碱；Ⅴ：巴卡亭Ⅲ；Ⅵ：10-去乙酰巴卡亭Ⅲ

（二）各种添加物对云南红豆杉TY（2）细胞培养物中紫杉醇类成分产生的影响

已有研究资料表明，赖氨酸、苯丙氨酸、色氨酸、酪氨酸和天冬氨酸是生物碱生物合成的前体。国外学者从短叶红豆杉等植物的组织培养实验发现，在培养基中添加苯丙氨酸、亮氨酸和钒酸盐等能促进培养物中紫杉醇的形成；同时还指出焦磷酸盐是紫杉醇生物合成的底物。我们对几种国产红豆杉的组织培养过程中，通过向培养基中添加适量的氨基酸、钒酸盐、焦磷酸盐等物质，同样观察到这些添加物可促进红豆杉组织培养物中紫杉醇类成分的形成。

将云南红豆杉TY（2）组织材料在加有苯丙氨酸20mg/L、大豆粉2.5g/L和椰渣汁2.0%的改良6,7-V 培养基（6,7-V-1 培养基）上进行培养后，运用高效液相色谱法进行紫杉醇类成分形成的分析。在6,7-V-1 培养基中分别添加苯丙氨酸20～100mg/L、组氨酸、鸟氨酸和色氨酸各50mg/L，能明显促进培养物中紫杉醇类成分的产生，尤其是紫杉醇和三尖杉宁碱及其10-去乙酰基化合物的产生，总含量可达0.01%或0.01%以上。其中，以添加50mg/L苯丙氨酸的效果较为显著，见表18-2-11。

表 18-2-11 几种氨基酸与其他不同添加物对云南红豆杉 TY（2）细胞培养物中紫杉醇类成分产生的影响

添加的氨基酸		生物量	Ⅰ	Ⅱ	Ⅲ	Ⅳ	Ⅴ	Ⅵ
种类	添加量(mg/L)	(g/L)	(%)	(%)	(%)	(%)	(%)	(%)
苯丙氨酸	20	10	0.0025	-	-	微量	-	-
苯丙氨酸	50	14	0.0210	-	-	0.0227	0.0134	-
苯丙氨酸	100	13	0.0021	0.0054	0.0076	0.0021	-	-
组氨酸	50	8	0.0055	0.0349	微量	-	-	-
鸟氨酸	50	17	0.0077	0.0113	0.0056	-	-	0.0043
色氨酸	50	10	0.010	-	-	-	-	-
高美施	100	16.3	0.0028	0.00075	0.00071	-	-	-
腐植酸钠	100	18.0	0.0043	0.0050	0.0043	-	-	0.020
儿茶酸	100	17.0	0.011	0.0097	0.0084	-	-	-
儿茶素	100	17.1	-	0.031	微量	-	-	0.019

注：Ⅰ：紫杉醇；Ⅱ：10-去乙酰紫杉醇；Ⅲ：三尖杉宁碱；Ⅳ：10-去乙酰三尖杉宁碱；Ⅴ：巴卡亭Ⅲ；Ⅵ：10-去乙酰巴卡亭Ⅲ

在 6, 7-V-1 培养基中添加硫酸钒酰 10～100mg/L。结果表明：苯丙氨酸 50mg/L 和硫酸钒酰 50mg/L 可明显提高云南红豆杉 TY（2）细胞培养物中紫杉醇类成分的含量（表 18-2-12）。

表 18-2-12 添加不同剂量的硫酸钒酰对云南红豆杉 TY（2）细胞培养物中紫杉醇类成分产生的影响

硫酸钒酰的剂量(mg/L)	生物量(g/L)	Ⅰ(%)	Ⅱ(%)	Ⅲ(%)	Ⅳ(%)	Ⅴ(%)	Ⅵ(%)
10	16.0	0.010	-	-	-	-	-
50	11.0	0.054	0.13	0.018	0.029	-	-
100	12.0	0.0020	0.0012	0.0011	0.029	-	-

注：Ⅰ：紫杉醇；Ⅱ：10-去乙酰紫杉醇；Ⅲ：三尖杉宁碱；Ⅳ：10-去乙酰三尖杉宁碱；Ⅴ：巴卡亭Ⅲ；Ⅵ：10-去乙酰巴卡亭Ⅲ

在含有 50mg/L 苯丙氨酸的 6, 7-V-1 的液体培养基中分别加入经高压灭菌的蜜环菌（*Armillaria mellea*, AM）和灰色犁头霉（*Absidia sp.*, F4）的菌丝液 250mg/L 也能促进云南红豆杉 TY（2）细胞培养物中紫杉醇类成分的形成（表 18-2-13）。

表 18-2-13　添加真菌诱导子对云南红豆杉 TY（2）细胞培养物中紫杉醇类成分产生的影响

真菌诱导子	生物量（g/L）	Ⅰ（%）	Ⅱ（%）	Ⅲ（%）	Ⅳ（%）	Ⅴ（%）	Ⅵ（%）
空白对照	10.0	-	微量	-	-	-	
AM	9.0	0.0060	0.020	-	0.0040	-	-
F4	9.5	0.010	-	-	0.020	-	-

注：Ⅰ：紫杉醇；Ⅱ：10-去乙酰紫杉醇；Ⅲ：三尖杉宁碱；Ⅳ：10-去乙酰三尖杉宁碱；Ⅴ：巴卡亭Ⅲ；Ⅵ：10-去乙酰巴卡亭Ⅲ

由上述实验结果可知，我们考察了影响红豆杉愈伤组织诱导的因素以及影响红豆杉愈伤组织与细胞培养物生长的因素以及影响紫杉醇生物合成的因素，取得了一定的进展，这些结果为利用红豆杉细胞培养方法工业化生产紫杉醇及其类似物提供了可靠的科学依据。同时，我们从实验结果可以看出，紫杉醇类化合物在红豆杉组织与细胞培养物中的生成与累积状态很不稳定，连续重复性差，不利于放大培养及工业化生产；今后应着眼于高产稳产优良细胞系的选择，适宜的培养基及效果明显的添加物的寻找，优良高效诱导子的筛选，并结合酶学和基因工程技术探讨紫杉醇类化合物的代谢调控、转基因等工作，以解决红豆杉培养细胞中紫杉醇类成分生产的不稳定性，最终实现其工业化。

五、红豆杉组织细胞培养物中新型紫杉烷类化合物 sinenxans 的生物合成

尽管在上述实验中，紫杉醇类化合物（拥有巴卡亭Ⅲ基本骨架的一类紫杉烷类化合物）在红豆杉组织细胞培养物中的产量低且不稳定，但通过对各种红豆杉组织细胞培养物中化学成分的系统分析，却发现红豆杉组织细胞培养物中能产生一类新型紫杉烷类化合物 sinenxan。这类化合物的结构为 C-14 位具有氧取代基（C-13 位无氧取代基）、$\Delta^{4(20)}$，$\Delta^{11(12)}$ 紫杉二烯类化合物（结构见图 18-2-2），无抗肿瘤活性，含量较高，有望通过结构改造成新型抗肿瘤药物或具有其他活性的药物。由此，我们对红豆杉组织细胞培养物中新型紫杉烷类化合物 sinenxans 的生物合成进行了系统的研究。

（一）红豆杉组织培养物中 sinenxans 高产细胞系的选择及 sinenxans 的积累动态

对在 6, 7-V 培养基上生长的几种国产红豆杉组织培养物进行了 sinenxans（这里只测定 3 个主要化合物 sinenxan A、B、C 的含量）的含量测定，结果（表 18-2-14）表明：红豆杉组织培养物中 sinenxans 的含量较高，为干重的 0.814%，每升产量可达 77.3mg；南方红豆杉次之，总含量为 0.373%；云南红豆杉组织中为 0.144%；东北红豆杉组织培养物中的含量低微。

表 18-2-14 几种国产红豆杉组织培养物中 sinenxans 的含量

植物种类	培养物干重(g/L)	sinenxans 的含量(干重,%)	sinenxans 的产量(mg/L)	sinenxans 的相对含量(干重,%)
云南红豆杉	11.0	0.144	15.84	100
东北红豆杉	9.0	微量	-	-
红豆杉	9.5	0.814	77.33	488
南方红豆杉	12.0	0.373	44.76	283

上述结果表明来源于不同种的红豆杉愈伤组织无性系间 sinenxans 的含量差异较大，那么，来源于同一种红豆杉属植物的不同组织无性系间，其 sinenxans 的含量情况如何呢？红豆杉和南方红豆杉几个组织无性系培养物中的 sinenxans 的含量测定结果（表 18-2-15）表明：来源于同一种红豆杉属植物的不同组织无性系间，其 sinenxans 的含量存在着较大的差异，这表现出它们之间的不一致性，同时也提示进行进一步选择的必要性。

表 18-2-15 红豆杉和南方红豆杉几个组织无性系培养物中 sinenxans 的含量

植物组织无性系	南方红豆杉				红豆杉							
	1	2	3	4	1	2	3	4	5	6	7	8
sinenxans 含量(干重,%)	0.293	0.381	0.413	0.707	0.110	0.486	0.594	0.632	0.914	1.110	1.115	2.00

由此，采用半分法结合化学分析检测从红豆杉 sinenxans 含量较高的组织无性系中选择出的生长较好的 20 个系号进行扩大培养，并进行 sinenxans 的 HPLC 含量测定。结果（表 18-2-16）显示：各系号间 sinenxans 的含量差异较大，且含量差异与组织的色泽似乎存在着一定的相关性——凡颜色较浅的细胞系，其培养物中 sinenxans 的含量也较高。

表 18-2-16　几种国产红豆杉组织培养物中 sinenxans 的含量

系号	sinenxans 的含量（干重,%）	sinenxans 的相对含量（干重,%）	主要特征	含量排序
Ts-1	0. 144	100	深灰带暗褐色颗粒	20
Ts-2	0. 445	390	深灰色颗粒	19
Ts-3	0. 484	426	深灰色颗粒	18
Ts-4	0. 524	460	深灰色颗粒	17
Ts-5	0. 652	572	灰色小块	13
Ts-6	1. 52	1333	浅白色疏松小块	3
Ts-7	0. 874	767	浅灰色疏松小块	11
Ts-8	0. 642	563	灰色疏松小块	14
Ts-9	0. 679	596	灰色疏松小块	12
Ts-10	0. 632	543	灰色疏松小块	15
Ts-11	1. 06	931	浅白色疏松小块	7
Ts-12	0. 594	521	灰色块状	16
Ts-13	0. 914	802	浅灰白色疏松小块	10
Ts-14	0. 996	847	浅灰白色疏松小块	9
Ts-15	1. 00	877	浅灰白间少数暗色小块	8
Ts-16	1. 11	974	浅白间少数暗色颗粒	5
Ts-17	1. 67	1456	浅白疏松小块	2
Ts-18	1. 15	1009	浅灰白间少数暗色颗粒	4
Ts-19	2. 01	1763	浅白透明疏松小块	1
Ts-20	1. 10	973	浅灰白间少数暗色小块	6

由上表可知，Ts-19 细胞系中 sinenxans 的含量最高，因此选定为进行下一步实验的材料。首先对其进行扩大培养，通过反复多次继代培养，剔除不符合原性状的混杂细胞，获得相对单一、均匀的细胞系。

实验了几种不同的培养基，结果（表 18-2-17）显示：在所实验的 4 种培养基上，Ts-19 细胞生长均较旺盛，尤其在 6, 7-V-2 及 BV 培养基上生长较好，因此选择 6, 7-V-2 培养基为进一步实验的基本培养基。

表 18-2-17 不同培养基对 Ts-19 细胞培养物生长的影响

培养基种类	生物量（干重，g/L）	相对产量（%）
6, 7-V	15.6	100
6, 7-V-1	16.8	108
6, 7-V-2	20.6	132
BV	20.5	131

注：6, 7-V-1 培养基：在 6, 7-V 培养基中添加椰渣汁 1.0g/L 和苯丙氨酸 10mg/L 6, 7-V-2 培养基：在 6, 7-V-1 培养基中添加大豆粉 1.5g/L；BV 培养基：B5 培养基的大量元素加入 6, 7-V 培养基的微量元素和维生素类成分制成的培养基

对 Ts-19 细胞的生长及其中 sinenxans 积累动态的实验结果（图 18-2-1）表明：Ts-19 细胞在转接后初期生长缓慢，第 12 天开始加快生长，27 天后生长速度减缓。培养物中 sinenxans 含量则随细胞的增长而稍有降低，至培养后期又升高至刚接种后的水平。由此可见，Ts-19 细胞系中 sinenxans 的含量是相对稳定的。

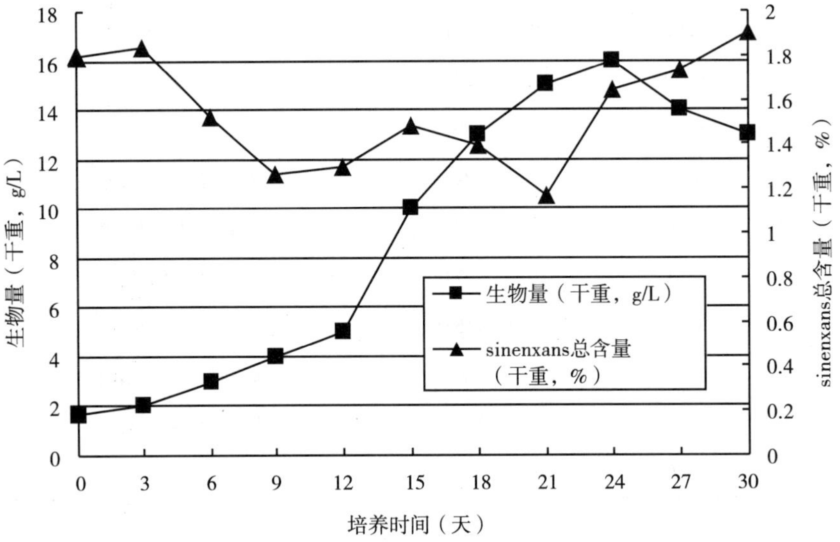

图 18-2-1 Ts-19 细胞系生长及其中 sinenxans 的积累动态

不同培养方式对 Ts-19 细胞培养物的生长及其中 sinenxans 含量影响的实验结果（表 18-2-18）表明，Ts-19 细胞在固体培养条件下，培养物的干物质增重及其中 sinenxans 的含量均高于液体悬浮培养条件下所获得的结果。

表 18-2-18　不同培养方式对 Ts-19 细胞培养物生长及其中 sinenxans 含量的影响

培养方式	生物量（干重，g/L）	sinenxan A 含量（干重，%）	sinenxan B 含量（干重，%）	sinenxan C 含量（干重，%）	sinenxans 总含量（干重，%）	sinenxans 产量（mg/L）
固体培养	17.0	1.66	0.147	0.324	2.14	363.8
液体悬浮培养	14.0	1.16	0.045	0.273	1.48	207.0

Ts-19 细胞系扩大培养物中 sinenxans 的提取分离试验结果表明：不同批次培养物中 sinenxans 的含量显示出相对稳定的良好势态（表 18-2-19）。

表 18-2-19　不同批次的 Ts-19 细胞培养物中 sinenxans 含量及产量

批次	样品量（g）	sinenxans 总产量（g）	sinenxans 含量（干重，%）	sinenxan A 产量（g）	sinenxan A 含量（干重，%）
1	250	10.0	4.00	5.0	2.00
2	410	15.0	3.66	7.4	1.80
3	680	25.0	3.67	10.5	1.54
4	500	20.0	4.00	10.0	2.00

六、红豆杉成熟胚的离体培养

在自然条件下，红豆杉属植物的种子成熟后有长达 2 年的休眠期。在实践中为了使种子提前萌发，常常需要对种子进行 6～10 个月的沙藏处理。但利用胚离体培养技术可大大缩短胚萌发所需的时间。科学家也先后应用该技术已成功地使短叶红豆杉（*T. brevifolia*）、欧洲红豆杉（*T. baccata*）、杂种红豆杉（*T. media*）和东北红豆杉（*T. cuspidata*）的胚在 1～2 个月内形成幼苗。我们也进行了几种国产红豆杉成熟胚的离体培养，下面将叙述红豆杉（*T. chinensis*）成熟胚的离体培养中所取得的一些结果。

（一）材料的处理与培养基

红豆杉成熟种子采集于四川省，去除假种皮和外种皮后，70% 乙醇浸泡表面灭菌 3～5 分钟，再用饱和的次氯酸钙水溶液浸泡灭菌 30 分钟，经无菌水漂洗 5 次，在无菌条件下从胚乳中取出胚，接种在培养基上。试验中所用的基本培养基为 PA 培养基的大量元素、MS 培养基的微量元素及有机成分。B5 和 MS 培养基用于培养基的比较试验。另外，培养基中蔗糖用量为 20g/L，活性炭用量为 3g/L。

（二）离体条件下红豆杉成熟胚的生长过程

接种后 2～3 天，红豆杉成熟胚的胚体积明显增大。在适宜的培养基上，培养至 7 天时胚的两片子叶伸长、分开，为白色；至 10 天时胚轴伸长，子叶转成淡绿色；至 14 天时胚根伸长，形成完整的幼苗，以后苗的各部分进一步增大。虽然在所试验的各种培养基上红豆杉的离体胚都能增大，但其以后的进一步生长与许多因素有关。

（三）不同培养基对红豆杉离体胚生长的影响

在我们所设计的基本培养基和 B5 培养基上，97% 以上的红豆杉胚可以萌动，但前者比后者更有利于萌动胚的进一步生长和发育成苗（表 18-2-20），在 MS 培养基上的萌发效果较差。

表 18-2-20　不同基本培养基对红豆杉成熟胚离体萌发及生长的影响

培养基	接种胚数	萌发胚数	幼苗数
PA	46	45（97.8%）	37（82.2%）
B5	72	70（97.2%）	41（58.6%）
MS	50	38（76.0%）	17（44.7%）

注：黑暗中培养 30 天后统计；括号内数据分别表示胚萌发率及幼苗成长率

（四）不同活性炭用量对红豆杉离体胚生长的影响

在无活性炭的培养基上培养 3 天后，红豆杉离体胚的表面有棕红色物质形成，大部分胚在体积增大后就不再进一步生长，而是变成棕褐色，最后死亡。培养基中活性炭的加入不但有效地抑制胚表面棕红色物质的形成，而且大大地促进胚的生长（表 18-2-21）。在加有活性炭的培养基上，几乎 100% 的胚都能萌动。在暗培养中，3～10g/L 活性炭可使 80% 以上的萌动胚进一步发育成苗，过高或过低则成苗率下降。在光照条件下成苗率以在 15g/L 活性炭用量的培养基上最高，而在 1～10g/L 各处理间差异不明显。

表 18-2-21　不同基本培养基对红豆杉成熟胚离体萌发及生长的影响

活性炭用量（g/L）	暗培养				光照培养			
	接种胚数	变红胚数	萌发胚数	幼苗数	接种胚数	变红胚数	萌发胚数	幼苗数
0	26	26	9（34.6%）	2（22.2%）	–	–	–	–
1	3	12	33（100%）	16（48.5%）	32	16	32（100%）	12（37.5%）
2	45	12	42（93.3%）	22（52.4%）	–	–	–	–
3	46	1	45（97.8%）	37（82.2%）	30	0	30（100%）	10（33.3%）
6	30	0	30（100%）	24（80.0%）	42	0	42（100%）	16（38.1%）
10	37	0	37（100%）	31（83.8%）	40	0	40（100%）	12（30.0%）
15	35	0	35（100%）	21（60.0%）	30	0	30（100%）	14（46.7%）

注：变红胚数在培养 7 天时统计；其他数据在培养 30 天后统计；括号内数据分别表示胚萌发率及幼苗成长率

（五）光照的影响

由表 18-2-22 可见，光照并不影响红豆杉胚的子叶和胚轴的生长，但抑制胚根生长，以致各处理的成苗率都比黑暗条件下相应的处理低。表 18-2-22 中 B5 培养基上不同暗培养的结果也表明，暗培养 2 ~4 周对红豆杉胚的萌动和幼苗的形成是有利的。表 18-2-22 为不同暗培养时间对红豆杉胚生长的影响情况。

表 18-2-22　不同暗培养时间对红豆杉胚生长的影响

光照条件	接种胚数	萌发胚数	幼苗数
光照	45	45（100%）	10（22.2%）
暗培养 1 周后转入光照	53	52（98.1%）	18（34.6%）
暗培养 2 周后转入光照	36	35（97.2%）	22（62.9%）
暗培养 3 周后转入光照	57	55（96.5%）	33（60.0%）
暗培养 4 周后转入光照	33	32（97.0%）	19（59.4%）

注：培养基为 B5；培养 42 天后统计；括号内数据分别表示胚萌发率及幼苗成长率

（六）蔗糖的影响

培养基中所有浓度的蔗糖用量（5 ~30g/L）都有利于红豆杉胚的萌发（表 18-2-23），且萌发率都很高。但对于胚的进一步生长来说，蔗糖用量低时，成苗率低，幼苗也小，以 20 ~30g/L 的蔗糖用量为佳。在 B5 培养基上也得到了相似的结果（资料略）。

表 18-2-23　不同蔗糖用量对红豆杉胚生长的影响

蔗糖（g/L）	接种胚数	萌发胚数	幼苗数
5	24	24（100%）	4（16.7%）
10	26	26（100%）	12（46.2%）
20	46	45（97.8%）	37（82.2%）
30	38	38（100%）	30（78.9%）

注：黑暗中培养 30 天后统计；括号内数据分别表示胚萌发率及幼苗成长率

另外，我们在实验中还看到，暗培养中形成的幼苗转到光下培养 1 周后绿色加深，各部分有所增大；3 周后根生长较多，有些根还出现了侧根，但大部分幼苗的顶端不伸长，仍只有两片子叶。转到无活性炭或活性炭浓度低的培养基上 2 周后，幼苗的顶端生长得到较大的改善，至 6 周时便可长成可移栽的小苗。即使较低用量的活性炭对红豆杉幼苗的顶端生长也有明显的抑制作用。据我们于光下培养 42 天的统计：①不加活性炭时，74 株苗中有 47 株（63.5%）的幼苗顶芽伸长，平均每苗 6.6 片叶，77.0% 的根有侧根，平均 3.0 条，黄白色至淡褐色；②加 0.5g/L 活性炭时，34 株苗中有 16 株（47.1%）的幼苗顶芽伸长，平均每苗 8.8 片叶，70.6% 的根有侧根，平均 2.5 条，黄白色至淡绿色；③加 1.0g/L 活性炭时，

36株苗中有13株（36.1%）的幼苗顶芽伸长，平均每苗8.8片叶，75.0%的根有侧根，平均2.7条，黄白色至淡绿色。

在离体条件下红豆杉的成熟胚似乎没有休眠期，只要条件适宜，无需任何预处理就有很高的萌动率和成苗率。这与有些种类的红豆杉，如短叶红豆杉、欧洲红豆杉、杂种红豆杉和东北红豆杉的种子离体胚需经过一段时间的低温或水冲洗处理后才有较高的萌发率不同。红豆杉属植物离体胚的萌发效果与培养基的种类关系很大，对红豆杉的成熟胚来说，我们所设计的基本培养基是比较适宜的。活性炭对红豆杉离体胚的萌发很重要。从本文结果来看，我们认为活性炭的作用可能有两个方面：一是抑制对胚生长有毒害作用的棕红色物质（可能是酚类物质）的形成；二是促进胚根的生长。由于受药源的限制，紫杉醇的价格昂贵。本文结果可能对红豆杉的有性繁殖、扩大栽培和提高产量有一定的潜在参考价值。

七、几种红豆杉属植物不定根的形成及其紫杉醇的产生

红豆杉植物组织与细胞培养研究是一个非常活跃的领域，一般集中在愈伤组织或细胞培养方面，而对红豆杉植物不定根的形成及其紫杉醇的产生至今未见报道，我们对此进行了研究并获得如下一些结果。

东北红豆杉成熟种子采自本室栽种的东北红豆杉树木，红豆杉及南方红豆杉成熟种子采自四川省。去掉假种皮后剥去外种皮，于0.1% $HgCl_2$ 中浸泡消毒15分钟，再用镊子和解剖刀切开胚乳取出胚，在B5+水解酪蛋白0.5g/L+0.3%活性炭（AC）培养基上培养。1个月后长成约3~4cm幼苗。将幼苗剪成下胚轴和胚根两部分用于愈伤组织和不定根的诱导。Td2、Tm、Ty5、Ty8愈伤组织分别来自本室长期继代的由茎段形成的愈伤组织，其继代培养基为B5+2,4-D1.0mg/L+6-BA0.1mg/L（6-BA，6-苄基腺嘌呤）；再生根固体培养基为DCR+NAA 1.0mg/L+6-BA 0.1mg/L+0.3%活性炭。液体培养基为固体培养基去掉活性炭，置摇床上振荡培养（转速为50r/min）。培养均在黑暗条件下进行。

（一）不定根诱导的两种方法

1. 通过幼苗下胚轴和胚根诱导　红豆杉和东北红豆杉成熟胚在黑暗中培养1个月，长成约3~4cm的幼苗时，从其胚根和下胚轴交接处剪断成胚根和下胚轴两部分，于不同培养基上培养。在培养过程中观察到：有的不定根直接从外植体上发生，有的则是在外植体膨大形成少量愈伤组织后发生的。以两种基本培养基和不同浓度NAA诱导不定根的结果（表18-2-24）表明，DCR培养基较B5培养基有较好的效果。这可能与培养1个月后统计DCR培养基中含有较低的无机盐有关。在DCR培养基中，随着NAA浓度的提高，东北红豆杉下胚轴和胚根不定根形成的频率也逐渐提高，而红豆杉下胚轴不定根的形成频率随着NAA浓度的提高而提高，其胚根仅在NAA浓度为1.0mg/L时达到最高。在B5培养基中，NAA浓度在2.0mg/L时，东北红豆杉下胚轴和胚根以及红豆杉下胚轴不定根形成的频率达到最高，后者胚根的不定根形成频率则在NAA浓度为1.0mg/L时达到最高。

表 18-2-24　不同培养基及 NAA 浓度对红豆杉和东北红豆杉下胚轴与胚根不定根形成的影响

植物种类	培养基种类	NAA 浓度（mg/L）	外植体数（个）		不定根形成频率（%）	
			下胚轴	胚根	下胚轴	胚根
红豆杉	DCR	0.5	28	31	27.8	45.5
		1.0	35	41	33.3	45.5
		1.5	24	30	28.6	51.2
		2.0	27	28	29.4	62.5
		5.0	47	35	42.6	60.0
	B5	0.5	27	28	29.4	25.0
		1.0	20	27	25.0	14.3
		1.5	19	28	31.6	37.5
		2.0	24	18	33.3	37.5
		5.0	30	23	6.7	0
东北红豆杉	DCR	0.5	28	31	35.2	65.5
		1.0	35	21	42.6	70.2
		1.5	24	20	45.8	51.5
		2.0	17	18	56.8	52.5
		5.0	47	35	78.5	43.5
	B5	0.5	18	21	26.1	37.7
		1.0	15	24	38.2	46.3
		1.5	24	30	40.5	40.8
		2.0	17	18	56.6	32.5
		5.0	47	35	42.4	21.2

注：数据在培养 30 天后统计

2. 通过愈伤组织诱导　观察了 4 种和 1 个变种红豆杉植物共 8 个愈伤组织系 3 代愈伤组织不定根形成的结果（表 18-2-25）表明：①来源于不同种植物和不同外植体的愈伤组织形成不定根的能力不同。如 Tc1 与 Tc2、Td1 与 Td2；下胚轴愈伤组织形成不定根的能力较茎段愈伤组织的强；②愈伤组织的形态不同形成不定根的能力也不同，如 Tc1 与 Tc2、Td1 与 Td2、Ty8 与 Ty5 的块状愈伤组织形成不定根的能力很强，而颗粒状的则不形成不定根。

表 18-2-25 各种红豆杉愈伤组织不定根的形成

愈伤组织系	愈伤组织特征	不定根形成频率（%）		
		第 1 代	第 2 代	第 3 代
Tc1	块状	20.0	75.5	100
Tc2	小块状	0	15.0	52.5
Td1	小块状	16.5	52.4	65.5
Td2	松散颗粒状	0	0	0
Tv	小块状	22.6	73.2	100
Tm	松散颗粒状	0	0	0
Ty8	块状	12.5	75.0	100
Ty5	松散颗粒状	0	0	0

注：Tc1 和 Td1：分别为红豆杉和东北红豆杉幼苗下胚轴愈伤组织；Tc2 和 Td2：分别为红豆杉和东北红豆杉茎段继代培养的愈伤组织；Tv：南方红豆杉幼苗下胚轴愈伤组织；Tm、Ty8 和 Ty5 分别为杂种红豆杉和云南红豆杉茎段继代培养的愈伤组织。基本培养基为 DCR + NAA 1.0mg/L。

（二）再生根培养及紫杉醇的产生

以固体培养基（DCR + 1.0mg/LNAA + 0.1mg/L6-BA + 0.3% 活性炭）于黑暗中继代培养的几种植物的再生根，在 1.5 ~ 2 个月后转置液体培养基（固体培养基组成中去掉活性炭）中培养，结果（表 18-2-26）表明，根的生长速度比愈伤组织慢，但其合成紫杉醇的能力远比愈伤组织强，在 Tc1 与下 Td1 根的培养液中也含有紫杉醇。

表 18-2-26 不定根的生长及紫杉醇的产生

不定根和愈伤组织	生长指数		紫杉醇含量（干重，%）		培养基中紫杉醇含量（mg/L）
	不定根	愈伤组织	不定根	愈伤组织	
Tc1	0.42 ±0.06	2.5 ±0.4	0.038 ±0.006	0.015 ±0.004	0.040 ±0.007
Tc2	0.35 ±0.06	1.9 ±0.5	0.014 ±0.003	–	–
Td1	0.21 ±0.03	2.6 ±0.7	0.052 ±0.011	0.021 ±0.005	0.084 ±0.009
Tv	0.30 ±0.02	2.1 ±0.5	0.034 ±0.005	0.009 ±0.002	–
Ty8	0.50 ±0.04	3.1 ±0.8	0.032 ±0.004	–	–

注：根为液体培养，愈伤组织为固体培养；培养 1 个月后统计

据报道，天然根中紫杉醇的含量仅次于树皮，居第二位。本文诱导形成的不定根具有合成紫杉醇的能力和向培养液中分泌少量紫杉醇的结果提示我们：培养红豆杉不定根可以采用两相培养法，即将根作为生物反应器，加入前体或诱导子促进紫杉醇的生成与分泌，这在某种程度上还可以克服根在培养中生长缓慢的缺陷。根相对于组织、细胞来说，是一个独立的代谢系统，研究根中紫杉醇的产生机制对于探索紫杉醇产生及其与红豆杉植物分化的关系，

是值得重视的。

八、红豆杉组织细胞培养物中紫杉烷类化学成分

在上述研究的基础上，我们对红豆杉组织培养物进行了放大培养，累积了大量的培养物，提取、分离、鉴定了若干个紫杉烷类化学成分，主要为一类 C-14 位有含氧取代基团的新型紫杉烷类化合物，共 11 个；另外，也得到 2 个其他类型的紫杉烷类化合物、1 个松香烷类化合物以及 1 个木质素类化合物，现分述如下。

（一）红豆杉组织细胞培养物中的化学成分

1. C-14 位具含氧取代基团的新型紫杉烷类化合物　目前已从红豆杉组织细胞培养物中分离得到 11 个 C-14 位具含氧取代基团的新型紫杉烷类化合物（化合物 **1～11**），其中除化合物 **4** 即 yunnanxane 外，其他化合物均首次从红豆杉培养物中分离得到的新化合物，它们的结构如图 18-2-2。

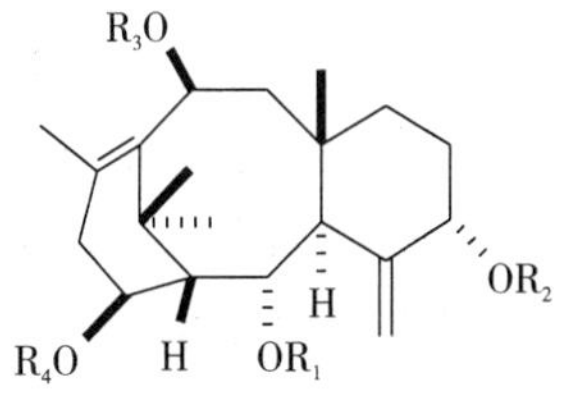

	R_1	R_2	R_3	R_4
1 sinenxan A	Ac	Ac	Ac	Ac
2 sinenxan B	Ac	Ac	Ac	$COCH_2CH_3$
3 sinenxan C	Ac	Ac	Ac	$COCH(CH_3)CH_2CH_3$
4 yunnanxane	Ac	Ac	Ac	$COCH(CH_3)CH(OH)CH_3$
5 2-deacetyl sinenxan A	H	Ac	Ac	Ac
6 2,10-diacetyl sinenxan A	H	Ac	H	Ac
7 2,10,14-trideacetyl sinenxan A	H	Ac	H	H
8 10-deacetyl yunnanxane	Ac	Ac	H	$COCH(CH_3)CH(OH)CH_3$
9 5-deacetyl yunnanxane	Ac	H	Ac	$COCH(CH_3)CH(OH)CH_3$
10 sinenxan D	Ac	Ac	Ac	$COCH(OH)CH_3$
11 sinenxan E and F (2'-isomer)	Ac	Ac	Ac	$COCH(OH)CH(CH_3)CH_3$

图 18-2-2　红豆杉组织细胞培养物中 C-14 位具含氧取代基团的新型紫杉烷类化合物

2. 其他类型的紫杉烷类化合物　除得到上述 11 个 C-14 位具含氧取代基团的新型紫杉烷类化合物外，还得到了 2 个其他类型的紫杉烷类化合物（化合物 **11～12**），其中化合物 **12** 为新化合物，其结构如图 18-2-3。

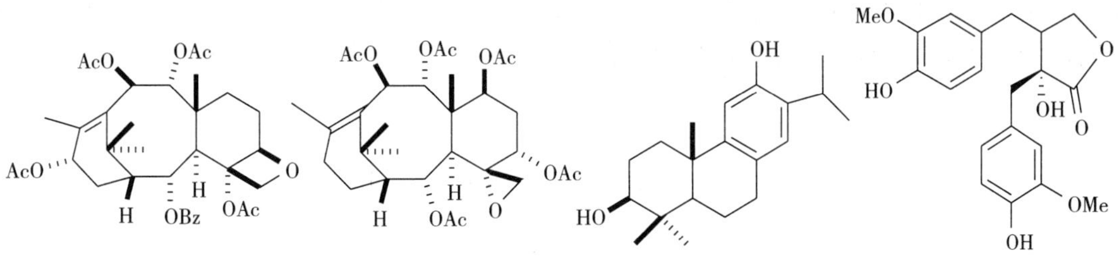

12　**13**　**14** hinokiol　**15** (-)-epinortrachelogenin

图 18-2-3　其他类型的紫杉烷类化合物及非紫杉烷类化合物

3. 其他化合物　也从红豆杉组织细胞培养物中分离得到 1 个松香烷类化合物（**14**，hinokiol）和 1 个木质素类化合物［**15**，(-) -epinortrachelogenin］，其结构如图 18-2-3。

（二）结构鉴定

红豆杉组织细胞培养物中的紫杉烷类化合物以 C-14 位具有含氧取代基的紫杉二烯为主，且大量化合物为化合物 **1～4**，尤以化合物 **1**（sinenxan A）为最多，占这类化合物总量的 50% 以上，现以化合物 **1** 为例进行结构解析。

化合物 1 为无色棱状结晶，熔点 176～177℃［石油醚（60～90℃）-丙酮］。TLC 展开后，以 5% 硫酸乙醇溶液加热显色呈棕褐色斑点。EI-MS 给出分子离子峰 $[M]^+$ 为 *m/z*504，同时还给出 *m/z* 429 $[M+H\text{-}HOAc\text{-}OH]^+$，385 $[429\text{-}H\text{-}Ac]^+$，282，249，147，135，107，43 $[Ac]^+$ 等碎片离子峰，显示出这类化合物的质谱特征；结合 ^1H NMR 和 ^{13}C NMR 数据确定其分子式为 $C_{28}H_{40}O_8$。IR 表明有酯羰基存在（$1735cm^{-1}$）。^1H NMR 谱中，δ2.09，1.66，1.12 和 0.84ppm 处的 4 个单峰为紫杉烷骨架上的 4 个甲基信号，分别为 C18，C-17，C-16 和 C-19 甲基；δ 2.18，2.06，2.05 和 2.02ppm 处的 4 个单峰为乙酰氧基甲基质子信号；δ 5.27 和 4.85ppm 处的 2 个单峰显示其为 4（20）-双键型紫杉烷类化合物。H-10 信号在 δ 6.06ppm 处且为 dd 峰（$J=5.6$，12.0Hz）提示 C-9 为亚甲基且 C-10 位连有乙酰氧基；H-14 信号在 δ4.99ppm 处且为 dd 峰（$J=9.2$，4.8Hz）提示 C-14 位也连有乙酰氧基；同样 H-2 信号在 δ5.34ppm 处且为 dd 峰（$J=6.5$，2.2Hz）、H-5 信号在 δ5.29ppm 处且为 t 峰（$J=2.7$Hz）提示 C-2 与 C-5 位亦连有乙酰氧基。上述推测也得到了 ^{13}C NMR 数据的支持，δ 70.60，78.26，70.10 和 70.60ppm 分别为 C-2，C-5，C-10 与 C-14 信号，δ 169.69 和 21.38，170.16 和 21.38，169.98 和 20.91，以及 169.88 和 21.38ppm 分别为连接在 C-2，C-5，C-10 与 C-14 位上乙酰基的信号，从而推断化合物 **1** 为 2α，5α，10β，14β-tetraacetoxy-taxa-4（20），11（12）-diene，命名为 sinenxan A，文献上也称作 taxuyunnanine C。

从上述结果可以看出，红豆杉属植物的组织细胞培养物中的化学成分与植物中的化学成分在种类和含量上均存在着较大差异，这可能源于离体组织细胞与自然植物间的生长环境存在差异，以及离体组织细胞与自然植物的不同分化状态所造成，类似的结果也存在于长春花等药用植物的细胞培养中。但从另一方面来看，植物组织细胞培养却是一种天然产物新资源，且可持续利用；如在红豆杉组织细胞培养研究中发现的一类新型紫杉烷类化合物，其含量高，虽然本身不具明显的抗肿瘤活性，但可以作为起始原料，通过结构改造、修饰而获得具有新型抗肿瘤或其他药理活性的先导化合物或药物候选物（见后面有关章节）。

（戴均贵）

参 考 文 献

1. 朱蔚华，陆俭，李新兰，等. 几种红豆杉愈伤组织诱导培养的观察. 中药材，1991，14（9）:5－7
2. Wu Y，Zhu W. High performance liquid chromatographic determination of taxol and related taxanes from Taxus callus cultures. J Liq Chromatogr Rela Technol，1997，20：3147－3154
3. 陈永勤，戴均贵，朱蔚华. 红豆杉成熟胚的离体培养. 植物生理学通讯，1998，34（3）:191－193
4. 戴均贵，陈永勤，朱蔚华. 几种红豆杉属植物不定根的形成及其紫杉醇的产生. 植物生理学通讯，

2000，36（1）：14－18

5. 吴蕴祺．红豆杉组织培养物中紫杉醇及其衍生物的形成和化学成分的研究．中国协和医科大学硕士研究生学位论文，1997

第三节　紫杉醇生物合成相关基因的克隆表达

紫杉醇是二萜类抗肿瘤药物，药源紧缺。自 20 世纪以来，全世界为解决药源问题开展了全方位的研究，能否用合成紫杉醇的基因经生物合成紫杉醇是研究的领域之一。我们开展了中国红豆杉紫杉醇生物合成基因的克隆，表达及代谢工程研究。

一、紫杉醇生物合成基因的克隆

（一）紫杉烯合酶基因的克隆、表达及功能鉴定

从培养的中国红豆杉细胞中分离了 4 个 C-14 氧取代的紫杉烷化合物，含量可达细胞干重的 2% 左右，以培养的中国红豆杉为材料，进行了紫杉醇生物合成基因克隆研究。

根据生源学研究，紫杉醇生物合成的第一步是紫杉烯合酶催化牻牛儿基牻牛儿基二磷酸（geranylgeranyl diphosphate GGDP）环化形成紫杉烯母核（taxadiene），然后经过一系列的氧化反应和侧链修饰而形成紫杉醇（图 18-3-1）。

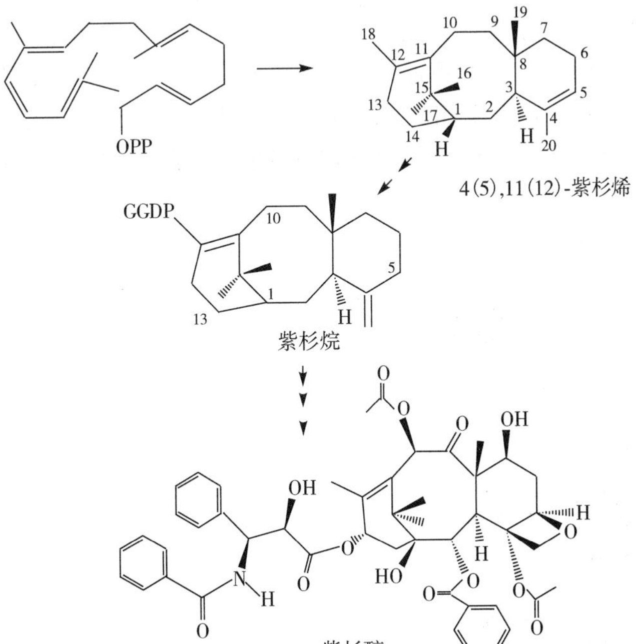

图 18-3-1　GGDP 环化为 4（5），11（12）-紫杉烯形成紫杉醇的过程

从培养 12 天的中国红豆杉愈伤组织细胞中提取 mRNA，构建了中国红豆杉培养细胞的 cDNA 文库。根据发表的太平洋红豆杉紫杉烯合酶的 DNA 序列，设计了引物，以 cDNA 文库噬菌体 DNA 为模板，扩增得到了 83bp（碱基）的 DNA 片段，将该片段亚克隆到 pGEM-T

载体上，经序列测定确证为紫杉烯合酶基因片段。以该片段作探针，用辣根过氧化物酶标记试剂盒（ECL 试剂盒）筛选 cDNA 文库，阳性克隆再重复杂交进行纯化。获得阳性纯化克隆后，培养并提取噬菌体 DNA，用噬菌体连接臂上的酶切位点获得阳性 cDNA 片段，连接到 pBlueScript SK（－）质粒上，得到质粒 pBSE8，转化大肠杆菌 DH5α，获得转化菌株。pB-SE8 测序结果表明，与太平洋红豆杉紫杉烯合酶基因相比，所得到的 cDNA 片段其 3′端完整，而 5′端缺少近 600 个碱基对。为获得中国红豆杉紫杉烯合酶的完整片段，设计了与获得片段有重叠区的 5′端片段扩增引物，以 cDNA 文库噬菌体 DNA 为模板，扩增得到了 611bp 的片段。为将两个片段连接起来，在引物设计时引入适当的酶切位点，并对载体 pThioHis B 进行了改造，获得带有中国红豆杉紫杉烯合酶的质粒 pTTB2，序列测定为完整的开放阅读框架（open reading frame，ORF）2586bp，编码 862 个氨基酸，提交 GenBank 获得序列号 AY007207。为使基因高效表达，将完整的紫杉烯合酶基因克隆到质粒 pET-32a 中得到含中国红豆杉紫杉烯合酶的质粒 pETB3 进行表达及功能鉴定，不含紫杉烯基因的 pET-32a 质粒为对照。

将含有紫杉烯合酶基因的大肠杆菌 *E. coli* BL21trxB/pETB3 在加有氨苄青霉素的 LB 培养基中 37℃培养过夜，次日按 1% 接种量转接到相同培养基中培养到光密度 OD_{600} 值达到 0.6～1.0，加入诱导剂异丙基硫代-β-D-半乳糖苷（IPTG）使其终浓度为 0.05mmol/L，在 16℃继续培养 6～8 小时，用 SDS-PAGE 电泳银染检查融合蛋白的表达情况（图 18-3-2）。结果表明重组紫杉烯合酶在大肠杆菌中形成，主要以包涵体形式存在，占细菌总蛋白的 20%，其重组酶的纯化需要经过变性，复性，用亲和层析纯化的过程。纯化的重组紫杉烯合酶，以 GG-DP 为底物在 32℃催化 15 小时，用正己烷提取催化反应产物，经直径为 1cm 的硅胶柱纯化后，用 GC-MS（FISONS GC-8000-MD800）检测产物，在保留时间 22.124 分钟的气相色谱峰显示的

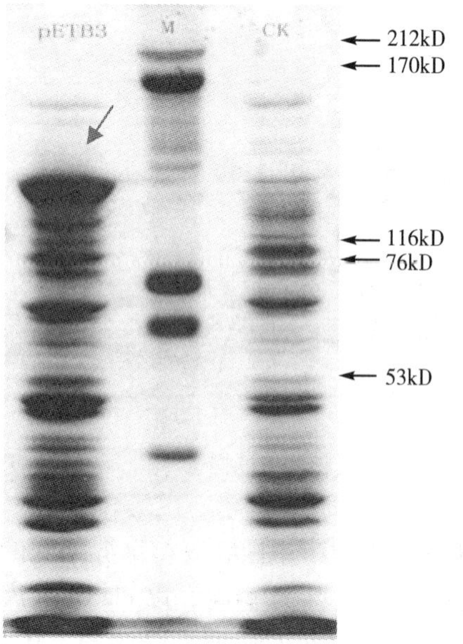

图 18-3-2 融合的紫杉烯合酶的 SDA-PAGE 聚丙烯酰胺凝胶分析

粗箭头指表达载体 pETB3 在 *E. coli* BL21trixB 中表达的条带。M. 分子量标记，CK 为 *E. coli* BL21trixB/pET-32a 对照，图右数据为标准蛋白分子量。

质谱图与发表的紫杉烯之谱图完全一致（图 18-3-3）。Taxa-4（5），11（12）-diene MS：*m/z* 272［M］$^+$；257［M-15（CH_3）］$^+$；229［M-43（C_3H_7）］$^+$；121，122，123（C-ring fragment cluster）和 107［*m/z* 122-15（CH_3）］。在对照菌株中没有检测到该化合物。结果表明，从中国红豆杉克隆的紫杉烯合酶能催化牻牛儿基牻牛儿基二磷酸（geranylgeranyl diphosphate，GGDP）形成紫杉烯，该化合物为紫杉醇生物合成的第一个重要中间产物，为进一步研究紫杉醇生物合成提供了可能。

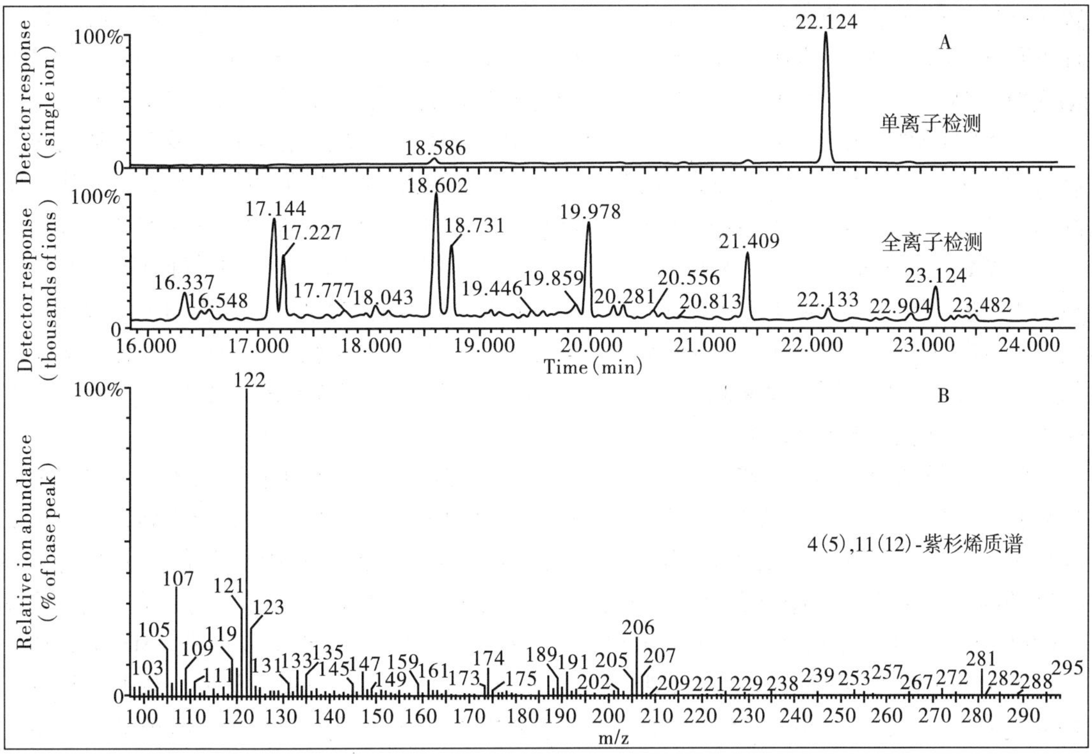

图 18-3-3　重组的紫杉烯合酶催化产生的 4（5），11（12）-紫杉烯的 GC-MS 分析

A. 单离子和全离子检测色谱图；B. 4（5），11（12）-紫杉烯的 MS 谱。

（二）紫杉醇生物合成羟基化酶及酰基转移酶的克隆

1. 羟基化酶 TCH1 的克隆　紫杉烷化合物主要结构类型是 686 环 C-4（20）双键结构及 6864 环具环氧丙烷环结构的紫杉烷化合物，二者占紫杉烷化合物的一半以上，其中具环氧丙烷结构并有 C-13 侧链的紫杉醇有较好的抗肿瘤活性。紫杉醇有 8 个氧取代基团和 11 个手性中心，生源和化学研究认为从紫杉烯到紫杉醇需要 20 个酶促反应，其间可能还有一些支路代谢酶类与之链接，这些化合物的共同特点是 C-5，C-10，C-2，C-13 常为不同的氧取代基团。紫杉醇及其他紫杉烷化合物虽然都是多氧取代的环状二萜，但最初的环化产物 4（5），11（12）-紫杉烯是没有氧取代的，其羟基化反应是紫杉烯结构修饰的必要步骤。其中包括多个羟基化反应和不同的酰基转移反应，这些反应在紫杉醇形成中起到非常重要的作用。

鉴于红豆杉的种间差异很小，根据已克隆鉴定的东北红豆杉紫杉烷10β-羟基化酶基因序列合成了多个引物，采用SSP-PCR（single-specific-primer PCR）方法，筛选中国红豆杉cDNA文库，克隆其羟基化酶基因。即根据P450最保守的区域与噬菌体的连接臂设计引物，以噬菌体DNA为模板进行PCR，其中获得了一个TCH1全长cDNA，该片段有一个1494bp的开放读码框架，推断编码497个氨基酸，分子量56.5kD，提交GenBank获得序列号AF545833。这个蛋白的N端同其他绝大多数P450一样，存在着疏水的跨膜或转运信号肽序列，有一个脯氨酸丰富的铰链区，在铰链区上游聚集有一段基础氨基酸，在疏水的氨基末端锚定区段与蛋白的球体部分之间作为终止转移信号，这些都是典型的膜P450蛋白的结构特征。TCH1蛋白序列也具有生物合成类P450的3个高度保守区：VXEXLR，FXPSRF和PF-GXGXRXCXG，因此推断TCH1蛋白是一个执行生物合成功能的A类P450蛋白。

cDNA同源性分析发现克隆的中国红豆杉基因TCH1与已克隆鉴定的紫杉烷羟基化酶有高度的同源性。在用DNAMAN进行比对时，发现新克隆的红豆杉TCH1基因推断氨基酸序列与已鉴定的东北红豆杉10-羟基化酶基因具有高达97%和98%的等同性和相似性。红豆杉几个羟基化酶之间的推断氨基酸序列分别具有55%~60%和70%~75%的等同性和相似性。根据P450分类规则，P450之间有97%或更多的同源性则被认为是同一基因的等位改变，因此我们推断这个新克隆的TCH1 cDNA序列编码了一个P450羟基化酶基因，与其他已鉴定的红豆杉属羟基化酶在同一亚家族，而且是东北红豆杉紫杉烷10β-羟基化酶的等位基因，即中国红豆杉10β-羟基化酶基因。

将克隆得到的中国红豆杉10β-羟基化酶片段亚克隆到pYeDP60表达载体中，构成重组质粒pYeDPTCH1转化*E. coli* DH5α。测序表明扩增的片段和插入的位点完全正确，没有突变和移码的发生，可用来进行酵母系统表达研究。由于植物细胞色素P450酶的功能鉴定需要有完整的电子传递链，细胞色素P450还原酶是行使功能所必需的。采用了含菊芋/蚕豆NADPH-P450还原酶的酵母菌株W（R）衍生工程菌WHT和WVS作宿主菌。SDS-PAGE电泳结果表明pYeDPTH10重组子与对照菌相比多出一条约54kD的蛋白条带，与中国红豆杉羟基化酶TCH1推断大小相一致。CO差示光谱分析图中可看到在450nm处出现了一个小尖峰，450nm有光吸收，由此可知道酵母异源表达的紫杉烷10β-羟化酶具有P450活性。但450处的峰值不大，可能是因为酿酒酵母中紫杉烷10β-羟化酶基因表达量较低有关。

我们还用中国红豆杉基因组DNA进行了PCR扩增，结果得到一个1.7kb左右的条带，测序表明全长为1703bp，为东北红豆杉紫杉烷10β-羟基化酶基因组DNA片段。与其cDNA序列比较表明，该基因含有2个内含子，长度分别为94bp和115bp，A+T含量为68%，内含子的两端为典型的真核生物内含子GT/AG结构。

2. 酰基转移酶TCA的克隆　在紫杉醇生物合成途径中，紫杉烷的三环母核结构和氨基苯丙醇基侧链必须经历O-和N-酰基基团转移反应，还包括早期的乙酰转移反应、苯甲酰转移反应和肉桂酰转移反应，长链alkenoyl-和alkanoylation反应（2-甲基丁酰转移和3-羟基-2-甲基丁酰转移反应）等。

鉴于中国红豆杉与东北红豆杉的亲缘关系很近，根据东北红豆杉10-去乙酰巴卡亭Ⅲ乙酰氧基转移酶基因序列设计了相应的引物，以东北红豆杉DNA为模板扩增获得了酰基转移酶探针，筛选中国红豆杉cDNA文库。经过重复杂交筛选，最后获得阳性噬菌体单克隆，应用高保真酶，以噬菌体两臂引物扩增获得阳性克隆的 cDNA 片段。片段亚克隆后测序，其编码区为 1 278bp，推导编码 425 个氨基酸，推算得到的成熟蛋白的分子量为 47.2kD。用 NCBI PHI-BLAST 核酸数据库比较分析，表明 TCA cDNA 编码序列与 GenBank 中的任一已知基因没有等同性，说明它代表了红豆杉中的一个新基因。将这个新基因提供给 GenBank，获得相应的基因序列号 AY326950。在进行比对的 7 个红豆杉酰基转移酶中，新克隆的红豆杉酰基化酶 TCA 的推断氨基酸顺序与已知的其他红豆杉酰基转移酶蛋白有 56% ~61% 的同源性和 71% ~75% 的相似性。与其他植物的酰基转移酶比对有 29% ~34% 的同源性。同时具有保守的活性位点“HXXXDG”和保守的基元“DFGWG”。根据这些数据，我们可以推断这个新克隆的 TCA cDNA 序列编码的酰基转移酶与其他已鉴定的红豆杉属酰基转移酶属同一亚家族。

为了鉴定这个新基因的功能，采用了高表达的大肠杆菌异源表达系统进行功能表达，将获得的 TCA 片段亚克隆到质粒 pET32a 中得到 pET32TCA1，以其转化大肠杆菌 *E. coli* BL21trxB（DE3）进行诱导表达，并对表达条件进行了初步优化，SDS-PAGE 电泳银染分析表明，该蛋白表达为可溶性蛋白，且易于纯化。克隆基因异源表达后功能筛选的关键是要有适宜底物。紫杉醇是多氧取代的化合物，但我们能找到的底物十分有限。实验中采用了两种乙酰-CoA，苯甲酰-CoA 及 4 种紫杉烷类的底物 taxa-4（20），11（12）-dien-2α，5α，10β，14β-tetraol，baccatin Ⅲ，taxane C 和 10-deacetyl-taxol 进行催化反应，都未鉴定到相应的紫杉烷类酰基转移产物。后续报道表明，该基因为新的紫杉烯 C-5 乙酰氧基转移酶。

在紫杉醇生物合成研究过程中，先后克隆了 10 个紫杉醇合成相关基因，为紫杉醇及紫杉烷类化合物的生物合成打下了基础。目前药物所已克隆的紫杉醇生物合成相关功能基因见表 18-3-1。

表 18-3-1　已克隆的与紫杉醇形成有关的基因

紫杉烯合酶	AY007207
5α-羟基化酶	AY741375
细胞色素 P450 还原酶	AY959320
10β-羟基化酶	AF545833
13α-羟基化酶	AY959321
2α-羟基化酶	AY789508
14β-羟基化酶	准备用于 MDR 生产，暂不注册
紫杉烯醇 5α-乙酰氧基转移酶 I	AY078285
紫杉烯醇 5α-乙酰氧基转移酶 II	AY326950
7β-羟基化酶	AY374652

二、代谢工程合成紫杉烯的研究

（一）大肠杆菌组合生物合成紫杉烯的研究

紫杉醇是二萜类化合物，在植物的质体中其前体异戊烯二磷酸（isopentenyl diphosphate，IDP）是经 1-脱氧-5-磷酸木酮糖（DXP）途径合成的，由三分子 IDP 和一分子 IDP 异构体二甲基烯丙基二磷酸（dimethylallyl diphosphate，DMADP）缩合成牻牛儿基牻牛儿基二磷酸（GGDP），进而由紫杉烯合酶（taxadiene synthase）催化 GGDP 合成紫杉醇生物合成过程中的第一个重要中间体紫杉烯。

大肠杆菌是最为常用的原核表达系统之一。大肠杆菌和红豆杉一样也存在 DXP 途径，该途径中的 DXP 合酶和 IDP 异构酶是 2 个关键的限速酶，由于其生命结构相对简单、低等，这 2 个基因的表达可能受到严格的调控，因而合成次生代谢产物非常少。另外大肠杆菌合成 GGDP 的量也非常低。鉴于 GGDP 是紫杉烯合酶催化合成紫杉烯的前体，为了提高大肠杆菌中 GGDP 的水平，本研究保证了大肠杆菌内源性的 IDP 异构酶、DXP 合酶高表达，消除了 DXP 途径的碳代谢障碍；并同时表达了来自辣椒的具有多功能的 GGDP 合酶和中国红豆杉的紫杉烯合酶，使 4 个基因在大肠杆菌中经高表达构建成了一个合成紫杉烯的代谢途径，研究其工程化大肠杆菌中紫杉烯的合成。在大肠杆菌中基因组合合成紫杉烯的示意图如下（图 18-3-4）。

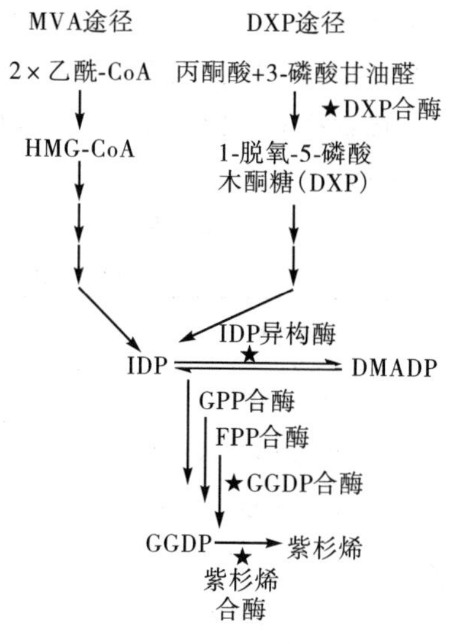

图 18-3-4　在大肠杆菌中建立一个“新”的合成紫杉烯的代谢途径

★表示需要进行高表达的催化反应步骤。

首先改造克隆载体 pSLB208 使之适合于紫杉烯合成途径的重建。构建了高表达的含 DXP 合酶基因的融合表达载体 pSLB208/DXP；在重组质粒 pAIG 中，组合了大肠杆菌 IDP 异构酶基因和辣椒的 GGDP 合酶基因，加上前文所述的含紫杉烯合酶基因的质粒 pETB3，使 3 个表达载体共转化大肠杆菌，利用氨苄西林，氯霉素，卡那霉素抗性筛选得到阳性转化子，对照菌株不含 pETB3 质粒。按照实验室优化过的表达条件进行诱导表达。收获菌体，冷冻干燥后用甲醇提取，除去溶剂后用水溶解，然后用正己烷萃取，经硅胶柱纯化，收集正己烷部分，浓缩进行 GC-MS 分析。仪器为 Shimadzu GC-MS-QP2010，色谱柱为 DB-5ms 30m 0.25mm。质谱条件：EI 离子源，离子源温度 250℃，电子能量 70eV，扫描范围 20～600m/z。对工程化大肠杆菌细胞内代谢产物的 GC-MS 分析结果见图 18-3-5，在单离子检测色谱图上可以看出 4（5），11（12）-紫杉烯及其中间体 verticillene 的保留时间分别为 13.917，12.583min，两者分别占 32.45%，28.04%。4（5），11（12）-紫杉烯和中间体 verticillene 的分子离子峰和基峰与发表的标准图谱一致；其中 4（5），11（12）-紫杉烯分子离子峰和基峰分别为 *m/z* 272 $[M]^+$，*m/z* 122（C_9H_{44}），特征片段离子峰：107 [*m/z* 122-15（CH_3）]，121，123（C-环片段）。

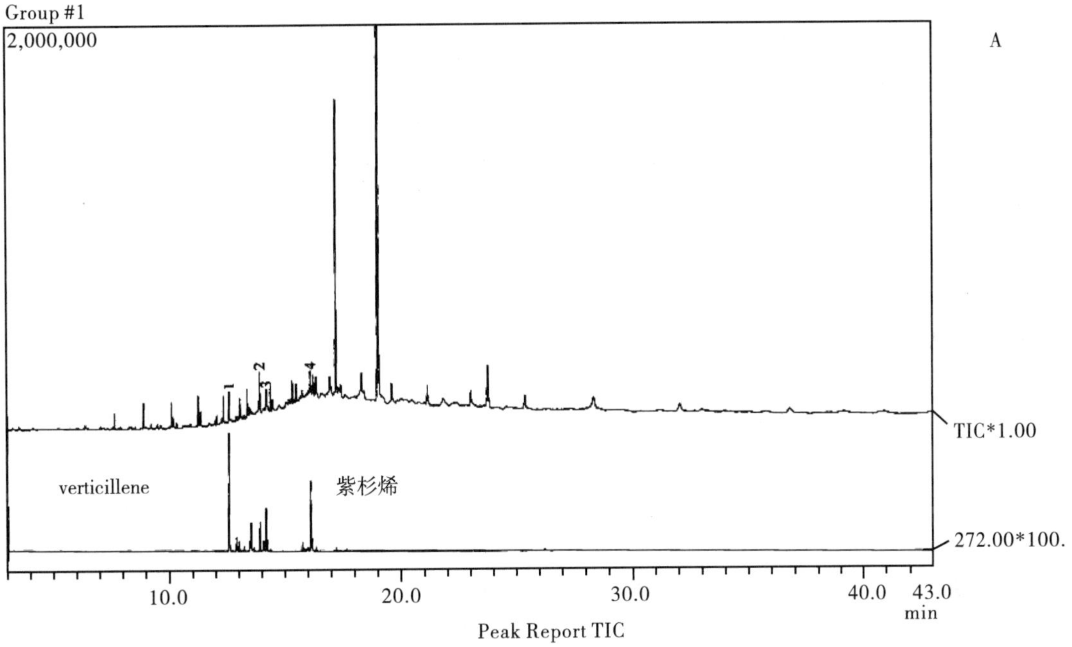

Peak Report TIC

Peak#	R.Time	I.Time	F.Time	Aren	Area%	Name
1	12.583	12.533	12.617	274740	28.02	
2	13.917	13.883	13.950	317649	32.40	
3	14.200	14.150	14.233	112863	11.51	
4	16.100	16.067	16.150	275137	28.06	
				980389	100.00	

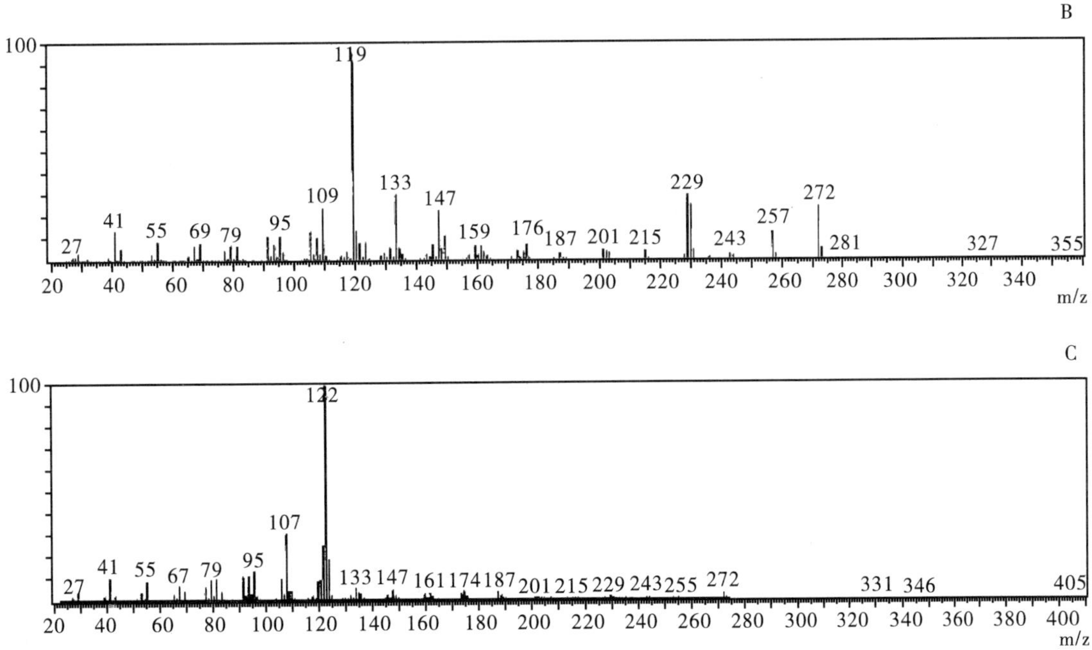

图 18-3-5　大肠杆菌工程菌产生 4（5），11（12）-紫杉烯和 verticillene 的 GC-MS 分析

A. 全离子和单离子检测色谱图；B. verticillene 的 MS 谱；C. 4（5），11（12）-紫杉烯的 MS 谱。

GC-MS 分析表明构建的工程菌能合成 4（5），11（12）-紫杉烯，且同时还检测到 4（5），11（12）-紫杉烯的前体 verticillene 的积累，且所占的相对比例较高。推测该中间体的积累原因可能是由于辣椒的 GGDP 合酶催化效率较高，而且大肠杆菌的培养条件（pH 7.0）又不是紫杉烯合酶的最佳酶促反应条件（其中最佳 pH 为 8.0，培养时也没有加入辅因子，如 Mg^{+} 离子），因而导致了中间体积累。结果表明在含有合成紫杉烯所需的 4 个重要酶基因的工程化大肠杆菌中成功建立了一个紫杉烯合成途径，为进一步研究打下基础。

（二）代谢工程酵母菌合成紫杉烯的研究

由于大肠杆菌在组合表达较多基因时存在能量代谢障碍、筛选标记较少、质粒缺乏足够的兼容性、没有完整的细胞内膜系统等问题，在后续表达氧化酶基因和获得不同氧取代中间体的研究时会遇到困难。因此，还选择酿酒酵母为出发菌株进行代谢途径组合研究，此项研究为后续氧取代紫杉烷的生物合成预留了较大的空间。酵母菌具有完整的细胞内膜系统，可以确保与紫杉醇生物合成相关的羟基化酶基因的共表达，且酵母菌有多个营养缺陷型供选择，并有多个选择标记可使用。酵母自身具有类异戊二烯/固醇代谢途径，该途径合成的 GGDP 可用于生物合成紫杉醇中间体。

首先对酿酒酵母的类异戊二烯/固醇代谢途径进行了工程改造，构建了含高效启动子的 HMG 还原酶基因和 GGDP 合酶基因的表达载体 pGBT9/HG；同时构建了含紫杉烯合酶基因的融合表达载体 pADH/TS。把含紫杉烯合酶基因的表达载体 pADH/TS 和含酵母 HMG 还原酶基因和 GGDP 合酶基因的表达载体 pGBT9/HG 共转化酿酒酵母细胞。利用营养筛选标记 ADE2、URA3、TRP1 筛选得到阳性克隆。这 3 个融合基因在酿酒酵母细胞中共表达，并与酵母的类异戊二烯/固醇代谢途径进行组合，构建了一个合成紫杉烯的代谢途径（图 18-3-6）。

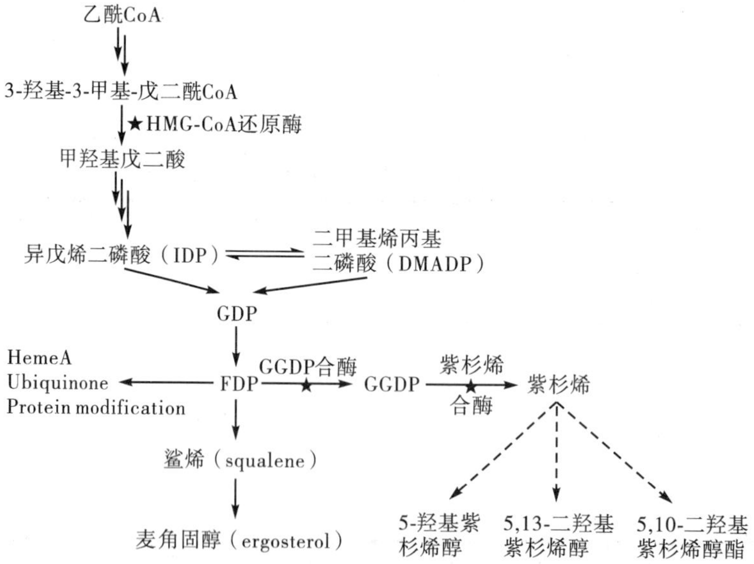

图 18-3-6 在酵母中建立一个“新”的合成紫杉烯的代谢途径

★表示需要进行高表达的催化反应步骤。

图 18-3-7 是对工程酵母细胞内代谢产物的 GC-MS 分析结果，在单离子检测色谱图上可以看出 4（5），11（12）-紫杉烯的保留时间为 13. 917min。4（5），11（12）-紫杉烯的分子离子峰和基峰与发表的标准图谱一致；其 4（5），11（12）-紫杉烯分子离子峰和基峰分别为 *m/z* 272［M］$^+$，*m/z* 122（C_9H_{44}），特征片段离子峰：107［*m/z* 122-15（CH3）］，121，123（C-环片段）。结果表明，在酵母细胞中建立了一个合成紫杉烯的代谢途径。

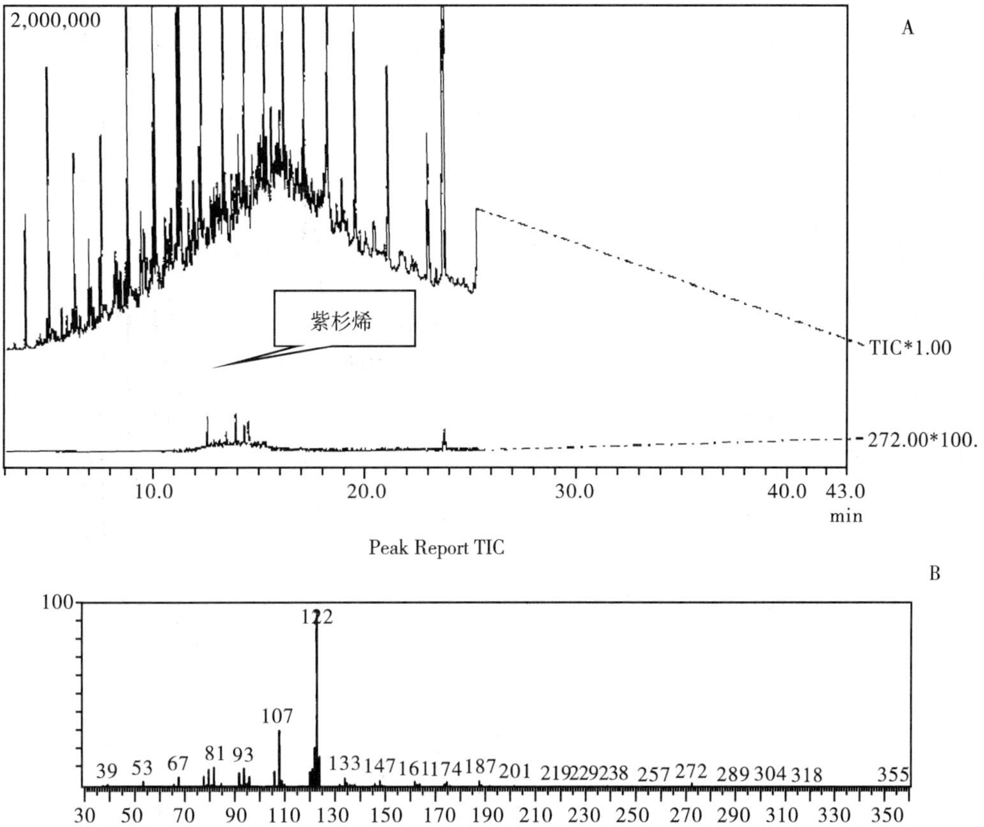

图 18-3-7　酵母工程菌产生 4（5），11（12）-紫杉烯的 GC-MS 分析

A. 全离子和单离子检测色谱图；B. 4（5），11（12）-紫杉烯的 MS 谱。

上述研究获得的基因，大肠杆菌及酵母工程菌将为参与紫杉醇生物合成的其他功能基因的组合表达及其他紫杉烷化合物的形成提供物质基础。

（程克棣　王　伟）

参 考 文 献

1 . 王伟,石青,朱平,等. 中国红豆杉紫杉烯合酶cDNA的分离、表达和鉴定. 植物学报,2002,44(2):181 - 187

2. Jun Tu, Ping Zhu, Cheng ke-di. cloning and Sequencing of hydroxylase genes involved in taxol biosynthesis. Zeitschrift fur Naturfoschung 59C, 2004, 7/8:561 - 564

3. Jun Tu, Ping Zhu, Ke-di Cheng. Cloning and expression of taxus acyltransferase Cdna. Zeitschrift fur Naturfoschung 59C, 2004, 9/10:755 - 761

4. 王伟, 孟超, 朱平, 等. 代谢工程酵母菌合成紫杉烯的研究. 中国生物工程杂志, 2005, 25 (8):103 - 108

5. 王伟, 孔建强, 孟超, 等. 大肠杆菌组合生物合成紫杉烯的研究. 中国药学杂志, 2005, 40 (18):1428 - 1431

第四节 Sinenxan 类紫杉烷化学成分的结构改造

一、sinenxan A（SIA）及其衍生物的化学反应性

若要通过对 sinenxan A（SIA, 图 18-4-1）进行结构改造, 合成紫杉醇类似物, 寻找新的抗肿瘤化合物, 首先要深入了解 SIA 的化学性质, 了解合成过程中生成的新衍生物各官能团变化对其他基团的反应性造成的影响和改变。了解和掌握这些特性对设计合理的合成路线是至关重要的。

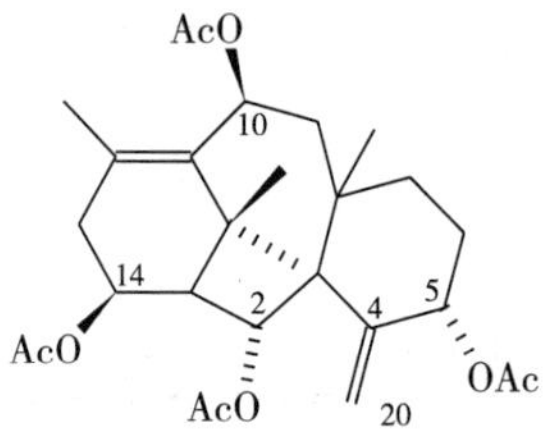

Sinenxan A (SIA)

图 18-4-1 Sinenxan A（SIA）的化学结构

（一）水解和酰化

SIA 分子的 3 个环上分布着 4 个乙酰基。虽然它们都是二级醇的酯, 但由于在分子中处的位置不同, 它们对不同的反应条件反应选择性是不同的。例如, 4 个乙酰基在 K_2CO_3 条件下可温和水解, 水解速度的顺序是 10-Ac, 14-Ac > 2-Ac, 5-Ac。由此可以分别得到 10-位或 14-位单一水解的产物（**2**）和（**3**）, 或 10、14 双水解的产物。在 KOH 水解条件下, 可以得到 3 个乙酰基水解的产物（**4**）、（**5**）和（**6**）（图 18-4-2）。

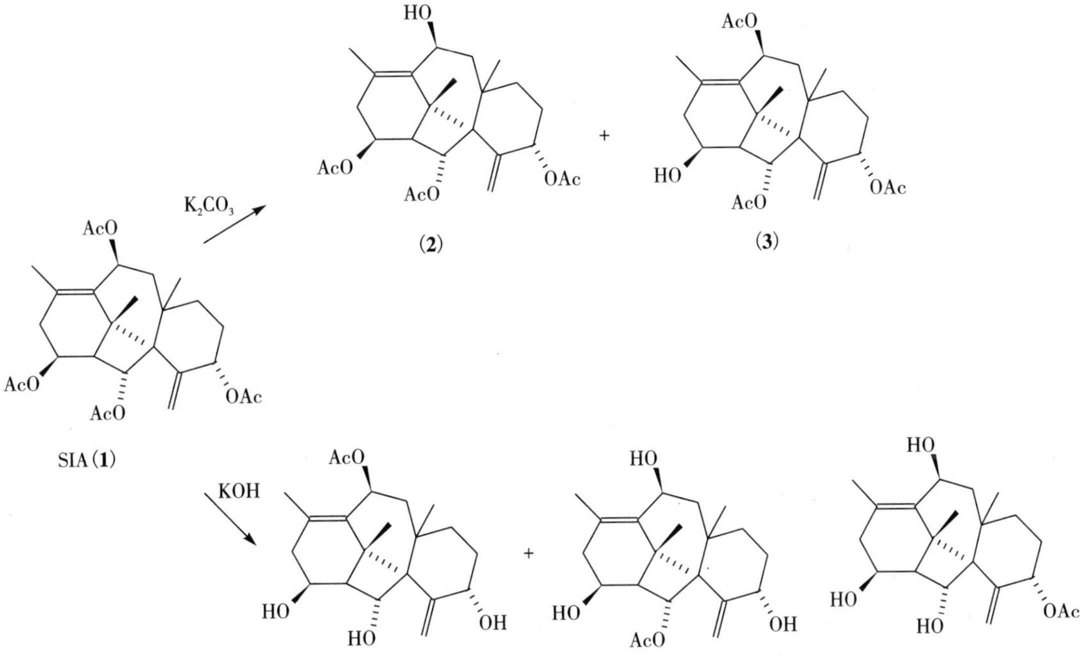

SIA (**1**)　(**2**)　(**3**)　(**4**) 5.6%　(**5**) 15.8%　(**6**) 25.6%

图 18-4-2　SIA 在 K_2CO_3 条件下的水解

以过量 KOH 加热水解 SIA，可以得到全水解产物（**7**）（图 18-4-3）。

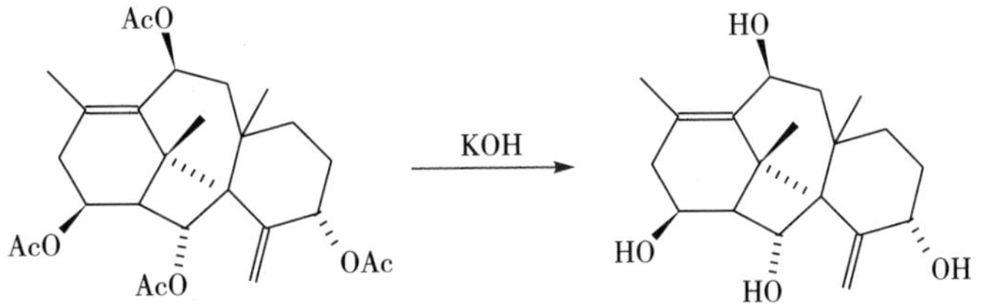

SIA (**1**)　(**7**)

图 18-4-3　SIA 在 KOH 条件下的水解

由于 5-Ac 处于 SIA 钟型分子的底部，空间位阻大，通常的碱水解，如 KOH 或 K_2CO_3 均不能对其进行选择性水解。但使用 tBuOK 可选择性地水解 5-Ac，得到化合物（**8**）。产生这种选择性的原因是因为 tBuOK 的水解反应机制不同于 KOH 和 K_2CO_3。推测在 tBuOK 的作用下，5-Ac 的 α-甲基失去一个活泼氢，随后脱去一分子乙烯酮生成（**8**）（图 18-4-4）。

在同样的反应条件下，化合物（**9**）和（**11**）也可以高选择性地水解得到（**10**）和（**12**）（图 18-4-5）。

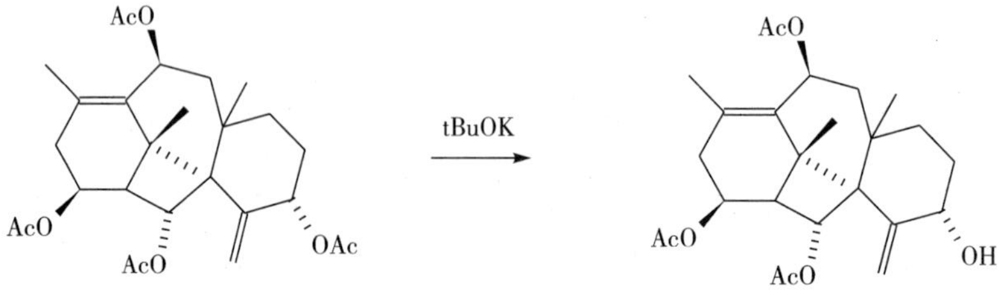

SIA (**1**)　　(**8**)

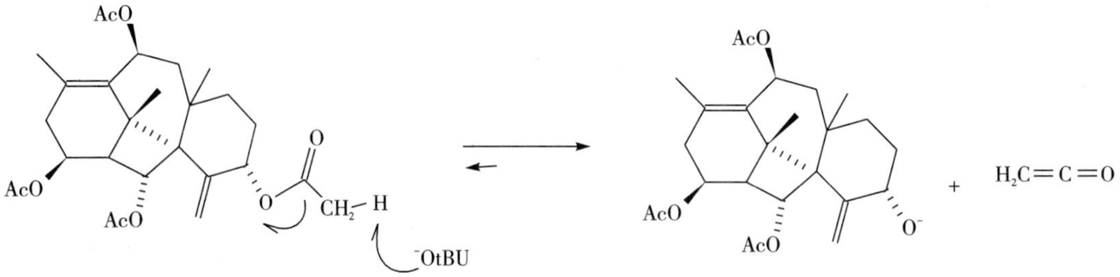

SIA (**1**)　　(**8**)

图 18-4-4　SIA 在 tBuOK 条件下 5-Ac 选择性水解及其反应机制

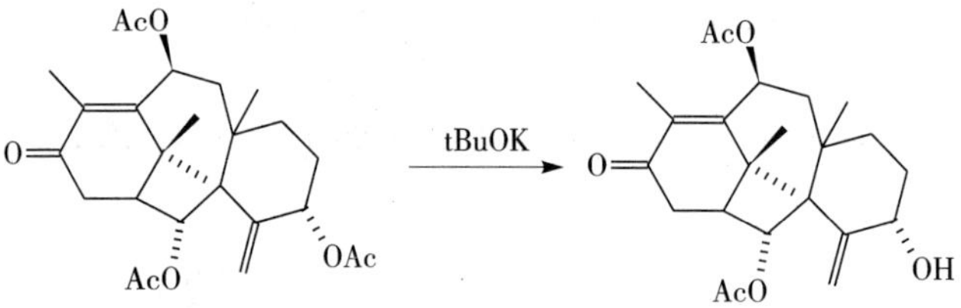

(**9**)　　(**10**)

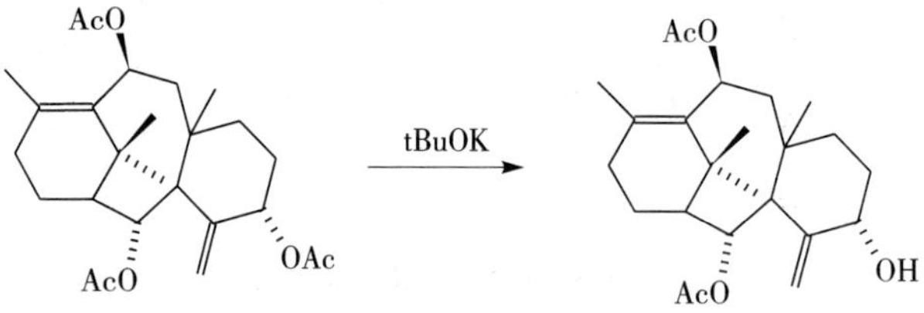

(**11**)　　(**12**)

图 18-4-5　化合物 **9** 和 **10** 在 tBuOK 条件下 5-Ac 选择性水解

全水解的化合物（**7**）在 Ac_2O/吡啶的乙酰化条件下，4 个 OH 的酰化速度顺序为：10-OH，14-OH＞2-OH＞5-OH。使用过量的 Ac_2O，提高反应温度可几乎定量地得到 SIA（图 18-4-6）。

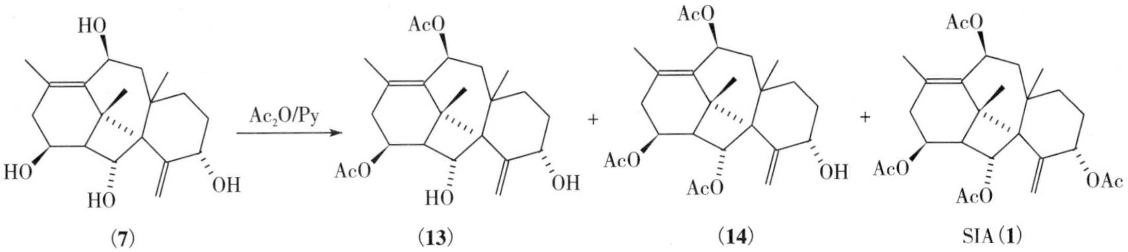

图 18-4-6　SIA 全水解产物（7）的乙酰化

（二）C4（20）-双键双羟化

SIA 分子中有 2 个双键，即 C11（12）双键和 C4（20）双键。由于 C11（12）双键的空间位阻显著大于 C4（20）双键，所以在进行 OsO_4 双羟化时，仅 C4（20）双键可以发生反应。当双键邻近的2-位是三乙基硅醚（TES）保护（**16**）或2-位5-位均为 AcO-时（SIA），反应形成的锇酯中间体在反应条件下不能自行水解，所以必须使用等摩尔的 OsO_4，待原料完全转化成锇酯后，再经 1,8-二氮杂双环［5.4.0］-7-十一烯（DBU）或 $NaHSO_3$ 处理，水解锇酯得到双羟基化合物（**17，18**）。由于 DBU 的碱性过强，在水解锇酯的同时，不可避免地会导致2-位 Ac 的迁移，生成化合物（**19**）（图 18-4-7）。

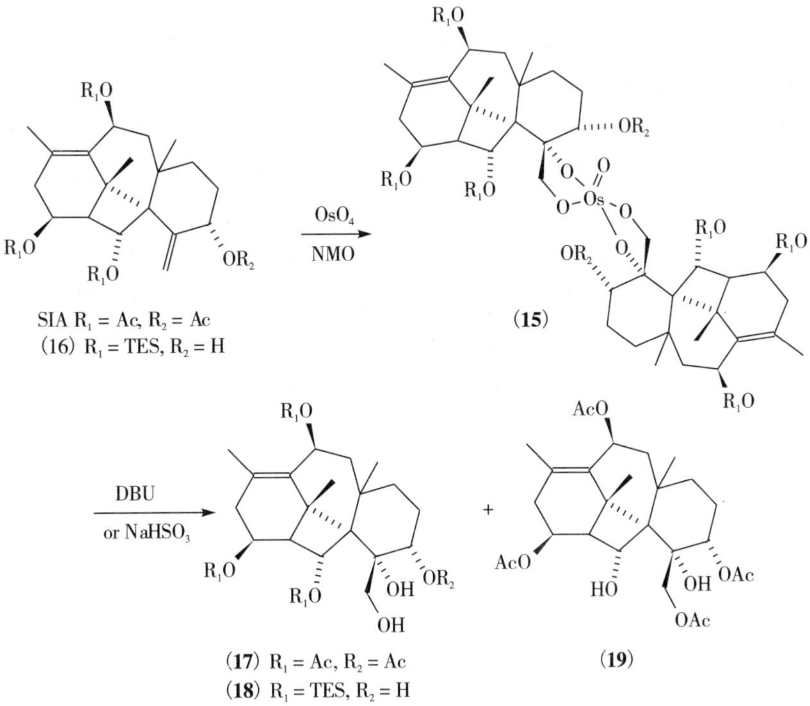

图 18-4-7　Sinenxan A 及化合物 16 的 C4（**20**）-双键的双羟化

当化合物（**20**）的5-位是游离OH时，C4（20）双键与OsO_4反应，生成的锇酯由于邻近5-OH的存在，可在反应条件下自行水解，然后被N-甲基吗啉-N-氧化物（NMO）氧化成OsO_4，再继续参加双羟化反应。因此，可以用催化量的OsO_4完成反应（见图18-4-8）。化合物（**7**）同样可以使用催化量的OsO_4进行4（20）双键的双羟化得到预期的产物。

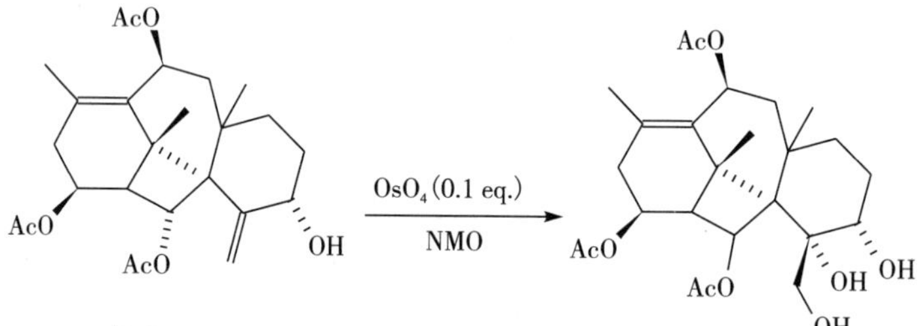

（**20**）　（**21**）

图18-4-8　化合物20（5-位羟基）的C4（20）-双键的双羟化

二、紫杉醇类似物的合成和抗肿瘤活性

（一）14-β侧链衍生物的合成

许多紫杉醇的侧链经改造后的衍生物不仅能够提高与微管的聚合作用和细胞毒活性，而且对多药耐药肿瘤细胞株的活性也有明显的提高。但Ojima等人合成的14-β侧链的紫杉醇，与微管的结合活性较紫杉醇下降了50倍。我们为了寻找发现新的抗肿瘤活性化合物，设计合成了一系列的14-β侧链的紫杉醇衍生物，其中包括不含四元氧环的化合物（**22**）~（**29**），含四元氧环的化合物（**30**）~（**38**）。在含四元氧环的化合物中，对异丝氨酰侧链的不同区域进行了结构的改造，包括苯环部分的改造（**30**）~（**33**）；构型翻转的化合物（**34**）和（**35**）以及侧链延长一个碳的化合物（**36**）~（**38**）（图18-4-9）。

上述化合物进行了对微管聚合作用影响的实验和对多种肿瘤细胞株的抑制实验。实验结果显示14-β侧链化合物对微管的聚合无作用，只有部分化合物显示微弱的细胞毒作用（表18-4-1）。

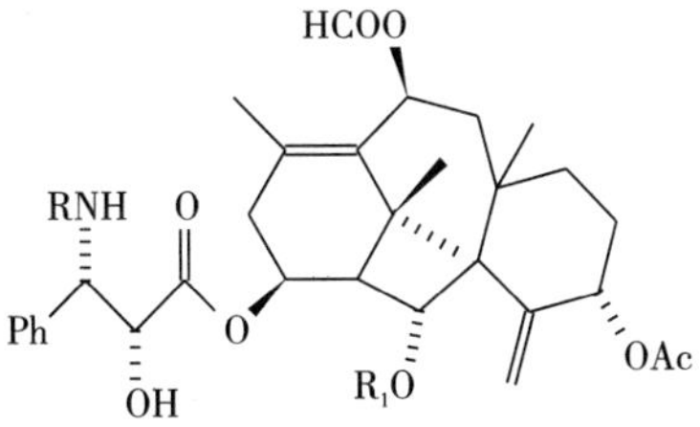

(**22**) R = Bz, R_1 = Ac(4-2)
(**23**) R = Boc, R_1 = Ac(4-3)
(**24**) R = Bz, R_1 = Bz(4-15)
(**25**) R = Bz, R_1 = phenylacetyl(4-16)
(**26**) R = Bz, R_1 = isobutyryl(4-17)
(**27**) R = Bz, R_1 = pentanoyl(4-18)
(**28**) R = Bz, acryl(4-19)
(**29**) R = Bz, 2-methylacryl

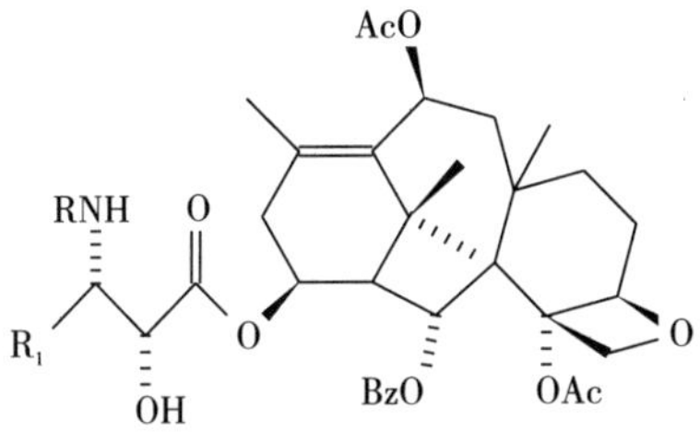

(**30**) R = Bz, R_1 = 2-furanyl(4-13)
(**31**) R = Bz, R_1 = Ph
(**32**) R = Boc, R_1 = Ph
(**33**) R = Boc, R_1 = isopentenyl

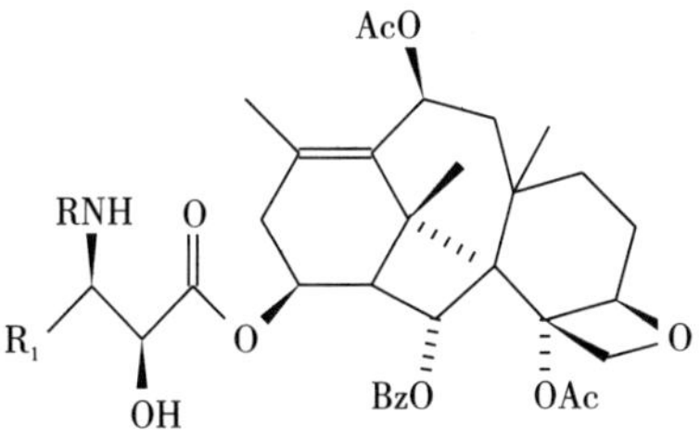

(**34**) R = Bz, R_1 = Ph(4-7)
(**35**) R = Boc, R_1 = Ph(4-8)

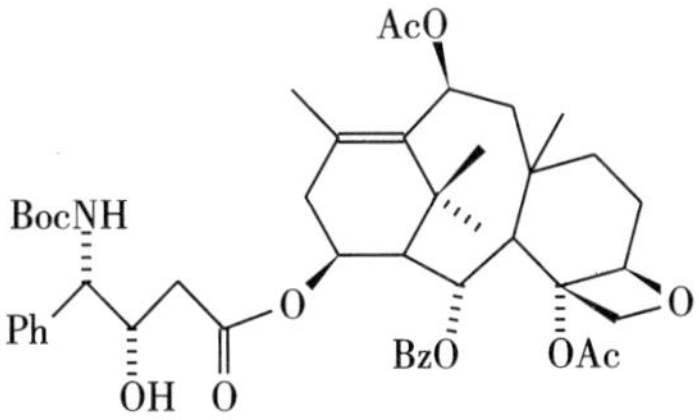

(**36**)

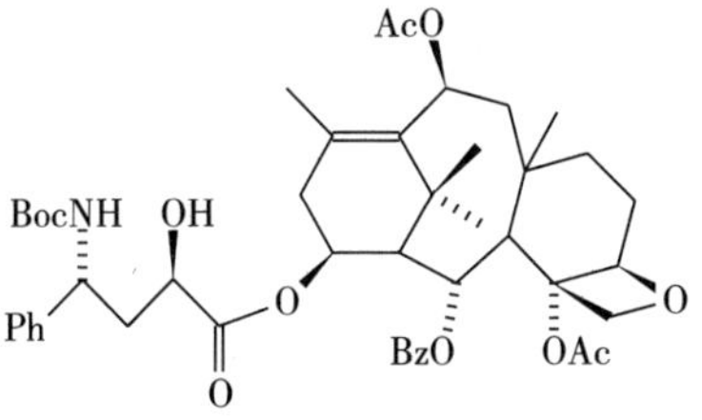

(**37**)

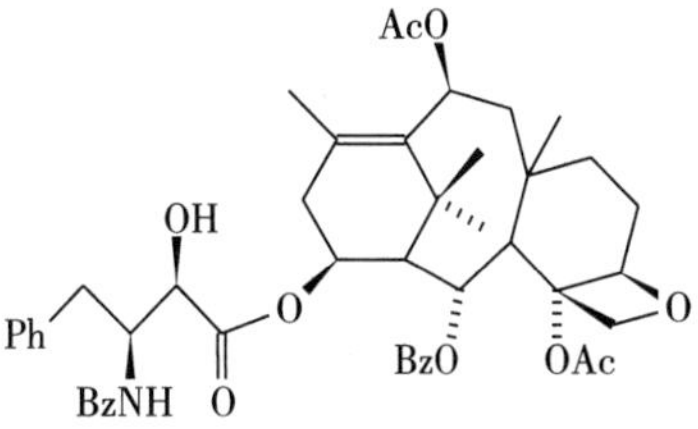

(**38**)

图 18-4-9 Sinenxan A 的 14-β 侧链衍生物

表 18-4-1 Sinenxan A 的 14-β 侧链衍生物的细胞毒活性以及对微管的聚合作用

化合物	细胞毒活性 IC_{50}（μg/ml）			抑制微管解聚 IC_{50}（μmol/L）
	KB	A2780	HCT8	
22	3. 222	3. 116	2. 840	–
24	>10	>10	>10	–
25	>10	>10	>10	–
26	3. 466	3. 597	3. 597	–
27	5. 540	5. 541	4. 822	–
28	9. 285	9. 615	10. 314	–
29	5. 985	4. 228	4. 895	–
30	>10	–	–	>10
31	7. 797	8. 933	10. 878	>10
32	7. 834	9. 120	10. 435	>10
33	>10	–	–	>10
34	>10	–	–	–
35	>10	–	–	–
36	>10	–	–	>10
37	>10	–	–	>10
38	>10	–	–	>10
taxol	2.5×10^{-3}	3.5×10^{-3}	1.9×10^{-3}	–

（二）1, 7, 9-三脱氧紫杉醇衍生物的合成

我们以 SIA 为原料，合成了 14-侧链以及 D 环的紫杉醇类似物，发现其活性比紫杉醇低数百至数千倍，由此考虑设计具有 13 位侧链的衍生物，以期提高抗肿瘤活性。若要将 SIA 改造成 13-位侧链的紫杉醇衍生物，需要考虑以下 3 个方面的关键因素：①14-βOH 的脱除和 13α-OH 的引入；②构建 D 环四元氧环；③13-位侧链和其他位置的取代基的引入。

1. 14-位脱氧和 13-位氧化　通过脱原磺酸酯的方法脱去 14-位的羟基。将 14-OH SIA 于干燥的四氢呋喃（THF）中，先后用 NaH/CS_2，MeI 处理，高收率地得到了 14 位原磺酸酯产物（39）。化合物（**39**）再经 Bu_3SnH 处理后，得到 14 位脱氧 SIA（**40**），收率较高。化合物（**40**）经 PCC 氧化在 13-位引入羰基（图 18-4-10）。

2. D 环的构建　首先选择性地水解 5-位乙酰基，然后按照 Holton 的四元氧环的合成方法构建 D 环，得到化合物（**45**）。再经乙酰化得到化合物（**46**）（图 18-4-11）。

3. 13-位羰基的还原　最初尝试对化合物（**46**）的 13-位羰基还原，欲得到 13-α 羟基，但多种反应条件下均未得到预期产物。后利用 4-位和 5-位羟基的跨环传递作用，顺利将 13-位羰基还原为 13-α 羟基，得到化合物（**49**）（图 18-4-12）。

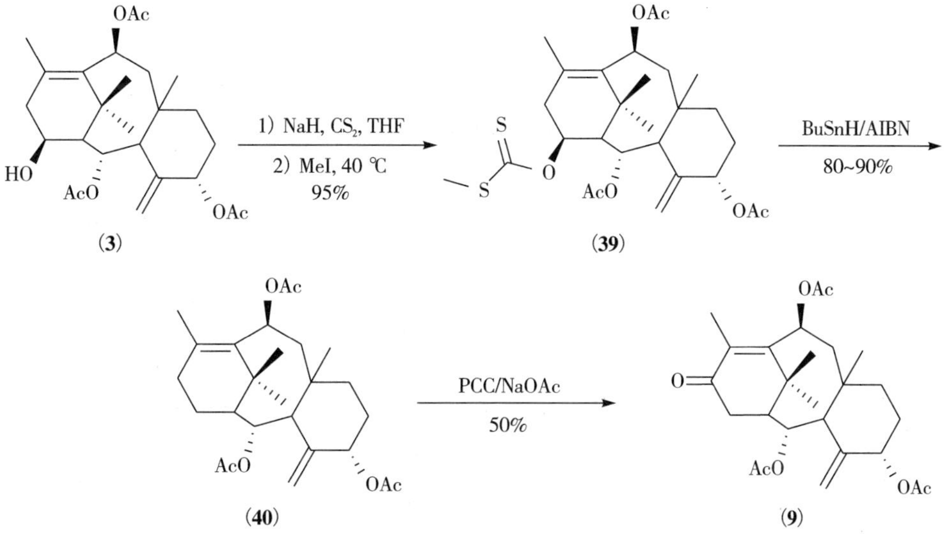

图 18-4-10　14-位脱氧和 13 位氧化

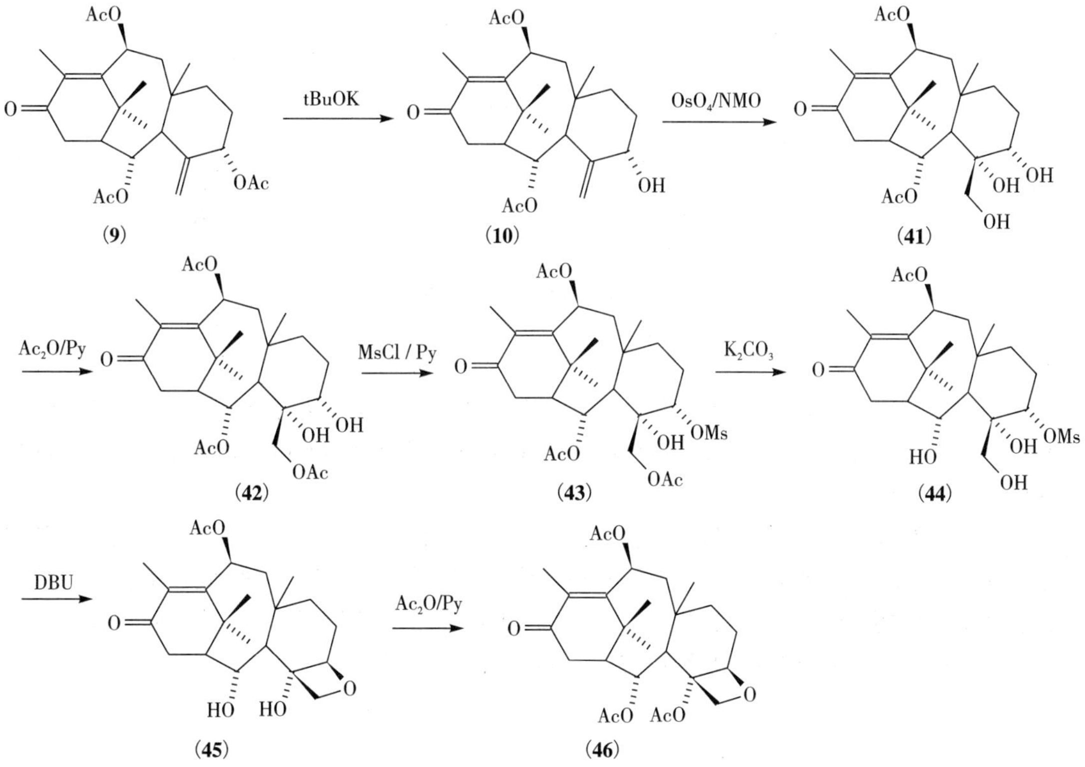

图 18-4-11　D 环的构建

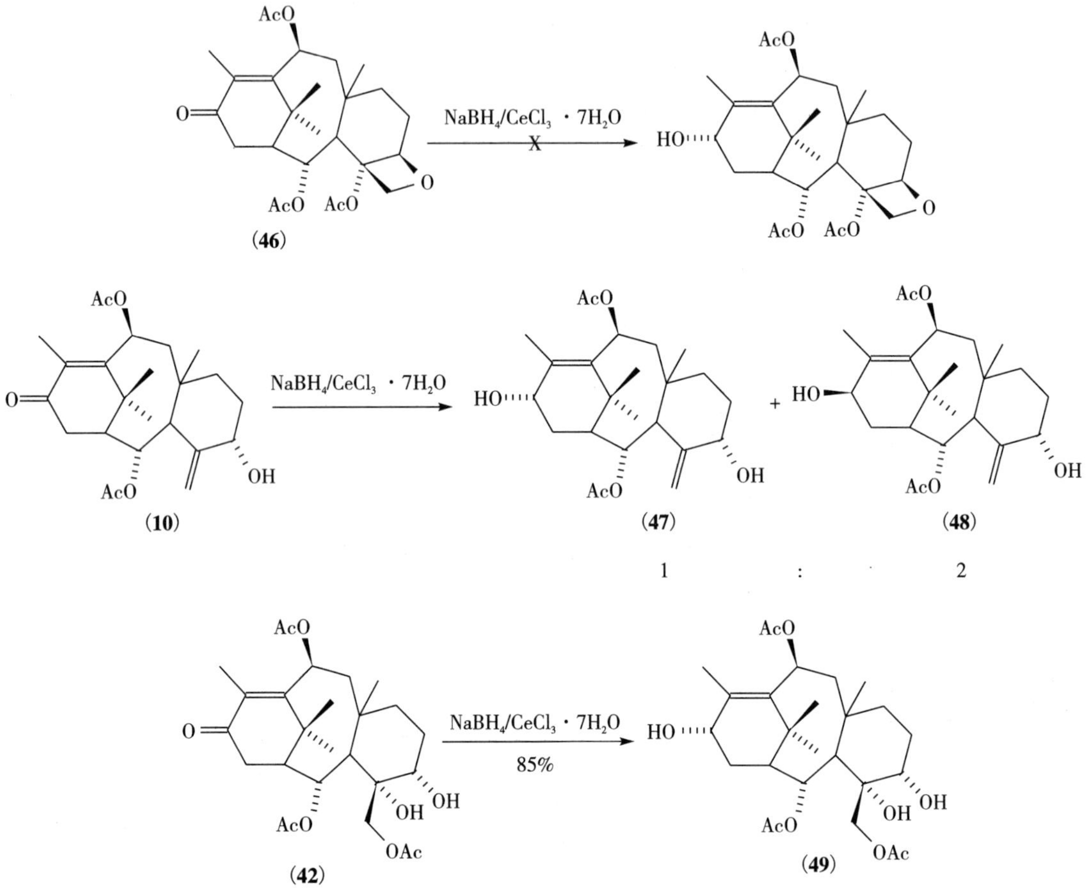

图 18-4-12　13-位羰基的还原

再利用化合物（**49**）按照上述构建四元环的方法，合成得到化合物（**54**）。但是试图将（**54**）的 4-OH 乙酰化未果。用 Red-Al 可以选择性地还原水解 13-位乙酰基，暴露 13-OH，然后可与侧链进行连接（图 18-4-13）。

按照类似的合成策略，可以合成得到化合物（**56**）和（**57**）（图 18-4-14）。在多种肿瘤细胞抑制实验中，化合物（**56**）和（**57**）均无明显的抑制肿瘤细胞生长的作用（表 18-4-2）。但在逆转多药耐药肿瘤细胞的实验中，显示了较强的活性（表 18-4-3），可以使肺腺癌耐药细胞株 A549/taxol 对紫杉醇的敏感性提高近 2000 倍。

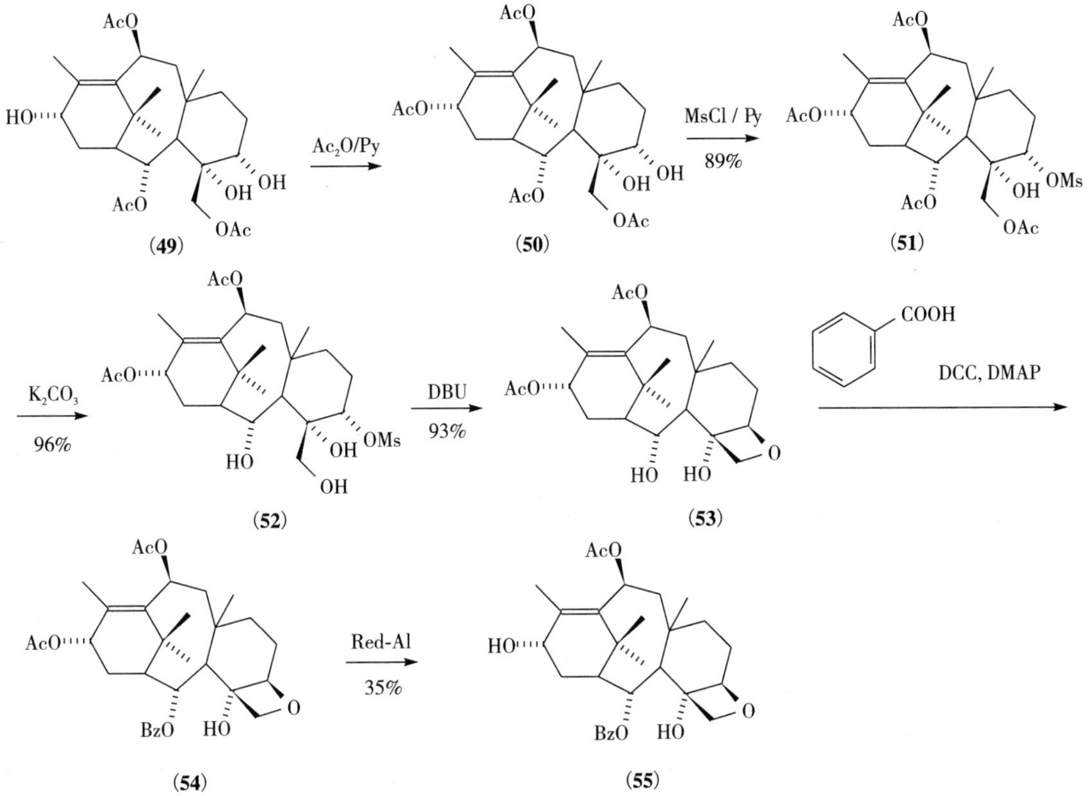

图 18-4-13　化合物 55 的合成

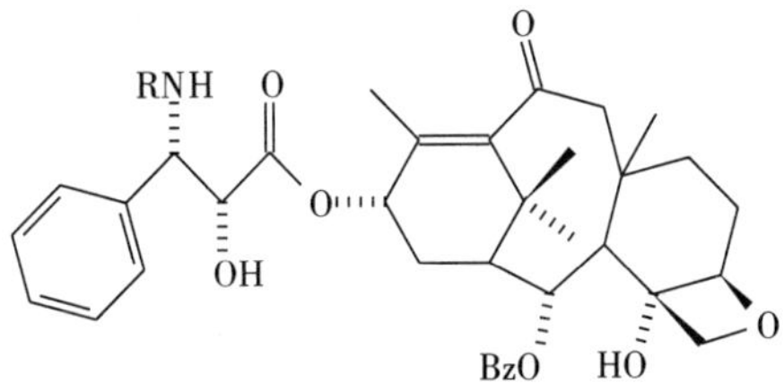

(**56**) R = Bz
(**57**) R = Boc

图 18-4-14　化合物 56、57 的化学结构

表 18-4-2　化合物 56、57 的细胞毒活性（MTT 法）

化合物	IC_{50} (mol/L)					
	A549	A549/taxol	HT-29	MCF-7	BGC823	A2780
56	1.68×10^{-5}	3.74×10^{-5}	2.83×10^{-5}	1.34×10^{-5}	2.78×10^{-5}	3.66×10^{-5}
57	4.43×10^{-5}	2.01×10^{-5}	4.65×10^{-5}	1.98×10^{-5}	2.79×10^{-5}	2.93×10^{-5}

表 18-4-3 **化合物 56、57** 对肺腺癌耐药细胞株 A549/taxol 的逆转作用

化合物	A549/taxol	
	IC_{50}（mol/L）	逆转倍数
56（0.2μl）	4.34×10^{-7}	0.78
（2μl）	4.36×10^{-7}	0.78
（20μl）	9.57×10^{-10}	353.61
taxol	3.38×10^{-7}	
57（0.2μl）	2.90×10^{-7}	1.55
（2μl）	2.34×10^{-7}	1.93
（20μl）	2.29×10^{-10}	1967.25
taxol	4.51×10^{-7}	

（三）具有肿瘤多药耐药逆转活性的紫杉烷衍生物

肿瘤细胞对化疗药物产生的多药耐药（MDR）是化疗失败的主要原因。日本科学家从日本紫杉（Japanese yew，*Taxus cuspidata*）的提取物中，意外地发现一些天然紫杉烷类化合物虽然其本身没有任何抗肿瘤活性，但具有比维拉帕米（varapamil）更高的 MDR 逆转活性，能够增加 MDR 细胞中抗肿瘤药物长春新碱（VCR）的细胞内聚集。

我们在研究中发现，SIA 的 5-位衍生物（**58，59**）具有一定的耐药逆转活性。因此设计合成了一系列的衍生物，进行肿瘤耐药逆转的活性评价和构效关系研究。①14-位含乙酰氧基，5-位不同侧链（化合物 **58**、**59**）；②A 环无取代，5-位不同侧链（化合物 **60～73**）；③A 环有 13-位羰基，5-位不同侧链（化合物 **74～93**）；④A 环含有 13-羰基，9-位不同侧链（化合物 **94～97**）（图 18-4-15，图 18-4-16，图 18-4-17，图 18-4-18）。

1. 14-乙酰氧化合物　见图 18－4－15。

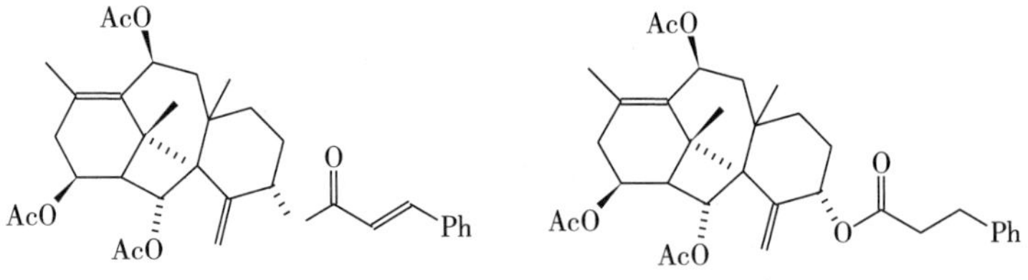

（**58**）　（**59**）

图 18-4-15　14-位含乙酰氧基、5-位不同侧链的衍生物

2. A 环无取代化合物　见图 18-4-16。
3. A 环 13-羰基化合物　见图 18-4-17。
4. 9-位侧链修饰化合物　见图 18－4－18。

上述合成化合物进行对肿瘤细胞耐药逆转活性实验，结果如表 18-4-4、表 18-4-5 和表 18-4-6 所示。

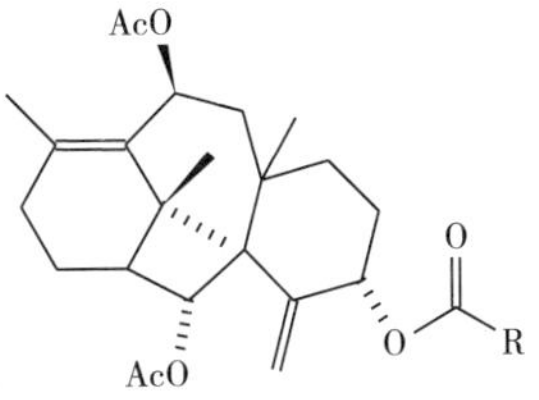

R=(**60**) benzyl　5
(**61**) phenylethyl　6
(**62**) phenylpropyl
(**64**) 3-pyridyl
(**65**) phenylbutyl　9
(**66**) 2-furanyl
(**67**) PhCH=CH　11
(**68**) 2-furanylethenyl　12
(**69**) 2,5-dimethoxybenzyl
(**70**) 2-thiophenylmethyl　14
(**71**) 2-naphthoxymethyl　15
(**72**) carboxyethyl
(**73**) cyclohexylethyl

图 18-4-16　A 环无取代、5-位不同侧链的衍生物

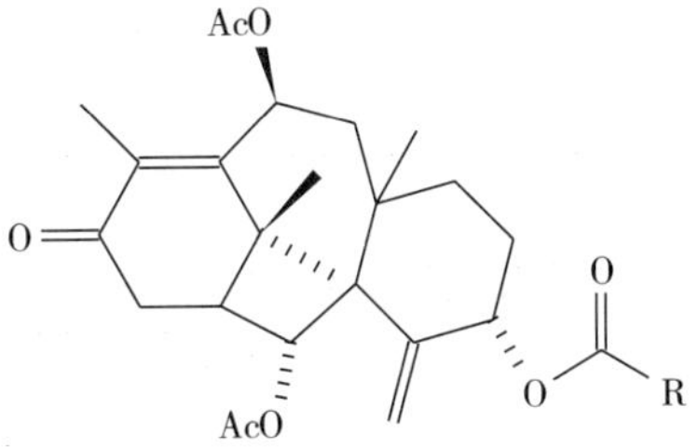

R=(**74**) phenathyl　9
(**75**) phenylvinyl　10
(**76**) benzyl　11
(**77**) phenyl
(**78**) 2,5-dimethoxybenzyl
(**79**) 3-phenyl-3-oxo-propyl
(**80**) phenylpropyl　15
(**81**) phenylbutyl　21
(**82**) 2-thiophenylmethyl　22
(**83**) 2-thiophenylethyl　23
(**84**) 1-naphthylmethyl　24
(**85**) 2-thiophenylpropyl　25
(**86**) 2-furanyl
(**87**) 2-furanylvinyl
(**88**) S-2-pyrrolidinyl　28
(**89**) 2-naphthoxymethyl
(**90**) cyclohexylmethyl　30
(**91**) cyclohexylethyl
(**92**) 3-pyridyl
(**93**) 3-pyridylethyl　33

图 18-4-17　13-羰基、5-位不同侧链的衍生物

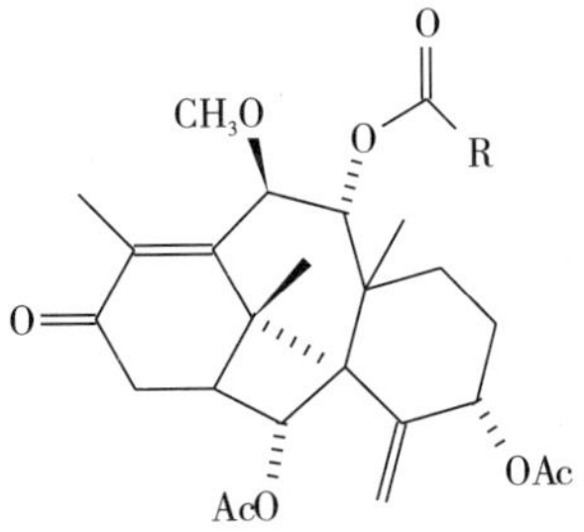

(**94**) R = PhCH=CH
(**95**) R = $PhCH_2CH_2$　20
(**96**) R = 2-furanylvinyl　21
(**97**) R = 2-pyridyl

图 18-4-18　13-羰基、9-位不同侧链的衍生物

表 18-4-4 VCR 与紫杉烷类化合物联合用药对耐药细胞株 KB/V200 增殖的抑制活性

化合物	IC_{50}（μmol/L）VCR
VCR	4. 300
58	0. 053
59	0. 061
74	<0. 01
75	0. 023
76	<0. 01
77	0. 467
78	<0. 01
79	0. 051
80	0. 05
taxinine	0. 056
verapamil	0. 066

表 18-4-5 紫杉烷类化合物对 VCR 在耐药细胞株 KB/V200 中积累的影响

化合物	IC_{50}（μmol/L）	化合物	IC_{50}（μmol/L）
VCR	1. 230	**81**	1. 796
60	0. 706	**82**	1. 185
61	0. 404	**83**	0. 357
62	1. 617	**84**	1. 204
64	0. 053	**85**	0. 025
65	0. 048	**86**	0. 071
66	0. 764	**87**	0. 011
67	0. 510	**88**	0. 00087
68	0. 348	**89**	0. 192
69	0. 370	**90**	0. 0028
70	0. 346	**91**	0. 056
71	0. 045	**92**	0. 063
72	0. 903	**93**	0. 014
73	0. 537	verapamil	0. 018

表 18-4-6　紫杉醇与紫杉烷类化合物联合用药对耐药细胞株 A549/taxol 增殖的抑制活性

化合物	IC_{50}（nmol/L）
94	0.0215
95	0.692
96	0.106
97	0.341
verapamil	18.4
taxol	48.6

初步肿瘤细胞耐药逆转活性评价结果显示，化合物（**88**）、（**90**）、（**94**）等活性显著高于阳性对照。从结构特征分析，A 环的 13-位羰基有助于耐药活性的提高；9-位侧链化合物也有比较好的活性。该类紫杉烷多药耐药逆转剂值得进一步研究。

（尹大力）

参　考　文　献

1. Meng Zhang, Da Li Yin, Ji Yu Guo, et al. Reduction of 1-Deoxy-13-oxotaxanes. Chinese Chemical Letter, 2005, 16 : 893 – 896
2. Meng Zhang, Dali Yin, Ji-Yu Guo, et al. Synthesis of 7, 9-dideoxybaccatin Ⅳ analogs from sinenxan A. Tetrahedron, 2005, 61 : 5519 – 5527
3. Yin Dali, Liu Ruiwu, Wang Donghui, et al. Synthesis of analogues of paclitaxel with 14β-Side chain from Sinenxan A. J Chin Pharm. Sci, 1999, 8 (4): 191 – 200
4. 刘瑞武，尹大力，王东辉，等. 新型 14β-侧链紫杉醇衍生物的合成及构效关系研究. 药学学报，1998，33 (12): 910 – 918
5. Huixia Du, Meng Zhang, and Dali Yin. Synthesis and biological evaluation of new 4-deacetyl-1, 7, 9-trideoxy-10-oxo-paclitaxel via sinenxan A, Synthetic Communications, 2007, 37 : 3779 – 3791

第五节　紫杉烷类化学成分的生物转化

生物转化已作为一有力的手段广泛用于复杂天然产物的结构修饰、改造的研究中，本节将介绍源自红豆杉组织细胞培养物中紫杉烷化学成分的生物转化以及红豆杉植物中紫杉烷化学成分的生物转化。

一、红豆杉组织细胞培养物中紫杉烷类化学成分及其衍生物的生物转化

在我们早期研究中，发现源自红豆杉组织细胞培养物中紫杉烷类化合物具有一定的肿瘤多药耐药（multi drug resistence，MDR）逆转活性，为了进一步寻找活性更好的先导化合物，我们对这类化合物进行了生物转化与化学结构修饰研究，旨在获得多样性的化合物，并进行肿瘤多药耐药逆转体内外活性评价，探讨其构效关系，获得具有开发前景、拥有自主知识产

权的新型肿瘤 MDR 逆转剂。由此，我们利用几十种微生物及十余种植物悬浮培养细胞对此类化合物进行了生物转化，并结合化学法对部分产物进行了进一步的结构优化得到了多样化的衍生物，并对大部分化合物进行了肿瘤多药耐药逆转活性及细胞毒性评价，获得了一些活性较强、毒性较小的化合物。对其中较为重要的两个反应：9α 与 7β 羟基化反应的底物特异性进行了考察，并成功将这两个反应组合了起来。另外，在生物转化研究中得到了一些紫杉烷类化合物生物合成途径的关键中间体，为紫杉烷类化合物生物合成途径的研究提供了启示。

（一）生物转化体系、底物、产物与反应类型

先后利用银杏（*Ginkgo biloba*）、长春花（*Catharanthus roseus*）、桔梗（*Platycodon grandiflorum*）、石刁柏（*Asparagus officinalis*）、商陆（*Phytolacca acinosa*）、新疆雪莲（*Saussurea involucrata*）、丹参（*Salvia miltiorrhiza*）、紫草（*Arnebia euchroma*）、杜仲（*Eucommia ulmoides*）、西洋参（*Panax quinguefolium*）与瑞香狼毒（*Stellera chamaejasme*）等 10 余种植物悬浮培养细胞，以及梨头霉属（*Absidia*）、小克银汉霉属（*Cunninghamella*）、毛霉属（*Mucor*）、青霉属（*Penicillium*）、曲霉属（*Aspergillus*）、镰孢霉属（*Fusarium*）与葡孢霉属（*Botryotrichum*）等十余属四十余种真菌用于这类化合物及其化学衍生物的生物转化研究。所用的底物除从红豆杉培养细胞分离得到的天然产物以外，还利用化学方法合成了一些衍生物共 6 个类型，Ⅰ：C-14 位有含氧取代基团的化合物（**1～9，11，14，15**）；Ⅱ：C-13 位为酮羰基的化合物（**12，13**）；Ⅲ：C-13、C-14 位无取代的化合物（**10**）；Ⅳ：C-2 位无取代的化合物（**11**）；Ⅴ：C-9 位有取代的化合物（**14**）；Ⅵ：C-7 位有取代的化合物（**15**），共计 15 个化合物（图 18-5-1）作为生物转化的底物。这为丰富衍生物的结构类型、考察相关酶与底物之间的关系提供了可能。

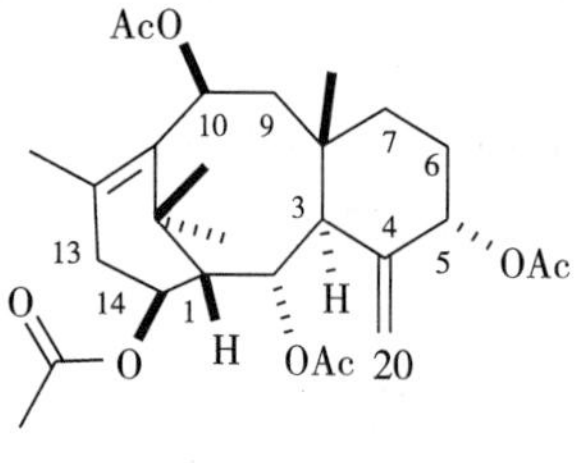

1
sinenxan A

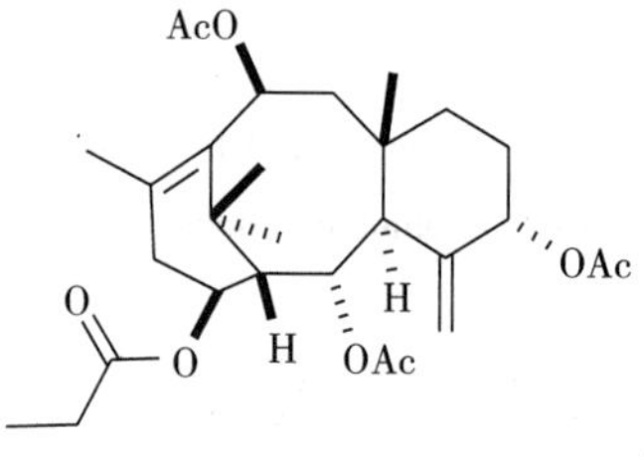

2
sinenxan B

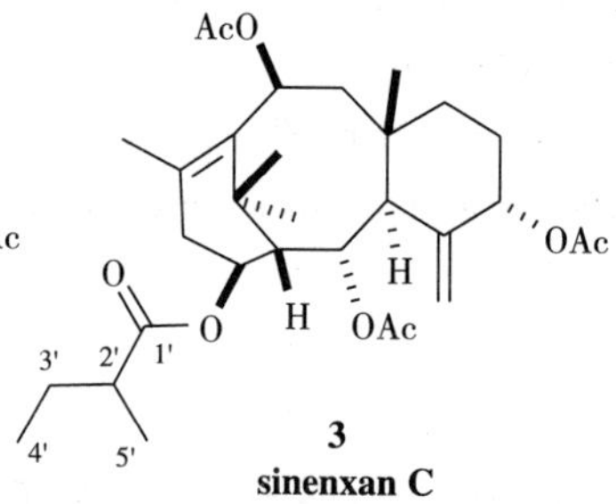

3
sinenxan C

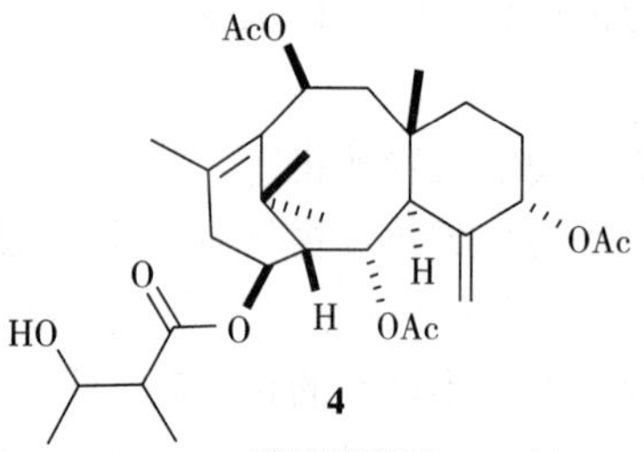

4
yunnanxane

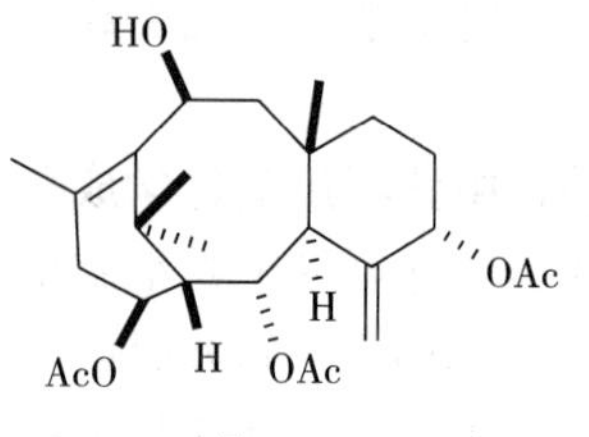

5
10-deacetyl sinenxan A

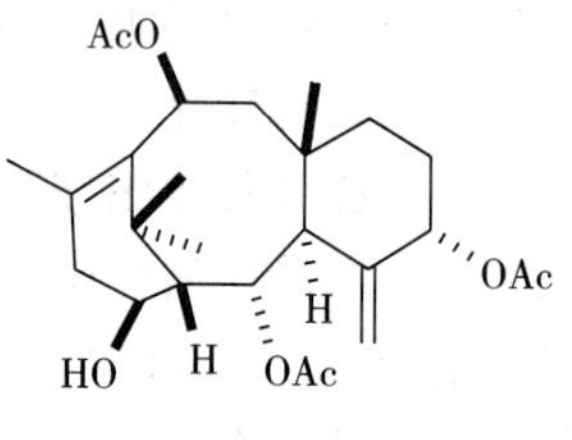

6
14-deacetyl sinenxan A

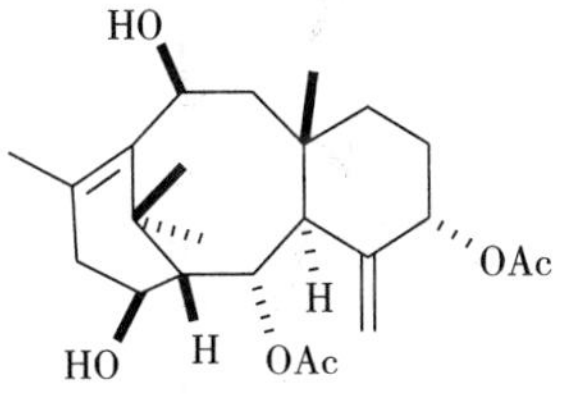

7
10,14-deacetyl sinenxan A

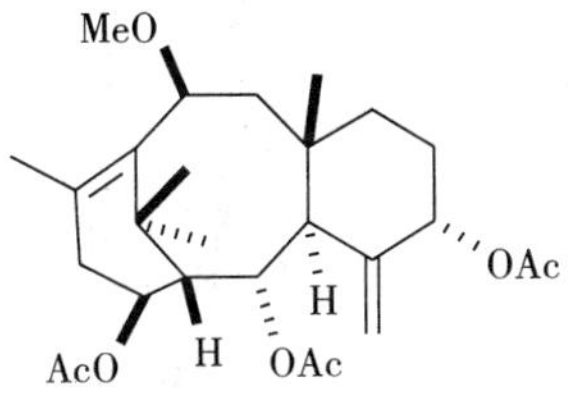

8
10-methoxy-10-deacetyl sinenxan A

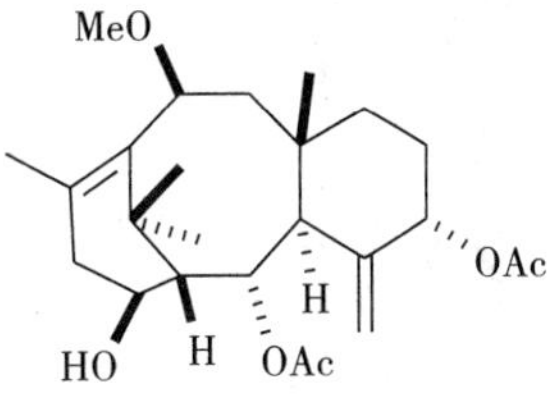

9
10-methoxy-10,14-deacetyl sinenxan A

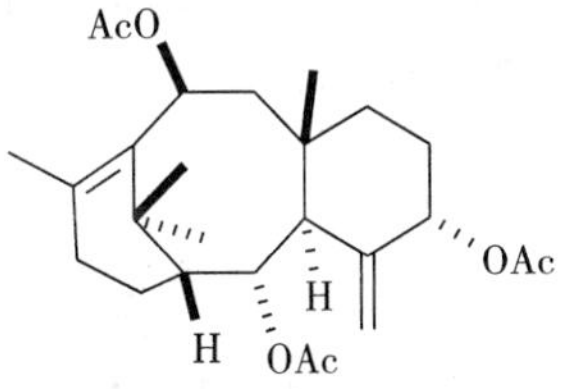

10
14-deacetoxyl sinenxan A

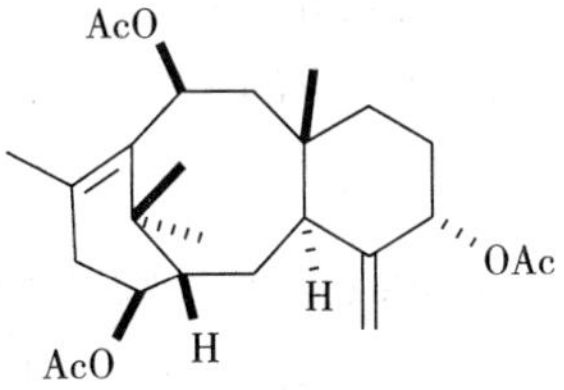

11
2-deacetoxyl sinenxan A

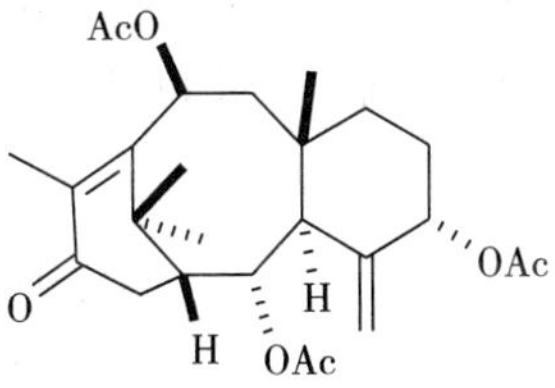

12
13-oxo-14-deacetoxyl sinenxan A

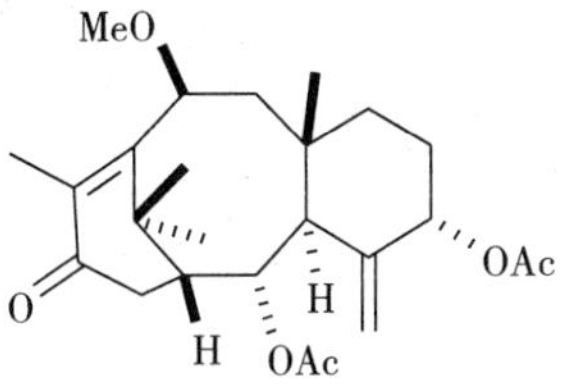

13
10-methoxy-13-oxo-10,14-deacetoxyl sinenxan A

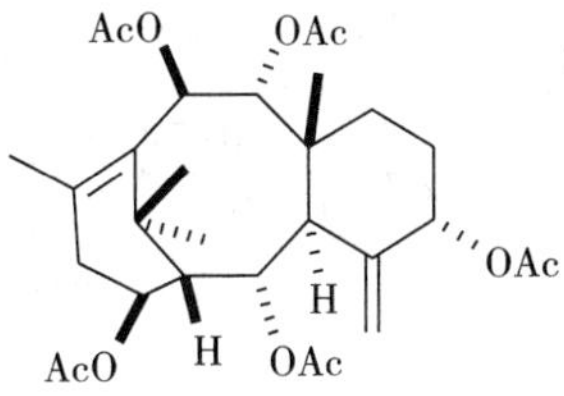

14
9-acetoxyl sinenxan A

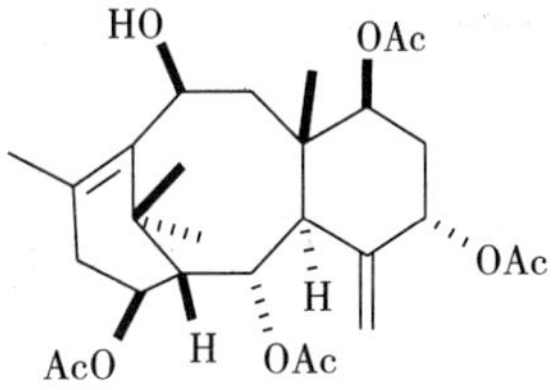

15
7-acetoxyl sinenxan A

图 18-5-1　用于生物转化的紫杉烷类化合物

由此，通过上述研究，共得到转化产物 117 个，其中新化合物 82 个；所涉及的反应类型丰富多样，如羟基化反应（hydroxylation）、环氧化反应（epoxidation）、水解反应（hydrolysis）、醇的酮基化反应（ketonization of alcohol）、O-烷基化反应（O-alkylation）、O-酰化反应（O-acylation，包括酰化反应引起的 C-C 键的形成）、重排反应（rearrangement）、O-糖苷化反应（O-glycosylation）、功能基团的分子内迁移（intramolecular migration）等数种反应类型，主要举例如下：

1. 羟基化反应（hydroxylation）　产物如图 18-5-2 所示。

值得一提的是：9α 与 7β 位羟基化反应是由 sinenxan A 合成其他活性化合物或进行进一步结构改造的 2 个关键反应，将二者结合起来将具有重大意义。因此，我们分别将 9α 与 7β 位羟基化的产物作为底物用真菌 *A. coerulea* 与银杏培养细胞进行组合转化，遗憾的是没有获得目的产物。考虑到底物的取代基、极性等影响着生物转化过程，我们分别将 2 个羟基化

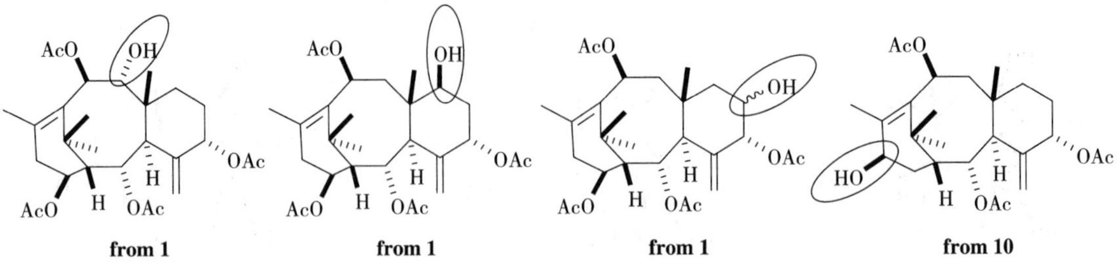

图 18-5-2 主要羟基化反应产物

的产物用化学法进行乙酰化后再进行生物转化反应，令人高兴的是分别成功得到了 7β 与 9α 位羟基化产物（图 18-5-3），实现了 2 个反应的组合（如图 18-5-3 所示）。

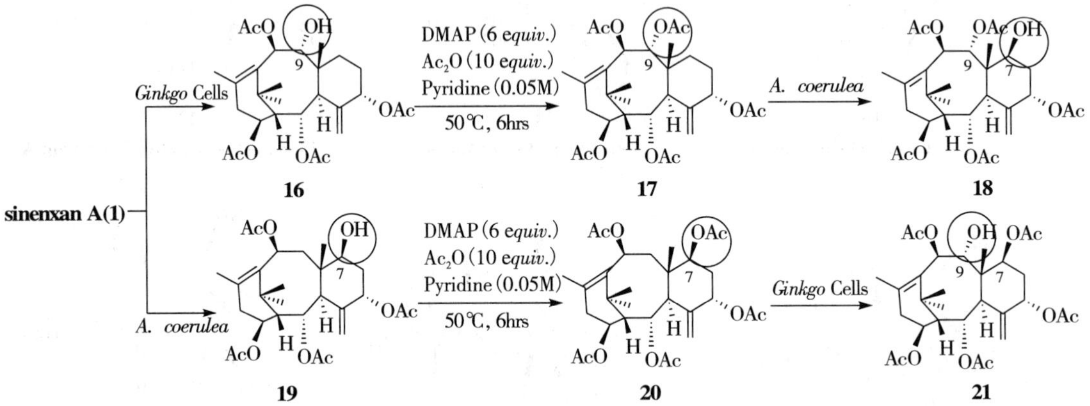

图 18-5-3 C-9 与 C-7 位羟基化反应的组合

2. 环氧化反应（epoxidation） 产物如图 18-5-4 所示。

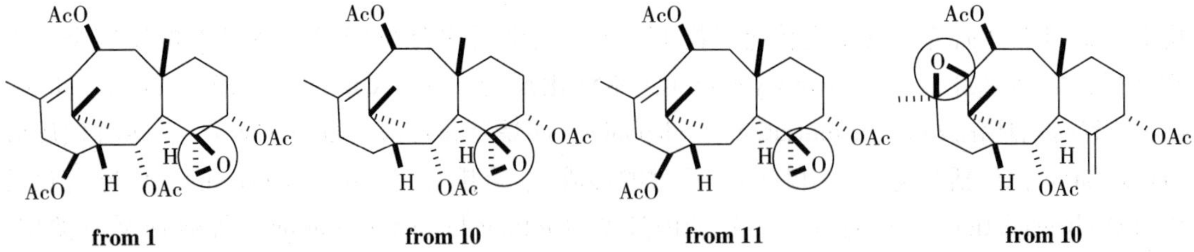

图 18-5-4 主要环氧化反应产物

3. 水解反应（hydrolysis） 产物如图 18-5-5 所示。
4. 醇的酮基化反应（ketonization of alcohol） 产物如图 18-5-6 所示。
5. O-烷基化反应（O-alkylation） 产物如图 18-5-7 所示。
6. O-酰化反应（O-acylation，包括酰化反应引起的 C-C 键的形成） 产物如图 18-5-8 所示。

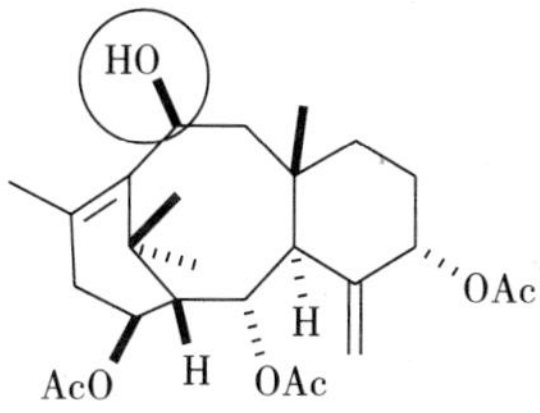

from 1

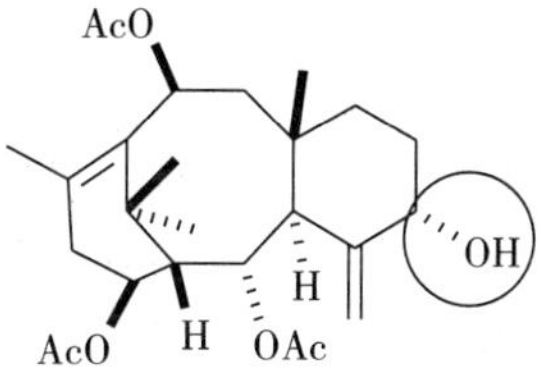

from 1

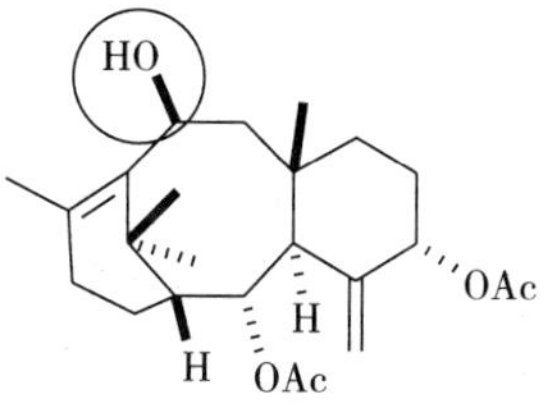

from 10

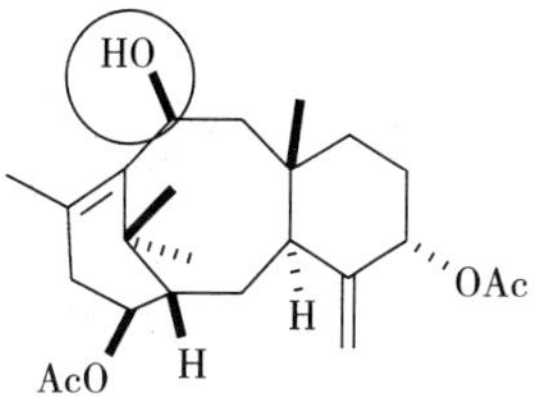

from 11

图 18-5-5 主要水解反应产物

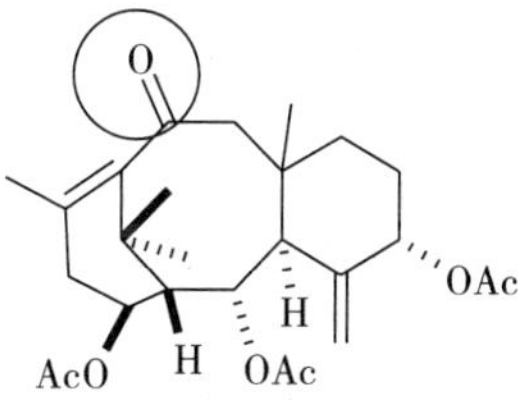

from 1

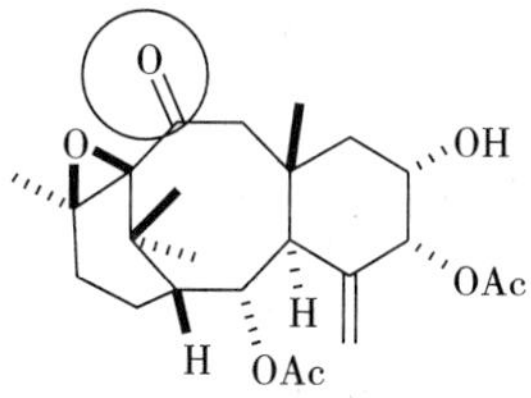

from 10

图 18-5-6 主要醇的酮基化反应产物

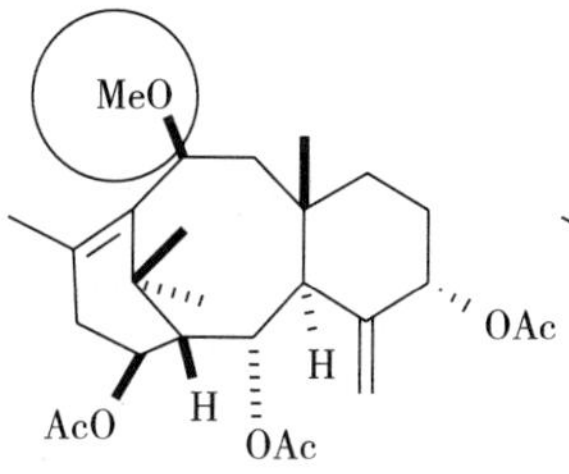

from 1

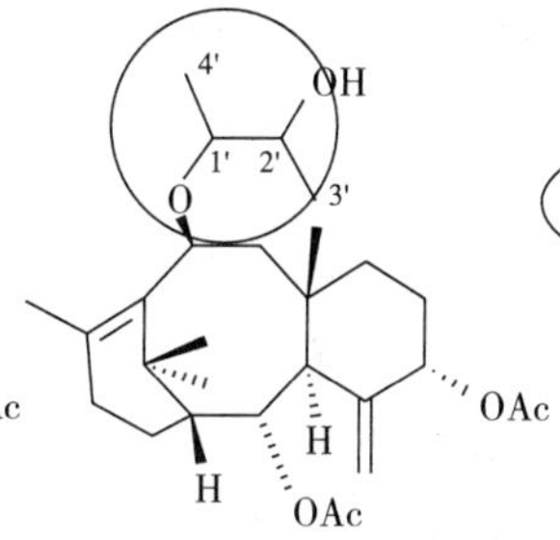

from 10

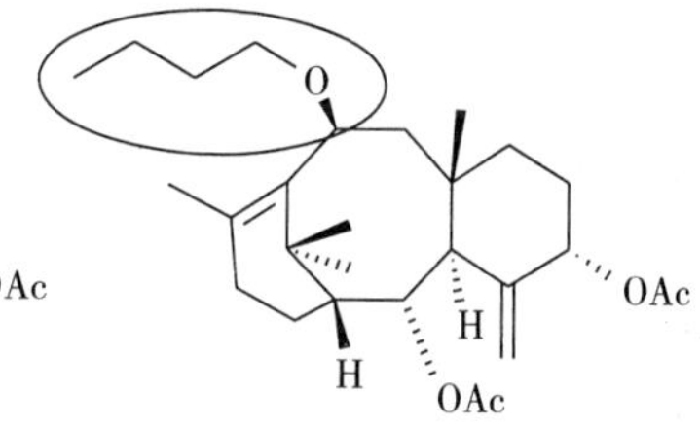

from 10

图 18-5-7 主要 O-烷基化反应产物

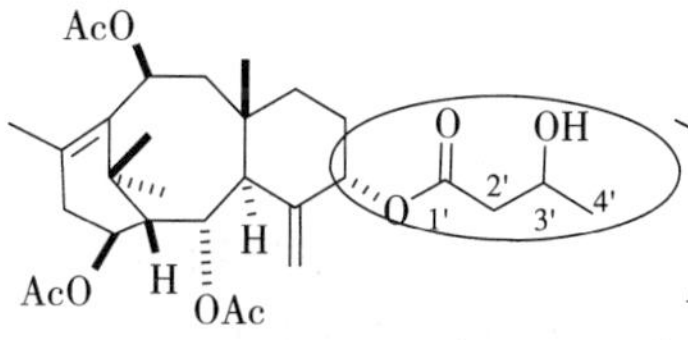

from 1

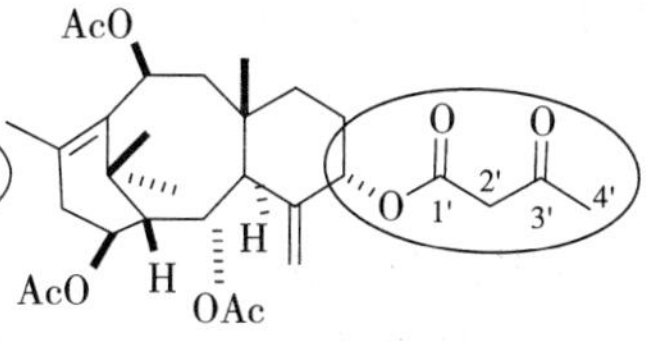

from 1

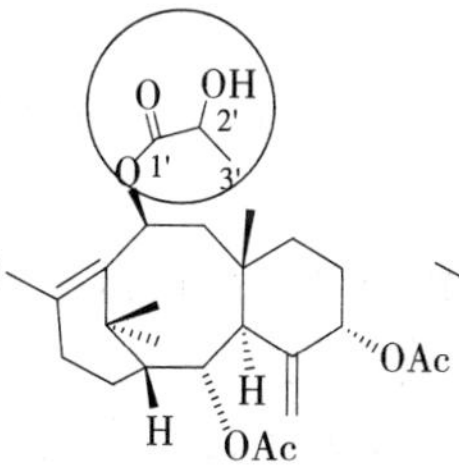

from 10

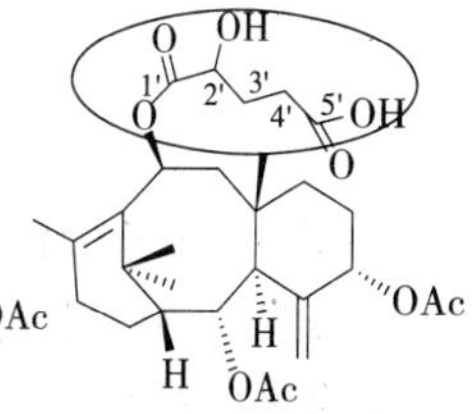

from 10

图 18-5-8 主要 O-酰化反应产物

7．重排反应（rearrangement） 产物如图 18-5-9 所示。

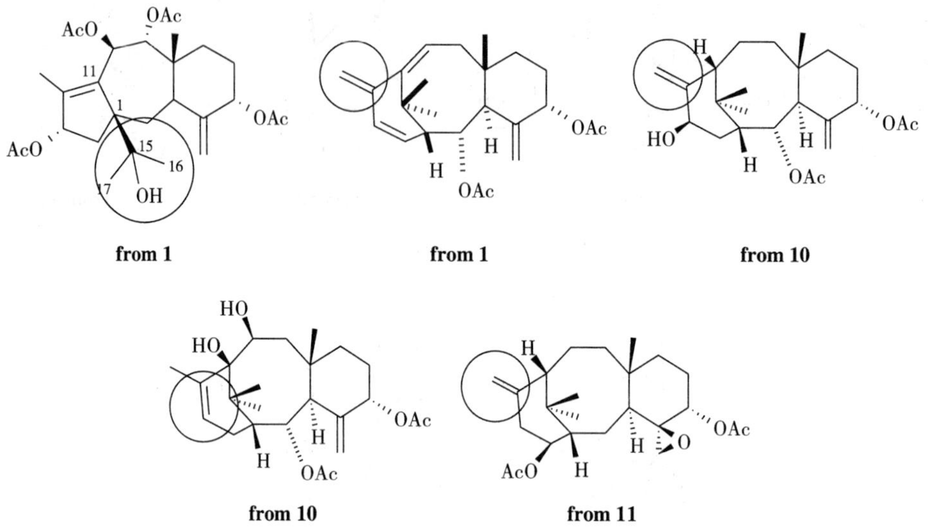

图 18-5-9 主要重排反应产物

8．O-糖苷化反应（O-glycosylation） 产物如图 18-5-10 所示。
9．功能基团的分子内迁移（intramolecular migration） 产物如图 18-5-10 所示。

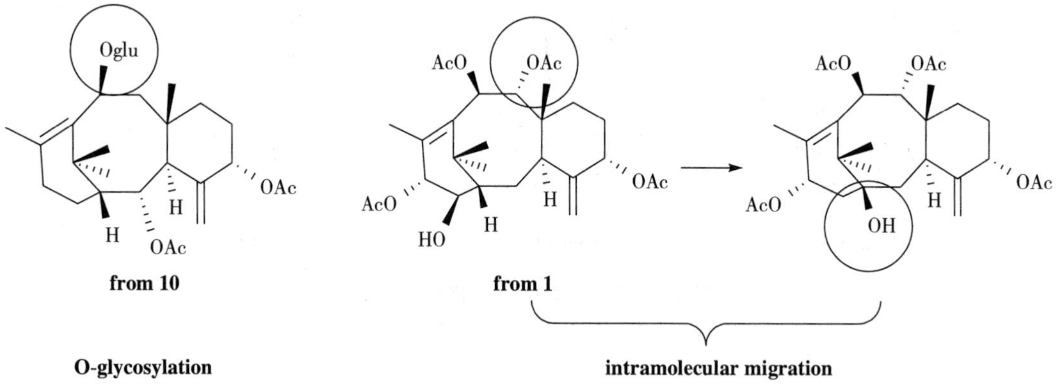

图 18-5-10 主要 O-糖苷化反应产物及功能基团分子内迁移的产物

（二）底物结构与酶之间的关系

天然产物的生物转化实际上是它们与相关酶亲和并相互作用的过程，在这个过程中不同结构的化合物与同一种酶的亲和、相互作用必然不同，这就是所谓的“酶的底物特异性”，它们之间也存在着一定的“构效关系”。如前所述，我们分别以紫杉烷类化合物 sinenxan A 及其同系物（sinenxan B、C，yunnanxane），以及通过化学方法得到的一系列衍生物作为底物，主要采用了能进行 9α 和 7β 位羟基化的 2 个生物体系——银杏培养细胞和真菌 *A. coer-*

ulea 进行研究，以目的产物生成产率为指标考察了这 2 个相关反应酶的底物选择性，结果见表 18-5-1 和表 18-5-2。

表 18-5-1　银杏细胞中 9α 位羟基化酶与紫杉烷类底物之间的选择性

substrates	yields of 9α-hydroxyl products
sinenxan A（**1**）	70
sinenxan B（**2**）	60
sinenxan C（**3**）	20
Yunnanxane（**4**）	20
10-deacetyl sinenxan A（**5**）	75
14-deacetyl sinenxan A（**6**）	40
10, 14-dideacetyl sinenxan A（**7**）	30
10β-methoxy，14-deacetyl sinenxan A（**8**）	25
14-deacetoxyl sinenxan A（**10**）	0
13-oxo-14-deoxyl sinenxan A（**12**）	50
7β-hydroxyl sinenxan A（**19**）	0
7β-acetoxyl sinenxan A（**20**）	10

表 18-5-2　真菌 Abisidia coerulea 中 7β 位羟基化酶与紫杉烷类底物之间的选择性

substrates	yields of 7β-hydroxyl products
sinenxan A（**1**）	5
sinenxan C（**2**）	19
yunnanxane（**4**）	15
14-deacetoxyl sinenxan A（**10**）	0
2-deacetoxyl sinenxan A（**11**）	0
9α-hydroxyl sinenxan A（**16**）	0
9α-acetoxyl sinenxan A（**17**）	2

表中结果显示出底物结构与相关酶间存在着一定的“构效关系”。关于 9α 羟基化反应：①C-14 或 C-13 位存在含氧取代基团时才能进行 9α 羟基化；②C-14 位酯链越短越利于 9α 羟基化；③C-10 位为羟基时对 9α 羟基化反应影响不大，但 C-14 位为羟基时不利于 9α 羟基化反应；④7β 位为羟基时不能进行 9α 羟基化反应，但为乙酰氧基时则可发生 9α 羟基化反应。关于 7β 位羟基化反应：①C-14 无含氧取代基团时不能进行 7β 羟基化反应；②C-14 位酯链的越长越利于 7β 羟基化反应；③9α 位为羟基时不能进行 7β 羟基化反应，但为乙酰氧基时则可发生 7β 羟基化反应。这些结果为酶-化学合成活性化合物合成路线的合理设计提供了依据。

（三）影响生物转化反应的添加物

在生物转化研究中，通常添加一些外源物质来提高目标产物的得率，甚至改变生物转化反应的模式。通常使用的外源添加物如 β-环糊精、苯巴比妥等。β-环糊精可以与底物形成包合物，一方面可提高底物加入浓度与产物产率，另一方面在 β-环糊精存在下，底物可以进入细胞中其他的细胞器（不同的细胞器拥有不同的酶体系）从而发生不同的反应。苯巴比妥被认为是细胞色素 P450 的诱导剂，一方面可提高相关反应的产率，另一方面可诱导不同的细胞色素 P450 从而发生不同的反应。故 β-环糊精和苯巴比妥不仅可用来提高目的产物的产率，而且还可以使反应多样化，得到多样性的衍生物。下面简述 β-环糊精对紫杉烷类生物转化的影响。

由于真菌 *A. coerulea* 转化 sinenxan A 得到 7β 选择性羟基化产物的产率较低（约为 5%），为提高其产率，将 β-环糊精与 sinenxan A 按 1∶1 制备成包合物加入培养物中进行生物转化，令人遗憾的是 7β 羟基化产物（化合物 **19**）的产率并没有提高，但令人兴奋的是得到另外 3 个产物（图 18-5-11，化合物 **22-24**），此结果可为紫杉烷类化合物的生物合成途径的研究提供一些启示。

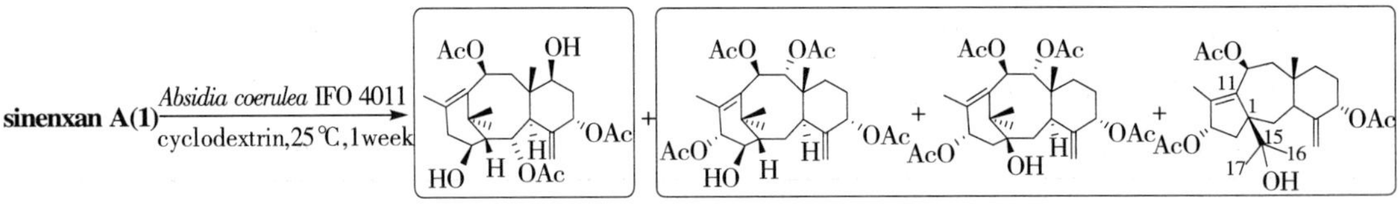

19 **22** **23** **24**

图 18-5-11 添加 β-环糊精时真菌 *A. coerulea* 对 sinenxan A 的生物转化

在不添加 β-环糊精的情况下，桔梗培养细胞转化 sinenxan A 仅得到 C-10 位选择性水解的产物，而在添加 β-环糊精的情况下，则还得到其他 6 个产物（图 18-5-12），进一步表明 β-环糊精可改变生物转化模式，使反应多样化，从而得到多样性的衍生物。

（四）紫杉烷类生物转化与其生物合成途径

不同生物体系可能存在着相似的酶体系，因此天然产物的生物转化可用作模拟生物合成途径进行生物合成途径的研究。本研究中有 3 例可为紫杉烷类化合物生物合成途径研究提供启示、借鉴及为现已提出的假说提供实验证据。

1. C-13 含氧取代基紫杉烷类化合物可由 C-14 位含氧取代基紫杉烷类化合物生成　C-13 与 C-14 位分别含功能基团的紫杉烷类化合物均存在于自然界中，但它们之间的生源关系至今仍是一个令人感兴趣的谜。如图 18-5-13 所示，在添加 β-环糊精的情况下，利用真菌 *A. coerulea* 转化

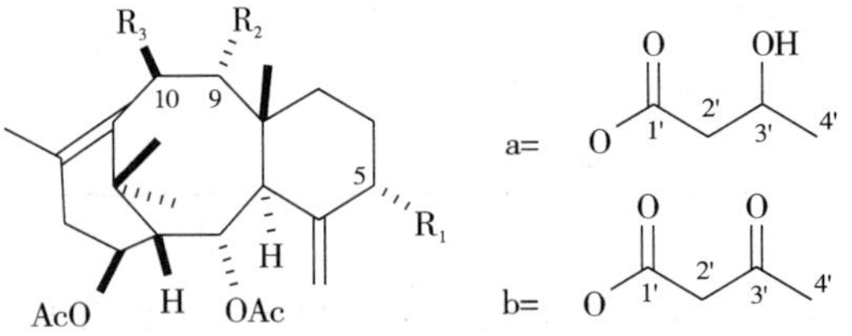

25 R_1=OAc, R_2=H, R_3=OH
26 R_1=OH, R_2=H, R_3=OAc
27 R_1=R_3=OAc, R_2=OH
28 R_1=a, R_2=H, R_3=OAc
29 R_1=a, R_2=H, R_3=OH
30 R_1=b, R_2=H, R_3=OAc
31 R_1=b, R_2=H, R_3=OH

图 18-5-12 添加 β-环糊精时桔梗培养细胞对 sinenxan A 的生物转化

sinenxan A 除得到 7β 羟基化产物以外，还得到了 3 个产物（**22**～**24**），它们假设的生物转化途径如图 18-5-13。Sinenxan A 可通过乙酰氧基化、乙酰氧基分子内转移以及去乙酰生成 C-14 与 C-13 均含功能基团的化合物，然后通过 C-14 位羟基转移至 C-1 位实现 C-14 位含功能基团紫杉烷类化合物向 C-13 含功能基团紫杉烷类化合物的转化，也即是：C-14 与 C-13 同时拥有功能基团的化合物是 C-14 与 C-13 位分别有功能基团紫杉烷类化合物之间生物合成的一个桥梁。另外，化合物 **24**（abeo-taxane）是化合物 **23** 的重排产物，这也为早先的假说提供了实验依据。

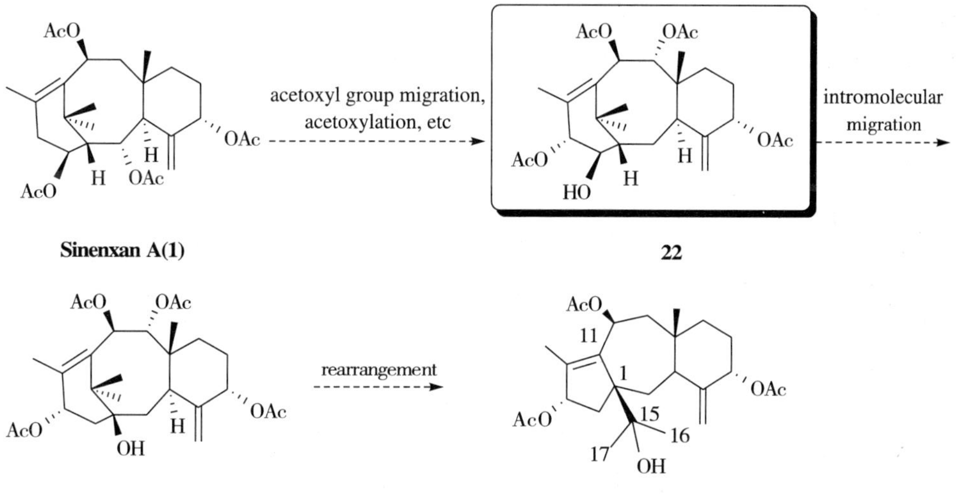

Sinenxan A(1)　　**22**　　**23**　　**24**

图 18-5-13　C-13 含氧取代基紫杉烷类化合物可由 C-14 位含氧取代基紫杉烷类化合物生成的假设途径

2. 四元氧环是 4（20）位环外双键经环氧化后生成 4（20）位环外双键、4（20）三元氧环及四元氧环的紫杉烷类均存在于自然界中，早先也有人提出四元氧环是 4（20）位环外双键通过环氧化的中间体生成的假说（图 18-5-14），我们的实验结果也进一步为此假说提供了实验依据。

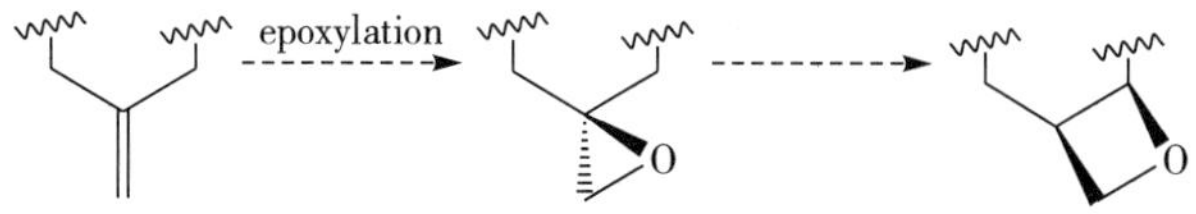

图 18-5-14　紫杉烷类化合物四元氧环生物合成的假设途径

3. C-7 位与 C-9 位功能化的顺序　紫杉醇是一具多个取代基的环状二萜，有 8 个氧取代基团及 11 个手性中心，在其生物合成途径中，涉及众多的氧化反应与酰化反应，在研究生源途径时，不能孤立地研究某一步反应，因为这些反应是按一定的顺序进行的。在 9α 与 7β 位氧化反应组合的实验中，①9α 为羟基时不能被真菌 *A. coerulea* 羟基化，7β 位为羟基不能被银杏细胞 9α 位羟基化；②9α 羟基乙酰化后则能被真菌 *A. coerulea* 7β 羟基化，同样

7β 羟基乙酰化后则能被银杏细胞 9α 位羟基化。这些结果从某种程度上说明了这类化合物生物合成时不同取代基团引入的顺序性，这一结果也与 Croteau 等最近的研究结果相吻合。

（五）实例：银杏细胞对 sinenxans 及其衍生物的生物转化

1．银杏悬浮培养细胞对 sinenxan A 的生物转化　银杏悬浮培养细胞对 sinenxan A 具有很强的转化能力。Sinenxan A 在银杏悬浮细胞生长至第 15 天时加入，6 天后从培养液中提取并分离得到了 8 个产物（图 18-5-15），经 ^{1}H-NMR，^{13}C-NMR，DEPT，^{1}H-^{1}H COSY，HMQC，HMBC，NOESY 及 FABMS 等光谱技术分别鉴定为：9α-hydroxy-2α, 5α, 10β, 14β-tetra-acetoxy-4（**20**），11-taxadiene（**16**），9α, 10β-dihydroxy-2α, 5α, 14β-triacetoxy-4（**20**），11-taxadiene（**32**），9α, 14β-dihydroxy-2α, 5α, 10β-triacetoxy-4（**20**），11-taxadiene（**33**），6α, 10β-dihydroxy-2α, 5α, 14β-triacetoxy-4（**20**），11-taxadiene（**34**），6α, 9α, 10β-trihydroxy-

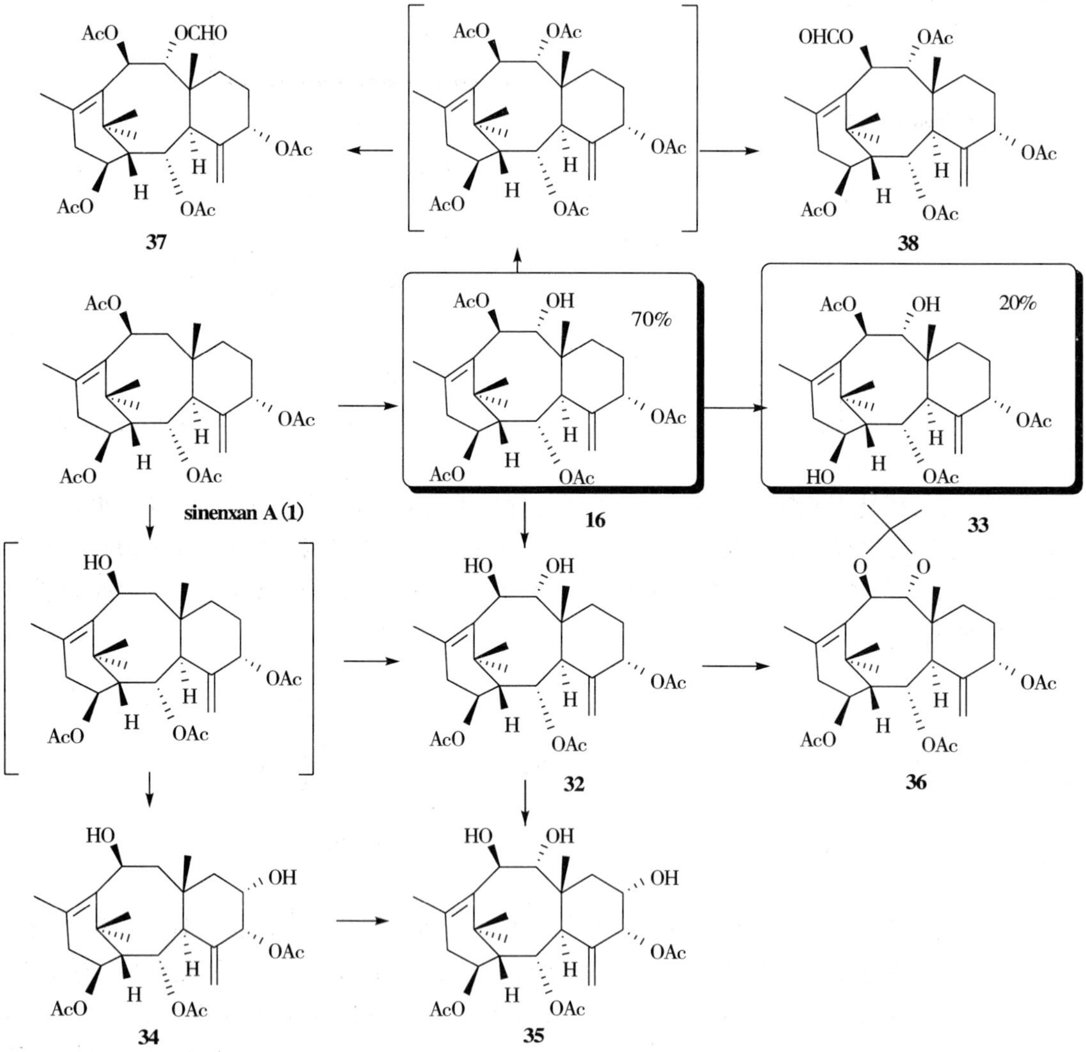

图 18-5-15　银杏悬浮培养细胞对 sinexna A 生物转化的假设途径

2α, 5α, 14β-triacetoxy- 4 （**20**）, 11-taxadiene （**35**）, 9α, 10β-O-（propane- 2, 2-diyl）-2α, 5α, 14β-triacetoxy-4（**20**）, 11-taxadiene（**36**）, 9α-hydroxy-2α, 5α, 10β, 14β-tetra-acetoxy-4（**20**）, 11-taxadiene formate（**37**）, 10β-hydroxy-2α, 5α, 9α, 14β-tetra-acetoxy-4（**20**）, 11-taxadiene formate（**38**）。

由上述 8 个产物的得率及 HPLC 结果表明，底物 sinenxan A 经 6 天反应后可 100%（HPLC）地转化，化合物 **16** 和 **32** 为两个主要产物，得率分别约为底物加入量的 50% 和 10%，转化率约为底物加入量的 70% 和 12%（HPLC），其他产物的转化率均较低。Sinenxan A 在银杏悬浮培养细胞的作用下可发生：①羟基化反应（C-9 和 C-6）；②去乙酰反应（C-10 和 C-14），在细胞的生长周期中对培养基的 pH 值进行了动态研究，结果表明其 pH 的变化范围为 4.0 ~ 5.6，在这样的 pH 范围内底物的 C-10 乙酰基很稳定，这也说明此反应为酶促催化反应；③去甲基反应（C-9 和 C-10 上乙酰氧基的甲基），等等。而且它们之间可能存在一定的生源关系，其可能的转化途径推测如图 18-5-15。

2. 底物 sinenxan A 加入时期对转化的影响　为考察底物 sinenxan A 的不同加入时期对其转化及产物生成的影响，我们对银杏悬浮培养细胞进行了生长、培养基 pH 的动力学研究，结果（图 18-5-16）表明，银杏悬浮培养细胞在整个生长周期中的生长速度较快。整个周期经历了 4 个主要时期，即①快速生长期（0 ~ 3 天），细胞在这一时期生长较快，生物量约增加 1 倍；②缓慢生长期（3 ~ 9 天），细胞在这一时期生长较为缓慢，生物量增加较少；③指数生长期（9 ~ 18 天），细胞在这一时期生长速度较前一时期明显加快，其生物量显著增加，在第 18 天达到了整个生长周期的最大生物量其干重达到 21.6g/L，约为起始接种量的 4.5 倍；④静止期（18 ~ 24 天），细胞在这一时期呈负增长，其生物量略有下降。在细胞生长周期中，培养基的 pH 值的变化呈下降——上升——相对稳定的模式，整个变化范围在 4.0 ~ 5.6 之间。在此基础上，确定银杏悬浮培养细胞的生长周期为 21 天，从接种时（第 0 天）开始每隔 3 天加入一次底物，加入浓度为 35mg/L，直到第 18 天，在第 21 天全部停止反应，分析 sinenxan A 的残留量及两个主要产物——化合物 **1** 和 **2**（分别为图 18-5-15 中的化合物 **16** 与 **32**）产量。结果（图 18-5-17）表明：在不同时期加入底物 sinenxan A，其残留量都较少，也即其转化率都较高；化合物 **1** 和 **2** 产量都较高，但也存在着差异。比较来看，sinenxan A 于银杏细胞的指数生长期（9 ~ 18 天）加入时较好，尤其在第 18 天即指数生长末期、静止期初期加入时最佳，sinenxan A 几乎 100% 被转化，同时化合物 **1** 和 **2** 产量都达到

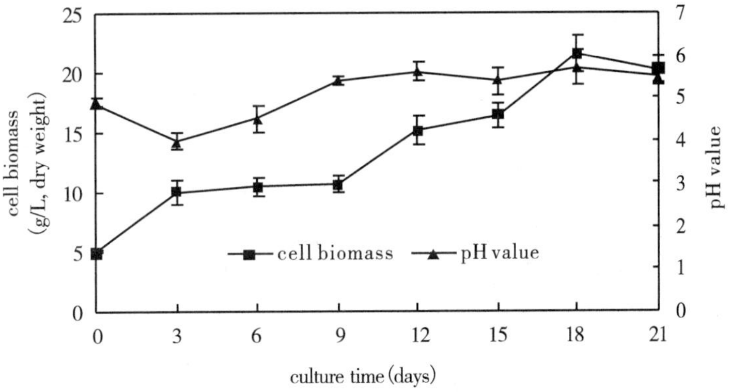

图 18-5-16　银杏悬浮培养细胞生长过程中生长和 pH 值的动态变化

了各自的最高水平，分别为16.7mg/L和5.4mg/L。故确定细胞生长到第18天为底物最佳加入时间。

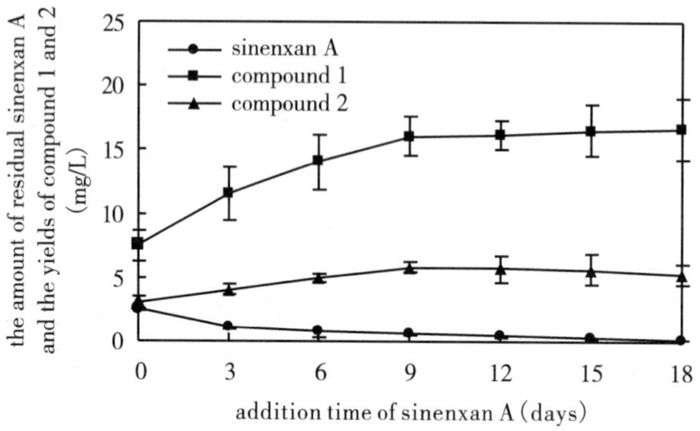

图 18-5-17　底物加入时间对银杏转化 sinexan A 的影响

注：化合物**1**和**2**分别为图6中的化合物**16**与**32**。

3. 底物 sinenxan A 加入浓度对转化的影响　为考察底物 sinenxan A 的加入浓度对其转化及产物的生成的影响，在银杏细胞生长第 18 天时分别加入 15mg/L，30mg/L，45mg/L，60mg/L 及 75mg/L 等 5 个浓度的 sinenxan A，结果（图 18-5-18）表明 sinenxan A 加入浓度较低（15mg/L）时，其转化率并不高，而两个主要产物——化合物**1**和**2**产量也不高；加入浓度为 45mg/L 和 60mg/L 时，sinenxan A 几乎全部转化，尤其加入浓度为 60mg/L 时，化合物**1**和**2**产量也达到最高水平，分别为 40mg/L 及 13mg/L；而加入浓度为 75mg/L 时，sinenxan A 没有全部转化，两个主要产物的产量也较 60mg/L 时的低，故从底物的转化量及两个主要产物的产量的角度考虑，sinenxan A 的最佳加入浓度为 60mg/L。

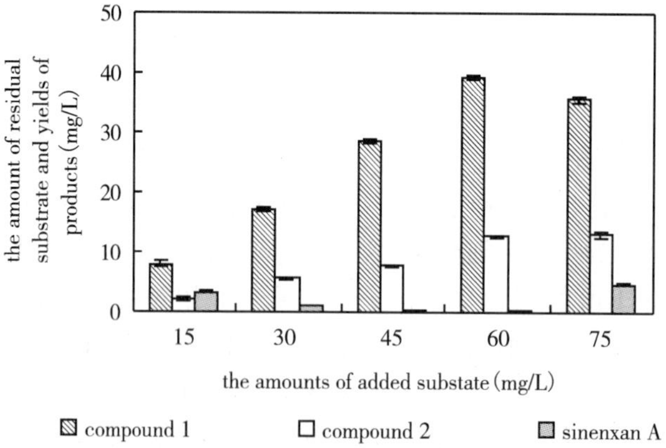

18-5-18　底物加入浓度对银杏转化 sinexan A 的影响

注：化合物**1**和**2**分别为图 18-5-15 中的化合物**16**与**32**。

4. 底物 sinenxan A 转化及产物生成的反应动态　在通过上述实验确定了底物 sinenxan A 的最佳加入时期及加入浓度的基础上，为确定适宜的收获时间，我们进一步对底物 sinenxan A 转化及产物生成的反应动态进行了考察，即在细胞生长第 18 天时加入 60mg/L sinenxan A 时，分别反应 24、48 及 72 小时，结果（图 18-5-19）表明：①底物 sinenxan A 的转化率分别为 40%、80%与 100%；②化合物 **1** 的产量分别为底物加入量的 26%、60%与 59.5%；③化合物 **2** 的产量分别为底物加入量的 13%、18%与 21.6%；④其他产物，总产量分别约为底物加入量的 1%、2%与 19%；⑤反应前 48 小时，底物的消耗主要用于化合物 **1** 和 **2** 的生成，而在 48 小时后，随着底物的消耗化合物 **1** 和 **2** 的产量并没有增加，即产物的消耗主要用于其他产物的生成。故仅就化合物 **1** 和 **2** 的产量来看，反应 48 小时为其最佳反应时间。

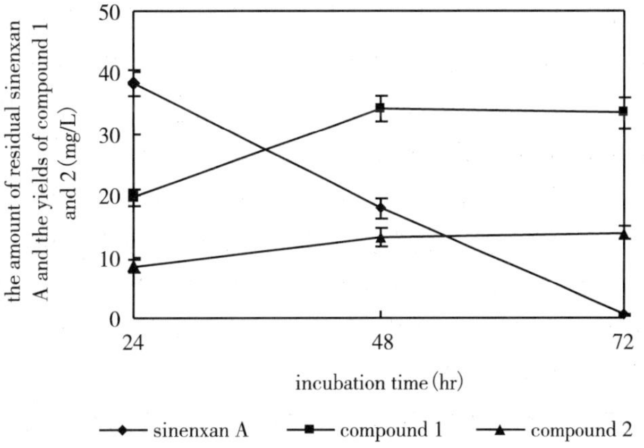

图 18-5-19　银杏悬浮培养细胞转化 sinenxan A 及产物 1 和 2 形成的时间动态

注：化合物 **1** 和 **2** 分别为图 18-5-15 中的化合物 **16** 与 **32**。

植物细胞本身就是一个多酶体系，能对外源化合物进行多种反应。本文中，外源底物 sinenxan A 在银杏悬浮细胞的作用下进行了羟基化反应、去乙酰反应、去甲基反应等，显示了银杏细胞酶种类的多样性；同时这些反应都具有高度的选择性（位置选择性和立体选择性，regioselectivity and stereoselectivity），如羟基化反应只发生在 C-9 和 C-6 位置且都为 α 取代，去乙酰反应只发生在 C-10 和 C-14，等等。并且，催化这些反应的酶的活力（酶量）也存在着差异，这反映在各个产物的产量上，如催化 sinenxan A 生成 9α-hydroxy-2α, 5α, 10β, 14β-tetra-acetoxy-4（20），11-taxadiene（**16**）及 9α，10β-dihydroxy-2α, 5α, 14β-triacetoxy-4（20），11-taxadiene（**32**）的产量较高，即可说明催化 sinenxan A 生成这两个产物的酶的活力（酶量）较高，而其他产物的产量均较小，推测催化生成它们的酶的活力（酶量）较弱，这也体现了银杏细胞不同的酶在活力或量上的多样性。对所得产物结构进行分析，可推测各产物之间形成了一个反应链，即一产物同时可作为另一产物的底物，它们之间存在着一定的生源关系。这也提示我们，在阐明与这些反应相关酶的基础上，对特定有意义产物的生成进行调控，甚至可以克隆出某一反应相关酶的基因，将其导入容易大规模发酵的微生物（如酵母菌、大肠杆菌等）中进行表达，进行大规模生物转化，或者大规模生产该酶从而进行固定化酶反应，可以减少“副产物”的生成，简化后处理，降低成本，使之向工业化迈进。

5. 银杏细胞中 9α 羟基化酶的底物特异性考察　在前面的研究中，我们发现银杏培养细胞对紫杉烷类化合物 sinenxan A（2α, 5α, 10β, 14β-tetra-acetoxy-4（20），11-taxadiene）具有很强的生物转化能力，所得产物大多为 C-9α 羟基化衍生物，而且产量最高的为 9α-hy-

droxyl sin enxan A（9α-hydroxy-2α, 5α, 10β, 14β-tetra-acetoxy-4（20）, 11-taxadiene）。因此推测银杏培养细胞产生的9α sinenxan A羟基化酶能否对同类化合物进行同样的反应，即银杏培养细胞对此类化合物的特征性反应是否为C-9α-羟基化？并且这类化合物本身的结构对转化的影响如何？本文以从红豆杉愈伤组织分离得到的 sinenxan A 及其同系物 sinenxan B［2α, 5α, 10β-triacetoxy-14β-propionyloxy-4（20）, 11-taxadiene］与 sinenxan C［2α, 5α, 10β-triacetoxy-14β-（2-methylbutyryl）oxy-4（20）, 11-taxadiene］、sinenxan A 水解的两个主要产物 14β-deacetyl sinenxan A［14β-hydroxy- 2α, 5α, 10β-triacetoxy- 4（20）, 11-taxadiene］与 10β, 14β-deacetyl sinenxan A［10β, 14β-dihydroxy-2α, 5α-diacetoxy-4（20）, 11-taxadiene］等 14 个化合物（图 18-5-1）为底物，利用银杏悬浮培养细胞进行了生物转化研究，结果发现除化合物 10 外，其他化合物都能被银杏细胞进行 9 位 α-羟基化，见表 18-5-1。

通过上述研究，以红豆杉培养细胞生产的、具有自主知识产权的新型紫杉烷类化合物为原料，采用生物转化手段获得了大量的衍生物，这些衍生物进一步通过化学法进行了结构修饰，建立了该类紫杉烷类的“化合物库”。对化合物库的大部分化合物进行了体内外 MDR 逆转活性评价，获得了几个体内外均具有较强活性、具开发前景的先导化合物，总结了构效关系，明确了药理作用机制，为开发具有自主知识产权的 MDR 逆转剂奠定了基础（见有关章节）。不仅如此，还考察了不同紫杉烷类底物结构与相关酶之间的关系，总结了生物转化规律；发现了添加 β-环糊精可改变紫杉烷类生物转化的模式，增加产物的多样性；进一步证实了天然产物的生物转化可模拟其生物合成途径，并为其研究提供启示、借鉴及为现已提出的假说提供了实验证据。

二、7-木糖紫杉烷类化合物的 7-木糖选择性生物酶法水解

在红豆杉树皮及枝叶中也含有紫杉醇类似物 7-木糖（-10 去乙酰）紫杉醇，含量最高可达紫杉醇的 10 倍。在紫杉醇的提取与分离过程中，它们常作为副产品而废弃并给分离纯化带来一些困难，造成极大的资源浪费与环境污染。为最大限度地利用资源，本研究通过大量筛选微生物选择性水解 7-木糖（-10 去乙酰）紫杉醇的 7-木糖，其产物可直接或通过简单的化学合成成为高附加值的紫杉醇（图 18-5-20），这样可变废为宝，缓解紫杉醇的药源匮乏危机，解决其价格昂贵问题。

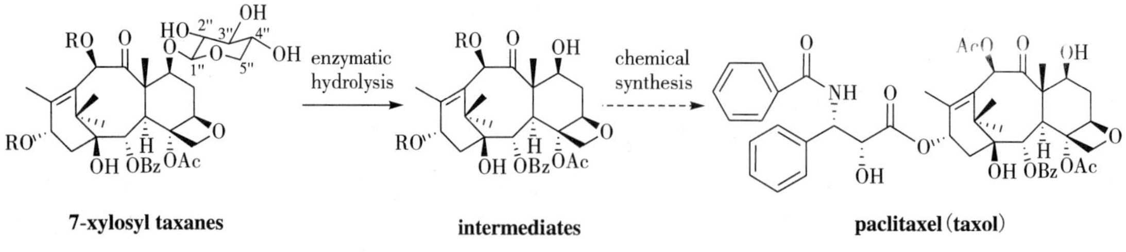

图 18-5-20　紫杉醇的酶化学法半合成

（一）高通量定向筛选方法的建立

以燕麦木聚糖作为选择压力进行初筛，再用4-甲基-7-木糖-香豆素复筛，4-甲基-7-木糖-香豆素的木糖水解可生成具荧光的产物（图 18-5-21），而后再加入底物进行筛选，采用

TLC、HPLC、LC-MS 法进行检测（图 18-5-22、18-5-23）。目前通过上述方法已筛选得到了 3 株具有将 7-木糖-10 去乙酰紫杉醇中的 7-木糖选择水解能力的菌株，其中以编号为 imm-21 的菌株转化效果最佳。

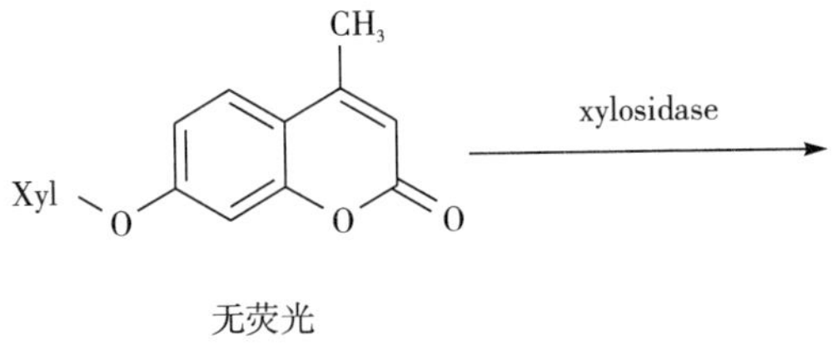

图 18-5-21　高通量筛选方法（荧光生成）

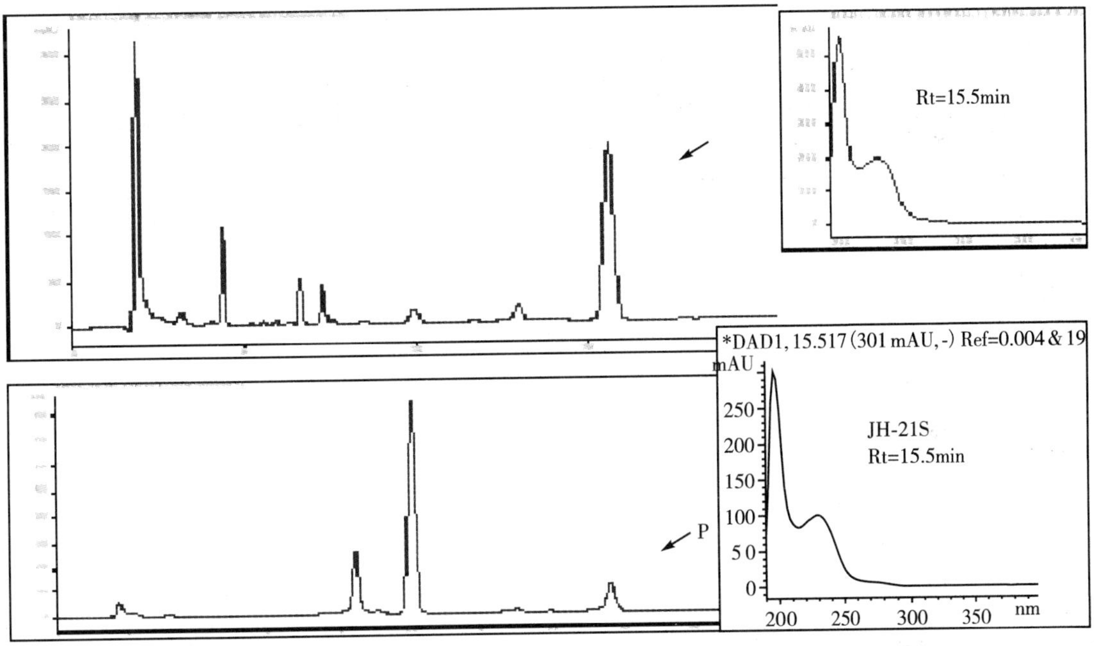

图 18-5-22　标准品溶液（上图）与 imm-21 反应液（下图）的液相色谱图

图 18-5-22 中上图为对照品 10-deacetyltaxol 的 HPLC 图谱，可观察到菌株 imm-21 的反应液的 HPLC 图谱（下图）在与对照品保留时间 15.5min 处也有一色谱峰 P 出现，且它们的紫外吸收图谱也一致，初步判断目的反应的发生。另外，对上述 jh-21 反应液 HPLC 图谱中色谱峰 P 进行 LC-MS 分析检测（图 18-5-23）；在一级质谱中明显检测到 m/z 812 $[M+H]^+$ 准分子离子峰（图 18-5-23 上图），另外还可以观察到 m/z 834 $[M+Na]^+$，m/z 850 $[M+K]^+$（图 18-5-23 下图），表明该化合物的分子量为 811，这与 10-deacetyltaxol 的分子量吻合。其中离子 m/z 812 显示为基峰，离子峰 m/z 834 $[M+Na]^+$ 也比较强。进一步对 m/z 812 $[M+H]^+$ 准分子离子峰进行二级质谱检测，可以发现有 m/z 268，286，527，793，750 等分子碎片峰，与 10-deacetyltaxol 的特征裂解途径相一致。至此，判断 jh-21 的菌株具有将

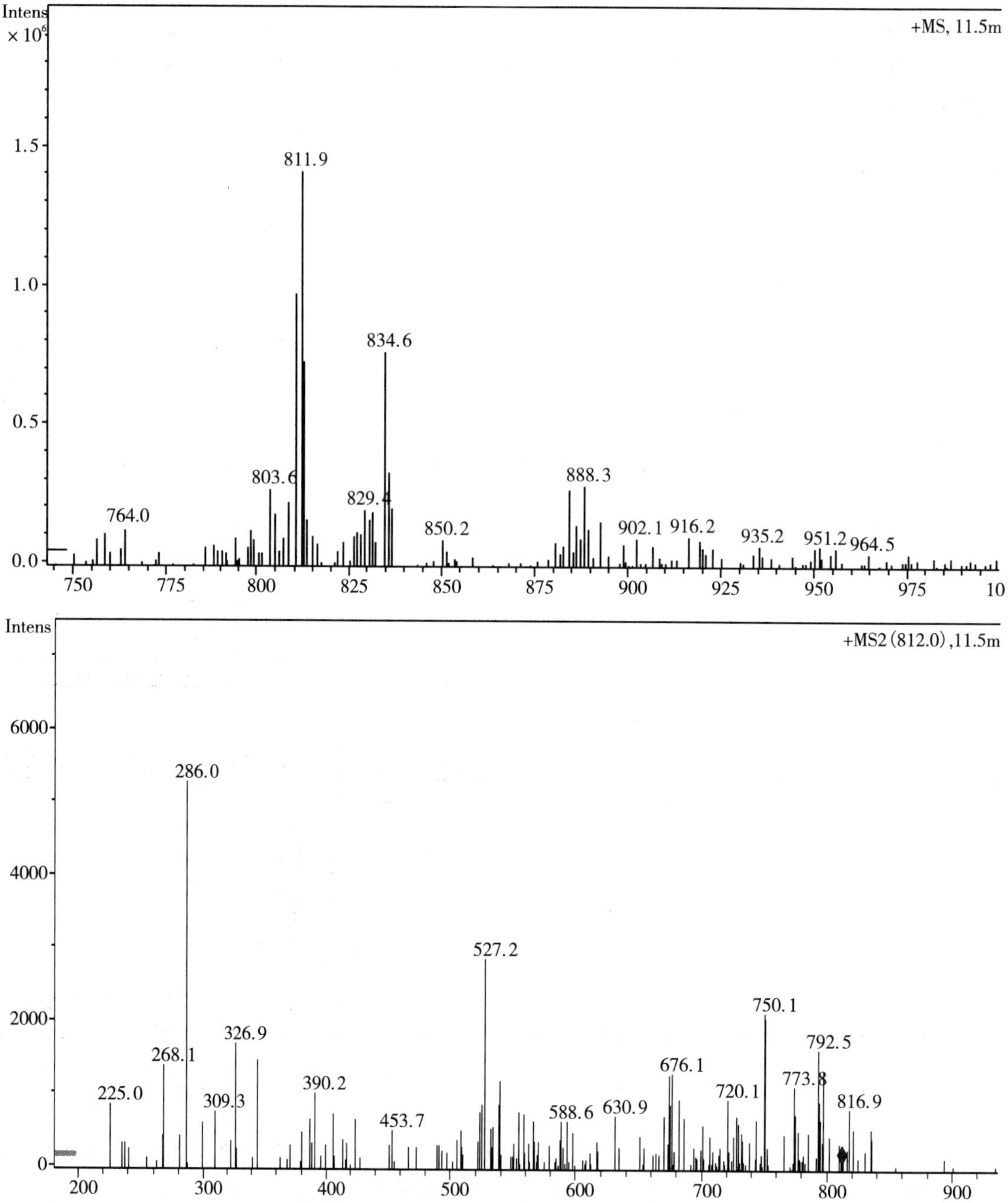

图 18-5-23 imm-21 反应液中色谱峰 P 的一级质谱和二级质谱图

7-木糖-10 去乙酰紫杉醇中的 7-木糖选择水解能力。

另外，还利用 7-木糖紫杉醇作为底物进行了选择性水解实验，也获得了 7-木糖选择性水解的产物——紫杉醇，初步说明 7-木糖紫杉烷类化合物可作为菌株 jh-21 中的木糖水解酶的底物（尽管底物实验的种类较少）。

（二）反应工艺的考察

在上述研究的基础上，进行了生物转化反应条件的考察。研究结果表明一定浓度的硫酸铵及木聚糖能够提高目的产物的转化率；当麦麸培养基中有0.4%的（NH_4）$_2SO_4$和0.06%的木聚糖时，7-xylsoyl-10-deacetyltaxol在室温条件下经过7天的转化，转化率高达73.7%；液固两相生物转化研究表明，每升发酵液中加有1g大孔树脂，有利于提高10-deacetyltaxol的产量；温度实验结果显示较高的温度37℃有利于转化。目前，10-deacetyltaxol的产量可达到750mg/L以上。

通过上述研究，成功地建立了7-木糖紫杉烷类化合物分子中7-木糖选择性水解生物催化剂的高通量筛选方法，并筛选得到了3株目的功能的微生物；通过初步的生物转化反应工艺的考察，确定了一些能提高生物催化剂催化能力、提高目的产物产量的关键因素，为进一步的实现应用奠定了基础。

（戴均贵）

参　考　文　献

1. Dai J, Qu R, Zou JH, et al. Structural diversification of taxanes by whole-cell biotransformation. Tetrahedron, 2008, 64：8102－8116
2. Dai J, Yang L, Sakai J, et al. Combined biotransformations of 4（20）, 11-taxadienes. Tetrahedron, 2005, 61：5507－5517
3. Dai J, Zhang S, Sakai J, et al. Specific oxidation of C-14 oxygenated 4（20）, 11-taxadienes by microbial transformation. Tetrahedron Lett., 2003, 44：1091－1094
4. Dai J, Ye M, Guo H, et al. Regio-and stereo-selective biotransformation of 2α, 5α, 10β, 14β-tetra-acetoxy-4（20）, 11-taxadiene by *Ginkgo* cell suspension cultures. Tetrahedron, 2002, 58：5659－5668
5. Dai J, Guo H, Lu D, et al. Biotransformation of 2α, 5α, 10β, 14β-tetra-acetoxy-4（20）, 11-taxadiene by *Ginkgo* cell suspension cultures. Tetrahedron Lett, 2001, 42：4677－4679

第六节　紫杉醇的结构改造及其与微管的相互作用

紫杉醇（**1**）是具有独特结构的紫杉烷类二萜生物碱化合物（图18-6-1），1992年被美国食品药品监督管理局（FDA）批准用于临床治疗卵巢癌、非小细胞肺癌和乳腺癌等。多西他赛（**2**）与紫杉醇结构相似，但活性高于紫杉醇，也已经在临床广泛应用。紫杉醇和多西他赛的作用机制独特，主要是可以促进微管蛋白聚合、抑制其解聚，从而导致微管束的排列异常，形成星状体，使纺锤体失去正常功能，将细胞周期阻断于G_2/M期，最终导致细胞死亡。

在紫杉烷类抗癌药的临床应用过程中，也逐渐出现了其他肿瘤化疗药物使用过程中遇到的类似问题，即肿瘤耐药导致的疗效降低或对复发肿瘤无效。进一步研究表明，紫杉醇的耐药主要与多药耐药基因（mdr1）扩增而引起产物P糖蛋白（P-glycoprotein, P-gp）过量表达以及作为该类药物靶点的微管蛋白突变等因素有关。P-gp是一种三磷酸腺苷（ATP）依赖性跨膜蛋白，可将包括药物在内的多种外源性化合物泵出细胞，使它们转运进入细胞的量减少，从而使细胞内蓄积的药物减少。P-gp过量表达时，可使药物在肿瘤细胞内的浓度降到有效浓度之下，从而使药物的药效减弱或消失。微管蛋白介导的耐药则可能源于蛋白上氨基酸残基突变，使得变异的微管蛋白与紫杉醇的结合作用变弱，从而导致药物的活性下降。

紫杉醇的空间构象呈一种向下的杯状结构，对紫杉醇构效关系的广泛研究表明，位于紫杉烷母核下方的三条侧链是活性的关键基团，包括 C-13 位的 N-苯甲酰基苯基异丝氨酰基，C-2 位的苯甲酰基和 C-4 位的乙酰基。由于这些侧链的柔性，使得具有刚性母核的紫杉烷类化合物在溶液中表现出大量不同的构象形式。其中代表性的构象有 3 种，即极性、非极性和 T 型构象，曾先后被认为是紫杉烷与微管结合时采取的活性构象。经过多年的研究，越来越多的实验证实，T 型构象为活性构象具有最大的可能性。

C-2 位取代基的性质和立体化学对分子活性具有很大的影响，许多 C-2 位芳酰基或烷酰基取代的紫杉醇类似物有中等或更高的细胞毒活性。我们从这一位置的结构改造出发，着手研究紫杉烷类似物的构效关系及与微管蛋白的结合模式，并根据文献报道的紫杉烷分子的结构需求，进一步结合 C-7、10 位的改造，以及不同类型的 C-13 位侧链，旨在发现具有更高活性，特别是对耐药肿瘤细胞有显著作用的紫杉烷类分子。

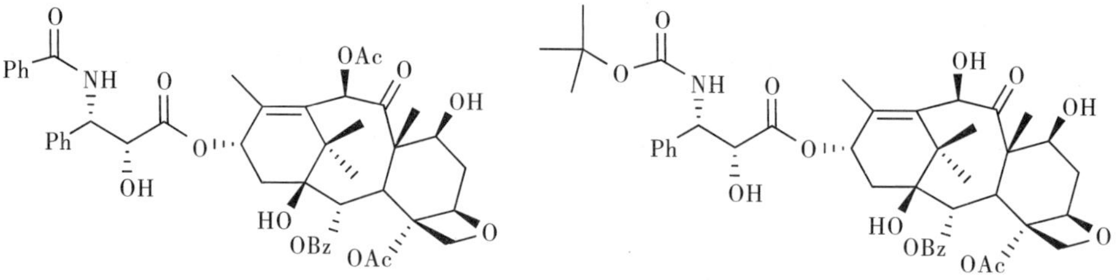

图 18-6-1　紫杉醇和多西他赛

一、C-2 位不同取代的紫杉烷类似物的构效关系研究

紫杉醇 C-2 位的芳酰酯基是发挥细胞毒作用的关键基团之一，芳酰酯基缺失或其相对构型由 α 转为 β 对活性都是不利的。虽然文献中已经报道了许多由不同芳酰酯基取代 C-2 位苯甲酸酯基的化合物，但对含有其他类型杂原子连接的取代基，如：酰胺/胺、硫酯/硫代物，还没有人进行过研究。为了深入理解 C-2 位取代基的结构对整个分子与受体微管蛋白结合的影响，我们设计并制备了 C-2 位含 N 和 S 原子连接的紫杉烷类化合物，并评价了它们的活性。在我们开始这项研究时，文献中对向 C-2α 位引入杂原子的方法还未有报道，我们在实验中发现从 10-去乙酰巴卡亭Ⅲ（**3**）出发，经几步反应可以得到关键中间体 1, 2β-环氧衍生物（**6b**）。该中间体 **6b** 可以被多种亲核试剂进攻，从而实现 N、S 等杂原子连接的基团对 C-2 位苯甲酸酯的取代。

（一）2α-苯甲酰胺多西他赛类似物的合成及构效关系研究

基于上述策略，我们首先将化合物 **3** 转换为 13-氧代-7-三乙基硅基-巴卡亭Ⅲ（**4**），再用苯基三甲基氢氧化铵（Triton B）试剂以 90% 的产率脱掉 C-2 位的苯甲酰基。在制备化合物 **5** 的甲磺酸酯衍生物时发现，虽然反应产物在薄层色谱上监测时仅观察到一个点，但是对它进行液相分析的结果却显示为两个化合物（2∶1）的混合物。核磁共振氢谱（^{1}HNMR）表明，混合物中较大量的化合物为 2-甲磺酸酯衍生物（**6a**），较少量的化合物为 **6b**，推测后者是由前者的 C-1 位羟基对 C-2 位甲磺酰基分子内亲核取代反应得到的产物。上述混合物不经分离直接用叠氮化钠处理，可以得到单一产物 2α-叠氮基巴卡亭（**7**），两步反应的总产率为 72%。H-2 和 H-3α 之间的偶合常数表明它们处于反式（trans）的位置，即 H-2 的空间指向为 β；这一立体化学还可以进一步通过 H-2β、16-甲基和 19-甲基氢信号之间的 NOE 效应来确证。硼氢化钠可以立体选择性地还原 13-酮基为 13α 羟基（因为位阻的原因，C-9 羟基在此条件下不会被还原），再与光学纯的 β-内酰胺（**9a**）反应连接上 C-13 位多西他赛型侧链（即 3′N 上为叔丁氧羰酰基（Boc 基团））。催化氢化叠氮基可以得到主产物 2-氨基化合物（**11a**）（同样因为位阻的原因，$C_{11\text{-}12}$ 双键也不会被还原），最后用 Schotten-Bauman 反应对氨基进行苯甲酰化并脱掉硅醚保护基得到目标化合物 **12**（图 18-6-2）。

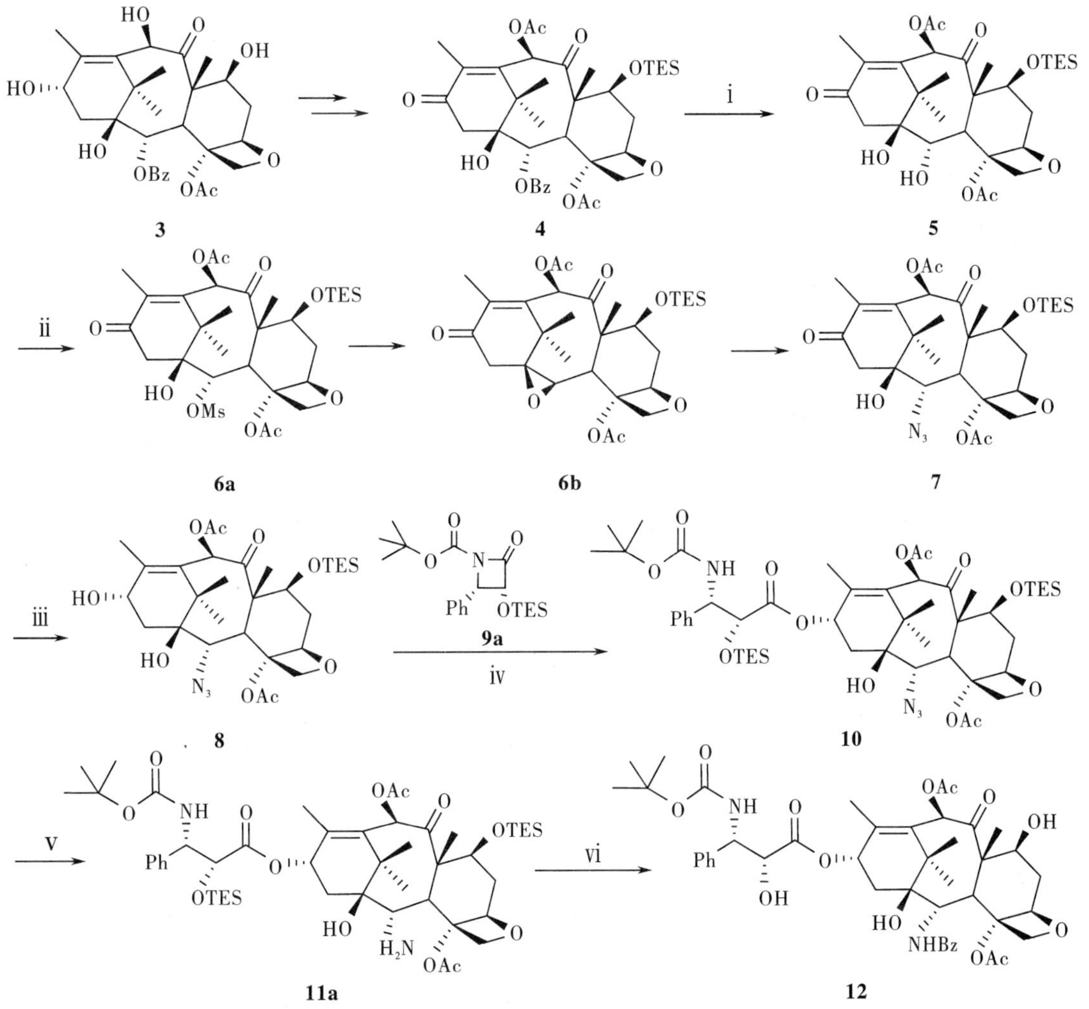

图 18-6-2 2-苯甲酰胺多西他赛的合成路线一

（i）Triton B，CH_2Cl_2，-20℃，88%；（ii）（a）MsCl，Et_3N，CH_2Cl_2，-20℃；（b）NaN_3，DMF，50℃，两步产率 72%；（iii）$NaBH_4$，MeOH-THF，0℃，90%；（iv）LHMDS，THF，-15℃，产率 77%，转化率 80%；（v）H_2/Pd-C，EtOAc，rt，60%；（vi）（a）BzCl，EtOAc-H_2O-$NaHCO_3$，rt；（b）HF-Py，rt，两步产率 46%。

紫杉烷 **12** 是第一个报道的2α-N 取代的紫杉醇类似物，它对 3 种肿瘤细胞系，即人肺癌细胞 A549、鼻咽癌细胞 KB 和乳腺癌细胞 A2780 均有活性。虽然活性强度稍低于紫杉醇［$IC_{50}/IC_{50(紫杉醇)}$分别为 20. 5、16. 8、0. 8μmol/L，并参见表 18-6-1］，但与对紫杉烷细胞毒活性同样关键的 C-13 位酯基侧链改造为酰胺基后没有活性相比，C-2 位的酰胺类似物仍保留了一定程度的活性。

在此基础上，我们进一步制备了苯基上含不同取代的 2α-苯甲酰胺紫杉烷衍生物。在对先前反应路线及产率进行优化时，我们发现，从中间体 **7** 出发，如果先还原叠氮基得到化合物 **13**，接着对氨基苯甲酰化后再还原 C-13 位酮基（依次得到化合物 **14**、**15**）并连接侧链，也可以得到目标产物，但是连接侧链的反应产率非常低（图 18-6-3）。我们怀疑 C-2 位酰胺基团在该反应条件下不稳定，所以考虑事先用 Boc 基团对该位置氨基进行保护，但反应并没有成功，只得到了 1-OH 被 Boc 保护的产物。说明叠氮基的还原需要在侧链接好之后进行，才能得到较满意的结果。

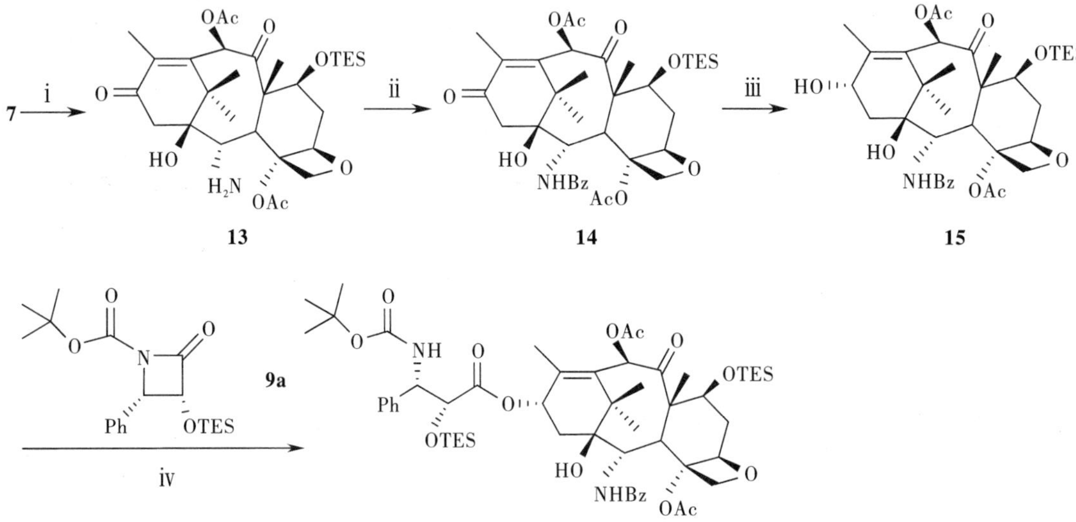

13 **14** **15**

11c

图 18-6-3 2-苯甲酰胺多西他赛的合成路线二

（i）H_2，10% Pd/C，EtOAc，85%；（ii）BzCl，Et_3N，CH_2Cl_2，0℃，56%；（iii）$NaBH_4$，THF-MeOH，0℃，80%；（iv）LHMDS，THF，-45℃→-15℃，15%。

此外，对还原叠氮基的反应也进行了优化，发现许多还原剂（如 1, 3-丙基二硫醇或三芳基膦）都不能有效还原 C-2 位的叠氮基。只有用催化氢化的方法，并投入大量催化剂时（10% 的钯/碳或氢氧化钯/碳，20% W/W），才能以中等产率得到需要的产物 **11a**，同时还会得到 D 环开环的副产物 **11b**，且随着反应时间的延长副产物增加。对 **11a** 和 **11b** 进行苯甲酰化后脱掉硅醚保护基，可以得到不同取代的苯甲酰胺衍生物 **12a ~ f** 和 **13a ~ c**（图 18-6-4）。

用噻唑蓝（MTT）法测定了所有苯甲酰胺衍生物（**12a ~ f**、**13a ~ c**）对敏感肿瘤细胞系 KB 和 A549 及耐药细胞系 KB/VCR 和 A549/taxol 的活性。其中活性不错的两个化合物进一步测定了它们对人乳腺癌细胞系 MCF-7 和 MCF-7/Adr 细胞系的活性。从中我们可以看到

（表 18-6-1），2-氨基多西他赛类似物中 D 环对活性同紫杉醇一样具有关键作用；不同的是，2-间甲氧基苯甲酰胺类似物 **12b** 和 2-间氯苯甲酰胺类似物 **12c** 与 **12** 的活性是等价的，而紫杉醇上的相应取代可以使活性成百倍地提高。另外，C-2 位取代基的长度增加（**12a**）也会导致细胞毒活性丧失。基于先前的分子模拟研究结果，我们有理由说这些 2-氨基类似物和受体的结合模式与紫杉醇是相似的，但是氨基基团的存在有可能使结合位点的微环境发生了改变，因此观察到了不同的构效关系。而对耐药细胞系（KB/VCR）来说，只有 **12c** 的活性略高于紫杉醇。总之，当 C-2 位苯甲酰基被苯甲酰胺基取代后，活性没有得到改善。

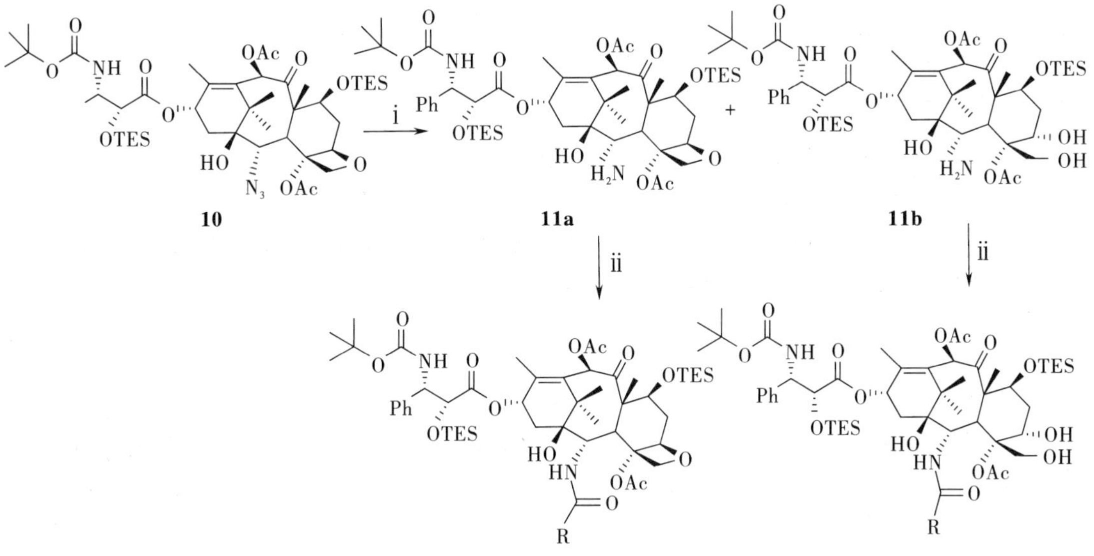

图 18-6-4　2-取代苯甲酰胺多西他赛的合成路线

（i）H_2，10% Pd/C，EtOAc-EtOH，**11a** 产率 40%，**11b** 产率 24%；（ii）（a）RCOCl，aq. $NaHCO_3$-EtOAc，rt；（b）40% aq. HF，py-CH_3CN，rt，**12a** 产率 40%，**12b** 产率 35%，**12c** 产率 37%，**12d** 产率 48%，**12e** 产率 39%，**12f** 产率 43%；**13a** 产率 45%，**13b** 产率 39%，**13c** 产率 41%（均为总产率）。

表 18-6-1　化合物 12a ~ f 和 13a ~ c 体外抗肿瘤活性测试结果

化合物	取代基 R	IC_{50}（μmol/L）					
		KB	KB/VCR[a]	A549	A549/taxol[b]	MCF-7	MCF-7/Adr[c]
1		0.0091	1.7	0.012	0.96	0.0055	>6.0
2		0.0044	0.2	0.0041	0.098	0.0079	4.2
12	Ph	0.15	--[d]	0.25	--	--	--
12a	$PhCH_2$	>0.1	>1	>0.1	>1	--	--
12b	*m*-MeO-Ph	0.074	1.1	0.083	1.0	0.073	>4.6
12c	*m*-Cl-Ph	0.078	>1	0.095	1.1	0.11	>4.5
12d	*p*-MeO-Ph	>0.1	>1	>0.1	>1	--	--

续 表

化合物	取代基 R	IC_{50}（μmol/L）					
		KB	KB/VCR[a]	A549	A549/taxol[b]	MCF-7	MCF-7/Adr[c]
12e	*p*-Cl-Ph	>0.1	>1	>0.1	>1	--	--
12f	*p*-NO_2-Ph	>0.1	>1	>0.1	>1	--	--
13a	Ph	>0.1	>1	>0.1	>1	--	--
13b	*m*-MeO-Ph	>0.1	>1	>0.1	>1	--	--
13c	*m*-Cl-Ph	>0.1	>1	>0.1	>1	--	--

a. 对长春新碱耐药的鼻咽癌细胞系 KB；b. 对紫杉醇耐药的肺癌细胞系 A549；c. 对阿霉素耐药的乳腺癌细胞系 MCF-7；d. 未测定

根据文献，紫杉醇分子上一些官能团的精细改变，特别是 C-10 位取代基的变化，可以提高分子对耐药肿瘤细胞系的活性。因此，我们也对同时修饰 C-10 位官能团的 C-2 位氨基类似物进行了研究，用相似的路线制备了 10-丙酰-2-苯甲酰胺多西他赛类似物（图 18-6-5），目的是观察 C-10 位的变化是否会提高分子对耐药肿瘤的活性。

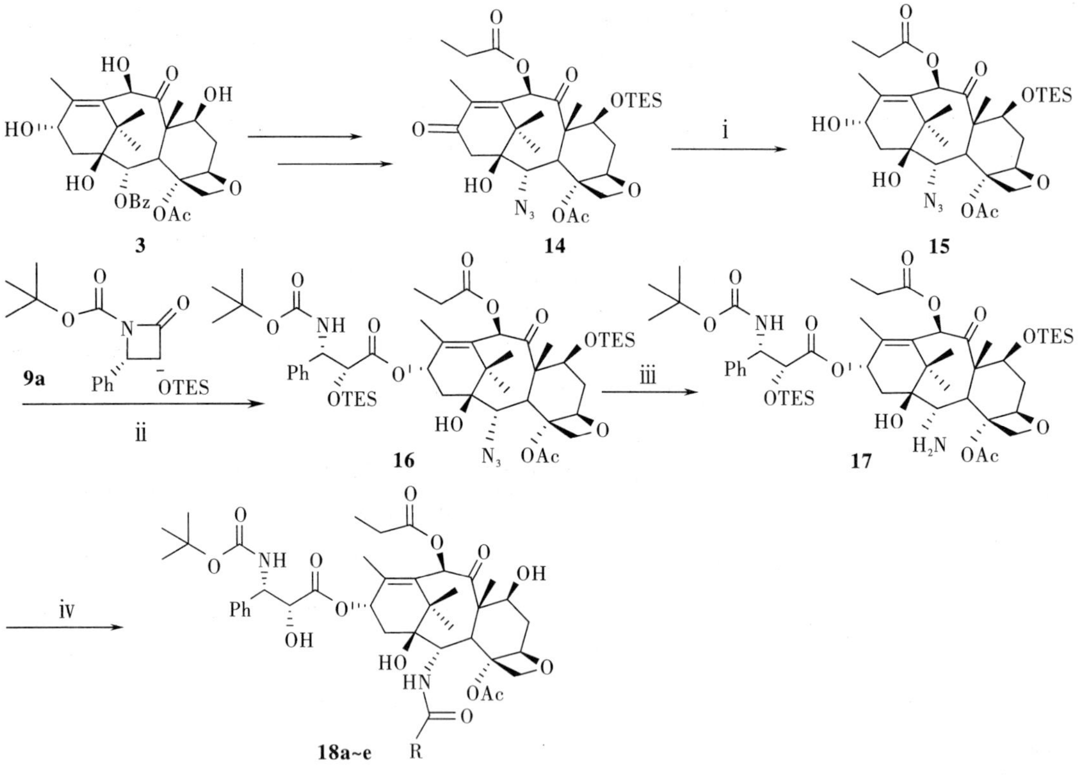

图 18-6-5 2-苯甲酰胺-10-丙酰多西他赛的合成路线

（i）$NaBH_4$，MeOH-THF，－15℃，83%；（ii）LHMDS，THF，－45℃→－15℃，68%；（iii）H_2，Pd-C（10%），EtOH，rt，44%；（iv）（a）RCOCl，$NaHCO_3$，EtOAc-H_2O，rt；（b）40% aq. HF-Py，MeCN，rt，**18a** 产率 50%，**18b** 产率 52%，**18c** 产率 45%，**18d** 产率 40%。

对几种肿瘤细胞系（KB、A549 和 MCF-7）以及它们的耐药株（KB/VCR、A549/Taxol 和 MCF-7/Adr）的 MTT 实验（表 18-6-2）表明，只有 **18b** 对 KB、KB/VCR 和 A549/Taxol 的活性与紫杉醇相当，而对其他肿瘤细胞，以及其他化合物的活性都呈降低的趋势。同时，无论是对敏感细胞系还是耐药细胞系，与 2α-苯甲酰胺长度相似的烷基取代基对活性均无有利的贡献，**18d** 仅是对 A-549/taxol 细胞保留了与苯甲酰胺类似物相似的活性。结果表明，与 10-乙酰-2α-酰胺类似物相比，10-丙酰衍生物活性并没有增加。

表 18-6-2　**18a-e** 对 3 种肿瘤细胞及它们的耐药株的细胞毒活性

化合物	取代基 R	IC_{50}（μg/ml）					
		KB	KB/VCR	A549	A549/taxol	MCF-7	MCF-7/Adr
1		0.0014	0.659	0.0029	0.025	<0.001	>1
2		<0.001	0.353	<0.001	0.01	<0.001	>1
18a	Ph	>0.1	>1	>0.1	0.658	0.093	>1
18b	*m*-MeO-Ph	0.009	0.697	0.031	0.053	0.008	>1
18c	*m*-Cl-Ph	>0.1	>1	>0.1	0.873	>0.1	>1
18d	*n*-Pr	>0.1	>1	>0.1	0.897	>0.1	>1
18e	*i*-Bu	>0.1	>1	>0.1	>1	>0.1	>1

合成的一系列 C-2 位苯甲酰胺多西他赛衍生物的构效关系显示，C-2 位苯环间位甲氧基或氯的取代对活性贡献最大，但它们对药物敏感细胞的活性仍比紫杉醇低约一个数量级。除此以外，10-丙酰基的引入也没有改善分子对耐药细胞的活性，这些都说明 C-2 位引入酰胺连接基团对活性没有明显的帮助。

（二）2α-硫连接的紫杉醇类似物的构效关系研究及与微管蛋白的结合模式

在成功合成 2α-氮连接紫杉醇类似物的基础上，我们对 2α-硫连接类似物进行了制备，得到了 2α-苯基硫醚化合物 **21**（图 18-6-6）。用苯硫酚钠代替叠氮钠与混合物 **6** 在室温反应生成 **2**-去苯甲酰氧基-2α-苯基硫醚（**20**）。氢谱数据和 NOE 实验可以确定 C-2 相对构型为 α。另外，硼氢化钠不能对 13 位酮基进行还原，改用二异丁基氢化铝（DIBAL）于-45℃还原后，顺利得

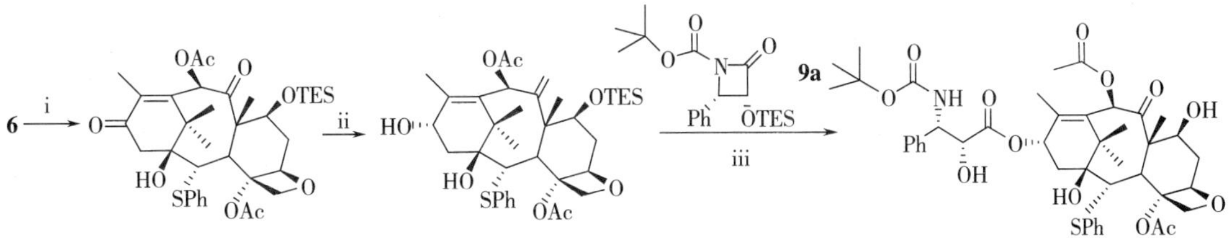

19　　**20**　　**21**

图 18-6-6　2-苯基硫醚多西他赛的合成路线

（i）（a）MsCl，Et_3N，CH_2Cl_2，-20℃；（b）PhSNa，DMF，rt，两步产率 63%；（ii）DIBAL，THF，-45℃，75%；（iii）（a）LHMDS，THF，-45℃→-20℃；（b）40% aq. HF-Py，rt，两步产率 40%。

到13-OH的产物**20**，并根据其H-13核磁信号的偶合常数类似于化合物**3**及**8**，且不同于13β-OH化合物中的相应信号，确定了它的相对构型。然后接侧链并脱保护基后得到硫醚产物**21**。

化合物**21**的MTT实验显示该化合物对几种肿瘤细胞仅有弱的细胞毒活性（在0.1μmol/L浓度下，对KB、A549和MCF-7的抑制率小于10%，紫杉醇对相应肿瘤细胞系的IC_{50}分别为0.0091、0.012和0.0055μmol/L）。其原因可能是**21**中C-2位取代基的长度比原先的苯甲酰基要短，从而不能有效地与受体发生相互作用。

接着，我们基于电子等排原理设计并制备了2α-硫代苯甲酰和苄基硫醚的紫杉醇类似物，并初步研究了构效关系，同时考察了它们与β-微管蛋白结合的相关构象。根据与前述相同的策略，用硫代苯甲酸钠代替叠氮钠反应得到**22a**（图18-6-7），^{1}HNMR数据显示，H-2的化学位移与紫杉醇中的相应信号几乎一致，而H-3的化学位移略微向低场移动了0.2ppm，这反映出当C-2位取代基由酯变为硫代酯后，取代基的键长和键角的改变使得H-3的化学环境发生了变化。将C-13位酮基还原后，分别连接多西他赛型和紫杉醇型的侧链，脱硅醚保护后得到C-2硫代苯甲酰类似物**25aa**和**25ab**。有意思的是，这两个化合物中H-13的化学位移在4.9ppm左右，比多西他赛和紫杉醇中相应的信号向低场移动了1.2ppm；另外根据1D和2DNMR图谱数据，**25aa**和**25ab**中季碳C-1′的碳谱信号为198ppm，而在已有报道的紫杉烷中（C-13酯或酰胺衍生物）H-13和C-1′的核磁共振信号分别在5.5~6.2ppm以及165~175ppm，推测这些现象与C-2位引入硫代酯后，整个分子的构象发生了扭曲有关。相似的，用苄基硫化钠在室温时与**6**反应可以得到C-2苄基硫醚巴卡亭**22b**，其最明显的谱学

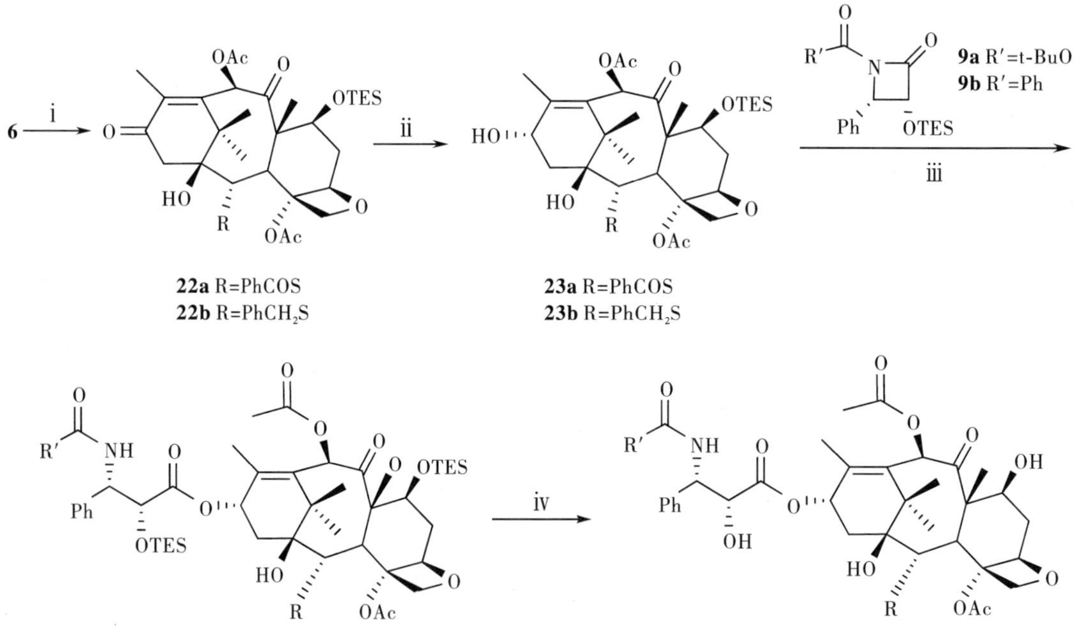

22a R=PhCOS
22b R=$PhCH_2S$

23a R=PhCOS
23b R=$PhCH_2S$

9a R′=t-BuO
9b R′=Ph

24aa R=PhCOS R′=t-BuO **24ab** R=PhCOS R′=Ph **25aa** R=PhCOS R′=t-BuO **25ab** R=PhCOS R′=Ph
24ba R=$PhCH_2S$ R′=t-BuO **24bb** R=$PhCH_2S$ R′=Ph **25ba** R=$PhCH_2S$ R′=t-BuO **25bb** R=$PhCH_2S$ R′=Ph

图18-6-7 2-硫代苯甲酰和苄基硫醚紫杉烷类似物的合成路线

(i) RNa, DMF, rt; (ii) $NaBH_4$, MeOH-THF, −15℃; (iii) LHMDS, THF, −50℃→−40℃; (iv) HF-Py, 0℃→rt。

改变为 H-2 和 H-3 的质子信号分别向高场移动了 0.3 和 1.5ppm，这可能是 C-2 位酯羰基的缺失所致。还原 C-13 位酮基、连接侧链并脱保护后，得到另一系列的产物 **25ba** 和 **25bb**。

我们在 35℃下分别测定了 4 个硫连接的化合物与微管蛋白的结合自由能变，结果显示其变化范围在 -28 到 -30kJ/mol 之间，相比紫杉醇来说减少了 28%-35%，相应地表明与受体的亲和力降低了 2000~10000 倍。MTT 实验表明（表 18-6-3），它们对敏感细胞和多药耐药（MDR）肿瘤细胞系的活性都比紫杉醇弱很多。不同类型侧链对活性的影响趋势与紫杉醇和多西他赛一致，即多西他赛型侧链化合物 **25ab** 和 **25bb** 比紫杉醇型侧链化合物 **25aa** 和 **25ba** 的活性强 3~5 倍。但是 2-PhCOS 和 2-$PhCH_2S$ 系列活性之间没有明显差别。

表 18-6-3　化合物 25 的细胞毒活性和对微管的亲和力

化合物	取代基 R	取代基 R'	IC_{50}（μmol/L）[a,b]		△G（kJ/mol）[c]
			A2780	A2780/AD	
1	PhCOO	Bz	0.0016±0.0002	0.92±0.13（575）	-42.1±0.2
25aa	PhCOS	Boc	2.4±1.0	6.69±0.67（2.9）	-30.1±0.6
25ab	PhCOS	Bz	11.7±0.7	27±7（2.3）	-28.4±1.1
25ba	$PhCH_2S$	Boc	3.5±1.4	8.3±2.7（2.3）	-29.9±0.7
25bb	$PhCH_2S$	Bz	9.9±1.0	9.4±1.7（0.94）	-28.6±0.1

a. IC_{50}是细胞用药物处理两天后，通过 MTT 实验测得的；b. 括号中的数值是耐药指数；c. 与微管结合的自由能变由 35℃时配体的平衡结合常数计算得到（$-\Delta G_{0app}=RT\ln K_b$）

为了解释这些化合物活性低的原因，我们用基于 T-构象的分子动力学分析了紫杉烷与微管蛋白的相互作用，发现化合物低的亲和力及细胞毒活性可归结于 C-2 取代基局部基团键长和键角的改变。根据已有文献，在电子晶体衍射结构中，紫杉醇的 C-2 苯基处于微管蛋白一个相对狭窄的腔穴中，苯环的两侧分别与微管蛋白的氨基酸残基 His227 和 Leu215 有范德华相互作用，而环的对位与蛋白骨架上的 Asp224 残基在空间上非常接近。因此无论是在与环平面垂直的方向还是在远离紫杉烷骨架的方向延长 C-2 取代基都会导致与蛋白间一个或更多的立体位阻。而我们的化合物很可能就是在引入硫原子连接后，由于硫的原子半径大于氧，使得整个取代基的长度增加而产生了位阻效应。我们将 T 构象紫杉醇中的 C-2 位氧原子替换为硫原子构建了化合物 **25ab**，再用 MMFF/GBSA 立场方法对它的构象进行优化，通过与晶体结构中紫杉醇的叠合，将优化后的分子对接到 β-微管蛋白中。接着对硫代紫杉醇及其结合位点周围 1nm 范围内的蛋白侧链进行了分子动力学分析，达到稳态后，发现整个 **25ab** 分子的空间位置相比结合位点的紫杉醇升高了约 0.1~0.2nm，末端的 C-2 位苯基从 His/Leu/Asp 形成的疏水口袋中滑出，而重新定位于蛋白周围的第一层水分子中。

对硫醚 **25bb** 的相似计算也得出了分子从结合口袋中脱离的结果。与硫代酯不同的是，**25bb** 中饱和的 C-2 位侧链由于不具有平面性，与结合口袋的相互作用略有不同，使得周围的蛋白残基发生了明显的重排。因此，该化合物 C-2 位末端的苯环在与蛋白结合时，垂直于 His227 的咪唑环，并处在由 Leu217 和 Leu215 残基重排而形成的疏水口袋中（图 18-6-8）。

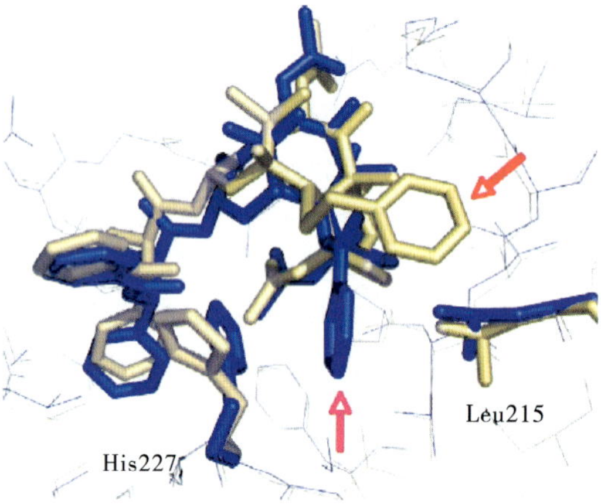

图 18-6-8　紫杉醇（蓝色）和硫醚 **25bb**（黄色）在 β-微管蛋白紫杉烷结合位点的叠合图

对于紫杉醇，C-2 位苯基位于 His227 和 Leu215 之间（红色箭头）。**25bb** 的 C-2 SCH_2Ph 采取了对位交叉的构象，朝向结合腔穴上方（红色箭头）并使 His227 向左发生偏移。

以上研究结果说明，C-2 位硫连接的紫杉烷类似物，与氮原子连接的化合物一样，微管蛋白结合能力和细胞毒活性都比紫杉醇和多西他赛弱许多，初步表明活性对该位置取代基的结构和性质的要求非常严格。

二、与微管蛋白具有高亲和力的紫杉烷类似物构效关系研究及抗耐药新策略的提出

三尖杉宁碱（**26**）是紫杉醇的共生物（图 18-6-9），在植物中的含量与紫杉醇相当，且对肿瘤细胞的作用与紫杉醇类似，但在工业分离生产中往往作为紫杉醇的副产品而舍弃，未被有效利用。我们以三尖杉宁碱为原料，制备了一系列 C-10 去乙酰基、C-7 酰基化的三尖宁碱衍生物（**27a**、**27b**、**27c**），发现 C-7 丙酰化合物（**27b**）的抗肿瘤活性最好。结合文献中报道的 C-7/C-10 位适当的结构变化可以克服 P-gp 机制介导的耐药，而 C-2 位的修饰可能增强化合物与野生型和突变型 β-微管蛋白的结合能力（因为紫杉烷 C-2 和 C-4 取代基在结合时与 β-微管蛋白的氨基酸序列 217～233 和 270～291 接近，而这两条序列上有许多已知的突变位点），我们以 **27b** 为先导物进一步对 C-2 位进行了改造，制备了一系列 2 位修饰的、

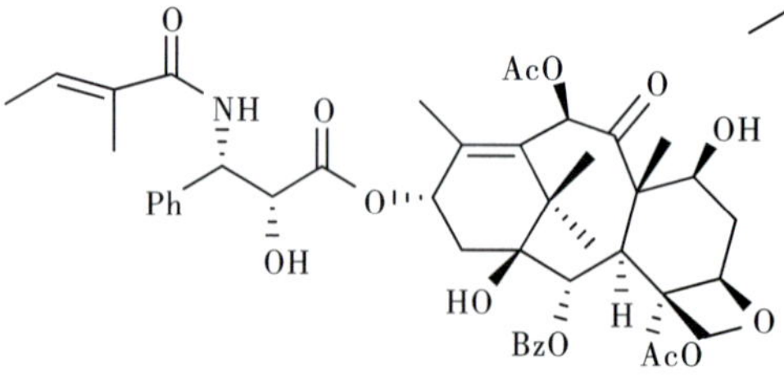

26

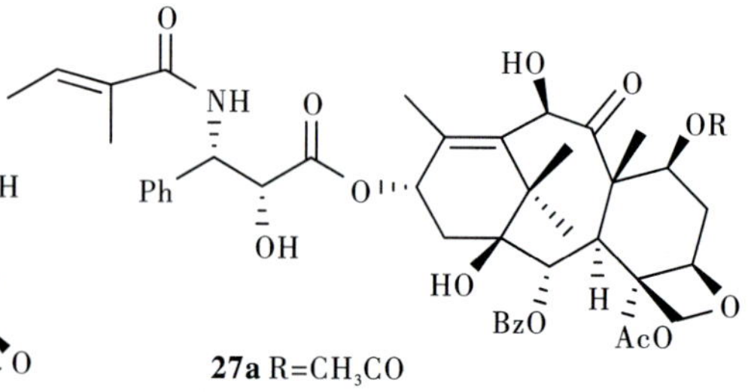

27a R=CH_3CO
27b R=CH_3CH_2CO
27c R=$CH_3CH_2CH_2CO$

图 18-6-9　三尖杉宁碱及其衍生物

7-丙酰-10-去乙酰三尖杉宁碱衍生物，及不同 C-13 位侧链的 10-丙酰系列化合物，旨在发现对敏感肿瘤细胞和 P-gp 过度表达介导的耐药肿瘤细胞都有活性的紫杉烷衍生物，并提高其对正常及突变的 β-微管蛋白的亲和力。

根据前面的研究，在 C-2 苯环间位的一些小取代基的引入，对分子的活性有一定的贡献；另外一些 C-2 位苯环上二取代的化合物以及 C-2 烷基酯或烯基酯衍生物也表现出潜在活性，因此我们对化合物 C-2 位的改造也从这些位置着手，设计了苯环间位取代的衍生物、杂环羧酸酯衍生物、3～4 个碳的烷基酯/烯基酯衍生物以及二取代的苯甲酸酯衍生物等。

（一）C-2 位不同酯取代的 7-丙酰-10-去乙酰三尖杉宁碱衍生物的合成

由化合物 **26** 出发，首先用叔丁基二甲基硅基选择性保护 C-2’羟基，然后用水合肼将 C-10 位乙酰基成功脱除。C-10 位羟基可以进一步选择性地用 N, O-双（三乙基硅基）三氟乙酰胺保护，得到的化合物 **30**，C-7 位经丙酰化后，再用 Triton B 选择性脱去 C-2 位的苯甲酰基得到化合物 **32**。将 **32** 与不同的酸用二环己基碳二亚胺（DCC）和 N, N-二甲基吡啶（DMAP）或吡咯烷吡啶（PP）缩合得到 C-2 位修饰的紫杉烷 **34**（图 18-6-10）。其中，**34e** 是由 **34d** 用硼氢化钠还原得到的；而用 3-甲基丁烯酸进行缩合时，分别得到了产物 **34n** 和它的重排产物 **34o**。**34** 不经纯化，直接脱硅烷保护基以满意的收率得到了终产物 **35a～t**（图 18-6-11）。

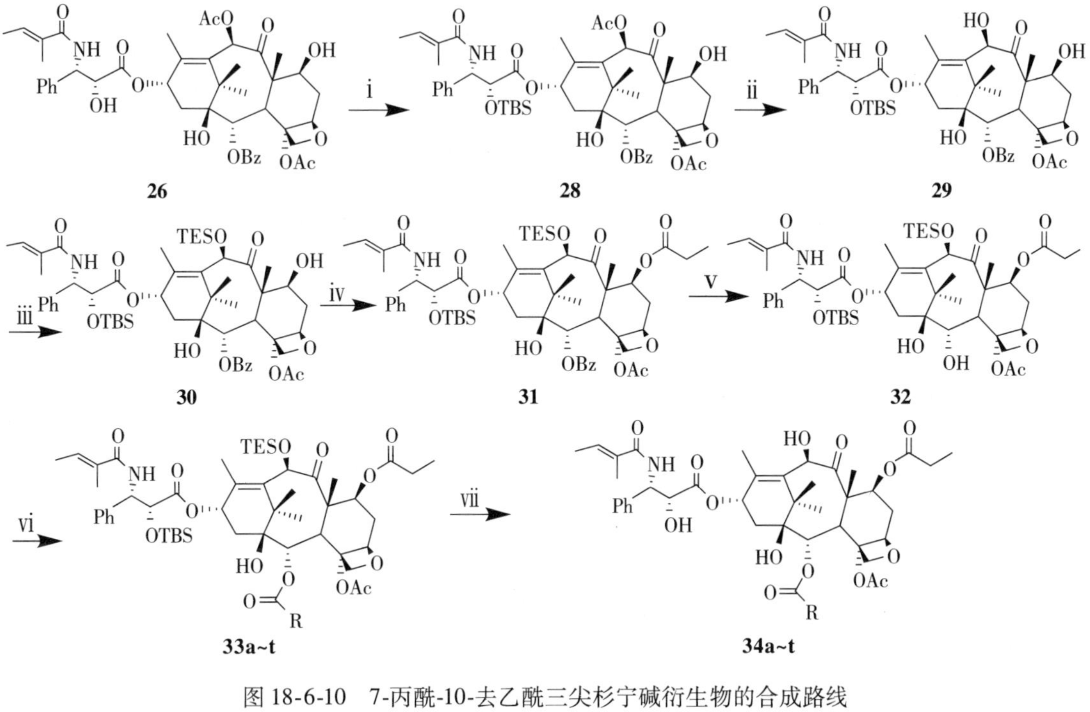

图 18-6-10　7-丙酰-10-去乙酰三尖杉宁碱衍生物的合成路线

(i) TBSCl，咪唑，DMF，rt，91.6%；(ii) 85% $N_2H_4 \cdot H_2O$，乙醇，rt，91.5%；(iii) N，O-双（三乙基硅基）三氟乙酰胺，LHMDS，THF，-10℃，92.9%；(iv) $(CH_3CH_2CO)_2O$，Py，DMAP，THF，rt，92.4%；(v) Triton B，CH_2Cl_2，-23℃，68.1%；(vi) RCOOH，$PhCH_3$，DCC，PP，65℃；(vii) HF，Py，CH_3CN，rt。

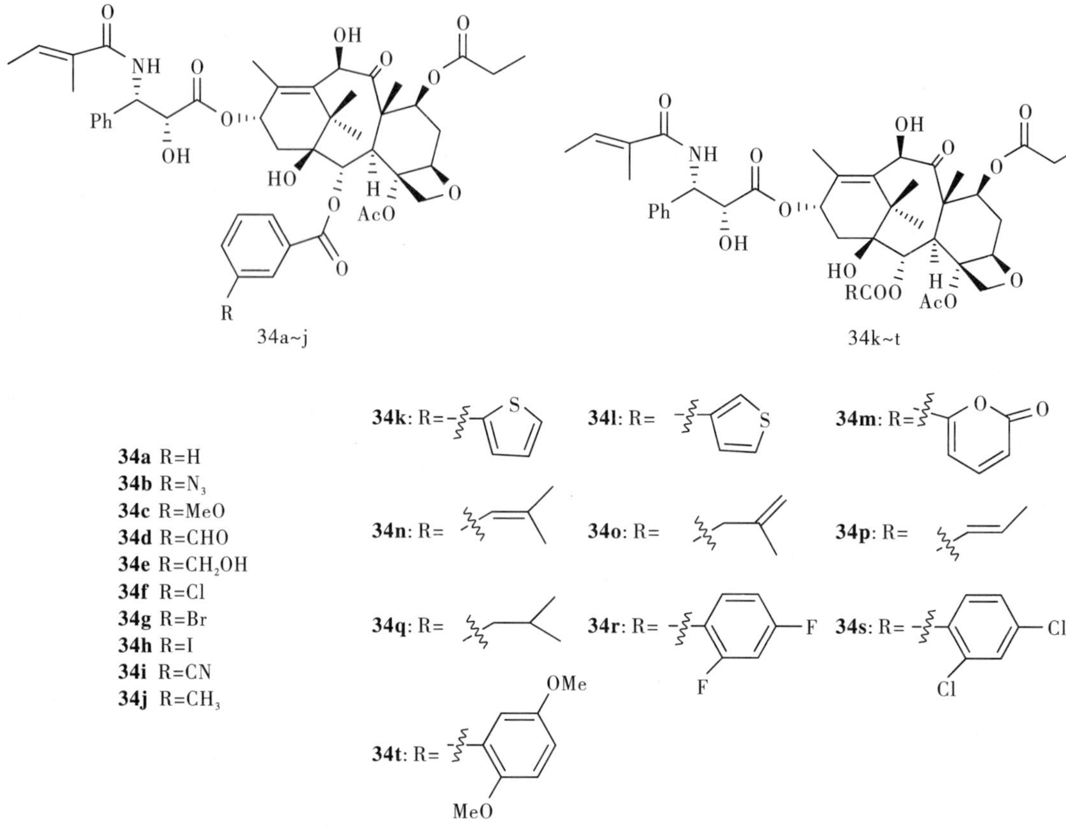

图 18-6-11　7-丙酰基-10-去乙酰三尖杉宁碱衍生物

（二）C-2 位不同间位苯甲酸酯取代的 10-丙酰-三尖杉宁碱衍生物的合成

由 **29** 出发，用丙酸酐在 $CeCl_3$ 催化下选择性酰化 C-10 位酰基，以 91.5% 收率得到化合物 **35**，然后用三乙基氯硅烷（TESCl）保护 C-7 位羟基，后续的反应路线与图 18-6-10 中后半部分相同，最终得到化合物 **39a-b**（图 18-6-12、18-6-13）。

（三）2-间叠氮苯甲酰-10-丙酰多西他赛的合成

采用经典的紫杉醇半合成路线，以化合物 **3** 为起始原料，用丙酸酐在 $CeCl_3$ 催化下高选择性的酰化 C-10 位羟基，接着用三乙基硅基保护 C-7 位羟基，得到化合物 **41**。然后与光活的 **9a** 反应，得到连接上侧链的化合物 **44**。由于 C-2’羟基上的三乙基硅基耐受不了后面的反应条件，故用氟化氢/吡啶（HF/Py）选择性将其脱除，然后用稳定性更好的叔丁基二甲基硅基保护 C-2’羟基，接下来的反应路线与图 18-6-10 后半部分相同，最终合成了目标化合物 **47**（图 18-6-14）。

（四）C-2 位不同间位苯甲酸酯取代的三尖杉宁碱或紫杉醇衍生物的合成

从 **1** 或 **26** 出发，用叔丁基二甲基氯硅烷、三乙基氯硅烷经一锅法顺序反应，对 C-2’及 C-7 位羟基进行保护，得化合物 **48** 和 **49**，接下来的反应路线与图 18-6-10 中后半部分相同，得到化合物 **53a～d**（图 18-6-15、18-6-16）。

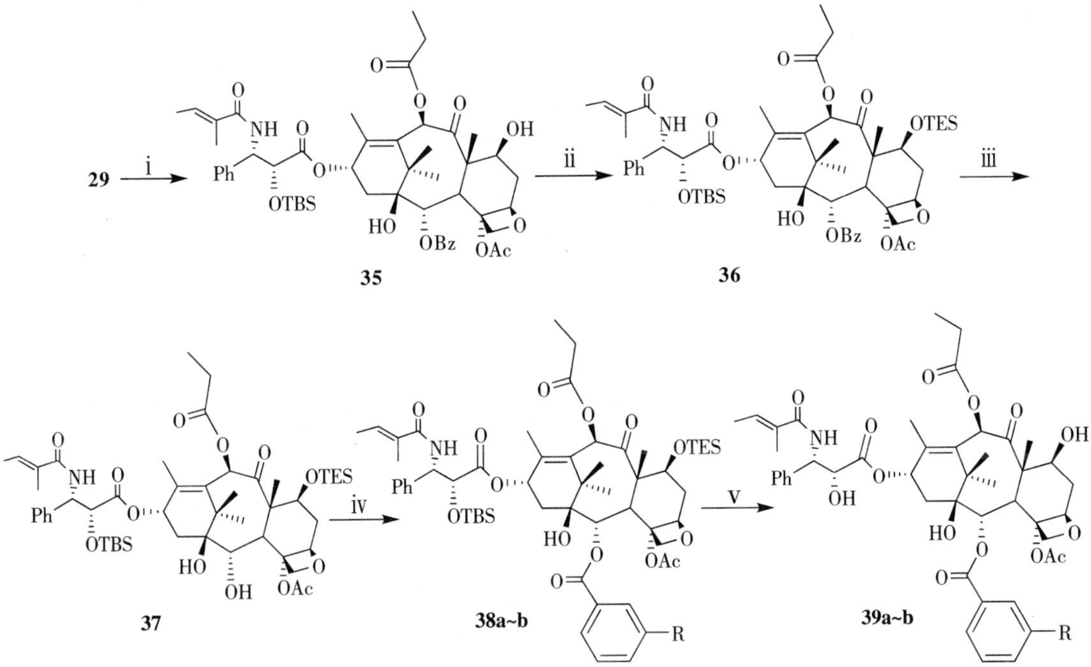

图 18-6-12 10-丙酰三尖杉宁碱衍生物的合成路线

(i) $(CH_3CH_2CO)_2O$, $CeCl_3$; (ii) TESCl, 咪唑, DMF; (iii) Triton B, CH_2Cl_2, -28℃; (iv) DCC, PP, m-R-PhCOOH; (v) 40% HF-Py, CH_3CN。

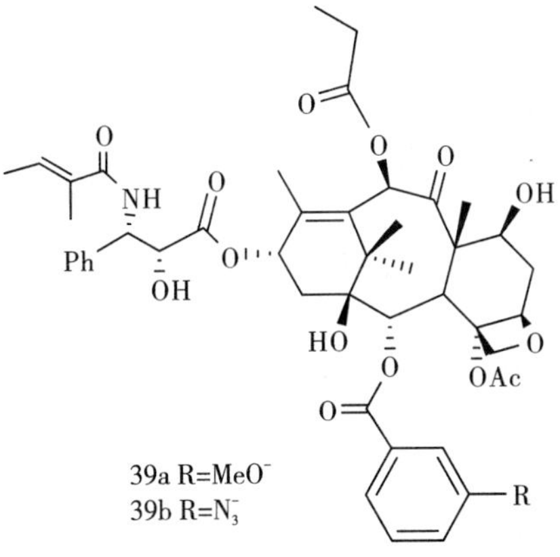

图 18-6-13 10-丙酰三尖杉宁碱衍生物

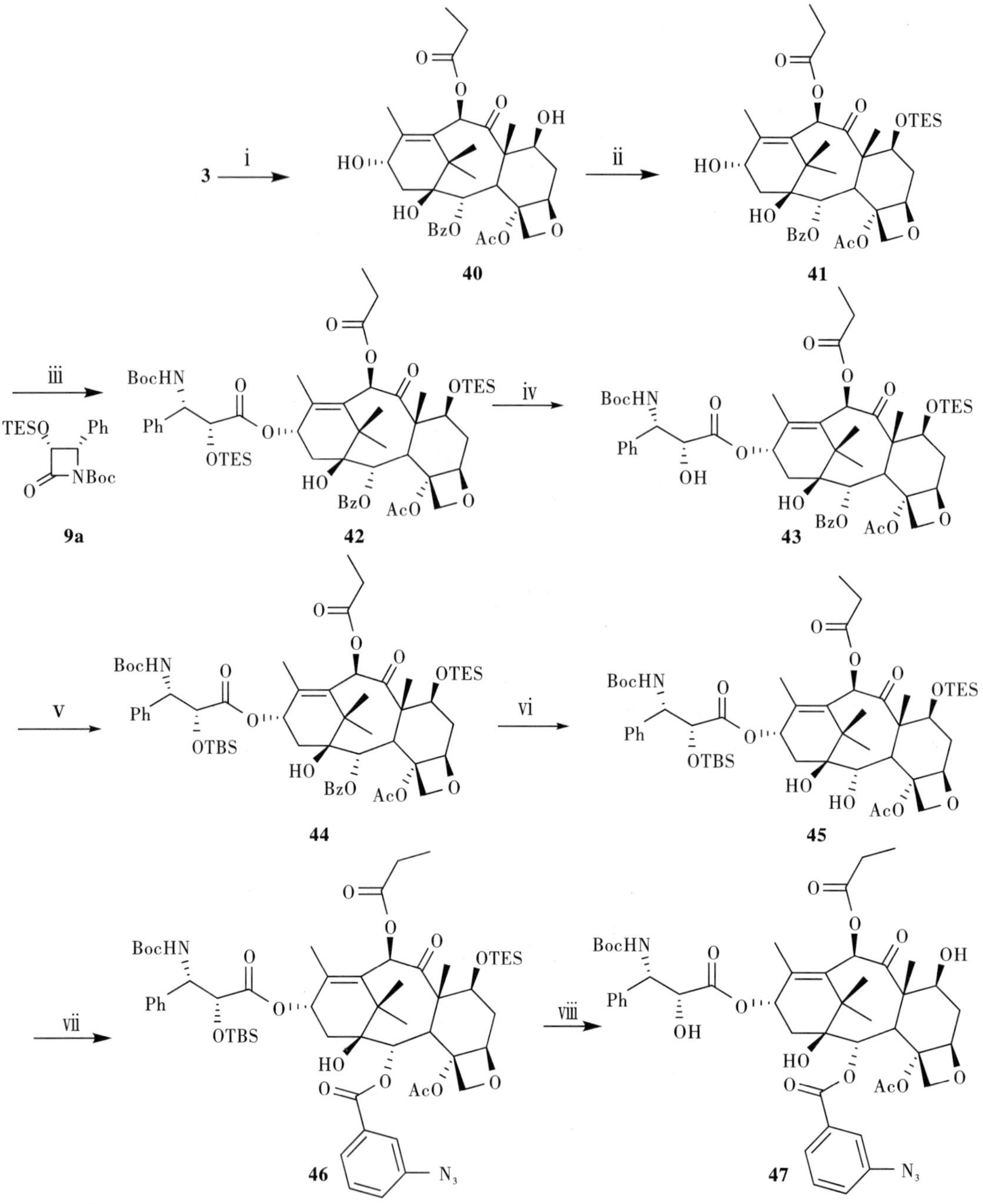

图 18-6-14 2-间叠氮苯甲酰-10-丙酰多西他赛的合成路线

（i）$(CH_3CH_2CO)_2O$，$CeCl_3$，THF；（ii）TESCl，咪唑，DMF；（iii）LHMDS，THF；（iv）1% HF-Py，CH_3CN；（v）TBSCl，咪唑，DMF；（vi）Triton B，CH_2Cl_2；（vii）DCC，PP，m-N_3-PhCOOH，甲苯；（viii）40% HF-Py，CH_3CN。

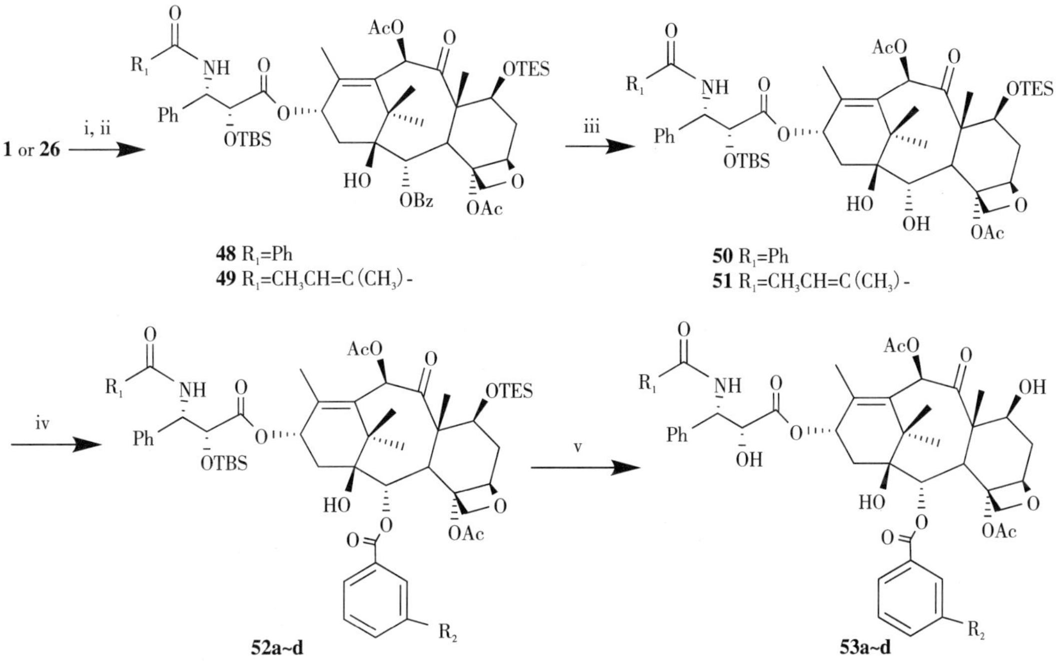

图 18-6-15 2-间取代苯甲酰三尖杉宁碱或紫杉醇衍生物的合成路线

（i）TBSCl，咪唑，DMF；（ii）TESCl，咪唑，DMF；（iii）Triton B，CH_2Cl_2，-28℃；（iv）DCC，PP，m-R_2-PhCOOH；（v）40% HF-Py，CH_3CN。

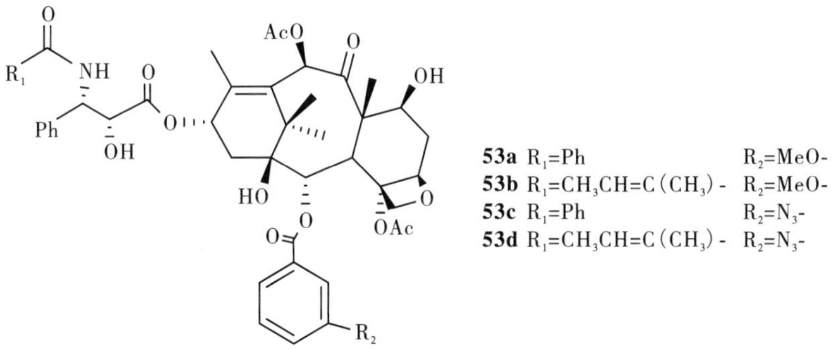

图 18-6-16 2-间取代苯甲酰三尖杉宁碱或紫杉醇衍生物

（五）紫杉烷化合物与微管结合的热力学特征

目前已经有很多有关紫杉烷化学和构效关系的定性研究，但还没有人深入研究过不同的取代基对于整个分子活性的热力学贡献。为此，我们对上述合成的 44 个紫杉烷类似物及中间体［**12**、**12b～c**、**25aa～bb**、**29**、**34a～t**、**35**、**39a～b**、**47**、**53a～d**、**54～58**（图 18-6-17）］，以及紫杉醇、多西他赛和三尖杉宁碱 3 个对照化合物与交联固定化的微管的结合分

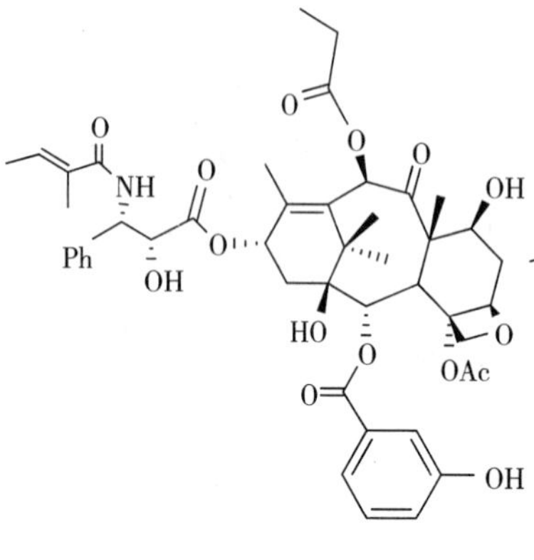

54

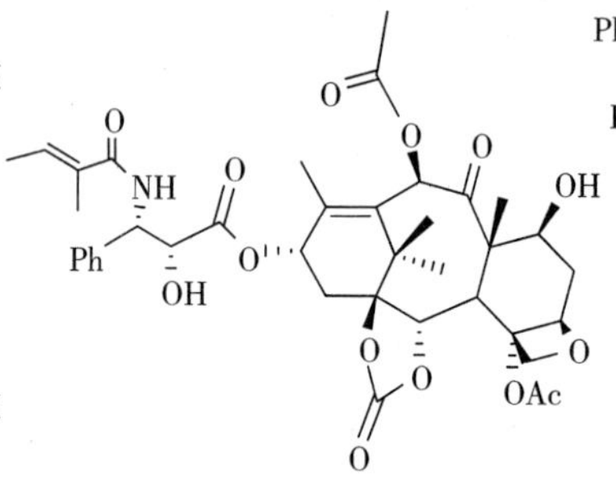

55

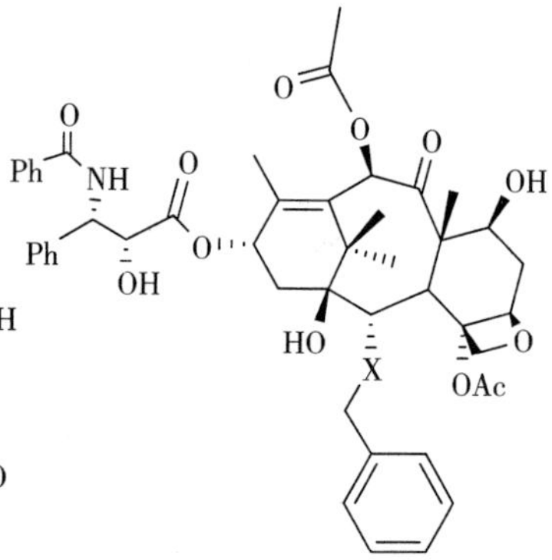

55a X=O

55b X=NH

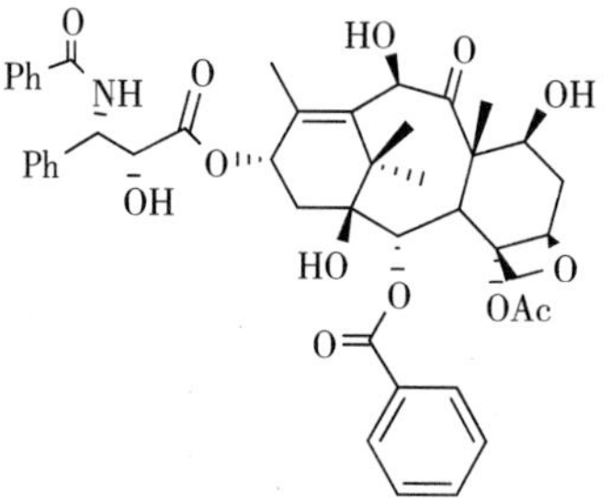

57

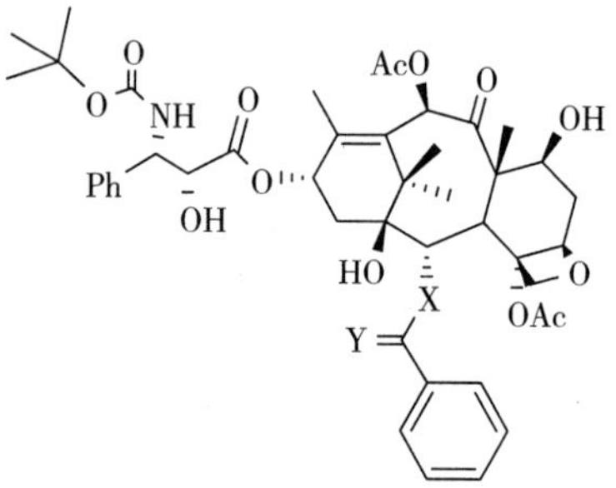

58a X=O, Y=O

58b X=O, $Y=H_2$

58c X=NH, $Y=H_2$

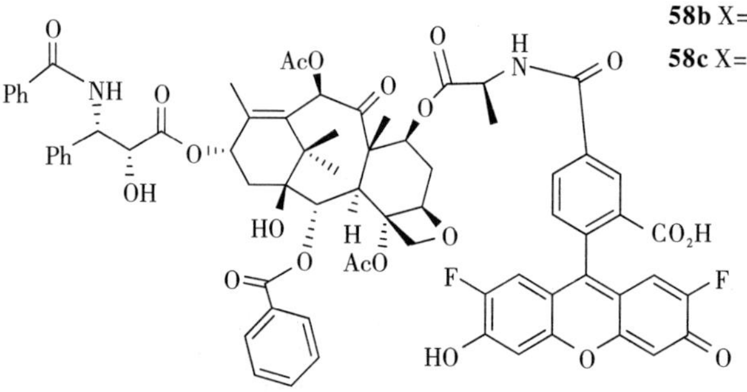

59

图 18-6-17　实验所涉及的其他紫杉烷化合物

别进行了热力学分析，从而对紫杉烷骨架上 C-2、C-13、C-7、C-10 4 个位置的单独修饰对整个分子活性的贡献进行定量研究。

我们用 Flutax-2（**59**）作为竞争试剂，以竞争性实验的方法，初步测定了这些化合物与微管蛋白的亲和力。其中化合物 **34b**、**39a ~ b**、**53a ~ d**、**58a** 表现出非常高的亲和性，它们能将 **59** 等摩尔从微管上完全取代下来。为了更精确地测定这些化合物的结合常数，我们选用与微管亲和性更高的化合物 epothilone-B（EPO-B）作为竞争试剂，测得上述化合物的结合常数在 1.42×10^8L/mol（**58a**）到 1.51×10^9L/mol（**53c**）之间（表 18-6-4）。

表 18-6-4　紫杉烷化合物的表观结合常数、热力学参数及对敏感和耐药卵巢癌细胞的细胞毒活性

化合物	kb 35℃ 10^7 L/mol	ΔG 35℃ kJ/mol	ΔH kJ/mol	ΔS J/mol	IC_{50} A2780nmol/L	IC_{50} A2780ADnmol/L	R/S
1[a]	1.43 ±0.17	-42.1 ±0.3	-51 ±4	-29 ±13	1.3 ±0.4	980 ±149	753
2[a]	3.93 ±0.27	-44.8 ±0.2	-53 ±2	-26 ±8	0.6 ±0.2	290 ±16	483
26	0.69 ±0.08	-40.3 ±0.3	-39 ±6	-6 ±18	1.5 ±0.2	910 ±285	606
12	0.008 ±0.003	-28.9 ±0.8	-106 ±13	-250 ±43	192 ±20	2750 ±430	14.3
12b	0.030 ±0.008	-32.3 ±0.6	-85 ±20	-169 ±66	69.5 ±3.8	331 ±70	4.8
12c	0.001 ±0.001	-23.6 ±1.8	-177 ±23	-493 ±75	>20000	20000	
25aa	0.013 ±0.00	-30.1 ±0.0	-46 ±7	-151 ±23	2400 ±1000	6960 ±670	2.9
25ab	0.007 ±0.00	-28.6 ±0.0	-37 ±7	-123 ±22	11500 ±1000	23800 ±2200	2.1
25ba	0.018 ±0.00	-31.0 ±0.0	-73 ±11	-77 ±137	3500 ±1400	8300 ±2700	2.4
25bb	0.007 ±0.00	-28.6 ±0.0	-42 ±6	-138 ±21	10000 ±740	9400 ±1700	0.94
29	0.902 ±0.37	-41.0 ±0.9	-24 ±3	55 ±10	18 ±5.6	5412 ±1200	301
34a	0.49 ±0.12	-39.4 ±0.6	-56 ±12	-56 ±39	13.2 ±7	1222 ±300	92.5
34b[b]	87 ±19	-52.7 ±0.5	-46 ±13	19 ±44	2.7 ±0.6	14 ±3.8	5.2
34c	5.37 ±1.39	-45.6 ±0.6	-40 ±4	19 ±44	6.6 ±1.8	160 ±19	24.2
34d	0.07 ±0.01	-34.3 ±0.3	-81 ±12	-152 ±39	69 ±77	1500 ±100	21.7
34e	0.029 ±0.020	-32.2 ±1.3	-48 ±6	-63 ±18	1700 ±120	20000	>11.7
34f	1.62 ±0.24	-42.5 ±0.4	-39 ±2	13 ±7	10 ±2.4	274 ±30	27.4
34g	1.20 ±0.93	-41.7 ±1.5	-38 ±28	14 ±94	28.7 ±1.9	196 ±14	6.8
34h	1.76 ±0.91	-42.7 ±1.1	-11 ±15	92 ±49	30 ±0.5	246 ±27	8.2
34i	0.39 ±0.06	-38.8 ±0.4	-38 ±5	4 ±17	14.5 ±2.9	2100 ±660	145
34j	0.492 ±0.073	-39.4 ±0.3	-28 ±3	39 ±10	22.5 ±5	596 ±105	26.4
34k	0.24 ±0.08	-37.6 ±0.7	-7 ±16	87 ±55	62 ±17	3200 ±250	51.6
34l	0.10 ±0.04	-35.4 ±0.9	-44 ±11	-30 ±36	106 ±4.2	2950 ±480	27.8
34m	0.021 ±0.004	-31.4 ±0.4	-94 ±9	-202 ±28	14000 ±2000	20000	1.4
34n	0.043 ±0.018	-33.2 ±0.9	-66 ±18	-109 ±38	950 ±80	10200 ±1900	10.7
34o	0.072 ±0.017	-34.5 ±0.5	-32 ±9	10 ±29	1250 ±200	4000 ±700	3.2
34p	0.028 ±0.008	-32.1 ±0.6	-15 ±4	56 ±12	3900 ±370	15000 ±3500	3.8
34q	0.042 ±0.008	-33.1 ±0.4	-38 ±5	4 ±17	14.5 ±2.9	2100 ±660	145

续　表

化合物	kb 35℃ 10^7L/mol	ΔG 35℃ kJ/mol	ΔH kJ/mol	ΔS J/mol	IC_{50} A2780nmol/L	IC_{50} A2780ADnmol/L	R/S
34r	0. 17 ±0. 04	-36. 7 ±0. 5	-17 ±8	62 ±25	82 ±16	1880 ±200	22. 9
34s	0. 25 ±0. 08	-37. 7 ±0. 5	-52 ±9	-48 ±30	102 ±8. 8	690 ±60	6. 8
34t	0. 88 ±0. 77	-40. 9 ±1. 6	-29 ±33	13 ±112	25 ±2	153 ±39	6. 12
35	1. 281 ±0. 27	-41. 9 ±0. 5	-22 ±4	64 ±14	2. 1 ±0. 8	452 ±36	215. 2
39a[b]	14. 8 ±0. 2	-48. 2 ±0. 1	-48 ±3	0 ±9	0. 54 ±0. 07	39 ±11	72. 2
39b[b]	80. 6 ±5. 1	-52. 2 ±0. 2	-92 ±19	-124 ±64	3. 9 ±1. 2	27. 4 ±4	7
47[b]	628 ±15	-57. 7 ±0. 1	-26 ±24	99 ±80	7 ±1	9. 1 ±0. 45	1. 3
53a[b]	38 ±10	-50. 5 ±0. 6	-14 ±20	117 ±65	1. 36 ±0. 2	163 ±37	120
53b[b]	16. 5 ±2. 8	-48. 4 ±0. 4	-28 ±1	66 ±1	1. 3 ±0. 2	128 ±17	98. 4
53c[b]	151 ±3	-54. 1 ±0. 1	-29 ±9	84 ±29	2. 8 ±0. 38	42 ±13	15
53d[b]	80. 0 ±2. 9	-52. 5 ±0. 1	-46 ±6	21 ±19	1. 6 ±0. 3	25 ±10	15. 6
54	0. 035 ±0. 010	-23. 6 ±1. 8	-44 ±9	-70 ±34	15400 ±3200	20000 ±3000	1. 3
55	0. 050 ±0. 030	-33. 6 ±1. 2	-18 ±9	49 ±30	740 ±100	7360 ±750	9. 9
56a	0. 008 ±0. 00	-28. 9 ±0. 0	-47 ±7	-154 ±24	6200 ±2600	28500 ±5300	4. 6
56b	0. 001 ±0. 001	-23. 6 ±1. 8	-44 ±9	-70 ±34	15400 ±3200	20000 ±3000	1. 3
57	2. 384 ±0. 53	-43. 5 ±0. 5	-18 ±11	80 ±35	17. 5 ±2. 7	5250 ±1000	300
58a[b]	14. 2 ±1. 6	-48. 0 ±0. 3	-26 ±5	72 ±16	1. 9 ±0. 3	41 ±11	21. 5
58b	0. 094 ±0. 01	-35. 2 ±0. 3	-65 ±10	-95 ±33	353 ±19	8600 ±3800	24. 3
58c	0. 003 ±0. 001	-26. 4 ±0. 7	-157 ±10	-461 ±28	4200 ±100	5700 ±300	1. 3

a 结合常数和热力学参数数据来源于 Buey et al. Chem Biol，2004，11：225－236；b 用 EPO-B 竞争法测得

我们可以观察到，C-2 位间叠氮苯甲酸酯衍生物对微管有很强的亲和力，为了确证这些化合物的高活性不是由于分子中活泼的叠氮基团与 β-微管蛋白发生共价结合而导致，我们对化合物 **34b** 与微管蛋白结合的可逆性进行了实验。从实验结果可知，在有微管存在时，从微管中回收的化合物的量和在无微管存在时从上清液中回收的化合物的量是基本相同的，表明化合物与微管之间的结合是可逆的。

根据每个化合物在 35℃时与微管蛋白的结合常数，可以方便地计算出单个基团的变化对分子整体结合自由能的贡献，从而分析出不同位置的活性最优基团。

对于 C-2 位的取代来说：

1. 改变苯环和紫杉烷骨架之间连接基团的性质将会导致结合自由能的损失。具体来说，将酯转换为醚、硫醚或氨基（化合物 **25ba**、**25bb**、**56a**、**56b**、**58b** 和 **58c**）或变为硫代酯或

酰胺（化合物**25aa**、**25ab**、**12**、**12b**和**12c**）均会导致结合自由能的剧烈损失（高至20kJ/mol），这充分表明C-2位苯甲酰基对活性的重要性；而当苯环被烷基取代后（化合物**34n**、**34o**、**34p**、**34q**和**55**），将导致结合自由能中等程度的损耗（5～6kJ/mol），这可能是由于烷基取代基和受体间缺乏相互作用的结果。

2. 对苯环间位的修饰可以增加化合物的结合自由能，其中贡献最大的基团为叠氮基（－11.2±1.1kJ/mol）和甲氧基（－7.2±0.6kJ/mol）（化合物**34b**、**34c**、**39b**和**53a-d**），卤素的贡献要小很多（－2～－3kJ/mol）（化合物**34f**、**34h**和**34g**），而氰基和甲基则没有贡献（化合物**34i**和**34j**），相似的小取代基（羟基和羟甲基；化合物**34e**和**54**）反而会引起结合自由能7～9kJ/mol的损耗。

3. 苯环上2，4位（**34r**、**34s**）以及2，5位（**34t**）二取代的化合物同样会导致亲和力的下降。

4. 噻吩环可以有效地取代苯环，取代后得到的化合物结合能力基本保持不变。

对于C-13位的取代来说：

共涉及3种类型的C-13位侧链，通过比较紫杉醇、多西他赛、三尖杉宁碱以及**25aa～bb**、**29**、**47**、**53a～d**、**56a～b**、**58a～c**，我们可以发现多西他赛型侧链对结合自由能的贡献最大。

对于C-7和C-10位的取代来说：

所有研究过的C-10位取代基团中，丙酰基对结合的贡献最大，可以增加结合自由能约－0.5kJ/mol。相比之下，相对紫杉醇的游离羟基，C-7位引入丙酰基，会导致自由能损耗1.6kJ/mol。

根据以上结论，我们设计并合成的化合物**47**中，包含了上述各个位置对结合自由能贡献最优的基团。根据单个基团引起的自由能的变化可以加合的原理，预计该化合物在35℃时的结合自由能会增加到－58.7kJ/mol，而实验测定的结果为－57.7±0.1kJ/mol，与预测值相当吻合。

（六）紫杉烷类化合物与微管蛋白的结合模式

紫杉醇、多西他赛和化合物**47**经过分子动力学和Auto-Dock程序分析，我们选择它们在与β-微管蛋白结合时都可能采取的相似构象作为分子模拟时选用的构象，通过对每个构象模型复合物进行分子动力学模拟和模拟退火来评价它们的可行性，得到了一组代表复合物结构，用来进一步分析和进行能量分解。在所有条件下，配体采取的构象都很好地与T型构象相符，配体与受体间的相互作用也与已有的研究结论基本一致。值得指出的是，化合物**47**相比紫杉醇和多西他赛具有更高的亲和性，来源于C-2位苯环间位被叠氮基取代后，叠氮基作为一个1，3偶极，与His229和Leu230间（这里所用的微管蛋白与前述实验的来源不同，因此在氨基酸序列上有两个残基的差异）的蛋白骨架上的酰胺偶极的静电作用，可以有效地弥补苯环与咪唑环相互作用时在空间上的稍许错位；同时由于分子整体构象的细微变化，使得C-13位侧链与Asp26及Arg369之间产生了氢键，使配体和蛋白间的作用进一步增强，甲氧基取代及卤素取代的衍生物也可以这样来解释。而对于甲基、氰基、羟基或羟甲基取代来说，由于取代基本身的性质，使它们更趋于朝向蛋白表面的溶剂层，而不是结合口袋一侧，因此对活性的贡献都很小。

核磁共振转移 NOESY（TR-NOESY）实验可以为与受体结合时配体分子的构象研究提供有力的实验证据，由信号推导出的配体的构象是“释放前”状态下的构象。多西他赛和微管结合的 TR-NOESY 实验图谱中，我们可以清楚地看到 C-13 侧链叔丁基的质子信号与 C-2 苯环的质子信号间有 NOE 效应，而 C-2 苯环质子与侧链 C-3’苯环质子间的 NOE 效应非常弱；同时，C-4 位乙酰基甲基质子和上述两个苯环之间也都表现出 NOE 效应。这些实验结果都说明，NMR 实验得到的配体的构象特征基本与分子模拟得到的构象一致，即“T-紫杉醇”的构象；唯一不同的是，在 NMR 构象中 C-2 位苯环和侧链叔丁基之间的距离约为 0.4～0.5nm，而分子模拟得到的构象中此距离约为 0.5～0.6nm。

（七）高亲和力紫杉烷衍生物对抗耐药的机制探讨

表 18-6-4 中列出了所有化合物对人卵巢癌细胞 A2780 和相应的耐药细胞系 A2780AD 的 IC_{50}值。结果显示，配体的细胞毒活性在一定范围内（35℃时 K_b 值高于 10^8L/mol）与结合常数呈线性关系（r＝0.81），细胞毒活性存在一个上限（图 18-6-18A）。因此，虽然化合物 **47** 的亲和力比三尖杉宁碱高三个数量级，IC_{50}仍在 nmol/L 的水平。而对耐药细胞来说，所有化合物的细胞毒活性都与结合常数呈良好的线性关系（r＝0.80），有力地说明对于 P-gp 过度表达的耐药细胞，化合物对微管蛋白的亲和力是对抗 P-gp 介导的外排作用的主要驱动力。另一方面，化合物 **34b** 对 A549 异种移植的小鼠静脉注射后（30mg/kg），血浆浓度 C_{max} 为 1.7mg/L，但以相同的剂量口服后却检测不到血药浓度，说明 **34b** 和紫杉醇一样，不能有效地透过胃肠道的 P-gp 屏障，同样提示紫杉烷能够进入细胞并发挥活性的原因在于它与细胞内 β-微管蛋白的高亲和力。

在这种情况下，高亲和性的药物比紫杉醇和多西他赛的活性高近 100 倍，并表现出非常低的耐药指数（**47** 的 R/S 值低到 1.3）。在用人结肠癌细胞 LoVo 和它的耐药株 LoVo-Dox 进行测试时，这一结论得到了进一步的证实。

我们通过淬灭 P-gp 内在的 Trp 荧光测定了部分化合物与 P-gp 的结合常数（表 18-6-5）。结果显示，紫杉烷与 P-gp 的结合常数在每个化合物之间非常相似，提示 P-gp 泵出它们的能力是相似的。图 18-6-18B 中显示，对微管蛋白和 P-gp 亲和力相似的紫杉烷表现出最大的耐药指数，而随着化合物对微管蛋白的结合常数与对 P-gp 的结合常数差值变大，耐药指数也随着降低。这一结果一方面可以说明，亲和性高的配体可以克服 P-gp 介导的 MDR 表型，即当配体与 P-gp 结合时，即使会被泵出，但泵出的量会随着细胞内游离配体浓度的降低而减少，对于亲和力强的配体，它们与微管蛋白的紧密结合，使它们在细胞内的游离浓度和结合常数在同一个数量级（如 35℃时，化合物 **47**，Kd＝0.16nmol/L），远低于它们与 P-gp 的结合常数（在 35nmol/L 和 88nmol/L 之间）。这说明，在配体能发挥出细胞毒活性的浓度下，P-gp 泵出高亲和力化合物的效能将降低 200～1000 倍。意味着增加药物与 β-微管蛋白靶点的亲和力可以作为解决由 P-gp 过度表达而导致的 MDR 的一条新途径。另一方面，对于亲和力低的配体来说，由于它们必须达到比与微管蛋白或 P-gp 结合常数高得多的浓度才能与它们靶点蛋白结合，从而表现出细胞毒活性；此时 P-gp 已经被饱和而无法进一步降低细胞内的药物浓度，所以也可以说这些配体具有 MDR 逆转作用。

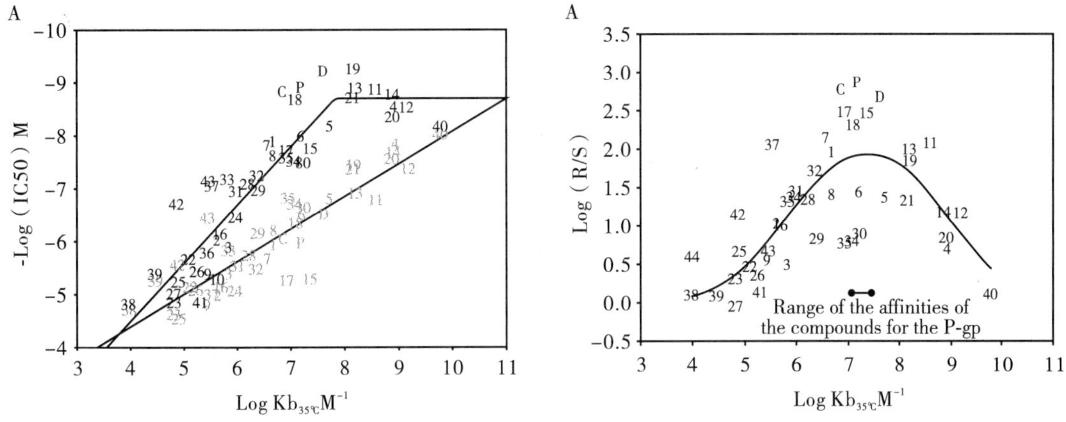

图 18-6-18　紫杉烷对 A2780 和 A2780AD 的细胞毒活性与结合常数的关系

A. 紫杉烷对 A2780（黑线）和 A2780AD（灰线）的 IC_{50} 与微管蛋白结合常数 K_b 的相关图。黑线表示亲和力在 5×10^8 L/mol 以下的配体对 A2780 细胞的 IC_{50}，灰线表示配体对 A2780AD 细胞的 IC_{50}。

B. 紫杉烷对 A2780AD 细胞的耐药指数与结合常数的相关图。

表 18-6-5　紫杉烷 34a-t 对微管蛋白和 P-gp 的结合常数及对耐药细胞系的细胞毒活性

No.	IC_{50}nmol/L								K_d nmol/L	
	A2780	A2780AD	R/S	1A9	PTX10	R/S	PTS22	R/S	Tubulin	P-gp
1	1.3 ±0.4	900 ±160	692	0.95 ±0.5	67 ±15	70.5	33 ±4	34.7	70 ±8	35 ±3.0
2	1.8 ±0.2	1100 ±320	611	0.5 ±0.2	188 ±10	376	68 ±3.3	136	145 ±15	37 ±3.9
26	0.3 ±0.1	290 ±321	966	0.7 ±0.4	10.5 ±4	15	2.9 ±0.2	4.1	25 ±1	39 ±4.0
34a	13.2 ±7	1200 ±300	92.5	16 ±2.5	900 ±70	56.25	435 ±17	27.1	240 ±40	46 ±2.8
34b	3 ±7	17 ±4	5.6	1.9 ±0.1	11.6 ±3.7	6.1	1.9 ±0.4	1	1 ±0.2	66 ±5.2
34c	8.3 ±2	160 ±19	19.2	5.7 ±2.6	37 ±5.43	6.49	7.2 ±1.1	1.2	19 ±4	54 ±3.0
34d	69 ±77	1500 ±100	21.7	52.5 ±8	37 ±5.43	44.5	950 ±3	18	1449 ±133	58 ±6.0
34e	1700 ±120	>20000		1390 ±420	>20000		14000 ±4000	10	>10000	51 ±5.0
34f	13.2 ±7.6	274 ±30	20.7	6.4 ±2.9	97 ±8	15.1	51 ±9.8	7.9	62 ±8	66 ±6.4
34g	28.7 ±1.9	196 ±14	6.8	25 ±0.7	212 ±30	8.5	160 ±24	6.4	83 ±36	36 ±4.0
34h	30 ±0.5	246 ±27	8.2	27 ±2	505 ±90	18.7	230 ±28	8.5	57 ±19	47 ±7.0
34i	15.3 ±6.1	2100 ±660	137.2	12.3 ±3	645 ±3.5	52.4	320 ±14	26	256 ±34	88 ±9.4
34j	15.5 ±7	596 ±105	38.4	33 ±4.2	722 ±2	21.8	435 ±17	13.1	203 ±26	58 ±5.4
34k	62 ±17	3200 ±250	51.6	56.5 ±10	4000 ±420	70.7	2000 ±260	35.3	417 ±104	58 ±5.0
34l	106 ±4.2	2950 ±480	27.8	70.5 ±1	6300 ±910	89.3	3000 ±530	42.5	1020 ±301	53 ±4.0

续 表

No.	IC_{50}nmol/L								K_d nmol/L	
	A2780	A2780AD	R/S	1A9	PTX10	R/S	PTS22	R/S	Tubulin	P-gp
34m	14000 ± 2000	> 20000		15000 ± 2700	> 20000		> 20000		4762 ± 762	76 ± 11
34n	950 ± 80	10200 ± 1900	10. 7	900 ± 70	15000 ± 2000	16. 6	7900 ± 400	8. 7	2326 ± 686	39 ± 3. 9
34o	980 ± 70	4000 ± 700	4. 1	1070 ± 50	1950 ± 600	1. 8	3800 ± 30	3. 5	1389 ± 265	45 ± 5. 2
34p	3000 ± 800	15000 ± 3500	5	4000 ± 380	> 10000		> 10000		3571 ± 794	44 ± 4. 0
34q	4900 ± 600	> 20000		8000 ± 1000	> 20000		> 20000		2381 ± 381	41 ± 3. 2
34r	82 ± 16	1880 ± 200	22. 9	92 ± 7	3600 ± 140	39. 1	2500 ± 5	27. 1	571 ± 113	46 ± 5. 0
34s	102 ± 8. 8	690 ± 60	6. 7	117 ± 5	3500 ± 170	29. 9	2600 ± 150	22. 2	402 ± 98	53 ± 5. 0
34t	25 ± 2	153 ± 39	6. 12	24. 2 ± 1. 2	240 ± 20	9. 9	167 ± 10	6. 9	114 ± 53	46 ± 5. 0

为了研究 C-2 位不同酯取代的 7-丙酰-10-去乙酰三尖杉宁碱衍生物对 β-微管蛋白基因突变导致的肿瘤耐药的影响，我们选择了人卵巢癌细胞 1A9（A2780 的亚克隆系）以及从 1A9 衍生而来的突变株 1A9/PTX10 和 1A9/PTX22 作为测试细胞系。1A9/PTX10 以及 1A9/PTX22 是 1A9 经紫杉醇联合维拉帕米持续给药筛选得到的。维拉帕米可以抑制 P-gp 的过度表达，因此这些细胞的耐药机制主要来源于 β-微管蛋白的突变。在 PTX10 和 PTX22 细胞系中，β-微管蛋白基因的突变发生在两个不同的位点（在 PTX10 中，Phe270 突变为 Val；在 PTX22 中，Ala364 突变为 Thr）。

对微管突变的耐药细胞，C-2 位苯环间位取代的苯甲酸酯类似物同样表现出最强的活性，其中化合物 **34b** 和 **34c/34t** 是对 1A9 和它的微管蛋白突变的耐药株活性最好的化合物。**34b** 和 **34c** 对 PTX22 细胞系完全保留了细胞毒活性（R/S 值分别为 1 和 1. 2），同时对 PTX10 也保持了相当好的敏感性（R/S 值对分别为 6. 1 和 6. 49）。可以初步看到，与紫杉醇相比，对微管蛋白亲和力高的紫杉烷，同样表现出对这种机制导致的耐药肿瘤的潜在活性。

这些实验结果为我们提供了一些有关微管蛋白突变产生耐药的机制的信息。我们认为，这种耐药可能与氨基酸残基突变的位置有关。如果蛋白的突变位点并不参与蛋白和紫杉烷的相互作用，那么该突变对所有的类似物的活性会产生相似的影响；反之，如果突变位点参与蛋白和紫杉烷的相互作用，特别是与修饰基团的作用，那么该突变对于不同性质的修饰基团就会产生不同的影响。那么对于我们的实验就可以得到这样的结论，1A9/PTX 中微管蛋白的突变位点可能与紫杉烷 C-2 位的修饰位点相互接近，不过这些突变并没有导致蛋白整体构象的变化，并没有阻碍了小分子进入到结合区域中去，而类似于 **34b** 和 **34c** 这样具有高药效的化合物，C-2 位苯环间位的修饰弥补了由于突变导致的配体和蛋白间相互作用强度的降低，反映出亲和力高的化合物对野生型和突变型的微管蛋白具有相似的结合能力。但是，这些猜想还需要进一步的研究来证实。

综上所述，我们制备了一系列 C-2 修饰的紫杉烷衍生物，并定性和定量地研究了它们与微管蛋白的作用及构效关系。其中部分衍生物显示出对药物敏感细胞和 P-gp 过度表达或 β-微管蛋白突变机制引起的耐药细胞的良好活性，此后在进一步的动物实验中得到验证。

基于上述研究结果，我们还提出一个重要的假说，即对 β-微管蛋白亲和力非常高的紫杉烷可以有效地克服 P-gp 过度表达和 β-微管蛋白突变介导的耐药。我们准备进一步研究提高对受体的亲和力是否可以作为设计抗 MDR 细胞毒药物时一种可以普遍应用的策略。另外，我们对紫杉烷分子与微管蛋白的结合模式进行的探索，也进一步为 T 型构象为结合时的活性构象的假说提供了实验依据。

（王少戎　方唯硕）

参 考 文 献

1. Fang WS, Fang QC, Liang XT. Synthesis of the 2α-benzoylamido analogue of docetaxel. Tetrahedron Letters, 2001, 42:1331 - 1333
2. Fang WS, Liu Y, Liu HY, et al. Synthesis and cytotoxicity of 2α-amido docetaxel analogues. Bioorganic & Medicinal Chemistry Letters, 2002, 12:1543 - 1546
3. Wang L, Alcaraz AA, Matesanz R, et al. Synthesis, biological evaluations, and tubulin binding poses of C-2α sulfur linked taxol analogues. Bioorganic & Medicinal Chemistry Letters, 2007, 17:3191 - 3194
4. Yang, CG, Barasoain I, Li X, et al. Overcoming tumor drug resistance with high-affinity taxanes: A SAR study of C2-modified 7-acyl-10-deacetyl cephalomannines. Chem Med Chem, 2007, 2:691 - 701
5. Matesanz R, Barasoain I, Yang CG, et al. Optimization of taxane binding to microtubules: Binding affinity dissection and incremental construction of a high-affinity analog of paclitaxel. Chemistry & Biology, 2008, 15:573 - 585

第七节　紫杉烷类衍生物的抗肿瘤多药耐药及逆转多药耐药的药理研究

一、紫杉烷类衍生物抗肿瘤多药耐药的药理研究

（一）实验用样品及药品

Lx2-32c，淡黄色粉末，分子式为 $C_{46}H_{54}N_4O_{14}$，分子量为 886.36，HPLC 鉴定纯度大于 98.5%。由中国医学科学院药物研究所天然药物化学研究室方唯硕研究员实验室提供。紫杉醇（paclitaxel），白色粉末，分子量 853.92。体外实验采用二甲基亚砜（DMSO）溶解。整体动物实验，用无水乙醇与蓖麻油的混合溶液（体积比 1∶1）溶解 Lx2-32c，配制成 6mg/ml 的母液，给药前用生理盐水配制所需浓度。体外实验用紫杉醇及体内使用的紫素（批号 060604）均由北京协和药厂友情惠赠。

（二）实验结果

1. Lx2-32c 对人胃癌细胞 BGC-823 形态的影响　将人胃癌 BGC-823 细胞铺于六孔板内，不同浓度的 Lx2-32c 与 paclitaxel 作用 24h 后，倒置显微镜下观察形态学改变。如图 18-7-1 所示，与空白对照细胞相比，5nmol/L 的 Lx2-32c（图 18-7-1C）与 Paclitaxel（图

18-7-1B）作用24h后，部分细胞形状变圆，透光度增加，细胞贴壁生长能力下降。25nmol/L Lx2-32c（图18-7-1D）处理24h后，变圆变亮的细胞比例显著增加，大部分细胞处于半悬浮状态。

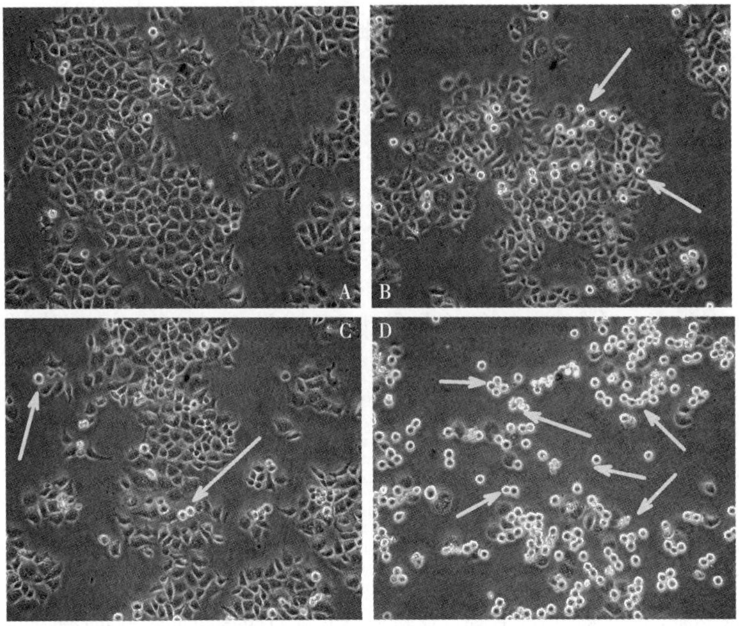

图18-7-1 Lx2-32c作用24h后BGC-823细胞形态学的改变

箭头所示为细胞经化合物处理后出现的典型形态学变化。（×200）。A. 对照；B. 5nmol/L paclitaxel；C. 5nmol/L Lx2-32c；D. 25nmol/L Lx2-32c。

2. Lx2-32c对多种不同组织来源的肿瘤细胞的生长抑制作用

（1）MTT法测定Lx2-32c对肿瘤细胞的生长抑制作用 本实验采用MTT法对多种不同组织来源的肿瘤细胞进行生长抑制活性筛选，同时以paclitaxel作为阳性对照药。结果如表18-7-1显示，Lx2-32c作用72h后对多种组织来源的肿瘤细胞均具有较强的生长抑制作用，IC_{50}在0.50~10nmol/L（除KB/V与A549/paclitaxel细胞外），作用均比paxlitaxel强。更为重要的是Lx2-32c对几株耐药细胞株（AT1、A549/paclitaxel、Bel7402/5-FU和KB/V）同样显示出很强的杀伤能力。

表 18-7-1 MTT 法测定 Lx2-32c 对多种不同组织来源肿瘤细胞的生长抑制作用

细胞株	来 源	IC_{50} (nmol/L)	
		Lx2-32c	paclitaxel
A2780	ovary adenocarcinoma	3.5 ±0.73	7.86 ±0.91
A549	lung adenocarcinoma	1.74 ±0.59	2.34 ±0.26
AT1 *	lung adenocarcinoma	3.08 ±1.10	100.21 ±17.98
A549/paclitaxel **	lung adenocarcinoma	24.70 ±3.31	150.67 ±12.45
BGC-803	stomach adenocarcinoma	2.59 ±0.02	3.50 ±0.53
BGC-823	stomach adenocarcinoma	3.46 ±0.48	3.29 ±0.44
Bel-7402	hepatocellular carcinoma	5.69 ±0.51	12.32 ±1.32
Bel-7402/5-FU#	hepatocellular carcinoma	9.65 ±3.44	136.72 ±21.70
KB	oral epidermoid carcinoma	0.50 ±0.03	1.79 ±0.02
KB/V##	oral epidermoid carcinoma	40.79 ±3.96	>500
Hela	cervix carcinoma	0.47 ±0.02	0.49 ±0.01
MGC-803	stomach adenocarcinoma	2.20 ±0.32	2.66 ±0.52

注：所提供数据均为平均值 ± 标准差（n = 3）；IC_{50}：半数抑制浓度。*：AT1 耐 paclitaxel 的肺腺癌细胞株；**：A549/paclitaxel 耐 paclitaxel 的肺腺癌细胞株；#：Bel-7402/5-FU 为耐 5-FU 的人肝癌细胞株；##：KB/V 为耐长春新碱的口腔上皮癌细胞株

（2）SRB 法测定 Lx2-32c 对 4 种肿瘤细胞的生长抑制作用　本实验采用 SRB 法测定了 Lx2-32c 对四种肿瘤细胞体外生长的抑制作用。结果如图 18-7-2 所示，Lx2-32c 对人卵巢癌 A2780、人口腔上皮癌 KB、人肺腺癌 A549 细胞及 A549 耐药株 AT1 均具有较强的生长抑制活性，半数生长抑制浓度（GI_{50}）分别为 0.13、1.62、2.16 和 4.79nmol/L，结果与 MTT 法测得的结果基本相似。有趣的是对耐 paclitaxel 的 AT1 细胞也显示出较强的生长抑制活性。

（3）集落形成法测定 Lx2-32c 对 4 种肿瘤细胞集落形成的抑制作用　本实验中选用人肺腺癌 A549 细胞、人卵巢癌 A2780 细胞及两株耐 paclitaxel 的人肺腺癌 AT1 细胞及 A549/paclitaxel 细胞进行检测。结果如图 18-7-3 显示，Lx2-32c 对 Paclitaxel 敏感的 A549、A2780 显示出很强的集落形成抑制能力，IC_{50}分别为 0.08nmol/L 和 0.13nmol/L，paclitaxel 对两者也具有较强的集落形成抑制作用，IC_{50}分别为 0.49nmol/L 和 0.28nmol/L（图 18-7-3A 和 B）。但 paclitaxel 对两株耐药株的抑制能力大大降低，对 AT1 和 A549/paclitaxel 的 IC_{50} 分别为 39.4nmol/L 和 6.4nmol/L，Lx2-32c 对两者同样显示出较强的抑制作用，IC_{50} 分别为 0.83nmol/L 和 0.60nmol/L（图 18-7-3C 和 18-7-3D），分别是 paclitaxel 作用强度的 47.5 和 10.6 倍。

3. Lx2-32c 对肿瘤细胞周期的影响

（1）流式细胞术检测 Lx2-32c 对不同组织来源肿瘤细胞周期的影响　本实验检测了不同浓度 Lx2-32c 作用于 A2780 细胞、BGC-823 细胞、A549 细胞与 A549/paclitaxel 细胞 12h 或 24h 后对其细胞周期分布的影响。

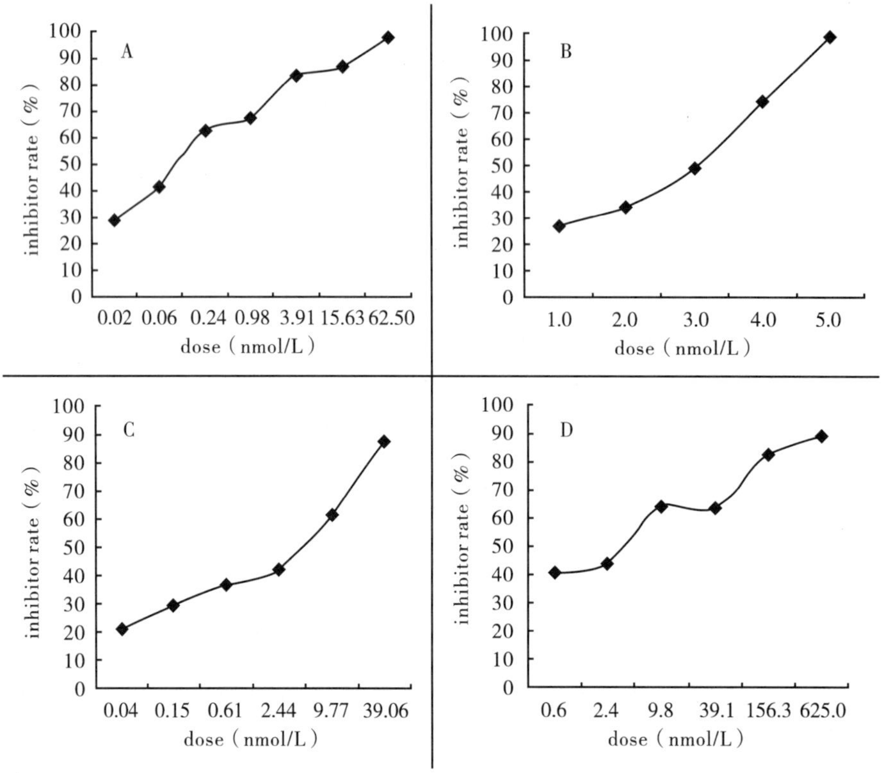

图 18-7-2　SRB 法测定 Lx2-32c 对四种肿瘤细胞的生长抑制作用

A. A2780 细胞；B. KB 细胞；C. A549 细胞；D. AT1 细胞。

表 18-7-2 结果显示不同浓度的 Lx2-32c 作用于人卵巢癌 A2780 细胞 24h 后，可剂量依赖地增高人卵巢癌 A2780 细胞 G_2/M 期细胞的比例，使细胞阻滞于有丝分裂期，Lx2-32c 对细胞周期的影响与 paclitaxel 作用相似。在 100nmol/L 浓度下 G_1 期细胞的比例从 49. 8% 降低到 1. 4%，而 G_2/M 期细胞的比例从 8. 6% 升高到 71. 6%。

表 18-7-3 结果显示不同浓度的 Lx2-32c 分别作用 12h 及 24h 后对人胃癌 BGC-823 细胞周期的影响。实验中发现 Lx2-32c 可剂量依赖地增高人胃癌 BGC-823 细胞 G_2/M 期细胞的比例，使细胞阻滞于有丝分裂期，亦呈现较好的时效关系。Lx2-32c 对细胞周期的影响与 paclitaxel 作用相似。在 25nmol/L 浓度下作用 12h 与 24h 后 G_2/M 期细胞的比例分别从 13. 64% 和 15. 6% 增高到 54% 和 98. 9%。

表 18-7-4 结果显示不同浓度的 Lx2-32c 作用 24h 后对敏感的人肺腺癌 A549 细胞及耐药株 A549/paclitaxel 细胞周期的影响。实验中发现 Lx2-32c 对这两株细胞周期的影响与上述两种细胞相似，而 paclitaxel 只能诱导 A549 细胞出现 G_2/M 期阻滞，但对 A549/paclitaxel 的细胞周期几乎没有影响。Lx2-32c 对后者仍具有细胞周期阻滞的活性。

综上所述，Lx2-32c 对多种不同组织来源的肿瘤细胞都能使其细胞周期停止于 G_2/M 期，其中包括对紫杉醇不敏感的耐药株 A549/paclitaxel 细胞。

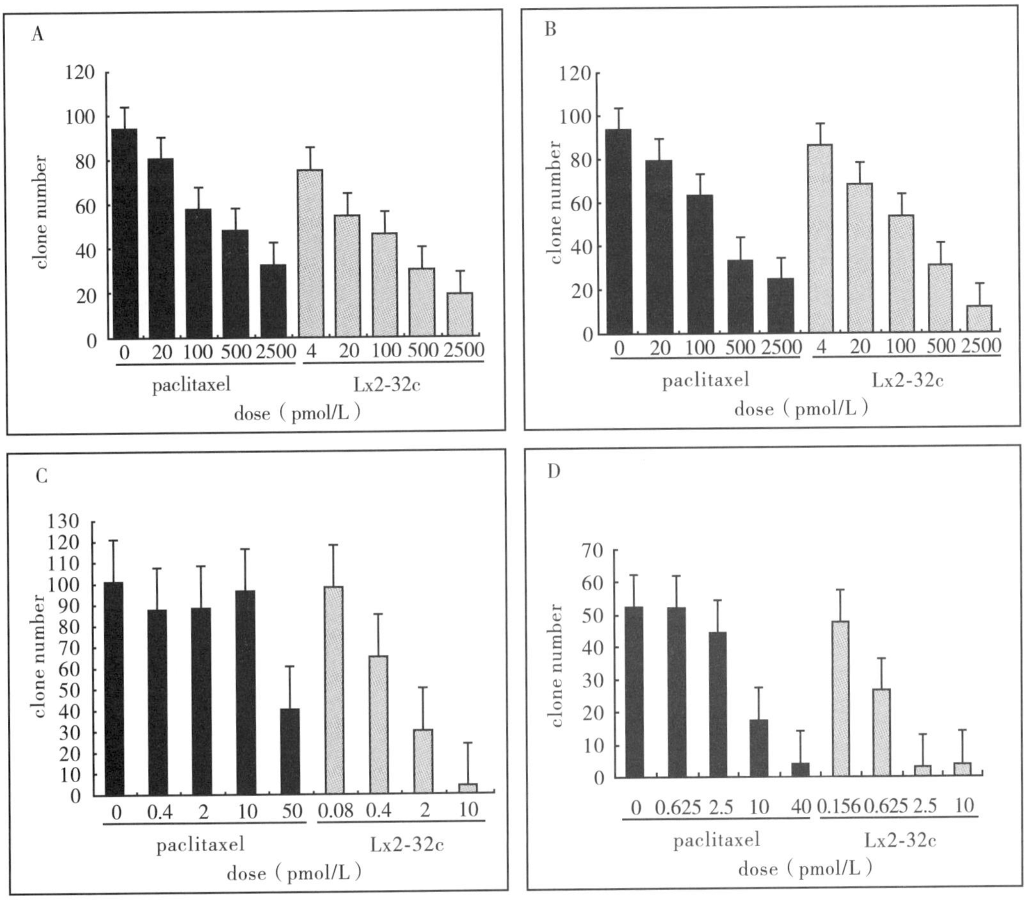

图 18-7-3　Lx2-32c 对四株肿瘤细胞集落形成的抑制作用

A. A549 细胞；B. A2780 细胞；C. AT1 细胞；D. A549/Paclitaxel 细胞。

表 18-7-2　Lx2-32c 对人卵巢癌 A2780 细胞周期的影响

分 组	浓度（nmol/L）	细胞周期		
		G_0/G_1（%）	S（%）	G_2/M（%）
control	0	49.8	41.6	8.6
paclitaxel	10	31.4	50.7	18
	10	34.6	45.3	20.1
Lx2-32c	100	1.4	27	71.6

注：细胞经流式细胞仪检测后，经过专业软件对细胞周期分布进行拟合。

表 18-7-3 Lx2-32c 对人胃癌 BGC-823 细胞周期的影响

分组	浓度 (nmol/L)	G_0/G_1(%) 12h	S(%) 12h	G_2/M(%) 12h	G_0/G_1(%) 24h	S(%) 24h	G_2/M(%) 24h
control	0	58.2	28.2	13.6	56.6	27.8	15.6
paclitaxel	25	10.3	40.4	49.3	0	0	100
Lx2-32c	5	29.9	54	16.1	40.2	18.1	41.7
	25	5.2	40.8	54	0	1.1	98.9

注：细胞经流式细胞仪检测后，经过专业软件对细胞周期分布进行拟合。

表 18-7-4 Lx2-32c 对人肺腺癌 A549 细胞及其耐药株 A549/paclitaxel 细胞周期的影响

分组	浓度 (nmol/L)	A549			A549/paclitaxel		
		G_0/G_1(%)	S(%)	G_2/M(%)	G_0/G_1(%)	S(%)	G_2/M(%)
control	0	52.1	27.7	10.2	66.2	26.4	7.4
paclitaxel	100	2.3	3.4	94.3	59.3	32.8	7.2
Lx2-32c	10	5.5	19.1	81.4	35.8	50.7	13.5
	100	3.1	7.7	89.2	4.9	15.2	79.8

注：细胞经流式细胞仪检测后，经过专业软件对细胞周期分布进行拟合。

（2）荧光显微镜观察 Lx2-32c 对不同组织来源肿瘤细胞周期的影响　采用 DAPI 作为荧光染料，观察 Lx2-32c 作用 24h 后对敏感的肺腺癌 A549 细胞及耐药的 A549/paclitaxel 细胞周期的影响。结果如图 18-7-4 所示，对于 A549 细胞，10nmol/L 和 100nmol/L 的 Lx2-32c 与 10nmol/L 的 paclitaxel 都能影响到细胞的有丝分裂，箭头所示为细胞有丝分裂后期受阻的细胞核内出现的多核现象。同时伴有部分可以观察到肿瘤细胞出现核碎裂现象，提示在一定浓度下 Lx2-32c 诱导 A549 细胞出现凋亡。但在耐药细胞株 A549/paclitaxel 细胞中，10nmol/L 的 paclitaxel 处理 24h 对细胞周期的影响较小，Lx2-32c 对耐药细胞仍具有较高的敏感性，作用与敏感株类似（见图 18-7-5），观察到明显的周期阻滞现象，同时可以发现许多细胞出现核碎裂。

4. Lx2-32c 对体外纯化微管蛋白动力学的影响

（1）犬脑组织粗提微管蛋白的鉴定　按照 Williams 方法得到含有 MAP 的微管蛋白，采用 Bradford 法进行蛋白定量，用 SDS-PAGE 电泳进行纯度鉴定。结果如图 18-7-6 所示，表明微管蛋白纯度较高，蛋白条带位置准确，分子量大小为 57kD。

（2）比浊法检测 Lx2-32c 对微管蛋白动力学的影响

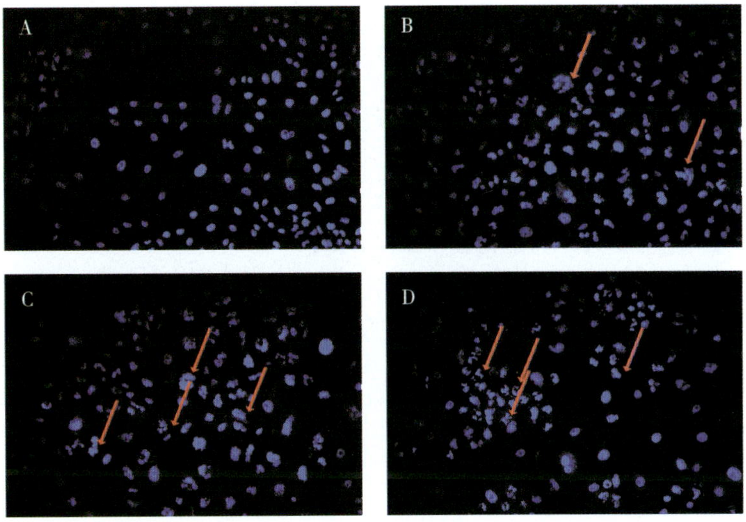

图 18-7-4　荧光染色法观察 Lx2-32c 对 A549 细胞核有丝分裂的影响

对数生长期细胞加入不同浓度的 Lx2-32c 作用24h 后，加入 DAPI 染色后荧光显微镜下观察并照相。A. 空白对照；B. 10nmol/L paclitaxel；C. 10nmol/L Lx2-32c；D. 100nmol/L Lx2-32c。

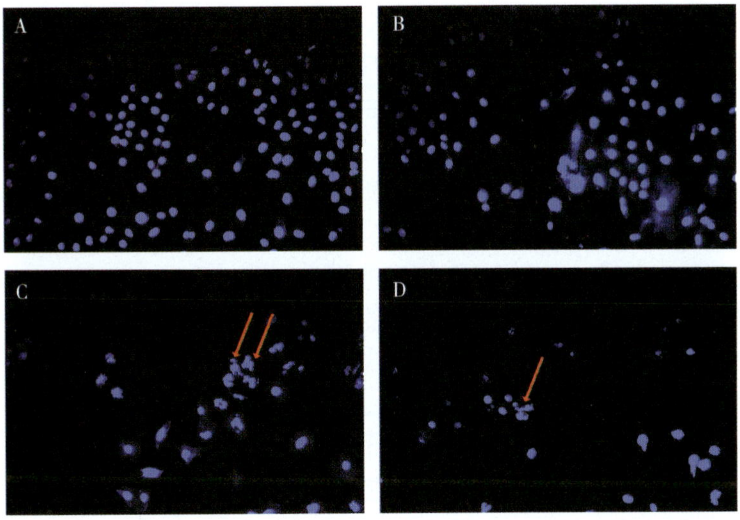

图 18-7-5　荧光染色法观察 Lx2-32c 对 A549/paclitaxel 细胞核有丝分裂的影响

A. 空白对照；B. 10nmol/L paclitaxel；C. 10nmol/L Lx2- 32c；D. 100nmol/L Lx2-32c。

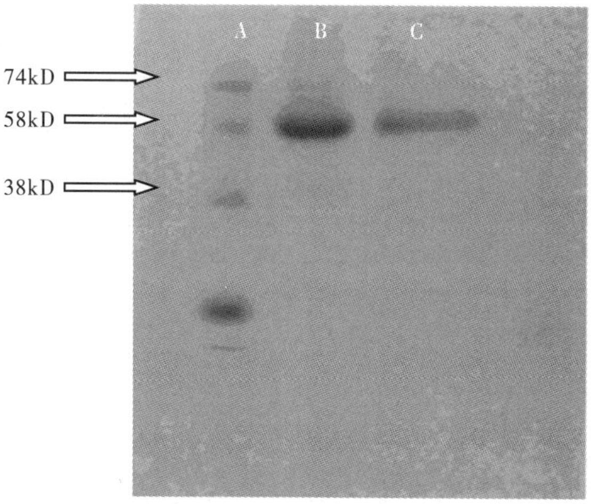

图 18-7-6 微管蛋白经两次循环离心提纯后 SDS-PAGE 鉴定图

A. marker；B. 30μg tubulin；C. 15μg tubulin。

1）比浊法检测 Lx2-32c 对微管蛋白聚合的影响 我们首先观察了该化合物对提纯的微管蛋白聚合作用的影响。结果如图 18-7-7 所示，空白对照组微管蛋白的聚合曲线呈“S”形，随着时间的延续，反应体系浊度增加，提示微管向聚合态偏移，其中空白组出现比较明显的“time lag”。阳性药物 paclitaxel 聚合曲线的上升速度明显比空白对照组迅速，表现为曲线斜率增高。阴性对照药物长春新碱的聚合曲线上升速度明显较空白组迟缓，曲线平缓。Lx2-32c 能够迅速促进微管蛋白聚合，在较短的时间内即达到了聚合-解聚之间的动态平衡，快速进入平台期，并呈现较好的剂量效应关系。实验观察到 5μmol/L Lx2-32c 的聚合曲线与 20μmol/L paxlitaxel 的聚合曲线大致相同，说明 Lx2-32c 对微管蛋白的促聚合能力比等摩尔浓度的 paclitaxel 强。

2）比浊法测定 Lx2-32c 对微管蛋白解聚的影响 同时我们观察了 Lx2-32c 对微管蛋白解聚的影响。结果如图 18-7-8 所示，空白对照组微管蛋白动态平衡在温度降至 4℃后即向解聚方向偏移，表现在蛋白时间-浊度曲线上为 350nm 吸光值下降。而 Lx2-32c 的蛋白曲线在温度下降至解聚温度时并未出现明显的变化，表明微管蛋白的解聚受阻。研究中观察到 5μmol/L Lx2-32c 组浊度略有降低，表明 Lx2-32c 对微管蛋白的解聚也呈现出剂量效应关系。20μmol/L paclitaxel 组蛋白解聚也明显受到抑制。

（3）应用荧光探针技术观察 Lx2-32c 对微管蛋白动力学的影响 目前微管聚合剂的高通量筛选常用的方法之一是荧光探针检测法。本实验采用 DAPI 作为荧光探针，结果如图 18-7-9 所示，Lx2-32c 组微管蛋白荧光值迅速升高，在较短的时间内达到最大峰值，说明 Lx2-32c 能够促进微管蛋白快速进行聚合。计算所得 Lx2-32c 促进微管聚合作用的 EC_{50} 为 2.45μmol/L，最大荧光值为 3280。同时得到 paclitaxel 的 EC_{50} 为 10.26μmol/L，最大荧光值为 2485；docetaxel 的 EC_{50} 为 2.53μmol/L，最大荧光值为 2596。比较 Lx2-32c 与 paclitaxel 及 docetaxel 的

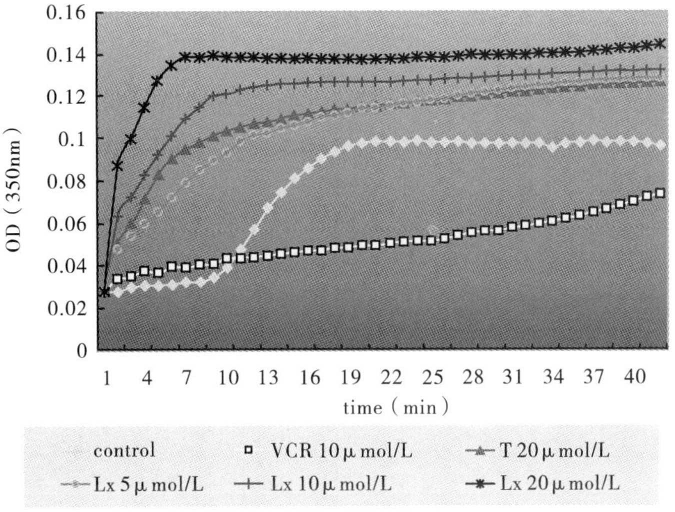

图 18-7-7　比浊法测定 Lx2-32c 对微管聚合的影响

迅速向含有 GTP 的微管蛋白溶液中加入待测化合物，快速混匀并放入酶标仪，350nm 下连续测定 40min。数据处理后使用 Excel 2003 做图。

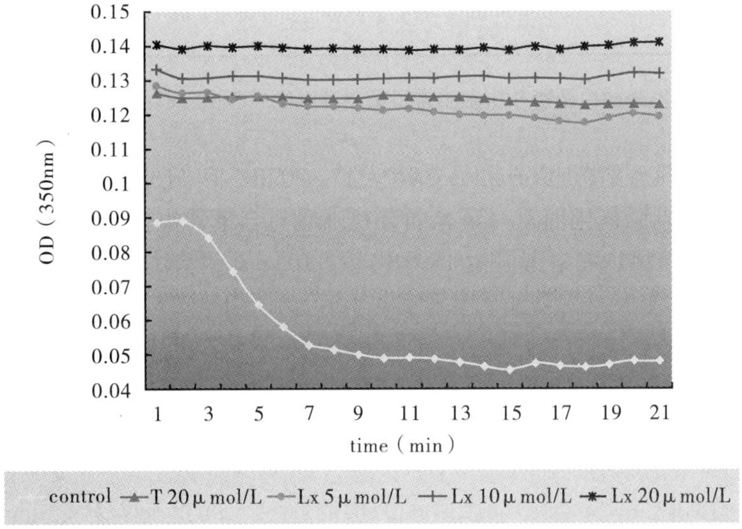

图 18-7-8　比浊法测定 Lx2-32c 对微管解聚的影响

聚合曲线发现，前者曲线斜率明显大于后两者，说明 Lx2-32c 对微管蛋白聚合作用更加迅速；比较三组荧光的最大值，发现前者亦明显高于后两者，说明 Lx2-32c 对微管蛋白聚合作用的强度比 paclitaxel 和 docetaxel 强。

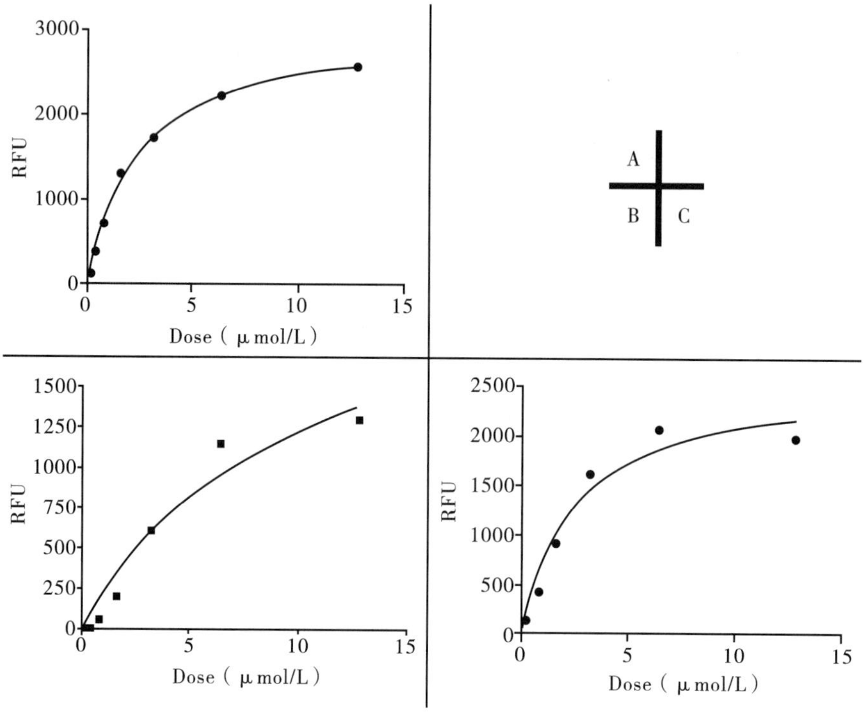

图 18-7-9　采用 DAPI 作为荧光探针测定 Lx2-32c 对微管蛋白动力学的影响

待测化合物加入含有微管蛋白与 DAPI 的检测孔，使用荧光酶标仪在 370nm 激发光、445nm 发射光下检测，数据处理后经 GraphPad Prism 4 软件作图并得到各自 EC_{50} 值。A. Lx2-32c；B. paclitaxel；C. docetaxel。

5. Lx2-32c 对细胞内微管动力学的影响

（1）间接免疫荧光法观察 Lx2-32c 对肿瘤细胞内微管的影响　紫杉烷类化合物最显著的特点是影响细胞微管的动力学，破坏有丝分裂期微管蛋白的功能，同时影响细胞的其他与微管蛋白相关正常生理活动。本实验使用抗 α-tubulin 一抗与细胞内微管蛋白结合，然后用标记 FITC 的二抗与一抗特异结合，可以在荧光显微镜下直接观察细胞内微管的变化情况，同时使用 PI 标记细胞核内的 DNA 进行细胞定位并观察细胞核的变化，检测了 Lx2-32c 对人卵巢癌 A2780 细胞、人胃癌 BGC-823 细胞、人肺腺癌 A549 细胞及耐紫杉醇的肺癌 A549/paclitaxel 细胞微管动力学的影响。

1）对卵巢癌细胞 A2780 细胞内微管动力学的影响　荧光显微镜下可以观察到对照组 A2780 细胞内微管结构呈网络状，由中心向细胞外围辐射分布（图 18-7-10A），细胞呈长条状，细胞核单一、完整。经 Lx2-32c 和 paclitaxel 作用 24h 后，微管变化如图所示，10nmol/L（图 18-7-10C）及 100nmol/L（图 18-7-10D）Lx2-32c 作用后多数细胞的形状呈圆形，细胞内绿色荧光呈清晰的束状分布，甚至呈现亮绿色的斑块状。少数细胞缩小成明亮的绿色小球状，出现典型的紫杉烷类药物处理细胞后微管结构典型变化。同时可以观察到细胞内 PI 标记的细胞核出现碎裂现象，可见细胞内出现多个胞核，提示有丝分裂受阻，出现多核现象。

图 18-7-10B 所示为 10nmol/L paclitaxel 处理细胞 24h 后细胞内微管的变化情况，少见成辐射分布的微管结构，标记微管的绿色荧光呈束状增强，细胞核也出现核碎裂及多核现象。上述结果表明，Lx2-32c 对细胞内微管的作用与紫杉醇作用类似。

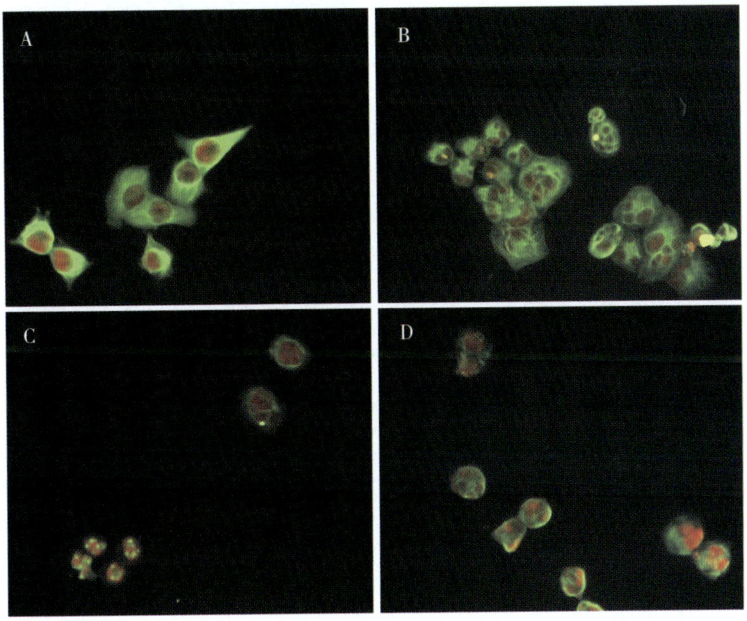

图 18-7-10 间接免疫荧光法观察 Lx2-32c 对 A2780 细胞内微管动力学影响（×400）

A. 对照；B. paclitaxel 10nmol/L；C. Lx2-32c 10nmol/L；D. Lx2-32c 100nmol/L。

2）对人胃癌 BGC-823 细胞内微管动力学的影响 同时观察了 Lx2-32c 对人胃癌 BGC-823 细胞内微管动力学的影响。结果如图 18-7-11 所示，细胞经 Lx2-32c 处理后微管的变化与处理后 A2780 细胞微管的变化类似：Lx2-32c 处理 24h 后，细胞的形状由椭圆形变为圆形，细胞内荧光强度增加，细胞原有辐射状排列的微管结构被破坏，多数细胞内绿色荧光呈清晰的束状分布。少数细胞缩小成明亮的绿色小球状，多见胞核出现核碎裂现象，同时可见细胞内出现多个细胞核。

3）对人肺腺癌 A549 细胞及耐药的 A549/paclitaxel 细胞内微管动力学的影响 最后还观察了 Lx2-32c 对敏感的 A549 细胞与耐药的 A549/paclitaxel 细胞内微管动力学的影响。结果如图 18-7-12 及 18-7-13 所示，对照组 A549 细胞（图 18-7-12A）内微管呈放射状分布，细胞呈长梭形。经 Lx2-32c 10nmol/L 及 100nmol/L 处理 24h 后，细胞正常微管结构消失，细胞形状变圆，可见大量绿色荧光信号增强束。10nmol/L 的 paclitaxel 处理后 A549 细胞内微管出现类似改变，但对 A549/paclitaxel 细胞内微管没有明显的影响（图 18-7-13B），微管结构和细胞形状与对照组类似（图 18-7-13A），而等摩尔浓度的 Lx2-32c 对 A549/paclitaxel 细胞微管的影响与对 A549 细胞的影响类似。说明 Lx2-32c 对耐药细胞微管动力学仍具有一定的活性。

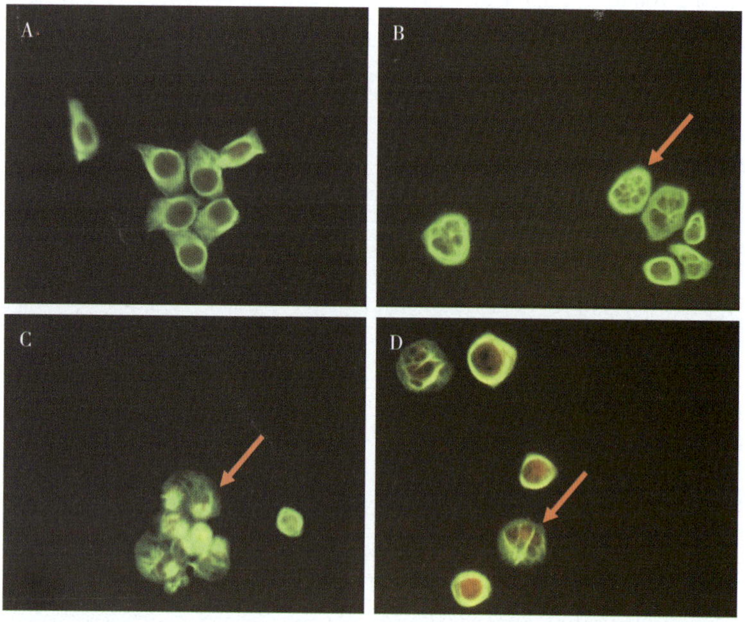

图 18-7-11 间接免疫荧光法观察 Lx2-32c 对 BGC-823 细胞内微管动力学的影响

化合物作用 24h 后按照上述方法进行染色、观察、照像（×400）。

A. 对照；B. paclitaxel 1nmol/L；C. Lx2-32c 1nmol/L；D. Lx2-32c 10nmol/L。

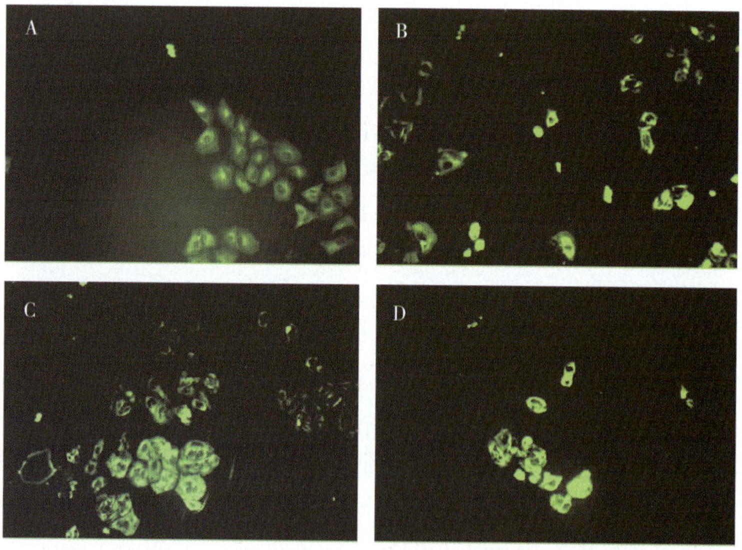

图 18-7-12 Lx2-32c 对 A549 细胞内微管动力学的影响

对数生长期的细胞经化合物作用 24h 后，经过洗涤、免疫结合后观察并照相（×200）。

A. 对照；B. paclitaxel 10nmol/L；C. Lx2-32c 10nmol/L；D. Lx2-32c 100nmol/L。

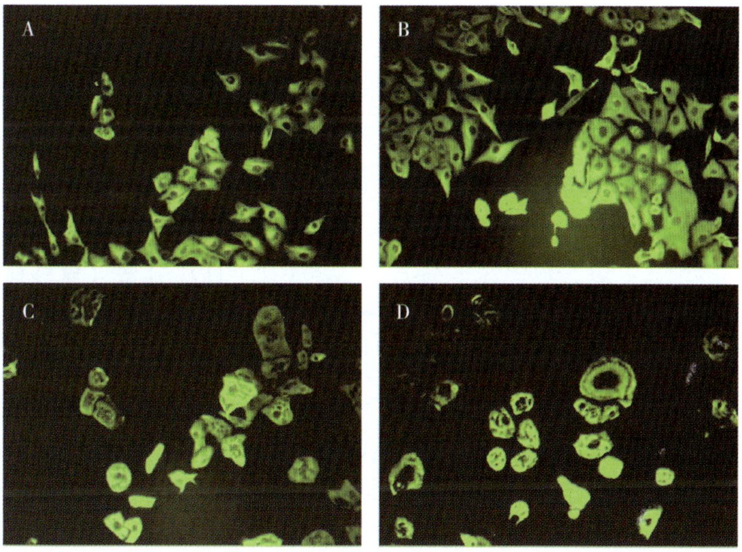

图 18-7-13　Lx2-32c 对 A549/paclitaxel 细胞内微管动力学的影响
对数生长期的细胞经化合物作用 24h 后，经过洗涤、免疫结合后观察并照相（×200）。
A. 对照；B. paclitaxel 10nmol/L；C. Lx2-32c 10nmol/L；D. Lx2-32c 100nmol/L。

（2）Western blotting 法检测 Lx2-32c 对肿瘤细胞内微管动态平衡的影响　细胞内微管主要有“可溶态”与“不可溶态”两种不同的存在状态，紫杉烷类化合物作用细胞后能明显地将这种平衡推向“不可溶态”。本实验通过 Western blotting 法检测 Lx2-32c 对人肺腺癌 A549 细胞、耐 paclitaxel 的 A549/paclitaxel 细胞及耐 vincristine 的 KB/V 细胞内微管动态平衡的影响。

1）Lx2-32c 对人肺腺癌 A549 细胞内微管动态平衡的影响　A549 细胞经不同浓度 Lx2-32c 和 paclitaxel 作用 24h 后，采用 Western blotting 法观察化合物对细胞微管两种不同状态存在比例分配的影响。结果如图 18-7-14 所示，A549 细胞经 Lx2-32c 与 paclitaxel 处理后，细胞内微管明显向“不可溶态”偏移，并呈较好的剂量依赖关系，研究中对蛋白条带使用 Image J 进行了相应的灰度扫描分析。

2）Lx2-32c 对耐紫杉醇的人肺腺癌 A549/paclitaxel 细胞内微管动态平衡的影响　本实验观察了 Lx2-32c 和 paclitaxel 对其细胞内微管动力学变化的影响。研究中发现在 10nmol/L 和 100nmol/L 浓度下 paclitaxel 作用 24h 后细胞内微管动态平衡较对照组没有显著的改变（图 18-7-15），而 10nmol/L 和 100nmol/L 的 Lx2-32c 却能够明显地改变细胞内微管的动态平衡，使细胞内微管向着“不溶态”方向偏移。

3）Lx2-32c 对人口腔上皮癌 KB/V 细胞内微管动态平衡的影响　KB/V 细胞是一株多药耐药细胞株，亦对 paclitaxel 高度耐药，但对 Lx2-32c 却仍具有较高的敏感性。研究发现，paclitaxel 在 100nmol/L 及 1000nmol/L 浓度下作用 24h 后细胞内微管动态平衡与空白对照组无明显变化，但 100nmol/L 和 1000nmol/L 的 Lx2-32c 却能够明显改变细胞内微管的动态平

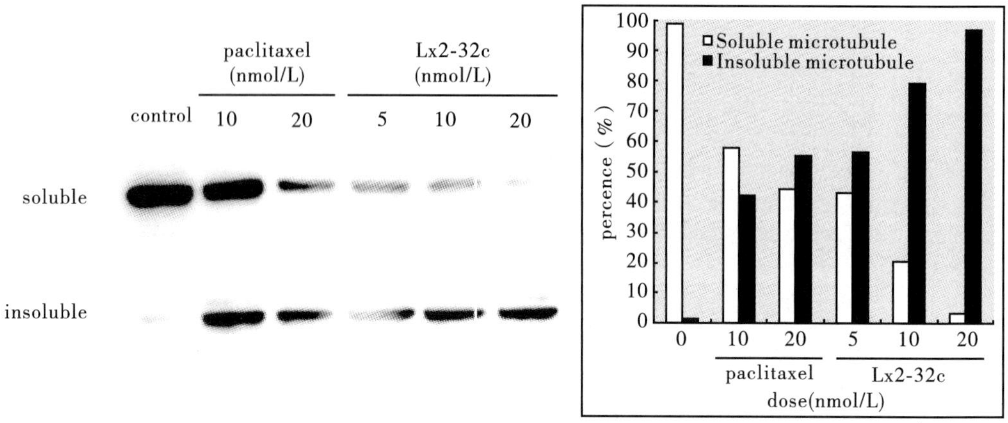

图 18-7-14 Lx2-32c 对 A549 细胞内微管动态平衡的影响

Lx2-32c 和 paclitaxel 作用 24h 后，使用原位微管聚合细胞裂解液裂解后离心，分离“可溶态”与“不溶态”微管，通过 Western blotting 法进行检测，并使用软件进行条带扫描分析。

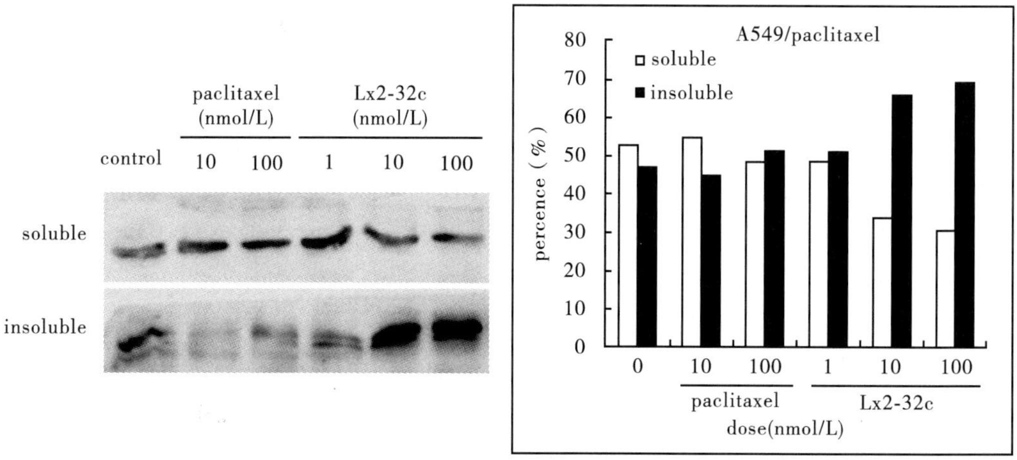

图 18-7-15 Lx2-32c 对 A549/paclitaxel 细胞内微管动态平衡的影响

Lx2-32c 和 paclitaxel 作用 24h 后，使用原位微管聚合细胞裂解液裂解后离心，分离“可溶态”与“不溶态”微管，通过 Western blotting 法进行检测，并使用软件进行条带扫描分析。

衡，使细胞内微管向“不溶态”方向偏移（图 18-7-16）。

6. Lx2-32c 对 A549 细胞凋亡的影响　在采用流式细胞仪检测 Lx2-32c 对 A549 细胞周期的影响实验中，观察到 Lx2-32c 在一定剂量范围内可产生较明显的凋亡峰（Sub-G_0），同时用 DAPI 观察 Lx2-32c 对细胞核有丝分裂影响的实验中，也观察到 Lx2-32c 作用后细胞出现明显的核碎裂现象，为此推测 Lx2-32c 在一定的剂量范围内可诱导 A549 细胞凋亡。本实验主要通过特异荧光染料进行凋亡形态学的观察，同时采用 Western blotting 法分析了 Lx2-

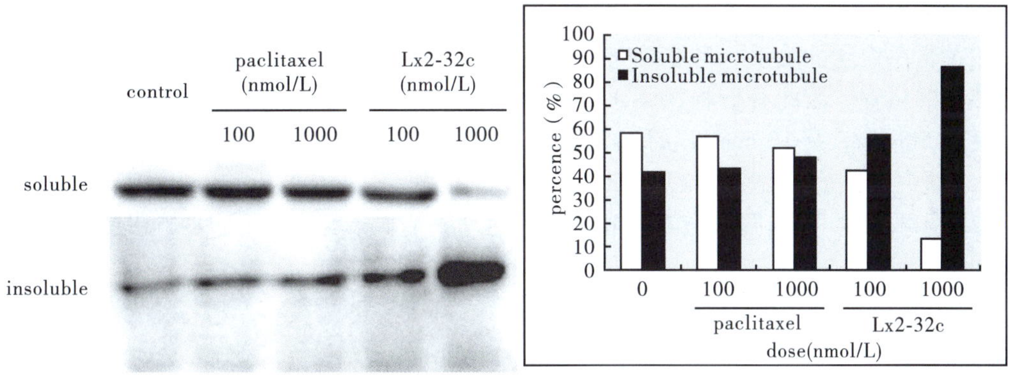

图 18-7-16　Lx2-32c 对 KB/V 细胞内微管动态平衡的影响

Lx2-32c 和 paclitaxel 作用 24h 后，使用原位微管聚合细胞裂解液裂解后离心，分离“可溶态”与“不溶态”微管，通过 Western blotting 法进行检测，并使用软件进行条带扫描分析。

32c 对凋亡相关蛋白 P53 和 Bax 表达的影响。

（1）Hoechst 33258 染色荧光显微镜观察细胞凋亡　实验结果表明，5nmol/L 及 10nmol/L 的 Lx2-32 作用 24h 后，能明显地诱导 A549 细胞凋亡（图 18-7-17C 与 D），箭头所示的细胞为发生核固缩、核碎裂的细胞呈典型的细胞凋亡形态。10nmol/L 的 paclitaxel 也能诱导 A549 细胞出现明显的细胞凋亡。

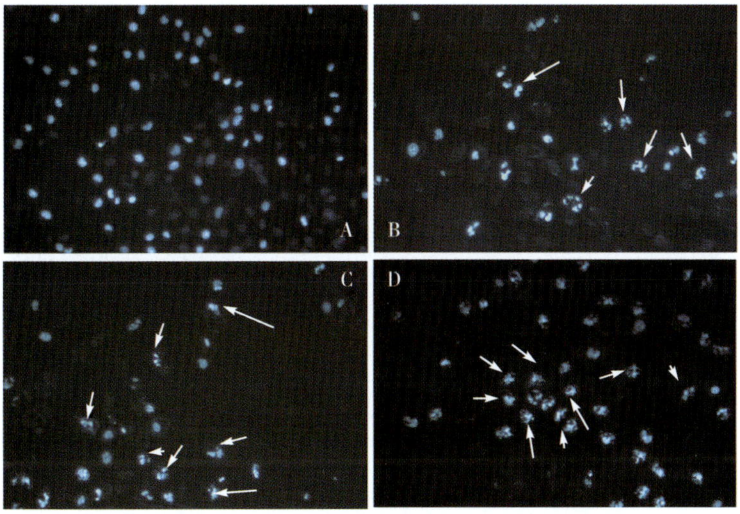

图 18-7-17　Lx2-32c 诱导 A549 细胞核出现典型的碎裂

箭头所示为凋亡细胞出现的典型的染色质浓缩与细胞核碎裂（×200）。A. 对照；B. paclitaxel 10nmol/L；C. Lx2-32c 5nmol/L；D. Lx2-32c 10nmol/L。

（2）Western blotting 法分析 Lx2-32c 对凋亡相关蛋白表达的影响 Hoechst33258 染色法观察到 Lx2-32c 能够诱导 A549 细胞凋亡，为此进一步探讨了 Lx2-32c 诱导细胞凋亡与凋亡相关蛋白表达的关系。目前研究发现凋亡相关蛋白 P53 和 Bax 在肿瘤细胞凋亡过程中处于核心的位置，因此我们检测了 Lx2-32c 处理的 A549 细胞内这两种蛋白的表达情况。研究发现 5nmol/L 及 10nmol/L 的 Lx2-32c 处理 24h 后，A549 细胞内 P53 的蛋白表达增强，Bax 蛋白的表达亦增高，以 5nmol/L 的 Lx2-32c 和 10nmol/L paclitaxel 为明显。表明 Lx2-32c 诱导 A549 细胞凋亡与 P53 和 Bax 表达增高有关。结果如图 18-7-18A，半定量分析如图 18-7-18B。

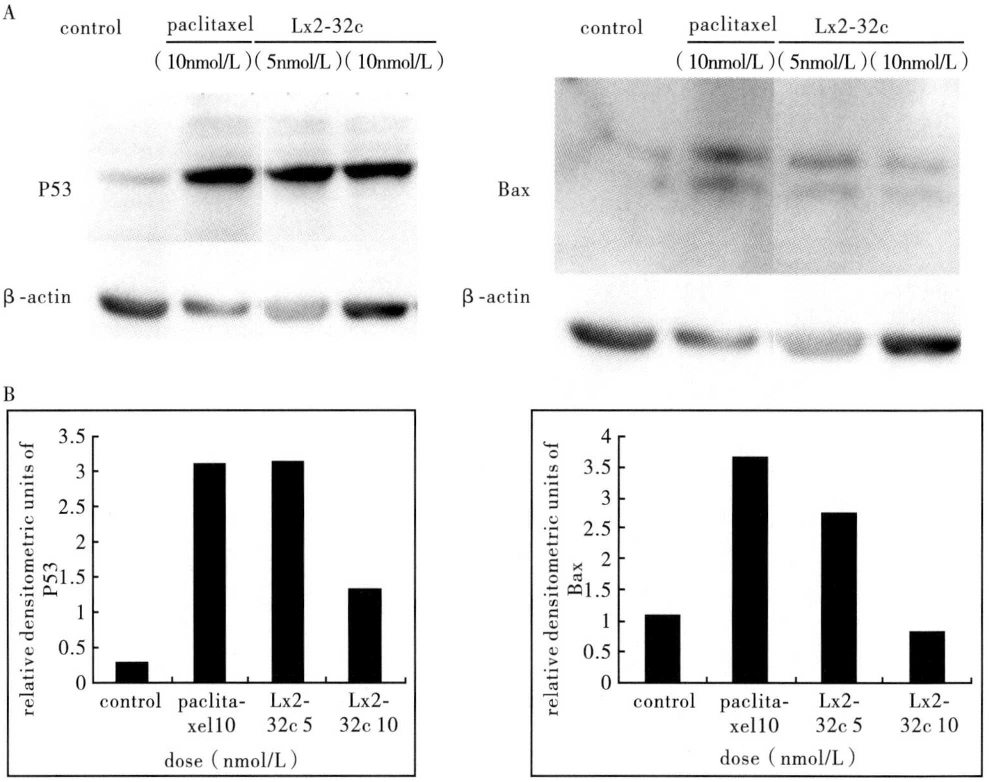

图 18-7-18 Lx2-32c 对 A549 细胞内 P53 蛋白、Bax 蛋白表达的影响及半定量分析结果

A. P53 和 Bax 的蛋白表达分析图；B. P53 和 Bax 蛋白表达条带半定量分析图。

7. Lx2-32c 在微管蛋白结合位点的确定 目前研究紫杉醇样微管稳定剂结合位点的方法主要采用的工具有［^{3}H］标记的 paclitaxel 和荧光标记的 flutax。本实验中采用 flutax-1 作为荧光探针，对 Lx2-32c 在微管蛋白上结合位点进行了检测。Flutax-1 是经过荧光修饰的紫杉烷化合物，它能够可逆性地结合到微管紫杉醇结合位点，是一种筛选结合到紫杉醇结合位点药物的常用探针。研究中发现 paclitaxel 与 Lx2-32c 都能抑制 flutax-1 与聚合微管的结合，表现为典型的竞争性抑制现象，Lx2-32c 和 paclitaxel 对 flutax-1 的抑制曲线基本一致（图 18-7-19），为此我们推断 Lx2-32c 可能与 paclitaxel 在微管蛋白共用一个结合位点，同时得到它们与微管蛋白的结合常数（Kd）值分别为（7.38 ±0.16）×10^7mol/L 和（0.92 ±0.08）×10^7mol/L。

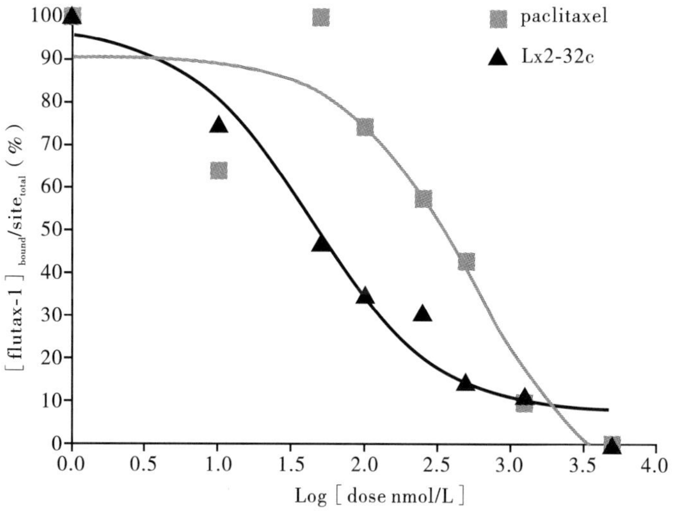

图 18-7-19　paclitaxel 和 Lx2-32c 对 flutax-1 结合的竞争抑制曲线

激发波长为 480nm，发射波长 520nm 检测，使用 Andreu 软件计算化合物与微管蛋白的结合常数，同时使用 GraphPad Prism 4 软件绘制竞争性抑制曲线。

二、紫杉烷类衍生物逆转多药耐药的药理研究

（一）实验用样品和药物

NBP14 与 NBP36，白色粉末，分子量分别为 650 和 546，Syl611 和 NBP071，白色粉末，分子量分别为 610 和 450。紫杉醇（paclitaxel），白色粉末，分子量 853.92。由中国医学科学院药物研究所生物合成室戴均贵研究员实验室和尹大力研究员实验室提供。体外实验用二甲基亚砜（DMSO）溶解。硫酸长春新碱（VCR）分子量 923，由上海华联制药有限公司生产。

（二）实验结果

1. 紫杉烷类化合物多药耐药逆转活性筛选　首先从本所天然药物生物合成室提供的 42 种紫杉烷类化合物中，初步筛选多药耐药逆转活性较高的化合物。筛选实验分为两步：首先选用紫杉醇获得性耐药的人肺腺癌细胞株 A549/paclitaxel 作为获得性多药耐药的体外肿瘤细胞模型，检测此耐药细胞株在单独应用不同浓度的紫杉醇和联合使用紫杉醇与多药耐药逆转化合物后，其对紫杉醇抑制细胞生长的影响，并通过如下公式分别计算每种多药耐药逆转化合物的逆转倍数（reversal folds，RFs）。

逆转倍数 = 单用抗肿瘤药物时 IC_{50}/合用逆转化合物时 IC_{50}

同时也观察对紫杉醇敏感的人肺腺癌细胞株 A549 在单独使用紫杉醇或者联合使用紫杉醇与多药耐药逆转化合物后，其 IC_{50}值的变化，并计算单独用药和联合用药时 IC_{50}的比值，以了解紫杉醇与多药耐药逆转化合物联合用药后其对亲本肿瘤细胞的联合杀伤作用。对照 A549/paclitaxel 的结果可能提供更多的多药耐药逆转化合物的信息。在 A549 与 A549/paclitaxel 的初步筛选实验中，将待检测的肿瘤细胞以一定的细胞浓度接种于 96 孔板中，37℃，5% CO_2 培养 24h 后，依次加入 4 个浓度紫杉醇（10^{-9}、10^{-8}、10^{-7}、10^{-6}mol/L）和 5μg/ml（由于这些待选紫杉烷类化合物的分子量均在 400～700 之间，这个浓度相当于 10μmol/L 左右）的紫杉烷类化合物后，继续培养 72h，然后用 MTT 法测定肿瘤细胞存活率。结果如表 18-7-5 和表 18-7-6 所示。表 18-7-5 显示的是紫杉醇单独或与多药耐药逆转化合物联合用药对 A549/paclitaxel 细胞株 IC_{50}的影响，我们发现 10μmol/L 的对照多药耐药逆转剂维拉帕米（verapamil）与紫杉醇联合用药后，其对紫杉醇的逆转倍数约为 12.4 倍；我们挑选出 15 种逆转倍数与之相当或更强的多药耐药逆转化合物，它们分别是：NBP13、NBP14、NBP20、NBP21、NBP25、NBP33、NBP35、NBP36、NBP37、NBP40、NBP41、NBP42、NBP43、NBP45 和 NBP49。表 18-7-6 显示紫杉醇单独或与多药耐药逆转化合物联合用药时对紫杉醇敏感的人肺腺癌细胞株 A549 的细胞抑制作用。通过计算单独用药与联合用药时紫杉醇的 IC_{50}的比值，研究发现，对照逆转剂 verapamil 与紫杉醇联合用药时并不增强紫杉醇对肿瘤细胞的生长抑制作用，另外大多数多药耐药逆转化合物与紫杉醇联合用药后也不增强紫杉醇本身的细胞毒作用。有趣的是我们观察到 6 种多药耐药逆转剂与紫杉醇联合应用后增强了紫杉醇对 A549 细胞的细胞毒作用，它们分别是：NBP13、NBP20、NBP25、NBP33、NBP40 以及 NB41。分析这种作用可能来自于这些多药耐药逆转化合物本身的细胞毒作用，或者通过非逆转剂的作用机制进一步增强了紫杉醇对原本敏感的肿瘤细胞株的细胞毒作用。

在初步筛选实验的第二步，选用人结肠癌细胞株 HCT-8 作为内在性多药耐药的体外肿瘤细胞模型，对通过使用 A549/paclitaxel 细胞株筛选出的 15 种具有多药耐药逆转活性的化合物进一步的筛选，结果见表 18-7-7。实验采用 MTT 法，检测此耐药细胞株在单独应用不同浓度的紫杉醇和联合使用紫杉醇与多药耐药逆转活性的化合物时，IC_{50}值的变化情况，并分别计算每种化合物的逆转倍数。发现对照逆转剂 verapamil 对 HCT-8 的逆转倍数为 10.5 倍，在这 15 种候选的化合物中，有 4 种多药耐药逆转倍数等于或大于 verapamil，分别是 NBP13、NBP14、NBP20 和 NBP36。考虑到 NBP13 和 NBP20 与紫杉醇联合应用后能够明显增加紫杉醇对敏感细胞株 A549 的细胞毒作用，为此排除了这两个化合物。而以 NBP14 和 NBP36 作为进一步研究多药耐药活性及作用机制的候选化合物。

表 18-7-5　MTT 方法筛选化合物对 A549/paclitaxel 的逆转活性

逆转化合物	IC_{50} (paclitaxel + 化合物)	逆转倍数 (RF)	逆转化合物	IC_{50} (paclitaxel + 化合物)	逆转倍数 (RF)
NBP01	56. 2 ±4. 1	3. 9	NB24	60. 8 ±6. 0	2. 1
NBP02	49. 6 ±11. 2	2. 5	NB25	4. 6 ±0. 4	>50
NBP04	63. 1 ±10. 5	2. 0	NB32	55. 5 ±4. 7	3. 9
NBP05	40. 0 ±7. 4	3. 1	NB33	7. 6 ±3. 0	28. 7
NBP06	142. 1 ±11. 8	0. 9	NB34	92. 1 ±9. 7	2. 3
NBP07	156. 0 ±16. 2	0. 8	NB35	6. 7 ±1. 9	32. 7
NBP08	72. 2 ±8. 3	1. 7	NBP36	2. 2 ±0. 1	>50
NBP09	89. 7 ±19. 2	1. 4	NB37	2. 8 ±1. 1	>50
NBP10	239. 7 ±41. 4	0. 5	NB38	189. 0 ±75. 4	1. 2
NBP11	143. 2 ±22. 5	0. 9	NB39	144. 4 ±28. 1	1. 5
NBP12	130. 8 ±30. 2	1. 0	NB40	10. 3 ±0. 4	21. 1
NBP13	3. 4 ±0. 1	>50	NB41	3. 8 ±1. 4	>50
NBP14	1. 2 ±0. 1	>50	NB42	16. 2 ±11. 4	13. 4
NBP15	50. 5 ±3. 0	2. 5	NB43	19. 2 ±2. 9	11. 3
NBP16	88. 3 ±0. 5	1. 3	NB44	263. 4 ±42. 1	0. 8
NBP18	175. 8 ±10. 9	0. 7	NB45	2. 1 ±0. 0	>50
NBP19	142. 5 ±17. 1	1. 5	NB46	38. 4 ±8. 7	5. 7
NB20	9. 8 ±1. 1	12. 7	NB47	92. 7 ±9. 1	2. 3
NB21	2. 1 ±0. 9	12. 7	NB49	13. 2 ±1. 1	16. 4
NB22	14. 6 ±3. 0	8. 6	NB50	69. 1 ±7. 8	1. 8
NB23	24. 8 ±5. 7	5. 0	NB51	42. 3 ±6. 6	5. 1
verapamil	18. 8 ±3. 7	12. 4			

注：paclitaxel 浓度 10^{-9}、10^{-8}、10^{-7}、10^{-6}mol/L；逆转剂浓度：5μg/ml（大约 10μmol/L）；verapamil：10μmol/L

表 18-7-6 MTT 法检测逆转化合物与 paclitaxel 合用对 A549 细胞的生长抑制作用

逆转化合物	paclitaxel + 化合物 IC_{50}（nmol/L）	倍数	逆转化合物	paclitaxel + 化合物 IC_{50}（nmol/L）	倍数
NBP01	1. 88 ±2. 09	1. 0	NB24	1. 39 ±1. 00	1. 2
NBP02	2. 29 ±1. 37	0. 8	NB25	0. 29 ±0. 25	6. 1
NBP04	2. 40 ±1. 38	0. 8	NB32	7. 36 ±10. 36	0. 2
NBP05	5. 50 ±3. 18	0. 3	NB33	0. 2 ±0. 7	7. 6
NBP06	10. 49 ±3. 53	0. 2	NB34	0. 95 ±1. 28	1. 8
NBP07	4. 84 ±1. 99	0. 4	NB35	1. 79 ±22. 94	1. 0
NBP08	4. 74 ±0. 87	0. 4	NBP36	1. 55 ±2. 02	1. 2
NBP09	4. 93 ±3. 15	0. 4	NB37	3. 28 ±2. 97	0. 5
NBP10	3. 35 ±3. 09	0. 5	NB38	6. 09 ±1. 46	0. 3
NBP11	5. 36 ±2. 33	0. 3	NB39	1. 48 ±3. 39	1. 2
NBP12	1. 47 ±2. 27	1. 2	NB40	0. 2 ±1. 4	7. 3
NBP13	0. 06 ±4. 65	26. 9	NB41	0. 3 ±1. 4	5. 3
NBP14	1. 74 ±2. 00	1. 0	NB42	0. 82 ±0. 55	2. 1
NBP15	11. 44 ±11. 09	0. 2	NB43	2. 35 ±5. 11	0. 7
NBP16	8. 87 ±7. 04	0. 2	NB44	2. 25 ±6. 60	0. 8
NBP18	3. 14 ±1. 59	0. 6	NB45	7. 99 ±2. 74	0. 2
NBP19	1. 23 ±0. 33	1. 5	NB46	4. 79 ±7. 85	0. 4
NB20	0. 03 ±0. 23	67. 8	NB47	5. 79 ±4. 74	0. 3
NB21	5. 34 ±4. 31	0. 3	NB49	3. 66 ±4. 60	0. 5
NB22	9. 26 ±0. 63	0. 2	NB50	9. 30 ±2. 40	0. 2
NB23	0. 78 ±1. 19	2. 3	NB51	1. 78 ±4. 36	1. 0
Verapamil	1. 79. 0 ±1. 7	1. 1			

注：paclitaxel 浓度 10^{-9}、10^{-8}、10^{-7}、10^{-6}mol/L；逆转剂浓度：5μg/ml（大约 10μmol/L）；Verapamil：10μmol/L

表 18-7-7　MTT 方法筛选化合物对内源性耐药细胞 HCT-8 的逆转活性

sample	paclitaxel IC_{50}（nmol/L）	RF	sample	paclitaxel IC_{50}（nmol/L）	RF
NBP13	24.1 ±1.3	28.9	NB37	212.9 ±78.4	4.5
NBP14	6.6 ±0.9	>100	NB40	900.5 ±276.2	1.1
NB20	208.6 ±59.4	11.9	NB41	794.7 ±325.1	2.0
NB21	1010.0 ±375.3	1.1	NB42	810.9 ±231.3	2.0
NB25	1183.3 ±493.5	0.9	NB43	616.7 ±187.4	2.6
NB33	5947.4 ±1265.2	0.2	NB45	1408.8 ±376.8	0.6
NB35	385.2 ±72.2	2.2	NB49	1938.1 ±482.2	0.4
NBP36	3.4 ±0.8	>100	Verapamil	79.0 ±17.7	10.5

注：paclitaxel 10^{-10}、10^{-9}、10^{-8}、10^{-7}、10^{-6}、10^{-5}mol/L；逆转化合物：5μg/ml；verapamil：10μmol/L；RF：逆转倍数

2. NBP14 和 NBP36 抗肿瘤细胞增殖及细胞毒性作用　本研究采用 SRB 方法检测了 NBP14 和 NBP36 对多种体外培养的肿瘤细胞，如人肺腺癌细胞 A549、人肺腺癌多药耐药细胞 A549/paclitaxel、人结肠癌细胞 HCT-8、人口腔上皮癌细胞 KB、人口腔上皮癌多药耐药细胞 KB/V、人肝癌细胞 Bel7402、人肝癌多药耐药细胞 Bel7402/5FU、人前列腺癌细胞 PC-3M、人结肠腺癌细胞 HT29 及正常人胚胎肺成纤维细胞 Helf 生长的影响。结果表明，NBP14 和 NBP36 对上述肿瘤细胞的半数生长抑制浓度（GI_{50}）在 10～20μg/ml，其摩尔浓度均大于 20μmol/L，远远高于紫杉醇对这些细胞的半数生长抑制浓度（对亲本肿瘤细胞的 GI_{50} 值在 1×10^{-9} mol/L，对多药耐药肿瘤细胞株在 1×10^{-7} 至 1×10^{-8} mol/L）。这些结果表明，NBP14 和 NBP36 本身杀伤或抑制肿瘤生长的活性较弱。尤其是，这两种化合物对正常人胚胎肺成纤维细胞 Helf 的半数生长抑制浓度分别为（28.20 ± 9.43）μg/ml 和（62.45 ± 15.87）μg/ml，说明 NBP14 和 NBP36 对正常细胞的细胞毒性较小（表 18-7-8）。

另外，从上述 SRB 实验结果，通过公式：耐药倍数 = 药物对多药耐药肿瘤细胞株的 GI_{50}/药物对亲本肿瘤细胞株的 GI_{50}，计算被检测的多药耐药肿瘤细胞株对紫杉醇的耐药倍数，A549/paclitaxel 对紫杉醇的耐药倍数约为 45.9 倍；KB/V 对紫杉醇的耐药倍数为 54.0 倍；而紫杉醇对内在多药耐药肿瘤细胞株 HCT8 的 GI_{50} 值约为 1.13μg/ml，远远高于其他敏感肿瘤细胞株（约为 1～10nmol/L）。为此在以下的实验中选用 A549/taxol 和 KB/V 作为获得性多药耐药的肿瘤细胞株模型，而以 HCT8 作为内在多药耐药的细胞株模型，进一步深入研究 NBP14 和 NBP36 的多药耐药逆转活性及初步作用机制。

表 18-7-8 SRB 方法检测逆转化合物对肿瘤细胞及正常细胞的生长抑制作用

细胞株	化合物	GI_{50} (μg/ml 或 nmol/L)	LD_{50} (μg/ml 或 nmol/L)	TGI (μg/ml 或 nmol/L)
A549	NBP14	23.87 ± 9.29	>50	>50
	NBP36	11.73 ± 2.03	>50	40.27 ± 9.13
	paclitaxel	2.47 ± 1.28	20.7 ± 6.34	5.37×10^{-6}
A549/PTX	NBP14	43.98 ± 7.96	>50	>50
	NBP36	11.73 ± 3.49	>50	39.22 ± 13.31
	paclitaxel	113.34 ± 28.34	78.20 ± 21.73	72.01×10^{-6}
KB	NBP14	60.02 ± 8.33	>50	>50
	NBP36	12.15 ± 4.49	>50	40.95 ± 7.18
	paclitaxel	10.62 ± 3.82	>50	53.93×10^{-6}
KB/V	NBP14	14.00 ± 6.78	86.78×10^{-6}	>50
	NBP36	9.19 ± 3.95	39.60 ± 14.38	24.67 ± 8.40
	paclitaxel	573.39 ± 54.2	23.84×10^{-6}	21.04×10^{-6}
Bel7402	NBP14	38.63 ± 10.23	>50	>50
	NBP36	49.34 ± 9.32	>50	>50
	paclitaxel	128.43 ± 23.72	32.23×10^{-6}	138×10^{-6}
Bel7402/5FU	NBP14	43.83 ± 9.83	>50	>50
	NBP36	47.20 ± 11.74	>50	>50
	paclitaxel	398.87 ± 93.28	48.23×10^{-6}	87.37×10^{-6}
HCT8	NBP14	18.68 ± 5.34	>50	>50
	NBP36	12.80 ± 5.59	>50	46.90 ± 12.76
	paclitaxel	1.13 ± 0.72	$>1 \times 10^{-6}$	$>1 \times 10^{-6}$
PC-3M	NBP14	15.07 ± 5.91	>50	>50
	NBP36	9.74 ± 2.64	45.70 ± 17.84	29.76 ± 8.31
	paclitaxel	4.85 ± 1.87	0.82×10^{-6}	0.38×10^{-6}
HT29	NBP14	12.74 ± 4.01	>50	>50
	NBP36	8.52 ± 2.75	>50	49.00 ± 27.07
	paclitaxel	8.15 ± 3.27	1.45×10^{-6}	0.81×10^{-6}
Helf	NBP14	62.45 ± 15.87	>50	>50
	NBP36	28.20 ± 9.43	>50	>50
	paclitaxel	14.13 ± 5.36	2.76×10^{-6}	0.98×10^{-9}

GI_{50}：50%生长抑制浓度（逆转化合物：μg/ml；paclitaxel：nmol/L）；LD_{50}：50%致死剂量；TGI：100%生长抑制浓度

3. NBP14 和 NBP36 对 7 株肿瘤细胞的生长抑制作用　在进一步深入研究多药耐药逆转活性及逆转机制之前，首先利用 MTT 法观察了这两种化合物对本实验中采用的 7 种肿瘤细胞株的生长抑制情况，包括 1 个内在性多药耐药的人结肠癌细胞株 HCT-8，以及 3 对获得性多药耐药细胞株与其敏感株：人肺腺癌耐紫杉醇细胞株 A549/paclitaxel 及人肺腺癌细胞株 A549；人肝癌耐 5-氟尿嘧啶细胞株 Bel7402/5FU 及人肝癌细胞 Bel7402；人口腔上皮癌耐长春新碱细胞株 KB/V 及人口腔上皮癌细胞 KB。表 18-7-9 和表 18-7-10 中的数据分别是 NBP14 和 NBP36 对 7 种肿瘤细胞株生长抑制的百分比，为两次重复实验的平均值。由表中数据可以看出，NBP14 和 NBP36 对 7 株肿瘤细胞的生长抑制率基本相同，其对肿瘤细胞株 10% 的抑制浓度（IC_{10}）约为 10μmol/L。因此，10μmol/L 被确定为这两种多药耐药逆转化合物的无细胞毒且最大可用剂量。多药耐药逆转活性与机制研究的剂量范围选在 1 ~ 10μmol/L，其用药剂量与对照逆转剂 Verapamil（10μmol/L）相一致。

表 18-7-9　MTT 方法检测 NBP14 对 7 株肿瘤细胞的生长抑制作用

细胞株	NBP14 抑制率（%）				
	1μmol/L	5μmol/L	10μmol/L	20μmol/L	50μmol/L
A549	1.89	4.46	9.53	24.68	53.67
A549/PTX	2.38	5.78	8.16	23.27	67.82
Bel7402	-2.60	8.70	9.35	22.20	66.24
Bel7402/5FU	3.40	7.78	11.90	27.78	61.05
KB	2.34	3.29	9.35	20.20	55.00
KB/V	1.99	6.80	8.78	29.11	47.37
HCT-8	-2.23	-2.94	8.32	26.07	52.19

表 18-7-10　MTT 方法检测 NBP36 对 7 株肿瘤细胞的生长抑制作用

细胞株	NBP36 抑制率（%）				
	1μmol/L	5μmol/L	10μmol/L	20μmol/L	50μmol/L
A549	-3.55	5.42	8.30	21.15	57.19
A549/PTX	2.22	4.45	6.46	19.72	62.08
Bel7402	1.23	7.53	11.36	26.05	63.46
Bel7402/5FU	2.48	4.10	6.27	18.02	64.16
KB	1.92	4.29	12.94	22.18	59.28
KB/V	1.00	5.80	8.02	23.14	56.27
HCT-8	-1.90	2.77	7.88	27.33	52.60

4. NBP14 和 NBP36 对肿瘤细胞多药耐药性的逆转作用

（1）NBP14 和 NBP36 对人结肠癌 HCT-8 细胞株内在多药耐药性的逆转作用　在检测 NBP14 和 NBP36 对体外肿瘤细胞株多药耐药逆转活性的研究中，首先选择人结肠癌细胞株 HCT-8 作为内在多药耐药的肿瘤细胞模型，考察 NBP14 和 NBP36 与紫杉醇联合用药时，对紫杉醇内在耐药性的逆转活性，该细胞株对多种抗肿瘤药物不敏感。结果表明，对照逆转剂 verapamil 在 1μmol/L 时，基本没有逆转活性，而 NBP14 与 NBP36 的逆转倍数分别为 2. 3 和 2. 1。10μmol/L verapamil 对 HCT-8 紫杉醇耐药的逆转倍数为 66. 7，而 5μmol/L NBP14 对紫杉醇的逆转倍数为 81. 1，逆转作用比 10μmol/L verapamil 强。而 10μmol/L NBP14 对 HCT-8 紫杉醇耐药的逆转倍数为 186. 6，约为同样剂量 verapamil 逆转倍数的 3 倍。10μmol/L NBP36 对 HCT-8 紫杉醇耐药的逆转倍数为 88. 1，也超过了同样浓度 verapamil 对内在性耐药细胞株 HCT-8 的逆转活性（表 18-7-11）。结果表明，这两种多药耐药逆转化合物对内在性多药耐药细胞株 HCT-8 的逆转活性均比 Verapamil 强。

表 18-7-11　MTT 方法检测 NBP14 和 NBP36 对人结肠癌 HCT-8 细胞株内在多药耐药性的逆转作用

	NBP14		NBP36		verapamil	
	IC_{50}	RF	IC_{50}	RF	IC_{50}	RF
1μmol/L	192. 5 ±48. 2	2. 3	697. 1 ±143. 2	2. 1	805. 0 ±203. 1	1. 4
2. 5μmol/L	16. 9 ±3. 1	26	78. 8 ±23. 4	18. 7		
5μmol/L	5. 4 ±2. 7	81. 1	65. 2 ±21. 2	22. 6		
7. 5μmol/L	4. 5 ±1. 6	155. 3	17. 9 ±5. 6	30. 4		
10μmol/L	3. 5 ±1. 8	186. 6	6. 2 ±2. 3	88. 1	16. 8 ±2. 5	66. 7

注：IC_{50}，50% 生长抑制浓度；RF，逆转倍数

（2）NBP14 和 NBP36 在人口腔上皮癌耐药细胞 **KB/V** 对长春新碱耐药性的逆转作用　**KB/V** 细胞为人口腔上皮癌 KB 细胞经长春新碱筛选得到的获得性多药耐药细胞株，该细胞株对阿霉素、紫杉醇等抗肿瘤药物有交叉耐药性。本实验选用该细胞株作为研究 NBP14 和 NBP36 逆转获得性耐药活性的细胞模型。结果如表 18-7-12 所示。5 个不同浓度的 NBP14 和 NBP36 及 10μmol/L verapamil 对长春新碱敏感亲本 KB 细胞的生长抑制不明显，而 10μmol/L 的对照逆转剂 verapamil 能够明显逆转 **KB/V** 细胞对长春新碱的敏感性，其逆转倍数为 116. 5。5μmol/L 的 NBP14 与长春新碱合用时，对 **KB/V** 的逆转倍数为 113. 9，已经接近 10μmol/L verapamil 的作用强度；而 10μmol/L NBP14 对 **KB/V** 的逆转倍数为 332. 4，约为相同剂量 verapamil 的 3 倍。10μmol/L NBP36 也能明显增加 **KB/V** 细胞对长春新碱的敏感性，其逆转倍数为 135. 2。以上结果表明，NBP14 和 NBP36 均剂量依赖性地逆转 **KB/V** 细胞对长春新碱的耐药性，两种化合物 10μmol/L 时的逆转活性均比相同浓度 verapamil 高。与 NBP36 相比，NBP14 的逆转活性更强。

表 18-7-12　MTT 方法检测 NBP14 和 NBP36 在人口腔上皮癌耐药细胞 KB/V 对长春新碱耐药性的逆转作用

化合物	剂量 (μmol/L)	KB		KB/V	
		IC_{50} (nmol/L)	RF	IC_{50} (nmol/L)	RF
NBP14	1	6.29 ±1.45	1.9	27.28 ±0.62	10.5
	2.5	4.54 ±1.87	2.6	10.88 ±3.23	26.3
	5	2.60 ±0.75	4.6	1.57 ±0.28	113.9
	7.5	3.28 ±0.97	3.6	2.51 ±0.12	247.6
	10	4.73 ±1.89	2.5	1.16 ±0.06	332.4
NBP36	1	7.12 ±1.56	1.3	543.20 ±98.73	0.4
	2.5	5.23 ±1.85	1.8	134.38 ±24.28	1.6
	5	1.79 ±0.32	5.0	45.3 ±19.71	4.3
	7.5	6.84 ±2.82	1.3	5.87 ±1.56	41.4
	10	1.01 ±0.08	8.9	1.6 ±0.09	135.2
verapamil	10	3.59 ±0.45	3.9	1.92 ±0.98	116.5

注：NBP14 或 NBP36 与 VCR 同时作用于肿瘤细胞。IC_{50}，50%生长抑制浓度；RF，逆转倍数

（3）NBP14 和 NBP36 对人肺腺癌耐药细胞株 A549/paclitaxel 多药耐药的逆转作用　A549/paclitaxel 细胞株是我们实验室通过对人肺腺癌细胞株 A549 采用紫杉醇逐步剂量递增法在体外建立的多药耐药细胞株。鉴定结果表明，该细胞株表现为典型的多药耐药表型：对 ADM、VCR 和 VP-16 等具有交叉耐药性。选用该细胞作为研究 NBP14 和 NBP36 逆转获得性耐药活性的第二种细胞模型。5 个不同浓度的 NBP14 和 NBP36 及 10μmol/L verapamil 对紫杉醇敏感的亲本 A549 细胞株的生长抑制作用不明显，而 10μmol/L 的对照逆转剂 verapamil 能够明显逆转 A549/paclitaxel 细胞对紫杉醇的敏感性，其逆转倍数为 164.0。实验结果表明，7.5μmol/L 的 NBP14 与紫杉醇合用，对 A549/paclitaxel 的逆转倍数为 138.4，与 10μmol/L verapamil 的作用相近。而 10μmol/L NBP14 对 A549/paclitaxel 的逆转倍数为 243.6，约为相同剂量 verapamil 的 1.5 倍。10μmol/L NBP36 也能够增加 A549/paclitaxel 细胞对紫杉醇的敏感性，其逆转倍数为 119.0，比相同剂量 verapamil 的逆转活性低（表 18-7-13）。以上结果表明，NBP14 和 NBP36 均呈剂量依赖性地逆转 A549/paclitaxel 细胞株对紫杉醇的耐药性，NBP14 的作用比对照逆转剂 Verapamil 强。

表 18-7-13 MTT 方法检测 NBP14 和 NBP36 对人肺腺癌耐药细胞株 A549/paclitaxel 多药耐药的逆转作用

化合物	剂量（μmol/L）	A549		A549/paclitaxel	
		IC_{50}（nmol/L）	RF	IC_{50}（nmol/L）	RF
NBP14	1	57.61 ±7.34	0.4	1701 ±19.2	1.3
	2.5	41.86 ±5.76	0.6	1621 ±17.34	13.2
	5	26.66 ±3.83	0.9	30.41 ±3.76	70.6
	7.5	20.69 ±1.84	5.5	11.50 ±1.72	138.4
	10	26.31 ±3.32	4.3	6.53 ±0.88	243.6
NBP36	1	8.71 ±1.78	3.4	478.6 ±50.22	1.6
	2.5	18.51 ±2.56	1.6	123.51 ±15.14	6.2
	5	12.88 ±1.49	2.3	34.34 ±5.29	22.3
	7.5	3.70 ±0.29	8	34.87 ±3.3	22.2
	10	24.68 ±3.45	1.2	6.43 ±3.95	119.0
Verapamil	10	6.69 ±0.97	9.7	2.40 ±0.36	164.0

注：IC_{50}，50%生长抑制浓度；RF，逆转倍数。paclitaxel 浓度：10^{-10}、10^{-9}、10^{-8}、10^{-7}、10^{-6}和 10^{-5}mol/L

（4）NBP14 和 NBP36 对人肝癌耐药细胞 Bel7402/5FU 对 5FU 耐药的逆转作用 Bel7402/5FU 细胞株是刘耕陶院士实验室通过对人肝癌细胞株 Bel7402 长期使用低剂量 5-氟尿嘧啶（5FU）体外筛选建立的耐药细胞株。本实验选用该细胞株作为研究 NBP14 和 NBP36 逆转获得性耐药活性的非膜转运蛋白的细胞模型，试图通过比较，发现 NBP14 类化合物多药耐药分子机制的线索。结果如表 18-7-14 所示，即使使用 10μmol/L NBP14、NBP36 及对照逆转剂 verapamil 对人肝癌细胞株 Bel7402 及对 5FU 耐药细胞株 Bel7402/5FU 均未观察到明显的逆转活性。这一结果间接提示，NBP14 类化合物的逆转机制可能与抑制细胞膜表面的药泵蛋白的功能有关。

表 18-7-14　MTT 方法检测 NBP14 和 NBP36 对人肝癌耐药细胞 Bel7402/5FU 对 5FU 耐药的逆转作用

化合物	剂量 (μmol/L)	Bel7402		Bel7402/5FU	
		IC_{50} (nmol/L)	RF	IC_{50} (nmol/L)	RF
NBP14	0	1.7 ±0.2	1.00	510.9 ±58.3	1.00
	1	1.6 ±0.1	1.08	846.9 ±94.6	0.60
	5	1.9 ±0.2	0.90	547.3 ±68.2	0.93
	10	1.2 ±0.1	1.43	485.8 ±39.8	1.05
NBP36	0	2.6 ±0.3	1.00	556.7 ±63.7	1.00
	1	10.0 ±1.2	0.25	1573.1 ±189.4	0.35
	5	3.1 ±0.3	0.84	1006.5 ±100.0	0.55
	10	3.8 ±0.5	0.68	982.7 ±120.3	0.57
Verapamil	0	4.6 ±0.2	1.00	642.9 ±83.5	1.00
	10	4.3 ±0.3	1.07	717.7 ±84.3	0.90

注：IC_{50}，50% 生长抑制浓度；RF，逆转倍数。paclitaxel 浓度：10^{-10}、10^{-9}、10^{-8}、10^{-7}、10^{-6}和 10^{-5}mol/L

5. NBP14 和 NBP36 对肿瘤细胞多药耐药逆转作用的机制研究

（1）AO/EB 双染色法检测细胞凋亡　如图 18-7-20 所示，定量分析后可以看出，10μmol/L 的 NBP14 诱导 A549/paclitaxel 细胞凋亡的作用很小，100nmol/L 的紫杉醇则有一定诱导凋亡的作用，使早期凋亡和晚期凋亡的细胞数均增加，分别为 5.34% 和 10.59%。而

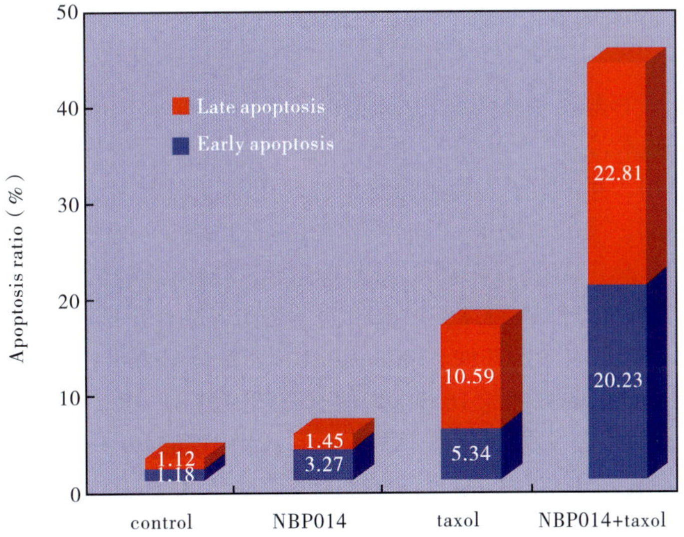

图 18-7-20　定量分析 NBP14 和 paclitaxel 诱导 A549/paclitaxel 细胞凋亡的作用

NBP14 与紫杉醇合用后明显增加了紫杉醇诱导耐药肿瘤细胞凋亡的能力，分别为 20.23% 和 22.81%（$P<0.05$）。

（2）Hoechst 33258 染色荧光显微镜观察凋亡结果　实验结果表明，10μmol/L 的 NBP14 诱导细胞凋亡的作用很弱，100nmol/L 的紫杉醇仅有一定诱导细胞凋亡的作用，图中箭头所示的细胞为发生核固缩的细胞。NBP14 与紫杉醇合用后，NBP14 明显增加了紫杉醇诱导耐药肿瘤细胞株凋亡的能力。18-7-21 D 中可以看到许多核固缩、核碎裂的细胞，呈典型的细胞凋亡形态。

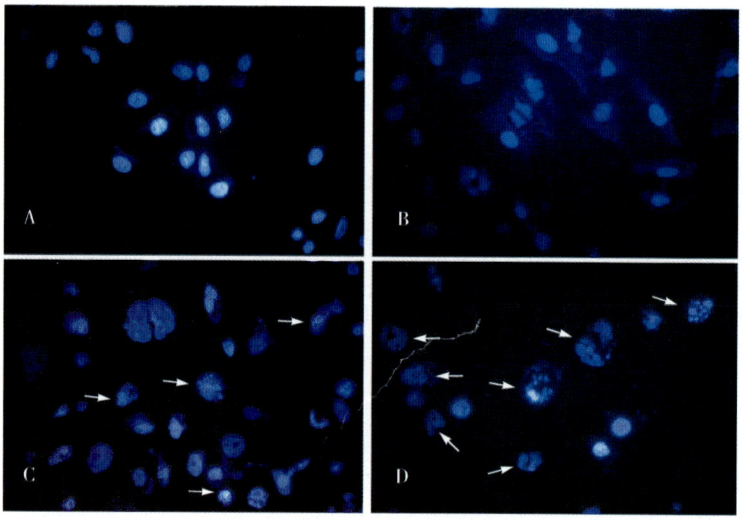

图 18-7-21　Hoechst 33258 染色荧光显微镜观察凋亡结果

箭头所指为发生典型凋亡的细胞。A. 阴性对照组；B. 10μmol/L NBP14；C. 100nmol/L paclitaxel；D. 10μmol/L NBP14 + 100nmol/L paclitaxel。

（3）NBP14 对紫杉醇诱导多药耐药细胞株 A549/paclitaxel 细胞凋亡和细胞周期阻滞的影响　利用流式细胞术，进一步研究了 NBP14 增强紫杉醇诱导 A549 及其耐药株 A549/Paclitaxel 细胞凋亡的作用，并观察了这两种药物单独使用及联合应用对其细胞周期的影响（表 18-7-15，表 18-7-16）。实验结果进一步证实，10μmol/L NBP14 对人肺腺癌细胞株及其耐药株均不能引起凋亡发生。单用 100nmol/L 紫杉醇可诱导 18.4% 的 A549/paclitaxel 细胞凋亡，对于敏感株 A549 细胞可以诱导 31.8% 细胞凋亡。而两者联合用药，没有明显增加 A549 敏感株细胞的凋亡数量，但对于耐药株 A549/paclitaxel，联合用药明显增加了紫杉醇诱导凋亡的作用，凋亡比率从单用紫杉醇的 18.4% 增加到合用时的 31.8%。同时，与未加药的空白对照相比，单用 NBP14 没有明显改变 A549 及其耐药株 A549/paclitaxel 的细胞周期。而 100nmol/L 紫杉醇单独用于 A549/paclitaxel 时，与对照组和 10μmol/L NBP14 加药组相比，细胞周期主要表现为 S 期明显延长，G_2/M 有一定程度的阻滞，Sub-G_1 峰也有所增高，而 G_1 期明显缩短。联合用药后，NBP14 没有增加紫杉醇诱导 A549 敏感株细胞凋亡的作用；但在 A549/paclitaxel 多药耐药株，却增加了 G_2/M 的阻滞（占细胞周期的 39.4%），但仍没有达到紫杉醇对 A549 细胞 G_2/M 的阻滞的水平（占细胞周期的 54.8%）。

表 18-7-15 NBP14 对紫杉诱导多药耐药细胞株 A549/paclitaxel 细胞凋亡的作用

细胞株	细胞凋亡率（%）			
	对照组	NBP14	paclitaxel	paclitaxel + NBP14
A549	1.12	1.34	31.8	33.2
A549/PTX	1.28	1.48	18.4	31.8

注：NBP14：（10μmol/L）；paclitaxel：（100nmol/L）

表 18-7-16 NBP14 对紫杉醇诱导多药耐药细胞株 A549/paclitaxel 细胞周期阻滞的作用

细胞株	细胞周期	对照组	NBP14	paclitaxel	paclitaxel + NBP14
A549	G_1（%）	78.1	72.4	10.9	12.0
	S（%）	14.0	23.0	38.3	33.2
	G_2/M（%）	7.9	4.6	50.8	54.8
A549/PTX	G_1（%）	72.3	77.4	46.9	8.4
	S（%）	19.0	15.5	35.9	52.2
	G_2/M（%）	8.7	7.1	17.2	39.4

（4）间接免疫荧光法观察 NBP14 对肿瘤细胞微管聚合及解聚的影响 未经药物处理的 A549/paclitaxel 细胞的微管结构呈网络状，从细胞微管组织的中心向细胞外围辐射分布。10μmol/L NBP14 作用于 A549/paclitaxel 细胞 24h 后，免疫荧光染色所呈现的微管结构与未经药物处理的对照组细胞非常相似，荧光染色强度及形态无明显变化。100nmol/L 紫杉醇处理细胞 24h 后，部分细胞内微管的结构发生变化，绿色荧光呈束状分布，另外有少量细胞荧光呈明亮的光斑样。同时加入 10μmol/L NBP14 及 100nmol/L 紫杉醇处理细胞 24h 后微管荧光染色的变化情况。细胞内荧光强度增加，绝大多数细胞内绿色荧光呈清晰的束状分布，甚至呈现亮绿色的斑块状。少数细胞缩小成明亮的绿色小球状，这些特征均为高浓度紫杉醇处理细胞后微管结构和染色的典型变化（图 18-7-22）。上述结果表明，单独应用 NBP14 没有促进微管蛋白聚合的作用，而与紫杉醇合用后，能够明显增强低浓度紫杉醇促进微管蛋白聚合的作用。

10μmol/L NBP14 作用于 A549/paclitaxel 细胞后没有明显改变细胞微管的结构及荧光强度。1μmol/L 长春新碱处理 A549/paclitaxel 细胞 24h 后，少数细胞内正常微管典型的网络状结构消失，绿色荧光在细胞内呈点状毛玻璃样分布。同时加入 10μmol/L NBP14 及 1μmol/L 长春新碱处理细胞 24h 后微管荧光染色的变化情况。多数细胞内绿色荧光呈现散在的点状磨玻璃样分布，细胞荧光强度减低。这些特征均为高浓度长春新碱处理细胞后微管结构和荧光染色的典型变化（图 18-7-23）。这些结果表明，单独应用 NBP14 没有抑制微管蛋白聚合的作用，而与长春新碱合用后，能够明显增强低浓度长春新碱抑制微管蛋白聚合的作用。

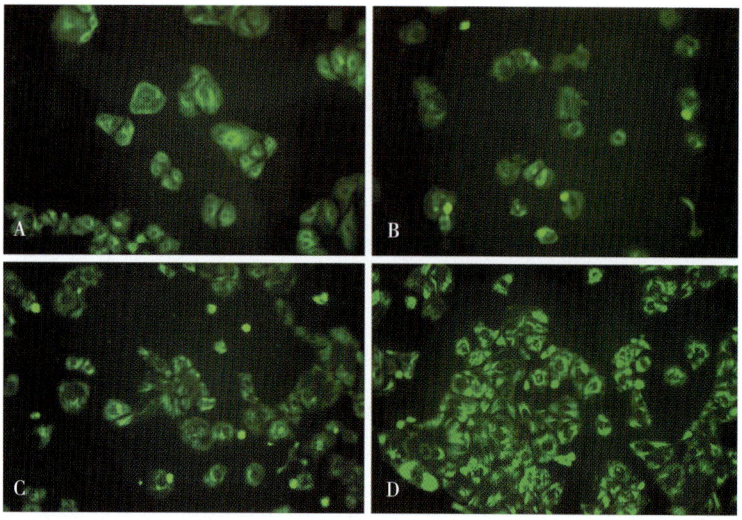

图 18-7-22 间接免疫荧光法观察 NBP14 对肿瘤细胞微管聚合的影响

A. 阴性对照组；B. NBP14 10μmol/L；C. paclitaxel 100nmol/L；D. NBP14 10μmol/L + paclitaxel 100nmol/L。化合物作用 24h。

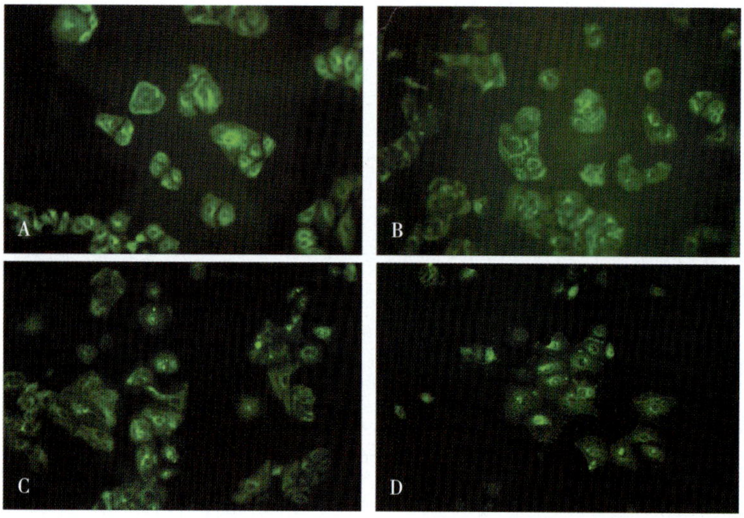

图 18-7-23 间接免疫荧光法观察 NBP14 对肿瘤细胞微管聚合及解聚的影响

A. 对照组；B. NBP14 10μmol/L；C. VCR（1μmol/L；D. NBP14 10μmol/L + VCR 1μmol/L。化合物作用 24h。

（5）NBP14 对微管聚合动力学的影响 图 18-7-24A 显示，单独应用 10μmol/L NBP14、10μmol/L 紫杉醇（PTX）、10μmol/L 长春新碱或不加药时纯化的微管蛋白在 37℃、有 GTP 存在时的聚合作用的动力学过程。结果表明，紫杉醇能够促进微管蛋白聚合，在较短的时间内即达到了聚合-解聚之间的动态平衡，进入平台期，而且紫杉醇组的 OD_{350} 值达到平台期后比其他组均高。而长春新碱对微管蛋白聚合显示明显的抑制效应，其动态曲线上升幅度较低，平台期后 OD_{350} 值明显小于其他各组。研究结果表明，10μmol/L NBP14 组微管蛋白聚合动态曲线的线型与未加药的对照组基本一致，曲线上升的速度比紫杉醇慢，平台期 OD_{350} 值比紫杉醇小，但远大于长春新碱组。此结果说明 10μmol/L NBP14 对微管蛋白的聚合作用无明显影响。

图 18-7-24B 显示联合用药对微管蛋白聚合过程的影响。结果表明，10μmol/L NBP14 与紫杉醇联合用药微管蛋白聚合动态曲线的线型与单独应用紫杉醇基本一致，而 10μmol/L

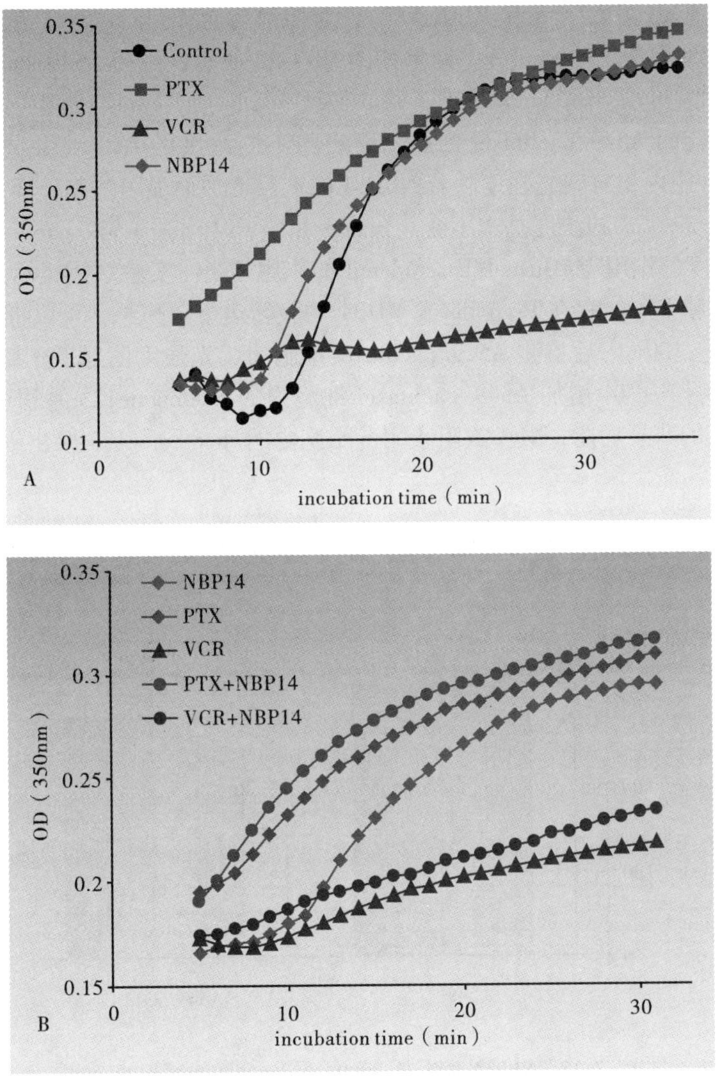

图 18-7-24　NBP14，PTX，VCR 及联合应用对微管聚合动力学的影响

A．NBP14，PTX，VCR 单独应用对微管聚合动力学的影响；B．NBP14 与 PTX 或 VCR 联合应用对微管聚合动力学的影响。

NBP14 与长春新碱联合用药微管蛋白聚合动态曲线的线型与单独应用长春新碱基本一致。即 NBP14 在无细胞的纯化的微管蛋白反应体系中没有增强紫杉醇促进微管蛋白聚合的作用，也没有增强长春新碱抑制微管蛋白聚合的作用。进一步间接证明 NBP14 增强紫杉醇及长春新碱对多药耐药细胞的抗肿瘤作用需要完整功能的细胞结构存在，而这一结构可能就是细胞膜上的膜转运蛋白——药泵。

（6）NBP14 对肿瘤细胞内 rhodamine123 蓄积的影响　Rhodamine 123 是细胞膜转运体蛋白 P-gp 及 MDR1 的底物，利用其在蓝色光（480nm）激发下能够产生强绿色荧光的特点，常用于研究细胞膜 P-gp 和 MDR1 功能及多药耐药逆转剂的作用机制分析。本实验中，NBP14 选用不同剂量（0、1、5 和 10μmol/L），对照耐药逆转剂 verapamil 的剂量 10μmol/L，rhodamine 123 的剂量选为 10μmol/L。结果如图 18-7-25 所示，耐药 A549/paclitaxel 细胞和敏感的亲本 A549 细胞单独与 rhodamine 123 共同孵育 30min 后，A549 细胞内的 rhodamine 123 浓度明显高于耐药的 A549/paclitaxel 细胞。而当与不同浓度的 NBP14 共同孵育 30min 后，A549/paclitaxel 细胞内相对荧光强度随着 NBP14 的剂量增加而显著增高，而敏感的亲本细胞 A549 内的 rhodamine 123 的浓度基本不变。5μmol/L NBP14 增强 A549/paclitaxel 细胞内 rhodmaine123 荧光强度的作用与 10μmol/L verapamil 的作用相当。实验结果提示，A549/paclitaxell 耐药株的细胞膜上可能存在 P-gp 和/或 MDR1 的膜转运蛋白药泵，可以将细胞内的 rhodamine123 泵出细胞，30min 后检测 A549/paclitaxel 细胞的荧光强度明显低于敏感株 A549。这一结果也间接证明 NBP14 增加 A549/paclitaxel 细胞内的 rhodmaine123 蓄积可能是通过抑制细胞膜蛋白 P-gp 的药泵功能，减少或阻止耐药细胞内的 rhodamine123 泵出细胞外。

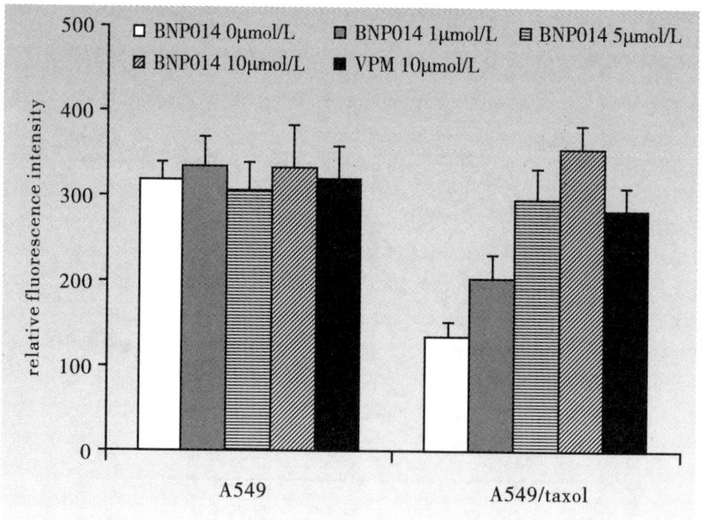

图 18-7-25　NBP14 对肿瘤细胞内 rhodamine123 蓄积的影响

（7）NBP14 对多药耐药细胞株中 4 种药泵-膜转运蛋白 mRNA 表达的影响　本实验首先观察了 4 种常见且与肿瘤多药耐药紧密相关的药泵——膜转运蛋白在内在性多药耐药细胞模型人结肠癌细胞株 HCT-8，以及在两对获得性多药耐药肿瘤细胞模型，人口腔上皮癌 KB/V

及其敏感株 KB 和人肺腺癌细胞株 A549/paclitaxel 及其敏感株 A549 细胞中 mRNA 的表达情况。这 4 种多药耐药相关膜转运蛋白分别是：MDR1、MRP1、BCRP 和 LRP。结果如图 18-7-26 所示，根据基因的表达量分析，HCT-8 细胞中四种膜转运蛋白在 mRNA 水平上均有表达，但 MDR1 和 MRP1 的表达量更高，可能是其多药耐药的主要机制；KB/V 与其敏感株 KB 细胞相比，4 种多药耐药膜转运蛋白中有 3 种蛋白在 mRNA 水平表达增加，依次为 MDR1、MRP1 和 LRP，尤其 MDR1 在 KB 敏感株中几乎没有表达。有趣的是实验观察到 BCRP 基因在敏感株 KB 中有一定的表达，但在 KB/V 多药耐药株中几乎检测不到。提示 KB/V 的耐药机制以及 BCRP 在多药耐药中的作用需要进一步深入研究。与敏感株 A549 相比，A549/paclitaxel 细胞株中有 2 种膜转运蛋白的 mRNA 水平明显增高，它们分别是 MDR1 和 MRP1，尤其是 MDR1 在 A549 细胞株中几乎没有表达。提示 A549/paclitaxel 细胞中这两种膜转运蛋白 mRNA 表达量增加与其多药耐药特性密切相关。

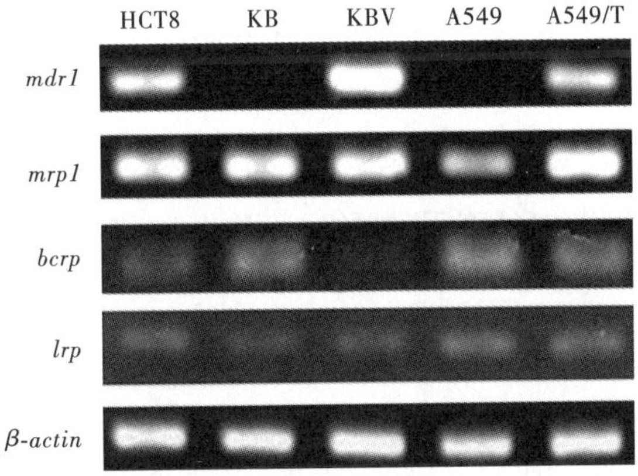

图 18-7-26　NBP14 对多药耐药细胞株中 4 种药泵-膜转运蛋白 mRNA 表达的影响

（8）NBP14 对 A549/paclitaxel 细胞 MDR1 及 MRP1 基因 mRNA 表达的影响　由于在 A549/paclitaxel 多药耐药细胞株中，MDR1 和 MRP1 两种基因明显比其敏感株 A549 细胞中增加，因此考虑很可能是 A549/paclitaxel 细胞多药耐药的分子基础。我们进一步研究了不同浓度 NBP14 对 A549/paclitaxel 细胞 MDR1 和 MRP1 基因转录水平的影响。MDR1 是编码 P-gp 糖蛋白的基因，MRP1 是编码多药耐药相关蛋白 MRP1 的基因。这两个基因所编码的蛋白质均是细胞膜上重要的转运体，两者都属于 ABC 转运体家族，作为药泵，参与肿瘤细胞 MDR 的形成。本实验应用 RT-PCR 方法分析了 A549/paclitaxel 耐药细胞株中 MDR1 和 MRP1 mRNA 的表达水平，评价 NBP14 对这两种基因表达的影响，并探讨 NBP14 逆转肿瘤耐药的可能机制。本实验以 β-actin 作为内标，MDR1 基因扩增片段长度为 286bp，MRP1 基因扩增片段长度为 257bp。图 18-7-27 结果显示 5μmol/L、10μmol/L 和 20μmol/L 的 NBP14 对 A549/paclitaxel 细胞中的 MDR1 和 MRP1 mRNA 表达均呈剂量依赖性地降低。采用 Image J 软件的凝胶分析模块半定量分析了 PCR 各条带的平均光密度值。然后用检测基因与内参 β-actin 的光密度比值作为 mRNA 相对表达量，统计分析 3 次独立实验的结果制作柱形图。结果显示，

NBP14 在 5μmol/L 和 10μmol/L 浓度时，即可以显著降低 MDR1 基因的转录水平（$P < 0.05$）；但在此浓度下没有显著降低 MRP1 基因的转录水平（$P > 0.05$）。当 20μmol/L NBP14 作用 A549/paclitaxel 细胞 24h 后，显著减少了 MDR1 与 MRP1 的 mRNA 表达水平。二者的表达水平仅为正常对照组的 1/10 左右。

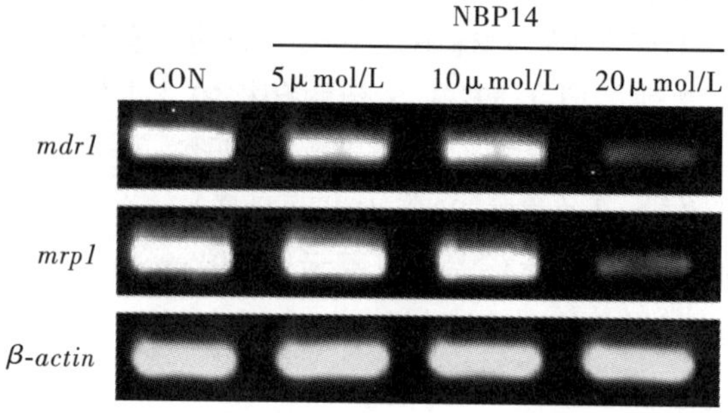

图 18-7-27 NBP14 对 A549/paclitaxel 细胞 MDR1 及 MRP1 基因 mRNA 表达的影响

6. 33 个 Syl 系列和 44 个 NBP 系列紫杉烷类耐药逆转剂的逆转肿瘤多药耐活性筛选 我所天然药物生物合成室戴均贵研究员课题组和药物化学研究室尹大力研究员课题组在前期生物合成紫杉烷类化合物 sinenxan A 的基础上进行结构改造，又得到了两个系列的具有逆转肿瘤多药耐药的化合物 Syl 和 NBP 的部分化合物。药理室肿瘤药理组采用 MTT 法，对 33 个 Syl 系列化合物（Syl601 ~ Syl633）和 44 个 NBP 系列的化合物（NBP064 ~ NBP107）的逆转肿瘤多药耐药活性进行了评价，得到了具有较好逆转活性的化合物 Syl611 和 NBP071。根据逆转倍数（RF）数据表明，Syl611 和 NBP071 在等浓度条件下具有显著强于阳性对照逆转剂 verapamil 的逆转活性，结果见表 18-7-17。

表 18-7-17 Syl611 和 NBP071 的多药耐药逆转活性

细胞株	化合物	reversal folds（RFs）		
		2.5μmol/L	5μmol/L	10μmol/L
A549/PTX	Syl611	21.18	31.13	45.95
	NBP071	50.60	25.58	300.41
	verapamil	–	–	11.36
KB/V	Syl611	17.33	51.37	73.56
	NBP071	45.72	76.22	134.56
	verapamil	–	–	23.92
Bel7402/5FU	Syl611	25.74	75.92	107.13
	NBP071	76.25	80.74	247.14
	verapamil	–	–	74.02

7. Syl611 和 NBP071 逆转多药耐药活性的作用机制研究　针对肿瘤多药耐药的主要发生机制：肿瘤细胞膜药物外排泵 P 糖蛋白（P-gp）进行了一系列的实验，探讨了 Syl611 和 NBP071 的逆转肿瘤多药耐药的作用机制。

（1）肿瘤耐药细胞株及正常细胞 P 糖蛋白的表达　通过 Western blotting 方法检测了耐药肿瘤细胞株和正常细胞 P-gp 的表达。结果显示在 3 株耐药肿瘤细胞中，Bel7402/5FU 细胞中的 P-gp 表达量最高，KB/V 其次。与逆转剂对不同耐药肿瘤细胞的耐药逆转活性呈正相关，提示了其作用关系。见图 18-7-28。

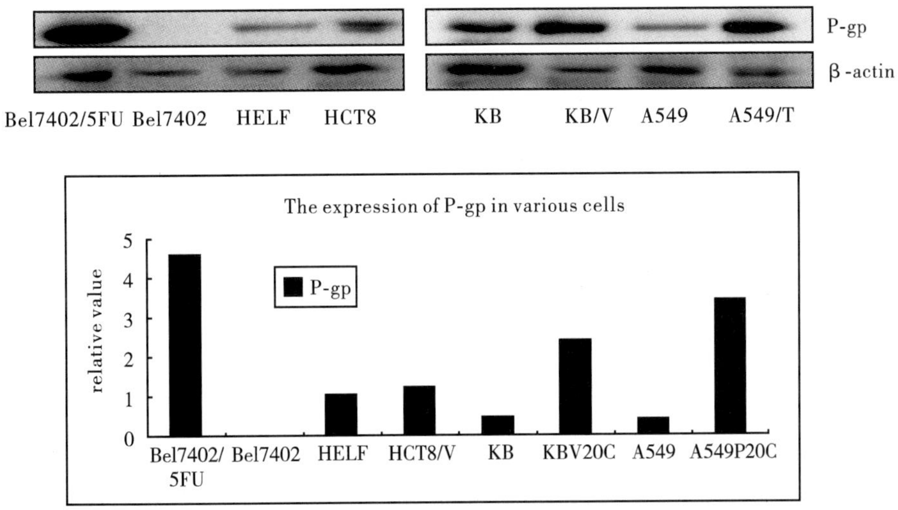

图 18-7-28　耐药肿瘤细胞株及正常细胞中 P 糖蛋白的表达

（2）AO/EB 法检测 Syl611 和 NBP071 对 A549/paclitaxel 细胞凋亡的影响　紫杉醇 paclitaxel 的主要作用机制是促进微管聚合、抑制微管的解聚，从而阻滞细胞于 G_1 期而导致细胞的凋亡。我们采用 AO/EB 法检测了 Syl611 和 NBP071 增强紫杉醇对耐药细胞 A549/paclitaxel 的诱导凋亡作用，见图 18-7-29 和图 18-7-30。根据统计早期凋亡和晚期凋亡的比例，发现 Syl611 和 NBP071 能促进紫杉醇对耐药细胞 A549/paclitaxel 的凋亡。

（3）RT-PCR 和 Western blotting 方法检测 Syl611 和 NBP071 对 A549/paclitaxel 细胞和 Bel7402/5FU 药物外排泵 mRNA 和 Bel7402/5FU 的 P-gp 表达水平的影响　为了检测 Syl611 和 NBP071 是否对耐药细胞株中药物外排泵蛋白本身产生影响，我们采用 RT-PCR 法检测了耐药细胞 A549/paclitaxel 和 Bel7402/5FU 药物外排泵 MDR1、MRP 和 BCRP 的 mRNA 的影响，见图 18-7-31 和图 18-7-32。如图所示，Syl611 和 NBP071 对 2 种耐药肿瘤细胞株相关药物外排泵的 mRNA 的量无明显影响，另外我们采用 Western blotting 法检测了 Syl611 和 NBP071 对 Bel7402/5FU 的 P-gp 表达水平的影响，见图 18-7-33。发现 P-gp 的表达量均无明显的改变。提示 Syl611 和 NBP071 的逆转肿瘤多药耐药作用机制不在于影响耐药细胞中相关药泵本身的量。

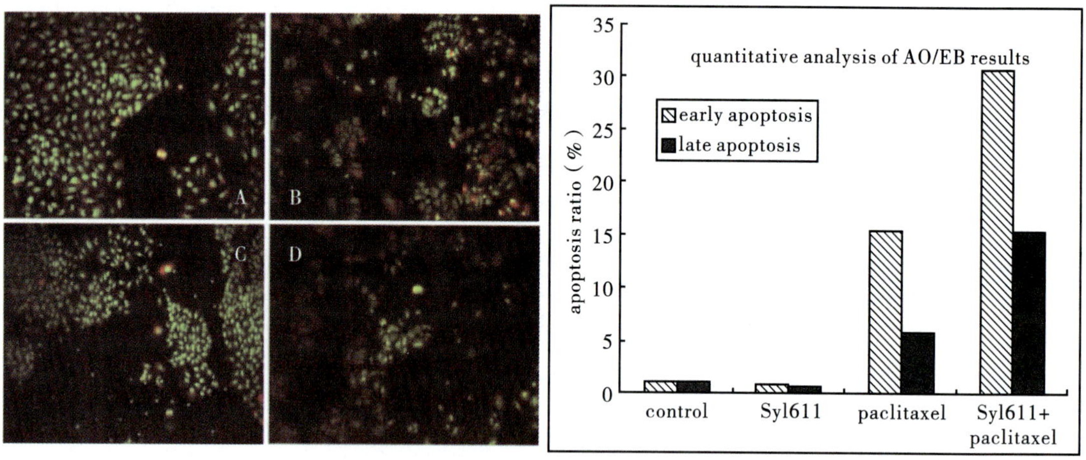

图 18-7-29 AO/EB 法检测 Syl611 对 A549/paclitaxel 细胞凋亡的影响

A. 阴性对照组；B. paclitaxel 0. 1μmol/L；C. Syl611 10μmol/L；D. paclitaxel 0. 1μmol/L + Syl611 10μmol/L。

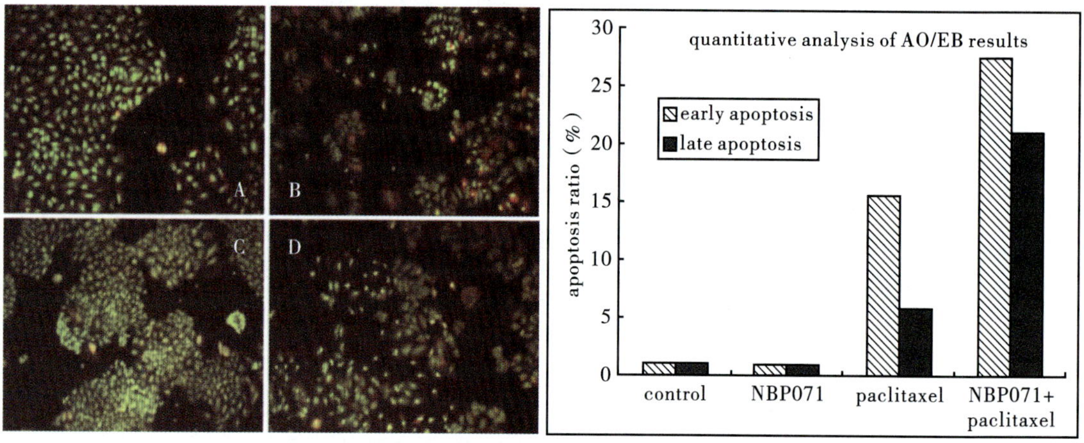

图 18-7-30 AO/EB 法检测 NBP071 对 A549/paclitaxel 细胞凋亡的影响

A. 阴性对照组；B. paclitaxel 0. 1μmol/L；C. NBP071 10μmol/L；D. paclitaxel 0. 1μmol/L + NBP071 10μmol/L。

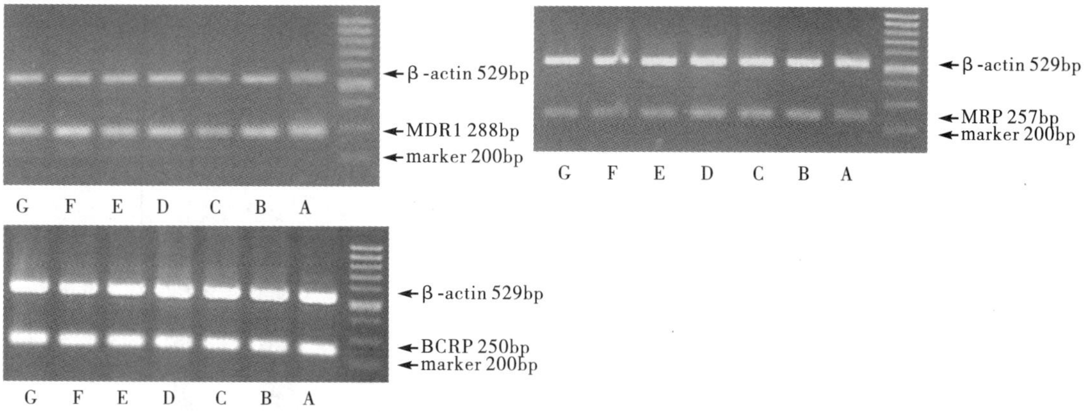

图 18-7-31　RT-PCR 检测 Syl611 和 NBP071 对 A549/paclitaxel 细胞的 P-gp 表达水平的影响

A. 阴性对照组；B. paclitaxel 10nmol/L；C. paclitaxel 100nmol/L；D. Syl611 10μmol/L；E. paclitaxel 100nM + Syl611 10μmol/L；F. NBP071 10μmol/L；G. Paclitaxel 100nmol/L + NBP071 10μmol/L。

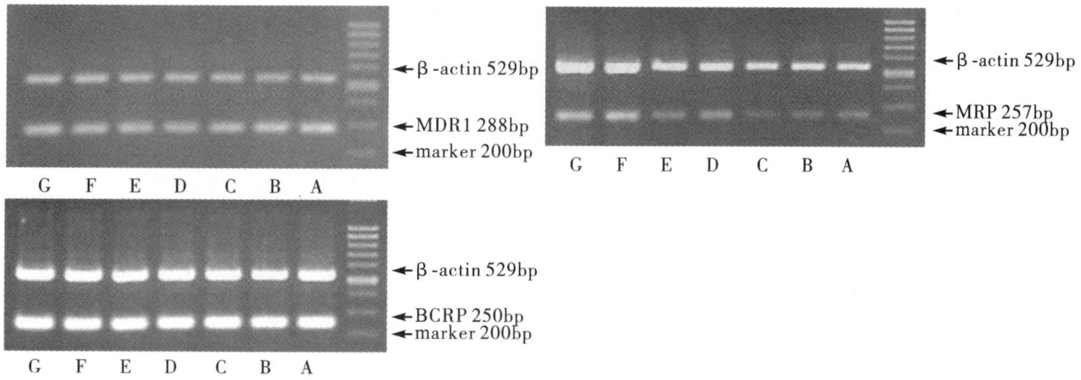

图 18-7-32　RT-PCR 检测 Syl611 和 NBP071 对 Bel7402/5FU 的 P-gp 表达水平的影响

A. 阴性对照组；B. paclitaxel 10nmol/L；C. paclitaxel 100nmol/L；D. Syl611 10μmol/L；E. paclitaxel 100nmol/L + Syl611 10μmol/L；F. NBP071 10μmol/L；G. paclitaxel 100nmol/L + NBP071 10μmol/L。

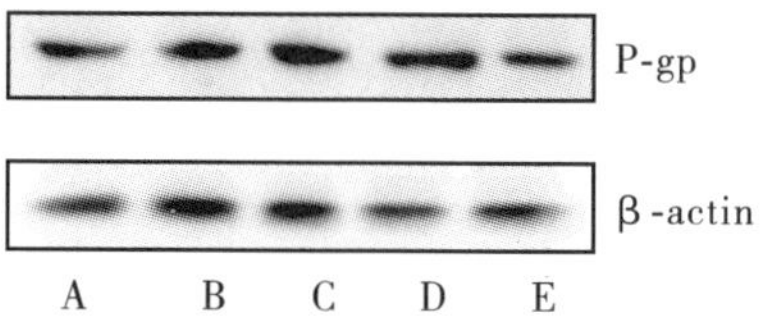

图 18-7-33　Western blotting 方法检测 Syl611 和 NBP071 对 Bel7402/5FU 的 P-gp 表达水平的影响

A. 阴性对照组；B. paclitaxel 10nmol/L；C. paclitaxel 10nmol/L + verapamil 10μmol/L；D. paclitaxel 10nmol/L + Syl611 10μmol/L；E. paclitaxel 10nmol/L + NBP071 10μmol/L。

（4）rhodamine123 蓄积实验检测 Syl611 和 NBP071 对 P-gp 泵出药物活性的影响　我们利用 P-gp 过表达的 KB/V 细胞，通过流式细胞技术检测了 Syl611 和 NBP071 对 rhodamine 123 在细胞内蓄积量的影响。见图 18-7-34 和图 18-7-35。如图 18-7-34 所示 Syl611 能明显地增加 rhodamine 123 在 KB/V 细胞内的蓄积，且有一定的剂量关系，而 NBP071 不能增加 rhodamine 123 在 KB/V 细胞内的蓄积。如图 18-7-35 所示，扩大 Syl611 的作用剂量后，得到一条 Syl611 的不同剂量和 rhodamine 123 在 KB/V 细胞内的蓄积量的关系，呈一条明显的 S 型曲线。

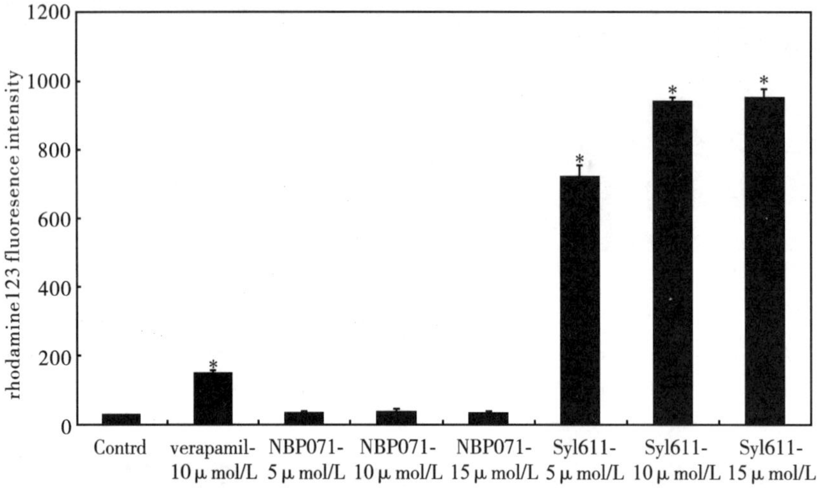

图 18-7-34　Rhodamine123 蓄积试验检测 Syl611 和 NBP071 对 KB/V 细胞中 P-gp 泵出药物活性的影响

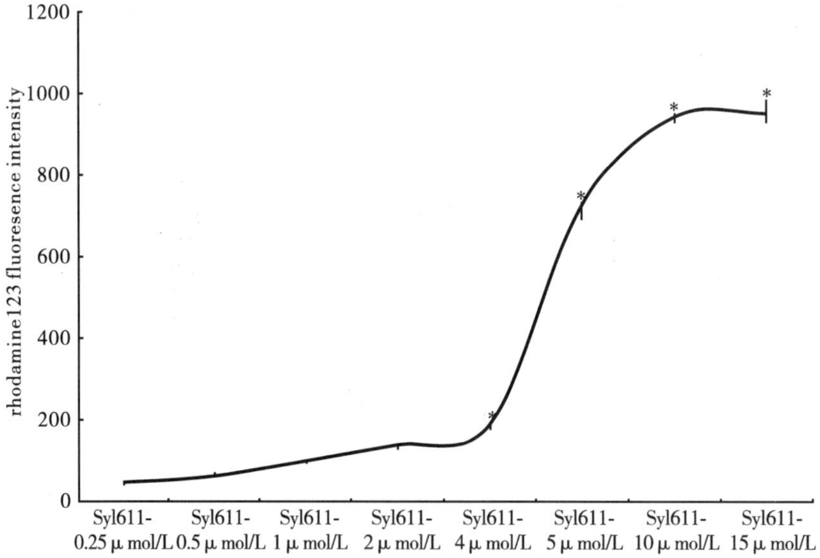

图 18-7-35　Rhodamine123 蓄积试验检测 Syl611 和 NBP071 对 KB/V 细胞中 P-gp 泵出药物活性的影响

(5) HPLC 检测 Syl611 对 KB/V 细胞中 paclitaxel 蓄积量的影响　在利用 rhodamine 123 蓄积试验检测 Syl611 对 P-gp 泵出药物活性的影响的基础上，我们利用 HPLC 技术检测了 Syl611 对 KB/V 细胞中 paclitaxel 蓄积量的影响，见图 18-7-36。如图所示，Syl611 能增加 paclitaxel 在 KB/V 中的蓄积量。

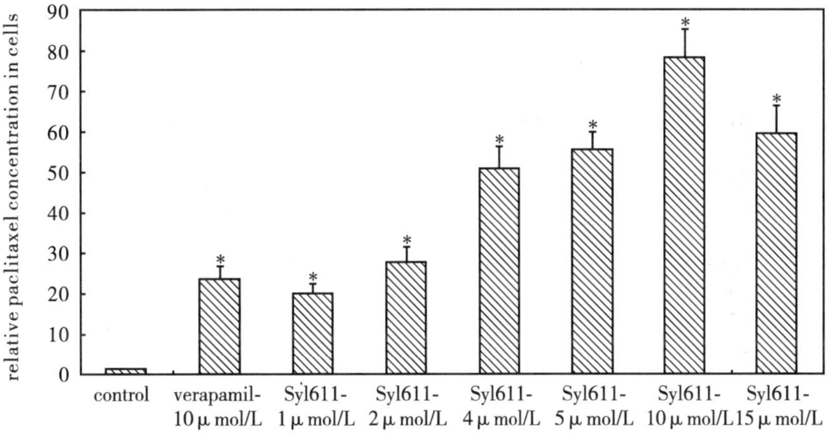

图 18-7-36　HPLC 检测 Syl611 对 KB/V 细胞中 paclitaxel 蓄积量的影响

(三) 讨论

靶向微管动态平衡的抗有丝分裂药物目前在临床多种实体肿瘤治疗中处于重要的地位。其中临床最常用的药物之一是紫杉醇（paclitaxel），它是从红豆杉植物中发现的天然抗肿瘤药物，临床用于治疗复发和难治性乳腺癌、卵巢癌、肺癌、头颈部肿瘤。尽管紫杉醇在临床应用中取得了非常好的疗效，但溶解性、耐药现象与资源问题都是面临需要解决的难题，特别是耐药问题为紫杉醇的临床应用提出了巨大的挑战。目前国内外的研究机构和大型制药公司通过对紫杉烷的结构修饰，已经发现一些对耐药肿瘤疗效较好的紫杉烷类衍生物，正处于从临床前到临床不同阶段的药物开发阶段，这些对耐药肿瘤仍然有效的衍生物被称作紫杉烷的第二代、第三代。

本所天然药物化学研究室方唯硕研究员课题组以寻找对 P-gp 作用较弱同时对微管蛋白具有高亲和力的紫杉烷类化合物为中心，通过对三尖杉宁碱的 C-2，7，10 取代基以及 C-13 侧链等多个位点进行修饰，设计合成了一系列紫杉烷类化合物。体外细胞筛选出作用较强的代号为 Lx2-32c 的全新化合物，本研究第一部分在体内、体外观察了 Lx2-32c 的抗肿瘤作用，并对其作用机制进行了较深入地探讨。研究发现 Lx2-32c 在体外对多种组织来源的肿瘤细胞都具有较强的杀伤作用，其中包括对紫杉醇耐药的细胞株。作用机制研究表明 Lx2-32c 通过改变细胞微管动力学而发挥作用，促进纯化的微管蛋白聚合，抑制聚合的微管解聚，从而稳定微管在聚合状态；破坏细胞内微管动态平衡，诱导细胞内微管形成稳定的微管束；抑制细胞有丝分裂，使细胞阻滞于 G_2/M 期；进而诱导细胞内促凋亡蛋白 P53 和 Bax 的表达，诱发细胞凋亡。

紫杉醇是第一个通过促进微管蛋白聚合稳定细胞内微管结构达到抗肿瘤作用的天然产

物，但是由于耐药的出现，使紫杉醇的疗效明显降低，临床应用受到较大的限制，目前研究表明耐药的产生存在许多不同的机制，其中最主要的机制之一是由 MDR1 基因编码的分子量为 170kD 的 P-gp 药物外排泵的过表达而引起的。本研究在体外通过 MTT 法、SRB 法以及集落形成实验均证实 Lx2-32c 对多种不同组织来源的肿瘤细胞都具有较强的生长抑制/杀伤活性，其中对耐紫杉醇的 AT1 细胞、A549/paclitaxel 细胞、KB/V 细胞以及 Bel-7402/5-FU 细胞仍具有较强生长抑制/杀伤活性。通过 RT-PCR 检测证实 A549/paclitaxe 细胞 l、KB/V 细胞和 Bel-7402/5-FU 细胞 MDR1 基因表达较亲本细胞 MDR1 基因表达增高，同时通过 Western blotting 检测也证实它们的 P-gp 表达较亲本细胞高数倍。上述研究说明 Lx2-32c 对由于高表达 P-gp 而引起紫杉醇耐药的细胞仍具有较高的敏感性。紫杉醇耐药的另一个重要机制是微管蛋白的改变，特别是微管蛋白的突变。Yang 曾经报道过 Lx2-32c 对耐紫杉醇的卵巢癌 PTX10 与 PTX22 同样具有较高敏感性，后者的耐药机制是由微管蛋白的突变所致。为此，上述实验说明 Lx2-32c 对由 P-gp 及微管突变引起的紫杉醇耐药细胞株都具有较高的敏感性，提示 Lx2-32c 可能对治疗紫杉醇耐药的复发性肿瘤发挥治疗作用。

微管稳定剂的最主要作用特点是它们加速微管蛋白聚合并能够稳定微管的聚合状态。本研究中采用比浊法检测了 Lx2-32c 对粗提 Beagle 犬脑组织微管蛋白聚合和解聚的影响，研究表明 Lx2-32c 具有强大的促微管蛋白聚合活性，同时还显示出强大的抑制微管蛋白解聚活性，作用强度比阳性药 paclitaxel 强。进一步研究中采用 DAPI 作为荧光探针检测了 Lx2-32c 对纯化微管蛋白聚合的影响，同时比较了 Lx2-32c 与 paclitaxel 和 docetaxel 对纯化微管蛋白的促聚合能力。研究结果与比浊实验相似，Lx2-32c 同样地显示出强大的促进微管聚合活性，与 paclitaxel 和 docetaxel 相比，Lx2-32c 促进微管聚合的速率更快，作用强度更强。体外微管动力学研究结果充分证明了 Lx2-32c 具有较强的微管聚合活性，其强度在本实验条件下较 paclitaxel 强，Lx-32c 在体外对细胞的作用较 paclitaxel 强的原因可能与此有关。

Lx2-32c 对细胞内微管动力学影响的研究主要通过间接免疫荧光方法和细胞原位微管聚合实验。研究发现 Lx2-32c 作用 24h 后能够明显改变 A549 细胞、BGC-823 细胞、A2780 细胞以及耐紫杉醇的 A549/paclitaxel 细胞内微管的动态平衡，形成稳定的微管束，荧光显微镜下观察到绿色荧光呈束状增强。同时亦观察到由于微管结构遭到破坏对细胞带来的其他影响，细胞的形状变圆，细胞分裂期无法形成纺锤体等。同时也观察到有丝分裂受阻后细胞内出现多核现象。值得一提的是，Lx2-32c 对于耐 paclitaxel 的 A549/paclitaxel 细胞作用同样敏感，10nmol/L 的 paclitaxel 处理后细胞内微管及细胞核等无明显地变化，但 10nmol/L 的 Lx2-32c 处理 24h 后，出现较典型的微管束状改变。细胞的原位微管聚合实验也得到类似的结果，Lx2-32c 能够明显改变细胞内微管蛋白的动态平衡，使细胞内微管的存在状态从“可溶态”移向“不溶态”。对于 A549 细胞、BGC-823 细胞、A549/paclitaxel 细胞和 KB/V 细胞都能观察到微管存在状态的偏移，Lx2-32c 对于 paclitaxel 敏感和耐药的细胞作用情况一致，而 paclitaxel 在高浓度下对 KB/V 细胞和 A549/paclitaxel 细胞内微管的存在状态影响不大，结果同间接免疫荧光实验一致，Lx2-32c 能够在较低浓度下促进微管向“不溶态”转移，说明它对于耐药细胞内微管的作用并没有减弱。这也能解释 Lx2-32c 对 paclitaxel 耐药细胞体外仍然具有较强的生长抑制活性。

间接免疫荧光实验中发现部分细胞呈多核现象，并表现出细胞有丝分裂阻滞现象，研究中采用流式细胞术对细胞周期进行了分析，同时使用 DAPI 标记细胞核观察 Lx2-32c 对细胞有丝分裂的影响。流式细胞术分析的结果显示，Lx2-32c 剂量依赖性地诱导多株细胞阻滞于 G_2/M 期，同时观察到较好的时间-效应关系（BGC-823 细胞）。这些结果都与紫杉烷类经典化合物 paclitaxel 和 docetaxel 作用方式类似，paclitaxel 对 A549/paclitaxel 细胞的细胞周期改变很小的情况下，相同剂量的 Lx2-32c 却显示出较强的细胞周期阻滞能力。采用 DAPI 标记细胞核来观察 Lx2-32c 对细胞有丝分裂的影响，结果显示 Lx2-32c 阻断细胞进行正常的有丝分裂，使细胞核 DNA 合成期结束后无法进行正常的分裂，而出现多核或巨核细胞，细胞阻滞于分裂期（M）与分裂间期（G_2），诱导细胞发生凋亡。与前述结果一致的是，Lx2-32c 在 paclitaxel 对 A549/paclitaxel 细胞有丝分裂没有影响的浓度下仍能使细胞发生细胞周期阻滞，说明 Lx2-32c 对耐药株具有较强的周期抑制活性。同时流式细胞术检测中也观察到 Pro-G_0 期细胞有所增加，DAPI 细胞核染色中也观察到核碎裂现象，提示 Lx2-32c 在一定剂量范围能诱导细胞凋亡。

基于上述的发现我们又采用 Hoechst33258 染色法观察了 Lx2-32c 对细胞凋亡的影响。结果表明 Lx2-32c 作用 24h 后细胞出现典型的凋亡特征。细胞凋亡是一种由细胞内基因所调控的程序性细胞自杀过程，p53 与 Bax 是细胞凋亡的重要调控因子。p53 是一种抑癌基因，它通过对细胞应激信号的整合而产生一系列的抗增殖效应，其中最重要的效应之一为活化凋亡。p53 蛋白活化凋亡的重要方式之一是作为转录因子与凋亡相关蛋白启动子区的特异序列结合，调控下游效应基因的表达。许多研究表明，p53 可以通过这种方式调控 Bcl-2 家族成员表达，尽管其确切机制目前尚未完全阐明，但最终结果是增加促凋亡蛋白与抗凋亡蛋白之间的比例，导致凋亡蛋白从线粒体释放，caspase 活化，启动细胞凋亡。因此 p53 表达的改变可以影响化疗药物诱导的细胞凋亡。此外，在细胞应激或 DNA 损伤引起的细胞周期阻滞中，p53 也是一个关键的调控因子。Bax 是 Bcl-2 蛋白超家族中的一个重要组成蛋白，Bcl2 蛋白家族在线粒体介导的凋亡途径中起着十分关键的作用，它包括抗凋亡蛋白（Bcl-2、Bcl-xl、Bcl-w 等）和促凋亡蛋白（Bad、Bak、Bax 等）两大类。促凋亡蛋白减少或抗凋亡蛋白过度表达与细胞癌变或降低对化疗药物的敏感性密切相关。本研究结果显示，Lx2-32c 明显增高 p53 蛋白表达，p53 通过上调 Bax 的表达启动细胞凋亡。

接下来我们通过使用 flutax-1 作为荧光探针进一步确认了 Lx2-32c 在微管蛋白上的结合位点。研究结果显示 Lx2-32c 能像紫杉醇一样竞争性地抑制 flutax-1 与微管蛋白的结合，Lx2-32c 对 flutax-1 的抑制曲线与 paclitaxel 酷似，提示 Lx2-32c 有可能与 paclitaxel 共用一个结合位点。但该结果难以解释 Lx2-32c 为什么对 PTX10 和 PTX22 仍然具有较高的杀伤活性，后者的耐药机制主要是由于紫杉醇结合位点的突变所致。可能的推测是 Lx2-32c 与突变后的蛋白结合从而克服 paclitaxel 无法结合的问题。这部分工作仍需进一步实验证实。

综上所述，Lx2-32c 能够结合到微管蛋白 paclitaxel 结合位点，促进微管蛋白聚合，并抑制聚合的微管蛋白解聚，打破细胞内微管的动力学平衡，使微管形成稳定的微管束，抑制细胞有丝分裂期纺锤体的形成，使细胞阻滞于 G_2/M 期，通过诱导 p53 蛋白的表达上调 Bax 蛋白，进而启动细胞凋亡，抑制肿瘤的生长。Lx2-32c 是我所具有自主知识产权的全新结构的紫杉烷类化合物，作为克服肿瘤耐药的新紫杉烷类化合物，具有良好的研究和开发前景。

多药耐药是导致临床肿瘤化学治疗失败的主要原因。研究肿瘤的多药耐药机制，开发针对机制的多药耐药逆转剂也是目前肿瘤研究领域的一大热点。但是由于肿瘤多药耐药作用机制复杂且多样，克服肿瘤多药耐药已经成为目前肿瘤化学治疗的一个难点，极富挑战性。迄今为止，进入临床前或临床实验的逆转剂，如维拉帕米、他莫昔芬、环孢素、奎宁等均存在着体内逆转活性低、毒副作用大等缺点，严重阻碍了肿瘤多药耐药逆转剂的临床应用。因此，寻找新型的具有体内高效低毒的耐药逆转剂，已成为目前全球范围内多药耐药逆转剂研究的一个重要策略和研究方向。本研究的第二部分首先利用体外建立的多药耐药肿瘤细胞模型，通过 MTT 法从 119 种全新结构的紫杉烷类化合物中筛选出了 4 种逆转活性高、细胞毒性低且制备工艺快速可行的先导化合物 NBP14、NBP36、NBP071 和 Syl611。进而深入研究了这 4 种紫杉烷类化合物在体外对多种耐药肿瘤细胞的逆转作用，并对其中逆转活性较高的 NBP14 和 Syl611 的多药耐药逆转机制进行了初步研究。

肿瘤的多药耐药分为内在性耐药和获得性耐药两种类型。在初筛实验中，我们分别挑选了人肺腺癌多药耐药细胞株 A549/paclitaxel 作为获得性耐药的细胞模型，人结肠癌多药耐药细胞株 HCT-8 作为内在性耐药的细胞模型。其中 A549/paclitaxel 由药理室肿瘤药理课题组建立，人肺腺癌 A549 细胞株是通过 15 个月逐步增加细胞培养液中紫杉醇的剂量建立起来的，可以稳定传代，并对抗微管类、蒽环类、鬼臼毒素类以及喜树碱类等多种抗肿瘤药物具有交叉耐药性，表现为典型的多药耐药特征。初步研究表明 A549/paclitaxel 的多药耐药特性与其细胞高表达某些起药泵作用的膜转运蛋白，如 MRP1 有关。因此 A549/paclitaxel 可以作为具有良好的获得性多药耐药表型的模型细胞株，用于多药耐药逆转剂的初步筛选。人结肠癌细胞株 HCT-8 具有明显的内在性多药耐药表型，对多种抗肿瘤药物均不敏感。本课题用 RT-PCR 的方法研究发现，在 HCT-8 细胞，4 种膜转运蛋白的基因 MDR1、MRP1、BCRP 和 LRP mRNA 水平上均有表达，其中 MDR1 和 MRP1 的表达量更高，可能是其多药耐药的主要机制。因此 HCT-8 是良好的内在性多药耐药的模型细胞。在进一步 NBP14 逆转耐药活性的研究中，我们又选用了另外两株耐药细胞，其中人口腔上皮癌多药耐药细胞株 KB/V 作为获得性多药耐药的模型细胞已有大量相关文献报道，本实验中 RT-PCR 分析结果表明，KB/V 细胞中 MDR1、MRP1 和 LRP mRNA 均有表达，其中 MDR1 的表达量非常高，而在其敏感株 KB 细胞未检测到 MDR1 的表达。因此，本研究也选择其作为获得性多药耐药的细胞模型。人肝癌 5-FU 耐药细胞株 Bel7402/5-FU 由药物研究所刘耕陶院士实验室提供，其耐药机制与膜转运蛋白无关。因此，在本研究中作为对照细胞模型使用，试图通过比较，发现 NBP14 类化合物多药耐药逆转分子机制的线索。

在初步筛选高效低毒的多药耐药逆转剂的研究中，我们采用 MTT 方法测定逆转剂单独用药及与细胞毒性药物，如紫杉醇等联合用药时对内在性多药耐药肿瘤细胞 HCT-8，及对获得性多药耐药肿瘤细胞 A549/paclitaxel 的细胞毒效应。初筛高效低毒多药耐药逆转剂时，确定逆转剂的用药浓度很重要。根据我们实验室已有的筛选逆转剂的经验，我们首先选择了 5μg/ml 的被试化合物浓度，由于这些被筛选化合物的分子量多在 500 ~ 1000 之间，其摩尔浓度大约在 5 ~ 10μmol/L 之间。又由于多数先导化合物的最大无毒剂量范围（IC_{10}）为 1 ~ 10μmol/L，因此，认为如果在这一剂量范围被筛选的化合物没有逆转多药耐药细胞株对细胞毒药物如紫杉醇的作用时，这一化合物即被排除在复筛化合物之列。另外，也有研究者使用更低的初筛浓度，如 Ojima 实验室在初筛时一般从 0.1μmol/L 的浓度开始逐步递增。当然这些初筛使用多浓度的逆转剂与多个浓度的数种细胞毒药物，如紫杉醇等的多重组合适合于自动化机械筛选。同样在进行深入研究4种筛选得到的先导化合物NBP14、NBP36、NBP071和Syl611的实验中，我们首先采用MTT法观察了这4种多药耐药逆转化合物对本实验中将用到的7种肿瘤细胞株的生长抑制情况。这7种肿瘤细胞株包括1个内在性多药耐药的人结肠癌细胞株HCT-8，以及3对获得性多药耐药株与其敏感株，包括人肺腺癌细胞紫杉醇耐药株A549/taxol及人肺腺癌细胞株A549；人肝癌耐5-FU细胞Bel7402/5FU及人肝癌细胞Bel7402；人口腔上皮癌耐长春新碱细胞KB/V及人口腔上皮癌细胞KB。最后发现，这两种化合物的IC_{10}值在10μmol/L左右，因此在之后的实验中，将多药耐药逆转剂的浓度选择在10μmol/L之内，同时也可以与文献报道中常用的10μmol/L verapamil的逆转作用比较。

NBP14和NBP36是经过初步筛选得到的新型紫杉烷类化合物。我们首先选用磺基罗丹明B染色法（SRB）来研究NBP14和NBP36对多种体外培养的肿瘤细胞及正常细胞生长抑制及杀伤作用。SRB研究结果表明，新型紫杉烷类化合物NBP14和NBP36对多种肿瘤细胞的半数生长抑制浓度（GI_{50}）在10~20μg/ml，其摩尔浓度相当于20~40μmol/L，远远高于紫杉醇对这些细胞的半数生长抑制浓度。紫杉醇对肿瘤细胞敏感株的GI_{50}值在nmol/L水平，而对多药耐药肿瘤细胞株在0.1~1μmol/L水平。这些结果都表明，NBP14和NBP36本身抑制肿瘤细胞生长的活性较弱。尤其重要地，这两种化合物对正常人胚胎肺成纤维细胞Helf的半数生长抑制浓度分别为（28.20±9.43）和（62.45±15.87）μg/ml，接近于50和100μmol/L，说明NBP14和NBP36对正常细胞的细胞毒作用较小。

在进一步评价NBP14与NBP36的逆转活性之前，采用MTT法对NBP14与NBP36就7株肿瘤细胞的生长抑制作用进行了检测。结果显示，NBP14和NBP36对7株肿瘤细胞的生长抑制率基本相同，其对肿瘤细胞株10%的抑制浓度（IC_{10}）约为10μmol/L，为此将这一剂量作为无细胞毒且最大可用剂量。这样可以避免NBP14和NBP36与抗肿瘤药物联合用药时，肿瘤抑制及杀伤作用来自于NBP14和NBP36本身剂量过高而产生的细胞生长抑制作用。因此，在本课题进一步研究中与抗肿瘤药物联合用药时，这两种化合物的剂量范围选定在1~10μmol/L，与对照逆转剂verapamil（10μmol/L）的剂量一致，用于比较同剂量下多药耐药的逆转活性。

本研究利用多药耐药细胞模型对NBP14、NBP36、NBP071和Syl611的逆转活性进行了评价。2种化合物与抗肿瘤药物联合应用均能剂量依赖性地逆转人结肠癌细胞株HCT-8的内在多药耐药性，4种化合物均可剂量依赖性地逆转人口腔上皮癌多药耐药细胞株KB/V、人肺腺癌多药耐药细胞株A549/paclitaxel和NBP071和Syl611对人肝癌多药耐药细胞株Ble7402/5-FU对多种抗肿瘤药物的获得性耐药性。尤其是NBP14、NBP071和Syl611对多种耐药细胞株中的逆转活性比同样浓度verapamil的逆转活性高出数倍。但NBP14、NBP36及对照逆转剂verapamil对人肝癌多药耐药株Bel7402/5FU却没有明显的逆转活性。这一现象提示NBP14和NBP36逆转耐药肿瘤细胞对抗肿瘤药物耐药性时具有一定的肿瘤细胞选择模式（pattern），即对某些耐药细胞株有很强的逆转活性，而对另外一些耐药细胞株没有逆转作用。这2种化合物逆转肿瘤耐药性的细胞选择模式与对照药verapamil很相似，表明其逆转多药耐药的机制可能相同。这种抗肿瘤药物杀伤不同肿瘤细胞的选择模式与其抗肿瘤机制之间的关系，在NIH的体外筛选模型中早已建立。一般认为抑制或杀伤细胞模式相同（即在 NIH 的 60 株人类肿瘤细胞中，抑制或杀伤的细胞种类相同）的药物，其作用机制可能相似或相同；全新的抑制或杀伤肿瘤细胞的模式则意味着可能有新的作用机制出现。在本研究中，通过进一步查阅文献并结合本实验中 RT-PCR 对几种细胞株的多药耐药膜转运蛋白的表达情况分析，初步推测与 verapamil 相似，NBP14、NBP36 和 NBP071 逆转肿瘤多药耐药的机制与耐药细胞发挥药泵功能的膜转运蛋白的表达及其功能密切相关。

在对 NBP14、NBP071 和 Syl611 多药耐药逆转机制研究中，应用 3 种不同的实验技术：AO/EB 双染色、Hoechst 33258 细胞核染色及 PI 染色后用流式细胞术观察细胞凋亡等，均发现多药耐药肿瘤细胞在 10μmol/L NBP14、NBP071 和 Syl611 作用下，无明显细胞凋亡出现；在使用低于 A549/paclitaxel 细胞株的 IC_{50} 的紫杉醇浓度如 100nmol/L 时，仅出现部分细胞凋亡，而联合用药后，细胞凋亡的比率明显增加，其效应与单独应用高剂量的紫杉醇类似。这些结果提示，NBP14、NBP071 和 Syl611 本身对耐药细胞株没有明显的诱导凋亡作用，与紫杉醇联合用药后，能够逆转多药耐药肿瘤细胞对紫杉醇的敏感性。

紫杉烷类抗肿瘤药物，如紫杉醇的重要作用靶点是细胞内的微管系统。紫杉醇能够与β-微管蛋白结合，导致微管蛋白装配成异常稳态微管，抑制微管的解聚，从而抑制细胞有丝分裂，将细胞周期阻滞在 G_2/M 期，最终导致肿瘤细胞凋亡。为了探讨新型紫杉烷类化合物 NBP14、NBP071 和 Syl611 是否也具有类似的抗微管活性，我们分别设计了两个不同的实验来验证 NBP14、NBP071 和 Syl611 单独用药及与作用于微管的抗肿瘤药物紫杉醇和长春新碱联合用药时对微管系统的影响。间接免疫荧光实验结果表明，10μmol/L NBP14、NBP071 和 Syl611 单独作用于 A549/paclitaxel 细胞 24h 不影响微管的形态及免疫染色的特性。但 100nmol/L 紫杉醇处理 A549/paclitaxel 细胞 24h 后，有少数细胞出现较典型的微管过度聚合而形成束状分布的亮绿色荧光染色。而同样浓度紫杉醇与 10μmol/L NBP14、NBP071 和 Syl611 联合应用时，则大部分细胞内出现紫杉醇促进微管聚集的典型的免疫荧光染色特征，少数细胞内出现明亮的绿色斑块。这些均为高浓度紫杉醇作用于细胞后微管结构和染色的典型变化。有趣的是，用 1μmol/L 的长春新碱与 10μmol/L NBP14 联合应用时，A549/paclitaxel 细胞中的微管结构和荧光染色则呈现高浓度的长春新碱作用于细胞时的典型变化，即大多数细胞内正常微管的网络状结构消失，代之以点状分布较淡的绿色荧光，呈虚化的毛玻璃样。这些结果进一步表明单独应用 NBP14 没有出现长春新碱的典型的抑制微管蛋白现象，但分别与紫杉醇和长春新碱合用时，能够明显增强这些抗肿瘤药物本身的抗微管作用，即与紫杉醇联合应用表现为增强其促进微管聚合的作用，与长春新碱联合用药表现为增强其促进微管解聚的作用。为了进一步明确新型紫杉烷类化合物 NBP14 对体外相对提纯的微管蛋白聚合动力学的影响，我们应用循环离心法提取新鲜猪脑组织中的微管蛋白，用酶标仪检测在 350nm，加药或不加药条件下，微管蛋白在 37℃、GTP 存在时聚合过程的光密度值动态变化。结果表明，单独应用 10μmol/L NBP14 时微管蛋白聚合动态曲线的线型与未加药的对照组基本一致，曲线上升的速度比紫杉醇慢，平台期 OD_{350} 值比紫杉醇小，但远大于长春新碱。此结果说明 10μmol/L NBP14 对微管蛋白的聚合作用无明显影响。联合用药实验结果表明，当 10μmol/L NBP14 与紫杉醇联合应用时，微管蛋白聚合动态曲线的线型与单独应用紫杉醇基本一致；而当 10μmol/L NBP14 与长春新碱联合用药后微管蛋白聚合动态曲线的线型又与单独应用长春新碱时基本一致，说明 NBP14 在无细胞的纯化的微管蛋白的反应体系没有增强紫杉醇促进微管蛋白聚合的作用，也没有增强长春新碱类抑制微管蛋白聚合的作用。结合上述微管间接免疫荧光实验的结果，我们发现，NBP14 增强紫杉醇和长春新碱的抗肿瘤作用，依赖于完整功能的细胞结构存在，结合多药耐药活性检测实验中的提示，我们初步推测 NBP14 对肿瘤细胞的作用靶点很可能就是细胞膜上的具有“药泵”功能的各种膜转运蛋白。

为了探讨新型紫杉烷类化合物 NBP14 对膜转运蛋白功能的影响，研究了 NBP14、NBP071 和 Syl611 对 A549/paclitaxel 多药耐药细胞株 rhodamine123 蓄积的影响。rhodamine 123 是细胞膜转运体蛋白 P-gp 的底物，利用其在蓝色光（480nm）激发下能够产生强绿色荧光的特点，常用于研究细胞膜 P-gp 功能及多药耐药逆转剂的作用机制分析。最近，也有相关文献报道 rhodamine123 也是 MRP1 的底物。本研究中所选用的 A549/taxol 细胞株编码这两种药泵的基因表达水平均比其敏感株 A549 高，可能这两种膜转运蛋白均与 A549/paclitaxel 细胞株的多药耐药有关。rhodamine123 可以同时作为两者的指示剂，能够更加真实地反映多药耐药细胞蓄积抗肿瘤药物，如紫杉醇的能力。另外，有研究数据表明，采用 rhodamine123 蓄积实验能够直接反映 P-gp 与 MRP1 药泵的功能，因此比仅仅描述膜转运蛋白表达量的 Western blotting 更具有说服力。因为这些膜转运蛋白的功能不仅与蛋白表达量相关，也与蛋白的磷酸化水平密切相关。多种多药耐药肿瘤细胞株中不仅存在 P-gp 和/或 MRP-1 高表达，而且这些膜蛋白的磷酸化水平也明显增加。

Rhodamine123 蓄积实验结果表明，NBP14 能够剂量依赖性地增加 A549/paclitaxel 细胞内 rhodamine123 的蓄积。5μmol/L NBP14 能使 A549/paclitaxel 内 rhodamine123 的蓄积量接近 A549 细胞内的水平，为不加药时的 2.2 倍，10μmol/L NBP14 使 A549/paclitaxel 中 rhodamine123 的量显著增加到不加药时的 2.6 倍。而 NBP14 对 A549 细胞中 rhodamine123 的蓄积量没有影响。Syl611 能明显地增加 rhodamine 123 在 KB/V 细胞内的蓄积，且有一定的剂量关系，而 NBP071 不能增加 rhodamine 123 在 KB/V 细胞内的蓄积。扩大 Syl611 的作用剂量后，得到一条 Syl611 的不同剂量与 rhodamine 123 在 KB/V 细胞内的蓄积量的关系，呈一条明显的 S 型曲线。我们还利用 HPLC 技术检测了 Syl611 对 KB/V 细胞中 paclitaxel 的蓄积量的影响。结果表明 Syl611 能增加 paclitaxel 在 KB/V 中的蓄积量。由于 rhodamine123 与多种不同的抗肿瘤药物同属于 P-gp 蛋白的底物，因此推测，抑制抗肿瘤药物外排，增加多药耐药肿瘤细胞内药物蓄积量是 NBP14 和 Syl611 重要的多药耐药逆转机制之一。目前研究的多种肿瘤多药耐药逆转剂如对照药 verapamil、环孢素 A、他莫昔芬等都能与多种抗肿瘤药物竞争 P-gp 糖蛋白的结合位点，从而抑制了 P-gp 介导的药物外排功能，增加多药耐药肿瘤细胞内抗肿瘤药物的蓄积量，达到抑制或杀伤肿瘤细胞的作用。初步推测，NBP14 和 Syl611 等紫杉烷类化合物，通过结构改造，降低或去除了类似紫杉醇的直接细胞毒作用，但保留了作为 P-gp 和 MDR1 膜转运蛋白底物的结构，可以在细胞内通过与紫杉醇类以及其他抗肿瘤药物竞争药物结合位点来抑制抗肿瘤药物的外排。从而使多药耐药肿瘤细胞株内相应的抗肿瘤药物蓄积，达到有效的治疗浓度。

从该研究的数据可以看出，NBP14 和 Syl611 药理作用的主要靶点是多药耐药细胞株高表达的起“药泵”作用的膜转运蛋白 P-gp 和 MRP-1。NBP14 和 Syl611 不仅能抑制这些基因的表达，同时也通过与抗肿瘤药物竞争膜转运蛋白上药物结合位点而抑制 P-gp 及 MRP-1 对抗肿瘤药物，如紫杉醇、长春新碱等的外排功能。从而逆转了多药耐药细胞株对相应的抗肿瘤药物的耐药性。

综上所述，NBP14 和 Syl611 是我所具有自主知识产权的全新结构的紫杉烷类化合物，作为新型肿瘤多药耐药逆转剂，具有细胞毒性低，逆转作用强的特点，结合其来源丰富，成本较低等优势，具有良好的研究和开发前景。

（张　翼　陈晓光）

参 考 文 献

1. Williams RC Jr, Lee JC. Preparation of tubulin from brain. Methods Enzymol, 1982, (85 Pt B): 376 - 385
2. Bollag DM, McQueney PA, Zhu J, et al. Epothilones, a new class of microtubule-stabilizing agents with a taxol-like mechanism of action. Cancer Res, 1995, (55): 2325 - 2333
3. Bonne D, Heusele C, Simon C, et al. 4′, 6-Diamidino-2-phenylindole, a fluorescent probe for tubulin and microtubules. J Biol Chem, 1985, (260): 2819 - 2825
4. Xin Zhao, Jun Gu, Dali Yin et al. Synthesis and biological evaluation of taxinine analogues as orally active multidrug resistance reversal agents in cancer. Bioorganic & Medicinal Chemistry Letters, 2004, 14 : 4767 - 4770
5. Hongbo Wang, Hongyan Li, Minxin Zuo, et al. Lx2-32c, a novel taxane and its antitumor activities in vitro and in vivo. Cancer Letters, 2008, 268 (1): 89 - 97
6. Junggui Dai, Runjiang Qu, Jianhua Zou, et al. Structural diversification of taxanes by whole-cell biotransformation. Tetrahedron, 2008, 64 : 8102 - 8116